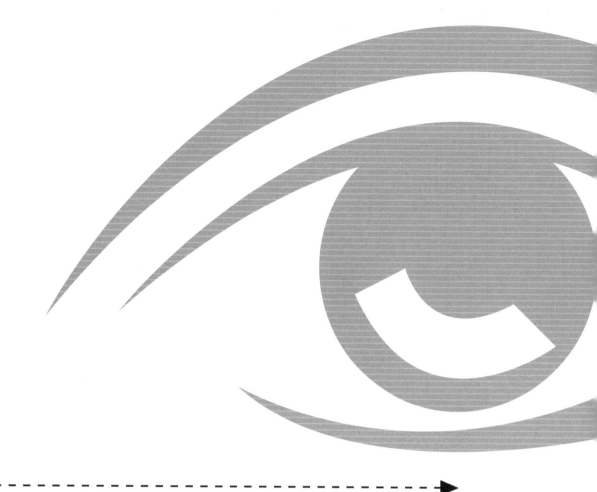

眼科临床指南

PREFERRED PRACTICE PATTERN

第 3 版   3nd Edition

美 国 眼 科 学 会   编
American Academy of Ophthalmology

中华医学会眼科学分会   组织
Chinese Ophthalmological Society

赵家良   编译

人民卫生出版社

图书在版编目（CIP）数据

眼科临床指南/赵家良编译.—3版.—北京：人民卫生
出版社，2017

ISBN 978-7-117-25718-3

I.①眼… II.①赵… III.①眼病 – 诊疗 – 指南
IV.①R77-62

中国版本图书馆 CIP 数据核字（2017）第 312744 号

人卫智网	www.ipmph.com	医学教育、学术、考试、健康，购书智慧智能综合服务平台
人卫官网	www.pmph.com	人卫官方资讯发布平台

眼科临床指南
（第 3 版）

编　　者：美国眼科学会
组　　织：中华医学会眼科学分会
编 译 者：赵家良
出版发行：人民卫生出版社（中继线 010-59780011）
地　　址：北京市朝阳区潘家园南里 19 号
邮　　编：100021
E - mail：pmph @ pmph.com
购书热线：010-59787592　010-59787584　010-65264830
印　　刷：人卫印务（北京）有限公司
经　　销：新华书店
开　　本：889×1194　1/16　印张：58
字　　数：1837 千字
版　　次：2006 年 8 月第 1 版　　2018 年 3 月第 3 版
　　　　　2018 年 12 月第 3 版第 2 次印刷（总第 6 次印刷）
标准书号：ISBN 978-7-117-25718-3/R·25719
定　　价：199.00 元
打击盗版举报电话：010-59787491　E-mail：WQ @ pmph.com
（凡属印装质量问题请与本社市场营销中心联系退换）

序 1

在中华医学会眼科学分会的组织下,在美国眼科学会的关注和支持下,由赵家良教授编译的美国眼科学会眼科临床指南(Preferred Practice Pattern, PPP)中文版第 3 版正式出版了。这是中华医学会眼科学分会为提高我国眼科诊疗水平和住院医师规范化培训的又一次努力和推进。

PPP 是美国眼科学会组织专家在认真和广泛地审阅发表的文献基础上,按照循证医学的原则所编制的眼科临床诊疗规范,具有很强的权威性和实用性,得到了国际眼科理事会(International Council of Ophthalmology, ICO)和世界绝大多数眼科组织的重视。2004 年在武汉召开的第九届全国眼科学术大会后,由时任中华医学会眼科学分会主任委员的赵家良教授邀请了美国眼科学会前任主席 R.Abbott 教授和美国国家眼科研究所(National Eye Institute,NEI)前副所长 Leon B. Ellwein 博士在常委会扩大会议上,在我国首次介绍了美国眼科学会的 PPP,并介绍了世界卫生组织为支持发展中国家的眼科发展和防盲工作,设立将 PPP 转移到中国来的项目,引起了与会者的极大兴趣和热烈讨论。之后,Abbott 教授和 Ellwein 博士多次来华参加 PPP 研讨会,深入介绍 PPP 的概念及其应用。中华眼科学会的领导层对 PPP 的认识逐步提高,确定了在眼科诊疗实践中紧密结合我国国情,吸收应用 PPP 的基本思路,并加速进行推广工作。从 2005 年在天津召开的第十届全国眼科学术大会开始,每次全国眼科学术大会上均专门设立 PPP 特别讲演和继续教育课程。2009 年在时任中华眼科学会主任委员黎晓新教授的努力下,中华医学会和美国眼科学会签订协议,表示我国卫生部支持采用 PPP 的态度和立场。2010 年在时任中华眼科学会主任委员的赵堪兴教授推动下,经常委会讨论,成立了中华眼科学会教育委员会,推广 PPP 的应用成为教育委员会的重要工作。之后历届中华眼科学会常委会都将 PPP 的推广作为一项常态化的工作。从我国和国际眼科学发展来说,在我国引入和推广 PPP 是一场有组织的旨在提高发展中国家眼科临床水平的大规模的伟大实践,是一场没有先例但获得成功的国际眼科界之间紧密合作的范例。从我国眼科学发展的实践来看,引入 PPP 可以使我国眼科医师有机会比较全面地接触和了解中际眼科诊疗的先进理念,实施 PPP 快速地提高了我国眼科临床的水平,缩小了与国外先进水平的差距,使我国眼科有可能在较短时间内进入国际眼科先进之列。

为了方便我国广大眼科医师学习和应用 PPP,在赵家良教授的努力下,2006 年由人民卫生出版社出版了 PPP 的中文版——《眼科临床指南》。根据 PPP 的更新情况,于 2013 年由人民卫生出版社出版了《眼科临床指南》(第 2 版)。根据美国眼科学会对 PPP 的更新情况,赵家良教授又编译这本《眼科临床指南》(第 3 版)。在编译的过程中,得到了美国眼科学会的大力支持,无偿地赠送了版权。并且将最新的资料,甚至还没有印刷出版的修订稿送来。《眼科临床指南》(第 3 版)是根据美国眼科学会发布的 2016 年版的 PPP

以及部分 2017 年的修订稿编译的,反映了 PPP 最新的更新和对眼科临床诊疗的最新的建议。在这里,我谨对美国眼科学会的支持和赵家良教授的认真编译表示衷心的感谢,并对为本书的出版做出不可替代贡献的人民卫生出版社表示衷心的感谢。希望本书的出版对于提高我国眼科诊疗水平和住院医师规范化培训水平发挥重要的作用。

中华医学会眼科学分会主任委员

2018 年 1 月 4 日

Forward 2

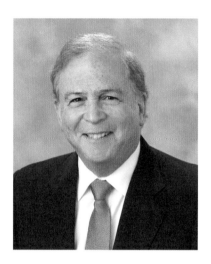

PREFACE FOR AAO AND COS PREFERRED PRACTICE PATTERN TEXTBOOK 3RD EDITION

Translated from the American Academy of Ophthalmology Preferred Practice Patterns (2017)
by Professor Zhao Jialiang

Richard L. Abbott, M.D.
Thomas W. Boyden Health Sciences Clinical Professor Of Ophthalmology
University of California San Francisco
and
Secretary for Global Alliances and Past President
American Academy of Ophthalmology

It is my distinct honor and privilege to write the Forward for the 3rd edition of this excellent book authored by Professor Zhao Jialiang. The initial project to translate and adapt the AAO PPPs for China was begun in Wuhan in 2004, as a cooperative effort between the AAO, COS, and WHO. The AAO PPPs were carefully reviewed by a select group of Chinese ophthalmology sub-specialists and modified to reflect the practice patterns in China. Changes to process of care recommendations were only considered where there was a low level of evidence based on consensus opinion of experts. These recommendations reflect the unique practice patterns within each country. When clinical process of care recommendations were based on findings from randomized clinical trials, these had a high evidence rating and the recommendations for clinical practice in China remained identical to that in the US.

Overall the US and Chinese PPPs reflect only minor differences in ophthalmic practice between the two countries. In 2009, under the leadership of Professor Li Xiaoxin, the PPPs were officially adopted and endorsed by the Chinese Ministry of Health.

The PPPs have become an integral part of clinical ophthalmic practice in many countries. They serve as a convenient assimilation of the vast body of both clinical and basic science knowledge that is published in the peer reviewed literature that has become increasingly difficult to manage and stay up to date in one's clinical practice. By using the PPPs, the ophthalmologist can be assured of incorporating the latest evidence-based information into their clinical practice and providing their patients with the best quality of care. The PPPs also serve as a resource to avoid performing unnecessary and often expensive tests and surgical procedures that do not improve the clinical outcome for the patient.

The 3rd edition of the AAO and COS Preferred Practice Patterns is now recognized as the definitive resource for practicing evidence–based ophthalmology. Updating the PPPs is crucial to maintaining their validity as a useful clinical tool. Professor Zhao has diligently incorporated all the latest updates and recommendations from the AAO into this 3rd edition. It should be part of every ophthalmologist's library, as it concisely organizes the latest and most up to date clinical recommendations from the peer-reviewed ophthalmic literature into one source. Professor Zhao should be congratulated on his outstanding contribution to improving the quality of care for all ophthalmic patients in China.

序 2 中文译文

为赵家良教授根据美国眼科学会临床指南 (2017) 所翻译的美国眼科学会
和中华医学会眼科学分会临床眼科指南第三版所写的序言

美国加利福尼亚州大学旧金山分校 Thomas W. Boyden 健康科学眼科
临床教授及美国眼科学会前主席和全球联盟秘书
Richard L. Abbott, M.D.

由我为赵家良教授编译的这一优秀的书籍第 3 版作序,这是我独特的荣誉和特权。2004 年在武汉,在美国眼科学会、中华眼科学会和世界卫生组织的合作和努力下,开始了将美国眼科学会眼科临床指南 (PPP) 翻译和改编为中文的项目。一组精选的中国眼科亚专科专家仔细地审读了美国眼科学会的 PPP,并进行了适当地改动,以便反映出在中国的眼科医疗实践模式。有关诊疗建议过程的改动之处是根据专家共识意见认为是低水平证据的地方。这些建议反映出各个国家中独特的医疗实践模式。当诊疗建议的临床过程是基于随机临床试验时,它们具有高等级的证据,这些临床实践的建议在中国与美国是完全相同的。总的来说,美国和中国的眼科临床指南只是反映出两国眼科医疗实践中很小的差别。2009 年在黎晓新教授的领导下,眼科临床指南已被中国原卫生部官方采用和支持。

在许多国家中,眼科临床指南已经成为临床眼科实践的组成部分。现在,在同行审议的杂志上发表了越来越多的文献,一个医师越来越难以很好地处理它们,并在临床实践中保持应用最新的知识,而临床指南可以作为消化大量的临床和基础科学知识的方便途径。通过应用 PPPs,眼科医师能够确信将最新的循证的信息整合到临床实践中去,为他们的患者提供最好质量的服务。PPP 也能作为避免施行不能改变患者临床结果的不必要和常常是昂贵的手术的资源。

现在,可以认识到美国眼科学会和中华眼科学会的眼科临床指南第 3 版是实行循证眼科学的确实的资源。更新 PPP 对于维持作为有用临床工具的眼科临床指南的确实性是关键的。赵家良教授勤奋地将美国眼科学会所有最新和建议合并到眼科临床指南第 3 版中。它应当成为每个眼科医师的书库中的一部分,因为它将根据同行审议的眼科文献所提出的最新的临床建议简洁地组织到一本书中。应当就赵家良教授为提高所有眼科患者的诊疗质量所做的突出贡献表示祝贺。

第2版序

在美国眼科学会的支持和关注下,由中华医学会眼科学分会组织、赵家良教授领衔编译的美国眼科学会的眼科临床指南(Preferred Practice Pattern, PPP)中译本第二版正式出版了。这是中华医学会眼科学分会为了提高我国眼科诊疗水平和住院医师规范化培养的又一次努力和推进。

PPP是美国眼科学会定期组织专家在认真和广泛地审阅发表的文献基础上所编制的眼科诊疗规范,是按照循证医学原则所制订的,具有很强的权威性和实用性,得到了国际眼科理事会(ICO)和世界绝大多数眼科组织的重视。2004年在武汉召开的第九届全国眼科年会闭幕后,时任眼科学分会主任委员的赵家良教授邀请了PPP制定组织者前美国眼科学会主席R.Abbott在常委扩大会议上首次介绍了PPP,引起与会者的极大兴趣和热烈讨论。其后,R.Abbott和美国国家眼科研究所(NEI)前副所长Leon Ellwein多次来华参加PPP研讨会,深入介绍PPP概念及其应用,逐步解开了我国眼科学会领导层的质疑,对PPP的认识有了很大提高,确定了在眼科医疗实践中紧密结合国情吸收应用PPP的基本思路。从2005年9月在天津市召开的第十届全国眼科学术大会上开始,每次全国眼科学术大会上均专门设立了PPP特别讲演和继续教育课程,以期在全国范围内推广PPP。在黎晓新教授担任中华医学会眼科学分会主任委员期间,对PPP的推广抓得很紧,取得了明显的成果。2009年中华医学会和美国眼科学会签订协议,表示我国卫生部支持采用PPP的态度和立场。2010年我担任眼科学分会主任委员期间,经常委会讨论通过成立了中华眼科学会教育委员会,推广应用PPP进入常态化,成为教育委员会的重要工作内容。从我国和国际眼科学的发展来说,在我国引入和推广PPP是一场有组织的旨在提高发展中国家眼科临床水平的大规模的伟大实践,是一场没有先例但获得成功的国际眼科界之间紧密合作的范例。引入PPP可以使我国眼科医师有机会接触和了解到国际眼科临床的先进理念,实施PPP快速地提高了我国眼科临床的水平缩小了与国外先进水平的差距,使我们有可能在较短的时间内进入国际眼科先进之列。

PPP第二版中译版的编译,得到了美国眼科学会的大力支持。我的同事中华医学会眼科学分会前主任委员和中华眼科杂志总编辑赵家良教授带领他的团队认真翻译和编排PPP第二版中译稿。在这里向他们的辛勤劳动表示衷心的感谢。

我深信,PPP第二版中译版的问世必将为我国的医疗卫生改革和眼科临床医疗及住院医师规范化培养做出新的贡献!

最后,感谢人民卫生出版社对我国眼科事业发展做出的不可替代的贡献!

赵堪兴

2013年7月30日

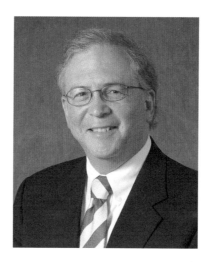

PREFACE FOR PREFERRED PRACTICE PATTERN TEXTBOOK 2ND EDITION

Translated from the American Academy of Ophthalmology Preferred Practice Patterns (2012) by Professor Zhao Jialiang, MD, PhD

Richard L. Abbott, M.D.
Thomas W. Boyden Health Sciences Clinical Professor of Ophthalmology
University of California San Francisco
And
President, American Academy of Ophthalmology (2011)

The first edition of this book was published by the Chinese Ophthalmological Society in 2006 under the leadership of Professor Zhao Jialiang with the input of leading ophthalmic subspecialists throughout China. Clinical Practice Guidelines (CPGs) or Preferred Practice Patterns (PPPs), a term used by the American Academy of Ophthalmology (AAO) for its clinical practice guidelines, are systematically developed statements to assist both patient and practitioner decisions. The Chinese PPPs are based on the American Academy of Ophthalmology PPPs and reflect only minor differences in ophthalmic practice between the U.S and China, primarily where evidence is lacking. In 2009, under the leadership of Professor Li Xiaoxin, the PPPs were officially adopted and endorsed by the Chinese Ministry of Health.

The goal of the PPPs is to link the practice of Ophthalmology more closely to the body of underlying medical evidence published in the peer reviewed literature, and thus improve the quality of care for patients. Each PPP is the product of an intensive committee research and review process for each subspecialty area and then, once the document is completed, is sent for wide review to other professional societies and organizations for additional input before being accepted as a "final" product. In addition, the AAO PPPs are reviewed on a regular basis by each committee for accuracy and relevancy, and to insure that important, level one evidence recommendations are added when necessary.

The PPPs serve a critical purpose for the busy clinician, as it assimilates and interprets the vast amounts of medical information available in the literature and translates this new information into practical recommendations. By using these guidelines or recommendations, practicing ophthalmologists can improve the quality of eye care for their patients. In addition, by being evidence-based, the PPPs can help provide guidance in reducing unnecessary and often expensive practice variations.

Professor Zhao Jialiang, in this second edition of the translation of the AAO Preferred Practice Patterns, provides Chinese ophthalmologists with the most current and up to date, clinically relevant information and recommendations for managing patients with the most prevalent ophthalmic diseases. This book should be part of every ophthalmologist's library and should serve as the basis for decision-making in the care of ophthalmic patients.

眼科临床指南中文稿第二版
序言（中文译稿）

本书由赵家良教授根据美国眼科学会的眼科临床指南(2012年版)编译

在赵家良教授的领导下，并在全中国眼科各亚专科专家们的支持和努力下，本书的第一版由中华医学会眼科学分会于2006年出版。临床实践指南(Clinical Practice Guidelines, CPGs)或眼科临床指南(Preferred Practice Patterns, PPPs)是由美国眼科学会(AAO)系统地编制的临床工作指南的一个名称，是用来协助患者和临床医师做出决定。中文版PPPs是根据美国眼科学会的PPPs编译的，反映出美国和中国的眼科临床实践只存在着细微的差别，主要是在证据尚缺少的地方。2009年在黎晓新教授的领导下，PPPs得到中国卫生部的官方支持和采用。

编制PPPs的目标是将眼科学的临床实践与已经发表的由同行审阅的文献中所潜在的医学证据更紧密地联系起来，以此来提高我们为患者服务的质量。每册PPP都是由一个力量很强的委员会进行研究的结果，并经过各个亚专科的审阅，然后一旦完成文件，就送到其他专业团体和机构，进行进一步的修订和补充，直至它被接受为"最终"文件。另外，美国眼科学会的PPPs由各个委员会对其准确性和恰当性进行定期审阅，确信重要的、具有最高水平证据的建议能在必要时纳入其中。

PPPs为繁忙的临床医师服务的一个关键目的是，它消化和解释了在文献中可以利用的大量的医学信息，并将其转化为临床实践建议的新信息。通过应用这些指南或建议，临床眼科医师能够提高为他们患者服务的质量。另外，基于证据，PPPs能够有助于减少不必要的、常常是昂贵的一些临床服务。

在美国眼科临床指南的第二版中文译稿中，赵家良教授为中国的眼科医师提供了最新临床相关的信息和处理最常见眼病患者的建议。本书应当成为每个眼科医师藏书的一部分，应当作为在为眼科患者服务中做出决定的基础。

美国加利福尼亚州大学旧金山分校

Thomas W. Boyden Health Sciences

眼科临床教授

美国眼科学会主席(2011)

Richard L. Abbott, M.D.

前　言

　　2006 年,在世界卫生组织(World Health Organization, WHO)和国际眼科理事会(International Council of Ophthalmology, ICO)的支持下,在美国眼科学会和美国国家眼科研究所的帮助下,中华医学会眼科学分会组织编译了美国眼科学会编写的《眼科临床指南》(Preferred Practice Pattern, PPP),第一次出版了美国眼科学会认可的中文版。随着眼科学的发展,PPP 增加了许多新内容,提供了大量新证据,提出了许多新的临床诊治的建议。因此在 2013 年出版了《眼科临床指南》中文版第 2 版。近年来,PPP 又做了许多更新,修改和增加了许多新的临床诊治建议,因此有必要重新编译。2017 年初,我得到了美国眼科学会 2016 年的版本,并在 2017 年的头几个月里陆续获得了一些尚未正式付印出版的修改稿。根据这些 PPP 最新资料,经过几个月的努力,完成的《眼科临床指南》中文版第 3 版的编译工作。在这一版中,"眼科临床指南的摘要基准"是 2015 年批准公布,2016 年更新的;"原发性开角型青光眼""原发性开角型青光眼疑似者""原发性前房角关闭"是 2015 年批准公布的;"年龄相关性黄斑变性"是 2014 年批准公布,2015 年又做更新的;"糖尿病视网膜病变"是 2014 年批准公布,2016 年更新的;"特发性视网膜前膜和玻璃体黄斑部牵拉"和"视网膜静脉阻塞"是 2015 年批准公布的;"特发性黄斑裂孔"和"玻璃体后脱离,视网膜裂孔和格子样变性"是 2014 批准公布的;"成人眼白内障"是 2011 年批准公布的;"细菌性角膜炎""睑缘炎""结膜炎""角膜水肿和混浊""角膜膨隆""干眼综合征"是 2013 年批准公布的;"小儿眼科评估""弱视""内斜视和外斜视"是 2012 年批准公布的;"屈光不正和屈光手术"是 2015 年批准公布的;"成人眼部综合医学评估"是 2015 年批准公布的;"视觉康复"是 2012 年批准公布的。与第 2 版相比,除了"成人眼白内障""小儿眼科评估""弱视""内斜视和外斜视"几册 PPP 没有修改外,其余的 PPP 都重新修订。对于这几册没有修改的 PPP,又重新进行了校译。

　　在我国,引入和推广 PPP 的工作始于 2003 年 9 月。时任中华医学会眼科学分会主任委员的我在 WHO 组织的全球眼科研究工作会议期间,得知为了提高发展中国家的眼科临床水平,鼓励将 ICO 认为最好的临床服务指南转移到发展中国家去,当即代表中华医学会眼科学分会向 WHO 提出将 PPP 转移到中国来的申请,得到了批准,并委派了一些专家来华帮助推广工作。当时,PPP 对于我们来说是全新的,对于其编制原则、方法、结构和内容有很多不了解的地方。但是感觉到这是眼科学应用循证医学的重要成果,是缩短我国眼科学与国际眼科学差距的一次难得的契机。中华医学会眼科学分会的主要领导们也认为这是规范我国眼科医疗服务,提高眼科医疗水平的一个极好的机会。为此开展了大量工作。在我组织 PPP 第一次编译的过程中,我的一些同事和学生,如于伟泓、马建民、毛进、李海燕、刘小伟、张华、张顺华、周琦、罗岩、程钢炜、睢瑞芳、霍东梅花费了大量时间进行翻译和多次审校,为 PPP 引入我国做出了贡献。2004 年 9 月中华医学会眼科学分会在武汉市召开了第一次 PPP 工作会议,WHO、美国眼科学会和美国国家眼科研究所的专家们向国内一些专家第一次介绍了编写 PPP 的基本原则、主要内容、编排结构等,得到了良好地反应。2005 年 6 月中华医学会眼科学分会在北京召开第二次 PPP 工作会议,WHO、美国眼科学会和美国国家眼科研究所的专家再次参加会议,并同国内各亚科专家一起就 PPP 在我国适用性问题进行了认真的讨论。从 2005 年第十届全国眼科学术大会开始，在全国眼科大会都设立了 PPP 特别讲演，意在全国范围内推广 PPP。中国医师协会眼科医师分会也为推广 PPP 做了大量工作。历任的中华医学会眼科学分会主任委员、中国医师协会眼科医师分会会长在推广 PPP 中做了大量工作，特别是黎晓新、赵堪兴教授。在黎晓新教授的努力下，2009 年中华医学会和美国眼科学会签订协议，表示我国原卫生部支持在我国采用 PPP。正是在大家的努力下，PPP 在我国得到了极大的推广，使广大的眼科医师了解到国际上最先进的眼科诊疗水平，并在实践中逐步应用，提高了眼科诊疗水平。从国际眼科学的发展和我国眼科实践来看，在我国引入和推广 PPP 一场有组织的旨在提高发展中国家眼科临床水平的大规模的伟大实践，是一场没有先例但获得成功的国际眼科界之间紧密合作的范例。一些眼科同道敏锐地认识到，在我国引入和推广 PPP 可以使我国眼科医师有机会接触和了解到国际眼科临床的先进水平，根据我国实际情况实施 PPP 可以快速地提高我国眼科临床水平，有可能使我国能在较短时间内进入国际眼科先进之列。随着在我国更广泛地推广 PPP，PPP 对我国眼科临床和人才培养的影响还将会进一步显现出来。

　　PPP 中文版第三版的译稿做了重新编排。考虑到"摘要基准"部分的重要性，将其安排到最前面。各册 PPP 的次序基本上按"摘要基准"的次序来编排。考虑到"眼保健服务的质量"一节的重要性，认为需要特别强调，因此各册 PPP 中均做了保留。

　　我衷心希望全国眼科医师继续关注、重视和实践 PPP，以期全面地提高我国眼保健服务水平，全面推动普遍的眼健康工作。虽然以本书的编译已经倾注了大量时间和精力，但由于本人水平所限，本版 PPP 的中文版可能还存在着不足和错误，敬请大家批评指正。

赵承良

2017 年 12 月 30 日

美国眼科学会鉴于中华医学会眼科学分会和赵家良教授积极开展两个学会之间的科学和临床信息交流，积极推广眼科临床指南，于 2005 年美国眼科学会年会由美国眼科学会主席 Dr. Susan H. Day（左）和常务副主席（Executive Vice President）Dr. H. D. Hoskins（右）向赵家良教授（中）颁发奖状

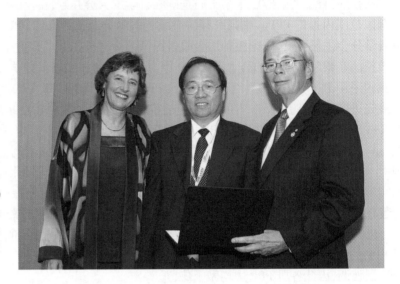

美国眼科学会向赵家良教授颁发奖状的全文

Resolution
American Academy of Ophthalmology

Whereas, The Chinese Ophthalmological Society is committed to advancing the exchange of scientific and clinical information among their colleagues in China, and

Whereas, Professor Jialiang Zhao and the Chinese Ophthalmological Society recognized the unique educational content of the Preferred Practice Patterns of the American Academy of Ophthalmology, and

Whereas, They undertook the responsibility of translating the PPPs into the Chinese language, now therefore be it

Resolved, that the Board of Trustees and members of the Academy acknowledge the significant contributions made by

Professor Zhao and his colleagues in China upon completion of the PPPs, and further

Be it Resolved, that the American Academy of Ophthalmology join the Chinese Ophthalmological Society in efforts to expand the exchange of scientific and clinical information in China

President

AMERICAN ACADEMY OF OPHTHALMOLOGY
The Eye M.D. Association

Executive Vice President

美国眼科学会出版声明及译文

This publication is a translation of a series of publication of the American Academy of Ophthalmology entitled Preferred Practice Patterns, 2002-2005. This translation reflects current practice in the United States of America as of the date of its original publication by the Academy, with some modifications that reflect Chinese national practices. The American Academy of Ophthalmology did not translate this publication into the language used in this publication and disclaims any responsibility for any modifications, errors, omissions or other possible fault in the translation. The Academy provides this material for educational purposes only. It is not intended to represent the only or best method or procedure in every case, or to replace a physician's own judgment or give specific advice for case management. The Academy specifically disclaims any and all liability for injury or other damages of any kind, from negligence or otherwise, for any and all claims that may arise from the use of any recommendations or other information contained herein.

本书是美国眼科学会称之为临床指南（Preferred Practice Patterns，PPP）的 2002~2005 年系列出版物的中译本。本书反映了美国眼科学会最初出版本书以来直至当前在美国的眼科实践,其中一些修改反映了中国眼科医师的实践。美国眼科学会本身并没有将临床指南翻译为本书所用的语言,因此声明对本书的任何修改、错误、遗漏和其他可能的错误不承担任何责任。美国眼科学会提供本书的唯一目的是用于教学。出版本书并不是推出在任何情况下唯一的和最好的诊治方法和步骤,或用于代替医师自己的判断,或者对病例的处理提供特殊的意见。美国眼科学会特别声明,不承担由于疏漏或其他原因,或者由于应用本书中任何建议或其他信息所导致的任何形式的损伤的责任。

第 3 版重印说明

　　《眼科临床指南》(第 3 版)于 2018 年 3 月第一次印刷后,不到一年已售罄。为满足读者需要,出版社决定再次印刷。

　　本书在第一次印刷之后,美国眼科学会发来重新修改过的 2017 年眼科临床指南的摘要基准。新修的摘要基准做了少量文字和内容的改动。为了及时将最新版本呈献给眼科医师,在此次重印之际,对眼科临床指南摘要基准进行了重新编译。

赵家良

2018 年 7 月 12 日

总 目 录

17

眼科临床指南®的摘要基准

前言

本文是美国眼科学会编写的《眼科临床指南》(PPP)的摘要基准。这些系列的《眼科临床指南》是基于三个原则撰写的。

- 每册《眼科临床指南》必须与临床密切相关，并且具有足够的特异性，以便向临床医师提供有用的信息。
- 提出的每项建议必须具有表明其在临床诊治过程中重要性的明确等级。
- 提出的每项建议必须具有表明其证据强度的明确等级，来支持所提出的建议，反映可利用的最好证据。

《眼科临床指南》为临床医疗实践模式提供指南，而不是为特殊个人的诊治提供措施。一方面它们通常能满足大多数患者的需要，但它们又不可能充分满足所有患者的需要。严格地遵循《眼科临床指南》将不能保证在任何情况都能获得成功的结果。不能认为这些指南包括了所有恰当的眼科诊疗方法，或者排除了能够获得最好效果的其他合理的诊疗方法。有必要采用不同的方法来满足不同患者的需要。医师应当根据一个特殊患者所存在的所有情况来最终判断对其的诊疗是否恰当。在解决眼科医疗实践中所产生的道德困境问题时，美国眼科学会可以向会员提供帮助。

《眼科临床指南》并不是在所有个别情况下必须遵循的医疗标准。美国眼科学会特别指出，拒绝承担在应用包含在临床指南中任何建议或其他信息时由于疏忽大意或其他原因所引起的伤害和损伤的责任。

对于每种主要疾病，对其诊治过程的建议，包括病史、体格检查和辅助检查，以及诊治的处理、随诊和患者教育，都进行了总结。对于每册PPP，都进行了详细的 PubMed 和 Cochrane 图书馆的英文文献检索。这些结果由专家委员会进行审阅，用于提出建议，当有足够的证据时，就对这些建议给予表明其证据强度的等级。

为了对各个研究进行分级，采用了基于苏格兰院际指南网(Scottish Intercollegiate Guideline Network，SIGN)的尺度。对于各个研究的证据进行分级的定义和水平如下述：

- Ⅰ++：随机对照试验(RCTs)或发生偏差危险很低的 RCTs 的高质量荟萃分析和系统回顾。
- Ⅰ+：RCTs 或发生偏差危险很低的 RCTs 的实施得很好的荟萃分析、系统回顾。
- Ⅰ-：RCTs 或具有高度偏差危险的 RCTs 的荟萃分析、系统回顾。
- Ⅱ++：病例对照研究或队列研究的高质量的系统回顾；混杂和偏差危险度很低，以及因果关系可能性高的高质量病例对照或队列研究。
- Ⅱ+：混杂或偏差危险度低，以及有中度可能的因果关系，而且实施很好的病例对照或队列研究。
- Ⅱ-：混杂或偏差危险度高，以及因果关系不具有明显意义的病例对照或队列研究。
- Ⅲ：非分析性研究(如病例报告、系列病例研究)。

诊治的建议是基于证据的主体而形成的。证据主体质量的分级是根据下述的"建议的评估、制定和评价分级"(Grading of Recommendations Assessment, Development and Evaluation, GRADE)的方法来确定的。

● 高质量(Good quality, GQ):进一步研究不太可能改变我们估计作用的信赖度。

● 中等质量(Moderate quality, MQ):进一步研究有可能对我们估计作用的信赖度产生重要的冲击,可能会改变这一估计。

● 低质量(Insufficient quality, IQ):进一步研究很可能对我们估计作用的信赖度产生重要的冲击,有可能改变这一估计;对作用的任何估计都是很不确定的。

以下是根据 GRADE 来定义诊治的关键建议:

● 强烈的建议(Strong recommendation, SR):应用于干预的期望作用明显大于不期望作用,或者没有不期望作用时。

● 自由决定使用的建议(Discretionary recommendation, DR):应用于权衡干预的作用时不太肯定时,这种情况或者是因为证据的质量低,或者由于证据所提示的期望作用和不期望作用很相似。

在 2011 年之前的 PPP 中,对建议进行分级的专家委员会根据其在临床诊治过程中的重要性进行分级。这种"与临床诊治过程重要性"的评估分级表明专家委员会的专家们认为临床诊治应当通过各种有意义的方式来提高质量。这种重要性的分级分为三个水平。

● A 级,定义为最重要的。

● B 级,定义为中等重要的。

● C 级,定义为相关的,但不是关键的。

专家委员会也对可利用的文献中用于支持每项建议的证据强度进行分级。"证据强度的分级"也分为三个等级。

● Ⅰ级包括至少有一个来自于恰当实施、设计很好的随机对照试验的证据。它也可以包括随机对照试验的荟萃分析。

● Ⅱ级包括从以下几个方面所得到的证据:

● 设计很好的对照试验,但不是随机的。

● 设计很好的队列试验或病例对照分析研究,最好是来自于不只一个中心的研究。

● 有或无干预的多个时间点的系列研究。

● Ⅲ级包括从下列之一所得到的证据:

● 描述性研究。

● 病例报告。

● 专家委员会 / 组织的报告(例如由外部同行审阅《眼科临床指南》的专家委员会的共识)。

然而,上述的方法将最终被逐步淘汰,因为美国眼科学会(AAO)采用了 SIGN 和 GRADE 分级和分类系统。

PPP 旨在为患者的诊治提供指导,着重强调技术方面。在应用这些知识时,有必要认识到只有将患者的需求作为最重要的考虑时,技术的应用才有可能获得最好的结果。美国眼科学会会帮助其成员解决临床工作中出现的道德困境的难题(AAO 伦理法典)。

青光眼

原发性开角型青光眼(初诊评估)

初诊检查病史(主要内容)

● 眼病史

● 种族 / 民族

● 家族史

- 全身病史
- 患者相关记录的复习
- 当前用药情况
- 眼科手术史

初诊体格检查(主要内容)

- 视力测量
- 瞳孔检查
- 眼前节裂隙灯活体显微镜检查
- 眼压测量
- 中央角膜厚度测量
- 前房角镜检查
- 在裂隙灯上应用放大的立体镜通过散大的瞳孔评估视神经乳头和视网膜神经纤维层($I+$,MQ,SR)
- 系列地应用彩色立体照相或计算机为基础的影像学分析记录视神经乳头的形态($I+$,MQ,SR)
- 眼底检查(有可能时应在散瞳后进行)
- 视野检查,最好应用自动静态域值视野计
- 视盘评估
- 下方和(或)上方神经视网膜盘沿的变窄情况的评估

有治疗指征患者的处理计划

- 设定的初始目标眼压至少比治疗前的眼压降低25%。如果视神经损伤更为严重,选择更低一些的初始目标眼压是合理的
  - 目标眼压是估计值,必须要个体化处理,并在病程中加以调整($III+$,IQ,DR)
  - 治疗的目标是将眼压维持在一定范围内,以便使视野丧失不太可能明显地降低患者生命过程中健康相关的生活质量($II+$,MQ,DR)
  - 药物治疗是当前最常用的降低眼压的初始干预。在对每个患者选择具有最大作用和最好耐受性的药物以便获得理想的眼压下降时,要考虑到药物不良反应与作用之间的平衡
  - 如果在目标眼压范围内病情进展,在下调目标眼压之前应当再次评估尚未发现的眼压波动和再次评估患者对治疗的依从性
  - 对于正在应用青光眼药物治疗的患者,要评估其眼部和全身的不良反应和药物毒性作用
  - 在一些选择的患者中,或者由于药物的价钱、用药的记忆问题、滴药的困难,或不能耐受药物,而对药物治疗非依从性危险度高的患者,可以考虑将激光小梁成形术作为初始的治疗($I+$,GQ,DR)
  - 小梁切除术对于降低眼压是有效的;当药物和适当的激光治疗不足以控制疾病,通常就有手术指征;在一些选择性患者中可以考虑为初始治疗($I+$,GQ,DR)

施行激光小梁成形术患者的术中和术后处理:

- 施行手术的眼科医师有下列责任:
  - 获得知情同意书
  - 确定术前的评估确实需要手术治疗
  - 术后30分钟至2小时内至少测量眼压一次
  - 术后6周内进行随诊检查;如果考虑患者眼压相关的视神经损伤时,可在更短的时间内进行复查

施行切开性青光眼手术患者的术中和术后处理:

- 施行手术的眼科医师具有下列责任:
  - 获得知情同意书
  - 确定术前的评估已经准确地记录了所有的发现,并有手术指征
  - 术后给予糖皮质激素滴眼液

— 术后第 1 天进行随诊评估(术后 12~36 小时),术后头 1~2 周内至少随诊 1 次

— 在没有并发症时,术后 6 周内再进行另外的随诊

— 如有必要,例如对于发生术后并发症的患者,应当增加随诊次数

— 如有必要,应当进行其他治疗,以便尽可能地获得长期的成功结果

对采用药物治疗患者的患者教育:

• 与患者讨论有关疾病的诊断和严重程度、预后和处理计划,以及需要终身治疗的可能

• 教会患者滴药后要闭眼和压迫鼻泪道,以便减少药物的全身吸收

• 鼓励患者提醒他们的眼科医师注意应用青光眼药物过程中所发生的身体或情绪的变化

原发性开角型青光眼(随诊评估)

检查的病史

• 随诊间期的眼病史

• 随诊间期的全身病史

• 眼科用药引起的不良反应

• 最近使用降眼压药物的频率和时间,评估使用药物的情况

体格检查

• 视力测量

• 裂隙灯活体显微镜检查

• 测量眼压

• 评估视神经乳头和视野(见下表)

• 在任何可能影响角膜的事件后(如屈光手术),应当重复测量中央角膜厚度

进行药物治疗患者的处理计划

• 在每次检查时,要记录用药的剂量和频度,要与患者讨论对治疗的依从性,以及了解患者对于替代治疗或诊断步骤建议的反应

• 如果怀疑前房角关闭、前房浅或前房角异常,或者如有无法解释的眼压升高时,应当施行前房角镜检查。要定期施行前房角镜检查

• 如果没有达到目标眼压,而且改变治疗的益处大于危险时,应当重新评估治疗方案

• 如果视盘、视网膜神经纤维层或视野改变有进展,应将目标眼压下调

• 在每个推荐的随诊间期中,决定评估频率的因素包括损伤的严重程度、进展速率、眼压超过目标眼压的程度,以及与视神经损伤相关的其他危险因素的数目和重要性

患者教育

• 就疾病的过程、干预的理由和目标、患者的状态以及替代治疗的相对益处和危险来教育患者,这样在制定恰当的行动计划时患者能够实质性地参与

• 鼓励患者提醒他们的眼科医师注意他们在应用青光眼药物过程中所出现的生理或情绪的变化

• 对于考虑施行角膜屈光手术的患者,应当向他们告知激光视力矫正有可能降低对比敏感度和降低测量眼压的准确性

随诊:

基于共识的视神经和视野为主的青光眼状态评估的随诊指南 *

达到目标 IOP	损伤进展	控制时间(月)	恰当的随诊间隔(月)**
是	无	≤6	6
是	无	>6	12
是	有	NA	1~2

达到目标 IOP	损伤进展	控制时间（月）	恰当的随诊间隔（月）**
不是	有	NA	1~2
不是	无	NA	3~6

IOP = 眼压；NA = 不适用

* 由患者的临床检查组成的评估,包括视神经乳头的评估(定期的彩色立体照相或视神经和视网膜神经纤维层结构的计算机影像学检查)和视野的评估。

** 损伤越严重或生存时间更长的 POAG 患者可能需要更频繁的评估。这些时间间隔是推荐的两次评估之间最长的时间间隔。

原发开角型青光眼疑似者（初诊和随诊评估）

初诊检查的病史（主要内容）

- 眼病史
- 家族史
- 全身病史
- 患者相关病历的复习
- 当前用药情况
- 眼部手术

初诊体格检查（主要内容）

- 视力测量
- 瞳孔检查
- 眼前节裂隙灯活体显微镜检查
- 眼压测量
- 中央角膜厚度测量
- 前房角镜检查
- 在裂隙灯上应用放大的立体镜通过散大的瞳孔评估视神经乳头和视网膜神经纤维层
- 视神经乳头形态的评估,如果可能的话记录视网膜神经纤维层（RNFL）（*II*+,*GQ*,*SR*）
- 眼底检查(可能时应在散瞳后进行)
- 视野检查,最好应用自动静态域值视野计
- 视盘凹陷的评估
- 下方和(或)上方神经视网膜盘沿的变窄情况的评估

有治疗指征的患者的处理计划:

- 根据高眼压研究所确定的标准,合理的初始目标是将目标眼压定为小于几次基线眼压测量的平均值的 20%（*I*+,*MQ*,*DR*）
- 治疗的目标是将眼压维持在一定范围内,使患者的视野丧失不太可能明显影响患者有生之年中健康相关的生活质量（*II*+,*MQ*,*DR*）
- 如果在一个青光眼疑似者中新发现青光眼性视野损伤,最好应当重复检查（*II*+,*GQ*,*SR*）
- 在确定患者处理的决定时,临床医师除了应用数字影像学技术外,还应当了解所有的视野和其他有关结构的信息（*III*,*IQ*,*SR*）

随诊检查时病史

- 随诊间期的眼病史
- 随诊间期的全身病史以及全身用药的任何变化
- 如果患者正在应用眼部用药进行治疗时,应当了解眼部用药的不良反应
- 如果患者正在治疗时,要了解最近应用青光眼药物的频率和时间,并回顾用药情况

随诊体格检查

- 视力测量
- 裂隙灯活体显微检查
- 眼压测量
- 当怀疑有闭角型青光眼的成分、前房变浅或有不能解释的眼压改变时,应当进行前房角镜检查

随诊间期

- 根据患者与疾病的交互情况,来确定随诊间期,这对每个患者来说都是独特的
- 定期的视神经乳头和视野评估的频次是根据患者危险因素的评估为基础来确定的。角膜薄、眼压高、视盘出血、杯盘比大、平均图形标准偏差大或有青光眼家族史的患者可能需要更密切的随诊

采用药物治疗患者的患者教育

- 与患者讨论诊断、危险因素的数目和严重程度、预后、处理计划,以及一旦开始治疗就需要长期治疗的可能
- 就疾病进程,进行干预治疗的基本原理和治疗目标,他们的状况,以及替代治疗方法的益处和危险来教育患者
- 教育患者在滴药后要闭合眼睑,压迫鼻泪道,以便减少药物的全身吸收
- 鼓励患者提醒他们的眼科医生注意他们在应用青光眼药物过程中所出现的生理或情绪的变化

原发性前房角关闭(初诊评估和治疗)

初诊检查时病史(主要内容)

- 眼病史(提示为间歇性前房角关闭发作的症状)
- 急性闭角型青光眼的家族史
- 全身病史(如眼部或全身药物的应用)

初诊体格检查(主要内容)

- 屈光状态
- 瞳孔
- 裂隙灯活体显微镜检查

— 结膜充血(在急性病例中)

— 中央和周边前房深度变浅

— 前房炎症提示最近或当前有急性发作

— 角膜水肿(在急性发作的病例中微囊样水肿和基质水肿是常见的)

— 虹膜异常,包括弥漫性或局限性萎缩、后粘连、瞳孔功能的异常、不规则的瞳孔形状,以及瞳孔中度散大(提示最近或当前有急性发作)

— 晶状体改变,包括白内障和晶状体青光眼斑

— 角膜内皮细胞丢失

- 眼压测量
- 双眼前房角镜检查和(或)眼前节影像学检查
- 应用直接检眼镜或裂隙灯活体显微镜及间接镜评估眼底和视神经乳头

有虹膜切除术指征的患者的处理计划

- 对于原发性前房角关闭(PAC)或原发性闭角型青光眼,施行虹膜切除术是适应证($I++,GQ,SR$)
- 对于急性前房角关闭危象(AACC)来说,激光虹膜切除术是最好的手术治疗,这是因为它有更好的风险 - 效益比($II+,MQ,SR$)
- 在 AACC 中,首先应用药物降低眼压,以便减轻疼痛,消除角膜水肿。然后尽快地施行虹膜切除术($III+,GQ,SR$)
- 如果对侧眼的前房角在解剖上变窄,则施行预防性虹膜切除术,这是因为在 5 年内大约半数的对

侧眼会发生 AACC(II++,GQ,SR)

施行虹膜切除术患者的术中和术后处理

- 施行手术的眼科医师有下列责任：
— 获得知情同意书
— 确定术前评估证实需要手术
— 在手术前至少即刻测量眼压一次,手术后 30 分钟到 2 小时内测量眼压
— 术后眼部滴用糖皮质激素滴眼液
— 确保患者能够获得恰当的术后处理
- 随诊评估包括：
— 通过虹膜切除孔看清楚晶状体前囊膜来评估虹膜切除孔是否通畅
— 眼压测量
— 如果在虹膜切除术后没有立刻检查前房角,应当应用压陷法来检查前房角
— 散大瞳孔,以减少发生瞳孔后粘连的风险
— 当临床需要时检查眼底
- 给予围手术期的药物,避免眼压急剧升高,特别是在病情严重的患者中

施行虹膜切除术患者的随诊

- 虹膜切除术后,要按照原发开角型青光眼诊疗指南来随诊已有青光眼性视神经病变的患者
- 虹膜切除术后,有残余开放的前房角或者有开放的前房角和一些周边虹膜前粘连(PAS)共同存在的患者,无论他们有还是没有青光眼性视神经病变,应当至少每年随诊复查一次,并特别注意进行重复的前房角镜检查

未施行虹膜周边切除术患者的教育

- 应当告知患有原发性前房角关闭但没有施行虹膜切除术的患者,他们处于发生 AACC 的危险之中,不能使用一些可以引起瞳孔散大的药物,并警惕发生 AACC(III,MQ,DR)
- 应当向患者告知 AACC 的症状,指导他们如有症状出现就立即告知他们的眼科医师(III,MQ,SR)

视网膜

年龄相关性黄斑变性(初诊和随诊评估)

初诊检查时病史(主要内容)

- 症状(视物变形、视力下降、暗点、闪光、暗适应困难)(II−,GQ,SR)
- 药物和营养补充物(II+,GQ,SR)
- 眼病史(II+,GQ,SR)
- 全身病史(任何过敏反应)
- 家族史,特别是年龄相关性黄斑变性的家族史(II+,GQ,SR)
- 社会史,特别是吸烟(III,GQ,SR)

初诊体格检查(主要内容)

- 综合的眼部检查(II++,GQ,SR)
- 立体活体显微镜检查黄斑部(III,GQ,SR)

诊断试验

光相干断层扫描在诊断和处理年龄相关性黄斑变性时是很重要的,特别是在确定有无视网膜下液和记录视网膜增厚的程度时(III,GQ,SR)。光相干断层扫描可以确定视网膜横截面的结构,这是其他任何影像学检查都不可能做到的。它可以发现液体的存在,这在单用活体显微镜检查时不能发现的。它通过准

确地随诊视网膜结构的变化,有助于评估视网膜和视网膜色素上皮层对治疗的反应。(*II*+,*GQ*,*SR*)

AMD 在下列临床情况下,有指征施行静脉注射荧光素的眼底血管造影:

- 患者主诉有新的视物变形时
- 患者出现不能解释的视物模糊时
- 临床检查发现视网膜色素上皮层或视网膜隆起、视网膜下出血、硬性渗出或视网膜下纤维化时 (*II*−,*GQ*,*SR*)
- 为了确定脉络膜新生血管(CNV)的存在,以及判定其范围、类型、大小和位置,计算典型性 CNV 病灶占整个病灶比例时(*III*,*IQ*,*DR*)
- 指导治疗(激光光凝术或维替泊芬光动力治疗)(*III*,*IQ*,*DR*)
- 发现治疗后持续存在的或复发的 CNV(*III*,*IQ*,*DR*)
- 帮助确定临床检查不能解释的视力丧失的原因(*III*,*IQ*,*DR*)

每个荧光素眼底血管造影的设施必须有护理或急诊处理计划,以及减少危险和处理任何并发症的方案。(*III*,*GQ*,*DR*)

随诊检查时病史

- 视觉症状,包括视力下降和视物变形(*II*−,*GQ*,*SR*)
- 药物和营养补充物的改变(*III*,*GQ*,*SR*)
- 随诊间期眼病史和全身病史的变化(*II*+,*GQ*,*SR*)
- 社会史的变化,特别是吸烟(*III*,*GQ*,*SR*)

随诊时体格检查

- 视力测量(*III*,*GQ*,*SR*)
- 立体活体显微镜检查眼底(*III*,*GQ*,*SR*)

新生血管性 AMD 接受治疗后的随诊

- 接受玻璃体内注射阿柏西普、贝伐单抗、雷珠单抗的患者在治疗后大约 4 周进行检查(*III*,*GQ*,*SR*)
- 接受维替泊芬光动力治疗的患者至少每 3 个月进行检查和进行荧光素眼底血管造影,直至病情稳定
- 接受热激光视网膜光凝术的患者在治疗 2~4 周进行荧光素眼底血管造影检查,然后在 4-6 周时再次检查(*III*,*GQ*,*SR*)
- 根据临床发现和经治眼科医师的判断,来进行随后的检查、OCT 和荧光素眼底血管造影(*III*,*GQ*,*SR*)

患者教育

- 就疾病的预后和恰当的治疗对于他们的视觉和功能状态的可能价值来教育患者(*III*,*GQ*,*SR*)
- 鼓励早期 AMD 患者测量他们的视力和进行定期的散瞳眼底检查,以便尽早发现中期 AMD
- 对具有高度危险 AMD 表型的患者就发现 CNV 新症状的方法以及快速通报眼科医师的必要性来进行教育(*III*,*GQ*,*SR*)
- 告知单侧患病患者应当监测对侧眼视力,即使没有症状也要定期回来随诊,而且一旦出现新的或显著的视觉症状时应当立即就诊(*III*,*GQ*,*SR*)
- 指导患者报告提示为眼内炎的症状,包括眼疼或眼部不适加重、眼红加重、视物模糊或视力下降、畏光加重或眼前飘浮物的快速增加(*III*,*GQ*,*SR*)
- 鼓励现在吸烟的患者停止吸烟,这是因为已有观察性资料支持吸烟与 AMD 之间的因果关系,以及停止吸烟对于健康的其他益处(*I*++,*GQ*,*SR*)
- 将视功能下降的患者转诊去做视觉康复治疗(见 www.aao.org/smart-sight-low-vision)和接受社会服务(*III*,*GQ*,*SR*)

年龄相关性黄斑变性(处理建议)

年龄相关性黄斑变性(AMD)的治疗建议和随诊计划

建议的治疗	符合治疗条件的诊断	随诊建议
观察,不给予药物或手术治疗	没有 AMD 的临床体征(AREDS 分类 1)	同成人综合眼科医疗评估临床指南的建议
	早期 AMD(AREDS 分类 2)	如果无症状,6~24 个月回来进行检查;或有新的症状提示 CNV,就迅速进行检查,进行 OCT、荧光素眼底血管造影或眼底照相是恰当的
	晚期 AMD,双眼中心凹下地图样萎缩或盘样瘢痕	如果无症状,6-24 个月回来进行检查;或有新的症状提示 CNV,就迅速进行检查 眼底照相或荧光素眼底血管造影是恰当的
根 据 最 初 的 AREDS 和 AREDS2 报告的建议,应用抗氧化维生素和微量元素补充物	中期 AMD(AREDS 分类 3)	监测单眼近视力(阅读 /Amsler 表)
	单眼晚期 AMD(AREDS 分类 4)	如果没有症状,6~18 个月回来进行检查;或者一旦出现提示为 CNV 的新症状,应及时检查 眼底照相和(或)眼底自发荧光检查是恰当的 当怀疑有 CNV 时应当进行荧光素眼底血管造影和(或)OCT
如 发 表 的 报 告 所 叙 述 的那样,进行阿柏西普 2.0mg 玻璃体内注射	黄斑部 CNV	指导患者迅速报告提示为眼内炎的症状,包括眼疼或眼部不适加重、眼红加重、视物模糊或视力下降、畏光加重或眼前飘浮物增加 初次治疗后大约 4 周回来复查;随后的随诊和治疗根据临床发现和经治眼科医师的判断。已经表明在第一年的治疗中,每 8 周进行维持治疗方案与每 4 周治疗的结果是相当的 监测单眼近视力(阅读 /Amsler 表)
如发表的报告中所叙述的那样,施行贝伐单抗 1.25mg 玻璃体内注射 眼科医师在使用说明书外用药时应当提供恰当的知情同意书	黄斑部 CNV	指导患者迅速报告提示为眼内炎的任何症状,包括眼疼或眼部不适加重、眼红加重、视物模糊或视力下降、畏光加重或眼前飘浮物增加 治疗后大约 4 周回来复查;随后的随诊和治疗根据临床发现和经治眼科医师的判断 监测单眼近视力(阅读 /Amsler 表)
如雷珠单抗文献所推荐的那样,施行雷珠单抗 0.5mg 玻璃体内注射	黄斑部 CNV	指导患者迅速报告提示为眼内炎的症状,包括眼疼或眼部不适加重、眼红加重、视物模糊或视力下降、畏光加重或眼前飘浮物增加 治疗后大约 4 周回来复查;随后的随诊和治疗根据临床发现和经治眼科医师的判断 监测单眼近视力(阅读 /Amsler 表)
如 TAP 和 VIP 报告的建议那样,施行维替泊芬为光敏剂的光动力治疗	新发或复发的黄斑中心凹下 CNV,其中"典型型"成分超过病灶的 50%,整个病灶最大线性距离≤5400 微米 如果视力 <0.4,或视力虽然高于 0.4,但 CNV<4MPS 视盘面积的隐匿性 CNV 可以考虑 PDT 中心凹旁 CNV 应用 PDT 是超说明书的使用,可在一些选择性病例中考虑应用。	每 3 个月回来进行检查,直到病情稳定,如果有适应证可以重复治疗 监测单眼近视力(阅读 /Amsler 表)

建议的治疗	符合治疗条件的诊断	随诊建议
如 MPS 报告所建议的那样,施行热激光光凝术	对于中心凹外典型性 CNV,新发或复发者可以考虑施行 视乳头旁 CNV 可以考虑施行	治疗后 2~4 周回来检查,施行荧光素眼底血管造影;然后过 4~6 周进行检查;之后根据临床和荧光素眼底血管造影结果,决定复查时间 如有指征,可以重复治疗 监测单眼近视力(阅读 /Amsler 表)

AMD = 年龄相关性黄斑变性;AREDS = 年龄相关性眼病研究;CNV = 脉络膜新生血管;MPS = 黄斑光凝研究;OCT = 光相干断层扫描;PDT = 光动力治疗;TAP = 年龄相关性黄斑变性光动力治疗;VIP = 维替泊芬光动力疗法

糖尿病视网膜病变(初诊和随诊评估)

初诊检查时病史(主要内容)

- 糖尿病病程(II++, GQ, SR)
- 以前血糖控制情况(糖化血红蛋白 A1c)(II++, GQ, SR)
- 用药情况(III, GQ, SR)
- 全身病史(如肥胖、肾脏疾病、高血压、血脂水平、妊娠)(II++, GQ, SR)
- 眼病史(III, GQ, SR)

初诊体格检查(主要内容)

- 视力测量(III, GQ, SR)
- 裂隙灯活体显微镜检查(III, GQ, SR)
- 眼压测量(III, GQ, SR)
- 有适应证时(如虹膜新生血管或眼压升高时),在散瞳之前行前房角镜检查(III, GQ, SR)
- 瞳孔评估,以便了解视神经失能情况
- 详细的眼底检查,包括眼底后极部立体镜检查(III, GQ, SR)
- 周边部视网膜及玻璃体检查,最好应用间接检眼镜或裂隙灯活体显微镜联合置镜进行检查(III, GQ, SR)

诊断

- 对双眼糖尿病视网膜病变和黄斑水肿的类别和严重程度进行分级(III, GQ, SR)。每个类别的病变都有其一定的疾病进展风险,并依赖于糖尿病总的控制状况。

随诊时病史

- 视觉症状(II+, GQ, SR)
- 全身状态(妊娠、血压、血胆固醇、肾功能)(III, GQ, SR)
- 血糖状况(糖化血红蛋白 A1c)(III, GQ, SR)

随诊体格检查

- 视力测量(III, GQ, SR)
- 眼压测量(III, GQ, SR)
- 裂隙灯活体显微镜进行虹膜检查(III, GQ, SR)
- 前房角镜检查(当怀疑有虹膜新生血管或眼压升高时应当在散瞳之前进行)(III, GQ, SR)
- 散瞳后立体镜检查后极部视网膜(III, GQ, SR)
- 如有适应证,检查周边部视网膜和玻璃体(III, GQ, SR)
- 如有可能,施行 OCT 影像学检查(III, GQ, SR)

辅助检查

- 可以应用光相干断层扫描(OCT 在糖尿病黄斑水肿的患者中定量地了解视网膜厚度,监查黄斑部水肿,确定玻璃体黄斑牵拉,以及发现其他的黄斑部疾病(*III*,*GQ*,*SR*)。在重复抗 VEGF 药物眼内注射、改变治疗药物(如眼内糖皮质激素的应用)、开始激光治疗,或者考虑玻璃体切除手术时也常常需要部分地根据 OCT 的发现来决定

- 眼底照相在记录有无 NVE 和 NVD,确定患眼对治疗的反应,以及确定是否在以后随诊时需要另外的治疗时是有用的(*III*,*IQ*,*DR*)
- 荧光素眼底血管造影可用以指导 CSME 的治疗,并且可以作为一种方法来评价不能解释的视力下降的原因(*III*,*IQ*,*DR*)。荧光素眼底血管造影可以确定黄斑部毛细血管非充盈区,或确定导致黄斑水肿的毛细血管渗漏的来源,来尽可能地解释视力丧失的原因(*III*,*IQ*,*DR*)
- 荧光素眼底血管造影并不是所有糖尿病患者常规检查的组成部分(*III*,*GQ*,*SR*)
- 在有玻璃体积血或其他屈光间质混浊时,超声扫描能够评估视网膜状况,对确定玻璃体视网膜牵拉的范围和严重程度是有用的,特别是对于糖尿病眼的黄斑部的状况(*III*,*GQ*,*SR*)

患者教育
- 讨论检查结果及其含意
- 鼓励没有糖尿病视网膜病变的糖尿病患者每年进行散瞳眼底检查(*II*++,*GQ*,*SR*)
- 告知患者,尽管视力良好和没有眼部症状,糖尿病视网膜病变的有效治疗决定于及时的干预
- 告知患者,维持接近正常的血糖水平、接近正常的血压水平和降低血脂水平的重要性(*III*,*GQ*,*SR*)
- 要与有关的主治医师,如家庭医师、内科医师或内分泌医师多沟通眼部的发现(*III*,*GQ*,*SR*)
- 对于手术治疗无效,以及进一步治疗得不到适当的专业支持的患者,应当推荐适当的咨询、康复或社会服务(*III*,*GQ*,*SR*)
- 将功能受限的术后视觉损伤的患者转诊去接受康复治疗(见 www.aao.org/smart-sight-low-vision)和社会服务(*III*,*GQ*,*SR*)

糖尿病视网膜病变(处理建议)

糖尿病患者的处理建议

视网膜病变 严重程度	黄斑 水肿	随诊(月)	全视网 膜光凝	局部和(或)格栅样激光 治疗 *	玻璃体内抗 VEGF 治疗
正常或轻微 NPDR	无	12	不需要	不需要	不需要
轻度 NPDR	无	12	不需要	不需要	不需要
	ME	4~6	不需要	不需要	不需要
	CSME†	1*	不需要	有时需要	有时需要
中度 NPDR	无	12‡	不需要	不需要	不需要
	ME	3~6	不需要	不需要	不需要
	CSME†	1*	不需要	有时需要	有时需要
严重 NPDR	无	4	有时需要	不需要	不需要
	ME	2~4	有时需要	不需要	不需要
	CSME†	1*	有时需要	有时需要	有时需要
非高危 PDR	无	4	有时需要	不需要	不需要
	ME	2~4	有时需要	不需要	不需要
	CSME†	1*	有时需要	有时需要	有时需要

视网膜病变 严重程度	黄斑 水肿	随诊(月)	全视网 膜光凝	局部和(或)格栅样激光 治疗*	玻璃体内抗 VEGF 治疗
高危 PDR	无	4	建议	不需要	替代[1,2]
	ME	4	建议	有时需要	常需要
	CSME†	1*	建议	有时需要	常需要

Anti-VEGF = 抗血管内皮生长因子;CSME = 有临床意义的黄斑水肿;ME = 无临床意义的黄斑水肿;NPDR = 非增生性糖尿病视网膜病变;PDR = 增生性糖尿病视网膜病变

* 可以考虑的辅助治疗包括玻璃体内注射糖皮质激素或抗 VEGF 制剂(除阿柏西普和雷珠单抗外,均为说明书外应用)。糖尿病视网膜病变临床研究网络 2011 年资料表明,在二年的随诊期内,与单独应用激光治疗相比,在人工晶状体眼中玻璃体腔内注射雷珠单抗及快速或延迟激光治疗导致视力增加,玻璃体内注射醋酸曲安奈德加激光治疗也导致视力增加。接受玻璃体内注射抗 VEGF 制剂的患者可在注射后早至 1 个月进行再次检查

† 例外的情况包括高血压或与心衰相关联的液体潴留、肾衰、妊娠或任何其他可能加重黄斑水肿的原因。在这些病例中可以延缓光凝治疗,而采用一段时间的药物治疗。同样,当黄斑中心未受累,视力很好,能够进行密切随访,并且患者了解疾病的危险性时,CSME 治疗可以暂缓

‡ 如果体征接近严重 NPDR 时,可采用更短的随诊间隙期

参 考 文 献

1. Writing Committee for the Diabetic Retinopathy Clinical Research Network. Panretinal photocoagulation vs intravitreous ranibizumab for proliferative diabetic retinopathy: a randomized clinical trial. JAMA 2015;314:2137-46.
2. Olsen, TW. Anti-VEGF pharmacotherapy as an alternative to panretinal laser photocoagulation for proliferative diabetic retinopathy. JAMA 2015;314:2135-6.

特发性视网膜前膜和玻璃体黄斑牵拉(初诊评估和治疗)

初诊检查(主要内容)

● 眼病史(如后玻璃体脱离、葡萄膜炎、视网膜裂孔、视网膜静脉阻塞、增生性糖尿病视网膜病变、眼部炎性疾病、新近愈合的伤口)

● 症状持续时间(如视物变形、同时使用双眼困难和复视)

● 种族 / 民族

● 全身病史

体格检查(主要内容)

● 视力测量

● 眼压测量

● 眼前节裂隙灯活体显微镜检查

● 谱域 OCT 诊断黄斑部和视网膜改变(如视网膜色素上皮细胞和(或)视网膜胶质细胞的增生)(Ⅲ,GQ,SR)

● 确定细胞外基质物质、层状细胞(laminocytes)和(或)玻璃体细胞的存在

● 视网膜前膜(ERMs)和玻璃体黄斑牵拉(VMTs)常常同时发生(VMT 的 OCT 发现是相似的,但是后玻璃体部分仍然附着于黄斑部)

● 荧光素眼底血管造影在评估 ERMs 和(或)VMTs 及与视网膜病变关联时是有帮助的

处理计划

● 在患有 ERM/VMT 的患者中决定是否需要手术干预通常决定于患者症状的严重程度,特别是对患者日常生活的影响程度

● 应当告知患者,大部分 ERMs 将会保持稳定,而不需要手术治疗(GQ,SR)

● 使患者确信,手术是会很成功的,可以解决症状的加重或视力的降低(GQ,SR)

● 应当讨论玻璃体切除术的风险与益处。风险包括发生白内障、视网膜裂孔、视网膜脱离和眼内炎

手术和术后处理

- 在视力减退、视物变形的患者中,常常有施行玻璃体切除术的指征(*II*,*MQ*,*DR*)
- 当 VMT 的区域较宽(>1500μm),伴随黄斑部病理性脱离,或者日常生活视力很差的时,如不施行玻璃体切除术,患者的情况一般不会得到改善(*III*,*IS*,*DR*)
- 治疗 ERM 或 VMT 的玻璃体切除术常常会导致视力提高,这是因为手术后外层视网膜、椭球体(ellipsoid)区和光受体外节的长度可以得到恢复,或者甚至正常(*III*,*IQ*,*SR*)
- 应当告知 ERM 患者,玻璃体内注射奥克纤溶酶(ocriplasmin)不可能获得有效的治疗(*III*,*GQ*,*SR*)
- 已经知道低眼压和眼压升高是玻璃体手术的危险因素,应当在术后进行监查
- 术后 1 天应当检查患者,然后术后 1~2 周再检查,或者根据产生新的症状或术后早期检查有新发现时要缩短随诊间期(*GQ*,*SR*)

患者教育和随诊

- 比较异常眼和正常眼的 OCT 影像学检查结果能够帮助患者理解病情
- 鼓励患者定期单眼地检查他们的视力,来发现可能随着病程延长而产生的变化,如小的暗点(*GQ*,*SR*)
- 告知患者,如果他们发生眼前飘浮物增加、视野缺损、视物变形或视力下降时,应当尽快地告知他们的眼科医师(*III*,*GQ*,*SR*)

特发性黄斑裂孔(初诊评估和治疗)

初诊检查时病史(主要内容)

- 症状持续时间(*III*,*GQ*,*DR*)
- 眼病史:青光眼、视网膜脱离或裂孔、其他以往患过的眼病或外伤、手术或长时间对着太阳和日蚀凝视(*III*,*GQ*,*DR*)
- 应用可能与黄斑囊样水肿相关的药物(*III*,*GQ*,*DR*)

初诊体格检查(主要内容)

- 视力测量(*III*,*GQ*,*SR*)
- 裂隙灯活体显微镜检查黄斑和玻璃体视网膜界面以及视盘(*III*,*GQ*,*SR*)
- 间接的周边部视网膜检查(*III*,*GQ*,*SR*)

黄斑裂孔的处理建议

期别	处理	随诊
1-A 和 1-B	观察	没有新的症状时,以 2~4 个月的间隔进行随诊 如果发生新的症状,建议迅速回来随诊 鼓励患者以 Amsler 表进行单眼视敏度检查
2	玻璃体视网膜手术 *	术后 1~2 日进行随诊,然后 1~2 周再次随诊 随后随诊的频次和时间应当根据手术结果和患者临床过程而有所不同 如果没有手术,每隔 2~4 个月随诊一次
2	玻璃体药物松解术 †	治疗后 1 周和 4 周时随诊,或有新症状(如视网膜脱离的症状)时随时随诊
3 或 4	玻璃体视网膜手术	术后 1~2 日随诊,然后 1~2 周后随诊 随后随诊的频次和时间应当根据手术结果和患者临床过程而有所不同

* 虽然经常会施行手术,但是在选择的病例中进行观察也是恰当的。

† 虽然美国食品和药品管理局已经批准奥克纤溶素(oricplasmin)用于玻璃体黄斑部粘连的治疗,但是用于没有玻璃体黄斑部牵拉或粘连的特发性黄斑裂孔治疗是考虑为说明书外用药。

接受治疗的患者的手术和术后处理

- 告知患者手术的相对危险、益处、手术以外的替代疗法,以及需要使用眼内膨胀气体或采取特殊体位(*III*,*GQ*,*SR*)

- 制订术后处理计划,并向患者告知这些安排(III,GQ,SR)
- 告知青光眼患者,在术后可能会出现眼压升高(III,GQ,SR)
- 术后 1 日或 2 日内检查,然后术后 1~2 周再检查(III,GQ,DR)

患者教育

- 告知患者,一旦出现漂浮物增加、视野缺损、视物变形或视力下降等症状,要立即告知眼科医师(III,GQ,SR)
- 告知患者避免飞行,去高海拔的地方或应用一氧化氮进行全身麻醉,直至眼内填充气体几乎完全吸收时(III,GQ,SR)
- 告知单眼黄斑裂孔患者,在 5 年内对侧眼出现黄斑裂孔的可能性为 10%~15%,特别是玻璃仍然附着时(III,GQ,SR)
- 推荐术后视力损伤影响功能的患者接受视力康复(见 www.aao.org/smart-low-vision)和社会服务(III,GQ,SR)

后玻璃体脱离,视网膜裂孔和格子样变性(初诊和随诊评估)

初诊检查时病史(主要内容)

- 后玻璃体脱离(PVD)症状($II+$,GQ,SR)
- 视网膜脱离、相关的遗传性疾病的家族史($II-$,GQ,SR)
- 以前的眼外伤(III,GQ,SR)
- 近视眼($II+$,GQ,SR)
- 眼部手术史,包括屈光性晶状体置换和白内障手术($II+$,GQ,SR)

初诊体格检查(主要内容)

- 进行面对面视野检查,以及评估有无相对性传入性瞳孔功能障碍(III,GQ,SR)
- 检查玻璃体有无积血、脱离和色素细胞($II+$,GQ,SR)
- 以巩膜压陷法检查周边部眼底。最好的周边部玻璃体视网膜评估方法是联合应用巩膜压陷和间接检眼镜进行检查(III,GQ,SR)

辅助检查

- 光相干断层扫描(OCT)在 PVD 的评估和分期中是有帮助的($II+$,MQ,DR)
- 如果周边部视网膜不能够评估,可施行 B 超声扫描检查。如果没有发现异常,建议密切随诊检查(III,IQ,DR)

接受治疗患者的手术和术后的处理:

- 告知患者手术的相对危险性、益处和手术之外的其他替代治疗(III,GQ,SR)
- 制订术后处理计划,并将这些安排告知患者(III,GQ,SR)
- 告知患者,一旦出现明显的症状改变,如新出现漂浮物、视野缺损或视力下降时,应当及时联系眼科医师($II+$,GQ,SR)

随诊病史

- 视觉症状(III,GQ,SR)
- 随诊间期眼外伤史或眼内手术史(III,GQ,SR)

随诊体格检查

- 视力测量(III,GQ,SR)
- 评价玻璃体状态,注意有无色素、积血或浓缩的存在(III,GQ,SR)
- 以巩膜压陷法来检查周边部眼底(III,GQ,SR)
- 如有玻璃体黄斑部牵拉,应当做 OCT 检查(III,GQ,SR)
- 如果屈光间质混浊,进行 B 超声扫描检查(III,GQ,SR)

患者教育

- 向视网膜脱离高危患者告知 PVD 和视网膜脱离的症状,以及定期随诊检查的价值(III,GQ,SR)
- 指导所有视网膜脱离高危患者,一旦眼前漂浮物明显增加、视野缺损或视力下降,要迅速告知他们

的眼科医师($II+$, GQ, SR)

治疗方案

处理选择	
病变类型	**治疗 ***
急性有症状的马蹄形视网膜裂孔	立即治疗
急性有症状的带盖视网膜裂孔	可能不需要治疗
急性有症状的锯齿缘离断	立即治疗
外伤性视网膜裂孔	通常需要治疗
无症状的马蹄形视网膜裂孔(没有亚临床 RD)	通常不需治疗而进行随诊
无症状的带盖视网膜裂孔	很少建议治疗
无症状的萎缩性圆形孔	很少建议治疗
无症状无裂孔的格子样变性	不治疗,除非 PVD 引起马蹄形裂孔
无症状有裂孔的格子样变性	通常不需要治疗
无症状的锯齿缘离断	在治疗方面尚无共识,没有足够的证据可用于指导治疗
一眼出现萎缩孔、格子样变性或无症状马蹄形孔,而对侧眼曾发生过 RD	在治疗方面尚无共识,没有足够的证据可用于指导治疗

PVD = 玻璃体后脱离;RD = 视网膜脱离

* 没有足够的证据建议对施行白内障手术的患者出现无症状视网膜裂孔进行预防性治疗

视网膜和眼动脉阻塞(初诊评估和治疗)

初诊检查(主要内容)

- 初诊检查应当包括成人综合眼部评估的所有内容(见成人综合眼部评估 PPP 了解详细内容),并且特别注意与视网膜血管疾病相关的内容($II+$, MQ, SR)。
- 疾病史应当包括仔细地系统复习栓塞性疾病(如暂时性缺血性症状,侧索的软弱、感觉异常)的病史
- 必须认识巨细胞动脉炎(GCA)的症状(如头痛、头皮触痛、不适、疲劳、颞侧触痛、发热、多发风湿痛的病史)

体格检查(主要内容)

- 视力检查
- 眼压测量
- 裂隙灯活体显微镜检查
- 散瞳后应用间接检眼镜详细检查远周边部视网膜
- 当眼压升高时或者(在散瞳前)怀疑有虹膜新生血管时应当进行前房角镜检查
- 眼底镜检查
- 相对性瞳孔传入缺陷评估
- 眼底后极部裂隙灯活体显微镜检查
- 应用间接检眼镜通过散大的瞳孔检查周边部视网膜,评估有无视网膜出血、棉絮斑、视网膜栓塞、"粗大的"视网膜血管和视盘新生血管

诊断试验

- 彩色和无赤光眼底照相
- 荧光素眼底血管造影检查
- 光相干断层扫描
- 屈光间质明显混浊时进行超声扫描检查

诊治处理

- 急性有症状的眼动脉阻塞(OAO)、视网膜中央动脉阻塞(CRAO)或视网膜分支动脉阻塞(BRAO)

均为眼科急诊状况,需要快速评估

- 在 50 岁及以上的患者中,医师应当立即考虑为 GCA
- 在 GCA 病例中,医师应当开始给予紧急的全身糖皮质激素治疗来防止对侧眼的视力丧失或其他部位的血管阻塞($I–/I+$, GQ, SR)
- 由于全身性糖皮质激素治疗可使血糖控制不稳定,因此应当仔细地监查糖尿病

眼科医师应当根据视网膜血管阻塞的性质,将视网膜血管病的患者转诊至适当的场所治疗

- 由栓塞病因引起的急性有症状的 OAOs 或 CRAOs 应当立即转诊至最近的中风中心治疗
- 现在尚无证据支持治疗无症状的患有 BRAO 的患者进行快速的中风检查

患者随诊

- 随诊应当考虑视网膜或眼部缺血性新生血管的范围。有大范围缺血的患者需要更频繁的随诊
- 尽管有各种治疗选择,许多患有视网膜血管疾病的患者将会实质性丧失他们的视力;应当将他们转诊到合适的社会服务和视力康复机构

视网膜静脉阻塞(初诊评估和治疗)

初诊检查(主要内容)

- 眼病史(如青光眼、其他眼部疾病、眼部充血、手术,包括视网膜激光治疗、白内障手术、屈光手术)
- 视觉丧失的部位和持续时间
- 当前用药情况
- 全身病史(如高血压、糖尿病、高脂血症、心血管疾病、睡眠呼吸暂停、凝血疾病、血栓疾病和肺栓塞)

体格检查(主要内容)

- 视力测量
- 眼压测量
- 裂隙灯活体显微镜发现细小的异常的虹膜新生血管
- 散瞳后以间接检眼镜检查远周边部视网膜
- 在散瞳之前进行前房角镜检查,特别在缺血性 CRVO 病例、眼压升高时,或发生虹膜新生血管的危险度高的病例中
- 双目眼底镜检查眼底后极部

诊断试验

- 彩色眼底照相记录视网膜的发现
- 荧光素眼底血管造影评估血管阻塞的程度
- 光相干断层扫描发现黄斑部疾病
- 超声扫描(如当有玻璃体积血时)

诊治处理

- 本病最好的预防是积极处理发病的危险因素,即通过最理想地控制糖尿病、高血压和高脂血症($I+$, GQ, SR)
- 接受剂量为 4mg 糖皮质激素治疗(玻璃体内注射)的参加者有较高的白内障形成、白内障手术和眼压升高的发生率,显示剂量为 1mg 的治疗为更好($I++$, GQ, SR)
- 多个多中心研究已经显示抗 VEGF 制剂在治疗与 BRVO 相关的黄斑水肿的有效性($I++$, GQ, SR)
- 多个随机对照研究已经显示抗 VEGF 制剂在治疗与 CRVO 相关的黄斑水肿的有效性($I++$, GQ, SR)
- 在所有玻璃体内注射时推荐应用聚维酮碘抗菌剂滴眼和开睑器(III, MQ, DR)
- 已经显示玻璃体内注射曲安奈德、地塞米松和其他糖皮质激素治疗与 CRVO 相关的黄斑水肿是有效的,然而已经知道这种治疗与发生白内障和青光眼的危险相关($I+$, GQ, SR)
- 激光治疗在 BRVO 眼中仍然是可行的治疗,即使如果病程超过 12 个月($I+$, GQ, SR)
- 当有玻璃体积血或虹膜新生血管时,仍然推荐应用象限性全视网膜光凝治疗新生血管($I+$, GQ, SR)

- 由于诊断和治疗的复杂性,治疗视网膜血管阻塞的眼科医师应当熟悉相关的临床试验的特殊的建议($I++,GQ,SR$)

患者教育

- 眼科医师应当将 RVO 患者转诊给初级保健医师,对他们的全身情况进行适当处理,并与这些医师交流结果,使得患者获得持续的治疗($I+,GQ,SR$)

- 应当与初级保健医师和患者两者交流对侧眼发病的危险($I+,MQ,SR$)

- 当患者的情况对治疗没有反应,以及无法进行进一步治疗时,应当向他们提供专业的支持,以及将他们转诊,以便提供适当的咨询、视觉康复或社会服务($I++,GQ,SR$)

白内障

白内障(初诊和随诊评估)

初诊检查时病史(主要内容)

- 症状
- 眼病史
- 全身病史
- 视功能状态的评价
- 当前的用药情况

初诊体格检查(主要内容)

- 当前的矫正视力
- 最好矫正视力(BCVA)的测量(当有需要时进行屈光矫正)
- 外眼检查
- 眼位和眼球运动检查
- 需要时进行眩光试验
- 瞳孔反应和功能检查
- 眼压测量
- 裂隙灯活体显微镜检查,包括前房角镜检查
- 散瞳后进行晶状体、黄斑部、周边部视网膜、视神经和玻璃体检查
- 患者的医学和体格状况相关方面的评估

诊治处理

- 当视功能不能满足患者的需要,而且存在着白内障手术可以使生活质量得到改善的合理的可能性时,就是治疗的指征

- 当有晶状体诱导的疾病的证据,或者在可能有视力的眼中有必要看清眼底时,也是白内障手术的指征

- 以下情况不应当施行手术:

— 可耐受的屈光矫正所提供的视力可以满足患者的需要和愿望时;手术不能期望改善视功能,而且也没有摘除晶状体的其他指征时

— 患者由于合并全身或眼部情况而不能安全地接受手术时

— 适当的术后护理不能安排时

— 不能从患者或能做决定的代理人那里获得非急诊手术的知情同意书时

- 第二只眼手术指征同第一只眼(要考虑到双眼视功能的需要)

- 在美国的标准处理是小切口超声乳化白内障吸除术,以及双轴或同轴的折叠型人工晶状体植入术($I+,GQ,SR$)

术前处理

施行手术的眼科医师师有下列责任：

- 术前检查患者
- 保证正确地记录检查结果，包括症状、检查发现和治疗指征
- 告知患者手术的危险性、益处和期望的手术结果，包括预估的屈光结果或手术的经验
- 制订手术计划，包括人工晶状体和麻醉的选择
- 与患者一起复习术前和诊断检查的结果
- 告知患者在白内障手术后视觉损伤继续发展的可能性，以及进行康复的可能性（III，GQ，SR）
- 制订术后的计划，并告知患者
- 回答患者有关手术、治疗和价格的问题
- 施行还没有施行的与患者病史和体格检查相关的常规的术前实验室检查（$I+$，GQ，SR）

随诊评估

- 高危患者应当在术后 24 小时内随诊
- 常规患者应当在术后 48 小时内随诊
- 随后的随诊频次和时间根据屈光状况、视功能和眼部用药情况而确定
- 对于高危患者，常常需要更频繁的随诊
- 每次术后检查应当包括：
— 随诊间期的病史，包括出现的新症状和术后应用的药物
— 患者对视功能状态的评价
— 测量眼压
— 裂隙灯活体显微镜检查
— 手术的眼科医师应当提供在眼科医师独特能力范围内的术后处理（III，GQ，SR）

钕：YAG 激光晶状体后囊膜切开术

- 当晶状体后囊膜混浊引起的视觉损伤不能满足患者的功能需要，或者严重影响眼底检查时，就有治疗的指征
- 向患者告知后玻璃体脱离、视网膜裂孔和脱离的症状，如果一旦出现上述症状需要立即检查
- 施行晶状体后囊膜切开术的决定应当考虑到激光手术的益处和危险。激光晶状体后囊膜切开术不应当作为预防措施来施行（即晶状体后囊膜仍然透明时就施行）。在施行钕：YAG 激光晶状体后囊膜切开术之前眼部应当没有炎症，人工晶状体是稳定的。（III，GQ，SR）

角膜

细菌性角膜炎（初诊评估）

初诊检查时病史

- 眼部症状（如疼痛、眼红、分泌物、视物模糊、畏光的程度，症状持续时间，围绕症状出现时的环境）（III，GQ，SR）
- 接触镜佩戴史（如佩戴安排、是否过夜配戴、接触镜类型、接触镜清洁液、接触镜清洁方案、是否用自来水淋洗接触镜，佩戴接触镜时游泳、洗热水浴或淋浴）（$II+$，GQ，SR）
- 复习其他的眼病史，包括危险因素如单纯疱疹病毒角膜炎、水痘 - 带状疱疹病毒角膜炎、以前的细菌性角膜炎、外伤、干眼、包括屈光手术在内的以前眼部手术）（III，GQ，SR）
- 复习其他的医疗问题（III，GQ，SR）
- 目前和最近的眼部用药史（III，GQ，SR）

- 药物过敏史(Ⅲ,GQ,SR)

初诊体格检查

- 视力检查(Ⅲ,GQ,SR)
- 患者一般情况,包括皮肤的情况(Ⅲ,GQ,SR)
- 脸部检查(Ⅲ,GQ,SR)
- 眼球位置(Ⅲ,GQ,SR)
- 眼睑和眼睑闭合情况(Ⅲ,GQ,SR)
- 结膜(Ⅲ,GQ,SR)
- 鼻泪道(Ⅲ,GQ,SR)
- 角膜知觉(Ⅲ,GQ,SR)
- 裂隙灯活体显微镜检查(Ⅲ,GQ,SR)
- 睑缘(Ⅲ,GQ,SR)
- 结膜(Ⅲ,GQ,SR)
- 巩膜(Ⅲ,GQ,SR)
- 角膜(Ⅲ,GQ,SR)
- 前房检查,了解其深度,有无炎症,包括房水中细胞和闪光、前房积脓、纤维素渗出、前房积血(Ⅲ,GQ,SR)
- 前部玻璃体(Ⅲ,GQ,SR)
- 从对侧眼了解病因的线索,以及可能相似的潜在病变(Ⅲ,GQ,SR)

诊断试验

- 处理大多数社区获得性病例,可以按经验治疗,不需要进行细菌涂片或培养(Ⅲ,IQ,DR)
- 细菌涂片和培养的适应证
- 危及视力或严重角膜炎在首次治疗前怀疑微生物感染(Ⅲ,IQ,DR)
- 大的中央部角膜浸润,并向中部和深部基质扩展(Ⅲ,IQ,DR)
- 慢性病程(Ⅲ,IQ,DR)
- 对广谱抗生素治疗无反应(Ⅲ,IQ,DR)
- 临床表现提示真菌、阿米巴或分枝杆菌性角膜炎(Ⅲ,IQ,DR)
- 发生在细菌性角膜炎的前房积脓常常是无菌性的,除非高度怀疑微生物性眼内炎,否则不应当进行房水和玻璃体的抽吸,(Ⅲ,IQ,DR)
- 角膜刮片培养应当直接接种到适当的培养基,以扩大培养量(Ⅲ,IQ,DR)。如果没有条件可行,可以将标本放置于转移培养基(Ⅱ+,MQ,DR)。在这两种情况下,都应当立即接种培养或直接送实验室(Ⅲ,GQ,SR)

诊治处理

- 大多数患者中滴用抗生素滴眼液是最好的治疗方法(Ⅲ,GQ,SR)
- 对于拟诊为细菌性角膜炎病例,开始时按经验应用广谱抗生素滴眼液(Ⅲ,IQ,DR)
- 对于中央部或严重角膜炎(如累及深层基质,或浸润的最大径 >2mm,且有广泛化脓灶)的病例应用冲击疗法(在头 30-60 分钟内每 5-15 分钟滴药 1 次),接着频繁滴药(如每 30 分钟 -1 小时滴药 1 次)(Ⅲ,IQ,DR)。对于不太严重的角膜炎,较少的滴眼频次也是恰当的。(Ⅲ,IQ,DR)
- 对淋球菌性角膜炎应用全身治疗(Ⅲ,IQ,DR)
- 对于怀疑为细菌性角膜炎,且在就诊时正在滴用糖皮质激素的患者,应当减少或停用糖皮质激素治疗,直到感染控制(Ⅲ,GQ,SR)
- 当角膜浸润累及视轴时,可以在抗生素治疗后病情好转至少 2~3 天后加滴糖皮质激素滴眼液(Ⅲ,IQ,DR)。继续滴用大剂量抗生素滴眼液,并逐渐减量(Ⅲ,IQ,DR)
- 在开始滴用糖皮质激素治疗后 1~2 日检查患者(Ⅲ,IQ,DR)

细菌性角膜炎(处理建议)

患者教育

• 告知有细菌性角膜炎危险因素的患者有关危险因素的相对危险性,感染的体征和症状;如果他们体验到这些警示的体征或症状时,应迅速去看眼科医师(III,GQ,SR)

• 就有关细菌性角膜炎的破坏性质,以及需要严格遵从医嘱进行治疗来教育患者(III,GQ,SR)

• 讨论永久性视力丧失的可能,以及将来可能需要视力康复治疗(III,GQ,SR)

• 就佩戴接触镜和过夜佩戴接触镜会增加接触镜相关感染的危险,以及严格地注意接触镜佩戴方法和接触镜卫生的重要性,来教育佩戴接触镜的患者($II+$,GQ,SR)

• 如果严重视觉受损或盲的患者没有手术指征,应将他们转诊去做视觉康复治疗(见 www.aao.org. smart-low-vision)

细菌性角膜炎的抗生素治疗

微生物	局部应用的抗生素	局部滴用的浓度	结膜下注射剂量
没有确定微生物或确定有多种类型微生物	头孢唑林	50mg/ml	100mg/0.5ml
	联合妥布霉素或庆大霉素	9~14mg/ml	20mg/0.5ml
	或氟喹诺酮类药物 *	不同浓度 †	
G⁺球菌	头孢唑林	50mg/ml	100mg/0.5ml
	万古霉素 ‡	15~50mg/ml	25mg/0.5ml
	杆菌肽 ‡	10 000IU	
	氟喹诺酮类药物 *	不同浓度 †	
G⁻杆菌	妥布霉素或庆大霉素	9~14mg/ml	20mg/0.5ml
	头孢他啶	50mg/ml	100mg/0.5ml
	氟喹诺酮类药物	不同浓度 †	
G⁻球菌 §	头孢曲松	50mg/ml	100mg/0.5ml
	头孢他啶	50mg/ml	100mg/0.5ml
	氟喹诺酮类药物	不同浓度 †	
非结核性分枝杆菌	阿米卡星	20~40mg/ml	20mg/0.5ml
	克拉霉素	10mg/ml	
	阿奇霉素 ‖	10mg/ml	
	氟喹诺酮类药物	不同浓度 †	
诺卡氏菌	磺胺醋酰	100mg/ml	
	阿米卡星	20~40mg/ml	20mg/0.5ml
	甲氧苄啶 / 磺胺甲噁唑		
	甲氧苄啶	16mg/ml	
	磺胺甲噁唑	80mg/ml	

* 很少有 G⁺球菌对加替沙星和莫西沙星比对氟喹诺酮类药物更耐药

† 贝西沙星 6mg/ml,环丙沙星 3mg/ml,加替沙星 3mg/ml,左氧氟沙星 15mg/ml, 莫西沙星 5mg/ml,氧氟沙星 3mg/ml,这些浓度的滴眼液都有市售的

‡ 对于抗药的肠球菌和葡萄球菌属和对青霉素过敏,万古霉素和杆菌肽没有 G⁻ 的活性,在经验治疗细菌性角膜炎时不要单药使用

§ 对于怀疑淋球菌感染的患者,全身治疗是必要的

‖ 资料来源:Chandra NS,Torres MF,Winthrop KL. Cluster of Mycobacterinm Chelonae keratitis cases following laser in-situ keratomileusis. Am J Ophthalmol 2001;132:819-30.

睑缘炎(初诊和随诊评估)

初诊检查时病史

- 眼部症状和体征(如眼红、刺激症状、烧灼感、流泪、眼痒、睫毛结痂、眼睑发粘、不能耐受接触镜、畏光、瞬目增加)(III, GQ, SR)
  - 症状恶化的天数
  - 症状持续时间
  - 单眼或双眼发病
  - 加重病情的情况(如吸烟、过敏原、风、接触镜、湿度低、类视黄醇、饮食、酒精消费、眼部化粧)
  - 与症状相关的全身疾病(如红斑痤疮、过敏)(III, IQ, DR)
  - 当前或既往全身和局部用药(如抗组胺类药或抗胆碱能作用的药物,或以往所用的可能对眼表有作用的药物[如(异维 A 酸)])(III, GQ, SR)
  - 近期与感染患者接触史[如眼睑感染(耻阴部)虱子]
  - 眼病史(如以前的眼内和眼睑手术,局部外伤史,包括机械性、热灼性、化学性和放射外伤,美容眼睑成形术史,睑腺炎和(或)睑板腺囊肿史)(III, GQ, SR)

初诊体格检查

- 视力测量(III, GQ, SR)
- 外眼检查
- —皮肤(III, GQ, SR)
- —眼睑(III, GQ, SR)
- 裂隙灯活体显微镜检查
- —泪膜(III, GQ, SR)
- —眼睑前缘(III, GQ, SR)
- —睫毛(III, GQ, SR)
- —眼睑后缘(III, GQ, SR)
- —睑结膜(翻转眼睑)(III, GQ, SR)
- —球结膜(III, GQ, SR)
- —角膜(III, GQ, SR)

诊断试验

- 炎症严重的复发性前部睑缘炎患者,以及对治疗无效的患者可能具有细菌培养的适应证(III, IQ, DR)
- 对于明显不对称和对治疗无效的病例,或者在同一部位出现复发性睑板腺囊肿者,并且对治疗没有很好效果患者,应当进行眼睑活检,以便除外恶性肿瘤的可能性(III, IQ, DR)
- 如果怀疑皮脂腺癌,在行活检之前要向病理科医生咨询(III, GQ, SR)

诊治处理

- 睑缘炎患者的初始治疗是进行热敷和保持眼睑卫生(III, IQ, DR)
- 在眼睑局部应用抗生素,如杆菌肽或红霉素,每天 1 次或多次,或在睡前涂用,坚持 1 周或多周(III, IQ, DR)
- 对睑板腺功能不良患者,如果注意眼睑卫生不能恰当地控制其长期存在的症状和体征,可给予口服四环素以及局部的抗生素治疗($I-, MQ, DR$)
- 短期眼部应用糖皮质激素对眼睑或眼表炎症有一定帮助。使用最小的有效剂量,尽可能避免长期使用糖皮质激素(III, GQ, SR)

随诊评估

- 随诊内容应包括:
- —随诊间期病史(III, GQ, SR)

— 视力测量(Ⅲ,GQ,SR)

— 外眼检查(Ⅲ,GQ,SR)

— 裂隙灯活体显微镜检查(Ⅲ,GQ,SR)

● 如果应用糖皮质激素疗法,应当在给药的几周后再次检查患者,确定对治疗的反应,测量眼压,以及评估治疗的依从性。(Ⅲ,GQ,SR)

患者教育

● 告知患者疾病过程是慢性的,而且易复发(Ⅲ,GQ,SR)

● 告知患者疾病的症状常常会改善,但不易根除(Ⅲ,GQ,SR)

● 对于怀疑恶性病变的炎症性眼睑病变患者,应当转诊给恰当的专科医师(Ⅲ,GQ,SR)

结膜炎(初诊评估)

初诊检查时病史

● 眼部体征和症状(如痒、分泌物、刺激感、疼痛、畏光、视物模糊)

● 症状持续时间和病程

● 病情加重因素

● 单眼或双眼患病

● 分泌物的特征

● 近期与感染患者接触史

● 外伤(机械性、化学性或紫外线)

● 丝样黏液分泌物

● 接触镜的佩戴(如接触镜类型、卫生和使用方法)

● 可能与全身疾病相关的症状和体征(如泌尿生殖系统分泌物、排尿困难、吞咽困难、上呼吸道感染以及皮肤和黏膜病灶

● 过敏、哮喘、湿疹

● 局部和全身药物的应用

● 眼病史(如以往结膜炎发作史和眼部手术史)

● 免疫系统损伤状态

● 当前和以往的全身病史

● 社会史(如吸烟、职业和爱好、旅行和性活动史)

初诊体格检查

● 视力测量(Ⅲ,IQ,DR)

● 外眼检查(Ⅲ,IQ,DR)

— 皮肤(如红斑痤疮、湿疹、皮脂溢的体征)(Ⅲ,IQ,DR)

— 眼睑和附属器异常(水肿、变色、位置不正、松弛和溃疡)(Ⅲ,IQ,DR)

— 结膜(充血的类型、结膜下出血、水肿、瘢痕改变、睑球粘连、包块、分泌物)(Ⅲ,IQ,DR)

● 裂隙灯活体显微镜检查(Ⅲ,IQ,DR)

— 睑缘(炎症、溃疡、分泌物、结节或水泡、血染的碎屑、角化)(Ⅲ,IQ,DR)

— 睫毛(睫毛缺失、结硬痂、皮屑、幼虱、虱子、倒睫)(Ⅲ,IQ,DR)

— 泪小点和泪小管(管口突起、分泌物)(Ⅲ,IQ,DR)

— 睑结膜和穹隆部结膜(Ⅲ,IQ,DR)

— 球结膜/角巩膜缘(滤泡、肿胀、结节、水肿、松弛、乳头、溃疡、瘢痕、小水泡、出血、异物、角化)(Ⅲ,IQ,DR)

— 角膜(Ⅲ,IQ,DR)

— 前房/虹膜(炎症反应、粘连、透光缺损)(Ⅲ,IQ,DR)

— 染色类型(结膜和结膜)(Ⅲ,IQ,DR)

诊断试验

- 在怀疑为感染性新生儿结膜炎的病例中应当进行细菌培养,涂片作细胞学和特殊染色检查(Ⅱ−,IQ,DR)
- 在怀疑为淋球菌性结膜炎病例中,应当涂片作细胞学和特殊染色检查(Ⅱ−,IQ,DR)
- 以免疫诊断试验和(或)培养来明确诊断成人和新生儿衣原体性结膜炎
- 当怀疑为眼部瘢痕性类天疱疮时,应当在活动性炎症眼的角巩膜缘未累及的区域取样进行球结膜活检(Ⅱ−,IQ,DR)
- 在怀疑为皮脂腺癌病例中,应当进行全厚层眼睑活检(Ⅲ,IQ,DR)
- 共聚焦显微镜检查对于评估一些特殊类型的结膜炎是有帮助的(如特应性、SLK)(Ⅱ−,MQ,DR)
- 对于患有 SLK,而且并不知道患有甲状腺疾病的患者,有指征施行甲状腺功能试验(Ⅲ,IQ,DR)

结膜炎(处理建议)

诊治处理

- 避免任意地应用抗生素或糖皮质激素滴眼液,这是因为抗生素可以产生毒性作用,糖皮质激素可能会延长腺病毒感染,加重单纯疱疹病毒感染(Ⅲ,GQ,SR)
- 可以应用非处方药物抗组胺药或血管收缩药,或用眼部滴用的二代组胺 H1 受体阻滞剂治疗轻度过敏性结膜炎。如果病情经常复发或持续存在,可以应用肥大细胞稳定剂(Ⅰ++,GQ,SR)
- 对于接触镜相关的角膜结膜炎,应当停止佩戴接触镜 2 周或更长时间(Ⅲ,IQ,DR)
- 如果需要应用糖皮质激素,应当根据患者的反应和耐受性,给予最低强度和最少频次的药物(Ⅲ,IQ,DR)
- 如果应用糖皮质激素,应当在基线时和以后定期测量眼压和散大瞳孔(Ⅲ,IQ,DR)
- 因奈瑟氏淋球菌或沙眼衣原体感染而引起的结膜炎,应用全身抗生素治疗(Ⅲ,IQ,DR)
- 当结膜炎合并性传播疾病时,应当对性伙伴进行治疗,以便减少复发,并将患者及其性伙伴转诊给专科医师(Ⅲ,GQ,SR)
- 将有全身疾病表现的患者转诊给合适的专科医师(Ⅲ,GQ,SR)

随诊评估

- 随诊检查应该包括:
— 随诊间期病史(Ⅲ,IQ,DR)
— 视力测量(Ⅲ,IQ,DR)
— 裂隙灯活体显微镜检查(Ⅲ,IQ,DR)
- 如果应用糖皮质激素,应当定期测量眼压和散大瞳孔来评估白内障和青光眼(Ⅲ,IQ,DR)

患者教育

- 告诫患者疾病的不同传染途径,以便减少或预防疾病在社区传播(Ⅲ,IQ,DR)
- 将应用糖皮质激素的可能并发症告知需要重复短期滴用糖皮质激素的患者
- 劝说过敏性结膜炎患者,经常换洗衣服以及睡前洗浴或淋浴可能有所帮助(Ⅲ,IQ,DR)

角膜膨隆(初诊和随诊评估)

初诊检查时病史

- 疾病的发生和病程
- 视觉损伤
- 眼病史,既往病史和家族史

初诊体格检查

- 视功能评估

- 外眼检查
— 角膜的突出
— 眼睑和眶周皮肤
- 裂隙灯活体显微镜检查：
— 是否有角膜变薄或突出,并了解其范围和位置
— 以前眼部手术的痕迹
— 有无 Vogt 线、Fleischer 环或其他铁质沉着物的存在
— 角膜瘢痕或以前积水和存在显著的角膜神经的证据
- 眼压测量(III,IQ,DR)
- 眼底检查:在暗处评估有无红光反射,以及评估视网膜有无毯层视网膜变性(III,IQ,DR)

诊断试验

- 测量角膜曲率($\text{II}+,MQ,DR$)
- 角膜地形图检查($\text{II}-,MQ,SR$)
- 地形强度地图
- 地形高度地图($\text{II}+,MQ,DR$)
- 角膜厚度测量($\text{II}+,GQ,SR$)

诊治处理

- 治疗要适合每个患者的情况,依据患者视觉损伤程度和可供选择的治疗方法来确定
- 可以应用眼镜来矫正视力,但是当圆锥角膜进展时可能需要接触镜
- 硬性透气型角膜接触镜可以掩饰角膜的不规则。新的混合材料接触镜可以提供较高的透氧性和更高的 RGP 或水凝胶连接强度。背负式接触镜可用于角膜瘢痕或偏心圆锥的病例中。当 RGP 和(或)混合材料接触镜失败时,可以应用巩膜接触镜
- 基质内角膜环节段植入术可以提高具有透明角膜和接触镜不耐受性的角膜膨隆患者的接触镜耐受性和最好矫正视力($\text{II}-,MQ,DR$)
- 胶原交联能够通过增加纤维之间的粘合而提高角膜的刚性
- 应用 DALK 技术施行角膜板层移植术可以考虑用于没有明显角膜瘢痕和积水的进行性圆锥角膜患者($\text{II}++,MQ,DR$)。当角膜最薄部分位于角膜周边部时,可以选择新月形板层角膜移植术(III,IQ,DR)
- 角膜周边部变薄和膨隆可以采用标准的偏中心板层移植的方法来处理,以便获得结构的支持,以后接着再施行中央部穿透性角膜移植术(III,IQ,DR)
- 当患者佩戴眼镜或接触镜不再能够获得功能性视力的时候,或者由于角膜积水产生持续的角膜水肿时,就适宜做穿透性角膜移植术(III,IQ,DR)。角膜后弹力层剥除的内皮层移植术不能够矫正角膜膨隆的病变(III,IQ,DR)
- 在角膜深层基质瘢痕的病例中,穿透性角膜移植术要好于 DALK(III,IQ,DR)
- 当膨隆发生于角膜最周边部时,可做板层角膜移植片来进行结构的支持(III,IQ,DR)

随诊评估

- 随诊评估和随诊间期根据治疗和疾病进展情况而确定(III,IQ,DR)
- 对于角膜膨隆的病例,建议每年进行随诊复查,除非患者的视功能有明显的变化(III,IQ,DR)
- 应当让患者知晓移植物排斥的警示征象,如果这些症状发生,就迅速寻求医疗(III,GQ,SR)。临床医师应当了解角膜上皮、基质和内皮层排斥的裂隙灯活体显微镜的表现(III,GQ,SR)

咨询和转诊

- 当以眼镜和(或)接触镜等内科治疗不能提高患者视功能时,就表明应当将患者转诊给经过手术训练的眼科医师(III,GQ,SR)
- 有过敏和特应性疾病的患者可能需要转诊给皮肤科医师或过敏科医师(III,GQ,SR)
- 有眼睑松弛症的患者最好由眼整形医师来处理,可能也需要将他们转诊给其他科的专科医师($\text{III},$

GQ, SR)

角膜水肿和混浊(初诊评估)

初诊检查时病史

- 症状:模糊或可变的视力;畏光;眼红;流泪;间歇性异物感;疼痛
- 发病年龄
- 是否迅速发病
- 是否持续
- 单眼或双眼患病
- 改变的因素,如相关的环境因素引起视力提高
- 过去眼部和全身病史
- 局部和全身用药情况
- 外伤
- 接触镜的佩戴
- 家族和社会史

初诊体格检查

- 视功能评估
- 外眼检查
  — 眼球突出、上睑下垂、兔眼或眼睑松弛综合征的证据
  — 眼睑或面部的不对称、瘢痕和失能
- 裂隙灯活体显微镜检查($Ⅲ$, IQ, DR)
  — 单侧或双侧体征
  — 弥漫或局限的水肿
  — 主要是角膜上皮或是基质的水肿
  — 角膜上皮破溃、基质浸润、上皮内生、擦痕、局部增厚、变薄、瘢痕、交界面雾状混浊、条纹和浸润、或基质新生血管的证据
  — 角膜小滴、角膜后弹力层撕裂或脱离、内皮层小泡、角膜后沉着物(KP)、色素性周边部前粘连的证据
  — 宿主或供体组织的累及
  — 象限性角膜水肿和 KP 或前房反应的证据
  — 瞳孔和虹膜的状况、形状、位置
  — 玻璃体条索或色素混浊的证据
  — 晶状体的状态和位置
- 眼压测量
- 眼底检查
- 前房角镜检查

诊断试验

- 潜视力测量
- 硬性接触镜的过矫
- 厚度测量($Ⅲ$, IQ, DR)
- Scheimpflug 影像检查
- 镜面和共聚焦显微镜检查($Ⅲ$, IQ, DR)
- 眼前节光相干断层扫描($Ⅲ$, IQ, DR)
- 超声活体显微镜检查

角膜水肿和混浊(处理建议)

诊治处理

- 治疗的目标是控制角膜水肿或混浊的原因,通过改善视力和舒适感来提高患者的生活质量
- 治疗以药物治疗开始,但最终可能需要手术
- 角膜水肿:药物处理
— 降低升高的眼压是有帮助的
— 当怀疑角膜内皮细胞层失能时,不能将眼部滴用的碳酸酐酶抑制剂作为一线治疗(*II*−,MQ,SR)
— 一旦排除感染,滴用糖皮质激素滴眼液能控制炎症(*III*,GQ,SR)
— 微囊样或大泡样角膜上皮病变可以产生不适或疼痛,需要放置绷带式接触镜(*III*,GQ,SR)。建议当长期使用时要定期更换镜片(*III*,IQ,DR)
- 角膜水肿:手术处理
— 当有角膜水肿、持续不适,而且只有有限或没有潜视力的患者,通常是施行下列处理的较为合适的候选者:
  ◦ 治疗性激光角膜切除术(*III*,IQ,DR)
  ◦ Gunderson 结膜瓣遮盖术(*III*,IQ,DR)
  ◦ 角膜移植术
  ◦ 角膜内皮细胞层移植术
  ◦ 穿透性角膜移植术(*III*,GQ,SR)
- 角膜混浊:药物处理
— 角膜混浊的治疗可以分为两期:a)主要起始过程的处理(如感染、外伤),b)造成问题的处理(如表面的糜烂和不规则、瘢痕、变薄和新生血管化)
— 常规治疗涉及应用抗生素滴眼液和眼膏来预防继发性细菌性感染(*III*,IQ,DR)
— 当瞬目或眼睑闭合不恰当时,应用短暂作用的胶水、眼睑缝合术、眼睑夹都是有帮助的(*III*,IQ,DR)
— 在角膜延迟愈合的病例中,绷带型接触镜是有用的(*III*,GQ,SR)
— 当角膜表面不规则是一个因素时,可以使用硬性透气型接触镜,这种接触镜经常会提高视力,可以排除更加侵入性处理的需要,或者当需要更高的稳定性时,可以应用混合材料的接触镜或巩膜接触镜。(*III*,IQ,DR)
- 角膜混浊:手术处理
— 处理角膜混浊的手术策略决定于所累及的组织层次:
  ◦ 上皮清创术对于角膜前弹力层之前的病灶是很有帮助的(*III*,IQ,DR)
  ◦ 依地酸(EDTA)可以用来去除钙性带状角膜病变(*III*,IQ,DR)
  ◦ 在可能复发的病例中,丝裂霉素 C 对于上皮下、前弹力层和前基质层的瘢痕可能有用(*III*,IQ,DR)
  ◦ 角膜墨染能够从美容的角度掩盖引人讨厌的角膜白斑
  ◦ 前部角膜损伤,范围从前弹力层一直到前部和中部基质的病变,需要更加广泛的治疗,如表层角膜切除术、板层或穿透性角膜移植术和人工角膜(*III*,GQ,SR)

随诊评估

- 在处理角膜水肿中,随诊是必要的,以便监查角膜内皮层的失能
- 在处理角膜混浊中,通过随诊来监查角膜透明度和表面的不规则是必要的(*III*,GQ,SR)
- 合并存在的问题,特别是眼内炎症和眼压,需要有规律地再次评估(*III*,GQ,SR)

咨询和转诊

- 详细地讨论角膜水肿或混浊的原因,以及各种治疗的选择是重要的(*III*,GQ,SR)
- 当需要复杂的诊断和药物处理(超过了经治医师所接受的培训)时,建议将患者转诊给角膜病专科医师(*III*,GQ,SR)。将患者转诊给视网膜、青光眼或小儿眼科亚专科医师也是需要的(*III*,GQ,SR)。一旦情

况得到好转,或者病情稳定,再将患者转回综合的眼科医师也是恰当的(Ⅲ,*GQ*,*SR*)

- 当疾病的过程或处理复杂时,应当尽各种努力让患者了解这样的挑战,并要有适当的期望值,在做出决定时要有知情同意(Ⅲ,*GQ*,*SR*)

干眼综合征(初诊评估)

初诊检查时病史

- 眼部症状和体征(如刺激感、流泪、烧灼感、刺痛感、眼干或异物感、轻度发痒、畏光、视物模糊、不能耐受接触镜、眼红、黏液分泌物、瞬目次数增加、眼疲劳、每日症状和体征发生变化和波动、在每日较晚时候症状加重)(Ⅲ,*GQ*,*SR*)

- 疾病加重情况(风、飞机旅行、湿度降低、与减少瞬目频率相关的长时间用眼(如读书和使用电脑))(Ⅲ,*GQ*,*SR*)

- 症状持续时间(Ⅲ,*GQ*,*SR*)

- 眼病史,包括:

— 眼部滴用的药物和它们对症状的作用(如人工泪液、"洗眼药水"、抗组胺药、青光眼药物、血管收缩剂、糖皮质激素、顺势疗法或草药制剂(Ⅲ,*GQ*,*SR*)

— 角膜接触镜的佩戴、佩戴时间和护理(Ⅲ,*GQ*,*SR*)

— 过敏性结膜炎(Ⅲ,*GQ*,*SR*)

— 眼部手术史(如以前的角膜移植术、白内障手术、角膜屈光手术)(Ⅲ,*GQ*,*SR*)

— 眼表疾病(如单纯疱疹病毒、水痘 - 带状疱疹病毒、眼黏膜类天疱疮、Steven-Johnson 综合征、无虹膜、移植物抗宿主病)(Ⅲ,*GQ*,*SR*)

— 泪点手术(Ⅲ,*GQ*,*SR*)

— 眼睑手术史(如以前的上睑下垂矫正术、眼睑成形术、睑内翻 / 外翻矫正术)(Ⅲ,*GQ*,*SR*)

— Bell 麻痹(Ⅲ,*GQ*,*SR*)

- 医疗史,包括

— 吸烟或暴露在二手烟中(Ⅱ+,*GQ*,*SR*)

— 皮肤疾病(如红斑痤疮、银屑病)(Ⅱ+,*GQ*,*SR*)

— 洗脸的技术和频次,包括眼睑和睫毛的卫生(Ⅱ+,*GQ*,*SR*)

— 特应性疾病(Ⅱ+,*GQ*,*SR*)

— 更年期(Ⅱ+,*GQ*,*SR*)

— 全身炎症疾病(如 Sjögren 综合征、移植物抗宿主病、类风湿性关节炎、系统性红斑狼疮、硬皮病)(Ⅱ+,*GQ*,*SR*)

— 其他全身情况(如淋巴瘤、结节病)(Ⅱ++,*GQ*,*SR*)

— 全身用药(如抗组胺药、利尿药、激素和激素阻滞剂、抗忧郁药、抗心律失常药、异维 A 酸、苯乙哌啶或阿托品、β 肾上腺能阻滞剂、化疗药、具有抗胆碱能作用的任何其他药)(Ⅱ++,*GQ*,*SR*)

— 外伤(如机械的、化学的和热外伤)(Ⅱ++,*GQ*,*SR*)

— 慢性病毒感染(如丙型肝炎、人免疫缺陷病毒)(Ⅱ++,*GQ*,*SR*)

— 非眼部手术(骨髓移植、头和颈部手术、三叉神经手术)(Ⅱ++,*GQ*,*SR*)

— 眼眶放射治疗(Ⅱ++,*GQ*,*SR*)

— 神经疾病(如 Parkinson 病,Bell 麻痹,Riley-Day 综合征、三叉神经痛)(Ⅱ++,*GQ*,*SR*)

— 口干、牙洞、口腔溃疡(Ⅱ++,*GQ*,*SR*)

— 疲劳(Ⅱ++,*GQ*,*SR*)

— 关节疼,肌肉痛(Ⅱ++,*GQ*,*SR*)

初诊体格检查

- 视力测量

- 外部检查
— 皮肤(如硬皮病、与红斑痤疮相一致的面部改变、皮脂溢)
— 眼睑(不完全的闭合/位置不正、不完全或不经常的瞬目、眼睑滞落、睑缘红斑、异常沉着物或分泌物、睑内翻、睑外翻)
— 附属器(泪腺增大)
— 上睑下垂
— 颅神经功能[如第五颅神经(三叉神经)、第七颅神经(面神经)]
— 手(类风湿性关节炎关节变形的特征、雷诺氏现象、指甲下裂隙样出血)
- 裂隙灯活体显微镜检查
— 泪膜(弯液面的高度、碎屑、黏度增加、黏液丝、泡沫样改变、破碎时间和类型)
— 睫毛(倒睫、双行睫、睫毛脱落、沉着物)
— 前后睑缘[睑板腺异常(开口化生、压迫下睑脂分泌减少、萎缩)、睑板腺分泌的特征(如混浊、黏稠、泡沫样、不足)、黏膜皮肤连结处新生血管、角化、瘢痕]
— 泪点(是否通畅、位置、有无、泪栓的位置)
— 下穹隆和睑结膜(如黏液丝、瘢痕、红斑、乳头反应、滤泡增大、角化、缩窄、粘连)
— 球结膜[如孟加拉红、丽丝胺绿或荧光素染色后点状着染,充血、局部干燥斑、角化、水肿、铜锈沉着(chalosis)、滤泡]
— 角膜(睑裂间局部干燥、点状上皮糜烂、孟加拉红或荧光素染色后点状着染、丝状改变、上皮缺损、基底膜不规则、黏液斑、角化、血管翳形成、变薄、浸润、溃疡、瘢痕、新生血管化、角膜或屈光手术的证据)

干眼综合征(处理建议)

诊治处理

- 由于干眼综合征患者常有许多疾病促进因素,应当治疗所有对发病有作用的致病因素
- 采用各种治疗方法的次序和如何联合应用决定于患者的需要和喜好,以及经治眼科医师的医学判断(III, GQ, SR)
- 对于轻度干眼,采用下列措施是恰当的:
— 教育患者和改变环境(III, GQ, SR)
— 停用所有的令人不适的眼部滴用和全身用药(III, IQ, DR)
— 应用人工泪液替代品、眼用凝胶或眼膏(III, IQ, DR)
— 对眼睑进行治疗(热敷和注意眼睑卫生)(III, IQ, DR)
— 治疗眼部的疾病促进因素,如睑缘炎或睑板腺炎(II++, GQ, DR)
— 矫正眼睑异常(II++, MQ, DR)
- 对于中度干眼,除了上述治疗之外,采用下列措施也是恰当:
— 应用抗炎症药物(滴用环孢素和糖皮质激素,全身应用 Ω-3 脂肪酸补充剂)
— 泪点栓(II++, GQ, SR)
— 佩戴有侧面挡板的眼镜和应用湿房(III, GQ, SR)
- 对于重度干眼,除了上述治疗之外,采用下列措施也是恰当:
— 全身应用胆碱能兴奋剂
— 全身应用抗炎症药物
— 应用黏液溶解制剂(III, IQ, DR)
— 滴用自体血清
— 佩戴接触镜
— 矫正眼睑异常
— 永久性泪点栓塞(III, IQ, DR)

—— 睑缘缝合术（Ⅲ，*IQ*，*DR*）

- 监查使用糖皮质激素的患者，注意有无不良反应，如眼压升高、角膜融解和白内障形成（Ⅲ，*GQ*，*SR*）

患者教育

- 向患者告知干眼的慢性特性和自然病程（Ⅲ，*GQ*，*SR*）
- 为治疗方案的选择提供特别指导（Ⅲ，*GQ*，*SR*）
- 定期评价患者的依从性和对疾病的了解程度，评价其对相关结构改变危险的了解和对治疗有效性的现实的期望值，并强化教育（Ⅲ，*GQ*，*SR*）
- 将有明显全身疾病的患者转诊给恰当的专科医师（Ⅲ，*GQ*，*SR*）
- 提醒患有干眼的患者，角膜屈光手术，特别是 LASIK，可能会加重干眼病情（Ⅲ，*GQ*，*SR*）

小儿眼科

弱视（初诊和随诊评估）

初诊检查时病史（主要内容）

- 眼部症状和体征
- 眼病史
- 全身病史，出生时体重，胎龄，产前和围产期病史，既往住院史和手术史，一般健康和发育状况
- 眼病和相关全身病的家族史

初诊体格检查（主要内容）

- 双眼红光反射（Brückner）
- 双眼视及立体视检查
- 评估视力和（或）注视类型
- 双眼眼位和眼球运动
- 睫状肌麻痹下视网膜检影，或有指征时施行主观的精细验光
- 眼底检查

诊治处理

- 应当向所有弱视儿童提供治疗的尝试，而不管其年龄的大小
- 根据患者的年龄、视力、对以前治疗的依从性，以及患者体格、社会和心理状态来选择治疗
- 治疗目标是获得双眼之间相等的视力
- 一旦获得最佳视力，逐渐减少或停止治疗

随诊评估

- 随诊检查应包括：

—— 随诊间期的病史

—— 对治疗计划的依从性

—— 治疗的不良反应

—— 每眼的视力

- 随诊复查通常安排在开始治疗后 2~3 个月
- 根据治疗的强度和儿童的年龄，随诊的时间会有所不同
- 持续监查是需要的，这是因为成功治疗的儿童中大约四分之一的人在治疗停止后第一年内又复发

患者教育

- 与患者、家长（或）监护人讨论诊断、疾病的严重性、预后和治疗计划
- 解释这种疾病，征得患者家庭对治疗的配合

内斜视(初诊和随诊评估)

初诊检查时病史(主要内容)

- 眼部症状和体征
- 眼病史(发病日期和斜视频率,有无复视,眯眼,闭一只眼或有其他视觉症状
- 全身病史,出生时体重,胎龄,产前和围产期病史,既往住院史和手术史,一般健康和发育状况
- 家族史(斜视、弱视、佩戴眼镜的类型和佩戴史、有无眼外肌手术史或其他眼部手术史,以及遗传性疾病)
- 社会史(如在学校里读几年级,有无学习困难情况、行为问题或社会交往方面的问题)

初诊体格检查(主要内容)

- 应用焦度计查验矫正眼镜的度数
- 如果可能,测量原在位、向上、向下注视及水平注视位双眼远距离和近距离的眼位。如果佩戴眼镜,眼位检查应在佩戴眼镜后进行
- 眼外肌功能(转向,包括非共同性的,如同在一些 A 型和 V 型患者中所发现的那样)
- 发现隐性或显性眼球震颤
- 知觉试验
- 睫状肌麻痹下视网膜检影(验光)
- 眼底镜检查
- 单眼和双眼视动震颤试验,来了解鼻 - 颞侧追赶运动的不对称

诊治处理

- 考虑治疗各种类型的内斜视,尽快恢复双眼正常眼位
- 作为首选的治疗,对任何临床上明显的屈光不正给予矫正眼镜
- 如果眼镜矫正和弱视治疗不能有效地控制眼位,则有手术矫正的适应证
- 在斜视手术前开始治疗弱视,这是因为存在中度至重度弱视时手术治疗的成功率要比只有轻度或没有弱视时低

随诊评估

- 定期评估是必要的,这是由于存在着发生丧失双眼视的弱视和复发的危险
- 眼位正常和没有弱视的儿童可以每 4~6 个月随诊一次
- 当儿童成熟时,随诊的频次可以减少
- 有新的或变化的发现表示需要更密切的随诊检查
- 对远视眼至少每年评估一次,如果视力下降或内斜视加重,则需要更密切的随诊
- 当内斜视对于最初给予的远视矫正的处方没有反应,或者手术后内斜视复发时,应当重复进行睫状肌麻痹下屈光检查

患者教育

- 在适当时候与患者,以及和(或)家长及监护人讨论检查结果,以增加他们对疾病的了解,获得配合治疗
- 在征询患者和(或)家人或监护人意见后制订治疗计划

外斜视(初诊和随诊评估)

初诊检查时病史(主要内容)

- 眼部症状和体征
- 眼病史(眼位偏斜发生时间和频率,有无复视,眯眼,闭合一只眼或其他视觉症状)
- 全身病史,出生时体重,胎龄,产前和围产期病史,既往住院史和手术史,以及一般健康和发育状态
- 家族史(斜视、弱视、佩戴眼镜的类型和历史、有无外眼肌手术史和其他手术史,以及有无遗传性疾病)

- 社会史(如在学校里读几年级,有无学习困难情况、行为问题或社会交往方面的问题)

初诊体格检查(主要内容)

- 知觉试验,包括融合和立体视
- 应用焦度计查验矫正眼镜的度数
- 如果可能,测量原在位、向上、向下注视及水平注视位双眼远距离和近距离的眼位。如果佩戴眼镜,眼位检查应在佩戴眼镜后进行
- 眼外肌功能(转向,包括非共同性的,如同在一些 A 型和 V 型患者中所发现的那样)
- 发现隐性或显性眼球震颤
- 睫状肌麻痹下视网膜检影(验光)
- 眼底镜检查
- 施行单眼和双眼视动震颤试验,来了解鼻 - 颞侧追赶运动的不对称

诊治处理

- 所有类型的外斜视都应当监查,但部分患者需要治疗
- 有间歇性外斜视和很好融合控制的幼儿可以随诊,而不需要手术
- 在大部时间或所有时间内眼位发生偏斜的患者需要治疗
- 对任何临床上有明显屈光不正的患者给予矫正眼镜
- 有关理想的外斜视治疗方法,早期手术矫正是否具有长期的益处,以及双侧或者单侧手术的益处,都还没有确立
- 在间歇性外斜视的患者中,弱视是不太常见的,但是如果发生,就应当进行治疗

随诊评估

- 随诊评估的频次是根据儿童的年龄,获得准确视力的能力以及斜视的控制情况来确定的
- 有很好融合控制和没有弱视的间歇性外斜视儿童一般 6~12 个月检查一次
- 到 7 岁至 10 岁时,检查的频次可以减少
- 如有需要,随诊评估包括斜视的频次,治疗的依从性(如果有的话),以及眼球运动的评估和更新屈光矫正

患者教育

- 在适当的时候与患者,以及和(或)家长或监护人讨论检查结果,以增加他们对疾病的了解,获得配合治疗
- 在征询患者和(或)家人或监护人意见后制订治疗计划

屈光

角膜屈光手术(初诊和随诊评估)

初诊检查时病史

- 当前的视功能状态
- 眼病史
- 全身病史
- 用药情况

初诊体格检查

- 矫正和未矫正的远、近视力
- 施行显然验光;如果恰当的话也施行睫状肌麻痹下验光
- 计算机角膜地形图检查和断层摄像检查

- 中央角膜厚度测量
- 泪膜和眼表的评估
- 眼球运动和眼位的评估

诊治处理

- 在手术前检查和手术时停用接触镜
- 告知患者手术的可能风险、益处以及对不同的屈光手术可以替代的手术
- 获得和记录知情同意；在手术前应当给予患者提出所有问题的机会，并给予回答
- 在手术前检查和校正仪器和设备
- 手术医师证实患者的特征、手术眼别，将各种参数正确地输入激光器的电脑中

术后处理

- 手术医师对术后的处理负有责任
- 对于表面切削手术，建议在术后第一天就要检查，以后每隔 2~3 天再次检查，直至角膜上皮愈合
- 对于无并发症的 LASIK，在术后 36 小时内进行检查，第二次随诊在术后 1~4 周进行，以后在合适的时候再进行随诊复查
- 向患者提供或由眼科医师保留一份记录，记录患者的眼部情况，包括术前角膜曲率的读数和屈光状况，也记录术后稳定的屈光状态，这样当患者需要施行白内障手术或其他眼部处置时提供使用

患者教育

与患者讨论计划施行的手术的风险和益处。讨论的内容包括下列各项：

- 期望屈光结果的范围
- 残余的屈光不正
- 术后阅读和(或)远距离视力的矫正
- 了解角膜屈光手术对矫正老视眼的限制，以及伴随近视眼矫正时所产生的未矫正近视力丢失的可能
- (对于老视年龄的患者)单眼视的优点和缺点
- 最好矫正视力的下降
- 不良反应和并发症(如细菌性角膜炎、无菌性角膜炎、角膜膨隆)
- 视力测量不能够发现的视功能改变，包括眩光和暗光线下功能改变
- 夜间视觉综合征(如眩光、虹视)的发生或加重；应当让高度屈光不正或对在暗光下需要较高水平视觉功能的患者仔细地考虑这一问题
- 对眼位的作用
- 干眼综合征的发生和恶化
- 发生复发性角膜糜烂综合征
- 同一天双眼角膜屈光手术与先后手术的优缺点。因为双眼同一天激光角膜屈光手术后在一些时候视力可能是差的，应当告知患者在几周内不能进行像驾车这样的活动
- 可能会影响随后白内障手术时人工晶状体度数计算的预估准确性
- 术后护理计划(护理的地点，护理的提供者)
- 在患有近视眼的老视眼患者中会丧失未矫正近视力

眼科临床指南

Preferred Practice Pattern®

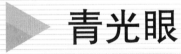 青光眼

眼科临床指南

Preferred Practice Pattern®

PREFERRED PRACTICE PATTERN®

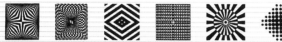

眼科临床指南
Preferred Practice Pattern®

原发性开角型青光眼
Primary Open-Angle Glaucoma

美国眼科学会

中华医学会眼科学分会

2017 年 6 月第三次编译

青光眼科临床指南制订过程和参与者

青光眼临床指南专家委员会成员编写了原发性开角型青光眼临床指南（PPP）。PPP 专家委员会成员讨论和审阅了本册文件的历次稿件，集中开会两次，通过电子邮件进行了其他讨论，达成了本册最后版本的共识。

青光眼临床指南专家委员会 2014—2015

Bruce E. Prum, MD, 共同主席

Lisa F. Rosenberg, MD

Steven J. Gedde, MD

Steven L. Mansberger, MD, MPH, 方法学家

Joshua D. Stein, MD, MS, 美国青光眼学会代表

Sayoko E. Moroi, MD, PhD

Leon W. Herndon, Jr., MD

Michele C, Lim, MD

Ruth D. Williams MD, 共同主席

眼科临床指南编写委员会成员在 2015 年 4 月的会议期间审阅和讨论了本册文件。根据讨论和评论编制了本册文件。

眼科临床指南编写委员会 2015

Robert S. Feder, MD, 主席

Timothy W. Olsen, MD

Randall J. Olson, MD

Bruce E. Prum, Jr., MD

C. Gail Summers, MD

Ruth D. Williams, MD

David C. Musch, PhD, MPH, 方法学家

然后，原发性开角型青光眼 PPP 于 2015 年 7 月送给另外的内部和外部的专家组和专家进行审阅。要求所有返回评论的人员需要提供与工业界相关关系的公开声明，才能考虑他们的评论（在下方以 * 标出）。PPP 专家委员会成员审阅和讨论了这些评论，并确定了对本册指南的修改。

学会审阅者：

理事会委员会和秘书委员会 *

理事会 *

总顾问 *

眼科技术评估委员会青光眼专家委员会 *

眼科基础和临床科学教程第 10 分册分委员会

开业眼科医师教育顾问委员会 *

邀请的审阅者：

美国家庭医师学会

美国医师学院 *

美国外科医师学院

美国青光眼学会 *

美国眼科医师协会 *

美国白内障和屈光手术学会

大学眼科教授协会

加拿大眼科学会

消费者报告健康选择组织

欧洲青光眼学会 *

欧洲白内障和屈光手术医师学会

青光眼研究基金会 *

希腊青光眼学会 *

国际屈光手术学会

(美国)国家眼科研究所 *

国家医学会

国家妇女和家庭合营公司

门诊眼科手术学会

眼科妇女组织 *

James D. Brandt, MD

Donald L. Budenz, MD, MPH

Lawrence M. Hurvitz, MD*

Paul P. Lee, MD, JD

有关经济关系的声明

为了遵从医学专科学会理事会有关与公司相互关系的法规（从网站 www.cmss.org/codeforinteractions. aspx 可查到），列出与工业界的相关关系如下。学会与工业界的行为关系遵从这一法规（见网站 http://one. aao.org/about-preferred-practice-patterns）。大部分（56%）青光眼临床指南专家委员会 2014—2015 的成员没有经济关系可供公开。

青光眼临床指南专家委员会 2014—2015

Steven J. Gedde, MD: Alcon Laboratories, Inc, Allergan- 咨询 / 顾问

Leon W. Herndon, Jr., MD: Alcon Laboratories, Inc- 咨询 / 顾问，讲课费；Glaukos Corporation- 讲课费

Michele C, Lim, MD: 无经济关系可公开

Steven L. Mansberger, MD, MPH: Alcon Laboratories, Inc, Allergan, Glaukos Corporation- 咨询 / 顾问

Sayoko E. Moroi, MD, PhD: 无经济关系可公开

Bruce E. Prum, MD: 无经济关系可公开

Lisa F. Rosenberg, MD: 无经济关系可公开

Joshua D. Stein, MD, MS: 无经济关系可公开

Ruth D. Williamsm MD, : Allergan- 咨询 / 顾问

眼科临床指南编写委员会 2015

Robert S. Feder, MD: 无经济关系可公开

David C. Musch, PhD, MPH: Glaukos Corporation, InnFocus, LLC, Ivantis, Inc‐咨询 / 顾问

Timothy W. Olsen, MD: 无经济关系可公开

Randall J. Olson, MD: 无经济关系可公开

Bruce E. Prum, Jr., MD: 无经济关系可公开

C. Gail Summers, MD: 无经济关系可公开

Ruth D. Williams, MD: Allergan- 咨询 / 顾问

医疗质量秘书

Stephen D.McLeod, MD: 无经济关系可公开

美国眼科学会职员

Laurie Bagley, MLS: 无经济关系可公开

Nicholas P. Emptage, MAE: 无经济关系可公开

Susan Garratt: 无经济关系可公开

Flora C. Lum, MD: 无经济关系可公开

Doris Mizuiri: 无经济关系可公开

2015 年 1 月至 8 月本册文件的其他审阅者与工业界相关关系的公开声明见网站 www.aao.org/ppp。

目　　录

制订眼科临床指南的目的

作为对其会员和公众的一种服务,美国眼科学会编制了称为眼科临床指南(PPP)的系列丛书,它确定了**高质量眼科医疗服务的特征和组成成分**。附录1叙述了高质量的眼保健服务的核心标准。

眼科临床指南是以由学识渊博的卫生专业人员所组成的专家委员会对所能利用的科学资料进行解释为基础的。在一些情况下,例如当有认真实施的临床试验的结果可以利用时,这些资料是特别令人信服的,可以提供明确的指南。而在另一些情况下,专家委员会不得不依赖他们自己对所能利用的证据进行集体判断和评估。

眼科临床指南所提供的文件是为临床医疗服务提供实践的典范,而不是为个别特殊的个人提供医疗服务。一方面它们应当满足大多数患者的需要,但又不可能满足所有患者的需要。严格地遵照这些PPP将不一定保证在任何情况下都能获得成功的结果。不能认为这些指南包括了所有恰当的眼科医疗方法,或者排除了能够获得最好效果的合理的医疗方法。采用不同的方法来满足不同患者的需要是有必要的。医师应当根据一个特殊患者提供的所有情况来最终判断对他的医疗是否合适。在解决眼科医疗实践中所产生的伦理方面难题时,美国眼科学会愿意向会员提供协助。

眼科临床指南并不是在各种情况下都必须要遵循的医疗标准。美国眼科学会明确地指出不会承担在应用临床指南中任何建议或其他信息时由于疏忽大意或其他原因所引起的伤害和损伤的责任。

当提到某些药物、器械和其他产品时仅仅是以说明为目的,而并不是有意地为这些产品进行背书。这样的材料中可能包括了一些没有被认为是共同标准的应用信息,这些反映在没有包括在美国食品药品管理局(FDA)批准的适应证标识之内,或者只是批准为在限制的研究情况下应用的产品。FDA宣称,确定医师所希望应用的每种药品或器械的FDA的看法,以及在遵从适用的法律,并获得患者适当的知情同意下应用它们,是医师的责任。

在医学中,创新对于保证美国公众今后的健康是必要的,眼科学会鼓励开发能够提高眼保健水平的新的诊断和治疗方法。有必要认识到只有最优先考虑患者的需要时,才能获得真正的优良的医疗服务。

所有的PPP每年都由其编写委员会审阅,如果证实有新的进展值得更新,就会提早更新。为了保证眼科临床指南是适时的,每册的有效期是在其"批准"之日起5年内,除非它被修改本所替代。编写眼科临床指南是由学会资助的,而没有商业方面的支持。PPP的作者和审阅者都是志愿者,并没有因为他们对本书的贡献而获得任何经济的补偿。在PPP发表之前,还要送给外部的专家和利益攸关者审阅,包括消费者代表。PPP遵从医学专科学会理事会有关与公司相互关系的法规。眼科学会有并且执行与工业界关系的准则(见www.aao.org/about-preferred-practice-patterns)。

附录2包含了本册文件所涉及的疾病和相关健康问题编码的国际统计分类的内容。原发性开角型青光眼PPP的有意向使用者是眼科医师。

分级的方法和要点

《眼科临床指南》必须与临床密切相关和具有高度特异性,以便向临床医师提供有用的信息。当有证据支持诊治建议时,应当对所提出的每一项建议给予表明证据重要性的明确的等级。为了达到这一目标,采用了苏格兰院际指南网(Scottish Intercollegiate Guideline Network,[1] SIGN)以及建议的评价、制订和评估分级(Grading of Recommendations Assessment,Development and Evaluation,[2] GRADE)的方法。GRADE是一种系统的方法,用来对支持特殊的临床处理的问题的证据总体强度进行分级。 采用GRADE的机构包括SIGN、世界卫生组织、健康保健研究和政策局(Agency for Healthcare Research and Policy)以及美国医师学院(American College of Physicians)。[3]

◆ 用于形成诊治建议的所有研究都要逐项地将其证据强度进行分级,这一分级列于研究的引文中。

◆ 为了对研究进行逐项分级,采用了一种基于 SIGN[1] 的尺度。对研究进行逐项分级的证据的定义和水平如下述:

Ⅰ ++	高质量的随机对照试验(RCTs)的荟萃分析、系统回顾,或偏差危险度很低的 RTCs
Ⅰ +	实施很好的 RCTs 的荟萃分析、系统回顾,或偏差危险度低的 RCTs
Ⅰ −	RCTs 的荟萃分析、系统回顾,或偏差危险度高的 RCTs
Ⅱ ++	高质量的病例对照或队列研究的系统回顾 混杂和偏差危险度很低以及因果关系可能性高的高质量病例对照或队列研究
Ⅱ +	混杂或偏差危险度低以及因果关系有中度可能的实施很好的病例对照或队列研究
Ⅱ −	混杂或偏差危险度高以及具有非因果关系高度危险的病例对照或队列研究
Ⅲ	非分析性研究(如病例报告、系列病例研究)

◆ 诊治的建议是基于证据的主体而形成的。以下是根据 GRADE[2] 来定义证据质量的分级:

高质量(GQ)	进一步研究不太可能改变估计作用的信赖度
中等质量(MQ)	进一步研究有可能对我们估计作用的信赖度产生重要的冲击,可能会改变这一估计
低质量(IQ)	进一步研究很可能对我们估计作用的信赖度产生重要的冲击,有可能改变这一估计 对作用的任何估计都是很不肯定的

◆ 以下是根据 GRADE[2] 来定义的诊治关键建议:

强烈的建议(SR)	用于期望的干预作用明显地大于不期望作用,或者没有不期望作用时
根据需要而使用的建议(DR)	用于协调平衡时不太肯定,这或者是因为证据的质量低,或者是因为证据提示的期望作用和不期望作用很相近

◆ 诊疗的关键发现和建议部分列出了由 PPP 专家委员会确定的对于视功能和生活质量的结果特别重要的要点。

◆ 在本册 PPP 中,应用上面所述的系统对所有建议进行了分级。分级以斜体字嵌入正文中。

◆ 为了更新本册 PPP,于 2014 年 6 月在 PubMed 和 Cochrane 资料库进行文献搜索。完整的文献搜索详细情况见附录 3。

诊疗的关键发现和建议

对于原发性开角型青光眼(POAG),已经确定的和重要的危险因素包括年龄、种族／民族、眼压(IOP)水平、青光眼家族史、眼部灌注压低、2 型糖尿病、近视眼和中央部角膜薄。
与正常眼压相一致的原发性开角型青光眼是常见的,特别是在某些人群中。在这些患者中降低眼压仍是有益的。
POAG 的特征性临床特点包括前房角镜下可见开放的前房角,通常与典型的视野缺损相关联的青光眼性视盘(ONH)和视网膜神经纤维层(RNFL)改变。
计算机为基础的影像学检查和立体照相提供了有关视神经状况不同的补充信息,是良好的临床检查有用的帮助。
可调节的计算机视野程序(24°、30°、10°)和不同大小的刺激对于晚期青光眼患者来说有助于发现和监查视野缺损的进展。

临床试验已经表明降低眼压可以减少发生 POAG 的危险,减慢 POAG,包括正常眼压的开角型青光眼的进展。

有效的药物、激光和切开性手术治疗可以降低眼压。

在 POAG 患者中合理的初始治疗是从基线眼压减低 20%~30%,根据疾病过程和严重程度可以调高或调低。

前言

疾病定义

原发性开角型青光眼是成人中一种慢性、进行性的视神经病变,在这种病变中出现特征性获得性视神经萎缩和视网膜神经节细胞及其轴索的丢失。这种情况与前房角镜下其前房角开放相关联。

原发性青光眼的临床表现特征

原发性开角型青光眼是一种慢性的眼部病变过程,它呈进行性,通常双眼发病,但常常是不对称的[4]。它与以下特征相关联。

◆ 具有下列两者或其中之一的视神经损伤的证据:
  ◆ 视盘或视网膜神经纤维层(RNFL)的结构异常
    ■ 视盘盘沿呈现弥漫性或局限性变窄,或有切迹,特别是在视盘的下极或上极,这种情况构成了 ISNT 规则的基础[5](见体格检查部分中视盘和视网膜神经纤维层临床检查分部分)
    ■ 神经视网膜盘沿进行性变窄,并与视盘凹陷扩大相关联
    ■ 视盘周围的 RNFL 呈现弥漫性或局限性异常,特别是在视盘的下极或上极
    ■ 视神经盘沿、视盘周围 RNFL 或筛板处出血
    ■ 双眼视盘的神经盘沿不对称,并与神经组织的丢失相一致
    ■ 视盘周围大范围萎缩
  ◆ 考虑确实为代表患者视功能状态的可靠的和可重复的视野异常
    ■ 与 RNFL 损伤相一致的视野缺损(如鼻侧阶梯、弧形视野缺损,或成簇检查点的旁中心视敏度降低)[6]
    ■ 沿水平中线的视野缺损,在一个半视野中视野缺损超过对侧半视野的缺损(在早期 / 中期的病例中)
    ■ 缺少其他已知的解释(如视盘玻璃膜疣、视神经小凹)
◆ 成年发病
◆ 前房角开放
◆ 没有其他已知原因(如继发性青光眼)来解释进行性青光眼性视神经改变(如色素播散症、假性晶状体囊膜剥脱[囊膜剥脱症]、葡萄膜炎、外伤和糖皮质激素的应用)

原发性开角型青光眼在成人中代表了一个疾病谱,在这组患者中视神经对损伤的易感性是因人而异的。虽然许多 POAG 患者的眼压是升高的,但是接近 40% 的患者具有 POAG 其他特征,但是没有眼压升高。[7]大多数 POAG 患者有视盘改变或有视盘和视野的改变,[8]但是仍有少数病例在他们出现可发现的视神经改变之前就有早期的视野的改变。

青光眼损伤的严重程度可以采用下列分类来估计:
◆ 轻度:明确的视盘或 RNFL 的异常与上面详述的青光眼改变相一致,以及应用标准自动视野计(SAP)检查发现视野正常
◆ 中度:明确的视盘或 RNFL 的异常与上面详述的青光眼改变相一致,以及应用 SAP 检查发现在 1

个半视野内出现不在与中心注视点相距 5° 之内的视野异常
- ◆ 重度:明确的视盘或 RNFL 的异常与上面详述的青光眼改变一致,以及应用 SAP 检查发现在 2 个半视野中出现视野异常,和(或)至少在 1 个半视野中出现与中心注视点相距不足 5° 的视野缺损
- ◆ 不确定:明确的视盘或 RNFL 的异常与上面详述的青光发改变一致,患者不能进行视野检查,或者视野检查结果不可靠 / 不能解释,或者还没有进行视野检查

患者群体

患者群体由前房角开放、显示出视神经或 RNFL 损伤,以及有或没有相应视野缺损的成人所组成。

临床目标

- ◆ 就诊时记录视神经结构和功能状态
- ◆ 估计一个眼压值,当眼压低于此值时就不太可能发生视神经的进一步损伤(见 POAG 患者《诊治过程》有关目标眼压的讨论)
- ◆ 通过初始的药物和(或)手术干预,使眼压维持在目标眼压水平或以下
- ◆ 监测视神经的结构和功能,确定有无进一步受损;如果病情恶化,调整目标眼压至更低水平
- ◆ 减少治疗的副作用及其对患者视功能、全身健康与生活质量的影响
- ◆ 在处理疾病中教育与指导患者和合适的家庭成员 / 看护者,并让他们参与其中

背景

患病率

原发性开角型青光眼是一个有意义的公共卫生问题。估计在全世界有 4500 万人患有开角型青光眼(OAG)。[9]青光眼(包括开角型和闭角型两者)是全世界致盲的第二位主要原因,约有 840 万人因青光眼而致盲。[9]总体来说,在 2004 年在美国 40 岁及以上的成人中,POAG 的患病率估计为 2%。[10]在美国估计开角型青光眼影响到 220 万人,由于人口的老龄化,到 2020 年这一数目增加到 330 万人。[11,12]然而在不同种族中,青光眼的患病率存在着很大的差别(表 1 和图 1)。总的说来,在美国非洲裔美国人中开角型青光眼的患病率比非西班牙裔的白种人大约高 3 倍。[10,13]青光眼也是非洲裔美国人中致盲的主要原因。[13]而且,在非洲裔 - 加勒比人中开角型青光眼的患病率比非洲裔美国人中更高。近来在西班牙 / 拉丁美洲人中获得的证据提示在他们之中开角型青光眼患病率很高,可与非洲裔美国人相比。[14]向美国为基础的已经实施的健康计划请求所获得的大数据分析提示,在亚洲裔美国人中 OAG 的患病率可与拉丁美洲人中患病率相比较,要高于非西班牙裔美国白人。[15]

表 1　明确的开角型青光眼的患病率(%)

研究	种族组	年龄特异性患病率 年龄组(岁)					
		40~49	50~59	60~69	70~79	80+	总计
Baltimore 眼病研究[16]	非洲裔美国人	1.3	4.2	6.2	8.9	12.9	5.0
Barbados 眼病研究[17]	非洲裔加勒比人	1.4	4.1	6.7	14.8	23.2	6.8
Los Angeles Latino 眼病研究[14]	拉丁美洲人	1.3	2.9	7.4	14.7	21.8	4.7
Proyecto 视力评估研究[18]	拉丁美洲人	0.5	0.6	1.7	5.7	12.6	2.0
Baltimore 眼病研究[16]	NHW	0.2	0.3	1.5	3.3	1.9	1.4

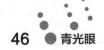

续表

研究	种族组	年龄特异性患病率 年龄组（岁）					
		40~49	50~59	60~69	70~79	80+	总计
兰山眼病研究[19]	NHW	0.4*		1.3	4.7	11.4	3.0
视力损伤项目[20]	NHW	0.5	1.5	4.5	8.6	9.9	3.4
Beaver Dam 眼病研究[21]	NHW						2.1
Roscommon[22]	NHW		0.7	1.8	3.2	3.1	1.9

NHW = 非西班牙白种人

注：这些研究报告的患病率采用了不同的疾病定义，因而在比较这些研究结果应当慎重。

* 这一研究将年龄 40~59 联合成为一个组。

经 Varma R，Ying-Lai M，Francis B，等，洛杉矶拉丁美洲人眼病研究组允许引用。Prevalence of open-angle glaucoma and ocular hypertension in Latinos：the Los Angeles Latino Eye Study. Ophthalmology 2004；111：1445.

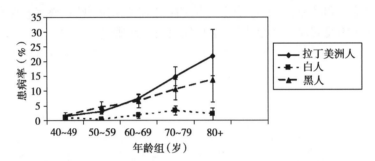

图1　在拉丁美洲人（洛杉矶拉丁美洲人眼病研究）、非洲裔美国人／黑人和非西班裔白人（巴尔的摩眼病研究）中开角型青光眼年龄特异性患病率的比较[16]

* 从洛杉矶拉丁美洲人眼病研究所显示的资料来自于不同的研究。

经 Varma R，Ying-Lai M，Francis B，等，洛杉矶拉丁美洲人眼病研究组允许引用。Prevalence of open-angle glaucoma and ocular hypertension in Latinos：the Los Angeles Latino Eye Study. Ophthalmology 2004;111 :1446.

危险因素

流行病学调查和临床试验的发现为评估与 POAG 相关的危险因素提供了一个框架。多个研究已经确定了与 POAG 相关的重要危险因素：

◆ 较高的眼压水平[7,8,17~19,21,23~28]

◆ 高龄[8,16,23,25,26,29,30]

◆ 青光眼家族史[26,31]

◆ 非洲裔或拉丁美洲／西班牙人

◆ 中央角膜较薄[8,23,32]

◆ 眼部灌注压较低[31,33,34]

◆ 2 型糖尿病[35~38]

◆ 近视眼[34,39~41]

◆ 收缩压和舒张压较低[31]

◆ 视盘出血[42~46]

◆ 较大的杯盘比[8,23]

◆ 阈值视野检查的图形标准偏差值较大 [28,47]

眼压

一些以人群为基础的研究显示 POAG 的患病率 [7,17~19,21,24,27,48] 随着眼压水平的升高而增加(图2)。在 Baltimore 眼病调查中,当眼压为 30mmHg 时,差不多 7% 高加索人和 25% 非洲裔美国人患有 POAG。[24] 这些研究提供了很强的证据显示眼压在 POAG 的神经病变发生中起到重要作用。而且,这些研究显示降低眼压水平能够减少开角型青光眼中视野缺损进展的危险(表2)。[23,49~54] 另外,具有较大眼压波动的治疗眼可能处于病情进展的很大危险中,虽然这一点还没有被一致地显示出来。[55~60]

尽管眼压水平和 POAG 之间存在着这一关系,但是视神经与眼压相关损伤的易感性在不同人群之间有着很大的变异。人群为基础的研究显示眼压大于 21mmHg 患者有青光眼性视神经损伤的比率是不同的(意大利北部 [13%]、[61] 洛杉矶 [18%]、[14] 亚利桑那 [20%]、[18] 兰山 [25%]、[19] 墨尔本 [39%]、[20] 巴尔的摩 [45%]、[16] 鹿特丹 [61%]、[7] 巴巴多斯 [71%][34])。[24] 这就提示眼压水平大于 21mmHg 是一个人为确定的水平,强调了应用一个特定的眼压分界点来筛查和诊断 POAG 的预测值不准确。

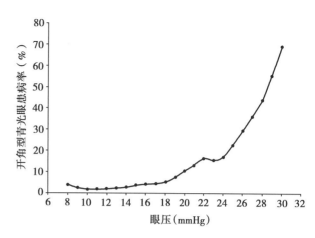

图2　在洛杉矶 Latino 眼病研究中拉丁美洲人(n=5970)中开角型青光眼的患病率与眼压的关系(应用 Goldmann 压平眼压计测量眼压)

经 Francis B,Varma R,Chopra V.,等,洛杉矶拉丁美洲人眼病研究组允许引用。Intraocular pressure,central corneal thickness,and prevalence of open-angle glaucoma:the Los Angeles Latino Eye Study. Am J Ophthalmol 2008;146:743.

表2　在主要的临床研究中眼压下降与青光眼进展的关系

研究	研究设计	患者数	随诊时间(年)	发现
苏格兰青光眼试验,1988—1989[62,63]	新诊断 POAG 患者:药物治疗与小梁切除术比较	116	4.6(平均数)	小梁切除术(降眼压幅度为58%)降低眼压程度大于药物治疗(降眼压幅度为42%);药物治疗组中视野恶化多于小梁切除术组
Moorfields 主要治疗试验,1994[64]	新诊断的 POAG:药物治疗与激光小梁成形术及小梁切除术比较	168	5+	小梁切除术降低眼压最多(降低眼压幅度为60%);激光小梁成形术(降低眼压幅度为38%)和药物治疗组(降低眼压幅度为49%)比小梁切除术组有更多的视野恶化
联合的正常眼压性青光眼研究(CNTGS),1988[49]	正常眼压的 POAG;进展的速率,降低眼压对进展速率的作用	230	5+	降低眼压(眼压降低幅度为37%)与不治疗眼(眼压降低幅度为1%)相比,可以降低视野缺损进展的速率
早期的显性青光眼治疗试验(EMGT),2002—2007[51,52,58]	新诊断的 POAG:药物治疗与激光小梁成形术和不治疗相比	255	8(中位数)	以药物治疗和小梁成形术(降低眼压幅度为25%)减慢视盘和视野损伤
联合的青光眼初始治疗研究(CIGTS)2001[65]	新诊断的 POAG:药物治疗与小梁切除术比	607	5+	在阻止视野损伤进展方面,初始治疗采用眼外滤过术降眼压作用(降眼压幅度为46%)与药物治疗(降眼压幅度为38%)是同样有效的,虽然手术后降眼压幅度稍大一些

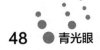

续表

研究	研究设计	患者数	随诊时间(年)	发现
晚期青光眼干预研究(AGIS)2000,2004[53,66]	以前没有施行过手术的药物治疗失败的POAG:激光小梁成形术与小梁切除术相比较	591	10~13	手术结果因种族而不同;非洲裔患者以激光小梁成形术作为首选治疗后效果较好(降低眼压30%),而在长期(4年以上)的观察,发现高加索美国人患者以小梁切除术作为首选手术的效果较好(降低眼压幅度为48%)。在晚期青光眼患者中,手术干预后随诊中最低眼压组(降低眼压幅度47%)阻止了进一步的视野恶化
英国青光眼治疗研究(UKGTS)2014[54]	新诊断的OAG,0.005%拉坦前列素与安慰剂比较	516	2	拉坦前列素组的患者眼压平均下降值更大(3.8mmHg比0.9mmhg),相对于安慰剂组,视野缺损的危险也明显减少(HR=0.44,P=0.003)

HR=危险比;IOP=眼压;POAG=原发性开角型青光眼

年龄

高龄是POAG存在和进展的另一个危险因素。[16~20,57,58,67~69]一些流行病学研究表明青光眼的患病率随着年龄的增加而急剧地增加,特别是在拉丁美洲/西班牙和非洲裔人中(见表1和图1)。

家族史

家族史是青光眼的一个危险因素。在鹿特丹(Rotterdam)眼病研究中,对青光眼患者的同胞兄妹和对照者进行了检查,发现一级亲属(兄弟姐妹或父母)中有确定的POAG患者的人中,POAG的疾病优势比(odds)高9.2倍。[70]在其他的一些研究中并没有对家庭成员进行检查,而仅是根据患者对其家庭成员情况所做的报告进行研究,这种研究会发生一些偏倚。不过,他们还是支持了开角型青光眼一级亲属具有更大发病危险这样的概念。例如在巴尔的摩眼病调查和洛杉矶拉丁美洲人眼病研究(LALES)中,对于患有POAG的人来说,他们与没有青光眼的人相比,所报告的一级亲属(父母、孩子和兄弟姐妹)中发生青光眼的疾病优势比高2倍(分别为1.92和2.85)。然而,如果他们报告兄弟姐妹患有青光眼,则疾病优势比就会增加3倍以上(LALES 3.47,[71] 巴尔的摩3.7[72])。有兴趣的是,如果有2个或更多的兄弟姐妹报告有青光眼病史,疾病优势比会增加到5倍。

种族

对于POAG,种族是一个重要的危险因素(见图1)。在西非人、非洲裔加勒比人或拉丁美洲/西班牙人中POAG患病率比其他种族高。[14,16~18,73,74]在非洲裔美国人和墨西哥的西班牙裔人中青光眼的患病率比非西班牙的白人高3倍。[14,16]在非洲裔美国人中因青光眼而致盲者至少为高加索裔美国人的6倍。[13]

中央角膜厚度

因为压平眼压的测量会受到对角膜压陷和角膜刚性的抵抗力的影响,中央角膜厚度(CCT)的不同会在眼压测量中引入人为因素的影响。[23,32,75~81]在健康人眼中平均CCT会依种族不同而有所不同。在高加索美国人中,以超声测量法所测得的平均CCT为556μm,[82]在拉丁美洲人中为546μm,[83]在亚洲人中为552μm,[84]在美国印度人/阿拉斯加土著人中为555μm,[85]在非洲裔美国人中为534μm,[80]如果在CCT薄的人中低估眼压,就会低估眼压水平和开角型青光眼损伤之间的关系,这是因为眼压实际上高于测量值。而与此相反,如果在非水肿的厚角膜上测量眼压时高估了眼压值,就会高估眼压水平与开角型青光眼损伤之间的关系,这是因为眼压实际上低于测量值。虽然有几个图表已经发表,但是并没有标准的列线图可以十分确实地依据CCT来矫正压平眼压测量值。[75,79,86,87]在所有这些研究中,都没有考虑到顿挫型圆锥角膜、Fuchs 角膜内皮层病变或角膜屈光手术等这些情况。因此在这些患者中,重要的是根据视神经的临床检查、RNFL 的影像学检查和视野的评估来诊断青光眼。

已有报告,较薄的中央角膜是一个与 POAG 相关的独立(与眼压无关)的危险因素,[88] 在 LALES 中,即使在调整眼压(图 3)后,较薄 CCT 的人中发生开角型青光眼的比率高于正常或较厚 CCT 的人。[89] 角膜生物力学的特性如迟滞性可能也对眼压测量和青光眼的危险产生作用。[90~93] 特别是在角膜屈光手术后薄角膜的眼中,应用 Goldmann 压平眼压计(GAT)测量的眼压可能被明显低估。因此真正的眼压可以应用不太受角膜厚度和迟滞性作用的方法,如气眼压计(pneumatonometry)、动态轮廓眼压计(dynamic contour tonometry),或以非接触特异眼压计(noncontact differential tonometry)(Ocular Respnse Analyzer®,Reichert,Inc.,Depew,NY)来更好地测量。[94~97]

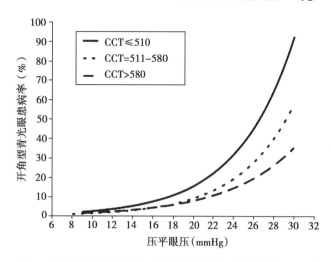

图 3　在洛杉矶拉丁美洲人眼病研究中拉丁美洲人(*n*=5970)开角型青光眼患病率与以中央角膜厚度(CCT,以 μm 为单位)分层的压平眼压值之间的关系

经 Francis B、Varma R、Chopra V 等及洛杉矶拉丁美洲人眼病研究组允许后引用。Intraocular pressure,central corneal thickness,and prevalence of open-angle glaucoma: the Los Angeles Latino Eye Study. Am J Ophthalmol 2008;146:743.

低眼部灌注压

眼部灌注压是指血压(收缩压或舒张压)与眼压之差。已经假设眼部灌注压降低会导致视盘(ONH)的血流发生改变,有助于青光眼性视神经损伤的进展。在非洲裔美国人、西班牙人和非西班牙白人中进行的以人群为基础的研究提供了证据,表明舒张期灌注压降低(<50mmHg)与 POAG 较高的患病率相关联。[18,31,33,98,99] 另外,在明确的青光眼早期治疗研究中,在 8 年随诊期间,低收缩期灌注压(≤125mmHg)与青光眼进展的较高危险(相对危险性为 1.42)相关联。[58] 更新近的资料提示夜间平均动脉压低于白天平均动脉压 10mmHg 可以预测正常眼压性青光眼会有进展,增加丧失视野的危险。[100] 新近的证据提示低舒张期灌注压只有在治疗高血压的患者中与增加青光眼的风险相关联。[101] 然而,统计学分析不能够确定灌注压与青光眼的关联是否由于个别成分(收缩期血压、舒张期血压或眼压),或是这些成分的联合作用,或是这些成分的交互作用。[102] 需要对这方面进行进一步研究。

2 型糖尿病

虽然对于 2 型糖尿病(2 型 DM)与 POAG 之间的联系存在着一些相互矛盾的资料,[26,35~37,103~108] 但是越来越多的以人群为基础研究的证据提示 2 型 DM 是 POAG 的重要的危险因素。[35~37,104,106] 在西班牙人(加利福尼亚州洛杉矶)、[36] 非西班牙白人(在威斯康星州的 Beaver Dam 和澳大利亚的兰山),[35,106] 以及在护士健康研究[104] 中征集的大样本队列显示 2 型 DM 的人更易患 POAG(疾病优势比:在西班牙人中高 40%,在非西班牙白人中高 2 倍)。而且在 LALES 中,[36] 2 型 DM 病程较长也与发生 POAG 的高危险有联系。对于这种观察的一种解释是视神经的微血管改变可能使 2 型 DM 患者的视神经损伤的易感性增加。[105] 新近 47 个研究的荟萃分析得出结论——糖尿病与增加青光眼的风险有关联,也与眼压升高相关联。[38]

近视眼

在非洲裔加勒比人、西班牙人、非西班牙白人、中国人、亚洲印度人和日本人中施行的大规模横断面流行病学研究提示,近视眼的人比没有近视眼的人有较高的开角型青光眼患病率。[34,39~41,109~112] 新近从

LALES 中获得的资料提供了较长眼轴（轴性近视眼）与开角型青光眼高患病率之间存在着独立关系的证据。[113] 潜在的假设是轴性近视眼的人在视神经处巩膜的支持作用相对弱，这就有助于视神经对青光眼损伤产生更大的易感性。

其他因素——偏头痛、血管痉挛、系统性高血压、脑脊液压力和遗传因素

偏头痛和周围血管痉挛也被确定为青光眼性视神经损伤的危险因素。[49,114~118] 当将这些患者与没有这些病史的患者比较时，发现这些情况可能会降低视盘血流的自动调节作用。[119] 虽然偏头痛本身在其发作时可能实际上降低了视野敏感度，[120] 但总的来说，临床医师应当将偏头痛和周围血管痉挛考虑为青光眼进展的危险因素。

虽然一些大型的以人群为基础的研究注意到系统性高血压和开角型青光眼之关的关联，[33,98,121~124] 但是仍有一些研究报告这些情况之间没有关联。[18,34,125~127] 对于这些研究中相互矛盾发现的可能解释是与研究在多大程度上调整潜在的混杂因素相关。在调整糖尿病和高血脂之后，一个研究发现有系统性高血压（以及没有糖尿病和高脂血症）的患者发生 OAG 的危险增加了 17%（$P<0.001$），那些伴发系统性高血压和糖尿病的患者发生青光眼的危险则增加了 48%（$P<0.001$）。[124] 系统性高血压可能增加青光眼的危险的原因是不太清楚的，它可能与睫状体血流灌注增加，导致房水生成增加和较高的眼压水平有关，而这些是已知的青光眼的危险因素；[121,128] 也与动脉硬化导致视盘血流灌注的减少有关；[129] 或者由于应用抗高血压药物治疗系统性高血压时而引起全身低血压和视神经灌注压的降低所致。[130] 有趣的是，近来证据提示，只有在接受治疗的系统性高血压患者中发现舒张期低灌注压与青光眼的危险增加有关联。[69,101,131] 总的来说，系统性高血压与青光眼的关系仍然是有争论的。

另一个有兴趣的关联是跨筛板压力梯度（眼压与颅内压之差）与青光眼。[132~136] 一个在诊断性腰椎穿刺表明是低颅压的 30 000 个青光眼患者的回顾性研究中与年龄相匹配的对照者相比较。[133] 另一个前瞻性研究显示 POAG 患者与对照组相比较，其颅内压较低。[135] 对这两组进行随诊研究显示，相对于没有青光眼的对照者，正常眼压性青光眼甚至有更低的颅内压水平，而高眼压患者有较高的颅内压水平。[134,136] 总的来说，临床医师需要另外的研究来确定颅内压是否是青光眼的危险因素。[137]

我们对开角型青光眼的复杂的遗传学框架以及它如何与发生青光眼性视神经病变危险增加相关联的了解在迅速增加。传统的连锁方法在一些遗传性青光眼中确定了一些基因。[138~140] 从国家联盟到国际合作者所进行的以人群为基础的研究进一步扩大，来确定开角型青光眼的遗传因素的复杂的交互作用[141] 和眼压、[142~144] CCT、[145~147] 及视盘参数[148,149] 的 OAG 表型。随着测序技术的进步和价格的降低，就可以转变为到大规模基因组水平的研究，导致确定常见的开角型青光眼和（或）眼压的遗传变异。[143,149~151] 新的遗传测序平台和青光眼病例和对照组的大样本将导致确定与开角型青光眼相关联的少见的遗传变异。所有这些遗传变异，或危险的等位基因，将需要进一步研究来确定这些危险的等位基因是否具有保护作用，这些等位基因与疾病的进展是否有关联，或者这些等位基因是否是潜在的新治疗方法的靶点。现在，有一些遗传试验用于选择遗传性眼病，[152] 然而并不推荐对 POAG 患者进行常规的青光眼危险等位基因的遗传试验。[153]（Ⅲ，*GQ*，*SR*）

人群中青光眼的筛查

在普通人群中青光眼的筛查不是一个有成本 - 效益的方法。[154,155] 当针对青光眼的高危人群，如高龄者、[10] 有青光眼家族史者[70,72,156~158] 以及非洲裔美国人和西班牙人[10] 施行筛查时，可能就会更加有用和具有更佳的成本 - 效益。

原发性开角型青光眼可能是通过筛查来发现的一种理想的疾病，因为它常常是无症状的，直到病程的后期，它可以产生明显的病态，而且治疗可以减慢或防止视野丧失的进展。[159] 青光眼患者中视野的丧失降低了健康相关的生活质量。[160,161] 有三种方法来筛查 POAG 患者：测量眼压，评估 ONH 和 RNFL，以

及评估视野,可以单独使用或联合应用。

　　眼压测量不是一个在人群中筛查青光眼的有效方法。在一个人群调查中,以眼压大于 21mmHg 作为阈值,眼压测量对于诊断 POAG 的敏感度为 47.1%,特异度为 92.4%。[162] 以人群为基础的研究提示,一半的 POAG 患者的眼压持续在 22mmHg 以下,而这一数值通常却是筛查的阈值。[7,19] 而且,在单次筛查中半数 POAG 患者的眼压小于 22mmHg。[24] 另外,虽然随着眼压的升高,视神经损伤的危险性加大,但多数眼压升高的人却没有视神经损伤,甚至从来不会发生视神经损伤。[9,24] 研究表明,在筛查时发现 10~15 个眼压升高的人中有一个人发生明显的视神经损伤,其中有一半(每 20~30 个人中有 1 个)的人在以前并没有被诊断为青光眼。[19,22,24,163]

　　筛查青光眼的第二种方法是评估 ONH 和 RNFL。临床医师可以采用几种方法来检查 ONH 和 RNFL。一些技术,如检眼镜检查和视盘照相,可能只需要很少的技术,但是检查的主观程度高,一致性差,观察者之间的变异性大。[164~166] 临床医师可以应用更加技术依赖性的客观的检查结构的试验(共焦扫描激光检眼镜、扫描激光偏振测定法和光相干断层扫描[OCT])来检查 ONH 和 RNFL。研究提示,当这些方法用于以人群为基础的青光眼筛查时,具有差至中等度的诊断准确性。[167~169]

　　第三种筛查青光眼的方法是评估视野。视野检查已被应用于大规模筛查,但是对于青光眼来说它可能是非特异性的,可能在正常人中也会发现有异常,这可能是由于视野检查缺少经验,受检者瞳孔小,未矫正的屈光不正和屈光间质异常也会导致结果不准确。[170] 倍频技术的视野检查法不需要矫正中度的屈光不正,表明其作为筛查中度至严重的青光眼损伤是有希望的。[171,172]

　　2002 年 1 月,国家医疗照顾制(Medicare)和医疗服务中心启动了由负责糖尿病诊治的诊所中眼保健专业人员开展青光眼检查的工作,其覆盖范围为那些有青光眼家族史、50 岁及以上的非洲裔美国人以及 65 岁及以上的西班裔美国人。[173]

诊治过程

患者治疗效果的判断

◆ 保持视功能
◆ 维持生活质量

诊断

　　首次青光眼的综合评估(病史和体格检查)包括成人综合眼部检查的所有内容,[174] 此外,还应当特别注意对 POAG 的诊断、病程和治疗有影响的那些因素。完成检查需要不只一次就诊。例如,一个患者第一次就诊可能怀疑有青光眼,但需要复诊进行进一步评估来证实诊断,包括进行另外的眼压测量、前房角镜检查、CCT 测量、视野检查,以及完成 ONH 和 RNFL 的检查和记录。

病史

◆ 病史(屈光不正、外伤、以前的眼部手术)
◆ 种族 / 民族
◆ 家族史。[7,70,72] 应当在首次次评估时获取家族成员中青光眼患者的严重程度和后果,包括因青光眼损失视觉的病史[70,72]
◆ 全身病史(如哮喘 / 慢性阻塞性肺部疾病、偏头痛、血管痉挛、糖尿病、心血管疾病)
◆ 复习相关的记录,特别注意以前的眼压水平以及视盘和视野的状态
◆ 目前的眼部、局部、口腔、注射或吸入用药(如糖皮质激素),以及对眼部或非眼部用药的局部和全身不耐受性

◆ 眼科手术

LASIK 或激光角膜屈光手术史与由于角膜变薄而造成眼压测量值错误地偏低相关联。[94,96,175~177] 白内障手术后与手术前相比眼压也会降低。[178,179] 应当询问是否有过青光眼激光或切开性手术的历史（GQ,SR）

视功能的评估

自我报告的视觉功能状态或因视觉所造成的困难程度可以由患者的主诉或以特殊的问题表,包括国家眼科研究所 - 视觉功能问题表 -25 和 Glau-QOL 来评估。[160,180~187] 青光眼患者可以有足够的视野缺损而损伤夜间驾驶能力、近视力、阅读速度和户外活动能力。[161,188~194]

体格检查

眼科检查特异性地集中于综合成人眼部评估的以下几个方面:

◆ 视力测量
◆ 瞳孔检查
◆ 眼前节检查
◆ 眼压测量
◆ 前房角镜检查
◆ ONH 和 RNFL 检查
◆ 眼底检查

视力测量

应当测量远、近距离的最好矫正视力。

瞳孔检查

检查瞳孔的反应程度和有无传入性瞳孔缺陷。[195~198]

眼前节检查

眼前节的裂隙灯活体显微镜检查能够提供与窄前房角相关的结构上改变的证据,周边前房深度变浅、前房角解剖拥挤。[199,200] 眼压升高的继发性机制可以是明显的,如假性晶状体囊膜剥脱(剥脱综合征)、角膜纺锤形(Krukenberg)色素沉着和虹膜透光缺陷的色素播散症、虹膜和前房角新生血管或炎症。

眼压测量

临床医师应当测量每只眼的眼压,最好在前房角镜检查和散大瞳孔之前以 Goldmann 压平眼压计来测量。记录测量眼压的时间有助于评估眼压的昼夜波动,以及眼压与滴用降眼压药物的关系。昼夜眼压波动和青光眼视野丧失的意义已经在文献中充分确定。[55,57,201~204] 相似的是,由于眼压可能在同一天同一个人中有波动,因此临床医师不应当根据单次眼压测量而是多次眼压测量结果来考虑治疗的决定。[205]

前房角镜检查

POAG 的诊断需要仔细地评估前房角,应用压陷式前房角镜检查法来排除闭角型青光眼的替代诊断或眼压升高的继发性原因,如前房角后退、色素播散综合征、周边部前粘连、前房角新生血管和炎性沉着物。[206] 检查前房角时一个有用的技术是让患者注视检查者想要看的前房角镜的镜面。

(见网站 www.gonioscopy.org 和讨论前房角镜检查技术的选择性参考教科书部分)

视盘和视网膜神经纤维层的临床检查

ONH 和 RNFL 检查可以提供有关青光眼性视神经损伤的有价值的结构信息。[4,207~210] 可能指示青光眼视神经病变的结构特征包括以下各项:

◆ 视杯垂直伸长,并与神经视网膜盘沿宽度变窄相关联
◆ 视杯呈掘进状
◆ RNFL 变薄
◆ 神经视网膜盘沿切迹

◆ 下方和(或)上方神经视网膜盘沿变薄

◆ 视盘出血

◆ 视盘周围萎缩范围大

◆ 中央 ONH 血管鼻侧化

◆ 环形线状血管掘空状暴露

◆ 神经视网膜盘沿苍白

正常情况下,视神经的神经视网膜盘沿在下方最宽,颞侧最窄。这种解剖特征和简略推论被称做 ISNT 规则:即在下方盘沿最宽,其次是上方盘沿,再其次是鼻侧盘沿,最后是颞侧盘沿。大约 80% 的患者的青光眼视盘凹陷没有遵循这一规则,下方和上方盘沿两者都变窄。[211,212]

在早期青光眼中,ONH 和 RNFL 可见的结构改变以及视盘旁脉络膜萎缩的发生常常在视野缺损出现之前。[208,213~215] 其他的一些研究者报告功能性损伤发生在结构改变之前。[216,217] 仔细地研究视盘神经盘沿有无小出血是重要的,因为这些出血有时可以早于视野缺失和进一步的视神经损伤。[46,49~51,58,68,118,218~224] 在高眼压症治疗研究(OHTS)中,在有视盘出血的眼中 POAG 的 8 年发病率为 13.6%,相比之下没有视盘出血的眼中 8 年发病率为 5.2%。[46] 在显性青光眼早期治疗试验中,13% 的患者在基线检查时有视盘出血,这些出血与青光眼的进展相关。[51]

应当仔细地检查视盘有无上述青光眼损伤的体征,应当将其系列的形态记录下来。[4,209,225]($I+,MQ,SR$)眼保健提供者可以应用裂隙灯活体显微镜通过散大的瞳孔以放大的立体视来检查视盘和 RENFL。[4]($I+,MQ,SR$)应用立体活体显微镜及裂隙灯上间接镜、直接检眼镜,或者应用数字的无赤光照相法有助于评估 RNFL。[226] 彩色立体照相法是可以接受的定量地记录 ONH 形态的方法。计算机为基础的影像学分析法检查 ONH 和 RNFL 是记录视神经的一种补充方法,将在下述的诊断试验部分进行讨论。对视神经的计算机为基础的影像学分析和立体照相法对于视神经的状态提供了不同的信息,两者都是有用的好的临床检查辅助方法。

眼底检查

如果可能的话,应当通过散大的瞳孔进行眼底检查,包括寻找表明视神经改变和(或)视野缺损的其他异常(如视盘玻璃膜疣、视神经小凹、由于中枢神经系统疾病或前部缺血性视神经病变导致的视盘水肿或颜色苍白、黄斑变性、视网膜血管阻塞和其他的视网膜疾病)。

诊断试验

重要的诊断试验包括下列各项:

◆ CCT 测量

◆ 视野检查

◆ ONH 和 RNFL 影像学分析

中央角膜厚度测量

CCT 的测量有助于解释眼压的读数,且有助于将患者根据眼部损伤的风险来分层。[23,81,88,227] 在 OHTS 和欧洲青光眼预防研究试验中,高眼压症组的平均 CCT 为 570μm,与角膜厚度 588μm 或以上的眼相比,角膜厚度小于 555μm 的眼发生 POAG 的危险增大(其他信息见危险因素下的中央角膜厚度部分)。在厚度大于平均值的角膜上测量压平眼压可以过高地估计眼压值,而在薄于平均值的角膜上测量则会低估真正的眼压值。已有几个研究试图定量地了解测量的眼压水平和 CCT 之间的关系,但是还没有一个能够被普遍接受的矫正公式。CCT 是否由于它可能对估计眼压值产生影响而成为一个危险因素,[102~104] 还是 CCT 本身就是一个危险因素,而与眼压没有关系,还存在着争论。[78,228~232] 虽然已经明确,当用 GAT 测量眼压时,较薄的 CCT 是发生 POAG 的一个危险因素,[23] 但是另一些有关进展的研究获得了不一致的结果。一些研究(并不是所有的研究)发现薄 CCT 与 POAG 的进展有关联(表 3)。[68]

表3　有关中央角膜厚度作为青光眼进展的危险因素的研究结果总结

研究名称	患者数	证据等级	危险	评论
早期显性青光眼的试验[58]	255	Ⅰ	+	薄的 CCT 是青光眼进展的危险因素(在基线眼压≥21mmHg 的人中)
Kim and Chen[233]	88	Ⅱ	+	薄的 CCT 与青光眼的视野缺损进展相关
Chauhan,等[234]	54	Ⅱ	–	CCT 不能预测视野或视盘状况的进展
Jonas,等[235]	454	Ⅱ	–	CCT 与视野缺损的进展没有关联
Jonas,等[236]	390	Ⅱ	–	CCT 与视盘出血没有关联
Congdon,等[91]	230	Ⅱ	–	CCT 与青光眼进展没有关联(虽然与角膜迟滞性有关联)
Stewart,等[237]	310	Ⅲ	+/–	在单因素分析是 CCT 与青光眼进展有关联,但在多因素分析时两者没有关联

CCT = 中央角膜厚度;IOP = 眼压

经 Dueker D、Singh K 和 Lin SC 等允许后引用。. Corneal thickness measurement in the management of primary open-angle glaucoma:a report by the American Academy of Ophthalmology. Ophthalmology 2007;114;1784.

视野检查

眼保健提供者应用自动静态阈值视野检查法(SAP)和白色背景上的白色刺激来检查视野。与其他类型的视野检查法相比,它是视野检查的金标准。[238](Ⅱ,GQ,SR)根据患者情况和视野丧失程度,应用评估中央阈值敏感度的24°、30°或10°的特殊试验程序和不同大小的刺激,对所用的检查策略进行调整。当患者不能够进行可靠的自动视野计检查或者没有自动视野计时,仔细地施行手动的动态和静态联合的阈值试验(如 Goldmann 视野计检查)是可以接受的替代方法。在视野损伤接近或累及注视点的患者中,应用中央10°的程序有利于测量这一区域,它可以进行抽样只在四个位置应用24°和30°的试验策略进行检查。试验结果不可靠或者有新的青光眼性缺损需要改变处理方法时,进行重复视野检查来证实是需要的。[49,239~241](Ⅱ++,GQ,SR)最好应用同样的检查策略来证实视野缺损的进展。

倍频视野检查技术(FDT)和短波自动视野检查法(SWAP)是几种替代方法中的两种,已经表明它们可以更早地发现视野缺损。[242~245]倍频技术可以应用倍频刺激来测量对比敏感度,已经显示出具有较高的敏感度和特异度来发现青光眼的视野缺损,这在青光眼疑似患者中可以预测以后应用 SAP 发现的功能的丧失。[246~250]基于 SWAP 的视野检查是在黄色背景照明视野计锅上以蓝色的窄光带刺激分离出短波长敏感的细胞。有关视野检查的随诊时间和频次见下述的随诊评估部分。[238]

视盘与视网膜神经纤维层分析

虽然立体视盘照相法和视神经的计算机影像学分析法是两种明显不同的方法,但这两种方法在向必须处理患者的临床医师提供信息方面是互补的。[252]在缺少这些技术的情况下,也应当采用视盘非立体照相或画图的方法来记录,但是与立体照相或计算机为基础的影像学技术相比,这些方法是不太理想的替代方法。[253~256](Ⅲ,IQ,SR)在一些病例中,很难在立体照片上发现视盘的地形图改变。当视盘上血管稀少并呈盘子样改变时,在照片上常常不能容易地看出地形图的改变,而可以应用窄裂隙光带扫视视盘,而作出视盘的画图,可以获得另外的视盘解剖变异的记录。在晚期青光眼性视神经病变的患者中,应用立体照相法或定量的影像学分析法来确定进行性视神经改变的益处有限,这是因为如果有的话也只有很少量的神经组织可用于评估或测量。[275,278]

ONH 和 RNFL 的计算机为基础的定量影像分析在常规地应用,来为视神经的临床检查提供定量的补充信息。一些患者显示出在功能改变之前,已在 ONH、视盘旁的 RNFL 和黄斑部 RNFL 有结构的改变。应用计算机影像学分析的一个理由是在发现 RNFL 变薄时,可以从没有青光眼的人中区分出青光眼损伤,这样有利于早期诊断和发现视神经损伤。[259~261]有三种类型以计算机为基础的影像学分析装置可以用于青光眼:共焦扫描激光检眼镜、光相干断层扫描成像术和扫描激光偏振测定法。在一个系统分析中对这些设备进行了研究,发现这些装置的各种型号在区分青光眼患者与正常对照的能力方面是相似的。[209,262,263]

重要的是要记住,这些设备测出的异常结果(即测出的结果在正常范围之外)并不总是表示患者患有疾病。[264] 在这些设备中用于建立正常人资料库的标准是不同的。一些个别的视盘的发现并没有包括在用于确定异常的正常人资料库中,所以对于结果的解释应当谨慎。因此对于从这些检查中所得的结果必须结合临床检查和其他补充的试验结果来解释,以避免将任何定量影像分析设备上得出的统计学异常结果当作真正的疾病而得出错误的结论。[264] 因为这些设备正在继续改进之中,它们有可能在帮助临床医师诊断青光眼和确定进行性视神经损伤中变得更加可靠。[259~261] 而且,用于计算机为基础的影像学分析装置的进展性分析程序正在研发中,以便更好地发现继发于青光眼的视神经和 RNFL 的改变,[265,266] 但是这些程序对于这些结构性改变是否最终会导致视野缺损还缺少长期随诊的信息。[266]

因为一些患者表现出视野缺损而没有相应的视神经损伤的进展,[8,265-269] 因此结构和功能的评估对患者的诊治来说都是必需的。即使已经表明定量的影像学分析是有助于青光眼诊断的辅助检查,临床医师在形成患者处理决定时也应当应用所有视野和结构的信息。[252] (Ⅲ,*IQ*,*SR*) 随着这些装置在技术上的发展(如出现特异性参考的资料库、高分辨率的谱域光相干断层扫描技术),期望这些诊断性影像学装置在临床中的应用也会更好。

鉴别诊断

青光眼是一种慢性进行性的视神经病变,并且与一些危险因素相关联,包括眼压升高可以引发损伤。视神经的特征性获得性萎缩以及视网膜神经节细胞和它的轴索丢失会导致进行性视野缺损。应当在接受青光眼诊断之前考虑到其他视盘损伤或视野异常的疾病。这些非青光眼疾病(及其例子)分类如下:

- ◆ 视盘异常
  - ◆ 前部缺血性视神经病变
  - ◆ 视神经玻璃膜疣
  - ◆ 近视性斜入的视神经
  - ◆ 中毒性视神经病变
  - ◆ 先天性小凹
  - ◆ 先天性视盘异常(例如缺损、室周脑白质软化、牵牛花综合征)
  - ◆ Leber 遗传性视神经病变和显性视神经萎缩
- ◆ 视网膜异常
  - ◆ 年龄相关性黄斑变性
  - ◆ 全视网膜激光光凝治疗
  - ◆ 视网膜色素变性
  - ◆ 视网膜动脉和静脉阻塞
- ◆ 中枢神经系统异常
  - ◆ 压迫性视神经病变
  - ◆ 多发性硬化引起的脱髓鞘病变
  - ◆ 营养性视神经病变
  - ◆ 显性视神经萎缩

处理

目标

处理 POAG 患者的目标如下:

- ◆ 将眼压控制在目标眼压范围内
- ◆ 视神经 /RNFL 状态稳定
- ◆ 视野稳定

眼保健提供者可以应用药物、激光治疗和切开性青光眼手术来降低眼压。随机对照临床试验(总结于表2)和其他的研究提供了降低眼压和减慢开角型青光眼进展的速率的证据。[8,23,49~54,58,64,66,270~283]($I++$, GQ, SR)

POAG是一种慢性的、常常是无症状的情况,至少在它的早期是这样,需要应用有可能引起眼部和全身不良反应的多种昂贵的药品。[284]也可能需要施行激光或切开性手术治疗来处理青光眼。青光眼视野的缺损会与生活质量的下降相关联。[160,161,285]在做出治疗的决定时,要考虑到治疗的作用、患者的生活质量、患者对生活的期望。应当与患者讨论诊断、疾病的严重性、预后和处理计划以及需要长期治疗的可能性。(GQ, SR)

原发性开角型青光眼患者的目标眼压

当决定治疗青光眼的疑似患者时,重要的是要记住治疗的目标是将眼压维持在视野的缺损不太可能明显地降低患者一生健康相关生活质量的范围之内。[286]($II+$, GQ, SR)

这一估计的眼压范围的上限被考虑为"目标眼压"。首次确定的目标眼压是一个估计值,是一个最终达到保护患者视功能的工具。目标眼压应当是个体化的,可能需要在疾病治疗过程中进行降低或升高的调整。[287](III, IQ, DR)

当首次治疗时,眼科医师假设所测量到的治疗前的眼压范围对视神经的损伤起了作用,而且有可能在今后引起视神经的进一步损伤。当选择目标眼压时,要考虑的因素包括根据结构性视神经损伤和(或)功能性视野丧失而确定的总的青光眼损伤的期别,损伤发生时的基线眼压,患者年龄,以及另外的危险因素(如CCT、期望寿命、以前进展的速率)。已有研究显示使治疗前的眼压降低25%或更多可以减慢POAG的进展。[49,51~53,65,66]如果患者的视神经损害更为严重,青光眼的损伤进展迅速,或者有其他的危险因素,如青光眼家族史、年龄或有视盘出血,则将目标眼压定得更低一些是合理的(见进展的危险因素部分)。如果治疗的风险大于益处(例如,如果患者不能很好地耐受药物治疗,手术干预可能有困难,或者患者的生命期望值较短时),选择不太积极的目标眼压可能是合理的。然而,应当注意到的是,目前还没有比较不同目标眼压水平的高质量前瞻性资料;正因为这样,在与不同阈值相关的风险与益处之间如何权衡还不清楚。[288]

确定的目标眼压是否恰当和合理需要通过定期比较以前的视神经状态(比较视盘形态、视盘和神经纤维层视野的定量评估)和视野检查结果来进行重新评价。根据长期的监查结果,目标眼压可能会改变。目标眼压是一个估计值,所有的治疗决定都应当根据患者的需要进行个体化处理。虽然在临床实践中目标眼压的算法是有用的,但是当前并没有一个决定是否降低或提高目标眼压的合理算法。[289]

治疗的选择

眼压可以通过药物治疗、激光手术或切开性青光眼手术(单独或联合应用)来降低。应当与患者就选择的治疗的相对危险和益处进行详细讨论。(GQ, SR)患者和眼科医师在一起就用药的剂量、价格和依从性并结合患者的年龄、喜好和眼部损伤的程度来确定一个实用和可行的方案。[225]对于应用眼部降眼压药物的患者,值得考虑的并存疾病包括哮喘/慢性阻塞性肺部疾病、心律不齐或忧郁。怀孕和哺乳的患者也需要考虑。

药物治疗

目前,药物治疗仍是降低眼压最常用的初始干预措施。有多种药物可以用于初始治疗,药物的选择可能受到药物潜在的价格、不良反应、用药安排以及需要降低的眼压幅度等影响(表4中可以选择的药物的回顾)。如果应用一种药物没有达到目标眼压,就根据这个患者对第一种药物是否有反应来改用其他药物,或者加用药物(如果患者对第一个药物没有降眼压的反应,就不应当再将其保留在治疗方案内)。

前列腺素类似物是青光眼患者最常使用的降低眼压的初始治疗的滴眼液,因为它们具有最好的作用、耐受性好,而且每日只滴用1次。[54,290,291]它们也相对安全。因此它们常常考虑为初始的药物治疗,除非有一些其他的考虑,如禁忌证、价格、不良反应、不能耐受或患者拒绝而排除这些药物。[292~294]($I+$, GQ, SR)其他的药物包括β-肾上腺受体阻滞剂、$α_2$肾上腺能兴奋剂、拟副交感神经药物、眼部滴用和口服的碳

酸酐酶抑制剂。[295,296]

为了确定局部用药的作用,有必要区分药物对眼压的治疗作用和通常的眼压自发波动。虽然在以前建议采用单眼治疗的方法来确定局部滴用的降眼压药物是否有效,但是近来的研究表明这样的试验并不是一种了解长期效果的好的预测指标。[297,298]单眼试验是只在一只眼中滴药治疗,接着在随诊时比较双眼的眼压相对变化,来解决眼压自发性波动的问题。然而,这种试验可能不起作用,这是因为一个人双眼可能对同样药物的反应并不相同,也因为存在着不对称的自发波动的可能性,以及单眼滴用药物可能对对侧眼也起作用。[299]评估降眼压反应的较好方法是在同一只眼中与多次基线测量结果进行比较,但是在患者中所必需的基线测量的次数是不同的。[300](*II*+,*MQ*,*DR*)

如果一种药物治疗对于降低眼压是有效的,但是还没有达到目标眼压,就进行联合治疗,[301]或改为另一种替代治疗是恰当的。同样,如果患者对治疗有良好的依从性,但药物并不能足够地降低眼压,那就应当以其他的药物来替代治疗,直至确定药物治疗是有效的,而无论是单药治疗还是联合治疗。

眼科医师应当评估患者的眼部和全身的不良反应、毒性作用(与其他药物的交互作用)和潜在的威胁生命的不良反应(*GQ*,*SR*)。为了减少药物的全身吸收,应当教育患者在滴药后闭合眼睑或压迫鼻泪道(见相关的学会资料部分中公共信息小册子)。[302](*III*,*GQ*,*SR*)

适当的降眼压治疗需要患者对治疗具有高水平的依从性。但是往往达不到这一点;研究表明患者对治疗的依从性相对较差。[303~306]需要多次滴药或者产生不良反应(如滴用β受体阻滞剂后可能发生忧郁、不能耐受运动和性欲低下)可能会使依从性下降而阻碍治疗。[307,308]即使给予指导、免费的药物、每日一次用药、应用滴药的辅助装置和监查依从性的电子装置,在一个研究中表明也只有接近45%的患者只用了给予他们药物剂量的不足75%。[306]两种药物的固定联合制剂通过减少治疗所需的滴药次数,从而可提高患者的依从性。对于许多患者来说,正确地滴用滴眼液是困难的,他们滴药的能力可能随着年龄增加、伴发病和青光眼病情进展而下降。[309,310]反复地指导和劝导患者采用适当的方法来用药,包括在多次滴药之间至少间隔5分钟,给予清晰的书面用药方法,以及打电话随诊或智能电话的提醒,可以提高患者对治疗的依从性。[306,311,312]在每次检查时,应当记录用药的剂量和频率。(*GQ*,*SR*)复习每日用药时间对于帮助患者将滴药与日常生活中的活动联系起来,以及肯定患者实际上已经滴用了他们的滴眼液是有用的。应当与患者讨论遵守治疗方法和应用替代治疗或诊断检查的建议。(*GQ*,*SR*)药物的价格也是影响用药依从性的一个因素,特别是应用多种药物时。[311]通过口头、书面和在线的信息进行患者教育和使患者了解治疗的决定,可以提高依从性[311]和处理青光眼的总有效性。当患者再次获得处方补充药物之前已经将药用完时,依从性也会受到妨碍。然而,拥有医疗保险的患者现在可以在他们用完至少70%的口服药时再次获得处方补充药物,或者够21天的治疗。[313]

表4 青光眼药物

药物类别	作用方式	眼压降低幅度*	可能的不良反应	可能的禁忌证	FDA怀孕安全类别†
前列腺素类似物	增加房水经脉络膜巩膜和(或)小梁的外流	25%~33%	◆ 睫毛生长增加或乱生 ◆ 眼周色素沉着 ◆ 结膜充血 ◆ 过敏性结膜炎/接触性皮炎 ◆ 角膜炎 ◆ 可能激活单纯疱疹病毒 ◆ 增加虹膜色素 ◆ 葡萄膜炎 ◆ 囊样黄斑水肿 ◆ 眶周病变 ◆ 偏头痛样头痛 ◆ 流感样症状	◆ 黄斑水肿 ◆ 疱疹病毒角膜炎的病史 ◆ 活动性葡萄膜炎	C

续表

药物类别	作用方式	眼压降低幅度*	可能的不良反应	可能的禁忌证	FDA 怀孕安全类别†
β- 肾上腺素受体阻滞剂（β- 阻滞剂 ）	减少房水生成	20%~25%	◆ 过敏性结膜炎 / 接触性皮炎 ◆ 角膜炎 ◆ 支气管痉挛（见于使用非选择性药物） ◆ 心搏缓慢 ◆ 低血压 ◆ CHF（这是经典的说法，虽然心脏病专科医师应用 β- 阻滞剂作为 CHF 的一线治疗） ◆ 降低运动耐力 ◆ 忧郁 ◆ 阳痿	◆ 慢性阻塞性肺部疾病（非选择性药物） ◆ 哮喘（非选择性药物） ◆ CHF ◆ 心搏缓慢 ◆ 低血压 ◆ 大于一度的房室传导阻滞	C
α- 肾上腺素受体兴奋剂	非选择性：增加房水外流 选择性药物：减少房水生成，减少上巩膜静脉压或增加房水经葡萄膜巩膜外流	20%~25%	◆ 过敏性结膜炎 / 接触性皮炎 ◆ 滤泡性结膜炎 ◆ 口干和鼻干 ◆ 低血压 ◆ 头痛 ◆ 疲劳 ◆ 嗜睡	- 单胺氧化酶抑制剂治疗 - 婴儿和小于 2 岁的儿童	B
副交感神经拟似药	增加房水经小梁网外流	20%~25%	◆ 增加近视眼程度 ◆ 降低视力 ◆ 白内障 ◆ 眼周接触性皮炎 ◆ 过敏性结膜炎 / 接触性皮炎 ◆ 结膜瘢痕 ◆ 结膜缩窄 ◆ 角膜炎 ◆ 反常的前房角关闭 ◆ 视网膜裂孔 / 脱离 ◆ 眼或眉弓疼痛 ◆ 流涎增加 ◆ 腹部绞痛	◆ 需要定期地评估眼底 ◆ 新生血管性、葡萄膜炎性或恶性青光眼	C
滴用的碳酸酐酶抑制剂（主要为全身用药）	减少房水生	15%~20%	◆ 过敏性皮炎 / 结膜炎 ◆ 角膜水肿 ◆ 角膜炎 ◆ 口里有金属味	◆ 磺胺药过敏 ◆ 肾结石 ◆ 恶性贫血 ◆ 血小板减少症 ◆ 镰状细胞病	C

续表

药物类别	作用方式	眼压降低幅度*	可能的不良反应	可能的禁忌证	FDA 怀孕安全类别†
口服碳酸酐酶抑制剂	减少房水生成	20%~30%	◆ Stevens-Johnson 综合征 ◆ 不适、厌食、忧郁 ◆ 血浆电解质失衡 ◆ 肾结石 ◆ 血恶病质(再生障碍性贫血、血小板减少症) ◆ 口里金属味 ◆ 麻木 ◆ 腹泻 ◆ 腹部绞痛	◆ 磺胺药过敏 ◆ 肾结石 ◆ 恶性贫血 ◆ 血小板减少症 ◆ 镰状细胞病	C
高渗剂	玻璃体脱水	没有资料	◆ 头痛 ◆ CHF ◆ 恶心、呕吐 ◆ 腹泻 ◆ 肾衰竭 ◆ 糖尿病并发症 ◆ 精神紊乱	◆ 肾衰竭 ◆ CHF	C

CHF = 充血性心力衰竭；IOP = 眼压

* 资料来源于 Heiji A，Traverso CE，等．Terminology and Guidelines for Glaucoma. 欧洲青光眼学会．4rd ed. Savona，Italy：PubliComm，2014：146-51 可从网站：www.eugs.org/eng/EGS_guidelines4.asp 查询。2015 年 5 月 29 日后可以登录。

† FDA 怀孕类别 B= 动物的生产研究没有显示出对胎儿有危险，对于怀孕妇女没有恰当和很好控制的研究。FDA 怀孕类别 C= 动物的生产研究显示出对胎儿有不良作用，对人类没有恰当和很好控制的研究。尽管有着潜在的风险，但是在怀孕妇女中应用药物具有潜在益处，值得应用。

经美国眼科学会开业眼科医师课程委员会主席和副主席允许后引用。Practical Ophthalmologists Curriculum 2014-2016. Glaucoma. 登录网站：http://one.aao.org/POCTopics. 2015 年 5 月 29 日后可以登录。

怀孕和哺乳期的特殊情况用药

怀孕

怀孕或哺乳患者的青光眼药物治疗对平衡青光眼进展[314]与关注胎儿或婴儿的安全性方法提出了挑战。[315-317]有关在怀孕期间滴用降眼压药物风险的资料是有限的。FDA 已经建立了药物的怀孕类别 A、B、C、D 和 X。[318]怀孕类别 A 是指经怀孕妇女中研究得到的证据表明药物对怀孕头三个月内的胎儿没有风险。类别 B 是指动物的生产研究没有显示出对胎儿有风险，但是在怀孕妇女中没有很好控制的研究。类别 C 是指在动物的生产研究中显示出对胎儿有不良反应，但是对怀孕妇女没有进行很好控制的研究。类别 D 是指对人胚胎有风险的证据。类别 X 是指在动物和人中均显示出胚胎异常。溴莫尼定的怀孕类别为 B 级。所有其他滴用的降眼压滴眼液的怀孕类别为 C 级。在怀孕期间常用 β 受体阻滞剂，这是因为对这类药已有长期应用的经验。对于怀孕期间滴用拉坦前列素的风险只有极少的资料，虽然一个 11 名妇女在怀孕期间应用拉坦前列素的系列病例报告发现在怀孕期间没有不良反应，也没有出生缺陷。[319]一般来说，大多数眼科医师在妇女怀孕期间避免拉坦前列素，这是因为在理论上会有早产的风险，但是这些药物可以在哺乳的母亲中考虑使用。[317]

哺乳

一些局部滴用的青光眼药物已经在乳汁中发现，如噻吗洛尔和碳酸酐酶抑制剂。对于噻吗洛尔是否对母乳喂养的婴儿有威胁，资料仍是有不同意见的。美国儿科学会已经批准在哺乳期间应用口服或滴用碳酸酐酶抑制剂，虽然当用这些药物时，应当小心地监查婴儿。[317,320]已经知道溴莫尼林可以穿透血脑屏障，引起婴儿的呼吸暂停。由于这一原因，常常会建议哺乳的母亲不要使用这种药物。[316]（Ⅲ，GQ，SR）总之，在怀孕或哺乳的患者中处理青光眼涉及跨学科的处理,来平衡母亲疾病的进展和减少胎儿和哺乳中婴儿的风险。

激光小梁成形术

在一些选择的患者[272,321,322]中,或者对于一些由于药物价格、(用药的)记忆的问题、滴药时有困难或者不能耐受药物,因而对药物治疗非依从性风险高的患者,激光小梁成形术可以考虑为首选治疗。(I +, GQ, DR)激光小梁成形术通过增加房水外流而降低眼压,可以应用氩激光、二极管激光和倍频钕:YAG激光来施行。[323,324]

氩激光和二极管激光小梁成形术

应用波长谱的峰值为488nm的连续波氩激光的研究(氩激光小梁成形术[ALT])发现治疗可以增加房水外流,在多达75%的以前未手术的眼中作为首选治疗,获得有临床意义的眼压下降(表5)。[66,272]从这些初期的研究以来,最初的氩激光器大多已被更为精致简洁的固体二极管激光器所替代,可以获得相等的降眼压效果和安全性。

对于初始时以ALT治疗的患者,控制青光眼所需治疗的药物量减少。[272,327]对于接受最大量药物治疗,随后接受激光和切开性手术治疗的患者进行长期研究表明,30%至多达50%的眼在ALT后5年内需要另外的手术治疗。[66,328~331]对于不能维持以前的适当的治疗反应的眼,重复的ALT的长期成功率低,这些眼在2年里失败的发生率约为90%。[332~336]氩激光小梁成形术可以在180°或360°的范围内施行。在首次激光手术后至少1年眼压不能下降的眼中[335],对以前进行过全周前房角治疗的眼施行重复的ALT,其成功率低于首次治疗。[334,335]与首次激光小梁成形术相比,在重复施行激光小梁成形术后产生的并发症,如激光治疗后出现眼压急剧升高的风险增加。[332,333,336,337]

选择性激光小梁成形术

2001年引入选择性激光小梁成形术(SLT)后,对于在以前应用已经下降的激光小梁成形术应用增加很可能起了作用。[338~340]选择性激光小梁成形术应用Q开关、倍频的532 nm的钕:YAG激光器,可以释放较低能量,目的是让小梁网的色素细胞对其选择性地吸收。[341]具有这些特点的目的是为了使SLT比ALT对小梁网产生较少的热损伤。[342]然而,几个前瞻性和回顾性研究指出,SLT的降眼压作用是与ALT可比较的,但并不比ALT更好。[343~350]选择性激光小梁成形术似乎与应用前列腺素类似物的药物治疗的作用是可比的,[321,351]虽然在一个前瞻性研究中表明SLT在对360°的小梁网进行治疗后,其作用可与应用拉坦前列腺素相比。[351]在这一研究中,拉坦前列腺素的降眼压作用好于SLT对90°和180°小梁网的治疗。一个多中心随机临床研究比较了SLT和药物治疗作为初始治疗OAG的作用。[322]虽然这一研究还没有足够的统计学效力来发现两者间的差别,但是随诊一年后在SLT组和药物治疗组中看到了相似的降眼压效果。

已有人认为SLT重复治疗后其成功率高于ALT的重复治疗,但是还没有随机对照的临床试验来显示这一事实。在一个回顾性研究中,对重复SLT与初始SLT的病例进行了比较,观察到相似的降眼压作用和成功率。[352~354]SLT治疗的安全性是好的,在治疗后出现轻度前房炎症,与ALT相比眼部不适的感觉较轻。[346]在不同的研究中,注意到SLT治疗后4.5%~27%的眼发生眼压急剧升高,[343,347,351,355]这与ALT治疗中所观察到的发生率是相似的。[343,347]临床经验提示小梁上有较多色素的眼出现术后眼压急剧升高的倾向更大。[356]

激光小梁成形术的围手术期治疗

施行激光手术的眼科医师有下列责任:[359,360]

◆ 在讨论手术的风险、益处和期望的结果后,从患者或患者的可以做决定的代理人中取得知情同意书

◆ 确定术前评估证实需要施行手术

◆ 手术后30分钟至2小时期间至少测量一次眼压[361]

◆ 手术6周内进行一次随诊检查,或者如果关心视神经的眼压相关损伤,可以在更短的时间内进行随诊检查[328,362~364]

那些不是长期应用的药物可以在围手术期应用,以防止暂时性眼压升高,特别是在病情严重的患者

中。[361,365.366] 已经表明溴莫尼林在预防激光小梁成形术后眼压即刻升高方面与阿普可乐定一样有效。[367,368] 与小梁网 360° 治疗相比,小梁网 180° 的治疗可以降低术后眼压升高的发生率和程度。[369~371]

表 5　发表的氩激光小梁成形术随机临床试验的结果

试验名称	研究设计	患者数	随诊时间(年)	发现
青光眼激光试验(GLT),1990—1995[357,358]	新诊断的 POAG:药物治疗与激光小梁成形术比较	271	2.5~5.5	在 2 年中,初始激光小梁成形术降低眼压值(9mmHg)大于噻吗洛尔初始治疗(7mmHg);初始激光小梁成形术治疗至少在 5.5 年中对于保存视野和视盘的状态是有效的
青光眼激光试验的随诊研究,1995[358]	GLT 的参加者	203	6~9	较长时间的随诊更加支持了早期的发现,即初始的激光小梁成形术比初始的噻吗洛尔治疗降低眼压的幅度更大(差值 1.2mmHg),至少在保存视野和视盘状态中是有效的
Moorfields 主要治疗试验 1994[64]	新诊断的 POAG:药物治疗与激光小梁成形术和小梁切除术比较	168	5+	小梁切除术降眼压幅最大(60%);激光小梁成形术(降眼压幅度为 38%)和药物治疗组(降眼压幅度为 49%)与小梁切除术组相比有更多的视野缺损恶化
早期显性青光眼治疗试验,2002—2007[51,52,58]	新诊断的 POAG:药物治疗和激光小梁成形术与不治疗相比较	255	4~10	以药物疗法和小梁成形术降低眼压(降眼压幅度为 25%)延缓了视盘和视野损伤的进展
晚期青光眼的干预研究(AGIS),2000—2004[53,66]	未曾施行过手术治疗,而且药物治疗后失败的 POAG:激光小梁成形术与小梁切除术相比较	591	10~13	种族不同,手术的结果也有所不同;非洲裔的患者以小梁成形术作为首选手术治疗的效果较好(降眼压幅度为 30%),而长期观察中(4 年以上)高加索裔美国的患者以小梁切除术作为首选手术的效时较好(降眼压幅度为 48%)。在晚期青光眼患者中,手术干预后在随诊期间最低眼压组(降眼压幅度为 47%)可以防止进一步视野缺损恶化

IOP= 眼压;POAG= 原发性开角型青光眼

切开性青光眼手术

小梁切除术

小梁切除术可以有效地降低眼压;通常当药物或激光治疗不足以控制病情时施行,在一些选择性病例中可以作为首选的治疗。[372,373]($I+,GQ,SR$)

小梁切除术提供了一条房水外流进入结膜下间隙的替代通道,它常常可以降低眼压和减少药物治疗的需要。估计随着时间的延长,手术的成功率在不同的人群中和采用不同的成功和失败的定义后为 31%~88%。[374~377] 在晚期青光眼干预研究[66]中,对以前未手术眼进行了滤过手术失败率的研究,在不用辅助的抗纤维增生药物或联合药物治疗下随诊 10 年以上,在非洲裔美国人中手术失败率达 30%,而在高加索美国患者中为 20%。[66] 虽然常常可以获得长期的控制,但是许多患者可能需要进一步治疗或再次手术,而这种手术的失败率相当高。[66,378~381] 而且,滤过手术增加了有晶状体眼施行白内障手术的可能性。[65,382,383] 青光眼手术史也增加了穿透性角膜移植术后角膜移植片失败的风险。[384]

在以前施行过白内障手术累及结膜的眼中,首选青光眼手术的成功率下降。[273,379,385~387] 然而,回顾性病例比较研究观察到在有晶状体眼中和在透明角膜超声乳化白内障吸除术眼中施行初始小梁切除术联合术中应用丝裂霉素 C(MMC)有着相似的成功率。[388]

抗纤维增生的药物可以在小梁切除术中和术后使用,来减少能够导致手术失败的结膜下瘢痕形成。术中应用 MMC 可以在手术失败高危眼中[389,390]和以往没有施行过手术的眼[390~393]中减少手术失败的风险。一些研究已经显示出术中应用氟尿嘧啶[394,395]的益处,而另一些研究则没有。[396] 在一个多中心随机临床试验中[395]发现初始小梁切除术中辅助应用氟尿嘧啶和MMC有着相同的安全性和效果。在高危眼[273,397~399]中和以往没有施行过手术的眼[399~401]中术后注射氟尿嘧啶也能减少手术失败的可能性。在术后早期松解巩膜瓣缝线或拆除可拆除缝线可以增强房水的外流。[402,403]已经表明采用氟尿嘧啶针刺对于激活失败的滤过泡是有效的。[404,405]

抗纤维增生药物的应用也增加了发生并发症的可能,如低眼压、[406~408]低眼压性黄斑病变、[406]迟发的滤过泡渗漏、[399,400]迟发的滤过泡感染[411,412],对此在决定是否应用这些药物时必须与所获的益处来衡量。这些并发症在首次施行滤过手术的有晶状体眼中甚至会更多一些。[413~415]随着时间的延长,已经观察到倾向于应用MMC的较低浓度和较短曝露时间,[416]以及采用穹隆部为基底的结膜瓣并且在较宽的区域应用MMC的方法值得提倡,来避免与滤过泡相关的并发症。[417,418]

Ex-PRESS房水分流器(Alcon Laboratories,Fort Worth,TX)是一种无瓣膜的不锈钢的管子,最初的设计是置于角巩膜缘结膜下的植入物。术后低眼压和装置被挤出的高发生率[419~421]促使改变手术方法,涉及将装置置于部分厚度的巩膜瓣下。[422]这一方法与小梁切除术相似,但是不做巩膜切除和虹膜切除。回顾性研究[422~427]和随机临床试验[428~430]已经报告小梁切除术与Ex-PRESS房水分流器植入术有相似的眼压下降和手术成功率。几个比较Ex-PRESS房水分流器植入术和小梁切除术的研究没有发现术中和术后并发症发生率有明显的不同,[424,425,427~430]但是其他的研究报告小梁切除术后早期低眼压的发生率较高。[423,426]应用Ex-PRESS房水分流器相对于小梁切除术来说,与较高的手术费用相关联,这是因为植入物本身的额外费用造成的。

房水分流手术

所有房水分流手术(也称为植管房水分流术、青光眼房水引流装置和排液术)都是由一根管子组成的,该管可以将房水改流到放置于眼球赤道部结膜和球筋膜下的终板(end plate)。通过这一装置对房水流动产生的主要阻力部位是发生于终板周围的纤维膜。不同的房水分流装置在大小、形状和终板的材料等设计方面是不同的。它们可以进一步分为有阀和无阀的分流装置,决定于是否存在阀门的机制,如当眼压太低时能够阻止房水通过分流装置外流。无阀的房水分流植入物的例子有Baerveldt青光眼植入物(Abbott Medical Optics,Santa Ana,CA)和Molteno植入物(Molteno Ophthalmic Ltd.,Dunedin,New Zealand);有阀的植入物的例子有Ahmed青光眼阀(New World Medical,Inc.,Rancho Cucamonga,CA)。

传统上房水分流装置用于处理小梁切除术失败后药物不能控制眼压或小梁切除术肯定不能成功的难于控制的青光眼。这些眼包括新生血管性青光眼、葡萄膜炎青光眼、由于以前的眼部手术或结膜的瘢痕性疾病以及前房角手术失败的先天性青光眼。然而,房水分流装置植入术的适应证正在扩大,在青光眼的手术处理中这些装置的应用正在增加。国家医疗照顾制的资料显示从1995年到2004年房水分流装置的应用数量稳步增加,而同期所做的小梁切除术的数量在下降。[339]

几个研究比较了房水分流术与小梁切除术的结果。一个回顾性研究在匹配的患者组中评估了手术的效果,报告以单板Molteno植入和应用氟尿嘧啶的小梁切除术有相似的降眼压作用。[432]然而,另一个回顾性病例对照研究中,观察到应用丝裂霉素C的小梁切除术的5年成功率高于Ahmed青光眼阀植入组。[433]在斯里兰卡,一个随机临床试验在原发性开角型青光眼和闭角型青光眼中比较了植入Ahmed装置和小梁切除术的效果,发现眼压降低和平均随诊31个月的成功率是可以相比的。[434]植管与小梁切除术比较研究(Tube Versus Trabeculectomy,TVT)是一个多中心前瞻性随机临床试验,在以前施行过白内障手术和(或)小梁切除术失败的患者中比较了应用350mm²的Baerveldt青光眼植入物的植管房水分流手术与应用丝裂霉素C的小梁切除术的安全性和效果。在5年的随诊期间,植管房水分流术比小梁切除术的成功率高,但是与手术相关的眼压下降、补充的药物治疗、严重的并发症和5年时视力丧失者相似。[435,436]

一些研究比较了不同大小和设计的房水分流器。[437~446]在几个回顾性的系列病例报告中发现终板表面积较大的分流器与较低的眼压水平和较少应用降眼压滴眼液相关联。[438,440,441]评估单盘(135mm²)和双盘(270mm²)Molteno植入物的随机临床试验观察到应用双盘植入物后2年时有较高的成功率。[442]然而,一个关于350mm²和500mm²的Baerveldt植入物比较的前瞻性研究发现在术后5年时350mm²的植入物有更高的成功率。[443]一个前瞻性试验比较了Ahmed青光眼阀(184mm²)和单盘Molteno植入物,注意到在术后 2 年时两种植入物的成功率相似。[444] Ahmed 和 Baerveldt 植入物比较研究（Ahmed Baerveldt Comparison，ABC）以及 Ahmed 与 Baerveldt 比较研究（AVB）都是多中心随机临床试验，设计用于比较 Ahmed 青光眼阀和 Baerveldt 植入物的安全性和效果。在术后 3 个月和之后，Baerveldt 植入物组眼压下降幅度较大，青光眼用药较少，在两个研究随诊 3 年的多个时间点上这种差别是有统计学意义的。[445,446] 在 ABC 研究中严重的并发症以及 AVB 研究中与威胁视力相关的并发症，在植入 Ahmed 阀之后较少发生。

房水分流手术相关的术中和术后并发症与发生在小梁切除术的并发症是相似的。另外，它们还有与异物植入相关的独特的并发症。植管可以对结膜产生侵蚀作用（在 TVT 研究中为 5%，[436] 在 ABC 研究中为 1%[445]），这种情况典型地发生于前房内植管后角膜缘后几毫米的部位。为了防止植管的侵蚀，常常应用巩膜、角膜或心包膜这些同种异体移植物来覆盖。眼外肌纤维化或植入物终板上的滤过泡的团块的作用可以导致复视（TVT 研究中为 6%，[436] ABC 研究中为 11%，[445] AVB 研究中为 4%[446]）。植管与角膜的接触能够导致进行性的角膜内皮细胞丢失和持续的角膜水肿（TVT 研究中为 16%，[436] ABC 研究中为 6%，[445] AVB 研究中为 11%[446]）。虹膜、玻璃体、血或纤维素可能会阻塞植管。与应用抗纤维增生药物的小梁切除术相比，房水分流术发生术后感染的风险较小。

联合手术

当 POAG 患者同时患有具有视力意义的白内障时，在治疗上可有一个选择的范围加以考虑。如果在应用一种或两种药物下就能控制眼压，单独施行白内障手术就已足够，并且在术后还能有轻度降低眼压的好处。如果在激光小梁成形术后应用几种药物的情况下眼压不能很好地控制，而且患者还有中度白内障，那么青光眼手术就要首先施行，一旦眼压得到适当控制，就计划施行白内障手术。在这两个极端之间，先做哪种手术或者是否联合施行白内障和青光眼手术，由眼科医师和患者在讨论每种处理过程的风险和益处之后再做决定。

单独施行白内障摘除和人工晶状体植入术就可以导致平均不超过 2mmHg 的眼压轻度下降。[178] 在 OHTS 研究中，在白内障摘除的患者中观察到眼压平均下降 16.5%，并持续术后 3 年。[179] 一般地说，白内障和青光眼联合手术在降低眼压方面不如单独施行青光眼手术那样有效，[178,447] 因此需要施行滤过手术同时也有轻度白内障的患者最好先单独施行青光眼手术，以后再做白内障手术。在联合手术中，应用丝裂霉素 C 而不是氟尿嘧啶，可以导致眼压降低。[178,390,447] 发表于 2002 年的一个系统回顾发现了中等质量的证据，分开施行白内障和青光眼切口的手术在降低眼压的作用方面要比在一个切口处所做的联合手术好，但是这一结果的差别是很小的。[447] 随后发表的研究发现这两种手术方法所得的结果之间没有差别。[448~450]

联合手术（白内障摘除和人工晶状体植入及小梁切除术）的潜在益处是可以防止可能使单独施行白内障手术变得更为复杂的眼压升高，以及有可能通过一次手术就可以获得长期的青光眼的控制，消除先做青光眼手术时随后施行白内障手术发生滤过泡失败的危险。[451~453] 因此，眼科医师由于这些对每个患者可以见得到的好处而有理由选择施行这种联合手术。

其他类型的青光眼手术也能够与白内障手术联合施行，如青光眼房水引流装置的植入、非穿透青光眼手术、微小侵入性青光眼手术和经内路睫状体光凝术。

其他切开性青光眼手术

几种其他的青光眼手术可以作为小梁切除术和房水分流植入手术的替代手术。这些手术在青光眼手术处理中的确切作用还有待于确定。

非穿透青光眼手术

非穿透青光眼手术的基本原理是避免形成从前房到结膜下间隙的连续通道，降低滤过泡相关的问题和低眼压等并发症的发生率。与小梁切除术相比，非穿透手术的手术难度增大，以及需要特殊的器械。

深部巩膜切除术（deep sclerectomy）：深部巩膜切除术涉及在部分厚度的巩膜瓣下切除角膜巩膜组织，留下小梁网窗样薄层和角膜后弹力层，来对房水外流提供一些阻力。抗纤维增生的药物常常用来作为深部巩膜切除术的辅助治疗，也已经提示在巩膜瓣下放置胶原引流装置可以增加房水的渗透。[454~456] 一个随机临床试验发现小梁切除术在减低眼压方面比非穿透深度巩膜切除术更有效，[457] 而其他的一些研究者发

现两种手术的效果是相同的。[458~461]

黏小管切开术(viscocanalostomy):黏小管切开术包括深部巩膜切除术以及应用黏弹剂扩张输淋氏(Schlemm)管。采取这种手术的意图是允许通过小梁和角膜后弹力层窗的房水经过输淋氏管进入生理性房水外流通道。比较黏小管切开术和小梁切除术的随机临床试验提示小梁切除术有较大的降眼压幅度,但黏小管切开术的并发症较少。[403,462~469]

输淋氏管成形术(canaloplasty):在输淋氏管成形术中,应用柔韧的微导管进行输淋氏管的环形扩张,并联合施行深部巩膜切除术。扩张整个输淋氏管的目的是让房水进入更多数量的集合管内。当尽可能地在小梁网上以一个向内方向施加适当压力的时候,10-0 的聚丙烯(Prolene)缝线可以在压力下置入输淋氏管内。已经在随诊 3 年的非随机的多中心临床试验中报告了输淋氏管成形术单独或与超声乳化白内障吸除术联合施行的安全性和效果。[470]比较小梁切除术和输淋氏管成形术的非随机临床试验已经施行。一个回顾性病例系列报告发现与输淋氏管成形术相比,小梁切除术术后的眼压较低。[471]

微小侵入性青光眼手术

名词"极小侵入性或微小侵入性青光眼手术"(MIGS)是指经内路施行,而且对眼组织只有微小创伤的一组新的青光眼手术方法。[472]对于 MIGS,现在只有有限的长期随诊的资料。已有报告在 MIGS 后眼压有适度的下降,一般术后的眼压为 15mmHg 至 20mmHg 以内。虽然这种手术在降眼压作用方面不如小梁切除术和房水分流手术,但是 MIGS 在短期内显示出更好的安全性。MIGS 常常与超声乳化白内障吸除术联合施行。

经内路小梁切除术:经内路小梁切除术或称小梁消融术(Trabectome,NeoMedix Corporation,Tustin,CA),是应用高频电烙器去除一小段小梁网和输淋氏管。已有报告应用小梁消融术可以降低眼压和减少青光眼的药物治疗,并且只有极少的术中和术后并发症。[473~477]系列病例报告叙述了小梁消融术联合超声乳化白内障吸除术的效果,但是还没有随机的前瞻性研究来与单独施行超声乳化白内障吸除术的结果相比较。[474,476~481]因此还不清楚手术中的小梁消融术部分和白内障摘除部分各能将眼压降低多少。以前的激光小梁成形术似乎没有明显地影响小梁消融术的效果。[484,483]在一个队列研究中显示失败的小梁消融术也没有影响随后小梁切除术后成功率。[484]

小梁微旁路支架:小梁微旁路支架或 iStent(Glaukos Corporation,Laguna Hills ,CA),是一种由涂有肝素的钛制成的通气管样的装置。预先装好的植入物在前房角镜引导下将装置插入输淋氏管。iStent 已获得 FDA 批准用于滴用降眼压药物的轻中度开角型青光眼患者,可与白内障摘除术联合应用。几个研究已经报告了超声乳化白内障吸除术和 iStent 联合应用与单独施行超声乳化白内障摘除术效果的比较,发现前者的眼压和青光眼用药小幅度下降。[485~488]在以 iStent 单独治疗的继发性开角型青光眼中,获得了眼压降低和青光眼用药减少。[489,490]近来的研究提示多个支架植入比单个支架的植入可能会提供更好的降眼压效果。[486,491]已有报告植入支架后手术并发症的发生率低,最常见的是与支架植入位置错误和阻塞有关。[485~491]

切开性青光眼手术的围手术期处理

施行切开性青光眼手术的眼科医师有以下责任:[359,360]

◆ 在讨论手术的风险、益处和期望的结果后,从患者或患者的能做决定的代理人那里取得手术的知情同意[492]

◆ 保证术前的评估已经正确地记录所有发现和具有手术适应证

◆ 术后给予滴用糖皮质激素[493,494]

◆ 在术后第 1 日(术后 12~36 小时)进行随诊,术后头 1~2 周至少进行一次随诊,来评估视力、眼压和眼前节的状态[495~500]

◆ 在没有并发症的情况下,术后 3 个月时随诊评估视力、眼压和眼前节的状态[495~500]

◆ 当有必要时,例如患者有浅前房或无前房,或有早期滤过泡失败的证据,炎症增加或筋膜囊的包裹性滤过泡形成等并发症时应安排更多的随诊[495~500]

◆ 如有滤过泡失败的证据出现,需要增加房水进入滤过泡和降低眼压,则可进行另外的治疗,包括

注射抗纤维增生的药物,按摩滤过泡,拆除或松解、调整巩膜瓣缝线,针刺滤过泡 [405,501,502]

◆ 如有术后并发症发生时,进行处理,如滤过泡渗漏的修复,或无前房的形成

◆ 向患者解释滤过手术在患者的一生中将手术置于发生眼内炎的风险之中,如果患者出现疼痛和视力下降的症状以及眼红和分泌物等体征,应当立即告知眼科医师 [503](III, GQ, SR)

睫状体破坏手术

睫状体破坏手术可以减少房水的生成率。有几种方法可以减少睫状体的功能,包括睫状体冷凝术、经巩膜和非接触的钕:YAG 激光治疗,以及经巩膜和非接触经内路二极管激光睫状体光凝术。[504,505] 传统上睫状体破坏手术用于难治性青光眼,所报道的成功率为 34%~94%。[505] 它们与随后的视力下降相关,[506,507] 少见的情况下可有交感性眼炎的病例发生。[508,509] 睫状体破坏手术的缺点包括术后炎症、疼痛、低眼压、囊样黄斑水肿、眼压急剧升高,以及常常在数周或数月后需要重复治疗。[510] 与睫状体冷凝治疗相比,激光睫状体光凝术引起的术后疼痛和炎症较轻。因此,现在很少应用睫状体冷凝术了。激光睫状体破坏手术与滤过手术相比的优点包括容易操作,需要的术后护理较少,以及可以避免切开性手术。对于只有有限的潜在视功能,或者对于施行切开性眼部手术的条件很差的候选者来说,经巩膜的睫状体光凝术是一种好的手术选择。

2005 年,国家医疗照顾制所做的全部睫状体光凝术中 47% 的病例是在内镜下施行的;2006 年为 58%;2007 则为 65%。[511] 内镜下睫状体光凝术(ECP)包括固体 810nm 激光、摄像机、瞄准光,以及与光纤缆装在一起的氙光源,[505] 它可以被引入眼内直接观察和治疗睫状突。这样可以更加精细地进行激光治疗。ECP 的作用是好的,所报告的眼压下降为 34%~57% 。[514-516] 多数研究治疗 270° 至 360° 的睫状体。[514,515] 已经注意到在晚期青光眼施行 ECP 后有纤维素渗出、前房积血、囊样黄斑水肿、视力丧失、低眼压、脉络膜脱离 [514] 以及眼球萎缩,[517] 但是新近涉及不太晚期的青光眼损伤的研究似乎表明这些并发症并不多见。[515]

内镜下睫状体光凝术 [514,515,518] 可与白内障手术联合施行。一个随机试验比较了白内障手术联合 ECP 或小梁切除术的效果,提示两者降眼压作用是相似的,[519] 另一个研究比较了 ECP 与 Ahmed 引流植入物的效果,也显示在降眼压方面有可以比较的作用,虽然后者的并发症发生率高一些。[520]

其他治疗的考虑

在患者中,对于采用补充的或替代的医学方法来治疗青光眼的兴趣正在增长。对于草药或营养补充剂治疗青光眼有益处的说法尚没有科学的证据。[521,522] 一个基于患者问题表的研究发现大量摄入某些水果和蔬菜(绿色甘蓝、青菜和胡萝卜)和减少青光眼之间有一定关联。[523] 由美国眼科学和美国青光眼学会提供的两个综述发现与应用常规药物治疗青光眼相比,应用大麻具有增加益处或减少风险的说法并没有科学的证据。[524,525]

随诊评估

表 6 总结了 POAG 患者随诊的指南。这些建议应用于持续变化的青光眼的处理,而不是为了其他目的的随诊。随诊评估包括检查,如有适应证也应当进行视盘和视野的评估。

表 6　以共识为基础的以视神经和视野评估为主的青光眼状态的随诊指南 *

是否达到目标 IOP	损伤的进展	控制的时程(月)	估计随诊间隔(月)†
是	否	≤ 6	6
是	否	>6	12
是	是	NA	1~2
否	是	NA	1~2
否	否	NA	3~6

IOP= 眼压;NA= 不适用

* 评估由患者的临床检查组成,包括视盘的评价(进行定期的彩色立体照相或视盘和视网膜神经纤维层计算机影像学检查)和视野评估。

† 晚期或存活时间更长的原发性开角型青光眼患者需要更经常的评估。这些建议的间期是两次评估之间的最长的建议时间。

病史

在 POAG 患者随诊时要询问下列随诊间期内病史：

◆ 随诊间期内的眼病史

◆ 随诊间期内全身病史

◆ 眼部用药的不良反应

◆ 最近使用的降眼压药物的频次和时间,回顾药物使用情况

眼部检查

在 POAG 随诊访问时应当施行眼部检查中的下列检查：

◆ 视力测量

◆ 裂隙灯活体显微镜检查

◆ 眼压测量

基于有关 CCT 对眼压测量的作用了解,[8,23,526] CCT 测量应当在发生有可能改变 CCT 的事件(如施行屈光手术[527])后重复进行。

前房角镜检查

当怀疑有前房角关闭的成分、前房变浅或前房角异常,或者如果有不能解释的眼压改变时,就表示有前房角镜检查的适应证。前房角镜检查也需要定期施行。

视盘和视野评估

应当如表 6 列出的建议的时间间隔,通过影像学技术、照相或画图的方法来评估和记录视盘[253,528~530]以及进行视野的评估。[531~534]定期的照相也可以发现检查时[46]没有看到的视盘出血,以及鉴于影像学领域飞速发展,照相可能是比新的影像学基线资料更为稳定的基线资料,可用于每隔少数几年的比较。

在每个建议的时间间隔内,决定评估频次的因素包括损伤的严重程度(如轻度、中度、重度,对于更严重的病例应当进行更经常的评估)、病情的进展率、眼压超过目标眼压的范围以及其他引起视神经损伤的危险因素的数目和意义。在某些病例中,可能比所建议的时间间隔进行更多的随诊视野检查(例如,为了建立基线资料而进行第二次检查,以便将来进行比较;澄清可疑的检查结果;或解决试验中明显的人为因素)。例如,有青光眼性损伤的患者表现有长期的稳定的状态,可以每隔 6~12 个月进行一次评估,取决于损伤有多严重,而当患者有青光眼性病情进展证据时,可能要改变诊治计划,需要接受更多的随诊复查。

病情进展的危险因素

在已经诊断为开角型青光眼的眼中,病情进展的危险因素与眼压水平以及不依赖眼压的因素相关：

◆ 眼压:几个多中心随机临床试验研究了眼压和青光眼进展危险之间的关系(见表 2)。较高的基线眼压、[51]在随诊期间较高的平均眼压[53,535]以及较高的年平均眼压[536]与视野或视盘改变来测量的青光眼病情更大进展是相关的。在一些研究中,但并不是所有研究中,显示出较大的眼压波动与视野的进展相关,但是这种情况明显与眼压的绝对值相关,可能不是一个独立的危险因素[55~59,372]

◆ 高龄[51,58,372,535,537,538]

◆ 视盘出血:已经将视盘出血的存在[46,537,539~545]或看到视盘出血的随诊次数的百分比增高[51,58]与视野或视神经损伤的进展相关联。已有报告在正常眼压性青光眼和高眼压性青光眼中都有这种关联

◆ 杯盘比大或视神经盘沿区域小[546,547]

◆ 视盘周围 β 区萎缩:在几个大的前瞻性和回顾性研究中已经将基线时存在邻近视神经的视盘周围的萎缩(β 区)[539,546]或者其大小[537,548]与视野或视神经改变的进展联系起来

◆ 薄中央角膜应用 GAT 测量眼压时:很强的证据表明薄中央角膜是高眼压症进展到 POAG 的危险因素,但是薄中央角膜是否是青光眼进展的危险因素仍有不同的证据[81,88,233~235,237,526,549,550]

◆ 角膜迟滞性减少:角膜迟滞性是角膜的黏液弹性阻尼的测量,已经表明其与青光眼进展的危险相关联[90~93]

◆ 眼部灌注压较低 [58,100]
◆ 假性晶状体囊膜剥脱症 [51,58,551]
◆ 用药依从性差 [552~554]

一眼的损伤与另眼将来发生损伤的风险增加相关联。[58,555,556] 一个在一只眼有严重视野损伤的开角型青光眼中进行的回顾性研究显示另一只眼中具有病情进展的危险(视野进展的 Kaplan Meier 估计值 = 12.1%)。[557] 病情进展的危险因素包括开始检查时杯盘比大和眼灌注压低。在另一个独立的回顾性研究中,表明两只眼的视野进展具有明显的相关性。[556] 在一个单侧视野损伤的正常眼压性青光眼的大的回顾性研究中,发现正常眼发生进展的危险因素是青光眼那只眼的视野损伤严重程度和神经视网膜盘沿较窄。[558]

治疗的调整

调整治疗的适应证如下:
◆ 没有达到目标眼压,对患者来说改变治疗的益处大于风险
◆ 尽管达到了目标眼压,但是患者仍有视神经损伤的进展
◆ 患者不能耐受所给予的药物治疗方法
◆ 患者不能遵从所给予的药物治疗方法
◆ 对一些药物产生禁忌证
◆ 一个患者在青光眼药物长期的治疗下显示出稳定的视神经的状态和较低的眼压。在这些情况下,在密切观察下企图减少药物可能是恰当的。

在面对视盘、RNFL 和视野改变进展时,要下调目标眼压。[553,559~562]

如果患者的情况稳定,以及如果患者需要(由于不良反应)或想要减少药物,上调目标眼压是可以考虑的。进行 2~8 周的随诊检查,根据疾病的严重程度,可能有助于评估停用老药物或开始应用新药物使其发挥最大作用的反应和不良反应。

医疗提供者和环境

某些诊断检查项目(如眼压测量、角膜厚度测量、视野检查、视盘 /RNF 的影像学检查和照相)可由受过专门训练和在上级医师指导下的技术人员来施行。

然而,对于检查结果的解释,以及对疾病的药物和手术处理则需要受过医学教育、接受过临床培训、具有临床判断能力和有临床经验的眼科医师来进行(III, GQ, SR)。

大多数诊断和治疗的处置可以在门诊安全地实施。然而,在一些情况下住院是需要的。例如,这些包括具有特殊的医疗或社会学需要的患者。

咨询和转诊

重要的是要在处理青光眼中教育患者和吸引患者参与。应当通过口头、书面和在线的信息就疾病的过程、干预的理由和目标、他们的状态以及替代治疗的相对益处和风险来教育患者,这样能使他们实质性地参与制订恰当的行动计划。(GQ, SR)应当鼓励青光眼患者在应用青光眼药物出现身体或情绪上的变化时,及时告知他们的眼科医师。(GQ, SR)青光眼诊断本身就可以导致负面的精神作用和失明的担心。[563~567]

已经进行了一些研究来揭示青光眼患者的精神方面的特征,一些研究显示在这组人群中焦虑的患病率较高。[563,566,568] 很难在青光眼患者中显示出相应的忧郁的存在;一些研究不能显示出这一点 [183,563,569,570] 只有少数的研究能够显示出来。[566,567]

青光眼会在许多方面影响患者的视觉和健康相关的生活质量,[161,571] 包括就业方面(例如担心由于阅读、驾驶能力下降而失去工作和保险)、社会方面(担心对家庭关系及性生活产生不良影响),以及在需要良好视力的活动(如运动或其他爱好的活动中)中丧失独立性及活动能力。眼科医师应当

敏感地注意到这些问题,并提供支持与鼓励。一些患者寻找同行支持组织的帮助或进行咨询是有帮助的。

应当告知考虑施行角膜屈光手术的患者,施行激光视力矫正可有对比敏感度下降,以及降低眼压测量准确性等可能的影响。[94](III,GQ,SR) LASIK 手术期间,在制作表面角膜瓣时由于负压吸引环的作用,眼压会短暂地升高,使眼球变硬。在视神经已有晚期损伤的眼中,这种作用会导致另外的损伤。[572] 因此,在这些患者中施行 LASIK 可能是相对禁忌的,特别是在做过小梁切除术的患者中,但是激光屈光性角膜切除术(PRK)是有可能进行的。另外,在积极滴用糖皮质激素以便解决弥漫性板层角膜炎的患者中,术后在基质交界面可能有液体产生,导致暂时性低估压平眼压值。这些患者可能实际上有未被发现的糖皮质激素产生的眼压升高的情况。[573] 相反,眼压升高可能与基质性角膜炎相关联,这种情况称之为压力产生的板层内角膜炎。它可由糖皮质激素产生的眼压升高所引起,可与交界面液体积聚相关联,导致低估眼压。[574,575] 当应用青光眼药物降低眼压后,炎症也就消退。

应当告知想要植入多焦点人工晶状体的青光眼性视神经病变的患者,术后有减低对比敏感度的风险。[576](III,GQ,SR) 重要的是建立起术前 ONH 和视野状态的基线记录,有利于随后的青光眼处理。

如果 POAG 的诊断或处理存在疑问,或者这种情况难于处理,应当考虑咨询或将患者转诊给一个在处理青光眼方面接受过特殊训练或有经验的眼科医师。可以将视野损伤严重或失明的患者转诊,鼓励他们寻求适当的视觉康复和社会服务。[577] 视觉康复的更多信息,包括用于患者的资料可查询网站 www.aao.org/smartsight。

社会经济学的考虑

当前,全世界患有青光眼的人超过 6100 万;大约 4500 万为开角型青光眼,另有 1600 万为原发性闭角型青光眼。[9] 因为青光眼的患病率随着年龄的增加和人们寿命的延长而有相当的增加,估计到 2020 年全球青光眼人数将达 8000 万,[9] 到 2040 年达 1 亿 1400 万人。[578] 因此就患者个人和对社会的经济负担而言,青光眼的负担将是很重的。[579]

就患者个人水平来说,研究已经显示出青光眼可以对生活质量产生强烈的冲击。已经知道青光眼患者每天在阅读、走路、驾车等日常生活中挣扎。[580] 当青光眼病情加重和双眼都受到影响时,施行这些活动的表现也就越差。已有研究报告,与对照组相比,青光眼患者在过去 12 个月内跌倒次数增加了 3 倍,在过去 5 年内驾车发生碰撞的次数增加了 6 倍。[581] 各期的青光眼患者的生活质量都受到了影响,即使早期的青光眼患者也是这样。[582]

处理青光眼这样慢性病的费用可以分解为直接的医疗费用、直接的非医疗费用和间接的费用。直接的费用包括看眼科医师、辅助检查、医疗和手术干预的费用。一个研究估计一年中直接的费用达 30 亿美元。[583] 直接的非医疗费用(如看病时的交通费用和家庭护理费用)和间接费用(患者或其监护人丧失的生产力)可能更难于计算,但是相当巨大。应用联邦医疗保险索赔资料和 Markov 模型,一个研究估计青光眼患者一生中平均的直接和间接医疗费用比没有青光眼的人高 1688 美元。[584]

青光眼的费用受到青光眼严重程度的影响。一个研究确定早期青光眼、晚期青光眼和终末期青光眼患者的平均年费用分别为 623、1915 和 2511 美元。[585] 在早期青光眼患者中,大部分费用是医药费。[586] 对于晚期青光眼患者,间接费用如家庭健康保健费用和康复费用更为主要。[587,588]

几个研究已经评估了青光眼筛查和治疗高眼压症或青光眼患者的成本 - 效益比。一个研究评估了治疗所有高眼压症患者的成本效益比,得出结论——这样的策略是不符合世界卫生组织制订的成本效益标准的。[589] 第二个研究是确定治疗高眼压症的亚组患者的成本效益比,这些患者的眼压为 24mmHg 或以上,以及发生青光眼的年风险至少为 2%,治疗是有成本效益比的。[590] 应用计算计模型,研究者发现在治疗诊断为青光眼患者中,假设治疗的效果是最理想的,那么是有成本效益的,即使对治疗效果做更为保守的估计,治疗也仍然是有成本效益的。[591] 其他的研究比较了不同治疗方法的成本效益。一个研究发现应用通用的前列素类似物和激光小梁成形术两者治疗早期青光眼都是具有成本效益的治疗策略。[592] 当假定有理想的用药依从性,应用通用的前列素类似物比激光小梁成形术是更有成本效益的治疗选择。然而,当假定用药的依从性不太理想时,发现激光小梁成形术比用前列素类似物更有价值。正在进行的研究探索治疗青光眼的不同的切开性手术(如小梁切除术与青光眼房水引流装置植入术)以及一些新的微小侵入青光眼手术的成本效益比。[593]

考虑青光眼的经济负担时,重要的是要认识到青光眼不成比例地影响到大量的少数民族族群。事实上,青光眼是黑人中主要的致盲原因,研究已经显示相对于非西班牙裔白人,在拉丁美洲人和亚洲裔美国人中有较高的青光眼风险。不同的研究已经注意到在少数民族族群中,使用眼保健服务是不平等的。研究显示,相对于白人来说黑人较少进行青光眼的检查,[594,595] 相对于白人来说黑人在青光眼手术前的一年中较少进行视野检查,[596] 使用药物和手术干预治疗青光眼的比率较低。[597] 更近的研究发现,尽管提供医疗保险,但是相对于白人来说拉丁美洲人明显地不太进行青光眼的检查。[598] 幸运的是,在 2000 年联邦医疗保险开始向具有下列危险因素的人提供青光眼筛查:青光眼家族史、糖尿病史、非洲裔美国人和年龄为50 岁及以上者、拉丁美洲人和年龄为 65 岁及以上者。[173] 随着可支付的保健法案的通过和其他近来的健康保健改革,重要的是保证少数民族和社会经济地位低下的患者能够获得和接受恰当的已为临床实践指南所推荐的眼保健服务。

附录 1　眼保健服务质量的核心标准

> 提供高质量的保健服务,
> 是医师的最高道德责任,
> 也是公众信任医师的基础。
> 美国医学会理事会,1986 年

所提供的高质量眼保健服务的方式和技术应当与患者的最大利益相一致。下述的讨论将说明这种保健服务的核心成分。

眼科医师首要的是医师。正因为如此,眼科医师显示出对每个人的同情和关心,并能够应用医学科学和高超的医疗技术来帮助患者减轻焦虑和病痛。眼科医师通过接受培训和继续教育不断地努力发展和维持最可行的技术来满足患者的需要。眼科医师根据患者的需求来评估他们的技术和医学知识,并且依此来做出相应的反应。眼科医师也保证有需求的患者直接获得必要的保健服务,或者将患者转诊到能够提供这种服务的恰当的人和设施那里,他们支持促进健康以及预防疾病和伤残的活动。

眼科医师认识到疾病将患者置于不利的依赖状态。眼科医师尊重他们的患者的尊严和气节,而不会利用患者的弱点。

高质量的眼保健服务具有许多属性,其中最显著的是以下几点:

◆ 高质量保健的本质是患者与医师之间富有意义的伙伴关系。眼科医师应当努力与他们的患者进行有效的交流,仔细地倾听患者的需求和担忧。反过来,眼科医师应当就患者疾病的需求和预后、适当的治疗措施来教育患者。这样可以保证在做出影响患者的处理和护理决定时,患者能够实质性参与(应当与患者特有的体力、智力和情绪状态相适应),使他们在实施他们同意的治疗计划时具有良好的主动性和依从性,从而帮助他们减少担心和忧虑。

◆ 眼科医师在选择和适时地采用恰当的诊断和治疗措施时,以及确定随诊检查的频率时,会根据患者情况的紧急与否和性质,以及患者的独特需要和愿望,来应用他们最好的判断做出决定。

◆ 眼科医师应当只是实施他们已经接受过恰当训练、有经验和有资格实施的操作,或者当有必要时,根据患者问题的紧急程度,以及其他替代的医疗提供者可利用和可及的状况,在其他人员的帮助下实施这些操作。

◆ 应当保证患者能够连续地接触到所需要的和恰当的眼保健服务,包括下列各项:

◆ 眼科医师应当及时、恰当地治疗患者,而且他们本身也具有提供这种服务的能力。

◆ 手术的眼科医师应当具有对患者施行恰当的术前和术后处理的适当能力和准备。

◆ 当眼科医师不便或无法为他的患者服务时,他应当提供适当的替代的眼保健服务,并且要有适当的机制让患者知晓这种保健和方法,以便患者能够获得而加以利用。

◆ 眼科医师可以根据转诊是由于患者的需要,转诊是及时和恰当的措施,以及接受转诊的医师是有资格胜任,并具有可及性和可利用的基础上,将患者转诊给其他的眼科医师。

◆ 眼科医师可以就眼部和其他内科或外科的问题寻求适当的咨询和会诊。可以根据他们的技术、能力和可及性来推荐会诊者。他们必须尽可能地获得完整和准确的有关问题的资料,以便提供有效的建议或干预,并能做到恰当的和及时的回应。

◆ 眼科医师应当保持完整和准确的医疗记录。

◆ 在适当的请求下,眼科医师能够提供自己的完整和准确的患者病历。

◆ 眼科医师定期和有效地复习会诊和实验室检查的结果,并且采用适当的行动。

◆ 眼科医师和帮助其提供眼保健服务的人员应当具有证明他们身份和职业的证件。

◆ 对于那些治疗无效而又没有进一步治疗方法的患者,眼科医师应当提供适当的专业方面的支持、康复咨询和社会服务机构,当有适当和可及的时机时,应当给予转诊。

◆ 在进行治疗和实施侵入性诊断试验之前,眼科医师通过收集相关的历史资料和施行相关的术前检查,来熟悉患者的情况。另外,医师通过准确和诚实地提供有关诊断、治疗方法和替代治疗的性质、目的、危险、益处和成功的可有性,以及不进行治疗的危险和益处的相关信息,也能使患者对治疗的决定充分知情。

◆ 眼科医师应当谨慎地采用新技术(例如药物、装置、手术技术),要考虑到这些新技术与现有的替代治疗相比其价格是否合适,是否有潜在的益处,以及所显示出来的安全性和有效性。

眼科医师通过对照已经确定的相关标准,定期地回顾和评估个人的相关行为,以及恰当地改变自己的医疗实践方式和技术,来提高他们所提供的眼保健的质量。

◆ 眼科医师应当利用恰当的职业渠道,通过与同行交流临床研究和医疗服务中所获得的知识来改进眼保健服务。包括向同行警示少见的病例,或未曾预料的并发症,以及与新药、新装置和新技术相关的问题。

◆ 眼科医师以恰当的人员和设备来处理需要立即关注的眼部和全身的可能并发症。

◆ 眼科医师也要提供经济上合理的眼保健服务,而且不与已经接受的质量标准相冲突。

修改:理事会
批准:理事会
1988 年 10 月 12 日

第二次印刷:1991 年 1 月
第三次印刷:2001 年 8 月
第四次印刷:2005 年 7 月

附录 2　疾病和相关健康问题编码（ICD）的国际统计学分类

原发性开角型青光眼包括开角型青光眼和相关的下列 ICD-9 和 ICD-10 分类中的疾病：

	ICD-9 CM	ICD-10 CM
开角型青光眼	365.10	H40.10X-
原发性开角型青光眼	365.11	H40.11X-
低眼压性青光眼	365.12	H40.121- H40.122- H40.123-
开角型青光眼的残余期	365.15	H40.151 H40.152 H40.153
青光眼性视神经萎缩	377.14	H47.231 H47.232 H47.233

CM= 用于美国的临床修改；(–)= 0，非特指的期别；1，轻度；2，中度；3，重度；4，未确定的期别

ICD-10 的另外信息：

● 一些 ICD-10 CM 类别具有可适用的第七个字符。对于类别中所有编码，或在表所列出的指导性注解中，都需要可适用的第七个字符。第七个字符就必须总是在资料域的第七个字符位。如果需要第七个字符的编码而缺少第六个字符，占位符 X 必须用于填充这一空位。

● 对于双侧位，ICD-10 CM 编码的最后一位字符代表眼侧。如果没有提供双侧的编码，而发生的情况又是双侧的，则必须设计应用代表左侧和右侧两侧的分开编码。非特指的编码只用于没有其他的编码可利用时。

● 当诊断编码指明眼别时，无论发现应现应用哪一个字节（即第 4 字节、第 5 字节或第 6 字节）

　● 右眼总是为 1

　● 左眼总是为 2

　● 双眼总是为 3

附录 3　对 PPP 有关文献的搜索

2014 年 6 月在 PubMed 和 Cochrane 资料库进行了文献搜索，搜索的策略如下述。在 2014 年 6 月之后进行了特殊的有限的更新搜索。

PubMed 的搜索

IOP fluctuation & risk of progression（4/29/09 — 6/23/14）

（"Glaucoma"［Mesh］OR "Glaucoma, Open-Angle"［Mesh］OR glaucoma）AND（"Intraocular Pressure"［Mesh］OR "intraocular pressure" OR IOP）AND（fluctuation OR fluctuating OR fluctuates OR fluctu* OR variation* OR varying OR varie* OR variabl*）AND（(2009/04/29［EDat］:3000［EDat］) AND（English［lang］））:680 references as of 6/23/14.

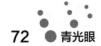

Primay open-angle glaucoma(POAG)& quality of life(4/29/09— 6/11/14)

("Quality of Life" [Mesh] OR "quality of life" OR "Sickness Impact Profile" [Mesh] OR "sickness impact" OR "Activities of Daily Living" [Mesh] OR "daily activities" OR "daily activity" OR "Karnofsky Performance Status" [Mesh] OR "Illness Behavior" [Mesh] OR "illness impact") AND ("Glaucoma, Open-Angle" [Mesh] OR "Glaucoma" [Mesh] OR glaucoma OR POAG) AND ((2009/04/29 [EDat]: 3000 [EDat]) AND (English [lang])):231 references as of 6/11/14; 230 imported; 1 duplicate.

Stereographic photography of optic nerve head(4/29/09 — 6/11/14)

("Photography" [Mesh] OR stereophotography OR "stereographic photography") AND ("Optic Nerve" [Mesh] OR "Optic Disk" [Mesh] OR "optic nerve") AND ("Glaucoma" [Mesh] OR "Glaucoma, Open-Angle" [Mesh] OR glaucoma) AND ((2009/04/29 [EDat]:3000 [EDat]) AND (English [lang])): 130 references as of 6/11/14.

Nutrition & POAG(4/29/98—6/11/14)

("Nutrition Therapy" [Mesh] OR "Nutritional Status" [Mesh] OR nutrition* OR nutrient* OR "Diet" [Mesh] OR "Diet Therapy" [Mesh] OR diet OR "Dietary Supplements" [Mesh] OR "Vitamins" [Mesh] OR vitamin* OR "Antioxidants" [Mesh] OR antioxidant*) AND ("Glaucoma" [Mesh] OR "Glaucoma, Open-Angle" [Mesh] OR glaucoma) AND ((2009/04/29 [EDat]:3000 [EDat]) AND (English [lang])): 254 references as of 6/11/14.

Sleep disturbances & POAG(4/18/09 — 6/11/14)

("Sleep" [Mesh] OR "Sleep Apnea, Central" [Mesh] OR "Sleep Disorders, Circadian Rhythm" [Mesh] OR "Sleep Apnea Syndromes" [Mesh] OR "Sleep Apnea, Obstructive" [Mesh] OR "Sleep Disorders" [Mesh] OR "Sleep Disorders, Intrinsic" [Mesh] OR "Dyssomnias" [Mesh] OR "Sleep Deprivation" [Mesh] OR "Sleep Initiation and Maintenance Disorders" [Mesh] OR "sleep disturbance" OR "sleep disturbances" OR "sleep apnea") AND ("Glaucoma" [Mesh] OR "Glaucoma, Open-Angle" [Mesh] OR glaucoma) AND ((2009/04/18 [EDat]:3000 [EDat]) AND (English [lang])):45 references as of 6/11/14.

Past damage predicts future damage; narrow searches(4/21/09 — 6/11/14)

Weinreb [author] AND glaucoma research community AND 2009/04/21 [edat]:3000 [edat]:1 reference as of 6/11/14.

("Intraocular Pressure" [Mesh] OR IOP) AND "Glaucoma" [Mesh] AND "optic nerve damage" AND (past OR future OR predict*) AND (English [lang]) AND 2009/04/21 [edat]:3000 [edat]:7 references as of 6/11/14.

("Intraocular Pressure" [Mesh] OR IOP) AND (predict* OR progressive) AND "optic nerve damage" AND (glaucoma OR "Glaucoma" [Mesh]) AND ((English [lang])) AND 2009/04/21 [edat]:3000 [edat]:14 references as of 6/11/14.

glaucoma progression index AND ((2009/04/21 [PDat]:3000 [PDat]) AND (English [lang])):106 references as of 6/11/14.

multicenter [Title] AND retrospective [Title] AND pilot [Title] AND study [Title] AND resource [Title] AND costs [Title] AND associated [Title] AND severity [Title] AND disease [Title] AND glaucoma. [Title] AND 2009/04/10 [edat]:3000 [edat]:0 references as of 6/11/14.

Enhanced Glaucoma Staging System (GSS 2) for classifying functional damage AND 2009/04/21 [edat]: 3000 [edat]:0 references as of 6/11/14.

Past damage predicts future damage; broad search(4/29/09—6/11/14)

("Intraocular pressure" [Mesh] OR IOP) AND "Disease Progression" [Mesh] AND ("Glaucoma" [Mesh] OR glaucoma) AND ((2009/04/29 [PDat]:3000 [PDat]) AND (Humans [Mesh]) AND (English

［lang］））：256 references as of 6/11/14.

Selective laser trabeculoplasty（4/30/09—6/11/14）

（"Glaucoma"［Mesh］OR "Glaucoma,Open-Angle"［Mesh］OR glaucoma）AND "selective laser trabeculoplasty" AND（（2009/04/30［EDat］：3000［EDat］）AND（English［lang］））：90 references as of 6/11/14.

Diode cyclophotocoagulation（4/22/09—6/11/14）

（"Glaucoma"［Mesh］OR "Glaucoma,Open-Angle"［Mesh］OR glaucoma）AND（diode AND cyclophotocoagulation）AND（（2009/04/22［EDat］：3000［EDat］）AND（English［lang］））：43 references as of 6/11/14.

Endoscopic cyclophotocoagulation（4/22/09—6/11/14）

（"Glaucoma"［Mesh］OR "Glaucoma,Open-Angle"［Mesh］OR glaucoma）AND（endoscopic AND cyclophotocoagulation）AND（（2009/04/22［EDat］：3000［EDat］）AND（English［lang］））：22 references as of 6/11/14.

Refractive surgery in patients with POAG or glaucoma suspect（4/29/09—6/11/14）

"Refractive Surgical Procedures"［Mesh］AND（"Glaucoma"［Mesh］OR "Glaucoma,Open-Angle"［Mesh］OR glaucoma）AND（（2009/04/29［EDat］：3000［EDat］）AND（English［lang］））：649 references as of 6/11/14.

Psychological effects（4/22/09—6/11/14）

（"Glaucoma"［Mesh］OR glaucoma OR "Glaucoma,Open-Angle"［Mesh］）AND（"Psychology"［Mesh］Or psychology OR psychological OR "Quality of Life"［Mesh］OR "quality of life" OR "Personality"［Mesh］）OR "Glaucoma/psychology"［Mesh］AND（（2009/04/22［EDat］：3000［EDat］）AND（English［lang］））：299 references as of 6/11/14.

Anterior segment imaging（4/29/14—6/11/14）

（"Tomography,Optical Coherence"［Mesh］OR（ultrasound AND biomicroscopy）OR（"anterior segment" AND imaging）OR（"anterior segment" AND image*））AND（"Glaucoma"［Mesh］OR glaucoma OR "Glaucoma,Open-Angle"［Mesh］）AND（（2009/04/29［EDat］：3000［EDat］）AND（English［lang］））：1092 references as of 6/11/14；1091 imported；1 duplicate.

POAG update（4/29/09—6/11/14）

"Glaucoma,Open-Angle"［Mesh］AND（randomized controlled trial［PT］OR controlled clinical trial［PT］OR randomized［TIAB］OR placebo［TIAB］OR drug therapy［SH］OR randomly［TIAB］OR trial［TIAB］OR groups［TIAB］）NOT（animals［MH］NOT（humans［MH］AND animals［MH］））AND（（2009/04/29［PDat］：3000［PDat］）AND（English［lang］））：805 references as of 6/11/14.

"Glaucoma,Open-Angle"［Mesh］AND（（2009/04/29［PDat］：3000［PDat］）AND（English［lang］）AND（Clinical Trial［ptyp］））：284 references as of 6/11/14.

Cochrane Searches

IOP fluctuation & risk of progression（4/2009—6/2014）

（Glaucoma［Mesh］OR "Glaucoma,Open-Angle"［Mesh］OR glaucoma）AND（"Intraocular Pressure"［Mesh］OR "intraocular pressure" OR IOP）AND（fluctuation OR fluctuating OR fluctuates OR fluctu* OR variation OR varying OR varied OR varies OR vary）：3 results in Cochrane Database of Systematic Reviews as of 6/13/14.

POAG & quality of life（4/2009—6/2014）

（"Quality of Life"［Mesh］OR "quality of life" OR "Sickness Impact Profile"［Mesh］OR "sickness impact" OR "Activities of Daily Living"［Mesh］OR "daily activities" OR "daily activity" OR "Karnofsky

Performance Status" [Mesh] OR "Illness Behavior" [Mesh] OR "illness impact") AND ("Glaucoma, Open-Angle" [Mesh] OR "Glaucoma" [Mesh] OR glaucoma OR POAG): 3 results in Cochrane Database of Systematic Reviews as of 6/13/14.

Stereographic photography of optic nerve head (4/2009—6/2014)

("Photography" [Mesh] OR photography OR stereophotography OR "stereographic photography") AND ("Optic Nerve" [Mesh] OR "Optic Disk" [Mesh] OR "optic nerve" OR "optic disk") AND ("Glaucoma" [Mesh] OR "Glaucoma, Open-Angle" [Mesh] OR glaucoma): 14 results in Cochrane Central Register of Controlled Trials as of 6/17/14.

Nutrition & POAG (4/2009—6/2014)

("Nutrition Therapy" [Mesh] OR "Nutritional Status" [Mesh] OR nutrition* OR nutrient* OR "Diet" [Mesh] OR "Diet Therapy" [Mesh] OR diet OR "Dietary Supplements" [Mesh] OR "Vitamins" [Mesh] OR vitamin* OR "Antioxidants" [Mesh] OR antioxidant*) AND ("Glaucoma" [Mesh] OR "Glaucoma, Open-Angle" [Mesh] OR glaucoma): 18 results in Cochrane Central Register of Controlled Trials as of 6/17/14.

Sleep disturbances & POAG (4/2009—6/2014)

("Sleep" [Mesh] OR "Sleep Apnea, Central" [Mesh] OR "Sleep Disorders, Circadian Rhythm" [Mesh] OR "Sleep Apnea Syndromes" [Mesh] OR "Sleep Apnea, Obstructive" [Mesh] OR "Sleep Disorders" [Mesh] OR "Dyssomnias" [Mesh] OR "Sleep Deprivation" [Mesh] OR "Sleep Initiation and Maintenance Disorders" [Mesh] OR "sleep disturbance" OR "sleep disturbances" OR "sleep apnea" OR "sleep disorder" OR "sleep disorders" OR "sleep deprivation") AND ("Glaucoma" [Mesh] OR "Glaucoma, Open-Angle" [Mesh] OR glaucoma): 1 result in Cochrane Central Register of Controlled Trials as of 6/18/14.

Selective laser trabeculoplasty (4/2009—6/2014)

("Glaucoma" [Mesh] OR "Glaucoma, Open-Angle" [Mesh] OR glaucoma) AND "selective laser trabeculoplasty": 3 results in Database of Abstracts of Reviews of Effects as of 6/18/14.

Diode cyclophotocoagulation (4/2009—6/2014)

("Glaucoma" [Mesh] OR "Glaucoma, Open-Angle" [Mesh] OR glaucoma) AND (diode AND cyclophotocoagulation): 2 results in Cochrane Central Register of Controlled Trials as of 6/18/14.

Endoscopic cyclophotocoagulation (4/2009—6/2014)

("Glaucoma" [Mesh] OR "Glaucoma, Open-Angle" [Mesh] OR glaucoma) AND (endoscopic AND cyclophotocoagulation): 1 result in Health Technology Assessment Database as of 6/18/14.

Refractive surgery in patients with POAG or glaucoma suspect (4/2009—6/2014)

"refractive surgery" OR "Refractive Surgical Procedures" [Mesh] AND ("Glaucoma" [Mesh] OR "Glaucoma, Open-Angle" [Mesh] OR glaucoma): 2 results in Database of Abstracts of Reviews and Effects as of 6/18/14.

Psychological effects (4/2009—6/2014)

("Glaucoma" [Mesh] OR glaucoma OR "Glaucoma, Open-Angle" [Mesh]) AND ("Psychology" [Mesh] Or psychology OR psychological OR "Quality of Life" [Mesh] OR "quality of life" OR "Personality" [Mesh]) OR "Glaucoma/psychology" [Mesh]: 4 results in Cochrane Database of Systematic Reviews" as of 6/18/14.

Anterior segment imaging (4/2009—6/2014)

("Tomography, Optical Coherence" [Mesh] OR (ultrasound AND biomicroscopy) OR ("anterior segment" AND imaging) OR ("anterior segment" AND image*)) AND ("Glaucoma" [Mesh] OR glaucoma OR "Glaucoma, Open-Angle" [Mesh]): 1 result in Health Technology Assessments Database as of 6/18/14.

POAG update（4/2009—6/2014）

"Glaucoma,Open-Angle"［Mesh］OR POAG or "open-angle glaucoma" OR "open angle glaucoma"：6 results in Cochrane Database of Systematic Reviews as of 6/18/14.

建议的参考书籍

◆ Allingham RR,Damji KF,Freedman S,Moroi SE,Shafranov G,Shields MB,eds. Shields' Textbook of Glaucoma. 6 th ed. Philadelphia,PA：Lippincott Williams & Wilkins；2010.

◆ Alward WLM. www.gonioscopy.org . Accessed May 29,2015.

◆ Heiji A,Traverso CE,eds. Terminology and Guidelines for Glaucoma. European Glaucoma Society. 4th ed. Savona,Italy：PubliComm；2014. Available at：www.eugs.org/EGS_guidelines4.asp. Accessed May 29,2015.

◆ Kahook M. Shuman JS,eds. Chandler and Grant's Glaucoma. 5th ed. Thorofare,NJ：SLACK Inc.；2013.

◆ Stamper RL,Lieberman MF,Drake MV. Becker-Shaffer's Diagnosis and Therapy of the Glaucomas. 8th ed. Philadelphia,PA：Mosby Elsevier；2009.

◆ Tasman W,Jaeger EA,eds. Duane's Ophthalmology on DVD-ROM,2013 ed. Philadelphia,PA：Lippincott Williams & Wilkins；2012.

◆ Weinreb RN,Greve EL,eds. Glaucoma Diagnosis：Structure and Function. World Glaucoma Association Consensus Series - 3. The Netherlands：Kugler Publications；2006.

相关的学会资料

Basic and Clinical Science Course

Glaucoma（Section 10,2015—2016）

Focal Points

Complication of Glaucoma Surgery（2015）

Glaucoam Progression：Structure and Function（2013）

Medical Treatment of Glaucoma（2013）

Information Statement -

Free download available at www.aao.org/guidelines-browse?filter = clinicalstatement

AAO and AGS Statement on Glaucoma Eye Drops Available（2014）

Ophthalmic Technology Assessments -

Free download available at www.aaojournal.org/content/OphthalmicTechnllogy Assessment

Evaluation of the Anterior Chamber Angle in Glaucoma（2013）

Patient Education

Eyedrops brochure（2014）

Glaucoma brochure（2014）（also available in Spanish）

Glaucoma Patient Education Video Collection（2015）

Laser Trabeculoplasty Brochure（2014）

Preferred Practice Patterns

Comprehensive Adult Medical Eye Evaluation（2015）

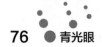
Primary Open-Angle Glaucoma（2015）

Primary Open-Angle Glaucoma Suspect（2015）

Vision Rehabilitation for Adults（2013）

To order any of these products, except for the free materials, please contact the Academy's Customer Service at 866.561.8558（U.S. only）or 415.561.8540 or visit www.aao.org/store .

参考文献

1. Scottish Intercollegiate Guidelines Network. Annex B：key to evidence statements and grades of recommendations. In：SIGN 50：A Guideline Developer's Handbook. 2008 edition, revised 2011. Edinburgh, Scotland：Scottish Intercollegiate Guidelines Network. Available at：www.sign.ac.uk/guidelines/fulltext/50/index.html. Accessed June 26, 2015.

2. Guyatt GH, Oxman AD, Vist GE, et al. GRADE：an emerging consensus on rating quality of evidence and strength of recommendations. BMJ 2008；336：924-6.

3. The Advanced Glaucoma Intervention Study（AGIS）：4. Comparison of treatment outcomes within race. Seven-year results. Ophthalmology 1998；105：1146-64.

4. Jonas JB, Budde WM, Panda-Jonas S. Ophthalmoscopic evaluation of the optic nerve head. Surv Ophthalmol 1999；43：293-320.

5. Morgan JE, Bourtsoukli I, Rajkumar KN, et al. The accuracy of the inferior>superior>nasal>temporal neuroretinal rim area rule for diagnosing glaucomatous optic disc damage. Ophthalmology 2012；119：723-30.

6. Foster PJ, Buhrmann R, Quigley HA, Johnson GJ. The definition and classification of glaucoma in prevalence surveys. Br J Ophthalmol 2002；86：238-42.

7. Dielemans I, Vingerling JR, Wolfs RC, et al. The prevalence of primary open-angle glaucoma in a population-based study in The Netherlands：the Rotterdam Study. Ophthalmology 1994；101：1851-5.

8. Kass MA, Heuer DK, Higginbotham EJ, et al. The Ocular Hypertension Treatment Study：a randomized trial determines that topical ocular hypotensive medication delays or prevents the onset of primary open-angle glaucoma. Arch Ophthalmol 2002；120：701-13；discussion 829-30.

9. Quigley HA, Broman AT. The number of people with glaucoma worldwide in 2010 and 2020. Br J Ophthalmol 2006；90：262-7.

10. Friedman DS, Wolfs RC, O'Colmain BJ, et al, Eye Diseases Prevalence Research Group. Prevalence of open-angle glaucoma among adults in the United States. Arch Ophthalmol 2004；122：532-8.

11. Klein BE, Klein R. Projected prevalences of age-related eye diseases. Invest Ophthalmol Vis Sci 2013；54：ORSF14-7.

12. Vajaranant TS, Wu S, Torres M, Varma R. The changing face of primary open-angle glaucoma in the United States：demographic and geographic changes from 2011 to 2050. Am J Ophthalmol 2012；154：303-14.

13. Sommer A, Tielsch JM, Katz J, et al. Racial differences in the cause-specific prevalence of blindness in east Baltimore. N Engl J Med 1991；325：1412-7.

14. Varma R, Ying-Lai M, Francis BA, et al, Los Angeles Latino Eye Study Group. Prevalence of open-angle glaucoma and ocular hypertension in Latinos：the Los Angeles Latino Eye Study. Ophthalmology 2004；111：1439-48.

15. Stein JD, Kim DS, Niziol LM, et al. Differences in rates of glaucoma among Asian Americans and other racial groups, and among various Asian ethnic groups. Ophthalmology 2011；118：1031-7.

16. Tielsch JM, Sommer A, Katz J, et al. Racial variations in the prevalence of primary open-angle glaucoma：Tthe Baltimore Eye Survey. JAMA 1991；266：369-74.

17. Leske MC, Connell AM, Schachat AP, Hyman L. The Barbados Eye Study：prevalence of open angle glaucoma. Arch Ophthalmol 1994；112：821-9.

18. Quigley HA, West SK, Rodriguez J, et al. The prevalence of glaucoma in a population-based study of Hispanic subjects：Proyecto VER. Arch Ophthalmol 2001；119：1819-26.

19. Mitchell P, Smith W, Attebo K, Healey PR. Prevalence of open-angle glaucoma in Australia：the Blue Mountains Eye Study. Ophthalmology 1996；103：1661-9.

20. Wensor MD, McCarty CA, Stanislavsky YL, et al. The prevalence of glaucoma in the Melbourne Visual Impairment Project. Ophthalmology 1998；105：733-9.

21. Klein BE, Klein R, Sponsel WE, et al. Prevalence of glaucoma：the Beaver Dam Eye Study. Ophthalmology 1992；99：1499-504.

22. Coffey M, Reidy A, Wormald R, et al. Prevalence of glaucoma in the west of Ireland. Br J Ophthalmol 1993；77：17-21.

23. Gordon MO, Beiser JA, Brandt JD, et al. The Ocular Hypertension Treatment Study：baseline factors that predict the onset of

primary open-angle glaucoma. Arch Ophthalmol 2002;120:714-20; discussion 829-30.

24. Sommer A,Tielsch JM,Katz J,et al. Relationship between intraocular pressure and primary openangle glaucoma among white and black Americans:the Baltimore Eye Survey. Arch Ophthalmol 1991;109:1090-5.

25. Leske MC,Connell AM,Wu SY,et al,Barbados Eye Studies Group. Incidence of open-angle glaucoma:the Barbados Eye Studies. Arch Ophthalmol 2001;119:89-95.

26. Le A,Mukesh BN,McCarty CA,Taylor HR. Risk factors associated with the incidence of open-angle glaucoma:the visual impairment project. Invest Ophthalmol Vis Sci 2003;44:3783-9.

27. Leibowitz HM,Krueger DE,Maunder LR,et al. The Framingham Eye Study monograph:an ophthalmological and epidemiological study of cataract,glaucoma,diabetic retinopathy,macular degeneration,and visual acuity in a general population of 2631 adults, 1973-1975. Surv Ophthalmol 1980;24:335-610.

28. Miglior S,Pfeiffer N,Torri V,et al,European Glaucoma Prevention Study(EGPS)Group. Predictive factors for open-angle glaucoma among patients with ocular hypertension in the European Glaucoma Prevention Study. Ophthalmology 2007;114:3-9.

29. Armaly MF,Krueger DE,Maunder L,et al. Biostatistical analysis of the collaborative glaucoma study:I. Summary report of the risk factors for glaucomatous visual-field defects. Arch Ophthalmol 1980;98:2163-71.

30. Mason RP,Kosoko O,Wilson MR,et al. National survey of the prevalence and risk factors of glaucoma in St. Lucia,West Indies. Part I. Prevalence findings. Ophthalmology 1989;96:1363-8.

31. Leske MC,Wu SY,Hennis A,et al,BESs Study Group. Risk factors for incident open-angle glaucoma:the Barbados Eye Studies. Ophthalmology 2008;115:85-93.

32. Brandt JD,Beiser JA,Kass MA,Gordon MO. Central corneal thickness in the Ocular Hypertension Treatment Study(OHTS). Ophthalmology 2001;108:1779-88.

33. Tielsch JM,Katz J,Sommer A,et al. Hypertension,perfusion pressure,and primary open-angle glaucoma. A population-based assessment. Arch Ophthalmol 1995;113:216-21.

34. Leske MC,Connell AM,Wu SY,et al. Risk factors for open-angle glaucoma. The Barbados Eye Study. Arch Ophthalmol 1995;113:918-24.

35. Mitchell P,Smith W,Chey T,Healey PR. Open-angle glaucoma and diabetes:the Blue Mountains eye study,Australia. Ophthalmology 1997;104:712-8.

36. Chopra V,Varma R,Francis BA,et al,Los Angeles Latino Eye Study Group. Type 2 diabetes mellitus and the risk of open-angle glaucoma:the Los Angeles Latino Eye Study. Ophthalmology 2008;115:227-32.

37. Bonovas S,Peponis V,Filioussi K. Diabetes mellitus as a risk factor for primary open-angle glaucoma:a meta-analysis. Diabet Med 2004;21:609-14.

38. Zhao D,Cho J,Kim MH,et al. Diabetes,fasting glucose,and the risk of glaucoma:a meta-analysis. Ophthalmology 2015;122:72-8.

39. Mitchell P,Hourihan F,Sandbach J,Wang JJ. The relationship between glaucoma and myopia:the Blue Mountains Eye Study. Ophthalmology 1999;106:2010-5.

40. Grodum K,Heijl A,Bengtsson B. Refractive error and glaucoma. Acta Ophthalmol Scand 2001;79:560-6.

41. Xu L,Wang Y,Wang S,Jonas JB. High myopia and glaucoma susceptibility the Beijing Eye Study. Ophthalmology 2007;114:216-20.

42. Drance SM,Fairclough M,Butler DM,Kottler MS. The importance of disc hemorrhage in the prognosis of chronic open angle glaucoma. Arch Ophthalmol 1977;95:226-8.

43. Diehl DL,Quigley HA,Miller NR,et al. Prevalence and significance of optic disc hemorrhage in a longitudinal study of glaucoma. Arch Ophthalmol 1990;108:545-50.

44. Airaksinen PJ,Mustonen E,Alanko HI. Optic disc haemorrhages precede retinal nerve fibre layerdefects in ocular hypertension. Acta Ophthalmol(Copenh)1981;59:627-41.

45. Siegner SW,Netland PA. Optic disc hemorrhages and progression of glaucoma. Ophthalmology 1996;103:1014-24.

46. Budenz DL,Anderson DR,Feuer WJ,et al,Ocular Hypertension Treatment Study Group. Detection and prognostic significance of optic disc hemorrhages during the Ocular Hypertension Treatment Study. Ophthalmology 2006;113:2137-43.

47. Gordon MO,Torri V,Miglior S,et al,Ocular Hypertension Treatment Study Group,European Glaucoma Prevention Study Group. Validated prediction model for the development of primary open-angle glaucoma in individuals with ocular hypertension. Ophthalmology 2007;114:10-9.

48. Weih LM,Nanjan M,McCarty CA,Taylor HR. Prevalence and predictors of open-angle glaucoma: results from the visual impairment project. Ophthalmology 2001;108:1966-72.

49. Collaorative Normal-Tension Glaucoma Study Group. Comparison of glaucomatous progression between untreated patients

with normal-tension glaucoma and patients with therapeutically reduced intraocular pressures. Am J Ophthalmol 1998;126:487-97.

50. Collaborative Normal-Tension Glaucoma Study Group. The effectiveness of intraocular pressure reduction in the treatment of normal-tension glaucoma. Am J Ophthalmol 1998;126:498-505.

51. Leske MC,Heijl A,Hussein M,et al,Early Manifest Glaucoma Trial Group. Factors for glaucoma progression and the effect of treatment:the Early Manifest Glaucoma Trial. Arch Ophthalmol 2003;121:48-56.

52. Heijl A,Leske MC,Bengtsson B,et al,Early Manifest Glaucoma Trial Group. Reduction of intraocular pressure and glaucoma progression:results from the Early Manifest Glaucoma Trial. Arch Ophthalmol 2002;120:1268-79.

53. AGIS Investigators. The Advanced Glaucoma Intervention Study (AGIS):7. The relationship between control of intraocular pressure and visual field deterioration. Am J Ophthalmol 2000;130:429-40.

54. Garway-Heath DF,Crabb DP,Bunce C,et al. Latanoprost for open-angle glaucoma (UKGTS):arandomised,multicentre,placebo-controlled trial. Lancet 2015;385:1295-304.

55. Nouri-Mahdavi K,Hoffman D,Coleman AL,et al. Predictive factors for glaucomatous visual field progression in the Advanced Glaucoma Intervention Study. Ophthalmology 2004;111:1627-35.

56. Asrani S,Zeimer R,Wilensky J,et al. Large diurnal fluctuations in intraocular pressure are an independent risk factor in patients with glaucoma. J Glaucoma 2000;9:134-42.

57. Caprioli J,Coleman AL. Intraocular pressure fluctuation a risk factor for visual field progression at low intraocular pressures in the advanced glaucoma intervention study. Ophthalmology 2008;115:1123-9.

58. Leske MC,Heijl A,Hyman L,et al,Early Manifest Glaucoma Trial Group. Predictors of long-term progression in the Early Manifest Glaucoma Trial. Ophthalmology 2007;114:1965-72.

59. Nouri-Mahdavi K,Medeiros FA,Weinreb RN. Fluctuation of intraocular pressure as a predictor of visual field progression. Arch Ophthalmol 2008;126:1168-9; author reply 1169-70.

60. Bengtsson B,Leske MC,Hyman L,Heijl A. Fluctuation of intraocular pressure and glaucoma progression in the early manifest glaucoma trial. Ophthalmology 2007;114:205-9.

61. Bonomi L,Marchini G,Marraffa M,et al. Prevalence of glaucoma and intraocular pressure distribution in a defined population:the Egna-Neumarkt Study. Ophthalmology 1998;105:209-15.

62. Jay JL,Murray SB. Early trabeculectomy versus conventional management in primary open angle glaucoma. Br J Ophthalmol 1988;72:881-9.

63. Jay JL,Allan D. The benefit of early trabeculectomy versus conventional management in primary open angle glaucoma relative to severity of disease. Eye 1989;3 (Pt 5):528-35.

64. Migdal C,Gregory W,Hitchings R. Long-term functional outcome after early surgery compared with laser and medicine in open-angle glaucoma. Ophthalmology 1994;101:1651-6; discussion 1657.

65. Lichter PR,Musch DC,Gillespie BW,et al,CIGTS Study Group. Interim clinical outcomes in the Collaborative Initial Glaucoma Treatment Study comparing initial treatment randomized to medications or surgery. Ophthalmology 2001;108:1943-53.

66. AGIS Investigators. The Advanced Glaucoma Intervention Study (AGIS):13. Comparison of treatment outcomes within race:10-year results. Ophthalmology 2004;111:651-64.

67. Friedman DS,Jampel HD,Munoz B,West SK. The prevalence of open-angle glaucoma among blacks and whites 73 years and older:the Salisbury Eye Evaluation Glaucoma Study. Arch Ophthalmol 2006;124:1625-30.

68. De Moraes CG,Juthani VJ,Liebmann JM,et al. Risk factors for visual field progression in treated glaucoma. Arch Ophthalmol 2011;129:562-8.

69. De Moraes CG,Liebmann JM,Greenfield DS,et al,Low-pressure Glaucoma Treatment Study Group. Risk factors for visual field progression in the low-pressure glaucoma treatment study. Am J Ophthalmol 2012;154:702-11.

70. Wolfs RC,Klaver CC,Ramrattan RS,et al. Genetic risk of primary open-angle glaucoma. Population-based familial aggregation study. Arch Ophthalmol 1998;116:1640-5.

71. Doshi V,Ying-Lai M,Azen SP,Varma R,Los Angeles Latino Eye Study Group. Sociodemographic,family history,and lifestyle risk factors for open-angle glaucoma and ocular hypertension. The Los Angeles Latino Eye Study. Ophthalmology 2008;115:639-47.

72. Tielsch JM,Katz J,Sommer A,et al. Family history and risk of primary open angle glaucoma. The Baltimore Eye Survey. Arch Ophthalmol 1994;112:69-73.

73. Rotchford AP,Johnson GJ. Glaucoma in Zulus:a population-based cross-sectional survey in a rural district in South Africa. Arch Ophthalmol 2002;120:471-8.

74. Rotchford AP,Kirwan JF,Muller MA,et al. Temba glaucoma study:a population-based cross-sectional survey in urban South Africa. Ophthalmology 2003;110:376-82.

75. Shah S, Chatterjee A, Mathai M, et al. Relationship between corneal thickness and measured intraocular pressure in a general ophthalmology clinic. Ophthalmology 1999;106:2154-60.

76. Whitacre MM, Stein RA, Hassanein K. The effect of corneal thickness on applanation tonometry. Am J Ophthalmol 1993;115:592-6.

77. Goldmann H, Schmidt T. Applanation tonometry [in German]. Ophthalmologica 1957;134:221-42.

78. Ehlers N, Bramsen T, Sperling S. Applanation tonometry and central corneal thickness. Acta Ophthalmol (Copenh) 1975;53:34-43.

79. Stodtmeister R. Applanation tonometry and correction according to corneal thickness. Acta Ophthalmol Scand 1998;76:319-24.

80. Doughty MJ, Zaman ML. Human corneal thickness and its impact on intraocular pressure measures: a review and meta-analysis approach. Surv Ophthalmol 2000;44:367-408.

81. Medeiros FA, Sample PA, Zangwill LM, et al. Corneal thickness as a risk factor for visual field loss in patients with preperimetric glaucomatous optic neuropathy. Am J Ophthalmol 2003;136:805-13.

82. Aghaian E, Choe JE, Lin S, Stamper RL. Central corneal thickness of Caucasians, Chinese, Hispanics, Filipinos, African Americans, and Japanese in a glaucoma clinic. Ophthalmology 2004;111:2211-9.

83. Hahn S, Azen S, Ying-Lai M, Varma R, Los Angeles Latino Eye Study Group. Central corneal thickness in Latinos. Invest Ophthalmol Vis Sci 2003;44:1508-12.

84. Chua J, Tham YC, Liao J, et al. Ethnic differences of intraocular pressure and central corneal thickness: the Singapore Epidemiology of Eye Diseases study. Ophthalmology 2014;121:2013-22.

85. Torres RJ, Jones E, Edmunds B, et al. Central corneal thickness in Northwestern American Indians/Alaskan Natives and comparison with White and African-American persons. Am J Ophthalmol 2008;146:747-51.

86. Shimmyo M, Ross AJ, Moy A, Mostafavi R. Intraocular pressure, Goldmann applanation tension, corneal thickness, and corneal curvature in Caucasians, Asians, Hispanics, and African Americans. Am J Ophthalmol 2003;136:603-13.

87. Orssengo GJ, Pye DC. Determination of the true intraocular pressure and modulus of elasticity of the human cornea in vivo. Bull Math Biol 1999;61:551-72.

88. Dueker DK, Singh K, Lin SC, et al. Corneal thickness measurement in the management of primary open-angle glaucoma: a report by the American Academy of Ophthalmology. Ophthalmology 2007;114:1779-87.

89. Francis BA, Varma R, Chopra V, et al, Los Angeles Latino Eye Study Group. Intraocular pressure, central corneal thickness, and prevalence of open-angle glaucoma: the Los Angeles Latino Eye Study. Am J Ophthalmol 2008;146:741-6.

90. Liu J, Roberts CJ. Influence of corneal biomechanical properties on intraocular pressure measurement: quantitative analysis. J Cataract Refract Surg 2005;31:146-55.

91. Congdon NG, Broman AT, Bandeen-Roche K, et al. Central corneal thickness and corneal hysteresis associated with glaucoma damage. Am J Ophthalmol 2006;141:868-75.

92. Medeiros FA, Meira-Freitas D, Lisboa R, et al. Corneal hysteresis as a risk factor for glaucoma progression: a prospective longitudinal study. Ophthalmology 2013;120:1533-40.

93. De Moraes CV, Hill V, Tello C, et al. Lower corneal hysteresis is associated with more rapid glaucomatous visual field progression. J Glaucoma 2012;21:209-13.

94. Shin J, Kim TW, Park SJ, et al. Changes in biomechanical properties of the cornea and intraocular pressure after myopic laser in situ keratomileusis using a femtosecond laser for flap creation determined using ocular response analyzer and Goldmann applanation tonometry. J Glaucoma 2015;24:195-201.

95. Pepose JS, Feigenbaum SK, Qazi MA, et al. Changes in corneal biomechanics and intraocular pressure following LASIK using static, dynamic, and noncontact tonometry. Am J Ophthalmol 2007;143:39-47.

96. Kirwan C, O'Keefe M. Measurement of intraocular pressure in LASIK and LASEK patients using the Reichert Ocular Response Analyzer and Goldmann applanation tonometry. J Refract Surg 2008;24:366-70.

97. Qazi MA, Sanderson JP, Mahmoud AM, et al. Postoperative changes in intraocular pressure and corneal biomechanical metrics Laser in situ keratomileusis versus laser-assisted subepithelial keratectomy. J Cataract Refract Surg 2009;35:1774-88.

98. Bonomi L, Marchini G, Marraffa M, et al. Vascular risk factors for primary open angle glaucoma: the Egna-Neumarkt Study. Ophthalmology 2000;107:1287-93.

99. Memarzadeh F, Ying-Lai M, Chung J, et al, Los Angeles Latino Eye Study Group. Blood pressure, perfusion pressure, and open-angle glaucoma: the Los Angeles Latino Eye Study. Invest Ophthalmol Vis Sci 2010;51:2872-7.

100. Charlson ME, de Moraes CG, Link A, et al. Nocturnal systemic hypotension increases the risk of glaucoma progression. Ophthalmology 2014;121:2004-12.

101. Topouzis F, Wilson MR, Harris A, et al. Association of open-angle glaucoma with perfusion pressure status in the Thessaloniki Eye Study. Am J Ophthalmol 2013;155:843-51.

102. Khawaja AP, Crabb DP, Jansonius NM. The role of ocular perfusion pressure in glaucoma cannot be studied with multivariable regression analysis applied to surrogates. Invest Ophthalmol Vis Sci 2013;54:4619-20.

103. Dielemans I, de Jong PT, Stolk R, et al. Primary open-angle glaucoma, intraocular pressure, and diabetes mellitus in the general elderly population: the Rotterdam Study. Ophthalmology 1996;103:1271-5.

104. Pasquale LR, Kang JH, Manson JE, et al. Prospective study of type 2 diabetes mellitus and risk of primary open-angle glaucoma in women. Ophthalmology 2006;113:1081-6.

105. de Voogd S, Ikram MK, Wolfs RC, et al. Is diabetes mellitus a risk factor for open-angle glaucoma?: the Rotterdam Study. Ophthalmology 2006;113:1827-31.

106. Klein BE, Klein R, Jensen SC. Open-angle glaucoma and older-onset diabetes: the Beaver Dam Eye Study. Ophthalmology 1994;101:1173-7.

107. Nakamura M, Kanamori A, Negi A. Diabetes mellitus as a risk factor for glaucomatous optic neuropathy. Ophthalmologica 2005;219:1-10.

108. Vijaya L, George R, Paul PG, et al. Prevalence of open-angle glaucoma in a rural south Indian population. Invest Ophthalmol Vis Sci 2005;46:4461-7.

109. Wong TY, Klein BE, Klein R, et al. Refractive errors, intraocular pressure, and glaucoma in a white population. Ophthalmology 2003;110:211-7.

110. Ramakrishnan R, Nirmalan PK, Krishnadas R, et al. Glaucoma in a rural population of southern India: the Aravind comprehensive eye survey. Ophthalmology 2003;110:1484-90.

111. Suzuki Y, Iwase A, Araie M, et al. Risk factors for open-angle glaucoma in a Japanese population: the Tajimi Study. Ophthalmology 2006;113:1613-7.

112. Wu SY, Nemesure B, Leske MC. Glaucoma and myopia. Ophthalmology 2000;107:1026-7.

113. Kuzin AA, Varma R, Reddy HS, et al. Ocular biometry and open-angle glaucoma: the Los Angeles Latino Eye Study. Ophthalmology 2010;117:1713-19.

114. Wang J, Mitchell P, Smith W. Is there an association between migraine headache and open-angle glaucoma?: findings from the Blue Mountains Eye Study. Ophthalmology 1997;104:1714-19.

115. Broadway DC, Drance SM. Glaucoma and vasospasm. Br J Ophthalmol 1998;82:862-70.

116. Cursiefen C, Wisse M, Cursiefen S, et al. Migraine and tension headache in high-pressure and normal-pressure glaucoma. Am J Ophthalmol 2000;129:102-4.

117. Krupin T, Liebmann JM, Greenfield DS, et al, Low-Pressure Glaucoma Study Group. The Low-pressure Glaucoma Treatment Study (LoGTS) study design and baseline characteristics of enrolled patients. Ophthalmology 2005;112:376-85.

118. Drance S, Anderson DR, Schulzer M. Risk factors for progression of visual field abnormalities in normal-tension glaucoma. Am J Ophthalmol 2001;131:699-708.

119. Park HY, Park SH, Park CK. Central visual field progression in normal-tension glaucoma patients with autonomic dysfunction. Invest Ophthalmol Vis Sci 2014;55:2557-63.

120. Nguyen BN, Vingrys AJ, McKendrick AM. The effect of duration post-migraine on visual electrophysiology and visual field performance in people with migraine. Cephalalgia 2014;34:42-57.

121. Bulpitt CJ, Hodes C, Everitt MG. Intraocular pressure and systemic blood pressure in the elderly. Br J Ophthalmol 1975;59:717-20.

122. Dielemans I, Vingerling JR, Algra D, et al. Primary open-angle glaucoma, intraocular pressure, and systemic blood pressure in the general elderly population: the Rotterdam Study. Ophthalmology 1995;102:54-60.

123. Wilson MR, Hertzmark E, Walker AM, et al. A case-control study of risk factors in open angle glaucoma. Arch Ophthalmol 1987;105:1066-71.

124. Newman-Casey PA, Talwar N, Nan B, et al. The relationship between components of metabolic syndrome and open-angle glaucoma. Ophthalmology 2011;118:1318-26.

125. Tan GS, Wong TY, Fong CW, Aung T. Diabetes, metabolic abnormalities, and glaucoma. Arch Ophthalmol 2009;127:1354-61.

126. Wormald RP, Basauri E, Wright LA, Evans JR. The African Caribbean Eye Survey: risk factors for glaucoma in a sample of African Caribbean people living in London. Eye (Lond) 1994;8 (Pt 3):315-20.

127. Kaimbo Wa Kaimbo D, Missotten L. Risk factors for open-angle glaucoma in 260 black subjects in Congo. Bull Soc Belge Ophtalmol 1997;267:29-34.

128. Shiose Y, Kawase Y. A new approach to stratified normal intraocular pressure in a general population. Am J Ophthalmol 1986;101:714-21.

129. Wolf S, Arend O, Sponsel WE, et al. Retinal hemodynamics using scanning laser ophthalmoscopy and hemorheology in chronic open-angle glaucoma. Ophthalmology 1993;100:1561-6.

130. Graham SL, Drance SM. Nocturnal hypotension: role in glaucoma progression. Surv Ophthalmol 1999;43(suppl):S10-6.

131. Müskens RP, de Voogd S, Wolfs RC, et al. Systemic antihypertensive medication and incident open-angle glaucoma. Ophthalmology 2007;114:2221-6.

132. Fleischman D, Allingham RR. The role of cerebrospinal fluid pressure in glaucoma and other ophthalmic diseases: a review. Saudi J Ophthalmol 2013;27:97-106.

133. Berdahl JP, Allingham RR, Johnson DH. Cerebrospinal fluid pressure is decreased in primary open-angle glaucoma. Ophthalmology 2008;115:763-8.

134. Berdahl JP, Fautsch MP, Stinnett SS, Allingham RR. Intracranial pressure in primary open angle glaucoma, normal tension glaucoma, and ocular hypertension: a case-control study. Invest Ophthalmol Vis Sci 2008;49:5412-8.

135. Ren R, Jonas JB, Tian G, et al. Cerebrospinal fluid pressure in glaucoma: a prospective study. Ophthalmology 2010;117:259-66.

136. Ren R, Zhang X, Wang N, et al. Cerebrospinal fluid pressure in ocular hypertension. Acta Ophthalmol 2011;89:e142-8.

137. Abegão Pinto L, Vandewalle E, Pronk A, Stalmans I. Intraocular pressure correlates with optic nerve sheath diameter in patients with normal tension glaucoma. Graefes Arch Clin Exp Ophthalmol 2012;250:1075-80.

138. Stone EM, Fingert JH, Alward WL, et al. Identification of a gene that causes primary open angle glaucoma. Science 1997;275:668-70.

139. Rezaie T, Child A, Hitchings R, et al. Adult-onset primary open-angle glaucoma caused by mutations in optineurin. Science 2002;295:1077-9.

140. Pasutto F, Keller KE, Weisschuh N, et al. Variants in ASB10 are associated with open-angle glaucoma. Hum Mol Genet 2012;21:1336-49.

141. Burdon KP, Macgregor S, Hewitt AW, et al. Genome-wide association study identifies susceptibility loci for open angle glaucoma at TMCO1 and CDKN2B-AS1. Nat Genet 2011;43:574-8.

142. Hysi PG, Cheng CY, Springelkamp H, et al. Genome-wide analysis of multi-ancestry cohorts identifies new loci influencing intraocular pressure and susceptibility to glaucoma. Nat Genet 2014;46:1126-30.

143. Ozel AB, Moroi SE, Reed DM, et al. Genome-wide association study and meta-analysis of intraocular pressure. Hum Genet 2014;133:41-57.

144. van Koolwijk LM, Ramdas WD, Ikram MK, et al. Common genetic determinants of intraocular pressure and primary open-angle glaucoma. PLoS Genet 2012;8:e1002611.

145. Gao X, Gauderman WJ, Liu Y, et al. A genome-wide association study of central corneal thickness in Latinos. Invest Ophthalmol Vis Sci 2013;54:2435-43.

146. Lu Y, Vitart V, Burdon KP, et al. Genome-wide association analyses identify multiple loci associated with central corneal thickness and keratoconus. Nat Genet 2013;45:155-63.

147. Ulmer M, Li J, Yaspan BL, et al. Genome-wide analysis of central corneal thickness in primary open-angle glaucoma cases in the NEIGHBOR and GLAUGEN consortia. Invest Ophthalmol Vis Sci 2012;53:4468-74.

148. Springelkamp H, Hohn R, Mishra A, et al. Meta-analysis of genome-wide association studies identifies novel loci that influence cupping and the glaucomatous process. Nat Commun 2014;5:4883.

149. Wiggs JL, Yaspan BL, Hauser MA, et al. Common variants at 9p21 and 8q22 are associated with increased susceptibility to optic nerve degeneration in glaucoma. PLoS Genet 2012;8:e1002654.

150. Carnes MU, Liu YP, Allingham RR, et al. Discovery and functional annotation of SIX6 variants in primary open-angle glaucoma. PLoS Genet 2014;10:e1004372.

151. Loomis SJ, Kang JH, Weinreb RN, et al. Association of CAV1/CAV2 genomic variants with primary open-angle glaucoma overall and by gender and pattern of visual field loss. Ophthalmology 2014;121:508-16.

152. Consugar MB, Navarro-Gomez D, Place EM, et al. Panel-based genetic diagnostic testing for inherited eye diseases is highly accurate and reproducible, and more sensitive for variant detection, than exome sequencing. Genet Med 2015;17:253-61.

153. American Academy of Ophthalmology. Policy Statement. Recommendations for Genetic Testing of Inherited Eye Diseases. San Francisco, CA: American Academy of Ophthalmology; 2014. Available at: www.aao.org/guidelines-browse?filter=clinicalstatement. Accessed October 19, 2015.

154. Burr JM, Mowatt G, Hernandez R, et al. The clinical effectiveness and cost-effectiveness of screening for open angle glaucoma: a systematic review and economic evaluation. Health Technol Assess 2007;11:iii-iv, ix-x, 1-190.

155. Hernandez RA, Burr JM, Vale LD. Economic evaluation of screening for open-angle glaucoma. Int J Technol Assess Health Care 2008;24:203-11.

156. Klein BE, Klein R, Lee KE. Heritability of risk factors for primary open-angle glaucoma: the Beaver Dam Eye Study. Invest Ophthalmol Vis Sci 2004;45:59-62.

157. Duggal P,Klein AP,Lee KE,et al. A genetic contribution to intraocular pressure:the Beaver Dam Eye Study. Invest Ophthalmol Vis Sci 2005;46:555-60.

158. Mitchell P,Rochtchina E,Lee AJ,Wang JJ. Bias in self-reported family history and relationship to glaucoma:the Blue Mountains Eye Study. Ophthalmic Epidemiol 2002;9:333-45.

159. Coleman AL,Mansberger SL,Wilson MR. Epidemiology of primary open-angle glaucoma. In:Albert DM,Miller JW,Azar DT, Blodi BA,eds. Albert & Jakobiec's Principles & Practice of Ophthalmology. 3rd ed. Philadelphia,PA:Saunders/Elsevier; 2008;Chapter 36.

160. Freeman EE,Munoz B,West SK,et al. Glaucoma and quality of life:the Salisbury Eye Evaluation. Ophthalmology 2008;115: 233-8.

161. McKean-Cowdin R,Wang Y,Wu J,et al,Los Angeles Latino Eye Study Group. Impact of visual field loss on health-related quality of life in glaucoma:the Los Angeles Latino Eye Study. Ophthalmology 2008;115:941-8.

162. Tielsch JM,Katz J,Singh K,et al. A population-based evaluation of glaucoma screening:the Baltimore Eye Survey. Am J Epidemiol 1991;134:1102-10.

163. Hollows FC,Graham P. Intraocular pressure,glaucoma and glaucoma suspects in a defined population. Br J Ophthalmol 1966; 50:570-86.

164. Sommer A. Disabling visual disorders. In:Public Health and Preventive Medicine. 12th ed. Norwalk:Appleton-Century-Crofts; 1986:1297-311.

165. Lichter PR. Variability of expert observers in evaluating the optic disc. Trans Am Ophthalmol Soc 1976;74:532-72.

166. Kahn HA,Leibowitz HM,Ganley JP. Standardizing diagnostic procedures. Am J Ophthalmol 1975;79:768-75.

167. Springelkamp H,Lee K,Wolfs RC,et al. Population-based evaluation of retinal nerve fiber layer,retinal ganglion cell layer,and inner plexiform layer as a diagnostic tool for glaucoma. Invest Ophthalmol Vis Sci 2014;55:8428-38.

168. Francis BA,Varma R,Vigen C,et al. Population and high-risk group screening for glaucoma:the Los Angeles Latino Eye Study. Invest Ophthalmol Vis Sci 2011;52:6257-64.

169. Li G,Fansi AK,Harasymowycz P. Screening for glaucoma using GDx-VCC in a population with >/=1 risk factors. Can J Ophthalmol 2013;48:279-85.

170. Anderson DR,Patella VM. Automated Static Perimetry. 2nd ed. St. Louis,MO:Mosby; 1999:10-31,121-188,281-282,317- 320.

171. Quigley HA. Identification of glaucoma-related visual field abnormality with the screening protocol of frequency doubling technology. Am J Ophthalmol 1998;125:819-29.

172. Tatemichi M,Nakano T,Tanaka K,et al,Glaucoma Screening Project (GSP) Study Group. Performance of glaucoma mass screening with only a visual field test using frequency-doubling technology perimetry. Am J Ophthalmol 2002;134:529-37.

173. Centers for Medicare and Medicaid Services. Your Medicare coverage:glaucoma tests. Available at:www.medicare.gov/ coverage/glaucoma-tests.html Accessed May 29,2015.

174. American Academy of Ophthalmology Preferred Practice Patterns Committee. Preferred Practice Pattern ® Guidelines. Comprehensive Adult Medical Eye Evaluation. San Francisco,CA:American Academy of Ophthalmology; 2015. Available at: www.aao.org/ppp.

175. Svedberg H,Chen E,Hamberg-Nystrom H. Changes in corneal thickness and curvature after different excimer laser photorefractive procedures and their impact on intraocular pressure measurements. Graefes Arch Clin Exp Ophthalmol 2005; 243:1218-20.

176. Montes-Mico R,Charman WN. Intraocular pressure after excimer laser myopic refractive surgery. Ophthalmic Physiol Opt 2001;21:228-35.

177. Rashad KM,Bahnassy AA. Changes in intraocular pressure after laser in situ keratomileusis. J Refract Surg 2001;17:420-7.

178. Friedman DS,Jampel HD,Lubomski LH,et al. Surgical strategies for coexisting glaucoma and cataract:an evidence-based update. Ophthalmology 2002;109:1902-13.

179. Mansberger SL,Gordon MO,Jampel H,et al. Reduction in intraocular pressure after cataract extraction:the Ocular Hypertension Treatment Study. Ophthalmology 2012;119:1826-31.

180. Gutierrez P,Wilson MR,Johnson C,et al. Influence of glaucomatous visual field loss on health-related quality of life. Arch Ophthalmol 1997;115:777-84.

181. Lee BL,Gutierrez P,Gordon M,et al. The Glaucoma Symptom Scale:a brief index of glaucoma-specific symptoms. Arch Ophthalmol 1998;116:861-6.

182. Parrish RK Ⅱ,Gedde SJ,Scott IU,et al. Visual function and quality of life among patients with glaucoma. Arch Ophthalmol 1997;115:1447-55.

183. Wilson MR,Coleman AL,Yu F,et al. Functional status and well-being in patients with glaucoma as measured by the Medical

Outcomes Study Short Form-36 questionnaire. Ophthalmology 1998;105:2112-6.

184. Aspinall PA, Johnson ZK, Azuara-Blanco A, et al. Evaluation of quality of life and priorities of patients with glaucoma. Invest Ophthalmol Vis Sci 2008;49:1907-15.

185. Goldberg I, Clement CI, Chiang TH, et al. Assessing quality of life in patients with glaucoma using the Glaucoma Quality of Life-15(GQL-15)questionnaire. J Glaucoma 2009;18:6-12.

186. Spaeth G, Walt J, Keener J. Evaluation of quality of life for patients with glaucoma. Am J Ophthalmol 2006;141:S3-14.

187. Bechetoille A, Arnould B, Bron A, et al. Measurement of health-related quality of life with glaucoma:validation of the Glau-QoL 36-item questionnaire. Acta Ophthalmol 2008;86:71-80.

188. McKean-Cowdin R, Varma R, Wu J, et al, Los Angeles Latino Eye Study Group. Severity of visual field loss and health-related quality of life. Am J Ophthalmol 2007;143:1013-23.

189. Ringsdorf L, McGwin G Jr, Owsley C. Visual field defects and vision-specific health-related quality of life in African Americans and whites with glaucoma. J Glaucoma 2006;15:414-8.

190. Varma R, Wu J, Chong K, et al, Los Angeles Latino Eye Study Group. Impact of severity and bilaterality of visual impairment on health-related quality of life. Ophthalmology 2006;113:1846-53.

191. Lisboa R, Chun YS, Zangwill LM, et al. Association between rates of binocular visual field loss and vision-related quality of life in patients with glaucoma. JAMA Ophthalmol 2013;131:486-94.

192. Crabb DP, Smith ND, Glen FC, et al. How does glaucoma look?:patient perception of visual field loss. Ophthalmology 2013;120:1120-6.

193. Ramulu PY, West SK, Munoz B, et al. Glaucoma and reading speed:the Salisbury Eye Evaluation project. Arch Ophthalmol 2009;127:82-7.

194. Gracitelli CP, Abe RY, Tatham AJ, et al. Association between progressive retinal nerve fiber layer loss and longitudinal change in quality of life in glaucoma. JAMA Ophthalmol 2015;133:384-90.

195. Kohn AN, Moss AP, Podos SM. Relative afferent pupillary defects in glaucoma without characteristic field loss. Arch Ophthalmol 1979;97:294-6.

196. Brown RH, Zilis JD, Lynch MG, Sanborn GE. The afferent pupillary defect in asymmetric glaucoma. Arch Ophthalmol 1987;105:1540-3.

197. Kerrison JB, Buchanan K, Rosenberg ML, et al. Quantification of optic nerve axon loss associated with a relative afferent pupillary defect in the monkey. Arch Ophthalmol 2001;119:1333-41.

198. Chang DS, Xu L, Boland MV, Friedman DS. Accuracy of pupil assessment for the detection of glaucoma:a systematic review and meta-analysis. Ophthalmology 2013;120:2217-25.

199. Foster PJ, Devereux JG, Alsbirk PH, et al. Detection of gonioscopically occludable angles and primary angle closure glaucoma by estimation of limbal chamber depth in Asians:modified grading scheme. Br J Ophthalmol 2000;84:186-92.

200. Van Herick W, Shaffer RN, Schwartz A. Estimation of width of angle of anterior chamber. Incidence and significance of the narrow angle. Am J Ophthalmol 1969;68:626-9.

201. Barkana Y, Anis S, Liebmann J, et al. Clinical utility of intraocular pressure monitoring outside of normal office hours in patients with glaucoma. Arch Ophthalmol 2006;124:793-7.

202. Hasegawa K, Ishida K, Sawada A, et al. Diurnal variation of intraocular pressure in suspected normal-tension glaucoma. Jpn J Ophthalmol 2006;50:449-54.

203. Dinn RB, Zimmerman MB, Shuba LM, et al. Concordance of diurnal intraocular pressure between fellow eyes in primary open-angle glaucoma. Ophthalmology 2007;114:915-20.

204. Bagga H, Liu JH, Weinreb RN. Intraocular pressure measurements throughout the 24h. Curr Opin Ophthalmol 2009;20:79-83.

205. Zhang ML, Chon BH, Wang J, et al. Single vs multiple intraocular pressure measurements in glaucoma surgical trials. JAMA Ophthalmol 2014;132:956-62.

206. Tasman W, Jaeger EA, eds. Duane's Ophthalmology. 15th ed. Philadelphia, PA:Lippincott Williams & Wilkins; 2009.

207. Quigley HA, Enger C, Katz J, et al. Risk factors for the development of glaucomatous visual field loss in ocular hypertension. Arch Ophthalmol 1994;112:644-9.

208. Sommer A, Katz J, Quigley HA, et al. Clinically detectable nerve fiber atrophy precedes the onset of glaucomatous field loss. Arch Ophthalmol 1991;109:77-83.

209. Lin SC, Singh K, Jampel HD, et al. Optic nerve head and retinal nerve fiber layer analysis:a report by the American Academy of Ophthalmology. Ophthalmology 2007;114:1937-49.

210. Lloyd MJ, Mansberger SL, Fortune BA, et al. Features of optic disc progression in patients with ocular hypertension and early glaucoma. J Glaucoma 2013;22:343-8.

211. Harizman N, Oliveira C, Chiang A, et al. The ISNT rule and differentiation of normal from glaucomatous eyes. Arch Ophthalmol

2006;124:1579-83.

212. Hwang YH, Kim YY. Application of the ISNT rule to neuroretinal rim thickness determined using Cirrus HD Optical Coherence Tomography. J Glaucoma 2015;24:503-7.

213. Johnson CA, Cioffi GA, Liebmann JR, et al. The relationship between structural and functional alterations in glaucoma:a review. Semin Ophthalmol 2000;15:221-33.

214. Medeiros FA, Alencar LM, Zangwill LM, et al. Prediction of functional loss in glaucoma from progressive optic disc damage. Arch Ophthalmol 2009;127:1250-6.

215. Teng CC, De Moraes CG, Prata TS, et al. The region of largest beta-zone parapapillary atrophy area predicts the location of most rapid visual field progression. Ophthalmology 2011;118:2409-13.

216. Harwerth RS, Vilupuru AS, Rangaswamy NV, Smith EL Ⅲ. The relationship between nerve fiber layer and perimetry measurements. Invest Ophthalmol Vis Sci 2007;48:763-73.

217. Hood DC, Kardon RH. A framework for comparing structural and functional measures of glaucomatous damage. Prog Retin Eye Res 2007;26:688-710.

218. Miglior S, Torri V, Zeyen T, et al, EGPS Group. Intercurrent factors associated with the development of open-angle glaucoma in the European Glaucoma Prevention Study. Am J Ophthalmol 2007;144:266-75.

219. De Moraes CG, Prata TS, Liebmann CA, et al. Spatially consistent, localized visual field loss before and after disc hemorrhage. Invest Ophthalmol Vis Sci 2009;50:4727-33.

220. Jeoung JW, Park KH, Kim JM, et al. Optic disc hemorrhage may be associated with retinal nerve fiber loss in otherwise normal eyes. Ophthalmology 2008;115:2132-40.

221. Hwang YH, Kim YY, Kim HK, Sohn YH. Changes in retinal nerve fiber layer thickness after optic disc hemorrhage in glaucomatous eyes. J Glaucoma 2015;23:547-52.

222. Bengtsson B, Leske MC, Yang Z, Heijl A, Early Manifest Glaucoma Trial Group. Disc hemorrhages and treatment in the early manifest glaucoma trial. Ophthalmology 2008;115:2044-8.

223. de Beaufort HC, De Moraes CG, Teng CC, et al. Recurrent disc hemorrhage does not increase the rate of visual field progression. Graefes Arch Clin Exp Ophthalmol 2010;248:839-44.

224. Laemmer R, Nguyen TK, Horn FK, Mardin CY. Morphologic and functional glaucomatous change after occurrence of single or recurrent optic disc hemorrhages. Graefes Arch Clin Exp Ophthalmol 2010;248:1683-4; author reply 1685.

225. Singh K, Lee BL, Wilson MR, Glaucoma Modified RAND-like Methodology Group. A panel assessment of glaucoma management:modification of existing RAND-like methodology for consensus in ophthalmology. Part Ⅱ:Results and interpretation. Am J Ophthalmol 2008;145:575-81.

226. Quigley HA, Sommer A. How to use nerve fiber layer examination in the management of glaucoma. Trans Am Ophthalmol Soc 1987;85:254-72.

227. Agudelo LM, Molina CA, Alvarez DL. Changes in intraocular pressure after laser in situ keratomileusis for myopia, hyperopia, and astigmatism. J Refract Surg 2002;18:472-4.

228. Manni G, Oddone F, Parisi V, et al. Intraocular pressure and central corneal thickness. Prog Brain Res 2008;173:25-30.

229. Ehlers N, Hansen FK. Central corneal thickness in low-tension glaucoma. Acta Ophthalmol (Copenh) 1974;52:740-6.

230. Carbonaro F, Hysi PG, Fahy SJ, et al. Optic disc planimetry, corneal hysteresis, central corneal thickness, and intraocular pressure as risk factors for glaucoma. Am J Ophthalmol 2014;157:441-6.

231. Medeiros FA, Weinreb RN. Is corneal thickness an independent risk factor for glaucoma? Ophthalmology 2012;119:435-6.

232. Brandt JD, Gordon MO, Gao F, et al, Ocular Hypertension Treatment Study Group. Adjusting intraocular pressure for central corneal thickness does not improve prediction models for primary open-angle glaucoma. Ophthalmology 2012; 119:437-42.

233. Kim JW, Chen PP. Central corneal pachymetry and visual field progression in patients with open-angle glaucoma. Ophthalmology 2004;111:2126-32.

234. Chauhan BC, Hutchison DM, LeBlanc RP, et al. Central corneal thickness and progression of the visual field and optic disc in glaucoma. Br J Ophthalmol 2005;89:1008-12.

235. Jonas JB, Stroux A, Velten I, et al. Central corneal thickness correlated with glaucoma damage and rate of progression. Invest Ophthalmol Vis Sci 2005;46:1269-74.

236. Jonas JB, Stroux A, Oberacher-Velten IM, et al. Central corneal thickness and development of glaucomatous optic disk hemorrhages. Am J Ophthalmol 2005;140:1139-41.

237. Stewart WC, Day DG, Jenkins JN, et al. Mean intraocular pressure and progression based on corneal thickness in primary open-angle glaucoma. J Ocul Pharmacol Ther 2006;22:26-33.

238. Jampel HD, Singh K, Lin SC, et al. Assessment of visual function in glaucoma:a report by the American Academy of

Ophthalmology. Ophthalmology 2011;118:986-1002.

239. Gordon MO,Kass MA. The Ocular Hypertension Treatment Study:design and baseline description of the participants. Arch Ophthalmol 1999;117:573-83.

240. Keltner JL,Johnson CA,Quigg JM,et al. Ocular Hypertension Treatment Study Group. Confirmation of visual field abnormalities in the Ocular Hypertension Treatment Study. Arch Ophthalmol 2000;118:1187-94.

241. Keltner JL,Johnson CA,Levine RA,et al. Normal visual field test results following glaucomatous visual field end points in the Ocular Hypertension Treatment Study. Arch Ophthalmol 2005;123:1201-6.

242. Delgado MF,Nguyen NT,Cox TA,et al. Automated perimetry:a report by the American Academy of Ophthalmology. Ophthalmology 2002;109:2362-74.

243. Liu S,Lam S,Weinreb RN,et al. Comparison of standard automated perimetry,frequency-doubling technology perimetry,and short-wavelength automated perimetry for detection of glaucoma. Invest Ophthalmol Vis Sci 2011;52:7325-31.

244. Tafreshi A,Sample PA,Liebmann JM,et al. Visual function-specific perimetry to identify glaucomatous visual loss using three different definitions of visual field abnormality. Invest Ophthalmol Vis Sci 2009;50:1234-40.

245. van der Schoot J,Reus NJ,Colen TP,Lemij HG. The ability of short-wavelength automated perimetry to predict conversion to glaucoma. Ophthalmology 2010;117:30-4.

246. Johnson CA,Samuels SJ. Screening for glaucomatous visual field loss with frequency-doubling perimetry. Invest Ophthalmol Vis Sci 1997;38:413-25.

247. Cello KE,Nelson-Quigg JM,Johnson CA. Frequency doubling technology perimetry for detection of glaucomatous visual field loss. Am J Ophthalmol 2000;129:314-22.

248. Medeiros FA,Sample PA,Weinreb RN. Frequency doubling technology perimetry abnormalities as predictors of glaucomatous visual field loss. Am J Ophthalmol 2004;137:863-71.

249. Meira-Freitas D,Tatham AJ,Lisboa R,et al. Predicting progression of glaucoma from rates of frequency doubling technology perimetry change. Ophthalmology 2014;121:498-507.

250. Landers JA,Goldberg I,Graham SL. Detection of early visual field loss in glaucoma using frequency-doubling perimetry and short-wavelength automated perimetry. Arch Ophthalmol 2003;121:1705-10.

251. Demirel S,Johnson CA. Incidence and prevalence of short wavelength automated perimetry deficits in ocular hypertensive patients. Am J Ophthalmol 2001;131:709-15.

252. Chong GT,Lee RK. Glaucoma versus red disease:imaging and glaucoma diagnosis. Curr Opin Ophthalmol 2012;23:79-88.

253. Shaffer RN,Ridgway WL,Brown R,Kramer SG. The use of diagrams to record changes in glaucomatous disks. Am J Ophthalmol 1975;80:460-4.

254. Coleman AL,Sommer A,Enger C,et al. Interobserver and intraobserver variability in the detection of glaucomatous progression of the optic disc. J Glaucoma 1996;5:384-9.

255. Iester M,De Ferrari R,Zanini M. Topographic analysis to discriminate glaucomatous from normal optic nerve heads with a confocal scanning laser:new optic disk analysis without any observer input. Surv Ophthalmol 1999;44 Suppl 1:S33-40.

256. Watkins RJ,Broadway DC. Intraobserver and interobserver reliability indices for drawing scanning laser ophthalmoscope optic disc contour lines with and without the aid of optic disc photographs. J Glaucoma 2005;14:351-7.

257. Jampel HD,Friedman D,Quigley H,et al. Agreement among glaucoma specialists in assessing progressive disc changes from photographs in open-angle glaucoma patients. Am J Ophthalmol 2009;147:39-44.

258. Gaasterland DE,Blackwell B,Dally LG,et al,Advanced Glaucoma Intervention Study Investigators. The Advanced Glaucoma Intervention Study (AGIS):10. Variability among academic glaucoma subspecialists in assessing optic disc notching. Trans Am Ophthalmol Soc 2001;99:177-84; discussion 184-5.

259. Alencar LM,Bowd C,Weinreb RN,et al. Comparison of HRT-3 glaucoma probability score and subjective stereophotograph assessment for prediction of progression in glaucoma. Invest Ophthalmol Vis Sci 2008;49:1898-906.

260. Baraibar B,Sanchez-Cano A,Pablo LE,Honrubia FM. Preperimetric glaucoma assessment with scanning laser polarimetry (GDx VCC):analysis of retinal nerve fiber layer by sectors. J Glaucoma 2007;16:659-64.

261. Lalezary M,Medeiros FA,Weinreb RN,et al. Baseline optical coherence tomography predicts the development of glaucomatous change in glaucoma suspects. Am J Ophthalmol 2006;142:576-82.

262. Medeiros FA,Zangwill LM,Bowd C,Weinreb RN. Comparison of the GDx VCC scanning laser polarimeter,HRT Ⅱ confocal scanning laser ophthalmoscope,and stratus OCT optical coherence tomograph for the detection of glaucoma. Arch Ophthalmol 2004;122:827-37.

263. Weinreb RN,Zangwill LM,Jain S,et al.,OHTS CSLO Ancillary Study Group. Predicting the onset of glaucoma:the confocal scanning laser ophthalmoscopy ancillary study to the Ocular Hypertension Treatment Study. Ophthalmology 2010;117:1674-83.

264. Meier KL, Greenfield DS, Hilmantel G, et al. Special commentary: Food and Drug Administration and American Glaucoma Society co-sponsored workshop: the validity, reliability, and usability of glaucoma imaging devices. Ophthalmology 2014; 121: 2116-23.

265. Leung CK. Diagnosing glaucoma progression with optical coherence tomography. Curr Opin Ophthalmol 2014; 25: 104-11.

266. Kotowski J, Wollstein G, Ishikawa H, Schuman JS. Imaging of the optic nerve and retinal nerve fiber layer: an essential part of glaucoma diagnosis and monitoring. Surv Ophthalmol 2014; 59: 458-67.

267. Miglior S, Zeyen T, Pfeiffer N, et al, European Glaucoma Prevention Study (EGPS) Group. Results of the European Glaucoma Prevention Study. Ophthalmology 2005; 112: 366-75.

268. Chauhan BC, McCormick TA, Nicolela MT, LeBlanc RP. Optic disc and visual field changes in a prospective longitudinal study of patients with glaucoma: comparison of scanning laser tomography with conventional perimetry and optic disc photography. Arch Ophthalmol 2001; 119: 1492-9.

269. Wollstein G, Schuman JS, Price LL, et al. Optical coherence tomography longitudinal evaluation of retinal nerve fiber layer thickness in glaucoma. Arch Ophthalmol 2005; 123: 464-70.

270. Higginbotham EJ, Gordon MO, Beiser JA, et al, Ocular Hypertension Treatment Study Group. The Ocular Hypertension Treatment Study: topical medication delays or prevents primary open-angle glaucoma in African American individuals. Arch Ophthalmol 2004; 122: 813-20.

271. Jay JL, Allan D. The benefit of early trabeculectomy versus conventional management in primary open angle glaucoma relative to severity of disease. Eye (Lond) 1989; 3 (Pt 5): 528-35.

272. Glaucoma Laser Trial Research Group. The Glaucoma Laser Trial (GLT) and Glaucoma Laser Trial Follow-up Study: 7. Results. Am J Ophthalmol 1995; 120: 718-31.

273. Fluorouracil Filtering Surgery Study Group. Five-year follow-up of the Fluorouracil Filtering Surgery Study. Am J Ophthalmol 1996; 121: 349-66.

274. Odberg T. Visual field prognosis in advanced glaucoma. Acta Ophthalmol 1987; 65 (suppl): 27-9.

275. Mao LK, Stewart WC, Shields MB. Correlation between intraocular pressure control and progressive glaucomatous damage in primary open-angle glaucoma. Am J Ophthalmol 1991; 111: 51-5.

276. Kolker AE. Visual prognosis in advanced glaucoma: a comparison of medical and surgical therapy for retention of vision in 101 eyes with advanced glaucoma. Trans Am Ophthalmol Soc 1977; 75: 539-55.

277. Quigley HA, Maumenee AE. Long-term follow-up of treated open-angle glaucoma. Am J Ophthalmol 1979; 87: 519-25.

278. Greve EL, Dake CL, Klaver J, Mutsaerts E. Ten year prospective follow-up of a glaucoma operation. The double flap Scheie in primary open angle glaucoma. In: Greve EL, Leydhecker W, Raitta C, eds. Second European Glaucoma Symposium, Helsinki 1984. Dordrecht, Netherlands: Dr. W Junk; 1985.

279. Werner EB, Drance SM, Schulzer M. Trabeculectomy and the progression of glaucomatous visual field loss. Arch Ophthalmol 1977; 95: 1374-7.

280. Kidd MN, O'Connor M. Progression of field loss after trabeculectomy: a five-year follow-up. Br J Ophthalmol 1985; 69: 827-31.

281. Rollins D, Drance S. Five-year follow-up of trabeculectomy in the management of chronic open-angle glaucoma. In: New Orleans Acad Ophthalmol, Symposium on Glaucoma; 1981: 295-300.

282. Chandler PA. Long-term results in glaucoma therapy. Am J Ophthalmol 1960; 49: 221-46.

283. Abedin S, Simmons RJ, Grant WM. Progressive low-tension glaucoma: treatment to stop glaucomatous cupping and field loss when these progress despite normal intraocular pressure. Ophthalmology 1982; 89: 1-6.

284. Fiscella RG, Green A, Patuszynski DH, Wilensky J. Medical therapy cost considerations for glaucoma. Am J Ophthalmol 2003; 136: 18-25.

285. Nelson P, Aspinall P, Papasouliotis O, et al. Quality of life in glaucoma and its relationship with visual function. J Glaucoma 2003; 12: 139-50.

286. Chauhan BC, Garway-Heath DF, Goni FJ, et al. Practical recommendations for measuring rates of visual field change in glaucoma. Br J Ophthalmol 2008; 92: 569-73.

287. Jampel HD. Target pressure in glaucoma therapy. J Glaucoma 1997; 6: 133-8.

288. Clement CI, Bhartiya S, Shaarawy T. New perspectives on target intraocular pressure. Surv Ophthalmol 2014; 59: 615-26.

289. Weinreb RN, Brandt JD, Garway-Heath D, Medeiros FA, eds. Intraocular Pressure. World Glaucoma Association Consensus Series - 4. The Netherlands: Kugler Publications; 2007.

290. Whitson JT. Glaucoma: a review of adjunctive therapy and new management strategies. Expert Opin Pharmacother 2007; 8: 3237-49.

291. McKinnon SJ, Goldberg LD, Peeples P, et al. Current management of glaucoma and the need for complete therapy. Am J Manag Care 2008; 14: S20-7.

292. Stewart WC, Konstas AG, Nelson LA, Kruft B. Meta-analysis of 24-hour intraocular pressure studies evaluating the efficacy of glaucoma medicines. Ophthalmology 2008;115:1117-22.

293. Bhosle MJ, Reardon G, Camacho FT, et al. Medication adherence and health care costs with the introduction of latanoprost therapy for glaucoma in a Medicare managed care population. Am J Geriatr Pharmacother 2007;5:100-11.

294. Boland MV, Ervin AM, Friedman DS, et al. Comparative effectiveness of treatments for open-angle glaucoma: a systematic review for the U.S. Preventive Services Task Force. Ann Intern Med 2013;158:271-9.

295. van der Valk R, Webers CA, Schouten JS, et al. Intraocular pressure-lowering effects of all commonly used glaucoma drugs: a meta-analysis of randomized clinical trials. Ophthalmology 2005;112:1177-85.

296. Cheng JW, Cai JP, Wei RL. Meta-analysis of medical intervention for normal tension glaucoma. Ophthalmology 2009;116:1243-9.

297. Shuba LM, Doan AP, Maley MK, et al. Diurnal fluctuation and concordance of intraocular pressure in glaucoma suspects and normal tension glaucoma patients. J Glaucoma 2007;16:307-12.

298. Piltz J, Gross R, Shin DH, et al. Contralateral effect of topical beta-adrenergic antagonists in initial one-eyed trials in the ocular hypertension treatment study. Am J Ophthalmol 2000;130:441-53.

299. Realini T, Fechtner RD, Atreides SP, Gollance S. The uniocular drug trial and second-eye response to glaucoma medications. Ophthalmology 2004;111:421-6.

300. Robin AL, Covert D. Does adjunctive glaucoma therapy affect adherence to the initial primary therapy? Ophthalmology 2005;112:863-8.

301. Khouri AS, Realini T, Fechtner RD. Use of fixed-dose combination drugs for the treatment of glaucoma. Drugs Aging 2007;24:1007-16.

302. Zimmerman TJ, Kooner KS, Kandarakis AS, Ziegler LP. Improving the therapeutic index of topically applied ocular drugs. Arch Ophthalmol 1984;102:551-3.

303. Nordstrom BL, Friedman DS, Mozaffari E, et al. Persistence and adherence with topical glaucoma therapy. Am J Ophthalmol 2005;140:598-606.

304. Friedman DS, Quigley HA, Gelb L, et al. Using pharmacy claims data to study adherence to glaucoma medications: methodology and findings of the Glaucoma Adherence and Persistency Study (GAPS) Invest Ophthalmol Vis Sci 2007;48:5052-7.

305. Schwartz GF, Reardon G, Mozaffari E. Persistency with latanoprost or timolol in primary open-angle glaucoma suspects. Am J Ophthalmol 2004;137:S13-6.

306. Okeke CO, Quigley HA, Jampel HD, et al. Adherence with topical glaucoma medication monitored electronically the Travatan Dosing Aid study. Ophthalmology 2009;116:191-9.

307. Robin AL, Novack GD, Covert DW, et al. Adherence in glaucoma: objective measurements of once-daily and adjunctive medication use. Am J Ophthalmol 2007;144:533-40.

308. Tsai JC. A comprehensive perspective on patient adherence to topical glaucoma therapy. Ophthalmology 2009;116:S30-6.

309. Stone JL, Robin AL, Novack GD, et al. An objective evaluation of eyedrop instillation in patients with glaucoma. Arch Ophthalmol 2009;127:732-6.

310. Aptel F, Masset H, Burillon C, et al. The influence of disease severity on quality of eye-drop administration in patients with glaucoma or ocular hypertension [letter]. Br J Ophthalmol 2009;93:700-1.

311. Osterberg L, Blaschke T. Adherence to medication. N Engl J Med 2005;353:487-97.

312. Haynes RB, McDonald H, Garg AX, Montague P. Interventions for helping patients to follow prescriptions for medications. Cochrane Database of Syst Rev 2002, Issue 2. Art. No.: CD000011. DOI:10.1002/14651858.CD000011.

313. Department of Health & Human Services Centers for Medicare & Medicaid Services. Early refill edits on topical ophthalmic products [memorandum]. June 2, 2010. Available at: www.cms.gov/Medicare/Prescription-Drug-Coverage/PrescriptionDrugCovContra/Downloads/MemoEarlyRefillOpth_060210.pdf. Accessed May 29, 2015.

314. Brauner SC, Chen TC, Hutchinson BT, et al. The course of glaucoma during pregnancy: a retrospective case series. Arch Ophthalmol 2006;124:1089-94.

315. Johnson SM, Martinez M, Freedman S. Management of glaucoma in pregnancy and lactation. Surv Ophthalmol 2001;45:449-54.

316. Razeghinejad MR, Tania Tai TY, Fudemberg SJ, Katz LJ. Pregnancy and glaucoma. Surv Ophthalmol 2011;56:324-35.

317. Salim S. Glaucoma in pregnancy. Curr Opin Ophthalmol 2014;25:93-7.

318. U.S. Food and Drug Administration Center for Drug Evaluation and Research. FDA background package for meeting of Drug Safety and Risk Management Advisory Committee (DSaRM): management of drug related teratogenic risk-day one. December 12, 2012:11-13. Available at: www.fda.gov/downloads/AdvisoryCommittees/CommitteesMeetingMaterials/Drugs/DrugSafetyandRisk ManagementAdvisoryCommittee/UCM331163.pdf. Accessed May 29, 2015.

319. De Santis M, Lucchese A, Carducci B, et al. Latanoprost exposure in pregnancy. Am J Ophthalmol 2004;138:305-6.

320. Sachs HC. The transfer of drugs and therapeutics into human breast milk:an update on selected topics. Pediatrics 2013;132: e796-809.

321. McIlraith I,Strasfeld M,Colev G,Hutnik CM. Selective laser trabeculoplasty as initial and adjunctive treatment for open-angle glaucoma. J Glaucoma 2006;15:124-30.

322. Katz LJ,Steinmann WC,Kabir A,et al. Selective laser trabeculoplasty versus medical therapy as initial treatment of glaucoma: a prospective,randomized trial. J Glaucoma 2012;21:460-8.

323. Samples JR,Singh K,Lin SC,et al. Laser trabeculoplasty for open-angle glaucoma:a report by the american academy of ophthalmology. Ophthalmology 2011;118:2296-302.

324. American Academy of Ophthalmology Basic and Clinical Science Course Subcommittee. Basic and Clinical Science Course. Section 10:Glaucoma,2015-2016. San Francisco,CA:American Academy of Ophthalmology; 2015:180-3.

325. Brancato R,Carassa R,Trabucchi G. Diode laser compared with argon laser for trabeculoplasty. Am J Ophthalmol 1991;112: 50-5.

326. Chung PY,Schuman JS,Netland PA,et al. Five-year results of a randomized,prospective,clinical trial of diode vs argon laser trabeculoplasty for open-angle glaucoma. Am J Ophthalmol 1998;126:185-90.

327. Glaucoma Laser Trial Research Group. The Glaucoma Laser Trial(GLT):2. Results of argon laser trabeculoplasty versus topical medicines. Ophthalmology 1990;97:1403-13.

328. Spaeth GL,Baez KA. Argon laser trabeculoplasty controls one third of cases of progressive,uncontrolled,open angle glaucoma for 5 years. Arch Ophthalmol 1992;110:491-4.

329. Schwartz AL,Love DC,Schwartz MA. Long-term follow-up of argon laser trabeculoplasty for uncontrolled open-angle glaucoma. Arch Ophthalmol 1985;103:1482-4.

330. Krupin T,Patkin R,Kurata FK,et al. Argon laser trabeculoplasty in black and white patients with primary open-angle glaucoma. Ophthalmology 1986;93:811-6.

331. Shingleton BJ,Richter CU,Dharma SK,et al. Long-term efficacy of argon laser trabeculoplasty. A 10-year follow-up study. Ophthalmology 1993;100:1324-9.

332. Starita RJ,Fellman RL,Spaeth GL,Poryzees E. The effect of repeating full-circumference argon laser trabeculoplasty. Ophthalmic Surg 1984;15:41-3.

333. Brown SV,Thomas JV,Simmons RJ. Laser trabeculoplasty re-treatment. Am J Ophthalmol 1985;99:8-10.

334. Richter CU,Shingleton BJ,Bellows AR,et al. Retreatment with argon laser trabeculoplasty. Ophthalmology 1987;94:1085-9.

335. Weber PA,Burton GD,Epitropoulos AT. Laser trabeculoplasty retreatment. Ophthalmic Surg 1989;20:702-6.

336. Feldman RM,Katz LJ,Spaeth GL,et al. Long-term efficacy of repeat argon laser trabeculoplasty. Ophthalmology 1991;98: 1061-5.

337. Jorizzo PA,Samples JR,Van Buskirk EM. The effect of repeat argon laser trabeculoplasty. Am J Ophthalmol 1988;106:682-5.

338. Reynolds AC,Skuta GL. Current Trends and Challenges in Glaucoma Care. Focal Points:Clinical Modules for Ophthalmologists. Module 6. San Francisco,CA:American Academy of Ophthalmology;2008:2.

339. Ramulu PY,Corcoran KJ,Corcoran SL,Robin AL. Utilization of various glaucoma surgeries and procedures in Medicare beneficiaries from 1995 to 2004. Ophthalmology 2007;114:2265-70.

340. Rachmiel R,Trope GE,Chipman ML,et al. Laser trabeculoplasty trends with the introduction of new medical treatments and selective laser trabeculoplasty. J Glaucoma 2006;15:306-9.

341. Latina MA,Park C. Selective targeting of trabecular meshwork cells:in vitro studies of pulsed and CW laser interactions. Exp Eye Res 1995;60:359-71.

342. Kramer TR,Noecker RJ. Comparison of the morphologic changes after selective laser trabeculoplasty and argon laser trabeculoplasty in human eye bank eyes. Ophthalmology 2001;108:773-9.

343. Russo V,Barone A,Cosma A,et al. Selective laser trabeculoplasty versus argon laser trabeculoplasty in patients with uncontrolled open-angle glaucoma. Eur J Ophthalmol 2009;19:429-34.

344. Damji KF,Shah KC,Rock WJ,et al. Selective laser trabeculoplasty v argon laser trabeculoplasty:a prospective randomised clinical trial. Br J Ophthalmol 1999;83:718-22.

345. Popiela G,Muzyka M,Szelepin L,et al. Use of YAG-Selecta laser and argon laser in the treatment of open angle glaucoma[in Polish]. Klin Oczna 2000;102:129-33.

346. Martinez-de-la-Casa JM,Garcia-Feijoo J,Castillo A,et al. Selective vs argon laser trabeculoplasty:hypotensive efficacy,anterior chamber inflammation,and postoperative pain. Eye(Lond)2004;18:498-502.

347. Damji KF,Bovell AM,Hodge WG,et al. Selective laser trabeculoplasty versus argon laser trabeculoplasty:results from a 1-year randomised clinical trial. Br J Ophthalmol 2006;90:1490-4.

348. Best UP,Domack H,Schmidt V. Pressure reduction after selective laser trabeculoplasty with two different laser systems and

after argon laser trabeculoplasty-a controlled prospective clinical trial on 284 eyes［in German］. Klin Monatsbl Augenheilkd 2007;224:173-9.

349. Juzych MS, Chopra V, Banitt MR, et al. Comparison of long-term outcomes of selective laser trabeculoplasty versus argon laser trabeculoplasty in open-angle glaucoma. Ophthalmology 2004;111:1853-9.

350. Van de Veire S, Zeyen T, Stalmans I. Argon versus selective laser trabeculoplasty. Bull Soc Belge Ophtalmol 2006;299:5-10.

351. Nagar M, Ogunyomade A, O'Brart DP, et al. A randomised, prospective study comparing selective laser trabeculoplasty with latanoprost for the control of intraocular pressure in ocular hypertension and open angle glaucoma. Br J Ophthalmol 2005;89:1413-7.

352. Hong BK, Winer JC, Martone JF, et al. Repeat selective laser trabeculoplasty. J Glaucoma 2009;18:180-3.

353. Avery N, Ang GS, Nicholas S, Wells A. Repeatability of primary selective laser trabeculoplasty in patients with primary open-angle glaucoma. Int Ophthalmol 2013;33:501-6.

354. Khouri AS, Lin J, Berezina TL, et al. Repeat selective laser trabeculoplasty can be effective in eyes with initial modest response. Middle East Afr J Ophthalmol 2014;21:205-9.

355. Latina MA, Sibayan SA, Shin DH, et al. Q-switched 532-nm Nd:YAG laser trabeculoplasty (selective laser trabeculoplasty):a multicenter, pilot, clinical study. Ophthalmology 1998;105:2082-8; discussion 2089-90.

356. Harasymowycz PJ, Papamatheakis DG, Latina M, et al. Selective laser trabeculoplasty (SLT) complicated by intraocular pressure elevation in eyes with heavily pigmented trabecular meshworks. Am J Ophthalmol 2005;139:1110-3.

357. Glaucoma Laser Trial Research Group. The Glaucoma Laser Trial (GLT):2. Results of argon laser trabeculoplasty versus topical medicines. Ophthalmology 1990;97:1403-13.

358. Glaucoma Laser Trial Research Group. The Glaucoma Laser Trial (GLT) and glaucoma laser trial follow-up study:7. Results. Am J Ophthalmol 1995;120:718-31.

359. American Academy of Ophthalmology. Policy Statement. Preoperative Assessment:Responsibilities of the Ophthalmologist. San Francisco, CA:American Academy of Ophthalmology; 2012. Available at:www.aao.org/guidelines-browse?filter=clinicalstatement. Accessed June 26,2015.

360. American Academy of Ophthalmology. Policy Statement. An Ophthalmologist's Duties Concerning Postoperative Care. San Francisco, CA:American Academy of Ophthalmology; 2012. Available at:www.aao.org/guidelines-browse?filter=clinicalstatement. Accessed June 26,2015.

361. Robin AL. Argon laser trabeculoplasty medical therapy to prevent the intraocular pressure rise associated with argon laser trabeculoplasty. Ophthalmic Surg 1991;22:31-7.

362. Wickham MG, Worthen DM. Argon laser trabeculotomy:long-term follow-up. Ophthalmology 1979;86:495-503.

363. Wise JB, Witter SL. Argon laser therapy for open-angle glaucoma. A pilot study. Arch Ophthalmol 1979;97:319-22.

364. Schwartz AL, Whitten ME, Bleiman B, Martin D. Argon laser trabecular surgery in uncontrolled phakic open angle glaucoma. Ophthalmology 1981;88:203-12.

365. Holmwood PC, Chase RD, Krupin T, et al. Apraclonidine and argon laser trabeculoplasty. Am J Ophthalmol 1992;114:19-22.

366. Robin A, Pollack I, House B, Enger C. Effects of ALO 2145 on intraocular pressure following argon laser trabeculectomy. Arch Ophthalmol 1987;105:646-50.

367. Barnes SD, Campagna JA, Dirks MS, Doe EA. Control of intraocular pressure elevations after argon laser trabeculoplasty:comparison of brimonidine 0.2% to apraclonidine 1.0%. Ophthalmology 1999;106:2033-7.

368. Chen TC. Brimonidine 0.15% versus apraclonidine 0.5% for prevention of intraocular pressure elevation after anterior segment laser surgery. J Cataract Refract Surg 2005;31:1707-12.

369. Weinreb RN, Ruderman J, Juster R, Zweig K. Immediate intraocular pressure response to argon laser trabeculoplasty. Am J Ophthalmol 1983;95:279-86.

370. Hoskins HD Jr, Hetherington J Jr, Minckler DS, et al. Complications of laser trabeculoplasty. Ophthalmology 1983;90:796-9.

371. Allf BE, Shields MB. Early intraocular pressure response to laser trabeculoplasty 180 degrees without apraclonidine versus 360 degrees with apraclonidine. Ophthalmic Surg 1991;22:539-42.

372. Musch DC, Gillespie BW, Lichter PR, et al, CIGTS Study Investigators. Visual field progression in the Collaborative Initial Glaucoma Treatment Study the impact of treatment and other baseline factors. Ophthalmology 2009;116:200-7.

373. Parrish RK II, Feuer WJ, Schiffman JC, et al. Five-year follow-up optic disc findings of the Collaborative Initial Glaucoma Treatment Study. Am J Ophthalmol 2009;147:717-24.

374. Law SK, Modjtahedi SP, Mansury A, Caprioli J. Intermediate-term comparison of trabeculectomy with intraoperative mitomycin-C between Asian American and Caucasian glaucoma patients:a case-controlled comparison. Eye (Lond) 2007;21:71-8.

375. Kim HY, Egbert PR, Singh K. Long-term comparison of primary trabeculectomy with 5-fluorouracil versus mitomycin C in West

Africa. J Glaucoma 2008;17:578-83.

376. Wong MH, Husain R, Ang BC, et al. The Singapore 5-fluorouracil trial: intraocular pressure outcomes at 8 years. Ophthalmology 2013;120:1127-34.

377. Kirwan JF, Lockwood AJ, Shah P, et al, Trabeculectomy Outcomes Group Audit Study Group. Trabeculectomy in the 21st century: a multicenter analysis. Ophthalmology 2013;120:2532-9.

378. Heuer DK, Gressel MG, Parrish RK II, et al. Trabeculectomy in aphakic eyes. Ophthalmology 1984;91:1045-51.

379. Gross RL, Feldman RM, Spaeth GL, et al. Surgical therapy of chronic glaucoma in aphakia and pseudophakia. Ophthalmology 1988;95:1195-201.

380. Shirato S, Kitazawa Y, Mishima S. A critical analysis of the trabeculectomy results by a prospective follow-up design. Jpn J Ophthalmol 1982;26:468-80.

381. Law SK, Shih K, Tran DH, et al. Long-term outcomes of repeat vs initial trabeculectomy in open-angle glaucoma. Am J Ophthalmol 2009;148:685-95.

382. AGIS Investigators. The Advanced Glaucoma Intervention Study:8. Risk of cataract formation after trabeculectomy. Arch Ophthalmol 2001;119:1771-9.

383. Hylton C, Congdon N, Friedman D, et al. Cataract after glaucoma filtration surgery. Am J Ophthalmol 2003;135:231-2.

384. Writing Committee for the Cornea Donor Study Research Group; Sugar A, Gal RL, Kollman C, et al. Factors associated with corneal graft survival in the cornea donor study. JAMA Ophthalmol 2015;133:246-54.

385. Lee LC, Pasquale LR. Surgical management of glaucoma in pseudophakic patients. Semin Ophthalmol 2002;17:131-7.

386. Fontana H, Nouri-Mahdavi K, Caprioli J. Trabeculectomy with mitomycin C in pseudophakic patients with open-angle glaucoma: outcomes and risk factors for failure. Am J Ophthalmol 2006;141:652-9.

387. Takihara Y, Inatani M, Seto T, et al. Trabeculectomy with mitomycin for open-angle glaucoma in phakic vs pseudophakic eyes after phacoemulsification. Arch Ophthalmol 2011;129:152-7.

388. Supawavej C, Nouri-Mahdavi K, Law SK, Caprioli J. Comparison of results of initial trabeculectomy with mitomycin C after prior clear-corneal phacoemulsification to outcomes in phakic eyes. J Glaucoma 2013;22:52-9.

389. Andreanos D, Georgopoulos GT, Vergados J, et al. Clinical evaluation of the effect of mitomycin-C in re-operation for primary open angle glaucoma. Eur J Ophthalmol 1997;7:49-54.

390. Wilkins M, Indar A, Wormald R. Intra-operative mitomycin C for glaucoma surgery. Cochrane Database of Syst Rev 2005, Issue 1. Art. No.: CD002897. DOI:0.1002/14651858.CD002897.pub2. 2005.

391. Robin AL, Ramakrishnan R, Krishnadas R, et al. A long-term dose-response study of mitomycin in glaucoma filtration surgery. Arch Ophthalmol 1997;115:969-74.

392. Costa VP, Comegno PE, Vasconcelos JP, et al. Low-dose mitomycin C trabeculectomy in patients with advanced glaucoma. J Glaucoma 1996;5:193-9.

393. Martini E, Laffi GL, Sprovieri C, Scorolli L. Low-dosage mitomycin C as an adjunct to trabeculectomy. A prospective controlled study. Eur J Ophthalmol 1997;7:40-8.

394. WuDunn D, Cantor LB, Palanca-Capistrano AM, et al. A prospective randomized trial comparing intraoperative 5-fluorouracil vs mitomycin C in primary trabeculectomy. Am J Ophthalmol 2002;134:521-8.

395. Singh K, Mehta K, Shaikh N. Trabeculectomy with intraoperative mitomycin C versus 5-fluorouracil. Prospective randomized clinical trial. Ophthalmology 2000;107:2305-9.

396. Leyland M, Bloom P, Zinicola E, et al. Single intraoperative application of 5-Fluorouracil versus placebo in low-risk trabeculectomy surgery: a randomized trial. J Glaucoma 2001;10:452-7.

397. Ruderman JM, Welch DB, Smith MF, Shoch DE. A randomized study of 5-fluorouracil and filtration surgery. Am J Ophthalmol 1987;104:218-24.

398. Fluorouracil Filtering Surgery Study Group. Fluorouracil Filtering Surgery Study one-year follow-up. Am J Ophthalmol 1989;108:625-35.

399. Wormald R, Wilkins MR, Bunce C. Postoperative 5-Fluorouracil for glaucoma surgery. Cochrane Database of Syst Rev 2008, Issue 4. Art. No.: CD001132. DOI:10.1002/14651858.CD001132.

400. Goldenfeld M, Krupin T, Ruderman JM, et al. 5-Fluorouracil in initial trabeculectomy. A prospective, randomized, multicenter study. Ophthalmology 1994;101:1024-9.

401. Ophir A, Ticho U. A randomized study of trabeculectomy and subconjunctival administration of fluorouracil in primary glaucomas. Arch Ophthalmol 1992;110:1072-5.

402. Ralli M, Nouri-Mahdavi K, Caprioli J. Outcomes of laser suture lysis after initial trabeculectomy with adjunctive mitomycin C. J Glaucoma 2006;15:60-7.

403. Kobayashi H, Kobayashi K, Okinami S. A comparison of the intraocular pressure-lowering effect and safety of viscocanalostomy

and trabeculectomy with mitomycin C in bilateral open-angle glaucoma. Graefes Arch Clin Exp Ophthalmol 2003;241：359-66.

404. Rotchford AP,King AJ. Needling revision of trabeculectomies bleb morphology and long-term survival. Ophthalmology 2008；115：1148-53.

405. Kapasi MS,Birt CM. The efficacy of 5-fluorouracil bleb needling performed 1 year or more posttrabeculectomy：a retrospective study. J Glaucoma 2009；18：144-8.

406. Costa VP,Wilson RP,Moster MR,et al. Hypotony maculopathy following the use of topical mitomycin C in glaucoma filtration surgery. Ophthalmic Surg 1993；24：389-94.

407. Zacharia PT,Deppermann SR,Schuman JS. Ocular hypotony after trabeculectomy with mitomycin C. Am J Ophthalmol 1993；116：314-26.

408. Kupin TH,Juzych MS,Shin DH,et al. Adjunctive mitomycin C in primary trabeculectomy in phakic eyes. Am J Ophthalmol 1995；119：30-9.

409. Greenfield DS,Liebmann JM,Jee J,Ritch R. Late-onset bleb leaks after glaucoma filtering surgery. Arch Ophthalmol 1998；116：443-7.

410. Soltau JB,Rothman RF,Budenz DL,et al. Risk factors for glaucoma filtering bleb infections. Arch Ophthalmol 2000;118:338-42.

411. Jampel HD,Quigley HA,Kerrigan-Baumrind LA,et al. Risk factors for late-onset infection following glaucoma filtration surgery. Arch Ophthalmol 2001；119：1001-8.

412. Kim EA,Law SK,Coleman AL,et al. Long-term bleb-related infections after trabeculectomy：incidence,risk factors and influence of bleb revision. Am J Ophthalmol. In press.

413. Whiteside-Michel J,Liebmann JM,Ritch R. Initial 5-fluorouracil trabeculectomy in young patients. Ophthalmology 1992；99：7-13.

414. Suner IJ,Greenfield DS,Miller MP,et al. Hypotony maculopathy after filtering surgery with mitomycin C. Incidence and treatment. Ophthalmology 1997；104：207-14；discussion 214-5.

415. Scott DR,Quigley HA. Medical management of a high bleb phase after trabeculectomies. Ophthalmology 1988；95：1169-73.

416. Desai MA,Gedde SJ,Feuer WJ,et al. Practice preferences for glaucoma surgery：a survey of the American Glaucoma Society in 2008. Ophthalmic Surg Lasers Imaging 2011；42：202-8.

417. Jones E,Clarke J,Khaw PT. Recent advances in trabeculectomy technique. Curr Opin Ophthalmol 2005；16：107-13.

418. Wells AP,Cordeiro MF,Bunce C,Khaw PT. Cystic bleb formation and related complications in limbus- versus fornix-based conjunctival flaps in pediatric and young adult trabeculectomy with mitomycin C. Ophthalmology 2003；110：2192-7.

419. Rivier D,Roy S,Mermoud A. Ex-PRESS R-50 miniature glaucoma implant insertion under the conjunctiva combined with cataract extraction. J Cataract Refract Surg 2007；33：1946-52.

420. Stewart RM,Diamond JG,Ashmore ED,Ayyala RS. Complications following Ex-PRESS glaucoma shunt implantation. Am J Ophthalmol 2005；140：340-1.

421. Wamsley S,Moster MR,Rai S,et al. Results of the use of the Ex-PRESS miniature glaucoma implant in technically challenging,advanced glaucoma cases：a clinical pilot study. Am J Ophthalmol 2004；138：1049-51.

422. Dahan E,Carmichael TR. Implantation of a miniature glaucoma device under a scleral flap. J Glaucoma 2005；14：98-102.

423. Maris PJ,Jr.,Ishida K,Netland PA. Comparison of trabeculectomy with Ex-PRESS miniature glaucoma device implanted under scleral flap. J Glaucoma 2007；16：14-9.

424. Good TJ,Kahook MY. Assessment of bleb morphologic features and postoperative outcomes after Ex-PRESS drainage device implantation versus trabeculectomy. Am J Ophthalmol 2011；151：507-13.

425. Sugiyama T,Shibata M,Kojima S,et al. The first report on intermediate-term outcome of Ex-PRESS glaucoma filtration device implanted under scleral flap in Japanese patients. Clin Ophthalmol 2011；5：1063-6.

426. Marzette L,Herndon LW. A comparison of the Ex-PRESS mini glaucoma shunt with standard trabeculectomy in the surgical treatment of glaucoma. Ophthalmic Surg Lasers Imaging 2011；42：453-9.

427. Seider MI,Rofagha S,Lin SC,Stamper RL. Resident-performed Ex-PRESS shunt implantation versus trabeculectomy. J Glaucoma 2012；21：469-74.

428. de Jong L,Lafuma A,Aguade AS,Berdeaux G. Five-year extension of a clinical trial comparing the EX-PRESS glaucoma filtration device and trabeculectomy in primary open-angle glaucoma. Clin Ophthalmol 2011；5：527-33.

429. Wagschal LD,Trope GE,Jinapriya D,et al. Prospective randomized study comparing Ex-PRESS to trabeculectomy：1-year results. J Glaucoma. In press.

430. Netland PA,Sarkisian SR Jr,Moster MR,et al. Randomized,prospective,comparative trial of EX-PRESS glaucoma filtration device versus trabeculectomy（XVT study）. Am J Ophthalmol 2014；157：433-40.

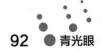
431. Patel HY, Wagschal LD, Trope GE, Buys YM. Economic analysis of the Ex-PRESS miniature glaucoma device versus trabeculectomy. J Glaucoma 2014;23:385-90.

432. Bluestein EC, Stewart WC. Trabeculectomy with 5-fluorouracil vs single-plate Molteno implantation. Ophthalmic Surg 1993; 24:669-73.

433. Tran DH, Souza C, Ang MJ, et al. Comparison of long-term surgical success of Ahmed Valve implant versus trabeculectomy in open-angle glaucoma. Br J Ophthalmol 2009;93:1504-9.

434. Wilson MR, Mendis U, Paliwal A, Haynatzka V. Long-term follow-up of primary glaucoma surgery with Ahmed glaucoma valve implant versus trabeculectomy. Am J Ophthalmol 2003;136:464-70.

435. Gedde SJ, Schiffman JC, Feuer WJ, et al. Treatment outcomes in the Tube Versus Trabeculectomy (TVT) study after five years of follow-up. Am J Ophthalmol 2012;153:789-803 e2.

436. Gedde SJ, Herndon LW, Brandt JD, et al. Postoperative complications in the Tube Versus Trabeculectomy (TVT) study during five years of follow-up. Am J Ophthalmol 2012;153:804-14.

437. Ayyala RS, Zurakowski D, Monshizadeh R, et al. Comparison of double-plate Molteno and Ahmed glaucoma valve in patients with advanced uncontrolled glaucoma. Ophthalmic Surg Lasers 2002;33:94-101.

438. Goulet RJ Ⅱ, Phan AD, Cantor LB, WuDunn D. Efficacy of the Ahmed S2 glaucoma valve compared with the Baerveldt 250-mm^2 glaucoma implant. Ophthalmology 2008;115:1141-7.

439. Siegner SW, Netland PA, Urban RC Jr, et al. Clinical experience with the Baerveldt glaucoma drainage implant. Ophthalmology 1995;102:1298-307.

440. Tsai JC, Johnson CC, Kammer JA, Dietrich MS. The Ahmed shunt versus the Baerveldt shunt for refractory glaucoma Ⅱ: longer-term outcomes from a single surgeon. Ophthalmology 2006;113:913-7.

441. Sidoti PA, Dunphy TR, Baerveldt G, et al. Experience with the Baerveldt glaucoma implant in treating neovascular glaucoma. Ophthalmology 1995;102:1107-18.

442. Heuer DK, Lloyd MA, Abrams DA, et al. Which is better? One or two?: a randomized clinical trial of single-plate versus double-plate Molteno implantation for glaucomas in aphakia and pseudophakia. Ophthalmology 1992;99:1512-9.

443. Britt MT, LaBree LD, Lloyd MA, et al. Randomized clinical trial of the 350-mm^2 versus the 500-mm^2 Baerveldt implant: longer term results: is bigger better? Ophthalmology 1999;106:2312-8.

444. Nassiri N, Kamali G, Rahnavardi M, et al. Ahmed glaucoma valve and single-plate Molteno implants in treatment of refractory glaucoma: a comparative study. Am J Ophthalmol 2010;149:893-902.

445. Barton K, Feuer WJ, Budenz DL, et al, Ahmed Baerveldt Comparison Study Group. Three-year treatment outcomes in the Ahmed Baerveldt Comparison Study. Ophthalmology 2014;121:1547-57.

446. Christakis PG, Tsai JC, Kalenak JW, et al. The Ahmed versus Baerveldt study: three-year treatment outcomes. Ophthalmology 2013;120:2232-40.

447. Jampel HD, Friedman DS, Lubomski LH, et al. Effect of technique on intraocular pressure after combined cataract and glaucoma surgery: an evidence-based review. Ophthalmology 2002;109:2215-24; quiz 2225,2231.

448. Buys YM, Chipman ML, Zack B, et al. Prospective randomized comparison of one- versus two-site Phacotrabeculectomy two-year results. Ophthalmology 2008;115:1130-3.

449. Cotran PR, Roh S, McGwin G. Randomized comparison of 1-Site and 2-Site phacotrabeculectomy with 3-year follow-up. Ophthalmology 2008;115:447-54 e1.

450. Gdih GA, Yuen D, Yan P, et al. Meta-analysis of 1- versus 2-site phacotrabeculectomy. Ophthalmology 2011;118:71-6.

451. Rebolleda G, Munoz-Negrete FJ. Phacoemulsification in eyes with functioning filtering blebs: a prospective study. Ophthalmology 2002;109:2248-55.

452. Ehrnrooth P, Lehto I, Puska P, Laatikainen L. Phacoemulsification in trabeculectomized eyes. Acta Ophthalmol Scand 2005; 83:561-6.

453. Longo A, Uva MG, Reibaldi A, et al. Long-term effect of phacoemulsification on trabeculectomy function. Eye (Lond) 2015;29: 1347-52.

454. Ates H, Uretmen O, Andac K, Azarsiz SS. Deep sclerectomy with a nonabsorbable implant (T-Flux): preliminary results. Can J Ophthalmol 2003;38:482-8.

455. Dahan E, Ravinet E, Ben-Simon GJ, Mermoud A. Comparison of the efficacy and longevity of nonpenetrating glaucoma surgery with and without a new, nonabsorbable hydrophilic implant. Ophthalmic Surg Lasers Imaging 2003;34:457-63.

456. Ravinet E, Bovey E, Mermoud A. T-Flux implant versus Healon GV in deep sclerectomy. J Glaucoma 2004;13:46-50.

457. Chiselita D. Non-penetrating deep sclerectomy versus trabeculectomy in primary open-angle glaucoma surgery. Eye 2001;15: 197-201.

458. El Sayyad F, Helal M, El-Kholify H, et al. Nonpenetrating deep sclerectomy versus trabeculectomy in bilateral primary open-

angle glaucoma. Ophthalmology 2000;107:1671-4.

459. Ambresin A,Shaarawy T,Mermoud A. Deep sclerectomy with collagen implant in one eye compared with trabeculectomy in the other eye of the same patient. J Glaucoma 2002;11:214-20.

460. Mermoud A,Schnyder CC,Sickenberg M,et al. Comparison of deep sclerectomy with collagen implant and trabeculectomy in open-angle glaucoma. J Cataract Refract Surg 1999;25:323-31.

461. Cillino S,Di Pace F,Casuccio A,et al. Deep sclerectomy versus punch trabeculectomy with or without phacoemulsification:a randomized clinical trial. J Glaucoma 2004;13:500-6.

462. Carassa RG,Bettin P,Fiori M,Brancato R. Viscocanalostomy versus trabeculectomy in white adults affected by open-angle glaucoma:a 2-year randomized,controlled trial. Ophthalmology 2003;110:882-7.

463. Luke C,Dietlein TS,Jacobi PC,et al. A prospective randomized trial of viscocanalostomy versus trabeculectomy in open-angle glaucoma:a 1-year follow-up study. J Glaucoma 2002;11:294-9.

464. O'Brart DP,Rowlands E,Islam N,Noury AM. A randomised,prospective study comparing trabeculectomy augmented with antimetabolites with a viscocanalostomy technique for the management of open angle glaucoma uncontrolled by medical therapy. Br J Ophthalmol 2002;86:748-54.

465. Jonescu-Cuypers C,Jacobi P,Konen W,Krieglstein G. Primary viscocanalostomy versus trabeculectomy in white patients with open-angle glaucoma:A randomized clinical trial. Ophthalmology 2001;108:254-8.

466. Gilmour DF,Manners TD,Devonport H,et al. Viscocanalostomy versus trabeculectomy for primary open angle glaucoma:4-year prospective randomized clinical trial. Eye(Lond)2009;23:1802-7.

467. Wishart MS,Dagres E. Seven-year follow-up of combined cataract extraction and viscocanalostomy. J Cataract Refract Surg 2006;32:2043-9.

468. Park M,Hayashi K,Takahashi H,et al. Phaco-viscocanalostomy versus phaco-trabeculotomy:a middle-term study. J Glaucoma 2006;15:456-61.

469. Yalvac IS,Sahin M,Eksioglu U,et al. Primary viscocanalostomy versus trabeculectomy for primary open-angle glaucoma:three-year prospective randomized clinical trial. J Cataract Refract Surg 2004;30:2050-7.

470. Lewis RA,von Wolff K,Tetz M,et al. Canaloplasty:three-year results of circumferential viscodilation and tensioning of Schlemm canal using a microcatheter to treat open-angle glaucoma. J Cataract Refract Surg 2011;37:682-90.

471. Ayyala RS,Chaudhry AL,Okogbaa CB,Zurakowski D. Comparison of surgical outcomes between canaloplasty and trabeculectomy at 12 months' follow-up. Ophthalmology 2011;118:2427-33.

472. Saheb H,Ahmed II . Micro-invasive glaucoma surgery:current perspectives and future directions. Curr Opin Ophthalmol 2012;23:96-104.

473. Minckler D,Baerveldt G,Ramirez MA,et al. Clinical results with the Trabectome,a novel surgical device for treatment of open-angle glaucoma. Trans Am Ophthalmol Soc 2006;104:40-50.

474. Mosaed S,Rhee DJ,Filippopoulos T,et al. Trabectome outcomes in adult open-angle glaucoma patients:one-year follow-up. Clin Surg Ophthalmol 2010;28:182-6.

475. Maeda M,Watanabe M,Ichikawa K. Evaluation of Trabectome in open-angle glaucoma. J Glaucoma 2013;22:205-8.

476. Jordan JF,Wecker T,van Oterendorp C,et al. Trabectome surgery for primary and secondary open angle glaucomas. Graefes Arch Clin Exp Ophthalmol 2013;251:2753-60.

477. Ahuja Y,Ma Khin Pyi S,Malihi M,et al. Clinical results of ab interno trabeculotomy using the trabectome for open-angle glaucoma:the Mayo Clinic series in Rochester,Minnesota. Am J Ophthalmol 2013;156:927-35.

478. Francis BA,Minckler D,Dustin L,et al. Combined cataract extraction and trabeculotomy by the internal approach for coexisting cataract and open-angle glaucoma:initial results. J Cataract Refract Surg 2008;34:1096-103.

479. Francis BA. Trabectome combined with phacoemulsification versus phacoemulsification alone:a prospective,non-randomized controlled surgical trial. Clin Surg Ophthalmol 2010;28:228-35.

480. Francis BA. Combined Trabectome and cataract surgery versus combined trabeculectomy and cataract surgery in open-angle glaucoma. Clin Surg Ophthalmol 2011;29:48-54.

481. Bussel, II,Kaplowitz K,Schuman JS,Loewen NA. Outcomes of ab interno trabeculectomy with the trabectome after failed trabeculectomy. Br J Ophthalmol 2015;99:258-62.

482. Vold SD,Dustin L,Trabectome Study Group. Impact of laser trabeculoplasty on Trabectome® outcomes. Ophthalmic Surg Lasers Imaging 2010;41:443-51.

483. Klamann MK,Gonnermann J,Maier AK,et al. Influence of Selective Laser Trabeculoplasty (SLT) on combined clear cornea phacoemulsification and Trabectome outcomes. Graefes Arch Clin Exp Ophthalmol 2014;252:627-31.

484. Jea SY,Mosaed S,Vold SD,Rhee DJ. Effect of a failed trabectome on subsequent trabeculectomy. J Glaucoma 2012;21:71-5.

485. Fea AM. Phacoemulsification versus phacoemulsification with micro-bypass stent implantation in primary open-angle glaucoma:

randomized double-masked clinical trial. J Cataract Refract Surg 2010;36:407-12.

486. Fernandez-Barrientos Y, Garcia-Feijoo J, Martinez-de-la-Casa JM, et al. Fluorophotometric study of the effect of the glaukos trabecular microbypass stent on aqueous humor dynamics. Invest Ophthalmol Vis Sci 2010;51:3327-32.

487. Samuelson TW, Katz LJ, Wells JM, et al. Randomized evaluation of the trabecular micro-bypass stent with phacoemulsification in patients with glaucoma and cataract. Ophthalmology 2011;118:459-67.

488. Craven ER, Katz LJ, Wells JM, Giamporcaro JE. Cataract surgery with trabecular micro-bypass stent implantation in patients with mild-to-moderate open-angle glaucoma and cataract:two-year follow-up. J Cataract Refract Surg 2012;38:1339-45.

489. Buchacra O, Duch S, Milla E, Stirbu O. One-year analysis of the iStent trabecular microbypass in secondary glaucoma. Clin Ophthalmol 2011;5:321-6.

490. Morales-Fernandez L, Martinez-De-La-Casa JM, Garcia-Feijoo J, et al. Glaukos® trabecular stent used to treat steroid-induced glaucoma. Eur J Ophthalmol 2012;22:670-3.

491. Belovay GW, Naqi A, Chan BJ, et al. Using multiple trabecular micro-bypass stents in cataract patients to treat open-angle glaucoma. J Cataract Refract Surg 2012;38:1911-7.

492. Jonsen A, Siegler M, Winslade W. Clinical Ethics:a practical approach to ethical decisions in clinical medicine. 3rd ed. Summit, PA:McGraw-Hill, Inc., Health Professions Division;1992; 40-3.

493. Roth SM, Spaeth GL, Starita RJ, et al. The effects of postoperative corticosteroids on trabeculectomy and the clinical course of glaucoma:five-year follow-up study. Ophthalmic Surg 1991;22:724-9.

494. Starita RJ, Fellman RL, Spaeth GL, et al. Short- and long-term effects of postoperative corticosteroids on trabeculectomy. Ophthalmology 1985;92:938-46.

495. Stewart WC, Shields MB. Management of anterior chamber depth after trabeculectomy. Am J Ophthalmol 1988;106:41-4.

496. Fiore PM, Richter CU, Arzeno G, et al. The effect of anterior chamber depth on endothelial cell count after filtration surgery. Arch Ophthalmol 1989;107:1609-11.

497. Phillips CI, Clark CV, Levy AM. Posterior synechiae after glaucoma operations:aggravation by shallow anterior chamber and pilocarpine. Br J Ophthalmol 1987;71:428-32.

498. Brubaker RF, Pederson JE. Ciliochoroidal detachment. Surv Ophthalmol 1983;27:281-9.

499. Gressel MG, Parrish RK II, Heuer DK. Delayed nonexpulsive suprachoroidal hemorrhage. Arch Ophthalmol 1984;102:1757-60.

500. Ruderman JM, Harbin TS Jr, Campbell DG. Postoperative suprachoroidal hemorrhage following filtration procedures. Arch Ophthalmol 1986;104:201-5.

501. Radhakrishnan S, Quigley HA, Jampel HD, et al. Outcomes of surgical bleb revision for complications of trabeculectomy. Ophthalmology 2009;116:1713-8.

502. Anand N, Khan A. Long-term outcomes of needle revision of trabeculectomy blebs with mitomycin C and 5-fluorouracil:a comparative safety and efficacy report. J Glaucoma 2009;18:513-20.

503. Sharan S, Trope GE, Chipman M, Buys YM. Late-onset bleb infections:prevalence and risk factors. Can J Ophthalmol 2009;44:279-83.

504. Pastor SA, Singh K, Lee DA, et al. Cyclophotocoagulation:a report by the American Academy of Ophthalmology. Ophthalmology 2001;108:2130-8.

505. Lin SC. Endoscopic and transscleral cyclophotocoagulation for the treatment of refractory glaucoma. J Glaucoma 2008;17:238-47.

506. Kosoko O, Gaasterland DE, Pollack IP, Enger CL, Diode Laser Ciliary Ablation Study Group. Long-term outcome of initial ciliary ablation with contact diode laser transscleral cyclophotocoagulation for severe glaucoma. Ophthalmology 1996;103:1294-302.

507. Youn J, Cox TA, Allingham RR, Shields MB. Factors associated with visual acuity loss after noncontact transscleral Nd:YAG cyclophotocoagulation. J Glaucoma 1996;5:390-4.

508. Fankhauser F, Kwasniewska S, Van der Zypen E. Cyclodestructive procedures:I. Clinical and morphological aspects:a review. Ophthalmologica 2004;218:77-95.

509. Bechrakis NE, Muller-Stolzenburg NW, Helbig H, Foerster MH. Sympathetic ophthalmia following laser cyclocoagulation. Arch Ophthalmol 1994;112:80-4.

510. Bloom PA, Tsai JC, Sharma K, et al. "Cyclodiode":trans-scleral diode laser cyclophotocoagulation in the treatment of advanced refractory glaucoma. Ophthalmology 1997;104:1508-19; discussion 1519-20.

511. Reynolds AC, Skuta GL. Current Trends and Challenges in Glaucoma Care. Focal Points:Clinical Modules for Ophthalmologists. Module 6. San Francisco, CA:American Academy of Ophthalmology; 2008:4.

512. Pantcheva MB, Kahook MY, Schuman JS, Noecker RJ. Comparison of acute structural and histopathological changes in

human autopsy eyes after endoscopic cyclophotocoagulation and trans-scleral cyclophotocoagulation. Br J Ophthalmol 2007;91:248-52.

513. Lin SC,Chen MJ,Lin MS,et al. Vascular effects on ciliary tissue from endoscopic versus trans-scleral cyclophotocoagulation. Br J Ophthalmol 2006;90:496-500.

514. Chen J,Cohn RA,Lin SC,et al. Endoscopic photocoagulation of the ciliary body for treatment of refractory glaucomas. Am J Ophthalmol 1997;124:787-96.

515. Kahook MY,Lathrop KL,Noecker RJ. One-site versus two-site endoscopic cyclophotocoagulation. J Glaucoma 2007;16:527-30.

516. Murthy GJ,Murthy PR,Murthy KR,Kulkarni VV. A study of the efficacy of endoscopic cyclophotocoagulation for the treatment of refractory glaucomas. Indian J Ophthalmol 2009;57:127-32.

517. Ahmad S,Wallace DJ,Herndon LW. Phthisis after endoscopic cyclophotocoagulation. Ophthalmic Surg Lasers Imaging 2008;39:407-8.

518. Uram M. Ophthalmic laser microendoscope ciliary process ablation in the management of neovascular glaucoma. Ophthalmology 1992;99:1823-8.

519. Gayton JL,Van Der Karr M,Sanders V. Combined cataract and glaucoma surgery:trabeculectomy versus endoscopic laser cycloablation. J Cataract Refract Surg 1999;25:1214-9.

520. Lima FE,Magacho L,Carvalho DM,et al. A prospective,comparative study between endoscopic cyclophotocoagulation and the Ahmed drainage implant in refractory glaucoma. J Glaucoma 2004;13:233-7.

521. West AL,Oren GA,Moroi SE. Evidence for the use of nutritional supplements and herbal medicines in common eye diseases. Am J Ophthalmol 2006;141:157-66.

522. Gunasekera V,Ernst E,Ezra DG. Systematic internet-based review of complementary and alternative medicine for glaucoma. Ophthalmology 2008;115:435-9.

523. Coleman AL,Stone KL,Kodjebacheva G,et al. Glaucoma risk and the consumption of fruits and vegetables among older women in the study of osteoporotic fractures. Am J Ophthalmol 2008;145:1081-9.

524. American Academy of Ophthalmology. Complementary Therapy Assessment. Marijuana in the Treatment of Glaucoma. San Francisco,CA:American Academy of Ophthalmology;2014. Available at:www.aao.org/cta. Accessed June 26,2015.

525. Jampel H. American Glaucoma Society position statement:marijuana and the treatment of glaucoma. J Glaucoma 2010;19:75-6.

526. Herndon LW,Weizer JS,Stinnett SS. Central corneal thickness as a risk factor for advanced glaucoma damage. Arch Ophthalmol 2004;122:17-21.

527. Hjortdal JO,Moller-Pedersen T,Ivarsen A,Ehlers N. Corneal power,thickness,and stiffness:results of a prospective randomized controlled trial of PRK and LASIK for myopia. J Cataract Refract Surg 2005;31:21-9.

528. Zeyen TG,Caprioli J. Progression of disc and field damage in early glaucoma. Arch Ophthalmol 1993;111:62-5.

529. Caprioli J,Prum B,Zeyen T. Comparison of methods to evaluate the optic nerve head and nerve fiber layer for glaucomatous change. Am J Ophthalmol 1996;121:659-67.

530. Airaksinen PJ,Tuulonen A,Alanko HI. Rate and pattern of neuroretinal rim area decrease in ocular hypertension and glaucoma. Arch Ophthalmol 1992;110:206-10.

531. Smith SD,Katz J,Quigley HA. Analysis of progressive change in automated visual fields in glaucoma. Invest Ophthalmol Vis Sci 1996;37:1419-28.

532. Katz J,Tielsch JM,Quigley HA,Sommer A. Automated perimetry detects visual field loss before manual Goldmann perimetry. Ophthalmology 1995;102:21-6.

533. Heijl A,Asman P. A clinical study of perimetric probability maps. Arch Ophthalmol 1989;107:199-203.

534. Jay JL,Murdoch JR. The rate of visual field loss in untreated primary open angle glaucoma. Br J Ophthalmol 1993;77:176-8.

535. Chauhan BC,Mikelberg FS,Balaszi AG,et al. Canadian Glaucoma Study:2. risk factors for the progression of open-angle glaucoma. Arch Ophthalmol 2008;126:1030-6.

536. Kwon YH,Kim YI,Pereira ML,et al. Rate of optic disc cup progression in treated primary open-angle glaucoma. J Glaucoma 2003;12:409-16.

537. Martus P,Stroux A,Budde WM,et al. Predictive factors for progressive optic nerve damage in various types of chronic open-angle glaucoma. Am J Ophthalmol 2005;139:999-1009.

538. Nouri-Mahdavi K,Hoffman D,Gaasterland D,Caprioli J. Prediction of visual field progression in glaucoma. Invest Ophthalmol Vis Sci 2004;45:4346-51.

539. Daugeliene L,Yamamoto T,Kitazawa Y. Risk factors for visual field damage progression in normal-tension glaucoma eyes. Graefes Arch Clin Exp Ophthalmol 1999;237:105-8.

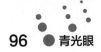

540. Suh MH, Park KH, Kim H, et al. Glaucoma progression after the first-detected optic disc hemorrhage by optical coherence tomography. J Glaucoma 2012;21:358-66.

541. Kernstock C, Dietzsch J, Januschowski K, et al. Optical coherence tomography shows progressive local nerve fiber loss after disc hemorrhages in glaucoma patients. Graefes Arch Clin Exp Ophthalmol 2012;250:583-7.

542. Wang YX, Hu LN, Yang H, et al. Frequency and associated factors of structural progression of open-angle glaucoma in the Beijing Eye Study. Br J Ophthalmol 2012;96:811-5.

543. De Moraes CG, Liebmann JM, Park SC, et al. Optic disc progression and rates of visual field change in treated glaucoma. Acta Ophthalmol 2013;91:e86-91.

544. Kim JM, Kyung H, Azarbod P, et al. Disc haemorrhage is associated with the fast component, but not the slow component, of visual field decay rate in glaucoma. Br J Ophthalmol 2014;98:1555-9.

545. Komori S, Ishida K, Yamamoto T. Results of long-term monitoring of normal-tension glaucoma patients receiving medical therapy: results of an 18-year follow-up. Graefes Arch Clin Exp Ophthalmol 2014;252:1963-70.

546. Tezel G, Siegmund KD, Trinkaus K, et al. Clinical factors associated with progression of glaucomatous optic disc damage in treated patients. Arch Ophthalmol 2001;119:813-8.

547. Stewart WC, Kolker AE, Sharpe ED, et al. Factors associated with long-term progression or stability in primary open-angle glaucoma. Am J Ophthalmol 2000;130:274-9.

548. Jonas JB, Martus P, Horn FK, et al. Predictive factors of the optic nerve head for development or progression of glaucomatous visual field loss. Invest Ophthalmol Vis Sci 2004;45:2613-8.

549. Brandt JD. Corneal thickness in glaucoma screening, diagnosis, and management. Curr Opin Ophthalmol 2004;15:85-9.

550. Papadia M, Sofianos C, Iester M, et al. Corneal thickness and visual field damage in glaucoma patients. Eye (Lond) 2007;21:943-7.

551. Heijl A, Bengtsson B, Hyman L, Leske MC, Early Manifest Glaucoma Trial Group. Natural history of open-angle glaucoma. Ophthalmology 2009;116:2271-6.

552. Rossi GC, Pasinetti GM, Scudeller L, et al. Do adherence rates and glaucomatous visual field progression correlate? Eur J Ophthalmol 2011;21:410-4.

553. Stewart WC, Chorak RP, Hunt HH, Sethuraman G. Factors associated with visual loss in patients with advanced glaucomatous changes in the optic nerve head. Am J Ophthalmol 1993;116:176-81.

554. Granstrom PA. Progression of visual field defects in glaucoma. Relation to compliance with pilocarpine therapy. Arch Ophthalmol 1985;103:529-31.

555. Kass MA, Kolker AE, Becker B. Prognostic factors in glaucomatous visual field loss. Arch Ophthalmol 1976;94:1274-6.

556. Chen PP. Correlation of visual field progression between eyes in patients with open-angle glaucoma. Ophthalmology 2002;109:2093-9.

557. Chen PP, Bhandari A. Fellow eye prognosis in patients with severe visual field loss in 1 eye from chronic open-angle glaucoma. Arch Ophthalmol 2000;118:473-8.

558. Fontana L, Armas R, Garway-Heath DF, et al. Clinical factors influencing the visual prognosis of the fellow eyes of normal tension glaucoma patients with unilateral field loss. Br J Ophthalmol 1999;83:1002-5.

559. Vogel R, Crick RP, Mills KB, et al. Effect of timolol versus pilocarpine on visual field progression in patients with primary open-angle glaucoma. Ophthalmology 1992;99:1505-11.

560. Coleman AL, Caprioli J. The logic behind target intraocular pressure. Am J Ophthalmol 2009;147:379-80.

561. Damji KF, Behki R, Wang L. Canadian perspectives in glaucoma management: setting target intraocular pressure range. Can J Ophthalmol 2003;38:189-97.

562. European Glaucoma Society. Terminology and Guidelines for Glaucoma. 4th ed. Savona, Italy: Editrice Dogma S.r.l.; 2014:138. Available at: www.eugs.org/eng/EGS_guidelines4.asp. Accessed May 29, 2015.

563. Lim MC, Shiba DR, Clark IJ, et al. Personality type of the glaucoma patient. J Glaucoma 2007;16:649-54.

564. Odberg T, Jakobsen JE, Hultgren SJ, Halseide R. The impact of glaucoma on the quality of life of patients in Norway. II. Patient response correlated to objective data. Acta Ophthalmol Scand 2001;79:121-4.

565. Lundmark PO, Trope GE, Shapiro CM, Flanagan JG. Depressive symptomatology in tertiary-care glaucoma patients. Can J Ophthalmol 2009;44:198-204.

566. Mabuchi F, Yoshimura K, Kashiwagi K, et al. High prevalence of anxiety and depression in patients with primary open-angle glaucoma. J Glaucoma 2008;17:552-7.

567. Skalicky S, Goldberg I. Depression and quality of life in patients with glaucoma: a cross-sectional analysis using the Geriatric Depression Scale-15, assessment of function related to vision, and the Glaucoma Quality of Life-15. J Glaucoma 2008;17:546-51.

568. Demailly P, Zoute C, Castro D. Personalities and chronic glaucoma [in French]. J Fr Ophtalmol 1989;12:595-601.

569. Cumurcu T, Cumurcu BE, Celikel FC, Etikan I. Depression and anxiety in patients with pseudoexfoliative glaucoma. Gen Hosp Psychiatry 2006;28:509-15.

570. Erb C, Batra A, Lietz A, et al. Psychological characteristics of patients with normal-tension glaucoma. Graefes Arch Clin Exp Ophthalmol 1999;237:753-7.

571. Sherwood MB, Garcia-Siekavizza A, Meltzer MI, et al. Glaucoma's impact on quality of life and its relation to clinical indicators: a pilot study. Ophthalmology 1998;105:561-6.

572. Cameron BD, Saffra NA, Strominger MB. Laser in situ keratomileusis-induced optic neuropathy. Ophthalmology 2001;108:660-5.

573. Lyle WA, Jin GJ, Jin Y. Interface fluid after laser in situ keratomileusis. J Refract Surg 2003;19:455-9.

574. Galal A, Artola A, Belda J, et al. Interface corneal edema secondary to steroid-induced elevation of intraocular pressure simulating diffuse lamellar keratitis. J Refract Surg 2006;22:441-7.

575. Hamilton DR, Manche EE, Rich LF, Maloney RK. Steroid-induced glaucoma after laser in situ keratomileusis associated with interface fluid. Ophthalmology 2002;109:659-65.

576. Teichman JC, Ahmed, II. Intraocular lens choices for patients with glaucoma. Curr Opin Ophthalmol 2010;21:135-43.

577. American Academy of Ophthalmology Vision Rehabilitation Committee. Preferred Practice Pattern ® Guidelines. Vision Rehabilitation. San Francisco, CA: American Academy of Ophthalmology, 2013. Available at: www.aao.org/ppp.

578. Tham YC, Li X, Wong TY, et al. Global prevalence of glaucoma and projections of glaucoma burden through 2040: a systematic review and meta-analysis. Ophthalmology 2014;121:2081-90.

579. Varma R, Lee PP, Goldberg I, Kotak S. An assessment of the health and economic burdens of glaucoma. Am J Ophthalmol 2011;152:515-22.

580. Ramulu P. Glaucoma and disability: which tasks are affected, and at what stage of disease? Curr Opin Ophthalmol 2009;20:92-8.

581. Haymes SA, Leblanc RP, Nicolela MT, et al. Risk of falls and motor vehicle collisions in glaucoma. Invest Ophthalmol Vis Sci 2007;48:1149-55.

582. McKean-Cowdin R, Varma R, Wu J, et al. Severity of visual field loss and health-related quality of life. Am J Ophthalmol 2007;143:1013-23.

583. Rein DB, Zhang P, Wirth KE, et al. The economic burden of major adult visual disorders in the United States. Arch Ophthalmol 2006;124:1754-60.

584. Kymes SM, Plotzke MR, Li JZ, et al. The increased cost of medical services for people diagnosed with primary open-angle glaucoma: a decision analytic approach. Am J Ophthalmol 2010;150:74-81.

585. Lee PP, Walt JG, Doyle JJ, et al. A multicenter, retrospective pilot study of resource use and costs associated with severity of disease in glaucoma. Arch Ophthalmol 2006;124:12-9.

586. Lindblom B, Nordmann JP, Sellem E, et al. A multicentre, retrospective study of resource utilization and costs associated with glaucoma management in France and Sweden. Acta Ophthalmol Scand 2006;84:74-83.

587. Poulsen PB, Buchholz P, Walt JG, et al. Cost-analysis of glaucoma-related blindness in Europe. International Congress Series 2005;1292:262-6.

588. Thygesen J, Aagren M, Arnavielle S, et al. Late-stage, primary open-angle glaucoma in Europe: social and health care maintenance costs and quality of life of patients from 4 countries. Curr Med Res Opin 2008;24:1763-70.

589. Stewart WC, Stewart JA, Nasser QJ, Mychaskiw MA. Cost-effectiveness of treating ocular hypertension. Ophthalmology 2008;115:94-8.

590. Kymes SM, Kass MA, Anderson DR, et al. Management of ocular hypertension: a cost-effectiveness approach from the Ocular Hypertension Treatment Study. Am J Ophthalmol 2006;141:997-1008.

591. Rein DB, Wittenborn JS, Lee PP, et al. The cost-effectiveness of routine office-based identification and subsequent medical treatment of primary open-angle glaucoma in the United States. Ophthalmology 2009;116:823-32.

592. Stein JD, Kim DD, Peck WW, et al. Cost-effectiveness of medications compared with laser trabeculoplasty in patients with newly diagnosed open-angle glaucoma. Arch Ophthalmol 2012;130:497-505.

593. Kaplan RI, De Moraes CG, Cioffi GA, et al. Comparative cost-effectiveness of the Baerveldt implant, trabeculectomy with mitomycin, and medical treatment. JAMA Ophthalmol 2015;133:560-7.

594. Sloan FA, Brown DS, Carlisle ES, et al. Monitoring visual status: why patients do or do not comply with practice guidelines. Health Serv Res 2004;39:1429-48.

595. Wang F, Javitt JC, Tielsch JM. Racial variations in treatment for glaucoma and cataract among Medicare recipients. Ophthalmic Epidemiol 1997;4:89-100.

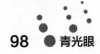
596. Coleman AL, Yu F, Rowe S. Visual field testing in glaucoma Medicare beneficiaries before surgery. Ophthalmology 2005;112:401-6.

597. Devgan U, Yu F, Kim E, Coleman AL. Surgical undertreatment of glaucoma in black beneficiaries of medicare. Arch Ophthalmol 2000;118:253-6.

598. Stein JD, Talwar N, Laverne AM, et al. Racial disparities in the use of ancillary testing to evaluateindividuals with open-angle glaucoma. Arch Ophthalmol 2012;130:1579-88.

美国眼科学会
P.O.Box 7424
San Francisco，
California 94120-7424
415.561.8500
原发性开角型青光眼
2015 年

PREFERRED PRACTICE PATTERN®

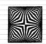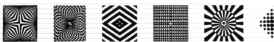

眼科临床指南

Preferred Practice Pattern®

原发性开角型青光眼疑似者
Primary Open-Angle Glaucoma Suspect

美国眼科学会

中华医学会眼科学分会

2017 年 6 月第三次编译

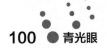

青光眼临床指南制订过程和参与者

青光眼临床指南专家委员会成员编写了原发性开角型青光眼临床指南（PPP）。PPP专家委员会成员讨论和审阅了本册文件的历次稿件，集中开会两次，通过电子邮件进行了其他的讨论，达成了本册最后版本的共识。

青光眼临床指南专家委员会 2014—2015

Bruce E. Prum, MD, 共同主席

Michele C, Lim, MD

Steven L. Mansberger, MD, MPH, 方法学家

Joshua D. Stein, MD, MS, 美国青光眼学会代表

Sayoko E. Moroi, MD, PhD

Steven J. Gedde, MD

Leon W. Herndon, Jr., MD

Lisa F. Rosenberg, MD

Ruth D. Williams MD, 共同主席

眼科临床指南编写委员会成员在2015年4月的会议期间审阅和讨论了本册文件。根据讨论和评论编制了本册文件。

眼科临床指南编写委员会 2015

Robert S. Feder, MD, 主席

Timothy W. Olsen, MD

Randall J. Olson, MD

Bruce E. Prum, Jr., MD

C. Gail Summers, MD

Ruth D. Williams, MD

David C. Musch, PhD, MPH, 方法学家

然后，原发性开角型青光眼PPP于2015年7月送给另外的内部和外部的专家组和专家进行审阅。要求所有返回评论的人员需要提供与工业界相关关系的公开声明，才能考虑他们的评论（在下方以*标出）。PPP专家委员会成员审阅和讨论了这些评论，并确定了对本册指南的修改。

学会审阅者：

理事会委员会和秘书委员会*

理事会*

总顾问*

眼科技术评估委员会青光眼专家委员会*

眼科基础和临床科学教程第10分册分委员会

开业眼科医师教育顾问委员会*

邀请的审阅者：

美国家庭医师学会

美国医师学院*

美国外科医师学院

美国青光眼学会*

美国眼科医师协会*

美国白内障和屈光手术学会

眼科大学教授协会

加拿大眼科学会

消费者报告健康选择组织

欧洲青光眼学会 *

欧洲白内障和屈光手术医师学会

青光眼研究基金会 *

希腊青光眼学会 *

国际屈光手术学会

国家眼科研究所 *

国家医学会

国家妇女和家庭合营公司

门诊眼科手术学会

眼科妇女组织 *

James D. Brandt, MD

Donald L. Budenz, MD, MPH

Lawrence M. Hurvitz, MD*

Paul P. Lee, MD, JD

有关经济关系的声明

为了遵从医学专科学会理事会有关与公司相互关系的法规(从网站 www.cmss.org/codeforinteractions. aspx 可查到),列出与工业界的相关关系如下。学会与工业界的行为关系遵从这一法规(见网站 http://one. aao.org/about-preferred-practice-patterns)。大部分(56%)青光眼临床指南专家委员会 2014—2015 的成员没有经济关系可供公开。

青光眼临床指南专家委员会 2014—2015

Steven J. Gedde, MD: Alcon Laboratories, Inc, Allergan- 咨询 / 顾问

Leon W. Herndon, Jr., MD: Alcon Laboratories, Inc- 咨询 / 顾问, 讲课费; Glaukos Corporation- 讲课费

Michele C, Lim, MD: 无经济关系可公开

Steven L. Mansberger, MD, MPH: Alcon Laboratories, Inc, Allergan, Glaukos Corporation- 咨询 / 顾问

Sayoko E. Moroi, MD, PhD: 无经济关系可公开

Bruce E. Prum, MD: 无经济关系可公开

Lisa F. Rosenberg, MD: 无经济关系可公开

Joshua D. Stein, MD, MS: 无经济关系可公开

Ruth D. Williamsm MD, : Allergan- 咨询 / 顾问

眼科临床指南编写委员会 2015

Robert S. Feder, MD: 无经济关系可公开

David C. Musch, PhD, MPH: Glaukos Corporation, InnFocus, LLC, Ivantis, Inc- 咨询 / 顾问(临床试验资料和安全监查委员会成员)

Timothy W. Olsen, MD: 无经济关系可公开

Randall J. Olson, MD: 无经济关系可公开

Bruce E. Prum, Jr., MD: 无经济关系可公开

C. Gail Summers, MD: 无经济关系可公开

Ruth D. Williams, MD: Allergan- 咨询 / 顾问

医疗质量秘书

Stephen D.McLeod, MD: 无经济关系可公开

美国眼科学会职员

Laurie Bagley, MLS: 无经济关系可公开

Nicholas P. Emptage, MAE: 无经济关系可公开

Susan Garratt: 无经济关系可公开

Flora C. Lum, MD: 无经济关系可公开

Doris Mizuiri: 无经济关系可公开

2015 年 1 月至 8 月本册文件的其他审阅者与工业界相关关系的公开声明见网站 www.aao.org/ppp。

目　录

制订眼科临床指南的目的

　　作为对其会员和公众的一种服务,美国眼科学会编制了称为眼科临床指南(PPP)的系列丛书,它确定了**高质量眼科医疗服务的特征和组成成分**。附录 1 叙述了高质量的眼保健服务的核心标准。

　　眼科临床指南是以由学识渊博的卫生专业人员所组成的专家委员会对所能利用的科学资料进行解释为基础的。在一些情况下,例如当有认真实施的临床试验的结果可以利用时,这些资料是特别令人信服的,可以提供明确的指南。而在另一些情况下,专家委员会不得不依赖他们对所能利用的证据进行集体判断和评估。

　　眼科临床指南所提供的文件是为临床医疗服务提供实践的典范,而不是为个别特殊的个人提供医疗服务。一方面它们应当满足大多数患者的需要,但又不可能满足所有患者的需要。严格地遵照这些 PPP 将不一定保证在任何情况都能获得成功的结果。不能认为这些指南包括了所有恰当的眼科医疗方法,或者排除了能够获得最好效果的合理的医疗方法。采用不同的方法来满足不同患者的需要是有必要的。医师应当根据一个特殊患者提供的所有情况来最终判断对其的医疗是否合适。在解决眼科医疗实践中所产生的伦理方面难题时,美国眼科学会愿意向会员提供协助。

　　眼科临床指南并不是在各种情况下都要必须遵循的医疗标准。美国眼科学会明确地指出不会承担在应用临床指南中任何建议或其他信息时由于疏忽大意或其他原因所引起的伤害和损伤的责任。

　　当提到某些药物、器械和其他产品时仅仅是以说明为目的,而并不是有意地为这些产品进行背书。这样的材料中可能包括了一些没有被认为是共同标准的应用信息,这些反映在没有包括于美国食品药品管理局(FDA)批准的适应证标识之内,或者只是批准为在限制的研究情况下应用的产品。FDA 已经宣称,确定医师所希望应用的每种药品或器械的 FDA 的看法,以及在遵从适用的法律,并获得患者的适当的知情同意下应用它们,是医师的责任。

　　在医学中,创新对于保证美国公众今后的健康是必要的,眼科学会鼓励开发能够提高眼保健水平的新的诊断和治疗方法。有必要认识到只有最优先考虑患者的需要时,才能获得真正的优良的医疗服务。

　　所有的 PPP 每年都由其编写委员会审阅,如果证实有新的进展值得更新时就会提早更新。为了保证眼科临床指南是适时的,每册的有效期是在其"批准"之日起 5 年内,除非它被修改本所替代。编写眼科临床指南是由学会资助的,而没有商业方面的支持。PPP 的作者和审阅者都是志愿者,并没有因为他们对本书的贡献而获得任何经济的补偿。在 PPP 发表之前,还要送给外部的专家和利益攸关者审阅,包括消费者代表。PPP 遵从医学专科学会理事会有关与公司相互关系的法规。眼科学会有并且执行与工业界关系的准则(见 www.aao.org/about-preferred-practice-patterns)。

　　附录 2 包含了本册文件所涉及的疾病和相关健康问题编码的国际统计分类的内容。原发性开角型青光眼疑似者 PPP 的意向使用者是眼科医师。

分级的方法和要点

　　《眼科临床指南》必须与临床密切相关和具有高度特异性,以便向临床医师提供有用的信息。当有证据支持诊治建议时,应当对所提出的每一项建议给予表明证据重要性的明确的等级。为了达到这一目标,采用了苏格兰院际指南网(Scottish Intercollegiate Guideline Network,[1] SIGN)及其建议的评定、制订和评估分级组(Grading of Recommendations Assessment, Development and Evaluation,[2] GRADE)的方法。GRADE 是一种系统的方法,对支持特殊的临床处理的问题的证据总体强度进行分级。 采用 GRADE 的机构包括 SIGN、世界卫生组织、健康保健研究和政策局(Agency for Healthcare Research and Policy)以及美国医师学院(American College of Physicians)。[3]

◆ 用于形成诊治建议的所有研究都要逐项地将其证据强度进行分级,这一分级列于研究的引文中。

◆ 为了对研究进行逐项分级,采用了一种基于 SIGN[1] 的尺度。对研究进行逐项分级的证据的定义和水平如下述:

I ++	高质量的随机对照试验(RCTs)的荟萃分析、系统回顾,或偏差危险度很低的 RTCs
I +	实施很好的 RCTs 的荟萃分析、系统回顾,或偏差危险度低的 RCTs
I –	RCTs 的荟萃分析、系统回顾,或偏差危险度高的 RCTs
II ++	高质量的病例对照或队列研究的系统回顾 混杂和偏差危险度很低以及因果关系可能性高的高质量病例对照或队列研究
II +	混杂或偏差危险度低以及因果关系有中度可能的实施很好的病例对照或队列研究
II –	混杂或偏差危险度高以及具有非因果关系高度危险的病例对照或队列研究
III	非分析性研究(如病例报告、系列病例研究)

◆ 诊治的建议是基于证据的主体而形成的。以下是根据 GRADE[2] 来定义证据质量的分级:

高质量(GQ)	进一步研究不太可能改变估计作用的信赖度
中等质量(MQ)	进一步研究有可能对我们估计作用的信赖度产生重要的冲击,可能会改变这一估计
低质量(IQ)	进一步研究很可能对我们估计作用的信赖度产生重要的冲击,有可能改变这一估计 对作用的任何估计都是很不肯定的

◆ 以下是根据 GRADE[2] 来定义的诊治关键建议:

强烈的建议(SR)	用于期望的干预作用明显地大于不期望作用,或者没有不期望作用时
根据需要而使用的建议(DR)	用于权衡时不太肯定,这或者是因为证据的质量低,或者是因为证据提示的期望作用和不期望作用很相近

◆ 诊疗的关键发现和建议部分列出了由 PPP 专家委员会确定的对于视功能和生活质量的结果特别重要的要点。

◆ 在本册 PPP 中,应用上面所述的系统对所有建议进行了分级。分级以斜体字嵌入正文中。

◆ 为了更新本册 PPP,于 2014 年 6 月在 PubMed 和 Cochrane 资料库进行了文献搜索。完整的文献搜索详细情况见附录 4。

诊疗的关键发现和建议

当有下列情况之一时,可以建立原发性开角型青光眼(POAG)疑似者的诊断:一贯的眼压升高、可疑的视神经形态或异常的视野。
确定原发性开角型青光眼疑似者的危险因素的要点包括眼压升高、青光眼或青光眼疑似者的家族史、中央角膜薄、种族、年龄大、近视眼和 2 型糖尿病。
治疗原发性开角型青光眼疑似者的决定可能依赖于视神经变化的证据、任何视野缺损、眼压水平,以及其他相关的危险因素。
在高眼压症治疗研究(OHTS)中,90%~95% 的高眼压症患者在 5 年的时间里没有发展为青光眼,但是降低眼压的治疗使发生 POAG 的危险从 9.5% 下降至 4.5%。[4]
根据 OHTS 的结果,在 POAG 疑似者进行降眼压治疗的目标是将眼压从基线值下降 20%。

评估和监查开角型青光眼患者的适当试验包括前房角镜检查、角膜厚度测量、眼压测量、视野测量、仔细地观察视神经，以及眼部影像学检查。

如果做出决定来控制眼压，选择的方法包括滴用降眼压滴眼液或激光小梁成形术。

前言

疾病定义

青光眼疑似者是指具有发生原发性开角型青光眼（POAG）可能性增加的临床表现和（或）一组危险因素的人。

原发性青光眼疑似者的临床表现特征

能确定青光眼疑似患者的诊断是在前房角开放的人中一眼或双眼具有下列临床表现中的任何一种：①怀疑为青光眼性损伤的视盘或视网膜神经纤维层（RNFL）的形态；②在缺少其他视神经病变的临床表现的情况下，有怀疑为青光眼损伤的视野改变；或③一贯性眼压升高并与正常的视盘、RNFL 和视野相关联。

这一定义排除了闭角型青光眼和已知继发原因的开角型青光眼，如假性晶状体囊膜剥脱（囊膜剥脱症）、色素播散症、外伤引起的前房角后退。

患者群体

患者的群体包括前房角开放，并有在原发性开角型青光眼疑似者的临床表现特征部分所列出的临床表现和危险因素中一项或多项的成人。

临床目标

◆ 确定发生 POAG 的高危患者
◆ 就诊时通过临床评估和影像学检查来记录视神经结构的状态，通过视野检查记录视功能状态
◆ 考虑治疗高危的个体来防止或延迟发生 POAG
◆ 尽量减少治疗的副作用，以及治疗对患者视觉、一般健康状况和生活质量的影响
◆ 在处理患者的病情时要教育患者和合适的家庭成员 / 医疗护理提供者，并能让他们参与其中

背景

患病率

研究并没有记录青光眼疑似者的累积患病率，这是因为异常的视野、眼压、视盘损伤、视网膜神经纤维异常有多种定义。而且有几个研究提示眼部特征，如杯盘比、眼压可能与近视眼、[5]族群[6~8]和家族史[9]相关联。

然而，在美国研究记录了高眼压症患病率的资料。高眼压症可以定义为眼压位于人群中最高 97.5% 百分位数范围之内的人，而且没有视盘或视野的损伤。[6]

在美国，这一定义通常包括眼压大于 21mmHg 的情况。应用这一定义，生活在美国的年龄为 40 岁或以上的非西班牙裔白种人中，高眼压症的患病率估计为 4.5%（范围：43~49 岁人中为 2.7%，75~79 岁人中

为 7.7%)。[10] 在 40 岁及以上的拉丁美洲人中,总的患病率为 3.5%(范围:43~49 岁人中为 1.7%,80 岁以上人中为 7.4%)。[11] 在非洲裔美国人和亚洲裔美国人中,还没有人群为基础的高眼压症患病率资料发表。总的来说,估计在美国有 300 万 ~600 万人患有高眼压症。[12]

高眼压症的患病率可能还会更高,这是因为大多数有高眼压症的人可能没有得到诊断。例如,洛杉矶拉丁美洲人的眼病研究(LALES)表明,眼压高于 21mmHg 的人中 75% 在以前没有得到诊断。[11] 因为高眼压症是发生青光眼的主要的危险因素,眼保健提供者应当对所有年龄超过 40 岁的人测量眼压。然而,发生青光眼性视神经病变的可能性随着危险因素的数量和其相对强度而增加。

危险因素

流行病学调查和临床试验的发现提供了评估与 POAG 相关的危险因素的框架。一些研究确定了与 POAG 相关的危险因素:
- ◆ 眼压升高 [4,13~23]
- ◆ 高龄 [4,13,16,17,24~26]
- ◆ 青光眼家族史 [17,27]
- ◆ 非洲裔或拉丁美洲 / 西班牙裔
- ◆ 中央角膜变薄 [4,13,28]
- ◆ 眼灌注压降低 [27,29,30]
- ◆ 2 型糖尿病 [31~34]
- ◆ 近视眼 [29,35~37]
- ◆ 较低的收缩期和舒张期血压 [27]
- ◆ 视盘出血 [38~42]
- ◆ 杯盘比增大 [4,13]
- ◆ 阈值视野检查发现平均图形标准偏差增大 [23,43]

虽然视盘出血、杯盘比增大和平均图形标准差增大被考虑为发生 POAG 的危险因素,但也可以认为这些体征代表了早期视神经损伤和视野缺损。

虽然对于 2 型糖尿病(2 型 DM)与 POAG 之间的联系存在着一些相互矛盾的资料,[17,31~33,44~49] 但是越来越多的以人群为基础的研究的证据提示 2 型 DM 是 POAG 重要的危险因素。[31~33,45,47] 在西班牙人(加利福尼亚州洛杉矶),[32] 非西班牙白人(在威斯康星州的 Beaver Dam 和澳大利亚的兰山),[31,47] 以及在护士健康研究 [45] 中征集的大样本队列显示 2 型 DM 的人更易患 POAG(疾病优势比:在西班牙人中高 40%,在非西班牙白人中高 2 倍)。而且在 LALES 中,[32] 2 型 DM 病程较长也与发生 POAG 的高危险有联系。 对于这种观察的一种解释是视神经的微血管的改变可能使 2 型 DM 患者的视神经损伤的易感性增加。[46] 新近 47 个研究的荟萃分析得出结论:糖尿病与增加青光眼的风险有关联,也与眼压升高相关联。[34]

与开角型青光眼有联系的其他危险因素包括偏头痛、周围血管痉挛、并发的心血管疾病、高血压和近视眼。[15,50~54] 然而,这些危险因素与发生青光眼性视神经损伤之间的联系还没有被一致地显示出来。[13,25,29,35,55~59]

发现

怀疑 POAG 的患者可以经成人综合眼部评估而确定。[60] 尽管测量眼压能够确定高眼压症患者,但是需要评估视神经和视野来确定没有高眼压的青光眼患者。

2000 年,联邦医疗保险对有下列危险因素者提供了筛查青光眼的福利:
- ◆ 青光眼家族史
- ◆ 糖尿病史

◆ 年龄为 50 岁或以上的非洲裔美国人
◆ 年龄为 60 岁或以上的西班牙裔美国人（2006 年加入的危险因素）

诊治过程

患者诊治效果的判断

◆ 保持视功能
◆ 维持生活质量
◆ 在尽可能早的时期发现患者进展为 POAG

诊断

首次青光眼疑似者的综合评估（病史和体格检查）包括成人综合眼部检查的所有内容,[60] 此外还应当特别注意对 POAG 的诊断、病程和治疗有影响的那些因素。可能需要多次就诊才能完成检查。例如,一个患者第一次就诊可能怀疑有青光眼,但需要复诊进行进一步评估来证实诊断,包括进行另外的眼压测量、前房角镜检查、CCT 测量、视野检查,以及完成 ONH 和 RNFL 的检查和记录。

病史

◆ 病史（屈光不正、需要手术的外伤）
◆ 家族史。[18,61,62] 应当在首次次评估时获取家族成员中青光眼患者的严重程度和后果,包括因青光眼损失视力的病史 [61,62]
◆ 全身病史（如哮喘 / 慢性阻塞性肺部疾病,偏头痛、血管痉挛、心血管疾病）
◆ 复习相关的记录,特别注意以前的眼压水平以及视盘和视野的状态
◆ 目前的眼部和非眼部用药（如糖皮质激素）,以及对眼部或非眼部用药的局部和全身不耐受性
◆ 眼科手术

重要的是要注意到 LASIK 或激光角膜切削术的历史与由于角膜变薄而使眼压测量值错误的偏低相关联。[63~65] 另外,白内障手术后与手术前相比眼压也会降低。[66,67]

视功能的评估

自我报告的视觉功能状态或因视觉造成的困难程度可以由患者的主诉或以特殊的问题表,包括国家眼科研究所 - 视觉功能问题表 -25 和 Glau-QOL 来评估。[68~76] 青光眼疑似者可以是无症状的,但是进展到肯定的青光眼时应当会有足够的视野缺损而损伤夜间驾驶能力、近视力、阅读速度和户外活动能力。[77~84]

体格检查

眼科检查特异性地集中于综合成人眼部评估的以下几个方面:[60]
◆ 视力测量
◆ 瞳孔检查
◆ 眼前节检查
◆ 眼压测量
◆ 前房角镜检查
◆ ONH 和 RNFL 检查
◆ 眼底检查

视力测量

应当测量远、近距离的最好矫正远视力。

瞳孔检查

检查瞳孔的反应程度和有无传入性瞳孔缺陷。[85~87]

眼前节检查

眼前节的裂隙灯活体显微镜检查能够提供与窄前房角相关的身体结构改变的证据,如周边前房深度变浅、前房角解剖上显得拥挤这些前房角狭窄的证据,[88,89]角膜病变,或有引起眼压升高的继发性机制。眼压升高的继发机制包括在瞳孔缘、晶状体前囊膜或角膜内皮层有假性晶状体囊膜剥脱物质(剥脱综合征);角膜纺锤形色素沉着的色素播散症,虹膜中周部放射状透光缺陷;虹膜和前房角新生血管;或炎症。

眼压测量

从 OHTS 获得的结果显示降低升高的眼压可以减少青光眼性视野和视神经损伤的进展。[4]重要的是要确定随着时间的推移而发生眼压波动的全部情况,以便确定哪些患者处于发生青光眼的危险之中,这样可以决定对哪些患者进行治疗,来预防以后发生青光眼。医师应当测量每只眼的眼压,最好在前房角镜检查和散大瞳孔之前以 Goldmann 压平眼压计来测量。[90]记录测量眼压的时间有助于评估眼压的昼夜波动。无症状的眼压波动可能与发生青光眼的危险增加相关联。[91~100]因此这就表明需要另外的眼压测量,可以在一天中不同时间,或者在不同的日期测量。

前房角镜检查

POAG 的诊断需要仔细地评估前房角,排除闭角型青光眼或眼压升高的继发性原因,如前房角后退、色素播散综合征、周边部前粘连、前房角新生血管和炎性沉着物。[101]检查前房角时一种有用的技术是让患者注视检查者想要看的前房角镜的镜面。

(见网站 www.gonioscopy.org 和讨论前房角镜检查技术的选择性参考教科书部分)

视盘和视网膜神经纤维层的临床检查

已有证据表明,由视盘和 RNFL 检查发现的青光眼性变化可能先于标准自动视野计发现的缺损。[102~108]在 OHTS 中,有 69 只眼只有视神经损伤而没有视野缺损,为达到研究终点的 55%。[4]

ONH 和 RNFL 检查提供了有关青光眼性视神经损伤的有价值的结构信息。[104,106,109~111]指示青光眼性视神经病变的结构特征包括以下各项:

◆ 视杯垂直伸长,并与神经视网膜盘沿宽度变窄相关联
◆ 视杯呈掘进状
◆ RNFL 变薄
◆ 神经视网膜盘沿切迹
◆ 下方和(或)上方神经视网膜盘沿变薄
◆ 视盘出血
◆ 视盘周围萎缩范围大
◆ 中央 ONH 血管鼻侧化
◆ 环形线状血管掘空状暴露
◆ 神经视网膜盘沿缺失或苍白

正常情况下,视神经的神经视网膜盘沿在下方最宽,颞侧最窄。这种解剖特征和简略推论被称做ISNT 规则:即在下方盘沿最宽,其次是上方盘沿,再其次是鼻侧盘沿,最后是颞侧盘沿。大约 80% 患者的青光眼视盘凹陷没有遵循这一规则,下方和上方盘沿两者都变窄。[112,113]

在早期青光眼中,ONH 和 RNFL 可见的结构改变以及视盘旁脉络膜膜萎缩常常在视野缺损出现之前。[104,114~116]其他的一些研究者报告功能性损伤发生在结构改变之前。[117,118]仔细地研究视盘神经盘沿有无小出血是重要的,因为这些出血有时可以早于视野缺失和进一步的视神经损伤。[119~132]在 OHTS中,在有视盘出血的眼中 POAG 的 8 年发病率为 13.6%,相比之下没有视盘出血的眼中 8 年发病率为5.2%。[127]在显性青光眼早期治疗试验中,13% 的患者在基线检查时有视盘出血,这些出血与青光眼

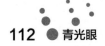

的进展相关。[120]

应当将视神经的形态记录下来。[106,110,133] 评估 ONH 的最好技术是应用放大的立体视(及裂隙灯活体显微镜)来检查,最好通过散大的瞳孔来检查。在一些病例中,直接检眼镜补充了放大的立体视,提供了视神经的详细信息,这是因为直接检眼镜具有很好的放大作用。眼底后极部的无赤光检查有助于评估 RNFL。[134] 彩色立体照相法是可以接受的定量地记录 ONH 形态的方法。计算机为基础的影像学分析法检查 ONH 和 RNFL 是记录视神经的一种补充方法,将在下述的诊断试验部分进行讨论。对视神经的计算机为基础的影像学分析和立体照相法对于视神经的状态提供了不同的信息,两者都是临床检查有用的辅助检查方法。

眼底检查

眼底检查,如果可能的话通过散大的瞳孔进行检查,包括寻找表明视神经改变和(或)视野缺损的其他异常(如视神经颜色苍白、视盘玻璃膜疣、视神经小凹、由于中枢神经系统疾病或前部缺血性视神经病变导致的视盘水肿、黄斑变性、视网膜血管阻塞和其他的视网膜疾病)。

诊断性试验

重要的诊断试验包括下列各项:

◆ 中央角膜厚度测量
◆ 视野检查
◆ ONH 和 RNFL 影像学分析

中央角膜厚度测量

CCT 的测量有助于解释眼压的读数,有助于将患者根据眼部损伤的风险来分层。[13,135~137] 在 OHTS 和欧洲青光眼预防研究试验(EGPS)中,高眼压症组的平均 CCT 为 570μm,与角膜厚度 588μm 或以上的眼相比,角膜厚度小于 555μm 的眼发生 POAG 的危险增大。在厚度大于平均值的角膜上测量压平眼压可以过高地估计眼压值,而在薄于平均值的角膜上测量则会低估真正的眼压值。这种情况的一个例外是在明显角膜水肿眼上测量眼压是会低估眼压的。[138] 已有几个研究试图定量地了解测量的眼压水平和 CCT 之间的关系,但是还没有一个能够普遍接受的矫正公式。世界青光眼学会有关眼压的共识建议不要应用矫正因素来调整个别患者的测量值。[138] CCT 是否由于它可能对估计眼压值产生影响而成为一个危险因素,[102~104] 还是 CCT 本身就是一个危险因素,而与眼压没有关系,还存在着争论。[139~144] 虽然已经明确,当用 GAT 测量眼压时,较薄的 CCT 是发生 POAG 的一个危险因素,[13] 但是另一些有关进展的研究获得了不一致结果。一些研究(并不是所有的研究)发现薄 CCT 与 POAG 的进展有关联(见表 1)。[132]

表 1 有关中央角膜厚度作为青光眼进展的危险因素的研究结果总结

研究名称	患者数	证据等级	危险	评论
早期显然青光眼的试验[122]	255	Ⅰ	+	薄的 CCT 是青光眼进展的危险因素(在基线眼压≥21mmHg 的人中)
Kim and Chen[145]	88	Ⅱ	+	薄的 CCT 与青光眼的视野缺损进展相关
Chauhan,等[146]	54	Ⅱ	−	CCT 不能预测视野或视盘状况的进展
Jonas,等[147]	454	Ⅱ	−	CCT 与视野缺损的进展没有关联
Jonas,等[148]	390	Ⅱ	−	CCT 与视盘出血没有关联
Congdon,等[149]	230	Ⅱ	−	CCT 与青光眼进展没有关联(虽然与角膜迟滞性有关联)
Stewart,等[150]	310	Ⅲ	+/−	在单因素分析是 CCT 与青光眼进展有关联,但在多因素分析时两者没有关联

CCT = 中央角膜厚度

经 Dueker D、Singh K 和 Lin SC 等允许后引用。Corneal thickness measurement in the management of primary open-angle glaucoma:a report by the American Academy of Ophthalmology. Ophthalmology 2007;114;1784.

视野检查

眼保健提供者应用自动静态阈值视野检查法(SAP)和白色背景上的白色刺激来检查视野。与其他类型的视野检查法相比,它是金标准检查。[151] 当患者不能够进行可靠的自动视野计检查或者没有自动视野计时,仔细地施行手动的动态和静态联合的阈值试验(如 Goldmann 视野计检查)是可以接受的替代方法。如果在青光眼疑似者中,青光眼性视野损伤是新发现的,最好重复检查来证实这样的变化。[152](II++,GQ,SR)

倍频视野检查技术(FDT)和短波自动视野检查法(SWAP)是几种替代方法中的两种,已被证明可以更早地发现视野缺损,特别是 SAP 检查结果正常时。[151,153,154] 倍频技术可以应用倍频刺激来测量对比敏感度,已经显示出具有较高的敏感度和特异度来发现青光眼的视野缺损,这在青光眼疑似患者中可以预测以后应用 SAP 发现的功能的丧失。[155~159] 基于 SWAP 的视野检查[160] 是在黄色背景照明视野计上以蓝色的窄光带刺激分离出短波长敏感的细胞。临床医师可以应用这些选择性功能试验来诊断青光眼疑似者的早期视野丧失,但是研究还没有明确显示出它比标准的消色差的自动视野检查(如 SAP)有什么优点。[161~163]

视盘与视网膜神经纤维层影像学分析

对于青光眼疑似者来说,视神经的形态应当记录下来,如果有可能也应当将 RNFL 记录下来。[106,133](II+,GQ,SR)虽然立体视盘照相法和视神经的计算机影像学分析法是两种明显不同的方法,但是这两种方法在提供给必须处理患者的临床医师的信息方面是互补的。[164] 在缺少这些技术的情况下,也应当采用视盘非立体照相或画图的方法来记录,但是与立体照相或计算机为基础的影像学技术相比,这些方法是不太理想的替代方法。[165~168](III,IQ,SR)在一些病例中,是很难在立体照片上发现视盘的地形图改变的。当视盘上血管稀少,并呈盘子样改变时,在照片上常常不能容易地看出地形图的改变,而可以应用窄裂隙光带扫视视盘,而做出视盘的画图,可以获得另外的视盘解剖变异的记录。在晚期青光眼性视神经病变的患者中,应用立体照相法或定量的影像学分析法来确定进行性视神经改变的益处有限,这是因为如果有的话也只有很少量的神经组织可用于评估或测量。[169,170]

已经常规地应用 ONH 和 RNFL 的计算机为基础的定量影像分析,来为视神经的临床检查提供定量的补充信息。一些患者显示出在功能改变之前,已在 ONH、视盘旁的 RNFL 和黄斑部 RNFL 有结构的改变。应用计算机影像学分析的一个理由是在发现 RNFL 变薄时,可以从没有青光眼的人中区分出青光眼损伤,这样有利于早期诊断和发现视神经损伤。[107,108,171] 有三种类型以计算机为基础的影像学分析装置可以用于青光眼:共焦扫描激光检眼镜、光相干断层扫描成像术和扫描激光偏振测定法。在一个系统分析中对这些设备进行了研究,发现这些装置的各种型号在区分青光眼患者与正常对照的能力方面是相似的。[106,172,173] 重要的是要记住,这些设备测出的异常结果(即测出的结果在正常范围之外)并不总是表示患者有疾病。[174] 在这些设备中用于建立正常人资料库的标准是不同的。一些个别的视盘的发现并没有包括在用于确定异常的正常人资料库中,所以对于结果的解释应当谨慎。因此对于从这些检查中所得的结果必须结合临床检查和其他补充的试验的结果来解释,以避免将任何定量影像分析设备上得出的统计学异常结果当作真正的疾病而得出错误的结论。因为这些设备正在继续改进之中,它们有可能在帮助临床医师诊断青光眼和确定进行性视神经损伤中变得更加可靠。[107,108,171] 而且,用于计算机为基础的影像学分析装置的进展性分析程序正在研发中,以便更好地发现继发于青光眼的视神经和 RNFL 的改变,[175,176] 虽然这些程序对于这些结构性改变是否最终会导致视野缺损还缺少长期随诊的信息。[176]

因为一些患者表现出视野缺损而没有相应的视神经损伤的进展,[4,102,175~178] 因此结构和功能的评估对患者的诊治来说都是必需的。即使已经表明定量的影像学分析是有助于青光眼诊断的辅助检查,临床医师在形成患者处理决定时也应当应用所有视野和结构的信息。[164](III,IQ,SR)随着这些装置的技术上的发展(如出现特异性参考的资料库、高分辨率的谱域的光相干断层扫描技术),期望这些诊断性影像学装置在临床中应用也会更好。

鉴别诊断

青光眼是一种慢性进行性的视神经病变,并且与一些危险因素相关联,包括眼压升高可引发损伤。视神经的特征性获得性萎缩和视网膜神经节细胞和它的轴索丢失会导致进行性视野缺损。应当在接受青光眼诊断之前考虑到其他出现视盘损伤或视野异常的疾病。这些非青光眼疾病(及其例子)分类如下:

- ◆ 视盘异常
  - ◆ 前部缺血性视神经病变
  - ◆ 视神经玻璃膜疣
  - ◆ 近视性斜入的视神经
  - ◆ 中毒性视神经病变
  - ◆ 先天性小凹
  - ◆ 先天性视盘异常(例如缺损、室周脑白质软化、牵牛花综合征)
  - ◆ Leber 遗传性视神经病变和显性视神经萎缩
  - ◆ 视神经炎
- ◆ 视网膜异常
  - ◆ 年龄相关性黄斑变性
  - ◆ 全视网膜激光光凝治疗
  - ◆ 视网膜色素变性
  - ◆ 视网膜动脉和静脉阻塞
- ◆ 中枢神经系统异常
  - ◆ 压迫性视神经病变
  - ◆ 多发性硬化引起的脱髓鞘病变
  - ◆ 营养性视神经病变
  - ◆ 显性视神经萎缩

处理

目标

处理 POAG 疑似患者的目标如下:
- ◆ 监查眼压,或者当一眼有可能进展为 POAG 或发生进行性视盘、RNFL 或视野损伤时通过治疗来降低眼压
- ◆ 监查视神经 /RNFL 的变化
- ◆ 监查视野的变化

在青光眼和青光眼疑似患者中,眼压是唯一可以调节的参数。在青光眼疑似患者中做出开始治疗降低眼压的决定是复杂的,要根据眼科医师对检查结果的分析,危险因素的评估,以及患者和患者喜好的评估。应当与患者,如果能的话,也应当同患者家人讨论所存在的危险因素的数目和严重程度,预后,处理计划,以及一旦开始治疗就需要长期治疗的可能性。(GR,SR)基于 OHTS 和 EGPS 评估危险因素在处理青光眼疑似患者中是有帮助的。[43]

在 OHTS 中,90%~95% 的高眼压症患者在 5 年内没有进展为 POAG,但是降低眼压的治疗也可以使 POAG 发生的危险从 9.5% 下降为 4.5%。[4] 因为治疗将为患者带来治疗的风险、不良反应、长期治疗的费用等问题,因此对于青光眼疑似患者来说,开始治疗的决定是特别重要的。对于一些患者来说,发生 POAG 的风险相当高,开始治疗是合理的。[4,13,179] 例如在 OHTS 中,基线眼压为 26mmHg 或以上,以及 CCT 为 555μm 或以下的患者在长期随诊中发生青光眼性视神经损伤的概率为 36%,而基线眼压小于

24mmHg,以及 CCT 大于 588μm 的患者发生的概率则为 2%。[13] 无论对患者是否给予治疗,长期监查青光眼的发生是根本的。

当治疗恰当时,有效的药物治疗需要注意到它对眼压的作用、不良反应以及对治疗缺少依从性的可能性。当治疗的非依从性、价格、是否方便、不良反应或药物的风险是影响因素时,可以考虑施行激光小梁成形术。(GQ, SR)眼科医师在选择不良反应少、降眼压作用好的治疗方法时应当考虑到这些方面。(GQ, SR)应当与患者讨论诊断、疾病的严重性、预后和处理计划以及需要长期治疗的可能性。(GQ, SR)

确定什么时候治疗青光眼疑似者

在不同的情况下可能会做出治疗青光眼疑似患者的决定。

◆ 基于同发生 POAG 的青光眼性损伤相一致的 ONH 形态、RNFL 缺失或视野改变所显示出视神经状况恶化证据的任何患者,应当按原发性开角型青光眼 PPP 进行治疗。[180] 临床医师能够应用定期的视盘和 RNFL 照相和视神经和视网膜神经纤维层的计算机影像学检查来发现视盘和 RNFL 的细微异常。[104,181]

◆ 与青光眼性视野缺损相一致的新发现的视野缺损,通过重复的视野检查得到证实,可能表示患者已经发生了 POAG。[152,182]

◆ 眼压很高,其视神经损伤很容易发生的患者可能需要治疗。

◆ 在一些病例中,如果患者存在着发生青光眼的危险因素,开始给予减少发生青光眼性损伤的治疗是恰当的。对于从 POAG 疑似者发展到 POAG 的患者,明确的危险因素包括眼压升高、高龄、青光眼家族史、非洲裔或拉丁美洲/西班牙裔、2 型糖尿病、近视眼、眼部灌注压低、收缩期和舒张期血压低、中央角膜薄、视盘出血、杯盘比大、阈值视野检查时图形标准偏差大。

◆ 临床医师可以考虑应用确定高眼压症发展为青光眼风险的计算器。[43,183~185] 这种计算器可以确定应用年龄、垂直杯盘比、(从标准自动无色差的视野检查中获得的)图形标准偏差、CCT 和眼压等危险因素计算的 5 年发生青光眼的总的危险。计算器可以从网站 http://ohts.wustl.edu/risk/cakculator/html 免费获得。也可以通过申请获得智能手机。

无论在什么情况下,医师与患者之间必须有一个讨论来勾画治疗或观察的风险和益处。

目标眼压

当决定治疗青光眼疑似患者时,重要的是要记住治疗的目标是将眼压维持在视野缺损不太可能明显地降低患者一生健康相关的生活质量的范围之内。[186](II+, GQ, SR)估计的这一眼压范围的上限被考虑为"目标眼压"。目标眼压在这些患者中会有所不同;即使在同一个患者中,在临床过程也需要调整。在任何一个患者中,确定的目标眼压是一个估计值,是一个最终达到保护患者视功能的工具。根据 OHTS 的标准,开始选择的目标眼压定为几次基线眼压的平均值下降 20% 是合理的。[4](I+, MQ, DR)在每次随访时,目前的眼压与目标眼压之间的关系应当评估,对于每个患者来说目标眼压应当是个体化的。

在一个青光眼疑似患者中,视神经结构或视野状况发生明确的恶化(如变成青光眼患者)就提示目标眼压应当要低一些,[120,187]患者应当按照原发性开角型青光眼的 PPP 来处理。[180]

治疗的选择

临床医师有许多适当的药物来降低青光眼疑似者的眼压。他们对药物的选择可能受到价格、不良反应和用药安排的影响(见表 2 对所选择药物的回顾)。当使用不良反应最少、数量最少的滴眼液时,患者能有很好的依从性可使其达到目标眼压。如果应用一种药物没有达到目标眼压,可以考虑应用另外的药物,或者联合药物,或改变治疗,或施行激光小梁成形术。

前列腺素类似物是青光眼患者中最常用于初始治疗的降低眼压的滴眼液。[188,189] 它们是降低眼压的最有效的药物,也相对安全。因此它们常常被考虑为初始的药物治疗,除非有一些其他的考虑,如禁忌证、价格、不良反应、不能耐受或患者拒绝而排除这些药物。[190,191] 其他的药物物包括 β- 肾上腺受体阻滞剂、α₂ 肾上腺能兴奋剂、眼部滴用和口服的碳酸酐酶抑制剂、拟副交感神经药物。[192,193]

为了确定局部用药的作用，有必要区分药物对眼压的治疗作用和通常背景性眼压自发波动。虽然在以前建议采用单眼治疗的方法来确定局部滴用的降眼压药物是否有效，但是近来的研究表明这样的试验并不是一种了解长期效果的好的预测指标。[194,195] 单眼试验是只在一只眼中滴药治疗，接着在随诊时比较双眼的眼压相对变化，来解决眼压自发性波动的问题。然而，这种试验可能不起作用，这是因为一个人双眼可能对同样药物的反应并不相同，也因为存在着不对称的自发波动的可能性，以及单眼滴用药物可能对对侧眼也起作用。[196] 评估降眼压反应的较好方法是在同一只眼中与多次基线测量结果进行比较，但是在患者中所必需的基线测量的次数是不同的。[197]（II+, MQ, DR）

如果一种药物不足以降低眼压，将单药治疗改为另一种替代治疗，或者加上另一种药物都是恰当的，直至达到理想的眼压水平。[133]（III, GQ, SR）由于一些研究表明加用第二种药物会降低青光眼治疗的依从性，[198,199] 因此固定的联合制剂治疗有助于提高患者依从性，即使对于初始治疗并不推荐这种制剂。

患者和眼科医师应当共同决定实用的可行的用药方案，包括剂量、价格，并与患者年龄和喜好相关的用药依从性。[133] 眼科医师应当评估患者的眼部和全身的不良反应、毒性作用，包括与其他药物的交互作用和潜在的威胁生命的不良反应（GQ, SR）。为了减少药物的全身吸收，应当教育患者在滴药后闭合眼睑或压迫鼻泪道（见相关的学会资料部分中公共信息小册子）。[200]

适当的降眼压治疗需要患者对治疗具有高水平的依从性，但是这一点常常是达不到的。几个研究表明患者对治疗的依从性相对较差。[201-204] 即使给予指导、免费药物、每日 1 次用药、应用滴药的辅助装置和监查依从性的电子装置，在一个研究中表明也只有接近 45% 的患者只用了给予他们药物剂量的不足75%。[204] 两种药物的固定联合制剂通过减少治疗所需的滴药次数，从而提高患者的依从性。对于许多患者来说，正确地滴用滴眼液是困难的，他们的滴药能力可能随着年龄增加、伴发病和青光眼病情进展而下降。[205,206] 反复地指导和劝导患者采用适当的方法来用药，给予清晰的书面用药方法，以及打电话随诊，可以提高患者对治疗的依从性。[204,207,208] 在每次检查时，应当记录用药的剂量和频率。（GQ, SR）复习每日用药时间对于帮助患者将滴药与日常生活中的活动联系起来，以及肯定患者实际上已经滴用了滴眼液是有用的。应当与患者讨论遵守治疗方法和应用替代治疗或诊断检查的建议。（GQ, SR）药物的价格也是影响用药依从性的一个因素，特别是应用多种药物时。[208,209] 通过口头、书面和在线的信息进行患者教育和使患者了解治疗的决定可以提高依从性[208] 和处理青光眼的总有效性。当患者再次获得处方补充药物之前已经用完药时，依从性也会受到妨碍。然而，拥有医疗保险的患者现在可以在他们用完至少 70% 的口服药时就可以再次获得处方补充药物，或者够 21 天的治疗。[210]

表 2　青光眼药物

药物类别	作用方式	眼压降低幅度 *	可能的不良反应	可能的禁忌证	FDA 怀孕安全类别 †
前列腺素类似物	增加房水经脉络膜巩膜和（或）小梁的外流	25%~33%	◆ 睫毛生长增加或乱生 ◆ 眼周色素沉着 ◆ 结膜充血 ◆ 过敏性结膜炎/接触性皮炎 ◆ 角膜炎 ◆ 可能激活单纯疱疹病毒 ◆ 增加虹膜色素 ◆ 葡萄膜炎 ◆ 囊样黄斑水肿 ◆ 眶周病变 ◆ 偏头痛样头痛 ◆ 流感样症状	◆ 黄斑水肿 ◆ 疱疹病毒角膜炎的病史 ◆ 活动性葡萄膜炎	C

续表

药物类别	作用方式	眼压降低幅度*	可能的不良反应	可能的禁忌证	FDA 怀孕安全类别†
β- 肾上腺素受体阻滞剂(β- 阻滞剂)	减少房水生成	20%~25%	◆ 过敏性结膜炎 / 接触性皮炎 ◆ 角膜炎 ◆ 支气管痉挛(见于使用非选择性药物) ◆ 心搏缓慢 ◆ 低血压 ◆ CHF(这是经典的说法,虽然心脏病专科医师应用 β- 阻滞剂作为 CHF 的一线治疗) ◆ 降低运动耐力 ◆ 忧郁 ◆ 阳痿	◆ 慢性阻塞性肺部疾病(非选择性药物) ◆ 哮喘(非选择性药物) ◆ CHF ◆ 心搏缓慢 ◆ 低血压 ◆ 大于一度的房室传导阻滞	C
α- 肾上腺素受体兴奋剂	非选择性:增加房水外流 选择性药物:减少房水生成,减少上巩膜静脉压或增加房水经葡萄膜巩膜外流	20%~25%	◆ 过敏性结膜炎 / 接触性皮炎 ◆ 滤泡性结膜炎 ◆ 口干和鼻干 ◆ 低血压 ◆ 头痛 ◆ 疲劳 ◆ 嗜睡	◆ 单胺氧化酶抑制剂治疗 ◆ 婴儿和小于 2 岁的儿童	B
副交感神经拟似药	增加房水经小梁网外流	20%~25%	◆ 增加近视眼程度 ◆ 降低视力 ◆ 白内障 ◆ 眼周接触性皮炎 ◆ 过敏性结膜炎 / 接触性皮炎 ◆ 结膜瘢痕 ◆ 结膜缩窄 ◆ 角膜炎 ◆ 反常的前房角关闭 ◆ 视网膜裂孔 / 脱离 ◆ 眼或眉弓疼痛 ◆ 流涎增加 ◆ 腹部绞痛	◆ 需要定期地评估眼底 ◆ 新生血管性、葡萄膜炎性或恶性青光眼 -	C
滴用的碳酸酐酶抑制剂(主要为全身用药)	减少房水生成	15%~20%	◆ 过敏性皮炎 / 结膜炎 ◆ 角膜水肿 ◆ 角膜炎 ◆ 口里有金属味	◆ 磺胺药过敏 ◆ 肾结石 ◆ 恶性贫血 ◆ 血小板减少症 ◆ 镰状细胞病	C
口服碳酸酐酶抑制剂	减少房水生成	20%~30%	◆ Stevens-Johnson 综合征 ◆ 不适、厌食、忧郁 ◆ 血浆电解质失衡 ◆ 肾结石 ◆ 血恶病质(再生障碍性贫血、血小板减少症) ◆ 口里金属味 ◆ 麻木 ◆ 腹泻 ◆ 腹部绞痛	◆ 磺胺药过敏 ◆ 肾结石 ◆ 恶性贫血 ◆ 血小板减少症 ◆ 镰刀细胞病	C

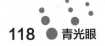
续表

药物类别	作用方式	眼压降低幅度 *	可能的不良反应	可能的禁忌证	FDA 怀孕安全类别 †
高渗剂	玻璃体脱水	没有资料	◆ 头痛 ◆ CHF ◆ 恶心、呕吐 ◆ 腹泻 ◆ 肾衰竭 ◆ 糖尿病并发症 ◆ 精神紊乱	◆ 肾衰竭 ◆ CHF	C

CHF = 充血性心力衰竭；IOP = 眼压

* 资料来源于 Heiji A, Traverso CE, 等 . Terminology and Guidelines for Glaucoma. 欧洲青光眼学会 . 4rd ed. Savona, Italy：PubliComm，2014：146-51 可从网站：www.eugs.org/eng/EGS_guidelines4.asp 查询。2015 年 5 月 29 日后可以登录。

† FDA 怀孕类别 B= 动物生产研究没有显示出对胎儿有危险，对于怀孕妇女没有恰当和很好控制的研究。 FDA 怀孕类别 C= 动物生产研究显示出对胎儿有不良作用，对人类没有恰当和很好控制的研究。尽管有着潜在的风险，但是在怀孕妇女中应用药物具有潜在益处，值得应用。

经美国眼科学会开业眼科医师课程委员会主席和副主席允许后引用。Practical Ophthalmologists Curriculum 2014-2016. Glaucoma. 登录网站：http://one.aao.org/POCTopics. 2015 年 5 月 29 日后可以登录。

怀孕和哺乳的特殊情况

怀孕

怀孕或哺乳的患者和青光眼药物治疗在平衡青光眼进展与关注胎儿或婴儿的安全性方法提出了挑战。[212~214] 有关在怀孕期间滴用降眼压药物风险的资料是有限的。FDA 已经建立了药物的怀孕类别 A、B、C、D 和 X。[215] 怀孕类别 A 是指经怀孕妇女中研究得到的证据表明药物对怀孕头三个月内的胎儿没有风险。类别 B 是指动物的生产研究没有显示出对胎儿有风险，但是在怀孕妇女中没有很好控制的研究。类别 C 是指动物的生产研究显示出对胎儿有不良反应，但是还没有对孕妇进行过控制得很好的研究。类别 D 是指对人胚胎有风险的证据。类别 X 是指在动物和人中均显示出胚胎异常。溴莫尼定的怀孕类别为 B 级。所有其他滴用的降眼压滴眼液的怀孕类别为 C 级。在怀孕期间常用 β 受体阻滞剂，这是因为对这类药已有长期应用的经验。对于怀孕期间滴用拉坦前列素的风险只有极少的资料。虽然一个 11 名妇女在怀孕期间应用拉坦前列素的系列病例报告发现在怀孕期间没有不良反应，也没有出生缺陷。[216] 一般来说，大多数眼科医师在妇女怀孕期间避用拉坦前列素，这是因为在理论上会有早产的风险，但是这些药物可以在哺乳的母亲中考虑使用。[214]

哺乳

一些局部滴用的青光眼药物已经在乳汁中发现，如噻吗洛尔和碳酸酐酶抑制剂。对于噻吗洛尔是否对母乳喂养的婴儿有威胁，资料仍有不同意见的。美国儿科学会已经批准在哺乳期间应用口服或滴用碳酸酐酶抑制剂，虽然当用这些药物时，应当小心地监查婴儿。[214,217] 已经知道溴莫尼林可以穿透血脑屏障，引起婴儿的呼吸暂停。由于这一原因，常常会建议哺乳的母亲不要使用这种药物。[213]（Ⅲ，GQ，SR）总之，在怀孕或哺乳的患者中处理青光眼涉及跨学科的处理，来平衡母亲疾病的进展和减少胎儿和哺乳中婴儿的风险。

随诊评估

随诊检查的目的是评估眼压水平、视野状况、视神经形态和 RNFL 状况，以确定是否有损伤发生。对于每个患者来说，患者与疾病之间的交互作用是独特的，每个患者的处理都应当个体化。正在观察的原发性开角型青光眼疑似者依据其危险因素，至少应当每隔 12~24 个月随诊一次（GQ，SR）。然而，如果患者具有进展的高危因素，那么进行更频繁的再评估是合理的。正在治疗的原发性开角型青光眼患者可能需要更多的随诊，直至他们的情况稳定，然后可以每年随诊一次。这些指南代表了专家委员会的共识，而在文献中缺少结论性的科学根据。

病史

在 POAG 患者随诊时要询问下列随诊间期内病史：

◆ 随诊间期内的眼病史

◆ 随诊间期内全身病史和用药史

◆ 如果患者正在用眼药治疗，询问眼部用药的不良反应

◆ 最近使用的降眼压药物的频次和时间，回顾药物使用情况

眼部检查

在 POAG 随诊访问时应当施行眼部检查中的下列检查：

◆ 视力测量

◆ 裂隙灯活体显微镜检查

◆ 眼压测量

定期的 ONH 评估和记录 [165,218~220] 以及视野的评估 [221~223] 的频次是基于对每个患者所具有危险因素的评估。在每次随诊检查时可施行综合的成人眼部检查和另外的眼部评估；[60] 如果患者具有发生青光眼的较高的危险，随诊频率就应当增加。具有薄角膜、[4,13] 较高眼压、[4,13~23] 视盘出血、[38~42,224] 较大杯盘比、较大的平均图形标准偏差，以及假性晶状体囊膜剥脱症或色素播散症的证据，或青光眼家族史的人值得比具有较低眼压、正常角膜厚度和没有视盘出血的患者进行更为密切的随诊。当怀疑有前房角关闭的成分、前房变浅或前房角异常，或者出现不能解释的眼压改变时，就表示有前房角镜检查的适应证。前房角镜检查也需要定期施行。

治疗的调整

在青光眼疑似患者中，治疗干预的决定应当针对减少治疗的风险，而在 POAG 中治疗的决定是减小青光眼进展的风险。(GQ,SR) 在青光眼疑似患者中调整治疗的适应证如下：

◆ 没有达到目标眼压，对患者来说改变治疗的益处大于风险

◆ 患者不能耐受所给予的药物治疗方法

◆ 患者不能遵从所给予的药物治疗方法

◆ 产生对个别药物的禁忌证

◆ 一个患者在青光眼药物长期的治疗下显示出没有进展到 POAG 的稳定状态；在这些情况下，小心地撤除药物是可以考虑的

医疗提供者和环境

某些诊断检查项目（如眼压测量、角膜厚度测量、视野检查、眼底影像学检查和照相）可由受过专门训练和在上级医师指导下的技术人员来施行。然而，对于检查结果的解释，以及对疾病的药物和手术处理则需要受过医学教育、接受过临床培训、具有临床判断能力和有临床经验的眼科医师来进行。

咨询和转诊

重要的是要在处理青光眼中教育患者和吸引患者参与。应当通过可以带回家的口头、书面信息以及在线信息就疾病的处理来教育患者，这样使他们能够实质性地参与制订恰当的行动计划。这一点对于原发性开角型青光眼疑似患者特别适合，这是由于一些著者已经显示这种诊断的患者是不好好随诊的。[225,226] 发生这种情况的一个原因是患者的印象是他们的疾病是"不太严重"的。[225] 应当就他们的情况和可能会导致失明的青光眼，干预的理由和目标，他们的状况，以及替代治疗的相对益处和风险来教育患者，这样他们能实质性地参与制订行动计划。(GQ,SR) 应当鼓励患者在应用青光眼药物出现身体或情绪上的变化时，及时告知他们的眼科医师。(GQ,SR) 眼科医师应当敏感地了解这些问题，并提供支持和鼓励。

应当告知考虑施行角膜屈光手术的患者，施行激光视力矫正可有减少对比敏感度，以及降低眼压测量准确性等可能的影响。[65](III,GQ,SR)

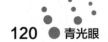

社会经济学的考虑

虽然已有很强的证据表明治疗明确的开角型青光眼患者是有成本效益比的,但是治疗青光眼疑似者是否也有成本效益比还不太明确。从标志性的 OHTS 得到的结果明确地显示降低眼压可以减少进展到青光眼的危险,然而无论是治疗还是没有治疗的研究组中大多数患者没有发展为青光眼。因此治疗所有这些患者的额外费用需要与延迟或防止了一小部分患者发展为青光眼所得的益处仔细地比较。基于从 OHTS 中的发现,研究者研究了治疗高眼压症增加的成本效益比,认为治疗所有这种情况的做法不具有成本效益比。然而,他们认为治疗眼压为 24mmHg 或以上,以及发生青光眼的年风险率为 2% 或以上的高眼压症时,的确是有成本效益的。[209] 这些研究者也显示患者的期望寿命是一个重要的考虑。例如,45 岁患有高眼压症的患者及其发生青光眼的年风险率为 2% 或以上时,需要至少 18 年治疗才能考虑是有成本效益的。在首次诊断为高眼压症的年龄更大一些时,就需要更长时间的治疗才能考虑是有成本效益的。[227] 其他的著者进行了相似的分析,也得出治疗所有高眼压症患者并不具有很高的价值的结论。然而,治疗具有发展为青光眼的高危因素的高眼压症患者(较高水平的眼压、较薄的角膜、较大的杯盘比)的确是有成本效益比的。[228]

另一个重要的问题是筛查青光眼患者是否具有成本效益比。对这个课题的文献系统回顾得出的结论是在整个人群中筛查青光眼是没有成本效益比的,但是针对高危人群筛查是有的。[229] 从 2000 年以来,联邦医疗保险持续地向具有下列高危因素的人提供青光眼筛查的福利:如非洲裔美国人、拉丁美洲人、有青光眼家族史者、糖尿病患者。[230] 随着恰当地用于青光眼诊断的敏感、特异、高效率和安全的设备不断地改进,有希望不久就可以在更大量的人群中进行有成本效益的青光眼患者的筛查。

附录 1　眼保健服务质量的核心标准

> 提供高质量的保健服务,
> 是医师的最高道德责任,
> 也是公众信任医师的基础。
> 美国医学会理事会,1986 年

所提供的高质量眼保健服务的方式和技术应当与患者的最大利益相一致。下述的讨论将说明这种保健服务的核心成分。

眼科医师首先是医师。正因为如此,眼科医师显示出对每个人的同情和关心,并能够应用医学科学和高超的医疗技术来帮助患者减轻焦虑和病痛。眼科医师通过接受培训和继续教育不断地努力发展和维持最可行的技术来满足患者的需要。眼科医师根据患者的需求来评估他们的技术和医学知识,并且依此来做出相应的反应。眼科医师也保证有需求的患者直接获得必要的保健服务,或者将患者转诊到能够提供这种服务的恰当的人和设施那里,他们支持促进健康以及预防疾病和伤残的活动。

眼科医师认识到疾病将患者置于不利的依赖状态。眼科医师尊重他们的患者的尊严和气节,而不会利用患者的弱点。

高质量的眼保健服务具有许多属性,其中最显著的是以下几点:

◆ 高质量保健的本质是患者与医师之间富有意义的伙伴关系。眼科医师应当努力与他们的患者进行有效的交流,仔细地倾听患者的需求和担忧。反过来,眼科医师应当就患者疾病的需求和预后、适当的治疗措施来教育患者。这样可以保证在做出影响患者的处理和护理决定时,患者能够实质性参与(应当与患者特有的体力、智力和情绪状态相适应),使他们在实施他们同意的治疗计划时具有良好的主动性和依从性,从而帮助他们减少担心和忧虑。

◆ 眼科医师在选择和适时地采用恰当的诊断和治疗措施时,以及确定随诊检查的频率时,会根据患者情况的紧急与否和性质,以及患者的独特需要和愿望,来应用他们最好的判断做出决定。

◆ 眼科医师应当只是实施他们已经接受过恰当训练、有经验和有资格实施的操作,或者当有必要时,根据患者问题的紧急程度,以及其他替代的医疗提供者可利用和可及的状况,在其他人员的帮助下实施这些操作。

◆ 应保证患者能够连续地接触到所需要的和恰当的下述的眼保健服务。

　◆ 眼科医师应当及时、恰当地治疗患者,而且他们本身也具有提供这种服务的能力。

　◆ 手术的眼科医师应当具有对患者施行恰当的术前和术后处理的适当能力和准备。

　◆ 当眼科医师不便或无法为他的患者服务时,他应当提供适当的替代的眼保健服务,并且要有适当的机制让患者知晓这种保健和方法,以便患者能够获得而加以利用。

　◆ 眼科医师可以根据转诊是由于患者的需要,转诊是及时和恰当的措施,以及接受转诊的医师是有资格胜任,并具有可及性和可利用的基础上,将患者转诊给其他的眼科医师。

　◆ 眼科医师可以就眼部和其他内科或外科的问题寻求适当的咨询和会诊。可以根据他们的技术、能力和可及性来推荐会诊者。他们必须尽可能地获得完整和准确的有关问题的资料,以便提供有效的建议或干预,并能做到恰当的和及时的回应。

　◆ 眼科医师应当保持完整和准确的医疗记录。

　◆ 在适当的请求下,眼科医师能够提供自己的完整和准确的患者病历。

　◆ 眼科医师定期和有效地复习会诊和实验室检查的结果,并且采用适当的行动。

　◆ 眼科医师和帮助其提供眼保健服务的人员应当具有证明他们身份和职业的证件。

　◆ 对于那些治疗无效而又没有进一步治疗方法的患者,眼科医师应当提供适当的专业方面的支持、康复咨询和社会服务机构,当有适当和可及的时机时,应当给予转诊。

◆ 在进行治疗和实施侵入性诊断试验之前,眼科医师通过收集相关的历史资料和施行相关的术前检查,来熟悉患者的情况。另外,医师通过准确和诚实地提供有关诊断、治疗方法和替代治疗的性质、目的、危险、益处和成功的可有性,以及不进行治疗的危险和益处的相关信息,也能使患者对治疗的决定充分知情。

◆ 眼科医师应当谨慎地采用新技术(例如药物、装置、手术技术),要考虑到这些新技术与现有的替代治疗相比其价格是否合适,是否有潜在的益处,以及所显示出来的安全性和有效性。

◆ 眼科医师通过对照已确定的标准,来定期地复习和评估个人的相关行为,以及恰当地改变他的医疗实践和技术,来提高他提供的眼保健的质量。

◆ 眼科医师应当利用恰当的职业渠道,通过与同行交流临床研究和医疗服务中所获得的知识来改进眼保健服务。包括向同行警示少见的病例,或未曾预料的并发症,以及与新药、新装置和新技术相关的问题。

◆ 眼科医师以恰当的人员和设备来处理需要立即关注的眼部和全身的可能并发症。

◆ 眼科医师也要提供经济上合理的眼保健服务,而且不与已经接受的质量标准相冲突。

修改:理事会

批准:理事会

1988 年 10 月 12 日

第二次印刷:1991 年 1 月

第三次印刷:2001 年 8 月

第四次印刷:2005 年 7 月

附录 2　疾病和相关健康问题编码（ICD）的国际统计学分类

原发性开角型青光眼疑似者包括了原发性开角型青光眼疑似者的全部和边缘性青光眼以及相关的下列 ICD-9 和 ICD-10 分类中的疾病的全部：

	ICD-9 CM	ICD-10 CM
原发性开角型青光眼疑似者	365.00	H40.001 H40.002 H40.003
前期青光眼,非特异性	365.00	H40.001 H40.002 H40.003
具有边缘性发现、低危险度的开放前房角（如边缘性 IOP 或视盘形态,怀疑为青光眼） 1-2 个危险因素 *	365.01	H40.011 H40.012 H40.013
糖皮质激素性反应	365.03	H40.041 H40.042 H40.043
高眼压症	365.04	H40.051 H40.052 H40.053
具有边缘性发现的开放前房角,3 个或以上危险因素 *	365.05	H40.021 H40.022 H40.023

CM= 用于美国的临床修改;IOP= 眼压

* 危险因素包括青光眼家族史、较高的眼压、中央角膜薄、视盘出血、较大的杯盘比、色素播散症和假性晶状体囊膜剥脱症。

ICD-10 的另外信息：

● 一些 ICD-10 CM 类别具有可适用的第七个字符。对于类别中所有编码,或在表所列出的指导性注解中,都需要可适用的第七个字符。第七个字符就必须总是在资料域的第七个字符位。如果需要第七个字符的编码而缺少第六个字符,占位符 X 必须用于填充这一空位。

● 对于双侧位,ICD-10 CM 编码的最后一位字符代表眼侧。如果没有提供双侧的编码,而发生的情况又是双侧的,则必须设计应用代表左侧和右侧两侧的分开编码。非特指的编码只用于没有其他的编码可利用时。

● 当诊断编码指明眼别时,无论发现应用哪一个字节（即第 4 字节、第 5 字节或第 6 字节）

  ● 右眼总是为 1

  ● 左眼总是为 2

  ● 双眼总是为 3

附录 3　原发性开角型青光眼疑似患者处理流程图

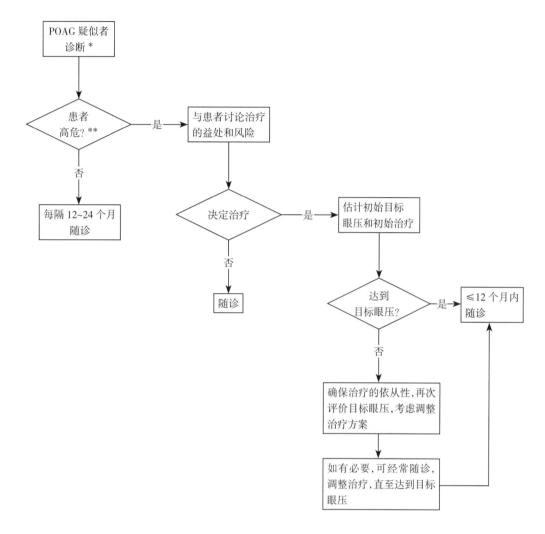

* 确定青光眼疑似者的发现包括在前房角镜检查下显示

前房角开放的人中,至少在一只眼中存在下列各项中的一项特征:

◆ 视盘或视网膜神经纤维层的形态提示有青光眼性损伤

◆ 视野结果怀疑为青光眼性损伤

◆ 一致性的眼压升高,并有视盘的正常形态,正常的视网膜神经纤维层和正常的视野结果

** 发生青光眼性视神经病变的总体危险随着患者具有危险因素

数目和强度的增加而增加,这些危险因素包括下列各项:

◆ 眼压升高

◆ 高龄

◆ 青光眼家族史

◆ 杯盘比增大

◆ 中央角膜较薄

◆ 视盘出血

◆ 阈值视野检查发现平均图形标准差增大

◆ 眼灌注压降低

◆ 收缩压和舒张压降低

◆ 色素播散症

◆ 假性晶状体囊膜剥脱症

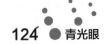

附录 4 对 PPP 有关文献的搜索

2014 年 6 月在 PubMed 和 Cochrane 资料库进行了文献搜索,搜索的策略如下述。在 2014 年 6 月之后进行了特殊的有限的更新搜索。

PubMed Searches

Optic nerve imaging(4/29/09-6/10/14)

("Glaucoma"[Mesh] OR "Ocular Hypertension"[Mesh]) AND ("Optic Atrophy"[Mesh] OR "Optic Nerve"[Mesh] OR "Optic Nerve Diseases"[Mesh] OR "Optic Disk"[Mesh] OR "Nerve Fibers"[Mesh] OR "retinal nerve fiber layer") AND ((2009/04/29[edat]:3000[edat]) AND (Humans[Mesh]) AND (English[lang])):1187 references as of 6/10/14; 1185 imported; 2 duplicates.

Central corneal thickness(4/29/09-6/10/14)

("Glaucoma"[Mesh] OR glaucoma OR "Ocular Hypertension"[Mesh] OR "Intraocular Pressure"[Mesh]) AND ("corneal thickness" OR CCT OR "Cornea/pathology"[Mesh]) AND ((2009/04/29[EDat]:3000[EDat]) AND (English[lang])):829 references as of 6/10/14.

("Glaucoma"[Mesh] OR glaucoma OR "Ocular Hypertension"[Mesh] OR "Intraocular Pressure"[Mesh]) AND pachymetry AND ((2009/04/29[EDat]:3000[EDat]) AND (English[lang])):198 references as of 6/10/14.

Diurnal/nocturnal variation in IOP(4/29/09-6/10/14)

("Circadian Rhythm"[Mesh] OR "circadian rhythm" OR diurnal OR nocturnal) AND ("Intraocular Pressure"[Mesh] OR "intraocular pressure" OR IOP) AND (2009/04/29[EDat]:3000[EDat]) AND (English[lang])):208 references as of 6/10/14; 207 imported; 1 duplicate.

Primary open-angle suspect update(4/29/09-6/10/14)

(("Glaucoma,Open-Angle"[Mesh] AND suspect*) OR (POAG AND Suspect*) OR (glaucoma AND suspect*)) AND (randomized controlled trial[PT] OR controlled clinical trial[PT] OR randomized[TIAB] OR placebo[TIAB] OR drug therapy[SH] OR randomly[TIAB] OR trial[TIAB] OR groups[TIAB]) NOT (animals[MH] NOT (humans[MH] AND animals[MH])) AND (("2008/08/01"[PDat]:"2009"[PDat])):149 references as of 6/10/14; 148 imported; 1 duplicate.

(("Glaucoma,Open-Angle"[Mesh] AND suspect*) OR (POAG AND Suspect*) OR (glaucoma AND suspect*)) AND ((2009/04/29[PDat]:3000[PDat]) AND (Clinical Trial[ptyp])):37 references as of 6/10/14.

Cochrane searches

Optic nerve imaging(4/2009-6/2014)

("Glaucoma"[Mesh] OR glaucoma OR "Ocular Hypertension"[Mesh]) AND ("Optic Atrophy"[Mesh] OR "Optic Nerve"[Mesh] OR "optic nerve" OR "Optic Nerve Diseases"[Mesh] OR "Optic Disk"[Mesh] OR "optic disk" OR "Nerve Fibers"[Mesh] OR "nerve fibers" OR "retinal nerve fiber layer"):5 results in Cochrane Database of Systematic Reviews as of 6/23/14.

Central corneal thickness(4/2009-6/2014)

Hypertension"[Mesh] OR "Intraocular Pressure"[Mesh] OR IOP OR "intraocular pressure") AND ((("corneal thickness") OR (CCT AND corneal*) OR "Cornea/pathology"[Mesh])):105 results in Cochrane Central Register of Controlled Trials as of 6/17/14.

（"Glaucoma"［Mesh］OR glaucoma OR "Ocular Hypertension"［Mesh］OR "Intraocular Pressure" ［Mesh］）AND pachymetry：28 results in Cochrane Central Register of Controlled Trials as of 6/17/14.

Diurnal/nocturnal variation in IOP（4/2009-6/2014）

（Circadian Rhythm［Mesh］OR "circadian rhythm" OR diurnal OR nocturnal）AND（Intraocular Pressure ［Mesh］OR "intraocular pressure" OR IOP）：12 results in Database of Abstracts of Reviews of Effects as of 6/13/14.

POAG suspect update（4/24/09-6/23/14）

（"Glaucoma，Open-Angle"［Mesh］AND suspect）OR（POAG AND Suspect）OR（glaucoma AND suspect）：2 results in Cochrane Database of Systematic Reviews as of 6/23/14.

建议的参考书籍

◆ Allingham RR，Damji KF，Freedman S，Moroi SE，Shafranov G，Shields MB，eds. Shields' Textbook of Glaucoma. 6 th ed. Philadelphia，PA：Lippincott Williams & Wilkins；2010.

◆ Alward WLM. www.gonioscopy.org . Accessed May 29，2015.

◆ Heiji A，Traverso CE，eds. Terminology and Guidelines for Glaucoma. European Glaucoma Society. 4th ed. Savona，Italy：PubliComm；2014. Available at：www.eugs.org/EGS_guidelines4.asp. Accessed May 29，2015.

◆ Kahook M. Shuman JS，eds. Chandler and Grant's Glaucoma. 5th ed. Thorofare，NJ：SLACK Inc.；2013.

◆ Stamper RL，Lieberman MF，Drake MV. Becker-Shaffer's Diagnosis and Therapy of the Glaucomas. 8th ed. Philadelphia，PA：Mosby Elsevier；2009.

◆ Tasman W，Jaeger EA，eds. Duane's Ophthalmology on DVD-ROM，2013 ed. Philadelphia，PA：Lippincott Williams & Wilkins；2012.

◆ Weinreb RN，Greve EL，eds. Glaucoma Diagnosis：Structure and Function. World Glaucoma Association Consensus Series-1. The Netherlands：Kugler Publications；2004.

◆ Weinreb RN，Crowston JG，eds. Glaucoma Surgery：Open Angle Glaucoma. World Glaucoma Association Consensus Series-2. The Netherlands：Kugler Publications；2005.

◆ Weinreb RN，Brandt JD，Garway-Heath D，Medeiros FA，eds. Intraocular Pressure. World Glaucoma Association Consensus Series-4. The Netherlands：Kugler Publications；2007.

◆ Weinreb RN，Healy PR，Topouzis F，eds. Glaucoma Screening. World Glaucoma Association Consensus Series-5. The Netherlands：Kugler Publications；2008.

相关的学会资料

Basic and Clinical Science Course

Glaucoma（Section 10，2015-2016）

Focal Points

Complication of Glaucoma Surgery（2015）

Glaucoma Progression：Structure and Function（2013）

Medical Treatment of Glaucoma（2013）

Information Statement-

Free download available at www.aao.org/guidelines-browse?filter-clinicalstatement

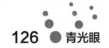

AAO and AGS Statement on Glaucoma Eye Drop Availablitiy（2014）

Ophthalmic Technology Assessments –

Free download available at www.aaojournal.org/content/OphthalmicTechnologyAssessment

Evaluation of the Anterior Chamber Angle in Glaucoma（2013）

Patient Education

Eyedrops brochure（2014）

Glaucoma brochure（2014）（also available in Spanish）

Glaucoma Patient Education Video Collection（2015）

Preferred Practice Patterns

Comprehensive Adult Medical Eye Evaluation（2015）

Primary Open-Angle Glaucoma（2015）

Primary Open-Angle Glaucoma Suspect（2015）

Vision Rehabilitation for Adults（2013）

To order any of these materials，please call the Academy's Customer Service number，866.561.8558（U.S. only）or 415.561.8540 or visit www.aao.org/store .

参考文献

1. Scottish Intercollegiate Guidelines Network. Annex B：key to evidence statements and grades of recommendations. In：SIGN 50：A Guideline Developer's Handbook. 2008 edition，revised 2011. Edinburgh，Scotland：Scottish Intercollegiate Guidelines Network. Available at：www.sign.ac.uk/guidelines/fulltext/50/index.html. Accessed June 26，2015.

2. Guyatt GH，Oxman AD，Vist GE，et al. GRADE：an emerging consensus on rating quality of evidence and strength of recommendations. BMJ 2008；336：924-6.

3. GRADE Working Group. Organizations that have endorsed or that are using GRADE. Available at：www.gradeworkinggroup.org/society/index.htm. Accessed May 29，2015.

4. Kass MA，Heuer DK，Higginbotham EJ，et al. The Ocular Hypertension Treatment Study：a randomized trial determines that topical ocular hypotensive medication delays or prevents the onset of primary open-angle glaucoma. Arch Ophthalmol 2002；120：701-13；discussion 829-30.

5. Hsu CH，Chen RI，Lin SC. Myopia and glaucoma：sorting out the difference. Curr Opin Ophthalmol 2015；26：90-5.

6. Foster PJ，Buhrmann R，Quigley HA，Johnson GJ. The definition and classification of glaucoma in prevalence surveys. Br J Ophthalmol 2002；86：238-42.

7. Doss EL，Doss L，Han Y，et al. Risk factors for glaucoma suspicion in healthy young Asian and Caucasian Americans. J Ophthalmol 2014；2014：726760.

8. El-Dairi M，Holgado S，Asrani S，Freedman SF. Optical coherence tomography（OCT）measurements in black and white children with large cup-to-disc ratios. Exp Eye Res 2011；93：299-307.

9. Chang TC，Congdon NG，Wojciechowski R，et al. Determinants and heritability of intraocular pressure and cup-to-disc ratio in a defined older population. Ophthalmology 2005；112：1186-91.

10. Klein BE，Klein R，Linton KL. Intraocular pressure in an American community：the Beaver Dam Eye Study. Invest Ophthalmol Vis Sci 1992；33：2224-8.

11. Varma R，Ying-Lai M，Francis BA，et al. Los Angeles Latino Eye Study Group. Prevalence of open-angle glaucoma and ocular hypertension in Latinos：the Los Angeles Latino Eye Study. Ophthalmology 2004；111：1439-48.

12. National Institutes of Health. Eye drops delay onset of glaucoma in people at higher risk［news release］. Bethesda，MD：National Institutes of Health；June 13，2002. Available at：www.nih.gov/news/pr/jun2002/nei-13.htm. Accessed May 29，2015.

13. Gordon MO，Beiser JA，Brandt JD，et al. The Ocular Hypertension Treatment Study：baseline factors that predict the onset of primary open-angle glaucoma. Arch Ophthalmol 2002；120：714-20；discussion 829-30.

14. Sommer A，Tielsch JM，Katz J，et al. Relationship between intraocular pressure and primary open angle glaucoma among white and black Americans：the Baltimore Eye Survey. Arch Ophthalmol 1991；109：1090-5.

15. Mitchell P，Smith W，Attebo K，Healey PR. Prevalence of open-angle glaucoma in Australia：the Blue Mountains Eye Study.

Ophthalmology 1996;103:1661-9.

16. Leske MC,Connell AM,Wu SY,et al,The Barbados Eye Studies Group. Incidence of open-angle glaucoma:the Barbados Eye Studies. Arch Ophthalmol 2001;119:89-95.

17. Le A,Mukesh BN,McCarty CA,Taylor HR. Risk factors associated with the incidence of open-angle glaucoma:the visual impairment project. Invest Ophthalmol Vis Sci 2003;44:3783-9.

18. Dielemans I,Vingerling JR,Wolfs RC,et al. The prevalence of primary open-angle glaucoma in a population-based study in The Netherlands:the Rotterdam Study. Ophthalmology 1994;101:1851-5.

19. Leske MC,Connell AM,Schachat AP,Hyman L. The Barbados Eye Study. Prevalence of open angle glaucoma. Arch Ophthalmol 1994;112:821-9.

20. Quigley HA,West SK,Rodriguez J,et al. The prevalence of glaucoma in a population-based study of Hispanic subjects:Proyecto VER. Arch Ophthalmol 2001;119:1819-26.

21. Leibowitz HM,Krueger DE,Maunder LR,et al. The Framingham Eye Study monograph:an ophthalmological and epidemiological study of cataract,glaucoma,diabetic retinopathy,macular degeneration,and visual acuity in a general population of 2631 adults, 1973-1975. Surv Ophthalmol 1980;24:335-610.

22. Klein BE,Klein R,Sponsel WE,et al. Prevalence of glaucoma:the Beaver Dam Eye Study. Ophthalmology 1992;99:1499-504.

23. Miglior S,Pfeiffer N,Torri V,et al,European Glaucoma Prevention Study (EGPS) Group. Predictive factors for open-angle glaucoma among patients with ocular hypertension in the European Glaucoma Prevention Study. Ophthalmology 2007;114: 3-9.

24. Tielsch JM,Sommer A,Katz J,et al. Racial variations in the prevalence of primary open-angle glaucoma. The Baltimore Eye Survey. JAMA 1991;266:369-74.

25. Armaly MF,Krueger DE,Maunder L,et al. Biostatistical analysis of the Collaborative Glaucoma Study:I. Summary report of the risk factors for glaucomatous visual-field defects. Arch Ophthalmol 1980;98:2163-71.

26. Mason RP,Kosoko O,Wilson MR,et al. National survey of the prevalence and risk factors of glaucoma in St. Lucia,West Indies: Part I. Prevalence findings. Ophthalmology 1989;96:1363-8.

27. Leske MC,Wu SY,Hennis A,et al. BESs Study Group. Risk factors for incident open-angle glaucoma:the Barbados Eye Studies. Ophthalmology 2008;115:85-93.

28. Brandt JD,Beiser JA,Kass MA,Gordon MO. Central corneal thickness in the Ocular Hypertension Treatment Study (OHTS). Ophthalmology 2001;108:1779-88.

29. Leske MC,Connell AM,Wu SY,et al. Risk factors for open-angle glaucoma:the Barbados Eye Study. Arch Ophthalmol 1995; 113:918-24.

30. Tielsch JM,Katz J,Sommer A,et al. Hypertension,perfusion pressure,and primary open-angle glaucoma:a population-based assessment. Arch Ophthalmol 1995;113:216-21.

31. Mitchell P,Smith W,Chey T,Healey PR. Open-angle glaucoma and diabetes:the Blue Mountains Eye Study,Australia. Ophthalmology 1997;104:712-8.

32. Chopra V,Varma R,Francis BA,et al,Los Angeles Latino Eye Study Group. Type 2 diabetes mellitus and the risk of open-angle glaucoma:the Los Angeles Latino Eye Study. Ophthalmology 2008;115:227-32.

33. Bonovas S,Peponis V,Filioussi K. Diabetes mellitus as a risk factor for primary open-angle glaucoma:a meta-analysis. Diabet Med 2004;21:609-14.

34. Zhao D,Cho J,Kim MH,et al. Diabetes,fasting glucose,and the risk of glaucoma:a meta-analysis. Ophthalmology 2015;122: 72-8.

35. Mitchell P,Hourihan F,Sandbach J,Wang JJ. The relationship between glaucoma and myopia:the Blue Mountains Eye Study. Ophthalmology 1999;106:2010-5.

36. Grodum K,Heijl A,Bengtsson B. Refractive error and glaucoma. Acta Ophthalmol Scand 2001;79:560-6.

37. Xu L,Wang Y,Wang S,Jonas JB. High myopia and glaucoma susceptibility:the Beijing Eye Study. Ophthalmology 2007;114: 216-20.

38. Drance SM,Fairclough M,Butler DM,Kottler MS. The importance of disc hemorrhage in the prognosis of chronic open angle glaucoma. Arch Ophthalmol 1977;95:226-8.

39. Diehl DL,Quigley HA,Miller NR,et al. Prevalence and significance of optic disc hemorrhage in a longitudinal study of glaucoma. Arch Ophthalmol 1990;108:545-50.

40. Airaksinen PJ,Mustonen E,Alanko HI. Optic disc haemorrhages precede retinal nerve fibre layer defects in ocular hypertension. Acta Ophthalmol (Copenh) 1981;59:627-41.

41. Siegner SW,Netland PA. Optic disc hemorrhages and progression of glaucoma. Ophthalmology 1996;103:1014-24.

42. Budenz DL,Anderson DR,Feuer WJ,et al. Detection and prognostic significance of optic disc hemorrhages during the Ocular

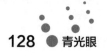
Hypertension Treatment Study. Ophthalmology 2006;113:2137-43.

43. Gordon MO,Torri V,Miglior S,et al,Ocular Hypertension Treatment Study Group,European Glaucoma Prevention Study Group. Validated prediction model for the development of primary open-angle glaucoma in individuals with ocular hypertension. Ophthalmology 2007;114:10-9.

44. Dielemans I,de Jong PT,Stolk R,et al. Primary open-angle glaucoma,intraocular pressure,and diabetes mellitus in the general elderly population. The Rotterdam Study. Ophthalmology 1996;103:1271-5.

45. Pasquale LR,Kang JH,Manson JE,et al. Prospective study of type 2 diabetes mellitus and risk of primary open-angle glaucoma in women. Ophthalmology 2006;113:1081-6.

46. de Voogd S,Ikram MK,Wolfs RC,et al. Is diabetes mellitus a risk factor for open-angle glaucoma?:the Rotterdam Study. Ophthalmology 2006;113:1827-31.

47. Klein BE,Klein R,Jensen SC. Open-angle glaucoma and older-onset diabetes:the Beaver Dam Eye Study. Ophthalmology 1994; 101:1173-7.

48. Nakamura M,Kanamori A,Negi A. Diabetes mellitus as a risk factor for glaucomatous optic neuropathy. Ophthalmologica 2005; 219:1-10.

49. Vijaya L,George R,Paul PG,et al. Prevalence of open-angle glaucoma in a rural south Indian population. Invest Ophthalmol Vis Sci 2005;46:4461-7.

50. Wang J,Mitchell P,Smith W. Is there an association between migraine headache and open-angle glaucoma?:findings from the Blue Mountains Eye Study. Ophthalmology 1997;104:1714-19.

51. Broadway DC,Drance SM. Glaucoma and vasospasm. Br J Ophthalmol 1998;82:862-70.

52. Cursiefen C,Wisse M,Cursiefen S,et al. Migraine and tension headache in high-pressure and normal-pressure glaucoma. Am J Ophthalmol 2000;129:102-4.

53. Memarzadeh F,Ying-Lai M,Chung J,et al. Los Angeles Latino Eye Study Group. Blood pressure, perfusion pressure,and open-angle glaucoma:the Los Angeles Latino Eye Study. Invest Ophthalmol Vis Sci 2010;51:2872-7.

54. Kuzin AA,Varma R,Reddy HS,et al. Ocular biometry and open-angle glaucoma:The Los Angeles Latino Eye Study. Ophthalmology 2010;117:1713-19.

55. Leske MC,Wu SY,Nemesure B,Hennis A. Incident open-angle glaucoma and blood pressure. Arch Ophthalmol 2002; 120:954-9.

56. Jonas JB,Martus P,Budde WM. Anisometropia and degree of optic nerve damage in chronic open-angle glaucoma. Am J Ophthalmol 2002;134:547-51.

57. Mitchell P,Lee AJ,Rochtchina E,Wang JJ. Open-angle glaucoma and systemic hypertension:the Blue Mountains Eye Study. J Glaucoma 2004;13:319-26.

58. Bonomi L,Marchini G,Marraffa M,et al. Vascular risk factors for primary open angle glaucoma:the Egna-Neumarkt Study. Ophthalmology 2000;107:1287-93.

59. Dielemans I,Vingerling JR,Algra D,et al. Primary open-angle glaucoma,intraocular pressure,and systemic blood pressure in the general elderly population:the Rotterdam Study. Ophthalmology 1995;102:54-60.

60. American Academy of Ophthalmology Preferred Practice Patterns Committee. Preferred Practice Pattern ® Guidelines. Comprehensive Adult Medical Eye Evaluation. San Francisco,CA:American Academy of Ophthalmology; 2015. Available at: www.aao.org/ppp.

61. Tielsch JM,Katz J,Sommer A,et al. Family history and risk of primary open angle glaucoma:the Baltimore Eye Survey. Arch Ophthalmol 1994;112:69-73.

62. Wolfs RC,Klaver CC,Ramrattan RS,et al. Genetic risk of primary open-angle glaucoma:population-based familial aggregation study. Arch Ophthalmol 1998;116:1640-5.

63. Bashford KP,Shafranov G,Tauber S,Shields MB. Considerations of glaucoma in patients undergoing corneal refractive surgery. Surv Ophthalmol 2005;50:245-51.

64. Sanchez-Naves J,Furfaro L,Piro O,Balle S. Impact and permanence of LASIK-induced structural changes in the cornea on pneumotonometric measurements:contributions of flap cutting and stromal ablation. J Glaucoma 2008;17:611-8.

65. Shin J,Kim TW,Park SJ,et al. Changes in biomechanical properties of the cornea and intraocular pressure after myopic laser in situ keratomileusis using a femtosecond laser for flap creation determined using ocular response analyzer and Goldmann applanation tonometry. J Glaucoma 2015;24:195-201.

66. Friedman DS,Jampel HD,Lubomski LH,et al. Surgical strategies for coexisting glaucoma and cataract:an evidence-based update. Ophthalmology 2002;109:1902-13.

67. Mansberger SL,Gordon MO,Jampel H,et al,Ocular Hypertension Treatment Study Group. Reduction in intraocular pressure after cataract extraction:the Ocular Hypertension Treatment Study. Ophthalmology 2012;119:1826-31.

68. Freeman EE, Munoz B, West SK, et al. Glaucoma and quality of life: the Salisbury Eye Evaluation. Ophthalmology 2008; 115: 233-8.

69. Gutierrez P, Wilson MR, Johnson C, et al. Influence of glaucomatous visual field loss on health-related quality of life. Arch Ophthalmol 1997; 115: 777-84.

70. Lee BL, Gutierrez P, Gordon M, et al. The Glaucoma Symptom Scale: a brief index of glaucoma-specific symptoms. Arch Ophthalmol 1998; 116: 861-6.

71. Parrish RK II, Gedde SJ, Scott IU, et al. Visual function and quality of life among patients with glaucoma. Arch Ophthalmol 1997; 115: 1447-55.

72. Wilson MR, Coleman AL, Yu F, et al. Functional status and well-being in patients with glaucoma as measured by the Medical Outcomes Study Short Form-36 questionnaire. Ophthalmology 1998; 105: 2112-6.

73. Aspinall PA, Johnson ZK, Azuara-Blanco A, et al. Evaluation of quality of life and priorities of patients with glaucoma. Invest Ophthalmol Vis Sci 2008; 49: 1907-15.

74. Goldberg I, Clement CI, Chiang TH, et al. Assessing quality of life in patients with glaucoma using the Glaucoma Quality of Life-15 (GQL-15) questionnaire. J Glaucoma 2009; 18: 6-12.

75. Spaeth G, Walt J, Keener J. Evaluation of quality of life for patients with glaucoma. Am J Ophthalmol 2006; 141: S3-14.

76. Bechetoille A, Arnould B, Bron A, et al. Measurement of health-related quality of life with glaucoma: validation of the Glau-QoL 36-item questionnaire. Acta Ophthalmol 2008; 86: 71-80.

77. McKean-Cowdin R, Varma R, Wu J, et al, Los Angeles Latino Eye Study Group. Severity of visual field loss and health-related quality of life. Am J Ophthalmol 2007; 143: 1013-23.

78. Ringsdorf L, McGwin G Jr, Owsley C. Visual field defects and vision-specific health-related quality of life in African Americans and whites with glaucoma. J Glaucoma 2006; 15: 414-8.

79. Varma R, Wu J, Chong K, et al, Los Angeles Latino Eye Study Group. Impact of severity and bilaterality of visual impairment on health-related quality of life. Ophthalmology 2006; 113: 1846-53.

80. McKean-Cowdin R, Wang Y, Wu J, et al, Los Angeles Latino Eye Study Group. Impact of visual field loss on health-related quality of life in glaucoma: the Los Angeles Latino Eye Study. Ophthalmology 2008; 115: 941-8.

81. Lisboa R, Chun YS, Zangwill LM, et al. Association between rates of binocular visual field loss and vision-related quality of life in patients with glaucoma. JAMA Ophthalmol 2013; 131: 486-94.

82. Crabb DP, Smith ND, Glen FC, et al. How does glaucoma look?: patient perception of visual field loss. Ophthalmology 2013; 120: 1120-6.

83. Ramulu PY, West SK, Munoz B, et al. Glaucoma and reading speed: the Salisbury Eye Evaluation project. Arch Ophthalmol 2009; 127: 82-7.

84. Gracitelli CP, Abe RY, Tatham AJ, et al. Association between progressive retinal nerve fiber layer loss and longitudinal change in quality of life in glaucoma. JAMA Ophthalmol 2015; 133: 384-90.

85. Kohn AN, Moss AP, Podos SM. Relative afferent pupillary defects in glaucoma without characteristic field loss. Arch Ophthalmol 1979; 97: 294-6.

86. Brown RH, Zilis JD, Lynch MG, Sanborn GE. The afferent pupillary defect in asymmetric glaucoma. Arch Ophthalmol 1987; 105: 1540-3.

87. Kerrison JB, Buchanan K, Rosenberg ML, et al. Quantification of optic nerve axon loss associated with a relative afferent pupillary defect in the monkey. Arch Ophthalmol 2001; 119: 1333-41.

88. Foster PJ, Devereux JG, Alsbirk PH, et al. Detection of gonioscopically occludable angles and primary angle closure glaucoma by estimation of limbal chamber depth in Asians: modified grading scheme. Br J Ophthalmol 2000; 84: 186-92.

89. Van Herick W, Shaffer RN, Schwartz A. Estimation of width of angle of anterior chamber. Incidence and significance of the narrow angle. Am J Ophthalmol 1969; 68: 626-9.

90. Whitacre MM, Stein R. Sources of error with use of Goldmann-type tonometers. Surv Ophthalmol 1993; 38: 1-30.

91. Barkana Y, Anis S, Liebmann J, et al. Clinical utility of intraocular pressure monitoring outside of normal office hours in patients with glaucoma. Arch Ophthalmol 2006; 124: 793-7.

92. Bhorade AM, Gordon MO, Wilson B, et al. Variability of intraocular pressure measurements in observation participants in the ocular hypertension treatment study. Ophthalmology 2009; 116: 717-24.

93. Choi J, Jeong J, Cho HS, Kook MS. Effect of nocturnal blood pressure reduction on circadian fluctuation of mean ocular perfusion pressure: a risk factor for normal tension glaucoma. Invest Ophthalmol Vis Sci 2006; 47: 831-6.

94. Collaer N, Zeyen T, Caprioli J. Sequential office pressure measurements in the management of glaucoma. J Glaucoma 2005; 14: 196-200.

95. Dinn RB, Zimmerman MB, Shuba LM, et al. Concordance of diurnal intraocular pressure between fellow eyes in primary open-

angle glaucoma. Ophthalmology 2007;114:915-20.

96. Jonas JB,Budde W,Stroux A,et al. Single intraocular pressure measurements and diurnal intraocular pressure profiles. Am J Ophthalmol 2005;139:1136-7.

97. Liu JH,Sit AJ,Weinreb RN. Variation of 24-hour intraocular pressure in healthy individuals:right eye versus left eye. Ophthalmology 2005;112:1670-5.

98. Sit AJ,Liu JH,Weinreb RN. Asymmetry of right versus left intraocular pressures over 24 hours in glaucoma patients. Ophthalmology 2006;113:425-30.

99. Tajunisah I,Reddy SC,Fathilah J. Diurnal variation of intraocular pressure in suspected glaucoma patients and their outcome. Graefes Arch Clin Exp Ophthalmol 2007;245:1851-7.

100. Hara T,Tsuru T. Increase of peak intraocular pressure during sleep in reproduced diurnal changes by posture. Arch Ophthalmol 2006;124:165-8.

101. Tasman W,Jaeger EA,eds. Duane's Ophthalmology. 15th ed. Philadelphia,PA:Lippincott Williams & Wilkins; 2009.

102. Chauhan BC,McCormick TA,Nicolela MT,LeBlanc RP. Optic disc and visual field changes in a prospective longitudinal study of patients with glaucoma:comparison of scanning laser tomography with conventional perimetry and optic disc photography. Arch Ophthalmol 2001;119:1492-9.

103. Mohammadi K,Bowd C,Weinreb RN,et al. Retinal nerve fiber layer thickness measurements with scanning laser polarimetry predict glaucomatous visual field loss. Am J Ophthalmol 2004;138:592-601.

104. Sommer A,Katz J,Quigley HA,et al. Clinically detectable nerve fiber atrophy precedes the onset of glaucomatous field loss. Arch Ophthalmol 1991;109:77-83.

105. Quigley HA,Addicks EM,Green WR. Optic nerve damage in human glaucoma. Ⅲ. Quantitative correlation of nerve fiber loss and visual field defect in glaucoma,ischemic neuropathy,papilledema,and toxic neuropathy. Arch Ophthalmol 1982; 100:135-46.

106. Lin SC,Singh K,Jampel HD,et al. Optic nerve head and retinal nerve fiber layer analysis:a report by the American Academy of Ophthalmology. Ophthalmology 2007;114:1937-49.

107. Baraibar B,Sanchez-Cano A,Pablo LE,Honrubia FM. Preperimetric glaucoma assessment with scanning laser polarimetry(GDx VCC):analysis of retinal nerve fiber layer by sectors. J Glaucoma 2007;16:659-64.

108. Lalezary M,Medeiros FA,Weinreb RN,et al. Baseline optical coherence tomography predicts the development of glaucomatous change in glaucoma suspects. Am J Ophthalmol 2006;142:576-82.

109. Quigley HA,Enger C,Katz J,et al. Risk factors for the development of glaucomatous visual field loss in ocular hypertension. Arch Ophthalmol 1994;112:644-9.

110. Jonas JB,Budde WM,Panda-Jonas S. Ophthalmoscopic evaluation of the optic nerve head. Surv Ophthalmol 1999;43:293-320.

111. Lloyd MJ,Mansberger SL,Fortune BA,et al. Features of optic disc progression in patients with ocular hypertension and early glaucoma. J Glaucoma 2013;22:343-8.

112. Harizman N,Oliveira C,Chiang A,et al. The ISNT rule and differentiation of normal from glaucomatous eyes. Arch Ophthalmol 2006;124:1579-83.

113. Hwang YH,Kim YY. Application of the ISNT rule to neuroretinal rim thickness determined using Cirrus HD optical coherence tomography. J Glaucoma 2015;24:503-7.

114. Johnson CA,Cioffi GA,Liebmann JR,et al. The relationship between structural and functional alterations in glaucoma:a review. Semin Ophthalmol 2000;15:221-33.

115. Medeiros FA,Alencar LM,Zangwill LM,et al. Prediction of functional loss in glaucoma from progressive optic disc damage. Arch Ophthalmol 2009;127:1250-6.

116. Teng CC,De Moraes CG,Prata TS,et al. The region of largest beta-zone parapapillary atrophy area predicts the location of most rapid visual field progression. Ophthalmology 2011;118:2409-13.

117. Harwerth RS,Vilupuru AS,Rangaswamy NV,Smith EL,Ⅲ. The relationship between nerve fiber layer and perimetry measurements. Invest Ophthalmol Vis Sci 2007;48:763-73.

118. Hood DC,Kardon RH. A framework for comparing structural and functional measures of glaucomatous damage. Prog Retin Eye Res 2007;26:688-710.

119. Drance S,Anderson DR,Schulzer M. Risk factors for progression of visual field abnormalities in normal-tension glaucoma. Am J Ophthalmol 2001;131:699-708.

120. Leske MC,Heijl A,Hussein M,et al. Early Manifest Glaucoma Trial Group. Factors for glaucoma progression and the effect of treatment:the Early Manifest Glaucoma Trial. Arch Ophthalmol 2003;121:48-56.

121. Miglior S,Torri V,Zeyen T,et al. Intercurrent factors associated with the development of open-angle glaucoma in the European glaucoma prevention study. Am J Ophthalmol 2007;144:266-75.

122. Leske MC, Heijl A, Hyman L, et al. Early Manifest Glaucoma Trial Group. Predictors of long-term progression in the Early Manifest Glaucoma Trial. Ophthalmology 2007;114:1965-72.

123. De Moraes CG, Prata TS, Liebmann CA, et al. Spatially consistent, localized visual field loss before and after disc hemorrhage. Invest Ophthalmol Vis Sci 2009;50:4727-33.

124. Jeoung JW, Park KH, Kim JM, et al. Optic disc hemorrhage may be associated with retinal nerve fiber loss in otherwise normal eyes. Ophthalmology 2008;115:2132-40.

125. Collaborative Normal-Tension Glaucoma Study Group. The effectiveness of intraocular pressure reduction in the treatment of normal-tension glaucoma. Am J Ophthalmol 1998;126:498-505.

126. Collaborative Normal-Tension Glaucoma Study Group. Comparison of glaucomatous progression between untreated patients with normal-tension glaucoma and patients with therapeutically reduced intraocular pressures. Am J Ophthalmol 1998;126:487-97.

127. Budenz DL, Anderson DR, Feuer WJ, et al, Ocular Hypertension Treatment Study Group. Detection and prognostic significance of optic disc hemorrhages during the Ocular Hypertension Treatment Study. Ophthalmology 2006;113:2137-43.

128. Hwang YH, Kim YY, Kim HK, Sohn YH. Changes in retinal nerve fiber layer thickness after optic disc hemorrhage in glaucomatous eyes. J Glaucoma. In press.

129. Bengtsson B, Leske MC, Yang Z, Heijl A, Early Manifest Glaucoma Trial Group. Disc hemorrhages and treatment in the early manifest glaucoma trial. Ophthalmology 2008;115:2044-8.

130. de Beaufort HC, De Moraes CG, Teng CC, et al. Recurrent disc hemorrhage does not increase the rate of visual field progression. Graefes Arch Clin Exp Ophthalmol 2010;248:839-44.

131. Laemmer R, Nguyen TK, Horn FK, Mardin CY. Morphologic and functional glaucomatous change after occurrence of single or recurrent optic disc hemorrhages. Graefes Arch Clin Exp Ophthalmol 2010;248:1683-4; author reply 1685.

132. De Moraes CG, Juthani VJ, Liebmann JM, et al. Risk factors for visual field progression in treated glaucoma. Arch Ophthalmol 2011;129:562-8.

133. Singh K, Lee BL, Wilson MR, Glaucoma Modified RAND-like Methodology Group. A panel assessment of glaucoma management: modification of existing RAND-like methodology for consensus in ophthalmology. Part Ⅱ: Results and interpretation. Am J Ophthalmol 2008;145:575-81.

134. Quigley HA, Sommer A. How to use nerve fiber layer examination in the management of glaucoma. Trans Am Ophthalmol Soc 1987;85:254-72.

135. Medeiros FA, Sample PA, Zangwill LM, et al. Corneal thickness as a risk factor for visual field loss in patients with preperimetric glaucomatous optic neuropathy. Am J Ophthalmol 2003;136:805-13.

136. Agudelo LM, Molina CA, Alvarez DL. Changes in intraocular pressure after laser in situ keratomileusis for myopia, hyperopia, and astigmatism. J Refract Surg 2002;18:472-4.

137. Dueker DK, Singh K, Lin SC, et al. Corneal thickness measurement in the management of primary open-angle glaucoma: a report by the American Academy of Ophthalmology. Ophthalmology 2007;114:1779-87.

138. Weinreb RN, Brandt JD, Garway-Heath D, Medeiros FA, eds. Intraocular Pressure: Reports and Consensus Statements of the 4th Global AIGS Consensus Meeting on Intraocular Pressure. The Netherlands: Kugler Publications; 2007.

139. Manni G, Oddone F, Parisi V, et al. Intraocular pressure and central corneal thickness. Prog Brain Res 2008;173:25-30.

140. Ehlers N, Hansen FK. Central corneal thickness in low-tension glaucoma. Acta Ophthalmol (Copenh) 1974;52:740-6.

141. Ehlers N, Bramsen T, Sperling S. Applanation tonometry and central corneal thickness. Acta Ophthalmol (Copenh) 1975;53:34-43.

142. Carbonaro F, Hysi PG, Fahy SJ, et al. Optic disc planimetry, corneal hysteresis, central corneal thickness, and intraocular pressure as risk factors for glaucoma. Am J Ophthalmol 2014;157:441-6.

143. Medeiros FA, Weinreb RN. Is corneal thickness an independent risk factor for glaucoma? Ophthalmology 2012;119:435-6.

144. Brandt JD, Gordon MO, Gao F, et al, Ocular Hypertension Treatment Study Group. Adjusting intraocular pressure for central corneal thickness does not improve prediction models for primary open-angle glaucoma. Ophthalmology 2012;119:437-42.

145. Kim JW, Chen PP. Central corneal pachymetry and visual field progression in patients with open-angle glaucoma. Ophthalmology 2004;111:2126-32.

146. Chauhan BC, Hutchison DM, LeBlanc RP, et al. Central corneal thickness and progression of the visual field and optic disc in glaucoma. Br J Ophthalmol 2005;89:1008-12.

147. Jonas JB, Stroux A, Velten I, et al. Central corneal thickness correlated with glaucoma damage and rate of progression. Invest Ophthalmol Vis Sci 2005;46:1269-74.

148. Jonas JB, Stroux A, Oberacher-Velten IM, et al. Central corneal thickness and development of glaucomatous optic disk

hemorrhages. Am J Ophthalmol 2005;140:1139-41.

149. Congdon NG, Broman AT, Bandeen-Roche K, et al. Central corneal thickness and corneal hysteresis associated with glaucoma damage. Am J Ophthalmol 2006;141:868-75.

150. Stewart WC, Day DG, Jenkins JN, et al. Mean intraocular pressure and progression based on corneal thickness in primary open-angle glaucoma. J Ocul Pharmacol Ther 2006;22:26-33.

151. Delgado MF, Nguyen NT, Cox TA, et al. Automated perimetry: a report by the American Academy of Ophthalmology. Ophthalmology 2002;109:2362-74.

152. Keltner JL, Johnson CA, Quigg JM, et al, Ocular Hypertension Treatment Study Group. Confirmation of visual field abnormalities in the Ocular Hypertension Treatment Study. Arch Ophthalmol 2000;118:1187-94.

153. Liu S, Lam S, Weinreb RN, et al. Comparison of standard automated perimetry, frequency-doubling technology perimetry, and short-wavelength automated perimetry for detection of glaucoma. Invest Ophthalmol Vis Sci 2011;52:7325-31.

154. Mansberger SL, Johnson CA, Cioffi GA. The results of screening frequency doubling technology perimetry in different locations of the community. J Glaucoma 2007;16:73-80.

155. Johnson CA, Samuels SJ. Screening for glaucomatous visual field loss with frequency-doubling perimetry. Invest Ophthalmol Vis Sci 1997;38:413-25.

156. Cello KE, Nelson-Quigg JM, Johnson CA. Frequency doubling technology perimetry for detection of glaucomatous visual field loss. Am J Ophthalmol 2000;129:314-22.

157. Medeiros FA, Sample PA, Weinreb RN. Frequency doubling technology perimetry abnormalities as predictors of glaucomatous visual field loss. Am J Ophthalmol 2004;137:863-71.

158. Meira-Freitas D, Tatham AJ, Lisboa R, et al. Predicting progression of glaucoma from rates of frequency doubling technology perimetry change. Ophthalmology 2014;121:498-507.

159. Landers JA, Goldberg I, Graham SL. Detection of early visual field loss in glaucoma using frequency-doubling perimetry and short-wavelength automated perimetry. Arch Ophthalmol 2003;121:1705-10.

160. Demirel S, Johnson CA. Incidence and prevalence of short wavelength automated perimetry deficits in ocular hypertensive patients. Am J Ophthalmol 2001;131:709-15.

161. Havvas I, Papaconstantinou D, Moschos MM, et al. Comparison of SWAP and SAP on the point of glaucoma conversion. Clin Ophthalmol 2013;7:1805-10.

162. van der Schoot J, Reus NJ, Colen TP, Lemij HG. The ability of short-wavelength automated perimetry to predict conversion to glaucoma. Ophthalmology 2010;117:30-4.

163. Liu S, Yu M, Weinreb RN, et al. Frequency-doubling technology perimetry for detection of the development of visual field defects in glaucoma suspect eyes: a prospective study. JAMA Ophthalmol 2014;132:77-83.

164. Chong GT, Lee RK. Glaucoma versus red disease: imaging and glaucoma diagnosis. Curr Opin Ophthalmol 2012;23:79-88.

165. Shaffer RN, Ridgway WL, Brown R, Kramer SG. The use of diagrams to record changes in glaucomatous disks. Am J Ophthalmol 1975;80:460-4.

166. Coleman AL, Sommer A, Enger C, et al. Interobserver and intraobserver variability in the detection of glaucomatous progression of the optic disc. J Glaucoma 1996;5:384-9.

167. Iester M, De Ferrari R, Zanini M. Topographic analysis to discriminate glaucomatous from normal optic nerve heads with a confocal scanning laser: new optic disk analysis without any observer input. Surv Ophthalmol 1999;44 Suppl 1:S33-40.

168. Watkins RJ, Broadway DC. Intraobserver and interobserver reliability indices for drawing scanning laser ophthalmoscope optic disc contour lines with and without the aid of optic disc photographs. J Glaucoma 2005;14:351-7.

169. Jampel HD, Friedman D, Quigley H, et al. Agreement among glaucoma specialists in assessing progressive disc changes from photographs in open-angle glaucoma patients. Am J Ophthalmol 2009;147:39-44.

170. Gaasterland DE, Blackwell B, Dally LG, et al, Advanced Glaucoma Intervention Study Investigators. The Advanced Glaucoma Intervention Study (AGIS):10. Variability among academic glaucoma subspecialists in assessing optic disc notching. Trans Am Ophthalmol Soc 2001;99:177-84; discussion 184-5.

171. Alencar LM, Bowd C, Weinreb RN, et al. Comparison of HRT-3 glaucoma probability score and subjective stereophotograph assessment for prediction of progression in glaucoma. Invest Ophthalmol Vis Sci 2008;49:1898-906.

172. Medeiros FA, Zangwill LM, Bowd C, Weinreb RN. Comparison of the GDx VCC scanning laser polarimeter, HRT Ⅱ confocal scanning laser ophthalmoscope, and stratus OCT optical coherence tomograph for the detection of glaucoma. Arch Ophthalmol 2004;122:827-37.

173. Weinreb RN, Zangwill LM, Jain S, et al, OHTS CSLO Ancillary Study Group. Predicting the onset of glaucoma: the confocal scanning laser ophthalmoscopy ancillary study to the Ocular Hypertension Treatment Study. Ophthalmology 2010;117:1674-83.

174. Meier KL,Greenfield DS,Hilmantel G,et al. Special commentary:Food and Drug Administration and American Glaucoma Society co-sponsored workshop:the validity,reliability,and usability of glaucoma imaging devices. Ophthalmology 2014;121:2116-23.

175. Leung CK. Diagnosing glaucoma progression with optical coherence tomography. Curr Opin Ophthalmol 2014;25:104-11.

176. Kotowski J,Wollstein G,Ishikawa H,Schuman JS. Imaging of the optic nerve and retinal nerve fiber layer:an essential part of glaucoma diagnosis and monitoring. Surv Ophthalmol 2014;59:458-67.

177. Miglior S,Zeyen T,Pfeiffer N,et al,European Glaucoma Prevention Study (EGPS) Group. Results of the European Glaucoma Prevention Study. Ophthalmology 2005;112:366-75.

178. Wollstein G,Schuman JS,Price LL,et al. Optical coherence tomography longitudinal evaluation of retinal nerve fiber layer thickness in glaucoma. Arch Ophthalmol 2005;123:464-70.

179. Palmberg P. Answers from the Ocular Hypertension Treatment Study. Arch Ophthalmol 2002;120:829-30.

180. American Academy of Ophthalmology Glaucoma Panel. Preferred Practice Pattern ® Guidelines. Primary Open-Angle Glaucoma. San Francisco,CA:American Academy of Ophthalmology,2015. Available at:www.aao.org/ppp.

181. Johnson CA,Sample PA,Zangwill LM,et al. Structure and function evaluation (SAFE):Ⅱ. Comparison of optic disk and visual field characteristics. Am J Ophthalmol 2003;135:148-54.

182. Kim J,Dally LG,Ederer F,et al. AGIS Investigators. The Advanced Glaucoma Intervention Study (AGIS):14. Distinguishing progression of glaucoma from visual field fluctuations. Ophthalmology 2004;111:2109-16.

183. Mansberger SL,Medeiros FA,Gordon M. Diagnostic tools for calculation of glaucoma risk. Surv Ophthalmol 2008;53(suppl):S11-6.

184. Mansberger SL. A risk calculator to determine the probability of glaucoma. J Glaucoma 2004;13:345-7.

185. Song C,De Moraes CG,Forchheimer I,et al. Risk calculation variability over time in ocular hypertensive subjects. J Glaucoma 2014;23:1-4.

186. Chauhan BC,Garway-Heath DF,Goni FJ,et al. Practical recommendations for measuring rates of visual field change in glaucoma. Br J Ophthalmol 2008;92:569-73.

187. Heijl A,Leske MC,Bengtsson B,et al. Early Manifest Glaucoma Trial Group. Reduction of intraocular pressure and glaucoma progression:results from the Early Manifest Glaucoma Trial. Arch Ophthalmol 2002;120:1268-79.

188. Whitson JT. Glaucoma:a review of adjunctive therapy and new management strategies. Expert OpinPharmacother 2007;8:3237-49.

189. McKinnon SJ,Goldberg LD,Peeples P,et al. Current management of glaucoma and the need for complete therapy. Am J Manag Care 2008;14:S20-7.

190. Stewart WC,Konstas AG,Nelson LA,Kruft B. Meta-analysis of 24-hour intraocular pressure studies evaluating the efficacy of glaucoma medicines. Ophthalmology 2008;115:1117-22 e1.

191. Bhosle MJ,Reardon G,Camacho FT,et al. Medication adherence and health care costs with the introduction of latanoprost therapy for glaucoma in a Medicare managed care population. Am J Geriatr Pharmacother 2007;5:100-11.

192. van der Valk R,Webers CA,Schouten JS,et al. Intraocular pressure-lowering effects of all commonly used glaucoma drugs:a meta-analysis of randomized clinical trials. Ophthalmology 2005;112:1177-85.

193. Cheng JW,Cai JP,Wei RL. Meta-analysis of medical intervention for normal tension glaucoma. Ophthalmology 2009;116:1243-9.

194. Bhorade AM,Wilson BS,Gordon MO,et al,Ocular Hypertension Treatment Study Group. The utility of the monocular trial:data from the Ocular Hypertension Treatment Study. Ophthalmology 2010;117:2047-54.

195. Realini TD. A Prospective,randomized,investigator-masked evaluation of the monocular trial in ocular hypertension or open-angle glaucoma. Ophthalmology 2009;116:1237-42.

196. Piltz J,Gross R,Shin DH,et al. Contralateral effect of topical beta-adrenergic antagonists in initial one-eyed trials in the Ocular Hypertension Treatment Study. Am J Ophthalmol 2000;130:441-53.

197. Realini T,Fechtner RD,Atreides SP,Gollance S. The uniocular drug trial and second-eye response to glaucoma medications. Ophthalmology 2004;111:421-6.

198. Robin AL,Covert D. Does adjunctive glaucoma therapy affect adherence to the initial primary therapy? Ophthalmology 2005;112:863-8.

199. Robin AL,Novack GD,Covert DW,et al. Adherence in glaucoma:objective measurements of once-daily and adjunctive medication use. Am J Ophthalmol 2007;144:533-40.

200. Zimmerman TJ,Kooner KS,Kandarakis AS,Ziegler LP. Improving the therapeutic index of topically applied ocular drugs. Arch Ophthalmol 1984;102:551-3.

201. Nordstrom BL,Friedman DS,Mozaffari E,et al. Persistence and adherence with topical glaucoma therapy. Am J Ophthalmol

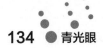

2005；140：598-606.

202. Friedman DS，Quigley HA，Gelb L，et al. Using pharmacy claims data to study adherence to glaucoma medications：methodology and findings of the Glaucoma Adherence and Persistency Study（GAPS）Invest Ophthalmol Vis Sci 2007；48：5052-7.

203. Schwartz GF，Reardon G，Mozaffari E. Persistency with latanoprost or timolol in primary open-angle glaucoma suspects. Am J Ophthalmol 2004；137：S13-6.

204. Okeke CO，Quigley HA，Jampel HD，et al. Adherence with topical glaucoma medication monitored electronically：the Travatan Dosing Aid study. Ophthalmology 2009；116：191-9.

205. Stone JL，Robin AL，Novack GD，et al. An objective evaluation of eyedrop instillation in patients with glaucoma. Arch Ophthalmol 2009；127：732-6.

206. Aptel F，Masset H，Burillon C，et al. The influence of disease severity on quality of eye-drop administration in patients with glaucoma or ocular hypertension［letter］. Br J Ophthalmol 2009；93：700-1.

207. Haynes R，McDonald H，Garg A，Montague P. Interventions for helping patients to follow prescriptions for medications. Cochrane Database of Syst Rev 2002，Issue 2. Art. No.：CD000011. DOI：10.1002/14651858.CD000011.

208. Osterberg L，Blaschke T. Adherence to medication. N Engl J Med 2005；353：487-97.

209. Kymes SM，Kass MA，Anderson DR，et al，Ocular Hypertension Treatment Study Group（OHTS）. Management of ocular hypertension：a cost-effectiveness approach from the Ocular Hypertension Treatment Study. Am J Ophthalmol 2006；141：997-1008.

210. Department of Health & Human Services Centers for Medicare & Medicaid Services. Early refill edits on topical ophthalmic products［memorandum］. June 2，2010. Available at：www.cms.gov/Medicare/Prescription-Drug-Coverage/PrescriptionDrugCovContra/Downloads/MemoEarlyRefillOpth_060210.pdf . Accessed May 29，2015.

211. Brauner SC，Chen TC，Hutchinson BT，et al. The course of glaucoma during pregnancy：a retrospective case series. Arch Ophthalmol 2006；124：1089-94.

212. Johnson SM，Martinez M，Freedman S. Management of glaucoma in pregnancy and lactation. Surv Ophthalmol 2001；45：449-54.

213. Razeghinejad MR，Tania Tai TY，Fudemberg SJ，Katz LJ. Pregnancy and glaucoma. Surv Ophthalmol 2011；56：324-35.

214. Salim S. Glaucoma in pregnancy. Curr Opin Ophthalmol 2014；25：93-7.

215. U.S. Food and Drug Administration Center for Drug Evaluation and Research. FDA background package for meeting of Drug Safety and Risk Management Advisory Committee（DSaRM）：management of drug related teratogenic risk - day one. December 12，2012：11-13. Available at：www.fda.gov/downloads/AdvisoryCommittees/CommitteesMeetingMaterials/Drugs/DrugSafetyandRisk ManagementAdvisoryCommittee/UCM331163.pdf. Accessed May 29，2015.

216. De Santis M，Lucchese A，Carducci B，et al. Latanoprost exposure in pregnancy. Am J Ophthalmol 2004；138：305-6.

217. Sachs HC. The transfer of drugs and therapeutics into human breast milk：an update on selected topics. Pediatrics 2013；132：e796-809.

218. Caprioli J，Prum B，Zeyen T. Comparison of methods to evaluate the optic nerve head and nerve fiber layer for glaucomatous change. Am J Ophthalmol 1996；121：659-67.

219. Lichter PR. Variability of expert observers in evaluating the optic disc. Trans Am Ophthalmol Soc 1976；74：532-72.

220. Airaksinen PJ，Tuulonen A，Alanko HI. Rate and pattern of neuroretinal rim area decrease in ocular hypertension and glaucoma. Arch Ophthalmol 1992；110：206-10.

221. Smith SD，Katz J，Quigley HA. Analysis of progressive change in automated visual fields in glaucoma. Invest Ophthalmol Vis Sci 1996；37：1419-28.

222. Katz J，Tielsch JM，Quigley HA，Sommer A. Automated perimetry detects visual field loss before manual Goldmann perimetry. Ophthalmology 1995；102：21-6.

223. Heijl A，Asman P. A clinical study of perimetric probability maps. Arch Ophthalmol 1989；107：199-203.

224. Keltner JL，Johnson CA，Anderson DR，et al，Ocular Hypertension Treatment Study Group. The association between glaucomatous visual fields and optic nerve head features in the Ocular Hypertension Treatment Study. Ophthalmology 2006；113：1603-12.

225. Kosoko O，Quigley HA，Vitale S，et al. Risk factors for noncompliance with glaucoma follow-up visits in a residents' eye clinic. Ophthalmology 1998；105：2105-11.

226. Ngan R，Lam DL，Mudumbai RC，Chen PP. Risk factors for noncompliance with follow-up among normal-tension glaucoma suspects. Am J Ophthalmol 2007；144：310-1.

227. Kymes SM，Plotzke MR，Kass MA，et al. Effect of patient's life expectancy on the cost-effectiveness of treatment for ocular hypertension. Arch Ophthalmol 2010；128：613-8.

228. Stewart WC，Stewart JA，Nasser QJ，Mychaskiw MA. Cost-effectiveness of treating ocular hypertension. Ophthalmology 2008；115：94-8.

229. Burr JM, Mowatt G, Hernandez R, et al. The clinical effectiveness and cost-effectiveness of screening for open angle glaucoma: a systematic review and economic evaluation. Health Technol Assess 2007; 11: iii-iv, ix-x, 1-190.

230. Centers for Medicare and Medicaid Services. Your Medicare coverage: glaucoma tests. Available at: www.medicare.gov/coverage/glaucoma-tests.html Accessed May 29, 2015.

美国眼科学会

P.O.Box 7424

San Francisco,

California 94120–7424

415.561.8500

原发性开角型青光眼疑似者

2015 年

PREFERRED PRACTICE PATTERN®

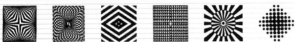

眼科临床指南

Preferred Practice Pattern®

原发性前房角关闭
Primary Angle Closure

美国眼科学会

中华医学会眼科学分会

2017 年 6 月第三次编译

青光眼临床指南制订过程和参与者

青光眼临床指南专家委员会成员编写了原发性开角型青光眼临床指南(PPP)。PPP 专家委员会成员讨论和审阅了本册文件的历次稿件,集中开会两次,通过电子邮件进行了其他的讨论,达成了本册最后版本的共识。

青光眼临床指南专家委员会 2014-2015

Bruce E. Prum,MD,共同主席

Leon W. Herndon,Jr.,MD

Sayoko E. Moroi,MD,PhD

Steven L. Mansberger,MD,MPH,方法学家

Joshua D. Stein,MD,MS,美国青光眼学会代表

Michele C,Lim,MD

Lisa F. Rosenberg,MD

Steven J. Gedde,MD

Ruth D. Williams MD,共同主席

眼科临床指南编写委员会成员在 2015 年 4 月的会议期间审阅和讨论了本册文件。根据讨论和评论编制了本册文件。

眼科临床指南编写委员会 2015

Robert S. Feder,MD,主席

Timothy W. Olsen,MD

Randall J. Olson,MD

Bruce E. Prum,Jr.,MD

C. Gail Summers,MD

Ruth D. Williams,MD

David C. Musch,PhD,MPH,方法学家

然后,原发性前房角关闭 PPP 于 2015 年 7 月送给另外的内部和外部的专家组和专家进行审阅。要求所有返回评论的人员需要提供与工业界相关关系的公开声明,才能考虑他们的评论(在下方以 * 标出)。PPP 专家委员会成员审阅和讨论了这些评论,并确定了对本册指南的修改。

学会审阅者:

理事会委员会和秘书委员会 *

理事会 *

总顾问 *

眼科技术评估委员会青光眼专家委员会 *

眼科基础和临床科学教程第 10 分册分委员会

开业眼科医师教育顾问委员会 *

邀请的审阅者:

美国家庭医师学会

美国医师学院 *

美国外科医师学院

美国青光眼学会 *

美国眼科医师协会 *

美国白内障和屈光手术学会

(美国)眼科大学教授协会

加拿大眼科学会

消费者报告健康选择组织

欧洲青光眼学会 *

欧洲白内障和屈光手术医师学会

青光眼研究基金会 *

希腊青光眼学会 *

国际屈光手术学会

(美国)国家眼科研究所 *

(美国)国家医学会

国家妇女和家庭合营公司

门诊眼科手术学会

眼科妇女组织 *

James D. Brandt,MD

Donald L. Budenz,MD,MPH

Lawrence M. Hurvitz,MD*

Paul P. Lee,MD,JD

有关经济关系的声明

为了遵从医学专科学会理事会有关与公司相互关系的法规（从网站 www.cmss.org/codeforinteractions. aspx 可查到），列出与工业界的相关关系如下。学会与工业界的行为关系遵从这一法规（见网站 http://one. aao.org/about-preferred-practice-patterns）。大部分（56%）青光眼临床指南专家委员会 2014—2015 的成员没有经济关系可供公开。

青光眼临床指南专家委员会 2014—2015

Steven J. Gedde, MD：Alcon Laboratories, Inc, Allergan- 咨询 / 顾问

Leon W. Herndon, Jr., MD：Alcon Laboratories, Inc- 咨询 / 顾问, 讲课费；Glaukos Corporation- 讲课费

Michele C, Lim, MD：无经济关系可公开

Steven L. Mansberger, MD, MPH：Alcon Laboratories, Inc, Allergan, Glaukos Corporation- 咨询 / 顾问

Sayoko E. Moroi, MD, PhD：无经济关系可公开

Bruce E. Prum, MD：无经济关系可公开

Lisa F. Rosenberg, MD：无经济关系可公开

Joshua D. Stein, MD, MS：无经济关系可公开

Ruth D. Williamsm MD, ：Allergan- 咨询 / 顾问

眼科临床指南编写委员会 2015

Robert S. Feder, MD：无经济关系可公开

David C. Musch, PhD, MPH：Glaukos Corporation, InnFocus, LLC, Ivantis, Inc- 咨询 / 顾问

Timothy W. Olsen, MD：无经济关系可公开

Randall J. Olson, MD：无经济关系可公开

Bruce E. Prum, Jr., MD：无经济关系可公开

C. Gail Summers, MD：无经济关系可公开

Ruth D. Williams, MD：Allergan- 咨询 / 顾问

医疗质量秘书

Stephen D.McLeod, MD：无经济关系可公开

美国眼科学会职员

Laurie Bagley, MLS：无经济关系可公开

Nicholas P. Emptage, MAE：无经济关系可公开

Susan Garratt：无经济关系可公开

Flora C. Lum, MD：无经济关系可公开

Doris Mizuiri：无经济关系可公开

2015 年 1 月至 8 月本册文件的其他审阅者与工业界相关关系的公开声明见网站 www.aao.org/ppp。

目　录

制订眼科临床指南的目的

作为对其会员和公众的一种服务,美国眼科学会编制了称为眼科临床指南(PPP)的系列丛书,它确定了**高质量眼科医疗服务的特征和组成成分**。附录1叙述了高质量的眼保健服务的核心标准。

眼科临床指南是以由学识渊博的卫生专业人员所组成的专家委员会对所能利用的科学资料进行解释为基础的。在一些情况下,例如当有认真实施的临床试验的结果可以利用时,这些资料是特别令人信服的,可以提供明确的指南。而在另一些情况下,专家委员会不得不依赖他们对所能利用的证据进行集体判断和评估。

眼科临床指南所提供的文件是为临床医疗服务提供实践的典范,而不是为个别特殊的个人提供医疗服务。一方面它们应当满足大多数患者的需要,但又不可能满足所有患者的需要。严格地遵照这些PPP将不一定保证在任何情况都能获得成功的结果。不能认为这些指南包括了所有恰当的眼科医疗方法,或者排除了能够获得最好效果的合理的医疗方法。采用不同的方法来满足不同患者的需要是有必要的。医师应当根据一个特殊患者提供的所有情况来最终判断对其的医疗是否合适。在解决眼科医疗实践中所产生的伦理方面难题时,美国眼科学会愿意向会员提供协助。

眼科临床指南并不是在各种情况下都必须要遵循的医疗标准。美国眼科学会明确地指出不会承担在应用临床指南中任何建议或其他信息时由于疏忽大意或其他原因所引起的伤害和损伤的责任。

当提到某些药物、器械和其他产品时仅仅是以说明为目的,而并不是有意地为这些产品进行背书。这样的材料中可能包括了一些没有被认为是共同标准的应用信息,这些反映在没有包括于美国食品药品管理局(FDA)批准的适应证标识之内,或者只是批准为在限制的研究情况下应用的产品。FDA已经宣称,确定医师所希望应用的每种药品或器械的FDA的看法,以及在遵从适用的法律,并获得患者的适当的知情同意下应用它们,是医师的责任。

在医学中,创新对于保证美国公众今后的健康是必要的,眼科学会鼓励开发能够提高眼保健水平的新的诊断和治疗方法。有必要认识到只有最优先考虑患者的需要时,才能获得真正的优良的医疗服务。

所有的PPP每年都由其编写委员会审阅,如果证实有新的进展值得更新时就会提早更新。为了保证眼科临床指南是适时的,每册的有效期是在其"批准"之日起5年内,除非它被修改本所替代。编写眼科临床指南是由学会资助的,而没有商业方面的支持。PPP的作者和审阅者都是志愿者,并没有因为他们对本书的贡献而获得任何经济的补偿。在PPP发表之前,还要送给外部的专家和利益攸关者审阅,包括消费者代表。PPP遵从医学专科学会理事会有关与公司相互关系的法规。眼科学会有并且执行与工业界关系的准则(见 www.aao.org/about-preferred-practice-patterns)。

附录2包含了本册文件所涉及的疾病和相关健康问题编码的国际统计分类的内容。附录3是处理急性前房角关闭危象(AACC)患者的流程图。原发性前房角关闭PPP的意向使用者是眼科医师。

分级的方法和要点

《眼科临床指南》必须与临床密切相关和具有高度特异性,以便向临床医师提供有用的信息。当有证据支持诊治建议时,应当对所提出的每一项建议给予表明证据重要性的明确的等级。为了达到这一目标,采用了苏格兰院际指南网(Scottish Intercollegiate Guideline Network,[1] SIGN)及其建议的评定、制订和评估分级组(Grading of Recommendations Assessment,Development and Evaluation,[2] GRADE)的方法。GRADE是一种系统的方法,来对支持特殊的临床处理的问题的证据总体强度进行分级。采用GRADE的机构包括SIGN、世界卫生组织、健康保健研究和政策局(Agency for Healthcare Research and Policy)以及美国医师学院(American College of Physicians)。[3]

◆ 用于形成诊治建议的所有研究都要逐项地将其证据强度进行分级,这一分级列于研究的引文中。

◆ 为了对研究进行逐项分级,采用了一种基于 SIGN[1] 的尺度。对研究进行逐项分级的证据的定义和水平如下述:

Ⅰ ++	高质量的随机对照试验(RCTs)的荟萃分析、系统回顾,或偏差危险度很低的 RTCs
Ⅰ +	实施很好的 RCTs 的荟萃分析、系统回顾,或偏差危险度低的 RCTs
Ⅰ −	RCTs 的荟萃分析、系统回顾,或偏差危险度高的 RCTs
Ⅱ ++	高质量的病例对照或队列研究的系统回顾 混杂和偏差危险度很低以及因果关系可能性高的高质量病例对照或队列研究
Ⅱ +	混杂或偏差危险度低以及因果关系有中度可能的实施很好的病例对照或队列研究
Ⅱ −	混杂或偏差危险度高以及具有非因果关系高度危险的病例对照或队列研究
Ⅲ	非分析性研究(如病例报告、系列病例研究)

◆ 诊治的建议是基于证据的主体而形成的。以下是根据 GRADE[2] 来定义证据质量的分级:

高质量(GQ)	进一步研究不太可能改变估计作用的信赖度
中等质量(MQ)	进一步研究有可能对我们估计作用的信赖度产生重要的冲击,可能会改变这一估计
低质量(IQ)	进一步研究很可能对我们估计作用的信赖度产生重要的冲击,有可能改变这一估计 对作用的任何估计都是很不肯定的

◆ 以下是根据 GRADE[2] 来定义的诊治关键建议:

强烈的建议(SR)	用于期望的干预作用明显地大于不期望作用,或者没有不期望作用时
根据需要而使用的建议(DR)	用于权衡时不太肯定,这或者是因为证据的质量低,或者是因为证据提示的期望作用和不期望作用很相近

◆ 诊疗的关键发现和建议部分列出了由 PPP 专家委员会确定的对于视功能和生活质量的结果特别重要的要点。

◆ 在本册 PPP 中,应用上面所述的系统对所有建议进行了分级。分级以斜体字嵌入正文中。

◆ 为了更新本册 PPP,于 2014 年 6 月在 PubMed 和 Cochrane 资料库进行文献搜索。完整的文献搜索详细情况见附录 4。

诊疗的关键发现和建议

在处理原发性前房角关闭(PAC)中,了解现在的疾病定义是重要的。现代的分类包括:
◆ 原发性前房关闭疑似者(≥180°的虹膜小梁网接触[ITC],正常眼压和无视神经损伤)
◆ 原发性前房关闭(≥180°的虹膜小梁网接触[ITC]和周边部虹膜前粘连[PAS]或眼压升高,但是无视神经损伤)
◆ 原发性闭角型青光眼(≥180°的虹膜小梁网接触[ITC]和周边部虹膜前粘连[PAS],眼压升高,和视神经病变)
◆ 急性前房角关闭危象(AACC,关闭的前房角,并有症状性眼压升高)
◆ 高原虹膜形态(激光周边虹膜切除术后激光孔通畅,出现任何持续的 ITC)或综合征(激光周边虹膜切除术后激光孔通畅,出现任何持续的 ITC,并在瞳孔散大后眼压升高)
其他继发性前房角关闭(如虹膜膨隆)不在本册 PPP 中讨论。

PAC 的常见危险因素包括亚洲裔人；远视眼；女性；短眼轴；以及晶状体的大小、形状或位置。

AACC 的临床症状和体征包括眼压升高产生的角膜水肿（体验到视物模糊、有时在灯光周围有多色的虹视）、中等散大的瞳孔、（结膜和上巩膜）血管充血、眼疼、头疼、恶心和（或）呕吐。

应当施行暗室内动态前房角镜检查（在诊断一节中前房角镜检查小节中叙述）来诊断前房角关闭的疾病，证实治疗后前房角形态得到改善。

体验到 AACC 的患者应当接受抑制房水生成的治疗来降低眼压的急性升高，以及施行虹膜切除术。在解决了 AACC 急性状态后，如果对侧眼有适应证，重要的是要在对侧眼施行 LPI。

前言

疾病定义

原发性前房角关闭（primary angle closure，PAC）是前房角附着性或粘连性关闭。专家们现在认识到发生 PAC 有多种机制。瞳孔阻滞被认为是大多数 PAC 病例中最为关键的发病机制。[4-6]由于在瞳孔区房水被阻滞于后房，后房内压力高于前房，引起虹膜向前膨隆，这在易感眼中导致前房拥挤。能够导致PAC 的另外一些机制包括睫状体的相对位置和厚度，虹膜嵌入睫状体的位置，以及虹膜的体积。一些解剖特征会增加前后房之间的压力差（如瞳孔散大和随着年龄增加导致的晶状体大小、形状、位置和厚度的变化），这会导致虹膜附着在前房角结构上。在少数病例中，这种情况会急骤地发生，导致急性前房角关闭。

周边部虹膜和小梁网的长时间或反复的接触可以导致小梁网的功能损伤，以及发生周边虹膜前粘连（PAS）。前房角关闭可能与眼压升高或青光眼性视神经病变相关，也可能无关，它可以以急性或慢性的形式发生。也可以发生继发性前房角关闭（如虹膜角膜内皮综合征、炎症或新生血管化）。本册 PPP 集中讨论 PAC。

前房角关闭的分类和临床特征

虽然 90% 的原发性前房角关闭急性发作是单眼的，[7,8]但是原发性前房角关闭通常是双眼发病。前房角关闭和具有发病危险的患者的分类如下（表 1）：

表 1　前房角关闭患者的临床表现

	原发性前房角关闭疑似者	原发性前房角关闭	原发性闭角型青光眼
≥180° ITC	有	有	有
IOP 升高或 PAS	无	有	有
视神经损伤	无	无	有

IOP= 眼压；ITC= 虹膜小梁网接触；PAS= 周边部虹膜前粘连

原发性前房角关闭疑似者

虹膜小梁网接触（ITC）定义为在非加压的前房角镜检查下所见到的虹膜与前房角的后部色素小梁网或更前面的结构相接触。诊断一只眼是否有前房角关闭所需的 ITC 范围已经是一个争论的题目。专家共识建议，一个人在暗室内进行前房角镜检查时发现 180° 或以上的 ITC 时，这个人是处于闭角型青光眼或 AACC 的危险之中。一个人具有这一范围或更多的 ITC，但是没有 PAS，眼压正常，则考虑为原发性前房角关闭疑似者（PACS）。[9]只有一个研究（在印度南部施行）报告了这些眼的自然病史。在这一人群中经过 5 年大约有四分之一的人发生了眼压升高或 PAS。[11,12]对此，需要在不同种族的人群中进行进一步的纵向研究。

原发性前房角关闭和原发性闭角型青光眼

任何一只眼至少具有 180° ITC,以及眼压升高或 PAS,而且没有引起 PAS 的继发性原因,则分类为 PAC。眼压升高和(或)PAS 的存在是在前房角镜检查时所注意到的 ITC 已经引起眼球永久性组织病理学改变的证据。[13] 当一眼存在青光眼性视神经病变(如同在原发性开角型青光眼 PPP[14] 中所定义的那样)时,该眼就已从 PAC 进展到原发性闭角型青光眼(PACG)。

急性前房角关闭危象

如果前房角突然被阻塞,眼压会迅速地上升到高水平。特征性的临床体征和症状包括眼压升高导致的角膜水肿(患者感觉到视物模糊,有时在灯光周围看到多色的彩虹)、瞳孔中度散大、(结膜和上巩膜)血管充血、眼疼和(或)头疼、恶心和(或)呕吐。这种情况称作为急性前房角关闭危象(AACC)。急性前房角关闭危象可以是自限的,表现为自发地缓解,或者复发。不进行治疗可以引起永久性视力损伤或失明。对侧眼也处于发生 AACC 的高度危险之中。

高塬虹膜形态和综合征

高塬虹膜形态是指一只眼在虹膜切除术后继续发生 ITC,在前房角镜下可以见到周边部虹膜紧密地附着于前房角的形态,即使中央前房是深的。将近三分之一的 PAC 眼在采用虹膜切除术治疗后前房角仍然存在有意义的 ITC。[15-19] 在瞳孔散大时,高塬虹膜形态的眼并没有明显的眼压升高。 纵向研究没有表明它们长期发生 PACG 的危险高于虹膜切除术后前房角加宽的眼。在少见情况下,高塬虹膜形态眼在施行虹膜切除术后反复发生眼压升高;这些眼就被分类为高塬虹膜综合征,需要进行更多的治疗。

患病人群

患病人群包括所有年龄的人,其中大部分是 50 岁以上的成人,他们具有房水经瞳孔流动的阻力异常增高这些危险因素,其中大多数人常与瞳孔阻滞相关。

临床目标

◆ 应用前房角镜检查,确定现在具有或已经处于发生 PACG 或 AACC 危险的患者
◆ 成功地处理 AACC
◆ 当有指征时,应用激光周边虹膜切除术和(或)虹膜成形术来逆转或防止前房角关闭,或有必要时施行切开性周边虹膜切除术解除瞳孔阻滞
◆ 通过重复的前房角镜检查,证实在干预后前房角已经开放。如果前房角没有开放,考虑激光治疗并没有平息瞳孔阻滞,则施行切开性手术
◆ 确定和处理虹膜切除术或虹膜成形术后眼压持续长期升高的患者
◆ 在 AACC 患者中,评估对侧眼有无前房关闭或为解剖窄前房角眼的证据,如有指征则施行预防性虹膜切除术
◆ 就疾病的特征来教育患者及其家庭成员,并让他们参与患者的处理。同时也要与患者的家庭成员交流,告诉他们自身也处于前房角关闭的危险之中,应当进行评估检查

背景

患病率

在不同的种族中,前房角关闭的患病率差别相当大。根据文献报道,在因纽特、[20-22] 中国人 [23-27] 和其

他亚洲人群[28~36]中患病率最高,在非洲人和非洲裔人群[37~39]以及欧洲人和欧洲裔人群[40~48]中患病率较低(表2)。在一些亚洲人群中,原发性闭角型青光眼差不多与开角型青光眼一样多。[28,49,50]从全世界来说,估计40岁以上人群中0.7%的人患有闭角型青光眼;[50]在2013年,估计有2020万人,在亚洲最多(1550万人)。在中国,估计闭角型青光眼引起150万人单眼盲(视力 <3/60 或视野 ≤ 10°),另有150万人为双眼盲。[49]

表 2 前房角关闭的患病率

人群	地点	研究的人数	报告的患病率(%)
因纽特人	阿拉斯加因纽特人[20]	1673	3.8(年龄 >40)
	阿拉斯加因纽特人[21]	1686	2.65(年龄 >40)
	东格陵兰岛因纽特人[22]	79	2.5(年龄 ≥40)
中国人	台湾[23]	562	3.0(年龄 ≥40)
	广州[24]	1504	1.5(年龄 ≥50)
	北京[26]	4451	1.2(年龄 ≥40)
	新加坡[27]	1232	1.1(年龄 40~79)
其他亚洲人	缅甸[28]	2076	2.5(年龄 ≥40)
	南非*[29]	987	2.30(年龄 ≥40)
	蒙古[25]	942	1.4(年龄 ≥40)
	泰国[31]	790	0.9(年龄 ≥50)
	南印度[32]	3934	0.87(年龄 ≥40)
	南印度[33]	5150	0.5(年龄 ≥40)
	孟加拉[34]	2347	0.4(年龄 ≥40)
	日本[35]	8126	0.34(年龄 ≥40)
	日本[36]	3021	0.6(年龄 ≥40)
西班牙人	美国亚利桑那[52]	4774	0.10(年龄 >40)
非洲人或非洲裔人	美国巴尔的摩[37]	5308	0.6(年龄 ≥40)
	坦桑尼亚[38]	3268	0.58(年龄 ≥40)
	南非坦巴[39]	839	0.50(年龄 ≥40)
欧洲人和欧洲裔人	意大利[40]	4297	0.60(年龄 >40)
	澳大利亚兰山[41]	3654	0.27(年龄 ≥49)
	英国贝德福德[42]	5941	0.17(年龄 >40)
	爱尔兰[43]	2186	0.09(年龄 ≥50)
	英国威尔士[44]	4231	0.09(年龄 ≥40~75)
	澳大利亚墨尔本[45]	3271	0.06(年龄 ≥40)
	美国 Beaver Dam[46]	4926	0.04(年龄 ≥43)
	鹿特丹[47]	3062	0(年龄 ≥55)
	瑞典[48]	1963	0(年龄 55~69)

注:报告患病率的研究采用了疾病的不同定义,因此这些患病率是不能够进行直接比较的。

* 研究人群是混合的种族,系谱主要来自于东南亚,但是也有一些非洲人及白种人的混血儿。

危险因素

下述人口统计学和眼部因素已被认为是 PAC 的危险因素:

人口统计学特征

◆ 前房角关闭的家族史[53,54]

- ◆ 年龄增加 [7,25,48]
- ◆ 女性 [7,55]
- ◆ 中国人、越南人、巴基斯坦人 [56] 或因纽特裔人 [22,25,57~59]

眼部特征

- ◆ 远视眼 [60~62]
- ◆ 周边前房深度变浅 [8,60,62~68]
- ◆ 中央前房深度变浅 [62,69~73]
- ◆ 角膜曲率变陡 [74]
- ◆ 晶状体增厚 [62,75]
- ◆ 眼轴短 [62,75,76]
- ◆ 睫状体形态,如在高褶虹膜中

自然病史

如果单侧 AACC 和眼压升高的患者没有得到治疗,青光眼性视神经病变可以迅速发生。[77] 未治疗的对侧有晶状体眼发生急性前房角关闭的危险增大。[78,79] 在 AACC 之后,有证据表明在头几天,视网膜神经纤维层(RNFL)厚度增加,大约 1 个月时回复到平均厚度,在 3 个月时厚度下降。[80] 这是从轴索水肿,到轴索水肿消除,到最后发生轴索萎缩的过程。[77] 在一个研究中,对 AACC 急性发作后随诊 4~10 年,发现 18% 的眼失明(10% 是由于青光眼),48% 的眼发生青光眼性视神经病变,58% 的眼视力低于 0.5。[81] 因此,AACC 所造成的眼部损伤是明显的。对于不治疗的 AACC 和 PACG 患者,其自然病史是发生进行性视力丧失,导致双眼失明。

诊治过程

患者诊治结果的判断标准

- ◆ 保存视功能
- ◆ 维持生活质量
- ◆ 减少发生 AACC 的危险

诊断

患者可有或没有前房角关闭的症状。原发性前房角关闭疑似者的诊断只是基于前房角镜检查时有无 ITC 的存在,没有眼压升高或 PAS,也没有视神经的损伤。原发性前房角关闭的诊断是基于前房角镜检查时有 ITC 存在,以及眼压升高和 PAS 中任意一项,但是没有视神经病变。[9]

患者可能在无症状状态下进行常规的眼部检查,或者他们由于突然发生典型的 AACC 症状和体征(例如疼痛、眼红、眼部充血、视力下降、角膜水肿、眼压很高)而就诊。首次的病史询问和眼部检查包括成人综合眼部检查的内容,[82] 并特别注意有无原发性和继发性前房角关闭原因相关因素(见下述)。在 2000 年,联邦医疗保险持续地向具有下列高危因素的人提供青光眼筛查的福利:有青光眼家族史、糖尿病史、非洲裔美国人及年龄为 50 岁及以上者、拉丁美洲裔及年龄为 65 岁及以上者。[83]

病史

应当询问患者有无提示为以前间歇性前房角关闭发作的症状(如视物模糊、围绕灯光的虹视、眼疼、头疼、眼红,应激 [84] 或散瞳眼部检查后出现的症状 [55,85])。(GQ,SR)复习患者的家族史确定患有急性闭角型青光眼的亲戚。[53,54,86~88] 特殊的询问包括是否口服可以引起睫状体水肿的药物（如磺胺、[89]托吡酯[90]﹝如 Topamax；Ortho-McNeil Neurologics，Titusville，NJ﹞），以及滴用、吸入或口服肾上腺素类或抗胆碱能药物（如异丙托溴胺、含沙丁胺醇的吸入剂、吩噻嗪类药物[91]）以及含抗胆碱能活性的其他药物，这些药物可以产生前房狭窄，有可能导致前房关闭的发作。[85]（*GQ*，*SR*）

体格检查

与诊断和处理前房角关闭和 AACC 特别相关的物理检查的内容如下：

屈光状态检查

远视眼，特别在老年有晶状体的患者中，其前房角变窄，[60]增加了发生 PAC 的危险性。[61] 在 AACC 眼中，可以将应用视网膜检影或显然验光来了解实际屈光状态的检查推迟到下次随诊时进行。通过测量眼镜的度数或对对侧眼进行屈光检查来确定远视眼的存在是恰当的做法。

瞳孔

◆ 大小和形状（在 AACC 发作时或发作后受累眼瞳孔可以是中度散大、不对称或呈椭圆形）

◆ 反应（在 AACC 时对光反应差，在 AACC 后无反应）

◆ 相对性瞳孔传入阻滞（可在不对称的视神经损伤时或由于眼压升高时存在）

裂隙灯活体显微镜检查

◆ 结膜充血（在急性病例中）

◆ 中央和周边前房深度变浅[92,93]

◆ 提示近期或目前有前房角关闭发作所导致的炎性反应

◆ 角膜水肿（在急性病例中微囊样水肿和基质水肿常发生）

◆ 虹膜异常，包括弥漫性或局灶性萎缩，后粘连、异常瞳孔反应、瞳孔不规则形状和中度散大的瞳孔（提示近期或目前有发作）

◆ 晶状体改变，包括白内障和青光眼斑（斑片状、局灶性、前囊膜下晶状体混浊）（图 1、图 2）

◆ 角膜内皮细胞丢失[94~97]

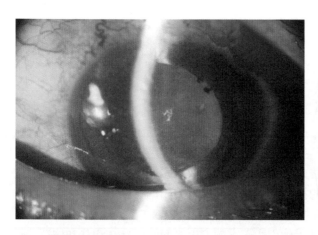 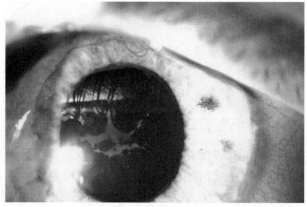

图 1　晶状体前表的青光眼斑（经 Leon W. Hemdon，Jr.，MD 允许使用）

图 2　一个很年轻的患者发生长时间的急性前房角关闭之后发生的青光眼斑。在立即施行激光虹膜成形术和随后施行激光虹膜切除术之后眼压得到控制，几个月后混浊逐渐消失

眼压测量

测量每只眼的眼压，最好在进行前房角镜检查之前采用接触式压平眼压测量法（以 Goldmann 压平眼压计为代表）。测量中央角膜厚度应当推迟到 AACC 缓解之后进行。[98]

前房角镜检查

对于所有怀疑有前房角关闭的患者都应当进行双眼的前房角镜检查，来评估前房角的解剖状态、有无 ITC 和(或)PAS 以及高坪虹膜形态。[99] 应用四面镜或类似的前房角镜进行加压式(压陷式)前房角镜检查特别有助于确定附着性前房角关闭是否实际上是永久性、粘连性关闭,而且如有粘连性关闭,可以确定 PAS 的范围。前房角镜检查应当在暗室内以明亮的短光线(长度大约为 1mm)来施行,这样光线不会通过瞳孔,避免产生瞳孔收缩,而使前房角增宽。[100] 在浅前房的眼中检查前房角的一个有用方法是请患者向着检查者正在看的那面镜子观看。在前房角镜检查时也可以通过中央部的镜子来检查视盘。

在急性闭角型青光眼中因角膜水肿而使前房角镜可见度受到影响。可以滴用甘油来使角膜清亮,以便能够进行更好的观察(见 www.gonioscopy.org 和讨论前房角镜检查技术的选择性参考书籍)。

眼前节影像学检查

当前房角的解剖在前房角镜检查很难评估时,应当考虑应用眼前节影像学检查。已有很好的证据表明前房角镜检查结果和眼前节影像学检查,包括超声活体显微镜和前节光相干断层扫描(AS-OCT)的发现之间有着相当高的一致性。[101~111] 然而,AS-OCT 在评估虹膜角膜角时是有一定限度的。Scheimpflug 影像学检查(典型地用于角膜地形图检查)可被用于眼前节结构的影像学检查。这些技术在评估前房角关闭的继发性原因中已被证明是有用的(见鉴别诊断部分),以及可以明确是否是高坪虹膜(图 3~ 图 10)。

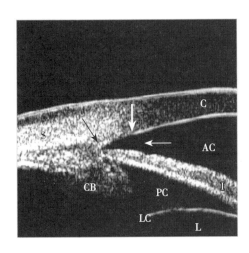

图 3　超声活体显微镜下显示的正常的前房角解剖
AC = 前房;C = 角膜;CB = 睫状体,尖端是睫状突;I = 虹膜;L = 晶状体;LC = 晶状体囊膜;PC = 后房;S = 巩膜;黑箭头 = 巩膜突;粗白箭头 = Schwalbe 线,细白箭头 = 前房角隐窝
(Courtesy of Pat-Michael Palmiero,MD. Adapted with permission from the American Academy of Ophthalmology Knowledge Base Glaucoma Panel. Practical Ophthalmologist Learning 2014-2016. Glaucoma review online. Diagnostic tests:ultrasound biomicroscopy.)

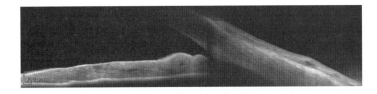

图 4　前节 OCT 影像显示激光周边虹膜切除术前的窄前房角

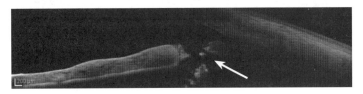

图 5　前节 OCT 影像显示激光周边虹膜切除术后的窄前房角。箭头指示虹膜切除处(经 Michele C. Lim,MD 同意使用)

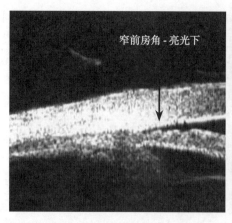
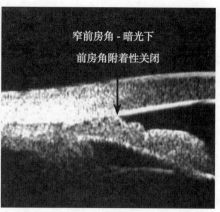

图6 在亮光下（左图）所见到的可关闭的窄前房角与暗光下（右图）前房角附着性关闭的超声活体显微镜图像的比较，以箭头指示

（Courtesy of Pat-Michael Palmiero，MD. Adapted with permission from the American Academy of Ophthalmology Knowledge Base Glaucoma Panel. Practical Ophthalmologist Learning 2014-2016. Glaucoma review online. Diagnostic tests：ultrasound biomicroscopy.）

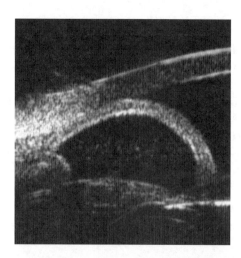

图7 超声活体显微镜下见到的虹膜膨隆和急性前房角关闭

（Courtesy of Pat-Michael Palmiero，MD. Adapted with permission from the American Academy of Ophthalmology Knowledge Base Glaucoma Panel. Practical Ophthalmologist Learning 2014-2016. Glaucoma review online. Diagnostic tests：ultrasound biomicroscopy.）

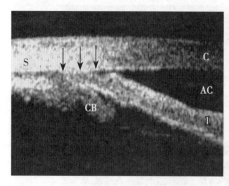
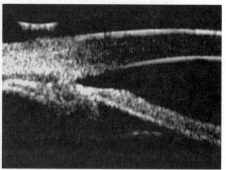

图8 激光周边虹膜成形术前（左图）和之后（右图）的高塬虹膜，并在虹膜成形术后见到前房角隐窝和虹膜-小梁网的附着（黑色箭头）处的开放，这是由于虹膜组织吸收激光的热能量，导致周边部虹膜萎缩和变薄所致，如右图所见。这种组织的变薄导致在虹膜成形术后散大瞳孔时消除前房角关闭和眼压的升高

AC = 前房；C = 角膜；CB = 睫状体，并可见睫状突；I = 虹膜；S = 巩膜

（Courtesy of Pat-Michael Palmiero，MD. Adapted with permission from the American Academy of Ophthalmology Knowledge Base Glaucoma Panel. Practical Ophthalmologist Learning 2014-2016. Glaucoma review online. Diagnostic tests：ultrasound biomicroscopy.）

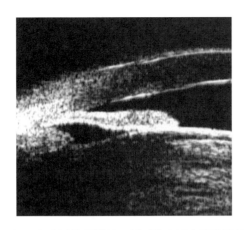 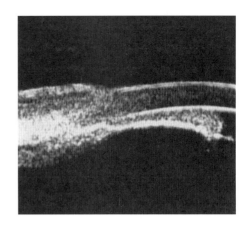

图 9　超声活体显微镜下见到的由于大的肿胀的晶状体所引起的前房角关闭

（Courtesy of Pat-Michael Palmiero, MD. Adapted with permission from the American Academy of Ophthalmology Knowledge Base Glaucoma Panel. Practical Ophthalmologist Learning 2014-2016. Glaucoma review online. Diagnostic tests: ultrasound biomicroscopy）

图 10　超声活体显微镜下见到的由于房水迷流/恶性青光眼所引起的完全无前房下的前房角关闭, 虹膜紧贴角膜内皮层, 前房消失

（Courtesy of Pat-Michael Palmiero, MD. Adapted with permission from the American Academy of Ophthalmology Knowledge Base Glaucoma Panel. Practical Ophthalmologist Learning 2014-2016. Glaucoma review online. Diagnostic tests: ultrasound biomicroscopy）

激发试验

对于具有发生 PAC 危险的患者来说, 仔细地进行前房角镜检查和临床发现的综合征在很大程度上可以替代激发试验的应用, 而做出治疗的决定。

首次评估的其他内容

虽然对于 ITC 患者来说不主张进行散大瞳孔后检查眼底, 但是仍然应当尝试在临床上应用直接检眼镜或裂隙灯活体显微镜下以间接镜（如 78D 或 90D 镜）来评估眼底和视盘, 或者应用非散瞳照相机经过非散大的瞳孔来对视网膜和视神经进行照相, 以便最理想地评估眼底和视盘的状况。在许多病例中, 也有可能经非散大的瞳孔获得视神经的 OCT 图像, 来查明和记录视神经的状况。对于怀疑有可关闭前房角的患者, 必须谨慎地进行瞳孔散大。如果合适的话, 应当向这些患者告知 AACC 的体征和症状, 直至施行虹膜切除术, 这是因为散瞳可以导致 AACC。[55]（GQ, SR）如果散瞳是必要的（例如怀疑有视网膜病变）, 可以应用低强度的托吡卡胺小心地施行。如果在门诊由于散瞳导致了前房角关闭, 那么就在遇到这种情况时可以成功地处理。一旦施行虹膜切除术, 散瞳检查视网膜和视神经就可以更加充分地进行, 并做好记录（见原发性开角型青光眼的 PPP 有关评估的详细叙述[14]）。暗室内前房角镜检查和眼压测量应当在散瞳前和散瞳后施行, 以便确保 LPI 后前房角是不可能关闭的。（GQ, SR）

鉴别诊断

由于 PACS 和 PAC 具有双眼发生的倾向, 因此观察到对侧眼是开放的宽房角时提示诊断不是 PAC。其他引起单眼或双眼继发性前房角关闭的疾病包括以下各项:

◆ 牵拉的机制
　　◆ 由于虹膜上的膜引起的继发性前房角关闭
　　　　• 虹膜新生血管化
　　　　• 上皮向下生长或纤维内生
　　　　• 前房角的角膜后弹力层化, 如在虹膜角膜内皮综合征中发生的那样
　　　　• 炎性沉着物的挛缩
　　　　• Axenfeld-Rieger 综合征

- 眼前节手术后发生的 PAS
◆ 推挤的机制
  ◆ 由于下列原因引起继发瞳孔阻滞
    - 葡萄膜炎继发性瞳孔缘后粘连引起的虹膜膨隆
    - 晶状体相关的疾病(如晶状体异位、位置异常的人工晶状体[IOL])
  ◆ 导致晶状体 - 虹膜隔前移的视网膜情况
    - 继发于下列情况的睫状体水肿和(或)脉络膜渗出
      ○ 中央视网膜静脉阻塞
      ○ 全视网膜激光光凝治疗
      ○ 放置巩膜扣带
    - 眼内气体或硅油,并有晶状体 - 虹膜隔前移
    - 持续性胚胎血管化
    - 慢性浆液性脉络膜脱离(渗出)
    - 出血性脉络膜脱离(脉络膜上腔出血)
    - 眼内肿瘤(团块作用或直接的前房角侵犯)
    - 早产儿视网膜病变
  ◆ 房水迷流症(恶性青光眼)

处理

目标

处理 PAC 患者的目标如下:
◆ 逆转或防止前房角关闭的过程
◆ 控制眼压
◆ 阻止损伤视神经

原发性前房角关闭疑似者

虽然还没有完整的临床试验来记录虹膜切除术治疗 PACS 的益处,但是由于这种处置的相对安全性,已经允许广泛地应用它来进行治疗,以期防止 AACC 和 PACG。观察性研究提示大多数 PACS 将不会发展到 PAC 或 PACG。[12,112] 在有 ITC、正常眼压且没有 PAS 的患者中,虹膜切除术被认为可以减少发生前房角关闭的危险。替代的措施有,对 ITC 的患者进行随诊,观察有无眼压升高的发生,前房角是否存在进行性变窄或粘连的证据,这是因为虹膜切除术可能与令人讨厌的术后眩光 / 复视相关联。白内障加速发展和后粘连的发生是其偶然发生的后果。

其他可能影响在 PACS 眼中施行预防性激光虹膜切除术决定的因素包括下列各项:
◆ 需要使用有可能激发瞳孔阻滞的药物
◆ 存在着提示为急性前房角关闭前期的症状
◆ 患者的健康状况或职业 / 副业使其很难获得及时的眼科诊疗(如患者居住在养老院,或经常到世界上发展中地区旅行,或工作在货轮上),或者是依从性很差而不来随诊的患者

应当告诫没有施行虹膜切除术的 PACS 患者,他们存在着发生 AACC 的危险,一些药物(非处方药减充血剂、晕车药及抗胆碱能制剂))能够散大瞳孔和引起 AACC。[55](III,MQ,DR)也应当向他们告知 AACC 的症状,以及指导他们在症状出现时就立即去看眼科医师。[112](III,MQ,DR)许多 PACS 患者在 LPI 后可能会发生眼压升高,需要滴用降眼压药物来治疗。[113,114]

原发性前房角关闭和原发性闭角型青光眼

PAC 患者由于附着性或粘连性前房角关闭而长期累及房水外流通路的结果,或者由于以前间歇性 AACC 而损伤小梁网,因而可以发生眼压升高。对于 PAC 或 PACG,适宜施行虹膜切除术。[9,115]（*I++*, *GQ*, *SR*）可以应用热激光或钕:YAG 激光来施行。

激光虹膜切除术的并发症包括眼压升高;激光灼伤角膜、晶状体或视网膜;迟发的角膜水肿;发生后粘连;前房积血;虹膜炎和患者看东西时出现伪影。许多人提倡将虹膜切除孔置于水平位来减少异常眩光幻影。[116] 这种并发症可能来自于睑缘泪膜的棱镜作用,或者当虹膜切除孔邻近睑缘,以及它不能完全被眼睑覆盖,或者不能在 3 点或 9 点钟位充分地暴露时,部分覆盖在虹膜切除孔上的眼睑的"快门"作用所致。

手术和术后处理

施行激光虹膜切除术或切开性虹膜切除术的眼科医师有下列责任:
◆ 在讨论手术的风险、益处和期望的结果之后从患者或代理患者做决定的人那里获得签署的知情同意书 [117]
◆ 确定术前评估证实需要进行手术 [117]
◆ 术前滴用低强度的缩瞳剂,可以方便施行激光虹膜切除术
◆ 围术期滴用降眼压药物,来防止眼压突然升高,特别是在病情严重的患者中 [118]
◆ 通过直接观察到房水流和色素屑经激光孔从后房流向前房,或经激光孔直接看到晶状体前囊膜,来保证虹膜切除孔通畅。只是看到激光孔的红光反射还不足以证实激光孔的通畅
◆ 在手术前即刻至少测量眼压一次,激光手术后 30 分钟至 2 小时内测量眼压一次 [118~120]
◆ 术后期间滴用糖皮质激素
◆ 保证患者获得恰当的术后处理 [121]
术后一天及数周内随诊评估应当包括下列各项:
◆ 经虹膜切除孔直接看到晶状体前囊膜来证实虹膜切除孔通畅
◆ 测量眼压
◆ 如果在虹膜切除术没有立即施行前房角镜检查,应当施行加压式 / 压陷式前房角镜检查来评估 PAS 的范围
◆ 散大瞳孔减少后粘连形成的危险
◆ 当有临床指征时进行眼底检查
对 PAC 施行虹膜切除术后,可能因下列几种原因会发生持续的或进行性眼压升高及并发症:
◆ 在虹膜角膜附着期间,可能发生小梁损伤或 PAS
◆ 如果虹膜切除处发生阻塞,瞳孔阻滞可能再次发生。需要进行再次手术
◆ 瞳孔阻滞之外的因素可能会导致前房角关闭,这一点可能一直没有被认识到,直至施行虹膜切除术后才被认识。这些因素包括高原虹膜综合征、晶状体源性前房角关闭和瞳孔阻滞的继发性原因(见鉴别诊断一节)
◆ 前房角关闭可能叠加在先前已经存在的开角型青光眼或眼压升高的另外的原因,如囊膜剥脱综合征 [122~125]

PAC 或 PACG 在施行虹膜切除术消除瞳孔阻滞因素之后的另外治疗是直接针对降低眼压,或阻止压力产生的视神经损伤,相似于原发性开角型青光眼的治疗(见原发性开角型青光眼 PPP[14])。 通过激光虹膜成形术或手术分离粘连(前房角粘连分离术)重新开放前房角可以改善房水外流,特别是当它施行于急性发作的 6~12 个月期间。[126~129]

对于威胁视神经的眼压升高的另外处理是与原发性开角型青光眼同样的(见原发性开角型青光眼的 PPP[14])。包括长期滴用降眼压药物;切开性手术(小梁切除术或房水引流植管术);或者少见的情况下,依

经治的眼科医师判断,在激光虹膜切开术后有足够开放的小梁网存在,则可以施行激光小梁成形术,以期使眼压得到合理的下降。另外,越来越多的证据表明单独施行白内障摘除术可以在一些 PACG 患者中使眼压获得实质性下降,可以考虑为一种治疗的选择。[130~147]$(I+, GQ, DR)$

急性前房角关闭危象

急性发作的处理

AACC 的初始治疗的目标是降低眼压,来解除急性症状,和控制潜在有害的高眼压。已对几种方法进行了研究,包括单独的药物治疗,激光周边虹膜切除术(如果能够看清楚虹膜,这一手术可以施行),激光周边虹膜成形术和前房穿刺。[148~150] 然而,大多数患者是以药物进行紧急治疗的,以及一旦可行,就尽早施行虹膜切除术。

虹膜切开术(或虹膜切除术)可使房水绕过瞳孔阻滞而流动,消除后房与前房之间的压力梯度。

在 AACC 中,通常以药物治疗首先开始,来降低眼压,减少疼痛,消除角膜水肿。然后尽可能早地施行虹膜切开术。(III, GQ, SR) 药物治疗包括下列一些或所有的药物,基于患者整体的体格和医学状态来选择:[151]

◆ 眼部滴用的 β 受体阻滞剂 [152]

◆ 眼部滴用的 α_2 受体激动剂 [153]

◆ 眼部滴用或全身应用的碳酸酐酶抑制剂 [152]

◆ 眼部滴用的缩瞳剂 [152,154]

◆ 口服或静脉注射的高渗剂

在初始治疗时,应用抑制房水生成的药物(β 受体阻滞剂、碳酸酐酶抑制剂)可能是不太有效的,这是因为如有睫状体缺血,抑制房水生成的药物减少房水生成的能力降低。当瞳孔缩小后虹膜形态就不太膨隆,因此缩瞳剂的治疗可以开放前房角。然而,当眼压显著升高时,由于瞳孔括约肌因压力产生缺血,缩瞳剂的治疗常常是无效的。在由于眼内气体、硅油或玻璃体,或者如果人工晶状体或晶状体阻塞瞳孔引起继发性瞳孔阻滞时,缩瞳剂的治疗也是无效的。在这些病例中,散大瞳孔可能更为有效。在 AACC 的情况下,经常需要全身应用高渗剂来使眼压迅速降低。应用四面前房角镜、棉签的头部和斜视钩来压陷角膜,有助于解除瞳孔阻滞。[155]

由于激光虹膜切开术具有相当好的危险 - 效益比,因此它是最恰当的手术治疗。[15,156,157]$(II+, MQ, SR)$ 虹膜切开术可以解除瞳孔阻滞,能够预防和阻止 PAS 的形成。虹膜切开术也能够导致前房角明显加宽和虹膜形态变平坦。[158~160] 及时的治疗可以防止对视神经、小梁网、虹膜、晶状体和角膜的损伤。如果由于角膜水肿,不能施行虹膜切除术,有时可以滴用高渗剂或施行前房穿刺,会使角膜变得透明。[161] 一旦解除急性发作,通常就有可能立即或以后尽快地施行虹膜切开术。[162~169]

当激光虹膜切除术不可能施行时,或者如果药物治疗不能阻断 AACC 时,激光周边虹膜成形术(甚至通过雾状角膜)、[168] 前房穿刺术[150,170] 和切开性虹膜切除术仍然是有效的替代手术。$(II+, MQ, DR)$ 当需要施行切开性虹膜切除术,而且认识到或怀疑有广泛的周边虹膜前粘连时,可以考虑同时施行一期滤过手术。伴发的青光眼性视盘凹陷常常表明患者在急性症状发生之前就有相当长的慢性病程,可以考虑施行滤过手术,特别是在前房角镜检查已经证实有相当多的周边虹膜前粘连时。在急性前房角关闭眼没有解除之前,施行滤过手术会在术后增大发生无前房和房水迷流综合征的危险。[171,172]

晶状体摘除治疗前房角关闭

一些研究证明,在可关闭的窄前房角眼和闭角型青光眼中摘除晶状体能明显增宽前房角。[130~134] 在前瞻性和回顾性研究中,白内障手术与手术虹膜切除术或小梁切除术相比,已经显示可以减少闭角型青光眼[137~146,173] 和 AACC[147] 的术后用药的需要和减少并发症。虽然有证据表明联合或不联合前房角粘连分离术[126,174~176] 的晶状体摘除术可以实质性地降低眼压,但是它也表明单独施行白内障摘除术不能够使眼压降到小梁切除术联合白内障摘除术一样低的水平。[177] 在确定最恰当的手术时,应当要考虑到前房角关闭眼中施行不同手术的风险和益处。

一个随机试验比较了 AACC 解除后不久施行白内障手术与单独施行虹膜切开术后进行常规随诊的效果,发现如果高眼压(>55mmHg)的人早期施行白内障手术,就很少需要降眼压治疗。[147] 在这一研究中,患者在 AACC 后 5.7±3.3(平均数 ± 标准差)日内施行超声乳化白内障吸除术,在 AACC 后 4.3±2.7(平均数 ± 标准差)日内行虹膜切除术。对存在着发生不能控制的眼压升高的高度危险的患者,可以考虑早期施行白内障手术。然而,AACC 眼中施行白内障手术可能会有发生手术并发症的更大危险,这是由于手术时前房的空间较小,以及具有发生脉络膜膨胀的倾向。另一个随机对照试验比较了超声乳化白内障吸除术和 IOL 植入术与 LPI 处理 AACC 和伴发白内障的眼的术后 2 年效果。[178] 主要的结果测量是眼压的失控,定义为在两次测量中眼压为 22~24mmHg,或一次测量时眼压为 25mmHg 或以上,均在术后 3 周时测量。对 LPI 和超声乳化白内障吸除术 /IOL,2 年累积存活率分别为 61.1% 和 89.5%。多国家的随机对照前瞻性试验正在进行中,来回答首次施行晶状体摘除和 IOL 植入术治疗 PACG 是否有效(the Effectiveness in Angle-closure Glaucoma of Lens Extraction〔EAGLE〕Study)。[179]

对侧眼的处理

AACC 患者的对侧眼应当进行评估,这是由于对侧眼具有发生相同情况的高度危险。如果对侧眼的前房角也是解剖的窄前房角,应当接受预防性虹膜切除术,这是由于大约一半的急性前房角关闭患者的对侧眼将在 5 年内呈现急性发作。[78,79,112,115,180-182]($II++$,GQ,SR)这些发作可以发生在就诊后的几日之内,因此对对侧眼立即施行 LPI 的考虑是正确的。(III,MQ,SR)长期滴用缩瞳剂治疗对于预防对侧眼的发作,或治疗已经确诊的前房角关闭都不是恰当的替代治疗方法,它不能代替虹膜切除术。以缩瞳剂进行治疗的对侧眼中,40% 的眼将在 5 年内急性发作;在许多以缩瞳剂治疗的前房角关闭眼中,粘连性前房角关闭将会进一步进展。[79,182] 预防性激光周边虹膜切除术对于预防对侧眼的急性前房角关闭是有效的。[181]

高塬虹膜形态和综合征

在系列病例报告研究中,已经报告了高塬虹膜眼在激光虹膜切除术后施行预防性激光周边虹膜成形术来防止 PACG 和 AACC 获得了成功。[183] 然而,近期 Cochrane 综述发现没有随机对照试验提供证据来支持在这些眼中应用这一治疗。[184] 由于在文献中对这些患者采用预防性虹膜成形术治疗还缺少令人信服的证据,以及因为虹膜成形术可使患者感到疼痛和引起炎症,因此是否进行观察或治疗这些患者的决定将留给经治的眼科医师进行判断。在虹膜切除术后瞳孔散大时发生反复的眼压升高眼(高塬虹膜综合征)应当进行进一步治疗,包括施行虹膜成形术、长期的缩瞳剂治疗或其他的手术治疗。[9]($II+$,MQ,DR)

随诊评估

对于前房角关闭的患者施行虹膜切开术后进行随诊检查的建议是对患者的继续处理,而没有其他目的。在虹膜切除术后,患者的前房角可能是开放的,或前房角部分开放、部分被 PAS 阻塞。在激光虹膜切除术后具有残余的开放前房角眼或混合有开放前房角和一些 PAS 眼中,不管其有没有青光眼性视神经病变,都应当以恰当的时间间隔来检查 PAS 是否增加。[9](III,IQ,DR)要特别注意应用反复施行的前房角镜检查来确定随诊间期的变化,如 PAS 的范围扩大,或者由于白内障的进展和晶状体厚度的增加发生继发性的前房角关闭。随后的随诊间期决定于临床发现和经治眼科医师的临床判断。

如果眼压长时间升高,患者就发展为"慢性闭角型青光眼",然后应用持续的药物治疗来降低眼压是必要的。在这种情况下,随诊的方法和间隔时间与原发性开角型青光眼 PPP 中所提出的原则是相同的。如同原发性开角型青光眼患者,由于无意中浪费药物,或不能够恰当地滴药,在允许他们再次补充药物之前就将药物用完,因而患者对用药的依从性就受到妨碍。然而,根据 2010 年的指令,联邦医疗保险的患者在他们用药至少满一个月的 70% 的天数,或大约治疗 21 天后,就可再次补充得到药物。

医疗提供者和环境

某些诊断性操作(例如眼压测量、视野检查、角膜厚度测量、视盘影像学检查和眼底照相)应当由经过适当训练并由上级监管的工作人员进行。然而,结果的解释以及对疾病施行药物和手术处理需要眼科医师的医学训练、临床判断和经验。(GQ,SR)大多数诊断和治疗措施可以在门诊安全地施行。对于 AACC 患者的强化治疗可能需要住院,这样患者在术后可以得到密切的观察,了解术后短期内是否发生严重的并发症。已经发生并发症的患者以及有特殊医疗和社会需要的患者可以住院。

咨询和转诊

假如对诊断和处理 PAC、PACS、AACC 或 PACG 有疑问或者出现难于治疗的情况,应当咨询或者将患者转诊给经过特殊训练或对处理这种情况有经验的眼科医生。有严重的视力损伤或者已发生盲的患者可以通过适当的低视力康复装置和社会服务而受益。[186]

如果需要有关视力康复的更多的信息,包括供患者使用的材料,可以登录网站 www.aao.org/smart-sight-low-vision。

社会经济学的考虑

当前,全世界患有青光眼的人超过 6100 万;大约 4500 万为开角型青光眼,另有 1600 万为原发性闭角型青光眼。[50] 因为青光眼的患病率随着年龄的增加和人们寿命的延长而有相当的增加,估计到 2020 年全球青光眼人数将达 8000 万,[50] 到 2040 年达 1 亿 1400 万人。[51] 因此,就患者个人和对社会的经济负担来说,青光眼的负担将是很重的。[187]

就患者个人水平来说,研究已经显示出青光眼可以对生活质量产生引人注目的冲击。已经知道青光眼患者每天在阅读、走路、驾车等日常生活中挣扎。[188] 当青光眼病情加重和双眼都受到影响时,施行这些活动的表现也就越差。已有研究报告,与对照组相比,青光眼患者在过去 12 个月内跌倒次数增加了 3 倍,在过去 5 年内驾车发生碰撞的次数增加了 6 倍。[189] 各期青光眼患者的生活质量都受到了影响,即使早期的青光眼患者也是这样。[190]

处理青光眼这样慢性病的费用可以分解为直接的医疗费用、直接的非医疗费用和间接的费用。直接的费用包括看眼科医师、辅助检查、医疗和手术干预的费用。一个研究估计一年中直接的费用达 30 亿美元。[191] 直接的非医疗费用(如看病时的交通费用和家庭护理费用)和间接费用(患者或其监护人丧失的生产力)可能更难于计算,但是相当巨大的。应用联邦医疗保险索赔资料和 Markov 模型,一个研究估计青光眼患者一生中平均的直接和间接医疗费用比没有青光眼的人高 1688 美元。[192]

青光眼的费用受到青光眼的严重程度和类型的影响。一个研究确定早期青光眼、晚期青光眼和终末期青光眼患者的平均年费用分别为 623、1915 和 2511 美元。[193] 在早期青光眼患者中,大部分费用是医药费。[194] 对于晚期青光眼患者,间接费用如家庭健康保健费用和康复费用更为主要。[195,196] 一个联邦医疗保险参加者的研究应用 2009 年索赔资料比较了患有开角型青光眼与闭角型青光眼的每个受益人平均支付的费用。这一研究发现闭角型青光眼的受益人平均支付费用明显较高(303 美元比 263 美元)。在这一研究中较高的费用主要来自于闭角型青光眼组平均更多地应用了激光手术。[197]

当考虑到青光眼的经济负担时,重要的是要认识到青光眼不成比例地影响到大量的少数民族族群。事实上,青光眼是黑人中主要的致盲原因,研究已经显示相对于非西班牙裔白人,在拉丁美洲人和亚洲裔美国人中有较高的青光眼风险。不同的研究已经注意到在少数民族族群中,使用眼保健服务是不平等的。研究显示,相对于白人来说黑人较少进行青光眼的检查,[198,199] 相对于白人来说黑人在青光眼手术前的一年中较少进行视野检查,[200] 使用药物和手术干预治疗青光眼的比率较低。[201] 更近的研究发现,尽管提供了医疗保险,但是相对于白人来说拉丁美洲人显著地不太进行青光眼的监查。[202] 随着可支付的保健法案的通过和其他近来的健康保健改革,重要的是将能保证少数民族和社会经济地位低下的患者能够获得和接受恰当的已为临床实践指南所推荐的眼保健服务。

附录1 眼保健服务质量的核心标准

> 提供高质量的保健服务,
> 是医师的最高道德责任,
> 也是公众信任医师的基础。
> 美国医学会理事会,1986 年

所提供的高质量眼保健服务的方式和技术应当与患者的最大利益相一致。下述的讨论将说明这种保健服务的核心成分。

眼科医师首要的是医师。正因为如此,眼科医师显示出对每个人的同情和关心,并能够应用医学科学和高超的医疗技术来帮助患者减轻焦虑和病痛。眼科医师通过接受培训和继续教育不断地努力发展和维持最可行的技术来满足患者的需要。眼科医师根据患者的需求来评估他们的技术和医学知识,并且依此来做出相应的反应。眼科医师也保证有需求的患者直接获得必要的保健服务,或者将患者转诊到能够提供这种服务的恰当的人和设施那里,他们支持促进健康以及预防疾病和伤残的活动。

眼科医师认识到疾病将患者置于不利的依赖状态。眼科医师尊重他们的患者的尊严和气节,而不会利用患者的弱点。

高质量的眼保健服务具有许多属性,其中最显著的是以下几点:

◆ 高质量保健的本质是患者与医师之间富有意义的伙伴关系。眼科医师应当努力与他们的患者进行有效的交流,仔细地倾听患者的需求和担忧。反过来,眼科医师应当就患者疾病的需求和预后、适当的治疗措施来教育患者。这样可以保证在做出影响患者的处理和护理决定时,患者能够实质性参与(应当与患者特有的体力、智力和情绪状态相适应),使他们在实施他们同意的治疗计划时具有良好的主动性和依从性,从而帮助他们减少担心和忧虑。

◆ 眼科医师在选择和适时地采用恰当的诊断和治疗措施时,以及确定随诊检查的频率时,会根据患者情况的紧急与否和性质,以及患者的独特需要和愿望,来应用他们最好的判断做出决定。

◆ 眼科医师应当只是实施他们已经接受过恰当训练、有经验和有资格实施的操作,或者当有必要时,根据患者问题的紧急程度,以及其他替代的医疗提供者可利用和可及的状况,在其他人员的帮助下实施这些操作。

◆ 应当保证患者能够连续地接触到所需要的和恰当的眼保健服务,包括下列各项:

　◆ 眼科医师应当及时、恰当地治疗患者,而且他们本身也具有提供这种服务的能力。

　◆ 手术的眼科医师应当具有对患者施行恰当的术前和术后处理的适当能力和准备。

　◆ 当眼科医师不便或无法为他的患者服务时,他应当提供适当的替代的眼保健服务,并且要有适当的机制让患者知晓这种保健和方法,以便患者能够获得而加以利用。

　◆ 眼科医师可以根据转诊是由于患者的需要,转诊是及时和恰当的措施,以及接受转诊的医师是有资格胜任,并具有可及性和可利用的基础上,将患者转诊给其他的眼科医师。

　◆ 眼科医师可以就眼部和其他内科或外科的问题寻求适当的咨询和会诊。可以根据他们的技术、能力和可及性来推荐会诊者。他们必须尽可能地获得完整和准确的有关问题的资料,以便提供有效的建议或干预,并能做到恰当的和及时的回应。

　◆ 眼科医师应当保持完整和准确的医疗记录。

　◆ 在适当的请求下,眼科医师能够提供自己的完整和准确的患者病历。

　◆ 眼科医师定期和有效地复习会诊和实验室检查的结果,并且采用适当的行动。

　◆ 眼科医师和帮助其提供眼保健服务的人员应当具有证明他们身份和职业的证件。

　◆ 对于那些治疗无效而又没有进一步治疗方法的患者,眼科医师应当提供适当的专业方面的支

持、康复咨询和社会服务机构,当有适当和可及的时机时,应当给予转诊。

◆ 在进行治疗和实施侵入性诊断试验之前,眼科医师通过收集相关的历史资料和施行相关的术前检查,来熟悉患者的情况。另外,医师通过准确和诚实地提供有关诊断、治疗方法和替代治疗的性质、目的、危险、益处和成功的可有性,以及不进行治疗的危险和益处的相关信息,也能使患者对治疗的决定充分知情。

◆ 眼科医师应当谨慎地采用新技术(例如药物、装置、手术技术),要考虑到这些新技术与现有的替代治疗相比其价格是否合适,是否有潜在的益处,以及所显示出来的安全性和有效性。

◆ 眼科医师通过对照已确定的标准,来定期地复习和评估个人的相关行为,以及恰当地改变他的医疗实践和技术,来提高提供的眼保健的质量。

◆ 眼科医师应当利用恰当的职业渠道,通过与同行交流临床研究和医疗服务中所获得的知识来改进眼保健服务。包括向同行警示少见的病例,或未曾预料的并发症,以及与新药、新装置和新技术相关的问题。

◆ 眼科医师以恰当的人员和设备来处理需要立即关注的眼部和全身的可能并发症。

◆ 眼科医师也要提供经济上合理的眼保健服务,而且不与已经接受的质量标准相冲突。

修改:理事会
批准:理事会
1988 年 10 月 12 日

第二次印刷:1991 年 1 月
第三次印刷:2001 年 8 月
第四次印刷:2005 年 7 月

附录 2　疾病和相关健康问题编码(ICD)的国际统计学分类

原发性前房角关闭包括原发性闭角型青光眼和下列 ICD-9 和 ICD-10 分类相关的疾病:

	ICD-9 CM	ICD-10 CM
原发性闭角型青光眼(PACG)	365.20	H40.20X-
急性闭角型青光眼(AACC)	365.22	H40.211
		H40.212
		H40.213
间歇性前房角关闭	365.21	H40.231
		H40.232
		H40.233
慢性闭角型青光眼	365.23	H40.221-
		H40.222-
		H40.223-
闭角型青光眼残余期	365.24	H40.241
		H40.242
		H40.243
解剖的窄前房角(PACS)	365.02	H40.031
		H40.032
		H40.033

续表

	ICD-9 CM	ICD-10 CM
高塬虹膜综合征	364.82	H21.82
没有青光眼损伤的原发性前房角关闭（APC）	365.06	H40.061
		H40.062
		H40.063

AACC＝急性前房角关闭危象；CM＝用于美国的临床修改；（−）＝0，非特指的期别；1，轻度；2，中度；3，重度；4，未确定的期别；PACS＝原发性前房角关闭疑似者

ICD-10 的另外信息：

● 一些 ICD-10CM 类别有可适用的第七个字符。对于类别中所有编码，或在表所列出的指导性注解中，都需要可适用的第七个字符。第七个字符就必须总是在资料域的第七个字符位。如果需要第七个字符的编码缺少第六个字符，占位符 X 必须用于填充这一空位。

● 对于双侧位，ICD-10CM 编码的最后一位字符代表眼侧。如果没有提供双侧的编码，而发生的情况又是双侧的，则必须设计应用代表左侧和右侧两侧的分开编码。非特指的编码只用于没有其他的编码可利用时。

● 当诊断编码指明眼别时，无论发现应用哪一个字节（即第 4 字节、第 5 字节或第 6 字节）

  ● 右眼总是为 1
  ● 左眼总是为 2
  ● 双眼总是为 3

附录3　处理急性前房角关闭危象患者的流程图

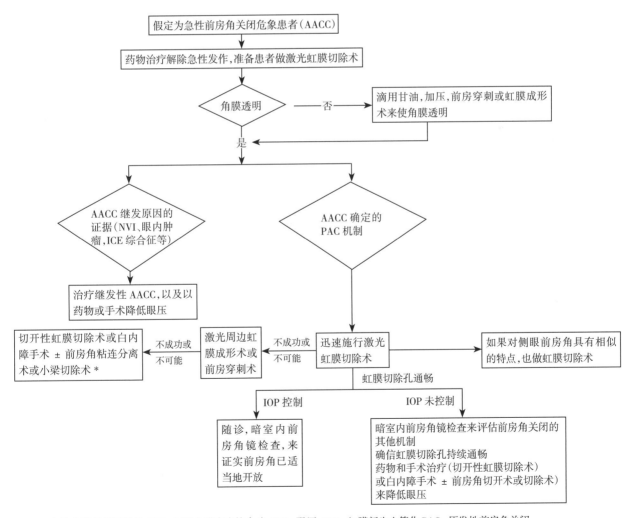

AACC＝急性前房角关闭危象；ICE＝虹膜角膜内皮综合片；IOP＝眼压；NVI＝虹膜新生血管化 PAC＝原发性前房角关闭

* 当有广泛的粘连性前房角关闭或视神经损伤时为适应证

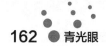

附录 4 对 PPP 有关文献的搜索

2014 年 6 月在 PubMed 和 Cochrane 资料库进行了文献搜索,搜索的策略如下述。在 2014 年 6 月之后进行了特殊的有限的更新搜索。

PubMed Searches

Lensectomy/cataract surgery & angle closure(**4/29/09-6/11/14**)

("Cataract Extraction"[Mesh]OR "cataract surgery" OR "cataract surgical" OR lensectomy)AND("Glaucoma,Angle-Closure"[Mesh]OR "angle closure")AND((2009/4/29[EDat]:3000[EDat])AND(English[lang])):137 references as of 6/11/14.

Laser iridotomy & cataract(**4/22/09-6/11/14**)

("Cataract"[Mesh]OR cataract*)AND "laser iridotomy" AND((English[lang]))AND(2009/04/22[edat]:3000[edat]):29 references as of 6/11/14; 28 imported; 1 dup licate.

Occlusion of iridotomy(**4/22/09-6/11/14**)

("Lasers"[Mesh]OR "Laser Therapy"[Mesh]OR "Lasers,Solid-State"[Mesh]OR laser OR laser's OR YAG)AND iridotomy AND occlusion AND((English[lang]))AND OR laser(2009/04/22[edat]:3000[edat]):5 references as of 6/11/14.

Primary angle closure update(**4/22/09-6/11/14**)

"Glaucoma,Angle-Closure"[Mesh]AND(Humans[Mesh])AND((2009/04/22[EDat]:3000[EDat])AND(English[lang])):592 references as of 6/11/14.

Cochrane Searches

Lensectomy/cataract surgery & angle closure(**4/2009-6/2014**)

("Cataract Extraction"[Mesh]OR "cataract surgery" OR "cataract surgical" OR lensectomy)AND("Glaucoma,Angle-Closure"[Mesh]OR "angle closure"):1 result in Database of Abstracts of Reviewsof Effectiveness as of 6/18/14.

Laser iridotomy & cataract(**4/2009-6/2014**)

("Cataract"[Mesh]OR cataract*)AND "laser iridotomy":3 results in Cochrane Central Register of Controlled Trials as of 6/18/14.

Occlusion of iridotomy(**4/2009-6/2014**)

("Lasers"[Mesh]OR "Laser Therapy"[Mesh]OR "Lasers,Solid-State"[Mesh]OR laser* OR YAG)AND iridotomy AND occlu*:1 result in Cochrane Central Register of Controlled Trials as of 6/19/14.

Primary angle closure update(**4/2009-6/2014**)

"Glaucoma,Angle-Closure"[Mesh]OR "angle closure glaucoma" OR "primary angle closure":4 results in Cochrane Database of Systematic Reviews as of 6/19/14.

建议的参考书籍

◆ Allingham RR,Damji KF,Freedman S,Moroi SE,Shafranov G,Shields MB,eds. Shields' Textbook of Glaucoma. 6 th ed. Philadelphia,PA:Lippincott Williams & Wilkins;2010.

◆ Alward WLM. www.gonioscopy.org . Accessed May 29,2015.

◆ Heiji A,Traverso CE,eds. Terminology and Guidelines for Glaucoma. European Glaucoma Society. 4th ed. Savona,Italy：PubliComm；2014. Available at：www.eugs.org/EGS_guidelines4.asp. Accessed May 29,2015.

◆ Kahook M. Shuman JS,eds. Chandler and Grant's Glaucoma. 5th ed. Thorofare,NJ：SLACK Inc.；2013.

◆ Stamper RL,Lieberman MF,Drake MV. Becker-Shaffer's Diagnosis and Therapy of the Glaucomas. 8th ed. Philadelphia,PA：Mosby Elsevier；2009.

◆ Tasman W,Jaeger EA,eds. Duane's Ophthalmology on DVD-ROM,2013 ed. Philadelphia,PA：Lippincott Williams & Wilkins；2012.

◆ Weinreb RN,Greve EL,eds. Glaucoma Diagnosis：Structure and Function. World Glaucoma Association Consensus Series-3. The Netherlands：Kugler Publications；2006.

相关的学会资料

Basic and Clinical Science Course

　　Glaucoma（Section 10,2015-2016）

Ophthalmic Technology Assessments -

Free download available at www.aaojournal.org/content/OphthalmicTechnllogy Assessment

　　Evaluation of the Anterior Chamber Angle in Glaucoma（2013）

Patient Education

　　Glaucoma brochure（2014）（also available in Spanish）

　　Glaucoma Patient Education Video Collection（2015）

　　Laser Iridotomy Brochure（2014）

Preferred Practice Patterns

　　Comprehensive Adult Medical Eye Evaluation（2015）

　　Primary Open-Angle Glaucoma（2015）

　　Primary Open-Angle Glaucoma Suspect（2015）

　　Vision Rehabilitation for Adults（2013）

　　To order any of these products,except for the free materials,please contact the Academy's Customer Service at 866.561.8558（U.S. only）or 415.561.8540 or visit www.aao.org/store .

参考文献

1. Scottish Intercollegiate Guidelines Network. Annex B：key to evidence statements and grades of recommendations. In：SIGN 50：A Guideline Developer's Handbook. 2008 edition,revised 2011. Edinburgh,Scotland：Scottish Intercollegiate Guidelines Network. Available at： www.sign.ac.uk/guidelines/fulltext/50/index.html. Accessed June 26,2015.

2. Guyatt GH,Oxman AD,Vist GE,et al. GRADE：an emerging consensus on rating quality of evidence and strength of recommendations. BMJ 2008；336：924-6.

3. GRADE Working Group. Organizations that have endorsed or that are using GRADE. Available at：www.gradeworkinggroup.org/society/index.htm. Accessed May 29,2015.

4. Anderson DR,Jin JC,Wright MM. The physiologic characteristics of relative pupillary block. Am J Ophthalmol 1991；111：344-50.

5. Tiedeman JS. A physical analysis of the factors that determine the contour of the iris. Am J Ophthalmol 1991；111：338-43.

6. Jin JC,Anderson DR. The effect of iridotomy on iris contour. Am J Ophthalmol 1990；110：260-3.

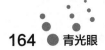

7. Seah SK,Foster PJ,Chew PT,et al. Incidence of acute primary angle-closure glaucoma in Singapore. An island-wide survey. Arch Ophthalmol 1997;115:1436-40.

8. Friedman DS,Gazzard G,Foster P,et al. Ultrasonographic biomicroscopy,Scheimpflug photography,and novel provocative tests in contralateral eyes of Chinese patients initially seen with acute angle closure. Arch Ophthalmol 2003;121:633-42.

9. Weinreb RN,Friedman DS,eds. Angle Closure and Angle Closure Glaucoma:Reports and Consensus Statements of the 3rd Global AIGS Consensus Meeting on Angle Closure Glaucoma. The Netherlands:Kugler Publications; 2006.

10. Leung CK,Cheung CY,Li H,et al. Dynamic analysis of dark-light changes of the anterior chamber angle with anterior segment OCT. Invest Ophthalmol Vis Sci 2007;48:4116-22.

11. Thomas R,Parikh R,Muliyil J,Kumar RS. Five-year risk of progression of primary angle closure to primary angle closure glaucoma:a population-based study. Acta Ophthalmol Scand 2003;81:480-5.

12. Thomas R,George R,Parikh R,et al. Five year risk of progression of primary angle closure suspects to primary angle closure:a population based study. Br J Ophthalmol 2003;87:450-4.

13. Hamanaka T,Kasahara K,Takemura T. Histopathology of the trabecular meshwork and Schlemm's canal in primary angle-closure glaucoma. Invest Ophthalmol Vis Sci 2011;52:8849-61.

14. American Academy of Ophthalmology Glaucoma Panel. Preferred Practice Pattern ® Guidelines. Primary Open-Angle Glaucoma. San Francisco,CA:American Academy of Ophthalmology,2015. Available at:www.aao.org/ppp.

15. Quigley HA. Long-term follow-up of laser iridotomy. Ophthalmology 1981;88:218-24.

16. He M,Friedman DS,Ge J,et al. Laser peripheral iridotomy in primary angle-closure suspects: biometric and gonioscopic outcomes:the Liwan Eye Study. Ophthalmology 2007;114:494-500.

17. He M,Friedman DS,Ge J,et al. Laser peripheral iridotomy in eyes with narrow drainage angles:ultrasound biomicroscopy outcomes. The Liwan Eye Study. Ophthalmology 2007;114:1513-9.

18. Kumar RS,Tantisevi V,Wong MH,et al. Plateau iris in Asian subjects with primary angle closure glaucoma. Arch Ophthalmol 2009;127:1269-72.

19. Kumar G,Bali SJ,Panda A,et al. Prevalence of plateau iris configuration in primary angle closure glaucoma using ultrasound biomicroscopy in the Indian population. Indian J Ophthalmol 2012;60:175-8.

20. Van Rens GH,Arkell SM,Charlton W,Doesburg W. Primary angle-closure glaucoma among Alaskan Eskimos. Doc Ophthalmol 1988;70:265-76.

21. Arkell SM,Lightman DA,Sommer A,et al. The prevalence of glaucoma among Eskimos of northwest Alaska. Arch Ophthalmol 1987;105:482-5.

22. Bourne RR,Sorensen KE,Klauber A,et al. Glaucoma in East Greenlandic Inuit—a population survey in Ittoqqortoormiit (Scoresbysund). Acta Ophthalmol Scand 2001;79:462-7.

23. Congdon NG,Quigley HA,Hung PT,et al. Screening techniques for angle-closure glaucoma in rural Taiwan. Acta Ophthalmol Scand 1996;74:113-9.

24. He M,Foster PJ,Ge J,et al. Prevalence and clinical characteristics of glaucoma in adult Chinese:a population-based study in Liwan District,Guangzhou. Invest Ophthalmol Vis Sci 2006;47:2782-8.

25. Foster PJ,Baasanhu J,Alsbirk PH,et al. Glaucoma in Mongolia. A population-based survey in Hovsgol province,northern Mongolia. Arch Ophthalmol 1996;114:1235-41.

26. Xu L,Zhang L,Xia CR,et al. The prevalence and its effective factors of primary angle-closure glaucoma in defined populations of rural and urban in Beijing[in Chinese]. Zhonghua Yan Ke Za Zhi 2005;41:8-14.

27. Foster PJ,Oen FT,Machin D,et al. The prevalence of glaucoma in Chinese residents of Singapore:a cross-sectional population survey of the Tanjong Pagar district. Arch Ophthalmol 2000;118:1105-11.

28. Casson RJ,Newland HS,Muecke J,et al. Prevalence of glaucoma in rural Myanmar:the Meiktila Eye Study. Br J Ophthalmol 2007;91:710-4.

29. Salmon JF,Mermoud A,Ivey A,et al. The prevalence of primary angle closure glaucoma and open angle glaucoma in Mamre, western Cape,South Africa. Arch Ophthalmol 1993;111:1263-9.

30. Dandona L,Dandona R,Mandal P,et al. Angle-closure glaucoma in an urban population in southern India. The Andhra Pradesh eye disease study. Ophthalmology 2000;107:1710-6.

31. Bourne RR,Sukudom P,Foster PJ,et al. Prevalence of glaucoma in Thailand:a population based survey in Rom Klao District, Bangkok. Br J Ophthalmol 2003;87:1069-74.

32. Vijaya L,George R,Arvind H,et al. Prevalence of angle-closure disease in a rural southern Indian population. Arch Ophthalmol 2006;124:403-9.

33. Ramakrishnan R,Nirmalan PK,Krishnadas R,et al. Glaucoma in a rural population of southern India:the Aravind comprehensive eye survey. Ophthalmology 2003;110:1484-90.

34. Rahman MM, Rahman N, Foster PJ, et al. The prevalence of glaucoma in Bangladesh: a population based survey in Dhaka division. Br J Ophthalmol 2004;88:1493-7.

35. Shiose Y, Kitazawa Y, Tsukahara S, et al. Epidemiology of glaucoma in Japan—a nationwide glaucoma survey. Jpn J Ophthalmol 1991;35:133-55.

36. Yamamoto T, Iwase A, Araie M, et al. The Tajimi Study report 2: prevalence of primary angle closure and secondary glaucoma in a Japanese population. Ophthalmology 2005;112:1661-9.

37. Tielsch JM, Katz J, Singh K, et al. A population-based evaluation of glaucoma screening: the Baltimore Eye Survey. Am J Epidemiol 1991;134:1102-10.

38. Buhrmann RR, Quigley HA, Barron Y, et al. Prevalence of glaucoma in a rural East African population. Invest Ophthalmol Vis Sci 2000;41:40-8.

39. Rotchford AP, Kirwan JF, Muller MA, et al. Temba glaucoma study: a population-based cross-sectional survey in urban South Africa. Ophthalmology 2003;110:376-82.

40. Bonomi L, Marchini G, Marraffa M, et al. Prevalence of glaucoma and intraocular pressure distribution in a defined population. The Egna-Neumarkt Study. Ophthalmology 1998;105:209-15.

41. Mitchell P, Smith W, Attebo K, Healey PR. Prevalence of open-angle glaucoma in Australia. The Blue Mountains Eye Study. Ophthalmology 1996;103:1661-9.

42. Bankes JL, Perkins ES, Tsolakis S, Wright JE. Bedford glaucoma survey. Br Med J 1968;1:791-6.

43. Coffey M, Reidy A, Wormald R, et al. Prevalence of glaucoma in the west of Ireland. Br J Ophthalmol 1993;77:17-21.

44. Hollows FC, Graham PA. Intra-ocular pressure, glaucoma, and glaucoma suspects in a defined population. Br J Ophthalmol 1966;50:570-86.

45. Wensor MD, McCarty CA, Stanislavsky YL, et al. The prevalence of glaucoma in the Melbourne Visual Impairment Project. Ophthalmology 1998;105:733-9.

46. Klein BE, Klein R, Sponsel WE, et al. Prevalence of glaucoma. The Beaver Dam Eye Study. Ophthalmology 1992;99:1499-504.

47. Dielemans I, Vingerling JR, Wolfs RC, et al. The prevalence of primary open-angle glaucoma in a population-based study in The Netherlands: the Rotterdam Study. Ophthalmology 1994;101:1851-5.

48. Bengtsson B. The prevalence of glaucoma. Br J Ophthalmol 1981;65:46-9.

49. Foster PJ, Johnson GJ. Glaucoma in China: how big is the problem? Br J Ophthalmol 2001;85:1277-82.

50. Quigley HA, Broman AT. The number of people with glaucoma worldwide in 2010 and 2020. Br J Ophthalmol 2006;90:262-7.

51. Tham YC, Li X, Wong TY, et al. Global prevalence of glaucoma and projections of glaucoma burden through 2040: a systematic review and meta-analysis. Ophthalmology 2014;121:2081-90.

52. Quigley HA, West SK, Rodriguez J, et al. The prevalence of glaucoma in a population-based study of Hispanic subjects: Proyecto VER. Arch Ophthalmol 2001;119:1819-26.

53. Leighton DA. Survey of the first-degree relatives of glaucoma patients. Trans Ophthalmol Soc U K 1976;96:28-32.

54. Perkins ES. Family studies in glaucoma. Br J Ophthalmol 1974;58:529-35.

55. Wolfs RC, Grobbee DE, Hofman A, de Jong PT. Risk of acute angle-closure glaucoma after diagnostic mydriasis in nonselected subjects: the Rotterdam Study. Invest Ophthalmol Vis Sci 1997;38:2683-7.

56. Stein JD, Kim DS, Niziol LM, et al. Differences in rates of glaucoma among Asian Americans and other racial groups, and among various Asian ethnic groups. Ophthalmology 2011;118:1031-7.

57. Congdon N, Wang F, Tielsch JM. Issues in the epidemiology and population-based screening of primary angle-closure glaucoma. Surv Ophthalmol 1992;36:411-23.

58. Nguyen N, Mora JS, Gaffney MM, et al. A high prevalence of occludable angles in a Vietnamese population. Ophthalmology 1996;103:1426-31.

59. Lai JS, Liu DT, Tham CC, et al. Epidemiology of acute primary angle-closure glaucoma in the Hong Kong Chinese population: prospective study. Hong Kong Med J 2001;7:118-23.

60. Van Herick W, Shaffer RN, Schwartz A. Estimation of width of angle of anterior chamber. Incidence and significance of the narrow angle. Am J Ophthalmol 1969;68:626-9.

61. Lowe RF. Aetiology of the anatomical basis for primary angle-closure glaucoma. Biometrical comparisons between normal eyes and eyes with primary angle-closure glaucoma. Br J Ophthalmol 1970;54:161-9.

62. Lavanya R, Foster PJ, Sakata LM, et al. Screening for narrow angles in the singapore population: evaluation of new noncontact screening methods. Ophthalmology 2008;115:1720-7, 7 e1-2.

63. Wojciechowski R, Congdon N, Anninger W, Teo Broman A. Age, gender, biometry, refractive error, and the anterior chamber angle among Alaskan Eskimos. Ophthalmology 2003;110:365-75.

64. Lee DA, Brubaker RF, Ilstrup DM. Anterior chamber dimensions in patients with narrow angles and angle-closure glaucoma. Arch Ophthalmol 1984;102:46-50.

65. Wishart PK, Batterbury M. Ocular hypertension:correlation of anterior chamber angle width and risk of progression to glaucoma. Eye(Lond) 1992;6(Pt 3):248-56.

66. Lowe RF. Primary angle-closure glaucoma. Inheritance and environment. Br J Ophthalmol 1972;56:13-20.

67. Alsbirk PH. Anatomical risk factors in primary angle-closure glaucoma. A ten year follow up survey based on limbal and axial anterior chamber depths in a high risk population. Int Ophthalmol 1992;16:265-72.

68. Salmon JF, Swanevelder SA, Donald M. The dimensions of eyes with chronic angle-closure glaucoma. J Glaucoma 1994;3:237-43.

69. Alsbirk PH. Anterior chamber depth and primary angle-closure glaucoma. I. An epidemiologic study in Greenland Eskimos. Acta Ophthalmol(Copenh) 1975;53:89-104.

70. Kurita N, Mayama C, Tomidokoro A, et al. Potential of the pentacam in screening for primary angle closure and primary angle closure suspect. J Glaucoma 2009;18:506-12.

71. He M, Huang W, Zheng Y, et al. Anterior chamber depth in elderly Chinese:the Liwan Eye Study. Ophthalmology 2008;115:1286-90.

72. Xu L, Cao WF, Wang YX, et al. Anterior chamber depth and chamber angle and their associations with ocular and general parameters:the Beijing Eye Study. Am J Ophthalmol 2008;145:929-36.

73. Aung T, Nolan WP, Machin D, et al. Anterior chamber depth and the risk of primary angle closure in 2 East Asian populations. Arch Ophthalmol 2005;123:527-32.

74. Sihota R, Lakshmaiah NC, Agarwal HC, et al. Ocular parameters in the subgroups of angle closure glaucoma. Clin Experiment Ophthalmol 2000;28:253-8.

75. George R, Paul PG, Baskaran M, et al. Ocular biometry in occludable angles and angle closure glaucoma:a population based survey. Br J Ophthalmol 2003;87:399-402.

76. Lavanya R, Wong TY, Friedman DS, et al. Determinants of angle closure in older Singaporeans. Arch Ophthalmol 2008;126:686-91.

77. Aung T, Husain R, Gazzard G, et al. Changes in retinal nerve fiber layer thickness after acute primary angle closure. Ophthalmology 2004;111:1475-9.

78. Bain WE. The fellow eye in acute closed-angle glaucoma. Br J Ophthalmol 1957;41:193-9.

79. Lowe RF. Acute angle-closure glaucoma. The second eye:an analysis of 200 cases. Br J Ophthalmol 1962;46:641-50.

80. Liu X, Li M, Zhong YM, et al. Damage patterns of retinal nerve fiber layer in acute and chronic intraocular pressure elevation in primary angle closure glaucoma. Int J Ophthalmol 2010;3:152-7.

81. Aung T, Friedman DS, Chew PT, et al. Long-term outcomes in Asians after acute primary angle closure. Ophthalmology 2004;111:1464-9.

82. American Academy of Ophthalmology Preferred Practice Patterns Committee. Preferred Practice Pattern ® Guidelines. Comprehensive Adult Medical Eye Evaluation. San Francisco,CA:American Academy of Ophthalmology; 2010. Available at:www.aao.org/ppp.

83. Centers for Medicare and Medicaid Services. Your Medicare coverage:glaucoma tests. Available at:www.medicare.gov/coverage/glaucoma-tests.html Accessed May 29,2015.

84. Talluto D, Feith M, Allee S. Simultaneous angle closure in twins. J Glaucoma 1998;7:68-9.

85. Subak-Sharpe I, Low S, Nolan W, Foster PJ. Pharmacological and environmental factors in primary angle-closure glaucoma. Br Med Bull 2010;93:125-43.

86. Salmon JF. Predisposing factors for chronic angle-closure glaucoma. Prog Retin Eye Res 1999;18:121-32.

87. Amerasinghe N, Zhang J, Thalamuthu A, et al. The heritability and sibling risk of angle closure in Asians. Ophthalmology 2011;118:480-5.

88. Kong X, Chen Y, Chen X, Sun X. Influence of family history as a risk factor on primary angle closure and primary open angle glaucoma in a Chinese population. Ophthalmic Epidemiol 2011;18:226-32.

89. Panday VA, Rhee DJ. Review of sulfonamide-induced acute myopia and acute bilateral angle-closure glaucoma. Compr Ophthalmol Update 2007;8:271-6.

90. Fraunfelder FW, Fraunfelder FT, Keates EU. Topiramate-associated acute,bilateral,secondary angle-closure glaucoma. Ophthalmology 2004;111:109-11.

91. Li J, Tripathi RC, Tripathi BJ. Drug-induced ocular disorders. Drug Saf 2008;31:127-41.

92. Alonso RS, Ambrosio Junior R, Paranhos Junior A, et al. Glaucoma anterior chamber morphometry based on optical Scheimpflug images. Arq Bras Oftalmol 2010;73:497-500.

93. Henzan IM,Tomidokoro A,Uejo C,et al. Comparison of ultrasound biomicroscopic configurations among primary angle closure, its suspects,and nonoccludable angles:the Kumejima Study. Am J Ophthalmol 2011;151:1065-73.

94. Setala K. Corneal endothelial cell density after an attack of acute glaucoma. Acta Ophthalmol (Copenh) 1979;57:1004-13.

95. Olsen T. The endothelial cell damage in acute glaucoma. On the corneal thickness response to intraocular pressure. Acta Ophthalmol(Copenh)1980;58:257-66.

96. Bigar F,Witmer R. Corneal endothelial changes in primary acute angle-closure glaucoma. Ophthalmology 1982;89:596-9.

97. Markowitz SN,Morin JD. The endothelium in primary angle-closure glaucoma. Am J Ophthalmol 1984;98:103-4.

98. Aghaian E,Choe JE,Lin S,Stamper RL. Central corneal thickness of Caucasians,Chinese,Hispanics,Filipinos,African Americans,and Japanese in a glaucoma clinic. Ophthalmology 2004;111:2211-9.

99. Bhargava SK,Leighton DA,Phillips CI. Early angle-closure glaucoma. Distribution of iridotrabecular contact and response to pilocarpine. Arch Ophthalmol 1973;89:369-72.

100. Gazzard G,Foster PJ,Friedman DS,et al. Light to dark physiological variation in iridotrabecular angle width. Br J Ophthalmol 2004. Available at:http://bjo.bmj.com/content/suppl/2004/10/22/88.11.DC1/88_11__report.full. Accessed October 26,2015.

101. Ishikawa H,Liebmann JM,Ritch R. Quantitative assessment of the anterior segment using ultrasound biomicroscopy. Curr Opin Ophthalmol 2000;11:133-9.

102. Kaushik S,Jain R,Pandav SS,Gupta A. Evaluation of the anterior chamber angle in Asian Indian eyes by ultrasound biomicroscopy and gonioscopy. Indian J Ophthalmol 2006;54:159-63.

103. Barkana Y,Dorairaj SK,Gerber Y,et al. Agreement between gonioscopy and ultrasound biomicroscopy in detecting iridotrabecular apposition. Arch Ophthalmol 2007;125:1331-5.

104. Nolan WP,See JL,Chew PT,et al. Detection of primary angle closure using anterior segment optical coherence tomography in Asian eyes. Ophthalmology 2007;114:33-9.

105. Friedman DS,He M. Anterior chamber angle assessment techniques. Surv Ophthalmol 2008;53:250-73.

106. Wong HT,Lim MC,Sakata LM,et al. High-definition optical coherence tomography imaging of the iridocorneal angle of the eye. Arch Ophthalmol 2009;127:256-60.

107. Baskaran M,Ho SW,Tun TA,et al. Assessment of circumferential angle-closure by the iris-trabecular contact index with swept-source optical coherence tomography. Ophthalmology 2013;120:2226-31.

108. Grewal DS,Brar GS,Jain R,Grewal SP. Comparison of Scheimpflug imaging and spectral domain anterior segment optical coherence tomography for detection of narrow anterior chamber angles. Eye(Lond)2011;25:603-11.

109. Narayanaswamy A,Sakata LM,He MG,et al. Diagnostic performance of anterior chamber angle measurements for detecting eyes with narrow angles:an anterior segment OCT study. Arch Ophthalmol 2010;128:1321-7.

110. Nongpiur ME,Haaland BA,Friedman DS,et al. Classification algorithms based on anterior segment optical coherence tomography measurements for detection of angle closure. Ophthalmology 2013;120:48-54.

111. Qin B,Francis BA,Li Y,et al. Anterior chamber angle measurements using Schwalbe's line with high-resolution fourier-domain optical coherence tomography. J Glaucoma 2013;22:684-8.

112. Wilensky JT,Kaufman PL,Frohlichstein D,et al. Follow-up of angle-closure glaucoma suspects. Am J Ophthalmol 1993;115:338-46.

113. Blondeau P,Jaworski L,Turcotte PC. Follow-up of angle closure glaucoma suspects after laser iridotomy in Caucasians with normal intraocular pressure at diagnosis. Can J Ophthalmol 2011;46:247-53.

114. Ramani KK,Mani B,George RJ,Lingam V. Follow-up of primary angle closure suspects after laser peripheral iridotomy using ultrasound biomicroscopy and A-scan biometry for a period of 2 years. J Glaucoma 2009;18:521-7.

115. Saw SM,Gazzard G,Friedman DS. Interventions for angle-closure glaucoma:an evidence-based update. Ophthalmology 2003;110:1869-78.

116. Vera V,Naqi A,Belovay GW,et al. Dysphotopsia after temporal versus superior laser peripheral iridotomy:a prospective randomized paired eye trial. Am J Ophthalmol 2014;157:929-35.

117. American Academy of Ophthalmology. Policy Statement. Preoperative Assessment:Responsibilities of the Ophthalmologist. San Francisco,CA:American Academy of Ophthalmology; 2012. Available at:http://one.aao.org/guidelines-browse?filter=clinicalstatement. Accessed May 29,2015.

118. Robin AL,Pollack IP,deFaller JM. Effects of topical ALO 2145 (p-aminoclonidine hydrochloride) on the acute intraocular pressure rise after argon laser iridotomy. Arch Ophthalmol 1987;105:1208-11.

119. Rosenblatt MA,Luntz MH. Intraocular pressure rise after argon laser trabeculoplasty. Br J Ophthalmol 1987;71:772-5.

120. Barnes SD,Campagna JA,Dirks MS,Doe EA. Control of intraocular pressure elevations after argon laser trabeculoplasty:comparison of brimonidine 0.2% to apraclonidine 1.0%. Ophthalmology 1999;106:2033-7.

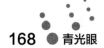

121. American Academy of Ophthalmology. Policy Statement. An Ophthalmologist's Duties Concerning Postoperative Care. San Francisco,CA:American Academy of Ophthalmology; 2012. Available at:http://one.aao.org/guidelines-browse?filter=clinicals tatement. Accessed May 29,2015.

122. Ritch R. Exfoliation syndrome and occludable angles. Trans Am Ophthalmol Soc 1994;92:845-944.

123. Gross FJ,Tingey D,Epstein DL. Increased prevalence of occludable angles and angle-closure glaucoma in patients with pseudoexfoliation. Am J Ophthalmol 1994;117:333-6.

124. Brusini P,Tosoni C,Miani P. Increased prevalence of occludable angles and angle-closure glaucoma in patients with pseudoexfoliation. Am J Ophthalmol 1994;118:540.

125. Franks WA,Miller MH,Hitchings RA,Jeffrey MN. Secondary angle closure in association with pseudoexfoliation of the lens capsule. Acta Ophthalmol(Copenh)1990;68:350-2.

126. Campbell DG,Vela A. Modern goniosynechialysis for the treatment of synechial angle-closure glaucoma. Ophthalmology 1984; 91:1052-60.

127. Shingleton BJ,Chang MA,Bellows AR,Thomas JV. Surgical goniosynechialysis for angle-closure glaucoma. Ophthalmology 1990;97:551-6.

128. Tanihara H,Nishiwaki K,Nagata M. Surgical results and complications of goniosynechialysis. Graefes Arch Clin Exp Ophthalmol 1992;230:309-13.

129. Wand M. Argon laser gonioplasty for synechial angle closure. Arch Ophthalmol 1992;110:363-7.

130. Steuhl KP,Marahrens P,Frohn C,Frohn A. Intraocular pressure and anterior chamber depth before and after extracapsular cataract extraction with posterior chamber lens implantation. Ophthalmic Surg 1992;23:233-7.

131. Yang CH,Hung PT. Intraocular lens position and anterior chamber angle changes after cataract extraction in eyes with primary angle-closure glaucoma. J Cataract Refract Surg 1997;23:1109-13.

132. Hayashi K,Hayashi H,Nakao F,Hayashi F. Changes in anterior chamber angle width and depth after intraocular lens implantation in eyes with glaucoma. Ophthalmology 2000;107:698-703.

133. Tham CC,Lai JS,Lam DS. Changes in AC angle width and depth after IOL implantation in eyes with glaucoma. Ophthalmology 2001;108:428-9.

134. Greve EL. Primary angle closure glaucoma:extracapsular cataract extraction or filtering procedure? Int Ophthalmol 1988;12: 157-62.

135. Keenan TD,Salmon JF,Yeates D,Goldacre M. Trends in rates of primary angle closure glaucoma and cataract surgery in England from 1968 to 2004. J Glaucoma 2009;18:201-5.

136. Wishart PK,Atkinson PL. Extracapsular cataract extraction and posterior chamber lens implantation in patients with primary chronic angle-closure glaucoma:effect on intraocular pressure control. Eye 1989;3(Pt 6):706-12.

137. Gunning FP,Greve EL. Uncontrolled primary angle closure glaucoma:results of early intercapsular cataract extraction and posterior chamber lens implantation. Int Ophthalmol 1991;15:237-47.

138. Acton J,Salmon JF,Scholtz R. Extracapsular cataract extraction with posterior chamber lens implantation in primary angle-closure glaucoma. J Cataract Refract Surg 1997;23:930-4.

139. Gunning FP,Greve EL. Lens extraction for uncontrolled angle-closure glaucoma:long-term follow-up. J Cataract Refract Surg 1998;24:1347-56.

140. Roberts TV,Francis IC,Lertusumitkul S,et al. Primary phacoemulsification for uncontrolled angle-closure glaucoma. J Cataract Refract Surg 2000;26:1012-6.

141. Hayashi K,Hayashi H,Nakao F,Hayashi F. Effect of cataract surgery on intraocular pressure control in glaucoma patients. J Cataract Refract Surg 2001;27:1779-86.

142. Jacobi PC,Dietlein TS,Luke C,et al. Primary phacoemulsification and intraocular lens implantation for acute angle-closure glaucoma. Ophthalmology 2002;109:1597-603.

143. Khokar K,Pangtey M. Phacoemulsification in filtered chronic angle closure glaucoma eyes. Clin Experiment Ophthalmol 2002; 30:256-60.

144. Ming Zhi Z,Lim AS,Yin Wong T. A pilot study of lens extraction in the management of acute primary angle-closure glaucoma. Am J Ophthalmol 2003;135:534-6.

145. Kubota T,Toguri I,Onizuka N,Matsuura T. Phacoemulsification and intraocular lens implantation for angle closure glaucoma after the relief of pupillary block. Ophthalmologica 2003;217:325-8.

146. Shams PN,Foster PJ. Clinical outcomes after lens extraction for visually significant cataract in eyes with primary angle closure. J Glaucoma 2012;21:545-50.

147. Lam DS,Leung DY,Tham CC,et al. Randomized trial of early phacoemulsification versus peripheral iridotomy to prevent intraocular pressure rise after acute primary angle closure. Ophthalmology 2008;115:1134-40.

148. Lai JS,Tham CC,Chua JK,et al. To compare argon laser peripheral iridoplasty (ALPI) against systemic medications in treatment of acute primary angle-closure:mid-term results. Eye(Lond)2006;20:309-14.

149. Lam DS,Tham CC,Lai JS,Leung DY. Current approaches to the management of acute primary angle closure. Curr Opin Ophthalmol 2007;18:146-51.

150. Lam DS,Chua JK,Tham CC,Lai JS. Efficacy and safety of immediate anterior chamber paracentesis in the treatment of acute primary angle-closure glaucoma:a pilot study. Ophthalmology 2002;109:64-70.

151. Ritch R,Lowe RF. Angle-closure glaucoma:therapeutic overview. In:Ritch R,Shields MB,Krupin T,eds. The Glaucomas. St. Louis:CV Mosby Co; 1996:1521-31.

152. Choong YF,Irfan S,Menage MJ. Acute angle closure glaucoma:an evaluation of a protocol for acute treatment. Eye(Lond) 1999;13(Pt 5):613-6.

153. Aung T,Oen F,Wong H-T,et al. Randomised controlled trial comparing the effect of brimonidine and timolol on visual field loss after acute primary angle closure. Br J Ophthalmol 2004;88:88-94.

154. Koyabashi H,Koyabashi K,Kiryu J,Kondo T. Pilocarpine induces an increase in the anterior chamber angular width in eyes with narrow angles. Br J Ophthalmol 1999;83:553-8.

155. Anderson DR. Corneal indentation to relieve acute angle-closure glaucoma. Am J Ophthalmol 1979;88:1091-3.

156. American Academy of Ophthalmology Committee on Ophthalmic Procedures Assessment. Laser peripheral iridotomy for pupillary-block glaucoma. American Academy of Ophthalmology. Ophthalmology 1994;101:1749-58.

157. Robin AL,Pollack IP. Argon laser peripheral iridotomies in the treatment of primary angle closure glaucoma. Long-term follow-up. Arch Ophthalmol 1982;100:919-23.

158. Ang GS,Wells AP. Changes in Caucasian eyes after laser peripheral iridotomy:an anterior segment optical coherence tomography study. Clin Experiment Ophthalmol 2010;38:778-85.

159. Athanasiadis Y,de Wit D,Patel A,Sharma A. Reply to Yip et al:The potential complications from intraocular surgery,though, are greater than those from LPI. Eye(Lond)2011;25:254-5; author reply 255-6.

160. How AC,Baskaran M,Kumar RS,et al. Changes in anterior segment morphology after laser peripheral iridotomy:an anterior segment optical coherence tomography study. Ophthalmology 2012;119:1383-7.

161. Boey PY,Singhal S,Perera SA,Aung T. Conventional and emerging treatments in the management of acute primary angle closure. Clin Ophthalmol 2012;6:417-24.

162. Ritch R. Argon laser peripheral iridoplasty:an overview. J Glaucoma 1992;1:206-13.

163. Shin DH. Argon laser iris photocoagulation to relieve acute angle-closure glaucoma. Am J Ophthalmol 1982;93:348-50.

164. Ritch R. Argon laser treatment for medically unresponsive attacks of angle-closure glaucoma. Am J Ophthalmol 1982;94:197-204.

165. Lai JS,Tham CC,Lam DS. Limited argon laser peripheral iridoplasty as immediate treatment for an acute attack of primary angle closure glaucoma:a preliminary study. Eye(Lond)1999;13(Pt 1):26-30.

166. Lam DS,Lai JS,Tham CC. Immediate argon laser peripheral iridoplasty as treatment for acute attack of primary angle-closure glaucoma:a preliminary study. Ophthalmology 1998;105:2231-6.

167. Tham CC,Lai JS,Lam DS. Immediate argon laser peripheral iridoplasty for acute attack of PACG(addendum to previous report). Ophthalmology 1999;106:1042-3.

168. Lam DS,Lai JS,Tham CC,et al. Argon laser peripheral iridoplasty versus conventional systemic medical therapy in treatment of acute primary angle-closure glaucoma :a prospective,randomized,controlled trial. Ophthalmology 2002;109:1591-6.

169. Lai JS,Tham CC,Lam DS. The efficacy and safety of combined phacoemulsification,intraocular lens implantation,and limited goniosynechialysis,followed by diode laser peripheral iridoplasty,in the treatment of cataract and chronic angle-closure glaucoma. J Glaucoma 2001;10:309-15.

170. Yang X,Su W,Wang M,et al. Effect of anterior chamber paracentesis on initial treatment of acute angle closure. Can J Ophthalmol 2013;48:553-8.

171. Aung T,Tow SL,Yap EY,et al. Trabeculectomy for acute primary angle closure. Ophthalmology 2000;107:1298-302.

172. Chen YH,Lu DW,Cheng JH,et al. Trabeculectomy in patients with primary angle-closure glaucoma. J Glaucoma 2009;18:679-83.

173. Wishart PK,Atkinson PL. Extracapsular cataract extraction and posterior chamber lens implantation in patients with primary chronic angle-closure glaucoma:effect on intraocular pressure control. Eye(Lond)1989;3(Pt 6):706-12.

174. Harasymowycz PJ,Papamatheakis DG,Ahmed I,et al. Phacoemulsification and goniosynechialysis in the management of unresponsive primary angle closure. J Glaucoma 2005;14:186-9.

175. Matsumura M,Ido W,Shirakam Y,Zoizumi K. Treatment of primary closed angle glaucoma with cataract by lysis of peripheral anterior synechiae and intraocular lens implantation. Jpn J Clin Ophthalmol 1991;45:1567-9.

176. Teekhasaenee C, Ritch R. Combined phacoemulsification and goniosynechialysis for uncontrolled chronic angle-closure glaucoma after acute angle-closure glaucoma. Ophthalmology 1999;106:669-74; discussion 674-5.

177. Tham CC, Kwong YY, Leung DY, et al. Phacoemulsification versus combined phacotrabeculectomy in medically uncontrolled chronic angle closure glaucoma with cataracts. Ophthalmology 2009;116:725-31.

178. Husain R, Gazzard G, Aung T, et al. Initial management of acute primary angle closure: a randomized trial comparing phacoemulsification with laser peripheral iridotomy. Ophthalmology 2012;119:2274-81.

179. Azuara-Blanco A, Burr JM, Cochran C, et al, Effectiveness in Angle-closure Glaucoma of Lens Extraction (EAGLE) Study Group. The effectiveness of early lens extraction with intraocular lens implantation for the treatment of primary angle-closure glaucoma (EAGLE): study protocol for a randomized controlled trial. Trials 2011;12:133.

180. Edwards RS. Behaviour of the fellow eye in acute angle-closure glaucoma. Br J Ophthalmol 1982;66:576-9.

181. Ang LP, Aung T, Chew PT. Acute primary angle closure in an Asian population: long-term outcome of the fellow eye after prophylactic laser peripheral iridotomy. Ophthalmology 2000;107:2092-6.

182. Snow JT. Value of prophylactic peripheral iridectomy on the second eye in angle-closure glaucoma. Trans Ophthalmol Soc U K 1977;97:189-91.

183. Ritch R, Tham CC, Lam DS. Long-term success of argon laser peripheral iridoplasty in the management of plateau iris syndrome. Ophthalmology 2004;111:104-8.

184. Ng WS, Ang GS, Azuara-Blanco A. Laser peripheral iridoplasty for angle-closure. Cochrane Database of Syst Rev 2012, Issue 2. Art. No.: CD006746. DOI: 10.1002/14651858.CD006746.pub3.

185. Department of Health & Human Services Centers for Medicare & Medicaid Services. Early refill edits on topical ophthalmic products [memorandum]. June 2, 2010. Available at: www.cms.gov/Medicare/Prescription-Drug-Coverage/ PrescriptionDrugCovContra/Downloads/MemoEarlyRefillOpth_060210.pdf. Accessed May 29, 2015.

186. American Academy of Ophthalmology Vision Rehabilitation Committee. Preferred Practice Pattern ®Guidelines. Vision Rehabilitation. San Francisco, CA: American Academy of Ophthalmology, 2013. Available at: www.aao.org/ppp.

187. Varma R, Lee PP, Goldberg I, Kotak S. An assessment of the health and economic burdens of glaucoma. Am J Ophthalmol 2011;152:515-22.

188. Ramulu P. Glaucoma and disability: which tasks are affected, and at what stage of disease? Curr Opin Ophthalmol 2009; 20:92-8.

189. Haymes SA, Leblanc RP, Nicolela MT, et al. Risk of falls and motor vehicle collisions in glaucoma. Invest Ophthalmol Vis Sci 2007;48:1149-55.

190. McKean-Cowdin R, Varma R, Wu J, et al. Severity of visual field loss and health-related quality of life. Am J Ophthalmol 2007; 143:1013-23.

191. Rein DB, Zhang P, Wirth KE, et al. The economic burden of major adult visual disorders in the United States. Arch Ophthalmol 2006;124:1754-60.

192. Kymes SM, Plotzke MR, Li JZ, et al. The increased cost of medical services for people diagnosed with primary open-angle glaucoma: a decision analytic approach. Am J Ophthalmol 2010;150:74-81.

193. Lee PP, Walt JG, Doyle JJ, et al. A multicenter, retrospective pilot study of resource use and costs associated with severity of disease in glaucoma. Arch Ophthalmol 2006;124:12-9.

194. Lindblom B, Nordmann JP, Sellem E, et al. A multicentre, retrospective study of resource utilization and costs associated with glaucoma management in France and Sweden. Acta Ophthalmol Scand 2006;84:74-83.

195. Poulsen PB, Buchholz P, Walt JG, et al. Cost-analysis of glaucoma-related blindness in Europe. International Congress Series 2005;1292:262-6.

196. Thygesen J, Aagren M, Arnavielle S, et al. Late-stage, primary open-angle glaucoma in Europe: social and health care maintenance costs and quality of life of patients from 4 countries. Curr Med Res Opin 2008;24:1763-70.

197. Quigley HA, Cassard SD, Gower EW, et al. The cost of glaucoma care provided to Medicare beneficiaries from 2002 to 2009. Ophthalmology 2013;120:2249-57.

198. Sloan FA, Brown DS, Carlisle ES, et al. Monitoring visual status: why patients do or do not comply with practice guidelines. Health Serv Res 2004;39:1429-48.

199. Wang F, Javitt JC, Tielsch JM. Racial variations in treatment for glaucoma and cataract among Medicare recipients. Ophthalmic Epidemiol 1997;4:89-100.

200. Coleman AL, Yu F, Rowe S. Visual field testing in glaucoma Medicare beneficiaries before surgery. Ophthalmology 2005;112: 401-6.

201. Devgan U, Yu F, Kim E, Coleman AL. Surgical undertreatment of glaucoma in black beneficiaries of medicare. Arch Ophthalmol 2000;118:253-6.

202. Stein JD,Talwar N,Laverne AM,et al. Racial disparities in the use of ancillary testing to evaluate individuals with open-angle glaucoma. Arch Ophthalmol 2012;130:1579-88.

美国眼科学会
P.O.Box 7424
San Francisco,CA 94120-7424
415.561.8500
原发性前房角关闭
2015 年

眼科临床指南

Preferred Practice Pattern®

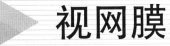 视网膜

眼科临床指南

Preferred Practice Pattern®

PREFERRED PRACTICE PATTERN®

    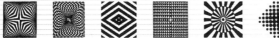

眼科临床指南

Preferred Practice Pattern®

年龄相关性黄斑变性

Age-Related Macular Degeneration

美国眼科学会

中华医学会眼科学分会

2017 年 6 月第三次编译

视网膜/玻璃体临床指南制订过程和参与者

视网膜/玻璃体临床指南专家委员会成员编写了年龄相关性黄斑变性临床指南(PPP)。PPP 专家委员会成员讨论和审阅了本册文件的历次稿件,集中开会两次,通过电子邮件进行了其他的讨论,达成了本册最后版本的共识。

视网膜/玻璃体临床指南专家委员会 2013—2014

Timothy W. Olsen,MD,共同主席

Ron A. Adelman,MD,MPH,MBA,FACS,视网膜学会代表

Christina J.Flaxel,MD

James C. Folk,MD,美国视网膜专科学会代表

Jose S. Pulido,MD,MS,黄斑学会代表

Carl D. Regillo,MD,FACS

Lesilie Hyman,PhD,方法学家

眼科临床指南编写委员会成员在 2014 年 3 月的会议期间审阅和讨论了本册文件。根据讨论和评论编制了本册文件。

眼科临床指南编写委员会 2014

Stephen D. McLeod,MD,主席

Robert S. Feder,MD,

Timothy W. Olsen,MD

Bruce E. Prum,Jr.,MD

C. Gail Summers,MD

Ruth D. Williams,MD

David C. Musch,PhD,MPH,方法学家

然后,年龄相关性黄斑变性 PPP 于 2014 年 6 月送给另外的内部和外部的专家组和专家进行审阅。要求所有返回评论的人员需要提供与工业界相关关系的公开声明,才能考虑他们的评论。视网膜/玻璃体 PPP 专家委员会成员审阅和讨论了这些评论,并确定了对本册指南的修改。

学会审阅者:

理事会委员会和秘书委员会

理事会

总顾问

眼科技术评估委员会视网膜/玻璃体专家委员会

眼科基础和临床科学教程第 10 分册分委员会

开业眼科医师教育顾问委员会

邀请的审阅者:

美国视网膜专科医师学会

加拿大眼科学会

中美洲视网膜和玻璃学会

欧洲视网膜专科医师学会

黄斑学会

国家眼科研究所

国家医学会

泛美视网膜玻璃体学会

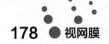

视网膜学会

泰国视网膜学会

Dennis P. Han

Jeffery S. Heier, MD

Andrew P. Schachat, MD

Russ N. Van Gelder, MD, PhD

有关经济关系的声明

为了遵从医学专科学会理事会有关与公司相互关系的法规(从网站 www.cmss.org/codeforinteractions. aspx 可查到),列出与工业界的相关关系如下。学会与工业界的行为关系遵从这一法规(见网站 http://one. aao.org/about-preferred-practice-patterns)。大部分(86%)视网膜/玻璃体临床指南专家委员会 2014—2015 的成员没有经济关系可供公开。

视网膜/玻璃体临床指南专家委员会 2013—2014

Ron A. Adelman,MD,MPH,MBA,FACS:无经济关系可公开

Christina J.Flaxel,MD:无经济关系可公开

James C. Folk,MD:无经济关系可公开

Lesilie Hyman,PhD:无经济关系可公开

Timothy W. Olsen,MD:无经济关系可公开

Jose S. Pulido,MD,MS:无经济关系可公开

Carl D. Regillo,MD,FACS:Alcon Laboratories,Inc,Allergan,Int.,Genentech,Inc.,Regeneron Pharmaceuticals,Inc.,ThromboGenics,Inc.-- 咨询/顾问

眼科临床指南编写委员会 2014

Robert S. Feder,MD:无经济关系可公开

Stephen D. McLeod,MD:无经济关系可公开

David C. Musch,PhD,MPH:无经济关系可公开

Timothy W. Olsen,MD:无经济关系可公开

Bruce E. Prum,Jr.,MD:无经济关系可公开

C. Gail Summers,MD:无经济关系可公开

Ruth D. Williams,MD:Allergan - 咨询/顾问

医疗质量秘书

Anne L. Coleman,MD,PhD:无经济关系可公开

美国眼科学会职员

Nicholas P. Emptage,MAE:无经济关系可公开

Susan Garratt:无经济关系可公开

Shannon Kealey,MLS:无经济关系可公开

Flora C. Lum,MD:无经济关系可公开

Doris Mizuiri:无经济关系可公开

2014 年 1 月至 8 月本册文件的其他审阅者与工业界相关关系的公开声明见网站 www.aao.org/ppp。

目 录

分级的方法和要点

《眼科临床指南》必须与临床密切相关和具有高度特异性,以便向临床医师提供有用的信息。当有证据支持诊治建议时,应当对所提出的每一项建议给予表明证据重要性的明确的等级。为了达到这一目标,采用了苏格兰院际指南网(Scottish Intercollegiate Guideline Network,[1] SIGN)及其建议的评定、制订和评估分级组(Grading of Recommendations Assessment,Development and Evaluation,[2] GRADE)的方法。GRADE是一种系统的方法,来对支持特殊的临床处理的问题的证据总体强度进行分级。采用 GRADE 的机构所括 SIGN、世界卫生组织、健康保健研究和政策局(Agency for Healthcare Research and Policy)以及美国医师学院(American College of Physicians)。[3]

◆ 用于形成诊治建议的所有研究都要逐项地将其证据强度进行分级,这一分级列于研究的引文中。

◆ 为了对研究进行逐项分级,采用了一种基于 SIGN[1] 的尺度。对研究进行逐项分级的证据的定义和水平如下述:

I++	高质量的随机对照试验(RCTs)的荟萃分析、系统回顾,或偏差危险度很低的 RTCs
I+	实施很好的 RCTs 的荟萃分析、系统回顾,或偏差危险度低的 RCTs
I–	RCTs 的荟萃分析、系统回顾,或偏差危险度高的 RCTs
II++	高质量的病例对照或队列研究的系统回顾 混杂和偏差危险度很低以及因果关系可能性高的高质量病例对照或队列研究
II+	混杂或偏差危险度低以及因果关系有中度可能的实施很好的病例对照或队列研究
II–	混杂或偏差危险度高以及具有非因果关系高度危险的病例对照或队列研究
III	非分析性研究(如病例报告、系列病例研究)

◆ 诊治的建议是基于证据的主体而形成的。以下是根据 GRADE[2] 来定义证据质量的分级:

高质量(GQ)	进一步研究不太可能改变估计作用的信赖度
中等质量(MQ)	进一步研究有可能对我们估计作用的信赖度产生重要的冲击,可能会改变这一估计
低质量(IQ)	进一步研究很可能对我们估计作用的信赖度产生重要的冲击,有可能改变这一估计 对作用的任何估计都是很不肯定的

◆ 以下是根据 GRADE[2] 来定义的诊治关键建议:

强烈的建议(SR)	用于期望的干预作用明显地大于不期望作用,或者没有不期望作用时
根据需要而使用的建议(DR)	用于协调平衡时不太肯定,这或者是因为证据的质量低,或者是因为证据提示的期望作用和不期望作用很相近

◆ 诊疗的关键发现和建议部分列出了由 PPP 专家委员会确定的对于视功能和生活质量的结果特别重要的要点。

◆ 在本册 PPP 中,应用上面所述的系统对所有建议进行了分级。对于特殊建议分级的确定见附录3。

◆ 为了更新本册 PPP,于 2013 年 6 月在 PubMed 和 Cochrane 资料库进行文献搜索,完整的文献搜索详细情况见 www.aao.org/ppp。

诊疗的关键发现和建议

虽然估计 80% 的 AMD 患者是非新生血管或萎缩性 AMD,但是新生血管性 AMD 差不多占 AMD 相关的中心视力严重丧失患者的 90%。

发生晚期 AMD 的主要危险因素包括年龄增大、种族和遗传因素。吸烟是主要的可改变的危险因素,在一些研究中它被一致地确定为危险因素。当劝说患有 AMD 或有发生 AMD 危险的患者时,要强烈地推荐中止吸烟。

对 10 项研究所做的荟萃分析发现应用阿司匹林与 AMD 发病的危险增加没有关联。因此,由医师指导应用阿司匹林的患者可以如同处方那样继续应用($II++,GQ,SR$)。

按照经典的 AREDS 和 AREDS2 试验,抗氧化维生素和矿物质补充剂应当考虑用于中度或晚期年龄相关性黄斑变性(AMD)患者($I++,GQ,DR$)。没有证据支持对轻于中度 AMD 的患者应用这些补充剂。

从经典的 AREDS 配方中以 AREDS2 试验中叶黄素 / 玉米黄素来替代 β- 胡萝卜素可以在吸烟者中减少发生肺癌的危险。

在新生血管性 AMD 患者中,早期发期和迅速治疗可以改善视力结果。以 AREDS2 补充剂进行治疗可以减少对侧眼进展为晚期 AMD 的可能。

在临床实践中,荧光素眼底血管造影和光相干断层扫描(OCT)是有用的诊断试验,来发现新的或复发的新生血管疾病的活动性和指导治疗。

应用泛抗血管内皮生长因子(VEGF)(如阿柏西普、贝伐单抗和雷珠单抗)是处理新生血管 AMD 的最有效的方法,代表了一线治疗($I++,GQ,SR$)。

玻璃体内注射抗 VEGF 治疗一般能够很好地耐受,很少与严重的不良事件,如感染性眼内炎或视网膜脱离相关联。提示出现注射后眼内炎或视网膜脱离的症状需要对患者进行快速评估(III,GQ,SR)。

前言

疾病定义

年龄相关性黄斑变性(AMD)是一种黄斑部疾病,具有下面一个或多个特点(了解特异性名词,请见词汇表):

◆ 至少存在中等大小的玻璃膜疣(直径为 63μm 或更大)

◆ 视网膜色素上皮(RPE)异常,如低色素或高色素增生

◆ 网状假性玻璃膜庞[4]

◆ 有下列特征性改变中的任何一项:RPE 的地图样萎缩、脉络膜新生血管(渗出性、湿性)、息肉状脉络膜血管病变或视网膜血管瘤样增生

在文献中,AMD 有几种分类方法。本册 PPP 采用年龄相关性眼病研究(AREDS)和新近的临床分类[5]来确定早期和中期 AMD,这是由于目前治疗 AMD 的建议是基于这种分类的。AREDS 是一个在 1992 年至 2006 年期间施行的前瞻性、多中心、随机的临床研究,设计用于评价年龄相关性白内障和 AMD 的自然病程和其危险因素,以及维生素和矿物质对于这两种疾病的治疗效果。

AREDS 对 AMD 的分类如下:[6]

◆ 无 AMD(AREDS 分类 1):表示 AREDS 中的对照组,它的特征是没有或者仅有很小的玻璃膜疣(直

径 <63μm)。

◆ 早期 AMD(AREDS 分类 2):其特征是同时存在多个小的玻璃膜疣,和少量中等大小的玻璃膜疣(直径为 63~124μm),或有 RPE 异常。

◆ 中期 AMD(AREDS 分类 3):其特征是存在下列特征中任何一项:
  ◆ 多个中等大小的玻璃膜疣
  ◆ 至少有一个大的玻璃膜疣(直径≥125μm)
  ◆ 地图样萎缩(边界清楚,常常为圆形或椭圆形,RPE 萎缩的区域尚未累及黄斑中心凹)

◆ 晚期 AMD(AREDS 分类 4):在一眼中(缺少其他原因的情况下)具有以下 1 个或几个特征:
  ◆ 累及黄斑中心凹的 RPE 地图样萎缩
  ◆ 有下列表现的新生血管黄斑病变
    ○ 脉络膜新生血管(CNV),定义为起源于脉络膜血管的病理性血管再生,通过 Bruch 膜的缺损区扩大
    ○ 视网膜神经上皮或 RPE 浆液性和(或)出血性脱离
    ○ 视网膜硬性渗出(由脉络膜血管的长期渗漏所导致的继发现象)
    ○ 视网膜下和 RPE 下纤维血管性增生
    ○ 盘状瘢痕(视网膜下纤维化)

参见本册词汇表中重要名词的定义。有关临床的详细情况可见于标准的教科书。[7,8]

患者群体

患者年龄通常在 50 岁或以上,可以有或没有视觉症状。在 50 岁以下的患者中出现与 AMD 相似的临床症状时,临床医师应当考虑其他遗传性黄斑营养不良的可能性。

临床目标

◆ 确定与 AMD 相关的具有视力下降危险的患者。
◆ 就有关疾病的相关知识、危险因素和预防措施,向患者和其家属进行宣教。
◆ 通过恰当的诊断、治疗和随诊检查,减少和逆转 AMD 患者的视力下降和功能的损伤。
◆ 帮助患者确定用于视功能康复的专业人员和资源。

背景

流行病学

年龄相关性黄斑变性是发达国家中严重的、不可逆的视力损伤的主要原因。[9-14]2004 年,检查了一个稍微扩大的年龄组,估计在美国约有 175 万年龄为 40 岁或以上的人至少有一只眼患有新生血管性 AMD 或地图样萎缩;730 万人被考虑具有高危特征,如一眼或双眼有大的玻璃膜疣(≥125 microns)。[13] 较早期的估计提示至少有一只眼受累于晚期 AMD 的 175 万人,将会在 2020 年增加到接近 300 万人,[13] 这是根据美国老龄化的人口资料推算的。[15] 这些预测很可能受到新生血管性 AMD 患者应用抗血管内皮生长因子(VEGF)的更加有效治疗的影响,也受到应用抗氧化维生素和锌而减缓疾病进展的影响。应用抗 VEGF 将有可能降低因新生血管性 AMD 而发生法律盲的发生率,理论上可以在 2 年内降低法律盲患病率达 70%。[16] 然而,对起初应用规律的抗 VEGF 药物治疗人群长期随诊研究提示,获得视力提高的人群在随后 7 年的随诊中有三分之二的人大部分丧失了这种作用。[17] 而且,在其他方面营养很好,并有中度 AMD 的人应用抗氧化维生素(如维生素 C、维生素 E)、叶黄素、玉米黄素和锌后显示出在 5 年内进展为更晚期 AMD 减少了 25% 左右。[6,18]

　　总的来说,估计在美国 46% 的年龄 40 岁以上的严重视力丧失(视力为 0.1 或以下)的原因是 AMD。[14] 虽然考虑 AMD 的发生是在 50 岁以上人群,但是流行病学文献中有关疾病发生年龄是不相同的。晚期 AMD 的病例发生于 40 岁和 50 岁时是很少见的,然而更早期的病变,应当是更晚期 AMD 的前驱,是可以在这一年龄段中发现的。因此,读者应当记住 AMD 是一个有早期也有晚期的疾病谱。虽然估计 80% 的 AMD 患者为非新生血管性或萎缩性的,[10] 但是新生血管性类型约占视力严重丧失(视力 0.1 或以下)的 AMD 的 90%。[19]

　　随着年龄增长,AMD 的患病率、发病率、病情进展程度以及大多数相关特征(如大玻璃膜疣)也会明显增加。AMD 的患病率有种族差异。[14,20-22] 在比欧坝眼病研究(Beaver Dam Eye Study)中,研究的人群主要是由白人男女组成,在年龄为 43~54 岁的人中 AMD(也称为年龄相关性黄斑病变)患病率小于 10%,但是在年龄为 75~85 岁的人中患病率则增加 3 倍以上。[9] 比欧坝眼病研究显示在 10 年期间进展到任何类型 AMD 的发生率,在 43~54 岁人群中为 4.2%,在年龄 75 岁及以上的人群中增加到 46%。[23] 比欧坝眼病研究还确定边界模糊的软性玻璃膜疣和色素异常也随着年龄的增长而增加,强烈提示它们会进展到更为晚期的 AMD。在洛杉矶拉丁美洲人眼病研究中,晚期 AMD 的患病率从 40~49 岁的 0% 增加到 80 岁及以上人中的 8.5%。[24] 受试者为西班牙人的亚利桑那州 Proyecto 视觉评估和研究发现晚期 AMD 的患病率从 50~59 岁人中的 0.1% 增加到 80 岁及以上人中的 4.3%。[25]

　　从巴巴多斯眼病研究(Barbados Eye Study)、[26] 巴尔的摩眼病研究(Baltimore Eye Study)[27] 和黄斑光凝研究(Macular Photocoagulation Study,MPS)[28] 中观察提示,在白人中晚期的 AMD 更为常见。动脉粥样硬化的多种族研究中发现也提示,新生血管性 AMD 在白人中比在非裔黑人中更为常见。[21] 在亚洲人群中,早期和晚期 AMD 的患病率有种族的变异,白人和亚洲裔人群比西班牙裔和非洲裔人群有更大的发病危险。[29-34]

危险因素

　　发生晚期 AMD 的主要危险因素是年龄增加、种族和遗传因素。虽然已经研究了一些可调控的危险因素,但是吸烟是一个能被多个研究一致证实的可调控的危险因素。[375-44] 重要的是必须认识到在观察性研究中所发现的分析危险因素的联系不应当解释为原因和作用。这样的一些联系没有必要转化为治疗建议,这是由于在这些研究中可能有多种尚未考虑到的混杂变量。

吸烟、高血压和心血管疾病

　　吸烟明显增加发生 AMD 的危险,而且似乎呈剂量相关性,这是因为疾病的相对危险与所吸烟的包数 - 年数的增加相关。[37,45] 停止吸烟与减少 AMD 进展的风险相关联;在那些不吸烟超过 20 年的人中发生 AMD 的风险与不吸烟的人相当。[37] 因此,当劝说患者时,应当强烈建议停止吸烟(I ++,GQ,SR),因为它代表了一个关键和重要的可调控的危险因素。一些病例对照研究和以人群为基础的研究调查了 AMD 与高血压和其他心血管疾病的相关性,所显示的结果存在着矛盾。[20,46-52]

抗氧化物水平

　　其他危险因素可能包括体内的抗氧化物水平低下。在确定血浆和饮食中维生素 C 和维生素 E、类胡萝卜素(如叶黄素、玉米黄素)等抗氧化物和锌的水平低下是否是 AMD 发病危险因素中,从观察性研究中获得的资料并不一致。[53-59] AREDS 最初的结果表明口服高剂量的抗氧化维生素(维生素 C、E 和 β 胡萝卜素)和锌补充物可以使对侧眼中度或晚期 AMD 进展为晚期 AMD 的风险减少 25%。[60] 然而,应当避免高于 AREDS 水平的另外的维生素 E 补充物。[61] AREDS2 中得到的结果支持以新的 ARDES 2 补充物叶黄素 / 玉米黄素来代替 β 胡萝卜素(ARDES 原先的处方)。[18] 而且,去除 β 胡萝卜素成分可能减少叶黄素 / 玉米黄素的竞争性吸收。重要的是,去除 β 胡萝卜素也可以降低吸烟者中的病死率,在这些吸烟者中已经观察到与应用补充的 β 胡萝卜素相关的肺癌高发病率。[18] 最后,AREDS2 显示减少锌的剂量(从 80mg 改为 25mg)或加用 Ω-3 多不饱和脂肪酸补充物(二十二碳六烯酸[DHA]和二十碳五烯酸[EPA])对 AMD

的进展没有作用。[18]

饮食

几项研究证实了饮食中脂肪也和晚期 AMD 有关。[38,62-67] 与有关心血管疾病危险因素的报道相似，一些以人群为基础的研究表明，降低 AMD 的发病危险与食用富含 Ω-3 长链多不饱和脂肪酸的食物，如鱼相关。[38,66-69] 在原先 ARDES 研究人群 1837 名具有中等度进展危险的患者中进行巢式队列研究，那些报告摄入较高 Ω-3（注意这不是补充剂的形式）的参与者在 12 年后发生晚期 AMD 的可能减少了 30%。[67] 发现在大量进食饱和脂肪酸和胆固醇的人，以及高体重指数（high mass index）的人发生 AMD 的危险性增加。[42] 尽管存在着这种饮食上的关联，但是 ARDES2 没有能够显示出应用试验所用的剂量的 DHA 和 EPA 作为口服补充剂有什么益处，而这两者都是 Ω-3 多不饱和脂肪酸。[18]

阿司匹林

近来的观察性研究指出应用阿司匹林与 AMD 之间的可能联系。比欧坝眼病研究两次报告了应用阿司匹林每周至少 2 次，持续 10 年的患者的晚期黄斑变性的发病率，并与没用服用阿司匹林的人相比较。[70] 其他的研究已经显示出阿司匹林对于发生 AMD 的潜在的保护作用。[71] 在一项对 10 个研究所做的荟萃分析中，包括了 171 000 名患者，发现服用阿司匹林与 AMD 的危险增加没有关联。[72] 在考虑到服用阿司匹林的人和 AMD 的所有信息之后，目前最好的做法是对于医师已经给予阿司匹林的患者，可以继续服用已经给予的阿司匹林治疗（Ⅱ++, GQ, SR）。

遗传因素

分子遗传学的研究和流行病学研究已经确定了 AMD 中的一些遗传因素。[73-79] 发表于 2005 年的几个研究确定了补体因子 H（complement factor H, CFH）Y40211 多态性和发生 AMD 的较高危险间存在着关联。[80-85]

CFH 基因产物通过与 C3b 因子的结合，涉及补体系统的调节。这种特异性的补体因子代表了固有的免疫系统（与适应性免疫系统相对）的一个关键的调节物。作为在 C3b 位点改变的结果所发生的调节的变化会导致对替代的补体通路的缺陷性调节，导致由膜攻击复合体调节的宿主细胞炎症性上调。纯合子为 CFH 的 Y402H 危险等位基因的患者发生 AMD 的风险增加 7.4 倍。*CFH* 基因位于 1 号染色体，在多个家庭的研究中位于与 AMD 相关联的区域。[80] 一些研究报告 CFH 变种（纯合子的人）与能进展至晚期 AMD 危险的其他因子之间的联系，与缺乏这些决定因素的非携带者形成明显对照。[86,97] 其他与异常的补体变异和 AMD 进展的相关因素包括红细胞沉降率的增加、血清 C 反应蛋白的增加和吸烟。这样的研究支持了 AMD 进展的联合病理机制，包括环境因素、遗传和炎症的相互作用。

ARMS2/HtrA1 基因是处于紧密连锁不平衡状态，而且，它们也都与 AMD 有很强的关联。[88-90] 解释这种关联的确切机制还没有清楚地确定。[91] 其他建议的与 AMD 关联的遗传变体包括在肝脂酶（*LIPC*）基因上的变体 92 和在 toll 样受体 3（*TLR3*）基因上的 rs3775291 变体。[93,94] 基因和其他危险因素的联合可能使一个人处于不同的 AMD 危险之中，而不是任何一个变体孤立地起作用。[95] 近来采用基因组的研究已经确定了 19 个位点（$P<5 \times 10^{-8}$），其中 7 个是新叙述的。[96]

年龄相关性黄斑变性具有相似显型的复杂遗传背景。许多遗传关联已被确定，一些是保护作用的，一些是与疾病的进展相关联的，其他已被报告的基因尚未被证实，需要进一步研究。

2013 年，几位著者基于 AREDS 子集的事后分析，建议将对营养补充最受益的人的遗传选择用于指导治疗。因此，著者们建议应用个人的遗传学试验的方法来指导 AMD 的治疗。[97,98]

包括另外 526 名 AREDS 受试者的 AREDS 人群分析得出的结论是遗传学试验在这组人群中处理营养补充中没有提供益处。[99-101]

统计学专家发现所用的支持遗传学试验的资料分析中存在一些偏差，主要基于事后分析的方法学的应用。[102]

一项或多项前瞻性设计的临床试验将需要显示出在 AMD 中遗传学试验的价值。因此,遗传学试验的常规应用没有被现有的文献所支持,现在并不推荐这种试验(Ⅲ,IQ,DR)。

其他危险因素

其他的危险因素包括男性中的腰臀比增加。这一比值已被显示可在男性中增加早期和晚期 AMD 的危险。[103] 炎症的标记物,如 C 反应蛋白可能与 AMD 进展的较高危险相关联。[104~106] 在不同的研究中已经考虑到但还没有得出结论的其他可能的因素包括激素状态[107~111]、阳光的暴露[112~114]、酒精的饮用[115~1117] 和维生素 B 和维生素 D 的状态。[118,119]

自然病史

早期 AMD

如同 AREDS 所定义的那样,早期 AMD(分类 2)的特点是黄斑区有小玻璃膜疣(<63μm),少量中等大小的玻璃膜疣(63~125μm),和(或)在黄斑部有轻度可发现的或没有色素上皮异常。这一期患者在今后 5 年内双眼中任何一眼进展为晚期 AMD 的危险较低。[6] 新近,从 AREDS 研究中对大约 85% 最初募集的患者随诊 10 年的资料已经报告。[120] 在这一组基线时有小玻璃膜疣或无玻璃膜疣的试验组中,在 10 年间大约 15% 的人发生了大玻璃膜疣。

中期 AMD

在临床上更加严格地区分中期 AMD(分类 3),这是由于它将一个人置于进展到更晚期 AMD 的危险之中。由 AREDS 所定义的中期 AMD 是指患者一眼或双眼有广泛的中等大小的玻璃膜疣(63~124μm),或有一个或多个更大的玻璃膜疣(直径≥125μm)。根据最初的 AREDS,这组患者在 5 年内进展为晚期 AMD 的危险为 18%。然而,在单眼有大玻璃膜疣患者中,5 年内发展为晚期 AMD 的危险率为 6.3%;而双眼均有大玻璃膜疣患者中,5 年的进展率是 26%。[6,121] 在 AREDS10 年的随诊中,在基线时一眼有中等大小的玻璃膜疣的患者中 37% 的人产生大玻璃膜疣,在基线时双眼均有中等大小玻璃膜疣的患者中 71% 的人发生大玻璃膜疣。[120] 当在基线时有大等大小的玻璃膜疣时,在 10 年中 14% 的人进展为晚期 AMD。

2005 年,制订了简单的严重程度分级,来评估 AMD 进展的危险,这是基于两个主要的眼科学特征:1 个或多个大玻璃膜疣(≥125μm)和存在色素改变。[122] 当一个人有两只受累眼时,可分为 0~4 分的五个级别(在每只眼中存在一个因素为 1 分)。下列的得分(简单的严重程度)可使临床医师就患者今后 5 年左右时间内发生晚期 AMD 的危险与患者进行交流:4 分为 45%,3 分为 26%,2 分为 9%,1 分为 4%,0 分为 0.5%。今后 10 年的危险则分别为 71%、53%、28%、8% 和 1.5%。[120]

当应用这一严重程度分级时,对于没有大玻璃膜疣的人来说,双眼有中等大小玻璃膜疣计为 1 个危险因素。一只眼有晚期 AMD 计为 2 个危险因素。通常这些眼也有大玻璃膜疣和 RPE 色素紊乱;它们也可以考虑为有 4 个危险因素,计 4 分,属于所有 AMD 患者中最高水平的危险(5 年中为 50%,10 年中为 71%)。有趣的是,在线 AMD 危险程度计算器包括了原型(上面叙述的简单危险程度分级)和人口学信息(年龄、吸烟和 AMD 家族史),具有非常好的标度和总体性能,而加上特异的遗传学分析后对 9~10 年的晚期 AMD 发生趋势没有增加什么信息。

网状假性玻璃膜疣(也称为视网膜下玻璃膜样沉着物)可能会被低估。应用眼底自发荧光、红外反射法和(或)谱域光相干断层扫描(SD-OCT)可以很好对其进行影像学检查(Ⅲ,MQ,DR),它们似乎代表了一个有意义的与地图样萎缩进展相关的危险因素。[124~129](见词汇表)

晚期 AMD

由 ARDES 所定义的晚期 AMD(分类 4)是指患者的新生血管性 AMD 或地图样萎缩已累及黄斑中心凹。在所有分类 4 的患者中,一眼的视力通常已经受到影响。在比欧坝眼病研究中,大约 22% 的对侧眼在 5

年内发展为累及黄斑中心凹的新生血管改变或地图样萎缩。[130] 在 AREDS 中,对于一眼有晚期 AMD 的患者,另一眼在 5 年内进展为晚期 AMD 的危险为 35%~50%,大部分决定于较好眼的表现型。[122] 在黄斑下手术试验(Submacular Surgery Trial,SST)中,再次证实这些发现,进一步强调了简单危险分级的价值。[131]

中央地图样萎缩的表现型,是非新生血管性 AMD 的一种晚期类型,可由一个或多个边界清楚的 RPE 和(或)脉络膜毛细血管萎缩区所组成。玻璃膜疣和其他的色素异常围绕着萎缩区。地图样萎缩的患者与新生血管型患者相比,较少也较慢发生严重的视力丧失。然而,累及黄斑中心凹的地图样萎缩导致视力严重下降者占所有与 AMD 相关的视力下降至 0.1 或以下患者的 10%。[132] 地图样萎缩但没有累及中心凹的患者通常有相对较好的远视力,但做近距离工作的能力,如阅读能力很差。[132] 已有报告,在 2 年观察期中 50% 的地图样萎缩的患者视力进行性下降到视角扩大 2 倍。[132] 也能发生脉络膜新生血管。

根据血管造影的特点,新生血管性 AMD 可分为典型型、隐匿型、典型型为主、较少典型型或者混合型的病变(见词汇表)。可以发生神经视网膜或 RPE 的浆液性和(或)出血性脱离;和(或)为不同程度隆起的、纤维血管化盘状瘢痕。

在 MPS 研究中,具有 CNV 的 AMD 是基于荧光素眼底血管造影的结果来进行分类的。典型的 CNV(Gass 2 型膜)在荧光素眼底血管造影的早期是一个边界清晰的高荧光区,在晚期的荧光素血管造影片上表现为染料进行性地渗漏进入神经视网膜下空间。隐匿型 CNV(Gass 1 型膜)的特征是纤维血管性色素上皮脱离(PED),或者有不能确定来源的渗漏。纤维血管性 PED 是 RPE 不规则地隆起,并在造影早期伴有斑点状、颗状点高荧光区,或者甚至有低荧光区,在造影晚期有进行性的渗漏。伴有不明来源的晚期渗漏的隐匿性病变是不隆起的,然而表现出晚期渗漏的相似类型(通常在 1 分钟后)。新生血管性 AMD 的其他临床亚型或特征包括下列各项:

- 视网膜 PED
- 特发性息肉样脉络膜病变,[133,134] 在有橘红色息肉样病变的患者中,特别是在非洲裔和亚洲裔的患者中要怀疑这种病变。这种病变常常位于周边部。吲哚青绿血管造影(ICG)在证实诊断时常常是有用的
- 视网膜血管瘤样增生 [135]

治疗的理由

前瞻性随机对照临床试验支持应用抗氧化维生素和矿物质补充物来延缓向较晚期的 AMD 进展,玻璃体内注射抗血管内皮生长因子(VEGF)药物、光动力治疗(PDT)和激光光凝术来治疗(见词汇表)。现在,尚无证实的疗法来预防和治疗地图样萎缩。

治疗的方法

早期 AMD

联合使用抗氧化性维生素和矿物质组没有能减少早期 AMD 向着中期 AMD 进展,也没有足够的把握度来评价这种联合治疗是否对于进展到更晚期的 AMD 起作用。因此,没有明确证据支持使用这些补充药物来治疗轻于中期 AMD 的患者($I++,GQ,DR$)。早期 AMD 患者(AREDS 分类 2)中,在 5 年内只有 1.3% 的受试者进展成为晚期 AMD。

中期 AMD

最初的 AREDS 应用析因设计将 4757 名参与者随机地分入抗氧化维生素、锌、抗氧化维生素和矿物质(锌和铜)联合组或安慰剂组中,平均随诊 6 年。[6] 其中 3640 参与者募集到 AMD 研究中。在 AREDS 中,评估了维生素 C(500mg)、维生素 E(400 IU)、β 胡萝卜素(15mg)、锌(氧化锌 80mg)和铜(氧化铜 2mg,来减少锌产生的铜缺乏性贫血)的日剂量的作用。在 AREDS2 中,对于以叶黄素(10mg)和玉米黄素(2mg)代

替 β 胡萝卜素,连同氧化锌的较低剂量(25mg)($I++,GQ,DR$)的作用进行了探索(表 1)。

表 1 用于年龄相关性眼病研究 2(AREDS 2)的抗氧化维生素和矿物质补充物

补充物	每日用量*	补充物	每日用量*
维生素 C	500mg	氧化锌	80mg 或 25mg
维生素 E	400 IU	氧化铜	2mg
叶黄素 / 玉米黄素	10mg/2mg		

AREDS2 = 年龄相关性眼病研究 2

资料来源:The Age-Related Eye Disease Study 2(RREDS2)Research Group. Lutin/zeaxanthin for the treatment of age-related cataract:AREDS2 randomized trial report 4. JAMA Ophthalmol 2013;131;843-50.

* 这些剂量没有在商售的可利用的维生素 / 矿物质补充剂中列出,这是因为美国食品药品管理局的药品标识规定的改变,要求剂量必须反映出在储藏期末可利用的量。

AREDS2 是一项多中心、随机双盲安慰剂对照的 3 期研究,采用 2×2 析因设计。[136] AREDS2 募集了 4203 名双眼有大玻璃膜疣或者一眼有大玻璃疣而另眼为晚期 AMD 的受试者。如同最初的 AREDS 所确定的那样,[137] 这一人群代表了进展到更为晚期病变的高危人群组。受试者随机地接受叶黄素和玉米黄素、Ω-3 补充剂,或采用原先的配方。第二次随机分为 4 组,包括去除 β 胡萝卜素,低剂量锌(25mg)或两者。AREDS2 最后的结果支持以叶黄素(10mg)和玉米黄素(2mg)代替 β 胡萝卜素的建议。

在最初的 AREDS 和 AREDS2 中,从抗氧化维生素和矿物质补充剂中获益的受试者是中期 AMD 或单眼晚期 AMD 患者。对于单眼或双眼有广泛的中等大小的玻璃膜疣,或至少一只眼有一个或更多的大玻璃膜疣,在一只眼中有非黄斑中心凹下的地图样萎缩,或单眼晚期 AMD(如黄斑中心凹下地图样萎缩或 CNV)的受试者,他们接受抗氧化维生素、锌和铜联合治疗后,在 5 年内发展成为晚期 AMD 的概率下降了 25%。接受联合治疗后,视力丧失 3 行或更多(即视角增加 2 倍)的危险性也下降了 19%。虽然单独服用锌或抗氧化剂都可以延缓病情进展,但在统计学上既可以降低晚期 AMD 的发展,又可以阻止视力下降的是抗氧化维生素和矿物质的联合治疗(表 2)。

表 2 最初 AREDS 中发生晚期 AMD 和视力丧失的结果总结

	抗氧化维生素和锌	单独使用锌	单独使用抗氧化维生素
降低发生晚期 AMD 的相对危险性	25%	21%	17%
降低视力丧失(3 行或更多)的相对危险性	19%	11%	10%

AMD = 年龄相关性黄斑变性;AREDS = 年龄相关性眼病研究

资料来源:The Age-Related Eye Disease Study Research Group. A randomized,placebo-controlled,clinical trial of high-dose supplementation with vitamins C and E,beta carotene,and zinc for age-related macular degeneration and vision loss:AREDS report number 8. Arch Ophthalmol 2001; 119:1417-36.

营养补充物的不良反应的荟萃分析报告,因服用维生素 A、β 胡萝卜素和维生素 E 补充物后死亡的危险增加(分别为 16%,7%,4%),但服用维生素 C 的则没有。[138] 其他研究者对这一荟萃分析的方法学提出了担心;他们的担心包括在分析中可能的偏倚,这是由于他们在亚组分析的结果解释中删除了没有死亡和那些看起来缺少生物学解释的临床试验。[139~141] 在荟萃分析中的一些研究所用的抗氧化剂剂量远大于在 AREDS 中所用的量,它们没有发现与高剂量的抗氧化剂补充物相关的不良反应。[142] 更大的担心是,两个研究报告了在吸烟很多的人中和应用 β 胡萝卜素补充物来预防肺癌的患者中死亡发生率增加。[143~144]

AREDS2 研究结果显示在病情进展的高危患者中,应用最初 AREDS 配方的补充物与其他修改的每种配方对于 AMD 的进展情况没有统计学意义的差别。如同前述,另加 Ω-3 补充物(DHA 和 EPA)并没有进一步的益处。亚组分析表明,对于那些摄入叶黄素和玉米黄素在最低四分位的人来说,补充叶黄素和玉米黄素具有保护作用(95%CI,0.59~0.94,P= 0.01)。因为在应用叶黄素和玉米黄素时同时应用 β 胡萝卜素的人会减少营养物质的吸收(可以由于类胡萝卜素的竞争性吸收),加上在 β 胡萝卜素组中所见到的肺癌的高发病率(在叶黄素和玉米黄素组中没有看到),著者得出的结论是所有的证据表明在补充剂中叶黄素和玉米黄素是 β 胡萝卜素的恰当的替代物。[136] 最后,没有显示出锌的水平(25mg)降低对于病情进展产生有害的作用。[136]

新生血管性 AMD

随着 2004 年引入 VEGF 抑制剂哌加他尼钠(Macugen®,Eyetech,Inc.,Cedar Knolls,NJ),说明书外用药的贝伐单抗(Avastin®,Genetech,Inc.,South San Francisco,CA) 在 2005 年,雷珠单抗(Lucentis,Genentech,Inc.,South San Francisco,CA) 在 2006 年 6 月,阿柏西普(Eylea™,Regeneron Pharmaceuticals,Inc.,Tarrytown,NY)在 2011 年也面世,使得新生血管性 AMD 已经有了更有效的治疗。与其他治疗方法相比,应用 VEGF 抑制剂具有提高视力和改善解剖结构的结果。抗 VEGF 治疗已经成为治疗和稳定大多数新生血管性 AMD 病例的一线治疗方法($I++,GQ,SR$)。[145]

阿柏西普是一种泛 -VEGF-A 和胎盘生长因子(PDF)阻滞剂,已由美国食品药品管理局(FDA)批准,在一对一的Ⅲ期 VEGF Trap-Eye:治疗湿性 AMD 的有效性和安全性(VIEW)的试验中,已有资料表明其作用等于(即不低于)雷珠单抗的作用。[146] 在这些关键的研究中,现在批准的阿柏西普 2mg 剂量是每 4 周玻璃体内注射 1 次,在 3 次每月注射后改为每 8 周注射 1 次。在第一年中,两个研究组的有效性不低于雷珠单抗 0.5mg 每 4 周注射 1 次。

贝伐单抗是一种全长的单克隆抗体,可与所有亚型的 VEGF 相结合。FDA 已经批准其静脉注射治疗转移性结肠直肠癌、转移性乳腺癌和非小细胞的肺癌。在 FDA 批准雷珠单抗之前,首先研究了贝伐单抗全身静脉注射治疗 AMD,然后研究其玻璃体腔内注射。[147,148] 因为初步的报告显示其有较好的效果,眼科医师开始采取说明书外应用玻璃体内注贝伐单抗治疗脉络膜新生血管。比较性试验和非对照的系列病例研究报告在玻璃体内注射贝伐单抗后出现视力提高和光相干断层扫描检查发现的视网膜厚度下降。[149~155] 有关玻璃体腔内注射贝伐单抗的益处和风险以及说明书外应用的知情同意的信息是可以获得的。[156]

基于三个双盲随机对照的临床试验的结果,玻璃体内注射的雷珠单抗(0.5mg)已由 FDA 批准用于治疗各种亚型的新生血管性 AMD。[157,158] 雷珠单抗是一种重组的人源化免疫球蛋白 G1κ 同型治疗性抗体片断,开发其用于眼内治疗。雷珠单抗能结合和抑制所有人 VEGF -A 同型的生物活性。

AMD 治疗的比较试验(Comparison of AMD Treatment Trials,CATT)是一个多中心的临床试验,来比较雷珠单抗和贝伐单抗治疗的相对安全性和有效性,以及减少剂量的用药安排(按需要,PRN)是否与固定的每月 1 次注射同样有效。在试验 1 年时,CATT 研究发现每月 1 次注射雷珠单抗和贝伐单抗对于改善视力的作用是相等的。[152] 雷珠单抗按需注射在提高视力方面的作用不低于每月固定注射的用药安排。进一步 2 年的随诊结果表明这两种药物在有效性和安全性方面仍然有可以比较的结果,但是按需注射组在 1 年结束时维持视力增加的结果方面不像每 2 个月固定注射组那么好,特别是在贝伐单抗按需注射组中。[159] 相似的结果也见于在英国施行的连续 2 年的 VEGF 抑制剂治疗年龄相关性脉络膜新生血管试验(IVAN)。[160,161](见词汇表)目前,没有看出雷珠单抗和贝伐单抗在有效性方面有显著的差异。CATT 和 IVAN 研究中有关全身安全性的资料还不能得出结论。

哌加他尼钠是一种选择性 VEGF 阻滞剂,只能与 VEGF-A 的 165 同型体相结合。它是第一个可用于治疗新生血管性 AMD 的抗 VEGF 药物。哌加他尼钠是由 FDA 批准,用于治疗新生血管性 AMD 的各种亚型,推荐剂量为 0.3mg,每 6 周一次,注入玻璃体腔内。这些建议是基于两个双盲随机对照临床试验的结果 [162](见表 3)。和现在可以应用的其他抗 VEGF 药物(雷珠单抗、阿柏西普和贝伐单抗)不同,哌加他尼钠的治疗在新发生的新生血管 AMD 患者中一般来说不能提高视力,现在在临床中已经很少应用。

在发表非对照的系列病例研究的结果之后,已经施行了随机临床试验来研究玻璃体内注射糖皮质激素作为辅助治疗和(或)抗 VEGF 药物 与维替泊芬光动力疗法的不同方式的联合治疗。[163~165] 然而,现在的资料不支持应用联合治疗,特别是发生与应用糖皮质激素相关联的青光眼和白内障长期的不良反应。

表 3　治疗黄斑中心凹下 CNV 的随机对照临床试验的治疗效果

研究名称	患者数量	患者特征	治疗时期和频率	治疗眼		未治疗眼		入选后年数
				视力丧失 15 个字母或以上 *	视力增加 15 个字母或以上 *	视力丧失 15 个字母或以上 *	视力增加 15 个字母或以上 *	
ANCHOR（雷珠单抗注射）[158]	423	平均年龄 77 岁；BCVA 为 0.5~0.0625；总的病变大小 ≤5400μm；未曾进行过有可能使临床治疗的评价变得复杂的治疗（包括维替泊芬治疗）；以典型型为主的 CNV 病变	每月注射雷珠单抗一次，持续 2 年	10%（0.5mg）	41%（0.5mg）	不适用（所有患者都接受了治疗）		2
			在 0 天时给予维替泊芬治疗，然后根据 FA 判断需要时在第 3,6,9 或 12 个月治疗	66%	6%			
MARINA（雷珠单抗注射）[157]	716	平均年龄 77 岁；BCVA 0.5~0.0625；原发性或复发性 CNV；少量典型型或隐匿型并且无典型型 CNV 病变；疾病最近似有进展	每月 1 次注射，持续 2 年	10%（0.5mg）	33%（0.5 mg）	47%	4%	2
VIEW 1 和 2（阿柏西普注射）[148]	2419	平均年龄 76 岁；BCVA 0.5~0.0625；原发性、活动性（或中心旁）CNV，CNV 总面积（典型型加上隐匿型）≥ 总病变面积的 50%；病变的任何亚型	阿柏西普 0.5mmg，每 4 周 1 次，共 4 次，×4	4%	30%	NA（所有患者接受治疗）		1
			阿柏西普 0.2mg，每 4 周 1 次	5%	34%			
			阿柏西普 0.2mg，每 4 周 1 次，×3，然后每 8 周 1 次	4%	31%			
			雷珠单抗 0.5mg，每 4 周 1 次	6%	33%			
CATT（贝伐单抗与雷珠单抗注射）[152]	1208	平均年龄 79 岁；BCVA 0.5~0.0625；未治疗的活动性 CNV，在中心凹下有 CNV，液体或出血	雷珠单抗 0.5mg，每 4 周 1 次	6%	34%	NA（所有患者接受治疗）		1
			贝伐单抗 1.25mg，每 4 周 1 次	6%	31%			
			雷珠单抗 9.5mg，按需注射	5%	25%			
			贝伐单抗 1.25mg，按需注射	9%	28%			

续表

研究名称	患者数量	患者特征	治疗时期和频率	治疗眼	未治疗眼	入选后年数
VISION (哌加他尼钠注射)[162]‡	590	≥50岁;BCVA为0.5~0.625;中心凹下CNV,总病变面积≤12视盘面积;IOP≤23mmHg	每6周注射1次,共54周(总共9次治疗);然后再次随机分组,每6周注射1次,直至96周(总共8次注射)	45% 10%	59% 4%	2
TAP (维替泊芬光动力治疗)[174]	609	平均年龄75岁;BCVA0.55~0.625;典型型CNV或隐匿型CNV,如果其病变的总面积>50%	在首次治疗后21个月的随诊中,根据FA的发现可以考虑每3个月再次治疗	47% 41%†	62% 69%†	2

ANCHOR = 抗 VEGF 抗体治疗年龄相关性黄斑变性中典型型为主的 CNV;BCVA = 最好矫正视力;CNV = 脉络膜新生血管;FA = 荧光素眼底血管造影;CATT = 年龄相关性黄斑变性治疗比较试验;MARINA = 抗 VEGF 抗体雷珠单抗治疗新生血管性 AMD 中少量典型型/隐匿型 CNV 试验;NA = 不适用;PDT = 光动力疗法;TAP = 以光动力疗法治疗法治疗年龄相关性黄斑变性的研究;VIEW = VEGF Trap-Eye:在湿性 AMD 中有效性和安全性研究;VISION = 在眼部新生血管中 VEGF 抑制的研究

* 定义为视角型为主。

† 典型型为主。

‡ 对以前或正在进行 PDT 研究的患者给予哌加他尼钠注射。

DENALI 和 MONT BLANC 研究(联合雷珠单抗和维替泊芬光动力疗法与单用雷珠单抗治疗相比较)在新近发生的新生血管性 AMD 患者中没有显示出抗 VEGF 治疗加上光动力疗法有明显的益处。[166,167](见词汇表)然而,EVEREST 研究显示出在新生血管 AMD 的一种变异息肉状脉络膜血管病变的眼中,与单用抗 VEGF 治疗相比,在联合治疗组中只需要加用少数几次的抗 VEGF 药物注射。[168]

中心凹下 CNV

除了玻璃体腔内注射 VEGF 抑制剂外,维替泊芬光动力疗法和致热性激光光凝是批准的治疗黄斑中心凹下病变的选择。现在的实践支持在新诊断的新生血管性 AMD 患者中单用抗 VEGF 治疗,建议的其他治疗已经很少应用,但是在没有反应的病例中仍旧应用。维替泊芬光动力疗法已被 FDA 批准,治疗典型型为主的新生血管性 AMD;治疗试验的结果在表 3 中有所叙述。在 MPS(20 世纪 90 年代的早期)中,研究了致热性激光光凝治疗 CNV 的效果,这是一项随机对照多中心研究。[169~172]在 MPS 应用热激光直接治疗的中心凹下病变的眼中,[171]结果是差的,不能与现在的抗 VEGF 能够提高视力的益处相比较。因此,不再建议应用热激光光凝来治疗中心凹下新生血管。

表 3(在这部分的最后)总结了维替泊芬光动力疗法和 VEGF 抑制剂治疗黄斑中心凹下 CNV 的随机对照临床试验的发现。在这些研究中受试者入选的标准是不同的,可能会造成治疗队列之间的差别。

中心凹旁 CNV

虽然随机对照试验没有常规地包括中心凹旁 CNV 患者,但是许多临床医师根据现在的临床试验所得的资料进行推断,认为玻璃体内注射抗 VEGF 药物是中心凹旁病变的首选治疗方法。

对边界清晰的中心凹旁 CNV 病变的治疗总的来说获得了很小的治疗益处。[172]无论如何治疗,大多数这些病变将会复发,并假定其中许多人符合复发的中心凹下 CNV 病变再次以玻璃体腔内注射抗 VEGF 药物(说明书外使用)或以维替泊芬进行光动力治疗的条件。

在 MPS 中,对划界的中心凹旁 CNV 病变进行治疗(激光治疗)总的来说只得到很小的益处。[172]5 年内病情持续存在(激光光凝后 6 周内 CNV 仍然存在渗漏)率和复发(激光光凝治疗 6 周后 CNV 发生渗漏)率很高(80%)。在 5 年随诊之后,52% 的治疗中心凹旁病变的眼进展到视力丧失 30 个或以上字母(视角扩大 4 倍),而与此相比未治疗眼中则为 61%。[172]

因此,大多数以前应用激光光凝治疗的中心凹旁的病变现在改用抗 VEGF 药物(Ⅲ,GQ,SR)。也可以考虑中心凹旁病变的患者适合于说明书外用药的维替泊芬光动力疗法(Ⅲ,GQ,DR)。

中心凹外 CNV

致热性激光治疗 MPS 所确定的中心凹外和周边部 CNV 病变眼仍有一定作用。[169,173]虽然对划界的中心凹外 CNV 病变进行激光光凝治疗可以在治疗的头 2 年中导致严重视力下降的风险有实质性地减少,但是在 50% 的眼中病变会复发或持续存在,因此在随后的 3 年随诊中这种益处会减少。[169]在 5 年随诊之后,48% 的中心凹外病变的治疗眼进展到视力丧失 30 个或以上的字母(视角增加 4 倍),而与此相比,未治疗眼中则为 62%。[169]历史性资料对于认识现在的实践模式是重要的,因为没有一个抗 VEGF 和光动力疗法的试验中包括了中心凹外病变。临床医师已经将治疗中心凹下病变中所看到的戏剧性的改善的治疗方法沿用到中心凹外 CNV。目前的趋势是应用抗 VEGF 药物要好于激光光凝(Ⅲ,GQ,SR)。激光光凝治疗中心凹外病变仍然是不常应用的,然而是一个合理的治疗(Ⅲ,MQ,DR)。目前的治疗还没有足够的资料显示出临床效果的情况包括放射治疗、针刺、电刺激、黄斑转位手术,以及在施行维替泊芬光动力疗法时以玻璃体内注射糖皮质激素作为辅助治疗。因此,现在不建议应用这些疗法(Ⅲ,MQ,SR)。

诊治过程

患者治疗效果的标准

判断患者治疗效果的标准是逆转或最大限度地减少患者视功能的丧失,以及提高视功能。

诊断

对具有提示为 AMD 症状和体征的患者所进行的初始检查应当包括成人综合眼部检查所有的内容,[175]特别要注意和 AMD 相关的方面($II++,GQ,SR$)。

病史

初次的病史询问应当包括下列内容:

◆ 症状[176]
   ◆ 视物变形($II-,GQ,SR$)
   ◆ 视力下降($II-,GQ,SR$)
   ◆ 暗点($II-+,GQ,SR$)
   ◆ 闪光幻觉($II-,GQ,SR$)
   ◆ 暗适应困难
◆ 药物和营养补充剂的应用(III,GQ,SR)
◆ 眼病史[12,177,178]($II+,GQ,SR$)
◆ 全身病史[12,177,178](包括任何过敏反应[162,179])($II+,GQ,SR$)
◆ 家族史,特别是 AMD 家族史[76,180]($II+,GQ,SR$)
◆ 社会史,特别是吸烟史[37-41](III,GQ,SR)

体格检查

◆ 综合眼部检查($II++,GQ,SR$)
◆ 黄斑部立体活体显微镜检查(III,GQ,SR)

通常,必须应用双目裂隙灯活体显微镜检查眼底,以便发现细微的 CNV 的临床线索(III,GQ,SR)。这些线索包括小范围出血区、硬性渗出、视网膜下积液、黄斑水肿、视网膜下纤维化或色素上皮隆起。

诊断试验

光相干断层扫描检查

在诊断和处理 AMD 中,应用光相干断层扫描(OCT)是重要的,特别是在确定有无视网膜下液以及记录视网膜变厚程度时(III,GQ,SR)。[181]光相干断层扫描能确定视网膜的横切面结构,这是任何其他影像学技术所不可能做到的。它可以确定液体的存在,这在单用活体显微镜检查时是不明显的。它通过了解结构的改变,有助于评估视网膜和 RPE 对治疗的反应($II+,GQ,SR$)。[182~185]新一代的光相干断层扫描有了改进,包括谱域 OCT,是更好的检查技术(III,IQ,DR)。OCT 的进步提高了影像分辨率,增强了我们发现视网膜和脉络膜结构变化的能力。[186~189]下一代的技术,包括扫频光源 OCT,现在正在改进中,尚未得到FDA 的批准。增强深部的影像学检查可以提高我们评估脉络膜结构的能力。[187~189]

荧光素眼底血管造影

当患者主诉新的视物变形或有不能解释的视物模糊,和(或)临床检查发现 RPE 或视网膜隆起、黄斑水肿、视网膜下出血、硬性渗出,或视网膜下纤维增生,或者 OCT 显示有液体的证据时,应当施行静脉注射荧光素眼底血管造影($II-,GQ,SR$):[169,171,172]当有下列情况时也应当施行荧光素眼底血管造影:

◆ 用于发现和确定 CNV 的范围、类型、大小和位置(III,IQ,DR)。并计算病变含有典型型 CNV 的百分比。如果考虑施行维替泊芬光动力疗法或激光光凝治疗术,血管造影图像也可以作为对直接治疗的指导(III,IQ,DR)。由于 OCT 技术持续的进展,对于荧光素眼底血管造影的作用和适应证也正在重新考虑中。
◆ 发现治疗后持续存在或复发的 CNV 或者其他视网膜疾病(III,IQ,DR)(见词汇表)。
◆ 协助确定临床检查结果不能解释的视力下降的原因(III,IQ,DR)。

根据患者出现的新症状或眼部检查结果而怀疑有 CNV 时,应当进行荧光素眼底血管造影,其结果应当请具有处理新生血管性 AMD 患者经验的医师进行解释(III,GQ,SR)。[169,171,172]

当进行荧光素眼底血管造影时,医师必须认识到与这项检查相关的潜在危险($II-,GQ,SR$);[190,191] 组织浸润(由于药物从静脉渗漏)、疼痛、过敏反应,以及甚至已有发生严重的过敏反应而死亡的病例报告(大约为 1/200 000 例)。每一个进行血管造影的机构应当有一个治疗或应急计划,并有一个明确的方案来将这些危险减少到最低程度,并能处理任何并发症(III,GQ,SR)。

眼底照相

在进行血管造影时可以获得立体彩色眼底像,这是由于眼底照相在发现眼底的标志物、评估神经视网膜和 RPE 的浆液性脱离、确定遮挡荧光的原因时是有用的(III,GQ,DR)。立体照相还可以作为晚期非新生血管性 AMD 的选择性患者以及治疗的患者进行随诊的基线资料(III,GQ,DR)。

吲哚青绿

吲哚青绿血管造影(ICG)是一项可以观察脉络膜循环的技术。这项检查在评价和治疗 AMD 的价值尚有争论。[192] 吲哚青绿血管造影在评价一些特殊类型的 AMD,如色素上皮脱离、边界不清的 CNV、隐匿型 CNV 以及包括视网膜血管瘤样增生或特发性息肉样脉络膜血管的病变是有价值的($II-,MQ,DR$)。[135,193] 当应用吲哚青绿造影时,新生血管性 AMD 中息肉样脉络膜血管病变类型就会更容易地被确定,特别是在非洲裔或亚洲裔人群中。[13,194] 当施行 ICG 血管造影时,医师必须清楚地认识到与这种造影相关的潜在并发症:严重的并发症、过敏反应以及甚至死亡(III,GQ,SR)。

其他检查

几种其他的检查,包括眼底自发荧光、微视野和自适性光学检查已经用于评估 AMD 患者,然而,它们在临床上的特殊作用还有待于明确地阐明(III,IQ,DR)。眼底自发荧光在显示地图状萎缩的区域和监查这些区域的进展时是有用的。同样,眼底自发荧光可以用于定量分析 RPE 的脂褐质。

处理

AMD 的早期发现和治疗来阻止视力恶化有助于保存患者的生活质量和独立性。处理 AMD 的选择包括观察、抗氧化维生素和矿物质补充物、玻璃体内注射抗 VEGF 药物、光动力疗法和激光光凝治疗。

应当劝说现在吸烟的患者停止吸烟($I++,GQ,SR$)。[195,196] 研究已经发现医师停止吸烟的劝说对于想要停止吸烟的患者[195] 来说是有用的动员,与长期的戒烟率的增加相关。[196]

早期发现

应当鼓励早期 AMD 和(或)有 AMD 家族史的患者应用单眼视力检查(如 Amsler 方格表)来评估视力,安排散瞳眼部检查来发现中期 AMD(III,GQ,SR)(见词汇表)。对于至少一只眼已经进展到中期或晚期 AMD 的患者,可以按前面叙述的最初 AREDS 和 AREDS2 试验那样采用抗氧化剂和矿物质来治疗($I++,GQ,SR$)。

处于高危的 AMD 类型的患者进展到晚期 AMD 的危险增加,应当教育患者掌握发现 CNV 新的症状的方法,包括自我监查(III,GQ,SR)。并教育他们需要迅速向眼科医师报告出现的新症状,眼科医师可以确定是否 CNV 引起了这些新症状,以便开始必要的治疗(III,GQ,SR)。

对于进展为晚期 AMD 的高危患者进行随诊检查会有以下好处:①可以早期发现无症状、但可以治疗的新生血管性病变,这样可以提高视力;②教育患者预防的方法和应用营养补充剂(AREDS2);③可以强调自我监测病情和快速评价新的症状的需要。监查单眼近视力(阅读/应用 Amsler 方格表/Amsler 方格表相似物)的患者更容易发现由 CNV 引起的轻微的视觉症状,增加发现早期 CNV 的可能,在此阶段进行治疗一般可以比治疗更晚期新生血管阶段病变获得更好的长期视力结果。

现在可以应用电子监查器具来帮助发现早期阶段的新生血管($I+,GQ,DR$)。这样的器具应用超锐度的视野计(或游标视力)来创造视物变形的定量的中心视力地图。[197] 这些不同器具的研究正在进行之中。

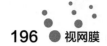

治疗 CNV 的指征

表 4 中列出了非新生血管性和新生血管性 AMD 的评估和治疗计划。在阿柏西普、贝伐单抗、雷珠单抗、哌加他尼钠、MPS 和 AREDS 的文献中叙述了 AMD 的治疗标准和治疗技术。阿柏西普、雷珠单抗和哌加他尼钠注射产品的说明书和其他文献讨论了玻璃体内注射的技术。[162,179,198~200]

表 4　AMD 的治疗建议和随诊

建议的治疗	符合治疗条件的诊断	治疗的建议	
非新生血管性 AMD		间期	试验
不用药物或手术治疗的观察[6,130,202]	早期 AMD（AREDS 分类 2）	如果无症状,可于 6~24 个月复查;或者如有新症状提示为 CNV,则迅速进行检查(Ⅲ,GQ,DR)	如果恰当时可做眼底照相、荧光素眼底血管造影或 OCT[6]（Ⅲ,GQ,SR）
	晚期 AMD 并有双眼中心凹下地图样萎缩或盘状瘢痕	如查无症状,可于 6~24 个月复查,或者如有新症状提示 CNV 则快速进行检查(Ⅲ,GQ,DR)	如果恰当时可做眼底照相、荧光素眼底血管造影或 OCT[6]（Ⅲ,GQ,SR）
按最初 AREDS 和 AREDS2 报告所建议的那样,应用抗氧化维生素和矿物质补充物[6,18]	• 中度 AMD（AREDS 分类 3） • 一眼有晚期AMD（AREDS 分类 4 ）	如查无症状,可于 6~18 个月复查,或者如有新症状提示 CNV 则快速进行检查(Ⅲ,GQ,DR)	• 监测单眼近视力(阅读/Amsler 方格表)(Ⅲ,GQ,SR) • 如果恰当时可做眼底照相、眼底自发荧光检查(Ⅲ,GQ,SR) • 对于怀疑 CNV 者,进行荧光素眼底血管造影和(或)OCT(Ⅲ,GQ,SR)
新生血管性 AMD			
如同发表的报告中所说的那样,玻璃体内注射阿柏西普 2.0mg	黄斑部 CNV	• 应当指导患者迅速报告提示为眼内炎的症状,包括眼疼或不适增加、眼红加重、视物模糊或视力下降、畏光加重或眼前浮游体增加(Ⅲ,GQ,SR) • 初次治疗后大约 4 周回来复查;随后的随诊和治疗根据临床发现和经治眼科医师的判断。在头一年的治疗中,每 8 周进行维持治疗的方法与每 4 周的治疗有可以相比较的结果(Ⅲ,GQ,DR) • 监查单眼近视(阅读/Amsler 方格表)(Ⅲ,GQ,SR)	
如同发表的报告中所说的那样,玻璃体内注射贝伐单抗 1.25mg[150~155,159,160,200,203] 眼科医师应当就说明书外用药提供恰当的知情同意[156]（Ⅲ,GQ,SR）	黄斑部 CNV	• 应当指导患者迅速报告提示为眼内炎的症状,包括眼疼或不适增加、眼红加重、视物模糊或视力下降、畏光加重或眼前浮游体增加(Ⅲ,GQ,SR) • 初次治疗后大约 4 周回来复查;随后的随诊和治疗根据临床发现和经治眼科医师的判断(Ⅲ,GQ,DR) • 监查单眼近视(阅读/Amsler 方格表)(Ⅲ,GQ,SR)	
如同文献中推荐那样,玻璃体内注射雷珠单抗 0.5mg[152,157~160,179,201,204~206]	黄斑部 CNV	• 应当指导患者迅速报告提示为眼内炎的症状,包括眼疼或不适增加、眼红加重、视物模糊或视力下降、畏光加重或眼前浮游体增加[179](Ⅲ,GQ,SR) • 初次治疗后大约 4 周回来复查;随后的随诊和治疗根据临床发现和经治眼科医师的判断(Ⅲ,GQ,DR) • 监查单眼近视(阅读/Amsler 方格表)(Ⅲ,GQ,SR)	

建议的治疗	符合治疗条件的诊断	治疗的建议
不太常用的治疗 AMD 的方法		
按 TAP 和 VIP 研究报告的建议,进行维替泊芬光动力疗法 [174,207~209*]	• 新的或复发的黄斑部 CNV,其典型型成分大于病灶的 50%,以及病变的最大直径 ≤5400μm • 视力小于 0.4 的隐匿型 CNV,或者当视力 >0.4 时,如果 CNV 面积 <4MPS 视盘面积 • 对于 PDT 来说,中心凹旁 CNV 是适应证外应用,但在选择性病例中可以考虑应用	• 每隔 3 个月左右加来检查,直至情况稳定,如有指证可以再次治疗(III, GQ, DR) • 监查单眼近视(阅读/Amsler 方格表)(III, GQ, SR)
按 MPS 报告中建议的那样,进行致热性激光光凝治疗 [169,172,202]	• 对于新的或复发性中心凹外典型型 CNV,可以考虑应用 • 可以考虑治疗视盘旁 CNV	• 治疗后 2~4 周回来进行荧光素眼底血管造影等检查,然后 4~6 周复查,以后根据临床和荧光素眼底血管造影的发现再进行复查(III, GQ, DR) • 如有指征可进行再次治疗(III, GQ, DR) • 监查单眼近视(阅读/Amsler 方格表)(III, GQ, SR)

AMD = 年龄相关性黄斑变性;AREDS = 年龄相关性眼病研究;CNV = 脉络膜新生血管;MPS = 黄斑光凝研究;OCT= 光相干断层扫描;PDT = 光动力疗法;TAP = 以光动力疗法对年龄相关性黄斑变性的治疗;VIP = 维替泊芬光动力疗法

和大多数临床试验一样,所提到的 AMD 治疗的试验并没有对临床实践遇到的各种患者提出明确的处理指南。至今,大多数前瞻性随机的抗 VEGF 治疗试验(抗 VEGF 抗体治疗 AMD 中典型型为主的 CNV[ANCHOR]、抗 VEGF 抗体雷珠单抗治疗新生血管 AMD 中少量典型型/隐匿型 CNV 试验[MARINA]、VIEW、CATT、IVAN、HARBOR)采用固定的连续的方法(大约每隔 4 周或 8 周)或者个体化不连续的治疗方法(PEN)($I++, GQ, DR$)。[146,152,157~161,201]

应用雷珠单抗和阿柏西普进行按需治疗似乎在一年多的治疗期间内出现与固定连续的治疗可相比较的有效性和安全性结果,但是它们在长期随诊中并不能维持最初的视力增加的效果。当应用贝伐单抗进行按需治疗时应当小心,因为它比其他每月使用的抗 VEGF 药物治疗效果要差一些($I++, MQ, DR$)。连续地应用不同剂量的方法试验进行个体化治疗,一般称为"治疗和扩展",常常作为上述两种方法的替代方法用于临床实践(III, IQ, DR)。至今应用这种方法发表的研究是限于小规模的无对照的病例报告。[203~206] 评估治疗和扩展方法的较大规模的前瞻性研究正在进行之中。

在新生血管性 AMD 中,视网膜下出血是相当常见的。少量的视网膜下出血是活动性 CNV 或息肉样脉络膜血管病变的体征,可以需要抗 VEGF 治疗。对于处理较多的黄斑下出血,SST 研究尚未得出结论。已经建议采用气体移位手术、应用 tPA 和(或)施行睫状体平部的玻璃体切除术等进行治疗。现在,处理这些较多出血的资料还不能恰当地提出治疗建议。

应当与患者讨论治疗的风险、益处、并发症和替代的治疗,获得患者的知情同意(III, GQ, SR)。[210]

治疗的并发症

以下列出 AMD 的 4 种主要治疗方法的可能并发症。在采用或不采用这些治疗方法时,可以发生视网膜色素上皮的撕裂(破口),然而这不是继续进行抗 VEGF 治疗的禁忌证。

玻璃体内药物疗法

在理论上所有抗 VEGF 治疗都有发生全身动脉栓塞和眼压升高的危险,虽然研究这些危险的临床试验的结果还得不出结论。[211~214] 在怀孕和哺乳妇女中玻璃体内注射抗 VEGF 药物的危险尚未进行研究。[215,216]

◆ 阿柏西普注射
  ◆ 眼内炎(在 VIEW 研究中 1 年多的累积发生率≤1.0%)
    在治疗后 1 年时,在雷珠单抗和阿柏西普组中严重全身不良反应事件,如死亡、动脉栓塞或静脉栓塞等发生率没有统计学意义的差别。[146]
◆ 贝伐单抗注射
  ◆ 由于疗程相对短,不同的随诊时期,以及报告的标准的差别,所报告的安全性资料是有限的。
  ◆ 报告的眼部不良事件,包括每次注射后发生的细菌性眼内炎(0.16%)、牵拉性视网膜脱离(0.16%)、葡萄膜炎(0.09%)、孔源性视网膜脱离(0.02%)以及玻璃体积血(0.16%)。[200,217]

CATT 研究只有有限的统计学把握度来确定与治疗相关的不良事件的任何差异。在治疗一年时,在使用两种药物后受试者发生死亡、动脉栓塞或静脉栓塞事件的发生率的差异没有统计学意义。与使用雷珠单抗的患者相比较,在以贝伐单抗治疗的患者中发生严重全身不良事件(动脉栓塞、静脉栓塞或胃肠道疾病如出血)要比应用雷珠单抗组稍高一些(24% 与 19%,$P = 0.04$),这种具有统计学意义的差别持续到随诊 2 年时。[152,159] IVAN 试验显示应用贝伐单抗治疗后血清 VEGF 抑制更为明显,但是在严重的全身不良事件方面没有显示出具有统计学意义的差别。[160]

  ◆ 雷珠单抗注射
    ◆ 眼内炎(在 MARINA 研究中 2 年的累积发生率≤1.0%;在 ANCHOR 研究中 1 年的累积发生率<0.1%)
    ◆ 视网膜脱离或损伤晶状体(在第 1 年的治疗中,发生率为治疗病例的 <0.1%)[157,158]
  ◆ 哌加他尼钠注射 [218]
    ◆ 眼内炎(在头一年治疗期间,治疗病例中发生率为 1.3%)
    ◆ 对晶状体外伤性损伤(在头一年治疗期间,治疗病例中发生率为 0.6%)
    ◆ 视网膜脱离(在头一年治疗期间,治疗病例中发生率为 0.7%)
    ◆ 过敏 / 过敏样反应,包括血管性水肿(极少;在 FDA 批准后有报告)

维替泊芬光动力疗法
◆ 在 1% 至 4% 的患者中,治疗 1 周内发生严重的视力丧失,可能会是永久性的 [174,207,208]
◆ 在静脉注射处出现外渗
◆ 在药物滴注时发生自发性背疼(1%~2% 的患者)[174,207,208]
◆ 光敏反应(<3% 的患者)。[174,207,208] 根据现在的规定,现在的建议是在治疗后 5 天内避免阳光的直接照射

维替泊芬对于患有卟啉病,以及已知有过敏性疾病或对药物过敏的人是禁用的(Ⅲ ,GQ,SR)。对于肝功能不良,以及怀孕和哺乳者,或小儿的使用应当仔细地考虑(Ⅲ ,GQ,SR),这是因为在发表的报告中没有对这些人群进行过研究。

致热性激光光凝术
◆ 治疗后严重视力下降,可能是永久性的
◆ Bruch 膜破裂,伴有视网膜下或玻璃体积血
◆ 在治疗中心凹旁 CNV 时可对中心凹产生作用

在有或没有视力下降情况下,原先存在的暗点的引入或扩大并不是致热性激光光凝术的并发症;它是可以预计的治疗副作用。同样,CNV 的复发或持续存在,或者在适当的致热性激光术后发生新的 CNV 和进一步视力下降常常是疾病发展过程所造成的结果,并不是并发症。必须在治疗前对患者及其家庭强调这些实际情况(Ⅲ ,GQ,SR)。

大剂量抗氧化和锌补充物
◆ β 胡萝卜素
  ◆ 皮肤颜色变黄(8.3% 与 6.0%,$P=0.008$)[6]
  ◆ 对于目前正在吸烟者和在 1 年内戒烟者有增加发生肺癌的危险 [143,144]

◆ 锌
  - ◆ 增加因生殖泌尿系疾病而住院的概率(以锌治疗眼中的概率为7.5%,而不用锌治疗的对照组中则为4.9%,两者比较的 P=0.001)[6] 在 AREDS2 中,应用 80mg 和 25mg 的锌之间对于 AMD 的进展无有意义的差别。
  - ◆ 铜缺乏性贫血(必须同时给予铜)

当考虑长期应用补充剂时,一些人有理由避免最初 AREDS 和 AREDS2 评估的补充物中一种或多种成分。因为潜在的副作用,例如增加可能需要住院的生殖道泌尿道情况的发生率,应当由患者的初级保健医师复核一下 AREDS 和 AREDS 2 建议使用的大剂量的抗氧化维生素和矿物质(III ,GQ ,SR)。

随诊评估

了解病史和进行检查已被建议为随诊的内容(III ,GQ ,DSR)。表 4 列出了推荐的随诊间隔时间。

病史

随诊时应考虑询问下列各项:

◆ 症状,包括视力下降和视物变形[176]($II-$,GQ ,SR)
◆ 使用药物和营养补充剂的改变(III ,GQ ,SR)
◆ 全身和眼病史的改变[12,177,178]($II+$,GQ ,R)
◆ 社会史的改变(如吸烟)[37-41](III ,GQ ,SR)

检查

随诊时进行的检查应该包括下列各项:

◆ 视力(III ,GQ ,SR)
◆ 立体活体显微镜检查眼底(III ,GQ ,SR)

新生血管性 AMD 治疗后随诊

除了上述建议之外,接受阿柏西普、贝伐单抗、雷珠单抗或哌加他尼钠注射治疗,维替泊芬光动力疗法,或致热性激光光凝术治疗的患者应当定期以活体显微镜来检查眼底(III ,GQ ,SR)。光相干断层扫描检查、[181] 荧光素眼底血管造影[169,171,172] 和眼底照相有助于发现活动性渗出的体征和疾病的进展,应当在有临床指征时应用(III ,IQ ,DR)。在通常的临床实践中,OCT 是一种简单、非侵入的检查,能被患者很好地接受,能为处理 AMD 的医疗提供者提供重要的信息。

玻璃体内注射抗 VEGF 药物(阿柏西普、贝伐单抗和雷珠单抗)随诊治疗应当在初始治疗后 4 周左右进行(III ,GQ ,SR)。[146,157,159] 随后的随诊时间根据经治眼科医师的临床发现和判断而有所不同($I++$,MQ ,DR)。已经表明在治疗的第一年中,以阿柏西普每隔 8 周进行维持治疗的方法可与雷珠单抗和阿柏西普每隔 4 周进行治疗的有效性是可以比较的。[146] 对于抗 VEGF 药物的理想治疗间隔还没有共识。有三种方案:每月 1 次或每 2 个月一次注射、治疗和扩展、或者按需注射。少数视网膜专科医师采取每月治疗患者。采用治疗和扩展的方法是基于抗 VEGF 药物注射后随诊间期内的治疗反应。少数以哌加他尼钠注射治疗的患者应当在每次治疗后 6 周左右进行随诊检查(III ,GQ ,SR)。

根据经治的眼科医师的临床发现和判断,当有指征时应当进行光相干断层扫描检查、荧光素眼底血管造影检查等随后的检查(III ,GQ ,DR)。应当指导接受治疗的患者当有眼内炎、视网膜脱离等症状,或有视力下降时及时报告,他们应当快速地接受再次检查(III ,GQ ,SR)。

对侧眼

对于单眼患病的患者,没有 CNV 的对侧眼仍有发生晚期 AMD 的高度危险。[219] 如果服用 AREDS/AREDS2 推荐的补充物,可以在 10 年内显著地降低晚期 AMD 的发生率。[6] 应当告知患者即使没有症状也要定期检查视力和请眼科医师检查;但是如果出现任何新的或明显的视力症状时,就应当该尽快就诊(III ,GQ ,SR)。极端高危者(如一眼有晚期 AMD,对侧眼有大的玻璃膜疣并有视网膜色素上皮层的改变)需要进行更为频繁的复查(如每隔 6~12 个月),以便在可以治疗的阶段发现无症状的 CNV(III ,GQ ,SR)。因为一些 AMD 患者也有可以辨认的损伤,所以家庭成员或护理助理应当促使患者自行检查,光相干断层扫描在评估高危的对侧眼的状况中是有用的。

医疗提供者和场所

临床医师的辅助人员应该关注那些有提示为 AMD 新症状的患者(如新的视力下降、视物变形或暗点),给予尽快检查(*III*,*GD*,*SR*)。眼科医师实施大部分检查和全面的治疗,一些资料的收集可以在眼科医生监督下由其他经过训练的人员进行(*III*,*GD*,*DR*)。

医师质量报告系统

2007 年 7 月由国家医疗照顾制和公共医疗补助制服务中心发起的医师质量报告系统,鼓励通过对各种临床工作使用临床行为测量来提高医疗质量。在 2014 年该项目对 AMD 的测量是散大瞳孔后进行黄斑部检查,包括记录有无黄斑增厚或出血,以及 AMD 的严重程度。[220] 另一个措施是对患者应用 AREDS 研究所建议的抗氧化剂进行咨询。

咨询和转诊

应当对所有 AMD 患者就疾病的预后、与他们的视觉和功能状况相适应的治疗的潜在价值进行宣教。应当告诉患者虽然中心视力的丧失是常见的,但是完全丧失视力是极为罕见的。要肯定地告诉 AMD 患者使用眼睛完成正常的视觉任务并无害处,也可以告诉患者有关太阳光线的暴露的作用尚未确定(*III*,*GD*,*SR*)。在吸烟是一个关键的可调节的危险因素的情况下,当劝说 AMD 患者或具有 AMD 高度危险的患者时,应当强烈地建议停止吸烟。

知情同意的过程应当包括讨论治疗和替代治疗的风险和益处。说明书外应用贝伐单抗治疗新生血管性 AMD 也应当包括在讨论之中(*III*,*GD*,*SR*);有关的信息和知情同意表格可从眼科互助保险公司(Ophthalmic Mutual Insurance Company)获取。[156]

视觉康复可以恢复机体的能力,[231] 应当将视功能下降的患者转诊给视力康复和社会服务机构(*III*,*GD*,*SR*)。[222] 与 AMD 相关的严重视力下降的患者在转诊给视力康复机构治疗时往往有不切实际的期望。要教育患者,视觉康复专家可以帮助他们最好地发挥现存的视觉功能,而不是"帮助他们看得更好",这样会让他们对于这种服务建立起更为恰当的期望。特殊的光学或电子放大镜、明亮的光线和电子阅读辅助器可以帮助患者更有效地阅读,但总不如其患 AMD 之前的状态(*III*,*ID*,*DR*)。一种可植入的微芯片望远镜(implantable Miniature Telescope,IMT)已经得到 FDA 批准,可以用于晚期 AMD 患者,似乎是有成本-效益比的。更多的视觉康复信息,包括供患者使用的资料可在网站 http://www.aao.org/smartsight 获取。

视力丧失会增加经常跌倒的风险。[225,226] 严重的中心视力的丧失往往伴有抑郁和视觉幻想(Charles Bonnet 综合征)。应当告知患有 Charles Bonnet 综合征的患者和他们的家庭成员视觉症状的出现并不少见,它不是精神错乱或神志不清的体征(*III*,*GD*,*SR*)。眼科医师可以询问临床忧郁的症状,并且在合适的时候建议患者寻求专业的指教,因为忧郁可能会引起超过 AMD 的痛苦(*III*,*GD*,*SR*)。[227]

社会经济学的考虑

2004 年,与治疗 AMD 相关的直接的医疗费用(来自于私人保险和国家医疗照顾制报销的资料)估计为 5.74 亿美元。[228] 然而,这些研究是在应用抗 VEGF 药物之前进行的。

在 AREDS 作者所进行的分析中,突出地显示了与 AMD 相关疾病的相当大的负担,以及开展预防的公共卫生方面的益处。这一研究发表于 2003 年,估计有 800 万年龄在 55 岁或以上的美国人处于发生晚期 AMD 的高度危险中。如果这些人接受 AREDS 配方的补充剂,估计有 30 万人将会在 5 年多的时间内避免发生晚期 AMD 和任何相关的视觉丧失。[229]

新近对抗 VEGF 药物疗法的成本-效果研究显示这种新的疗法与以前的疗法如光动力疗法相比,具有很高的成本-效益比。[230-233] 选择玻璃体内注射贝伐单抗的说明书外用药治疗新生血管 AMD 与价格更高的雷珠单抗相比,提示具有很高的成本-效果比。[231] 其他著者研究了各种治疗 AMD 方法的成本-效用比。一项研究应用 CATT 试验的资料,发现贝伐单抗在治疗年龄在 80 岁或以上的患者的新生管 AMD 中,比雷珠单抗提供了更高的价值。特别是,每月应用雷珠单抗与每月应用贝伐单抗相比在 20 年的时间中所增加的成本 - 效果比估计为超过每个质量调整生命年(QALY)1000 万美元(每月注射与按需注射相比增加的成本 - 效果比大约为 240 000 美元 /QALY[232])。另一项应用 CATT 和 MARINA 资料的分析中,估计了贝伐单抗和雷珠单抗在治疗患有新生血管性 AMD 的 65 岁患者的相对性 10 年的成本 - 效果比。这一研究估计贝伐单抗治疗(相对于不治疗)的成本 - 效用比大约为 2700 美元 /QALY(每月给药)和 3300 美元 /QALY(按需给药)。相反,估计雷珠单抗的成本 - 效果比为每月给药者为 63 300 美元 /QALY,按需给药者为 18 600 美元 /QALY。[233] 抗 VEGD 药物批发的价格为每次治疗剂量 50 美元至 11 950 美元,依据药物而有所不同。[234,235] 其他的分析建议植入性微芯片望远镜(IMT)对于治疗终末期的 AMD 也是有成本 - 效果的。从 IMT002 研究组试验中抽取的资料和应用国家医疗照顾制的价格估计,这一研究估计相对于不治疗,使用 IMT 也有所得,大约为 14 000 美元 /QALY。[224]

公司可能会提供回扣和批量折价,这些超过了本文所分析的范围,然而开业医师面临的实际问题。医师在决定治疗的选择时必须注意避免资金等利益方面方面冲突。

附录 1 眼保健服务质量的核心标准

> 提供高质量的保健服务,
> 是医师的最高道德责任,
> 也是公众信任医师的基础。
> 美国医学会理事会,1986 年

所提供的高质量眼保健服务的方式和技术应当与患者的最大利益相一致。下述的讨论将说明这种保健服务的核心成分。

眼科医师首先是医师。正因为如此,眼科医师显示出对每个人的同情和关心,并能够应用医学科学和高超的医疗技术来帮助患者减轻焦虑和病痛。眼科医师通过接受培训和继续教育不断地努力发展和维持最可行的技术来满足患者的需要。眼科医师根据患者的需求来评估他们的技术和医学知识,并且依此来做出相应的反应。眼科医师也保证有需求的患者直接获得必要的保健服务,或者将患者转诊到能够提供这种服务的恰当的人和设施那里,他们支持促进健康以及预防疾病和伤残的活动。

眼科医师认识到疾病将患者置于不利的依赖状态。眼科医师尊重他们的患者的尊严和气节,而不会利用患者的弱点。

高质量的眼保健服务具有许多属性,其中最显著的是以下几点:

- ◆ 高质量保健的本质是患者与医师之间富有意义的伙伴关系。眼科医师应当努力与他们的患者进行有效的交流,仔细地倾听患者的需求和担忧。反过来,眼科医师应当就患者疾病的需求和预后、适当的治疗措施来教育患者。这样可以保证在做出影响患者的处理和护理决定时,患者能够实质性参与(应当与患者特有的体力、智力和情绪状态相适应),使他们在实施他们同意的治疗计划时具有良好的主动性和依从性,从而帮助他们减少担心和忧虑。

- ◆ 眼科医师在选择和适时地采用恰当的诊断和治疗措施时,以及确定随诊检查的频率时,会根据患者情况的紧急与否和性质,以及患者的独特需要和愿望,来应用他们最好的判断做出决定。

- ◆ 眼科医师应当只是实施他们已经接受过恰当训练、有经验和有资格实施的操作,或者当有必要时,根据患者问题的紧急程度,以及其他替代的医疗提供者可利用和可及的状况,在其他人员的帮助下实施这些操作。

- ◆ 应当保证患者能够连续地接触到所需要的和恰当的眼保健服务,包括下列各项:
  - ◆ 眼科医师应当及时、恰当地治疗患者,而且他们本身也具有提供这种服务的能力。

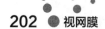

◆ 手术的眼科医师应当具有对患者施行恰当的术前和术后处理的适当能力和准备。

◆ 当眼科医师不便或无法为他的患者服务时,他应当提供适当的替代的眼保健服务,并且要有适当的机制让患者知晓这种保健和方法,以便患者能够获得而加以利用。

◆ 眼科医师可以根据转诊是由于患者的需要,转诊是及时和恰当的措施,以及接受转诊的医师是有资格胜任,并具有可及性和可利用的基础上,将患者转诊给其他的眼科医师。

◆ 眼科医师可以就眼部和其他内科或外科的问题寻求适当的咨询和会诊。可以根据他们的技术、能力和可及性来推荐会诊者。他们必须尽可能地获得完整和准确的有关问题的资料,以便提供有效的建议或干预,并能做到恰当的和及时的回应。

◆ 眼科医师应当保持完整和准确的医疗记录。

◆ 在适当的请求下,眼科医师能够提供自己的完整和准确的患者病历。

◆ 眼科医师定期和有效地复习会诊和实验室检查的结果,并且采用适当的行动。

◆ 眼科医师和帮助其提供眼保健服务的人员应当具有证明他们身份和职业的证件。

◆ 对于那些治疗无效而又没有进一步治疗方法的患者,眼科医师应当提供适当的专业方面的支持、康复咨询和社会服务机构,当有适当和可及的时机时,应当给予转诊。

◆ 在进行治疗和实施侵入性诊断试验之前,眼科医师通过收集相关的历史资料和施行相关的术前检查,来熟悉患者的情况。另外,医师通过准确和诚实地提供有关诊断、治疗方法和替代治疗的性质、目的、危险、益处和成功的可有性,以及不进行治疗的危险和益处的相关信息,也能使患者对治疗的决定充分知情。

◆ 眼科医师应当谨慎地采用新技术(例如药物、装置、手术技术),要考虑到这些新技术与现有的替代治疗相比其价格是否合适,是否有潜在的益处,以及所显示出来的安全性和有效性。

◆ 眼科医师通过对照已确定的标准,来定期地复习和评估个人的相关行为,以及恰当地改变他的医疗实践和技术,来提高他提供的眼保健的质量。

◆ 眼科医师应当利用恰当的职业渠道,通过与同行交流临床研究和医疗服务中所获得的知识来改进眼保健服务。这些包括向同行警示少见的病例,或未曾预料的并发症,以及与新药、新装置和新技术相关的问题。

◆ 眼科医师以恰当的人员和设备来处理需要立即关注的眼部和全身的可能并发症。

◆ 眼科医师也要提供经济上合理的眼保健服务,而且不与已经接受的质量标准相冲突。

修改:理事会

批准:理事会

1988 年 10 月 12 日

第二次印刷:1991 年 1 月

第三次印刷:2001 年 8 月

第四次印刷:2005 年 7 月

附录 2 疾病和相关健康问题编码的国际统计分类(ICO)

年龄相关性黄斑变性包括了 ICD-9 和 ICD-10 分类中的一些疾病。

ICD-9CM	ICD-10CM
黄斑变性,干性 -362.51	非渗出性 AMD-H35.31
黄斑变性,湿性 -362.52	渗出性 AMD-H35.32
黄斑部玻璃膜疣 -362.57	黄斑部玻璃膜疣 -H35.36

ICD = 国际疾病分类;CM = 用于美国的临床修改

- AMD = 年龄相关性黄斑变性;不需要指明眼别
- 黄斑部玻璃膜疣;(–) = 1. 右眼;2. 左眼;3. 双侧

ICD-10 编码的另外的信息:

- 某些 ICD-10 CM 类别具有可适用的第七个字符。对于这一类别中的所有编码,或者如同在列表中标注所标明的那样,都需要适用的第七个字符。第七个字符必须总是位于资料域的第七个字符位。如果需要第七个字符的编码没有第六个编码,占位符 X 必须用来填充空的字符位。
- 对于双侧位,ICD-10 CM 编码的最后一位字符代表眼侧。如果没有提供双侧的编码,而发生的情况又是双侧的,则必须设计应用代表左侧和右侧两侧的分开编码。非特指的编码只用于没有其他的编码可利用时。
- 当诊断的编码特别表明眼侧时,不管发现其用于哪一个字节(如第 4 位字节、第 5 位字节或第 6 位字节):
  - 右眼总是为 1
  - 左眼总是为 2
  - 双侧总是为 3

附录 3　眼科临床指南(PPP)建议的分级

这里所用的分级报告了与包括在研究中支持每个建议相关的 SIGN 分级（Ⅰ++;Ⅰ+;Ⅰ–;Ⅱ++;Ⅱ+;Ⅱ–;Ⅲ）,GRADE 分级评估证据(GQ,IQ),GRADE 评估了证据的强度(SR,DR)。这些分级的详细情况见分级的方法和关键部分的报告。

编译者已经将提出的分级情况插入了文内相关部分。

词汇表

Advanced age-related macular degeneration（*advanced AMD*）——晚期年龄相关性黄斑变性(晚期 *AMD*):是年龄相关性黄斑变性中最严重的一种类型,定义为累及黄斑中央部(中心凹)的地图样萎缩或有脉络膜新生血管。

Age-Related Eye Study（*AREDS*）——年龄相关性眼病研究:一项前瞻性、多中心的随机临床试验,设计用于评定年龄相关性白内障和黄斑变性的自然病程和危险因素,以及抗氧化药物和矿物质对这两种疾病的作用。

Age-Related Eye Study 2（*AREDS 2*）——年龄相关性眼病研究 2:一项前瞻性、多中心随机临床试验,征集了 4000 名受试者,设计用来评估口服大剂量黄斑叶黄素(叶黄素和 玉米黄素)补充物和(或)Ω-3 长链多不饱和脂肪酸(廿二碳六烯酸[DHA]和二十碳五烯酸[EPA])鱼油对 AMD 和白内障的治疗效果。对所有受试者都提供 AREDS 补充物。进行第二次随访来评估在 AREDS 的配方中去除 β 胡萝卜素和减少锌的水平的可能性。随访时间超过 5 年。

Age-related macular degeneration（*AMD*）——年龄相关性黄斑变性:对此名词尚无普遍接受的定义。疾病的特点是有玻璃膜疣和 RPE 的变化,以及与脉络膜新生血管相关的眼底异常,通常发生于 65 岁以上的人中。患眼的视力变化范围很大,可以是正常或至严重损伤。

AMD:见年龄相关性黄斑变性。

Amsler grid——*Amsler* 方格表:这是一个有中心注视点的图表。要求患者在注视中心点时,通过询问患者来评估计其视野中看到的方格有无改变,以此了解有无早期视物变形的体征。

ANCHOR Study——*ANCHOR* 研究：在 AMD 研究中，以抗 VEGF 抗体(雷珠单抗)治疗典型型为主的 CNV 的研究。

Anti-VEGF——抗血管内皮生长因子。

Anti-vascular endothelial growth factor (*VEGF*)——一种抑制血管内皮生长因子蛋白的物质。

AREDS：见年龄相关性眼病研究。

Bevacizumb (*Avastin*)——贝伐单抗：贝伐单抗是一种全长的单克隆抗体，可与 VEGF 所有的同型相结合，FDA 已批准其静脉注射用于治疗转移性结肠癌、转移性乳腺癌和非小细胞肺癌。

Cabernet study——*Cabernet* 研究：以锶 90β 放射治疗和雷珠单抗治疗年龄相关性黄斑变性的研究。

CATT：见 AMD 治疗试验的比较。

Choroidal neovascularization (*CNV*)——脉络膜新生血管 (*CNV*)：是"视网膜下或脉络膜新生血管膜"的同义词。这些是从脉络膜毛细血管中发出的血管，穿过 Bruch 膜生长，进入视网膜色素上皮下和(或)视网膜下的空间。

Classic choroidal neovascularization——典型型脉络膜新生血管：在荧光素眼底血管造影早期显示脉络膜新生血管是一个明亮的、划界的高荧光区，在造影晚期为神经视网膜下空间有进行性的染料积聚。

CNV：见脉络膜新生血管。

Comparison of AMD Treatment Trials (*CATT*)——*AMD* 治疗的比较试验：多中心临床试验，比较贝伐单抗和雷珠单抗的个体化给药方案 (PRN) 与每月注射的安全性和有效性。

DENALI study——*DENALI* 研究：SUMMIT 研究的一部分，这一研究比较联合应用雷珠单抗和维替泊芬光动力疗法与单独应用雷珠单抗的治疗效果。

Disc area (*DA*)——视盘面积：如黄斑光凝研究所定义的那样，它是一个直径 1.5mm (1500μm) 的环形区域，面积等于 1.77mm²。用不同眼底照相机所照出的相片中这一区域并不相同。

Discform scar——盘状瘢痕：为视网膜下纤维血管组织，通常在几年之内纤维化逐步加重，常是脉络膜新生血管的最终表现。

Drusen——玻璃膜疣：视网膜色素上皮层的基底膜水平的黄色病变。它们是检眼镜下和组织学中 AMD 的标志物。如果直径小于 63μm 就被认为是小玻璃膜疣，直径大于或等于 63μm 及小于或等于 125μm 为中等大小玻璃膜疣，直径大于 125μm 的玻璃膜疣为大玻璃膜疣；如果玻璃膜疣的边界不清楚则为软性玻璃膜疣。

EVEREST study——*EVEREST* 研究：在亚洲施行的研究光动力疗法和抗 VEGF 疗法联合作用的研究。

Extrafoveal choroidal neovascularization——中心凹外脉络膜新生血管：黄斑光凝研究中定义为距离中心凹无血管区中心 200μm 外的脉络膜新生血管膜。

Foveal avascular zone——中心凹无血管区：一个直径通常是 300~500μm 的、以中心凹为中心的无视网膜血管区，又称无毛细血管区。

Geographic atrophy——地图样萎缩：一个或多个划界(边界清楚)的 RPE 萎缩区(有时是脉络膜毛细血管萎缩区)。玻璃膜疣通常在这些区域的周边，并有环绕的色素堆积区。这是累及中心凹的晚期 AMD 的一种类型。

HARBOR study——*HARBOR* 研究：为期 12 个月的以剂量为 0.5mg 和 2mg 的雷珠单抗治疗的比较研究。它也比较每月给药与按个人需要给药的为期 2 期的效果。

ICD-9：国际疾病和相关健康问题的统计分类。第九版。

ICD-10：国际疾病和相关健康问题的统计分类。第十版。

ICG：见吲哚青绿。

Indocyanine green (*ICG*)——吲哚青绿 (*ICG*)：一种可以发出近红外光谱荧光的花青素染料，用于诊断性评估脉络膜新生血管。

Inhibition of VEGF in Age-related choroidal Neovascularization（***IVAN trial***）：在年龄相关性脉络膜新生血管中抑制血管内皮生长因子的试验。

IVAN trial：见在年龄相关性脉络膜新生血管中抑制血管内皮生长因子的试验。

Justafoveal choroidal neovascularization——中心凹旁脉络膜新生血管：黄斑光凝研究中定义为距离中心凹无血管区中心 1~199μm、尚未涉及中心、划界的 CNV。

Macular photocoagulation study（***MPS***）——黄斑光凝研究：一个系列性的前瞻性、随机、多中心临床试验，用于确定激光光凝术对 AMD、眼组织胞浆菌引起的和特发性 CNV 的治疗作用。

Macular translocation——黄斑转位术：一种用于将神经视网膜从损伤的视网膜色素上皮层转移到另外一个较完整的视网膜色素上皮层区域的手术。

MARINA study——MARINA 研究：在新生血管性 AMD 的治疗中，一个以抗 VEGF 抗体雷珠单抗治疗的少量典型型 / 隐匿型 CNV 的临床研究。

Mont Blanc study——Mont Blanc 研究：SUMMIT 研究的一部分，这一欧洲的临床试验比较联合使用雷珠单抗和维替泊芬光动力疗法与单用雷珠单抗的效果。.

MPS：见黄斑光凝研究。

Neovascular macular degeneration——新生血管性黄斑变性：表现为 CNV 和（或）与视网膜色素上皮层脱离相关的视网膜下浆液性积液、渗出和（或）出血的一种病变。

Occult choroidal neovascularization——隐匿型脉络膜新生血管：荧光素眼底血管造影的特点是纤维血管性视网膜色素上皮层脱离和（或）晚期不明来源的渗漏。它也指荧光素眼底血管造影时边界不清或不能划界的 CNV。

OCT：见光相干断层扫描检查。

Optical coherence tomography——光相干断层扫描检查：一种通过测量回声时间的延迟和背景反光强度的非侵入性眼内组织成像技术。所得到的影像可以提供近似于组织学检查那样详细程度的高分辨率、横切面的组织图像。

PDT：见光动力疗法。

PED：见色素上皮脱离。

Pegaptanib sodium（***Macugen***）——哌加他尼钠：能与血管内皮生长因子的特殊的同型（$VEGF_{165}$）相结合的化合物，从而阻断其活性。它通过玻璃体腔内注射给药。

Persistent choroidal neovascularization——持续存在的脉络膜新生血管：黄斑光凝研究中定义为激光治疗后 6 周内荧光素眼底血管造影显示 CNV 仍然存在，其通常在原先的位置，但也可能不是总在原先的位置。

Photodynamic therapy（***PDT***）——光动力疗法：治疗 CNV 的一种方法，包括两个步骤：全身给予光敏药物，随后对黄斑病变进行非致热性的光照射。

Pigment epithelial detachment（***PED***）——色素上皮脱离：视网膜色素上皮下液体积聚（浆液性 RPE 脱离）或积血（出血性 RPE 脱离）。相关的 CNV 通常见于老年患者和（或）有玻璃膜疣的患者。另外一种类型是纤维血管性色素上皮脱离，是隐匿型 CNV 的一种类型。

PGF：见胎盘生长因子。

Placental growth factor（***PGF***）——胎盘生长因子。

Polypoidal choroidopathy——息肉样脉络膜病变：以多发和复发为特征的血清血液样（serosanguineous）RPE 脱离，它常常类似于 AMD 中的出血性脱离。

Predominantly classic lesion——典型型为主的病变：CNV 中典型型的 CNV 病变占整个病变面积的 50% 以上。

Ranibizumab（***Lucentis***）——雷珠单抗：一种重组的人源化的免疫球蛋白 κ 同型的治疗性抗体片段，可以结合和抑制 VEGF-A 的生物学活性。

RAP：见视网膜血管瘤样增生。

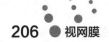

Recurrent choroidal neovascularization——复发性脉络膜新生血管：黄斑光凝研究中定义：激光治疗6周后荧光素眼底血管造影表明还存在 CNV，位置通常在原来治疗的瘢痕区周边部。

Reticular pseudodrusen：参考视网膜下玻璃膜疣样沉着物。

Retinal angiomatous proliferation（***RAP***）——视网膜血管瘤样增生：其特点为可以存在于视网膜内、视网膜下或脉络膜新生血管的黄斑旁区域的视网膜毛细血管增生。

Retinal pigment epithelial（***RPE***）***abnormalitites***——视网膜色素上皮异常：视网膜色素上皮 -Bruch 膜复合体的异常，导致脱色素和（或）高色素的形态。它的极端类型是地图样的萎缩。

RPE：见视网膜色素上皮的异常。

Severe visual loss——重度视力丧失：在本文中，重度视力丧失是指视角扩大 4 倍或以上的情况（如从1.0 到 0.25 或更差，或 0.4 到 0.1 或更差）。

Subfoveal choroidal neovscularization——中心凹下脉络膜新生血管：中心凹无血管区下的 CNV。

SST：见黄斑下手术试验。

Submacular Surgery Trial（***SST***）——黄斑下手术试验：在 20 世纪 90 年代中期进行的试验，在现在所用的治疗出现之前，评估黄斑下手术治疗 CNV 并发症和视网膜下出血的作用。

Subretinal drusenoid deposits：见网状假性玻璃膜疣。

SUMMIT：为两个研究，在北美称为 Denali 研究，在欧洲称为 Mont Blanc 研究，比较联合应用雷珠单抗和维替泊芬光动力疗法与单用雷珠单抗的效果。

Vsacular endothelial growth factor（***VEGF***）—— 血管内皮生长因子：在血管发生过程中以及增加血管通透性和炎症中有意义的介质。它已在与糖尿病视网膜病变和年龄相关性黄斑变性相关的新生血管发生中被确定。在动物模型中，VEGF 的介入可导致年龄相关性黄斑变性中所看到的发生新生血管的级联改变。因此抑制和对抗 VEGF 的作用是研究的焦点领域，已经正在发明几种用于治疗的新药，已处于不同的研究阶段和有待于美国食品药品管理局的批准。

VEGF：见血管内皮生长因子。

Verteporfin（***Visudyne***）：在与非致热性光动力疗法联合应用中作为光敏剂的药物。

VIEW Study：VEGF Trap-Eye：在湿性 AMD 中了解 VEGF Trap-Eye 的有效性和安全性。

相关的学会资料

Basic and Clinical Science Course

Retina and Vitreous（Section 12, 2014-2015）

Focal Points

Neovascular Age-Related Macular Degeneration（2010）

Retinal Opticcal Coherence Tomography（2014）

Patient Education

Age-Related Macular Degeneration Brochure（2014）

Age-Related Macular Degeneration Brochure（AMD）（Spanish：Degeneración Macular Relacionada con la Edad）（2014）

AMD and Nutritional Supplements Brochure（2014）

Anti-VEGF Treatment for AMD Brochure（2014）

Eye Smart® What is Age-Related Macular Degeneration? Available at：www.geteyesmart.org/eyesmart/diseases/age-related-macular-degeneration/index.cfm.

Macular Degeneration（2014）

Macular Degeneration（Spanish：Degeneración Macular）（2014）

Retina Informed Consent Viseo Collection（2013）

Preferred Practice Pattern

Comprehensive Adult Medical Eye Evaluation（2010）

除了免费资料外，预订任何资料，请打电话给学会顾客服务部，电话866.561.8558（美国用）或415.561.8540，或访问网站 www.aao.org/store。

参考文献

1. Scottish Intercollegiate Guidelines Network. Annex B：key to evidence statements and grades of recommendations. In：SIGN 50：A Guideline Developer's Handbook. Available at：www.sign.ac.uk/guidelines/fulltext/50/annexb.html. Accessed June 11,2014

2. Guyatt GH,Oxman AD,Vist GE,et al. GRADE：an emerging consensus on rating quality of evidence and strength of recommendations. BMJ 2008；336：924-6.

3. GRADE Working Group. Organizations that have endorsed or that are using GRADE. Available at：www.gradeworkinggroup.org/society/index.htm. Accessed June 11,2014.

4. Pumariega NM,Smith RT,Sohrab MA,et al. A prospective study of reticular macular disease. Ophthalmology 2011；118：1619-25.

5. Ferris FL Ⅲ,Wilkinson CP,Bird A,et al. Clinical classification of age-related macular degeneration. Ophthalmology 2013；120：844-51.

6. Age-Related Eye Disease Study Research Group. A randomized,placebo-controlled,clinical trial of high-dose supplementation with vitamins C and E,beta carotene,and zinc for age-related macular degeneration and vision loss：AREDS report number 8. Arch Ophthalmol 2001；119：1417-36.

7. Gass JDM. Stereoscopic Atlas of Macular Diseases：Diagnosis and Treatment. 4th ed. St. Louis,MO：CV Mosby；1997.

8. Ryan SJ,Hinton DR,Schachat AP,Wilkinson CP,eds. Retina. 4th ed. St. Louis,MO：CV Mosby；2005.

9. Klein R,Klein BE,Linton KL. Prevalence of age-related maculopathy. The Beaver Dam Eye Study. 1992；99：933-43.

10. Kahn HA,Leibowitz HM,Ganley JP,et al. The Framingham Eye Study. I. Outline and major prevalence findings. Am J Epidemiol 1977；106：17-32.

11. Sommer A,Tielsch JM,Katz J,et al. Racial differences in the cause-specific prevalence of blindness in east Baltimore. N Engl J Med 1991；325：1412-7.

12. Klein BE,Klein R. Cataracts and macular degeneration in older Americans. Arch Ophthalmol 1982；100：571-3.

13. Friedman DS,O'Colmain BJ,Munoz B,et al. Prevalence of age-related macular degeneration in the United States. Arch Ophthalmol 2004；122：564-72.

14. Congdon N,O'Colmain B,Klaver CC,et al. Causes and prevalence of visual impairment among adults in the United States. Arch Ophthalmol 2004；122：477-85.

15. Vincent GK,Velkoff VA. The Next Four Decades,The Older Population in the United States：2010 to 2050. Current Population Reports. Washington,DC：US Census Bureau；2010. Publication P25-1138. Available at：www.census.gov/prod/2010pubs/p25-1138.pdf. Accessed June 11,2014.

16. Bressler NM,Doan QV,Varma R,et al. Estimated cases of legal blindness and visual impairment avoided using ranibizumab for choroidal neovascularization：non-Hispanic white population in the United States with age-related macular degeneration. Arch Ophthalmol 2011；129：709-17.

17. Rofagha S,Bhisitkul RB,Boyer DS,et al. Seven-year outcomes in ranibizumab-treated patients in ANCHOR,MARINA,and HORIZON：a multicenter cohort study（SEVEN-UP）. Ophthalmology 2013；120：2292-9.

18. Age-Related Eye Disease Study 2（AREDS2）Research Group,Chew EY,SanGiovanni JP,Ferris FL,et al. Lutein/zeaxanthin for the treatment of age-related cataract：AREDS2 randomized trial report number 4. JAMA Ophthalmol 2013；131：843-50.

19. Ferris FL Ⅲ,Fine SL,Hyman L. Age-related macular degeneration and blindness due to neovascular maculopathy. Arch Ophthalmol 1984；102：1640-2.

20. Age-Related Eye Disease Study Research Group. Risk factors associated with age-related macular degeneration. A case-control study in the age-related eye disease study：Age-Related Eye Disease Study report number 3. Ophthalmology 2000；107：2224-32.

21. Klein R,Klein BE,Knudtson MD,et al. Prevalence of age-related macular degeneration in 4 racial/ethnic groups in the multi-ethnic study of atherosclerosis. Ophthalmology 2006；113：373-80.

22. Cotter SA,Varma R,Ying-Lai M,et al. Causes of low vision and blindness in adult Latinos：the Los Angeles Latino Eye Study. Ophthalmology 2006；113：1574-82.

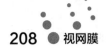

23. Klein R, Klein BE, Tomany SC, et al. Ten-year incidence and progression of age-related maculopathy: The Beaver Dam Eye Study. Ophthalmology 2002;109:1767-79.

24. Varma R, Fraser-Bell S, Tan S, et al, Los Angeles Latino Eye Study Group. Prevalence of age-related macular degeneration in Latinos: the Los Angeles Latino Eye Study. Ophthalmology 2004;111:1288-97.

25. Munoz B, Klein R, Rodriguez J, et al. Prevalence of age-related macular degeneration in a population-based sample of Hispanic people in Arizona: Proyecto VER. Arch Ophthalmol 2005;123:1575-80.

26. Schachat AP, Hyman L, Leske MC, et al, The Barbados Eye Study Group. Features of age-related macular degeneration in a black population. Arch Ophthalmol 1995;113:728-35.

27. Friedman DS, Katz J, Bressler NM, et al. Racial differences in the prevalence of age-related macular degeneration: the Baltimore Eye Survey. Ophthalmology 1999;106:1049-55.

28. Jampol LM, Tielsch J. Race, macular degeneration, and the Macular Photocoagulation Study. Arch Ophthalmol 1992;110:1699-700.

29. Yang K, Liang YB, Gao LQ, et al. Prevalence of age-related macular degeneration in a rural Chinese population: the Handan Eye Study. Ophthalmology 2011;118:1395-401.

30. You QS, Xu L, Yang H, et al. Five-year incidence of age-related macular degeneration: the Beijing Eye Study. Ophthalmology 2012;119:2519-25.

31. Kawasaki R, Yasuda M, Song SJ, et al. The prevalence of age-related macular degeneration in Asians: a systematic review and meta-analysis. Ophthalmology 2010;117:921-7.

32. Klein R, Chou CF, Klein BE, et al. Prevalence of age-related macular degeneration in the US population. Arch Ophthalmol 2011;129:75-80.

33. Nakata I, Yamashiro K, Nakanishi H, et al. Prevalence and characteristics of age-related macular degeneration in the Japanese population: the Nagahama study. Am J Ophthalmol 2013;156:1002-9.

34. Delcourt C. Epidemiology of AMD. In: Bandello F, ed. AMD: Age-Related Macular Degeneration. Loures, Portugal: Théa Portugal, SA;2010:13-21. Available at:www.amdbook.org/node/5. Accessed June 11, 2014.

35. Tomany SC, Wang JJ, Van Leeuwen R, et al. Risk factors for incident age-related macular degeneration: pooled findings from 3 continents. Ophthalmology 2004;111:1280-7.

36. Thornton J, Edwards R, Mitchell P, et al. Smoking and age-related macular degeneration: a review of association. Eye 2005;19:935-44.

37. Khan JC, Thurlby DA, Shahid H, et al. Smoking and age related macular degeneration: the number of pack years of cigarette smoking is a major determinant of risk for both geographic atrophy and choroidal neovascularisation. Br J Ophthalmol 2006;90:75-80.

38. Seddon JM, George S, Rosner B. Cigarette smoking, fish consumption, omega-3 fatty acid intake, and associations with age-related macular degeneration: the US Twin Study of Age-Related Macular Degeneration. Arch Ophthalmol 2006;124:995-1001.

39. Fraser-Bell S, Wu J, Klein R, et al. Smoking, alcohol intake, estrogen use, and age-related macular degeneration in Latinos: the Los Angeles Latino Eye Study. Am J Ophthalmol 2006;141:79-87.

40. Tan JS, Mitchell P, Kifley A, et al. Smoking and the long-term incidence of age-related macular degeneration: the Blue Mountains Eye Study. Arch Ophthalmol 2007;125:1089-95.

41. Klein R, Knudtson MD, Cruickshanks KJ, Klein BE. Further observations on the association between smoking and the long-term incidence and progression of age-related macular degeneration: the Beaver Dam Eye Study. Arch Ophthalmol 2008;126:115-21.

42. Clemons TE, Milton RC, Klein R, et al, Age-Related Eye Disease Study Research Group. Risk factors for the incidence of advanced age-related macular degeneration in the Age-Related Eye Disease Study (AREDS): AREDS report number 19. Ophthalmology 2005;112:533-9.

43. Complications of Age-related Macular Degeneration Prevention Trial (CAPT) Research Group. Risk factors for choroidal neovascularization and geographic atrophy in the complications of age-related macular degeneration prevention trial. Ophthalmology 2008;115:1474-9.

44. Hurley SF, Matthews JP, Guymer RH. Cost-effectiveness of smoking cessation to prevent age-related macular degeneration. Cost Eff Resour Alloc 2008;6:18.

45. Christen WG, Glynn RJ, Manson JE, et al. A prospective study of cigarette smoking and risk of age-related macular degeneration in men. JAMA 1996;276:1147-51.

46. Delcourt C, Michel F, Colvez A, et al. Associations of cardiovascular disease and its risk factors with age-related macular degeneration: the POLA Study. Ophthalmic Epidemiol 2001;8:237-49.

47. McCarty CA, Mukesh BN, Fu CL, et al. Risk factors for age-related maculopathy: the Visual Impairment Project. Arch Ophthalmol 2001;119:1455-62.

48. Hyman L, Schachat AP, He Q, Leske MC, Age-Related Macular Degeneration Risk Factors Study Group. Hypertension, cardiovascular disease, and age-related macular degeneration. Arch Ophthalmol 2000;118:351-8.

49. Klein R, Deng Y, Klein BE, et al. Cardiovascular disease, its risk factors and treatment, and age-related macular degeneration: Women's Health Initiative Sight Exam ancillary study. Am J Ophthalmol 2007;143:473-83.

50. Keilhauer CN, Fritsche LG, Guthoff R, et al. Age-related macular degeneration and coronary heart disease: evaluation of genetic and environmental associations. Eur J Med Genet 2013;56:72-9.

51. Fernandez AB, Wong TY, Klein R, et al. Age-related macular degeneration and incident cardiovascular disease: the Multi-Ethnic Study of Atherosclerosis. Ophthalmology 2012;119:765-70.

52. Olea JL, Tunon J. Patients with neovascular age-related macular degeneration in Spain display a high cardiovascular risk. Eur J Ophthalmol 2012;22:404-11.

53. Mares-Perlman JA, Fisher AI, Klein R, et al. Lutein and zeaxanthin in the diet and serum and their relation to age-related maculopathy in the third national health and nutrition examination survey. Am J Epidemiol 2001;153:424-32.

54. Delcourt C, Cristol JP, Tessier F, et al, POLA Study Group. Age-related macular degeneration and antioxidant status in the POLA Study, Pathologies Oculaires Liees a l'Age. Arch Ophthalmol 1999;117:1384-90.

55. Cho E, Stampfer MJ, Seddon JM, et al. Prospective study of zinc intake and the risk of age-related macular degeneration. Ann Epidemiol 2001;11:328-36.

56. van Leeuwen R, Boekhoorn S, Vingerling JR, et al. Dietary intake of antioxidants and risk of age-related macular degeneration. JAMA 2005;294:3101-7.

57. Age-Related Eye Disease Study Research Group, SanGiovanni JP, Chew EY, Clemons TE, et al. The relationship of dietary carotenoid and vitamin A, E, and C intake with age-related macular degeneration in a case-control study: AREDS report number 22. Arch Ophthalmol 2007;125:1225-32.

58. Chong EW, Wong TY, Kreis AJ, et al. Dietary antioxidants and primary prevention of age related macular degeneration: systematic review and meta-analysis. BMJ 2007;335:755.

59. Moriarty-Craige SE, Adkison J, Lynn M, et al. Antioxidant supplements prevent oxidation of cysteine/cystine redox in patients with age-related macular degeneration. Am J Ophthalmol 2005;140:1020-6.

60. Age-Related Eye Disease Study Research Group. A randomized, placebo-controlled, clinical trial of high-dose supplementation with vitamins C and E and beta carotene for age-related cataract and vision loss: AREDS report number 9. Arch Ophthalmol 2001;119:1439-52.

61. Miller ER III, Pastor-Barriuso R, Dalal D, et al. Meta-analysis: high-dosage vitamin E supplementation may increase all-cause mortality. Ann Intern Med 2005;142:37-46.

62. Seddon JM, Rosner B, Sperduto RD, et al. Dietary fat and risk for advanced age-related macular degeneration. Arch Ophthalmol 2001;119:1191-9.

63. Mares-Perlman JA, Brady WE, Klein R, et al. Dietary fat and age-related maculopathy. Arch Ophthalmol 1995;113:743-8.

64. Smith W, Mitchell P, Leeder SR. Dietary fat and fish intake and age-related maculopathy. Arch Ophthalmol 2000;118:401-4.

65. Cho E, Hung S, Willett WC, et al. Prospective study of dietary fat and the risk of age-related macular degeneration. Am J Clin Nutr 2001;73:209-18.

66. Chua B, Flood V, Rochtchina E, et al. Dietary fatty acids and the 5-year incidence of age-related maculopathy. Arch Ophthalmol 2006;124:981-6.

67. SanGiovanni JP, Agron E, Meleth AD, et al, Age-Related Eye Disease Study Research Group. {omega}-3 Long-chain polyunsaturated fatty acid intake and 12-y incidence of neovascular age-related macular degeneration and central geographic atrophy: AREDS report 30, a prospective cohort study from the Age-Related Eye Disease Study. Am J Clin Nutr 2009;90:1601-7.

68. SanGiovanni JP, Chew EY, Clemons TE, et al, Age-Related Eye Disease Study Research Group. The relationship of dietary lipid intake and age-related macular degeneration in a case-control study: AREDS report number 20. Arch Ophthalmol 2007;125:671-9.

69. Chong EW, Kreis AJ, Wong TY, et al. Dietary omega-3 fatty acid and fish intake in the primary prevention of age-related macular degeneration: a systematic review and meta-analysis. Arch Ophthalmol 2008;126:826-33.

70. Klein BE, Howard KP, Gangnon RE, et al. Long-term use of aspirin and age-related macular degeneration. JAMA 2012;308:2469-78.

71. Christen WG, Glynn RJ, Ajani UA, et al. Age-related maculopathy in a randomized trial of low-dose aspirin among US physicians. Arch Ophthalmol 2001;119:1143-9.

72. Zhu W, Wu Y, Xu D, et al. Aspirin use and risk of age-related macular degeneration: a meta-analysis. PLoS One 2013;8:e58821.

73. Hyman LG, Lilienfeld AM, Ferris FL III, Fine SL. Senile macular degeneration: a case-control study. Am J Epidemiol 1983;118:

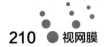

213-27.

74. Piguet B, Wells JA, Palmvang IB, et al. Age-related Bruch's membrane change: a clinical study of the relative role of heredity and environment. Br J Ophthalmol 1993; 77: 400-3.

75. Silvestri G, Johnston PB, Hughes AE. Is genetic predisposition an important risk factor in age-related macular degeneration? Eye 1994; 8 (Pt 5): 564-8.

76. Seddon JM, Ajani UA, Mitchell BD. Familial aggregation of age-related maculopathy. Am J Ophthalmol 1997; 123: 199-206.

77. Meyers SM. A twin study on age-related macular degeneration. Trans Am Ophthalmol Soc 1994; 92: 775-843.

78. Hammond CJ, Webster AR, Snieder H, et al. Genetic influence on early age-related maculopathy: a twin study. Ophthalmology 2002; 109: 730-6.

79. Seddon JM, Cote J, Page WF, et al. The US twin study of age-related macular degeneration: relative roles of genetic and environmental influences. Arch Ophthalmol 2005; 123: 321-7.

80. Klein RJ, Zeiss C, Chew EY, et al. Complement factor H polymorphism in age-related macular degeneration. Science 2005; 308: 385-9.

81. Edwards AO, Ritter R III, Abel KJ, et al. Complement factor H polymorphism and age-related macular degeneration. Science 2005; 308: 421-4.

82. Haines JL, Hauser MA, Schmidt S, et al. Complement factor H variant increases the risk of age-related macular degeneration. Science 2005; 308: 419-21.

83. Hageman GS, Anderson DH, Johnson LV, et al. A common haplotype in the complement regulatory gene factor H (HF1/CFH) predisposes individuals to age-related macular degeneration. Proc Natl Acad Sci U S A 2005; 102: 7227-32.

84. Zareparsi S, Branham KE, Li M, et al. Strong association of the Y402H variant in complement factor H at 1q32 with susceptibility to age-related macular degeneration. Am J Hum Genet 2005; 77: 149-53.

85. Gold B, Merriam JE, Zernant J, et al. Variation in factor B (BF) and complement component 2 (C2) genes is associated with age-related macular degeneration. Nat Genet 2006; 38: 458-62.

86. Despriet DD, Klaver CC, Witteman JC, et al. Complement factor H polymorphism, complement activators, and risk of age-related macular degeneration. JAMA 2006; 296: 301-9.

87. Yates JR, Sepp T, Matharu BK, et al. Complement C3 variant and the risk of age-related macular degeneration. N Engl J Med 2007; 357: 553-61.

88. Yang Z, Camp NJ, Sun H, et al. A variant of the HTRA1 gene increases susceptibility to age-related macular degeneration. Science 2006; 314: 992-3.

89. Dewan A, Liu M, Hartman S, et al. HTRA1 promoter polymorphism in wet age-related macular degeneration. Science 2006; 314: 989-92.

90. Kanda A, Chen W, Othman M, et al. A variant of mitochondrial protein LOC387715/ARMS2, not HTRA1, is strongly associated with age-related macular degeneration. Proc Natl Acad Sci U S A 2007; 104: 16227-32.

91. Wang G, Spencer KL, Court BL, et al. Localization of age-related macular degeneration-associated ARMS2 in cytosol, not mitochondria. Invest Ophthalmol Vis Sci 2009; 50: 3084-90.

92. Neale BM, Fagerness J, Reynolds R, et al. Genome-wide association study of advanced age-related macular degeneration identifies a role of the hepatic lipase gene (LIPC). Proc Natl Acad Sci U S A 2010; 107: 7395-400.

93. Yang Z, Stratton C, Francis PJ, et al. Toll-like receptor 3 and geographic atrophy in age-related macular degeneration. N Engl J Med 2008; 359: 1456-63.

94. Cho Y, Wang JJ, Chew EY, et al. Toll-like receptor polymorphisms and age-related macular degeneration: replication in three case-control samples. Invest Ophthalmol Vis Sci 2009; 50: 5614-8.

95. Francis PJ, Klein ML. Update on the role of genetics in the onset of age-related macular degeneration. Clin Ophthalmol 2011; 5: 1127-33.

96. Fritsche LG, Chen W, Schu M, et al. AMD Gene Consortium. Seven new loci associated with age-related macular degeneration. Nat Genet 2013; 45: 433-9.

97. Awh CC, Lane AM, Hawken S, et al. CFH and ARMS2 genetic polymorphisms predict response to antioxidants and zinc in patients with age-related macular degeneration. Ophthalmology 2013; 120: 2317-23.

98. Awh CC, Hawken S, Zanke BW. Treatment response to antioxidants and zinc based on CFH and ARMS2 genetic risk allele number in the Age-Related Eye Disease Study. Ophthalmology 2015; 122: 162-9.

99. Chew EY, Klein ML, Clemons TE, et al. Genetic testing in persons with age-related macular degeneration and the use of the AREDS supplements: to test or not to test? Ophthalmology 2015; 122: 212-5.

100. Chew EY, Klein ML, Clemons TE, et al, Age-Related Eye Disease Study Research Group. No clinically significant association between CFH and ARMS2 genotypes and response to nutritional supplements: AREDS report number 38. Ophthalmology 2014;

121:2173-80.

101. Klein ML, Francis PJ, Rosner B, et al. CFH and LOC387715/ARMS2 genotypes and treatment with antioxidants and zinc for age-related macular degeneration. Ophthalmology 2008;115:1019-25.

102. Wittes J, Musch DC. Should we test for genotype in deciding on Age-Related Eye Disease Study supplementation? Ophthalmology 2015;122:3-5.

103. Adams MK, Simpson JA, Aung KZ, et al. Abdominal obesity and age-related macular degeneration. Am J Epidemiol 2011;173: 1246-55.

104. Seddon JM, George S, Rosner B, Rifai N. Progression of age-related macular degeneration: prospective assessment of C-reactive protein, interleukin 6, and other cardiovascular biomarkers. Arch Ophthalmol 2005;123:774-82.

105. Schaumberg DA, Christen WG, Buring JE, et al. High-sensitivity C-reactive protein, other markers of inflammation, and the incidence of macular degeneration in women. Arch Ophthalmol 2007;125:300-5.

106. Laine M, Jarva H, Seitsonen S, et al. Y402H polymorphism of complement factor H affects binding affinity to C-reactive protein. J Immunol 2007;178:3831-6.

107. Klein BE, Klein R, Jensen SC, Ritter LL. Are sex hormones associated with age-related maculopathy in women? The Beaver Dam Eye Study. Trans Am Ophthalmol Soc 1994;92:289-97.

108. Smith W, Mitchell P, Wang JJ. Gender, oestrogen, hormone replacement and age-related macular degeneration: results from the Blue Mountains Eye Study. Aust N Z J Ophthalmol 1997;25(suppl):13-5.

109. Snow KK, Cote J, Yang W, et al. Association between reproductive and hormonal factors and age-related maculopathy in postmenopausal women. Am J Ophthalmol 2002;134:842-8.

110. Vingerling JR, Dielemans I, Witteman JC, et al. Macular degeneration and early menopause: a case-control study. BMJ 1995; 310:1570-1.

111. Feskanich D, Cho E, Schaumberg DA, et al. Menopausal and reproductive factors and risk of age-related macular degeneration. Arch Ophthalmol 2008;126:519-24.

112. Delcourt C, Carriere I, Ponton-Sanchez A, et al, POLA Study Group. Light exposure and the risk of age-related macular degeneration: the Pathologies Oculaires Liees a l'Age (POLA) Study. Arch Ophthalmol 2001;119:1463-8.

113. Cruickshanks KJ, Klein R, Klein BE, Nondahl DM. Sunlight and the 5-year incidence of early age-related maculopathy: the Beaver Dam Eye Study. Arch Ophthalmol 2001;119:246-50.

114. Khan JC, Shahid H, Thurlby DA, et al. Age related macular degeneration and sun exposure, iris colour, and skin sensitivity to sunlight. Br J Ophthalmol 2006;90:29-32.

115. Cho E, Hankinson SE, Willett WC, et al. Prospective study of alcohol consumption and the risk of age-related macular degeneration. Arch Ophthalmol 2000;118:681-8.

116. Moss SE, Klein R, Klein BE, et al. Alcohol consumption and the 5-year incidence of age-related maculopathy: the Beaver Dam Eye Study. Ophthalmology 1998;105:789-94.

117. Chong EW, Kreis AJ, Wong TY, et al. Alcohol consumption and the risk of age-related macular degeneration: a systematic review and meta-analysis. Am J Ophthalmol 2008;145:707-15.

118. Gopinath B, Flood VM, Rochtchina E, et al. Homocysteine, folate, vitamin B-12, and 10-y incidence of age-related macular degeneration. Am J Clin Nutr 2013;98:129-35.

119. Millen AE, Voland R, Sondel SA, et al. Vitamin D status and early age-related macular degeneration in postmenopausal women. Arch Ophthalmol 2011;129:481-9.

120. Chew EY, Clemons TE, Agron E, et al, Age-Related Eye Disease Study Research Group. Ten-year follow-up of age-related macular degeneration in the age-related eye disease study: AREDS report number 36. JAMA Ophthalmol 2014;132:272-7.

121. Chew EY, Davis MD, Seddon JM, et al, Age-Related Eye Disease Study Research Group. The effect of antioxidant and zinc supplements on change in drusen size/area in the Age-Related Eye Disease Study (AREDS). Invest Ophthalmol Vis Sci 2002; 43:E-Abstract 1903.

122. Ferris FL, Davis MD, Clemons TE, et al, Age-Related Eye Disease Study (AREDS) Research Group. A simplified severity scale for age-related macular degeneration: AREDS report number 18. Arch Ophthalmol 2005;123:1570-4.

123. Klein ML, Francis PJ, Ferris FL III, et al. Risk assessment model for development of advanced age-related macular degeneration. Arch Ophthalmol 2011;129:1543-50.

124. Curcio CA, Messinger JD, Sloan KR, et al. Subretinal drusenoid deposits in non-neovascular age-related macular degeneration: morphology, prevalence, topography, and biogenesis model. Retina 2013;33:265-76.

125. Sarks J, Arnold J, Ho IV, et al. Evolution of reticular pseudodrusen. Br J Ophthalmol 2011;95:979-85.

126. Zweifel SA, Imamura Y, Spaide TC, et al. Prevalence and significance of subretinal drusenoid deposits (reticular pseudodrusen) in age-related macular degeneration. Ophthalmology 2010;117:1775-81.

127. Arnold JJ, Sarks SH, Killingsworth MC, Sarks JP. Reticular pseudodrusen. A risk factor in age-related maculopathy. Retina 1995;15:183-91.

128. Mimoun G, Soubrane G, Coscas G. Macular drusen [in French]. J Fr Ophtalmol 1990;13:511-30.

129. Ueda-Arakawa N, Ooto S, Tsujikawa A, et al. Sensitivity and specificity of detecting reticular pseudodrusen in multimodal imaging in Japanese patients. Retina 2013;33:490-7.

130. Klein R, Klein BE, Jensen SC, Meuer SM. The five-year incidence and progression of age-related maculopathy: the Beaver Dam Eye Study. Ophthalmology 1997;104:7-21.

131. Solomon SD, Jefferys JL, Hawkins BS, et al, Submacular Surgery Trials Research Group. Risk factors for second eye progression to advanced age-related macular degeneration: SST report number 21. Retina 2009;29:1080-90.

132. Sunness JS, Rubin GS, Applegate CA, et al. Visual function abnormalities and prognosis in eyes with age-related geographic atrophy of the macula and good visual acuity. Ophthalmology 1997;104:1677-91.

133. American Academy of Ophthalmology Basic and Clinical Science Course Subcommittee. Basic and Clinical Science Course. Section 12: Retina and Vitreous, 2014-2015. San Francisco, CA: American Academy of Ophthalmology; 2013:68-70.

134. Yannuzzi LA, Sorenson J, Spaide RF, Lipson B. Idiopathic polypoidal choroidal vasculopathy (IPCV). Retina 1990;10:1-8.

135. Yannuzzi LA, Negrao S, Iida T, et al. Retinal angiomatous proliferation in age-related macular degeneration. Retina 2001;21: 416-34.

136. Age-Related Eye Disease Study 2 Research Group. Lutein + zeaxanthin and omega-3 fatty acids for age-related macular degeneration: the Age-Related Eye Disease Study 2 (AREDS2) randomized clinical trial. JAMA 2013;309:2005-15.

137. Davis MD, Gangnon RE, Lee LY, et al, Age-Related Eye Disease Study Group. The Age-Related Eye Disease Study severity scale for age-related macular degeneration: AREDS report number 17. Arch Ophthalmol 2005;123:1484-98.

138. Bjelakovic G, Nikolova D, Gluud LL, et al. Mortality in randomized trials of antioxidant supplements for primary and secondary prevention: systematic review and meta-analysis. JAMA 2007;297:842-57.

139. Albanes D. Antioxidant supplements and mortality. JAMA 2007;298:400; author reply 402-3.

140. Hemila H. Antioxidant supplements and mortality. JAMA 2007;298:401; author reply 402-3.

141. Taylor PR, Dawsey S. Antioxidant supplements and mortality. JAMA 2007;298:401-2; author reply 2-3.

142. Clemons TE, Kurinij N, Sperduto RD, AREDS Research Group. Associations of mortality with ocular disorders and an intervention of high-dose antioxidants and zinc in the Age-Related Eye Disease Study: AREDS report number 13. Arch Ophthalmol 2004;122:716-26.

143. Alpha-Tocopherol, Beta Carotene Cancer Prevention Study Group. The effect of vitamin E and beta carotene on the incidence of lung cancer and other cancers in male smokers. N Engl J Med 1994;330:1029-35.

144. Omenn GS, Goodman GE, Thornquist MD, et al. Effects of a combination of beta carotene and vitamin A on lung cancer and cardiovascular disease. N Engl J Med 1996;334:1150-5.

145. Vedula S, Krzystolik M. Antiangiogenic therapy with anti-vascular endothelial growth factor modalities for neovascular age-related macular degeneration. Cochrane Database Syst Rev 2008, Issue 2. Art. No.: CD005139. DOI: 10.1002/14651858. CD005139.pub2.

146. Heier JS, Brown DM, Chong V, et al, VIEW 1 and VIEW 2 Study Groups. Intravitreal aflibercept (VEGF trap-eye) in wet age-related macular degeneration. Ophthalmology 2012;119:2537-48.

147. Michels S, Rosenfeld PJ, Puliafito CA, et al. Systemic bevacizumab (Avastin) therapy for neovascular age-related macular degeneration twelve-week results of an uncontrolled open-label clinical study. Ophthalmology 2005;112:1035-47.

148. Avery RL, Pieramici DJ, Rabena MD, et al. Intravitreal bevacizumab (Avastin) for neovascular age-related macular degeneration. Ophthalmology 2006;113:363-72.

149. Bashshur ZF, Haddad ZA, Schakal A, et al. Intravitreal bevacizumab for treatment of neovascular age-related macular degeneration: a one-year prospective study. Am J Ophthalmol 2008;145:249-56.

150. Arevalo JF, Sanchez JG, Wu L, et al, Pan-American Collaborative Retina Study Group. Intravitreal bevacizumab for subfoveal choroidal neovascularization in age-related macular degeneration at twenty-four months: the Pan-American Collaborative Retina Study. Ophthalmology 2010;117:1974-81.

151. Lai TY, Liu DT, Chan KP, et al. Visual outcomes and growth factor changes of two dosages of intravitreal bevacizumab for neovascular age-related macular degeneration: a randomized, controlled trial. Retina 2009;29:1218-26.

152. Martin DF, Maguire MG, Ying GS, et al, Comparison of Age-related Macular Degeneration Treatments Trials (CATT) Research Group. Ranibizumab and bevacizumab for neovascular age-related macular degeneration. N Engl J Med 2011;364:1897-908.

153. Modarres M, Naseripour M, Falavarjani KG, et al. Intravitreal injection of 2.5 mg versus 1.25 mg bevacizumab (Avastin) for treatment of CNV associated with AMD. Retina 2009;29:319-24.

154. Subramanian ML, Abedi G, Ness S, et al. Bevacizumab vs ranibizumab for age-related macular degeneration: 1-year outcomes of

a prospective,double-masked randomised clinical trial. Eye(Lond)2010;24:1708-15.

155. Tufail A,Patel PJ,Egan C,et al,ABC Trial Investigators. Bevacizumab for neovascular age related macular degeneration(ABC Trial):multicentre randomised double masked study. BMJ 2010;340:c2459.

156. Ophthalmic Mutual Insurance Company. Consent Forms. Avastin Intravitreal Injection Consent. Available at:www.omic.com/avastin-intravitreal-injection-consent/. Accessed June 11,2014.

157. Rosenfeld PJ,Brown DM,Heier JS,et al,MARINA Study Group. Ranibizumab for neovascular age-related macular degeneration. N Engl J Med 2006;355:1419-31.

158. Brown DM,Kaiser PK,Michels M,et al,ANCHOR Study Group. Ranibizumab versus verteporfin for neovascular age-related macular degeneration. N Engl J Med 2006;355:1432-44.

159. Martin DF,Maguire MG,Fine SL,et al,Comparison of Age-related Macular Degeneration Treatments Trials(CATT)Research Group. Ranibizumab and bevacizumab for treatment of neovascular age-related macular degeneration:two-year results. Ophthalmology 2012;119:1388-98.

160. Chakravarthy U,Harding SP,Rogers CA,et al,IVAN Study Investigators. Ranibizumab versus bevacizumab to treat neovascular age-related macular degeneration:one-year findings from the IVAN randomized trial. Ophthalmology 2012;119:1399-411.

161. Chakravarthy U,Harding SP,Rogers CA,et al,IVAN Study Investigators. Alternative treatments to inhibit VEGF in age-related choroidal neovascularisation:2-year findings of the IVAN randomised controlled trial. Lancet 2013;382:1258-67.

162. U.S. Food and Drug Administration,Center for Drug Evaluation and Research. Macugen(pegaptanib sodium injection). NDA 21-756/S006. Available at:www.accessdata.fda.gov/drugsatfda_docs/label/2006/021756s006,s007lbl.pdf. Accessed June 11, 2014.

163. Schmidt-Erfurth U,Michels S,Augustin A. Perspectives on verteporfin therapy combined with intravitreal corticosteroids. Arch Ophthalmol 2006;124:561-3.

164. Zarbin M. Should corticosteroids be considered as part of the standard care with photodynamic therapy? Arch Ophthalmol 2006; 124:563-71.

165. Sacu S,Varga A,Michels S,et al. Reduced fluence versus standard photodynamic therapy in combination with intravitreal triamcinolone:short-term results of a randomised study. Br J Ophthalmol 2008;92:1347-51.

166. Kaiser PK,Boyer DS,Cruess AF,et al,DENALI Study Group. Verteporfin plus ranibizumab for choroidal neovascularization in age-related macular degeneration:twelve-month results of the DENALI study. Ophthalmology 2012;119:1001-10.

167. Larsen M,Schmidt-Erfurth U,Lanzetta P,et al,MONT BLANC Study Group. Verteporfin plus ranibizumab for choroidal neovascularization in age-related macular degeneration:twelve-month MONT BLANC study results. Ophthalmology 2012;119: 992-1000.

168. Koh A,Lee WK,Chen LJ,et al. EVEREST study:efficacy and safety of verteporfin photodynamic therapy in combination with ranibizumab or alone versus ranibizumab monotherapy in patients with symptomatic macular polypoidal choroidal vasculopathy. Retina 2012;32:1453-64.

169. Macular Photocoagulation Study Group. Argon laser photocoagulation for neovascular maculopathy:five-year results from randomized clinical trials. Arch Ophthalmol 1991;109:1109-14.

170. Macular Photocoagulation Study Group. Laser photocoagulation of subfoveal neovascular lesions in age-related macular degeneration:results of a randomized clinical trial. Arch Ophthalmol 1991;109:1220-31.

171. Macular Photocoagulation Study Group. Laser photocoagulation of subfoveal neovascular lesions of age-related macular degeneration:updated findings from two clinical trials. Arch Ophthalmol 1993;111:1200-9.

172. Macular Photocoagulation Study Group. Laser photocoagulation for juxtafoveal choroidal neovascularization:five-year results from randomized clinical trials. Arch Ophthalmol 1994;112:500-9.

173. Macular Photocoagulation Study Group. Laser photocoagulation for neovascular lesions nasal to the fovea:results from clinical trials for lesions secondary to ocular histoplasmosis or idiopathic causes. Arch Ophthalmol 1995;113:56-61.

174. Bressler NM,Treatment of Age-Related Macular Degeneration with Photodynamic Therapy(TAP)Study Group. Photodynamic therapy of subfoveal choroidal neovascularization in age-related macular degeneration with verteporfin:two-year results of 2 randomized clinical trials-TAP report 2. Arch Ophthalmol 2001;119:198-207.

175. American Academy of Ophthalmology Preferred Practice Patterns Committee. Preferred Practice Pattern ® Guidelines. Comprehensive Adult Medical Eye Evaluation. San Francisco,CA:American Academy of Ophthalmology;2010. Available at: www.aao.org/ppp.

176. Fine AM,Elman MJ,Ebert JE,et al. Earliest symptoms caused by neovascular membranes in the macula. Arch Ophthalmol 1986;104:513-4.

177. Eye Disease Case-Control Study Group. Risk factors for neovascular age-related macular degeneration. Arch Ophthalmol 1992; 110:1701-8.

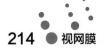
178. Macular Photocoagulation Study Group. Risk factors for choroidal neovascularization in the second eye of patients with juxtafoveal or subfoveal choroidal neovascularization secondary to age-related macular degeneration. Arch Ophthalmol 1997; 115:741-7.

179. U.S. Food and Drug Administration, Center for Drug Evaluation and Research. Lucentis (ranibizumab injection). BLA 25156. Available at: www.accessdata.fda.gov/drugsatfda_docs/label/2012/125156s0069s0076lbl.pdf. Accessed June 11.

180. Meyers SM, Greene T, Gutman FA. A twin study of age-related macular degeneration. Am J Ophthalmol 1995; 120:757-66.

181. McDonald HR, Williams GA, Scott IU, et al. Laser scanning imaging for macular disease: a report by the American Academy of Ophthalmology. Ophthalmology 2007; 114:1221-8.

182. Fung AE, Lalwani GA, Rosenfeld PJ, et al. An optical coherence tomography-guided, variable dosing regimen with intravitreal ranibizumab (Lucentis) for neovascular age-related macular degeneration. Am J Ophthalmol 2007; 143:566-83.

183. Kaiser PK, Blodi BA, Shapiro H, Acharya NR. Angiographic and optical coherence tomographic results of the MARINA study of ranibizumab in neovascular age-related macular degeneration. Ophthalmology 2007; 114:1868-75.

184. Krebs I, Binder S, Stolba U, et al. Optical coherence tomography guided retreatment of photodynamic therapy. Br J Ophthalmol 2005; 89:1184-7.

185. Ahlers C, Golbaz I, Stock G, et al. Time course of morphologic effects on different retinal compartments after ranibizumab therapy in age-related macular degeneration. Ophthalmology 2008; 115:e39-46.

186. Spaide RF, Koizumi H, Pozzoni MC. Enhanced depth imaging spectral-domain optical coherence tomography. Am J Ophthalmol 2008; 146:496-500.

187. Keane PA, Patel PJ, Liakopoulos S, et al. Evaluation of age-related macular degeneration with optical coherence tomography. Surv Ophthalmol 2012; 57:389-414.

188. Hu Z, Wu X, Ouyang Y, Sadda SR. Semiautomated segmentation of the choroid in spectral-domain optical coherence tomography volume scans. Invest Ophthalmol Vis Sci 2013; 54:1722-9.

189. Karampelas M, Sim DA, Keane PA, et al. Evaluation of retinal pigment epithelium-Bruch's membrane complex thickness in dry age-related macular degeneration using optical coherence tomography. Br J Ophthalmol. 2013; 97:1256-61.

190. Yannuzzi LA, Rohrer KT, Tindel LJ, et al. Fluorescein angiography complication survey. Ophthalmology 1986; 93:611-7.

191. Kwiterovich KA, Maguire MG, Murphy RP, et al. Frequency of adverse systemic reactions after fluorescein angiography. Results of a prospective study. Ophthalmology 1991; 98:1139-42.

192. American Academy of Ophthalmology. Indocyanine green angiography. Ophthalmology 1998; 105:1564-9.

193. Spaide RF, Yannuzzi LA, Slakter JS, et al. Indocyanine green videoangiography of idiopathic polypoidal choroidal vasculopathy. Retina 1995; 15:100-10.

194. Sho K, Takahashi K, Yamada H, et al. Polypoidal choroidal vasculopathy: incidence, demographic features, and clinical characteristics. Arch Ophthalmol 2003; 121:1392-6.

195. Stead LF, Bergson G, Lancaster T. Physician advice for smoking cessation. Cochrane Database Syst Rev 2008, Issue 2. Art. No.: CD000165. DOI: 10.1002/14651858.CD000165.pub3.

196. Fiore MC, Jaen CR, Baker TB, et al. Treating Tobacco Use and Dependence: 2008 Update. Clinical Practice Guideline. Rockville, MD: U.S. Department of Health and Human Services. Public Health Service. May 2008: 82-6.

197. AREDS2-HOME Study Research Group, Chew EY, Clemons TE, Bressler SB, et al. Randomized trial of a home monitoring system for early detection of choroidal neovascularization Home Monitoring of the Eye (HOME) Study. Ophthalmology 2014; 121:535-44.

198. Aiello LP, Brucker AJ, Chang S, et al. Evolving guidelines for intravitreous injections. Retina 2004; 24:S3-19.

199. American Academy of Ophthalmology. Policy Statement. Intravitreal Injections. San Francisco, CA: American Academy of Ophthalmology; 2008. Available at: http://one.aao.org/guidelines-browse? filter=clinicalstatement. Accessed August 14, 2014.

200. American Academy of Ophthalmology. Policy Statement. Verifying the Source of Compounded Bevacizumab for Intravitreal Injections. San Francisco, CA: American Academy of Ophthalmology; 2012. Available at: http://one.aao.org/guidelines-browse? filter=clinicalstatement. Accessed August 14, 2014.

201. Busbee BG, Ho AC, Brown DM, et al, HARBOR Study Group. Twelve-month efficacy and safety of 0.5 mg or 2.0 mg ranibizumab in patients with subfoveal neovascular age-related macular degeneration. Ophthalmology 2013; 120:1046-56.

202. Macular Photocoagulation Study Group. Five-year follow-up of fellow eyes of patients with age-related macular degeneration and unilateral extrafoveal choroidal neovascularization. Arch Ophthalmol 1993; 111:1189-99.

203. Shienbaum G, Gupta OP, Fecarotta C, et al. Bevacizumab for neovascular age-related macular degeneration using a treat-and-extend regimen: clinical and economic impact. Am J Ophthalmol 2012; 153:468-73.

204. Gupta OP, Shienbaum G, Patel AH, et al. A treat and extend regimen using ranibizumab for neovascular age-related macular degeneration clinical and economic impact. Ophthalmology 2010; 117:2134-40.

205. Oubraham H, Cohen SY, Samimi S, et al. Inject and extend dosing versus dosing as needed: a comparative retrospective study of ranibizumab in exudative age-related macular degeneration. Retina 2011; 31: 26-30.

206. Toalster N, Russell M, Ng P. A 12-month prospective trial of inject and extend regimen for ranibizumab treatment of age-related macular degeneration. Retina 2013; 33: 1351-8.

207. Treatment of Age-Related Macular Degeneration with Photodynamic Therapy (TAP) Study Group. Photodynamic therapy of subfoveal choroidal neovascularization in age-related macular degeneration with verteporfin: one-year results of 2 randomized clinical trials--TAP report. Arch Ophthalmol 1999; 117: 1329-45.

208. Verteporfin in Photodynamic Therapy Study Group. Verteporfin therapy of subfoveal choroidal neovascularization in age-related macular degeneration: two-year results of a randomized clinical trial including lesions with occult with no classic choroidal neovascularization--verteporfin in photodynamic therapy report 2. Am J Ophthalmol 2001; 131: 541-60.

209. Barbazetto I, Burdan A, Bressler NM, et al. Photodynamic therapy of subfoveal choroidal neovascularization with verteporfin: fluorescein angiographic guidelines for evaluation and treatment--TAP and VIP report number 2. Arch Ophthalmol 2003; 121: 1253-68.

210. American Academy of Ophthalmology. Policy Statement. An Ophthalmologist's Duties Concerning Postoperative Care. San Francisco, CA: American Academy of Ophthalmology; 2012. Available at: http://one.aao.org/guidelines-browse? filter=clinicalstatement. Accessed June 11, 2014.

211. Virgili G, Parravano M, Menchini F, Brunetti M. Antiangiogenic therapy with anti-vascular endothelial growth factor modalities for diabetic macular oedema. Cochrane Database Syst Rev 2012, Issue 12. Art. No.: CD007419. DOI: 10.1002/14651858. CD007419.pub3.

212. Hoang QV, Mendonca LS, Della Torre KE, et al. Effect on intraocular pressure in patients receiving unilateral intravitreal anti-vascular endothelial growth factor injections. Ophthalmology 2012; 119: 321-6.

213. Wehrli SJ, Tawse K, Levin MH, et al. A lack of delayed intraocular pressure elevation in patients treated with intravitreal injection of bevacizumab and ranibizumab. Retina 2012; 32: 1295-301.

214. Pielen A, Feltgen N, Isserstedt C, et al. Efficacy and safety of intravitreal therapy in macular edema due to branch and central retinal vein occlusion: a systematic review. PLoS One 2013; 8: e78538.

215. Tarantola RM, Folk JC, Boldt HC, Mahajan VB. Intravitreal bevacizumab during pregnancy. Retina 2010; 30: 1405-11.

216. Ehlken C, Martin G, Stahl A, Agostini HT. Reduction of vascular endothelial growth factor a in human breast milk after intravitreal injection of bevacizumab but not ranibizumab. Arch Ophthalmol 2012; 130: 1226-7.

217. Wu L, Martinez-Castellanos MA, Quiroz-Mercado H, et al, Pan American Collaborative Retina Group (PACORES). Twelve-month safety of intravitreal injections of bevacizumab (Avastin): results of the Pan-American Collaborative Retina Study Group (PACORES). Graefes Arch Clin Exp Ophthalmol 2008; 246: 81-7.

218. Gragoudas ES, Adamis AP, Cunningham ET Jr, et al. Pegaptanib for neovascular age-related macular degeneration. N Engl J Med 2004; 351: 2805-16.

219. Wong T, Chakravarthy U, Klein R, et al. The natural history and prognosis of neovascular age-related macular degeneration: a systematic review of the literature and meta-analysis. Ophthalmology 2008; 115: 116-26.

220. Centers for Medicare and Medicaid Services. Physician Quality Reporting System. Available at: www.cms.gov/PQRS or www. aao.org/advocacy/reimbursement/pqri/reporting_options.cfm#5 (login required). Accessed June 11, 2014.

221. Stelmack JA, Tang XC, Reda DJ, et al, LOVIT Study Group. Outcomes of the Veterans Affairs Low Vision Intervention Trial (LOVIT). Arch Ophthalmol 2008; 126: 608-17.

222. American Academy of Ophthalmology Vision Rehabilitation Committee. Preferred Practice Pattern ® Guidelines. Vision Rehabilitation for Adults. San Francisco, CA: American Academy of Ophthalmology; 2012. Available at: www.aao.org/ppp.

223. Hudson HL, Lane SS, Heier JS, et al. Implantable miniature telescope for the treatment of visual acuity loss resulting from end-stage age-related macular degeneration: 1-year results. Ophthalmology 2006; 113: 1987-2001.

224. Brown GC, Brown MM, Lieske HB, et al. Comparative effectiveness and cost-effectiveness of the implantable miniature telescope. Ophthalmology 2011; 118: 1834-43.

225. Coleman AL, Stone K, Ewing SK, et al. Higher risk of multiple falls among elderly women who lose visual acuity. Ophthalmology 2004; 111: 857-62.

226. Soubrane G, Cruess A, Lotery A, et al. Burden and health care resource utilization in neovascular age-related macular degeneration: findings of a multicountry study. Arch Ophthalmol 2007; 125: 1249-54.

227. Rovner BW, Casten RJ, Tasman WS. Effect of depression on vision function in age-related macular degeneration. Arch Ophthalmol 2002; 120: 1041-4.

228. Rein DB, Zhang P, Wirth KE, et al. The economic burden of major adult visual disorders in the United States. Arch Ophthalmol 2006; 124: 1754-60.

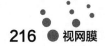

229. Bressler NM, Bressler SB, Congdon NG, et al. Age-Related Eye Disease Study Research Group. Potential public health impact of Age-Related Eye Disease Study results: AREDS report no. 11. Arch Ophthalmol 2003;121:1621-4.

230. Mitchell P, Annemans L, White R, et al. Cost effectiveness of treatments for wet age-related macular degeneration. Pharmacoeconomics 2011;29:107-31.

231. Patel JJ, Mendes MA, Bounthavong M, et al. Cost-utility analysis of bevacizumab versus ranibizumab in neovascular age-related macular degeneration using a Markov model. J Eval Clin Pract 2012;18:247-55.

232. Stein JD, Newman-Casey PA, Mrinalini T, et al. Cost-effectiveness of bevacizumab and ranibizumab for newly diagnosed neovascular macular degeneration. Ophthalmology 2014;121:936-45.

233. Nwanze CC, Akinwale A, Adelman RA. Bevacizumab vs. ranibizumab in preserving or improving vision in patients with wet, age-related macular degeneration: a cost-effectiveness review. Clin Med Insights Ther 2012;4:29-38.

234. Chapman JA, Beckey C. Pegaptanib: a novel approach to ocular neovascularization. Ann Pharmacother 2006;40:1322-6.

235. Web JA. Genentech decision expands access to bevacizumab. Ophthalmol Times. January 15, 2008.

美国眼科学会

P.O.Box 7424

San Francisco,

California 94120-7424

415.561.8500

年龄相关性黄斑变性

2014 年

PREFERRED PRACTICE PATTERN®

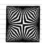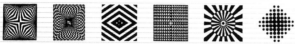

眼科临床指南
Preferred Practice Pattern®

糖尿病视网膜病变
Diabetic Retinopathy

美国眼科学会

中华医学会眼科学分会

2017 年 6 月第三次编译

视网膜 / 玻璃体眼科临床指南制订过程和参与者

视网膜 / 玻璃体临床指南专家委员会成员编写了糖尿病视网膜病变临床指南（PPP）。PPP 专家委员会成员讨论和审阅了本册文件的历次稿件，集中开会两次，通过电子邮件进行了其他的讨论，达成了本册最后版本的共识。

视网膜 / 玻璃体临床指南专家委员会 2013—2014

Timothy W. Olsen，MD，共同主席

Ron A. Adelman，MD，MPH，MBA，FACS，视网膜学会代表

Christina J.Flaxel，MD

James C. Folk，MD，美国视网膜专科学会代表

Jose S. Pulido，MD，MS，黄斑学会代表

Carl D. Regillo，MD，FACS

Lesilie Hyman，PhD，方法学家

眼科临床指南编写委员会成员在 2014 年 3 月的会议期间审阅和讨论了本册文件。根据讨论和评论编制了本册文件。

眼科临床指南编写委员会 2014

Stephen D. McLeod，MD，主席

Robert S. Feder，MD，

Timothy W. Olsen，MD

Bruce E. Prum，Jr.，MD

C. Gail Summers，MD

Ruth D. Williams，MD

David C. Musch，PhD，MPH，方法学家

然后，糖尿病视网膜病变 PPP 于 2014 年 6 月送给另外的内部和外部的专家组和专家进行审阅。要求所有返回评论的人员需要提供与工业界相关关系的公开声明，才能考虑他们的评论。视网膜 / 玻璃体 PPP 专家委员会成员审阅和讨论了这些评论，并确定了对本册指南的修改。

学会审阅者：

理事会委员会和秘书委员会

理事会

总顾问

眼科技术评估委员会青光眼专家委员会 *

眼科基础和临床科学教程第 10 分册分委员会

开业眼科医师教育顾问委员会 *

邀请的审阅者：

美国视网膜专科医师学会

加拿大眼科学会

中美洲视网膜和玻璃学会

欧洲视网膜专科医师学会

（美国）国家眼科研究所

国家医学会

泛美视网膜玻璃体学会

视网膜学会

Naresh Mandava，MD

Wayne A. Solley，MD

有关经济关系的声明

为了遵从医学专科学会理事会有关与公司相互关系的法规（从网站 www.cmss.org/codeforinteractions. aspx 可查到），列出与工业界的相关关系如下。学会与工业界的行为关系遵从这一法规（见网站 http://one. aao.org/about-preferred-practice-patterns）。大部分（56%）视网膜 / 玻璃体临床指南专家委员会 2014-2015 的成员没有经济关系可供公开。

视网膜 / 玻璃体临床指南专家委员会 2013—2014

Ron A. Adelman，MD，MPH，MBA，FACS：无经济关系可公开

Christina J.Flaxel，MD：无经济关系可公开

James C. Folk，MD：无经济关系可公开

Lesilie Hyman，PhD：无经济关系可公开

Timothy W. Olsen，MD：无经济关系可公开

Jose S. Pulido，MD，MS：无经济关系可公开

Carl D. Regillo，MD，FACS：Alcon Laboratories，Inc，Allergan，Int.，Genentech，Inc.，Regeneron Pharmaceuticals，Inc.，ThromboGenics，Inc.-- 咨询 / 顾问

眼科临床指南编写委员会 2014

Robert S. Feder，MD：无经济关系可公开

Stephen D. McLeod，MD：无经济关系可公开

David C. Musch，PhD，MPH：无经济关系可公开

Timothy W. Olsen，MD：无经济关系可公开

Bruce E. Prum，Jr.，MD：无经济关系可公开

C. Gail Summers，MD：无经济关系可公开

Ruth D. Williams，MD：Allergan - 咨询 / 顾问

医疗质量秘书

Anne L. Coleman，MD，PhD：无经济关系可公开

美国眼科学会职员

Nicholas P. Emptage，MAE：无经济关系可公开

Susan Garratt：无经济关系可公开

Shannon Kealey，MLS：无经济关系可公开

Flora C. Lum，MD：无经济关系可公开

Doris Mizuiri：无经济关系可公开

2014 年 1 月至 8 月本册文件的其他审阅者与工业界相关关系的公开声明见网站 www.aao.org/ppp。

目　录

制订眼科临床指南的目的

作为对其会员和公众的一种服务,美国眼科学会编制了称为眼科临床指南(PPP)的系列丛书,它确定了高质量眼科医疗服务的特征和组成成分。附录 1 叙述了高质量的眼保健服务的核心标准。

眼科临床指南是以由学识渊博的卫生专业人员所组成的专家委员会对所能利用的科学资料进行解释为基础的。在一些情况下,例如当有认真实施的临床试验的结果可以利用时,这些资料是特别令人信服的,可以提供明确的指南。而在另一些情况下,专家委员会不得不依赖他们对所能利用的证据进行集体判断和评估。

眼科临床指南所提供的文件是为临床医疗服务提供实践的典范,而不是为个别特殊的个人提供医疗服务。 一方面它们应当满足大多数患者的需要,但又不可能满足所有患者的需要。严格地遵照这些 PPP 将不一定保证在任何情况都能获得成功的结果。不能认为这些指南包括了所有恰当的眼科医疗方法,或者排除了能够获得最好效果的合理的医疗方法。采用不同的方法来满足不同患者的需要是有必要的。医师应当根据一个特殊患者提供的所有情况来最终判断对其的医疗是否合适。在解决眼科医疗实践中所产生的伦理方面难题时,美国眼科学会愿意向会员提供协助。

眼科临床指南并不是在各种情况下都必须要遵循的医疗标准。 美国眼科学会明确地指出不会承担在应用临床指南中任何建议或其他信息时由于疏忽大意或其他原因所引起的伤害和损伤的责任。

当提到某些药物、器械和其他产品时仅仅是以说明为目的,而并不是有意地为这些产品进行背书。这样的材料中可能包括了一些没有被认为是共同标准的应用信息,这些反映在没有包括在美国食品药品管理局(FDA)批准的适应证标识之内,或者只是批准为在限制的研究情况下应用的产品。FDA 已经宣称,确定医师所希望应用的每种药品或器械的 FDA 的看法,以及在遵从适用的法律,并获得患者的适当的知情同意下应用它们,是医师的责任。

在医学中,创新对于保证美国公众今后的健康是必要的,眼科学会鼓励开发能够提高眼保健水平的新的诊断和治疗方法。有必要认识到只有最优先考虑患者的需要时,才能获得真正的优良的医疗服务。

所有的 PPP 每年都由其编写委员会审阅,如果证实有新的进展值得更新时就会提早更新。为了保证眼科临床指南是适时的,每册的有效期是在其"批准"之日起 5 年内,除非它被修改本所替代。编写眼科临床指南是由学会资助的,而没有商业方面的支持。PPP 的作者和审阅者都是志愿者,并没有因为他们对本书的贡献而获得任何经济的补偿。在 PPP 发表之前,还要送给外部的专家和利益攸关者审阅,包括消费者代表。PPP 遵从医学专科学会理事会有关与公司相互关系的法规。眼科学会有并且执行与工业界关系的准则(见 www.aao.org/about-preferred -practice-patterns)。

附录 2 包含了本册文件所涉及的疾病和相关健康问题编码的国际统计分类的内容。糖尿病视网膜病变 PPP 的意向使用者是眼科医师。

分级的方法和要点

《眼科临床指南》必须与临床密切相关和具有高度特异性,以便向临床医师提供有用的信息。当有证据支持诊治建议时,应当对所提出的每一项建议给予表明证据重要性的明确的等级。为了达到这一目标,采用了苏格兰院际指南网(Scottish Intercollegiate Guideline Network,[1]SIGN)及其建议的评定、制订和评估分级组(Grading of Recommendations Assessment,Development and Evaluation,[2] GRADE)的方法。GRADE 是一种系统的方法,来对支持特殊的临床处理的问题的证据总体强度进行分级。采用 GRADE 的机构包括 SIGN、世界卫生组织、健康保健研究和政策局(Agency for Healthcare Research and Policy)以及美国医师学院(American College of Physicians)。[3]

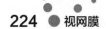
◆ 用于形成诊治建议的所有研究都要逐项地将其证据强度进行分级,这一分级列于研究的引文中。

◆ 为了对研究进行逐项分级,采用了一种基于 SIGN[1] 的尺度。对研究进行逐项分级的证据的定义和水平如下述:

I++	高质量的随机对照试验(RCTs)的荟萃分析、系统回顾,或偏差危险度很低的 RTCs
I+	实施很好的 RCTs 的荟萃分析、系统回顾,或偏差危险度低的 RCTs
I–	RCTs 的荟萃分析、系统回顾,或偏差危险度高的 RCTs
II++	高质量的病例对照或队列研究的系统回顾 混杂和偏差危险度很低以及因果关系可能性高的高质量病例对照或队列研究
II+	混杂或偏差危险度低以及因果关系有中度可能的实施很好的病例对照或队列研究
II–	混杂或偏差危险度高以及具有非因果关系高度危险的病例对照或队列研究
III	非分析性研究(如病例报告、系列病例研究)

◆ 诊治的建议是基于证据的主体而形成的。以下是根据 GRADE[2] 来定义证据质量的分级:

高质量(GQ)	进一步研究不太可能改变估计作用的信赖度
中等质量(MQ)	进一步研究有可能对我们估计作用的信赖度产生重要的冲击,可能会改变这一估计
低质量(IQ)	进一步研究很可能对我们估计作用的信赖度产生重要的冲击,有可能改变这一估计 对作用的任何估计都是很不肯定的

◆ 以下是根据 GRADE[2] 来定义的诊治关键建议:

强烈的建议(SR)	用于期望的干预作用明显地大于不期望作用,或者没有不期望作用时
根据需要而使用的建议(DR)	用于协调平衡时不太肯定,这或者是因为证据的质量低,或者是因为证据提示的期望作用和不期望作用很相近

◆ 诊疗的关键发现和建议部分列出了由 PPP 的关键发现和建议部分列出了由 PPP 专家委员会确定对于视功能和生活质量的结果特别重要的要点。

◆ 在本册 PPP 中,应用上面所述的系统对所有建议进行了分级。对于特殊建议分级的确定见附录3。

◆ 为了更新本册 PPP,于 2013 年 6 月在 PubMed 和 Cochrane 资料库进行文献搜索,完整的文献搜索详细情况见 www.aao.org/ppp。

诊疗的关键发现和建议

无论是全球,还是在美国,糖尿病的患病率正在增加;同样,估计糖尿病视网膜病变和视觉威胁的糖尿病视网膜病变(VTDR)也会明显地增加。
当前,只有 60% 的糖尿病患者进行每年的糖尿病视网膜病变的筛查。
患有 1 型糖尿病的人应当从开始发病后 5 年起每年进行糖尿病视网膜病变的筛查,而患有 2 型糖尿病的人应在诊断时迅速去做检查(II+,GQ,SR),以后至少每年检查一次。
维持接近正常的血糖水平和接近正常的血压可以减少视网膜病变发生和(或)进展的危险,因此应当告知患者维持很好的糖化血红蛋白水平、血脂和血压的重要性。
糖尿病患者可能因为其他的医疗适应证而应用阿司匹林,这对他们的糖尿病视网膜病变的风险没有不良反应(I+,GQ,DR)。

发生妊娠糖尿病的妇女在怀孕期间不需要进行眼部检查,在怀孕期间似乎不会增加发生糖尿病视网膜病变的危险。然而,糖尿病患者怀孕时应当在怀孕期尽早进行检查($\text{II}+,GQ,SR$)。

当有任何非增生糖尿病视网膜病变、增生性视网膜病变或黄斑水肿时,应当将患者转诊给眼科医师(III,GQ,SR)。

眼科医师应当就眼科的发现和视网膜病变的情况与初级保健医师进行沟通。他们应当强调患者需要依从初级保健医师指导,以便获得最理想的代谢控制(III,GQ,SR)。

已经显示玻璃体内注射抗血管内皮生长因子(VEGF)制剂对累及中央部的黄斑水肿是一个有效的治疗($I++,GQ,SR$),也是对增生性糖尿病视网膜病变的替代疗法。

当前,激光视网膜光凝治疗仍然是治疗累及非中央部的糖尿病黄斑水肿的最好方法($I++,GQ,SR$)。

前言

疾病定义

糖尿病视网膜病变是工作年龄成人中视觉损伤的主要原因。虽然在糖尿病患者中发生血管病变之前就显示出神经知觉功能的缺陷,但是最常见到视网膜病变的临床表现包括微血管瘤形成和视网膜内出血。微血管损伤可以导致视网膜毛细血管无灌注、棉絮斑、出血数量的增加、静脉异常和视网膜内微血管异常(intraretinal microvascular abnormalities,IRMA)。在这一阶段,血管通透性的增加能够导致视网膜增厚(水肿)和(或)渗出,这又可以导致中心视力的丧失。增生期是由于小动脉和小静脉的闭锁,在视盘、视网膜、虹膜和滤过房水的前房角发生继发性的新生血管增生。然后,这些新生血管会分别导致牵拉性视网膜脱离和新生血管性青光眼。在这个阶段,由于黄斑部毛细血管无灌注或水肿、玻璃体积血、视网膜的变形或牵拉性视网膜脱离引起视功能的丧失。

患者群体

患者群体包括所有的糖尿病患者。

临床目标

◆ 确定具有发生糖尿病视网膜病变危险的患者
◆ 鼓励患者、初级保健医师和专科医师在处理患者的全身疾病时加强合作,并特别注意血糖(血红蛋白 A_{1c} [HbA_{1c}])、血压、血脂、体重的控制,以及肾脏疾病、冠状动脉疾病[4]和神经病变的处理
◆ 鼓励及提供终身的视网膜病变进展情况的监查
◆ 治疗因糖尿病视网膜病变丧失视力或处于视力丧失危险的患者
◆ 尽量减少因治疗而引起的视力下降和(或)与视力相关的生活质量的不良反应
◆ 对因糖尿病视网膜病变而导致的视力下降患者提供视力康复服务或将这些患者转诊到提供视力康复服务的地方

背景

前言

认识到糖尿病有两种类型。1 型,以前称为青少年发生型或胰岛素依赖型糖尿病,其特征是胰岛 β 细胞被细胞介导的自体免疫所破坏,常常导致严重的胰岛素缺乏。2 型糖尿病以前称为成人发生型或胰

岛素非依赖型。2 型糖尿病的特征有一个范围,从胰岛素抵抗并有胰岛素分泌不足,而到明显的胰岛素分泌缺陷并联合有胰岛素抵抗。2 型糖尿病患者是相对的而不是绝对的胰岛素不足,可能需要胰岛素治疗,然而典型的病例不需要胰岛素就能存活。90%~95% 的糖尿病患者属于 2 型。[5] 因为 2 型糖尿病患者的数量不成比例地增大,所以这组患者构成了继发于糖尿病视网膜病变引起视力损伤者的相当大比例的疾病负担,即使 1 型糖尿病患者与更常发生和更严重的眼部并发症相关联。[6,7]

糖尿病患病率

估计在年龄 20 岁或以上的美国人中,约有 2560 万人患有已确诊或尚未确诊的糖尿病(这一年龄组人群的 11%),[8] 大约三分之一的人并未意识到他们已经患病。[9] 另有 7900 万人的空腹血糖水平已经受损(根据空腹血糖水平或 HbA_{1c})。[9] 在美国,估计每 5 个患有糖尿病的人中有 3 个人患有一种或多种与疾病相关的并发症。[10] 非洲裔或西班牙裔美国人与欧洲裔美国人相比,具有不成比例的高患病率(分别为 12.6%、11.8% 和 7.0%),而亚洲裔美国人的患病率只是稍高一点(8.4%)[9]。土著美国人和阿拉斯加土著人中发现糖尿病的患病率不寻常地升高,其患病率约为 9%,而在 1990 年和 1998 年之间 35 岁以下的人中增加了 46%。[11,12] 其他的研究提示在亚洲糖尿病的患病率已经很高。[13,14] 此外,已有证据提示在少数民族中,在很年轻时就有糖尿病发生,而且有很高的并发症的发病率。[15~17]

根据基于美国人口调查局资料的估计,大约三分之一的美国人处于在他们一生中发生糖尿病的危险之中。[18] 随着工业化和全球化的加剧,就伴随着糖尿病患病率的增加,这会导致全球的糖尿病流行。[19] 已经在几个国家中注意到儿童组中 2 型糖尿病发生率增加,[7,20-24] 包括在美国,这种情况与儿童肥胖的概率增加相关。[25] 糖尿病是学龄期儿童中最常见的疾病之一。显然,这些趋势预示患有糖尿病的人数在增加,与此相关的健康保健的费用和与糖尿病及其并发症的残疾人负担也在增加。

糖尿病视网膜病变患病率

糖尿病视网膜病变是在工作年龄的美国人中新发生法律盲的主要原因,是世界范围内这一年龄组中主要的致盲原因。[26] 在美国 40 岁及以上成人的糖尿病患者中糖尿病视网膜病变的患病率为 28.5%(420万人);在全球,估计为 34.6%(9300 万人)。估计在美国威胁视觉的糖尿病视网膜病变(VTDR)的患病率为 4.4%(700 000 人)。在全球,这一患病率估计为 10.2%(2800 万人)。[27,28] 假定糖尿病的患病率与现在相似,预计美国在 2020 年将有 600 万糖尿病视网膜病变患者,134 万人患有 VTDR。

危险因素

糖尿病的病程是与发生糖尿病视网膜病变相关的最主要危险因素。患糖尿病的病程 5 年以上的 1 型糖尿病患者中约有 25% 出现视网膜病变。病程 10 年以上患者中出现视网膜病变者约为 60%,病程 15 年以上者约为 80%。[29,30] 在威斯康星糖尿病视网膜病变流行病学研究(WESDR)中对年龄等于或小 30 岁的患者进行研究,发现大约 50% 的病程为 20 年的 1 型糖尿病患者发生增生性糖尿病视网膜病变(PDR),这是对视力损伤最为严重的一种病变类型。[31] 在洛杉矶拉丁美洲人眼病研究(LALES)和 Proyecto VER(视觉评估和研究)中,大约 18% 的病程为 15 年以上的糖尿病患者发生 PDR,在 1 型和 2 型糖尿病患者中,发生 PDR 的百分比没有差别。[30,32]

在已知病程小于 5 年,年龄大于 30 岁的 2 型糖尿病患者中,40% 使用胰岛素治疗和 24% 未使用胰岛素的患者发生视网膜病变。当病程长达 19 年时,这些比例分别增加到 84% 和 53%。病程小于 5 年的 2 型糖尿病患者中,2% 的患者会发展为 PDR。当病程为 25 年或以上时,将有 25% 患者发展为增生性糖尿病视网膜病变。[33] 比较从 WESDR 和更新近的以人群为基础的研究,如 Proyecto VER 和 LALES,可以解释随着时间的推移对血糖和高血压处理的不同。

血糖的控制是一个与糖尿病视网膜病变发生相关的关键的可调节因素。支持这种关联是基于临床试验和流行病学研究。[34-41] 普遍认为,糖尿病的病程和高血糖的严重程度是发生糖尿病视网膜病变最主要的危险因素。一旦出现糖尿病视网膜病变,病程相对于高血糖而言,对糖尿病视网膜病变从早期向着晚期发展中所起到的重要作用比较小。[42,43] 建议对于大多数患者来说,HbA$_{1c}$ 降低到 7% 或更低是血糖控制的目标,而对于一些选择性病例来说,将血糖降到 6.5% 可能更有益处。[44]($I++,GQ,SR$)积极地控制高血压可以延缓糖尿病视网膜病变的进展,然而现有的资料仍然不能得出结论。[45,46]($II+,MQ,DR$)大量研究提示处理好血脂可以减少视网膜病变的进展和治疗的需要。[47~50]($II+,MQ,DR$)对于其他因素,例如年龄、糖尿病类型、凝血因子、肾脏疾病、不进行体育活动、炎性生物学标志,以及应用血管紧张素转换酶抑制剂等在糖尿病视网膜病变发生和发展中的重要性,研究尚未得出很一致的意见。[42,48,51~54] 上述这些因素中的许多因素与真正的心血管系统病变的发生率和病死率以及与糖尿病相关的其他并发症有关。因此,眼科医师应当鼓励糖尿病患者尽可能地依从对这些疾病的治疗。[55]($II+,GQ,SR$)

自然病史

如果对糖尿病视网膜病变不进行恰当的干预,这种病变总是有规律地从微小改变进展到很严重阶段。重要的是要认识到在病变的什么阶段应用什么样的治疗可以得到好的效果。几十年的临床研究提供了关于本病的自然病程和治疗策略的很好的资料,使得约有 90% 的病例避免了严重的视力丧失。[56] 这些研究的结果总结在附录 4、5 中。主要的研究包括下列各项:

- ◆ 糖尿病控制和并发症的研究(Diabetes Control and Complications Trial,DCCT)[36,57,58]
- ◆ 题目为"糖尿病的干预和并发症的流行病学研究"的 DCCT 的随诊研究(EDIC)[35,37,49,59,60]
- ◆ 糖尿病视网膜病变研究(Diabetes Retinopathy Study,DRS)[61,62]
- ◆ 早期治疗糖尿病视网膜病变研究(Early Treatment Diabetic Rentinopathy Study,ETDRS)[63~65]
- ◆ 糖尿病视网膜病变玻璃体切除研究(Diabetic Retinopathy Vitrectomy Study,DRVS)[66]
- ◆ 威斯康星糖尿病视网膜病变的流行病学研究(Wisconsin Epidemiologic Study of Diabetic Retinopathy,WESDR)[67]
- ◆ 在糖尿病研究中非诺贝特干预和减少心血管疾病(Fenofibrate Intervention and Event Lowering in Diabetes Study,EIELD)[68]
- ◆ 在糖尿病试验中控制心血管风险的行动(Action to Control Cardiovascular Risk in Diabetes Trial,ACCORD)[69]
- ◆ 糖尿病视网膜病变临床研究网方案 1 的研究(Diabetic Retinopathy Clinical Research Network〔DRCR.net〕Protocol 1 study)[70]
- ◆ 英国前瞻性糖尿病研究(United Kingdom Prospective Diabetes Study,UKPDS)[38,45,71]

糖尿病视网膜病变非增生期的特征为视网膜血管异常,包括微血管瘤、视网膜内出血、静脉扩张、棉絮斑。在此期或稍晚期,视网膜血管壁通透性的增加会引起视网膜增厚(水肿)和脂质沉积(硬性渗出)。临床上有意义的黄斑水肿(clinically significant macular edema,CSME)常用于叙述累及或即将累及黄斑中央部的视网膜增厚和(或)邻近的硬性渗出。出现 CSME 的患者应当考虑进行迅速治疗,特别是当黄斑中心已经受累,或者视网膜增厚/邻近的硬性渗出很接近黄斑中心时。CSME 可以分成中央部受累和中央部非受累的黄斑水肿。

当糖尿病视网膜病变进展时,视网膜血管逐渐闭塞,导致灌注减少和视网膜缺血。不断严重的缺血的体征表现为视网膜静脉异常(扩张、串珠状、袢状等)、视网膜内血管异常(IRMA),以及更严重和更广泛的血管渗出,表现为视网膜出血和渗出增加的特征。当这些体征继续进展超过一个明确的阈值时,即可诊断为重度非增生性糖尿病视网膜病变(NPDR)。具有此期视网膜病变的患者应当考虑为全(播散性)视网膜激光光凝治疗的候选者(见诊治过程)。

病变更为进展的阶段称为增生性糖尿病视网膜病变(proliferative diabetic retinopathy,PDR),其特征是更广泛的视网膜缺血引起视网膜内表面发生新生血管。在视盘上或视盘周围的新生血管(new vessels at the optic disc,NVD)和视网膜其他区域的新生血管(new vessels elsewhere in the retina,NVE)均有出血的倾向,可导致玻璃体积血。这些新生血管可以发生纤维化和收缩;这种和其他的纤维增殖可以导致视网膜前膜形成、玻璃体牵拉条索、视网膜裂孔、牵拉性或孔源性视网膜脱离。当新生血管伴有玻璃体积血时,或者即使没有玻璃体积血,在视盘上新生血管等于或超过四分之一或三分之一视盘面积时,PDR 处于高危阶段(见词汇表)。当新生血管在虹膜(NVI)和前房角结构生长时,会发生新生血管性青光眼。新生血管性青光眼和高危 PDR 患者都应当尽快地接受全视网膜激光光凝治疗,经治的眼科医师也应当考虑开始抗血管内皮生长因子(VEGF)的治疗(见诊治过程和词汇表)。

表1是基于临床发现的严重程度,对糖尿病视网膜病变所做的分类。为了增进世界范围内眼科医师和初级保健医师之间有关诊治糖尿病患者的交流,已经制订了关于糖尿病视网膜病变和黄斑水肿的国际临床疾病严重程度分级标准(表1和2)。这一标准建立在糖尿病视网膜病变的 ETDRS 分级标准和有关的糖尿病视网膜病变的临床研究、流行病学研究所获得的数据基础之上(见附录6)。

表1 糖尿病视网膜病变严重程度分级

病变严重水平	散瞳后直接检眼镜下可观察到的发现
无明显糖尿病视网膜病变	无异常
轻度 NPDR(见词汇表)	仅有微血管瘤
中度 NPDR(见词汇表)	不仅有微血管瘤,但轻于重度 NPDR
重度 NPDR	
美国的定义	下列各项(4-2-1 规则)中任何一项,以及没有增生性视网膜病变的体征: ◆ 在四个象限中每个象限有严重的视网膜内出血和微血管瘤 ◆ 在两个或更多象限中有明确的静脉串珠样改变 ◆ 在一个或多个象限中有中度 IRMA
国际的定义	具有下列各项中任何一项,但没有增生视网膜病变的体征: ◆ 四个象限中各个象限有 20 个以上的视网膜内出血点 ◆ 两个或以上象限中有明确的静脉串珠改变 ◆ 一个或多个象限中出现明显的 IRMA
PDR	具有下列各项中一项或两项: ◆ 新生血管形成 ◆ 玻璃体 / 视网膜前积血

IRMA= 视网膜内微血管异常;NPDR = 非增生性糖尿病视网膜病变;PDR = 增生性糖尿病视网膜病变

注:
- 任何具有 2 种或多种重度 NPDR 特征的患者被考虑为很严重的 NPDR
- PDR 可分为高危的和非高危,见表 6 获取更多信息

经允许采用。Wilkinson CP,Ferris FL Ⅲ,Klein RE,et al. ProposediInternational clinical diabetic retinopathy and diabetic machlar edema disease severity scales. Ophthalmology 2003;110;1679.

表2 国际临床糖尿病黄斑水肿严重程度分级标准

建议的病变严重程度	散瞳后直接检眼镜下观察所见
糖尿病黄斑水肿明确不存在	眼底后极部无明显的视网膜增厚或硬性渗出
糖尿病黄斑水肿明确存在	眼底后极部可见一些明显的视网膜增厚或硬性渗出

如有糖尿病黄斑水肿,可按下列规定进行分类:

建议的病变严重程度	散瞳后检眼镜下所见 *
存在糖尿病黄斑水肿	◆ 轻度黄斑水肿:眼底后极部可见一定程度的视网膜增厚或硬性渗出,但距离中心凹较远 ◆ 中度黄斑水肿:眼底后极部可见视网膜增厚或硬性渗出,但尚未累及中央部 ◆ 重度黄斑水肿:视网膜增厚或硬性渗出累及黄斑中央部

经 Wilkinson CP,Ferris FL Ⅲ,Klein RE,等 允许后引用:Proposed international clinical diabetic retinopathy and diabetic macular edema disease severity scales. Ophthalmology 2003;110;1680.

　* 硬性渗出是当前或曾经发生黄斑水肿的表现。糖尿病黄斑水肿定义为视网膜增厚;糖尿病黄斑水肿的检查最好在散瞳后应用裂隙灯显微镜和(或)眼底立体照相技术进行三维观察评价。光相干断层扫描可以作为确定有无糖尿病黄斑水肿的眼底评估的补充。

诊治过程

糖尿病视网膜病变的诊治过程包括病史采集,定期的眼科检查,或对以前没有治疗糖尿病视网膜病变和其他眼病的患者拍摄高质量的视网膜照片来筛查,以及定期的随访。(Ⅲ,GQ,SR)有效的筛查项目的目的是为了确定谁需要转诊给眼科医师,以便进行更为密切的随诊和可能的治疗,确定哪些患者只需要每年筛查一次。视网膜病变的早期发现有依赖于对糖尿病患者及其家人、朋友、健康保健提供者就定期眼部检查的重要性的教育,即使在患者无自觉症状时也要进行这样的检查。应用非专业语言,必须让患者了解他们可能视力很好,也没有眼部症状,但是他们仍然可以发生有意义的疾病需要治疗。应当教育他们早期治疗会有很好的效果,这是为什么他们需要回来每年进行眼部检查,即使他们的视力是好的时候。(Ⅲ,GQ,SR)应当鼓励没有糖尿病视网膜病变的 2 型糖尿病患者每年进行一次散瞳的眼部检查,以发现刚刚开始的糖尿病视网膜病变。[29,33,73-90](Ⅱ++,GQ,SR)应当鼓励没有糖尿病视网膜病变的 1 型糖尿病患者在开始发病后 5 年每年进行一次散瞳的眼部检查。[29,91](Ⅱ++,GQ,SR)对于糖尿病患者来说,表 3 列出了建议的进行首次眼部检查的时间和随后的随诊检查的时间,并在处理一节中进行叙述。

表 3　没有糖尿病视网膜病变的糖尿病患者进行眼部检查的建议

糖尿病的类型	建议的初始评估	建议的随诊 *
1 型	诊断后 5 年 [29](Ⅱ++,GQ,SR)	每年 1 次 [29](Ⅲ,GQ,SR)
2 型	诊断时 [33,92](Ⅱ+,GQ,SR)	每年 1 次 [33,92](Ⅲ,GQ,SR)
怀孕 † (1 型或 2 型)	怀孕后不久,以及怀孕头 3 个月内 [93,95](Ⅲ,GQ,SR)	• 无视网膜病变至轻度或中度 NPDR:每 3~12 个月 1 次 [93,95](Ⅲ,GQ,SR) • 严重的 NPDR 或更差:每 1~3 个月 1 次 [93,95](Ⅲ,GQ,SR)

NPDR= 非增生性糖尿病视网膜病变

* 异常的发现表明需要更频繁的随诊检查

† 发生妊娠糖尿病的妇女并不需要在怀孕期进行眼部检查,并不会增加怀孕期发生糖尿病视网膜病变的风险

维持接近正常水平的血糖水平和接近正常水平的血压可以减少视网膜病变发生和进展的危险,[35,36,38,45,96]因此应当告知患者维持很好的糖化血红蛋白水平、血脂和血压的重要性。(Ⅲ,GQ,SR)糖尿病患者可以因其他医疗指征服用阿司匹林,而不必担心阿司匹林的治疗会恶化糖尿病视网膜病变。[97,98](Ⅲ,MQ,DR)

患者治疗效果的评价标准

患者治疗效果的评价标准应包括下列几项:

◆ 视功能改善或保持稳定
◆ 视力相关的生活质量改善或保持稳定
◆ 通过与患者的初级保健医师就患者的糖尿病视网膜病变状况和最理想的代谢控制的需要保持密切的协调沟通,使血糖、血压和其他危险因素控制到最佳水平

诊断

对糖尿病患者的首次检查应当包括全面的成人眼部评估,[99]特别注意与糖尿病视网膜病变相关的方面。(Ⅱ++,GQ,SR)

病史

首次病史采集应包括下列几个方面:

◆ 糖尿病病程[29,42,100]（II++,GQ,SR）

◆ 既往的血糖控制水平（HbA_{1c}）[42,58,100]（II++,GQ,SR）

◆ 用药史（III,GQ,SR）

◆ 既往就诊史（如肥胖症、肾脏疾病[29,33]、系统性高血压[29,33]、血脂水平[101]、妊娠情况[93,94] 和神经病变）（II++,GQ,SR）

◆ 眼病史（如外伤、其他眼病、眼部充血、手术,包括视网膜激光治疗和屈光性手术）（III,GQ,SR）

体格检查

首次检查应包括以下几个方面：

◆ 视力[102]（III,GQ,SR）

◆ 裂隙灯活体显微镜检查

◆ 眼压（III,GQ,SR）

◆ 如有需要,应进行前房角镜检查。虹膜新生血管在散瞳之前可以很好地辨认。当有或怀疑有虹膜新生血管时,或如有眼压升高,应当在不散瞳时进行前房角镜检查来发现前房角的新生血管（III,GQ,SR）

◆ 进行瞳孔检查,以判断有无视神经的失能

◆ 彻底的眼底检查,包括眼底后极部的立体影像检查[65]（III,GQ,SR）

◆ 周边部视网膜和玻璃体检查（III,GQ,SR）

散大瞳孔对于满意地检查视网膜是必要的,这是因为在未散瞳的情况下,仅有 50% 的眼可以被准确地确定有无糖尿病视网膜病变,并进行疾病严重程度的准确分级。[103] 检查视网膜后极部和中周部有无视网膜病变时,推荐采用裂隙灯显微镜和辅助的检查镜。[65]（III,GQ,SR）检查周边部视网膜时,最好使用间接检眼镜或裂隙灯显微镜联合接触镜。（III,GQ,SR）

由于治疗对于降低视功能丧失的危险是有效的,应当对下列常常引起视觉损伤的特征进行详细的检查：

◆ 黄斑水肿（III,GQ,SR）

◆ 重度 NPDR 的表现（广泛的视网膜出血 / 微血管瘤、静脉串珠样改变和 IRMA）（III,GQ,SR）视盘新生血管和（或）视网膜其他部位新生血管（III,GQ,SR）

◆ 玻璃体或视网膜前积血（III,GQ,SR）

检查的安排

1 型糖尿病

许多有关 1 型糖尿病患者的研究报告指出,视网膜病变的患病率和严重程度与糖尿病病程之间存在着直接的关系。[33,104,105]青春期前的儿童很少发生威胁视力的视网膜病变。[104,106] 在 1 型糖尿病患者中,通常在糖尿病发病后 6~7 年才会发生明显的视网膜病变。[29]因此 1 型糖尿病患者应当在发病后 5 年时开始眼科检查,以后每年 1 次,（II++,GQ,SR）这样可以发现绝大多数需要接受治疗的病例。[29,91] 有关早期血糖控制对视功能影响的患者教育是重要的,应当在发病时就开始进行。

2 型糖尿病

通常很难确定 2 型糖尿病的发病时间,很可能早于确诊时间很多年。[107] 多达 3% 的在 30 岁或以后首次诊断为糖尿病的患者就已经出现具有临床意义的黄斑水肿（CSME）或高危的特征。[29] 大约 30% 的患者在确诊时已有糖尿病视网膜病变的某些临床表现。因此,2 型糖尿病患者在诊断糖尿病时就应当接受眼科检查。[33,92]（II++,GQ,SR）

与妊娠相关的糖尿病患者

妊娠期间,由于妊娠的生理变化或总的代谢控制的变化,糖尿病视网膜病变可能会恶化。[93-95] 当糖尿病患者计划怀孕时,应当在怀孕前接受眼科检查,咨询糖尿病视网膜病变的发生和（或）进展的危险。（III,GQ,SR）妇产科医师或初级保健医师应当细心地指导怀孕的糖尿病患者处理好血糖、血压以及其他与怀

孕有关的事情。[93~95]（Ⅲ,*GQ*,*SR*）在怀孕的头 3 个月内,应当进行眼部检查;其后的重复和随诊检查时间应当根据所发现的视网膜病变的程度而决定(见表 3)。（Ⅲ,*GQ*,*SR*）发生妊娠期糖尿病[108]的患者在整个妊娠过程中无需接受眼科检查,因为这些患者妊娠时并不增加发生糖尿病视网膜病变的危险。（Ⅱ+,*GQ*,*SR*）

检查结束后,眼科医师应当和患者讨论检查的结果及其意义。（Ⅲ,*GQ*,*SR*）双眼均应按自然病史及治疗一节中有关糖尿病视网膜病变和黄斑水肿的分级标准进行分级。（Ⅲ,*GQ*,*SR*）每个级别均有其相应的视网膜病变进展的危险性,而且也决定于对总的糖尿病控制的依从程度。因此,诊断的类别以及糖尿病控制的水平,决定了进行干预和随诊检查的时间。

辅助检查

如果应用得当,一些临床检查的辅助检查将有助于对患者的诊治。最常用的检查包括以下几项:

◆ 彩色眼底照相术（Ⅲ,*IQ*,*DR*）
◆ 光相干断层成像术(OCT)（Ⅲ,*IQ*,*DR*）
◆ 荧光素眼底血管造影术(FA)（Ⅲ,*IQ*,*DR*）
◆ 超声扫描（Ⅲ,*IQ*,*DR*）

彩色眼底照相术

眼底照相是发现糖尿病视网膜病变可重复的技术,已经在大型临床研究中应用。眼底照相在记录糖尿病的严重程度,有无 NVE 和 NVD,对治疗的反应和是否在将来随诊时需要另外的治疗时也是有用的。

光相干断层成像术

光相干断层成像术(optical coherence tomography,OCT)能够提供玻璃体视网膜交界面、神经知觉视网膜和视网膜下间隙的高分辨率影像。光相干断层成像术可以在糖尿病黄斑水肿患者中定量地测量视网膜厚度、监测黄斑水肿,确定玻璃体视网膜牵拉和发现其他类型的黄斑部疾病[109~114]（表 4）。用来检验抗 VEGF 的大型临床试验应用 OCT 而不是立体照相或临床检查来评估和随诊黄斑水肿的状态,这是因为它可以客观准确地评估视网膜增厚的程度和位置。[70,115~117]在临床实践中,往往根据 OCT 的结果来做出决定。例如,是否进行重复的抗 VEGF 注射、改变治疗药物(如眼内糖皮质激素)、开始激光治疗或者甚至考虑是否施行玻璃体切除术的决定,常常部分地根据 OCT 的结果。然而,应用 OCT 测量的视网膜厚度并不总是与视力相一致地关联。[118,119]

表 4　应用光相干断层扫描检查糖尿病视网膜病变

情况	经常使用	偶尔使用	从不使用
评估不能解释的视力丧失（Ⅲ,*IQ*,*DR*）	●		
确定玻璃体视网膜牵拉的区域（Ⅲ,*IQ*,*DR*）	●		
评估很难进行 DME 检查和(或)对检查有疑问的患者（Ⅲ,*IQ*,*DR*）	●		
调查黄斑水肿的其他原因（Ⅲ,*IQ*,*DR*）		●	
筛查无或只有轻度糖尿病视网膜病变的患者（Ⅲ,*GQ*,*SR*）			●

DME= 糖尿病黄斑水肿

荧光素眼底血管造影

常规的荧光素眼底血管造影(FA)并非糖尿病患者常规检查的一部分。（Ⅲ,*GQ*,*SR*）黄斑水肿和 PDR 可以应用临床检查和(或)FA 进行很好的诊断。当应用抗 VEGF 药物和眼内糖皮质激素治疗黄斑水肿已经增加时,应用局部的激光治疗已经减少。因此,确定渗漏的微血管瘤部位或毛细血管消失的区域的造影的需要也已经减少了。

然而,FA 在鉴别糖尿病黄斑水肿与其他黄斑病变,或者了解不能解释的视力丧失时是有用的(表 5)。血管造影能够确定黄斑中心凹或者甚至整个黄斑区的黄斑部毛细血管非灌注,[120] 来解释对治疗无反应的的视力丧失。荧光素血管造影也可以发现没有治疗的视网膜毛细血管非灌注区域,这可以解释在以前的播散性激光光凝治疗后仍有持续的视网膜和视盘的新生血管。因此,FA 仍然是一种有价值的工具,诊断和治疗糖尿病视网膜病变患者的医师应当有进行荧光素眼底血管造影的设施。(*Ⅲ,IQ,DR*)

表 5　荧光素眼底血管造影在诊治糖尿病视网膜病变中的应用

情况	经常使用	偶尔使用	从不使用
指导 CSME 的激光治疗(*Ⅲ,IQ,DR*)	●		
评估不能解释的视力下降(*Ⅲ,IQ,DR*)	●		
确定可疑的但临床上仍不明确的视网膜新生血管(*Ⅲ,IQ,DR*)	●		
确定玻璃体黄斑牵拉的区域(*Ⅲ,IQ,DR*)		●	
排除黄斑水肿的其他原因(*Ⅲ,IQ,DR*)		●	
确定毛细血管非灌注的大范围区域(*Ⅲ,IQ,DR*)		●	
评估很难进行 DME 检查和(或)对检查有疑问的患者(*Ⅲ,IQ,DR*)		●	
筛查无或仅有轻微糖尿病视网膜病变的患者(*Ⅲ,GQ,SR*)			●

CSME= 临床上有意义的黄斑水肿;DME= 糖尿病黄斑水肿

当眼科医师要求患者进行荧光素眼底血管造影时,必须了解与这种检查相关的潜在的危险,这是因为检查时可能会出现严重的并发症,包括死亡(约为 1/200 000)。[121] 每个荧光素眼底血管造影的设施应当制订操作或急救计划,以及明确的规程,以便尽可能地减少危险和处理并发症。(*Ⅲ,GQ,SR*)尽管尚未见到荧光素染料对胎儿有害的报道,[122] 但染料的确可以穿过胎盘进入胎儿血循环。

超声扫描

超声扫描是一种非常有价值的诊断工具,可以在玻璃体积血或其他屈光间质混浊的眼中评估视网膜的状况。(*Ⅲ,GQ,SR*)而且,B 超扫描对确定玻璃体视网膜牵拉的范围和严重程度是有帮助的,特别是在糖尿病眼的黄斑区。当前,当屈光间质透明时,超声扫描是继 OCT 之后第二位应用的检查。

处理

包括运动和控制体重在内的健康饮食和生活方式可能在一些患者中可减少发生糖尿病的风险;[123,124] 然而,糖尿病并发症不能够简单地在所有病例中加以预防。不过,糖尿病的视觉并发症至少能够被健康生活方式所减轻。当有视觉并发症发生时,与用于视觉丧失的残障人员的直接费用相比,治疗糖尿病致盲性并发症可以节省大量费用(见社会经济学考虑部分)。根据全国质量保证的健康计划雇主委员会的信息资料(National Committee for Quality Assurance's Health Plan Employers Data Information Set System),对高质量资料进行全国监查已经表明虽然缓慢但是已有肯定改善筛查检查率和血糖控制的趋势。[125] 尽管已有支持治疗有效的证据,但是筛查率仍然低于理想值。需要就眼科转诊的适应证来教育治疗糖尿病的医师和患者本身(见表 6)。(*Ⅲ,GQ,SR*)

表 6　糖尿病患者的处理建议

视网膜病变 严重程度	存在黄 斑水肿	随诊时间 (月)	全视网膜(播散性) 激光光凝	局部和(或) 格子样光凝*	玻璃体腔内抗 VEGF 治疗
正常或轻微的 NPDR	否	12(*Ⅲ,GQ,SR*)	否(*Ⅲ,GQ,SR*)	否(*Ⅲ,GQ,SR*)	否
轻度 NPDR	否	12(*Ⅲ,GQ,SR*)	否(*Ⅲ,GQ,SR*)	否(*Ⅲ,GQ,SR*)	否
	ME	4~6(*Ⅲ,GQ,SR*)	否(*Ⅲ,GQ,SR*)	否(*Ⅲ,GQ,SR*)	否
	CSME†	1*(*Ⅲ,GQ,SR*)	否(*Ⅲ,GQ,SR*)	有时(*I++,GQ,SR*)	有时(*I++,GQ,SR*)

续表

视网膜病变 严重程度	存在黄 斑水肿	随诊时间 （月）	全视网膜（播散性） 激光光凝	局部和(或) 格子样光凝 *	玻璃体腔内抗 VEGF 治疗
中度 NPDR	否	12‡（Ⅲ, GQ, SR）	否（Ⅲ, GQ, SR）	否（Ⅲ, GQ, SR）	否
	ME	3~6（Ⅲ, GQ, SR）	否（Ⅲ, GQ, SR）	否（Ⅲ, GQ, SR）	否
	CSME†	1*（Ⅲ, GQ, SR）	否（Ⅲ, GQ, SR）	有时（I++, GQ, SR）	有时（I++, GQ, SR）
重度 NPDR	否	4（Ⅲ, GQ, SR）	有时（I++, GQ, SR）	否（Ⅲ, GQ, SR）	否（Ⅲ, GQ, SR）
	ME	2~4（Ⅲ, GQ, SR）	有时（I++, GQ, SR）	否（Ⅲ, GQ, SR）	否（Ⅲ, GQ, SR）
	CSME†	1*（Ⅲ, GQ, SR）	有时（I++, GQ, SR）	有时（Ⅲ, GQ, SR）	有时（Ⅲ, IQ, FR）
非高危 PDR	否	4（Ⅲ, GQ, SR）	有时（I++, GQ, SR）	否（Ⅲ, GQ, SR）	否（Ⅲ, GQ, SR）
	ME	2~4（Ⅲ, GQ, SR）	有时（I++, GQ, SR）	否（Ⅲ, GQ, SR）	否（Ⅲ, GQ, SR）
	CSME†	1*（Ⅲ, GQ, SR）	有时（I++, GQ, SR）	有时（Ⅲ, GQ, SR）	有时（Ⅲ, IQ, DR）
高危 PDR	否	4（Ⅲ, GQ, SR）	建议（I++, GQ, SR）	否（Ⅲ, GQ, SR）	替代[129,130]（Ⅲ, GQ, SR）
	ME	4（Ⅲ, GQ, SR）	建议（I++, GQ, SR）	有时（Ⅲ, GQ, SR）	经常（Ⅲ, GQ, SR）
	CSME†	1*（Ⅲ, GQ, SR）	建议（I++, GQ, SR）	有时（Ⅲ, GQ, SR）	经常（Ⅲ, GQ, SR）

Anti-VEGF = 抗血管内皮生长因子；CSME = 临床上有意义的黄斑水肿；ME = 没有临床意义的黄斑水肿；NPDR = 非增生性糖尿病视网膜病变；PDR = 增生性糖尿病视网膜病变

* 可能考虑采用的辅助治疗包括玻璃体内注射糖皮质激素或抗血管内皮生长因子制剂(说明书外用药,除阿柏西普和雷珠单抗之外)。从 2011 年糖尿病视网膜病变临床网获得的资料表明,随诊 2 年时,迅速或延迟施行激光治疗但在玻璃体内注射雷珠单抗的患眼都获得了相当大的视力的增进,在人工晶状体眼中玻璃体内注射醋酸曲安奈德以及施行激光治疗眼与单独施行激光治疗眼相比也获得了很大的视力增进。[131] 接受玻璃体内注射抗血管内皮生长因子制剂的人应在注射后 1 个月进行检查。

† 需除外高血压或心力衰竭、肾功能衰竭、妊娠所致液体滞留,或其他任何可使黄斑水肿加重的原因。以上情况可考虑延期进行光凝治疗,先行一个短期的药物治疗。[132] 同样,当黄斑中心凹未受累、视力好的 CSME,而且患者充分了解其危险性时,延期治疗 CSME 也是一种选择,可以进行密切的随诊。

‡ 当体征接近严重的 NPDR 时,可以较短的时间间隔来随诊。

糖尿病视网膜病变的预防和早期发现

两个临床试验的分析表明采用现有的策略治疗糖尿病视网膜病变,可使 90% 的患者有效地防止严重的视力下降(视力小于 0.025)。[56] 虽然有着有效的治疗手段,但是能够从初级保健医师那里转诊得到眼部保健的糖尿病患者人数仍远远低于美国糖尿病协会和美国眼科学会的治疗指南期望的数目。[126] 两项以社区为基础的研究中,43%~65% 参与者在征集时未进行过散瞳的眼部检查。[125,127]

有效的筛查糖尿病视网膜病变的项目的目的在于确定哪些患者需要转诊给眼科医师进行密切的随诊和可能的治疗,哪些患者仅仅需要每年筛查一次。一些研究已经表明,在散瞳或不散瞳下应用数字视网膜影像学检查的筛查项目能够早期发现糖尿病视网膜病变,并进行适当的转诊。[73~81] 具有立体功能的数字照相机对确定细微的新生血管和黄斑水肿是有用的。[82,83] 只要没有其他原因引起的囊样黄斑水肿,光相干断层扫描对于发现糖尿病黄斑水肿就是有效和敏感的。[113,128]

研究已经发现在参与照相筛查项目和随后坚持接受由临床医师施行的综合的散瞳后眼部检查之间存在着阳性的关联。[84,85] 当然,这样的筛查在接触眼科保健有限的地区是具有很大价值的。[86~89] 筛查项目应当遵循已经确定的指南。[90]（Ⅲ, GQ, SR）考虑到直接接触眼科筛查存在着已知的差距,眼底照相筛查项目有助于增加处于危险状态的人可以快速地转诊去做更详细的评估和处理的机会。

二级预防

DCCT 的结果表明,当 1 型糖尿病患者的 HbA_{1c} 水平维持在理想水平时,可以延缓糖尿病视网膜病变的发生和进展(详见附录 5)。[36] 建立眼科医师与初级保健医师之间的密切合作关系是保证患者获得最好处理的重要一步。（Ⅲ, GQ, SR）而且,重要的是要就控制血糖(通过 HbA_{1c} 来监查)至接近正常水平的眼科学含意,来帮助教育糖尿病患者以及他们的初级保健医师,因为这样做可能是安全的。(Ⅲ,*GQ*,*SR*)多个研究的结果已经表明在 2 型糖尿病患者中控制血糖、血脂和血压的价值(更多的信息见附录 5)。

已对阿司匹林治疗用于处理糖尿病视网膜病变的作用进行了评估。(*I*+,*GQ*,*DR*)ETDRS 中发现,剂量为每日 650mg 的阿司匹林治疗并没有延缓糖尿病视网膜病变的进展。[97] 同样,在 PDR 患者中,阿司匹林治疗没引起更为严重、更为经常、持续时间更长的玻璃体积血。[98] 正因为如此,阿司匹林在处理糖尿病视网膜病变中既没有帮助,也没有害处。因此,在糖尿病视网膜病变的情况下,对于阿司匹林治疗没有提出修改的建议。

药物和手术处理

处理糖尿病患者的建议总结于表 6 中,根据视网膜病变的严重程度来加以叙述。考虑到应用抗 VEGF 治疗累及中央部的 CSME 患者的有效性证据,这一人群进一步区分为累及中央部和未累及中央部的糖尿病黄斑水肿。表 6 提供了处理全体糖尿病患者的临床指南;然而,在患者与患者的基础上,各自的特殊需要可能会有所不同。表 7 列出了治疗的不良反应和并发症。

表 7　糖尿病视网膜病变治疗的不良反应和并发症

治疗	不良反应／并发症
局部激光光凝治疗糖尿病黄斑水肿	● 开始时可能发生暂时性中心视力下降 ● 如果将激光斑置于接近中心凹处,特别是激光斑大或发生融合时,[133] 会发生旁中心暗点 ● 无意中烧灼中心凹部而导致永久性中心暗点 ● 激光瘢痕区域扩大
全视网膜(播散性)光凝治疗重度 NPDR 或 PDR	● 黄斑水肿导致的中心视力暂时丧失 [102] ● 周边部视野缩小,并且暗适应很差 ● 如果有新生血管,可以发生玻璃体积血 ● 减少或丧失调节 [134] ● 瞳孔散大
玻璃体切除术	● 复发性玻璃体积血 [135,136] ● 视网膜裂孔或脱离 [137] ● 视力损伤 [137,138] ● 感染性眼内炎 [139] ● 白内障 [140]
玻璃体内注射	● 白内障 [141,142] ● 眼压升高(注射糖皮质激素)[141,142] ● 感染性眼内炎 ● 无菌性炎症反应 ● 因玻璃体内注射药物,可能发生全身反应 ● 增加视网膜牵引

NPDR = 非增生性糖尿病视网膜病变;PDR = 增生性糖尿病视网膜病变

正常或极轻度 NPDR

视网膜检查结果正常或仅有细微病变(例如少数几个微血管瘤)的 NPDR 患者应当每年复查一次,[29] (Ⅲ,*GQ*,*SR*)这是因为每年有 5%~10% 开始时为正常的患者发生糖尿病视网膜病变。也有相同比例的患者原有视网膜病变发生恶化。[51,52,57] 这一阶段没有必要进行激光光凝治疗、彩色眼底照相或荧光素眼底血管造影检查(Ⅲ,*GQ*,*SR*)。

无黄斑水肿的轻度至中度 NPDR

出现视网膜微血管瘤和偶尔发生斑点状出血或硬性渗出的患者应当在 6~12 个月内进行复查,(Ⅲ,*GQ*,*SR*)这是因为病变常常是会进展的。[51]1 型糖尿病患者的自然病史提示,有轻度视网膜病变(仅有硬性渗出和微血管瘤)的患者中 16% 的人在 4 年内发展至增殖期。[51]

这组患者并不需要进行激光治疗和荧光素眼底血管造影。(Ⅲ,GQ,SR)彩色眼底照相和黄斑部 OCT 影像学检查偶尔有助于作为将来比较和患者教育的基线资料(见辅助检查部分)。(Ⅲ,IQ,DR)

对于轻度 NPDR,CSME 或没有临床意义的黄斑水肿的 4 年累积发病率是 12%。对于中度 NPDR,1 型和 2 型糖尿病中发生的危险增加了 23%。[102]没有临床意义的黄斑水肿患者应当在 3~4 个月内进行复查,(Ⅲ,GQ,SR)这是因为存在发展为 CSME 的明显的危险。[65]

伴有 CSME 的轻度至中度 NPDR

由 ETDRS 定义的有意义的黄斑水肿包括下列各项中任何一项:

◆距黄斑中心 500μm 以内的视网膜增厚

◆黄斑中心或距黄斑中心 500μm 以内出现硬性渗出,并与邻近视网膜增厚相关联的时候(这一标准不适用于在原来视网膜增厚区域经过成功治疗后仍然残留的硬性渗出)

◆ 一处或多处面积为 1 个或大于 1 个视盘面积的视网膜增厚,这种病变的任何部分距黄斑中心为 1 个视盘直径之内

现在将糖尿病黄斑水肿根据黄斑中心受累与否来进一步分类是恰当的,因为当黄斑中心受累时视力下降的危险和治疗的需要增加了。糖尿病黄斑水肿的诊断是很困难的。评估黄斑水肿的最好方法是散瞳后应用裂隙灯活体显微镜、相干光断层扫描和(或)立体眼底照相术进行检查。(Ⅲ,GQ,SR)诊治这类患者的眼科医师应当非常熟悉相关的研究和 ETDRS 中叙述的诊治方法,以及随后的研究(Ⅲ,GQ,SR),如 DRCR.net Protocol 试验[70]和其他有关抗 VEGF 治疗的研究。[65,120]激光治疗 CSME 之前进行荧光素眼底血管造影对于确定可以治疗的病变常常是有帮助的。(Ⅲ,GQ,DR)当有环形脂质渗出时,以及渗漏病灶在脂质环内明确地发现时,荧光素眼底血管造影就并不重要了。荧光素眼底血管造影对于发现毛细血管消退和中心凹无血管区的病理性扩大也是有帮助的,这在计划治疗时是一个有用的特征。[65](Ⅲ,GQ,DR)彩色眼底照相常常有助于记录视网膜的状态,即使没有进行激光治疗也是如此(详见辅助检查一节)。(Ⅲ,GQ,DR)光相干断层扫描对于发现细微的水肿以及追踪治疗后的水肿的变化是有用的筛查工具。(Ⅲ,GQ,DR)

传统上,CSME 的治疗采用激光治疗。然而,从糖尿病视网膜病变临床研究网(DRCR.net)获得的最新的设计得很好的多中心研究显示,玻璃体内注射抗血管内皮生长因子制剂治疗累及中央部的 CSME 提供了比单独的激光治疗更有效的治疗。[65,70,116,120,131,143~149](Ⅰ++,GQ,SR)在给予玻璃体内注射雷珠单抗联合迅速或延迟的激光治疗后 2 年随诊时视力的增加和黄斑厚度的减少比单用激光治疗要大。[131]近来的临床研究将临床上有意义的黄斑水肿分为累及中央(ci-CSME)和未累及中央(nei-CSME)的黄斑水肿。近来的临床试验征集的对象只是 ci-CSME 患者。当有 ci-CSME 时,抗 VEGF 治疗比单用局部/格子样激光治疗能提供更好的视力和解剖的(黄斑水肿较轻)结果(见词汇表)。延迟的激光治疗可能最终会减少重复的抗 VEGF 注射治疗的需要。对于 nei-CSME,激光治疗的作用是由 ETDRS 指导的。ETDRS 显示在 ci-CSME 和 nci-CSME 中,激光光凝治疗都有肯定的益处。(Ⅰ++,GQ,SR)因此如同上述,抗 VEGF 和激光治疗两者对于 CSME 两者都是有效的治疗选择。

抗 VEGF 疗法

多个研究已经显示抗 VEGF 疗法在治疗累及中央部的黄斑水肿中的益处(见附录 4)。现在,抗 VEGF 疗法是治疗累及中央的黄斑水肿的初始治疗选择。(Ⅰ++,GQ,SR)可能随后或延迟应用激光治疗。雷珠单抗治疗糖尿病黄斑水肿(READ-2)研究涉及 126 名患者,随机分为单用抗 VEGF(在本研究中应用雷珠单抗)、激光或局部/格栅样激光联合抗 VEGF 疗法组(见词汇表)。接受抗 VEGF 疗法或联合激光治疗组的效果要好于激光单独治疗组。[150]糖尿病视网膜病变临床研究网(DRCR.net)方案 1 也显示抗 VEGF 疗法联合快速或延迟激光光凝治疗的效果好于激光单独治疗或激光联合醋酸曲安奈德治疗。[70](见词汇表。)这些引用的研究应用雷珠单抗,而贝伐单抗或激光治疗(Bevacizumb or Laser Treatment,BOLT)研究也显示在 ci-CSME 眼中,应用贝伐单抗比黄斑部激光治疗有更好的结果。[151](见词汇表。)DME 和 VEGF Trap-Eye:临床影响(DA VINCI)的研究显示应用阿柏西普治疗 ci-CSME 比激光治疗获得的效果更好。[152](见词

汇表。)最近,DRCR.net 方案 1 研究显示应用贝伐单抗、雷珠单抗或阿柏西普的抗 VEGF 疗法是治疗累及中央的 CSME 的有效治疗。然而,在初始视力低于或等于 0.4 的眼中,阿柏西普在提高视力方面比其他抗 VEGF 制剂的效果更好。[153] 经治的眼科医师应当注意到,在进行玻璃体注射时,建议滴用聚维酮碘(III,GQ,SR)和应用开睑器。在玻璃体注射前和注射后,并没有建议常规滴用抗生素滴眼液。[154](III,IQ,DR)接受玻璃体注射抗 VEGF 药物的患者可能在治疗后 1 个月进行检查(见表 6)。(III,GQ,SR)不太常见,但是严重的不良反应与玻璃体注射相关联。包括感染性眼内炎、白内障形成、视网膜脱离和眼压升高,特别是应用糖皮质激素如曲安奈德的患者(见表 7)。

激光光凝治疗

在 DRS 和 ETDRS 中已经详细描述了有效的激光治疗和再次治疗的方案。[61,155,156] 随着抗 VEGF 疗法治疗黄斑水肿的提出,许多视网膜专科医师喜欢应用改良的 ETDRS 治疗方法。包括应用不太强的激光治疗,激光光凝的间隙较大,直接瞄准微血管瘤进行光凝,以及避免伤及距黄斑中心凹至少 500μm 以内的血管。[157](I++,GQ,DR)在治疗前,眼科医师应当与患者讨论治疗的副作用和危险。[65,120](III,GQ,SR)对于 CSME 患者的随诊检查应当在激光治疗后 3~4 个月内进行。[65](III,GQ,SR)很少见的情况下,局部激光光凝治疗可以产生视网膜下纤维化,并有脉络膜新生血管,这种并发症可能与永久性中心视力丧失相关联。[158~160] 除了脉络膜新生血管,与视网膜下纤维化相关的最重要因素包括在激光光凝治疗前较严重的视网膜下硬性渗出和血脂升高。[161] 只有 8% 的视网膜下纤维化的病例直接与局部激光光凝相关。

其他治疗相关的作用

已有关于暂时性与格列酮类口服降血糖药相关的特殊的黄斑水肿的病例报告。[162,163] 当有视网膜下玻璃体黄斑牵拉时,在一些对以前黄斑部激光光凝治疗和(或)抗 VEGF 治疗者没有反应的选择性的弥漫性 CSME 病例中,睫状体平坦部玻璃体切除术可以提高视力。[164~166] 然而,由于研究的变量多,在 CSME 患者中玻璃体切除术的价值很难在随机临床试验中进行研究(见 DRCR.net 方案 D[167])。

延迟治疗

如果黄斑水肿的治疗被延迟,应当更密切地(至少每隔 3~4 个月)观察患者,了解体征是否有所进展。(III,GQ,SR)

重度 NPDR 和非高危 PDR

由于 ETDRS 资料显示重度 NPDR 与非高危 PDR 具有相似的临床过程,而且对它们随后的治疗的建议也是相似的,因此将这两种情况一并讨论。在重度 NPDR 眼中,进展为增生期的危险性是很高的。半数重度 NPDR 眼在 1 年内会进展为 PDR,15% 的眼会发展为高危 PDR。[102] 对于极重度 NPDR 眼来说,在 1 年内进展 PDR 眼的比率为 75%。而且,还有 45% 的眼在相同的时间框架内进展为高危 PDR。因此,这些患者应当在 2~4 个月内复查。[102,168](III,GQ,SR)重度 NPDR 和极重度 NPDR 的定义参考表 1。

ETDRS 比较了早期进行全视网膜光凝与延期激光光凝并进行仔细随诊(间期为 4 个月)的治疗,当发现进展为高危 PDR 时就立即进行全视网膜光凝治疗(见附录 4)。虽然这一研究没有提供明确的诊疗指南,但是 ETDRS 建议对于轻度或中度 NPDR 眼不建议施行全视网膜光凝,而维持随诊。(I++,GQ,SR)当视网膜病变更为严重时,应当考虑施行全视网膜光凝;如果已达到高危增生期,就不应当再延迟激光治疗(见附录 4)。[102](I++,GQ,SR)仔细地随诊 3~4 个月是重要的:如果患者不想或不能够密切随诊,或者还有一些相关的医学情况,如即将要做白内障手术或怀孕时,那么就是早期施行激光光凝的指征。[102,168](III,GQ,SR)特别是在很难得健康保健时,就应当进行激光光凝治疗。(III,GQ,SR)如果选择激光光凝,全视网膜光凝则是已经证实的治疗手段。(I++,GQ,SR)不建议施行部分的或有限的全视网膜光凝。[61](III,GQ,SR)

对 ETDRS 中的重度 NPDR 至非高危 PDR 患者的视力结果进一步分析提示,在发展到高危 PDR 之前进行全视网膜光凝治疗对于 2 型糖尿病患者来说是非常恰当的。(II++,MQ,SR)在 2 期糖尿病患者中施行早期治疗的人群与延迟到发生高危 PDR 时才进行光凝治疗的患者相比,严重视力下降或需要施行玻璃体切除术的危险减少了 50%(2.5% 比 5%,$P = 0.0001$)。[168] 对于 1 型糖尿病患者而言,施行全视网膜光凝治疗的时机决定于患者进行随诊的依从性,以及对侧眼的状态和对治疗的反应。(III,IQ,DR)对于 1 型或 2 型糖尿病患者,即将进行白内障手术、妊娠等都会增加病情进展的危险,并可能影响施行全视网膜光凝治疗的决定。

激光治疗的目标是减少视力下降的危险。治疗前,眼科医师应当评估有无黄斑水肿,与患者讨论治疗的副作用和视力下降的危险,并得到患者签署的知情同意书。[155,156](Ⅲ, GQ, SR)

当全视网膜光凝治疗重度 NPDR 或非高危 PDR 是在黄斑水肿眼上施行时,许多专家认为最好在全视网膜光凝前先进行局部光凝治疗和(或)抗 VEGF 治疗(见词汇表)。(Ⅲ, GQ, SR)基于临床试验,有证据表明如同 DRS 和 ETDRS 中应用的那样进行全视网膜光凝,与未治疗的对照组相比,会加重黄斑水肿,引起中度的视力下降(例如视角增加 1 倍)速率增加(见词汇表)。[102] 然而,当 PDR 发展到高危期(比如发生广泛的 NVD 或近期发生玻璃体 / 视网膜前积血),就不应当延迟播散性光凝治疗。(Ⅲ, GQ, SR)在这些情况下,抗 VEGF 治疗和全视网膜光凝可以同时进行。(Ⅲ, GQ, SR)现在,抗 VEGF 疗法在处理严重 NPDR 和非高危 PDR 中的作用正在研究中。

荧光素眼底血管造影在确定有无无灌注区和(或)临床上不能发现的视网膜新生血管的区域,以及确定视力下降原因中是有用的。(Ⅲ, MQ, DR)

高危 PDR

在下列四个特征中有任何三个时就是 DRS 定义的高危 PDR:

◆ 新生血管(在任何部位)

◆ 视盘上新生血管

◆ 严重的新生血管:

　◆ 在视盘一个视盘直径内出现大于四分之一至三分之一视盘大小的新生血管

　◆ 在其他部分出现至少为半个视盘大小的新生血管

◆ 玻璃体或视网膜前积血

在高危 PDR 患者中施行如 DRS 和 ETDRS 所叙述的全视网膜光凝治疗后,严重视力下降的危险确实有所下降(见词汇表)。(Ⅰ++, GQ, SR)大多数高危 PDR 患者应当迅速地接受全视网膜光凝治疗。[61,169](Ⅱ++, GQ, SR)全视网膜光凝治疗通常可使视网膜新生血管发生消退。附录 4 中对这项技术有详细的叙述,[61,155]并对治疗效果进行了总结。

新近,DRCR.net 研究方案 S 已经显示应用抗 VEGF 药物(在这一方案中应用雷珠单抗)可能是全视网膜光凝的替代治疗。[129] 然而,许多人感觉到全视网膜激光光凝仍然是处理 PDR 的首要选择。抗 VEGF 替代治疗可以在能够有规律随诊的患者中应用。需要进一步研究来确定单独应用抗 VEGF 药物的长期的作用。[130]

可能需要另外的全视网膜光凝治疗、抗 VEGF 疗法或玻璃体切除术来解决虹膜上新生血管的增加,在下列情况下也应当考虑施行这些治疗:

◆ 新生血管未能消退(Ⅲ, IQ, DR)

◆ 视网膜或虹膜新生血管增多(Ⅲ, IQ, DR)

◆ 有新的玻璃体积血(Ⅲ, IQ, DR)

◆ 出现新的新生血管区域(Ⅲ, IQ, DR)

对于除了高危 PDR 外还有 CSME 的患者,应当考虑在首次治疗时采用抗 VEGF 疗法和全视网膜光凝的联合治疗。(Ⅲ, IQ, DR)为了有效地施行全视网膜光凝治疗,荧光素眼底血管造影通常并不需要施行。然而,荧光素眼底血管造影可以用来指导局部光凝治疗。(Ⅲ, IQ, DR)在一些病例中,当接受广泛的全视网膜光凝后可能再次发生玻璃体积血。这些积血可能是由于对已经存在的或复杂的新生血管牵引而引起的。这些积血通常可以自行清除,不必要再次施行激光治疗。(Ⅲ, IQ, DR)

一些以前未曾治疗过的 PDR 患者可有玻璃体混浊和新生血管增生活跃或纤维增生,应当考虑早期进行玻璃体切除术。[66,170~172](Ⅰ++, GQ, SR)早期施行玻璃体切除手术的价值似乎随着新生血管的加重而增大(见附录4)。在这些晚期增生性视网膜病变中抗 VEGF 疗法的作用正在研究中。

不适于激光光凝治疗的高危 PDR

在一些严重的玻璃体或视网膜前积血的患者中,可能无法恰当地施行激光光凝治疗。而且在另一些患者中,尽管接受了广泛的全视网膜光凝,但进行性活动性 PDR 仍然持续存在。在这种病例中,可能需要进行玻璃体手术。(Ⅲ,IQ,DR)玻璃体手术通常适用于黄斑部牵拉性视网膜脱离(尤其是新近发生的)、合并牵拉性 - 孔源性视网膜脱离,以及玻璃体积血阻碍施行全视网膜光凝治疗的患者。(Ⅲ,IQ,DR)出现玻璃体积血和虹膜红变的病例也应当考虑尽快施行玻璃体切除术,术中联合全视网膜光凝治疗。(Ⅲ,IQ,DR)在治疗这些病例中抗 VEGF 药物的作用正在调查之中。

其他治疗

几个研究已经评估了应用玻璃体内给药的短期和长期作用的糖皮质激素治疗糖尿病黄斑水肿,以及应用抗 VEGF 药物治疗 PDR。较早期的 DRCR.net 研究评估了玻璃体内注射醋酸曲安奈德的作用,并与局部激光光凝进行比较。以玻璃体内注射醋酸曲安奈德的治疗导致在治疗后 4 个月时视网膜厚度的减少,但是随机分入局部 / 格子样激光光凝治疗的患者在治疗后 24 个月后才有较好的平均视力和较少发生白内障和眼压升高等不良反应。在治疗后 3 年时,这些结果大体上没有变化。[174] 然而,这一研究设计没有比较玻璃体内注射糖皮质激素加上标准的局部 / 格子样激光光凝治疗与单独施行激光光凝的作用。随后的研究表明在人工晶状体眼中给予玻璃体内注射醋酸曲安奈德和激光的联合治疗后获得了视力的增进。然而即使在这组患者中,以 VEGF 药物治疗眼也倾向于获得较好的视力。[131,144] 今后的研究将会有助于确定治疗糖尿病黄斑水肿患者的策略中糖皮质激素的作用。

微脉冲激光治疗以及 FA 引导的疗法也得到提倡。研究建议微脉冲激光对黄斑部产生的损伤较小,几个研究应用这种方法已经显示出令人兴奋的结果。这种方法还没有随机临床试验中与标准的或改良的 ETDRS 激光治疗进行过比较。[175]

随诊评估

随诊评估包括咨询病史和进行检查。

病史
随诊时询问的病史应包括以下项目的变化:
◆ 症状(Ⅲ,GQ,SR)
◆ 全身状态(妊娠、血压、血清胆固醇、肾脏的状态)(Ⅲ,GQ,SR)
◆ 血糖水平(HbA$_{1c}$)[42,58,100](Ⅲ,GQ,SR)

检查
随诊检查应包括以下方面:
◆ 视力 [102](Ⅲ,GQ,SR)
◆ 裂隙灯活体显微镜下检查虹膜 [176](Ⅲ,GQ,SR)
◆ 眼压(Ⅲ,GQ,SR)
◆ 前房角镜检查(如果怀疑有虹膜新生血管,或者眼压升高时,最好在散瞳之前进行检查)[176](Ⅲ,GQ,SR)
◆ 散瞳后对眼底后极部进行立体检查 [65](Ⅲ,GQ,SR)
◆ 如果可能时,进行 OCT 影像学检查(Ⅲ,GQ,SR)
◆ 需要时检查周边视网膜和玻璃体 [64](Ⅲ,GQ,SR)
建议的随诊间期见表 6。

医疗提供者和场所

虽然眼科医师将能完成绝大多数的检查和所有的手术,但是一些资料的搜集可由另一些经过训练的人员在眼科医师的监督和检查下完成。(Ⅲ,GQ,SR)由于糖尿病视网膜病变诊断和治疗的复杂性,进行治疗的眼科医师应当非常熟悉相关临床试验的特殊建议。[37,70,101,102,117,150~152,156,177~184](Ⅲ,GQ,SR)

医师质量报告系统

2007 年由国家医疗照顾制和公共医疗补助制服务中心发起的医师质量报告系统鼓励通过对各种临床工作使用临床行为测量来提高医疗质量。在 2014 年医师质量报告行动对糖尿病患者眼部保健的要求是每年散瞳后眼部检查,记录视网膜病变的严重程度,有无黄斑水肿,以及与正在进行糖尿病诊治医师的检查结果的交流。[185]

咨询和转诊

眼科医师应当将糖尿病患者转诊给初级保健医师,以便对他们的全身情况进行恰当处理,眼科医师也应当与正在处理糖尿病的医师交流检查的结果。眼科医师的检查报告表可以从美国眼科学会获得。[186]（III，GQ，SR）

一些糖尿病视网膜病变的病例尽管接受了本文所推荐的治疗,但是仍然实质性地丧失了视力。[168] 对于那些手术效果不好或者不能进一步治疗的病例,应当提供适当的专业支持,以及提供转诊咨询,使其能得到恰当的咨询、视觉康复或社会服务。[187]（III，GQ，SR）视力康复可以恢复功能性能力,[188] 当患者在术后由于视力损伤只有有限的功能时,应当将其转诊进行视力康复或转给社会服务机构。[187]（III，GQ，SR）关于视力康复的更多的信息,包括为患者提供的资料可在网站 www.aao.org/smart-low-vision 获取。

社会经济学的考虑

一个对糖尿病视网膜病变控制的医学和经济学作用的分析预测,在 1 型糖尿病患者的一生中,72% 的患者将会最终发生 PDR 需要全视网膜激光光凝治疗,42% 的患者将会发生黄斑水肿。[189] 如果给予临床研究中建议的治疗,模型预测需要花费 966 美元 / 人年才能挽救 PDR,花费 1120 美元 / 人年才能从黄斑水肿中挽救中心视力。这些费用少于每年用于视觉残障人员的社会安全残障保障金。因此,与用于 1 型糖尿病患者中未治疗的 PDR 群体的直接费用相比,治疗还是实质性地节省了费用。[190] 丧失生产能力和所遭受痛苦等间接费用甚至还要更多。

另一个分析估计了在糖尿病患者中筛查和治疗眼病的费用,平均来说,每个质量调整生命年（QALY）节省 3190 美元。[191] 对于 1 型糖尿病患者,每个 QALY 节省 1996 美元。对于应用胰岛素的 2 型糖尿病患者,每个 QALY 节省 2933 美元;对于不用胰岛素的 2 型糖尿病患者,每个 QALY 节省 3530 美元。至今,不用胰岛素的 2 型糖尿病患者是患者人群中一个最大的亚群,筛查和治疗的经济方面益处的大部分可以在这组患者中实现。

最近（2013）对糖尿病黄斑水肿各种干预的费用效益分析评估了抗 VEGF 疗法对 CSME 的成本效益。与单用激光治疗相比,激光治疗加上贝伐单抗的累积费用效益是 11 138 美元 /QALY,这样在各种治疗 CSME 的选择中似乎得到最大的价值。[192] 通过比较,激光光凝治疗糖尿病黄斑水肿的费用效用是 3101 美元 /QALY,[193] 而激光光凝治疗中心凹外脉络膜新生血管是 23 640 美元 /QALY。[194] 最后,在 1 型和 2 型糖尿病患者中糖尿病视网膜病变的发现和治疗的费用效用分析显示,提供已经建议的眼科保健将使盲的患病率下降 52%,保健的直接费用将会少于生产能力的丧失和为残疾人提供设施的费用。[195]

附录 1 眼保健服务质量的核心标准

> 提供高质量的保健服务,
> 是医师的最高道德责任,
> 也是公众信任医师的基础。
> 美国医学会理事会,1986 年

所提供的高质量眼保健服务的方式和技术应当与患者的最大利益相一致。下述的讨论将说明这种

保健服务的核心成分。

眼科医师首先是医师。正因为如此,眼科医师显示出对每个人的同情和关心,并能够应用医学科学和高超的医疗技术来帮助患者减轻焦虑和病痛。眼科医师通过接受培训和继续教育不断地努力发展和维持最可行的技术来满足患者的需要。眼科医师根据患者的需求来评估他们的技术和医学知识,并且依此来做出相应的反应。眼科医师也保证有需求的患者直接获得必要的保健服务,或者将患者转诊到能够提供这种服务的恰当的人和设施那里,他们支持促进健康以及预防疾病和伤残的活动。

眼科医师认识到疾病将患者置于不利的依赖状态。眼科医师尊重他们的患者的尊严和气节,而不会利用患者的弱点。

高质量的眼保健服务具有许多属性,其中最显著的是以下几点:

◆ 高质量保健的本质是患者与医师之间富有意义的伙伴关系。眼科医师应当努力与他们的患者进行有效的交流,仔细地倾听患者的需求和担忧。反过来,眼科医师应当就患者疾病的需求和预后、适当的治疗措施来教育患者。这样可以保证在做出影响患者的处理和护理决定时,患者能够实质性参与(应当与患者特有的体力、智力和情绪状态相适应),使他们在实施他们同意的治疗计划时具有良好的主动性和依从性,从而帮助他们减少担心和忧虑。

◆ 眼科医师在选择和适时地采用恰当的诊断和治疗措施时,以及确定随诊检查的频率时,会根据患者情况的紧急与否和性质,以及患者的独特需要和愿望,来应用他们最好的判断做出决定。

◆ 眼科医师应当只是实施他们已经接受过恰当训练、有经验和有资格实施的操作,或者当有必要时,根据患者问题的紧急程度,以及其他替代的医疗提供者可利用和可及的状况,在其他人员的帮助下实施这些操作。

◆ 应保证患者能够连续地接触到所需要的和恰当的下述的眼保健服务。

　◆ 眼科医师应当及时、恰当地治疗患者,而且他们本身也具有提供这种服务的能力。

　◆ 手术的眼科医师应当具有对患者施行恰当的术前和术后处理的适当能力和准备。

　◆ 当眼科医师不便或无法为他的患者服务时,他应当提供适当的替代的眼保健服务,并且要有适当的机制让患者知晓这种保健和方法,以便患者能够获得而加以利用。

　◆ 眼科医师可以根据转诊是由于患者的需要,转诊是及时和恰当的措施,以及接受转诊的医师是有资格胜任,并具有可及性和可利用的基础上,将患者转诊给其他的眼科医师。

　◆ 眼科医师可以就眼部和其他内科或外科的问题寻求适当的咨询和会诊。可以根据他们的技术、能力和可及性来推荐会诊者。他们必须尽可能地获得完整和准确的有关问题的资料,以便提供有效的建议或干预,并能做到恰当的和及时的回应。

　◆ 眼科医师应当保持完整和准确的医疗记录。

　◆ 在适当的请求下,眼科医师能够提供自己的完整和准确的患者病历。

　◆ 眼科医师定期和有效地复习会诊和实验室检查的结果,并且采用适当的行动。

　◆ 眼科医师和帮助其提供眼保健服务的人员应当具有证明他们身份和职业的证件。

　◆ 对于那些治疗无效而又没有进一步治疗方法的患者,眼科医师应当提供适当的专业方面的支持、康复咨询和社会服务机构,当有适当和可及的时机时,应当给予转诊。

◆ 在进行治疗和实施侵入性诊断试验之前,眼科医师通过收集相关的历史资料和施行相关的术前检查,来熟悉患者的情况。另外,医师通过准确和诚实地提供有关诊断、治疗方法和替代治疗的性质、目的、危险、益处和成功的可有性,以及不进行治疗的危险和益处的相关信息,也能使患者对治疗的决定充分知情。

◆ 眼科医师应当谨慎地采用新技术(例如药物、装置、手术技术),要考虑到这些新技术与现有的替代治疗相比其价格是否合适,是否有潜在的益处,以及所显示出来的安全性和有效性。

◆ 眼科医师通过对照已确定的标准,来定期地复习和评估他个人的相关行为,以及恰当地改变他的医疗实践和技术,来提高提供的眼保健的质量。

◆ 眼科医师应当利用恰当的职业渠道,通过与同行交流临床研究和医疗服务中所获得的知识来改进眼保健服务。这些包括向同行警示少见的病例,或未曾预料的并发症,以及与新药、新装置和新技术相关的问题。

◆ 眼科医师以恰当的人员和设备来处理需要立即关注的眼部和全身的可能并发症。

◆ 眼科医师也要提供经济上合理的眼保健服务,而且不与已经接受的质量标准相冲突。

修改:理事会

批准:理事会

1988 年 10 月 12 日

第二次印刷:1991 年 1 月

第三次印刷:2001 年 8 月

第四次印刷:2005 年 7 月

附录 2 疾病和相关健康问题编码的国际统计分类(ICD)

糖尿病视网膜病变包括在下列 ICD-9 和 ICD-10 分类的疾病中(见词汇表):

	ICD-9	ICD-10	
糖尿病视网膜病变			
背景性	362.01	● E10.311	1 型有黄斑水肿
		● E10.319	1 型无黄斑水肿
		● E11.311	2 型有黄斑水肿
		● E11.319	2 型无黄斑水肿
		● E13.311	糖尿病的其他特殊类型,并有非异性糖尿病视网膜病变,且没有黄斑水肿
增生性	362.02	● E10.351	1 型有黄斑水肿
		● E10.359	1 型无黄斑水肿
		● E10.351	2 型有黄斑水肿
		● E10.359	2 型无黄斑水肿
		● E13.351	其他特异性糖尿病,并有增生性糖尿病视网膜病变,且有黄斑水肿
		● E13.359	其他特异性糖尿病,并有增生性糖尿病视网膜病变,有无黄斑水肿
非增生性,NOS	362.03	● E10.321	1 型有黄斑水肿
非增生性,轻度	362.04	● E10.329	1 型无黄斑水肿
		● E11.321	2 型有黄斑水肿
		● E11.329	2 型无黄斑水肿
		● E13.321	其他特异性糖尿病,并有轻度非增生性糖尿病视网膜病变,有黄斑水肿
		● E13.329	其他特异性糖尿病,并有轻度非增生性糖尿病视网膜病变,无黄斑水肿
非增生性,中度	362.05	● E10.331	1 型有黄斑水肿
		● E10.339	1 型无黄斑水肿
		● E11.331	2 型有黄斑水肿
		● E11.339	2 型无黄斑水肿
		● E13.331	其他特异性糖尿病,并有中度非增生性糖尿病视网膜病变,有黄斑水肿
		● E13.339	其他特异性糖尿病,并有中度非增生性糖尿病视网膜病变,无黄斑水肿
非增生性,重度	362.06	● E10.341	1 型有黄斑水肿
		● E10.349	1 型无黄斑水肿
		● E11.341	2 型有黄斑水肿
		● E11.349	2 型无黄斑水肿
		● E13.341	其他特异性糖尿病,并有重度非增生性糖尿病视网膜病变,有黄斑水肿
		● E13.349	其他特异性糖尿病,并有重度非增生性糖尿病视网膜病变,无黄斑水肿

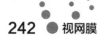

续表

	ICD-9	ICD-10
糖尿病黄斑水肿	362.07	● E10.321 1型轻度非增生性糖尿病视网膜病变
		● E10.331 1型中度非增生性糖尿病视网膜病变
		● E10.341 1型重度非增生性糖尿病视网膜病变
		● E10.351 1型增生性糖尿病视网膜病变
		● E11.321 2型轻度非增生性糖尿病视网膜病变
		● E11.331 2型中度非增生性糖尿病视网膜病变
		● E11.341 2型重度非增生性糖尿病视网膜病变
		● E11.351 2型增生性糖尿病视网膜病变
		● E13.321 其他特异性糖尿病并有轻度非增生性糖尿病视网膜病变
		● E13.331 其他特异性糖尿病并有中度非增生性糖尿病视网膜病变

ICD = 国际疾病分类;CM = 用于美国的临床修改;NOS = 对于 ICD-10 没有其他特异性的附加信息:
● 某些 ICD-10 CM 类别具有可适用的第六个字符,在糖尿病视网膜病变系列中,指示"有或无"黄斑水肿。在这一系列中,眼别的指示是不需要的。
　● 1 = 有黄斑水肿
　● 9 = 无黄斑水肿
● 对于双侧位,ICD-10 CM 编码的最后一位字符代表眼侧。如果没有提供双侧的编码,而发生的情况又是双侧的,则必须设计应用代表左侧和右侧两侧的分开编码。非特指的编码只用于没有其他的编码可利用时。

附录 3　眼科临床指南(PPP)建议的分级

这里所用的分级报告了与包括在研究中支持每个建议相关的 SIGN 分级(Ⅰ++;Ⅰ+;Ⅰ-;Ⅱ++;Ⅱ+;Ⅱ-;Ⅲ),GRADE 分级评估证据(GQ,IQ),GRADE 评估了证据的强度(SR,DR)。这些分级的详细情况见分级的方法和关键部分的报告。

编译者已经将提出的分级情况插入了文内相关部分。

附录 4　主要的研究结果

糖尿病视网膜病变研究(DIABETC RETINOPATHY STUDY)(1972—1979 年)

糖尿病视网膜病变研究(DRS)的设计是用于评估激光光凝治疗重度 NPDR 和 PDR 的效果。[61] 其结果见表 A4-1。

表 A4-1　DRS 中激光光凝治疗糖尿病视网膜病变的视力结果

在基线时视网膜病变严重程度	随诊期限(年)	对照组患者(严重视力下降的 %)	治疗组患者(严重视力下降的 %)
重度非增生性	2	3	3
	4	13	4
轻度增生性	2	7	3
	4	21	7
高危增生性	2	26	11
	4	44	20

注:严重视力下降定义为连续两次或两次以上随诊视力低于 0.025(随诊间隔时间为 4 个月)

威斯康星糖尿病视网膜病变流行病学研究（WISCONSIN EPIDEMIOLOGIC STUDY OF DIABETIC RETINOPATHY）（1979 年）

威斯康星糖尿病视网膜病变流行病学研究（WESDR）始于 1979 年。它开始由属于美国国家卫生研究院的一部分美国国家眼科研究所资助。WESDR 的目的是研究糖尿病相关的发生频率和发病率（眼部并发症如糖尿病视网膜病变和视力丧失，肾脏并发症如糖尿病肾病，以及截肢），确定促使这些并发症发生的危险因素（如血糖控制差、吸烟、高血压）。[67]

早期治疗糖尿病视网膜病变研究（EARLY TREATMENT DIABETIC RETINOPATHY STUDY）（1985—1990 年）

早期治疗糖尿病视网膜病变研究（ETDRS）评估光凝治疗对 NPDR 或无高危因素的 PDR 的治疗价值。[65,102] 伴有黄斑水肿眼的结果见表 A4-2。视力下降的定义为视角至少增加一倍（例如由 1.0 到 0.5，或由 0.4 到 0.2）。

表 A4-2 早期治疗糖尿病视网膜病变研究中激光治疗的视力结果

黄斑水肿范围	随诊期限（年）	对照组患者（视力下降的 %）	治疗组患者（视力下降的 %）
CSME（中心凹未受累）	1	8	1
	2	16	6
	3	22	13
CSME（中心凹受累）	1	13	8
	2	24	9
	3	33	14

CSME：临床上有意义的黄斑水肿

注：视力下降的定义为视角至少增加一倍。

在 ETDRS 中早期播散性激光治疗的结果

在 NPDR 或非高危的 PDR 眼中，对早期全视网膜光凝与延迟光凝治疗进行了比较，虽然前者有良好的治疗效果，但是两组人群都能维持较好的视力。5 年内严重视力下降或需要玻璃体切除术的百分率，在早期光凝组为 2%~6%，而延迟光凝组则为 4%~10%。在一些眼中，早期全视网膜治疗与一些不良反应相关（如视力和视野的小幅度下降），ETDRS 的结论是在病变发展到高危期之前，延迟光凝是更好的选择，至少要等到视网膜病变接近高危期。具有发展到高危期趋势的眼在 12~18 个月内有 50% 的眼发展到高危期。在这类眼中具有极重度 NPDR 或非高危 PDR 的表现，其特征是具有小于 1/4 到 1/3 视盘面积的 NVD 和（或）NVE，无玻璃体或视网膜前积血。

近来对 ETDRS 中重度 NPDR 到非高危 PDR 患者的视力结果进行的进一步分析提示，在发展到高危 PDR 前考虑进行全视网膜光凝的建议对于 2 型糖尿病而言是非常恰当的。[168] 在早期治疗的患者中与那些延迟到发生高危 PDR 的人群相比，严重视力下降或需要玻璃体切除术的危险减少了 50%。

对于 1 型糖尿病患者来说，全视网膜光凝治疗的时机决定于患者对于随诊的依从性、对侧眼的状态和对治疗的反应、近期是否施行白内障手术和（或）妊娠情况等。

糖尿病视网膜病变玻璃体切除术研究（DIABETIC RETINOPATHY VITRECTOMY STUDY）（1983—1987 年）

糖尿病视网膜病变玻璃体切除术研究（DRVS）调查玻璃体切除术治疗极重度 PDR 的作用。[66,170-172] 对于严重的玻璃体积血（定义为出血遮蔽黄斑部或主要的视网膜血管，范围为以黄斑中心的 3 个视盘直径范围内）施行早期玻璃体切除术的益处已在 1 型糖尿病患者身上得到体现，但在 2 型糖尿病患者中并没有发现，他们没有从早期的手术中获得益处。在视力为 0.025 或更差、严重的玻璃体积血所致的视力下降至少 1 个月、以前未接受过治疗或者有视网膜脱离或虹膜新生血管等并发症的患者中，早期施行玻璃体切除术是有益处的。总的来说，在术后 2 年，早期玻璃体切除组中 25% 的患者和延期手术组中 15% 的患者的视力为 0.5 或以上。差异主要表现在 1 型糖尿病组（早期手术组和延期手术组分别为 36% 和

12%),而 2 型糖尿病组则无明显统计学差异。

DRVS 表明早期玻璃体切除术对视力为 0.05 或更好,并有下列各项中一项的患者是有利的:①重度新生血管和纤维增生;②纤维增生和中度玻璃体积血;③中度新生血管、重度纤维增生和中度玻璃体积血。在这些患者中,施行早期手术的 44% 和观察组的 28% 患者的视力在 4 年随诊时为 0.5 或更好。

DRVS 的结果应当根据随后的玻璃体视网膜手术的新进展,如内窥镜和间接检眼镜下激光光凝技术的引进来解释。在 DRVS 以后,出现了长效作用气体如 SF_6 和 C_3F_8、黏弹剂分离术的应用、密度高于水的液体如全氟化碳应用等有利于玻璃体视网膜手术的进展。因此,现在的手术效果可能要好于 DRVS 的报道的结果。[136,196] 应当考虑在一些 2 型糖尿病患者中应用早期玻璃体切除术,尤其是那些因严重的玻璃体积血妨碍激光光凝治疗的活跃的新生血管进行患者。

在糖尿病患者中非诺比特干预和降低心血管疾病的研究(FENOFIBRATE INTERVENTION AND EVENT LOWERING IN DIABETED [FIELD]) (2005 年)

FIELD 研究是一个随机对照研究,来评价长期的非诺比特疗法在 9795 名患有 2 型糖尿病患者中降低心血管病变的情况。非诺比特没有明显地降低主要结果冠心病的危险。它减少了总的心血管病,主要是由于较少的非致命的心肌梗死和再次血管化。在试验开始时试验组患者比对照组患者使用他汀类药物的比例较高,可能掩盖了中等度的治疗的益处。

糖尿病视网膜病变临床研究网(DIABETIC RETINOPATHY CLINICAL RESEARCH NETWORK [DRCR.NET]) (2002—现在)

糖尿病视网膜病变临床研究网(DRCR.net)是一个致力于促进糖尿病视网膜病变、糖尿病黄斑水肿和相关情况的多中心临床研究的联合网站。DRCR.net 支持认定、设计和实施聚焦于糖尿病产生的视网膜疾病的多中心临床研究项目。它将主要的重点放在临床研究,但是也支持流行病学研究结果和其他研究。

DRCR.net 形成于 2002 年,现在包括全美国的 109 个参加地(办公室),参与的医师超过 320 个医生。DRCR.net 由美国国家眼科研究所资助,它是资助医学研究的政府分支机构美国国家卫生研究院的一部分。

DRCR.net 已经完成了评估抗 VEGF 药物、激光光凝和糖皮质激素治疗糖尿病黄斑水肿的多中心临床试验。最重要的项目之一是方案Ⅰ:玻璃体内注射雷珠单抗与快速或延迟激光光凝治疗糖尿病黄斑水肿的试验。2012 年报告了三年的结果。这一研究应用雷珠单抗,每月注射 1 次,直至病情不再好转(如果病情恶化,则重要开始治疗),以及随机进行快速或延迟(≥24 个月)局部 / 格栅样激光光凝治疗。三年的结果提示,在开始进行玻璃体内注射雷珠单抗时就进行局部 / 格栅样激光光凝治疗组的视力结果不好于,或者可能差于延迟激光治疗 ≥24 个月的累及黄斑中心凹和视力损伤的糖尿病黄斑水肿眼。[70]

以前发表的方案 1 结果证实玻璃体内注射雷珠单抗及快速或延迟激光光凝治疗累及黄斑中央部的 DME 的 1 年及直至 2 年的结果比单独应用快速激光光凝要更有效。激光光凝与眼内炎没有关联,这是注射雷珠单抗后极少见但可能会有灾难性后果的并发症。在人工晶状体眼中,玻璃体内注射曲安奈德加快速激光光凝与雷珠单抗组的结果相似,但比单用激光光凝更有效,在曲安奈德加快速激光光凝组中有更大的眼压升高的风险。[131]

继发于糖尿病的累及中央的有临床意义的黄斑水肿患者中注射雷珠单抗的研究(STUDY OF RANIBIZUMAB INJECTION IN SUBJECTS WITH CSDME WITH CENTER INVOLVEMENT SECONDARY TO DIABETES MELLITUS[RISE AND RIDE])

RISE 和 RIDE 试验平行于多中心双盲假注射组对照的随机研究的Ⅲ期试验,由美国和南美的私立和大学为基础的视网膜专科门诊实施的(见词汇表)。

这两个研究的Ⅲ期试验的结果发表于2012年。这些研究应用玻璃体内注射雷珠单抗(0.5mg 或 0.3mg),每月 1 次,或进行假注射,如果需要的话可施行黄斑部激光光凝。研究得到的结论是,雷珠单抗对于 DME

患者可以快速和持续地提高视力,减少视力进一步丧失的危险,减轻黄斑水肿,而且眼部和非眼部不良反应发生率低。[147]

糖尿病黄斑水肿的雷珠单抗治疗(RANIBIZUMAB FOR EDEMA OF THE MACULA IN DIABETS[READ-2)

READS-2 是 Ⅱ 期多中心随机对照试验,比较注射 0.5mg 雷珠单抗与局部激光光凝治疗 1 型和 2 型糖尿病和 DME 患者历时 2 年的结果。接受试验的患者随机进入第一组,在基线时和之后的 1、3、5 个月时接受雷珠单抗;第二组的患者在基线和之后 3 个月(如有需要)时接受激光治疗;第三组患者在基线时和之后 3 个月时接受雷珠单抗和激光治疗。从第 5 个月开始,所有患者接受雷珠单抗注射,每 2 个月给药一次,和(或)维持激光治疗,每 3 个月一次。

在第 24 个月时,各组间的差别没有统计学意义,各组都有视力提高。接受雷珠单抗和激光联合治疗的患者比单用雷珠单抗的患者需要的注射次数较少。[150]

贝阀单抗与激光治疗(BOLT)研究(BEVACIZUMAB OR LASER THERAPY[BLOT]STUDY)

BLOT 是为期 2 年的 Ⅱ 期随机对照试验,比较玻璃体内注射 1.25mg 贝伐单抗和局部激光光凝治疗持续存在的 DME 和视力损伤患者的结果。贝伐单抗组每 6 周接受注射一次,而激光组患者每 4 周接受一次治疗。

试验后 2 年时,贝伐单抗组的视力明显好于激光治疗组,两组中视力提高 10 个字母和 15 个字母的百分比明显不同。在贝伐单抗组,没有患者视力丧失 10 个字母或以上,但激光治疗组中为 14%。[151]

糖尿病黄斑水肿(DME)和 VEGF TRAP-EYE:临床影响的研究(DME AND VEGF TRAP-EYE:INVESTIGATION OF CLINICAL IMPACT[DA VINCH])

DA VINCH 是一个积极控制的 Ⅱ 期随机对机试验,比较不同剂量的阿柏西普和局部激光光凝治疗 CSME 患者的结果。在试验后 1 年时,接受阿柏西普的患者提高视力(平均为 9.7~12.0 个字母)比接受激光组(平均丢失 1.3 个字母)要明显。与激光治疗组相比,接受阿柏西普的患者中提高视力 10 个字母或以上和 15 个字母或以上的比较更多。[152]

附录 5　血糖的控制

糖尿病控制和并发症试验(DCCT)是一个多中心、随机对照的临床试验,设计用于研究血糖控制与 1 型糖尿病患者的视网膜、肾脏、神经系统并发症之间的联系。这一研究已经发表的结果表明,在 1 型糖尿病患者中,较好的血糖控制可以延迟糖尿病视网膜病变、肾脏病就和神经病变的发生,并延缓其进展。[57] DCCT 表明,糖尿病视网膜病变的危险与平均 HbA_{1c} 之间存在很强的指数关系。在整个 HbA_{1c} 数值范围内,HbA_{1c} 每降低 10%(例如从 9.0% 降低到 8.1%),糖尿病视网膜病变进展的危险性降低 39%。当 HbA_{1c} 高于非糖尿病的范围(4.0%~6.05%)时,不存在消除视网膜病变危险性的血糖阈值。

DCCT 经过 6.5 年的随访后结束,对于所有患者都鼓励继续进行严格的血糖控制。大多数患者在糖尿病干预和并发症的流行病学研究(Epidemiology of Diabetes Interventions and Complications,EDIC)中随诊,这一研究包含了 95% 的 DCCT 受检对象。在 EDIC 中,每年检查 1294~1335 名患者。在 EDIC 研究的最初 4 年中,以前接受强化治疗组与传统治疗组对比,糖尿病视网膜病变进一步进展减少了 66%~77%。[35] 这种益处甚至持续到第 7 年。这一益处包括了对重度糖尿病视网膜病变的作用,如对重度 NPDR、PDR、CSME、需要施行局部/格栅样或全视网膜光凝的作用。[37] 在以前接受常规治疗组中,HbA_{1c} 从 9% 降低到大约 8% 时并不能显著地减少糖尿病视网膜病变的进展,而在强化治疗组 HbA_{1c} 从 7% 增加到大约 8% 也不会明显加重糖尿病视网膜病变。[35] 因此,血糖控制的改善需要时间来抵消以前长时间高血糖的长期影响,一旦长时间改善的生化效应显示出来,改善就会长期持续。而且,患者的总体血糖状态(例如程度和持续时间)决定了在任何时间所观察到的视网膜病变程度。

在控制其他危险因素,如糖尿病病程和基线时视网膜病变的严重程度以后,4年中视网膜病变进展的发病率与糖化血红蛋白之间存在阳性的关系。[51,52.,100]从病理和临床经验的推论可以强烈提示血糖控制水平不佳会促进微血管病变,包括视网膜病变的发生。[197]而PDR的发展与肾病、心肌梗死和(或)脑血管意外的危险是同步的。

虽然建议严格控制血糖,但一些证据表明某些1型糖尿病患者从长期高血糖迅速降低可能会增加第1年内视网膜病变进展的危险性。大约10%在DCCT开始时有初发的视网膜病变的1型糖尿病患者视网膜病变的进展增加。[198]特别是,在视网膜检查时可见一过性棉絮斑的数量增多的患者。因此当患者进行更好的血糖控制时,经常进行眼科检查是很重要的。[198]

在DCCT接受强化治疗的患者中,严重低血糖和体重超重的发生率增加了3倍。低血糖的增加是严格血糖控制的结果。不规律地摄取食物、在计划的或非计划的剧烈运动和驾车之前未检查血糖水平、过量饮酒等都是低血糖的危险因素。糖尿病专科护士和营养师应对糖尿病患者进行教育和常规的帮助,可能会有助于减少低血糖的危险。

英国前瞻性糖尿病研究(UKPDS)[38,96]是一个控制血糖的随机对照临床试验,共募集3867名新诊断的2型糖尿病患者。分别应用磺脲类药物或胰岛素进行强化治疗,使血糖得以控制,减少了发生微血管并发症的危险,但对大血管病变的发生危险没有作用。单种药物对心血管均无不良作用。在这一研究中,强化血糖治疗组与传统治疗组相比,需要接受视网膜光凝的比例减少了29%(相对危险RR为0.71;95%置信区间为0.53~0.96;P=0.003)。

糖尿病中控制心血管危险行动(Action to Control Cardiovascular Risk in Diabetes,ACCORD)的研究是一个在患有2型糖尿病且有发生心血管疾病(CVD)特别高危的成人中施行的大型临床研究。2型糖尿病增加了发生一些并发症的危险,特别是CVD,这是糖尿病患者早死的主要原因。

ACCORD研究主要由检验治疗方法的三个临床试验组成,来确定减少主要的CVD事件——心脏病发作、脑卒中或因为CVD而引起的死亡——高发生率的最好方法。这三种治疗方法是强化降低血糖水平与更标准的血糖控制治疗相比较;强化降低血压与标准的血压控制治疗相比较;以及应用两种药物——非诺贝特加他汀类药物——与单用他汀类一种药物相比较。[199]

这一研究于2001年开始募集参与者,在美国和加拿大的77个临床中心进行。在ACCORD中共募集了10 251名患有2型糖尿病的参与者。在募集时,研究参与者的年龄为40~79岁(平均62岁),患有糖尿病平均10年,而且特别具有CVD事件的高危因素,这是由于他们已经患有CVD,有CVD的亚临床的证据,或者除了2型糖尿病之外还有两个CVD的危险因素。其他的CVD危险因素有高的低密度脂蛋白(LDL)胆固醇、高血压、吸烟或肥胖。

所有三个试验中主要结果的测量是随机后主要的CVD事件的发生,特别是非致命的心脏病发作,非致命的脑卒中,或因CVD而死亡。第二个结果包括总的死亡率,微血管方面结果(如眼、肾和神经方面并发症,健康相关的生活质量,以及成本-效益比)。

所有这三个ACCORD临床试验已经结束。国家心肺和血液研究所(NHLBI)于2008年出于安全方面的考虑,停止了强化降低血糖的策略。采用强化降低血糖策略组的参与者改为采用标准的治疗策略。血压和血脂治疗试验继续进行,直至2009年原计划的时间停止。对可以利用的资料进行常规的复习,ACCORD资料和安全监查委员会(DSMB)注意到,随机分入强化降低血糖组的参与者与随机分入标准的控制血糖组的参与者相比,各种原因引起死亡的总人数呈现非期望的增加。资料分析表明,在平均治疗3.5年(范围2~7年)中,在强化治疗组中257例死亡,而标准治疗组中则是203例,相差达54例,或者在一年中每千人参与者中有3人死亡。这可以转化为强化治疗组中的死亡率比标准治疗组高22%,具有显著的统计学意义。

强化治疗组与标准治疗组相比,主要的结果事件,主要是非致死的心脏病发作,有降低的倾向(低10%)。然而,DSMB建议停止强化血糖控制治疗,这是因为强化的策略的害处超过了其可能的益处。

NHLBI 接受了 DSMB 的建议,决定将所有参与者转为采用标准血糖控制策略。

　　血糖试验的结果发表于 2008 年。[200] 在强化和标准的血压控制组之间主要的研究结果没有具有意义的差别。主要的结果是随机分组后至第一次心脏病发作、脑卒中或由于心血管问题而导致死亡的时间。因此,ACCORD 血压试验的主要假设并没有得到支持。然而,脑卒中的发生率明显下降,虽然数量相对较小。总的来说,从 ACCORD 血压试验得到的发现提示,一般地说,对于心血管的结果来说,降低血压的标准治疗与强化降低血压治疗一样好。

　　血脂[201] 和血压[202] 试验的结果发表于 2010 年。总的来说,非诺贝特组和对照组在心脏病发作、脑卒中或心血管病死亡的联合结果发生率方面没有什么差别。然而,这一结果提示男性可能从这一治疗中受益,但是接受联合治疗的女性与只接受他汀类药物的女性相比,发生心血管病有较多的倾向。同样,在开始试验时有低水平的 HDL 胆固醇并有高水平甘油三酯的患者组(只代表 17% 的 ACCORD 参与者)也从这种联合的药物中受益。

附录 6　早期治疗糖尿病视网膜病变研究中糖尿病视网膜病变的分类

　　早期治疗糖尿病视网膜病变研究(ETDRS)中糖尿病视网膜病变的分类和黄斑水肿的定义见表 A6-1 和表 A6-2。

表 A6-1　早期治疗糖尿病视网膜病变研究中糖尿病视网膜病变的分类

疾病严重程度	散瞳后检眼镜下观察到的发现
轻度非增生性视网膜病变	至少有 1 个微血管瘤,其定义不符合中度非增生性视网膜病变、重度非增生性视网膜病变、早期增生性视网膜病变或高危的增生性视网膜病变(见下述)
中度非增生性视网膜病变	出血和(或)微血管瘤≥标准照片 2A*;和(或)肯定有软性渗出、静脉串珠样改变或视网膜内微血管异常;其定义不符合重度非增生性视网膜病变、早期增生性视网膜病变或高危的增生性视网膜病变(见下述)
重度非增生性视网膜病变	4~7 个视野照片中至少有 2 个视野有明确的软性渗出、静脉串珠和视网膜内微血管异常;或 4~7 个视野中至少有 2 个视野存在上述三种病变中至少有 2 种,以及在这些 4 个视野中存在着出血和微血管瘤,至少在其中的 1 个中相等于或超过标准照片 2A;或者在 4~7 个视野照片中每个视野内都有视网膜内微血管异常,至少在其中的 2 个视野中相当于或超过标准照片 8A;以及其定义不符合早期增生性视网膜病变或高危的增生性视网膜病变(见下述)
早期增生性视网膜病变(例如没有糖尿病视网膜病变研究的高危特征的增生性视网膜病变)	新生血管;其定义不符合高危的增生性视网膜病变(见下述)
高危的增生性视网膜病变(具有糖尿病视网膜病变研究的高危特征的增生性视网膜病变)	视盘上或视盘的一个视盘直径内的新生血管(NVD)≥标准照片 10A*(为 1/4 至 1/3 视盘面积),伴有或不伴有玻璃体内或视网膜前积血;或玻璃体和(或)视网膜前积血并伴有新生血管,可以是 NVD < 标准照片 10A 或其他部位新生血管(NVE)≥ 1/4 视盘面积

　　引自于 the Early Treatment Diabetic Retinopathy Study Research Group. Early Treatment Diabetic Retinopathy Study design and baseline patient characteristics. ETDRS report number 7. Ophthalmology 1991;98:742.

　　* Early Treatment Diabetic Retinopathy Study Research Group. Grading diabetic retinopathy from stereoscopic color fundus photographs--an extension of the modified Airlie House classification. ETDRS report number 10. Ophthalmology 1991;98:786-806.

表 A6-2　早期治疗糖尿病视网膜病变研究中糖尿病黄斑水肿的定义

疾病严重程度	散瞳后检眼镜下观察到的发现
明显不存在糖尿病黄斑水肿	眼底后极部没有明显的视网膜增厚或硬性渗出
明显存在糖尿病黄斑水肿	黄斑中心的一个视盘直径内视网膜增厚；和(或)在以黄斑为中心的标准 30° 照片视野(field 2)中,硬性渗出≥标准照片 3*,并在黄斑的一个视盘直径内有一些硬性渗出
临床上有意义的黄斑水肿	在黄斑中心或其 500μm 内视网膜增厚；和(或)在黄斑部或其 500μm 内有硬性渗出,如果这些渗出与临近的视网膜增厚相关联;和(或)者在一个或多个区域中出现大小为一个视盘直径的视网膜增厚,至少这种改变的一部分位中央的一个视盘直径内

引自于 the Early Treatment Diabetic Retinopathy Study Research Group. Early Treatment Diabetic Retinopathy Study design and baseline patient characteristics. ETDRS report number 7. Ophthalmology 1991;98;742.

* Early Treatment Diabetic Retinopathy Study Research Group. Grading diabetic retinopathy from stereoscopic color fundus photographs--an extension of the modified Airlie House classification. ETDRS report number 10. Ophthalmology 1991;98;786-806.

词汇表

Action to Control Cardiovascular Risk in Diabetes(ACCORD)trial——糖尿病中控制心血管危险的行动:一个大型的多中心临床试验,评估强化血糖控制、强化血压控制和他汀类药物治疗(有或没有非诺贝特治疗)在 2 型糖尿病的高危患者中预防心血管病事件的作用。

ACCORD:见糖尿病中控制心血管危险的行动。

Anti-VEGF:见抗血管内皮生长因子。

Anti-vascular endothelial growth factor(VEGF)——抗血管内皮生长因子:能抑制血管内皮生长因子蛋白活性的物质。

Bevacizumb or Laser Treatment(BLO)study——贝伐单抗与激光治疗研究:一个随机试验评估玻璃体内注射贝伐单抗或常规施行激光光凝治疗累及中央的糖尿病黄斑水肿的效果。

BLOT:见贝伐单抗与激光治疗研究。

Clinically significant macular edema(CSME)——有临床意义的黄斑水肿:在黄斑中心或距黄斑中心 500μm 内的视网膜增厚;和(或)与邻近的视网膜增厚相关联的黄斑中心或其 500μm 内的硬性渗出;和(或)有 1 个或多个区域出现大小为一个视盘直径的视网膜增厚,并且这种区域的任何部分在黄斑中心的 1 个视盘直径范围内。

CSME:见有临床意义的黄斑水肿。

ci-CSME:累及中央的有临床意义的黄斑水肿。

DA VINCI:见 DME 和 VEGF Trap-Eye:临床影响的调查研究。

DCCT:见糖尿病控制和并发症研究。

Diabetes Control and Complications Trial(DCCT)——糖尿病控制和并发症临床试验:一个多中心、随机对照临床试验,设计用于研究 1 型糖尿病的血糖控制与视网膜、肾脏和神经系统并发症之间的关联(见附录 5)。

Diabetes mellitus——糖尿病:根据美国糖尿病学会糖尿病诊断和分类专家委员会的意见,糖尿病的诊断标准如下。

◆ 空腹血糖等于或超过 126mg/dL(7.0mmol/L)。空腹定义为至少在 8 小时内没有卡路里摄入。
　或

◆ 高血糖的症状和不定期的血糖浓度等于或超过 200mg/dL(11.1mmol/L)。"不定期"定义为一天的任何时候,而不考虑最近一餐之后的时间。高血糖的典型症状包括多尿、烦渴和不能解释的体重下降。

或

◆ 在口服的糖耐量试验期间给予糖负荷后 2 小时血糖水平等于或超过 200mg/dL(11.1mmol/L)。这一试验按照世界卫生组织的规定施行,采用的糖负荷为溶于水中含有相当于 75g 无水葡萄糖。但专家委员会不推荐在日常临床工作中应用口服的糖耐量试验(来源:Report of the Expert Committee on the Diagnosis and Classification of Diabetes Mellitus. Diabetes Care 2008;31(suppl):55-60.)。

Diabetic Retinopathy Clinical Research Network(*DRCR.net*)——糖尿病临床研究网:一个多中心临床研究来评估糖尿病视网膜病变不同的治疗方法。

Diabetic Retinopathy Study(*DRS*):糖尿病视网膜病变研究:设计用于了解氙弧光和氩激光光凝术治疗重度 NPDR 和 PDR 患者的研究(见附录 4)。

Diabetic Retinopathy Vitrectomy Study(*DRVS*)——糖尿病视网膜病变玻璃体切除术研究:用于了解玻璃体切除术在处理极重度 PDR 眼的作用研究(见附录 4)。

DME and VEGF Trap-Eye:Investigation of Clinical Impact(*DA VINCI*)*study*—— DME 和 *VEGF Trap-Eye*:临床影响的调查研究:应用阿柏西普治疗糖尿病黄斑水肿的随机试验。

DRS:见糖尿病视网膜病变研究。

DRVS:见糖尿病视网膜病变玻璃体切除术研究。

Early Treatment Diabetic Retinopathy Study(*ETDRS*)——早期治疗糖尿病视网膜病变研究:调查光凝术治疗 NPDR 或没有高危特征的 PDR 患者的价值的研究(见附录 4)。

Earlly proliferative diabetic retinopathy——早期增生性糖尿病视网膜病变(即没有 DRS 高危特征的增生性视网膜病变):有新生血管,但没有达到高危增生性视网膜病变的标准。

EDIC:见糖尿病干预和并发症的流行病学研究。

Epidemiology of Diabetes Interventions and Complications study(*EDIC*)——糖尿病干预和并发症的流行病学研究:一个随诊 DCCT 研究中 95% 研究对象的观察性研究(见附录 5)。

ETDRS:见早期治疗糖尿病视网膜病变研究。

Epidemiology of Diabetes Interventions and Complications study(*EDIC*)——糖尿病干预和并发症的流行病学研究:一个随诊 DCCT 研究中 95% 研究对象的观察性研究(见附录 5)。

Fenofibate Intervention and Event Lowering in Diabetes(*Field*)*study*——在糖尿病中非诺贝特干预和事件减少研究:一个大型随机对照试验评估 2 型糖尿病人中长期非诺贝特疗法预防心血管病事件的研究。

FIELD 研究:在糖尿病中非诺贝特干预和事件减少研究。

Focal photocoagulation——局部光凝治疗:一种在糖尿病黄斑水肿患者中直接对特殊部位的局部渗漏的异常血管进行治疗(即微血管瘤)的激光治疗技术,来减少慢性液体渗漏。

Grid photocoagulation——格栅样光凝治疗:一种将激光烧灼以格栅样方式散布于黄斑水肿区和无灌注区的激光治疗技术。典型时,荧光素眼底血管造影可显示这些区域为弥漫性的,而不是局限性的渗漏。

High-risk proliferative diabetic retinopathy(*PDR*)——高危的增生性糖尿病视网膜病:在视盘上或视盘的 1 个视盘直径内出现新生血管,其程度等于或超过标准照片 10A(为 1/4~1/3 视盘面积),而不论有无玻璃体或视网膜前积血;或者玻璃体和(或)视网膜前积血,且伴有小于标准照片 10A 的视盘新生血管或超过 1/2 视盘面积的视网膜其他区域的新生血管。

ICD-9:疾病和相关健康问题国际统计分类,第九版。

Intraretinal microvascular abnormalities(*IRMA*)——视网膜内微血管异常:视网膜内的血管迂曲,管径粗细不一,从几乎看不见至直径为 31μm(相当于视盘边缘主要静脉宽度的 1/4);偶尔它们会增粗。视网膜内血管异常可能难与新生血管相区别。

IRMA:见视网膜内微血管异常。

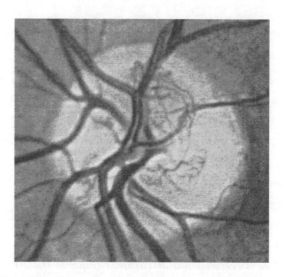

标准照片 10A 定义中度 NVD 的较低界限。NVD 覆盖了标准视盘的大约三分之一面积。这一 NVD 范围的本身就构成了高危 PDR 的特征。

经允许后刊出。The Early Treatment Diabetic Retinopathy Study Research Group. Grading diabetic retinopathy from stereoscopic color fundus photographs--an extension of the modified Airlie House classification. ETDRS report number 10. Ophthalmology 1991;98:786-806.

Macular edema——黄斑水肿:在黄斑中央的 1 或 2 个视盘直径范围内的视网膜增厚见有临床意义的黄斑水肿。任何不在这一区域内的黄斑部增厚不是有临床意义的黄斑水肿。

Mild nonproliferative diabetic retinopathy（*NPDR*）——轻度非增生性糖尿病视网膜病变:至少有一个微血管瘤,但轻于中度 NPDR。

Moderate nonproliferative diabetic retinopathy（*NPDR*）——中度非增生性糖尿病视网膜病变:出血和(或)微血管瘤多于标准照片 2A,和(或)有软性渗出、静脉串珠状,或视网膜内微血管异常,但轻于重度 NPDR。

Moderate visual loss:中度视力丧失:应用 ETDRS 视力表检查,所看到的字母减少 15 个或以上,或者视角成倍增加(即视力从 1.0 降为 0.5,或从 0.4 降为 0.2)。

nci-CSME:未累及黄斑中央部的 CSME。

New vessels at the optic disc（*NVD*）—— 视盘新生血管:在视盘上或视盘的 1 个视盘直径内的新生血管。

New vessels elsewhere in the retina（*NVE*）—— 视网膜其他部位的新生血管:在视网膜其他部位和视盘边界的 1 个视盘直径外的新生血管。

New vessels on the iris（*NVI*）:虹膜新生血管。

Nonproliferative diabetic retinopathy（*NPDR*）—— 非增生性糖尿病视网膜病变:没有视网膜新生血管的糖尿病视网膜病变期。

NPDR:见非增生性糖尿病视网膜病变。

NVD:见视盘新生血管。

NVE:见视网膜其他部位的新生血管。

NVI:见虹膜新生血管。

OCT:见光相干断层扫描。

Optical coherence tomography（*OCT*）——光相干断层扫描:应用低能量激光的一种诊断试验,可以获取视网膜的横断面影响。大多数用于了解黄斑表面是否有膜,或黄斑内或黄斑下是否有液体。

Panretinal photocoagulation（*PRP*）——全视网膜光凝治疗:一种应用于增生性糖尿病视网膜病变患

者的激光光凝技术。这种方法将激光烧灼以播散的方式作用于周边部眼底,而引起新生血管的退行。

PDR:见增生性糖尿病视网膜病变。

***Proliferative diabetic retinopathy*(*PDR*)**——增生性糖尿病视网膜病变:以 NVD 和(或)NVE 为特征的晚期疾病。

***Quality adjusted life year*(*QALY*)**——质量调整生命年:一种健康结果的测量指标,定为患者生命中的每一年相应于健康相关的生活质量的权数(范围为 0~1),数值 1 表示最理想的健康状况,数值 0 表示这一年中健康状况判断与死亡相似。

QALY:见质量调整生命年。

Ranibizumab for Edema of the mAcula in Diabetes*(*READ-2*)*study——雷珠单抗治疗糖尿病黄斑水肿的研究(READ-2):一项前瞻性多中心随机对机临床试验,比较注射 0.5mg 的雷珠单抗和激光光凝治疗糖尿病黄斑水肿的作用。

READ-2:见雷珠单抗治疗糖尿病黄斑水肿的研究。

Retinal hard exudate——视网膜硬性渗出:视网膜内蛋白和脂质的积聚。

RIDE:一项注射雷珠单抗治疗糖尿病累及中央部的有临床意义的黄斑水肿患者的研究。

RISE:一项注射雷珠单抗治疗糖尿病累及中央部的有临床意义的黄斑水肿患者的研究。

Scatter photocoagulation:见全视网膜光凝治疗。

***Severe nonproliferative diabetic retinopathy*(*NPDR*)**:——严重的非增生性糖尿病视网膜病变:采用 4-2-1 规则,至少在下列的特征中具有一项:①在四个象限中存在严重的视网膜内出血和微血管瘤,等于或重于标准照片 2A;②在两个或更多的象限内出现静脉串珠样改变(标准照片 6A);或③在一个或多个象限内出现中度的视网膜内微血管异常,等于或重于标准照片 8A。

Severe visual loss——严重视力丧失:在间隔时间为 4 个月的任何两次连续的随诊访问时视力均低于 0.025。

UKPDS:见联合王国前瞻性糖尿病研究。

***United Kingdom Prospective Diabetes Study*(*UKPDS*)**——联合王国前瞻性糖尿病研究:在新诊断为 2 型糖尿病患者中血糖控制的随机对照临床试验(见附录 5)。

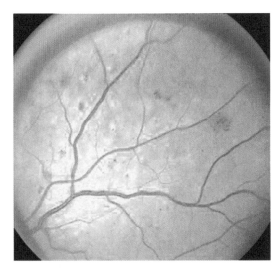 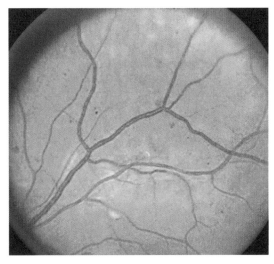

标准照片 2A 出血/微血管瘤的标准。严重 NPDR 眼在四个象限中都具有这种严重程度的出血和微血管瘤

标准照片 6A 不太严重的静脉串珠的两个标准。颞上支静脉两个主要分支显示明确的但不是严重的串珠样改变

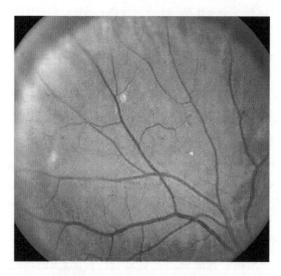

标准照片 8A　中等程度 IRMA 的标准。严重 NPDR 患者至少在一个象限内至少具有这种中等严重程度的 IRMA（资料来源：ETDRS）

经允许后重印：The Early Treatment Diabetic Retinopathy Study Research Group. Grading diabetic retinopathy from stereoscopic color fundus photographs--an extension of the modified Airlie House classification. ETDRS report number 10. Ophthalmology 1991；98；786-806.

VTDR：威胁视力的糖尿病视网膜病变。

WESDR：见威斯康星糖尿病视网膜病变流行病学研究。

Wisconsin Epidemiologic Study of Diabetic Retinopathy——威斯康星糖尿病视网膜病变流行病学研究：一项大型的糖尿病相关并发症和这些并发症相关的危险因素的流行病学研究。

相关的学会资料

Basic and Clinical Science Course

　　Retina and Vitreous（Section 12，2014-2015）

　　Clinical Statements -

Free download available at http://one.aao.org/guideline-browse? filter=clinicalstatemetn.

　　Internaitonal Clinical Classfication System for Diabetc Retinopathy and Diabetic Macular Edema（2012）

　　Screening for Diabetc Retinopathy（2014）

　　Verifying the Source of Compounded Bevacizumab for Intravitreal Injections（2012）

Focal Points

　　Retinal Optical Coherence Tomography　（2014）

　　Update on the Management of Diabetic Retinopathy（2011）

Ophthalmic Technology Assessment -

Published in Ophthalmology，which is distributed free to Academy members；links to full text available at www.aa.org/ota.

　　Anti-VEGF Pharmacotherapy for Diabetic Macular Edema（2012）

　　Laser scanning Imaging forMacular disease（2007；reviewed for currency 2012）

　　Single field Fundus Photography for Diabetic Retinopathy Screening（2004；reviewd for currency 2010）

Patient Education

Diabetic Retinopathy Brochure（2014）

Diabetic Retinopathy Brochure（Spanish：Retinopatia Diabetica）（2014）

EyeSmart® What I Diabetic Retinopathy？Available at：

www.geteyesmart.org/eyesmart/diseases/diabetic-retinopathy/index.efm

EyeSmart® What is Diabetic Retinopathy?（Spanish：ojosSanos™¿）Qué Es la Retinopatia

Diabética? Disponible en www.geteyesmart.org/eyesmart/diseases-es/retinopatia-diabetica/index.cfm）

Retina Informed Consent Video Collection（2013）

Preferred Practice Pattern

Comprehensive Adult Medical Eye Evaluation（2010）

为预订任何这些资料，请打电话给学会服务部，电话 866.561.8558（只有在美国）或 415.561.8540，或访问网站 www.aao.org/store。

参考文献

1. Scottish Intercollegiate Guidelines Network. Annex B：key to evidence statements and grades of recommendations. In：SIGN 50：A Guideline Developer's Handbook. Available at：www.sign.ac.uk/guidelines/fulltext/50/annexb.html. Accessed June 11，2014.

2. Guyatt GH，Oxman AD，Vist GE，et al. GRADE：an emerging consensus on rating quality of evidence and strength of recommendations. BMJ 2008；336：924-6.

3. GRADE Working Group. Organizations that have endorsed or that are using GRADE. Available at：www.gradeworkinggroup.org/society/index.htm. Accessed June 11，2014.

4. Kawasaki R，Tanaka S，Abe S，et al. Japan Diabetes Complications Study Group. Risk of cardiovascular diseases is increased even with mild diabetic retinopathy：the Japan Diabetes Complications Study. Ophthalmology 2013；120：574-82.

5. American Diabetes Association. Diagnosis and classification of diabetes mellitus. Diabetes Care 2010；33 Suppl 1：S62-9.

6. Klein R，Klein BE，Moss SE. Visual impairment in diabetes. Ophthalmology 1984；91：1-9.

7. Eppens MC，Craig ME，Cusumano J，et al. Prevalence of diabetes complications in adolescents with type 2 compared with type 1 diabetes. Diabetes Care 2006；29：1300-6.

8. Centers for Disease Control and Prevention. National diabetes fact sheet：national estimates and general information on diabetes and prediabetes in the United States，2011. Atlanta，GA：U.S. Department of Health and Human Services，Centers for Disease Control and Prevention；2011. Available at：www.cdc.gov/diabetes/pubs/pdf/ndfs_2011.pdf. Accessed June 11，2014.

9. Cowie CC，Rust KF，Byrd-Holt DD，et al. Prevalence of diabetes and impaired fasting glucose in adults in the U.S. population：National Health And Nutrition Examination Survey 1999-2002. Diabetes Care 2006；29：1263-8.

10. American Association of Clinical Endocrinologists. State of diabetes complications in America：a comprehensive report issued by the American Association of Clinical Endocrinologists. 2007：2，4. Available at：http://multivu.prnewswire.com/mnr/AACE/2007/docs/Diabetes_Complications_Report.pdf. Accessed June 11，2014.

11. Acton KJ，Burrows NR，Moore K，et al. Trends in diabetes prevalence among American Indian and Alaska native children，adolescents，and young adults. Am J Public Health 2002；92：1485-90.

12. Prevalence of diagnosed diabetes among American Indians/Alaskan Natives--United States，1996. MMWR Morb Mortal Wkly Rep 1998；47：901-4.

13. Liu L，Wu X，Geng J，et al. Prevalence of diabetic retinopathy in mainland China：a meta-analysis. PLoS One 2012；7：e45264.

14. Namperumalsamy P，Kim R，Vignesh TP，et al. Prevalence and risk factors for diabetic retinopathy：a population-based assessment from Theni District，south India. Br J Ophthalmol 2009；93：429-34.

15. Harris MI，Flegal KM，Cowie CC，et al. Prevalence of diabetes，impaired fasting glucose，and impaired glucose tolerance in U.S. adults. The Third National Health and Nutrition Examination Survey，1988-1994. Diabetes Care 1998；21：518-24.

16. Harris MI，Klein R，Cowie CC，et al. Is the risk of diabetic retinopathy greater in non-Hispanic blacks and Mexican Americans than in non-Hispanic whites with type 2 diabetes? A U.S. population study. Diabetes Care 1998；21：1230-5.

17. Geiss LS，Cowie CC. Type 2 diabetes and persons at high risk of diabetes. In：Narayan KM，Williams D，Gregg EW，Cowie CC，eds. Diabetes Public Health：From Data to Policy. New York：Oxford University Press，Inc.；2011：15-32.

18. Narayan KM, Boyle JP, Thompson TJ, et al. Lifetime risk for diabetes mellitus in the United States. JAMA 2003;290:1884-90.

19. Danaei G, Finucane MM, Lu Y, et al. National, regional, and global trends in fasting plasma glucose and diabetes prevalence since 1980: systematic analysis of health examination surveys and epidemiological studies with 370 country-years and 2.7 million participants. Lancet 2011;378:31-40.

20. Pinhas-Hamiel O, Zeitler P. The global spread of type 2 diabetes mellitus in children and adolescents. J Pediatr 2005;146:693-700.

21. Urakami T, Kubota S, Nitadori Y, et al. Annual incidence and clinical characteristics of type 2 diabetes in children as detected by urine glucose screening in the Tokyo metropolitan area. Diabetes Care 2005;28:1876-81.

22. Wei JN, Sung FC, Lin CC, et al. National surveillance for type 2 diabetes mellitus in Taiwanese children. JAMA 2003;290:1345-50.

23. Fagot-Campagna A, Pettitt DJ, Engelgau MM, et al. Type 2 diabetes among North American children and adolescents: an epidemiologic review and a public health perspective. J Pediatr 2000;136:664-72.

24. McMahon SK, Haynes A, Ratnam N, et al. Increase in type 2 diabetes in children and adolescents in Western Australia. Med J Aust 2004;180:459-61.

25. Kaufman FR. Type 2 diabetes mellitus in children and youth: a new epidemic. J Pediatr Endocrinol Metab 2002;15 Suppl 2: 737-44.

26. Klein BE. Overview of epidemiologic studies of diabetic retinopathy. Ophthalmic Epidemiol 2007;14:179-83.

27. Kempen JH, O'Colmain BJ, Leske MC, et al. The prevalence of diabetic retinopathy among adults in the United States. Arch Ophthalmol 2004;122:552-63.

28. Zhang X, Saaddine JB, Chou CF, et al. Prevalence of diabetic retinopathy in the United States, 2005-2008. JAMA 2010;304: 649-56.

29. Klein R, Klein BE, Moss SE, et al. The Wisconsin Epidemiologic Study of Diabetic Retinopathy. II. Prevalence and risk of diabetic retinopathy when age at diagnosis is less than 30 years. Arch Ophthalmol 1984;102:520-6.

30. Varma R, Torres M, Pena F, et al. Prevalence of diabetic retinopathy in adult Latinos: the Los Angeles Latino eye study. Ophthalmology 2004;111:1298-306.

31. Hirai FE, Knudtson MD, Klein BE, Klein R. Clinically significant macular edema and survival in type 1 and type 2 diabetes. Am J Ophthalmol 2008;145:700-6.

32. West SK, Klein R, Rodriguez J, et al. Diabetes and diabetic retinopathy in a Mexican-American population: Proyecto VER. Diabetes Care 2001;24:1204-9.

33. Klein R, Klein BE, Moss SE, et al. The Wisconsin Epidemiologic Study of Diabetic Retinopathy. III. Prevalence and risk of diabetic retinopathy when age at diagnosis is 30 or more years. Arch Ophthalmol 1984;102:527-32.

34. Diabetes Control and Complications Trial Research Group. Progression of retinopathy with intensive versus conventional treatment in the Diabetes Control and Complications Trial. Ophthalmology 1995;102:647-61.

35. Diabetes Control and Complications Trial/Epidemiology of Diabetes Interventions and Complications Research Group. Retinopathy and nephropathy in patients with type 1 diabetes four years after a trial of intensive therapy. N Engl J Med 2000; 342:381-9.

36. Diabetes Control and Complications Trial Research Group. The relationship of glycemic exposure (HbA1c) to the risk of development and progression of retinopathy in the Diabetes Control and Complications Trial. Diabetes 1995;44:968-83.

37. Writing Team for the Diabetes Control and Complications Trial/Epidemiology of Diabetes Interventions and Complications Research Group. Effect of intensive therapy on the microvascular complications of type 1 diabetes mellitus. JAMA 2002;287: 2563-9.

38. UK Prospective Diabetes Study (UKPDS) Group. Intensive blood-glucose control with sulphonylureas or insulin compared with conventional treatment and risk of complications in patients with type 2 diabetes (UKPDS 33). Lancet 1998;352:837-53.

39. Kohner EM, Stratton IM, Aldington SJ, et al. Relationship between the severity of retinopathy and progression to photocoagulation in patients with Type 2 diabetes mellitus in the UKPDS (UKPDS 52). Diabet Med 2001;18:178-84.

40. Wong TY, Liew G, Tapp RJ, et al. Relation between fasting glucose and retinopathy for diagnosis of diabetes: three population-based cross-sectional studies. Lancet 2008;371:736-43.

41. White NH, Sun W, Cleary PA, et al. Prolonged effect of intensive therapy on the risk of retinopathy complications in patients with type 1 diabetes mellitus: 10 years after the Diabetes Control and Complications Trial. Arch Ophthalmol 2008;126:1707-15.

42. Davis MD, Fisher MR, Gangnon RE, et al. Risk factors for high-risk proliferative diabetic retinopathy and severe visual loss: Early Treatment Diabetic Retinopathy Study report number 18. Invest Ophthalmol Vis Sci 1998;39:233-52.

43. Kilpatrick ES, Rigby AS, Atkin SL, Frier BM. Does severe hypoglycaemia influence microvascular complications in Type 1 diabetes? An analysis of the Diabetes Control and Complications Trial database. Diabet Med 2012;29:1195-8.

44. American Diabetes Association. Standards of medical care in diabetes--2013. Diabetes Care 2013；36 Suppl 1：S11-66.

45. UK Prospective Diabetes Study Group. Tight blood pressure control and risk of macrovascular and microvascular complications in type 2 diabetes：UKPDS 38. BMJ 1998；317：703-13.

46. Snow V，Weiss KB，Mottur-Pilson C. The evidence base for tight blood pressure control in the management of type 2 diabetes mellitus. Ann Intern Med 2003；138：587-92.

47. van Leiden HA，Dekker JM，Moll AC，et al. Blood pressure，lipids，and obesity are associated with retinopathy：The Hoorn Study. Diabetes Care 2002；25：1320-5.

48. Klein R，Sharrett AR，Klein BE，et al. The association of atherosclerosis，vascular risk factors，and retinopathy in adults with diabetes：the atherosclerosis risk in communities study. Ophthalmology 2002；109：1225-34.

49. Lyons TJ，Jenkins AJ，Zheng D，et al. Diabetic retinopathy and serum lipoprotein subclasses in the DCCT/EDIC cohort. Invest Ophthalmol Vis Sci 2004；45：910-8.

50. Lopes-Virella MF，Baker NL，Hunt KJ，et al. High concentrations of AGE-LDL and oxidized LDL in circulating immune complexes are associated with progression of retinopathy in type 1 diabetes. Diabetes Care 2012；35：1333-40.

51. Klein R，Klein BE，Moss SE，et al. The Wisconsin Epidemiologic Study of Diabetic Retinopathy. IX. Four-year incidence and progression of diabetic retinopathy when age at diagnosis is less than 30 years. Arch Ophthalmol 1989；107：237-43.

52. Klein R，Klein BE，Moss SE，et al. The Wisconsin Epidemiologic Study of Diabetic Retinopathy. X. Four-year incidence and progression of diabetic retinopathy when age at diagnosis is 30 years or more. Arch Ophthalmol 1989；107：244-9.

53. Kriska AM，LaPorte RE，Patrick SL，et al. The association of physical activity and diabetic complications in individuals with insulin-dependent diabetes mellitus：the Epidemiology of Diabetes Complications Study--VII. J Clin Epidemiol 1991；44：1207-14.

54. Muni RH，Kohly RP，Lee EQ，et al. Prospective study of inflammatory biomarkers and risk of diabetic retinopathy in the diabetes control and complications trial. JAMA Ophthalmol 2013；131：514-21.

55. American Diabetes Association. Standards of medical care in diabetes--2008. Diabetes Care 2008；31 Suppl 1：S12-54.

56. Ferris FL Ⅲ. How effective are treatments for diabetic retinopathy？ JAMA 1993；269：1290-1.

57. Diabetes Control and Complications Trial Research Group. The effect of intensive treatment of diabetes on the development and progression of long-term complications in insulin-dependent diabetes mellitus. N Engl J Med 1993；329：977-86.

58. Diabetes Control and Complications Trial Research Group. The effect of intensive diabetes treatment on the progression of diabetic retinopathy in insulin-dependent diabetes mellitus：the Diabetes Control and Complications Trial. Arch Ophthalmol 1995；113：36-51.

59. Epidemiology of Diabetes Interventions and Complications (EDIC) Research Group. Epidemiology of Diabetes Interventions and Complications (EDIC)：design，implementation，and preliminary results of a long-term follow-up of the Diabetes Control and Complications Trial cohort. Diabetes Care 1999；22：99-111.

60. Diabetes Control and Complications Trial/Epidemiology of Diabetes Interventions and Complications (DCCT/EDIC) Research Group. Modern-day clinical course of type 1 diabetes mellitus after 30 years' duration：the diabetes control and complications trial/epidemiology of diabetes interventions and complications and Pittsburgh Epidemiology of Diabetes complications experience (1983-2005). Arch Intern Med 2009；169：1307-16.

61. Diabetic Retinopathy Study Research Group. Indications for photocoagulation treatment of diabetic retinopathy：Diabetic Retinopathy Study report number 14. Int Ophthalmol Clin 1987；27：239-53.

62. Diabetic Retinopathy Study Research Group. Photocoagulation treatment of proliferative diabetic retinopathy：the second report of Diabetic Retinopathy Study findings. Ophthalmology 1978；85：82-106.

63. Early Treatment Diabetic Retinopathy Study Research Group. Grading diabetic retinopathy from stereoscopic color fundus photographs--an extension of the modified Airlie House classification：ETDRS report number 10. Ophthalmology 1991；98：786-806.

64. Early Treatment Diabetic Retinopathy Study Research Group. Fundus photographic risk factors for progression of diabetic retinopathy：ETDRS report number 12. Ophthalmology 1991；98：823-33.

65. Early Treatment Diabetic Retinopathy Study Research Group. Photocoagulation for diabetic macular edema：Early Treatment Diabetic Retinopathy Study report number 1. Arch Ophthalmol 1985；103：1796-806.

66. Diabetic Retinopathy Vitrectomy Study Research Group. Early vitrectomy for severe vitreous hemorrhage in diabetic retinopathy：four-year results of a randomized trial--Diabetic Retinopathy Vitrectomy Study report 5. Arch Ophthalmol 1990；108：958-64.

67. Klein R，Klein BE，Moss SE，Cruickshanks KJ. The Wisconsin Epidemiologic Study of diabetic retinopathy. XIV. Ten-year incidence and progression of diabetic retinopathy. Arch Ophthalmol 1994；112：1217-28.

68. Scott R，Best J，Forder P，et al，FIELD Study Investigators. Fenofibrate Intervention and Event Lowering in Diabetes (FIELD) study：baseline characteristics and short-term effects of fenofibrate［ISRCTN64783481］. Cardiovasc Diabetol 2005；4：13.

69. Goff DC Jr, Gerstein HC, Ginsberg HN, et al, ACCORD Study Group. Prevention of cardiovascular disease in persons with type 2 diabetes mellitus: current knowledge and rationale for the Action to Control Cardiovascular Risk in Diabetes (ACCORD) trial. Am J Cardiol 2007; 99: 4i-20i.

70. Elman MJ, Qin H, Aiello LP, et al, Diabetic Retinopathy Clinical Research Network. Intravitreal ranibizumab for diabetic macular edema with prompt versus deferred laser treatment: three-year randomized trial results. Ophthalmology 2012; 119: 2312-8.

71. UK Prospective Diabetes Study (UKPDS) Group. Effect of intensive blood-glucose control with metformin on complications in overweight patients with type 2 diabetes (UKPDS 34). Lancet 1998; 352: 854-65.

72. Wilkinson CP, Ferris FL III, Klein RE, et al. Proposed international clinical diabetic retinopathy and diabetic macular edema disease severity scales. Ophthalmology 2003; 110: 1677-82.

73. Williams GA, Scott IU, Haller JA, et al. Single-field fundus photography for diabetic retinopathy screening: a report by the American Academy of Ophthalmology. Ophthalmology 2004; 111: 1055-62.

74. Lin DY, Blumenkranz MS, Brothers RJ, Grosvenor DM. The sensitivity and specificity of single-field nonmydriatic monochromatic digital fundus photography with remote image interpretation for diabetic retinopathy screening: a comparison with ophthalmoscopy and standardized mydriatic color photography. Am J Ophthalmol 2002; 134: 204-13.

75. Larsen N, Godt J, Grunkin M, et al. Automated detection of diabetic retinopathy in a fundus photographic screening population. Invest Ophthalmol Vis Sci 2003; 44: 767-71.

76. Leese GP, Ellis JD, Morris AD, Ellingford A. Does direct ophthalmoscopy improve retinal screening for diabetic eye disease by retinal photography? Diabet Med 2002; 19: 867-9.

77. Ahmed J, Ward TP, Bursell SE, et al. The sensitivity and specificity of nonmydriatic digital stereoscopic retinal imaging in detecting diabetic retinopathy. Diabetes Care 2006; 29: 2205-9.

78. Velez R, Haffner S, Stern MP, Vanheuven WAJ. Ophthalmologist vs retinal photographs in screening for diabetic retinopathy. Clinical Research 1987; 35: A363.

79. Pugh JA, Jacobson JM, Van Heuven WA, et al. Screening for diabetic retinopathy. The wide-angle retinal camera. Diabetes Care 1993; 16: 889-95.

80. Lawrence MG. The accuracy of digital-video retinal imaging to screen for diabetic retinopathy: an analysis of two digital-video retinal imaging systems using standard stereoscopic seven-field photography and dilated clinical examination as reference standards. Trans Am Ophthalmol Soc 2004; 102: 321-40.

81. Abramoff MD, Folk JC, Han DP, et al. Automated analysis of retinal images for detection of referable diabetic retinopathy. JAMA Ophthalmol 2013; 131: 351-7.

82. Rudnisky CJ, Hinz BJ, Tennant MT, et al. High-resolution stereoscopic digital fundus photography versus contact lens biomicroscopy for the detection of clinically significant macular edema. Ophthalmology 2002; 109: 267-74.

83. Cavallerano JD, Aiello LP, Cavallerano AA, et al. Nonmydriatic digital imaging alternative for annual retinal examination in persons with previously documented no or mild diabetic retinopathy. Am J Ophthalmol 2005; 140: 667-73.

84. Fonda SJ, Bursell SE, Lewis DG, et al. The relationship of a diabetes telehealth eye care program to standard eye care and change in diabetes health outcomes. Telemed J E Health 2007; 13: 635-44.

85. Conlin PR, Fisch BM, Cavallerano AA, et al. Nonmydriatic teleretinal imaging improves adherence to annual eye examinations in patients with diabetes. J Rehabil Res Dev 2006; 43: 733-40.

86. Diamond JP, McKinnon M, Barry C, et al. Non-mydriatic fundus photography: a viable alternative to fundoscopy for identification of diabetic retinopathy in an Aboriginal population in rural Western Australia? Aust N Z J Ophthalmol 1998; 26: 109-15.

87. Klein R, Klein BE. Screening for diabetic retinopathy, revisited. Am J Ophthalmol 2002; 134: 261-3.

88. Maberley D, Walker H, Koushik A, Cruess A. Screening for diabetic retinopathy in James Bay, Ontario: a cost-effectiveness analysis. CMAJ 2003; 168: 160-4.

89. Farley TF, Mandava N, Prall FR, Carsky C. Accuracy of primary care clinicians in screening for diabetic retinopathy using single-image retinal photography. Ann Fam Med 2008; 6: 428-34.

90. Li HK, Horton M, Bursell SE, et al. Telehealth practice recommendations for diabetic retinopathy, second edition. Telemed J E Health 2011; 17: 814-37.

91. Lueder GT, Silverstein J, American Academy of Pediatrics Section on Ophthalmology and Section on Endocrinology. Screening for retinopathy in the pediatric patient with type 1 diabetes mellitus. Pediatrics 2005; 116: 270-3. Reaffirmed 2014.

92. Diabetes Prevention Program Research Group. The prevalence of retinopathy in impaired glucose tolerance and recent-onset diabetes in the Diabetes Prevention Program. Diabet Med 2007; 24: 137-44.

93. Klein BE, Moss SE, Klein R. Effect of pregnancy on progression of diabetic retinopathy. Diabetes Care 1990; 13: 34-40.

94. Chew EY, Mills JL, Metzger BE, et al. Metabolic control and progression of retinopathy. The Diabetes in Early Pregnancy Study.

National Institute of Child Health and Human Development Diabetes in Early Pregnancy Study. Diabetes Care 1995;18:631-7.

95. Diabetes Control and Complications Trial Research Group. Effect of pregnancy on microvascular complications in the diabetes control and complications trial. Diabetes Care 2000;23:1084-91.

96. UK Prospective Diabetes Study (UKPDS). VIII. Study design,progress and performance. Diabetologia 1991;34:877-90.

97. Early Treatment Diabetic Retinopathy Study Research Group. Effects of aspirin treatment on diabetic retinopathy:ETDRS report number 8. Ophthalmology 1991;98:757-65.

98. Chew EY,Klein ML,Murphy RP,et al. Effects of aspirin on vitreous/preretinal hemorrhage in patients with diabetes mellitus: Early Treatment Diabetic Retinopathy Study report number 20. Arch Ophthalmol 1995;113:52-5.

99. American Academy of Ophthalmology Preferred Practice Patterns Committee. Preferred Practice Pattern ® Guidelines. Comprehensive Adult Medical Eye Evaluation. San Francisco,CA:American Academy of Ophthalmology;2010. Available at: www.aao.org/ppp.

100. Klein R,Klein BE,Moss SE,et al. Glycosylated hemoglobin predicts the incidence and progression of diabetic retinopathy. JAMA 1988;260:2864-71.

101. Chew EY,Klein ML,Ferris FL Ⅲ,et al. Association of elevated serum lipid levels with retinal hard exudate in diabetic retinopathy:Early Treatment Diabetic Retinopathy Study (ETDRS) report 22. Arch Ophthalmol 1996;114:1079-84.

102. Early Treatment Diabetic Retinopathy Study Research Group. Early photocoagulation for diabetic retinopathy:ETDRS report number 9. Ophthalmology 1991;98:766-85.

103. Klein R,Klein BE,Neider MW,et al. Diabetic retinopathy as detected using ophthalmoscopy,a nonmydriatic camera and a standard fundus camera. Ophthalmology 1985;92:485-91.

104. Klein R,Klein BE,Moss SE,et al. Retinopathy in young-onset diabetic patients. Diabetes Care 1985;8:311-5.

105. Frank RN,Hoffman WH,Podgor MJ,et al. Retinopathy in juvenile-onset diabetes of short duration. Ophthalmology 1980;87: 1-9.

106. Krolewski AS,Warram JH,Rand LI,et al. Risk of proliferative diabetic retinopathy in juvenile-onset type I diabetes:a 40-yr follow-up study. Diabetes Care 1986;9:443-52.

107. Klein R,Klein BE,Moss SE. Epidemiology of proliferative diabetic retinopathy. Diabetes Care 1992;15:1875-91.

108. Gunderson EP,Lewis CE,Tsai AL,et al. A 20-year prospective study of childbearing and incidence of diabetes in young women,controlling for glycemia before conception:the Coronary Artery Risk Development in Young Adults (CARDIA) Study. Diabetes 2007;56:2990-6.

109. Kaiser PK,Riemann CD,Sears JE,Lewis H. Macular traction detachment and diabetic macular edema associated with posterior hyaloidal traction. Am J Ophthalmol 2001;131:44-9.

110. Martidis A,Duker JS,Greenberg PB,et al. Intravitreal triamcinolone for refractory diabetic macular edema. Ophthalmology 2002;109:920-7.

111. Strom C,Sander B,Larsen N,et al. Diabetic macular edema assessed with optical coherence tomography and stereo fundus photography. Invest Ophthalmol Vis Sci 2002;43:241-5.

112. McDonald HR,Williams GA,Scott IU,et al. Laser scanning imaging for macular disease:a report by the American Academy of Ophthalmology. Ophthalmology 2007;114:1221-8.

113. Virgili G,Menchini F,Dimastrogiovanni AF,et al. Optical coherence tomography versus stereoscopic fundus photography or biomicroscopy for diagnosing diabetic macular edema:a systematic review. Invest Ophthalmol Vis Sci 2007;48:4963-73.

114. Bressler NM,Edwards AR,Antoszyk AN,et al. Retinal thickness on Stratus optical coherence tomography in people with diabetes and minimal or no diabetic retinopathy. Am J Ophthalmol 2008;145:894-901.

115. Davis MD,Bressler SB,Aiello LP,et al. Comparison of time-domain OCT and fundus photographic assessments of retinal thickening in eyes with diabetic macular edema. Invest Ophthalmol Vis Sci 2008;49:1745-52.

116. Do DV,Nguyen QD,Khwaja AA,et al. READ-2 Study Group. Ranibizumab for edema of the macula in diabetes study:3-year outcomes and the need for prolonged frequent treatment. JAMA Ophthalmol 2013;131:139-45.

117. Brown DM,Nguyen QD,Marcus DM,et al,RIDE and RISE Research Group. Long-term outcomes of ranibizumab therapy for diabetic macular edema:the 36-month results from two phase Ⅲ trials:RISE and RIDE. Ophthalmology 2013;120:2013-22.

118. Browning DJ,Glassman AR,Aiello LP,et al. Relationship between optical coherence tomography-measured central retinal thickness and visual acuity in diabetic macular edema. Ophthalmology 2007;114:525-36.

119. Browning DJ,Apte RS,Bressler SB,et al. Association of the extent of diabetic macular edema as assessed by optical coherence tomography with visual acuity and retinal outcome variables. Retina 2009;29:300-5.

120. Early Treatment Diabetic Retinopathy Study Research Group. Focal photocoagulation treatment of diabetic macular edema. Relationship of treatment effect to fluorescein angiographic and other retinal characteristics at baseline:ETDRS report number 19. Arch Ophthalmol 1995;113:1144-55.

121. Yannuzzi LA, Rohrer KT, Tindel LJ, et al. Fluorescein angiography complication survey. Ophthalmology 1986;93:611-7.

122. Sunness JS. The pregnant woman's eye. Surv Ophthalmol 1988;32:219-38.

123. Tuomilehto J, Lindstrom J, Eriksson JG, et al. Prevention of type 2 diabetes mellitus by changes in lifestyle among subjects with impaired glucose tolerance. N Engl J Med 2001;344:1343-50.

124. Knowler WC, Barrett-Connor E, Fowler SE, et al. Reduction in the incidence of type 2 diabetes with lifestyle intervention or metformin. N Engl J Med 2002;346:393-403.

125. National Committee for Quality Assurance. Improving quality and patient experience:the state of health care quality 2013. 2013:53. Available at:www.ncqa.org/Portals/0/Newsroom/SOHC/2013/SOHC-web_version_report.pdf. Accessed June 11, 2014.

126. Kraft SK, Marrero DG, Lazaridis EN, et al. Primary care physicians' practice patterns and diabetic retinopathy:current levels of care. Arch Fam Med 1997;6:29-37.

127. Paz SH, Varma R, Klein R, et al, Los Angeles Latino Eye Study Group. Noncompliance with vision care guidelines in Latinos with type 2 diabetes mellitus:the Los Angeles Latino Eye Study. Ophthalmology 2006;113:1372-7.

128. Glassman AR, Beck RW, Browning DJ, et al. Comparison of optical coherence tomography in diabetic macular edema, with and without reading center manual grading from a clinical trials perspective. Invest Ophthalmol Vis Sci 2009;50:560-6.

129. Writing Committee for the Diabetic Retinopathy Clinical Research Network. Panretinal photocoagulation vs intravitreous ranibizumab for proliferative diabetic retinopathy:a randomized clinical trial. JAMA 2015;314:2137-46.

130. Olsen TW. Anti-VEGF pharmacotherapy as an alternative to panretinal laser photocoagulation for proliferative diabetic retinopathy. JAMA 2015;314:2135-6.

131. Elman MJ, Bressler NM, Qin H, et al. Diabetic Retinopathy Clinical Research Network. Expanded 2-year follow-up of ranibizumab plus prompt or deferred laser or triamcinolone plus prompt laser for diabetic macular edema. Ophthalmology 2011;118:609-14.

132. Early Treatment Diabetic Retinopathy Study Research Group. Photocoagulation for diabetic macular edema:Early Treatment Diabetic Retinopathy Study report number 4. Int Ophthalmol Clin 1987;27:265-72.

133. Schatz H, Madeira D, McDonald HR, Johnson RN. Progressive enlargement of laser scars following grid laser photocoagulation for diffuse diabetic macular edema. Arch Ophthalmol 1991;109:1549-51.

134. Braun CI, Benson WE, Remaley NA, et al. Accommodative amplitudes in the Early Treatment Diabetic Retinopathy Study. Retina 1995;15:275-81.

135. Novak MA, Rice TA, Michels RG, Auer C. Vitreous hemorrhage after vitrectomy for diabetic retinopathy. Ophthalmology 1984;91:1485-9.

136. Gupta B, Sivaprasad S, Wong R, et al. Visual and anatomical outcomes following vitrectomy for complications of diabetic retinopathy:the DRIVE UK study. Eye (Lond) 2012;26:510-6.

137. Schachat AP, Oyakawa RT, Michels RG, Rice TA. Complications of vitreous surgery for diabetic retinopathy. II. Postoperative complications. Ophthalmology 1983;90:522-30.

138. Aaberg TM, Van Horn DL. Late complications of pars plana vitreous surgery. Ophthalmology 1978;85:126-40.

139. Chu KM, Chen TT, Lee PY. Clinical results of pars plana vitrectomy in posterior-segment disorders. Ann Ophthalmol 1985;17:686-93.

140. Chew EY, Benson WE, Remaley NA, et al. Results after lens extraction in patients with diabetic retinopathy:Early Treatment Diabetic Retinopathy Study report number 25. Arch Ophthalmol 1999;117:1600-6.

141. Gillies MC, Sutter FK, Simpson JM, et al. Intravitreal triamcinolone for refractory diabetic macular edema:two-year results of a double-masked, placebo-controlled, randomized clinical trial. Ophthalmology 2006;113:1533-8.

142. Chieh JJ, Roth DB, Liu M, et al. Intravitreal triamcinolone acetonide for diabetic macular edema. Retina 2005;25:828-34.

143. Diabetic Retinopathy Clinical Research Network, Googe J, Brucker AJ, Bressler NM, et al. Randomized trial evaluating short-term effects of intravitreal ranibizumab or triamcinolone acetonide on macular edema after focal/grid laser for diabetic macular edema in eyes also receiving panretinal photocoagulation. Retina 2011;31:1009-27.

144. Diabetic Retinopathy Clinical Research Network, Elman MJ, Aiello LP, Beck RW, et al. Randomized trial evaluating ranibizumab plus prompt or deferred laser or triamcinolone plus prompt laser for diabetic macular edema. Ophthalmology 2010;117:1064-77.

145. Ho AC, Scott IU, Kim SJ, et al. Anti-vascular endothelial growth factor pharmacotherapy for diabetic macular edema:a report by the American Academy of Ophthalmology. Ophthalmology 2012;119:2179-88.

146. Mitchell P, Bandello F, Schmidt-Erfurth U, et al. RESTORE Study Group. The RESTORE study:ranibizumab monotherapy or combined with laser versus laser monotherapy for diabetic macular edema. Ophthalmology 2011;118:615-25.

147. Nguyen QD, Brown DM, Marcus DM, et al. Ranibizumab for diabetic macular edema:results from 2 phase III randomized trials:

RISE and RIDE. Ophthalmology 2012;119:789-801.

148. Thomas BJ,Shienbaum G,Boyer DS,Flynn HW,Jr. Evolving strategies in the management of diabetic macular edema:clinical trials and current management. Can J Ophthalmol 2013;48:22-30.

149. U.S. Food and Drug Administration,Center for Drug Evaluation and Research. Lucentis (ranibizumab injection). BLA 25156. Available at:www.accessdata.fda.gov/drugsatfda_docs/label/2012/125156s0069s0076lbl.pdf. Accessed June 11,2014.

150. Nguyen QD,Shah SM,Khwaja AA,et al,READ-2 Study Group. Two-year outcomes of the ranibizumab for edema of the mAcula in diabetes (READ-2) study. Ophthalmology 2010;117:2146-51.

151. Rajendram R,Fraser-Bell S,Kaines A,et al. A 2-year prospective randomized controlled trial of intravitreal bevacizumab or laser therapy (BOLT) in the management of diabetic macular edema:24-month data:report 3. Arch Ophthalmol 2012; 130:972-9.

152. Do DV,Nguyen QD,Boyer D,et al,DA VINCI Study Group. One-year outcomes of the DA VINCI Study of VEGF Trap-Eye in eyes with diabetic macular edema. Ophthalmology 2012;119:1658-65.

153. Diabetic Retinopathy Clinical Research Network. Aflibercept,bevacizumab,or ranibizumab for diabetic macular edema. N Engl J Med 2015;372:1193-203.

154. Parke DW Ⅱ,Coleman AL,Rich WL Ⅲ,Lum F. Choosing Wisely:five ideas that physicians and patients can discuss. Ophthalmology 2013;120:443-4.

155. Early Treatment Diabetic Retinopathy Study Research Group. Techniques for scatter and local photocoagulation treatment of diabetic retinopathy:Early Treatment Diabetic Retinopathy Study report number 3. Int Ophthalmol Clin 1987;27:254-64.

156. Early Treatment Diabetic Retinopathy Study Research Group. Treatment techniques and clinical guidelines for photocoagulation of diabetic macular edema. Early Treatment Diabetic Retinopathy Study report number 2. Ophthalmology 1987;94:761-74.

157. Fong DS,Strauber SF,Aiello LP,et al. Comparison of the modified Early Treatment Diabetic Retinopathy Study and mild macular grid laser photocoagulation strategies for diabetic macular edema. Arch Ophthalmol 2007;125:469-80.

158. Guyer DR,D'Amico DJ,Smith CW. Subretinal fibrosis after laser photocoagulation for diabetic macular edema. Am J Ophthalmol 1992;113:652-6.

159. Han DP,Mieler WF,Burton TC. Submacular fibrosis after photocoagulation for diabetic macular edema. Am J Ophthalmol 1992;113:513-21.

160. Fong DS,Segal PP,Myers F,et al,Early Treatment Diabetic Retinopathy Study Research Group. Subretinal fibrosis in diabetic macular edema:ETDRS report no. 23. Arch Ophthalmol 1997;115:873-7.

161. Lewis H,Schachat AP,Haimann MH,et al. Choroidal neovascularization after laser photocoagulation for diabetic macular edema. Ophthalmology 1990;97:503-10;discussion 510-1.

162. Colucciello M. Vision loss due to macular edema induced by rosiglitazone treatment of diabetes mellitus. Arch Ophthalmol 2005;123:1273-5.

163. Ryan EH,Jr.,Han DP,Ramsay RC,et al. Diabetic macular edema associated with glitazone use. Retina 2006;26:562-70.

164. Massin P,Duguid G,Erginay A,et al. Optical coherence tomography for evaluating diabetic macular edema before and after vitrectomy. Am J Ophthalmol 2003;135:169-77.

165. Otani T,Kishi S. A controlled study of vitrectomy for diabetic macular edema. Am J Ophthalmol 2002;134:214-9.

166. Yamamoto T,Hitani K,Tsukahara I,et al. Early postoperative retinal thickness changes and complications after vitrectomy for diabetic macular edema. Am J Ophthalmol 2003;135:14-9.

167. Diabetic Retinopathy Clinical Research Network Writing Committee,Haller JA,Qin H,Apte RS,et al. Vitrectomy outcomes in eyes with diabetic macular edema and vitreomacular traction. Ophthalmology 2010;117:1087-93.

168. Ferris F. Early photocoagulation in patients with either type I or type II diabetes. Trans Am Ophthalmol Soc 1996;94:505-37.

169. Diabetic Retinopathy Study Research Group. Four risk factors for severe visual loss in diabetic retinopathy:the third report from the Diabetic Retinopathy Study. Arch Ophthalmol 1979;97:654-5.

170. Diabetic Retinopathy Vitrectomy Study Research Group. Early vitrectomy for severe vitreous hemorrhage in diabetic retinopathy:two-year results of a randomized trial--Diabetic Retinopathy Vitrectomy Study report 2. Arch Ophthalmol 1985; 103:1644-52.

171. Diabetic Retinopathy Vitrectomy Study Research Group. Early vitrectomy for severe proliferative diabetic retinopathy in eyes with useful vision:results of a randomized trial--Diabetic Retinopathy Vitrectomy Study report 3. Ophthalmology 1988;95: 1307-20.

172. Diabetic Retinopathy Vitrectomy Study Research Group. Early vitrectomy for severe proliferative diabetic retinopathy in eyes with useful vision:clinical application of results of a randomized trial—Diabetic Retinopathy Vitrectomy Study report 4. Ophthalmology 1988;95:1321-34.

173. Diabetic Retinopathy Clinical Research Network. A randomized trial comparing intravitreal triamcinolone acetonide and focal/

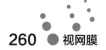

grid photocoagulation for diabetic macular edema. Ophthalmology 2008;115:1447-59.

174. Diabetic Retinopathy Clinical Research Network. Three-year follow-up of a randomized trial comparing focal/grid photocoagulation and intravitreal triamcinolone for diabetic macular edema. Arch Ophthalmol 2009;127:245-51.

175. Luttrull JK,Dorin G. Subthreshold diode micropulse laser photocoagulation(SDM)as invisible retinal phototherapy for diabetic macular edema:a review. Curr Diabetes Rev 2012;8:274-84.

176. Jacobson DR,Murphy RP,Rosenthal AR. The treatment of angle neovascularization with panretinal photocoagulation. Ophthalmology 1979;86:1270-7.

177. Fong DS,Ferris FL Ⅲ,Davis MD,Chew EY,Early Treatment Diabetic Retinopathy Study Research Group. Causes of severe visual loss in the early treatment diabetic retinopathy study:ETDRS report no. 24. Am J Ophthalmol 1999;127:137-41.

178. Sivaprasad S,Crosby-Nwaobi R,Heng LZ,et al. Injection frequency and response to bevacizumab monotherapy for diabetic macular oedema(BOLT report 5). Br J Ophthalmol 2013;97:1177-80.

179. Diabetic Retinopathy Study Research Group. Photocoagulation treatment of proliferative diabetic retinopathy:clinical application of Diabetic Retinopathy Study(DRS)findings,DRS report number 8. Ophthalmology 1981;88:583-600.

180. Turner RC. The U.K. Prospective Diabetes Study. A review. Diabetes Care 1998;21 Suppl 3:C35-8.

181. Nathan DM,Bayless M,Cleary P,et al,DCCT/EDIC Research Group. Diabetes control and complications trial/epidemiology of diabetes interventions and complications study at 30 years:advances and contributions. Diabetes 2013;62:3976-86.

182. Ismail-Beigi F,Craven T,Banerji MA,et al,ACCORD Trial Group. Effect of intensive treatment of hyperglycaemia on microvascular outcomes in type 2 diabetes:an analysis of the ACCORD randomised trial. Lancet 2010;376:419-30. Erratum in:Lancet 2010;376:1466.

183. Bressler SB,Qin H,Melia M,et al,Diabetic Retinopathy Clinical Research Network. Exploratory analysis of the effect of intravitreal ranibizumab or triamcinolone on worsening of diabetic retinopathy in a randomized clinical trial. JAMA Ophthalmol 2013;131:1033-40.

184. Diabetic Retinopathy Clinical Research Network Authors/Writing Committee. Macular edema after cataract surgery in eyes without preoperative central-involved diabetic macular edema. JAMA Ophthalmol 2013;131:870-9.

185. Centers for Medicare and Medicaid Services. Physician Quality Reporting System. Available at:www.cms.gov/PQRS or www. aao.org/advocacy/reimbursement/pqri/reporting_options.cfm#5(login required). Accessed June 11,2014.

186. American Academy of Ophthalmology. Clinical Statement. Eye MD Examination Report Form. San Francisco,CA:American Academy of Ophthalmology;2005;Reviewed 2012. Available at:http://one.aao.org/guidelines-browse? filter=clinicalstatement. Accessed June 11,2014.

187. American Academy of Ophthalmology Vision Rehabilitation Committee. Preferred Practice Pattern ® Guidelines. Vision Rehabilitation. San Francisco,CA:American Academy of Ophthalmology;2013. Available at:www.aao.org/ppp.

188. Stelmack JA,Tang XC,Reda DJ,et al,LOVIT Study Group. Outcomes of the Veterans Affairs Low Vision Intervention Trial (LOVIT). Arch Ophthalmol 2008;126:608-17.

189. Javitt JC,Canner JK,Sommer A. Cost effectiveness of current approaches to the control of retinopathy in type I diabetics. Ophthalmology 1989;96:255-64.

190. Javitt JC,Aiello LP,Bassi LJ,et al. Detecting and treating retinopathy in patients with type I diabetes mellitus. Savings associated with improved implementation of current guidelines. American Academy of Ophthalmology. Ophthalmology 1991; 98:1565-73;discussion 1574.

191. Javitt JC,Aiello LP. Cost-effectiveness of detecting and treating diabetic retinopathy. Ann Intern Med 1996;124:164-9.

192. Stein JD,Newman-Casey PA,Kim DD,et al. Cost-effectiveness of various interventions for newly diagnosed diabetic macular edema. Ophthalmology 2013;120:1835-42.

193. Sharma S,Brown GC,Brown MM,et al. The cost-effectiveness of grid laser photocoagulation for the treatment of diabetic macular edema:results of a patient-based cost-utility analysis. Curr Opin Ophthalmol 2000;11:175-9.

194. Busbee BG,Brown MM,Brown GC,Sharma S. CME review:a cost-utility analysis of laser photocoagulation for extrafoveal choroidal neovascularization. Retina 2003;23:279-87.

195. Crijns H,Casparie AF,Hendrikse F. Continuous computer simulation analysis of the cost-effectiveness of screening and treating diabetic retinopathy. Int J Technol Assess Health Care 1999;15:198-206.

196. Ho T,Smiddy WE,Flynn HW Jr. Vitrectomy in the management of diabetic eye disease. Surv Ophthalmol 1992;37:190-202.

197. Klein R. Hyperglycemia and microvascular and macrovascular disease in diabetes. Diabetes Care 1995;18:258-68.

198. Diabetes Control and Complications Trial Research Group. Early worsening of diabetic retinopathy in the Diabetes Control and Complications Trial. Arch Ophthalmol 1998;116:874-86.

199. ACCORD Study Group. Action to Control Cardiovascular Risk in Diabetes(ACCORD)trial:design and methods. Am J Cardiol 2007;99:21i-33i.

200. Action to Control Cardiovascular Risk in Diabetes Study Group. Effects of intensive glucose lowering in type 2 diabetes. N Engl J Med 2008;358:2545-59.

201. ACCORD Study Group. Effects of combination lipid therapy in type 2 diabetes mellitus. N Engl J Med 2010;362:1563-74. Erratum in:N Engl J Med 2010;362:1748.

202. ACCORD Study Group. Effects of intensive blood-pressure control in type 2 diabetes mellitus. N Engl J Med 2010;362:1575-85.

美国眼科学会
P.O. Box 7424
San Francisco，
California 94120-7424
415.561.8500
糖尿病视网膜病变
2016 年更新

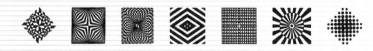

眼科临床指南

Preferred Practice Pattern®

特发性视网膜前膜和玻璃体黄斑部牵拉

Idiopathic Epiretinal Membrane and Vitreomacular Traction

美国眼科学会

中华医学会眼科学分会

2017 年 6 月第三次编译

视网膜/玻璃体眼科临床指南制订过程和参与者

视网膜/玻璃体临床指南专家委员会成员编写了特发性视网膜前膜和玻璃体黄斑部牵拉临床指南（PPP）。PPP专家委员会成员讨论和审阅了本册文件的历次稿件，集中开会一次，通过电子邮件进行了其他的讨论，达成了本册最后版本的共识。

视网膜/玻璃体临床指南专家委员会 2014—2015

James C. Folk, MD, 美国视网膜专科学会代表

Ron A. Adelman, MD, MPH, MBA, FACS, 视网膜学会代表

Christina J.Flaxel, MD

Lesilie Hyman, PhD, 方法学家

Jose S. Pulido, MD, MS, 黄斑学会代表

Timothy W. Olsen, MD, 主席

眼科临床指南编写委员会成员在2015年4月的会议期间审阅和讨论了本册文件。根据讨论和评论编制了本册文件。

眼科临床指南编写委员会 2015

Robert S. Feder, MD, 主席

Timothy W. Olsen, MD

Randall J. Olson, MD

Bruce E. Prum, Jr., MD

Leslie Hyman, PhD, 方法学家

C. Gail Summers, MD

Ruth D. Williams, MD

David C. Musch, PhD, MPH, 方法学家

然后，特发性视网膜前膜和玻璃体黄斑部牵拉PPP于2015年7月送给另外的内部和外部的专家组和专家进行审阅。要求所有返回评论的人员需要提供与工业界相关关系的公开声明，才能考虑他们的评论。视网膜/玻璃体PPP专家委员会成员审阅和讨论了这些评论，并确定了对本册指南的修改。

学会审阅者：

理事会委员会和秘书委员会

理事会*

总顾问*

眼科基础和临床科学教程第12册分委员会

眼科技术评估委员会视网膜/玻璃体专家委员会*

开业眼科医师教育顾问委员会*

邀请的审阅者：

美国视网膜专科医师学会*

加拿大眼科学会

中美洲视网膜和玻璃学会

消费者报告的健康选择

欧洲视网膜专科医师学会

黄斑学会*

（美国）国家眼科研究所

国家医学会

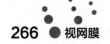

国家妇女和家庭合伙者协会

视网膜研究基金会

视网膜学会 *

泰国视网膜学会

H. Culver Boldt, MD

Thomas B, Connor, Jr. MD

有关经济关系的声明

为了遵从医学专科学会理事会有关与公司相互关系的法规（从网站 www.cmss.org/ codeforinteractions. aspx 可查到），列出与工业界的相关关系如下。学会与工业界的行为关系遵从这一法规（见网站 http://one. aao.org/CE/PracticeGuidelines/PPP.aspx）。大部分（100%）视网膜 / 玻璃体临床指南专家委员会 2014—2015 的成员没有经济关系可供公开。

视网膜 / 玻璃体临床指南专家委员会 2014—2015

Ron A. Adelman，MD，MPH，MBA，FACS：无经济关系可公开

Christina J.Flaxel，MD：无经济关系可公开

James C. Folk，MD：无经济关系可公开

Lesilie Hyman，PhD：无经济关系可公开

Timothy W. Olsen，MD：无经济关系可公开

Jose S. Pulido，MD，MS：无经济关系可公开

眼科临床指南编写委员会 2015

Robert S. Feder，MD：无经济关系可公开

David C. Musch，PhD，MPH：无经济关系可公开

Timothy W. Olsen，MD：无经济关系可公开

Randall J. Olson，MD：无经济关系可公开

Bruce E. Prum，Jr.，MD：无经济关系可公开

C. Gail Summers，MD：无经济关系可公开

Ruth D. Williams，MD：Allergan - 咨询 / 顾问

医疗质量秘书

Stenphen D. McLeod，MD：无经济关系可公开

美国眼科学会职员

Laurie Bagley，MLS：无经济关系可公开

Nicholas P. Emptage，MAE：无经济关系可公开

Susan Garratt：无经济关系可公开

Flora C. Lum，MD：无经济关系可公开

Doris Mizuiri：无经济关系可公开

2015 年 1 月至 8 月本册文件的其他审阅者与工业界相关关系的公开声明见网站 www.aao.org/ppp。

目　　录

制订眼科临床指南的目的

作为对其会员和公众的一种服务,美国眼科学会编制了称为眼科临床指南(PPP)的系列丛书,它确定了高质量眼科医疗服务的特征和组成成分。附录1叙述了高质量的眼保健服务的核心标准。

眼科临床指南是以由学识渊博的卫生专业人员所组成的专家委员会对所能利用的科学资料进行解释为基础的。在一些情况下,例如当有认真实施的临床试验的结果可以利用时,这些资料是特别令人信服的,可以提供明确的指南。而在另一些情况下,专家委员会不得不依赖它们对所能利用的证据进行集体判断和评估。

眼科临床指南所提供的文件是为临床医疗服务提供实践的典范,而不是为个别特殊的个人提供医疗服务。一方面它们应当满足大多数患者的需要,但又不可能满足所有患者的需要。严格地遵照这些PPP将不一定保证在任何情况都能获得成功的结果。不能认为这些指南包括了所有恰当的眼科医疗方法,或者排除了能够获得最好效果的合理的医疗方法。采用不同的方法来满足不同患者的需要是有必要的。医师应当根据一个特殊患者提供的所有情况来最终判断对其的医疗是否合适。在解决眼科医疗实践中所产生的伦理方面难题时,美国眼科学会愿意向会员提供协助。

眼科临床指南并不是在各种情况下都必须要遵循的医疗标准。美国眼科学会明确地指出不会承担在应用临床指南中任何建议或其他信息时由于疏忽大意或其他原因所引起的伤害和损伤的责任。

当提到某些药物、器械和其他产品时仅仅是以说明为目的,而并不是有意地为这些产品进行背书。这样的材料中可能包括了一些没有被认为是共同标准的应用信息,这些反映在没有包括在美国食品药品管理局(FDA)批准的适应证标识之内,或者只是批准为在限制的研究情况下应用的产品。FDA已经宣称,确定医师所希望应用的每种药品或器械的FDA的看法,以及在遵从适用的法律,并获得患者的适当的知情同意下应用它们,是医师的责任。

在医学中,创新对于保证美国公众今后的健康是必要的,眼科学会鼓励开发能够提高眼保健水平的新的诊断和治疗方法。有必要认识到只有最优先考虑患者的需要时,才能获得真正的优良的医疗服务。

所有的PPP每年都由其编写委员会审阅,如果证实有新的进展值得更新时就会提早更新。为了保证眼科临床指南是适时的,每册的有效期是在其“批准”之日起5年内,除非它被修改本所替代。编写眼科临床指南是由学会资助的,而没有商业方面的支持。PPP的作者和审阅者都是志愿者,并没有因为他们对本书的贡献而获得任何经济的补偿。在PPP发表之前,还要送给外部的专家和利益攸关者审阅,包括消费者代表。PPP遵从医学专科学会理事会有关与公司相互关系的法规。眼科学会有并且执行与工业界关系的准则(见 www.aao.org/about-preferred-practice-patterns)。

附录2包含了本册文件所涉及的疾病和相关健康问题编码的国际统计分类的内容。特发性视网膜前膜和玻璃体黄斑牵拉PPP的意向使用者是眼科医师。

分级的方法和要点

《眼科临床指南》必须与临床密切相关和具有高度特异性,以便向临床医师提供有用的信息。当有证据支持诊治建议时,应当对所提出的每一项建议给予表明证据重要性的明确的等级。为了达到这一目标,采用了苏格兰院际指南网(Scottish Intercollegiate Guideline Network,[1] SIGN)及其建议的评定、制订和评估分级组(Grading of Recommendations Assessment, Development and Evaluation,[2] GRADE)的方法。GRADE是一种系统的方法,来对支持特殊的临床处理的问题的证据总体强度进行分级。采用GRADE的机构包括SIGN、世界卫生组织、健康保健研究和政策局(Agency for Healthcare Research and Policy)以及美国医师学院(American College of Physicians)。[3]

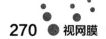

◆ 用于形成诊治建议的所有研究都要逐项地将其证据强度进行分级,这一分级列于研究的引文中。

◆ 为了对研究进行逐项分级,采用了一种基于 SIGN[1] 的尺度。对研究进行逐项分级的证据的定义和水平如下述:

I++	高质量的随机对照试验(RCTs)的荟萃分析、系统回顾,或偏差危险度很低的 RTCs
I+	实施很好的 RCTs 的荟萃分析、系统回顾,或偏差危险度低的 RCTs
I–	RCTs 的荟萃分析、系统回顾,或偏差危险度高的 RCTs
II++	高质量的病例对照或队列研究的系统回顾 混杂和偏差危险度很低以及因果关系可能性高的高质量病例对照或队列研究
II+	混杂或偏差危险度低以及因果关系有中度可能的实施很好的病例对照或队列研究
II–	混杂或偏差危险度高以及具有非因果关系高度危险的病例对照或队列研究
III	非分析性研究(如病例报告、系列病例研究)

◆ 诊治的建议是基于证据的主体而形成的。以下是根据 GRADE[2] 来定义证据质量的分级:

高质量(GQ)	进一步研究不太可能改变估计作用的信赖度
中等质量(MQ)	进一步研究有可能对我们估计作用的信赖度产生重要的冲击,可能会改变这一估计
低质量(IQ)	进一步研究很可能对我们估计作用的信赖度产生重要的冲击,有可能改变这一估计 对作用的任何估计都是很不肯定的

◆ 以下是根据 GRADE[2] 来定义的诊治关键建议:

强烈的建议(SR)	用于期望的干预作用明显地大于不期望作用,或者没有不期望作用时
根据需要而使用的建议(DR)	用于协调平衡时不太肯定,这或者是因为证据的质量低,或者是因为证据提示的期望作用和不期望作用很相近

◆ 诊疗的关键发现和建议部分列出了由 PPP 专家委员会确定对于视功能和生活质量的结果特别重要的要点。

◆ 在本册 PPP 中,应用上面所述的系统对所有建议进行了分级。对于特殊建议分级的确定见附录 3。

◆ 为了更新本册 PPP,于 2014 年 10 月 14 日在 PubMed 和 Cochrane 资料库进行了文献搜索,完整的文献搜索详细情况见 www.aao.org/ppp。

诊疗的关键发现和建议

视网膜前膜(ERMs)是一薄层状结构,发生于神经视网膜的内表面。当玻璃体后皮质部分地从视网膜上分离时,就发生了玻璃体黄斑牵拉(VMT),但是有一些牵拉的区域仍然保持与黄斑部的粘连,引起视网膜病变。视网膜前膜和 VMT 常在同一只眼中一起发生。谱域光相干断层扫描(SD-OCT)是一种用于诊断和显示 ERM、VMT 和相关视网膜改变特点的常规的高度敏感的方法。

年龄的增加和其他视网膜病变(如后玻璃体脱离、葡萄膜炎、视网膜裂孔、视网膜静脉阻塞、增生性糖尿病视网膜病变和眼部炎性疾病)已被一致地确定为 ERM 的危险因素。ERM 的患病率随人种不同而有不同,但是在不同的研究中这一变异并不一致。

大多数 ERM 将会保持相对的稳定,而不需要治疗。在 VMT 的区域为 1500μm 或以下时,在随诊 1~2 年以上时与黄斑的牵拉自发性解除的发生率为 30%~40%。

在视力下降、视物变形、复视或难于同时使用双眼的患者中,玻璃体切除术常是适用的。对于 ERM 和 VMT,施行玻璃体切除术常常会导致视物变形的改善和视力的提高。一般来说,大约 80% 的 ERM 和 VMT 患者在玻璃体切除术后视力将会至少提高 2 行。

Ocriplasmin 是一种重组的蛋白水解酶,已被 FDA 批准玻璃体内注射治疗有症状的玻璃体黄斑部粘连(VMA)。它在年轻的患者(<65 岁)、没有 ERM 的眼、全厚层黄斑裂孔眼和相关的 VMA、有晶状体眼和 1500μm 或以下的局灶性 VMA 眼中,都可以很好地解除玻璃体牵拉。[4] 在本册 PPP 中,也叙述了 ocriplasmin 的不良反应。

前言

疾病定义

视网膜前膜(ERMs)是薄层样的结构,发生于神经知觉视网膜的内表面。玻璃体黄斑部粘连(VMA)是玻璃体后皮质与视网膜黄斑部的附着。玻璃体黄斑部牵拉(VMT)发生于玻璃体后皮质部分地与视网膜分离,但是一些牵拉的区域仍然粘连于黄斑部。VMT 可以导致黄斑部增厚、变形、视网膜内囊样改变,甚至视网膜下液。[5] 由于 ERM 或 VMT 导致的黄斑部改变可出现相似的症状:视力下降、视物变形、很难同时使用双眼,甚至出现复视。

患者群体

患者群体主要是成年人。

临床目标

◆ 叙述 ERM/VMT 的发病机制
◆ 叙述 ERM/VMT 症状和诊断
◆ 叙述没有治疗的患者的自然病史
◆ 建议治疗的策略
◆ 获得最好的视功能和(或)解除症状

背景

特发性 ERMs 没有明确的可以确定的原因。它们是位于神经知觉视网膜表面的透明膜,由反应性细胞成分、玻璃体结构和纤维变性的成分组成。

继发性 ERMs 可以发生于视网裂孔、撕裂或脱离后,或者发生于内眼手术、外伤或视网膜激光治疗后。ERM 可能由于反应性伤口愈合而发生,与反应性视网膜色素上皮细胞(RPE)和(或)视网膜胶质细胞的增生相关联。视网膜前膜在有视网膜血管性疾病(如糖尿病视网膜病变和静脉阻塞)和(或)炎症的眼中也为常见。

在玻璃体基底部、视盘和黄斑部,玻璃体粘连很紧。[6,7] 随着年龄增加,后玻璃体发生脱离,并有进展。[5] 起初,后玻璃体会部分地脱离,部分仍然附着于黄斑区内。最后,玻璃体从黄斑部脱离,当更完全的 PVD 发生时,也会从视盘上脱离。当玻璃体从视盘上脱离时,患者可能会看到急性 PVD 的发生。在眼底检查中,Weiss 环代表了后玻璃体皮质上从附着在视盘上而来的胶质残留物,典型的可以在视神经前面的后玻璃体面上见到。

在 PVD 发生期间,玻璃体可能仍然与黄斑部保持粘连。玻璃体黄斑部粘连,即玻璃体后皮质附着于神经知觉视网膜上,可以代表 PVD 的正常的发展过程。当黄斑周边部的玻璃体继续与后部视网膜分离,但是仍然与某些区域或黄斑部中央附近保持粘连,就会发生玻璃体黄斑部的牵拉。[5,7] 导致 VMT 的黄斑部的这种异常粘连发生的病理机制尚不清楚。周围的玻璃体分离,但是仍然附着于黄斑的联合作用产生牵拉,可以导致黄斑部的增厚、变形、视网膜内囊样改变,甚至产生视网膜下液或牵拉性脱离。[5] 视网膜前膜也能够导致黄斑部牵拉,以及相似的视觉症状。ERM 和 VMT 两者都可以导致视力丧失、视物变形、很难同时使用双眼视物,甚至会出现复视。

患病率

视网膜前膜和 VMT 是相对常见的视网膜情况,可以不同的方式呈现。患者可以无症状,或者报告轻度、中度或重度的视觉失能。视网膜前膜或 VMT 有多种病因。特发性 ERM 是一种常见的情况,估计在美国有 3 千万 43~86 岁的成人患病。[8] 在高至 20%~35% 的视网膜前膜患者是双眼的。[9-12] RRMs 患病率是基于过去 20 多年中世界各地不同的种族中所进行的几项以人群为基础的研究所得出的。报告的患病率范围 [13] 较低的为北京 [14] 和邯郸眼病研究分别报告的中国农村人群 [11] 的 2.2%~3.4%,到报告中等度的两个澳大利亚人群(7%~8.9%),[9,15] 直至较高的 18.8%,甚至洛杉矶拉丁美洲人群 [16] 和由美国的 6 个社区进行的多种族研究(动脉硬化的多种族研究[MESA])[12] 中的 28.9%。在大多数研究中有无 ERM 是基于非散瞳下的视网膜照相术。[8-10,12,14-18] 新近,在 Berver 坝眼病研究人群(平均年龄为 74.1 岁)20 年的追踪研究中,应用谱域光相干断层扫描(SD-OCT),得到了更高的患病率为 34.1%。[19] 同样的研究也记录了 VMT 患病率为 1%~2%。在不同的研究中所观察到的不同患病率的原因是不清楚的。它们可能是由于所用的特殊检查或影像学检查的敏感性不同,所用的 ERM 分类的差别,或者人群组成的不同(如年龄、种族)。

在大多数人群的研究中,玻璃纸样黄斑病变是 ERM 的早期无症状的一种类型,比更为增厚或更为混浊的视网膜前黄斑纤维增生(用于更严重的 ERM 类型的词汇)更为常见。[10-12,16] 玻璃纸样黄斑病变的患病率从中国城市和农村的 1.8%~2.2%[11,14] 至洛杉矶拉丁美洲人群中 [16] 高达 16.3%,MESA 中为 25.1%。[12] 在不同的研究中黄斑部视网膜前纤维化患病率较为一致,为中国农村的 0.7%[11] 至亚洲印度人中的 3.5%,[17] MESA 中为 3.8%,[12] 澳大利亚墨尔本为 3.9%。[15]

危险因素

在所有研究中,一致地确定年龄增加为 ERM 的危险因素。[13] 虽然在不同的种族中患病率有所不同,但是在不同的研究中其分布的类型也是不一致的。例如在美国,MEDS 的资料提示在华人血统的人中任何类型的 ERM 患病率是最高的(39.0%),西班牙裔(29.3%)和白人(27.5%)中等,而在黑人中是最低的(26.2%),[12] 而从中国获得的资料提示 ERM 的患病率是很低的(2.2% 和 3.4%)。[11,14] 在有视网膜病变(如葡萄膜炎、[20] 视网膜裂孔、[21] 视网膜静脉阻塞、[8,12,19] 增生性糖尿病视网膜病变 [13,19] 和眼部炎性疾病)和白内障手术 [13,19] 的人中更常发生视网膜前膜。它可以与视力损伤或视野丧失 [14,19] 相关联,特别是有更严重的 ERMs 的眼中。[16] 一些推测的危险因素已经提出,但尚未得到证实。已经提出的危险因素包括性别、[13] 屈光不正(近视眼和远视眼)、[13,14] 吸烟、[11,15] 受教育程度较高、[13] 糖尿病、[13] 高胆固醇血症、[13] 视网膜小动脉狭窄、[13] 体重指数 [15] 和脑卒中。[15]

视网膜前膜和玻璃体黄斑部牵拉的发病机制

视网膜前膜

长期存在的假设是,当 PVD 导致视网膜内界膜(ILM)上微小裂口时,就会发生 ERMs,反过来,它允许视网膜胶质或者可能还有 RPE 细胞移行到视网膜前表面,它们在这里增生。[22,23] 当在没有明显的视网膜裂孔、激光或冷凝,或眼部手术的 ERM 眼中观察到 RPE 细胞、纤维星形胶质细胞、星形胶质细胞和纤维细胞时,支持这一假设。[24] 在没有明显的 PVD 的眼中也观察到视网膜前膜。[25] 在 PVD 发生后的视网膜表面记录到玻璃体的残留物。[7,26] Weiss 环的存在并不总是表示后玻璃体膜从整个视网膜后表面有一个完全的分离。[27] 玻璃体残留物可以作为一个发生 ERM 的支架。

已经表明 Laminocytes、从后玻璃体膜来的玻璃体细胞（hyalocytes）代表了特发性 ERMs 的主要细胞成分。[28] 然而，玻璃体细胞并不是玻璃体产生的，而是它骨髓来源的细胞，是持续更新的。[29] 在眼库来源的眼中或手术切除的膜中也总能发现细胞外基质。[13,24,28] 视网膜胶质细胞、玻璃体细胞，以及它们的分化转移为纤维细胞和肌成纤维细胞，连同细胞外基质和纤维化的发生，一起导致 ERM 的形成。[13] 总之，这些和其他的研究表明，ERM 的形成包括玻璃体胶原、几种不同的潜在的细胞来源、这些细胞的分化转移以及新的胶原和细胞外基质的形成的作用。ERM 的构成是有不同的，因此 ERM 可能有多种起源和原因。

玻璃体黄斑部牵拉

如上所述，PVD 的过程可能是一相当长的过程，玻璃体后皮质的表面仍然与黄斑部粘连，导致牵拉性改变。基于 OCT 检查，研究者概括地将 VMT 分为小区域和大区域的粘连。大约 500μm 范围的局限性粘连可以在中心凹的神经知觉视网膜引起隆起、牵拉和随后的视网膜内囊样间隙。大约 1500μm 广泛的粘连（大约一个视盘直径）能引起黄斑部更高的隆起，甚至会发展为黄斑部视网膜脱离，然而这种结构不太可能引起视网膜内囊样间隙。[26,30] 当然，这种附着是一个连续的过程，从点状直至直径超过 1500μm。玻璃体的附着随着时间的延长会自发地解除，特别是在附着更为局限的眼中。

视网膜前膜可以发生于神经知觉视网膜和玻璃体附着之间。[30] ERMs 很可能是由于伤口愈合的反应而发生的。它们紧密地黏附于 ILM，可能通过将残留的玻璃体附着至黄斑部而在 VMT 发生中起作用。[30,32,33]

在组织病理学标本中，视网膜前膜常常包含玻璃体固有胶原。

诊治过程

患者治疗效果的标准

患者治疗效果的标准包括以下几点：
◆ 防止视力丧失和功能受损
◆ 保持最好的视功能
◆ 减轻视物变形和（或）复视
◆ 维持和提高生活质量

症状

许多患有 ERM 的人有稳定的视力，很少出现症状，而其他一些人会有更明显的症状，会进展到视功能的丧失。患者常常特别受到视物变形或复视的困扰，可能会体验到阅读、驾车的困难，甚至不能同时应用双眼。[34-37] 常常见到的是，患者报告他们在阅读时会闭上一只眼，为了消除受累眼的视物扭曲。

VMT 的患者也有相似的视功能受损症状和视物变形，根据牵拉以及导致黄斑部的扭曲或脱离的严重程度，可以呈现为急性或慢性。常见的是，EMT 或 ERM 患者的视力在短期随诊期间不会发生戏剧性的变化。[38-40]

诊断

临床检查

ERM 最常见的类型是在视网膜表面出现薄的、透明或半透明的玻璃纸样的膜。[13,22] ERM 可以不导致牵拉性改变，其下的神经知觉视网膜常常是正常的。然而，视网膜前膜能够收缩，导致视网膜皱褶，黄斑部内表面甚至外表面扭曲,对视网膜血管造成牵拉,甚至黄斑部移位或异位。正常的黄斑中心凹的凹陷常常缺失,黄斑部可以发生囊样间隙、板层黄斑孔,甚至全层孔。

呈现为增厚、白色和纤维化形态的视网膜前膜会遮盖其下的视网膜,更容易产生症状,比薄的比较透明的 ERMs 更易发生黄斑移位。[13,38]

发生于 VMT 的黄斑部改变常常与 ERM 所导致的视网膜改变相似。在 VMT 中,可以在围绕视盘的周围看到粘连玻璃体隆起的边缘,称为玻璃体视盘的牵拉。这种情况可能会与视神经病变如视盘水肿相混淆。[41] 近来对玻璃体视盘牵拉有一些怀疑,认为它与视力下降,甚至与缺血性视神经病变相关。[42] 需要进行进一步研究来证实这一点。

诊断试验

光相干断层扫描

谱域 OCT 是用于 VMA(图 1)、ERM、VMT(图 2)和相关的视网膜改变的诊断和显示其特点的高度敏感的常规检查方法(*III*,*GQ*,*SR*)。[5,30,31,39,43~46] 将异常眼的影像与正常眼的影像(图 3)相比较,是帮助患者更好地了解他们眼部情况的很有用的教育工具。在 OCT 上,ERM 为视网膜内表面的一层高反射影像(图 4),常常附着在视网膜表面。它经常被视网膜内表面而来的栓柱而附着,并有 ERM 低反射的间隙相分离,在横截面上呈皱褶样形态。光相干断层扫描常可显示 ERM 导致正常黄斑中心凹隆起的牵拉。内层视网膜典型地出现皱褶样改变,并在不同的视网膜层次显示有黄斑部增厚和相关的囊样间隙。[47] 应用 OCT 影像,板层黄斑裂孔(图 5)可有不同程度的内层视网膜组织的丢失,常常会有 ERM 的牵拉成分影响而形成的明确边界。[48~51]

VMT 的 OCT 发现是相似的,除了后玻璃体仍然部分附着于黄斑部,并在黄斑周围区域分离。[52,53] 在 VMT 中,囊样间隙可以在整个黄斑区域存在。这些改变很可能是由于与 VMT 相关的前后玻璃体牵拉,而与此相反的是 ERM 中更为切线方向的牵拉。VMT 的范围可有不同,从一个很小的局灶粘连直至广泛的扩展至整个黄斑部的大粘连。[31,54] ERM 和 VMT 两者常常一起发生,其特征常常结合在一起。[30] 在 60 只 ERM 眼中,注意到玻璃体与黄斑部有粘连的占 57%。[55] 同样,在 20 只有 VMT 的眼中,注意到 13 只眼(65%)也有 ERM。[56]

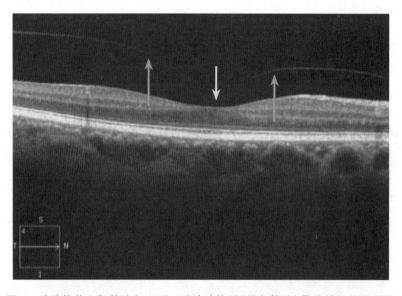

图 1　玻璃体黄斑部粘连(VMA)。后玻璃体面(蓝色箭头)是从神经知觉视网膜上分离开来的,黄斑中心凹附着(黄色箭头)或 VMA 仍然保持着。注意:在这一附着点上并没有继发性视网膜病变。(照片由 Timothy W. Olsen,MD 提供)

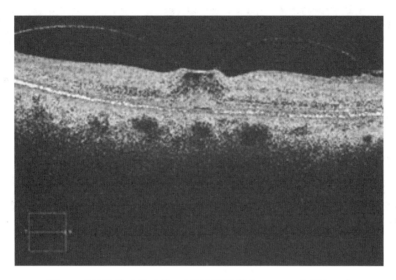

图 2　玻璃体黄斑部牵拉。(美国眼科学会 ®2015 年版权 ©)

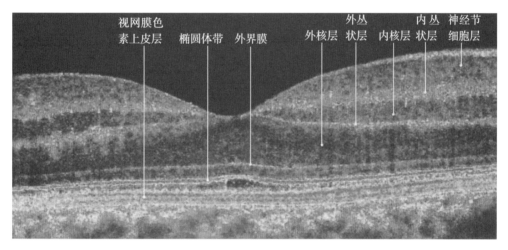

图 3　正常视网膜。应用谱域光相干断层扫描(SD-OCT)通过黄斑中心凹的影像学检查可以容易地看到视网膜各层。(美国眼科学会 ®2015 年版权 ©)

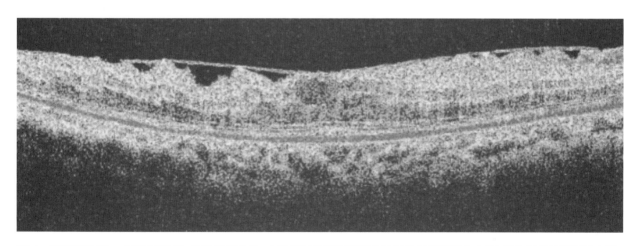

图 4　视网膜前膜。光相干断层扫描显示细小的、中等反射的膜不同程度地附着于视网膜内表面,并有相关的视网膜水肿。(美国眼科学会 ®2015 年版权 ©)

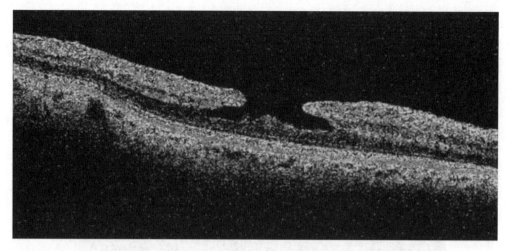

图 5　板层裂孔。光相干断层扫描显示视网膜内劈裂,并有内、外中央视网膜层的分离,而没有全厚层中心凹的缺损。(美国眼科学会 ®2015 年版权 ©)

辅助检查

荧光素眼底血管造影(FA)在评估 ERMs 和(或)VMT 时是有帮助的。FA 有助于发现可能与 ERMs 相关的其他视网膜病变,如分支静脉阻塞、糖尿病视网膜病变、黄斑部毛细血管扩张症、脉络膜新生血管和其他的炎性情况。在早期 ERM 眼中,FA 可以是相对正常的。当 ERM 收缩增加后,黄斑部血管在牵拉的中心点附近变得扭曲,或在牵拉中心点周围变直。一些视网膜血管,特别是在牵拉力之下的毛细血管,可显示出渗漏,可以通过比较早期和晚期的荧光造影图像来辨认。染料可以在囊样间隙积聚,特别是在造影的再循环期。然而,中心凹的着染和渗漏并不总是像在人工晶状体眼黄斑囊样水肿中看到的典型的均匀一致环状改变(常在荧光素造影较晚期有视神经高荧光相伴随)。视网膜血管性改变,如毛细血管缺失、毛细血管扩张、侧支血管和微血管瘤形成,可能散布到更广泛的区域,提示为糖尿病视网膜病变或中央视网膜静脉阻塞。

处理

与患者的讨论

应当告诉患者,大部分 ERMs 将保持相对稳定,不需要进行治疗(GQ,SR)。也应当向患者保证有很成功的手术可以解决症状的恶化或视力的下降(GQ,SR)。而且,应当鼓励患者定期检查他们的单眼中心视力,为了发现可能随着时间而发生的变化,如视物变形的增加和(或)发生小的中央暗点(GQ,SR)。要就有关的进展体征和症状,以及定期的单眼 Amsler 方格表检查来教育患者,并指出两者都是重要的。虽然很少有视力自发地提高,但它也可能会恶化。如果患者的症状恶化,可以考虑施行玻璃体切除术。当 VMT 广泛存在(>1500μm),并在黄斑部有伴行的病理性脱离时,或是日常生活视力较差时,不施行玻璃体切除术,患者的视力一般是不能提高的(Ⅲ,IQ,DR)。[30] 恰当的干预应当在仔细的知情同意和讨论手术的危险 - 益处比之后可进行。

在 ERM/VMT 患者中进行手术干预的决定常常根据患者症状的严重程度而做出,特别是对他们日常生活的影响。应当询问患者视觉失能对他们造成的干扰和(或)损伤的程度,询问他们阅读和驾车的损伤情况常常是很重要的。手术是选择性的,而不是紧急的。对 ERM 的早期手术干预比延迟手术可能会导致较好的长期的视力的恢复,但是延迟的时间框架是以月数而不是以天数来考虑的。[57] 总的来说,观察或施行手术的建议主要根据患者的视觉引起的舒适程度,以及他们对相关危险(如白内障)的理解情况。

没有治疗，只是观察——自然病史

应用眼底照相术，对 3654 人以人群为基础的研究显示，在 5 年的时间里只有 29% 的 ERMs 病情进展，26% 退行，39% 几乎保持不变。在同样的观察时期内只有 20% 的玻璃纸样黄斑病变的眼进展。[38] 一项对 34 只 ERM 眼进行的以临床为基础的研究显示，在平均随诊 18 个月中视力没有变化，虽然有 2 只眼进展到全厚层黄斑裂孔。[39] 一项对 47 只 ERM 眼进行的前瞻性研究发现在平均 38 个月的随诊中，视力和临床形态都没有发生变化。[40] 应用 SD-OCT 影像学检查的研究发现，在平均 33 个月的随诊中，1091 只原有 PVD 的眼中只有 16 只眼（1.5%）的 ERM 从视网膜上分离，但是在 157 只没有明显 PVD 的眼中有 21 只眼（13.6%）发生这种情况。[58] 在两组中 ERM 的分离导致了视力的提高。

在 1500μm 或以下的 VMT 眼中，患者常常有稳定的视力，从黄斑部自发地解除牵拉的发生率在随诊 1~2 年时为 30%~40%。[31,46,53,54,59-61] 这些牵拉的解除常常会导致视力的提高和不太严重的症状。然而一项较早期的研究发现 53 只 VMT 的眼在随诊 60 个月后其中 34 只眼视力减低了 2 行或以上（Snellen 表）。[61] 然而，在这一研究中 53 只眼中有 48 只眼（81%）在基线时有囊样黄斑间隙。因此在基线时有囊样间隙的眼可能代表预后更值得警惕的患者队列。[62]

手术

玻璃体药物松解——Ocriplasmin

Ocriplasmin 是一种合成的蛋白水解酶，已由 FDA 在 2012 年批准用于玻璃体内注射，治疗有症状的 VMA（VMT）。[63] Ocriplasmin 的三期研究没有特异性地评估 ocriplasmin 在 ERM 患者中的应用，然而少量患有 ERM 和 VMT 的患者包括在这一研究中。在接受药物治疗的 ERM/VMT 联合组中 8.7% 的人获得解除，而安慰剂组中只有 1.5%。[63] 考虑到这一研究中受检者数量太少，以及结果不能肯定，因此应当告知 ERM 患者玻璃体内注射 ocriplasmin 是不太可能对 ERM 起治疗作用的（Ⅲ，GQ，SR）。[64,65]

Ocriplasmin 三期研究的入选标准是包括所有患有玻璃体对黄斑部牵拉的眼，包括 2 期黄斑裂孔眼的亚组。总的来说，在 ocriplasmin 组中 27% 的眼达到了主要的治疗终点（VMA 的解除），而与此相比较的安慰剂组中只有 10%（$P<0.001$）。在这一研究中多个协变量的亚组分析提示在年轻的患者（<65 岁）、没有 ERM 的眼、全厚层黄斑裂孔及相关的 VMA 眼、有晶状体眼以及局限的 VMA 为 1500μm 或以下的眼中，更常获得 VMA 的解除（Ⅲ，GQ，SR）。[4] 经治的医师应当与接受 ocriplasmin 治疗的 VMT 患者进行讨论，比较治疗与随诊观察、玻璃体腔内注射空气泡或玻璃体手术的效果（GQ，SR）。这一讨论也应当包括这些选择中的每一种的相关危险及益处（GQ，SR）。

Ocriplasmin 的并发症

对两个 ocriplasmin 三期研究的不良反应进行了总结，共包括 465 只 ocriplasmin 治疗眼，187 只安慰剂治疗眼。在注射后的头一周，ocriplasmin 组中有 10% 的危险发生玻璃体漂浮物和畏光、眼疼、联合有视物模糊和视力下降。大多数这些早期症状得到解决。[66]

有关潜在毒性的最大担心是急性视力丧失、视网膜电图异常、色盲以及光受体层的破裂。对两个三期临床试验的复习，报告 10 例患者有视网膜电图的异常；8 例有可以测量的失能，但均得到解决。16 例患者报告有色盲，14 例中这些症状得到解决。在其他的 2 例患者中没有可能进行随诊，因为一例死亡，另一例没有回来进一步评估。[66] FDA 得出的结论是大多严重的并发症，包括色盲、视网膜电图异常和视野改变是很少发生的，而且常常可以逆转。[67] 尽管如此，对 ocriplasmin 的应用仍然是有争论的。[68-70]

上市后资料分析发现不良反应的报告率低于临床试验的报告。[71] 作者假设上市后调查较低的比率可能是由于经治医师报告不良反应的犹豫。当考虑应用 ocriplasmin 时，临床医师应当仔细地考虑所有的治疗选择。[72] 在处理特发性黄斑裂孔或 VMA 相关的黄斑裂孔中应用 ocriplasmin 见特发性黄斑裂孔 PPP。[73]

已经知道的 ocriplasmin 的不良反应包括：

◆ 视力下降

◆ 视网膜撕裂

◆ 漂浮物

◆ 蓝 - 黄色视、色盲或暗视

◆ 畏光

◆ 光受体层破裂

◆ 视野异常

◆ 视网膜电图的改变

◆ 悬韧带变弱,以及可能发生晶状体半脱位

治疗玻璃体黄斑部牵拉的气体注射术

已有报告玻璃体腔内注射全氟化碳气体也能解除 VMT,这是正在进行中的临床试验课题。

玻璃体切除术

进行玻璃体切除术的术前讨论

术前讨论应当包括玻璃体切除术的风险(如白内障、视网膜撕裂、视网膜脱离、眼内炎)与益处。讨论也应当涉及玻璃体切除术的以下方面:

◆ 在有晶状体眼中睫状体平部玻璃体切除术后白内障进展的风险是高的。

◆ 如果有白内障,白内障手术可能会推迟,建议在玻璃体切除术之前或玻璃体手术的同时施行。

◆ 所用的麻醉类型一般是监控下麻醉护理,并应用局部麻醉。可能也应用全身麻醉,特别是焦虑或幽闭恐怖症患者。

◆ 视力和变形的症状常常会改善,但是不会完全消失。

◆ 术后眼压有增高或降低的危险,特别是在青光眼患者中。

◆ 手术者也有责任做好术后护理计划,以及沟通指导。[64,65]

技术

视网膜前膜及 VMT 常常在同一只眼中出现。在手术中,VMT 和 ERM 两者必须从视网膜面去除,这是为了解除对黄斑部的牵拉。[30] 而且,一些人建议去除黄斑周围的 ILM,这样可以更完全地解除牵拉,降低复发率。[72]

通常应用 23、25 或 27G 的玻璃体切除系统施行手术去除 ERM/VMT,采用局部麻醉及监控下麻醉护理。去除核心部玻璃体,术者将后玻璃体从视神经和黄斑部分离。在手术中可以应用曲安奈德或吲哚青绿染料来标记 ILM 和保留玻璃体。经常应用吸引、照明器或镊子将玻璃体从视网膜上分离。从视网膜面分离玻璃体至少要达到赤道部,然后将其去除。接着,应用眼内镊去除 ERM,常常还要去除 ILM。典型地,可以应用镊子、显微玻璃体视网膜铲、涂钻石的硅胶尖、圈或针将 ERM 或 ILM,或其两者的边缘提起,然后以镊子将其剥除。[71] 无论采用哪种技术,手术的目的都是解除对黄斑部的牵拉成分。

剥除的膜的组织病理学检查显示 ILM 的不同成分。然而,在首次剥膜后常有 ERM 的碎片和大片 ILM 留在视网膜表面。这些残留物很难被看清楚。许多术者选择说明书外应用吲哚青绿染料、亮蓝染料或曲安奈德,有助于看清 ILM,有利于剥膜。对这些染料的安全性仍然有一些争论,然而许多术者同意应用很低浓度的染料似乎是安全的,可以减少对视网膜的损伤,这是由于更容易看清 ILM。减少术中黄斑部过分暴露于光线下是重要的。典型的 ERM 比较厚,有表面粗糙和不规则的形态,而 ILM 是薄的均一的,从视网膜表面去除后呈卷曲状。

一旦去除 ERM、ILM 或 VMT,就切除周边部玻璃体,然后检查视网膜有无裂孔或脱离。可以应用眼内小的空气泡来帮助封闭非缝合巩膜切口。当术者怀疑有全厚层或深板层裂孔时,应用非膨胀或轻度膨胀的 C_3F_8 或 SF_6 进行更完全的气液交换。

剥除内界膜

表 1 列出了七项研究比较单独去除 ERM 与去除 ERM 和 ILM 两者的结果。在这些研究中有五项剥除 ILM 和 ERM 导致较低的复发性 ERM 和发病率。两项研究显示剥除或不剥除 ILM 没有差异。没有论文报告单独剥除 ERM 会有更好的结果。

表 1　在 ERM 和 VMT 中不剥除 ILM 与剥除 ILM 的结果

研究	有 ERM 的眼数	结果	随诊（月）	不赞成去除 ERM 并剥除 或不去除 ILM	赞成去除 ILM 和 ERM 两者
Bovey et al, 2004[75]	71	去除 ERM，没有试图剥除 ILM，但是之后对 ERM 进行组织病理学检查。在 71 只眼中 55 只眼有长的 ILM 节段，而 16 只眼中没有；在有 ILM 的 55 只眼中，视力提高 3 行，与此相比的没有 ILM 组中视力提高 1 行；在 ILM 组中 ERM 复发率为 9%，而无 ILM 组中为 56%	范围 6~59，平均 21.7		●
Kwok et al, 2005[76]	42	17 只眼去除 ERM，但没有剥除 ILM；25 只眼中剥除 ERM 和 ILM 两者。在未剥除 ILM 组中 logMAR 视力为 0.65，而剥除组中为 0.46. 在 ILM 未剥除组中 3/17 复发，而 ILM 剥除组中则为 0/25	平均 32.8		●
Oh et al, 2013[77]	43	23 只眼只处理 ERM，20 只眼中剥除 ERM 和 ILM。ILM 剥除组在术后 3 个月并没有显得更好。在 12 个月时，两组的视力、中央视网膜厚度和 mfERG 都没有差别	12	●	
Park et al, 2003[78]	44	24 只眼 ILM 未剥除（A 组）；20 只眼 ILM 剥除（B 组）。A 组 logMAR 视力平均增加 0.33，而 B 组为 0.41。A 组的复发率为 21%，而 B 组为没有	至少 3		●
Samdali et al, 2013[79]	440	174 只眼中没有剥除 ILM；266 只眼剥除 ILM。两组之间术后视力的提高相同。以染色辅助与未用染色辅助的 ILM 剥除后视力相同。ERM 复发率在未做 ILM 剥除组为 8.6%，在 ILM 剥除组为 2.6%	至少 12	●	
Shimada et al, 2009[80]	246	104 只眼只去除 ERM；142 只眼去除 ERM 和 ILM。在只去除 ERM 组中 ERM 复发率为 17/104（16.3%），在去除 ERM/ILM 组中复发率为 0/142. 两组间术后视力没有差别	12		●
Koestinger and Bovey, 2005[81]	75	在 55 只眼中吸去除 ERM，20 只眼中应用 ICG 染色也去除了 ILM。两组的视力没有差异	平均 20	●	

ERM = 视网膜前膜；ILM = 内界膜；mfERG = 多焦视网膜电图；Postop = 术后；VA = 视力；VMT = 玻璃体黄斑部牵拉

结果

在视力下降、视物变形、复视或同时使用他们的双眼困难而受累的患者中，玻璃体切除术常常是有适应证的（II，MQ，DR）。表 2 列出了对 ERM 和 ILM 患者施行玻璃体切除术后的结果。一般来说，在手术后视力提高 2 行或以上。然而，视觉的结果有相当大的变异，一些患者视力提高更多，然而 10%~20% 的患者在手术后视力不变或有恶化。虽然结果有变异，但是术后 NEI 视觉功能问题表 25 的得分一般有所提高。[82] 大多数患者的视物变形得到改善，可能会完全正常。因此，即使视力没有提高，一些患者仍然为他们解除部分或全部的视物变形而感到高兴。

在 50 只患有 ERM 及囊样黄斑部改变、板层裂孔或假性裂孔的眼中，术后的平均视力提高 2 行或以上，70% 的患眼视力为 0.4 或以上。[83] 在 30 只继发于 ERM 的板层黄斑裂孔的眼中，手术后 17 个月时，手术前的视力平均提高了 3.4 行。[50]

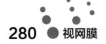

表 2　玻璃体切除术治疗视网膜前膜和玻璃体黄斑部牵拉的结果

研究	患者数	诊断	结果	随诊(月)
Bouwens et al,2008[84]	107	ERM	平均术后视力增加 2 行;83% 的眼视物变形减轻	12 个月时结果
Dawson et al,2014[85]	237	ERM	术前平均为 0.17;术后平均为 0.5	6
Ghazi-Nouri et al,2006[86]		ERM	术后平均视力没有增加;40% 眼的视力增加 2 行或以上;视物变形明显减少(P=0.02);VFQ-25 明显增加(P=0.03)	4
Koemer and Garveg,1999[55]	60	ERM	73% 的视力提高;57% 的眼视力好于术前;61% 的眼为 0.4 或以上;57% 的眼视力好于术前	平均 24.7
Koemer and Garveg,1999[55]	50	VMT	73% 的视力提高;60% 的眼视力好于术前;66% 的眼视力为 0.4;60% 的眼最终视力好于术前	平均 10
Matsuoka et al,2012[87]	26	ERM	术前 logMAR 视力为 0.41,术后 3 个月为 0.17,12 个月为 0.10;视物变形评分:基线、3 个月和 12 个月时分别为 202、137 和 108;3 个月和 12 个月时 VFQ-25 得分明显变好	12
Okamoto et al,2009[88]	28	ERM	logMAR 视力从术前的 0.49 提高到术后的 0.24;在 11 例 (39%)中 logMAR 视力没有改变;VFQ-25 评分明显提高	3
Garcia-Femandez et al,2013[89]	88	ERM	82% 有更好的术后视力,但是 10% 恶化	12
Arndt et al,2007[35]	85	ERM	56% 的患者术前有视物变形,术后只有 13% 有视物变形	12
Wong et al,2005[90]	125	ERM	视力平均提高 0.31 的 log 单位,或者提高 3 行;16% 的术后视力没有改变	10.3
Witkin et al,2010[56]	20	VMT	平均视力术前为 0.16,术后为 0.29	28.6
Jackson et al,2013[91]	荟萃分析,17 篇论文中 259 只眼	VMT	平均术前视力为 logMAR 0.67;平均术后视力为 0.42;33% 提高 2 行或以上;21% 的眼术后视力不变或下降	不相同,范围 6~35

ERM = 视网膜前膜;logMAR = 最小视角分辨力的对数;Postop = 术后;Preop = 术前;VA = 视力;VFQ-25 = 国家眼科研究所视功能问题表;VMT = 玻璃体黄斑部牵拉

手术后视觉结果的预测

对 43 只眼的研究表明,在术前应用 OCT 进行检查,完整的内层光受体和椭圆形带(EZ),也称为内节 / 外节联合体(IS/OS),与玻璃体切除术治疗 ERM 后获得较好的视力相关联。[92] 相似的研究表明椭圆体和锥体外节尖端线的完整性与较好的视力相关。[93] 外层视网膜、EZ 和光受体外节的长度在玻璃体切除术后改善,甚至正常,每个特征与视力的提高相关(Ⅲ ,IQ,DR)。[92,94]

并发症

大多数有晶状体眼的患者在玻璃体切除术治疗 ERM 后核性白内障进展。[95~99]

应用现代玻璃体手术,发生视网膜裂孔和脱离是不常见的,可能是由于玻璃体切除器的口径较小、插管式的巩膜切开口以及周边部玻璃体的处理,包括治疗视网膜裂孔和(或)局限的脱离。采用较小口径的巩膜切除口也很少发生导致视网膜牵位的玻璃体嵌顿。已有报告,在应用 23G 插管系统施行玻璃体切除术期间,大约 1%(8/548)发生视网膜裂孔。[100] 另一项研究发现,在连续的 23G 玻璃体切除术中,只有 1% (2/166)发生视网膜脱离。[101] 第三项研究报告在总数为 349 只视网膜脱离眼中,1% 的眼应用了 23G 玻璃体切除术,3.5% 施行了 20G 玻璃体切除术。[102] 已经报告在玻璃体切除术中发生眼内炎的比率小于 0.05%。[103,104]

手术后随诊评估

施行手术的患者应当在术后 1 天接受检查,然后在术后 1~2 周或更早时候进行检查,根据新发生的症状或在早期术后检查时有新发现而确定(*GQ,SR*)。进行早期随诊或更频繁的随诊的主要原因是眼压升高或降低、伤口渗漏、疼痛、视力下降或其他关心的视网膜并发症。随诊检查的内容应当包括下列各项：

- ◆ 随诊间期的病史，包括出现新症状
- ◆ 测量眼压
- ◆ 眼前节的裂隙灯活体显微镜检查，包括伤口部位和中央视网膜，如有可能的话
- ◆ 周边部视网膜的双目间接检眼镜检查
- ◆ 术后使用药物的询问
- ◆ 视网膜脱离体征和症状的询问
- ◆ 如果应用眼内气体，应给予警示

医疗提供者和场所

　　ERM、VMT 或 VMA 需要特殊的专业知识、手术技术和特殊的设备来发现视网膜的改变，以便选择、施行和监控恰当的处理或治疗(*GQ,SR*)。建议将患者转诊给在处理这种情况方面具有专业知识和经验的眼科医师。诊断检查可以交给经过恰当培训，并在监控下的人员施行。然而，对于诊断试验结果的解释，以及 ERM 的药物和手术处理，需要经过医学培训，有临床和手术的判断能力，以及接受过玻璃体视网膜手术和疾病培训的眼科医师施行。

咨询和转诊

　　应当告知患者，如果出现症状，如漂浮物增加、视野丧失或视力下降，应当快速地告知他们的眼科医师(*Ⅲ,GQ,SR*)。[105~107] 因为视觉康复(如同在视觉康复 PPP 所叙述的那样)有助于恢复一些功能，因此应当将术后具有视觉功能受限的患者转诊给视觉康复和社会服务机构。[108~110] 当仍然有残余的中心或旁中心暗点时，这样的转诊特别重要。有关视觉康复更多的信息，包括患者用的资料可以在网站 www.aao.org/smart-sight-low-vision 获得。

社会经济学考虑

　　对于视物较好眼施行 ERM 手术与观察进行比较的成本 - 效用分析，导致每个治疗患者的质量调整生命年(QALYs)的折扣为 0.755 的平均增加值(为每年 3%)。这种模型导致这种手术的每个 QALY 为 4680 美元。当进行敏感性分析时，每个 QALY 获得的效用值为 3746~6245 美元，医疗价格的变化范围为 3510~5850 美元。[111] 对于视物较差眼施行视网膜前膜手术与观察进行比较，导致的每个治疗患者 QALY 折扣为 0.27。根据敏感性分析，每个 QALY 的获得的效用值为 16 146 美元，范围为 12 110~20 183 美元。效用值的范围为每个 QALY 12 916 ~21 520 美元。

　　应用多个有关手术的论文和 MIVI-TRUST 研究的资料，进行了比较治疗 VMT 的手术与注射 ocriplasmin 的价格的研究。[63] 当选择睫状体平部玻璃体切除术作为主要治疗方法时，总的估算成本范围为 5802~7931 美元。每线(per line)的成本为 2368~3237 美元，每线 - 年(line-year)所节省的成本为为 163~233 美元，每个 QALY 的成本为 5444~7442 美元。如果玻璃体内注射 ocriplasmin 是主要的治疗方法，总的估算成本为 8767~10 977 美元。每线的成本范围为 3549~4456 美元，每线 - 年所节省的成本为 245~307 美元，每个 QALY 的成本为 8159~10 244 美元。如果玻璃体内注射盐水作为主要治疗方法，总的估算成本为 5828~10 244 美元。每线的成本范围为 2374~3299 美元，每线 - 年所节省的成本为 164~227 美元，每个 QALY 的成本为 5458~7583 美元。结论是作为 VMT 的主要治疗方法，玻璃体切除手术比 ocriplasmin 具有更好的成本 - 效益。[112] 总的来说，当与医疗亚专业中其他干预方法相比较时，这些计算结果提示 ERM 手术是很具成本 - 效益的治疗方法。

附录 1　眼保健服务质量的核心标准

> 提供高质量的保健服务，
> 是医师的最高道德责任，
> 也是公众信任医师的基础。
> 美国医学会理事会，1986 年

所提供的高质量眼保健服务的方式和技术应当与患者的最大利益相一致。下述的讨论将说明这种保健服务的核心成分。

眼科医师首先是医师。正因为如此，眼科医师显示出对每个人的同情和关心，并能够应用医学科学和高超的医疗技术来帮助患者减轻焦虑和病痛。眼科医师通过接受培训和继续教育不断地努力发展和维持最可行的技术来满足患者的需要。眼科医师根据患者的需求来评估他们的技术和医学知识，并且依此来做出相应的反应。眼科医师也保证有需求的患者直接获得必要的保健服务，或者将患者转诊到能够提供这种服务的恰当的人和设施那里，他们支持促进健康以及预防疾病和伤残的活动。

眼科医师认识到疾病将患者置于不利的依赖状态。眼科医师尊重他们的患者的尊严和气节，而不会利用患者的弱点。

高质量的眼保健服务具有许多属性，其中最显著的是以下几点：

- ◆ 高质量保健的本质是患者与医师之间富有意义的伙伴关系。眼科医师应当努力与他们的患者进行有效的交流，仔细地倾听患者的需求和担忧。反过来，眼科医师应当就患者疾病的需求和预后、适当的治疗措施来教育患者。这样可以保证在做出影响患者的处理和护理决定时，患者能够实质性参与（应当与患者特有的体力、智力和情绪状态相适应），使他们在实施他们同意的治疗计划时具有良好的主动性和依从性，从而帮助他们减少担心和忧虑。
- ◆ 眼科医师在选择和适时地采用恰当的诊断和治疗措施时，以及确定随诊检查的频率时，会根据患者情况的紧急与否和性质，以及患者的独特需要和愿望，来应用他们最好的判断做出决定。
- ◆ 眼科医师应当只是实施他们已经接受过恰当训练、有经验和有资格实施的操作，或者当有必要时，根据患者问题的紧急程度，以及其他替代的医疗提供者可利用和可及的状况，在其他人员的帮助下实施这些操作。
- ◆ 应保证患者能够连续地接触到所需要的和恰当的下述的眼保健服务。
  - ◆ 眼科医师应当及时、恰当地治疗患者，而且他们本身也具有提供这种服务的能力。
  - ◆ 手术的眼科医师应当具有对患者施行恰当的术前和术后处理的适当能力和准备。
  - ◆ 当眼科医师不便或无法为他的患者服务时，他应当提供适当的替代的眼保健服务，并且要有适当的机制让患者知晓这种保健和方法，以便患者能够获得而加以利用。
  - ◆ 眼科医师可以根据转诊是由于患者的需要，转诊是及时和恰当的措施，以及接受转诊的医师是有资格胜任，并具有可及性和可利用的基础上，将患者转诊给其他的眼科医师。
  - ◆ 眼科医师可以就眼部和其他内科或外科的问题寻求适当的咨询和会诊。可以根据他们的技术、能力和可及性来推荐会诊者。他们必须尽可能地获得完整和准确的有关问题的资料，以便提供有效的建议或干预，并能做到恰当的和及时的回应。
  - ◆ 眼科医师应当保持完整和准确的医疗记录。
  - ◆ 在适当的请求下，眼科医师能够提供自己的完整和准确的患者病历。
  - ◆ 眼科医师定期和有效地复习会诊和实验室检查的结果，并且采用适当的行动。
  - ◆ 眼科医师和帮助其提供眼保健服务的人员应当具有证明他们身份和职业的证件。
  - ◆ 对于那些治疗无效而又没有进一步治疗方法的患者，眼科医师应当提供适当的专业方面的支持、康复咨询和社会服务机构,当有适当和可及的时机时,应当给予转诊。

◆ 在进行治疗和实施侵入性诊断试验之前,眼科医师通过收集相关的历史资料和施行相关的术前检查,来熟悉患者的情况。另外,他通过准确和诚实地提供有关诊断、治疗方法和替代治疗的性质、目的、危险、益处和成功的可有性,以及不进行治疗的危险和益处的相关信息,也能使患者对治疗的决定充分知情。

◆ 眼科医师应当谨慎地采用新技术(例如药物、装置、手术技术),要考虑到这些新技术与现有的替代治疗相比其价格是否合适,是否有潜在的益处,以及所显示出来的安全性和有效性。

◆ 眼科医师通过对照已确定的标准,来定期地复习和评估他个人的相关行为,以及恰当地改变他的医疗实践和技术,来提高提供的眼保健的质量。

◆ 眼科医师应当利用恰当的职业渠道,通过与同行交流临床研究和医疗服务中所获得的知识来改进眼保健服务。这些包括向同行警示少见的病例,或未曾预料的并发症,以及与新药、新装置和新技术相关的问题。

◆ 眼科医师以恰当的人员和设备来处理需要立即关注的眼部和全身的可能并发症。

◆ 眼科医师也要提供经济上合理的眼保健服务,而且不与已经接受的质量标准相冲突。

修改:理事会

批准:理事会

1988 年 10 月 12 日

第二次印刷:1991 年 1 月
第三次印刷:2001 年 8 月
第四次印刷:2005 年 7 月

附录 2　疾病和相关健康问题编码的国际统计分类(ICD)

视网膜前膜和玻璃体黄斑部牵拉包括在 ICD-9 和 ICD-10 分类中的一些疾病中:

	ICD-9CM	ICD-10CM
视网膜前膜	362.56	H35.371
		H35.372
		H35.373
玻璃体黄斑部牵拉	379.27	H43.821
		H43.822
		H43.823

ICD = 国际疾病分类;CM = 用于美国的临床修改

ICD-10 编码的另外的信息:

● 对于双侧位,ICD-10 CM 编码的最后一位字符代表眼侧。如果没有提供双侧的编码,而发生的情况又是双侧的,则必须设计应用代表左侧和右侧两侧的分开编码。非特指的编码只用于没有其他的编码可利用时。

● 当诊断的编码特别表明眼侧时,不管发现其用于哪一个字节(如第 4 位字节、第 5 位字节或第 6 位字节):

  ● 右眼总是为 1
  ● 左眼总是为 2
  ● 双侧总是为 3

附录 3　本册 PPP 的文献搜集

Literature searchs of the PubMed database were conducted on October 14, 2014; the search strategies were as follows. Specific limited update searches were conducted after October 2014.

（epiretinal membrance/pathology［majr］OR epiretinal membrance/physiology［majr］OR epiretinal membrane/physiopathology［majr］）. Limits: English, Publication Date from 2005/01/01, Humans. Received 124 citations.

（epiretinal membrane/surgery［mh］OR epiretinal membrane/therapy［mh］OR epiretinal membrane/drug therapy［mh］. Limits: English, Publication Date from 2005/01/01, Humans. Received 451 citations.

epiretinal membrane/diagnosis［MeSH Major Topic］. Limits: English, Publication Date from 2005/01/01, Humans. Received 131 citations.

相关的学会资料

Basic and Clinical Science Course
　　Retina and Vitreous（Section 12, 2015-2016）
Patient Education
　　Vitrectomy Surgery Brochure（2014）
　　Retina Patient Education Video Collection（2014）
Preferred Practice Pattern—可从 www.aao.org/ppp. 免费下载
　　Comprehensive Adult Medical Eye Evaluation（2015）
　　除了免费资料外，预订任何资料，请打电话给学会顾客服务部，电话 866.561.8558（美国用）或 415.561.8540，或者访问网站 www.aao.org/store。

参考文献

1. Scottish Intercollegiate Guidelines Network. Annex B: key to evidence statements and grades of recommendations. In: SIGN 50: A Guideline Developer's Handbook. 2008 edition, revised 2011. Edinburgh, Scotland: Scottish Intercollegiate Guidelines Network. Available at: www.sign.ac.uk/guidelines/fulltext/50/index.html. Accessed June 26, 2015.

2. Guyatt GH, Oxman AD, Vist GE, et al. GRADE: an emerging consensus on rating quality of evidence and strength of recommendations. BMJ 2008; 336: 924-6.

3. GRADE Working Group. Organizations that have endorsed or that are using GRADE. Available at: www.gradeworkinggroup.org/society/index.htm. Accessed January 9, 2015.

4. Haller JA, Stalmans P, Benz MS, et al. Efficacy of intravitreal ocriplasmin for treatment of vitreomacular adhesion: subgroup analyses from two randomized trials. Ophthalmology 2015; 122: 117-22.

5. Johnson MW. Perifoveal vitreous detachment and its macular complications. Trans Am Ophthalmol Soc 2005; 103: 537-67.

6. Sebag J. Anatomy and pathology of the vitreo-retinal interface. Eye（Lond）1992; 6（Pt 6）: 541-52.

7. Sebag J. Anomalous posterior vitreous detachment: a unifying concept in vitreo-retinal disease. Graefes Arch Clin Exp Ophthalmol 2004; 242: 690-8.

8. Klein R, Klein BE, Wang Q, Moss SE. The epidemiology of epiretinal membranes. Trans Am Ophthalmol Soc 1994; 92: 403-25; discussion 25-30.

9. Mitchell P, Smith W, Chey T, et al. Prevalence and associations of epiretinal membranes. The Blue Mountains Eye Study,

Australia. Ophthalmology 1997;104:1033-40.

10. McCarty DJ, Mukesh BN, Chikani V, et al. Prevalence and associations of epiretinal membranes in the visual impairment project. Am J Ophthalmol 2005;140:288-94.

11. Duan XR, Liang YB, Friedman DS, et al. Prevalence and associations of epiretinal membranes in a rural Chinese adult population:the Handan Eye Study. Invest Ophthalmol Vis Sci 2009;50:2018-23.

12. Ng CH, Cheung N, Wang JJ, et al. Prevalence and risk factors for epiretinal membranes in a multi-ethnic United States population. Ophthalmology 2011;118:694-9.

13. Bu SC, Kuijer R, Li XR, et al. Idiopathic epiretinal membrane. Retina 2014;34:2317-35.

14. You Q, Xu L, Jonas JB. Prevalence and associations of epiretinal membranes in adult Chinese:the Beijing eye study. Eye(Lond) 2008;22:874-9.

15. Aung KZ, Makeyeva G, Adams MK, et al. The prevalence and risk factors of epiretinal membranes:the Melbourne Collaborative Cohort Study. Retina 2013;33:1026-34.

16. Fraser-Bell S, Ying-Lai M, Klein R, Varma R, Los Angeles Latino Eye Study. Prevalence and associations of epiretinal membranes in Latinos:the Los Angeles Latino Eye Study. Invest Ophthalmol Vis Sci 2004;45:1732-6.

17. Koh V, Cheung CY, Wong WL, et al. Prevalence and risk factors of epiretinal membrane in Asian Indians. Invest Ophthalmol Vis Sci 2012;53:1018-22.

18. Kawasaki R, Wang JJ, Mitchell P, et al. Racial difference in the prevalence of epiretinal membrane between Caucasians and Asians. Br J Ophthalmol 2008;92:1320-4.

19. Meuer SM, Myers CE, Klein BE, et al. The epidemiology of vitreoretinal interface abnormalities as detected by spectral-domain optical coherence tomography:The Beaver Dam Eye Study. Ophthalmology 2015;122:787-95.

20. Nicholson BP, Zhou M, Rostamizadeh M, et al. Epidemiology of epiretinal membrane in a large cohort of patients with uveitis. Ophthalmology 2014;121:2393-8.

21. Cheng L, Freeman WR, Ozerdem U, et al, Virectomy for Macular Hole Study Group. Prevalence, correlates, and natural history of epiretinal membranes surrounding idiopathic macular holes. Ophthalmology 2000;107:853-9.

22. Wise GN. Clinical features of idiopathic preretinal macular fibrosis. Schoenberg Lecture. Am J Ophthalmol 1975;79:349-7.

23. Foos RY. Vitreoretinal juncture:epiretinal membranes and vitreous. Invest Ophthalmol Vis Sci 1977;16:416-22.

24. Smiddy WE, Michels RG, Glaser BM, deBustros S. Vitrectomy for macular traction caused by incomplete vitreous separation. Arch Ophthalmol 1988;106:624-8.

25. Heilskov TW, Massicotte SJ, Folk JC. Epiretinal macular membranes in eyes with attached posterior cortical vitreous. Retina 1996;16:279-84.

26. Kishi S, Demaria C, Shimizu K. Vitreous cortex remnants at the fovea after spontaneous vitreous detachment. Int Ophthalmol 1986;9:253-60.

27. Snead MP, Snead DR, James S, Richards AJ. Clinicopathological changes at the vitreoretinal junction:posterior vitreous detachment. Eye(Lond)2008;22:1257-62.

28. Snead DR, James S, Snead MP. Pathological changes in the vitreoretinal junction 1:epiretinal membrane formation. Eye(Lond) 2008;22:1310-7.

29. Qiao H, Hisatomi T, Sonoda KH, et al. The characterisation of hyalocytes:the origin, phenotype, and turnover. Br J Ophthalmol 2005;89:513-7.

30. Spaide RF. Vitreomacular traction syndrome. Retina 2012;32(suppl):S187-90;discussion S190-3.

31. Theodossiadis GP, Grigoropoulos VG, Theodoropoulou S, et al. Spontaneous resolution of vitreomacular traction demonstrated by spectral-domain optical coherence tomography. Am J Ophthalmol 2014;157:842-51.

32. Shinoda K, Hirakata A, Hida T, et al. Ultrastructural and immunohistochemical findings in five patients with vitreomacular traction syndrome. Retina 2000;20:289-93.

33. Gandorfer A, Rohleder M, Kampik A. Epiretinal pathology of vitreomacular traction syndrome. Br J Ophthalmol 2002;86:902-9.

34. Arimura E, Matsumoto C, Okuyama S, et al. Retinal contraction and metamorphopsia scores in eyes with idiopathic epiretinal membrane. Invest Ophthalmol Vis Sci 2005;46:2961-6.

35. Arndt C, Rebollo O, Seguinet S, et al. Quantification of metamorphopsia in patients with epiretinal membranes before and after surgery. Graefes Arch Clin Exp Ophthalmol 2007;245:1123-9.

36. Watanabe A, Arimoto S, Nishi O. Correlation between metamorphopsia and epiretinal membrane optical coherence tomography

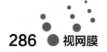
findings. Ophthalmology 2009;116:1788-93.

37. Kim JS,Chhablani J,Chan CK,et al. Retinal adherence and fibrillary surface changes correlate with surgical difficulty of epiretinal membrane removal. Am J Ophthalmol 2012;153:692-7.

38. Fraser-Bell S,Guzowski M,Rochtchina E,et al. Five-year cumulative incidence and progression of epiretinal membranes:the Blue Mountains Eye Study. Ophthalmology 2003;110:34-40.

39. Bottoni F,Deiro AP,Giani A,et al. The natural history of lamellar macular holes:a spectral domain optical coherence tomography study. Graefes Arch Clin Exp Ophthalmol 2013;251:467-75.

40. Wiznia RA. Natural history of idiopathic preretinal macular fibrosis. Ann Ophthalmol 1982;14:876-8.

41. Kim YW,Jeoung JW,Yu HG. Vitreopapillary traction in eyes with idiopathic epiretinal membrane:a spectral-domain optical coherence tomography study. Ophthalmology 2014;121:1976-82.

42. Parsa CF,Hoyt WF. Nonarteritic anterior ischemic optic neuropathy (NAION):a misnomer. Rearranging pieces of a puzzle to reveal a nonischemic papillopathy caused by vitreous separation. Ophthalmology 2015;122:439-42.

43. Do DV,Cho M,Nguyen QD,et al. Impact of optical coherence tomography on surgical decision making for epiretinal membranes and vitreomacular traction. Retina 2007;27:552-6.

44. Konidaris V,Androudi S,Alexandridis A,et al. Optical coherence tomography-guided classification of epiretinal membranes. Int Ophthalmol 2015;35:495-501.

45. Watanabe K,Tsunoda K,Mizuno Y,et al. Outer retinal morphology and visual function in patients with idiopathic epiretinal membrane. JAMA Ophthalmol 2013;131:172-7.

46. Theodossiadis GP,Chatziralli IP,Sergentanis TN,et al. Evolution of vitreomacular adhesion to acute vitreofoveal separation with special emphasis on a traction-induced foveal pathology:a prospective study of spectral-domain optical coherence tomography. Graefes Arch Clin Exp Ophthalmol 2015;253:1425-35.

47. Inoue M,Morita S,Watanabe Y,et al. Inner segment/outer segment junction assessed by spectral-domain optical coherence tomography in patients with idiopathic epiretinal membrane. Am J Ophthalmol 2010;150:834-9.

48. Gaudric A,Aloulou Y,Tadayoni R,Massin P. Macular pseudoholes with lamellar cleavage of their edge remain pseudoholes. Am J Ophthalmol 2013;155:733-42,42 e1-4.

49. Kinoshita T,Kovacs KD,Wagley S,Arroyo JG. Morphologic differences in epiretinal membranes on ocular coherence tomography as a predictive factor for surgical outcome. Retina 2011;31:1692-8.

50. Sun JP,Chen SN,Chuang CC,et al. Surgical treatment of lamellar macular hole secondary to epiretinal membrane. Graefes Arch Clin Exp Ophthalmol 2013;251:2681-8.

51. Casparis H,Bovey EH. Surgical treatment of lamellar macular hole associated with epimacular membrane. Retina 2011;31: 1783-90.

52. Bottos J,Elizalde J,Rodrigues EB,et al. Classifications of vitreomacular traction syndrome:diameter vs morphology. Eye (Lond) 2014;28:1107-12.

53. Codenotti M,Iuliano L,Fogliato G,et al. A novel spectral-domain optical coherence tomography model to estimate changes in vitreomacular traction syndrome. Graefes Arch Clin Exp Ophthalmol 2014;252:1729-35.

54. Odrobina D,Michalewska Z,Michalewski J,et al. Long-term evaluation of vitreomacular traction disorder in spectral-domain optical coherence tomography. Retina 2011;31:324-31.

55. Koerner F,Garweg J. Vitrectomy for macular pucker and vitreomacular traction syndrome. Doc Ophthalmol 1999;97:449-58.

56. Witkin AJ,Patron ME,Castro LC,et al. Anatomic and visual outcomes of vitrectomy for vitreomacular traction syndrome. Ophthalmic Surg Lasers Imaging 2010;41:425-31.

57. Rahman R,Stephenson J. Early surgery for epiretinal membrane preserves more vision for patients. Eye (Lond) 2014;28:410-4.

58. Yang HS,Hong JW,Kim YJ,et al. Characteristics of spontaneous idiopathic epiretinal membrane separation in spectral domain optical coherence tomography. Retina 2014;34:2079-87.

59. John VJ,Flynn HW Jr,Smiddy WE,et al. Clinical course of vitreomacular adhesion managed by initial observation. Retina 2014; 34:442-6.

60. Dimopoulos S,Bartz-Schmidt KU,Gelisken F,et al. Rate and timing of spontaneous resolution in a vitreomacular traction group: Should the role of watchful waiting be re-evaluated as an alternative to Ocriplasmin therapy? Br J Ophthalmol 2014.

61. Almeida DR,Chin EK,Rahim K,et al. Factors associated with spontaneous release of vitreomacular traction. Retina 2015;35: 492-7.

62. Hikichi T, Yoshida A, Trempe CL. Course of vitreomacular traction syndrome. Am J Ophthalmol 1995;119:55-61.

63. Stalmans P, Benz MS, Gandorfer A, et al. Enzymatic vitreolysis with ocriplasmin for vitreomacular traction and macular holes. N Engl J Med 2012;367:606-15.

64. American Academy of Ophthalmology. Policy Statement. Preoperative Assessment: Responsibilities of the Ophthalmologist. San Francisco, CA: American Academy of Ophthalmology; 2012. Available at: www.aao.org/guidelines-browse? filter=clinicalstatement. Accessed January 9, 2015.

65. American Academy of Ophthalmology. Policy Statement. An Ophthalmologist's Duties Concerning Postoperative Care. San Francisco, CA: American Academy of Ophthalmology; 2012. Available at: www.aao.org/guidelines-browse? filter=clinicalstatement. Accessed January 9, 2015.

66. Kaiser PK, Kampik A, Kuppermann BD, et al. Safety profile of ocriplasmin for the pharmacologic treatment of symptomatic vitreomacular adhesion/traction. Retina 2015;35:1111-27.

67. U.S. Food and Drug Administration Center for Drug Evaluation and Research. Risk Assessment and Risk Mitigation Review(s). Application number: 125422Orig1s00. Jetrea (ocriplasmin) intravitreal injection. 2012. Available at: www.accessdata.fda.gov/ drugsatfda_docs/nda/2012/125422Orig1s000RiskR.pdf. Accessed January 29, 2015.

68. Fahim AT, Khan NW, Johnson MW. Acute panretinal structural and functional abnormalities after intravitreous ocriplasmin injection. JAMA Ophthalmol 2014;132:484-6.

69. Kim JE. Safety and complications of ocriplasmin: ocriplasmin, ocriplasmin, oh, how safe art thou? JAMA Ophthalmol 2014;132: 379-80.

70. Tibbetts MD, Reichel E, Witkin AJ. Vision loss after intravitreal ocriplasmin: correlation of spectral-domain optical coherence tomography and electroretinography. JAMA Ophthalmol 2014;132:487-90.

71. Hahn P, Chung MM, Flynn HW, et al, American Society of Retina Specialists Therapeutic Surveillance Committee. Safety profile of ocriplasmin for symptomatic vitreomacular adhesion - a comprehensive analysis of pre- and post-marketing experiences. Invest Ophthalmol Vis Sci 2014;55:E-Abstract 2209.

72. Johnson MW. How should we release vitreomacular traction: surgically, pharmacologically, or pneumatically? Am J Ophthalmol 2013;155:203-5.

73. American Academy of Ophthalmology Retina/Vitreous Panel. Preferred Practice Pattern ® Guidelines. Idiopathic Macular Hole. San Francisco, CA: American Academy of Ophthalmology; 2014. Available at: www.aao.org/ppp.

74. U.S. National Institutes of Health. Study Record Detail. Intravitreal gas for vitreomacular adhesion (release). Available at: https:// clinicaltrials.gov/ct2/show/NCT02001701. Accessed March 31, 2015.

75. Bovey EH, Uffer S, Achache F. Surgery for epimacular membrane: impact of retinal internal limiting membrane removal on functional outcome. Retina 2004;24:728-35.

76. Kwok A, Lai TY, Yuen KS. Epiretinal membrane surgery with or without internal limiting membrane peeling. Clin Experiment Ophthalmol 2005;33:379-85.

77. Oh HN, Lee JE, Kim HW, Yun IH. Clinical outcomes of double staining and additional ILM peeling during ERM surgery. Korean J Ophthalmol 2013;27:256-60.

78. Park DW, Dugel PU, Garda J, et al. Macular pucker removal with and without internal limiting membrane peeling: pilot study. Ophthalmology 2003;110:62-4.

79. Sandali O, El Sanharawi M, Basli E, et al. Epiretinal membrane recurrence: incidence, characteristics, evolution, and preventive and risk factors. Retina 2013;33:2032-8.

80. Shimada H, Nakashizuka H, Hattori T, et al. Double staining with brilliant blue G and double peeling for epiretinal membranes. Ophthalmology 2009;116:1370-6.

81. Koestinger A, Bovey EH. Visual acuity after vitrectomy and epiretinal membrane peeling with or without premacular indocyanine green injection. Eur J Ophthalmol 2005;15:795-9.

82. Pearce IA, Branley M, Groenewald C, et al. Visual function and patient satisfaction after macular hole surgery. Eye (Lond) 1998; 12(Pt 4):651-8.

83. Massin P, Paques M, Masri H, et al. Visual outcome of surgery for epiretinal membranes with macular pseudoholes. Ophthalmology 1999;106:580-5.

84. Bouwens MD, de Jong F, Mulder P, van Meurs JC. Results of macular pucker surgery: 1- and 5-year follow-up. Graefes Arch Clin Exp Ophthalmol 2008;246:1693-7.

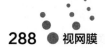
85. Dawson SR, Shunmugam M, Williamson TH. Visual acuity outcomes following surgery for idiopathic epiretinal membrane: an analysis of data from 2001 to 2011. Eye (Lond) 2014; 28: 219-24.

86. Ghazi-Nouri SM, Tranos PG, Rubin GS, et al. Visual function and quality of life following vitrectomy and epiretinal membrane peel surgery. Br J Ophthalmol 2006; 90: 559-62.

87. Matsuoka Y, Tanito M, Takai Y, et al. Visual function and vision-related quality of life after vitrectomy for epiretinal membranes: a 12-month follow-up study. Invest Ophthalmol Vis Sci 2012; 53: 3054-8.

88. Okamoto F, Okamoto Y, Hiraoka T, Oshika T. Effect of vitrectomy for epiretinal membrane on visual function and vision-related quality of life. Am J Ophthalmol 2009; 147: 869-74.

89. Garcia-Fernandez M, Castro Navarro J, Gonzalez Castano C, et al. Epiretinal membrane surgery: anatomic and functional outcomes. Arch Soc Esp Oftalmol 2013; 88: 139-44.

90. Wong JG, Sachdev N, Beaumont PE, Chang AA. Visual outcomes following vitrectomy and peeling of epiretinal membrane. Clin Experiment Ophthalmol 2005; 33: 373-8.

91. Jackson TL, Nicod E, Angelis A, et al. Pars plana vitrectomy for vitreomacular traction syndrome: a systematic review and metaanalysis of safety and efficacy. Retina 2013; 33: 2012-7.

92. Kim HJ, Kang JW, Chung H, Kim HC. Correlation of foveal photoreceptor integrity with visual outcome in idiopathic epiretinal membrane. Curr Eye Res 2014; 39: 626-33.

93. Shimozono M, Oishi A, Hata M, et al. The significance of cone outer segment tips as a prognostic factor in epiretinal membrane surgery. Am J Ophthalmol 2012; 153: 698-704.

94. Hashimoto Y, Saito W, Saito M, et al. Retinal outer layer thickness increases after vitrectomy for epiretinal membrane, and visual improvement positively correlates with photoreceptor outer segment length. Graefes Arch Clin Exp Ophthalmol 2014; 252: 219-26.

95. de Bustros S, Thompson JT, Michels RG, et al. Nuclear sclerosis after vitrectomy for idiopathic epiretinal membranes. Am J Ophthalmol 1988; 105: 160-4.

96. McDonald HR, Verre WP, Aaberg TM. Surgical management of idiopathic epiretinal membranes. Ophthalmology 1986; 93: 978-83.

97. de Bustros S, Thompson JT, Michels RG, et al. Vitrectomy for idiopathic epiretinal membranes causing macular pucker. Br J Ophthalmol 1988; 72: 692-5.

98. Margherio RR, Cox MS Jr, Trese MT, et al. Removal of epimacular membranes. Ophthalmology 1985; 92: 1075-83.

99. Dugas B, Ouled-Moussa R, Lafontaine PO, et al. Idiopathic epiretinal macular membrane and cataract extraction: combined versus consecutive surgery. Am J Ophthalmol 2010; 149: 302-6.

100. Tarantola RM, Tsui JY, Graff JM, et al. Intraoperative sclerotomy-related retinal breaks during 23-gauge pars plana vitrectomy. Retina 2013; 33: 136-42.

101. Grosso A, Panico C. Incidence of retinal detachment following 23-gauge vitrectomy in idiopathic epiretinal membrane surgery. Acta Ophthalmol 2011; 89: e98.

102. Le Rouic JF, Becquet F, Ducournau D. Does 23-gauge sutureless vitrectomy modify the risk of postoperative retinal detachment after macular surgery? A comparison with 20-gauge vitrectomy. Retina 2011; 31: 902-8.

103. Banker AS, Freeman WR, Kim JW, et al, Vitrectomy for Macular Hole Study Group. Vision-threatening complications of surgery for full-thickness macular holes. Ophthalmology 1997; 104: 1442-52; discussion 1452-3.

104. Park SS, Marcus DM, Duker JS, et al. Posterior segment complications after vitrectomy for macular hole. Ophthalmology 1995; 102: 775-81.

105. Dayan MR, Jayamanne DG, Andrews RM, Griffiths PG. Flashes and floaters as predictors of vitreoretinal pathology: is follow-up necessary for posterior vitreous detachment? Eye 1996; 10: 456-8.

106. Byer NE. Natural history of posterior vitreous detachment with early management as the premier line of defense against retinal detachment. Ophthalmology 1994; 101: 1503-14.

107. Smiddy WE, Michels RG, de Bustros S, et al. Histopathology of tissue removed during vitrectomy for impending idiopathic macular holes. Am J Ophthalmol 1989; 108: 360-4.

108. Hirata A, Yonemura N, Hasumura T, et al. Effect of infusion air pressure on visual field defects after macular hole surgery. Am J Ophthalmol 2000; 130: 611-6.

109. American Academy of Ophthalmology Vision Rehabilitation Committee. Preferred Practice Pattern ® Guidelines. Vision

Rehabilitation. San Francisco, CA: American Academy of Ophthalmology; 2013. Available at: www.aao.org/ppp.

110. Stelmack JA, Tang XC, Reda DJ, et al, LOVIT Study Group. Outcomes of the Veterans Affairs Low Vision Intervention Trial (LOVIT). Arch Ophthalmol 2008; 126: 608-17.

111. Gupta OP, Brown GC, Brown MM. A value-based medicine cost-utility analysis of idiopathic epiretinal membrane surgery. Am J Ophthalmol 2008; 145: 923-8.

112. Chang JS, Smiddy WE. Cost evaluation of surgical and pharmaceutical options in treatment for vitreomacular adhesions and macular holes. Ophthalmology 2014; 121: 1720-6.

美国眼科学会
P.O.Box 7424
San Francisco,
California 94120-7424
415.561.8500
特发性视网膜前膜和玻璃体黄斑部牵拉
2015 年

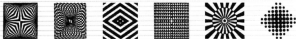

眼科临床指南
Preferred Practice Pattern®

特发性黄斑裂孔
Idiopathic Macular Hole

美国眼科学会

中华医学会眼科学分会

2017 年 6 月第三次编译

医疗质量秘书

Anne L. Coleman,MD,PhD

美国眼科学会职员

Nicholas P. Emptage,MAE

Doris Mizuiri

Shannon Kealey,MLS

Flora C. Lum,MD

医学编辑:Susan Garratt

设计:Socorro Soberano

批准:理事会

2014 年 9 月 20 日

版权 ©2014 美国眼科学会

保留本册所有版权

美国眼科学会(AMERICAN ACADEMY OF OPHTHALMOLOGY)和眼科临床指南(PREFERRED PRACTICE PATTERN)已注册美国眼科学会的商标。所有其他的商标是他们各自所有者的资产。

按下述途径引用本文件:

American Academy of Ophthalmology Retina/Vitreous Panel. Preferred Practical Pattern Guidelinse. Age-Related Machular Degeneration. San Francisco,CA: American Academy of Ophthalmology; 2015. Available at: www.aao.org/ppp.

眼科临床指南是在没有任何外部支持下由学会的 H.Dunbar Hoskins Jr.,MD 高质量眼科保健服务中心制订。临床指南的作者和审阅者都是志愿者,他们没有因为对眼科临床指南的贡献而获得任何补偿。在眼科临床指南发表之前由专家和利益攸关者进行外部审阅。

视网膜/玻璃体临床指南制订过程和参与者

视网膜/玻璃体临床指南专家委员会成员编写了特发性黄斑裂孔临床指南(PPP)。PPP专家委员会成员讨论和审阅了本册文件的历次稿件,集中开会两次,通过电子邮件进行了其他的讨论,达成了本册最后版本的共识。

视网膜/玻璃体临床指南专家委员会 2013—2014

Timothy W. Olsen,MD,主席

Ron A. Adelman,MD,MPH,MBA,FACS,视网膜学会代表

Christina J.Flaxel,MD

James C. Folk,MD,美国视网膜专科学会代表

Jose S. Pulido,MD,MS,黄斑学会代表

Carl D. Regillo,MD,FACS

Lesilie Hyman,PhD,方法学家

眼科临床指南编写委员会成员在 2014 年 3 月的会议期间审阅和讨论了本册文件。根据讨论和评论编制了本册文件。

眼科临床指南编写委员会 2014

Stephen D. McLeod,MD,主席

Robert S. Feder,MD,

Timothy W. Olsen,MD

Bruce E. Prum,Jr.,MD

C. Gail Summers,MD

Ruth D. Williams,MD

David C. Musch,PhD,MPH,方法学家

然后,特发性黄斑裂孔 PPP 于 2014 年 6 月送给另外的内部和外部的专家组和专家进行审阅。要求所有返回评论的人员需要提供与工业界相关关系的公开声明,才能考虑他们的评论。视网膜/玻璃体PPP 专家委员会成员审阅和讨论了这些评论,并确定了对本册指南的修改。

学会审阅者:

理事会委员会和秘书委员会

理事会

总顾问

眼科技术评估委员会视网膜/玻璃体专家委员会

眼科基础和临床科学教程分委员会

开业眼科医师教育顾问委员会

邀请的审阅者:

美国视网膜专科医师学会

加拿大眼科学会

中美洲视网膜和玻璃学会

欧洲视网膜专科医师学会

黄斑学会

(美国)国家眼科研究所

国家医学会

泛美视网膜玻璃体学会

视网膜学会

泰国视网膜学会

Dennis P. Han,MD

有关经济关系的声明

为了遵从医学专科学会理事会有关与公司相互关系的法规（从网站 www.cmss.org/ codeforinteractions. aspx 可查到），列出与工业界的相关关系如下。学会与工业界的行为关系遵从这一法规（见网站 http://one. aao.org/CE/PracticeGuidelines/PPP.aspx）。大部分（86%）视网膜／玻璃体临床指南专家委员会 2013—2014 的成员没有经济关系可供公开。

视网膜／玻璃体临床指南专家委员会 2013—2014

Ron A. Adelman, MD, MPH, MBA, FACS：无经济关系可公开

Christina J.Flaxel, MD：无经济关系可公开

James C. Folk, MD：无经济关系可公开

Lesilie Hyman, PhD：无经济关系可公开

Timothy W. Olsen, MD：无经济关系可公开

Jose S. Pulido, MD, MS：无经济关系可公开

Carl D. Regillo, MD, FACS：Alcon Laboratories, Inc, Allergan, Int., Genentech, Inc., Regeneron Pharmaceuticals, Inc., ThromboGenics, Inc.- 咨询／顾问

眼科临床指南编写委员会 2014

Robert S. Feder, MD：无经济关系可公开

Stephen D. McLeod, MD：无经济关系可公开

David C. Musch, PhD, MPH：无经济关系可公开

Timothy W. Olsen, MD：无经济关系可公开

Bruce E. Prum, Jr., MD：无经济关系可公开

C. Gail Summers, MD：无经济关系可公开

Ruth D. Williams, MD：Allergan - 咨询／顾问

医疗质量秘书

Anne L. Coleman, MD, PhD：无经济关系可公开

美国眼科学会职员

Nicholas P. Emptage, MAE：无经济关系可公开

Susan Garratt：无经济关系可公开

Shannon Kealey, MLS：无经济关系可公开

Flora C. Lum, MD：无经济关系可公开

Doris Mizuiri：无经济关系可公开

2014 年 1 月至 8 月本册文件的其他审阅者与工业界相关关系的公开声明见网站 www.aao.org/ppp。

目　　录

制订眼科临床指南的目的

作为对其会员和公众的一种服务,美国眼科学会编制了称为眼科临床指南(PPP)的系列丛书,它确定了**高质量眼科医疗服务的特征和组成成分**。附录 1 叙述了高质量的眼保健服务的核心标准。

眼科临床指南是以由学识渊博的卫生专业人员所组成的专家委员会对所能利用的科学资料进行解释为基础的。在一些情况下,例如当有认真实施的临床试验的结果可以利用时,这些资料是特别令人信服的,可以提供明确的指南。而在另一些情况下,专家委员会不得不依赖它们对所能利用的证据进行集体判断和评估。

眼科临床指南所提供的文件是为临床医疗服务提供实践的典范,而不是为个别特殊的个人提供医疗服务。一方面它们应当满足大多数患者的需要,但又不可能满足所有患者的需要。严格地遵照这些 PPP 将不一定保证在任何情况都能获得成功的结果。不能认为这些指南包括了所有恰当的眼科医疗方法,或者排除了能够获得最好效果的合理的医疗方法。采用不同的方法来满足不同患者的需要是有必要的。医师应当根据一个特殊患者提供的所有情况来最终判断对其的医疗是否合适。在解决眼科医疗实践中所产生的伦理方面难题时,美国眼科学会愿意向会员提供协助。

眼科临床指南并不是在各种情况下都必须要遵循的医疗标准。美国眼科学会明确地指出不会承担在应用临床指南中任何建议或其他信息时由于疏忽大意或其他原因所引起的伤害和损伤的责任。

当提到某些药物、器械和其他产品时仅仅是以说明为目的,而并不是有意地为这些产品进行背书。这样的材料中可能包括了一些没有被认为是共同标准的应用信息,这些反映在没有包括在美国食品药品管理局(FDA)批准的适应证标识之内,或者只是批准为在限制的研究情况下应用的产品。FDA 已经宣称,确定医师所希望应用的每种药品或器械的 FDA 的看法,以及在遵从适用的法律,并获得患者的适当的知情同意下应用它们,是医师的责任。

在医学中,创新对于保证美国公众今后的健康是必要的,眼科学会鼓励开发能够提高眼保健水平的新的诊断和治疗方法。有必要认识到只有最优先考虑患者的需要时,才能获得真正的优良的医疗服务。

所有的 PPP 每年都由其编写委员会审阅,如果证实有新的进展值得更新时就会提早更新。为了保证眼科临床指南是适时的,每册的有效期是在其"批准"之日起 5 年内,除非它被修改本所替代。编写眼科临床指南是由学会资助的,而没有商业方面的支持。PPP 的作者和审阅者都是志愿者,并没有因为他们对本书的贡献而获得任何经济的补偿。在 PPP 发表之前,还要送给外部的专家和利益攸关者审阅,包括消费者代表。PPP 遵从医学专科学会理事会有关与公司相互关系的法规。眼科学会有并且执行与工业界关系的准则(见 www.aao.org/about-preferred-practice-patterns)。

特发性黄斑裂孔 PPP 的意向使用者是眼科医师。

分级的方法和要点

《眼科临床指南》必须与临床密切相关和具有高度特异性,以便向临床医师提供有用的信息。当有证据支持诊治建议时,应当对所提出的每一项建议给予表明证据重要性的明确的等级。为了达到这一目标,采用了苏格兰院际指南网(Scottish Intercollegiate Guideline Network,[1] SIGN)及其建议的评定、制订和评估分级组(Grading of Recommendations Assessment,Development and Evaluation,[2] GRADE)的方法。GRADE 是一种系统的方法,来对支持特殊的临床处理的问题的证据总体强度进行分级。 采用 GRADE 的机构包括 SIGN、世界卫生组织、健康保健研究和政策局(Agency for Healthcare Research and Policy)以及美国医师学院(American College of Physicians)。[3]

◆ 用于形成诊治建议的所有研究都要逐项地将其证据强度进行分级,这一分级列于研究的引文中。

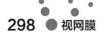

◆ 为了对研究进行逐项分级,采用了一种基于 SIGN[1] 的尺度。对研究进行逐项分级的证据的定义和水平如下述:

I ++	高质量的随机对照试验(RCTs)的荟萃分析、系统回顾,或偏差危险度很低的 RTCs
I +	实施很好的 RCTs 的荟萃分析、系统回顾,或偏差危险度低的 RCTs
I –	RCTs 的荟萃分析、系统回顾,或偏差危险度高的 RCTs
II ++	高质量的病例对照或队列研究的系统回顾 混杂和偏差危险度很低以及因果关系可能性高的高质量病例对照或队列研究
II +	混杂或偏差危险度低以及因果关系有中度可能的实施很好的病例对照或队列研究
II -	混杂或偏差危险度高以及具有非因果关系高度危险的病例对照或队列研究
III	非分析性研究(如病例报告、系列病例研究)

◆ 诊治的建议是基于证据的主体而形成的。以下是根据 GRADE[2] 来定义证据质量的分级:

高质量(GQ)	进一步研究不太可能改变估计作用的信赖度
中等质量(MQ)	进一步研究有可能对我们估计作用的信赖度产生重要的冲击,可能会改变这一估计
低质量(IQ)	进一步研究很可能对我们估计作用的信赖度产生重要的冲击,有可能改变这一估计 对作用的任何估计都是很不肯定的

◆ 以下是根据 GRADE[2] 来定义的诊治关键建议:

强烈的建议(SR)	用于期望的干预作用明显地大于不期望作用,或者没有不期望作用时
根据需要而使用的建议(DR)	用于协调平衡时不太肯定,这或者是因为证据的质量低,或者是因为证据提示的期望作用和不期望作用很相近

◆ 诊疗的关键发现和建议部分列出了由 PPP 专家委员会确定对于视功能和生活质量的结果特别重要的要点。

◆ 在本册 PPP 中,应用上面所述的系统对所有建议进行了分级。对于特殊建议分级的确定见附录2。

◆ 为了更新本册 PPP,于 2013 年 6 月在 PubMed 和 Cochrane 资料库进行文献搜索,完整的文献搜索详细情况见 www.aao.org/ppp。

诊疗的关键发现和建议

患有玻璃体牵拉和没有黄斑裂孔(1-A 期或 1-B 期)的患者应当给予观察,因为他们的病情常常能保持稳定,甚至好转。现在尚没有证据表明治疗可以改善其预后(I +,GQ,SR)。

大多数 2~4 期的黄斑裂孔患者如果不进行治疗,预后很差;然而,当成功地封闭黄斑裂孔后,视觉的预后通常是好的(III,GQ,SR)。因此眼科医师应当讨论治疗的选择,包括黄斑裂孔封闭的机会和相关的视觉益处。

近来的研究报告大约 90% 的新近的 400μm 或以下大小的黄斑裂孔可以通过玻璃体切除手术而封闭裂孔。

超过 6 个月的黄斑裂孔在玻璃体切除术后裂孔封闭率较低,这样的患者很少有视力恢复。

在女性中黄斑裂孔比男性中更为常见,常常发生于 55 岁之后。在一眼发生黄斑裂孔之后,对侧眼也有很高的黄斑裂孔发生率(10%~15%)。

在采用玻璃体切除术治疗黄斑裂孔后,白内障是常见的并发症。应当在术前与患者讨论这种危险,建议在术后进行监控(Ⅲ,GQ,SR)。

大约 40% 的黄斑裂孔大小为 400μm 或以下,并有玻璃体牵拉的患眼在玻璃体内注射 ocriplasmin 后裂孔可以封闭。

为了防止视野丧失,应当尽量减少在气液交换期间长时间的气体流动。

前言

疾病定义

黄斑囊肿、裂孔或假性裂孔(ICD-9 #362.54;ICD-10 #H35.34 [(−)= 1,右眼;2,左眼;3,双眼])
黄斑裂孔是位于黄斑中心凹的神经知觉视网膜不连续的情况。

患者群体

患者群体由患有特发性黄斑裂孔的成人组成,其中大多数为女性。

临床目标

◆ 确认发生特发性黄斑裂孔危险的患者。
◆ 就定期单眼自我评估和随诊检查、黄斑裂孔的症状,以及如有症状发生需要快速回来就诊的理由教育高危患者。
◆ 随诊因黄斑裂孔而有丧失视力危险的患者。
◆ 向患者告知治疗黄斑裂孔选择的危险和益处。
◆ 使中心视力的恢复达到最佳状态。

背景

黄斑裂孔是发生于黄斑中央或中心凹的神经知觉视网膜的解剖上不连续的状态。典型地,患者将会体验到视物变形和视力下降。[4,5] 大多数研究者认为黄斑裂孔是由于黄斑中心凹发生病理性玻璃体视网膜牵拉而引起的。非对照的系列病例研究也提示外伤可能在少数黄斑裂孔病例的发病中起作用。[6,7] 板层黄斑裂孔是神经知觉视网膜的部分厚度的缺损,而假性黄斑裂孔是具有环形或椭圆形的视网膜前膜,会造成全厚层黄斑孔的假的临床形态。

流行病学

北京眼病研究是一项包含 4346 名受检者的以人群为基础的横断面研究,发现黄斑裂孔的患病率为 0.09% ± 3.04%。[8] 另一项在印度农村进行的以人群为基础的横断面研究发现黄斑裂孔患病率为 0.20% ± 0.05%。[9] 在美国,明尼苏达州 Olmsted 县进行的以人群为基础的回顾性研究包含了大量高加索人 (>90%),估计年龄和性别调整的黄斑裂孔发病率为每年 10 万人群中 7.8 人和 8.7 只眼。[10] 在病例对照研究中,大多数(72%)特发性黄斑裂孔发生在妇女中;50% 以上的裂孔发现在 65~74 岁人群中,只有 3% 的病例发生在 55 岁以下人群中。[11] 患有全厚层黄斑裂孔(FTMH)患眼的对侧眼在 5 年内发生 FTMH 的危险为 10%~15%。[12~18] 患有完全的后玻璃体脱离眼的对侧眼发生 FTMH 的危险较低。在一项研究中,在随诊期的中位数为 33 个月(范围,9~99 个月)期间没有观察到有完全后玻璃体脱离的对侧眼发生 FTMH。[15]

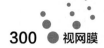

自然病史

虽然一些黄斑裂孔可以发展得更为迅速一些,但是黄斑裂孔经历由 Gass 首先叙述的临床各期典型地要有数周到数月的时间才能形成。[19] 在这两种情况下,当患者的症状变化得相对突然时,黄斑裂孔常常可以被发现。[19,20] 应用光相干断层扫描(OCT)发现的解剖状态支持 Gass 最初的观察,在表 1 中叙述了更新的 FTMH 的分类。

表 1 黄斑裂孔的分期及其特征

分期	特征
1-A (即将发生的)	• 中心凹的凹陷缺失,出现黄色的中心凹斑点(直径为 100~200μm) • 中心凹周围玻璃体皮质的局限性浅脱离,并与中心凹存在着持续粘连 • 玻璃体中心凹牵拉可能会在水平方向分离(裂缝)中心凹部位的视网膜(假性囊肿),它相似于黄色斑点区 [21] • 视网膜前膜不常见 • 视力范围为 0.25~0.8 • 不建议手术干预
1-B (即将发生的)	• 出现直径为 200~350μm 的黄色环 • 假性囊肿向后部扩展,并有外层视网膜的破裂 [21~23] • 视网膜顶部保持完整,后玻璃持续与视网膜粘连 [21~23] • 视网膜前膜不常见 • 视力范围为 0.25~0.8 • 不建议手术干预
2	• 小的全厚层(直径 <400μm)视网膜缺损 • 视网膜前膜不常见 • 视觉症状包括视物变形和视力下降 • 视力为 0.25~0.8
3	• 直径≥400μm 的全厚层裂孔 • 后玻璃体与黄斑部分离,但可能在视盘处仍然附着,以及在更周边部附着 [21] • 在裂孔上面的后玻璃体可有盖或瓣的存在,这在临床上可以见到,或者应用光相干断层扫描可以发现 • 沿着视网膜内水肿和囊肿,可以发现视网膜下液的翻边 • 在裂孔的基底部偶尔可以见到玻璃膜疣样沉着物 * • 长期的病例中,在水肿或脱离的视网膜与正常形态附着的视网膜结合部常有视网膜色素上皮层高 /低色素的边缘 [24] • 可能存在视网膜前膜 • 视力范围为 0.05~0.2[17,24]
4	• 全厚层裂孔,其直径常常大于 3 期的裂孔(直径 >400μm) • 完全的后玻璃体脱离,有 Weiss 环 [20,23] • 常有视网膜下液的翻边、视网膜内水肿和囊样改变 • 在裂孔的基底部偶尔可以见到玻璃膜疣样沉着物 * • 更常见到视网膜前膜 [25] • 视力更明显下降,范围为 0.05~0.2[17,24]

* 玻璃膜样或黄色的沉着物可能代表了在视网膜色素上皮层水平的巨噬细胞,提示疾病的长期性。

重要的是,视网膜缺损并不存在于 1-A 和 1-B 期中。因此这两期可能更好地分为即将发生的黄斑裂孔。

由 OCT、[21,22,26~29] 视网膜厚度分析仪、[30] 扫描激光检眼镜,[31] 以及在玻璃体切除术期间的观察所提供的新证据提示玻璃体黄斑部牵拉或粘连(VMA)可能在发生 1-A 裂孔中起到了作用。一些假性囊肿可以自发地和完全地消退;[34,35] 少数发展为板层或部分厚度的裂孔。假性囊肿可以经历数周到数月时间进展为 FTMH,常常要经历 1-B 期。大约 75% 的 2 期黄斑裂孔会进展到 3 期或 4 期黄斑裂孔。[16,36~39]

未进行治疗的 FTMH 预后差。只有 5% 的患眼将会有 0.4 或更好的视力,大约 55% 患眼的视力为 0.2 或更好,40% 的患眼视力为 0.1 或更差。[14,17,24,40,41] 60% 的 FTMH 眼在 5 年的随诊中丢失 2 行或以上的视力。[17,40] 在 3~5 年的随诊中,70%~80% 的患眼将只有 0.1 或更差的视力,余下的 20%~30% 患眼的视力常常为 0.2~0.3。[14,24,40,41] 在 3%~11% 的患眼中,FTMH 将会自发地闭合。[16,17,42~44]

如果裂孔自发闭合,视力将会明显地恢复。大多数未经治疗的黄斑裂孔会持续恶化,视力为 0.05~0.2 范围内,然后将会保持稳定的良好的周边视力。

诊治过程

患者治疗效果的标准

患者治疗效果的标准包括下列几项:
- ◆ 防止视力和视功能的损伤
- ◆ 改善视功能
- ◆ 维持或改善生活质量。

诊断

对一个具有提示为黄斑裂孔的症状和体征的患者,初次评估应当包括综合的成人眼科检查的所有内容,并特别注意与黄斑裂孔相关的方面(*II*++,*GQ*,*SR*)。[45] 经常误认为不同期别的黄斑裂孔的情况包括囊样黄斑水肿、中心浆液性视网膜病变、中心凹下玻璃膜疣、板层黄斑裂孔、有假性裂孔的视网膜前膜以及日光性黄斑病变。[46~48]

病史

虽然准确的病史构成根据患者特殊的症状学和特殊的需求而有变化,但是完全的病史包括以下各项:
- ◆ 症状持续的时间(*III*,*GQ*,*DR*)
- ◆ 眼病史:青光眼、视网膜脱离或撕裂、其他的眼部疾病、外伤、眼部手术或凝视太阳或日食(*III*,*GQ*,*DR*)
- ◆ 可能与黄斑囊样水肿相关的药物使用(如全身用的烟酸、局部滴用的前列腺素类似物)(*III*,*GQ*,*DR*)

体格检查

体格检查应当包括下列各项:
- ◆ 裂隙灯活体显微镜检查(*III*,*GQ*,*SR*)
  - ◆ 黄斑部和玻璃体视网膜界面
  - ◆ 视盘,以除外视神经小凹或晚期的视盘凹陷
- ◆ 间接检眼镜检查周边视网膜(*III*,*GQ*,*SR*)
- ◆ Amsler 方格表检查(*III*,*GQ*,*SR*)

辅助检查

光相干断层扫描(OCT)对于黄斑裂孔的解剖和大小,以及有无玻璃体牵拉或视网膜前膜的确定是非

常有用的,可以提供详细的信息。这些信息有助于诊断、分期和随诊(Ⅲ,MQ,DR)。[49] 光相干断层扫描的影像对于患者教育也是很有帮助的。然而,应用裂隙灯活体显微镜眼底检查可以容易地确定全厚层黄斑裂孔。

处理

预防和早期发现

当前,还没有已知的预防特发性黄斑裂孔发生的办法。初次的评估包括仔细地评估黄斑裂孔患者的对侧眼(Ⅲ,GQ,SR)。当对侧眼没有明确的后玻璃脱离的时候,它是处于发生黄斑裂孔的较高的危险之中。早期发现黄斑裂孔与玻璃体切除术后较高的裂孔封闭率以及术后获得较好视力两者相关,可能是由于裂孔较小,以及对周围边界的视网膜成分累及较为局限。因此,重要的是要尽快地诊断对侧眼的黄斑裂孔。因此应当教育患者警惕视物变形和中心视力轻度下降等体征(Ⅲ,GQ,SR)。OCT 检查也有助于确定处于高危状态的眼睛,表现为在黄斑中心或其附近存在玻璃体牵拉的证据(Ⅲ,IQ,DR)。

早期

一些患有 1-A 期或 1-B 期黄斑裂孔的人会有中心凹囊肿,其可以不经治疗而完全消退。[34,35] 一项研究报告患有中心凹囊肿的患者在长达 5 年时间里稳定地保持良好的视力。[16] 当后玻璃体从黄斑中央部脱离时,患有中心凹囊肿的患者的视力可以得到改善。大多数有良好中心视力的患者可以进行随诊,嘱咐他们如有视力下降就快速回来就诊(Ⅰ+,GQ,SR)。[34] 虽然 1-A 期或早期 1-B 期黄斑裂孔被称作早期或即将发生的黄斑裂孔,但是只有大约 50% 的患眼进展到 FTMH。[37] 在其余的 50% 眼中,玻璃体的附着从中心凹分离,然后中心凹的形态回复正常,或者呈现微红色。如果玻璃体自发地从中心凹脱离,视觉症状常常会很快得到改善。

较晚期

当黄斑裂孔的进展超过 2 期时,如果患者没有接受治疗,那么将会发生进一步的视力丧失。而且,当黄斑孔洞扩大时,就可能发生视网膜前膜,裂孔封闭的成功率也会降低。[50]

表 2 列出了对于各期黄斑裂孔的处理建议。

表 2　黄斑裂孔的处理建议

期别	处理	随诊
1-A 期和 1-B 期	观察 [34](Ⅲ,GQ,SR)	• 没有新的症状时,以 2~4 个月的间期进行随诊(Ⅲ,GQ,DR) • 如果发生新的症状,建议迅速回来就诊(Ⅲ,GQ,SR) • 鼓励应用 Amsler 方格表进行单眼视力评估(Ⅲ,GQ,SR)
2 期	玻璃体视网膜手术 [39]*（Ⅰ++,GQ,SR)	• 术后 1~2 日随诊,然后 1~2 周随诊(Ⅲ,GQ,SR) • 随后的随诊频次和时间根据手术后结果和患者的临床过程而有不同(Ⅲ,GQ,DR) • 如果不手术,每隔 2~4 个月随诊一次(Ⅲ,GQ,DR)
2 期	玻璃体药物松解术 †(Ⅲ,IQ,DR)	• 1 周和 4 周,或当有新症状(如视网膜脱离的症状)时随诊(Ⅲ,GQ,DR)
3 或 4 期	玻璃体视网膜手术 [39,43]Ⅰ++,GQ,DR)	• 术后 1~2 日随诊,然后 1~2 周随诊(Ⅲ,GQ,DR) • 随后的随诊频次和时间根据手术后结果和患者的临床过程而有不同(Ⅲ,GQ,DR)

*虽然常常需要施行手术,但是在一些选择性病例中观察也是恰当的

†虽然 FDA 已经批准应用 ocriplasmin 来治疗玻璃体黄斑部牵拉,但是它用于治疗没有玻璃体黄斑部牵拉或粘连的特发性黄斑裂孔现在考虑为说明书外用药。

手术处理

术前讨论

术前的讨论应当包括以下信息：

◆ 黄斑裂孔通常的自然病史，如果不治疗，常常导致中心视力变差(0.05~0.1)，但周边视力仍为正常(III,GQ,SR)。延迟修复也会导致较低的解剖成功率。

◆ 当玻璃体保持附着时，对侧眼发生黄斑裂孔的危险为10%~15%；当玻璃体脱离时则危险性较低(III,GQ,SR)。

◆ 黄斑裂孔自发地封闭是一个遥远的机会，相关的视觉益处决定于黄斑裂孔存在的时间长短和大小(III,GQ,SR)。

◆ 与玻璃体切除术相比，应用玻璃体内注射 ocriplasmin 治疗与 VMA 关联的黄斑裂孔是一种可能的选择，包括详细说明每种选择的风险和益处(III,IQ,DR)。[51,52]

玻璃体切除术

对于手术，在讨论时应当包括以下内容：

◆ 需要的麻醉类型(通常，采用监控下麻醉护理及局部麻醉)(III,GQ,SR)。对于焦虑和幽闭恐怖症患者，黄斑裂孔手术可以在全身麻醉下施行。

◆ 当采用全身麻醉时，应当至少在气液交换最后10分钟避免应用一氧化氮，这是因为它可能会导致术后不能预计的气体充盈的状况(III,GQ,SR)。

◆ 玻璃体切除术的风险(如白内障、视网膜撕裂)和益处(III,GQ,SR)。

◆ 有关眼内气体的需要，术后采用面向下的体位来填塞孔洞，以及在有晶状体眼可能发生白内障的指导(III,GQ,SR)。术者应当告知患有青光眼的患者在术后眼压升高的可能性(III,GQ,SR)。术者有责任制订术后医护计划，应当向患者告知这些安排(III,GQ,SR)。[51,52]

后玻璃体脱离

睫状体平部玻璃体切除术的重要的解剖学目标是从视网膜表面将后玻璃体皮质分离下来。在核心部玻璃体切除之后可以将醋酸曲安奈德注入玻璃体腔内，以便标记后玻璃体。不同的术者会有不同的喜好或技术来达到手术目标。在黄斑裂孔眼可以发生视网膜裂孔，这被认为是由于产生了后玻璃体脱离。[53]因此，在进行每一次气液交换之前都应当检查周边部视网膜有无裂孔或撕裂。

视网膜填塞可以在黄斑裂孔手术结束时应用不同的制剂来制作，以便获得黄斑裂孔的解剖学封闭(III,MQ,DR)。填塞的选择包括应用空气(维持几日)、SF_6(维持2~4周)、C_3F_8(维持1~3个月)或者硅油(长期维持)($\mathrm{II}-$,MQ,DR)。两个早期的研究发现，当与SF_6气体比较时，应用C_3F_8气体可以获得较好的结果。[54,55]较新的研究发现所得的结果没有差别。[56]近来研究发现SF_6气体裂孔的封闭率为98%。[57]已有报告指出，当空气填塞和内界膜(ILM)剥除联合应用时，可有很高的裂孔封闭率。[58]一般要求大多数应用气体填塞的患者在术后即刻就保持俯卧位、面向下的位置。一般来说，对于视网膜填塞方法的最好的选择尚无共识。

硅油可以用于不能保持面向下位的患者($\mathrm{II}-$,MQ,DR)。[59,60]在一项研究中，应用硅油后40个裂孔中86%得到封闭；[59]然而，这些同样的研究者在以后得出的结论是应用气体填塞后解剖和视觉的结果更好。[61]应用硅油也需要第二次手术去除硅油(III,GQ,SR)。面向下位的最佳时期是有争论的。共识是术后一周保持面向下位是最好的，而一些术者提倡更少地保持面向下位，或甚至不需要。[62]一些研究在术后早期应用OCT(通过充气的玻璃体腔)的方法来监测黄斑裂孔关闭的状况，应用这些信息来缩减面向下位的时间。[63,64]

内界膜剥除和染色

另一个没有解决的争论是术中去除ILM的价值。ILM可以作为细胞增生或收缩组织成分附着的支架，可以引起持续的玻璃体黄斑部牵拉。这样，在没有去除ILM的情况下可使首次手术失败，或者在以后将首次成功的封闭裂孔重新开放。[65]另一方面，在去除ILM时，ILM的结构作用的丧失或继发性并行的神经纤维层的丧失可能是有害的。

表 3 总结了 5 个大型的病例系列研究,比较了玻璃体切除术时剥除或不剥除 ILM 后黄斑裂孔封闭率,头两篇论文发现没有多大差别。[66,67] 表中第三篇论文发现 18% 的差别,ILM 剥除的效果较好。[58] 另外,作者报告没有剥除 ILM 眼中,25% 在以后裂孔再次裂开,而 ILM 剥除眼中的裂孔没有再次裂开。[58] 第四个研究证实如果在首次手术时剥除 ILM,则黄斑裂孔不太可能再次裂开。[68] 在表 3 中所列的第四和第五篇论文都表明即使裂孔关闭率方面有较大差别,也有利于 ILM 的剥除。[69,70] 然而,这些研究组较小,研究的设计会引入偏倚。许多其他的系列病例研究报告,应用 ILM 剥除技术,黄斑裂孔的关闭率为 87%~96%。[57,71~75]

能够以恰当的把握度来处理关键的变量,如黄斑裂孔的期别和大小,或应联合应用染色,来比较剥除与不剥除 ILM 的随机临床试验还没有施行过。

表 3 黄斑裂孔的手术结果——没有剥除与剥除 ILM 的比较

研究(作者,年份)	ILM 剥除 / 不剥除	黄斑裂孔关闭的百分比(%)
Margherio et al,[67] 2000	未剥除;$n=59$	92%
	中心凹周围组织分离;$n=48$	86%
Tognetto et al,[66] 2006	未剥除;$n=527$	90%
	剥除;$n=1100$	94%
Brooks,[58] 2000	未剥除;$n=46$	82% 未剥除(25眼再裂开)
	剥除;$n=116$	100%(100% 未裂开)
Christensen et al,[69] 2009	未剥除;$n=52$	44%
	剥除,应用 ICG;$n=34$	94%
	剥除,应用 TB;$n=18$	89%
Lois et al,[70] 2011	未剥除;$n=64$	48%
	剥除;$n=67$	84%

ICG = 吲哚青绿;ILM = 内界膜;TB = 锥虫蓝

已有应用吲哚青绿(ICG)、锥虫蓝(TP)、亮蓝(BB)和其他染料,以及醋酸曲安奈德(TA),以便在手术期间更好地看清 ILM 的报告。[76-80] 当开始时应用 ICG 时,出现视野缺损和黄斑中心凹有色素上皮异常的报告,引起了可能有毒性作用的关心。[75,81] 随后的研究提示应用 ICG 染色与不用染料相比较,术后的视力轻度下降,或者不同的染色之间没有差别。[74,77,78,80-86] 一项荟萃分析的结论是不用染色剥膜或应用 ICG 或 BB 后剥膜之间,黄斑裂孔的关闭率没有差别。作者发现在术后第一年中,应用 ICG 染色后剥除 ILM 的眼视力结果稍有降低;然而,在这之后就没有差别,当应用 ICG 的浓度 ≤ 0.05 时即使在术后第一年也没有差别。[5] 近来对 351 例患者的回顾性研究发现应用 ICG 辅助的 ILM 剥除术后黄斑裂孔关闭率(73.2%)在统计学上低于应用 BB 染色的裂孔关闭率。[87] 遗憾的是,还没有大型随机临床试验比较 ILM 剥除中的染色问题。醋酸曲安奈德可以安全地用于观察残余的玻璃体,以便方便地去除 ILM,并可以获得好的结果,对于毒性作用的担心也较低。[76,80]

重要的是,当术者喜欢应用 ICG 染色 ILM 时,应当应用最低浓度的 ICG(III , GQ , SR)。总的来说,关于黄斑裂孔手术中剥除 ILM 时应用特殊染色的确定的建议在文献中还是没有的。

体位

在施行黄斑裂孔手术的早期,嘱咐患者术后维持面向下位 10~14 日,以便使黄斑裂孔更好地闭合。术后采取俯卧位是不舒服的。在一些病例中,由于颈部、背部或全身习惯的限制,采取一定的体位非常困难,甚至是不可能的。近来的研究报告了术后采取面向下位 1~3 日就取得非常好的结果。[57,88,89] 已有术者报告不采取面向下体位的裂孔关闭率与几个系列病例中需要长时间采用面向下体位结果是相似的。[62,71,73,90-93] 然而,在所有这些研究中,都告诉患者避免采取面向上位或仰卧位。特殊的是,对于向上体位的建议是避免向后转动。[71,93]

因此,对于玻璃体切除术后保持多长时间的面向下体位才能封闭裂孔并没有明显的共识,但是较长时间保持这一体位对于大于 400μm 的裂孔或填塞不恰当的患者可能是需要的($I+$, GQ , DR)。[71]

手术的结果

两项多中心随机对照试验提供了手术治疗与观察相比较，了解治疗 FTMH 的有效性证据。[39,43] 一项包含了 3 期和 4 期黄斑裂孔的研究报告了玻璃体切除术在裂孔封闭和最终的视力方面的益处。[43] 然而，对于 2 期黄斑裂孔的结果并没有显示出相似的益处。[39] 虽然如此，玻璃体视网膜界的共识是推荐施行手术治疗 2 期黄斑裂孔，不仅是因为手术后的视力结果是好的，而且可以减少伴随着进展到 3 期或 4 期黄斑裂孔时进一步的视力丧失（$I++,GQ,SR$）。

然而，60% 的早期或 1 期黄斑裂孔可以不进展到晚期。因此，建议进行谨慎的观察（$I+,GQ,SR$）。[34] 应用 OCT，医师能够监控早期黄斑裂孔的进展，做出恰当的治疗建议（III,GQ,DR）。

近五年的手术研究已经报告裂孔封闭率为 91%~98%。[57,74,88,93] 大多数文献报告封闭的裂孔的术后视力的中位数约为 0.5，[57,74,77,88,93~96] 明显好于未治疗的黄斑裂孔的视力。[14,17,24,40,41]

视觉结果的预测

在系列病例报告中，许多著者已经报告，当患者的症状持续时间短于 6 个月时，裂孔封闭率较高，最终的视力较好。[97~101] 系列病例研究的结果指出，存在时间超过 2~3 年的黄斑裂孔可以被封闭，但是成功率较低（63%），视力的结果低于存在时间较短的黄斑裂孔。[58,97,102~107]

在首次手术后黄斑裂孔封闭失败的患者与首次手术后裂孔就封闭的患者相比，通常视力的结果不是太好。两项研究表明在另外的手术之后，高达 70% 的裂孔可以被封闭，但是视力的提高只有 1 行，视力约为 0.2。[108,109] 另一方面，在首次成功的手术后黄斑裂孔封闭，但在以后又重新裂开的患者，可得到较好的结果。一项研究报告 21 只眼的裂孔通过另外的手术得到封闭，在这另外的手术后平均的视力为 0.44。[108]

玻璃体切除术的并发症

白内障

绝大多数成人有晶状体眼在黄斑裂孔手术后会发生白内障。在睫状体平部玻璃体切除术的前几年，超过 80% 的有晶状体眼发生临床有意义的白内障。[110,111] 一项研究发现玻璃体切除术后施行白内障手术的时间的中位数是 14 个月，98% 的眼在玻璃体切除术后平均 91 个月期间需要做白内障手术。[112] 一项研究显示在白内障手术后已经封闭的黄斑裂孔再次裂开的比例很高，手术后发生囊样黄斑变性的危险增加了 7 倍。[113] 考虑到白内障形成的发生率和黄斑裂孔再次裂开的危险，一些术者建议将黄斑裂孔手术与超声乳化白内障吸除术及人工晶状体植入术联合进行（III,MQ,DR）。[62,113~115] 联合手术消除了两次手术的需要，可能会允许更完全地注入气体。[62,113,114] 联合施行白内障手术和玻璃体切除术的可能并发症包括低眼压、眼内晶状体 - 虹膜夹持以及在一些患者中增加黄斑水肿的危险。虽然在玻璃体切除术期间剥除 ILM 有利于封闭裂孔，减小了裂孔再次裂开的危险，但是仍有高达 10% 的成功封闭的黄斑裂孔在以后会再次裂开。[18,68,112,116~120]

视网膜撕裂

已经报告在黄斑裂孔手术中视网膜撕裂的发生率为 3%~17%，大多数发生于眼底的下方。[119,121~124]

视网膜脱离

虽然已经报告，术后视网膜脱离发生率高达 14%，但是大多数系列病例研究报告发生率为 1%~5%。[62,67,77,119,121,122,125] 视网膜脱离典型地位于下方眼底，是由于后部玻璃体基底部小的有瓣撕裂孔引起的。幸好，大多数的脱离可以被修复，而不会使黄斑裂孔重新裂开。[124]

视野缺失

过去，注意到高达 20% 的患者在施行黄斑裂孔手术后发生永久性颞侧视野缺损。[126~130] 大多数认为这种视野缺损是由于机械性损伤（如对视盘周围血管结构或神经纤维层[129]的外伤）或者由于气液交换期间将灌注管放置在颞侧所产生的空气流动对视网膜造成脱水损伤而引起的。[131] 尚不清楚下述的建议是否可以降低视野缺损的发生率：术者应知道减小在高压下长时间的气体流动（III,IQ,DR），肯定封闭巩膜切开口以便减少气液交换期间气流通过眼球（III,IQ,DR），在后极部留下一些液体直至最后将其吸引（$II-,IQ,DR$），[132] 加湿空气（$II-,IQ,DR$），[133] 或者在气液交换期间使用低灌输压（$II-,IQ,DR$）。[134,135] 另外，应用小号玻璃体切除系统有可能将通过玻璃体腔的气流减小。

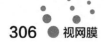

眼内炎

已经报告,玻璃体切术,包括治疗黄斑裂孔施行的玻璃体切除术后,眼内炎的发生率小于 0.05%。[119,120]

与气体相关的并发症

应用玻璃体内气泡进行视网膜填塞的患者必须避免搭乘飞机旅行(Ⅲ,GQ,SR)。医师也应当讨论在高海拔旅行的可能后果(Ⅲ,GQ,SR)。例如,驾车或上升到一些区域的高海拔地方可能会导致气体膨胀,升高眼压以及相关的眼内并发症。因此必须告知患者这样的旅行对于术后充满气体眼的可能后果。在高海拔产生的气泡膨胀可引起眼压升高,有引发动脉阻塞、伤口裂开、气体渗漏或眼压相关的其他损伤的危险。[136] 大多数术者需要他们的患者戴上警示器的腕带,可以显示腕带的携带者的眼内有气体,应当避免麻醉(如避用一氧化氮),因为其有导致眼压升高的危险(Ⅲ,GQ,DR)。

手术后随诊评估

施行手术的患者通常在术后 1~2 日时复查,术后 1~2 周再次复查。随后术后复查的频次和时间可根据手术的结果和患者的症状而有不同(Ⅲ,GQ,DR)。随诊的内容应当包括下列各项:

◆ 随诊间期的病史,包括出现的新症状(Ⅲ,GQ,SR)
◆ 测量眼压(Ⅲ,GQ,SR)
◆ 检查视力(Ⅲ,GQ,SR)
◆ 眼前节和中央部视网膜的裂隙灯活体显微镜检查,应用双目间接检眼镜检查周边部视网膜(Ⅲ,GQ,SR)
◆ 当有适应证时,应用光相干断层扫描记录术后黄斑解剖的状态(Ⅲ,GQ,SR)

玻璃体药物松解

Ocriplasmin

Ocriplasmin 是重组的蛋白酶,由 FDA 于 2012 年批准用于玻璃体与视网膜表面之间的酶分离。FDA 的批准是基于随机研究的结果。[137] 研究的入选标准包含玻璃体对黄斑部牵拉的所有的眼,包括 2 期黄斑裂孔的眼的亚组。在这一亚组中,当应用蛋白酶时,黄斑裂孔的封闭率为 40%,而玻璃体内注射安慰剂时黄斑裂孔的封闭率为 10%。[137] FDA 批准玻璃体内注射 Ocriplasmin 用于治疗 VMA,虽然应用 ocriplasmin 治疗仅为黄斑裂孔(没有 VMA)仍然被认为是说明书外用药。一般地说,当应用玻璃体切除术治疗 2 期黄斑裂孔时,有 90% 的可能将裂孔封闭。[57,71,88,89]

Ocriplasmin 并发症

对 Ocriplasmin 上市后的安全性存在着关注。已有报告发生急性视力丧失、视网膜电图异常、黄斑部脱离和色盲。[137] 对于玻璃体切除术与玻璃体内注射 Ocriplasmin 的益处和风险需要持续地研究。另外,还没有 Ocriplasmin 的作用和可能的毒性的长期资料。在本册 PPP 发表时,正在进行大规模的上市后研究,它将更好地明确这种药物的安全性。

已经报告的与 Ocriplasmin 相关的并发症包括:

◆ 视网膜撕裂
◆ 漂浮物(常由于 PVD 的进展)
◆ 蓝 - 黄色视、色盲或暗视
◆ 畏光
◆ 视野异常
◆ 视网膜电图的改变
◆ 悬韧带变弱以及可能发生晶状体半脱位

医疗提供者和场所

黄斑裂孔的诊断和处理需要特殊的专业知识、手术技术和特殊的设备来发现视网膜的改变,以便选择、施行和监控恰当的处理或治疗。建议将患者转诊给在处理这种情况方面有专业知识和经验的眼科医师(Ⅲ,GQ,SR)。一些诊断检查可以交给经过恰当培训,并在监控下的人员施行。然而,对于诊断试验结果的解释,以及黄斑裂孔的药物和手术处理,需要经过医学培训,有临床和手术的判断能力和经验的医师(Ⅲ,GQ,SR)。

咨询和转诊

应当告知患者,如果他们有症状,如漂浮物增加、视野丧失、视物变形或视力下降,应当快速地告知他们的眼科医师(Ⅲ,GQ,SR)。[138~140] 视觉康复的目标是恢复视功能。[141] 因此应当将术后具有视觉功能受限的患者转诊给视觉康复和社会服务机构(Ⅱ++,GQ,SR)。[125,142] 有关视觉康复更多的信息,包括患者用的资料可以在网站 www.aao.org/smart-sight-low-vision 获得。

社会经济学考虑

与特发性黄斑裂孔治疗和处理相关的经济学考虑还没有进行全面的研究。患者术后满意度的测量与视觉和解剖的结果相关。[143~145] 以国家眼科研究所视觉功能问题表 -25 测量的视觉相关的生活质量已有报告,改进了以后的特发性黄斑裂孔的手术。[143] 探索在黄斑裂孔的人群中应用 ocriplasmin(相对于玻璃体切除术)的价值和危险的研究正在进行中。

附录 1　眼保健服务质量的核心标准

> 提供高质量的保健服务,
> 是医师的最高道德责任,
> 也是公众信任医师的基础。
>
> 美国医学会理事会,1986 年

所提供的高质量眼保健服务的方式和技术应当与患者的最大利益相一致。下述的讨论将说明这种保健服务的核心成分。

眼科医师首先是医师。正因为如此,眼科医师显示出对每个人的同情和关心,并能够应用医学科学和高超的医疗技术来帮助患者减轻焦虑和病痛。眼科医师通过接受培训和继续教育不断地努力发展和维持最可行的技术来满足患者的需要。眼科医师根据患者的需求来评估他们的技术和医学知识,并且依此来做出相应的反应。眼科医师也保证有需求的患者直接获得必要的保健服务,或者将患者转诊到能够提供这种服务的恰当的人和设施那里,他们支持促进健康以及预防疾病和伤残的活动。

眼科医师认识到疾病将患者置于不利的依赖状态。眼科医师尊重他们的患者的尊严和气节,而不会利用患者的弱点。

高质量的眼保健服务具有许多属性,其中最显著的是以下几点:

◆ 高质量保健的本质是患者与医师之间富有意义的伙伴关系。眼科医师应当努力与他们的患者进行有效的交流,仔细地倾听患者的需求和担忧。反过来,眼科医师应当就患者疾病的需求和预后、适当的治疗措施来教育患者。这样可以保证在做出影响患者的处理和护理决定时,患者能够实质性参与(应当与患者特有的体力、智力和情绪状态相适应),使他们在实施他们同意的治疗计划时具有良好的主动性和依从性,从而帮助他们减少担心和忧虑。

◆ 眼科医师在选择和适时地采用恰当的诊断和治疗措施时,以及确定随诊检查的频率时,会根据患者情况的紧急与否和性质,以及患者的独特需要和愿望,来应用他们最好的判断做出决定。

◆ 眼科医师应当只是实施他们已经接受过恰当训练、有经验和有资格实施的操作,或者当有必要时,根据患者问题的紧急程度,以及其他替代的医疗提供者可利用和可及的状况,在其他人员的帮助下实施这些操作。

◆ 应保证患者能够连续地接触到所需要的和恰当的下述的眼保健服务。

- ◆ 眼科医师应当及时、恰当地治疗患者,而且他们本身也具有提供这种服务的能力。
- ◆ 手术的眼科医师应当具有对患者施行恰当的术前和术后处理的适当能力和准备。
- ◆ 当眼科医师不便或无法为他的患者服务时,他应当提供适当的替代的眼保健服务,并且要有适当的机制让患者知晓这种保健和方法,以便患者能够获得而加以利用。
- ◆ 眼科医师可以根据转诊是由于患者的需要,转诊是及时和恰当的措施,以及接受转诊的医师是有资格胜任,并具有可及性和可利用的基础上,将患者转诊给其他的眼科医师。
- ◆ 眼科医师可以就眼部和其他内科或外科的问题寻求适当的咨询和会诊。可以根据他们的技术、能力和可及性来推荐会诊者。他们必须尽可能地获得完整和准确的有关问题的资料,以便提供有效的建议或干预,并能做到恰当的和及时的回应。
- ◆ 眼科医师应当保持完整和准确的医疗记录。
- ◆ 在适当的请求下,眼科医师能够提供自己的完整和准确的患者病历。
- ◆ 眼科医师定期和有效地复习会诊和实验室检查的结果,并且采用适当的行动。
- ◆ 眼科医师和帮助其提供眼保健服务的人员应当具有证明他们身份和职业的证件。
- ◆ 对于那些治疗无效而又没有进一步治疗方法的患者,眼科医师应当提供适当的专业方面的支持、康复咨询和社会服务机构,当有适当和可及的时机时,应当给予转诊。

◆ 在进行治疗和实施侵入性诊断试验之前,眼科医师通过收集相关的历史资料和施行相关的术前检查,来熟悉患者的情况。另外,医师通过准确和诚实地提供有关诊断、治疗方法和替代治疗的性质、目的、危险、益处和成功的可有性,以及不进行治疗的危险和益处的相关信息,也能使患者对治疗的决定充分知情。

◆ 眼科医师应当谨慎地采用新技术(例如药物、装置、手术技术),要考虑到这些新技术与现有的替代治疗相比其价格是否合适,是否有潜在的益处,以及所显示出来的安全性和有效性。

◆ 眼科医师通过对照已确定的标准,来定期地复习和评估个人的相关行为,以及恰当地改变他的医疗实践和技术,来提高提供的眼保健的质量。

◆ 眼科医师应当利用恰当的职业渠道,通过与同行交流临床研究和医疗服务中所获得的知识来改进眼保健服务。包括向同行警示少见的病例,或未曾预料的并发症,以及与新药、新装置和新技术相关的问题。

◆ 眼科医师以恰当的人员和设备来处理需要立即关注的眼部和全身的可能并发症。

◆ 眼科医师也要提供经济上合理的眼保健服务,而且不与已经接受的质量标准相冲突。

修改:理事会
批准:理事会
1988 年 10 月 12 日

第二次印刷:1991 年 1 月
第三次印刷:2001 年 8 月
第四次印刷:2005 年 7 月

附录 2　眼科临床指南(PPP)建议的分级

这里所用的分级报告了与包括在研究中支持每个建议相关的 SIGN 分级（Ⅰ++;Ⅰ+;Ⅰ-;Ⅱ++;Ⅱ+;Ⅱ-;Ⅲ),GRADE 分级评估证据(GQ,IQ),GRADE 评估了证据的强度(SR,DR)。 这些分级的详细情况见分级的方法和关键部分的报告。

编译者已经将提出的分级情况插入了文内相关部分。

相关的学会资料

Basic and Clinical Science Course

Retina and Vitreous（Section 12,2014-2015）

Focal Points

Retinal Optical Coherence Tomography（2014）

Ophthalmic Technology Assessment-

Published in Ophthalmology,which is distributed free to Academy members; links to full text available at www.aao.org/ota.

Surgical Management of Macular Holes（2001; reviewed for currency 2012）

Patient Education

Face-Down recovery After Retinal Surgery Brochure（2014）

Macular Hole Brochure（2014）

Retina informed Consent Video Collection（2013）

Preferred Practice Pattern

Comprehensive Adult Medical Eye Evaluation（2010）

除了免费资料外,预订任何资料,请打电话给学会顾客服务部,电话 866.561.8558（美国用）或 415.561.8540,或者访问网站 www.aao.org/store。

参考文献

1. Scottish Intercollegiate Guidelines Network. Annex B: key to evidence statements and grades of recommendations. In: SIGN 50: A Guideline Developer's Handbook. Available at: www.sign.ac.uk/guidelines/fulltext/50/annexb.html. Accessed June 11,2014.

2. Guyatt GH,Oxman AD,Vist GE,et al. GRADE: an emerging consensus on rating quality of evidence and strength of recommendations. BMJ 2008;336:924-6.

3. GRADE Working Group. Organizations that have endorsed or that are using GRADE. Available at: www.gradeworkinggroup.org/society/index.htm. Accessed June 11,2014.

4. Colucciello M. Evaluation and Management of Macular Holes. Focal Points: Clinical Modules for Ophthalmologists. Module 1. San Francisco,CA: American Academy of Ophthalmology; 2003.

5. Benson WE,Cruickshanks KC,Fong DS,et al. Surgical management of macular holes: a report by the American Academy of Ophthalmology. Ophthalmology 2001;108:1328-35.

6. Aaberg TM,Blair CJ,Gass JD. Macular holes. Am J Ophthalmol 1970;69:555-62.

7. Kuhn F,Morris R,Mester V,Witherspoon CD. Internal limiting membrane removal for traumatic macular holes. Ophthalmic Surg Lasers 2001;32:308-15.

8. Wang S,Xu L,Jonas JB. Prevalence of full-thickness macular holes in urban and rural adult Chinese: the Beijing Eye Study. Am J Ophthalmol 2006;141:589-91.

9. Nangia V,Jonas JB,Khare A,Lambat S. Prevalence of macular holes in rural central India. The Central India Eye and Medical Study. Graefes Arch Clin Exp Ophthalmol 2012;250:1105-7.

10. McCannel CA,Ensminger JL,Diehl NN,Hodge DN. Population-based incidence of macular holes. Ophthalmology 2009;116:1366-9.

11. Eye Disease Case-Control Study Group. Risk factors for idiopathic macular holes. Am J Ophthalmol 1994;118:754-61.

12. Ezra E,Wells JA,Gray RH,et al. Incidence of idiopathic full-thickness macular holes in fellow eyes. A 5-year prospective natural history study. Ophthalmology 1998;105:353-9.

13. Niwa H,Terasaki H,Ito Y,Miyake Y. Macular hole development in fellow eyes of patients with unilateral macular hole. Am J Ophthalmol 2005;140:370-5.

14. Lewis ML, Cohen SM, Smiddy WE, Gass JD. Bilaterality of idiopathic macular holes. Graefes Arch Clin Exp Ophthalmol 1996; 234:241-5.

15. Fisher YL, Slakter JS, Yannuzzi LA, Guyer DR. A prospective natural history study and kinetic ultrasound evaluation of idiopathic macular holes. Ophthalmology 1994;101:5-11.

16. Guyer DR, de Bustros S, Diener-West M, Fine SL. Observations on patients with idiopathic macular holes and cysts. Arch Ophthalmol 1992;110:1264-8.

17. Chew EY, Sperduto RD, Hiller R, et al. Clinical course of macular holes: the Eye Disease Case-Control Study. Arch Ophthalmol 1999;117:242-6.

18. Kumagai K, Ogino N, Hangai M, Larson E. Percentage of fellow eyes that develop full-thickness macular hole in patients with unilateral macular hole. Arch Ophthalmol 2012;130:393-4.

19. Gass JD. Idiopathic senile macular hole. Its early stages and pathogenesis. Arch Ophthalmol 1988;106:629-39.

20. Gass JD. Reappraisal of biomicroscopic classification of stages of development of a macular hole. Am J Ophthalmol 1995;119: 752-9.

21. Gaudric A, Haouchine B, Massin P, et al. Macular hole formation: new data provided by optical coherence tomography. Arch Ophthalmol 1999;117:744-51.

22. Haouchine B, Massin P, Gaudric A. Foveal pseudocyst as the first step in macular hole formation: a prospective study by optical coherence tomography. Ophthalmology 2001;108:15-22.

23. Azzolini C, Patelli F, Brancato R. Correlation between optical coherence tomography data and biomicroscopic interpretation of idiopathic macular hole. Am J Ophthalmol 2001;132:348-55.

24. Casuso LA, Scott IU, Flynn HW Jr, et al. Long-term follow-up of unoperated macular holes. Ophthalmology 2001;108:1150-5.

25. Blain P, Paques M, Massin P, et al. Epiretinal membranes surrounding idiopathic macular holes. Retina 1998;18:316-21.

26. Hee MR, Puliafito CA, Wong C, et al. Optical coherence tomography of macular holes. Ophthalmology 1995;102:748-56.

27. Ansari H, Rodriguez-Coleman H, Langton K, Chang S. Spontaneous resolution of bilateral stage 1 macular holes documented by optical coherence tomography. Am J Ophthalmol 2002;134:447-9.

28. Stalmans P, Spileers W, Dralands L. The use of optical coherence tomography in macular diseases. Bull Soc Belge Ophtalmol 1999;272:15-30.

29. Spaide RF, Wong D, Fisher Y, Goldbaum M. Correlation of vitreous attachment and foveal deformation in early macular hole states. Am J Ophthalmol 2002;133:226-9.

30. Folk JC, Boldt HC, Keenum DG. Foveal cysts: a premacular hole condition associated with vitreous traction. Arch Ophthalmol 1998;116:1177-83.

31. Kishi S, Kamei Y, Shimizu K. Tractional elevation of Henle's fiber layer in idiopathic macular holes. Am J Ophthalmol 1995; 120:486-96.

32. Kishi S, Hagimura N, Shimizu K. The role of the premacular liquefied pocket and premacular vitreous cortex in idiopathic macular hole development. Am J Ophthalmol 1996;122:622-8.

33. Johnson MW, Van Newkirk MR, Meyer KA. Perifoveal vitreous detachment is the primary pathogenic event in idiopathic macular hole formation. Arch Ophthalmol 2001;119:215-22.

34. de Bustros S, Vitrectomy for Prevention of Macular Hole Study Group. Vitrectomy for prevention of macular holes. Results of a randomized multicenter clinical trial. Ophthalmology 1994;101:1055-9; discussion 1060.

35. Johnson RN, Gass JD. Idiopathic macular holes. Observations, stages of formation, and implications for surgical intervention. Ophthalmology 1988;95:917-24.

36. Hikichi T, Yoshida A, Akiba J, et al. Prognosis of stage 2 macular holes. Am J Ophthalmol 1995;119:571-5.

37. Hikichi T, Yoshida A, Akiba J, Trempe CL. Natural outcomes of stage 1, 2, 3, and 4 idiopathic macular holes. Br J Ophthalmol 1995;79:517-20.

38. Kim JW, Freeman WR, el-Haig W, et al, Vitrectomy for Macular Hole Study Group. Baseline characteristics, natural history, and risk factors to progression in eyes with stage 2 macular holes. Results from a prospective randomized clinical trial. Ophthalmology 1995;102:1818-29.

39. Kim JW, Freeman WR, Azen SP, et al, Vitrectomy for Macular Hole Study Group. Prospective randomized trial of vitrectomy or observation for stage 2 macular holes. Am J Ophthalmol 1996;121:605-14.

40. Hikichi T, Trempe CL. Risk of decreased visual acuity in full-thickness idiopathic macular holes. Am J Ophthalmol 1993;116: 708-12.

41. Morgan CM, Schatz H. Idiopathic macular holes. Am J Ophthalmol 1985;99:437-44.

42. Hikichi T, Akiba J, Trempe CL. Effect of the vitreous on the prognosis of full-thickness idiopathic macular hole. Am J Ophthalmol 1993;116:273-8.

43. Freeman WR, Azen SP, Kim JW, et al, The Vitrectomy for Treatment of Macular Hole Study Group. Vitrectomy for the treatment of full-thickness stage 3 or 4 macular holes: results of a multicentered randomized clinical trial. Arch Ophthalmol 1997; 115:11-21.

44. Ezra E, Gregor ZJ, Moorfields Macular Hole Study Group. Surgery for idiopathic full-thickness macular hole: two-year results of a randomized clinical trial comparing natural history, vitrectomy, and vitrectomy plus autologous serum: Moorfields Macular Hole Study Group report number 1. Arch Ophthalmol 2004; 122:224-36.

45. American Academy of Ophthalmology Preferred Practice Patterns Committee. Preferred Practice Pattern ® Guidelines. Comprehensive Adult Medical Eye Evaluation. San Francisco, CA: American Academy of Ophthalmology; 2010. Available at: www.aao.org/ppp.

46. Ho AC, Guyer DR, Fine SL. Macular hole. Surv Ophthalmol 1998; 42:393-416.

47. Gass JD, Joondeph BC. Observations concerning patients with suspected impending macular holes. Am J Ophthalmol 1990; 109:638-46.

48. Smiddy WE, Gass JD. Masquerades of macular holes. Ophthalmic Surg 1995; 26:16-24.

49. McDonald HR, Williams GA, Scott IU, et al. Laser scanning imaging for macular disease: a report by the American Academy of Ophthalmology. Ophthalmology 2007; 114:1221-8.

50. Brockmann T, Steger C, Weger M, et al. Risk assessment of idiopathic macular holes undergoing vitrectomy with dye-assisted internal limiting membrane peeling. Retina 2013; 33:1132-6.

51. American Academy of Ophthalmology. Policy Statement. Preoperative Assessment: Responsibilities of the Ophthalmologist. San Francisco, CA: American Academy of Ophthalmology; 2012. Available at: http://one.aao.org/guidelines-browse?filter=clinicals tatement. Accessed June 11, 2014.

52. American Academy of Ophthalmology. Policy Statement. An Ophthalmologist's Duties Concerning Postoperative Care. San Francisco, CA: American Academy of Ophthalmology; 2012. Available at: http://one.aao.org/guidelines-browse?filter=clinicals tatement. Accessed June 11, 2014.

53. Chung SE, Kim KH, Kang SW. Retinal breaks associated with the induction of posterior vitreous detachment. Am J Ophthalmol 2009; 147:1012-6.

54. Thompson JT, Smiddy WE, Glaser BM, et al. Intraocular tamponade duration and success of macular hole surgery. Retina 1996; 16:373-82.

55. Thompson JT, Glaser BM, Sjaarda RN, et al. Effects of intraocular bubble duration in the treatment of macular holes by vitrectomy and transforming growth factor-beta 2. Ophthalmology 1994; 101:1195-200.

56. Mulhern MG, Cullinane A, Cleary PE. Visual and anatomical success with short-term macular tamponade and autologous platelet concentrate. Graefes Arch Clin Exp Ophthalmol 2000; 238:577-83.

57. Almeida DR, Wong J, Belliveau M, et al. Anatomical and visual outcomes of macular hole surgery with short-duration 3-day face-down positioning. Retina 2012; 32:506-10.

58. Brooks HL, Jr. Macular hole surgery with and without internal limiting membrane peeling. Ophthalmology 2000; 107:1939-48; discussion 1948-9.

59. Goldbaum MH, McCuen BW, Hanneken AM, et al. Silicone oil tamponade to seal macular holes without position restrictions. Ophthalmology 1998; 105:2140-8.

60. Pertile G, Claes C. Silicone oil vs. gas for the treatment of full-thickness macular hole. Bull Soc Belge Ophtalmol 1999; 274:31-6.

61. Lai JC, Stinnett SS, McCuen BW. Comparison of silicone oil versus gas tamponade in the treatment of idiopathic full-thickness macular hole. Ophthalmology 2003; 110:1170-4.

62. Tornambe PE, Poliner LS, Grote K. Macular hole surgery without face-down positioning. A pilot study. Retina 1997; 17:179-85.

63. Couvillion SS, Smiddy WE, Flynn HW Jr, et al. Outcomes of surgery for idiopathic macular hole: a case-control study comparing silicone oil with gas tamponade. Ophthalmic Surg Lasers Imaging 2005; 36:365-71.

64. Rizzo S, Genovesi-Ebert F, Vento A, et al. Heavy silicone oil (Densiron-68) for the treatment of persistent macular holes: Densiron-68 endotamponade for persistent macular holes. Graefes Arch Clin Exp Ophthalmol 2009; 247:1471-6.

65. Eckardt C, Eckardt U, Groos S, et al. Removal of the internal limiting membrane in macular holes. Clinical and morphological findings. Ophthalmologe 1997; 94:545-51.

66. Tognetto D, Grandin R, Sanguinetti G, et al. Internal limiting membrane removal during macular hole surgery: results of a multicenter retrospective study. Ophthalmology 2006; 113:1401-10.

67. Margherio RR, Margherio AR, Williams GA, et al. Effect of perifoveal tissue dissection in the management of acute idiopathic full-thickness macular holes. Arch Ophthalmol 2000; 118:495-8.

68. Meng Q, Zhang S, Ling Y, et al. Long-term anatomic and visual outcomes of initially closed macular holes. Am J Ophthalmol 2011; 151:896-900.

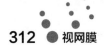

69. Christensen UC, Kroyer K, Sander B, et al. Value of internal limiting membrane peeling in surgery for idiopathic macular hole stage 2 and 3: a randomised clinical trial. Br J Ophthalmol 2009;93:1005-15.

70. Lois N, Burr J, Norrie J, et al. Internal limiting membrane peeling versus no peeling for idiopathic full-thickness macular hole: a pragmatic randomized controlled trial. Invest Ophthalmol Vis Sci 2011;52:1586-92.

71. Guillaubey A, Malvitte L, Lafontaine PO, et al. Comparison of face-down and seated position after idiopathic macular hole surgery: a randomized clinical trial. Am J Ophthalmol 2008;146:128-34.

72. Mester V, Kuhn F. Internal limiting membrane removal in the management of full-thickness macular holes. Am J Ophthalmol 2000;129:769-77.

73. Carvounis PE, Kopel AC, Kuhl DP, et al. 25-gauge vitrectomy using sulfur hexafluoride and no prone positioning for repair of macular holes. Retina 2008;28:1188-92.

74. Tsipursky MS, Heller MA, De Souza SA, et al. Comparative evaluation of no dye assistance, indocyanine green and triamcinolone acetonide for internal limiting membrane peeling during macular hole surgery. Retina 2013;33:1123-31.

75. Haritoglou C, Gandorfer A, Gass CA, et al. Indocyanine green-assisted peeling of the internal limiting membrane in macular hole surgery affects visual outcome: a clinicopathologic correlation. Am J Ophthalmol 2002;134:836-41.

76. Tognetto D, Zenoni S, Sanguinetti G, et al. Staining of the internal limiting membrane with intravitreal triamcinolone acetonide. Retina 2005;25:462-7.

77. Da Mata AP, Burk SE, Foster RE, et al. Long-term follow-up of indocyanine green-assisted peeling of the retinal internal limiting membrane during vitrectomy surgery for idiopathic macular hole repair. Ophthalmology 2004;111:2246-53.

78. Beutel J, Dahmen G, Ziegler A, Hoerauf H. Internal limiting membrane peeling with indocyanine green or trypan blue in macular hole surgery: a randomized trial. Arch Ophthalmol 2007;125:326-32.

79. Kwok AK, Li WW, Pang CP, et al. Indocyanine green staining and removal of internal limiting membrane in macular hole surgery: histology and outcome. Am J Ophthalmol 2001;132:178-83.

80. Shah GK, Rosenblatt BJ, Blinder KJ, et al. Triamcinolone-assisted internal limiting membrane peeling. Retina 2005;25:972-5.

81. Engelbrecht NE, Freeman J, Sternberg P Jr, et al. Retinal pigment epithelial changes after macular hole surgery with indocyanine green-assisted internal limiting membrane peeling. Am J Ophthalmol 2002;133:89-94.

82. Bellerive C, Cinq-Mars B, Louis M, et al. Retinal function assessment of trypan blue versus indocyanine green assisted internal limiting membrane peeling during macular hole surgery. Can J Ophthalmol 2013;48:104-9.

83. Horio N, Horiguchi M. Effect on visual outcome after macular hole surgery when staining the internal limiting membrane with indocyanine green dye. Arch Ophthalmol 2004;122:992-6.

84. Baba T, Hagiwara A, Sato E, et al. Comparison of vitrectomy with brilliant blue G or indocyanine green on retinal microstructure and function of eyes with macular hole. Ophthalmology 2012;119:2609-15.

85. Shiono A, Kogo J, Klose G, et al. Effects of indocyanine green staining on the recovery of visual acuity and macular morphology after macular hole surgery. Ophthalmologica 2013;230:138-43.

86. Machida S, Toba Y, Nishimura T, et al. Comparisons of cone electroretinograms after indocyanine green-, brilliant blue G-, or triamcinolone acetonide-assisted macular hole surgery. Graefes Arch Clin Exp Ophthalmol 2014;252:1423-33.

87. Williamson TH, Lee E. Idiopathic macular hole: analysis of visual outcomes and the use of indocyanine green or brilliant blue for internal limiting membrane peel. Graefes Arch Clin Exp Ophthalmol 2014;252:395-400.

88. Mittra RA, Kim JE, Han DP, Pollack JS. Sustained postoperative face-down positioning is unnecessary for successful macular hole surgery. Br J Ophthalmol 2009;93:664-6.

89. Dhawahir-Scala FE, Maino A, Saha K, et al. To posture or not to posture after macular hole surgery. Retina 2008;28:60-5.

90. Tranos PG, Peter NM, Nath R, et al. Macular hole surgery without prone positioning. Eye 2007;21:802-6.

91. Isomae T, Sato Y, Shimada H. Shortening the duration of prone positioning after macular hole surgery-comparison between 1-week and 1-day prone positioning. Jpn J Ophthalmol 2002;46:84-8.

92. Simcock PR, Scalia S. Phacovitrectomy without prone posture for full thickness macular holes. Br J Ophthalmol 2001;85:1316-9.

93. Tadayoni R, Vicaut E, Devin F, et al. A randomized controlled trial of alleviated positioning after small macular hole surgery. Ophthalmology 2011;118:150-5.

94. Haritoglou C, Reiniger IW, Schaumberger M, et al. Five-year follow-up of macular hole surgery with peeling of the internal limiting membrane: update of a prospective study. Retina 2006;26:618-22.

95. Jaycock PD, Bunce C, Xing W, et al. Outcomes of macular hole surgery: implications for surgical management and clinical governance. Eye 2005;19:879-84.

96. Hirneiss C, Neubauer AS, Gass CA, et al. Visual quality of life after macular hole surgery: outcome and predictive factors. Br J Ophthalmol 2007;91:481-4.

97. Thompson JT, Sjaarda RN, Lansing MB. The results of vitreous surgery for chronic macular holes. Retina 1997;17:493-501.

98. Kang HK, Chang AA, Beaumont PE. The macular hole: report of an Australian surgical series and meta-analysis of the literature. Clin Experiment Ophthalmol 2000;28:298-308.

99. Wendel RT, Patel AC, Kelly NE, et al. Vitreous surgery for macular holes. Ophthalmology 1993;100:1671-6.

100. Willis AW, Garcia-Cosio JF. Macular hole surgery. Comparison of longstanding versus recent macular holes. Ophthalmology 1996;103:1811-4.

101. Tilanus MA, Cuypers MH, Bemelmans NA, et al. Predictive value of pattern VEP, pattern ERG and hole size in macular hole surgery. Graefes Arch Clin Exp Ophthalmol 1999;237:629-35.

102. Scott RA, Ezra E, West JF, Gregor ZJ. Visual and anatomical results of surgery for long standing macular holes. Br J Ophthalmol 2000;84:150-3.

103. Cheng L, Azen SP, El-Bradey MH, et al. Effects of preoperative and postoperative epiretinal membranes on macular hole closure and visual restoration. Ophthalmology 2002;109:1514-20.

104. Kobayashi H, Kobayashi K. Correlation of quantitative three-dimensional measurements of macular hole size with visual acuity after vitrectomy. Graefes Arch Clin Exp Ophthalmol 1999;237:283-8.

105. Ullrich S, Haritoglou C, Gass C, et al. Macular hole size as a prognostic factor in macular hole surgery. Br J Ophthalmol 2002;86:390-3.

106. Byhr E, Lindblom B. Preoperative measurements of macular hole with scanning laser ophthalmoscopy. Correlation with functional outcome. Acta Ophthalmol Scand 1998;76:579-83.

107. Ip MS, Baker BJ, Duker JS, et al. Anatomical outcomes of surgery for idiopathic macular hole as determined by optical coherence tomography. Arch Ophthalmol 2002;120:29-35.

108. Valldeperas X, Wong D. Is it worth reoperating on macular holes? Ophthalmology 2008;115:158-63.

109. Hillenkamp J, Kraus J, Framme C, et al. Retreatment of full-thickness macular hole: predictive value of optical coherence tomography. Br J Ophthalmol 2007;91:1445-9.

110. Haritoglou C, Gass CA, Schaumberger M, et al. Long-term follow-up after macular hole surgery with internal limiting membrane peeling. Am J Ophthalmol 2002;134:661-6f.

111. Passemard M, Yakoubi Y, Muselier A, et al. Long-term outcome of idiopathic macular hole surgery. Am J Ophthalmol 2010;149:120-6.

112. Scott IU, Moraczewski AL, Smiddy WE, et al. Long-term anatomic and visual acuity outcomes after initial anatomic success with macular hole surgery. Am J Ophthalmol 2003;135:633-40.

113. Bhatnagar P, Kaiser PK, Smith SD, et al. Reopening of previously closed macular holes after cataract extraction. Am J Ophthalmol 2007;144:252-9.

114. Simcock PR, Scalia S. Phaco-vitrectomy for full-thickness macular holes. Acta Ophthalmol Scand 2000;78:684-6.

115. Lahey JM, Francis RR, Fong DS, et al. Combining phacoemulsification with vitrectomy for treatment Of macular holes. Br J Ophthalmol 2002;86:876-8.

116. Paques M, Massin P, Blain P, et al. Long-term incidence of reopening of macular holes. Ophthalmology 2000;107:760-6.

117. Christmas NJ, Smiddy WE, Flynn HW Jr. Reopening of macular holes after initially successful repair. Ophthalmology 1998;105:1835-8.

118. Duker JS, Wendel R, Patel AC, Puliafito CA. Late re-opening of macular holes after initially successful treatment with vitreous surgery. Ophthalmology 1994;101:1373-8.

119. Banker AS, Freeman WR, Kim JW, et al, Vitrectomy for Macular Hole Study Group. Vision-threatening complications of surgery for full-thickness macular holes. Ophthalmology 1997;104:1442-52; discussion 1452-3.

120. Park SS, Marcus DM, Duker JS, et al. Posterior segment complications after vitrectomy for macular hole. Ophthalmology 1995;102:775-81.

121. Paques M, Chastang C, Mathis A, et al, Platelets in Macular Hole Surgery Group. Effect of autologous platelet concentrate in surgery for idiopathic macular hole: results of a multicenter, double-masked, randomized trial. Ophthalmology 1999;106:932-8.

122. Sjaarda RN, Glaser BM, Thompson JT, et al. Distribution of iatrogenic retinal breaks in macular hole surgery. Ophthalmology 1995;102:1387-92.

123. Minihan M, Cleary PE. Autologous platelet concentrate in the surgical management of macular holes. Dev Ophthalmol 1997;29:36-43.

124. Heier JS, Topping TM, Frederick AR Jr, et al. Visual and surgical outcomes of retinal detachment following macular hole repair. Retina 1999;19:110-5.

125. Minihan M, Goggin M, Cleary PE. Surgical management of macular holes: results using gas tamponade alone, or in combination with autologous platelet concentrate, or transforming growth factor beta 2. Br J Ophthalmol 1997;81:1073-9.

126. Pendergast SD, McCuen BW II. Visual field loss after macular hole surgery. Ophthalmology 1996;103:1069-77.

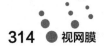
127. Paques M, Massin P, Santiago PY, et al. Visual field loss after vitrectomy for full-thickness macular holes. Am J Ophthalmol 1997;124:88-94.

128. Arima T, Uemura A, Otsuka S, et al. Macular hole surgery-associated peripheral visual field loss. Jpn J Ophthalmol 1998;42: 476-83.

129. Boldt HC, Munden PM, Folk JC, Mehaffey MG. Visual field defects after macular hole surgery. Am J Ophthalmol 1996;122: 371-81.

130. Bopp S, Lucke K, Hille U. Peripheral visual field loss after vitreous surgery for macular holes. Graefes Arch Clin Exp Ophthalmol 1997;235:362-71.

131. Welch JC. Dehydration injury as a possible cause of visual field defect after pars plana vitrectomy for macular hole. Am J Ophthalmol 1997;124:698-9.

132. Welch JC. Prevention of visual field defect after macular hole surgery by passing air used for fluid-air exchange through water. Am J Ophthalmol 1999;128:396-7.

133. Ohji M, Nao IN, Saito Y, et al. Prevention of visual field defect after macular hole surgery by passing air used for fluid-air exchange through water. Am J Ophthalmol 1999;127:62-6.

134. Gass CA, Haritoglou C, Messmer EM, et al. Peripheral visual field defects after macular hole surgery: a complication with decreasing incidence. Br J Ophthalmol 2001;85:549-51.

135. Hirata A, Yonemura N, Hasumura T, et al. Effect of infusion air pressure on visual field defects after macular hole surgery. Am J Ophthalmol 2000;130:611-6.

136. Levasseur SD, Rahhal FM. Travel to high mountain elevations following vitrectomy with intraocular gas. Retina 2013;33:1456-61.

137. Stalmans P, Benz MS, Gandorfer A, et al, MIVI-TRUST Study Group. Enzymatic vitreolysis with ocriplasmin for vitreomacular traction and macular holes. N Engl J Med 2012;367:606-15.

138. Dayan MR, Jayamanne DG, Andrews RM, Griffiths PG. Flashes and floaters as predictors of vitreoretinal pathology: is follow-up necessary for posterior vitreous detachment? Eye 1996;10:456-8.

139. Byer NE. Natural history of posterior vitreous detachment with early management as the premier line of defense against retinal detachment. Ophthalmology 1994;101:1503-14.

140. Smiddy WE, Michels RG, de Bustros S, et al. Histopathology of tissue removed during vitrectomy for impending idiopathic macular holes. Am J Ophthalmol 1989;108:360-4.

141. Stelmack JA, Tang XC, Reda DJ, et al, LOVIT Study Group. Outcomes of the Veterans Affairs Low Vision Intervention Trial (LOVIT). Arch Ophthalmol 2008;126:608-17.

142. American Academy of Ophthalmology Vision Rehabilitation Committee. Preferred Practice Pattern ® Guidelines. Vision Rehabilitation. San Francisco, CA: American Academy of Ophthalmology; 2013. Available at: www.aao.org/ppp.

143. Pearce IA, Branley M, Groenewald C, et al. Visual function and patient satisfaction after macular hole surgery. Eye 1998;12(Pt 4):651-8.

144. Polk TD, Smiddy WE, Flynn HW Jr. Bilateral visual function after macular hole surgery. Ophthalmology 1996;103:422-6.

145. Hikichi T, Onodera A, Ishiko S, et al. Stereo acuity in patients with unilateral macular hole and after unilateral macular hole surgery. Graefes Arch Clin Exp Ophthalmol 2001;239:128-32.

美国眼科学会
P.O.Box 7424
San Francisco,
California 94120-7424
415.561.8500
特发性黄斑裂孔
2014 年

PREFERRED PRACTICE PATTERN®

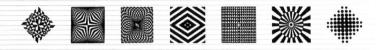

眼科临床指南

Preferred Practice Pattern®

玻璃体后脱离,视网膜裂孔和格子样变性

Posterior Vitreous Detachment, Retinal Breaks and Lattice Degeneration

美国眼科学会

中华医学会眼科学分会

2017 年 6 月第三次编译

美国眼科学会(AMERICAN ACADEMY OF OPHTHALMOLOGY)和眼科临床指南(PREFERRED PRACTICE PATTERN)已注册美国眼科学会的商标。所有其他的商标是他们各自所有者的资产。

按下述途径引用本文件:

American Academy of Ophthalmology Retina/Vitreous Panel. Preferred Practical Pattern Guidelinse. Age-Related Machular Degeneration. San Francisco,CA:American Academy of Ophthalmology;2015. Available at:www.aao.org/ppp.

眼科临床指南是在没有任何外部支持下由学会的 H.Dunbar Hoskins Jr.,MD 高质量眼科保健服务中心制订。临床指南的作者和审阅者都是志愿者,他们没有因为对眼科临床指南的贡献而获得任何补偿。在眼科临床指南发表之前由专家和利益攸关者进行外部审阅。

视网膜 / 玻璃体眼科临床指南制订过程和参与者

视网膜 / 玻璃体临床指南专家委员会成员编写了玻璃体后脱离 ,视网膜裂孔和格子样变性临床指南（PPP）。PPP 专家委员会成员讨论和审阅了本册文件的历次稿件,集中开会两次,通过电子邮件进行了其他的讨论,达成了本册最后版本的共识。

视网膜 / 玻璃体临床指南专家委员会 2013—2014

Timothy W. Olsen,MD,共同主席

Ron A. Adelman,MD,MPH,MBA,FACS,视网膜学会代表

Christina J.Flaxel,MD

James C. Folk,MD,美国视网膜专科学会代表

Jose S. Pulido,MD,MS,黄斑学会代表

Carl D. Regillo,MD,FACS

Lesilie Hyman,PhD,方法学家

眼科临床指南编写委员会成员在 2014 年 3 月的会议期间审阅和讨论了本册文件。根据讨论和评论编制了本册文件。

眼科临床指南编写委员会 2014

Stephen D. McLeod,MD,主席

Robert S. Feder,MD,

Timothy W. Olsen,MD

Bruce E. Prum,Jr.,MD

C. Gail Summers,MD

Ruth D. Williams,MD

David C. Musch,PhD,MPH,方法学家

然后,玻璃体后脱离 ,视网膜裂孔和格子样变性 PPP 于 2014 年 6 月送给另外的内部和外部的专家组和专家进行审阅。要求所有返回评论的人员需要提供与工业界相关关系的公开声明,才能考虑他们的评论。视网膜 / 玻璃体 PPP 专家委员会成员审阅和讨论了这些评论,并确定了对本册指南的修改。

学会审阅者:

理事会委员会和秘书委员会

理事会

总顾问

眼科技术评估委员会视网膜 / 玻璃体专家委员会

眼科基础和临床科学教程分委员会

开业眼科医师教育顾问委员会

邀请的审阅者:

美国视网膜专科医师学会

加拿大眼科学会

中美洲视网膜和玻璃学会

欧洲视网膜专科医师学会

黄斑学会

(美国)国家眼科研究所

国家医学会

泛美视网膜玻璃体学会

视网膜学会

泰国视网膜学会

H. Culver Boldt,MD

有关经济关系的声明

为了遵从医学专科学会理事会有关与公司相互关系的法规（从网站 www.cmss.org/ codeforinteractions. aspx 可查到），列出与工业界的相关关系如下。学会与工业界的行为关系遵从这一法规（见网站 http://one. aao.org/CE/PracticeGuidelines/PPP.aspx）。大部分（86%）视网膜／玻璃体临床指南专家委员会 2013—2014 的成员没有经济关系可供公开。

视网膜／玻璃体临床指南专家委员会 2013—2014

Ron A. Adelman，MD，MPH，MBA，FACS：无经济关系可公开

Christina J.Flaxel，MD：无经济关系可公开

James C. Folk，MD：无经济关系可公开

Lesilie Hyman，PhD：无经济关系可公开

Timothy W. Olsen，MD：无经济关系可公开

Jose S. Pulido，MD，MS：无经济关系可公开

Carl D. Regillo，MD，FACS：Alcon Laboratories，Inc，Allergan，Int.，Genentech，Inc.，Regeneron Pharmaceuticals，Inc.，ThromboGenics，Inc. - 咨询／顾问

眼科临床指南编写委员会 2014

Robert S. Feder，MD：无经济关系可公开

Stephen D. McLeod，MD：无经济关系可公开

David C. Musch，PhD，MPH：无经济关系可公开

Timothy W. Olsen，MD：无经济关系可公开

Bruce E. Prum，Jr.，MD：无经济关系可公开

C. Gail Summers，MD：无经济关系可公开

Ruth D. Williams，MD：Allergan- 咨询／顾问

医疗质量秘书

Anne L. Coleman，MD，PhD：无经济关系可公开

美国眼科学会职员

Nicholas P. Emptage，MAE：无经济关系可公开

Susan Garratt：无经济关系可公开

Shannon Kealey，MLS：无经济关系可公开

Flora C. Lum，MD：无经济关系可公开

Doris Mizuiri：无经济关系可公开

2014 年 1 月至 8 月本册文件的其他审阅者与工业界相关关系的公开声明见网站 www.aao.org/ppp。

目　　录

制订眼科临床指南的目的

作为对其会员和公众的一种服务,美国眼科学会编制了称为眼科临床指南(PPP)的系列丛书,它确定了**高质量眼科医疗服务的特征和组成成分**。附录1叙述了高质量的眼保健服务的核心标准。

眼科临床指南是以由学识渊博的卫生专业人员所组成的专家委员会对所能利用的科学资料进行解释为基础的。在一些情况下,例如当有认真实施的临床试验的结果可以利用时,这些资料是特别令人信服的,可以提供明确的指南。而在另一些情况下,专家委员会不得不依赖他们对所能利用的证据进行集体判断和评估。

眼科临床指南所提供的文件是为临床医疗服务提供实践的典范,而不是为个别特殊的个人提供医疗服务。一方面它们应当满足大多数患者的需要,但又不可能满足所有患者的需要。严格地遵照这些PPP将不一定保证在任何情况都能获得成功的结果。不能认为这些指南包括了所有恰当的眼科医疗方法,或者排除了能够获得最好效果的合理的医疗方法。采用不同的方法来满足不同患者的需要是有必要的。医师应当根据一个特殊患者提供的所有情况来最终判断对其的医疗是否合适。在解决眼科医疗实践中所产生的伦理方面难题时,美国眼科学会愿意向会员提供协助。

眼科临床指南并不是在各种情况下都必须要遵循的医疗标准。美国眼科学会明确地指出不会承担在应用临床指南中任何建议或其他信息时由于疏忽大意或其他原因所引起的伤害和损伤的责任。

当提到某些药物、器械和其他产品时仅仅是以说明为目的,而并不是有意地为这些产品进行背书。这样的材料中可能包括了一些没有被认为是共同标准的应用信息,这些反映在没有包括在美国食品药品管理局(FDA)批准的适应证标识之内,或者只是批准为在限制的研究情况下应用的产品。FDA已经宣称,确定医师所希望应用的每种药品或器械的FDA的看法,以及在遵从适用的法律,并获得患者的适当的知情同意下应用它们,是医师的责任。

在医学中,创新对于保证美国公众今后的健康是必要的,眼科学会鼓励开发能够提高眼保健水平的新的诊断和治疗方法。有必要认识到只有最优先考虑患者的需要时,才能获得真正的优良的医疗服务。

所有的PPP每年都由其编写委员会审阅,如果证实有新的进展值得更新时就会提早更新。为了保证眼科临床指南是适时的,每册的有效期是在其"批准"之日起5年内,除非它被修改本所替代。编写眼科临床指南是由学会资助的,而没有商业方面的支持。PPP的作者和审阅者都是志愿者,并没有因为他们对本书的贡献而获得任何经济的补偿。在PPP发表之前,还要送给外部的专家和利益攸关者审阅,包括消费者代表。PPP遵从医学专科学会理事会有关与公司相互关系的法规。眼科学会有并且执行与工业界关系的准则(见 www.aao.org/about-preferred-practice-patterns)。

附录2包含了本册文件所涉及的疾病和相关健康问题编码的国际统计分类的内容。玻璃体后脱离、视网膜裂孔和格子样变性 PPP 的意向使用者是眼科医师。

分级的方法和要点

《眼科临床指南》必须与临床密切相关和具有高度特异性,以便向临床医师提供有用的信息。当有证据支持诊治建议时,应当对所提出的每一项建议给予表明证据重要性的明确的等级。为了达到这一目标,采用了苏格兰院际指南网(Scottish Intercollegiate Guideline Network,[1] SIGN)及其建议的评定、制订和评估分级组(Grading of Recommendations Assessment, Development and Evaluation,[2] GRADE)的方法。GRADE是一种系统的方法,来对支持特殊的临床处理的问题的证据总体强度进行分级。 采用 GRADE 的机构包括 SIGN、世界卫生组织、健康保健研究和政策局(Agency for Healthcare Research and Policy)以及美国医师

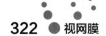

学院(American College of Physicians)。[3]

◆ 用于形成诊治建议的所有研究都要逐项地将其证据强度进行分级,这一分级列于研究的引文中。

◆ 为了对研究进行逐项分级,采用了一种基于SIGN[1]的尺度。对研究进行逐项分级的证据的定义和水平如下述:

Ⅰ++	高质量的随机对照试验(RCTs)的荟萃分析、系统回顾,或偏差危险度很低的RTCs
Ⅰ+	实施很好的RCTs的荟萃分析、系统回顾,或偏差危险度低的RCTs
Ⅰ−	RCTs的荟萃分析、系统回顾,或偏差危险度高的RCTs
Ⅱ++	高质量的病例对照或队列研究的系统回顾 混杂和偏差危险度很低以及因果关系可能性高的高质量病例对照或队列研究
Ⅱ+	混杂或偏差危险度低以及因果关系有中度可能的实施很好的病例对照或队列研究
Ⅱ−	混杂或偏差危险度高以及具有非因果关系高度危险的病例对照或队列研究
Ⅲ	非分析性研究(如病例报告、系列病例研究)

◆ 诊治的建议是基于证据的主体而形成的。以下是根据GRADE[2]来定义证据质量的分级:

高质量(GQ)	进一步研究不太可能改变估计作用的信赖度
中等质量(MQ)	进一步研究有可能对我们估计作用的信赖度产生重要的冲击,可能会改变这一估计
低质量(IQ)	进一步研究很可能对我们估计作用的信赖度产生重要的冲击,有可能改变这一估计 对作用的任何估计都是很不肯定的

◆ 以下是根据GRADE[2]来定义的诊治关键建议:

强烈的建议(SR)	用于期望的干预作用明显地大于不期望作用,或者没有不期望作用时
根据需要而使用的建议(DR)	用于协调平衡时不太肯定,这或者是因为证据的质量低,或者是因为证据提示的期望作用和不期望作用很相近

◆ 诊疗的关键发现和建议部分列出了由PPP专家委员会确定对于视功能和生活质量的结果特别重要的要点。

◆ 在本册PPP中,应用上面所述的系统对所有建议进行了分级。对于特殊建议分级的确定见附录3。

◆ 为了更新本册PPP,于2013年6月在PubMed和Cochrane资料库进行文献搜索,完整的文献搜索详细情况见www.aao.org/ppp。

诊疗的关键发现和建议

急性马蹄形视网膜裂孔和外伤性裂孔通常需要治疗(Ⅱ+,GQ,SR)。
无症状萎缩性或有盖的视网膜裂孔很少需要治疗。更为经常的是,在格子样萎缩区内有萎缩性圆孔的眼,只有很少的视网膜下液而没有进展,或者缺少玻璃体后脱离(PVD)的证据时,并不需要治疗(Ⅲ,GQ,SR)。
治疗视网膜裂孔的目标是对环绕视网膜裂孔周围邻近的在位视网膜中建立牢固的脉络膜和视网膜之间的粘连(Ⅲ,GQ,SR)。
早期诊断视网膜脱离是重要的,这是因为当早期施行修复手术时,特别是当孔源性视网膜脱离(RRD)累及黄斑部之前时,成功的视网膜复位率较高,恢复视功能的结果较好(Ⅲ,GQ,SR)。

格子样变性在人群中的发生率为 6%~8%,增加了发生视网膜脱离的危险。

发生急性 PVD 和没有视网膜裂孔的患者在随后的数周内发生视网膜裂孔的概率很小(~2%)。对于选择性患者,特别是那些有任何程度的玻璃体色素、玻璃体或视网膜出血,或可见的玻璃体视网膜粘连的患者,当出现新的症状时或发生 PVD 症状 6 周内,应当请他们迅速回来进行复查(Ⅲ,GQ,SR)。

长期随诊是重要的,即使患者已经得到了恰当的治疗。发现有初发的视网膜裂孔患者中,5%~14% 的患者在长期随诊期间发生另外的视网膜裂孔。新的视网膜裂孔可以发生在做过白内障手术的眼中。

周边部马蹄形视网膜裂孔的治疗应当扩大到锯齿缘。治疗马蹄形裂孔失败的最常见原因是没有恰当地完全地处理裂孔,特别是在裂孔的前部边界(该处是很难被看到的)。

前言

疾病定义

玻璃体后脱离(PVD)为玻璃体后皮质从视网膜内界膜上的分离[4](见词汇表)。在玻璃体与视网膜明显粘连处的玻璃体牵拉是大多数视网膜裂孔形成的原因,这些裂孔可以导致视网膜脱离。视网膜裂孔定义为视网膜的全层缺损。格子样变性是一种周边部玻璃体视网膜的情况,其特征为视网膜变薄,其上的玻璃体液化,在变薄的边缘有牢固的玻璃体视网膜粘连。大多数病变为呈椭圆形,格子样变性的长轴与锯齿缘相平行。圆形孔常常发生于格子样变性区内。格子样变性是一种玻璃体视网膜萎缩的过程,容易导致视网膜裂孔和脱离。当玻璃体与黄斑部部分分离时,可发生玻璃体黄斑牵拉,可能会导致黄斑部机械性变形,可能出现相应的视觉症状。[4](见词汇表)。

患者群体

患者群体由提示有玻璃体后脱离、视网膜裂孔、玻璃体积血,视网膜脱离,或玻璃体黄斑牵拉的相关症状或体征的人们组成。该群体中其他的人可能没有症状,但根据临床检查的发现,可有发生视网膜脱离的危险增加,如有玻璃体脱离。

临床目标

◆ 确认发生孔源性视网膜脱离(RRD)危险的患者。
◆ 对有急性 PVD 症状的患者进行检查,以发现和治疗相关的视网膜裂孔。
◆ 认识视网膜裂孔和格子样变性的发生。
◆ 处理发生视网膜脱离高度危险的患者。
◆ 对有 PVD、视网膜裂孔和视网膜脱离症状的高危患者进行教育,并告知定期随诊的需要。

背景

玻璃体后脱离

由于缺少明确的临床体征和可靠的临床试验,因此很难进行人群为基础的研究来评估 PVD 的发病率和患病率。PVD 典型地发生于 45~65 岁的普通人群中,然而,在近视眼患者中玻璃体后脱离可以发生得早一些。[5]玻璃体后脱离会导致玻璃体基底部和格子样变性区域的玻璃体牵拉,因而它被认为是接着会引起大多数有症状的视网膜裂孔而导致 RRD 的原因。PVD 的症状包括眼前闪光感和漂浮物,具有这些症状的患者处于发生视网膜脱离的高度危险之中。[6-19] 表1叙述了 PVD 的分期。[4] 患者典型地报告在夜间注意到 PVD 特征性的闪光感。这种闪光幻觉很可能是由于当玻璃体从后方的视网膜上分离至玻璃体基底部时牵拉周边部视网膜引起的。眼前漂浮物可能由于撕裂或撕脱的视网膜血管而引起的出血、玻璃体胶原的浓缩，或者特别是由于视盘表面的神经胶质组织（Weiss 环）从视盘上或视盘旁撕脱所致。8%~26% 有急性玻璃体后脱离症状的患者在首次检查时可发现视网膜撕裂。[8,11-14] 玻璃体积血的量与视网膜撕裂的可能性之间存在着直接的关系。[15] 有急性 PVD 的患者即使在就诊时没有报告视网膜裂孔，在随后的几周内发生视网膜裂孔的概率为 2%~5%。[9,12,16]

大约 80% 的患者就诊时没有发现视网膜裂孔，但随后发生视网膜裂孔的患者会在首次评估时在玻璃体或视网膜上有色素细胞或有出血，或者出现新的症状促使他们迅速回到眼科医师处就诊。[12]

自发性玻璃体积血可以是 PVD 就诊时的体征，或者可以发生于 PVD 发生期间。出现相关的玻璃体积血的患者中有三分之二被发现至少有一个视网膜裂孔。在这一亚组中，三分之一患者会有多于一个视网膜裂孔，大约 88% 的裂孔发生于上方象限。

表 1　玻璃体后脱离的分期 *

1 期	黄斑中心凹周围分离，但玻璃体仍与黄斑中心凹粘连
2 期	玻璃体完全与黄斑部分离
3 期	玻璃体广泛地分离，但仍与视盘粘连
4 期	后玻璃体完全脱离

视网膜裂孔和格子样变性的发生

发生 RRD 的前驱是 PVD、无症状的视网膜裂孔、有症状的视网膜裂孔、格子样变性与囊性和带状牵拉的视网膜丛（见词汇表）。因为自发性视网膜复位少见，差不多所有具有症状的 RRD 患者将会进展到视功能丧失，除非视网膜脱离被修复。现在，虽然不止一种手术，但是 95% 无并发症的 RRD 能够成功地修复。[19] 对于高危的视网膜裂孔进行预防性治疗常常可以防止进展到 RRD。RRD 的早期诊断也是重要的，这是因为当进行早期修复，特别是在累及黄斑部之前就能修复时，视网膜脱离成功复位率是比较高的，视功能的结果也较好。[11,13] 治疗 RRD 的目标是使患者维持阅读、工作、驾车和照顾自己的能力，使他们能享有更好的生活质量。[14]

无症状的视网膜裂孔

无症状有盖的裂孔和萎缩性圆孔很少会导致视网膜脱离。Byer 随诊了 46 例无症状的有盖的视网膜裂孔，平均长达 11 年。[20] Davis 对于 80% 的对侧眼有视网膜脱离的 28 只眼随诊了长达 5 年时间。[21,22] 将这些研究的病例合计，这 74 只眼在随诊期间没有一例进展到视网膜脱离。

具有急性 PVD 体征和症状的眼可能有萎缩性视网膜裂孔，并有临床特征提示它们与 PVD 引起的急性玻璃体视网膜牵拉没有关联。这些裂孔被认为是以前就存在的，而不是有症状的。在一些情况下应当考虑对这些裂孔进行治疗，虽然文献并没有提供指导（Ⅲ,IQ,DR）。[22] 没有随机临床试验提供指导；因此只有有限的证据支持进行预防性治疗。[22]

大约 5% 无症状的马蹄形裂孔会进展到视网膜脱离。[20,23,24] 在无症状的对侧眼中发现的马蹄形裂孔不太可能像有症状的马蹄形裂孔那样导致临床的视网膜脱离（见词汇表）。

有症状的视网膜裂孔

有症状的视网膜裂孔定义为在有新的 PVD 或与发生新的闪光和（或）漂浮物相关的视网膜裂孔患者中由玻璃体视网膜牵拉所引起的裂孔。至少一半有持续玻璃体视网膜牵拉的未治疗的有症状视网膜裂孔（马蹄形裂孔或有瓣的裂孔）将会导致临床的视网膜脱离，除非进行治疗[21,25,26]（见词汇表）。快速地在这些有症状的裂孔周围建立脉络膜视网膜粘连的治疗可以将视网膜脱离的危险降低到 5% 以下。[25-30] 沿着玻璃体基底部的外伤性视网膜离断可以采用类似于有症状裂孔的治疗来处理。有症状的有盖的裂孔通常不会进展到临床视网膜脱离，除非玻璃体仍然粘连于裂孔周围的视网膜。[21,26]

格子样变性

通常，在伴有少量视网膜下液和没有 PVD 的格子样变性区内萎缩性圆形裂孔不需要治疗（Ⅲ，GQ，DR）。然而，格子样变性是发生 RRD 的危险因素，既可以由于没有 PVD 的圆形裂孔，或者是由于与 PVD 相关的牵拉性裂孔。伴有格子样变性和圆形裂孔的近视眼患者需要仔细地随诊，必须明确地知道进展的症状，这是因为可以发生小的局限性视网膜脱离，并扩大为临床视网膜脱离（Ⅲ，GQ，SR）。当记录到脱离的大小增加，表现出有进展的体征时，应当考虑施行预防性治疗（Ⅲ，MQ，DR）。[23,31]

一项分析研究了 276 名患者中 423 只眼的格子样变性，平均随诊时间接近 11 年。[31] 在这些眼中 150 只眼（35%）在格子样变性区有圆形裂孔，在这 150 只眼中 10 只眼有视网膜下液，其范围为视网膜裂孔外超过一个视盘直径（亚临床视网膜脱离）（见词汇表）。6 只其他的眼在随诊期间发生新的亚临床视网膜脱离。在 423 只眼中 3 只眼发生了有临床意义的视网膜脱离。2 只眼是由于患者在他们 20 多岁时格子样变性区内有视网膜圆形裂孔，1 只眼是由于有症状的牵拉性视网膜裂孔。这些资料表明有或没有圆形裂孔的格子样变性患者在对侧眼以前没有发生过 RRD 时只有很低的风险进展到临床视网膜脱离。

更为常见的是，当 PVD 引起马蹄形视网膜裂孔时，有格子样变性的眼会发生 RRD。这种裂孔应当应用激光在其边界进行治疗或进行冷凝治疗（Ⅲ，GQ，DR）。[23,31]

孔源性视网膜脱离的发生率

孔源性视网膜脱离的年发病率为每 10 万人中有 10~18 人。[32-34] 在这些人中，约 20% 曾经施行过白内障手术，10% 曾有眼外伤。[19,35,36] 近来在芬兰研究中表明，孔源性视网膜脱离的年发病率为每 10 万人中 18 人（95%CI，11~19），在 55~59 岁时为发病高峰，年发病率为每 10 万中 53 人（95%CI，29~57）。双眼 RRD 的发病率为 1.7%。34% 的 RRD 眼以前做过白内障手术。[34]

孔源性视网膜脱离的危险因素

除了视网膜裂孔外，发生孔源性视网膜脱离的危险因素还包括近视眼、格子样变性、白内障或其他眼内手术、钕:YAG 激光治疗、外伤、对侧眼孔源性视网膜脱离病史，或者很强的视网膜脱离家族史。这些因素的联合可以增加发病的危险。

近视眼

一半以上的非外伤性孔源性视网膜脱离发生于近视眼。[37] 眼轴长度的增加成比例地增加发生孔源性视网膜脱离的危险。一项研究发现，与正视眼相比，低度近视眼（1~3D）发生孔源性视网膜脱离的危险性增大 4 倍，[37] 而较高度近视眼（>3D）的危险性则更加增大。[37,38]

格子样变性

6%~8% 的普通人群有格子样变性，增加了发生视网膜脱离的危险。[31,39] 20%~30% 的 RRD 患者有格子样变性。[31]

白内障手术

白内障术后发生孔源性视网膜脱离总的危险大约为 1%。[40-42] 已经报告下列情况增加白内障手术后发生 RRD 的危险:轴性近视眼，原先存在的玻璃体视网膜疾病，男性，年轻，玻璃体脱入前房，玻璃体丢失（晶状体后囊膜/悬韧带断裂），和手术时晶状体囊膜切除口自发性扩大。[43,44] 一项研究提示白内障手术时没有晶状体后囊膜破裂,随后施行的钕:YAG 激光晶状体后囊膜切开术不会增加视网膜脱离的危险。[45] 另一项研究发现钕:YAG 激光晶状体后囊膜切开术与 RRD 发生危险增加 4 倍相关联，特别是在近视眼患

者中。[35,36,46~53]

外伤

由于眼球钝伤或穿通伤而使玻璃体或视网膜结构发生改变的患者发生孔源性视网膜脱离的危险性增加。[54]由外伤所引起的玻璃体视网膜交界面的改变可以在损伤时甚至在多年后被发现。

对侧眼的孔源性视网膜脱离

一眼有非外伤性视网膜脱离史患者的对侧眼发生孔源性视网膜脱离的危险性大约增加10%,这是由于病理性的玻璃体视网膜改变通常是双侧的。[23,33,55~57] 发生孔源性视网膜脱离的人工晶状体眼的对侧眼也处于发生视网膜脱离的较高的危险之中,而无论对侧是有晶状体眼或是人工晶状体眼。孔源性视网膜脱离的人工晶状体的有晶状体对侧眼发生 RRD 的危险为 7%,表明导致孔源性视网膜脱离的原因并不能完全归因于白内障手术一个因素。[58]

其他危险因素

已经报道的其他危险因素包括原先有早产儿视网膜病变[59]和 Stickler 综合征。[60,61]

尽管已有施行过角膜屈光手术的患者发生视网膜脱离的病例报告,但是大规模的研究将这些施行过角膜屈光手术的患者与相似的屈光不正眼相比,并没有显示出发生视网膜脱离的危险增加。[62,63]已经报告施行屈光性晶状体交换的高度近视眼患者中发生视网膜脱离的比率为 2%~8%。[64,65] 在高度近视眼患者中,与施行其他眼内手术相比,施行有晶状体眼人工晶状体植入术没有与视网膜脱离的危险增加相关联。[63,66,67]

诊治过程

患者治疗效果的标准

对于处理和治疗 PVD 和 RRD,下列几项是适用的:
- ◆ 确认具有发病危险的患者。
- ◆ 防止视力和视功能的损伤。
- ◆ 维持生活质量。

诊断

对一个具有发病危险因素或症状的患者,初次评估应当包括综合的成人眼科检查的所有内容,[68]要特别注意与玻璃体后脱离、视网膜裂孔及格子样变性的相关的方面($II++,GQ,SR$)。重要的是,眼科医师也应当考虑玻璃体内出现细胞或碎屑的其他原因(如葡萄膜炎、感染、炎症和新生物)(III,GQ,SR)。

病史

患者的病史应当包括下列内容:
- ◆ PVD 的症状[6~10]($II+,GQ,SR$)
- ◆ 视网膜脱离和遗传性疾病(如 Sticker 综合征)的家族史[60,61]($II-,GQ,SR$)
- ◆ 以前的眼部外伤[54](III,GQ,SR)
- ◆ 近视眼[37,69]($II+,GQ,SR$)
- ◆ 眼部手术史,包括屈光性人工晶状体置换术和白内障手术[35,36,56,70~72]($II++,GQ,SR$)

眼部检查

眼部检查应当包括下列各项:

◆ 面对面视野检查,以及评估有无相对性传入性瞳孔缺陷(Ⅲ,GQ,SR)

◆ 检查玻璃体内有无积血、脱离和色素细胞[6-10,12,73](Ⅱ+,GQ,SR)

◆ 应用巩膜压陷法仔细地检查周边部眼底[74](Ⅲ,GQ,SR)

没有症状可以可靠地区分与视网膜裂孔相关的 PVD 和不与视网膜裂孔相关的 PVD;因此需要进行周边部视网膜检查(Ⅲ,GQ,SR)。[74] 评估患者的周边部玻璃体视网膜病变的最好方法是联合应用巩膜压陷法的间接检眼镜检查(Ⅱ-,GQ,SR)。[75] 许多有视网膜裂孔的患者在其前玻璃体内有血性或色素细胞。裂隙灯活体显微镜联合镜面接触镜或聚焦透镜可以作为巩膜压陷法和间接检眼镜检查周边部视网膜的补充(Ⅲ,GQ,DR)。

诊断试验

光相干断层扫描(OCT)对于 PVD 的评估和分期是有用的(Ⅱ+,MQ,DR)。[4,17,46] 如果屈光间质混浊阻碍了周边部视网膜的恰当检查,应当施行 B 超扫描搜寻视网膜裂孔、RRD、团块状病变或玻璃体积血的其他原因(Ⅱ-,MQ,SR)。[77] 当试图清除玻璃体积血时可采用双眼包扎和(或)睡觉时升高头位(Ⅲ,IQ,DR)。[78] 如果没有发现异常,建议进行密切的随诊检查(如发病后每 1~2 周)(Ⅲ,GQ,SR)。广视野的彩色眼底照相能够发现一些周边部视网膜裂孔,但是不能够替代仔细的检眼镜检查。

即使玻璃体积血足够致密而遮挡了后极部,应用间接检查镜和巩膜压陷法仍然常常可以检查周边部眼底(Ⅲ,GQ,DR)。对于玻璃体积血足以遮挡全部视网膜而且 B 型超声扫描结果阴性的患者,应当仔细地随诊(Ⅲ,IQ,DR)。当怀疑视网膜裂孔时,应当在发病后 1~2 周内进行重复的超声检查(Ⅲ,GQ,SR)。

处理

预防

没有有效的方法来预防会导致 PVD 和可能发生 RRD 的玻璃体脱水收缩和液化。如果对无症状的患者在常规眼部检查时发现与增加视网膜脱离危险的相关因素时,建议仔细地检查周边部眼底(Ⅲ,GQ,SR)。也应当就 PVD 和视网膜脱离的症状以及定期随诊检查的价值教育高危患者(Ⅱ-,GQ,SR)。[10]

最近,已经研发了药物治疗来处理玻璃体黄斑部牵拉。在微纤维蛋白溶酶(microplasmin)(ocriplasmin 前体药)产生 PVD 的安慰剂对照试验中,玻璃体内注射 125μg 微纤维蛋白溶酶导致 PVD 产生和进展呈中等程度增加(10% 比 31%)。[76] 微纤维蛋白溶酶的并发症包括视网膜撕裂、漂浮物、蓝 - 黄视、色觉障碍、视网膜电图异常和悬韧带变弱。FDA 已经批准该药物治疗有症状的玻璃体黄斑部牵拉的患者。对 ocriplasmin 上市后安全性存在着担心,已有急性视力丧失、视网膜电图异常和色觉障碍的病例报告。[79] 在本文发表之际,正在进行大型的上市后研究,将能更好地确定这种药物安全性。

手术治疗

有必要使辅助的临床人员能够熟悉 PVD 和视网膜脱离的症状,这样可以使有症状的患者能够快速地进行健康保健(Ⅱ-,GQ,SR)。[10] 对于可能或怀疑为 PVD 或视网膜脱离或相关疾病的有症状患者,应当尽快地由熟练掌握双目间接检眼镜和补充技术的眼科医师进行检查(Ⅲ,GQ,SR)。有视网膜裂孔或脱离的患者应当由有经验的眼科医师进行治疗来处理这些情况(Ⅲ,GQ,SR)。

玻璃体后脱离的症状(如有症状的漂浮物)通常会随着时间的延长而减轻,有时需要几个月的时间。应当就视网膜的症状给予恰当的安慰和警告(Ⅲ,GQ,SR)。然而,一些患者可能在没有视网膜裂孔和脱离的情况下被搞得疲惫不堪。漂浮物或漂浮物相关的视觉症状的冲击可能对患者的视觉相关的生活质量产生不良的作用。如果经过几个月后有症状的漂浮物仍然干扰患者,那么施行睫状体平部的玻璃体切除术是一种治疗的选择(Ⅲ,IQ,DR)。已经建议采用激光治疗和药物治疗来减少这些症状,然而目前仍然缺少足够的证据来支持这些应用(Ⅲ,IQ,DR)。

治疗视网膜裂孔的目标是应用冷凝或激光光凝治疗对紧邻和环绕视网膜裂孔周围的视网膜或裂孔所致的局限性视网膜下积液周围未脱离的视网膜进行治疗,使脉络膜和视网膜之间产生牢固的粘连,来阻止神经知觉视网膜脱离所产生的视网膜下液的进展。

周边部马蹄形视网膜裂孔的治疗应该延伸至锯齿缘(Ⅱ-,GQ,SR)。[27,80,81]治疗马蹄形裂孔失败的最常见原因是治疗未能恰当地治疗裂孔,特别是其前部边界。持续的玻璃体牵拉可以使裂孔延伸至治疗区以外,从而使液体可以进入视网膜下腔,引起具有临床意义的视网膜脱离。[27,80,81]对锯齿缘离断的治疗必须超过整个离断的长度,要超过离断的两角或离断的终点,达到锯齿缘(Ⅲ,GQ,SR)。

治疗急性的有症状的马蹄形裂孔已有足够的证据(Ⅱ+,GQ,SR)。[21]对于处理其他的玻璃体视网膜异常尚无足够的证据。在对其他玻璃体视网膜病变治疗做出决定时,包括格子样变性和无症状的视网膜裂孔,有可能冒着治疗是不必要、无效或甚至是有害的风险,此时必须以随后减少视网膜脱离的可能益处来衡量利弊(Ⅲ,GQ,SR)。表2总结了推荐的治疗方案。

术者应当向患者告知手术的风险、益处以及其他替代手术的治疗方法(Ⅲ,GQ,SR)。[82,83]治疗的手术医师有责任确定一个术后诊治计划,并向患者告知这些安排(Ⅲ,GQ,SR)。[82,83]

即使进行了恰当的治疗,视网膜脱离仍有可能发生。牵拉是一个重要的因素,可以再次从治疗区域内撕出裂孔,特别是较大的裂孔或者视网膜血管呈桥状越过的裂孔。激光或冷凝治疗产生的黏结(脉络膜视网膜瘢痕)可能在治疗后长达1个月内是不坚固或完全的。[27,29,80] 而且,在长期的随访中,发现10%~16%的患者会出现新的裂孔。[29,84,85]人工晶状体眼患者更需要再次治疗或者更容易出现新的裂孔。[29]

表 2　治疗方案选择

病变的类型	治疗 *
急性有症状的马蹄形裂孔	快速治疗[25-30](Ⅱ+,GQ,SR)
急性有症状的有盖裂孔	治疗不一定是必需的(Ⅲ,GQ,DR)
急性有症状的锯齿缘离断	快速治疗(Ⅲ,GQ,SR)
外伤性视网膜裂孔	通常需进行治疗(Ⅲ,GQ,SR)
无症状的马蹄形裂孔(无亚临床 RD)	常可随诊而不治疗(Ⅲ,GQ,DR)
无症状的有盖裂孔	很少建议治疗(Ⅲ,GQ,DR)
无症状的萎缩性圆形裂孔	很少建议治疗(Ⅲ,GQ,DR)
无症状的无裂孔的格子样变性	无需治疗,除非 PVD 引起马蹄形裂孔(Ⅲ,GQ,SR)
无症状的伴有裂孔的格子样变性	通常无需治疗(Ⅲ,GQ,DR)
无症状的锯齿缘离断	尚无治疗的共识,无充足的证据指导治疗(Ⅲ,IQ,DR)
一眼有萎缩裂孔、格子样变性或无症状马蹄形裂孔,而对侧眼有 RD	尚无治疗的共识,无充分的证据指导治疗(Ⅲ,IQ,DR)

PVD= 玻璃体后脱离;RD= 视网膜脱离

* 没有足够的证据建议对施行白内障手术患者的无症状的视网膜裂孔进行预防性治疗

治疗的并发症

已经观察到治疗后发生视网膜前增生膜(黄斑前膜,ERM)或黄斑皱褶,然而视网膜裂孔的治疗与 ERM 的直接因果作用关系尚不清楚,因为 ERM 也可以自发地发生于 PVD 之后(见词汇表)。在一项长期的随访研究中,对视网膜裂孔治疗后发生黄斑皱褶眼的概率并不比治疗前观察到的黄斑皱褶的概率高。[27] 因此,建立脉络膜视网膜粘连的治疗方法似乎与术后黄斑皱褶的发生没有关系。[86]

随诊评估

表 3 中提出的指南是在无其他症状时进行常规随诊的时间间隔。有新的症状或原有症状改变时需要更频繁的随访(*III*,*GQ*,*DR*)。在初诊时没有阳性发现的患者应按综合成人眼科医疗评估的临床指南所建议的随诊间隔进行随诊(*II++*,*GQ*,*SR*)。[68] 所有有危险因素的患者如果出现新的症状,如闪光、浮游物、周边视野缺损或视力下降,应建议他立即与眼科医生联系(*II+*,*GQ*,*SR*)。[35,36,70,87]

年轻近视眼患者有格子样变性伴裂孔者应定期随诊,这是因为他们可以发生小的局限性视网膜脱离,偶尔可以缓慢地扩大成为有临床意义的视网膜脱离(*III*,*GQ*,*SR*)。如果视网膜脱离明显增大,应考虑采取治疗措施(*III*,*GQ*,*SR*)。[23,31]

急性玻璃体后脱离而无视网膜裂孔的患者在数周后发生视网膜裂孔的可能性较小(约为 2%)。[9] 因此,一些选择性患者,特别是有任何程度的玻璃体色素、玻璃体或视网膜出血,或有可见的玻璃体视网膜牵拉的患者,应当要求他们在症状发生后 6 周内进行第二次随诊(*III*,*GQ*,*SR*)。[9,85]

表 3 推荐的随诊指南

病变类型	随访间隔时间
无视网膜裂孔的有症状 PVD	根据症状、危险因素和玻璃体牵拉的程度而定,患者应在 1~8 周内随诊,然后 6~12 周随诊(*III*,*GQ*,*DR*)
急性有症状的马蹄形裂孔	治疗后 1~2 周,然后 4~6 周,然后 3~6 个月,然后每年(*III*,*GQ*,*DR*)
急性有症状的有盖裂孔	2~4 周,然后 1~3 个月,6~12 个月,然后每年(*III*,*GQ*,*DR*)
急性有症状锯齿缘离断	治疗后 1~2 周,然后 4~6 周,然后 3~6 个月,然后每年(*III*,*GQ*,*DR*)
外伤性视网膜裂孔	治疗后 1~2 周,然后 4~6 周,3~6 个月,然后每年(*III*,*GQ*,*DR*)
无症状的马蹄形裂孔	1~4 周,然后 2~4 个月,然后 6~12 个月,然后每年(*III*,*GQ*,*DR*)
无症状的有盖裂孔	1~4 个月,然后 6~12 个月,然后每年(*III*,*GQ*,*DR*)
无症状萎缩圆形裂孔	1~2 年(*III*,*GQ*,*DR*)
无裂孔的无症状格子样变性	每年(*III*,*GQ*,*DR*)
有裂孔的无症状格子样变性	每年(*III*,*GQ*,*DR*)
无症状锯齿缘离断	• 如果未治疗:1 个月,然后 3 个月,然后 6 个月,然后每 6 个月一次 • 如果治疗:治疗后 1~2 周,然后 4~6 周,然后 3~6 个月,然后每年(*III*,*GQ*,*DR*)
患者有萎缩性裂孔、格子样变性或无症状的马蹄孔,而对侧眼曾有视网膜脱离	每 6~12 个月(*III*,*GQ*,*DR*)

PVD= 玻璃体后脱离

病史

患者的病史中应确定下列各项有无改变:

◆ 视力症状 [6-10,73](*III*,*GQ*,*SR*)
◆ 随诊间隔期间有无眼外伤或内眼手术 [36,54](*III*,*GQ*,*SR*)

检查

眼科检查应着重以下方面:

◆ 视力测量(*III*,*GQ*,*SR*)
◆ 评估玻璃体状态,尤其注意有无色素、积血或浓缩脱水 [6-10,12,73](*III*,*GQ*,*SR*)
◆ 以巩膜压陷法进行周边部眼底检查 [74](*III*,*GQ*,*SR*)
◆ 如有玻璃体黄斑部牵拉,进行光相干断层扫描 [4,17,76](*III*,*GQ*,*SR*)
◆ 屈光间质混浊时行 B 超扫描 [77](*III*,*GQ*,*SR*)

对于已经治疗的患者,若第一次随诊治疗效果满意,应在 2~4 周时行间接检眼镜和巩膜压陷法检查,以确认脉络膜视网膜之间的瘢痕粘连是否恰当,尤其是裂孔的前缘(III,GQ,DR)。如果裂孔和相应的视网膜下积液没有完全被脉络膜视网膜瘢痕包绕,应当补充治疗(III,GQ,SR)。 如果在术后随诊时视网膜下积液聚集在治疗区域以外,应当考虑补充治疗($II+,GQ,DR$)。[27,29]

即使患者已行恰当的治疗,随诊检查也是很重要的(III,GQ,DR)。5%~14% 的患者在长期随访中可发现新的视网膜裂孔。这些数据似乎是相似的,而与如何治疗最初的裂孔无关。[29,84] 新的裂孔在已行白内障手术的眼中尤其可能发生。[29]

咨询和转诊

应当告知所有视网膜脱离危险增高的患者,如果症状有实质性变化,如漂浮物增多、视野缺损或视力下降,应立即通知他们的眼科医师($II-,GQ,SR$)。[35,36,70,87] 如果患者熟悉视网膜裂孔和脱离的症状,他们更可能在发病后及时告知医师,这样会增加手术成功和视力预后提高的机会。[13] 应当告知施行屈光手术减少近视度数的患者,尽管他们减少了屈光不正,但是仍然处于发生 RRD 的危险之中(III,GQ,SR)。

社会经济学考虑

有关 PVD、视网膜裂孔或格子样变性对社会经济学的作用只有有限的资料。然而,对于这些情况(如玻璃体漂浮物)的症状产生的影响的研究提示玻璃体产生的症状对患者视觉相关的生活质量产生不利的影响。[88,89]

附录 1　眼保健服务质量的核心标准

> 提供高质量的保健服务,
> 是医师的最高道德责任,
> 也是公众信任医师的基础。
> 美国医学会理事会,1986 年

所提供的高质量眼保健服务的方式和技术应当与患者的最大利益相一致。下述的讨论将说明这种保健服务的核心成分。

眼科医师首先是医师。正因为如此,眼科医师显示出对每个人的同情和关心,并能够应用医学科学和高超的医疗技术来帮助患者减轻焦虑和病痛。眼科医师通过接受培训和继续教育不断地努力发展和维持最可行的技术来满足患者的需要。眼科医师根据患者的需求来评估他们的技术和医学知识,并且依此来做出相应的反应。眼科医师也保证有需求的患者直接获得必要的保健服务,或者将患者转诊到能够提供这种服务的恰当的人和设施那里,他们支持促进健康以及预防疾病和伤残的活动。

眼科医师认识到疾病将患者置于不利的依赖状态。眼科医师尊重他们的患者的尊严和气节,而不会利用患者的弱点。

高质量的眼保健服务具有许多属性,其中最显著的是以下几点:

◆ 高质量保健的本质是患者与医师之间富有意义的伙伴关系。眼科医师应当努力与他们的患者进行有效的交流,仔细地倾听患者的需求和担忧。反过来,眼科医师应当就患者疾病的需求和预后、适当的治疗措施来教育患者。这样可以保证在做出影响患者的处理和护理决定时,患者能够实质性参与(应当与患者特有的体力、智力和情绪状态相适应),使他们在实施他们同意的治疗计划时具有良好的主动性和依从性,从而帮助他们减少担心和忧虑。

◆ 眼科医师在选择和适时地采用恰当的诊断和治疗措施时,以及确定随诊检查的频率时,会根据患者情况的紧急与否和性质,以及患者的独特需要和愿望,来应用他们最好的判断做出决定。

◆ 眼科医师应当只是实施他们已经接受过恰当训练、有经验和有资格实施的操作,或者当有必要时,根据患者问题的紧急程度,以及其他替代的医疗提供者可利用和可及的状况,在其他人员的帮助下实施这些操作。

◆ 应保证患者能够连续地接触到所需要的和恰当的下述的眼保健服务。

　◆ 眼科医师应当及时、恰当地治疗患者,而且他们本身也具有提供这种服务的能力。

　◆ 手术的眼科医师应当具有对患者施行恰当的术前和术后处理的适当能力和准备。

　◆ 当眼科医师不便或无法为他的患者服务时,他应当提供适当的替代的眼保健服务,并且要有适当的机制让患者知晓这种保健和方法,以便患者能够获得而加以利用。

　◆ 眼科医师可以根据转诊是由于患者的需要,转诊是及时和恰当的措施,以及接受转诊的医师是有资格胜任,并具有可及性和可利用的基础上,将患者转诊给其他的眼科医师。

　◆ 眼科医师可以就眼部和其他内科或外科的问题寻求适当的咨询和会诊。可以根据他们的技术、能力和可及性来推荐会诊者。他们必须尽可能地获得完整和准确的有关问题的资料,以便提供有效的建议或干预,并能做到恰当的和及时的回应。

　◆ 眼科医师应当保持完整和准确的医疗记录。

　◆ 在适当的请求下,眼科医师能够提供自己的完整和准确的患者病历。

　◆ 眼科医师定期和有效地复习会诊和实验室检查的结果,并且采用适当的行动。

　◆ 眼科医师和帮助其提供眼保健服务的人员应当具有证明他们身份和职业的证件。

　◆ 对于那些治疗无效而又没有进一步治疗方法的患者,眼科医师应当提供适当的专业方面的支持、康复咨询和社会服务机构,当有适当和可及的时机时,应当给予转诊。

◆ 在进行治疗和实施侵入性诊断试验之前,眼科医师通过收集相关的历史资料和施行相关的术前检查,来熟悉患者的情况。另外,他通过准确和诚实地提供有关诊断、治疗方法和替代治疗的性质、目的、危险、益处和成功的可有性,以及不进行治疗的危险和益处的相关信息,也能使患者对治疗的决定充分知情。

◆ 眼科医师应当谨慎地采用新技术(例如药物、装置、手术技术),要考虑到这些新技术与现有的替代治疗相比其价格是否合适,是否有潜在的益处,以及所显示出来的安全性和有效性。

◆ 眼科医师通过对照已确定的标准,来定期地复习和评估他个人的相关行为,以及恰当地改变他的医疗实践和技术,来提高提供的眼保健的质量。

◆ 眼科医师应当利用恰当的职业渠道,通过与同行交流临床研究和医疗服务中所获得的知识来改进眼保健服务。这些包括向同行警示少见的病例,或未曾预料的并发症,以及与新药、新装置和新技术相关的问题。

◆ 眼科医师以恰当的人员和设备来处理需要立即关注的眼部和全身的可能并发症。

◆ 眼科医师也要提供经济上合理的眼保健服务,而且不与已经接受的质量标准相冲突。

修改:理事会

批准:理事会

1988 年 10 月 12 日

第二次印刷:1991 年 1 月

第三次印刷:2001 年 8 月

第四次印刷:2005 年 7 月

附录 2　疾病和相关健康问题编码的国际统计分类(ICD)

前驱疾病至孔源性视网膜脱离和相关的疾病包括了 ICD-9 和 ICD-10 分类中的一些疾病(见词汇表)。

	ICD-9	ICD-10
孔源性视网膜脱离:		
裂孔,非特异性	361.00	H33.00–
裂孔,巨大	361.03	H33.03–
裂孔,多个	361.02	H33.02–
裂孔,单个	361.01	H33.01–
玻璃体脱离/萎缩	370.21	H43.81–
没有视网膜脱离的裂孔:		
视网膜裂孔,非特异性	361.30	H33.30–
马蹄形裂孔	361.32	H33.31–
多个	361.33	H33.33–
圆形裂孔	361.31	H33.32–
没有脱离的多个视网膜缺陷	361.33	H33.33–
没有脱离的视网膜马蹄形裂孔	361.32	H33.31–
没有脱离的有盖的裂孔	361.32	H33.31–
没有脱离的圆形裂孔	361.31	H33.32–
视网膜离断	361.04	H33.04–
视网膜的格子样变性	362.63	H35.41–

ICD = 国际疾病分类;CM = 用于美国的临床修改;(−)=1,右眼;2,左眼;3. 双眼

ICD-10 编码的另外的信息:

● 某些 ICD-10 CM 类别具有可适用的第七个字符。对于这一类别中的所有编码,或者如同在列表中标注所标明的那样,都需要适用的第七个字符。第七个字符必须总是位于资料域的第七个字符位。如果需要第七个字符的编码没有第六个编码,占位符 X 必须用来填充空的字符位。

● 对于双侧位,ICD-10 CM 编码的最后一位字符代表眼侧。如果没有提供双侧的编码,而发生的情况又是双侧的,则必须设计应用代表左侧和右侧两侧的分开编码。非特指的编码只用于没有其他的编码可利用时。

● 当诊断的编码特别表明眼侧时,不管发现其用于哪一个字节(如第 4 位字节、第 5 位字节或第 6 位字节):

  ● 右眼总是为 1
  ● 左眼总是为 2
  ● 双侧总是为 3

附录 3 　眼科临床指南(PPP)建议的分级

这里所用的分级报告了与包括在研究中支持每个建议相关的 SIGN 分级(I ++; I +; I −;II ++;II +;II −;III),GRADE 分级评估证据(GQ,IQ),GRADE 评估了证据的强度(SR,DR)。这些分级的详细情况见分级的方法和关键部分的报告。

编译者已经将提出的分级情况插入了文内相关部分。

词汇表

Atrophic retinal breaks or holes——萎缩性视网膜裂孔或圆形裂孔:全厚层视网膜缺损,与玻璃体视网膜牵拉无关。它可发生于视网膜格子样变性区,或看起来好像是正常的视网膜。

Clinical retinal detachment——有临床意义的视网膜脱离:损伤部分视野或者扩展至赤道部后 2 个视盘直径以上范围的视网膜脱离。

Cystic retinal tufts——囊样视网膜丛:周边部视网膜小的先天性病变。这些病变轻度隆起,通常为白色,周围包绕着程度不等的色素。它们紧密地附着在其上的玻璃体皮质部,有时成为玻璃体后脱离后视网膜撕裂的原因。

Epiretinal membrance(*ERM*)——视网膜前膜:见黄斑皱褶。

Flap tear——有瓣的裂孔:马蹄形裂孔。

Horseshoe tear——马蹄形裂孔:由于玻璃体视网膜牵拉对视网膜的作用所引起的视网膜裂孔。由于撕裂组织的瓣仍然与脱离的玻璃体胶相连,而使裂孔呈马蹄形。

ICD-9:疾病和相关健康问题编码的国际统计分类,第九版。

ICD-10:疾病和相关健康问题编码的国际统计分类,第十版。

Lattice degeneration——格子样变性:为周边部玻璃体视网膜病变,其特点包括视网膜变薄,其上的玻璃体液化,在病变的边缘有牢固的玻璃体视网膜粘连。大多数病变为椭圆形,其长轴与锯齿缘相平行。视网膜圆形裂孔也常发生于格子样变性区内,它的发生与玻璃体后脱离没有关系。如果马蹄形裂孔存在,常在发生玻璃体后脱离时可以看到,通常位于格子样变性区的边缘。

Macular pucker——黄斑皱褶:在黄斑区域的视网膜由于纤维细胞膜在其内表面的增生而造成的变形。

Operculated retinal tear or break——有盖的视网膜裂孔:由于玻璃体视网膜粘连对病变部位牵拉所引起的一种视网膜缺损。这一牵拉撕下一片圆形或椭圆形的视网膜组织(盖),它与视网膜组织表面不相连接。如果它在玻璃体后脱离发生期间而发生,那么视网膜裂孔附近的牵引通常全都消失。

Posterior vitreous detachment——玻璃体后脱离:玻璃体后皮质与视网膜内表面之间的分离。它通常是在年龄相关性玻璃体胶液化发生后以急性过程而发生的,玻璃体与视网膜之间的分离很快扩展到各个象限的玻璃体基底部的边缘。玻璃体皮质与视网膜或视网膜血管之间的粘连可引起视网膜裂孔和(或)血管破裂。随着这一事件可发生玻璃体积血和(或)局限性视网膜内出血。通过裂隙灯活体显微镜检查时,通常可以显示确定玻璃体后表面的一个明显的平面,由此可以诊断玻璃体后脱离。在玻璃体腔内有胶质环(Weiss 环)是发生玻璃体后脱离的很强的证据。

PVD:见玻璃体后脱离。

Retinal breaks——视网膜裂孔:视网膜全厚层缺损。由于玻璃体视网膜牵引而引起的裂孔称为"tear",那些为圆形的、与玻璃体视网膜牵引无关的视网膜裂孔称为"hole"。

Retinal dialysis——视网膜离断:是一种特殊的发生于锯齿缘部位的半月形周边部视网膜裂孔,常与外伤相关。

Rhegmatogenous retinal detachment(*RRD*)——孔源性视网膜脱离:由于液体经视网膜裂孔从玻璃体腔进入视网膜下空间,使视网膜从视网膜色素上皮层分离而引起的。

Round retinal hole——视网膜圆形孔:视网膜圆形、全厚层的缺损或裂孔,与玻璃体视网膜牵拉无关。

RRD:见孔源性视网膜脱离。

Stickler syndrome——Stickler 综合征:最常见的与孔源性视网膜脱离相关的遗传性玻璃体视网膜和全身病。其眼部特征包括:①高度近视眼;②晶状体后、玻璃体内及视网膜表面的膜样和线样增生;③脉

络膜视网膜色素变动;④格子样变性,常发生于伸向后极部的血管周围;⑤其他多种异常,包括青光眼和白内障。全身的特征包括:广泛的骨骼发育不良,常有马方综合征体质,扁平脸,高颧弓或腭裂,听力丧失,以及其他的颅外骨骼异常,其中多项可以是很轻微的。遗传类型为常染色体显性遗传,其基因异常与COL2A1相关。

Sbuclinical retinal detachment——亚临床视网膜脱离:从视网膜裂孔的后缘伸展范围大于1个视盘直径,与赤道部距离小于2个视盘直径,而且没有损害视野的视网膜脱离。

Vitreoretinal adhesion——玻璃体视网膜粘连:玻璃体皮质与视网膜内表面的牢固附着。采用活体显微镜或间接检眼镜和巩膜压陷检查法有时可发现粘连于视网膜的玻璃体浓缩的线条。玻璃体后脱离时玻璃体对视网膜的牵拉可引起这些部位的视网膜裂孔。

Vitreomacular traction——玻璃体黄斑部牵拉:部分玻璃体从视网膜上分离,导致黄斑部机械性变形。

Zonular traction retinal tufts——带状牵拉视网膜丛:从后部移位到前视网膜的带状物增厚引起的周边部视网膜小的先天性病变。

相关的学会资料

Basic and Clinical Science Course

Retina and Vitreous(Section 12,2014-2015)

Focal Points

Current Options for Retinal Detachment Repair(2010)

Ophthalmic Technology Assessment-

Published in Ophthalmology, which is distributed free to Academy members; links to full text available at www.aao.org/ota.

The Repair lf Rhegmatogenous Retinal Detachment(1996; reviewed for currency 2012)

Patient Education

Detached Retina Brochure(2014)

Face-Down Recovery After Retinal Surgery Brochure(2014)

Retina informed Consent Video Collection(2013)

Preferred Practice Pattern

Comprehensive Adult Medical Eye Evaluation(2010)

除了免费资料外,预订任何资料,请打电话给学会顾客服务部,电话866.561.8558(美国用)或415.561.8540,或者访问网站 www.aao.org/store。

参考文献

1. Scottish Intercollegiate Guidelines Network. Annex B: key to evidence statements and grades of recommendations. In: SIGN 50: A Guideline Developer's Handbook. Available at:www.sign.ac.uk/guidelines/fulltext/50/annexb.html. Accessed June 11,2014.

2. Guyatt GH, Oxman AD, Vist GE, et al. GRADE: an emerging consensus on rating quality of evidence and strength of recommendations. BMJ 2008;336:924-6.

3. GRADE Working Group. Organizations that have endorsed or that are using GRADE. Available at:www.gradeworkinggroup.org/society/index.htm. Accessed June 11,2014.

4. Johnson MW. Posterior vitreous detachment: evolution and role in macular disease. Retina 2012;32Suppl 2:S174-8.

5. Snead MP, Snead DR, James S, Richards AJ. Clinicopathological changes at the vitreoretinal junction:posterior vitreous

detachment. Eye (Lond) 2008;22:1257-62.

6. Boldrey EE. Risk of retinal tears in patients with vitreous floaters. Am J Ophthalmol 1983;96:783-7.

7. Brod RD,Lightman DA,Packer AJ,Saras HP. Correlation between vitreous pigment granules and retinal breaks in eyes with acute posterior vitreous detachment. Ophthalmology 1991;98:1366-9.

8. Tasman WS. Posterior vitreous detachment and peripheral retinal breaks. Trans Am Acad Ophthalmol Otolaryngol 1968;72:217-24.

9. Dayan MR,Jayamanne DG,Andrews RM,Griffiths PG. Flashes and floaters as predictors of vitreoretinal pathology: is follow-up necessary for posterior vitreous detachment? Eye 1996;10:456-8.

10. Byer NE. Natural history of posterior vitreous detachment with early management as the premier line of defense against retinal detachment. Ophthalmology 1994;101:1503-14.

11. Tani P,Robertson DM,Langworthy A. Rhegmatogenous retinal detachment without macular involvement treated with scleral buckling. Am J Ophthalmol 1980;90:503-8.

12. Coffee RE,Westfall AC,Davis GH,et al. Symptomatic posterior vitreous detachment and the incidence of delayed retinal breaks: case series and meta-analysis. Am J Ophthalmol 2007;144:409-13.

13. Benson WE,Grand MG,Okun E. Aphakic retinal detachment. Management of the fellow eye. Arch Ophthalmol 1975;93:245-9.

14. Scott IU,Smiddy WE,Merikansky A,Feuer W. Vitreoretinal surgery outcomes. Impact on bilateral visual function. Ophthalmology 1997;104:1041-8.

15. Lincoff H,Stopa M,Kreissig I. Ambulatory binocular occlusion. Retina 2004;24:246-53.

16. van Overdam KA,Bettink-Remeijer MW,Mulder PG,van Meurs JC. Symptoms predictive for the later development of retinal breaks. Arch Ophthalmol 2001;119:1483-6.

17. Uchino E,Uemura A,Ohba N. Initial stages of posterior vitreous detachment in healthy eyes of older persons evaluated by optical coherence tomography. Arch Ophthalmol 2001;119:1475-9.

18. Sarrafizadeh R,Hassan TS,Ruby AJ,et al. Incidence of retinal detachment and visual outcome in eyes presenting with posterior vitreous separation and dense fundus-obscuring vitreous hemorrhage. Ophthalmology 2001;108:2273-8.

19. Adelman RA,Parnes AJ,Ducournau D,European Vitreo-Retinal Society (EVRS) Retinal Detachment Study Group. Strategy for the management of uncomplicated retinal detachments: the European Vitreo-Retinal Society Retinal Detachment Study report 1. Ophthalmology 2013;120:1804-8.

20. Byer NE. What happens to untreated asymptomatic retinal breaks,and are they affected by posterior vitreous detachment? Ophthalmology 1998;105:1045-50.

21. Davis MD. Natural history of retinal breaks without detachment. Arch Ophthalmol 1974;92:183-94.

22. Wilkinson CP. Interventions for asymptomatic retinal breaks and lattice degeneration for preventing retinal detachment. Cochrane Database Syst Rev 2005,Issue 1. Art. No.: CD003170. DOI:10.1002/14651858.CD003170.pub2.

23. Byer NE. Rethinking prophylactic therapy of retinal detachment. In: Stirpe M,ed. Advances in Vitreoretinal Surgery. New York, NY: Ophthalmic Communications Society; 1992:399-411.

24. Neumann E,Hyams S. Conservative management of retinal breaks. A follow-up study of subsequent retinal detachment. Br J Ophthalmol 1972;56:482-6.

25. Shea M,Davis MD,Kamel I. Retinal breaks without detachment,treated and untreated. Mod Probl Ophthalmol 1974;12:97-102.

26. Colyear BH,Jr,Pischel D. Preventive treatment of retinal detachment by means of light coagulation. Trans Pac Coast Oto-Ophthalmol Soc 1960;41:193-217.

27. Robertson DM,Norton EW. Long-term follow-up of treated retinal breaks. Am J Ophthalmol 1973;75:395-404.

28. Pollack A,Oliver M. Argon laser photocoagulation of symptomatic flap tears and retinal breaks of fellow eyes. Br J Ophthalmol 1981;65:469-72.

29. Smiddy WE,Flynn HW Jr,Nicholson DH,et al. Results and complications in treated retinal breaks. Am J Ophthalmol 1991;112:623-31.

30. Verdaguer J,Vaisman M. Treatment of symptomatic retinal breaks. Am J Ophthalmol 1979;87:783-8.

31. Byer NE. Long-term natural history of lattice degeneration of the retina. Ophthalmology 1989;96:1396-401; discussion 401-2.

32. Haimann MH,Burton TC,Brown CK. Epidemiology of retinal detachment. Arch Ophthalmol 1982;100:289-92.

33. Wilkes SR,Beard CM,Kurland LT,et al. The incidence of retinal detachment in Rochester,Minnesota, 1970-1978. Am J Ophthalmol 1982;94:670-3.

34. Van de Put MA,Hooymans JM,Los LI. The incidence of rhegmatogenous retinal detachment in The Netherlands. Ophthalmology 2013;120:616-22.

35. Javitt JC,Tielsch JM,Canner JK,et al,Cataract Patient Outcomes Research Team. National outcomes of cataract extraction: increased risk of retinal complications associated with Nd:YAG laser capsulotomy. Ophthalmology 1992;99:1487-98.

36. Tielsch JM,Legro MW,Cassard SD,et al. Risk factors for retinal detachment after cataract surgery: a population-based case-

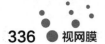
control study. Ophthalmology 1996;103:1537-45.

37. Eye Disease Case-Control Study Group. Risk factors for idiopathic rhegmatogenous retinal detachment. Am J Epidemiol 1993; 137:749-57.

38. Bernheim D,Rouberol F,Palombi K,et al. Comparative prospective study of rhegmatogenous retinal detachments in phakic or pseudophakic patients with high myopia. Retina 2013;33:2039-48.

39. Benson WE,Morse PH. The prognosis of retinal detachment due to lattice degeneration. Ann Ophthalmol 1978;10:1197-200.

40. Erie JC,Raecker MA,Baratz KH,et al. Risk of retinal detachment after cataract extraction,1980-2004: a population-based study. Ophthalmology 2006;113:2026-32.

41. Russell M,Gaskin B,Russell D,Polkinghorne PJ. Pseudophakic retinal detachment after phacoemulsification cataract surgery: Ten-year retrospective review. J Cataract Refract Surg 2006;32:442-5.

42. Jahn CE,Richter J,Jahn AH,et al. Pseudophakic retinal detachment after uneventful phacoemulsification and subsequent neodymium: YAG capsulotomy for capsule opacification. J Cataract Refract Surg 2003;29:925-9.

43. Ranta P,Tommila P,Kivela T. Retinal breaks and detachment after neodymium: YAG laser posterior capsulotomy: five-year incidence in a prospective cohort. J Cataract Refract Surg 2004;30:58-66.

44. Koch DD,Liu JF,Gill EP,Parke DW Ⅱ. Axial myopia increases the risk of retinal complications after neodymium-YAG laser posterior capsulotomy. Arch Ophthalmol 1989;107:986-90.

45. Tuft SJ,Minassian D,Sullivan P. Risk factors for retinal detachment after cataract surgery: a case-control study. Ophthalmology 2006;113:650-6.

46. Ramos M,Kruger EF,Lashkari K. Biostatistical analysis of pseudophakic and aphakic retinal detachments. Semin Ophthalmol 2002;17:206-13.

47. Ranta P,Kivela T. Retinal detachment in pseudophakic eyes with and without Nd:YAG laser posterior capsulotomy. Ophthalmology 1998;105:2127-33.

48. Glacet-Bernard A,Brahim R,Mokhtari O,et al. Retinal detachment following posterior capsulotomy using Nd:YAG laser. Retrospective study of 144 capsulotomies[in French]. J Fr Ophtalmol 1993;16:87-94.

49. Ficker LA,Vickers S,Capon MR,et al. Retinal detachment following Nd:YAG posterior capsulotomy. Eye 1987;1(Pt 1):86-9.

50. Arya AV,Emerson JW,Engelbert M,et al. Surgical management of pseudophakic retinal detachments: a meta-analysis. Ophthalmology 2006;113:1724-33.

51. Lois N,Wong D. Pseudophakic retinal detachment. Surv Ophthalmol 2003;48:467-87.

52. Ripandelli G,Coppe AM,Parisi V,et al. Posterior vitreous detachment and retinal detachment after cataract surgery. Ophthalmology 2007;114:692-7.

53. Mirshahi A,Hoehn F,Lorenz K,Hattenbach LO. Incidence of posterior vitreous detachment after cataract surgery. J Cataract Refract Surg 2009;35:987-91.

54. Cooling RJ. Traumatic retinal detachment—mechanisms and management. Trans Ophthalmol Soc UK 1986;105:575-9.

55. Folk JC,Arrindell EL,Klugman MR. The fellow eye of patients with phakic lattice retinal detachment. Ophthalmology 1989;96: 72-9.

56. Rowe JA,Erie JC,Baratz KH,et al. Retinal detachment in Olmsted County,Minnesota,1976 through 1995. Ophthalmology 1999;106:154-9.

57. Mastropasqua L,Carpineto P,Ciancaglini M,et al. Treatment of retinal tears and lattice degenerations in fellow eyes in high risk patients suffering retinal detachment: a prospective study. Br J Ophthalmol 1999;83:1046-9.

58. Sharma MC,Chan P,Kim RU,Benson WE. Rhegmatogenous retinal detachment in the fellow phakic eyes of patients with pseudophakic rhegmatogenous retinal detachment. Retina 2003;23:37-40.

59. Kaiser RS,Trese MT,Williams GA,Cox MS Jr. Adult retinopathy of prematurity: outcomes of rhegmatogenous retinal detachments and retinal tears. Ophthalmology 2001;108:1647-53.

60. Snead MP,Payne SJ,Barton DE,et al. Stickler syndrome: correlation between vitreoretinal phenotypes and linkage to COL 2A1. Eye 1994;8(Pt 6):609-14.

61. Brown DM,Graemiger RA,Hergersberg M,et al. Genetic linkage of Wagner disease and erosive vitreoretinopathy to chromosome 5q13-14. Arch Ophthalmol 1995;113:671-5.

62. Loewenstein A,Goldstein M,Lazar M. Retinal pathology occurring after excimer laser surgery or phakic intraocular lens implantation: evaluation of possible relationship. Surv Ophthalmol 2002;47:125-35.

63. Ruiz-Moreno JM,Alio JL. Incidence of retinal disease following refractive surgery in 9,239 eyes. J Refract Surg 2003;19:534-47.

64. Arne JL. Phakic intraocular lens implantation versus clear lens extraction in highly myopic eyes of 30-to 50-year-old patients. J Cataract Refract Surg 2004;30:2092-6.

65. Colin J,Robinet A,Cochener B. Retinal detachment after clear lens extraction for high myopia: seven-year follow-up.

Ophthalmology 1999;106:2281-4; discussion 5.

66. Chang JS, Meau AY. Visian Collamer phakic intraocular lens in high myopic Asian eyes. J Refract Surg 2007;23:17-25.

67. Ruiz-Moreno JM, Montero JA, de la Vega C, et al. Retinal detachment in myopic eyes after phakic intraocular lens implantation. J Refract Surg 2006;22:247-52.

68. American Academy of Ophthalmology Preferred Practice Patterns Committee. Preferred Practice Pattern ® Guidelines. Comprehensive Adult Medical Eye Evaluation. San Francisco, CA: American Academy of Ophthalmology; 2010. Available at: www.aao.org/ppp.

69. Austin KL, Palmer JR, Seddon JM, et al. Case-control study of idiopathic retinal detachment. Int J Epidemiol 1990;19:1045-50.

70. Norregaard JC, Thoning H, Andersen TF, et al. Risk of retinal detachment following cataract extraction: results from the International Cataract Surgery Outcomes Study. Br J Ophthalmol 1996;80:689-93.

71. Javitt JC, Vitale S, Canner JK, et al. National outcomes of cataract extraction. I. Retinal detachment after inpatient surgery. Ophthalmology 1991;98:895-902.

72. Kraff MC, Sanders DR. Incidence of retinal detachment following posterior chamber intraocular lens surgery. J Cataract Refract Surg 1990;16:477-80.

73. Boldrey EE. Vitreous cells as an indicator of retinal tears in asymptomatic or not recently symptomatic eyes. Am J Ophthalmol 1997;123:263-4.

74. Brockhurst RJ. Modern indirect ophthalmoscopy. Am J Ophthalmol 1956;41:265-72.

75. Natkunarajah M, Goldsmith C, Goble R. Diagnostic effectiveness of noncontact slitlamp examination in the identification of retinal tears. Eye 2003;17:607-9.

76. Benz MS, Packo KH, Gonzalez V, et al. A placebo-controlled trial of microplasmin intravitreous injection to facilitate posterior vitreous detachment before vitrectomy. Ophthalmology 2010;117:791-7.

77. DiBernardo C, Blodi B, Byrne SF. Echographic evaluation of retinal tears in patients with spontaneous vitreous hemorrhage. Arch Ophthalmol 1992;110:511-4.

78. Wilkinson CP. What ever happened to bilateral patching? Retina 2005;25:393-4.

79. Stalmans P, Benz MS, Gandorfer A, et al. Enzymatic vitreolysis with ocriplasmin for vitreomacular traction and macular holes. N Engl J Med 2012;367:606-15.

80. Benson WE, Morse PH, Nantawan P. Late complications following cryotherapy of lattice degeneration. Am J Ophthalmol 1977;84:514-6.

81. Delaney WV Jr. Retinal tear extension through the cryosurgical scar. Br J Ophthalmol 1971;55:205-9.

82. American Academy of Ophthalmology. Policy Statement. Preoperative Assessment: Responsibilities of the Ophthalmologist. San Francisco, CA: American Academy of Ophthalmology; 2012. Available at:http://one.aao.org/guidelines-browse?filter=clinicalstatement. Accessed June 11, 2014.

83. American Academy of Ophthalmology. Policy Statement. An Ophthalmologist's Duties Concerning Postoperative Care. San Francisco, CA: American Academy of Ophthalmology; 2012. Available at:http://one.aao.org/guidelines-browse?filter=clinicalstatement. Accessed June 11, 2014.

84. Goldberg RE, Boyer DS. Sequential retinal breaks following a spontaneous initial retinal break. Ophthalmology 1981;88:10-2.

85. Sharma MC, Regillo CD, Shuler MF, et al. Determination of the incidence and clinical characteristics of subsequent retinal tears following treatment of the acute posterior vitreous detachment-related initial retinal tears. Am J Ophthalmol 2004;138:280-4.

86. Saran BR, Brucker AJ. Macular epiretinal membrane formation and treated retinal breaks. Am J Ophthalmol 1995;120:480-5.

87. Singh AJ, Seemongal-Dass RR. The influence of counselling on patient return following uncomplicated posterior vitreous detachment. Eye 2001;15:152-4.

88. Wagle AM, Lim WY, Yap TP, et al. Utility values associated with vitreous floaters. Am J Ophthalmol 2011;152:60-5.

89. Sebag J. Floaters and the quality of life. Am J Ophthalmol 2011;152:3-4.

美国眼科学会
P.O.Box 7424
San Francisco,
California 94120-7424
415.561.8500
玻璃体后脱离、视网膜裂孔和格子样变性
2014 年

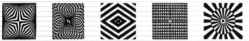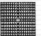

眼科临床指南

Preferred Practice Pattern®

视网膜静脉阻塞

Retinal Vein Occlusions

美国眼科学会

中华医学会眼科学分会

2017 年 6 月第一次编译

视网膜／玻璃体眼科临床指南制订过程和参与者

视网膜／玻璃体临床指南专家委员会成员编写了视网膜静脉阻塞临床指南（PPP）。PPP 专家委员会成员讨论和审阅了本册文件的历次稿件，集中开会一次，通过电子邮件进行了其他的讨论，达成了本册最后版本的共识。

视网膜／玻璃体临床指南专家委员会 2014—2015

Jose S. Pulido，MD，MS，MPH 黄斑学会代表

Christina J.Flaxel，MD

Ron A. Adelman，MD，MPH，MBA，FACS，视网膜学会代表

Lesilie Hyman，PhD，方法学家

James C. Folk，MD，美国视网膜专科学会代表

Timothy W. Olsen，MD，主席

眼科临床指南编写委员会成员在 2015 年 5 月的会议期间审阅和讨论了本册文件。根据讨论和评论编制了本册文件。

眼科临床指南编写委员会 2015

Robert S. Feder，MD，主席

Timothy W. Olsen，MD

Randall J. Olson，MD

Bruce E. Prum，Jr.，MD

C. Gail Summers，MD

Ruth D. Williams，MD

David C. Musch，PhD，MPH，方法学家

然后，视网膜静脉阻塞 PPP 于 2015 年 7 月送给另外的内部和外部的专家组和专家进行审阅。要求所有返回评论的人员需要提供与工业界相关关系的公开声明，才能考虑他们的评论。视网膜／玻璃体 PPP 专家委员会成员审阅和讨论了这些评论，并确定了对本册指南的修改。

学会审阅者：

理事会委员会和秘书委员会 *

理事会 *

总顾问

眼科基础和临床科学教程第 12 分册分委员会

眼科技术评估委员会视网膜／玻璃体专家委员会 *

开业眼科医师教育顾问委员会 *

邀请的审阅者：

美国视网膜专科医师学会 *

加拿大眼科学会

中美洲视网膜和玻璃学会

消费者报告健康选择

欧洲视网膜专科医师学会

黄斑学会 *

（美国）国家眼科研究所

国家医学会

国家妇女和家庭合伙人组织

视网膜研究基金会

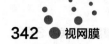
视网膜学会 *

泰国视网膜学会 *

J. Michael Jumper, MD

Wayne A. Solley, MD

有关经济关系的声明

为了遵从医学专科学会理事会有关与公司相互关系的法规（从网站 www.cmss.org/codeforinteractions. aspx 可查到），列出与工业界的相关关系如下。学会与工业界的行为关系遵从这一法规（见网站 http://one. aao.org/about-preferred-practice-patterns）。大部分（56%）青光眼临床指南专家委员会 2014—2015 的成员没有经济关系可供公开。

视网膜 / 玻璃体临床指南专家委员会 2013—2014

Ron A. Adelman, MD, MPH, MBA, FACS：无经济关系可公开

Christina J.Flaxel, MD：无经济关系可公开

James C. Folk, MD：无经济关系可公开

Lesilie Hyman, PhD：无经济关系可公开

Timothy W. Olsen, MD：无经济关系可公开

Jose S. Pulido, MD, MS：无经济关系可公开

眼科临床指南编写委员会 2014

Robert S. Feder, MD：无经济关系可公开

David C. Musch, PhD, MPH：无经济关系可公开

Timothy W. Olsen, MD：无经济关系可公开

Randall J. Olson, MD：无经济关系可公开

Bruce E. Prum, Jr., MD：无经济关系可公开

C. Gail Summers, MD：无经济关系可公开

Ruth D. Williams, MD：Allergan- 咨询 / 顾问

医疗质量秘书

Stephen D.McLeod, MD：无经济关系可公开

美国眼科学会职员

Laurie Bagley, MLS：无经济关系可公开

Nicholas P. Emptage, MAE：无经济关系可公开

Susan Garratt：无经济关系可公开

Flora C. Lum, MD：无经济关系可公开

Doris Mizuiri：无经济关系可公开

2015 年 1 月至 8 月本册文件的其他审阅者与工业界相关关系的公开声明见网站 www.aao.org/ppp。

目 录

制订眼科临床指南的目的

作为对其会员和公众的一种服务,美国眼科学会编制了称为眼科临床指南(PPP)的系列丛书,它确定了**高质量眼科医疗服务的特征和组成成分**。附录1叙述了高质量的眼保健服务的核心标准。

眼科临床指南是以由学识渊博的卫生专业人员所组成的专家委员会对所能利用的科学资料进行解释为基础的。在一些情况下,例如当有认真实施的临床试验的结果可以利用时,这些资料是特别令人信服的,可以提供明确的指南。而在另一些情况下,专家委员会不得不依赖他们对所能利用的证据进行集体判断和评估。

眼科临床指南所提供的文件是为临床医疗服务提供实践的典范,而不是为个别特殊的个人提供医疗服务。一方面它们应当满足大多数患者的需要,但又不可能满足所有患者的需要。严格地遵照这些PPP将不一定保证在任何情况都能获得成功的结果。不能认为这些指南包括了所有恰当的眼科医疗方法,或者排除了能够获得最好效果的合理的医疗方法。采用不同的方法来满足不同患者的需要是有必要的。医师应当根据一个特殊患者提供的所有情况来最终判断对其的医疗是否合适。在解决眼科医疗实践中所产生的伦理方面难题时,美国眼科学会愿意向会员提供协助。

眼科临床指南并不是在各种情况下都必须要遵循的医疗标准。美国眼科学会明确地指出不会承担在应用临床指南中任何建议或其他信息时由于疏忽大意或其他原因所引起的伤害和损伤的责任。

当提到某些药物、器械和其他产品时仅仅是以说明为目的,而并不是有意地为这些产品进行背书。这样的材料中可能包括了一些没有被认为是共同标准的应用信息,这些反映在没有包括在美国食品药品管理局(FDA)批准的适应证标识之内,或者只是批准为在限制的研究情况下应用的产品。FDA已经宣称,确定医师所希望应用的每种药品或器械的FDA的看法,以及在遵从适用的法律,并获得患者的适当的知情同意下应用它们,是医师的责任。

在医学中,创新对于保证美国公众今后的健康是必要的,眼科学会鼓励开发能够提高眼保健水平的新的诊断和治疗方法。有必要认识到只有最优先考虑患者的需要时,才能获得真正的优良的医疗服务。

所有的PPP每年都由其编写委员会审阅,如果证实有新的进展值得更新时就会提早更新。为了保证眼科临床指南是适时的,每册的有效期是在其"批准"之日起5年内,除非它被修改本所替代。编写眼科临床指南是由学会资助的,而没有商业方面的支持。PPP的作者和审阅者都是志愿者,并没有因为他们对本书的贡献而获得任何经济的补偿。在PPP发表之前,还要送给外部的专家和利益攸关者审阅,包括消费者代表。PPP遵从医学专科学会理事会有关与公司相互关系的法规。眼科学会有并且执行与工业界关系的准则(见 www.aao.org/about-preferred-practice-patterns)。

附录2包含了本册文件所涉及的疾病和相关健康问题编码的国际统计分类的内容。视网膜静脉阻塞PPP的意向使用者是眼科医师。

分级的方法和要点

《眼科临床指南》必须与临床密切相关和具有高度特异性,以便向临床医师提供有用的信息。当有证据支持诊治建议时,应当对所提出的每一项建议给予表明证据重要性的明确的等级。为了达到这一目标,采用了苏格兰院际指南网(Scottish Intercollegiate Guideline Network,[1] SIGN)及其建议的评定、制订和评估分级组(Grading of Recommendations Assessment,Development and Evaluation,[2] GRADE)的方法。GRADE是一种系统的方法,来对支持特殊的临床处理的问题的证据总体强度进行分级。 采用GRADE的机构包括SIGN、世界卫生组织、健康保健研究和政策局(Agency for Healthcare Research and Policy)以及美国医师学院(American College of Physicians)。[3]

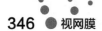

◆ 用于形成诊治建议的所有研究都要逐项地将其证据强度进行分级,这一分级列于研究的引文中。

◆ 为了对研究进行逐项分级,采用了一种基于 SIGN[1] 的尺度。对研究进行逐项分级的证据的定义和水平如下述:

I++	高质量的随机对照试验(RCTs)的荟萃分析、系统回顾,或偏差危险度很低的 RTCs
I+	实施很好的 RCTs 的荟萃分析、系统回顾,或偏差危险度低的 RCTS
I–	RCTs 的荟萃分析、系统回顾,或偏差危险度高的 RCTs
II++	高质量的病例对照或队列研究的系统回顾 混杂和偏差危险度很低以及因果关系可能性高的高质量病例对照或队列研究
II+	混杂或偏差危险度低以及因果关系有中度可能的实施很好的病例对照或队列研究
II–	混杂或偏差危险度高以及具有非因果关系高度危险的病例对照或队列研究
III	非分析性研究(如病例报告、系列病例研究)

◆ 诊治的建议是基于证据的主体而形成的。以下是根据 GRADE[2] 来定义证据质量的分级:

高质量(GQ)	进一步研究不太可能改变估计作用的信赖度
中等质量(MQ)	进一步研究有可能对我们估计作用的信赖度产生重要的冲击,可能会改变这一估计
低质量(IQ)	进一步研究很可能对我们估计作用的信赖度产生重要的冲击,有可能改变这一估计 对作用的任何估计都是很不肯定的

◆ 以下是根据 GRADE[2] 来定义的诊治关键建议:

强烈的建议(SR)	用于期望的干预作用明显地大于不期望作用,或者没有不期望作用时
根据需要而使用的建议(DR)	用于协调平衡时不太肯定,这或者是因为证据的质量低,或者是因为证据提示的期望作用和不期望作用很相近

◆ 诊疗的关键发现和建议部分列出了由 PPP 专家委员会确定对于视功能和生活质量的结果特别重要的要点。

◆ 在本册 PPP 中,应用上面所述的系统对所有建议进行了分级。分级的结果以斜体字嵌入 PPP 正文中。

◆ 为了更新本册 PPP,于 2014 年 10 月 30 日在 PubMed 资料库进行文献搜索,完整的文献搜索详细情况见附录 3。

诊疗的关键发现和建议

视网膜静脉阻塞(RVOs)的预后根据阻塞部位和阻塞程度(缺血性或非缺血性)而有所不同。一般地说,阻塞程度较轻的更远端的 RVOs 与缺血程度较严重的更近端的 RVOs 相比有更好的预后。

中央视网膜静脉阻塞(CRVO)和半侧性中央视网膜静脉阻塞(hemi-CRVO)表现相似。它们常常与青光眼相关联,具有发生眼前节新生血管和新生血管性青光眼的极高的危险。分支视网膜静脉阻塞(BRVO)与半侧性视网膜静脉阻塞([HRVOs],与半侧性中央视网膜静脉阻塞明显不同)有可见的动静脉交叉处,在这里静脉发生阻塞。它们更常与高血压、糖尿病和血脂的疾病相关联,更可能导致视网膜新生血管化。

CRVO 和 BRVO 可以并发黄斑水肿。对于这种相关的黄斑水肿最安全的治疗是应用抗血管内皮生长因子(抗 VEGF)。玻璃体内注射糖皮质激素与发生青光眼和白内障的危险相关联,但是也显示出有效果。同样,在 BRVO 中激光光凝治疗也有潜在的作用。

静脉阻塞的危险因素包括全身的疾病,如系统性动脉高血压、糖尿病以及脂质和凝血的疾病。因此重要的是要与患者的初级保健提供者保持沟通,这样会有助于协调做好保健。

当同初级保健提供者就末端器官损伤进行沟通时,要指出最佳地控制高血压、糖尿病、血脂水平和青光眼的眼压在处理全身性危险因素中都是重要的。

前言

疾病定义

视网膜静脉阻塞(RVO)是糖尿病视网膜病变之后第二位最常见的视网膜血管性疾病,常常与视力丧失相关联。[4]当视网膜静脉部分或完全阻塞时,就会发生视网膜静脉阻塞,可以根据其阻塞的位置进行分类。在视神经乳头或其后方发生的视网膜静脉阻塞被称为中央视网膜静脉阻塞(CRVO),视网膜中央静脉分支的完全或部分阻塞被称为分支静脉阻塞(BRVO)。RVO涉及视网膜循环中静脉血流的完全或部分减少,并有不同程度的视网膜血管渗漏,导致黄斑水肿和静脉压的增加,后者又会导致视网膜内出血。[4]分支静脉阻塞典型地发生于动静脉交叉处,在这里动静脉共有鞘膜,最常在颞上象限发现。[5]BRVO的主要危险因素是系统性动脉高血压、动脉硬化和糖尿病。[6]

半侧视网膜静脉阻塞(hemiretinal vein occlusion,HRVO)是发生在视盘的阻塞,常累及神经知觉视网膜静脉引流区的一半,典型地发生在上半区域或下半区域。这种类型占HRVO的90%。[7]一些HRVO患者可能有两支明显区别的中央视网膜静脉,称为半侧中央视网膜静脉;一支引流上方半侧视网膜区域,另一支引流下方视网膜半侧区域。当一支半侧中央视网膜静脉发生阻塞时,就称为半侧性CRVO。[8]一般来说,HRVO的表现像BRVO,在接近交叉处可有可见的阻塞点。半侧性中央视网膜静脉阻塞的表现像CRVO——没有可见的动静脉交叉点,发生迟发的虹膜和前房角新生血管的危险增加,可发生继发性眼压升高。半侧视网膜静脉阻塞和半侧性中央视网膜静脉阻塞的鉴别并不总是可能的。

与视网膜静脉阻塞相关的视力丧失常常发生于黄斑部缺血或水肿、视网膜出血、玻璃体积血、视网膜前膜形成、虹膜红变以及新生血管性青光眼。[4]其他与RVO相关联的发现包括视网膜动脉大血管瘤和睫状视网膜动脉的阻塞。

患者群体

患者群体包括年龄为40岁以上的人。最常见的年龄范围为60~70岁。[9,10]在40岁以下的人中视网膜静脉阻塞是相对少见的。

临床目标

◆ 确定具有发生视网膜静脉阻塞危险的患者
◆ 鼓励处理CRVO和BRVO的潜在的危险因素,包括最好地处理高血压、糖尿病,以及控制青光眼和高眼压症
◆ 提高内科医师和家庭医师对RVO患者发生心血管疾病和脑卒中等并发症的认识
◆ 在各种RVO发生后,要监查眼后节和眼前节发生新生血管和新生血管性青光眼的体征
◆ 治疗发生RVO后视力丧失或处于视力丧失危险中的患者
◆ 减少对视力和(或)视力相关的生活质量产生不良影响的治疗副作用
◆ 当由于静脉阻塞而发生永久性视力损伤结果时,对患者提供视觉康复服务,或给予转诊

背景

患病率和发病率

在 2008 年的全世界总人口中视网膜静脉阻塞的患病率为 0.5%,估计全球累及的人数超过 1600 万。[10,11] 在东亚和美国,这一患病率似乎是相似的。分支视网膜静脉阻塞的发生比 CRVO 多达 6~7 倍。[12] 非洲裔美国人与美国白人的 CRVO 发病率相似,而且发病并没有性别的差别。[10] 在东印度人中视网膜静脉阻塞的患病率较低(0.76/100),BRVO 的患病率也比 CRBO 高 6 倍。[13] 在日本的研究中,任何静脉阻塞的 9 年发病率为 3%,BRVO 的发病率比 CRVO 高 9 倍。[14] 在韩国,发病率为 48/100 000 人年。[15] 在美国,5 年的发病率为 0.8/100,而基线时为 40 岁及以上的人群中 15 年的发病率为 2.3/100。[14,16] 在中国基线时为 40 岁及以上人群中,10 年的发病率为 1.9/100。[16] 在 68 751 名年龄为 30~101 岁合并的人群组中,经过 15 年的研究,并根据 2008 年世界人口进行标准化,视网膜静脉阻塞的患病率为 5.2/100(CI = 4.4~6.0),BRVO 的患病率为 4.2/100(CI = 3.7~5.2),CRVO 的患病率为 0.8/100(CI = 0.6~1.0)。

危险因素

CRVO 和 BRVO 两者的主要危险因素是高龄。以前发生 RVO 是另一只眼发生 RVO 的危险因素。[10,11] 以前发生 CRVO 的人在另一只眼发生 CRVO 的概率是每年 1%。[17] 一眼发生 BRVO 的患者另一只眼在 3 年内发生任何类型 RVO 的危险是 10%。[10,18,19] 发生 BRVO 的其他危险因素与 CRVO 或半侧性 CRVO 是不同的。BRVO 的危险更可能与局部的血管因素(动静脉交叉的改变)有关,而不是局部的眼部因素。BRVO 的危险因素包括动脉性高血压、高脂血症、糖尿病和冠状动脉疾病。对于其他血液学因素,如第五凝血因子和高同型半胱氨酸血症,在 BRVO 发病中的作用仍有不同的意见。这些因素更可能促使 CRVO 的发生,但是还没有一致的意见。视网膜静脉炎可能与 BRVO 相关联。而 BRVO 最常见的全身危险因素是高血压和糖尿病,[20,21] 与 CRVO 最常见的关联是青光眼。[22] CRVO 的其他危险因素包括颈动脉阻塞性疾病和睡眠呼吸暂停综合征。[23] 在一些选择性病例中,高同型半胱氨酸水平与 CRVO 有关联。年龄小于 50 岁的年轻患者值得考虑进行其他血液危险因素的评估;然而考虑到成本 - 效益比,这样的评估仍然是有争论的。[24,25] 在一项系统性红斑狼疮的队列研究中,CRVO 的发病率是对照人群的 3.5 倍。[16]

自然病史

CRVO 患者与年龄调整的普通人对照组相比,有较高的死亡率。这一另外的危险是由于心血管疾病和糖尿病的患病率较高。[26]

患有 CRVO 的患者很可能发生黄斑水肿。另外,大约 25% 的 CRVO 患者将会发生虹膜新生血管,偶尔有患者发生视网膜新生血管。一旦诊断为 CRVO,患者需要在大约半年的时间里每隔 4~6 周应用裂隙灯活体显微镜在不散瞳的情况下进行前房角镜检查,来发现将会导致新生血管性青光眼的虹膜和前房角的新生血管。此外,视力下降的患者也应当评估是否发生囊样黄斑水肿(CME)。

在一项有关 RVO 自然病史的广泛研究中,根据荧光素眼底血管造影所见到的毛细血管无灌注的程度,将 BRVO 分为轻度、中度和重度。[18] 患有 BRVO 和明显毛细血管无灌注区的眼可以发生视网膜新生血管和玻璃体积血,但是与 CRVO 或半侧性 CRVO 眼相比,它们不太可能发生新生血管性青光眼。累及黄斑部的 RVO 常有突然发生的急性视觉症状,包括中心视力下降和(或)相应的视野缺损。如果 BRVO 没有累及主要的颞侧分支静脉中的一支或黄斑静脉,症状就可能不能发现,除非在常规的眼部检查时发现静脉阻塞,或有并发症发生,例如由于视网膜新生血管所导致的玻璃体积血。典型的情况下,患者将会由于黄斑水肿而在一只眼中出现急性视觉症状。早期的临床发现包括血管迂曲、累及的静脉扩张、视网膜水肿、视网膜内出血、棉絮斑,以及偶尔发生硬性渗出,甚至在累及的区域出现视网膜脱离。[27] 随着时间的延长,急性过程消失,出血连同棉絮斑吸收。一般来说,除非进行恰当治疗,否则黄斑水肿会持续存在,是视觉丧失功能的常见原因。发生 CRVO 后可以在视盘部位发生视网膜静脉与脉络膜循环之间的侧支循环,在 BRVO 中可在上方和下方视网膜静脉发生侧支循环。

由于 BRVO 而导致视力丧失的预后决定于灌注程度和阻塞部位。[28] 分支静脉阻塞研究(BVOS)组发现 37% 的眼视力自发提高 2 行或以上,而只有 17% 的眼发生视力下降。在这一研究中,平均随诊 3 年后视力平均增加 2.3 行,34% 的眼最终保留的视力为 0.5 或以上。然而,23% 的眼视力只有 0.1 或更差。视力的恢复常常由于侧支循环的血管发生而出现,这有助于静脉引流和随后的视网膜水肿和缺血的消除。[28] 阻塞的严重程度和缺血的范围是 BRVO 导致的最终视力损伤的重要的预后因素。

长期的 BRVO 的特点常常是轻微的视网膜内出血和消失的棉絮斑而遗留轻度残留的静脉迂曲和邻近受累区域的侧支血管。黄斑水肿可以持续存在,然而也可以随着时间的延长而消失,留下继发性视网膜色素上皮萎缩和未达最佳的视力。

治疗的理由

对于患有 CRVO 后发生虹膜新生血管或视网膜新生血管的人,最好的治疗是施行密集的周边部全视网膜光凝(PRP)。[30] 虽然 PRP 通常不能提高视力,但是可以减少虹膜新生血管进展的风险,防止新生血管性青光眼。另外,当完全的 PRP 仍然不足以控制新生血管化时,抗血管内皮生长因子(抗 VEGF)制剂可以作为辅助治疗。[30,31] 抗血管内皮生长因子制剂常用于治疗黄斑水肿,减少眼前节新生血管的严重程度,降低眼部新生血管化的危险。[31]

治疗与 RVO 相关的 CME 引起的视力下降应当积极地考虑采用抗 VEGF 药物和(或)眼内糖皮质激素。

BRVO 的主要治疗涉及应用抗 VEGF 药物、糖皮质激素和(或)激光光凝治疗黄斑水肿,有助于减少视力丧失和新生血管并发症。黄斑水肿会引起视力相关的生活质量的实质性下降。[28] 根据一个系统分析,估计有 5%~15% 的 BRVO 眼发生黄斑水肿。[10]

诊治过程

1984 年,BVOS 显示格栅样激光光凝治疗 BRVO 和黄斑水肿眼在视力结果方面具有益处。[28] 一直到最近当玻璃体内注射糖皮质激素和抗 VEGF 药物的报告出来之前,这种方法成为标准的治疗方法。[32] BVOS 也显示出激光光凝处理 BRVO 在减少与视网膜新生血管相关并发症方面的益处。新近,标准治疗与糖皮质激素治疗视网膜静脉阻塞研究(Standard Cares vs. COrticosteroid for REtinal Vein Occlusion[SCORE]study)和全球可植入的地塞米松治疗视网膜静脉阻塞评估研究(Global Evaluation of implantabled Examethasone in retinal Vein occlusion with machlar edema[GENEVA]study)显示玻璃体内注射糖皮质激素在减少 BRVO 相关的 CME 中的作用。[33] 然而,玻璃体内注射糖皮质激素可以导致明显的眼部不良反应,如继发性青光眼和白内障形成。[34]

在几个研究中,已经显示抗 VEGF 药物在治疗与 BRVO 相关的黄斑水肿和限制新生血管中是安全有效的。[35-45] 当前,已有三种抗 VEGF 药物在美国常规地使用:两种是由 FDA 的批准的药物(雷珠单抗和康柏西普),另一种贝伐单抗在眼科应用是说明书外用药。总之,内科医师应当参与处理新发的 RVO 患者,这是因为这种疾病与全身危险因素,包括糖尿病、高血压和高脂血症相关。[46]($II++,GQ,SR$)对于有黄斑水肿和 CRVO 患者的初始治疗是相似的,应用抗 VEGF 药物或采用二线治疗包括玻璃体内注射糖皮质激素。

在患有 BRVO 和视网膜新生血管的患者中,在非灌注区施行格栅样激光光凝有助于减少玻璃体积血的危险。[47] 在患有 CRVO 和虹膜新生血管的患者中,应当施行广泛和完全的周边 PRP。[17] 偶尔,以抗 VEGF 药物进行初始治疗有助于获得立即的益处,也可以提高进行完全的激光治疗的能力。[31]

患者治疗效果的评价标准

患者治疗效果的评价标准包括下列几项：

◆ 视功能的改善或稳定

◆ 视力相关的生活质量改善或稳定

◆ 通过与患者的初级保健医师进行沟通和协调,使血压、糖尿病和血糖及其他危险因素控制到最佳水平

诊断

对 RVO 患者的首次检查应当包括全面的成人眼部评估,[48]特别注意与视网膜血管病变相关的方面。

病史

首次病史采集应包括下列几个方面：

◆ 视觉丧失的部位和持续时间

◆ 当前用药

◆ 疾病史(如系统性高血压、糖尿病、高脂血症、心血管疾病、睡眠呼吸暂停症、凝血疾病、血栓疾病、肺栓塞)

◆ 眼病史(如青光眼、其他眼病、眼部充血;手术,包括视网膜激光治疗、白内障手术、屈光手术)

体格检查

首次检查应包括以下几个方面：

◆ 视力

◆ 瞳孔检查,了解是否有相应于缺血水平的相对性传入瞳孔缺陷,这也是眼部发生新生血管危险的预测因素

◆ 裂隙灯活体显微镜检查,仔细地寻找细小异常的新的虹膜血管

◆ 眼压

◆ 散瞳之前前房角镜检查。进行这项检查很重要,特别是在缺血性 CRVO 病例,当有眼压升高或发生虹膜新生血管的危险相当高时

◆ 对眼底后极部进行双目检眼镜检查

◆ 周边部视网膜和玻璃体检查。最好进行散瞳检查,来保证满意地看清整个视网膜。推荐应用裂隙灯活体显微镜及适当的前置镜来评估后极部和中周部视网膜病变。最好应用间接检眼镜来检查最周边部视网膜。因为治疗对于减少视力丧失的危险是有效的,因此在下列常会导致视觉损伤的情况需要进行详细的检查：

  ◆ 黄斑水肿,进行临床和(或)应用光相干断层扫描(OCT)影像学检查

  ◆ 缺血的体征,包括视盘或其他部位的新生血管,存在相对性传入瞳孔缺陷,广泛出血,静脉扩张和迂曲,以及棉絮斑

  ◆ 视神经乳头新生血管和(或)视网膜其他部位新生血管

  ◆ 玻璃体积血或视网膜前出血

诊断试验

如果应用恰当,一些影像学检查可以加强临床检查,并对患者进行最佳的处理。最常用的试验包括如下几项：

◆ 彩色眼底照相

◆ OCT

◆ 荧光素眼底血管造影

◆ 超声扫描

彩色和无赤光眼底照相

眼底照相在记录视网膜发现的严重程度,视网膜其他部位的新生血管(NVE),视网膜内出血的范围,视盘或接近视盘的新生血管(NVD),对治疗的反应,以及确定以后随诊时需要的进一步治疗时也是有用的。

光相干断层成像

光相干断层扫描提供了对黄斑中心凹的高分辨率影像学检查,对于发现任何相关的黄斑水肿、玻璃体视网膜交界面改变、神经知觉视网膜脱离或视网膜下液,以及发现其他各种黄斑部疾病时都是很有用的。大型临床试验检验抗 VEGF 治疗时在很大程度上是基于定量的 OCT 测量,而不是更为主观的立体照相或临床检查来评估和随诊黄斑水肿。在临床实践中,治疗的决定常常决定于 OCT 的测量。例如,决定重复抗 VEGF 治疗,改变治疗药物(如眼内应用的糖皮质激素),初始激光治疗,或者甚至考虑施行玻璃体切除术也常常基于视力的 OCT 的发现。不过,视网膜厚度,即使是应用 OCT 进行测量的结果,也不总是与视力相一致地关联。[49]

荧光素眼底血管造影

荧光素眼底血管造影可用于评估血管阻塞的范围、缺血的程度和黄斑水肿的类型(缺血性或非缺血性)。荧光素眼底血管造影的影像可以确定渗漏的微血管瘤位置,或毛细血管消失的区域,区分侧支的血管,增强格栅样激光光凝的有效治疗。当应用抗 VEGF 药物和眼内糖皮质激素治疗黄斑水肿增加的时候,应用格栅样激光治疗已经减少。因此荧光素眼底血管造影的需要也就下降了。

血管造影能够在黄斑部和黄斑中心凹确定黄斑部毛细血管无灌注区,这可以解释相关的视力丧失以及对治疗的效果。荧光素眼底血管造影也可以发现没有治疗的视网膜毛细血管无灌注区,这可以解释在播散性激光光凝治疗后仍然持续存在的视网膜或视盘的新生血管。宽视野的 FA 已经用于评估周边部无灌注区,然而当前有关这种技术的益处的资料还不能得出结论。因此 FA 仍然是一有价值的工具,应当由诊断和治疗视网膜血管性疾病的眼科医师考虑使用。

当眼科医师要求患者进行荧光素眼底血管造影时,必须得到知情同意,并了解与这种检查相关的潜在的常见和少见的危险,包括致死率约为 1/200 000。[50](GQ,SR)每个荧光素眼底血管造影的设施应当制订操作或急救计划,以及明确的规程来处理这些已知的危险和并发症。(GQ,SR)荧光素这种染料可以通过胎盘,进行胚胎循环。不过,对于育龄期妇女应当询问怀孕和哺乳的可能性,建议 FA 只用于绝对有必要时。(GQ,SR)

超声扫描

超声扫描是一种非常有价值的诊断工具,可以在玻璃体积血或其他屈光间质混浊的眼中评估视网膜解剖状况。当前,当屈光间质透明时,超声扫描已经不常应用,OCT 是更为合适的检查方法。

全身评估

全身评估的范围决定于患者的年龄和疾病史。与内科医师进行讨论是重要的,因为发生 RVO 的患者处于另眼发生 RVO 的危险之中,也有发生心血管疾病和脑血管意外的较高危险。[11,21] 有关全身评估的明确的指南仍然是缺少的。

处理

预防和早期发现

BRVO 与全身血管性疾病如动脉性高血压和周围血管疾病之间具有很强的关联。年龄大和全身血管性疾病是 RVO 的很强的危险因素。[52] 新近的一项对已经发表的研究所进行的荟萃分析提示,48% 的 RVO 是由于高血压,20% 的 RVO 是由于高脂血症,5% 的 RVO 是由于糖尿病引起的。[46] 已经知道动静脉血管狭窄、眼部灌注压和局部小动脉狭窄是与 BRVO 发生危险的增加相关联的。[21,27] 最好的预防方法是通过最好地

控制糖尿病、高血压和高脂血症,来积极地处理危险因素。($I+$, GQ, SR)

治疗的选择

当前治疗 BRVO 的策略是针对静脉阻塞所产生的后果(即 CME 和 NVD/NVE),而不是试图治疗阻塞本身。对于 CRVO,其发生视网膜新生血管的危险较小,然而发生虹膜新生血管和新生血管性青光眼的危险增加,特别是在缺血性 CRVO 中。

药物和手术处理

玻璃体内注射

随后的临床试验评估了抗 VEGF 药物和(或)玻璃体内注射糖皮质激素的效果。在研究 BRVO 的 SCORE 研究中,将 411 只眼按 1∶1∶1 的比例随机分入三组中的一组,随诊 12 个月,评估应用两种剂量的玻璃体内注射糖皮质激素(曲安奈德 1mg 和 4mg)与黄斑部激光格栅样光凝的治疗效果。[33] 1 年后,大约激光治疗组中的三分之一眼,曲安奈德 1mg 组中三分之一眼,以及曲安奈德 4mg 组中三分之一眼提高的视力为 15 个字母或以上。在所有各组中,最好矫正视力平均增加 4~5 个字母;然而,在两个应用糖皮质激素组中发生白内障或眼压升高的眼都比激光治疗组多。SCORE 对于治疗 BRVO 的建议是在 BRVO 和导致视力丧失的弥漫性黄斑水肿眼中,考虑应用黄斑部格栅样激光光凝治疗,这是因为试验的各个治疗组的效果是相似的。

SCORE 的 CRVO 试验包括平均年龄为 68 岁的 271 人。[34] 73% 的 CRVO 患者有高血压,23% 的患者有糖尿病。应用糖皮质激素药物组的患者在研究的头 12 个月内接受了平均 2 次注射。

1 年后,在 1mg 组中有 27% 患者和 4mg 组中有 26% 的患者体验到视力实质性增加 3 行或以上。在观察组中只有 7% 的患者体验到相似的视力提高。因此应用糖皮质激素治疗组的患者在试验后 1 年时更可能有视力实质性地提高。这些结果持续到第 2 年。

然而,接受 4mg 剂量的参与者在试验眼中白内障形成、白内障手术和眼压升高的比例最高,显示最好应用 1mg 的剂量。[34]($I++$, GQ, SR)

GENEVA 研究评估了应用两种剂量的玻璃体内地塞米松植入物(Ozurdex®,Allergan,Inc.,Irivine,CA)治疗 CRVO 或 BRVO 眼的效果,并与假注射组相比较。[53] 这一研究包括 1131 名患者的合并资料,其中 34% 为 CRVO 患者,66% 为 BRVO 患者,显示应用 0.35mg 或 0.7mg 剂量的植入物者在试验的 6 个月没有效果。然而,在试验的 90 天时视力明显提高,但在 6 个月时这种作用就消失。从一项超过 6 个月的扩大的开放研究中得到的结果与初始研究相似,显示视力的增加持续了 90 天,但在 1 年时治疗的作用消失。[54] 在试验 1 年时看到的白内障和眼压升高的病例比试验 6 个月时更多。地塞米松植入物是由 FDA 在 2009 年批准用于治疗 CRVO 和 BRVO 引起的黄斑水肿。

第三种糖皮质激素植入物,氟轻松(fluocinolone)(ILUVIEN®,pSivida Corp.,Watertown,MA)也已经被显示在治疗 BRVO 相关的黄斑水肿中具有益处,直至注射后 3 年。虽然用药后水肿和视力都得到改善,[55] 但是氟轻松植入物的这一适应证还没有得到 FDA 批准。在这一研究中青光眼和白内障形成仍然是玻璃体内注射糖皮质激素的不良反应。

多个研究已经显示了抗 VEGF 药物治疗与 BRVO 相关的黄斑水肿的效果。[37,52,56~59]($I++$, GQ, SR)。当前,已有三种抗 VEGF 制剂可供用于治疗这些病例:说明书外用药的贝伐单抗,说明书内用药的雷珠单抗和阿柏西普。双盲多中心随机 3 期临床试验 BRAVO(雷珠单抗治疗分支视网膜静脉阻塞后的黄斑水肿:效果和安全性评估)显示在 397 只眼中每月玻璃体内注射 0.3mg 或 0.5mg 雷珠单抗与假注射组相比较的结果,试验随诊 6 个月。在这一试验随诊 6 个月时,每月玻璃体内注射雷珠单抗组视力增加 16 个(0.3mg 剂量)至 18 个(0.5mg 剂量)字母,而与此相比较的假注射组只增加 7.3 个字母;55%(0.3mg 剂量)至 61%(0.5mg 剂量)的雷珠单抗治疗眼在基线治疗后 6 个月增加视力至少为 15 个字母,而假治疗组只有 29%。[56] 在治疗 6 个月后,所有的眼都符合根据需要而注射雷珠单抗 0.5mg 的条件,直至 12 个月。在治疗 6 个月时所见到的雷珠单珠治疗的益处一般都能维持到治疗后 12 个月。[57] HORIZON 研究所括了完成

BRAVO 试验的所有患者,进入一个开放的多中心的延长试验。患者每季度随诊一次,直至 12 个月,根据研究者的判断重复注射雷珠单抗 0.5mg。[37] 在 HORIZON 中,大约一半的眼水肿消失,80% 的眼视力好于或等于 0.5。然而,募集到 HORIZON 延长研究中的大约一半的眼在研究过程的一些时间点接受了格栅样激光光凝。这些研究应用了雷珠单抗,而其他一些小型的 2 期研究显示出贝伐单抗治疗 BRVO 相关的黄斑水肿的有效性。[52,58,59] VIBRANT 试验是一项随机双盲 3 期试验,显示出阿柏西普治疗 BRVO 患眼的黄斑水肿比激光格栅样光凝有效。[60]

一般地说,在所有玻璃体内注射时,建议应用聚乙烯酮碘抗菌滴眼液和开睑器,而并不推荐应用常规的抗生素滴眼液。[61]（*III*,*MQ*,*DR*）玻璃体内注射的严重不良反应是不太常见的,包括感染性眼内炎、白内障形成、视网膜脱离和眼压升高。在应用玻璃体内注射糖皮质激素和糖皮质激素植入物的眼中,眼压升高特别常见。总之,由于良好的危险 - 效益比,应用抗 VEGF 药物治疗与 BRVO 相关的黄斑水肿是最好的初始治疗。当对治疗没有或不恰当反应时,可以考虑应用糖皮质激素和(或)格栅样激光光凝治疗。

几个随机对照试验也已经显示出抗 VEGF 药物治疗 CRVO 引起的黄斑水肿的有效性。[36,38,40,54]（*I*++,*GQ*,*SR*）雷珠单抗治疗中央视网膜静脉阻塞后黄斑水肿研究:有效性和安全性的评估（Ranibizumab for the Treatment of Macular Edema after Central Retinal Vein OcclUsion Study：Evaluation of Efficacy and safety［CRUISE］）显示,与假注射组相比,玻璃体内注射雷珠单抗组所看到的字母成倍增加,应用 OCT 影像学检查发现黄斑水肿减轻。[36] 在血管内皮生长因子(VEGF)：Trap-Eye：在中央视网膜静脉阻塞的有效性和安全性调查的研究（Vascular Endothelial Growth Factor Trap-Eye：Investigation of Efficacy and Safety in Central Retinal Vein Occlusion［COPERNICUS］study）中,玻璃体内注射阿柏西普与假注射组相比较,在 56% 治疗的眼中视力增加 15 个字母,而假注射组则为 12%。[38] 在中央视网膜静脉阻塞中以 VEGF Trap-Eye 治疗限制渗出的总评估研究（General Assessment Limiting Infiltration of Exudates in central retinal vein occlusion with VEGF Trap-Eye［GALILEO］study）中也发现有相似的结果。[40] 在一项随机试验中比较了玻璃体内注射贝伐单抗组与假注射组的结果,发现 60% 的治疗眼的视力增加 15 个字母,而假注射组仅为 20%。[41]

有关曲安奈德、地塞米松玻璃体内注射以及其他糖皮质激素的作用的研究已经表明在治疗 CRVO 相关的黄斑水肿中是有效的,然而也已经知道它们与发生白内障和青光眼的危险相关联。（*I*+,*GQ*,*SR*）

激光光凝治疗

在 BVOS 第一次证实了格栅样激光光凝治疗由于 BRVO 引起的黄斑水肿的有效性。就诊时由于渗出的 BRVO 并有 CME 导致视力为 0.5 或以下的患者随机分入格栅样激光光凝组或不治疗组。与不治疗组相比,激光光凝组中更多的患者视力比基线时至少增加 2 行(65% 与 37%)。与不治疗组相比,差不多两倍的治疗眼的视力大于 0.5。这一发现导致提出视力为 0.5 或以下的 BRVO 眼并有黄斑渗出和 CME 时应当考虑格栅样激光光凝治疗的建议。研究并没有设计了解早期与晚期治疗的效果。如果 BRVO 的病程小于或等于 12 个月,78% 的治疗眼视力增加 2 行或以上,而病程大于 12 个月的眼只有 53%。当病程小于 12 个月时,60% 的未治疗眼的视力增加 2 行或以上,而病程大于 12 个月时则只有 8% 的未治疗眼视力增加 2 行或以上。在 BRVO 眼中,激光治疗仍然是可行的治疗,即使病程大于 12 个月时。[28]（*I*++,*GQ*,*SR*）当发生玻璃体积血或虹膜新生血管等并发症时,仍然推荐施行象限性 PRP。[47]（*I*+,*GQ*,*SR*）

中央视网膜静脉阻塞研究(CVOS)没有显示出局部光凝治疗 CRVO 患者的 CME 的价值。[17] 对于有虹膜和前房角新生血管的患者,CVOS 推荐施行完全的周边部 PRP。[17]

随诊评估

随诊评估包括咨询病史和进行检查。

病史
随诊时询问的病史应包括以下项目的变化:

◆ 症状

◆ 全身状态(妊娠、血压、血清胆固醇、血糖)

检查

◆ 视力[62]

◆ 不散瞳下进行裂隙灯活体显微镜和前房角镜检查,仔细检查虹膜,来发现早期的虹膜或前房角的新生血管[63]

◆ 瞳孔评估,确定有无相对性传入瞳孔缺陷

◆ 眼压

◆ 散瞳后对眼底后极部进行立体检查[64]

◆ 如果可能,进行 OCT 影像学检查

◆ 需要时检查周边视网膜和玻璃体[65]

医疗提供者和场所

虽然眼科医师将能完成绝大多数的检查和所有相关的手术,但是一些资料的搜集可由另一些经过训练的人员在眼科医师的监督和检查下完成。由于诊断和治疗视网膜血管阻塞的复杂性,进行治疗的眼科医师应当熟悉相关临床试验的特殊建议。[66~81]($I++,GQ,SR$)美国眼科学会对于眼科医师使用玻璃体内注射药物有一个声明的态度和政策说明。[82] 在美国以外,会有不同的实践方式。[83~85]

咨询和转诊

眼科医师应当将 RVO 患者转诊给初级保健医师,以便对他们的全身情况进行恰当处理,眼科医师也应当与正在处理患者保健的医师交流检查的结果。[46]($II++,GQ,SR$)也应当与初级保健提供者和患者交流对侧眼发病的危险。[11,21]($I+,MQ,SR$)眼科医师的检查报告表可以从美国眼科学会获得。[86]

一些 RVO 患者尽管根据本文所推荐的方法进行治疗,但是仍然实质性地丧失了视力。对于那些对治疗没有反应或者没有进一步治疗方法的病例,应当提供适当的专业支持,以及提供转诊咨询、视觉康复或社会服务。[87]($I++,GQ,SR$)视力康复有助于恢复部分机能性能力,[88] 当患者在术后由于视力损伤只有有限的功能时,应当将其转诊进行视力康复或转给社会服务机构。[87] 关于视力康复的更多信息,包括为患者提供的资料可在网站 www.aao.org/smart-low-vision 获取。

社会经济学的考虑

很少有研究评估各种不同方法治疗 RVO 的成本 / 效益比。一项研究评估了不同的方法治疗由于不同原因引起的黄斑水肿的成本 / 效益比,得出结论是即使进行 1 年的治疗,药物治疗是非常昂贵的。也得出结论,药物治疗的益处可以转化为视力,虽然有统计学意义,但是可能是中等度的益处(即视力提高 1 行或更少)。这一研究显示黄斑水肿治疗的成本参数有很宽的范围,从低的激光治疗 1326 美元到 1 年的雷珠单抗治疗为 23 119 美元,差别达 17 倍。得到每行视力的成本为 25 美元至 754 美元。[89] 在这一分析中,BRVO 的自然病史计算为自发性视力提高 0.23 行(1.15 个字母),用于自然病史的调整。激光治疗的指标性研究得到 1.33 行(6.65 个字母)的提高,减去自然病史的调整数,就得到余下的 1.1 行(5.5 个字母)的提高。通过计算,包括相似的调整,得到糖皮质激素(应用曲安奈德)可提高视力 1.4 行。计算的贝伐单抗和雷珠单抗提高的视力行数更高(分别为 4.9 行和 2.2 行)。当看每个质量调整生命年(QALY)所需的美元时,贝伐单抗为 824 美元,格栅样激光光凝为 1572 美元,Ozurdex 为 5536 美元,雷珠单抗为 25 556 美元。应用相似的计算,每行视力每年所需的美元为贝伐单抗 25 美元,格栅样激光光凝为 68 美元,Ozurdex 为 162 美元,雷珠单抗为 754 美元。

一项近来的研究报告了在工作年龄和享有医疗保险人群中治疗 CRVO 和 BRVO 的直接的医疗费用。[90]

作者发现 BRVO 和 CRVO 患者在诊断后 1 年和 3 年时,对医疗的应用和费用开支均明显大于没有这种疾病的对照人群。然而,在诊断后的第 1 年中对医疗的应用和费用开支均较大,在诊断后的 3 年时继续超过对照人群。作者感到 RVO 的发生是总的全身血管健康较差和增加医疗资源的一个指标。

附录 1　眼保健服务质量的核心标准

> 提供高质量的保健服务,
> 是医师的最高道德责任,
> 也是公众信任医师的基础。
>
> 美国医学会理事会,1986 年

所提供的高质量眼保健服务的方式和技术应当与患者的最大利益相一致。下述的讨论将说明这种保健服务的核心成分。

眼科医师首先是医师。正因为如此,眼科医师显示出对每个人的同情和关心,并能够应用医学科学和高超的医疗技术来帮助患者减轻焦虑和病痛。眼科医师通过接受培训和继续教育不断地努力发展和维持最可行的技术来满足患者的需要。眼科医师根据患者的需求来评估他们的技术和医学知识,并且依此来做出相应的反应。眼科医师也保证有需求的患者直接获得必要的保健服务,或者将患者转诊到能够提供这种服务的恰当的人和设施那里,他们支持促进健康以及预防疾病和伤残的活动。

眼科医师认识到疾病将患者置于不利的依赖状态。眼科医师尊重他们的患者的尊严和气节,而不会利用患者的弱点。

高质量的眼保健服务具有许多属性,其中最显著的是以下几点:

◆ 高质量保健的本质是患者与医师之间富有意义的伙伴关系。眼科医师应当努力与他们的患者进行有效的交流,仔细地倾听患者的需求和担忧。反过来,眼科医师应当就患者疾病的需求和预后、适当的治疗措施来教育患者。这样可以保证在做出影响患者的处理和护理决定时,患者能够实质性参与(应当与患者特有的体力、智力和情绪状态相适应),使他们在实施他们同意的治疗计划时具有良好的主动性和依从性,从而帮助他们减少担心和忧虑。

◆ 眼科医师在选择和适时地采用恰当的诊断和治疗措施时,以及确定随诊检查的频率时,会根据患者情况的紧急与否和性质,以及患者的独特需要和愿望,来应用他们最好的判断做出决定。

◆ 眼科医师应当只是实施他们已经接受过恰当训练、有经验和有资格实施的操作,或者当有必要时,根据患者问题的紧急程度,以及其他替代的医疗提供者可利用和可及的状况,在其他人员的帮助下实施这些操作。

◆ 应保证患者能够连续地接触到所需要的和恰当的下述的眼保健服务。

　◆ 眼科医师应当及时、恰当地治疗患者,而且他们本身也具有提供这种服务的能力。

　◆ 手术的眼科医师应当具有对患者施行恰当的术前和术后处理的适当能力和准备。

　◆ 当眼科医师不便或无法为他的患者服务时,他应当提供适当的替代的眼保健服务,并且要有适当的机制让患者知晓这种保健和方法,以便患者能够获得而加以利用。

　◆ 眼科医师可以根据转诊是由于患者的需要,转诊是及时和恰当的措施,以及接受转诊的医师是有资格胜任,并具有可及性和可利用的基础上,将患者转诊给其他的眼科医师。

　◆ 眼科医师可以就眼部和其他内科或外科的问题寻求适当的咨询和会诊。可以根据他们的技术、能力和可及性来推荐会诊者。他们必须尽可能地获得完整和准确的有关问题的资料,以便提供有效的建议或干预,并能做到恰当的和及时的回应。

　◆ 眼科医师应当保持完整和准确的医疗记录。

　◆ 在适当的请求下,眼科医师能够提供自己的完整和准确的患者病历。

　◆ 眼科医师定期和有效地复习会诊和实验室检查的结果,并且采用适当的行动。

　◆ 眼科医师和帮助其提供眼保健服务的人员应当具有证明他们身份和职业的证件。

　◆ 对于那些治疗无效而又没有进一步治疗方法的患者,眼科医师应当提供适当的专业方面的支

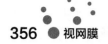
持、康复咨询和社会服务机构,当有适当和可及的时机时,应当给予转诊。

◆ 在进行治疗和实施侵入性诊断试验之前,眼科医师通过收集相关的历史资料和施行相关的术前检查,来熟悉患者的情况。另外,他通过准确和诚实地提供有关诊断、治疗方法和替代治疗的性质、目的、危险、益处和成功的可有性,以及不进行治疗的危险和益处的相关信息,也能使患者对治疗的决定充分知情。

◆ 眼科医师应当谨慎地采用新技术(例如药物、装置、手术技术),要考虑到这些新技术与现有的替代治疗相比其价格是否合适,是否有潜在的益处,以及所显示出来的安全性和有效性。

◆ 眼科医师通过对照已确定的标准,来定期地复习和评估他个人的相关行为,以及恰当地改变他的医疗实践和技术,来提高提供的眼保健的质量。

◆ 眼科医师应当利用恰当的职业渠道,通过与同行交流临床研究和医疗服务中所获得的知识来改进眼保健服务。这些包括向同行警示少见的病例,或未曾预料的并发症,以及与新药、新装置和新技术相关的问题。

◆ 眼科医师以恰当的人员和设备来处理需要立即关注的眼部和全身的可能并发症。

◆ 眼科医师也要提供经济上合理的眼保健服务,而且不与已经接受的质量标准相冲突。

修改:理事会

批准:理事会

1988 年 10 月 12 日

第二次印刷:1991 年 1 月

第三次印刷:2001 年 8 月

第四次印刷:2005 年 7 月

附录 2　疾病和相关健康问题编码的国际统计分类(ICO)

视网膜静脉阻塞包括在下列 ICD-9 和 ICD-10 分类的疾病中:

	ICD-9	ICD-10
中央视网膜静脉阻塞	362.35	• H34.811 • H34.812 • H34.813
静脉分支阻塞	362.36	• H34.831 • H34.832 • H34.833
静脉充血	362.37	• H34.821 • H34.822 • H34.823

ICD = 国际疾病分类;CM = 用于美国的临床修改

● 对于双侧位,ICD-10 CM 编码的最后一位字符代表眼侧。如果没有提供双侧的编码,而发生的情况又是双侧的,则必须设计应用代表左侧和右侧两侧的分开编码。非特指的编码只用于没有其他的编码可利用时。

● 当诊断的字符特指眼侧时,无论发现的是在哪一个位置(如第四位数,第五位数,或者第六位数)数字:

• 右侧总是为 1

• 左侧总是为 2

• 双侧总是为 3

附录 3　本册眼科临床指南（PPP）的所搜集的文献

在 2014 年 10 月 30 日 进行了 PubMed 资料库的文献搜集；文献的搜索策略如下述。 特殊的有限的更新搜索在 2014 年 10 月 30 日 之后进行。

（retinal vein occlusion/pathology［majr］OR retinal artery occlusion/pathology［majr］OR retinal vein occlusion/physiology［majr］OR retinal artery occlusion/physiology［majr］OR retinal vein occlusion/physiopathology［majr］OR retinal artery occlusion/physiopathology［majr］）Publication Date from 2005/01/01, Humans. Retrieved 192 citations.

（retinal vein occlusion/surgery［mh］OR retinal artery occlusion/surgery［mh］OR retinal vein occlusion/therapy［mh］OR retinal artery occlusion/therapy［mh］OR retinal vein occlusion/drug therapy［mh］OR retinal artery occlusion/drug therapy［mh］）Publication Date from 2005/01/01, Humans. Retrieved 465 citations.

（retinal vein occlusion/diagnosis［MeSH Major Topic］OR retinal artery occlusion/diagnosis［MeSH Major Topic］）Publication Date from 2005/01/01, Humans. Retrieved 112 citations.

相关的学会资料

Basic and Clinical Science Course

Retina and Vitreous（Section 12, 2015-2016）

Patient Education

Retinal Vein Occlusion Brocure（2014）

Retinal Patient Education Video Collection（2014）

Preferred Practice Pattern

Comprehensive Adult Medical Eye Evaluation（2015）

为预订任何这些资料，请打电话给学会服务部，电话 866.561.8558（只有在美国）或 415.561.8540，或者访问网站 www.aao.org/store。

参考文献

1. Scottish Intercollegiate Guidelines Network. Annex B: key to evidence statements and grades of recommendations. In: SIGN 50: A Guideline Developer's Handbook. 2008 edition, revised 2011. Edinburgh, Scotland: Scottish Intercollegiate Guidelines Network. Available at: www.sign.ac.uk/guidelines/fulltext/50/index.html. Accessed June 26, 2015.

2. Guyatt GH, Oxman AD, Vist GE, et al. GRADE: an emerging consensus on rating quality of evidence and strength of recommendations. BMJ 2008; 336: 924-6.

3. GRADE Working Group. Organizations that have endorsed or that are using GRADE. Available at: www.gradeworkinggroup.org/society/index.htm. Accessed January 14, 2015.

4. Buehl W, Sacu S, Schmidt-Erfurth U. Retinal vein occlusions. Dev Ophthalmol 2010; 46: 54-72.

5. Weinberg D, Dodwell DG, Fern SA. Anatomy of arteriovenous crossings in branch retinal vein occlusion. Am J Ophthalmol 1990; 109: 298-302.

6. Kumar B, Yu DY, Morgan WH, et al. The distribution of angioarchitectural changes within the vicinity of the arteriovenous crossing in branch retinal vein occlusion. Ophthalmology 1998; 105: 424-7.

7. Sanborn GE, Magargal LE. Characteristics of the hemispheric retinal vein occlusion. Ophthalmology 1984; 91: 1616-26.

8. Hayreh SS, Hayreh MS. Hemi-central retinal vein occlusion. Pathogenesis, clinical features, and natural history. Arch Ophthalmol

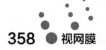

1980;98:1600-9.

9. Central Vein Occlusion Study Group. Baseline and early natural history report: the Central Vein Occlusion Study. Arch Ophthalmol 1993;111:1087-95.

10. Rogers S,McIntosh RL,Cheung N,et al,International Eye Disease Consortium. The prevalence of retinal vein occlusion: pooled data from population studies from the United States,Europe,Asia,and Australia. Ophthalmology 2010;117:313-9.

11. Jaulim A,Ahmed B,Khanam T,Chatziralli IP. Branch retinal vein occlusion: epidemiology,pathogenesis,risk factors,clinical features,diagnosis,and complications: an update of the literature. Retina 2013;33:901-10.

12. Zhou JQ,Xu L,Wang S,et al. The 10-year incidence and risk factors of retinal vein occlusion: the Beijing eye study. Ophthalmology 2013;120:803-8.

13. Jonas JB,Nangia V,Khare A,et al. Prevalence and associations of retinal vein occlusions: the Central India Eye and Medical Study. Retina 2013;33:152-9.

14. Arakawa S,Yasuda M,Nagata M,et al. Nine-year incidence and risk factors for retinal vein occlusion in a general Japanese population: the Hisayama Study. Invest Ophthalmol Vis Sci 2011;52:5905-9.

15. Park SJ,Choi NK,Seo KH,et al. Nationwide incidence of clinically diagnosed central retinal artery occlusion in Korea,2008 to 2011. Ophthalmology 2014;121:1933-8.

16. Yen YC,Weng SF,Chen HA,Lin YS. Risk of retinal vein occlusion in patients with systemic lupus erythematosus: a population-based cohort study. Br J Ophthalmol 2013;97:1192-6.

17. Central Vein Occlusion Study Group. Natural history and clinical management of central retinal vein occlusion. Arch Ophthalmol 1997;115:486-91.

18. Hayreh SS,Zimmerman MB,Podhajsky P. Incidence of various types of retinal vein occlusion and their recurrence and demographic characteristics. Am J Ophthalmol 1994;117:429-41.

19. Michels RG,Gass JD. The natural course of retinal branch vein obstruction. Trans Am Acad Ophthalmol Otolaryngol 1974;78: OP166-77.

20. Eye Disease Case-Control Study Group. Risk factors for central retinal vein occlusion Arch Ophthalmol 1996;114:545-54.

21. Hayreh SS,Zimmerman B,McCarthy MJ,Podhajsky P. Systemic diseases associated with various types of retinal vein occlusion. Am J Ophthalmol 2001;131:61-77.

22. Hayreh SS,Zimmerman MB,Beri M,Podhajsky P. Intraocular pressure abnormalities associated with central and hemicentral retinal vein occlusion. Ophthalmology 2004;111:133-41.

23. Chou KT,Huang CC,Tsai DC,et al. Sleep apnea and risk of retinal vein occlusion: a nationwide population-based study of Taiwanese. Am J Ophthalmol 2012;154:200-5.

24. Fong AC,Schatz H. Central retinal vein occlusion in young adults. Surv Ophthalmol 1993;37:393-417.

25. Tourville E,Schachat AP. Plasma proteins - possible risk factors for retinal vascular occlusive disease. In: Joussen AM,Gardner TW,Kirchhof B,Ryan SJ,eds. Retinal Vascular Disease. 1st ed. Berlin; New York: Springer-Verlag; 2007.

26. Bertelsen M,Linneberg A,Christoffersen N,et al. Mortality in patients with central retinal vein occlusion. Ophthalmology 2014; 121:637-42.

27. Klein R,Klein BE,Moss SE,Meuer SM. The epidemiology of retinal vein occlusion: the Beaver Dam Eye Study. Trans Am Ophthalmol Soc 2000;98:133-41; discussion 141-3.

28. Branch Vein Occlusion Study Group. Argon laser photocoagulation for macular edema in branch vein occlusion. Am J Ophthalmol 1984;98:271-82.

29. Christoffersen NL,Larsen M. Pathophysiology and hemodynamics of branch retinal vein occlusion. Ophthalmology 1999;106: 2054-62.

30. A randomized clinical trial of early panretinal photocoagulation for ischemic central vein occlusion: the Central Vein Occlusion Study Group N report. Ophthalmology 1995;102:1434-44.

31. Iliev ME,Domig D,Wolf-Schnurrbursch U,et al. Intravitreal bevacizumab (Avastin) in the treatment of neovascular glaucoma. Am J Ophthalmol 2006;142:1054-6.

32. Chatziralli IP,Jaulim A,Peponis VG,et al. Branch retinal vein occlusion: treatment modalities: an update of the literature. Semin Ophthalmol 2014;29:85-107.

33. Scott IU,Ip MS,VanVeldhuisen PC,et al,SCORE Study Research Group. A randomized trial comparing the efficacy and safety of intravitreal triamcinolone with standard care to treat vision loss associated with macular Edema secondary to branch retinal vein occlusion: the Standard Care vs Corticosteroid for Retinal Vein Occlusion (SCORE) study report 6. Arch Ophthalmol 2009; 127:1115-28.

34. Ip MS,Scott IU,VanVeldhuisen PC,et al,SCORE Study Research Group. A randomized trial comparing the efficacy and safety of intravitreal triamcinolone with observation to treat vision loss associated with macular edema secondary to central retinal vein

occlusion: the Standard Care vs Corticosteroid for Retinal Vein Occlusion (SCORE) study report 5. Arch Ophthalmol 2009;127: 1101-14.

35. Brown DM, Campochiaro PA, Singh RP, et al. Ranibizumab for macular edema following central retinal vein occlusion: six-month primary end point results of a phase III study. Ophthalmology 2010;117:1124-33.

36. Campochiaro PA, Brown DM, Awh CC, et al. Sustained benefits from ranibizumab for macular edema following central retinal vein occlusion: twelve-month outcomes of a phase III study. Ophthalmology 2011;118:2041-9.

37. Heier JS, Campochiaro PA, Yau L, et al. Ranibizumab for macular edema due to retinal veinocclusions: long-term follow-up in the HORIZON trial. Ophthalmology 2012;119:802-9.

38. Boyer D, Heier J, Brown DM, et al. Vascular endothelial growth factor Trap-Eye for macular edema secondary to central retinal vein occlusion: six-month results of the phase 3 COPERNICUS study. Ophthalmology 2012;119:1024-32. Erratum in: Ophthalmology 2012;119:204.

39. Brown DM, Heier JS, Clark WL, et al. Intravitreal aflibercept injection for macular edema secondary to central retinal vein occlusion: 1-year results from the phase 3 COPERNICUS study. Am J Ophthalmol 2013;155:429-37.

40. Holz FG, Roider J, Ogura Y, et al. VEGF Trap-Eye for macular oedema secondary to central retinal vein occlusion: 6-month results of the phase III GALILEO study. Br J Ophthalmol 2013;97:278-84.

41. Epstein DL, Algvere PV, von Wendt G, et al. Bevacizumab for macular edema in central retinal vein occlusion: a prospective, randomized, double-masked clinical study. Ophthalmology 2012;119:1184-9.

42. Epstein DL, Algvere PV, von Wendt G, et al. Benefit from bevacizumab for macular edema in central retinal vein occlusion: twelve-month results of a prospective, randomized study. Ophthalmology 2012;119:2587-91.

43. Zhang H, Liu ZL, Sun P, Gu F. Intravitreal bevacizumab for treatment of macular edema secondary to central retinal vein occlusion: eighteen-month results of a prospective trial. J Ocul Pharmacol Ther 2011;27:615-21.

44. Kriechbaum K, Michels S, Prager F, et al. Intravitreal Avastin for macular oedema secondary to retinal vein occlusion: a prospective study. Br J Ophthalmol 2008;92:518-22.

45. Prager F, Michels S, Kriechbaum K, et al. Intravitreal bevacizumab (Avastin) for macular oedema secondary to retinal vein occlusion: 12-month results of a prospective clinical trial. Br J Ophthalmol 2009;93:452-6.

46. O'Mahoney PR, Wong DT, Ray JG. Retinal vein occlusion and traditional risk factors for atherosclerosis. Arch Ophthalmol 2008;126:692-9.

47. Branch Vein Occlusion Study Group. Argon laser scatter photocoagulation for prevention of neovascularization and vitreous hemorrhage in branch vein occlusion: a randomized clinical trial. Arch Ophthalmol 1986;104:34-41.

48. American Academy of Ophthalmology Preferred Practice Patterns Committee. Preferred Practice Pattern ® Guidelines. Comprehensive Adult Medical Eye Evaluation. San Francisco, CA: American Academy of Ophthalmology; 2015. Available at: www.aao.org/ppp.

49. Davis MD, Bressler SB, Aiello LP, et al, Diabetic Retinopathy Clinical Research Network Study Group. Comparison of time-domain OCT and fundus photographic assessments of retinal thickening in eyes with diabetic macular edema. Invest Ophthalmol Vis Sci 2008;49:1745-52.

50. Yannuzzi LA, Rohrer KT, Tindel LJ, et al. Fluorescein angiography complication survey. Ophthalmology 1986;93:611-7.

51. Sunness JS. The pregnant woman's eye. Surv Ophthalmol 1988;32:219-38.

52. Ehlers JP, Fekrat S. Retinal vein occlusion: beyond the acute event. Surv Ophthalmol 2011;56:281-99.

53. Haller JA, Bandello F, Belfort R Jr, et al, Ozurdex GENEVA Study Group. Randomized, sham-controlled trial of dexamethasone intravitreal implant in patients with macular edema due to retinal vein occlusion. Ophthalmology 2010;117:1134-46.

54. Haller JA, Bandello F, Belfort R Jr, et al, Ozurdex GENEVA Study Group. Dexamethasone intravitreal implant in patients with macular edema related to branch or central retinal vein occlusion twelve-month study results. Ophthalmology 2011;118:2453-60.

55. Jain N, Stinnett SS, Jaffe GJ. Prospective study of a fluocinolone acetonide implant for chronic macular edema from central retinal vein occlusion: thirty-six-month results. Ophthalmology 2012;119:132-7.

56. Campochiaro PA, Heier JS, Feiner L, et al, BRAVO Investigators. Ranibizumab for macular edema following branch retinal vein occlusion: six-month primary end point results of a phase III study. Ophthalmology 2010;117:1102-12.

57. Brown DM, Campochiaro PA, Bhisitkul RB, et al. Sustained benefits from ranibizumab for macular edema following branch retinal vein occlusion: 12-month outcomes of a phase III study. Ophthalmology 2011;118:1594-602.

58. Yilmaz T, Cordero-Coma M. Use of bevacizumab for macular edema secondary to branch retinal vein occlusion: a systematic review. Graefes Arch Clin Exp Ophthalmol 2012;250:787-93.

59. Russo V, Barone A, Conte E, et al. Bevacizumab compared with macular laser grid photocoagulation for cystoid macular edema in branch retinal vein occlusion. Retina 2009;29:511-5.

60. ClinicalTrials.gov. Study to assess the clinical efficacy and safety of intravitreal aflibercept Injection (IAI;EYLEA®;BAY86-

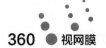
5321）in patients with branch retinal vein occlusion（BRVO）（VIBRANT）. November 2014. Available at：https：//clinicaltrials. gov/ct2/show/study/NCT01521559. Accessed May 15,2015.

61. Parke DW Ⅱ,Coleman AL,Rich WL Ⅲ,Lum F. Choosing Wisely：five ideas that physicians and patients can discuss. Ophthalmology 2013;120:443-4.

62. Early Treatment Diabetic Retinopathy Study Research Group. Early photocoagulation for diabetic retinopathy：ETDRS report number 9. Ophthalmology 1991;98:766-85.

63. Jacobson DR,Murphy RP,Rosenthal AR. The treatment of angle neovascularization with panretinal photocoagulation. Ophthalmology 1979;86:1270-7.

64. Early Treatment Diabetic Retinopathy Study Research Group. Photocoagulation for diabetic macular edema：Early Treatment Diabetic Retinopathy Study report number 1. Arch Ophthalmol 1985;103:1796-806.

65. Early Treatment Diabetic Retinopathy Study Research Group. Fundus photographic risk factors for progression of diabetic retinopathy：ETDRS report number 12. Ophthalmology 1991;98:823-33.

66. Writing Team for the Diabetes Control and Complications Trial/Epidemiology of Diabetes Interventions and Complications Research Group. Effect of intensive therapy on the microvascular complications of type 1 diabetes mellitus. JAMA 2002;287:2563-9.

67. Elman MJ,Qin H,Aiello LP,et al,Diabetic Retinopathy Clinical Research Network. Intravitreal ranibizumab for diabetic macular edema with prompt versus deferred laser treatment：three-year randomized trial results. Ophthalmology 2012;119:2312-8.

68. Chew EY,Klein ML,Ferris FL Ⅲ,et al. Association of elevated serum lipid levels with retinal hard exudate in diabetic retinopathy：Early Treatment Diabetic Retinopathy Study（ETDRS）report 22. Arch Ophthalmol 1996;114:1079-84.

69. Brown DM,Nguyen QD,Marcus DM,et al,RIDE and RISE Research Group. Long-term outcomes of ranibizumab therapy for diabetic macular edema：the 36-month results from two phase Ⅲ trials：RISE and RIDE. Ophthalmology 2013;120:2013-22.

70. Nguyen QD,Shah SM,Khwaja AA,et al,READ-2 Study Group. Two-year outcomes of the ranibizumab for edema of the mAcula in diabetes（READ-2）study. Ophthalmology 2010;117:2146-51.

71. Rajendram R,Fraser-Bell S,Kaines A,et al. A 2-year prospective randomized controlled trial of intravitreal bevacizumab or laser therapy（BOLT）in the management of diabetic macular edema：24-month data：report 3. Arch Ophthalmol 2012;130:972-9.

72. Do DV,Nguyen QD,Boyer D,et al,DA VINCI Study Group. One-year outcomes of the DA VINCI Study of VEGF Trap-Eye in eyes with diabetic macular edema. Ophthalmology 2012;119:1658-65.

73. Early Treatment Diabetic Retinopathy Study Research Group. Treatment techniques and clinical guidelines for photocoagulation of diabetic macular edema：Early Treatment Diabetic Retinopathy Study report number 2. Ophthalmology 1987;94:761-74.

74. Fong DS,Ferris FL Ⅲ,Davis MD,Chew EY,Early Treatment Diabetic Retinopathy Study Research Group. Causes of severe visual loss in the early treatment diabetic retinopathy study：ETDRS report no 24. Am J Ophthalmol 1999;127:137-41.

75. Sivaprasad S,Crosby-Nwaobi R,Heng LZ,et al. Injection frequency and response to bevacizumab monotherapy for diabetic macular oedema（BOLT report 5）. Br J Ophthalmol 2013;97:1177-80.

76. Diabetic Retinopathy Study Research Group. Photocoagulation treatment of proliferative diabetic retinopathy：clinical application of Diabetic Retinopathy Study（DRS）findings,DRS report number 8. Ophthalmology 1981;88:583-600.

77. Turner RC. The U.K. Prospective Diabetes Study：a review. Diabetes Care 1998;21（suppl）:C35-8.

78. Nathan DM,Bayless M,Cleary P,et al,DCCT/EDIC Research Group. Diabetes control and complications trial/epidemiology of diabetes interventions and complications study at 30 years：advances and contributions. Diabetes 2013;62:3976-86.

79. Ismail-Beigi F,Craven T,Banerji MA,et al,ACCORD Trial Group. Effect of intensive treatment of hyperglycaemia on microvascular outcomes in type 2 diabetes：an analysis of the ACCORD randomised trial. Lancet 2010;376:419-30. Erratum in：Lancet 2010;376:1466.

80. Bressler SB,Qin H,Melia M,et al,Diabetic Retinopathy Clinical Research Network. Exploratory analysis of the effect of intravitreal ranibizumab or triamcinolone on worsening of diabetic retinopathy in a randomized clinical trial. JAMA Ophthalmol 2013;131:1033-40.

81. Diabetic Retinopathy Clinical Research Network Authors/Writing Committee. Macular edema after cataract surgery in eyes without preoperative central-involved diabetic macular edema. JAMA Ophthalmol 2013;131:870-9.

82. American Academy of Ophthalmology. Clinical Statement. Intravitreal Injections. San Francisco,CA：American Academy of Ophthalmology；2015. Available at：www.aao.org/guidelines-browse?filter=clinicalstatement. Accessed July 10,2015.

83. Simcock P,Kingett B,Mann N,et al. A safety audit of the first 10 000 intravitreal ranibizumab injections performed by nurse practitioners. Eye（Lond）2014;28:1161-4.

84. DaCosta J,Hamilton R,Nago J,et al. Implementation of a nurse-delivered intravitreal injection service. Eye（Lond）2014;28:734-40.

85. Hasler PW, Bloch SB, Villumsen J, et al. Safety study of 38,503 intravitreal ranibizumab injections performed mainly by physicians in training and nurses in a hospital setting. Acta Ophthalmol 2015;93:122-5.

86. American Academy of Ophthalmology. Clinical Statement. Eye MD Examination Report Form. San Francisco, CA: American Academy of Ophthalmology; 2005; Reviewed 2012. Available at: www.aao.org/guidelines-browse?filter=clinicalstatement. Accessed January 14, 2015.

87. American Academy of Ophthalmology Vision Rehabilitation Committee. Preferred Practice Pattern ® Guidelines. Vision Rehabilitation. San Francisco, CA: American Academy of Ophthalmology; 2013. Available at: www.aao.org/ppp.

88. Stelmack JA, Tang XC, Reda DJ, et al, LOVIT Study Group. Outcomes of the Veterans Affairs Low Vision Intervention Trial (LOVIT). Arch Ophthalmol 2008;126:608-17.

89. Smiddy WE. Economic considerations of macular edema therapies. Ophthalmology 2011;118:1827-33.

90. Suner IJ, Margolis J, Ruiz K, et al. Direct medical costs and resource use for treating central and branch retinal vein occlusion in commercially insured working-age and Medicare populations. Retina 2014;34:2250-8.

美国眼科学会
P.O. Box 7424
San Francisco,
California 94120-7424
415.561.8500
视网膜静脉阻塞
2015 年

眼科临床指南
Preferred Practice Pattern®

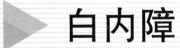 白内障

眼科临床指南

Preferred Practice Pattern®

PREFERRED PRACTICE PATTERN®

 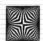 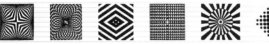

眼科临床指南
Preferred Practice Pattern®

成人眼白内障
Cataract in the Adult Eye

美国眼科学会

中华医学会眼科学分会

2017 年 6 月第三次编译

本册来自于：

美国眼科学会白内障和眼前节委员会。眼科临床指南®。成人眼白内障。旧金山，加利福尼亚州：美国眼科学会；2011 年。在网站 www.aao.org/ppp 可以获取。

眼科临床指南是由美国眼科学会 Dunbar Hoskins Jr., M.D. 的高质量眼保健中心制订，而没有获得外部的经济支持。眼科临床指南的作者的审阅者都是志愿者，对他们所编写的材料做出的贡献没有获得任何经济方面的补偿。在眼科临床指南发表之前由专家和利益攸关者进行外部审阅。

白内障和眼前节《眼科临床指南》制订过程及参与者

白内障和眼前节《眼科临床指南 ®》(PPP)委员会成员编写了《眼科临床指南》的成人眼白内障。白内障和眼前节《眼科临床指南 ®》咨询工作组成员起草了本册的一些章节,委员会的成员审阅和批准了这些部分。在两年的编写过程中,PPP 委员会成员逐次讨论和审阅了本册的草稿,在这一过程中三次召开会议进行了讨论,并通过电子邮件进行了讨论,从而对最终的版本达成了共识。

2010—2011 年白内障和眼前节《眼科临床指南》委员会

David F. Chang,MD,主席,美国白内障和屈光手术学会代表

Bonnie A. Henderson,MD

Richard H. Lee,MD

Louis D. Nichamin,MD,国际屈光手术学会代表

Randall J. Olson,MD

Mark Packer,MD

Rohit Varma,MD,MPH,方法学家

2010—2011 年白内障和眼前节《眼科临床指南》咨询工作组

Iqbal K. Ahmed,MD

Priscilla P. Arnold,MD

William W. Culbertson,MD

William J. Fishkind,MD

Warren E. Hill,MD

Nick Mamalis,MD

白内障和眼前节《眼科临床指南》审阅委员会成员负责审阅本册,特别注意来自于编写委员会或工作组成员与公司的关系所引起任何偏差的证据。委员会成员的选择是根据他们的专业知识、客观性以及他们与本册内容所涉及的相关公司没有关系。采取这一步骤是为了遵从医学专科学会理事会有关与公司相互关系的法规,这是由于本册 PPP 的工作开始日期为 2009 年 10 月,是在学会采用这一法规之前。总的来说,为本册《眼科临床指南》所制订的指南过程遵从了医学专科学会理事会的法规。

2011 年白内障和眼前节《眼科临床指南》审阅委员会

Thomas A. Oetting,MD,主席

Maria M. Aaron,MD

James C. Bobrow,MD

Sherleen Huang Chen,MD

Cynthia S. Chiu,MD,FACS

Jessica B. Ciralsky,MD

Thomas P. Kidwell,MD

Donna H. Kim,MD

Sid Mandelbaum,MD

Stephen K. Sauer,MD

Patricia Walsh Smith,MD

Michael W. Smith-Wheelock,MD

眼科临床指南委员会成员在 2011 年 5 月会议期间审阅和讨论了本册指南。本册根据讨论和评论的结果进行了编辑。

2011 年《眼科临床指南》委员会

Christopher J. Rapuano,MD,主席

David F. Chang,MD

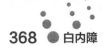
然后,《眼科临床指南》成人眼白内障于 2011 年 7 月送给另外的内部和外部的专家组进行审阅。要求所有返回评论的人员提供与工业界相关关系的公开声明,才能考虑他们的评论。《眼科临床指南》白内障和眼前节委员会成员审阅和讨论了这些评论,并确定了对本册指南的修改。下列机构和个人返回了评论。

有关经济关系的声明

为了遵从医学专科学会理事会有关与公司相互关系的法规（从网站 www.cmss.org/codeforinteractions. aspx 可查到），列出与工业界的相关关系如下。大部分的参加者（56%）没有经济关系可供公开。学会与工业界的行为关系遵从这一法规（从网站 http://one.aao.org/CE/PracticeGuidelines/PPP.aspx 可查到）。

Maria M. Aaron, MD：没有经济关系可公开。

Iqbal K. Ahmed, MD：Abbott Medical Optics - 讲课费；Alcon Laboratories, Inc. - 咨询/顾问，讲课费；Allergan, Inc. - 咨询/顾问，讲课费；AqueSys - 咨询/顾问；Carl Zeiss Meditec - 咨询/顾问，讲课费；Endo Optiks, Inc. - 咨询/顾问；ForSight Labs - 咨询/顾问；Glaukos Corp. - 咨询/顾问；iScience- 咨询/顾问，讲课费；Ivantis - 咨询/顾问；New World Medical, Inc. - 讲课费；Transcend Medical- 咨询/顾问

Priscilla P. Arnold, MD：没有经济关系可公开

James C. Bobrow, MD：没有经济关系可公开

David F. Chang, MD：Abbott Medical Optics - 咨询/顾问；Alcon Laboratories, Inc. - 咨询/顾问；Allergan, Inc. - 讲课费；Calhoun Vision, Inc. - 咨询/顾问，股票拥有者；Carl Zeiss Meditec- 讲课费；Eyemaginations, Inc. - 咨询/顾问，专利/版税；Hoya Surgical Optics - 咨询/顾问；Ista Pharmaceuticals- 咨询/顾问；LensAR- 咨询/顾问；Revital Vision - 股票拥有者；Transcend Medical - 咨询/顾问

Sherleen Huang Chen, MD：没有经济关系可公开

Emily Y. Chew, MD：没有经济关系可公开

Cynthia S. Chiu, MD, FACS：没有经济关系可公开

Jessica B. Ciralsky, MD：没有经济关系可公开

William W. Culbertson, MD：Abbott Medical Optics- 咨询/顾问，讲课费；Alcon Laboratories, Inc. - 讲课费；Carl Zeiss Meditec- 讲课费；Hoya Surgical Optics- 咨询/顾问，讲课费；Optimedica- 咨询/顾问，股票拥有者，专利/版税

Robert S. Feder, MD：没有经济关系可公开

William J. Fishkind, MD：Abbott Medical Optics - 咨询/顾问；LensAR - 咨询/顾问

Bonnie A. Henderson, MD：Alcon Laboratories, Inc. - 咨询/顾问；Ista Pharmaceuticals- 咨询/顾问

Warren E. Hill, MD：Alcon Laboratories, Inc. - 咨询/顾问，讲课费；Bausch & Lomb Surgical- 咨询/顾问；Carl Zeiss Meditec - 咨询/顾问，讲课费；Haag-Streit - 咨询/顾问；LensAR - 咨询/顾问；Santen, Inc. - 咨询/顾问

Thomas P. Kidwell, MD：没有经济关系可公开

Donna H. Kim, MD：没有经济关系可公开

Richard H. Lee, MD：没有经济关系可公开

Nick Mamalis, MD：Anew Optics, Inc. - 咨询/顾问；Medennium, Inc. - 咨询/顾问

Sid Mandelbaum, MD：没有经济关系可公开。

Stephen D. McLeod, MD：没有经济关系可公开。

David C. Musch, PhD, MPH：Abbott Laboratories - 咨询/顾问（独立资料监查委员会成员）；Aquesys, Inc. - 咨询费；Glaukos Corp. - 咨询费

Louis D. Nichamin, MD：Abbott Medical Optics - 咨询费；Allergan, Inc. - 咨询费；Bausch & Lomb Surgical- 咨询/顾问；Eyeonics, Inc. - 咨询费；Glaukos Corp. - 咨询/顾问；iScience - 咨询/顾问，股票拥有者；LensAR- 咨询/顾问，股票拥有者；PowerVision -咨询/顾问，股票拥有者；RevitalVision, LLC -咨询/顾问，股票拥有者；WaveTec Vision System - 咨询/顾问，股票拥有者

Thomas A. Oetting, MD：没有经济关系可公开

Randall J. Olson, MD：Abbott Medical Optics -咨询/顾问，讲课费；Allergan, Inc. - 咨询/顾问，讲课费；

目　　录

编写眼科临床指南®的目的

作为对其会员和公众的一种服务,美国眼科学会编制了称为《眼科临床指南》(PPP)的系列丛书,它确定了**高质量眼科医疗服务的特征和组成成分**。附录 1 叙述了高质量眼保健服务的核心标准。

眼科临床指南是以由学识渊博的卫生专业人员所组成的专家委员会对所能利用的科学资料进行解释为基础的。在一些情况下,例如当有认真实施的临床试验的结果可以利用时,这些资料是特别令人信服的,可以提供明确的指南。而在另一些情况下,专家委员会不得不依赖他们对所能利用的证据进行集体判断和评估。

眼科临床指南是为临床医疗服务提供实践的典范,而不是为个别特殊的个人提供医疗服务。一方面它们应当满足大多数患者的需要,但又不可能满足所有患者的需要。严格地遵照这些 PPP 将不一定保证在任何情况都能获得成功的结果。不能认为这些指南包括了所有恰当的眼科医疗方法,或者排除了能够获得最好效果的合理的医疗方法。采用不同的方法来满足不同患者的需要是有必要的。医师应当根据一个特殊患者提供的所有情况来最终判断对其的医疗是否合适。在解决眼科医疗实践中所产生的伦理方面难题时,美国眼科学会愿意向会员提供协助。

眼科临床指南并不是在各种情况下都必须要遵循的医疗标准。美国眼科学会明确地指出不会承担在应用临床指南中任何建议或其他信息时由于疏忽大意或其他原因所引起的伤害和损伤的责任。

当提到某些药物、器械和其他产品时仅仅是以说明为目的,而并不是有意地为这些产品进行背书。这样的材料中可能包括了一些没有被认为是共同标准的应用信息,这些反映在没有包括在美国食品药品管理局(FDA)批准的适应证标识之内,或者只是批准为在限制的研究情况下应用的产品。FDA 已经宣称,确定医师所希望应用的每种药品或器械的 FDA 的看法,以及在遵从适用的法律,并获得患者的适当的知情同意下应用它们,是医师的责任。

在医学中,创新对于保证美国公众今后的健康是必要的,眼科学会鼓励开发能够提高眼保健水平的新的诊断和治疗方法。有必要认识到只有最优先考虑患者的需要时,才能获得真正的优良的医疗服务。

所有的 PPP 每年都由其编写委员会审阅,如果证实有新的进展值得更新时就会提早更新。为了保证眼科临床指南是适时的,每册的有效期是在其“批准”之日起 5 年内,除非它被修订本所替代。编写眼科临床指南是由学会资助的,而没有商业方面的支持。PPP 的作者和审阅者都是志愿者,没有因为他们对 PPP 的贡献而获得任何经济方法的补偿。PPP 在发表之前由专家和利益攸关方进行外部的审阅,包括消费者的代表。制订 PPP 遵从医学专科学会理事会关于与公司相互关系的法规。学会与工业界的行为关系遵从这一法规(从网站 http://one.aao.org/CE/PracticeGuidelines/PPP.aspx 可查到)。

成人眼白内障的 PPP 意向使用者是眼科医师。

分级的方法和关键

《眼科临床指南》指南必须与临床密切相关和具有高度特异性,以便向临床医师提供有用的信息。当有证据支持诊治建议时,应当对所提出的每一项建议给予表明证据重要性的明确的等级。为了达到这一目标,采用了苏格兰院际指南网(Scottish Intercollegiate Guideline Network,[1] SIGN)及其建议的评定、制订和评估分级组(Grading of Recommendations Assessment,Development and Evaluation,[2] GRADE)的方法。GRADE 是一种系统的方法,来对支持特殊的临床处理的问题的证据总体强度进行分级。采用 GRADE 的机构包括 SIGN、世界卫生组织、健康保健研究和政策局(Agency for Healthcare Research and Policy)以及美国医师学院(American College of Physicians)。[3]

◆ 用于形成诊治建议的所有研究都要逐项地将其证据强度进行分级,这一分级列于研究的引文中。

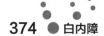
◆ 为了对研究进行逐项分级,采用了一种基于 SIGN[1] 的尺度。对研究进行逐项分级的证据的定义和水平如下述:

I++	高质量的随机对照试验的荟萃分析、系统回顾,或偏差危险度很低的随机对照试验
I+	实施很好的随机对照试验的荟萃分析、系统回顾,或偏差危险度低的随机对照试验
I−	随机对照试验的荟萃分析、系统回顾,或偏差危险度高的随机对照试验
II++	高质量的病例对照或队列研究的系统回顾 混杂和偏差危险度很低以及因果关系可能性高的高质量病例对照或队列研究
II+	混杂或偏差危险度低以及因果关系有中度可能的实施很好的病例对照或队列研究
II−	混杂或偏差危险度高以及具有非因果关系高度危险的病例对照或队列研究
III	非分析性研究(如病例报告、系列病例研究)

◆ 诊治的建议是基于证据的主体而形成的。以下是根据 GRADE[2] 来定义证据质量的分级:

高质量(GQ)	进一步研究不太可能改变估计作用的信赖度
中等质量(MQ)	进一步研究有可能对我们估计作用的信赖度产生重要的冲击,可能会改变这一估计
低质量(IQ)	进一步研究很可能对我们估计作用的信赖度产生重要的冲击,有可能改变这一估计 对作用的任何估计都是很不肯定的

◆ 以下是根据 GRADE[2] 来定义的诊治关键建议:

强烈的建议(SR)	用于期望的干预作用明显地大于不期望作用,或者没有不期望作用时
根据需要而使用的建议(DR)	用于协调平衡时不太肯定,这或者是因为证据的质量低,或者是因为证据提示的期望作用和不期望作用很相近

◆ 诊治的关键建议的分级列于诊治的关键发现和建议一节中。所谓关键的建议是指有可能解决尚无足够的证据做出建议的争论领域的问题。

◆ 2010 年 10 月在 PubMed 和 Cochrane Library 进行了文献搜索来更新本册 PPP。另外的文献搜索于 2010 年 3 月进行;文献搜索持续到 2011 年 1 月。完整的文献搜索详细情况在网站 www.aao.org/ppp 可以找到。

诊治的关键发现和建议

白内障是一种进行性、慢性和年龄相关性疾病,影响到 50 岁以上的大多数人。白内障手术是医学历史最为成功的治疗之一。不施行手术,患者会体验到视功能和身体功能持续、稳定的下降。施行手术,患者会很快地恢复良好的视力和恢复日常生活的规律活动。白内障手术的计划和做出决定的过程是复杂和缠结的,不仅涉及对于适当治疗和手术技术的判断,也涉及抗生素的应用、预防感染和设备的选择(人工晶状体[IOLs]、眼科手术用黏弹剂[OVDs]),以及并发症的预防。手术技术、IOLs 和抗生素预防感染的持续创新提高了手术的安全性和有效性。以下列出了进行综合修订后的本册 PPP 中有关诊治的最为重要的关键发现和建议。

1. **当有指征时应当建议施行白内障手术,这是因为已经证明白内障手术对提高生活质量具有作用。**(*SR,MQ*)

一些研究已经表明白内障摘除能够显著地提高患者日常生活的活动能力。[4-7] 这些活动可能包括如走路、驾车、维持职业和照顾个人需要等功能;他们也可以扩展到一些业余爱好,能够参与社会和社区活动,以及减少眼部功能失调和烦人的屈光状态。[5,8-13] 科学文献进一步提供了白内障术后减少跌倒和汽车意外事故的危险,以及提高精神健康水平和安宁幸福状态的支持。[14-20] 这种总体生活质量的提高是不能够仅仅以单一的视功能测量,如 Snellen 视力来预测和判断的,这是因为眩光、对比敏感度、色觉、像差和双眼视等直接影响到患者视功能损伤的水平。[8,9,21-26]

2. 当有指征时应当建议施行白内障手术,这是因为在其他可能接受的治疗中白内障手术具有成本 - 效益比。(*SR*, *MQ*)

从 20 世纪 60 年代后期以来出现的白内障手术的进步已经导致安全性的增加和效果的提高。估计现在的白内障手术受益的价值为 95 000 美元,[27] 已远远高于其治疗费用的 2300~3000 美元。 这一价值要比其他治疗的估计价值明显好得多:乳腺癌为 20 000 美元,抑郁症为 6000 美元,低出生体重的婴儿为 240 000 美元,心脏病发作为 70 000 美元。 这些不同的分析显示,以相对的基础来说,白内障手术是很有成本 - 效益比的,对患者和社会都是有益的。

3. 建议施行白内障手术的决定应当基于下列因素的考虑:视力、视力损伤以及是否对功能有着可能的益处。(*SR*, *GQ*)

没有一个单一的试验或测量可以恰当地叙述白内障对于患者视功能状态或功能的作用。[28] 因此也就没有一个单一的试验能够确定施行白内障手术的阈值。虽然不同的视力测量方法早已被考虑为手术适当性的主要决定因素,但是建议施行白内障手术的决定不能仅在这一基础上做出。[4,23] 例如,对 Snellen 视力相对较好,但有症状的非晚期白内障患者施行手术常常可以获得明显的功能方面的益处。[29] 已经表明,对视功能损伤和日常生活活动的标准化评估与白内障术后预期的改善和满意度相关联。几种确实的试验工具和近来的修改已在临床可以应用。[4,23,24,30-33]

4. 在美国白内障手术已是一种恰当应用的治疗手段。(*SR*, *MQ*)

在美国,白内障摘除已列于最常施行的手术干预。 因此评价其恰当性是一个特别感兴趣和重要的题目。几项白内障手术的研究已经表明所评估的大多数病例恰当地应用了白内障手术。[34] 手术的主要指征是视功能不再符合患者的需要,对此白内障手术可以提供一个有理由的提高视力的可能性。在获得患者的手术知情同意之前,为确定适当的手术候选者所施行的术前评估应当包括全面的眼科检查、患者为中心的视功能评估和对患者进行关于治疗选择的教育。

5. 处理应用 α 拮抗剂患者的眼科医师和其他医师应当知道在术中发生虹膜松弛综合征的危险 (intraoperative floppy iris syndrome, IFIS)。(*SR*, *GQ*)

术中虹膜松弛综合征与较高的手术并发症发生率相关联,特别是在事先没有认识到这种情况时。[35-39] 在这些眼中,扩张瞳孔和括约肌切开术是无效的,应当单独或联合采用药物治疗的途径,如前房内注入肾上腺素、黏弹剂来扩大瞳孔和采用扩大瞳孔的装置来处理 IFIS。[35-37] 应当询问患者现在或以前是否全身应用过 α 拮抗剂,特别是坦洛新(tamsulosin)。应用坦洛新后发生 IFIS 的危险要比应用非选择性 α 拮抗剂更大。[40]

6. 在综合处理患者中,应当考虑到白内障手术降低眼压的作用。(*SR*, *MQ*)

已经显示在没有青光眼的患者中,单独施行超声乳化白内障手术可以减低眼压。[41-44] 也已经显示出在闭角型青光眼患者中施行这一手术在降低眼压方面有益处。[45-47] 在开角型青光眼患者中,与单独施行超声乳化白内障手术相关的降眼压作用的益处是有限的。[45,48]

7. 眼科医师应当了解在普通人群中抗生素耐药性增加的情况。(*SR*, *MQ*)

虽然已经显示葡萄球菌是从术后感染性眼内炎的病例中培养出来的最常见的微生物,[49-51] 但是这些微生物对常用的抗生素的抗药性增加是今天关心的主要问题。[52-55] 开始是对青霉素的抗药,随着时间的进展已经发展到对许多种抗生素的抗药,包括现在所用的各种氟喹诺酮类药物。[52-55] 这些对多种药物抗药的细菌已经变得很常见,它们现在已出现在美国许多地区的常规白内障手术的患者中。[56]

8. 为了在手术后获得眼内高浓度的抗生素,应当考虑用药的最适宜剂量和途径。(*SR*, *MQ*)

由于细菌耐药的问题越来越严重,保证现在可用的抗生素在细菌有可能居留的眼内的高浓度是越来越重要的问题。虽然滴用抗生素对于许多细菌来说可以达到眼内治疗水平的浓度,但是只有在手术结束时前房内注入抗生素才能保证在相当长的时期内保持超阈值的抗生素水平。[57] 这一方法有效的证据在不断地增加。[58~60] 滴用抗生素滴眼液是前房内给予抗生素的一种补充,但是如果单用滴眼液,就要在手术当天频繁地滴用,直到第二天也不能停用。[61~65] 球结膜下注射抗生素是否与滴用或前房内给予抗生素的作用相同,证据还不足。[66]

9. 虽然毒性前节综合征(toxic anterior segment syndrome,TASS)的发生率是很低的,但是眼科医师应当知道发生这种情况的可能。(*SR*,中度证据)

在一个 26 408 例连续的白内障手术病例中,TASS 的发病率为 0.22%。[67] 与 TASS 相关的常见危险因素可以见提交的 2006 年至 2009 年的 TASS 问题表和各点访问的结果。与 TASS 相关的最常见因素是眼科器械的不恰当清洁和消毒,例如对超声乳化和灌吸手柄冲洗不够,以及应用含酶的清洁剂、去污剂和超声用的浴液。[68]

10. 当没有正常的晶状体囊袋时,眼科医师应当决定计划植入囊袋内的人工晶状体屈光度数的设计是否适用于植入睫状体沟内。(*SR,MQ*)

睫状沟固定的后房型人工晶状体的理想特征包括其足够的总长度、襻向后呈角度以及前面的光学部没有锐边。[69] 单片式的丙烯酸设计的人工晶状体是仅仅计划用于囊袋内植入的,不应当将其植入睫状沟内,这是因为它们与色素播散症、眼压升高、眼内出血和囊状黄斑水肿相关联。对于每一例白内障手术,应当准备好适当度数、大小和设计的人工晶状体作为备份。[69~71] 由于预计其光学部的位置更为靠前,置于睫状沟内的人工晶状体度数应当比置于囊袋内的同样人工晶状体的度数相对减少一些(但是当光学部的后面与撕囊口挟持时,要减少少一些)。[72,73] 光学部的嵌顿也会减少适当的襻的长度所提供的光学部中心位置和稳定性的可靠程度。[74] 因为非囊袋内的固定可能增加了人工晶状体襻倾斜和偏中心的可能性,手术医师应当再次考虑是否植入多焦 IOLs 或负球面像差的较高度数的人工晶状体。[75,76]

11. 应当有安全方案来预防错误手术部位的发生。(*SR,MQ*)

在手术前一天和手术当天采取措施,以及采用术前测量的步骤可以减少可预防的手术错误的发生,如错误的手术部位(如错误的眼别)和手术步骤(如错误的人工晶状体的植入)。[77~82] 错误部位、错误人工晶状体核对表(见附录 3)是一个如何在手术病历上记录所有已经采取的恰当的步骤来预防错误部位和错误手术事件的发生的表格。

前言

疾病定义

白内障是晶状体的光学质量下降的退行性改变(ICD-9 #366.1x)。

患者群体

患有白内障的成年人(18 岁及以上)。

临床目标

◆ 确定有无白内障及其特征。
◆ 评价白内障对患者视觉和功能状态的影响以及对生活质量的影响。
◆ 就白内障对视力、功能性活动的影响和其自然病史,以及手术和其他替代治疗的益处和风险来教育患者,以便使患者做出治疗选择的决定。
◆ 建立患者获得成功治疗结果的标准。
◆ 当预计手术有益于改善患者的功能以及患者选择手术时,施行手术治疗。
◆ 在处理合并眼病发现有手术指征时,进行手术治疗。
◆ 提供必要的术后护理和康复措施,对各种并发症进行治疗。

背景

患病率

白内障是世界范围内主要的致盲原因,在美国白内障也依然是盲和视力损伤的重要原因,在 40 岁以上人群中大约 50% 的视力损伤病例是由其引起的。[83] 在美国 40 岁及以上的非洲裔人群中,白内障是可治盲的主要致盲原因,是非洲裔、西班牙裔/拉丁美洲裔和欧洲裔美国人中视力损伤的主要原因。[83,84]

白内障有以下几种不同的类型:核性、皮质性(轮辐状)、囊膜下(前囊膜下和后囊膜下)和混合型白内障。每种类型的白内障均有其解剖定位、病理改变和发生的危险因素。已有几个对晶状体混浊进行分类和分级的系统。[85~89] 核性白内障由干扰视功能的晶状体中央部混浊和颜色改变构成。核性白内障分为几种不同类型,分别出现混浊、颜色加深或者同时具有上述两种情况。[90] 核性白内障进展较慢,对远视力的影响大于近视力。到晚期,晶状体变为棕色和混浊。

皮质性白内障可以位于晶状体中央部,也可位于晶状体周边部,有时采用后彻照的方法或检影镜检查可以更好地看清这种白内障。患有皮质性白内障的患者常常诉说有眩光。当整个皮质成为白色和混浊时,即为成熟的皮质性白内障。

如果后囊膜下(PSC)白内障影响到晶状体的视轴区,可以引起实质性的视觉损伤。已经发现在较年轻的患者中后囊膜下白内障比核性或皮质性白内障更为常见。患者在明亮光线下有眩光和视物模糊,近视力比远视力所受到的影响更大。在两个以人群为基础的研究中发现,在这三种类型的白内障中,PSC 接受白内障手术的比率最高。[91,92] 然而,在一组施行白内障手术的较年老的人群中(平均年龄为 79 岁),核性白内障是最常遇到的白内障。[93]

白内障影响 2200 万 40 岁及以上的美国人,或者是这一年龄范围中每 6 个人就有 1 个是白内障。到 80 岁时一半以上的美国人患有白内障。[94] 眼病患病率研究研究组(Eye Diseases Prevalence Research Group)基于美国人口普查资料[83] 估计,到 2020 年时患有白内障的人数将会增加 50%。

研究已经发现不同类型的白内障患病率存在着种族的差异。在撒里斯堡里眼病调查(Salisbury Eye Evaluation Study)中发现,非洲裔美国人发生晶状体皮质混浊的概率是欧洲裔美国人的 4 倍,而高加索裔美国人更容易发生核性白内障和后囊膜下白内障。[95] 在洛杉矶拉丁裔眼病研究(Los Angeles Latino Eye Study)中,发现 40 岁及以上人群中皮质性混浊是最常见的晶状体混浊的类型。[96]

危险因素

很多潜在的危险因素与白内障的发生有关,表 1 列出了这些因素。最常见的危险因素包括糖尿病,长期滴用、全身应用或吸入糖皮质激素,以及曾有眼内手术者。[97~109]

大多数研究是观察性的,可以强烈地提示两者之间有关联,但是不能证明有因果关系,这是因为研究者没有采用标准的方式对白内障的发生或危险因系的暴露程度进行测量。[97~109]

自然病史

各种类型白内障的自然病史是不同的,也是不可预测的,它在一些方面与白内障的类型有关。晶状体的任何部分均可以发生混浊。随着年龄增加,晶状体的厚度和重量增加。持续不断生成的晶状体纤维使晶状体核压缩变硬,被称之为核硬化。随后,晶状体蛋白发生改变和聚集,变为棕黄色,晶状体的透明性和屈光指数发生变化。晶状体的核硬化和颜色变黄被认为是老化过程的正常情况。

白内障是一种进展性疾病。一旦视力和功能开始下降,其自然病史就会显示其稳步地恶化,而没有任何恢复的可能。在三个应用不同分级标准研究白内障进展的研究中,有证据表明白内障随着时间的延长而进展。在巴巴多斯眼病研究(Barbados Eye Studies)中,发现已有晶状体混浊的患者在 9 年内白内障累积进展率为:皮质性白内障 22.0%,核性白内障 17.8%,PSC 混浊 25.8%。[111] 墨尔本视力损伤项目(Melbourne Visual Impairment Project)报告 5 年的累积进展率为:皮质性白内障 14.3%,核性白内障 19.3%,后囊膜下白内障 20.0%。[112] 在白内障纵向随诊研究中,原先存在的晶状体混浊的 5 年累积进展率为:皮质性白内障 16.2%,核性白内障 45.8%,PSC 混浊 55.1%。[113,114]

预防

几个研究显示吸烟与晶状体核硬化有关联,呈现剂量效应关系。[115~124] 从一些研究中获得的发现表明过去吸烟者与现在吸烟者相比,发生白内障的危险减低,显示出停止吸烟的益处。[115,118,124,125] 因此,停止吸烟是一个有理由向患者推荐的警示。

终生暴露在紫外线 B 的照射下的累积作用与晶状体混浊相联系。[126~131] 因此戴用宽边帽和防紫外线 B 的太阳镜是合理的预防措施,应当向患者推荐。[132]

一项系统回顾和在这一系统回顾发表之后的 8 个有关营养物质或维生素补充剂的随机对照试验表明对于延迟白内障的发生和进展的作用没有意义。[133~141] 另一项试验只得到了没有结论的结果,这是因为补充维生素 C、E 和 β 胡萝卜素的保护作用只在美国参加者的试验组中获得,但是在英国的参加者中没有作用。[142] 在 9 年随诊之后,一项多种维生素和矿物质补充物的随机对照试验发现,与服用安慰剂组相比,在应用补充剂组中核性白内障较少,但有更多的 PSC。[143] 一项在中国农村地区营养缺乏的人群中进行试验表明补充剂有好的作用。[144] 这一试验设计作为肿瘤干预研究,参加者只是在研究结束时进行眼部检查。因为这一人群长期缺乏多种营养物质,因此这一结果可能不能推论到营养情况较好的人群中。附录 2 总结了有关营养与白内障的研究。由健康研究和质量局资助的循证实践中心对文献的系统回顾发现多种维生素 / 矿物质补充物在预防白内障方面没有作用。[141] 在应用年龄相关的眼病研究中用过的维生素和矿物质补充物剂型的患者中,至今都没有显示出维生素和矿物质补充物对白内障的发生具有益处。[133~138,168] 因此,现在还不推荐应用营养补充剂来预防白内障或延缓其发展。如果有人要问的话,眼科医师就应当告诉患者营养补充剂对白内障没有作用。

近来有三项研究评估了应用 statins 降低白内障发病率的作用。一项前瞻性队列研究得出的结论是,在应用任何剂型的 statins 的患者中白内障的发生率均会增高。[169] 比弗坝研究(Beaver Dam Study)和另一项前瞻性队列研究得到了相反的结果,应用 statin 似乎可以减少白内障的危险。[170,171]

长期应用吸入或口服糖皮质激素对于白内障的形成具有高度危险。[98~102]

糖尿病患者对于白内障的形成具有较高的危险,[103~105]因此预防和适当地治疗 2 型糖尿病可能对于减少白内障的发生具有另外的益处。

表 1　增加白内障危险的相关因素

白内障类型	相关的危险因素	研究类型	危险因素
研究中没有确定白内障的亚型	服用阿司匹林	随机试验[145~148]	没有有益的证据
		观察性研究[149]	增加危险
	糖尿病	观察性研究[104,105]	增加危险
	使用吸入性糖皮质激素	病例对照试验[99,101]	在 40 岁及以上患者中增加危险
		病例对照研究[150]	在 65 岁及以上患者中增加危险
		病例对照研究[151]	在 70 岁及以上患者中增加危险
	鼻部应用糖皮质激素	病例对照研究[150]	没有增加危险
	离子放射(低和高剂量)	观察性研究[106]	增加危险
	吸烟	观察性研究[124]	增加危险

续表

白内障类型	相关的危险因素	研究类型	危险因素
皮质性	糖尿病	观察性研究 [103~105]	增加危险
	家族史	观察性研究 [127,152~155]	增加危险
	高血压	观察性研究 [105]	增加危险
	离子放射(低和高剂量)	观察性研究 [107]	增加危险
	近视眼(>1 D)	观察性研究 [120]	增加危险
	肥胖	观察性研究 [105,156]	增加危险
	全身应用糖皮质激素	观察性研究 [100]	增加危险
	暴露于紫外线 B	观察性研究 [126,127,131]	增加危险
核性	糖尿病	观察性研究 [105]	增加危险
	家族史	观察性研 [127,154,157,158]	增加危险
	高血压	观察性研究 [159]	如果眼局部或全身应用 β 阻滞剂,会增加危险
	以前施行过 PPV	观察性研究 [109]	增加危险
	吸烟	观察性研究 [115~120,160,161]	增加危险
	暴露于紫外线 B	病例对照研究 [130]	增加危险
后囊膜下	应用吸入性糖皮质激素	人群为基础的横断面研究 [98]	在 49 岁或以上的患者中增加危险
	离子放射(低和高剂量)	观察性研究 [107]	增加危险
	肥胖	观察性研究 [156]	增加危险
	眼外伤	横断面研究 [162]	增加危险
	视网膜色素变性	系列病例研究 [163~165]	增加危险
	眼部滴用糖皮质激素	系列病例研究 [166]	增加危险
	全身应用糖皮质激素	观察性研究 [102]	增加危险
混合性	以前施行过 PPV	观察性研究 [109]	增加危险
	使用烟草(吸烟和不吸烟)	观察性研究 [167]	增加危险
	暴露于紫外线 B	观察性研究 [126]	增加危险

D= 屈光度;PPV= 睫状体平部玻璃体手术

视功能和生活质量

视功能的多个组成成分包括中心近、中间视力和远视力;周边视力;视觉搜索功能;双眼视;深度觉;对比敏感度;色觉;适应能力和视觉处理速度。[8,21,22] 视功能也可以应用由于视觉损伤引起的功能性伤残的测量来表示。[9,23~26] 人的很多活动会受到视功能的多个组成成分的影响。

提高功能和生活质量是治疗的结果,这对于患者来说是很关键和可适用的。在一些精心设计的观察性研究中,一致显示出白内障手术对视力依赖的功能产生显著影响;高至 90% 的患者施行第一只眼的白内障手术后,注意到功能状态改善,并对视力感到满意。[4~7] 几项研究已经报告白内障手术后视功能的提高与健康相关的生活质量提高相关联。[5,8~13] 视功能在保持身体功能和生活幸福中起到重要作用,[14~17] 特别是在活动方面。[12,172,173] 老年人中视功能的丧失与体能和精神方面的衰退及日常活动的独立性相关联,[174,175] 包括夜间驾车、日间驾车、社区活动和家庭活动等。在兰山眼病研究(Blue Mountain STudy)中对患者进行长期(10 年)的评估发现,以 SF-36 问题表测量,白内障手术患者在精神健康方面评分有明显的提高。[176] 白内障手术也能改善失眠症。[177,178]

视力损伤是跌倒[18,19] 和髋骨骨折[20] 的重要危险因素;已经发现深度觉和对比敏感度下降独立地增加了髋骨骨折的危险。[179] 在一项随机对照试验中,发现在 12 个月期间,第一只眼施行白内障手术后跌倒和骨折减少了 34%。[12] 在第二只眼手术后同样的改善也已经得到了证实。[173] 由白内障引起的视力丧失和跌倒危险的增加是安置老人去护理院的促成因素。[180] 已经表明,视功能损伤,特别是视力和对比敏感度的下降,与驾车的困难程度相关联。[22,181~184] 患有影响视力的白内障驾车者与没有白内障的驾车者相比,在 5 年期间发生有过失的驾车碰撞增加 2.5 倍。[185] 将施行过手术的白内障老年人与没有施行手术者进行比较,在 4~6 年的随诊中发现施行手术组发生驾车碰撞的约为未施行手术组的一半。[186] 一项大型研究发现,在评估患者术前和术后视功能中,注意到最大的改善是"在白天驾车""自我照顾的活动"和"夜间驾车"方面。[187]

总之,已有大量研究表明通过白内障摘除手术可以恢复视功能,能使身体功能、精神健康、情绪状态、行为举止、安全性和总体生活质量得到提高。

作为白内障手术的结果,视功能的提高包括以下几个方面的特征:

◆ 更好的光学矫正视力
◆ 更好的未矫正视力,并且减少眼镜的依赖程度
◆ 增加阅读或近距离工作的能力
◆ 减少眩光
◆ 提高在暗光下工作的能力
◆ 通过消除屈光参差,获得双眼好的功能性视力,来提高深度觉和双眼视
◆ 增加色觉

提高机体功能是白内障手术的重要结果,包括以下几个方面的特征:

◆ 提高施行日常生活的活动能力。
◆ 增加继续工作或者谋求职位的机会。
◆ 增加活动能力(步行、驾车)。

白内障手术的第二个重要结果是改善精神健康和情绪状态,包括以下益处:

◆ 提高自尊和独立性。
◆ 增加避免伤害的能力。
◆ 增加社会接触和参与社会活动的能力。
◆ 解除对盲的担忧。

诊疗过程

患者治疗效果的标准

治疗效果的标准对于每个患者来说可能是不同的,取决于患者的需要、生活方式、医疗条件。总的来说,治疗效果的标准包括以下几个方面:

◆ 减少视觉症状
◆ 提高视功能
◆ 获得理想的屈光结果
◆ 提高身体功能、精神卫生和生活质量

诊断

对于主诉可能与白内障相关的患者进行综合评估的目的是确定有无白内障,证实白内障是促成视力损伤和患者叙述的症状相关的因素,除外或确定可能构成视力损伤或者影响手术计划或最终结果的其他眼部和全身的情况。

视觉损伤的评价

白内障对视功能的影响可以通过对功能状态或视物困难程度采用自我报告的方式来进行主观评价。

后者可以通过测量对比敏感度、眩光产生的失能及视力来评估。应用一些较新的技术,也有可能客观地测量累及视力和生活质量的白内障所引起的高价像差。[188,189] 随着时间的延长,患者对他们的视觉损伤有所适应,可能注意不到与典型的白内障隐匿进展相伴随的功能下降。没有单一的试验或测量可以恰当地描述白内障对患者视觉状态和功能的影响。[28] 同样,也没有单一试验能够确定需要施行白内障手术的阈值。Snellen 视力表对于检查健康人中屈光不正(如近视眼、远视眼和散光眼)的远视力是一种很好的方法,在临床上得到广泛的应用。虽然在许多白内障患者中术前视力不好肯定与术后功能的明显改善相关联,[28] 但是在暗室条件下观看高对比度下的字母来检查远视力将会低估日常实际生活状态下的功能问题。这些问题包括阅读,特别是在对比敏感度差的环境下阅读,夜间虹视和星曝状闪光,引起单眼复视和幻影等光学质量下降。[23] 因为术前视力并不是预测术后功能改善的可靠指标,因此做出建议施行白内障手术的决定不应该单纯以 Snellen 视力为基础。[4,30]

研究已经表明,对视力相关的功能损伤进行测量可以提供确实可靠的信息,而这些信息是视力测量所不能反映的。[24,31-33] 例如,已经显示一些视功能状态的指标,如日常视觉活动的等级(Activities of Daily Vision Scale,ADVS)和视功能指数(Visual Function Index,VF-14)与白内障手术后功能的改善和满意程度比 Snellen 视力结果有更强的相关性。[23]

有两类主要的有效地测量功能的问卷调查表:一种用来测量一般健康状况(简表 -36、[190] 疾病影响概况表 [191]［Sickness Impact Profile］和幸福质量等级表 [33]),另一种是视觉特异性的测量。与疾病特异性测量相比,测量一般健康状况的问题表与白内障术后的状况改善的关联不是太强。[33,192] 已经开发或已经用于白内障评估的视觉特异性工具包括由 Bernth-Peterson 开发的一种工具、[193] 视觉活动问卷调查表(Visual Activities questionnaire)、[21] ADVS[31]、VF-14[23] 和其修改版(如 VF-8R)、[194] 美国国家眼科研究所的视功能问题表(NEI-VFQ),[195,196] 以及 Catquest-9SF。[25] 这些问卷调查表已经用作研究的工具,来提供评估视功能的标准化方法,它可以分析和比较不同时期和不同人群的结果。单独使用问卷调查表并不是用来作为确定是否需要手术的唯一基础。例如,一些患有临床意义的白内障患者,估计他们经过手术会获得视力的进步,但对问题表所列出的问题没有感觉到出现功能的问题。[197] 然而,视功能问题表能够对患有白内障的患者进行总体评价,它们有助于在诊疗过程中做出决定。然而到目前为止,还没有普遍接受的能在临床应用的评价与视觉相关的功能损伤的问题表。应用各种方法施行的功能状态的评估是患者评估的相关部分。不太知道自己视功能损伤的患者常常双眼有相当对称的白内障。

眼部评估

综合评估(病史和体格检查)包括以下成人综合眼科检查 [198] 中与诊断和治疗白内障的相关特定因素。

◆ 患者病史,包括患者功能状态评估,相关的医疗情况,现在所用的药物,能够影响手术计划或手术结果的其他危险因素(如免疫抑制状况、全身应用交感神经 α-1a 拮抗剂、糖尿病)
◆ 在当前屈光矫正下的远距离视力(记录现在所用的矫正度数),如有可能还有近距离视力
◆ 测量最好矫正视力(如有需要,则进行屈光矫正)
◆ 外眼检查(眼睑、睫毛、泪器和眼眶)
◆ 眼位和眼球运动的检查
◆ 瞳孔功能的评估
◆ 测量眼压
◆ 裂隙灯活体显微镜下检查眼前节
◆ 散瞳后检查晶状体、黄斑部、周边部视网膜、视神经、玻璃体
◆ 对患者相关的精神状态和身体状态进行评估

补充的眼科检查

补充的术前眼部检查对于白内障来说并不是特异的,但是有助于确定个别患者出现的视觉症状的原因和严重程度,以及所患的伴发病在引起这些症状中的作用。在大多数患者中,通过将裂隙灯活体显微

镜检查结果与患者特殊的症状联系分析,眼科医师能够确定白内障是否是患者视力下降的原因。

偶尔,患者出现似乎与白内障形成的程度不相称的视觉症状。单独的视力测试不能够定量地测量某些视觉症状,如眩光导致的失能和对比敏感度的下降。[193,199~203]另外,在暗室内进行的高对比度、明亮照明的视标下的测量可能会明显地低估在相当不同的照明和对比环境下患者所体验到的功能问题。因此,直接针对这些问题的补充测试有助于更好地评估和定量地测量由于白内障导致的功能损伤。

眩光试验可以确定在患者视野中有一光源存在时所造成的视力损伤的程度。白内障可以在明亮的照明环境下引起严重的视功能障碍,例如在周围强烈的日光下或夜间迎面汽车的前灯照射下。一些白内障患者在暗的检查室内检查视力可能是正常或者接近正常的,但是当这些患者在一个眩光光源下再次进行检查时,视力(或对比敏感度)就会急剧下降。[204]

对比敏感度检查是以不同对比度、不同亮度、不同空间频率的数字来测量眼睛区分灰度的细微差异的能力,与 Snellen 视力测量相比,这是一个更加综合但是更费时间的视功能的测量方法。对于主诉视力下降并有晶状体改变的患者,对比敏感度测试可以显示单独的 Snellen 视力检查所不能发现的显著视觉功能下降。[199~202,205,206]对比敏感度的下降(以及 Snellen 视力下降)的发生可以有很多原因,因此这一检查不是白内障造成视力下降的特定指标。尽管在最近几年中对比敏感度检查的设备和方法有了实质性进展,但是此项检查仍然缺乏标准化和普遍接受的方法。

眼波阵面像差测试已经显示,即使相对轻度的白内障也可能会与视觉像差明显增加相关联。例如,晶状体自然发生的负球面像差可以抵消角膜的稳定和自然发生的正球面像差,一般在人的晚年白内障形成时可以改变为正的球面像差,导致对比敏感度的降低。[207,208]这样可以解释一些有轻度晶状体混浊和相当好矫正视力(BCVA)的患者所报告的症状。

当黄斑部异常时,黄斑区的活体显微镜和检眼镜检查并不一定能预测黄斑的功能。潜视力测试是试图预测白内障手术后所能获得的视力,在这些情况下它可以提供有用的辅助信息。[209,210]在患有轻度或中度白内障,而且没有伴发的视网膜疾病时,潜视力测试是很准确的。然而,在白内障患者的视力已下降到 0.2 以下时,这些测试就不太可靠了。[209,211~213]

主观的潜视力测试可以分为两类。Guyton-Minkowski 潜视力仪、激光干涉仪和激光扫描检眼镜[146]均通过晶状体上一个相对透明区将影像投射到视网膜上,要求患者确定字母或图形。[214]其他的测试如视网膜视力测量仪(以前称为带有照明的近视力卡)和潜视力小孔需要患者通过试镜架上近视力矫正的镜片联合小孔镜来阅读明亮照明下的近视力卡。[209,213,215,216]近视力卡小孔的方法简单,价格不贵,在没有眼部伴发病时如同技术依赖的 Guyton-Minkowski 潜视力测量仪和扫描激光检眼镜一样准确。当术前的远视力为 0.2 或以上时,视网膜视力测量仪可能在有眼部伴发病时能更准确地预测术后的视力。[213,215]

电生理测试(如视网膜电图、视觉诱发电位)是对呈现的视觉刺激测量电反应,能在无语言能力的患者中表明潜在的视网膜功能。

已经将镜面显微镜(specular microscopy)和角膜厚度测量用于评估术前已知患有角膜疾病的患者,试图确定白内障术后角膜是否仍然能保持透明。这些检查一般是不需要的,但是对于患有角膜内皮层营养不良、既往眼内手术或外伤等怀疑有角膜内皮功能异常的眼来说还是有用的。然而,有几项研究提示镜面显微镜在预测白内障术后角膜能否保持清亮方面的准确性相对很低。[217,218]

虽然并不是常规需要,但是以角膜地形图来评估眼表对于确定角膜屈光力和形状是否引起视力损伤是有用的。另外,角膜地形图对于评估和处理规则和不规则散光是有用的。

即使应用直接的检查似乎中心凹的中央和紧邻的区域看起来是正常的情况下,在白内障术前光相干断层扫描(OCT)[219,220]和诊断性荧光素眼底血管造影对于证实正常的黄斑中心凹结构或者对于确定有无伴发的疾病也是有用的。

当由于白内障的阻碍而不能恰当地看清眼后极部或者证实有无后巩膜葡萄肿存在时,选用 B 超扫描是恰当的。视野、外眼照相和眼底照相、特定的色觉检查对于白内障术前患者的常规评估并没有显示出是有价值的。

处理

非手术处理

对于有视觉意义的白内障的处理主要是手术。非手术处理方法包括告知患者白内障的相关症状,确证视功能失能的原因,需要时开出新的眼镜处方。

目前,最好的可以利用的证据并不支持营养补充剂在预防或延缓白内障进展方面具有益处;因此不推荐采用营养补充剂进行治疗(见附录2)。[141] 现在,尚没有已知的药物治疗可以消除白内障或阻止其进展,如果患者询问,应当劝告他们营养补充剂和药物治疗已被证明是无效的。

患者可以通过改变其在危险因素下的暴露来减少白内障发生和进展的危险,例如停止吸烟和使用烟草,或更好地控制糖尿病。

研究已经发现医师劝告停止吸烟是试图停止吸烟者的重要动力。[221~224] 因此白内障给了眼科医师一个很好的机会,来讨论停止吸烟对眼部的好处,也可以讨论停止吸烟对全身健康的好处。

应当告知长期应用口服或吸入的糖皮质激素会增加白内障形成的危险,[99~102,151,225] 希望与他们的主要的保健医师讨论替代治疗。戴宽边的帽子和佩戴阻挡紫外线 B 的太阳镜是有理由的预防措施,值得向患者推荐使用,但是现在还没有干预试验来证实这样的干预将会减少白内障形成的危险。[132,226]

手术处理

手术适应证

手术的主要适应证是视功能不再满足患者的需要,而且白内障手术可以提供改善视力的可能。摘除白内障的其他指征包括下各项:

- ◆ 在有白内障存在时有临床意义的屈光参差
- ◆ 晶状体混浊妨碍很好地诊断或处理眼后节疾病时
- ◆ 晶状体引起炎症或继发性青光眼(晶状体溶解、晶状体过敏反应)
- ◆ 晶状体引起前房角关闭(晶状体膨胀)

手术禁忌证

在以下情况下不应当对引起视力损伤的白内障进行手术:

- ◆ 可以耐受的屈光矫正能够满足患者需要和愿望
- ◆ 不能期望手术提高视力,而且没有其他摘除晶状体的指征
- ◆ 患者同时患有内科和眼科的其他疾病,而不能安全地完成手术
- ◆ 不能够安排适当的术后护理
- ◆ 患者或代理患者做出决定的人不能够给予非急诊手术的知情同意

术前的医学评估

施行白内障手术的眼科医师有以下责任:[227,228]

- ◆ 术前检查患者(见眼部评估)
- ◆ 确认这些评估的记录准确地反映了症状、检查的发现和治疗的指征
- ◆ 在讨论手术的风险、收益和预期结果,包括预期的屈光结果和手术经验后,从患者或其做出决定的代理人那里获得知情同意[229]
- ◆ 与患者或其做出决定的代理人回顾术前的诊断评估的结果
- ◆ 制订手术计划,包括恰当的人工晶状体的选择
- ◆ 制订术后护理计划,并向患者或其决定手术的代理人告知这些安排(护理环境、提供护理的人)
- ◆ 回答患者有关手术和护理的问题,包括费用

手术的眼科医师进行术前评估可使患者获得最大的满足,因为在这个过程中手术医师制订手术计划,并且在术前和患者建立了良好的关系。尽管眼科医师应当负责各种检查和资料的回顾,但是某

些方面资料的搜集可以由另一个受过训练的人在眼科医师指导下完成,并由眼科医师复习检查的结果。[227,228]

所有准备施行白内障手术的患者都应该进行与计划的麻醉和镇静相关的危险因素的病史询问和物理检查,以及进行系统回顾。对于患有某些严重的全身疾病(如慢性阻塞性肺部疾病、控制不佳的动脉血压、近期心肌梗死、不稳定型心绞痛、控制不佳的充血性心力衰竭和血糖控制不佳的糖尿病或血压控制不佳)的患者,更应当考虑由患者的初级保健医师进行术前医学评价。[230]

由患者的病史和体格检查的发现所指示的实验室检查应当是恰当的。[231]白内障手术医学检查的研究表明围术期的患病率和死亡率并没有因为采用常规医学检查而下降。向具有特殊医学问题的手术候选者推荐进行术前检查是恰当的,但不是作为常规。[231,232]

活体测量和人工晶状体屈光度的计算

准确地测量眼轴长度、中央部角膜的屈光力,以及基于人工晶状体度数计算公式选择适当的人工晶状体是术后获得预期屈光状态的最低要求。可以应用 A 型超声扫描或光学的活体测量来测量眼轴长度。A 型超声扫描可以采用压平式(接触式)或浸没式技术。在以压平式探头的 A 型超声扫描中,超声的探头会程度不同地压迫角膜,可以导致眼轴测量值的不稳定或人为地缩短;因此这种方法的测量准确性和总体一致性更赖于操作者的技术和经验。[233~235]当应用浸没式技术时,超声探头没有直接与角膜接触,使得测量结果更加一致。

光学活体测量是测量眼轴长度的一种高分辨、非接触的方法,它应用特殊的光源,而不是应用超声。它显然要比接触(压平)式 A 型超声扫描的活体测量更为准确和一致。[233,236,237]起初认为光学活体测量可与浸没式 A 型超声扫描相比较,但是它所得到的屈光结果更好;患者等值球镜度更接近于预期的屈光度。[238~240]已经表明光学活体测量能不依赖于使用者的结果。[241]比 A 型超声扫描更好的其他优点包括容易和快速地进行自动操作,当获得适当的固视时具有测量黄斑中央部的能力。因为光学活体测量是测量屈光轴的长度,而是解剖的眼轴,因此当黄斑中心凹位于后巩膜葡萄肿的斜面上时,应用这种方法要比超声扫描更为精确。[242]另外,当患者的眼后节有硅油时,光学活体测量比超声扫描更为有用。[243,244]尽管近来光学活体测量的进展能允许通过较为致密的白内障来测量眼轴长度,[245]但是在一些白内障患者中或当患者不能够恰当地注视时,还是有必要应用 A 型超声活体测量来测量眼轴。[246,247]对双眼进行测量和比较眼轴是可取的做法,即使对于另一只眼并没有手术计划。

计算人工晶状体屈光度数的公式依赖于角膜曲率的测量,来确定角膜对于眼屈光度贡献的净值。这些测量可能通过手动或自动的角膜曲率计进行测量,或通过角膜地形图来获得。在角膜屈光手术之后,确定中央部角膜屈光度是特别困难的(见屈光手术后白内障手术一节)。所有采用标准方法来测量角膜屈光度的装置都不能够准确地测量角膜屈光手术后的中央部角膜屈光度。在这种情况下,不加代偿调节地应用标准的角膜曲率计所得的测量结果常常会导致这些眼不能获得预期的屈光结果。

在人工晶状体选择过程中,应当应用新一代理论的人工晶状体屈光度计算公式,如 Hoffer Q、Holladay 和 SRK/T。[248~253]应用一些更新一代的公式,如 Haigis、Holladay 2 和 Olsen,结合其他的测量,如前房深度、晶状体厚度、角膜水平直径,试图更为准确地预期所植入的有效的晶状体位置。理论公式依赖于一些允许预测人工晶状体在眼内的有效晶状体位置公式的相关常数。Haigis 公式应用三个分开的常数,这些常数对在它屈光度范围内的特殊人工晶状体类型的各个特点是高度特异性的。虽然人工晶状体的制造商能提供用于计算公式的晶状体常数,但是这些数字一般考虑为只是一种建议,可能不能够对应所采用的活体测量方法。建议对特殊的人工晶状体所采用的最终最佳化的晶状体常数要基于个别手术医师的实际屈光结果的资料进行修正。

手术医师在选择恰当的术后屈光目标中应当考虑患者本人的愿望和需要。依据制造商的意见,范围相对有限的高度正的和高度负的屈光度人工晶状体是可以利用的。对于高度近视眼患者,骑跨在一个平面两侧的很低屈光度的人工晶状体可能需要一些与制造商推荐的相当不同的正的(+)或负的(-)屈光度的独特的晶状体常数。[254]对于需要人工晶状体的屈光度超过可以利用范围的高度远视眼患者,可以采用背靠背植入两枚后房型人工晶状体的办法来解决。[255]当需要这种处理时,最好在不同的位置采用不同材料的人工晶状体光学部,而不是将两个人工晶状体植入囊袋内。这样将会减少两枚人工晶状体之间发生膜形成的危险。[256,257] 当以背靠背植入两枚人工晶状体作为主要的处理时,其屈光度的计算与应用单个人工晶状体屈光度计算相比是不会太准确的,这是因为很难预测联合的人工晶状体在眼内的有效位置。[258] 两个小型的病例系列研究报告采用背靠背方法植入两枚人工晶状体的屈光结果是好的。[259,260]

麻醉

白内障手术可以采用多种麻醉方法,包括全身麻醉和局部麻醉(如球后注射、球周注射、球筋膜囊下注射、眼球表面麻醉、前房内麻醉)。应当和患者讨论所计划的麻醉方式,以便使他能够知道在疼痛、不适、意识状态、视觉体验和并发症方面将会发生什么情况。就测量的视力、视功能、并发症、不良医学事件和患者的满意度来说,在采用的各种麻醉方法中,白内障手术的结果没有显著差异。[261~268]

一般喜欢采用局部(区域)麻醉,伴用或不伴用镇静/止痛剂。如果患者具有医学、社会心理或手术方面的指征,可以采用全身麻醉。在一个采用局部麻醉进行白内障手术研究的综述中,研究者得出的结论是各种白内障手术的麻醉策略是安全和有效的,它们都提供了好的或极好的术中控制疼痛的效果。[261,265~269]

需要用针头注射的麻醉方法可能与斜视、眼球穿孔、球后出血、眼内血管内或蛛网膜下注射和黄斑部梗死等并发症相关,而在表面麻醉、使用钝性套管和其他不使用针头注射的麻醉方法中则没有这些并发症。[261,265~269] 在轴性近视眼和巩膜环扎术的患者中应用针头注射导致眼球穿孔的危险会增加。

许多在表面麻醉或球周区域麻醉(特别是表面麻醉)下施行白内障手术的患者体验到各种视觉敏感的情况,如看见亮光、颜色、闪光、器械的移动和手术医师的手或指头。由于3%~18%的患者在手术中有这种视觉体验,因此在术前进行恰当的劝导可以使患者少有恐惧感。[270,271]

一般推荐静脉内途径给药来治疗潜在的不良事件。[272] 然而,由于倾向于应用表面麻醉以及减少或消除静脉内注射用的止痛剂/镇静剂,因此静脉内给予麻醉剂的途径并不是常规必须使用的。在麻醉和手术期间的监查一般包括心电图、脉搏血氧测量、血压和呼吸。应当由有资格的人(而不是手术的眼科医师)来监查和处理患者的情况。有一项研究发现患者的病史、实验室检查值和心电图并不能预测麻醉人员施行干预的需要,在37%的白内障病例中是需要干预的。[273] 然而,这一研究中所有患者都接受了球周阻滞麻醉,并没有记录由麻醉人员所施行的任何干预是否影响了白内障手术的结果。在另一项研究中,由经过培训成为麻醉医师助理和施行伴或不伴有静脉内给予镇静剂的注册呼吸科医师对1957例白内障手术进行监查麻醉治疗。两项研究报告了他们使用培训成为麻醉医师助理的注册护士或注册呼吸医师的经验。[274,275] 在4%~8%的病例中需要咨询麻醉医师,需要麻醉师实际干预的病例不到1%。

对应用局部麻醉施行白内障手术进行研究的综述发现,只有很弱的证据支持静脉注射和肌肉注射镇静剂或镇痛剂可以提高改善疼痛和焦虑缓解,以及提高患者满意度。[261] 证据还不足于确定是否任何一种止痛剂或镇静剂的治疗会好于任何其他另一种的治疗。"白内障手术医学检查研究"发现使用静脉注射药物的患者在术后更容易出现困倦和恶心,而且使用某些药物(阿片类、镇静药、安眠药、苯海拉明)后恶心呕吐显著增加。[262] 而且,在白内障手术期间过多地静脉给予镇静剂与术中不良事件的增加相关联,静脉同时给予阿片类药物和镇静剂时危险更大。[263,276,277] 同一研究的另一个报告中,研究者发现在白内障手术中使用任何静脉用药物均会增加术中不良医疗事件的风险。另外,当静脉应用阿片类制剂与镇静药同时应用时,术中不良医学事件的危险会增加。[190] 在白内障术前口服抗焦虑药物降低减少焦虑水平的价值的证据尚不充分。[276~278]

总之,由于缺少白内障手术期间所用的单一的理想麻醉方法的证据,因此麻醉的处理应当由患者的需要以及患者、麻醉师和手术医师的喜好来决定。

感染的预防

由于眼内炎会产生潜在的严重后果,因此预防感染是一个非常重要的问题。然而,由于眼内炎的发病率低、临床实践方式的不同、所用的定义的不一致以及手术技术的快速发展,因此预防眼内炎对照研究很难进行。两个正在显现的担心是葡萄球菌(眼内炎最常见的原因)对大量抗生素,包括最新一代的氟喹诺酮类药物耐药性的增加,以及在术后1周后发生急性眼内炎的病例增加。[52~55]

过去,可以接受的散发的眼内炎的发生率为每千例常规白内障手术中0.5~1例。然而,从1994年以来所报告的白内障术后感染率在增加,但同时期中其他眼前节手术的感染发生率在下降。[64,279~281] 推测这一感染率的增加与白内障手术中采用清亮角膜切口的增加是相一致的,这是由于白内障手术不恰当地构筑清亮角膜切口比角巩切口更容易发生术后伤口的不稳定、渗漏和潜在的微生物流入眼内。[282~289] 另一方面,四项大宗系列病例报告研究发现角膜切口与其他类型的切口相比,并没有显示出更大的感染可能性。[50,290~292] 不过,不管手术的风格如何,仔细地构筑水密关闭的切口(用或不用缝线)仍然是必须的,这是因为感染发生率的增加与伤口的渗漏是有关系的。[65] 与眼内炎发生率增加的其他因素包括术中发生晶状体后囊膜破裂、玻璃体丢失、手术时间延长、患者免疫功能低下、活动性睑缘炎、泪道阻塞、切开部位位于下方、男性以及年龄较大。[59,65,66,291,293~296]

三项回顾性研究提示应用计划的囊外白内障摘除术(ECCE)与超声乳化白内障吸除术相比时,其眼内炎发生率较高。[297~299] 然而,假定切口恰当地闭合,就没有证据表明白内障手术方法是影响眼内炎发生危险的主要因素。

也没有一致的证据表明任何一种类型的人工晶状体光学部材料与较高的感染发生率相关。[59,284,299,300] 然而,聚丙烯的襻与更可能发生感染相关联,这是因为与其他材料相比,细菌黏附在聚丙烯上的可能更大。[301,302] 作为一种必然的结果,已经显示出应用抗生素可以减少微生物黏附在人工晶状体表面的倾向。[303,304] 同样,也关注到当人工晶状体植入之前接触到眼球表面时,引起人工晶状体植入相关的前房内污染机会增大。一项研究提示,当人工晶状体折叠置于植入管后直接通过植入管植入于前房时,可以避免人工晶状体接触眼球表面,从而减少眼内污染的可能性。[303,304]

虽然在很少见的情况下,污染的手术产品[306~309] 和污染的手术室环境,[310,311] 会产生感染的菌落,但是已经确定患者眼周的菌群是大多数散发的术后感染的微生物的来源。[312] 推测起来,通过减少眼球表面的微生物的数量,以及减少手术期间和手术后微生物进入眼内环境的机会,或者通过根除术中或术后可能到达眼部的微生物,就可以减少眼内炎的危险。

根据这些概念,已经应用的预防策略包括手术前滴用抗生素滴眼液,结膜囊内应用 5% 络合碘,以 10% 络合碘准备眼周的皮肤,对睑缘和睫毛处仔细地铺无菌单,在灌注液内加入抗生素,手术结束时前房内灌滴抗生素,结膜下注射抗生素,以及术后滴用抗生素滴眼液。

以非手术眼作为对照的非随机对照试验和前瞻性试验提供了结膜囊内局部应用 5% 络合碘可以减少细菌量和降低术后感染发生率的证据。[313~315] 较低浓度的络合碘在减少结膜内细菌菌落数量中的效果较差。[316] 在滴入络合碘之前应用利多卡因凝胶似乎会降低它的抗微生物的作用。[317]

很少需要全身应用抗生素,然而已经显示一些口服的氟喹诺酮抗生素可以充分地穿透血眼屏障,对于许多细菌来说可以在眼内达到最小抑菌浓度以上的水平,口服抗生素能很好地穿透进入眼内是有益的。[318~321]

越来越多的证据支持在眼内应用抗生素来减少眼内炎的危险。欧洲白内障和屈光手术医师学会(ESCRS)施行的一项采用部分盲法、随机的临床试验研究了手术结束时前房内注入头孢呋辛(cefuroxime)和(或)围手期应用左氧氟沙星滴眼液对于超声乳化白内障吸除术后眼内炎发生率的研究被提前中止,这是因为已经显示出前房内应用头孢呋辛具有良好作用。根据完成随诊的 13 698 例患者的记录,研究者发现前房内未注入头孢呋辛组中发生眼内炎的疾病优势比(odds ratio)是 4.59(95% CI 为 1.74~12.08;P=0.002)。[300] 对照组中眼内炎的发生率比美国的一些医学中心报告的结果要高。在瑞典施行的一项较早期回顾性研究也报告前房内应用头孢呋辛减少白内障术后眼内炎发生的有效性,如同以后进行的一项前瞻性、非随机的瑞典研究所报告的那样,不用头孢呋辛的眼内炎发生率相似,而前房内应用头孢呋辛眼内炎的发生率仅为一半。[59,322] 欧洲 5 个其他的回顾性研究报告,前房内注入头孢唑啉或头孢呋辛减少了白内障术后的眼内炎。[51,299,323~326]

一项研究在白内障患者中采取连续抽取房水的方法来确定单次前房内注入万古霉素 1 mg 后,对于大多数革兰阳性细菌获得持续 24 小时的超过最小抑菌浓度的药物水平。虽然没有显示出有效性的结果,但几个研究支持前房内注入莫西沙星(moxifloxacin)预防眼内炎的安全性。[327~329]

前房内应用混合的非商用配方的抗生素溶液带来了错误地稀释药物的危险,并有潜在的毒性作用。[330]

与前房内直接注入抗生素相比,并没有相应的研究支持将抗生素放入灌注瓶内的作用,虽然这仍然是一种常用的做法。[331] 与前房内用药相比,在理论中将抗生素置于灌注液中是有缺点的,它不能够获得预期的抗生素浓度和持续时间。[57]

两项回顾性研究提供了手术结束时结膜下注射抗生素是有益处的证据。然而它与一些危险相关联,包括使用氨基糖苷类药物时,药物会从结膜下通过手术切口渗入,有可能引起黄斑梗死。[66,332,333]

回顾性研究提示预防性滴用抗生素滴眼液是有效的,对美国白内障和屈光手术学会(ASCRS)会员的调查(1312 做了应答;应答率为 33%)发现,88% 的应答者在术前和 98% 的应答者在术后应用这种治疗。[331] 至于滴用的时间,其他的研究支持在术后立即开始滴用抗生素,而不是等到术后的第 1 天。[61~65]

滴用加替沙星(gatifloxacin)和莫西沙星(moxifloxacin)滴眼液具有理论上的优点,包括抗菌谱广、具有杀菌活性以及眼内渗透性好,它们是 ASCRS 调查的应答者最常使用的预防性滴眼液。[331] 然而,在缺少它们优于不太贵的滴用或前房内应用的抗生素的很强证据的情况下,必须要考虑这些药物的价格是较高的。[334]

总之,引起眼内炎的主要危险包括高龄、渗漏的伤口、医源性眼前后节之间的交通(如晶状体后囊膜或悬韧带撕裂)。

建议结膜囊内应用 5% 的络合碘来预防感染。[314,335]

越来越多的证据表明在手术结束时前房内注入抗生素是预防眼内炎的有效方法。支持结膜下给予抗生素来预防感染的证据相对较弱。作为前房内或结膜下注射的一种替代方法,手术当天就开始滴用抗生素,而不是术后第一天滴用,可能具有更好的预防感染的作用。因为缺少足够大的前瞻性临床试验,而且这种试验也不易施行,因此尚无足够的证据来推荐特殊的抗生素或方法来预防眼内炎。

最后,手术医师必须保证眼周表面的消毒,一般采用络合碘,在手术结束时所有切口都是水密闭合的。[65] 手术当天应用,而不是等到第 2 天才使用抗生素是重要的措施。确定在围手期应用任何其他预防性抗生素的策略由眼科医师来决定。

毒性眼前节综合征

毒性眼前节综合征(toxic anterior segment syndrome,TASS)是一种无菌性炎性反应,一般发生于术后 12~48 小时,可以与感染性眼内炎的表现相似。与 TASS 相关的常见的临床表现有弥漫性"角膜缘至角膜缘"的角膜水肿,严重的前房内细胞、闪光、纤维素渗出和前房积脓。其后遗症包括弛缓的瞳孔、继发性青光眼和角膜失代偿。[336] 毒性前节综合征通常对抗炎药物有反应,但可能会发生永久性眼内损伤。然而,如果有足够理由怀疑感染是病因的话,应当对前房水和玻璃体液进行培养来除外感染,并开始应用抗生素治疗。[337]

TASS 与许多不同的因素相关联,但是常常很难证实其病因。[336] 文献记录的原因包括市政供水中来源的热稳定的革兰阴性内毒素、清洁器械时应用的化学洗净剂和酶、从透明角膜切口渗入的眼膏、残留的变质眼用黏弹剂、非生理性 pH 和渗透压,以及人工晶状体抛光用复合物。前房内应用的抗生素浓度稀释错误而导致使用很高浓度的抗生素也被记录为 TASS 的一种原因。[330]

一项发表的研究回顾了 1276 例 TASS 病例,这些病例是在 2005 年至 2009 年间通过问题表(77 个医学中心)收集的,或者是在实地收集的(54 个中心)。[68] 与 TASS 相关的最常见的因素是眼科手术器械的清洁和消毒不恰当:不恰当地冲洗超声乳化和灌注/抽吸手柄,以及清洗和消毒器械时不恰当地应用酶清洁剂、去污剂和超声清洁浴液。[68] 近来对单个医学中心为期一年的 26 408 例连续的白内障手术病例进行回顾性研究,报告了 60 例 TASS 病例,发生率为 0.22%。有两个明确的群发情况,但一半以上的病例是散发和不能解释的。基于随诊 6 个月的结果,40% 的病例获得了好的视力结果。[67]

白内障手术核对清单

减少可预防的手术错误,如手术部位(如错误眼别)和手术方法(如植入错误的人工晶状体)错误的方案叙述了手术前和手术当天应当采取的步骤,它们描述了医疗团队不同成员的作用和责任。[77~82] 错误手术部位和错误人工晶状体核对表(见附录 3)是一个如何在手术表上记录所有采取的适当步骤来防止错误部位和错误手术方法事件的例子。遵守术前的方案或核查表已经显示出可以减少不良的手术事件,是应当采用实施的。[78,81]

手术技术

除了需要实施手术步骤的技术之外,白内障手术也需要认识和处理术中所发生的意外事件、问题和并发症所必需的具有识别力的技术、判断和经验。只有当眼科医师接受施行白内障手术的医学和显微技术培训后才能施行手术。

摘除白内障的最好方法是囊外摘除术,绝大部分通过超声乳化吸除法来完成。在美国大多数白内障手术采用的术式是超声乳化吸除术。2010 年 Leaming 调查明显地显示许多应答者采用表面麻醉和利多卡因前房内麻醉、透明角膜切口和无缝线技术。[338]

一项随机试验比较了白内障囊外摘除术(ECCE)和小切口超声乳化白内障吸除术,在术后一年时超声乳化吸除术组中,手术并发症更少,视力明显更好,晶状体后囊膜混浊(PCO)的发生率更低。[339]

白内障摘除的一个辅助方法是采用飞秒激光,[340] 能够利用它来构筑角膜切口,[341] 施行前囊膜切开,粉碎晶状体核。目前,还没有经过同行审议的研究来提供飞秒激光的相对益处和不足的证据。

目前一种成功的理想的白内障手术方法的技术包括如下几项:

◆ 可靠的水密闭合的切口,减少手术引起的散光或减少术前存在的角膜散光 [342~345]

◆ 完全去除所有的晶状体物质 [346]

◆ 对角膜内皮、虹膜和其他眼组织没有或只有很小的损伤 [347,348]

◆ 合适的后房型人工晶状体在囊膜内固定

在施行超声乳化吸除术时常用的眼内操作步骤包括:

◆ 构筑一个恰当大小的切口,它足于可以紧密地闭合,以便获得液体流动稳定的前房 [349]

◆ 应用眼用黏弹剂(ophthalmic viscosurgical device,OVD)保护角膜内皮层,处理组织和在手术期间保持适当的工作空间 [350]

◆ 连续环行撕囊,[351] 这是连续地环行撕开囊膜的方法,有利于晶状体皮质的水化,防止从晶状体前囊膜放射状裂口起源的后囊膜撕裂,有利于在晶状体囊袋内植入、固定人工晶状体,并保持中央位。对于一些类型的人工晶状体,撕囊口完全叠盖在人工晶状体边缘可以阻止晶状体后囊膜混浊的发生 [352]

◆ 水分离,[353] 它可以在超声乳化期间通过转动晶状体核和核上部分来减少悬韧带的张力。通过有利于彻底地吸除晶状体皮质,水分离也有助于防止晶状体后囊膜混浊的发生 [354,355]

◆ 应用晶状体核刻槽分块法(divide and conquer)[356]或拦截劈裂法(chopping)[357] 技术来分解晶状体核和进行超声乳化,以便通过撕囊口和小切口去除晶状体核 [358]

◆ 彻底地清除残留的晶状体核上物质和皮质 [346]

◆ 将小切口植入的人工晶状体植入晶状体囊袋内,并置于中央位置,或者根据晶状体囊膜的解剖,将人工晶状体可靠地固定在睫状沟 [69](有或没有缝线或采用撕囊口的挟持 [359])或者前房内

◆ 去除黏弹剂,尽量减少术后眼压升高 [360]

◆ 如果切口的大小和构筑不能产生一个可靠的自闭的伤口,就应当应用缝线保证形成水密的切口 [59,286,342,361,362]

切口的位置、大小和设计决定于几个因素,包括患者眼眶的解剖、要植入的人工晶状体的类型、切口在处理散光中的作用、手术医师的喜好和经验。例如,改变切口的特点和将其置于陡峭的角膜子午线中央可以减少原先存在的散光。[363~365]

如有可能时,通常由于一些理由而喜欢采用小切口手术。[366] 较小的切口易于形成自闭的伤口结构,这样只需要少量或不需要缝线就可以可靠地闭合。因而它们在患者突然活动或在手术期间发生脉络上腔积血时就会产生应有的安全性,而且在术后很少对行动进行限制。它们可能与术后早期炎症较轻微相关联。[367,368] 最后,较小的切口与较大的切口相比,所产生的令人讨厌的散光程度较轻,[366,369~373] 以及导致术后较早时期的结果和较长时期的屈光状态稳定。[374~376]

对于一些复杂的眼,如成熟的晶状体核、悬韧带脆弱或具有角膜失代偿的较大危险时,采用大切口手法的 ECCE 则为更好。

人工晶状体

除非有特殊的禁忌证,否则植入人工晶状体是矫正无晶状体眼的一种选择方法。[377] 对于大多数病例来说,晶状体囊袋内植入后房型人工晶状体是理想的方法。[378]

白内障手术医师可以从大量的不同种类和不同材料的后房型人工晶状体中选择适用于患者需要的一种人工晶状体。在设计制造人工晶状体时通过改变人工晶状体光学部的大小和形状、光学部和襻的构型、光学部边缘的设计、[379~382] 光学部分和襻的材料 [383~385] 以及载色体的含量,可以使生产的不同人工晶状体具有不同的特性。

在折叠型人工晶状体出现之前,硬性聚甲基丙烯酸甲酯是(PMMA)后房型人工晶状体应用得最为广泛。因为折叠型人工晶状体可以通过小切口植入,因此现在是白内障超声乳化吸除术后最常选用的人工晶状体。折叠型人工晶状体可以根据光学部的材料来分类:硅凝胶、亲水型丙烯酸、疏水型丙烯酸;以及胶原/羟乙基甲基丙烯酸[HEMA]共聚物。几乎所有的人工晶状体都含有能够阻断紫外线的载色体。人工晶状体出现的发光是由充满液体的微囊泡引起的,它是当人工晶状体位于房水的环境时在人工晶状体光学部形成的。在各种类型的人工晶状体中可以观察到这种情况,但是主要与一些疏水型丙烯酸人工晶状体相关联。虽然人工晶状体出现的发光对于术后视功能的影响以及它在术后晚期的发生尚有争论,但是很少有取出人工晶状体的报告。[386] 每种人工晶状体所用的材料和设计及其植入系统都与它独有的优点和缺点相关联。因此,每位手术医师需要了解各种人工晶状体的不同的特点。[A:Ⅲ]

当人工晶状体的光学部后部边缘成锐角,并联合撕囊口重叠于人工晶状体边缘时,硅凝胶和疏水型丙烯酸折叠式人工晶状体与 PCO 低发生率相关联。所有折叠式人工晶状体的材料与轻度巨细胞异物反应相关联。[387~389] 折叠式人工晶状体可以应用镊子或推注器植入;在一些情况下人工晶状体可以事先装入推注器内。[390,391] 推注器有利于一致地可重复地经过小切口植入人工晶状体,而且防止人工晶状体接触到附着于患者外眼表面的碎屑和微生物。[305]

有时由于晶状体悬韧带的异常或前、后囊膜的撕裂,进行人工晶状体非囊袋内固定是有必要的。手术医师应当有备份的人工晶状体,以免在意外情况下可以应用。选择包括植入前房型人工晶状体或在睫状沟内固定的后房型人工晶状体。[69,392~395] 在缺少足够的残余囊膜支持时,将后房型人工晶状体的襻缝到虹膜或巩膜上是必要的。[69,392~395] 某些人工晶状体的设计,如可调节的或板式襻的人工晶状体,需要囊袋内固定。通常,不要将单片式丙烯酸人工晶状体植入睫状沟内,这是因为它与人工晶状体偏中心以及虹膜损伤而引起透光性缺损、色素播散、眼压升高、反复的前房积血和炎症相关联。[69]

睫状沟固定的后房型人工晶状体理想的特点包括足够的总长度、襻向后有角度以及光学部边缘不是锐角。[69] 在没有后囊膜屏障的情况下,硅凝胶人工晶状体可能在需要应用硅油或膨胀气体时出现手术能见度的问题。[70,71] 预计人工晶状体光学部的位置更为靠前,睫状沟固定的人工晶状体的屈光度应当比囊袋内固定的人工晶状体计算的屈光度减少 0.5~1.0 屈光度(D)(但是如果人工晶状体光学部挟持在撕囊口时减少的屈光度要少些)。[72,73] 后者的策略降低了人工晶状体襻的恰当长度所提供的人工晶状体光学部保持中央位和稳定性的可靠程度。[74] 因为非囊袋内固定会增加人工晶状体光学部倾斜和偏中心的可能性,因此手术医师应当考虑到是否一定要植入多焦点人工晶状体或较高度的负球镜像差的人工晶状体。[75,76]

在缺少足够的晶状体囊膜支持下,缝线将后房型人工晶状体的一个或两个襻固定在虹膜或巩膜上是一种选择。[69,392~395] 这种方法的危险包括将人工晶状体放置在不恰当的解剖位置上,以及缝线的断裂。[396~400] 有效地应用前房型人工晶状体决定于恰当的人工晶状体的设计、大小以及恰当的放置。太长的前房型人工晶状体可能会产生虹膜畸形、瞳孔变形和不适,而太短的前房型人工晶状体可能会移动或转动,产生慢性炎症、囊样黄斑水肿(CME)以及角膜内皮层的损伤。[69] 应当做周边虹膜切除术来预防与前房型人工晶状体相关的瞳孔阻滞的危险。多个研究支持在缺少晶状体囊膜的恰当的支持下采用所有三种方法,即应用前房型人工晶状体、虹膜或巩膜缝线固定的后房型人工晶状体的效果。[69,392~395]

光学和屈光的考虑

通过球面人工晶状体边缘的光线相对于轴旁的光线来说聚焦得差一些,因此球面人工晶状体会有正

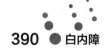

的球差。

非球面人工晶状体的设计可以减少或消除眼的球差。多项临床试验已经显示使用非球面人工晶状体可以减少眼的球差,这种减少与瞳孔相关;其中一些研究显示应用这些人工晶状体与应用球面人工晶状体相比,对比敏感度有不同程度的提高。[46,401~413] 然而,对于非球面人工晶状体可能具有的优点仍有不同意见,特别是在功能方面[414~416]和聚焦深度方面。[188,417] 非球面人工晶状体具有的可能优点和缺点受瞳孔大小、[418] 人工晶状体倾斜[419]和偏中心,[75] 以及人工晶状体的球差是否与患者角膜很好地匹配所影响。[420,421]

环形圆纹曲面(Toric)的人工晶状体可以减少白内障手术后由于角膜散光而产生的对眼镜的依赖。15%~29%的白内障患者有大于1.50D的角膜屈光性散光。[422,423] 已经显示环形圆纹曲面的人工晶状体与非环形圆纹曲面的单焦点人工晶状体相比可以减少对眼镜的依赖。[424,425] 另外,它们与切开性散光角膜切开术相比,能对矫正提供更好的预测性和稳定性。[426,427] 为了使环形圆纹曲面的人工晶状体起到作用,必须要准确地测量角膜散光的轴位和程度,必须要将人工晶状体准确和长期地对准位置。[428] 将环形圆纹曲面的人工晶状体的轴错误地对位会减少其预想的屈光作用,或者甚至使总的散光情况更差。因为环形圆纹曲面的人工晶状体不能够矫正不规则散光,因此它们不应当用于需要硬性角膜接触镜的患者。

植入单视矫正(monovision)和矫正老视眼的人工晶状体是试图通过减少白内障术后对眼镜的信赖来提高生活质量。[429] 对于这些选择中的每一个选择,患者的选择是关键的,这是因为一些患者的相关因素可能与术后不太理想的结果和患者满意度下降相关联。手术医师必须要了解个别患者的生活方式和期望,这样才能选择最好的人工晶状体。应当向患者告知与采用这些策略相关联的视觉质量的可能损害。[430,431]

单视矫正是指矫正一只眼用于视远视力,矫正对侧眼用于视近或中间视力的一种情况。单视矫正的成功决定于双眼间的模糊抑止,即来自一只眼的模糊影像不干扰来自于聚焦眼的影像。在一项研究中,当矫正主眼用于视远视力时,在不希望佩戴眼镜来矫正的白内障人群中,白内障和人工晶状体手术后单视矫正的总接受率为90%。[432] 在一项小型非随机研究中比较了双眼植入多焦人工晶状体与双眼植入单焦人工晶状体来获得单视矫正的效果,结果两组在双眼未矫正远视力和近视力,或者满意度得分方面都没有统计学差异。[433] 具有单视矫正成功历史的患者特别适用这种疗法。[434,435]

矫正老视眼的人工晶状体可以分为多焦点的或调节性的(改变晶状体在眼内的位置或形状)。

多焦点人工晶状体通过将入射光线分为两个或多个焦点来获得它们的作用,可以分为屈光性或衍射性。Cochrane 系统性回顾得出的结论是,与单焦人工晶状体相比,多焦点人工晶状体对于提高近视力是有作用的,在两组中非矫正的远视力是相似的。[436] 多焦点人工晶状体的光学作用也包括降低对比敏感度、围绕点光源出现虹视以及眩光。[437] 在患者中,提高非矫正近视力的作用是否超过多焦点人工晶状体的不良反应,这是有相当大差别的,一个重要的因素是想要达到不戴眼镜的动机,以及随着时间推移的适应情况。[438] 在应用这些人工晶状体时,患者的选择和咨询是特别重要的。这样会在远视力质量方面出现的症状减少,特别是在有其他眼部病变时。因此对于有弱视或角膜、视盘和黄斑部异常的患者是否作为植入多焦点人工晶状体的候选者,必须要仔细考虑。

为了试图模仿人的调节作用,设计了矫正老视的调节的人工晶状体,通过改变其在眼内的位置或形状而产生调节作用。这些人工晶状体显示出不同程度的调节能力,而没有多焦点人工晶状体固有的对比敏感度的下降。[439,440]

结果

多项有关白内障手术的大规模研究反复地显示出阳性的结果。美国白内障和屈光手术医师协会(ASCRS)全国白内障资料库报告,在术后3个月,所有患者中获得0.5或以上的最佳矫正视力(BCVA)占85.5%,74.6%的患者获得的屈光度在目标等值球镜度的±1.0 D之内。根据5788位应答者的回答,术后3个月时平均视功能指数得分为70.3%,而在术前则为55.0%(这一得分是从0至100,以0表示不能施行任何活动)。1999年欧洲白内障结果的研究报告89%的患者在术后获得0.5或以上的视力,平均产生的散光为0.59 D,86%的患者产生的散光在±1.0D之内。[441] 这一研究是于1995年至1999年期间在14个国家中多达40位参与的手术医师中进行的,收集了8646位患者的手术和随诊信息,包括1999年的3033位患者。

美国眼科学会全国眼保健结果网（National Eyecare Outcomes Network，NEON）的资料（样本量为7626）发现也有相似的成功率，92.2%的患者视力提高，90%以上的患者VF-14的得分提高。[442]在所有NEON患者中，89%的最佳矫正视力为0.5或以上，96%的NEON患者没有术前的眼部合并症。[442]78%的患者获得±1.0 D以内的目标球镜等值度。95%的患者报告对手术的结果满意。对手术结果不满意的患者是稍微年老一些的人，而且更有可能同时患有眼部合并的疾病。最近，一项在英国进行的大规模的多中心研究显示，在没有眼部合并症的眼中，94.7%的眼通过白内障手术获得0.5或以上的视力。[443]

在对由眼科住院医师施行的白内障超声乳化吸除术的研究中，所报告的术后BCVA为0.5或以上的患者范围为80%~91%。[444-449]如果将同时有眼病的眼除外，所报告的术后视力BCVA为0.5或以上的患者范围为86%~98%。[447-450]

白内障患者结果研究团队（Cataract Patient Outcomes Research Team，PORT）的研究确定了术前的一些特征可以作用术后明显改善的独立的预测因子：较轻的年龄、较少的伴发病、较高的白内障的症状评分以及较低的术前VF-14（视功能的测量）评分。[30]这些研究者发现，与65岁以上的患者相比，年龄小于65岁者视力提高的程度更大；与白内障症状和功能丧失不太严重的患者相比，具有更严重症状和更严重的功能丧失的患者在术后视力有更大的提高。[30]在几项研究中，发现术前的Snellen视力与白内障术后症状或自我报告的视功能改善没有关联。[30,451,452]在另一个研究中，前瞻性确认的模型发现术后改善的预测因子包括较年轻的年龄、由ADVS测量所显示的术前视功能较差以及没有糖尿病。[451]然而，即使患者有糖尿病和年龄相关性黄斑变性（AMD），虽然白内障术后改善的程度比没有这些情况的患者要低，但是仍然有明显的改善。[453-455]虽然这些研究已经显示在年龄低于75岁的患者中白内障术后的改善较大，但是对于75岁或以上的患者白内障术后生活质量的提高仍然有功能和统计学的意义。

另一项研究采用证实的视功能问题表和各种心理物理的方法来评估有症状的白内障但术前Snellen视力好于或等于0.4的患者的视觉改进的情况。[29]即使在术前Snellen视力为1.0的眼中，白内障手术仍然对患者自我报告的视觉损伤有所改善。既不是术前高对比度下最佳Snellen远视力，也不是Snellen视力的变化可以预测观察到的视功能的改善，如同在术前和术后问题表得分上所反映出来的那样。对视功能改善的最强的术前预测指标是在低和中等空间频率测量的眩光失能，以及视功能问题表的得分。这就提示在有症状的非晚期的白内障患者中，孤立地应用Snellen视力将不能够准确地预测谁将会通过手术而获益。

白内障手术的并发症

虽然白内障手术后可能发生一些并发症，但是导致永久性视力丧失的并发症是极少的。潜在威胁视力的主要并发症包括感染性眼内炎、TASS、术中脉络膜上腔出血、黄斑囊样水肿（CME）、视网膜脱离、持续的角膜水肿和人工晶状体脱位。

白内障PORT研究回顾了1992年以前发表的白内障并发症的发生率，研究的病例是由超声乳化白内障吸除术与手法ECCE病例按2∶1混合在一起的。[456]随后，6项有关白内障手术围手期不良结果的研究总结列于表2中。Greenberg等[457]回顾了2005~2007年在美国退伍军人管理系统所做的白内障手术并发症的发生率。最常见的眼部并发症是术中发生晶状体后囊膜破裂、需要前部玻璃体切除术，或这两者都发生（3.5%），以及术后PCO（4.2%）。CME的发生率为3.3%，残留晶状体碎片的发生率为1.7%。

Stein等[458]对国家医疗照顾制受益者中施行过白内障手术的人进行分层分析，他们将对象分为三个队列：在1994~1995年间施行第一只眼的白内障手术者（n=57 780），在1999~2000年间施行手术者（n=73 064），或2005~2006年施行手术者（n=90 750）。在术后1年时严重并发症总发生率为0.5%；严重并发症确定为眼内炎（0.16%）、脉络膜上腔积血（0.06%）以及视网膜脱离（0.26%）。随着时间推移，严重并发症的发生概率下降，从最早期队列的0.6%至最近队列的0.4%。

在英国进行的一项研究报告超声乳化白内障吸除术后并发症总发生率为8.7%。[459]在所报告的并发症中，考虑2.4%是主要的并发症，包括玻璃体丢失（1.1%）、晶状体下沉（0.1%）、虹膜外伤（1.2%）、视网膜脱离（0.2%），以及眼内炎（0.1%）。其他非主要的并发症包括伤口渗漏（1.1%）、持续的角膜水肿（0.7%）、葡萄膜炎（1.1%），以及持续的眼压升高（0.3%）。

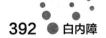

白内障术后特殊的并发症将在下文中进行讨论。

切口的并发症

不是水密闭合的切口可以导致几种并发症,包括术后伤口渗漏、低眼压和眼内炎。[65] 太小的切口减少了冷却超声乳化头的能力,增加灼伤伤口的危险。太大的切口将会引起伤口漏水,使前房不稳定。当温度为60℃或以上时可发生伤口灼伤(超声基质性热损伤)。[462] 近来一项研究调查了419例伤口灼伤的病例,发生率为0.043%。[463] 在多因素分析中,与这一问题明显相关的因素按意义下降的次序排列,为手术量减少、手术技术和黏弹剂的使用。[463]

在手术结束时不能自闭的伤口需要缝线或黏合剂进行适当地闭合。围手期伤口渗漏(如当按摩眼球、巩膜硬度差时危险增加)是使用缝线或术后保护眼球的另一个考虑。缝线可以产生术后散光,其程度与缝线的位置和张力有关。[365,464]

表2　一些选择的白内障手术研究报告的并发症发生率

	白内障 PORT, 1994[456]	Schein 等,1994[4]	NEON, 2000[442]	Zaidi 等, 2007[459]	Jaycock 等,2009[443]	Greenberg 等,2011[457]	Clark 等, 2011[460]
病例数	*	717	2603	1000	55 567	45,082	65 060
超声乳化吸除术的 %	65	65	92	100	99.7	95(约为)[†]	100
术中(%)							
后囊膜或悬韧带破裂	3.1	1.95	1.6	1.5	1.92[‡]	3.5[§]	NA
玻璃体丢失/前玻璃体切除或抽吸	0.8	1.39	1.1	1.1	NA	NA	NA
虹膜/睫状体损伤	0.7	0.84	0	1.2	0.55	0.1	NA
晶状体核物质进行玻璃体	NA	0.28	<1	0.1	0.18	0.2	0.16
脉络膜上腔积血	NA	0.14	0	0	0.07	0	NA
球后出血	NA	0	0	0.1	NA	0	NA
术后(%)				(n=16 731)[∥]			
CME	3.5	3.21	NA	1.2	1.62	3.3	NA
虹膜异常	1.3	2.51	NA	NA	0.16	NA	NA
角膜水肿	NA	1.95	<1	0.7	5.18	NA	0.03
伤口渗漏或破裂	NA	0.84	<1	1.1	0.14	NA	0.06
IOL脱位、摘除或更换	1.1	0.28	<1	NA	0.22	0.9	0.19
眼内炎	0.13	0.14	<1	0.1	NA	0.2	0.17
视网撕裂、破裂或脱离	0.7	0.14	<1	0.2	NA	0.9	0.37
具有视觉意义 CME	NA	NA	<1	NA	NA	NA	NA
持续的虹膜炎	NA	NA	1.1	1.1	NA	NA	NA

CME = 囊样黄斑水肿; IOL = 人工晶状体; NA = 无资料可利用; NEON = 国家眼保健结果网; PORT = 白内障患者结果研究团队

* 病例数依据包括每种并发症的研究而不同。

† 研究采用现代程序术语学(Current Procedural Terminology)的代码来确定病例,它没有具体说明白内障手术是否采用超声乳化吸除术或手法囊外白内障摘除术。退伍军人健康管理设施的调查[461]发现在囊外白内障手术中大约95%采用超声乳化吸除术。

‡ 这是一个混合的数字,包括没有玻璃体丢失的晶状体后囊膜破裂、有玻璃体丢失的晶状体后囊膜破裂以及有玻璃体丢失的悬韧带破裂。

§ 这是一个混合的数字,包括后囊膜撕裂的诊断性代码和前玻璃体切除的程序性代码。

∥ 对所有研究的患者,术后信息都是没有的。

虹膜并发症

虹膜脱出可由于术中虹膜松弛综合征(intraoperative floppy iris syndrome,IFIS)或构筑很差的切口而引起。手术的虹膜外伤的其他原因包括超声乳化头吸住或搅动虹膜,以及扩张的器具和器械过分地伸展或操作虹膜。这种损伤的后果包括虹膜离断、前房积血、虹膜透光缺损、外伤性瞳孔散大以及不规则、无张力或畸形的瞳孔。括约肌的坏死可在围手期由于眼内炎、TASS 或过高的眼压而发生。

角膜并发症

器械不恰当地进入前房能够导致角膜后弹力层的撕裂或脱离。[465] 较小的撕裂可以通过复位和术中空气泡对角膜后弹力层瓣填塞来修补。角膜对任何机械性损伤和去除晶状体核期间持续的超声能量的损伤易感。它也能被非生理性渗透压或 pH,或由毒性污染物或不适当配方的眼内液体和药物所损伤。[68,336] 持续的眼压升高能够导致进一步的角膜内皮失代偿和角膜水肿。

持续的炎症

异常的持续的术后炎症有几个病因。持续的虹膜炎与残留晶状体碎屑、[466] 葡萄膜炎病史 [467] 以及痤疮丙酸杆菌的亚急性感染相关联。[468] 术后给予的抗炎药物不足可能也是一个起作用的原因。

眼内炎

在美国白内障手术的研究中,所报告的术后眼内炎的发病率为 0.04%~0.2%。[4,279,291,457] 在其他同行评议的英文文献中眼内炎的发病率的范围为 0.02% 至 1.16%。[60,296,298,,321,442,456,458,460,469~472] 表皮葡萄球菌是最常见的病原体。[469,470] 白内障术后发生眼内炎的危险因素包括晶状体后囊膜破裂(增高直至 10 倍)、[65,66,291,296,472] 高龄、[296] 相对性免疫功能缺陷、[291] 住院医师施行的白内障手术、[66] 术后第 1 天伤口渗漏、[65] 切口位于下方、[291] 手术时间较长、[473] 表面麻醉,[473] 以及在应用络合碘消毒前滴用利多卡因凝胶。[291]

已经认为切口的类型和大小(透明角膜或巩膜切口)是发生眼内炎的可能因素。几篇文章发现有关透明角膜切口与眼内炎的关联还没有得出结论性的证据。[291,474,475]

患者可能有视力下降、疼痛、眼红、眼前出现新的浮游物和眼睑水肿的主诉。[476,477] 虽然过去认为这些症状开始发生于术后第 1 周,[49,478,479] 但是新近的研究报告可以延迟到术后 13 天发生。[291,480] 常见的发现包括结膜充血、角膜水肿、前房炎症、前房积脓和玻璃体炎。[476,477]

如果怀疑发生眼内炎,将患者转诊给视网膜专科医师是恰当的。如果在 24 小时内找不到视网膜专科医师,应当抽取前房或后房的液体,进行可能的病原体评估,接着施行玻璃体腔内注射抗生素。眼内炎玻璃体切除术研究(Endophthalmitis Vitrectomy Study,EVS)建议,对于就诊时有手动或更好视力的患者,只要施行玻璃体腔内抽吸液体和注射抗生素。相反,对于就诊时视力只有光感或更差的患者,施行睫状体平部玻璃体切除术和抗生素治疗更可以获得成功。[49]

晶状体后囊膜撕裂或悬韧带破裂

所报告的晶状体后囊膜或悬韧带破裂的发生率有很大的变异。它们的范围为从 1.6% 起,直至以前施行过睫状体平部玻璃体切除术的高危患者中的 9%。[442,443,481~483] 晶状体后囊膜撕裂和玻璃体丢失的危险因素包括高龄、男性、青光眼、糖尿病视网膜病变、深褐色或白色白内障、术前不能看到眼后节的患者、假性晶状体囊膜剥脱(剥脱综合征)、小瞳孔、眼轴长超过 26mm、全身应用交感神经 α-1a 拮抗剂类药物、不能躺平的患者以及住院医师做的白内障手术。[484,485] 术中的危险因素包括晶状体悬韧带松弛、需要对囊膜进行染色以及瞳孔缩小。[485]

上面列举的因素是已知的危险因素。然而,后囊膜和悬韧带的并发症有时可以在没有任何明显易发因素下发生。在白内障手术前评价危险因素中与患者讨论可能的并发症和手术的困难可能是有益的。

残留的晶状体碎片

残留的晶状体碎片的发生率为 0.18%~0.28%。[443,456] 如果有玻璃体丢失,并有晶状体碎片向后脱位,建议手术医师施行前玻璃体切除术,如果可能的话,稳定地置放一个大小和设计合适的人工晶状体。

已有报告,应用注射用的曲安奈德(triamcinolone)有助于看清残余的玻璃体。[486] 一项研究发现,大量的人工晶状体在首次手术时植入,并发玻璃体丢失,需要随后将其取出。如果恰当的屈光度、大小或设计的人工晶状体没有备份,则应当考虑在首次手术时让这只眼成为无晶状体眼。[487] 因为发生炎症和眼压升高的危险增大,因此要着重考虑在术后早期将残留晶状体碎片的患者转诊给视网膜医师。[488]

不清楚施行第二次睫状体平部玻璃体切除术最合适的时机,但是只要有残留的晶状体核的碎片,就

应当仔细地观察该眼是否发生并发症,如眼压升高和炎症。[489~491]

视网膜脱离

视网膜脱离总发生率为 0.26%~4.0%。[458,460,475,492~497]白内障手术后发生视网膜脱离的危险因素包括眼轴长超过 23mm、后囊膜撕裂、年龄较小、男性、有格子样变性、悬韧带断裂、对侧眼视网膜脱离,以及术后后部玻璃体脱离。[475,492~497]在一项研究中,发现白内障手术与视网膜脱离的平均间隔时间为 39 个月,[497]但是在人工晶状体眼中视网膜脱离的危险增加会持续长达 20 年。[498]在长达 22 年的单个手术医师前瞻性系列病例研究中,对于女性患者、眼轴长小于 24 mm 以及年龄为 60 岁或以下者,在超声乳化白内障吸除术后发生视网膜脱离的危险为零。[499]ECCE 术后与超声乳化白内障吸除术后相比,发生视网膜脱离的概率没有统计学差异。[498]

脉络膜上腔积血

过去,与大切口白内障手术相关的脉络膜上腔积血的发生率报告为 0.15% ~ 0.19%,[500]且与近视眼、青光眼、糖尿病、动脉硬化血管性疾病以及高血压相关联。[501]已经发表的有关超声乳化白内障吸除术后这种并发症的发病率资料还是缺少的。应用抗凝剂华法林(warfarin)不会明显增加脉络膜积血的危险。[502]

术中脉络膜积血的临床体征和症状包括疼痛、出现黑影和丧失红光反射、眼压升高、前房变浅以及虹膜脱出。[503]没有诊断这种出血和保证闭合切口会导致威胁视力的并发症。

囊样黄斑水肿

有临床意义的囊样黄斑水肿(clinically significant CME)在常规的无并发症的小切口白内障术后很少发生(1.2% to 3.3%),[443,457,459]即使发生,它对药物治疗的反应也是很好的;然而,顽固的病例可能与中心视力永久丧失相关联。CME 增加倾向的危险因素包括以前患过葡萄膜炎、术中囊膜破裂并有玻璃体丢失、晶状体碎片的残留、糖尿病视网膜病变、黄斑部前膜、以前施行过玻璃体视网膜手术、真性小眼球、视网膜色素变性以及对侧眼人工晶状体 CME 的病史。解剖的诊断常常采用 OCT 检查,它与荧光素眼底血造影相比,对眼的侵入性更小。Snellen 视力可能会低估 CME 对视功能的影响。

因为 CME 一般与术后眼部炎症相关联;因此要滴用抗炎药物来防止和治疗明确的 CME。已有证据表明,在预防和治疗急性和慢性 CME 时,非甾体抗炎药物(NSAIDs)单独应用或与糖皮质激素联合应用要比单独应用糖皮激素更有效。[504~516]正在研究玻璃体腔内注射抗新生血管药物来治疗 CME,但是现在还没有足够的证据来支持这种用法。[517]

现在,还没有明确的特殊的预防术后 CME 的方案。虽然根据一些研究,推荐对一些高危眼预防性滴用 NSAID 来预防 CME,但是尚无发表的证据表明常规应用 NSAID 可以有提高视力的结果。

眼压

已经认识到,在许多眼的术后早期,眼压有暂时性升高的趋势。虽然这种情况很少会引起严重并发症,但是术后急性眼压升高可能产生疼痛,一些眼会容易发生视神经损伤和血管阻塞。如果在手术结束时在眼内残留过多的黏弹剂,眼压升高的可能性会加大,应当尝试彻底地去除黏弹剂。[518]尚不清楚防止术后眼压急剧升高的理想的药物疗法。似乎滴用房水生成抑制剂和前房内注入碳酰胆碱是很有益处的。[519~537]

在具有"糖皮质激素反应"的眼中,滴用糖皮质激素可引起眼压升高。[538]这种情况在年轻人、高度近视眼或青光眼的人中更容易发生。[539]停用糖皮质激素会导致眼压降低到正常水平,因此对术后应用糖皮质激素治疗的眼应当监测眼压。[538]

人工晶状体的并发症

人工晶状体特异性的并发症是很少的,但是会根据特殊的人工晶状体的设计和材料而有不同的发生率。在 ASCRS/ESCRS 取出的人工晶状体登记中,取出折叠式人工晶状体的最常见的理由是脱位或偏中心、眩光或光学像差、度数不准确以及混浊。[540]继发于眩光 / 光学像差而取出多焦点人工晶状体的发生率增加(Mamalis N,Davis D,Maddula S,Ness P. ASCRS/ESCRS survey on foldable IOLs requiring explantation or secondary intervention: 2009 update. Poster presented at: ASCRS Symposium on Cataract, IOL, and Refractive Surgery, April 10, 2010; Boston, MA)。虽然不太常见,但是如果不能承受光学的不良反应,取出多焦点人工晶状体是有必要的。人工晶状体也可能在植入期间受损,手术医师有必要考虑术中替换植入的人工晶状体。

　　后房型人工晶状体偏中心可由于人工晶状体襻的损伤、晶状体悬韧带离断、前囊膜或后囊膜撕裂、不对称的撕囊口、不对称的囊膜收缩和纤维化,以及不对称地放置人工晶状体襻,如一侧襻放置在睫状体沟中,而另一侧的襻放置在晶状体囊袋内引起。位置不正的后房型人工晶状体能够引起明显的视觉方面的主诉,如边缘性眩光、较高度的像差,以及与激惹葡萄膜相关的眼内炎症,如与虹膜擦伤相关的人工晶状体引起的炎症。[541]

　　已有报告,人工晶状体的脱位/偏中心实际上可能发生在各种材料和类型的人工晶状体中,包括一片式或三片式的设计。[540] 当人工晶状体没有对称地放置在囊袋内,或者当没有完整的撕囊口而要放置人工晶状体的情况时,这种并发症是常见的。在一项研究中发现人工晶状体半脱位的主要易发因素是第二次植入人工晶状体、后囊膜破裂和成熟的白内障。[542] 平板式襻的硅凝胶人工晶状体可以在钕:YAG激光囊膜切开术后向脱位,很少情况下可由于囊膜收缩而自发地脱位。迟发的囊袋内后房型人工晶状体自发脱位与悬韧带变弱相关,如在假性囊膜剥脱症(剥脱综合征)、以前做过玻璃体视网膜手术或有外伤史的人中。[543~545] 在一项86个连续病例的研究中,发现其是迟发的,在无并发症的白内障术后平均8.5年发生。[545] 自发的囊袋内人工晶状体的脱位可以发生于各种材料的人工晶状体中,如PMMA、硅凝胶和疏水性丙烯酸,也可发生于一体式或三件式设计的人工晶状体中。[545]

　　眩光或光学像差是取出人工晶状体的另一个常见理由。已经应用词汇非闪光幻觉(dysphotopsia)来叙述人工晶状体眼患者所遇到的各种讨厌的视觉现象。[546,547] 正性的非闪光幻觉可能包括虹视、伪影、星芒样闪光,以及弧形光、环形光或闪光,其最终会干扰视功能。最常见的负性非闪光幻觉表现为黑色新月状或弯曲的阴影,可以与颞侧周边视野中的暗点相似。[548~550] 开始时,正性和负性非闪光幻觉常报告发生于带有反光方边的高屈光指数的疏水性丙烯酸人工晶状体中。 然而,以后也在许多不同的人工晶状体材料和设计,包括硅凝胶和亲水性丙烯酸人工晶状体中发现。[380,551~554] 某些特殊光学设计,如周边部方边、前表面平坦、光学部直径较小以及多焦点人工晶状体更可能导致令人讨厌的光学影像。[548,552,555,556] 并发症,如人工晶状体混浊、裂开或损伤的光学部以及人工晶状体偏中心常常也会引起非闪光幻觉。植入背靠背的人工晶状体或反转的光学部挟持(将光学部放置在撕囊口之前)似乎可以减少负性的非闪光幻觉的症状。似乎负性非闪光幻觉可以在撕囊口和人工晶状体前表面的交界面产生,提示前囊膜切开的边缘的反光投射到鼻侧周边部视网膜。[557]

　　不准确的人工晶状体度数也可能导致取出。精确地预测植入的人工晶状体最后的轴位是不可能的。因而在一些患者中,令人讨厌的屈光结果或“惊奇”是不可避免的结果。 这种危险在角膜曲率或眼轴长度测量不准确时更大,如不合作的患者、屈光手术后眼中以及非典型解剖变异的眼中,如葡萄肿(见曾做过角膜屈光手术眼的活体测量和白内障手术部分)。不准确的人工晶状体标识或错误地植入错误的人工晶状体可能会导致令人讨厌的屈光的意外事件。最后,能够影响晶状体有效位置的手术因素包括囊袋内残留黏弹剂、人工晶状体襻或光学部不恰当放置、撕囊直径以及将人工晶状体前后面放反。

　　当人工晶状体植入后发生不可接受或不能耐受的屈光不正时,必须权衡手术干预的危险和眼镜或角膜接触镜矫正等替代疗法的利弊。人工晶状体置换的替代方法包括角膜屈光手术和再次睫状沟植入背靠背的人工晶状体。

　　人工晶状体光学部的混浊少见,已经报告应用亲水性丙烯酸材料的人工晶状体较为多见。[335~339] 当晶状体上皮移行到两个叠背在一起植入晶状体囊袋内的人工晶状体之间时,可以发生人工晶状体之间混浊的并发症。[185,186] 这种纤维细胞样物质是很难去除的,可能需要将两个人工晶状体取出。

　　根据较近期进行的取出人工晶状体调查,人工晶状体混浊或钙化的发生率在降低。[540] 虽然在较早期的亲水性丙烯酸人工晶状体中报告有人工晶状体钙化,但是较新一代的亲水性丙烯酸人工晶状体已经广泛地在欧洲应用,而没有明显的钙化发生率的报告。[558~562] 亲水性丙烯酸人工晶状体混浊可误诊为晶状体囊膜或玻璃体混浊,导致不必要的手术干预。[563] 最近,已有报告星状玻璃体混浊的眼在钕:YAG激光晶状体囊膜切开术后发生硅凝胶人工晶状体的光学部混浊。[564,565] 由于这一原因,最好在这些患者中慎重地避用硅凝胶人工晶状体。

　　当晶状体上皮细胞移行在植入晶状体囊袋内的两个背靠背放置的人工晶状体(特别是两个疏水性丙

烯酸人工晶状体)光学部之间时,可以发生人工晶状体之间混浊这样的并发症。[256,257] 很难去除这种致密的纤维细胞样物质,可能需要将两个人工晶状体取出。

与两个人工晶状体植入在晶状体囊袋内不同,当背靠背植入两个硅凝胶人工晶状体时,先将第一个人工晶状体植入后,另一个人工晶状体植入在睫状沟,两个人工晶状体之间发生混浊这样的问题就没有报告过。

如同先前注意过,将单片式丙烯酸人工晶状体植入睫状沟后会与色素播散、虹膜透光性缺损、眼压升高以及复发性炎症或出血相关联。位置不当的前房型人工晶状体可能由于人工晶状体大小不合适、植入人工晶状体后虹膜出现横褶,或者人工晶状体襻从周边虹膜切除口转动而引起。前房型人工晶状体过分的活动性可以导致角膜内皮细胞的失代偿。

眼部合并症

术前的眼部合并症可能对白内障手术的结果产生明显的影响。[4,451,566] 许多合并的病状有可能妨碍视功能的改善或 BCVA 的提高,[567] 应当在诊疗过程中适当地告知和提出忠告。如果患者正在选择屈光或老视矫正的人工晶状体,特别要告知这一情况。表 3 列出了在白内障患者中发现的合并症的情况和与这种情况相关的特殊考虑。

术前有无 AMD 及其范围应当在术前通过应用诊断性器械如光相干断层扫描(OCT)、荧光素眼底血管造影和潜视力检查等来确定,这样可能有助于确定现实的期望。越来越多的证据表明白内障术后使术前存在的 AMD 恶化的危险是低的。[568,569]

合并存在的糖尿病视网膜病变,特别是黄斑水肿,可以应用 OCT 来评估,这样可以更有针对地进行术前、术中和术后的药物治疗,包括玻璃体腔内注射药物的应用。[570~574] 过去,认为白内障手术会在术后增加糖尿病视网膜病变的危险。[575] 白内障手术会在术后增加一些类型的糖尿病视网膜病变(如中度非增生性至严重非增生性糖尿病视网膜病变)进展的危险。然而,白内障手术不会增加恰当控制的增生性糖尿病视网膜病变或黄斑水肿的危险。[576] 尽管如此,这些患者的视力预后仍然是不确定的,值得谨慎。[576,577]

因为在有角膜内皮层病变时存在着发生角膜失代偿的危险,因此手术医师要考虑应用具有保护作用的黏弹剂,应用能减少累积的超声时间和角膜内皮层损伤的机器参数和手术技术。[578,579]

假性晶状体囊膜剥脱症(剥脱综合征)常与小瞳孔和悬韧带变弱相关,这就会增加晶状体囊膜破裂和残留晶状体核碎片的危险。[580] 在术前应当评估前房深度;前房深度小于 2.5 mm 表示晶状体悬韧带变弱,可使并发症发生危险增加 5 倍。[581]

因为有迟发的囊袋 - 人工晶状体脱位的危险,所以对于前囊膜收缩的眼要考虑施行钕:YAG 激光前囊膜松开性切开术。

当有葡萄膜炎存在时,白内障手术的最佳手术时机要考虑许多因素。炎症必须是不活动的,或者选择在炎症的控制达到最好水平时施行手术。[605] 抗炎药物常在手术前开始使用,在术后要用得更频繁,持续时间更长。也可以考虑玻璃体腔内、眼周或全身应用抗炎药物。[606]

表 3　选择的眼部合并症

合并症	特殊的考虑(除了降低视力的可能外)
弱视	降低视力提高的可能
AMD[582~584]	降低视力提高的可能
	术前未发现渗出性病变
糖尿病视网膜病变[576,585~589]	未认识到视网膜病变
	已有的视网膜病变发生进展
	有临床意义的黄斑水肿(CSME)
	术后瞳孔不易散大
	虹膜新生血管、前房角新生血管和新生血管性青光眼

合并症	特殊的考虑(除了降低视力的可能外)
视网膜前膜 [590]	降低视力提高的可能 CME
Fuchs 角膜内皮营养不良 [591,592]	术中降低可见度 术后角膜水肿时间延长 人工晶状体大泡性角膜病变
青光眼 [41~43,593~595]	术后眼压升高 降低原有滤过术的功能
假性囊膜剥脱综合征 [580,581,596~598]	术中瞳孔缩小 晶状体悬韧带松弛或不稳定 玻璃体丢失 残留晶状体核碎片 术后眼压升高 加速晶状体后囊膜混浊的形成 前囊膜撕囊口收缩 人工晶状体倾斜和偏位 迟发的人工晶状体或囊袋 - 人工晶状体复合体脱位
早产儿视网膜病变 [599]	弱视 术中瞳孔缩小 牵拉性视网膜脱离 悬韧带松弛
葡萄膜炎 [600~604]	虹膜后粘连 悬韧带变弱 蛋白或者细胞沉积在人工晶状体 CME 继发性青光眼 延长术后炎症时间

AMD= 年龄相关性黄斑变性,CME= 囊性黄斑水肿,CSME= 有临床意义的黄斑水肿,IOL= 人工晶状体,
IOP= 眼压,PCO= 晶状体后囊膜混浊

　　除了眼部合并症外,患者全身及其眼部的其他特别情况也与术中和术后发生并发症的风险较高有关。高危的特殊情况包括既往的眼部手术史、特殊类型的白内障、很大或者很小的眼球、深陷的眼球、小瞳孔眼或者虹膜后粘连、角膜瘢痕或混浊、悬韧带无力或者缺如、眼部外伤史,以及全身应用过 α-1a 阻滞剂。每种情况都构成特殊的挑战(见表 4)。如同伴有眼部合并症一样,对于具有高危情况的患者,应当将这些情况对手术过程和预后的特定影响,以及并发症发生时可选择的措施充分告知患者。

　　在处理具有高危因素的眼时,应当考虑几种技术的改良和(或)辅助的装置。

　　眼用黏弹剂的流变学特性是有差别的,这对某些高危的病例是有利的。[607]在角膜内皮层缺陷、浅前房、膨胀的白内障和小瞳孔的病例中,可根据黏弹剂的特点来选择特殊的黏弹剂。[607]

　　在白色或成熟的白内障,或可见度受累的病例中,可考虑应用囊膜染色剂来染晶状体前囊膜。[608,609]

　　当晶状体悬韧带弱的时候,囊膜张力环是一种有用的辅助装置,可以减少术中发生悬韧带分离和囊膜并发症的可能性,[610]有助于保持人工晶状体中央位。[611]在悬韧带病变更为严重的病例中,应当考虑采用其他的选择,包括囊膜牵开器,它是一种改良的囊膜张力环,或囊膜张力片(capsular tension segment),来进行巩膜缝线固定。[612]

　　已经叙述多种术中应用的方法来扩张小瞳孔。药物方法包括前房内注入 α-1 兴奋剂,如肾上腺素或去氧肾上腺素。机械方法包括应用黏弹剂来扩大瞳孔、松解瞳孔缘虹膜后粘连、伸展瞳孔或显微瞳孔括

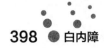

约肌切开、虹膜牵开或应用瞳孔扩张环。[613]

术中虹膜松弛综合征是一种独特的小瞳孔综合征,它可以与虹膜翻滚和脱出,也与进行性术中瞳孔缩小相关联。[35,36] 它与较高的手术并发症发生率相关联,特别是当没有认识和没有预料到这种情况时。[35-39] 对于这些眼,瞳孔伸展和括约肌切开是无效的,在处理 IFIS 时应当考虑单独或联合应用药物学的方法、黏弹剂瞳孔扩大和扩大瞳孔的器械。[35-37]

全身合并症

对术中可能具有重要影响的全身合并症包括:糖尿病、肺功能障碍、心血管功能障碍(如控制不满意的高血压、控制不好的心力衰竭)、导致体位困难的肌肉骨骼疾病、震颤、严重的听力损伤、焦虑、精神迟钝、痴呆和凝血障碍。[614,615] IFIS 的发生与全身应用 α-1 拮抗剂有着明显的关联,其使用的最常见适应证是良性前列腺素增生的症状性治疗。[35,36] 美国泌尿科学会处理良性前列腺素增生的指南推荐计划做白内障手术的男性开始避用 α-1 拮抗剂直至白内障完成。[616] 一般情况下术前停用 α-1 拮抗剂并不能够预防 IFIS,它可能在停药后很长时间也会发生。[35-38,616] 几项回顾性和前瞻性研究[35,36,38,39,617]提示在应用 α-1A 亚型的特异性拮抗剂坦洛新(tamsulosin)的患者中,发生 IFIS 的概率要比应用非选择性 α-1 拮抗剂的患者更高,而且情况更为严重,这在荟萃分析中也得到证实。[40]

对于具有复杂的医学情况的患者,和患者的初级保健医师进行协调是有好处的。应该根据计划的麻醉和镇静的方式,采取措施使患者术前的一般情况保持稳定,并监查病情。

没有足够的证据建议正进行抗凝或抗血小板治疗的患者在白内障手术时应该继续或者中断抗凝药物。[618,619] 停用这些药物可能会引起病变。在新做的心脏支架的患者中,过早地停用双重的抗血小板治疗会与增加威胁生命的支架栓塞的危险相关联。[620] 一项 19 283 只眼的研究中,在白内障术前继续或中断使用抗凝药物或抗血小板药物的患者中,医学和眼部不良事件的发生率很低,两者之间没有统计学的差异。[621] 几项没有对照的系列病例研究报告在白内障术前维持应用抗凝血或抗血小板药物的患者中仅有很少或者完全没有并发症。[622-630] 但是如果要进行球后注射,就应该考虑对这些患者应用替代的治疗方法。[619]

美国心脏病学会[631,632]和美国矫形外科手术医师协会都没有建议有人工心脏瓣膜或人工关节的患者施行白内障手术时必须全身预防性应用抗生素。[633]

表 4　术中术后发生并发症的高危情况

高危的特征	特别的考虑
角膜混浊	可见度下降
	影响角膜透明度
眼球深陷、小睑裂或者眉弓突出	可见度下降
	难以暴露上方角膜缘
	引流液潴留
	伤口畸形和渗漏
致密的膨胀的核性白内障[634,635]	伴随的悬韧带松弛和术中瞳孔缩小
	超声乳化时晶状体皮质过少不能保护囊膜
	超声乳化时间增加,术后角膜水肿的风险随之增加
	超声乳化时对角膜和虹膜的热损伤和机械损伤风险增加
	后囊膜破裂和悬韧带断裂的风险增加
高度远视眼[636-638]	浅前房,增加损伤角膜内皮层的风险
	虹膜创伤和膨出的风险增加
	计算人工晶状体屈光度数有困难
	术中脉络膜上腔渗出(特别是对于真性小眼球)
高度近视眼[639-643]	由于反向的瞳孔阻滞而使前房深度波动
	计算人工晶状体度数困难,特别是有后巩膜葡萄肿时
	眼球壁硬度降低,很难封闭伤口
	视网膜脱离的风险增加

续表

高危的特征	特别的考虑
缩小的瞳孔[386~391]	可见度差
	增加囊膜撕裂和玻璃体脱出的风险
	增加虹膜损伤和脱出的风险
可能需要施行玻璃体视网膜手术	硅凝胶人工晶状体可能使以后进行手术时可见度降低
既往青光眼滤过手术史[650~652]	手术中通过滤过泡的房水滤过增加
	手术后滤过泡的房水滤过减少或者滤过泡失败
	术后低眼压
	悬韧带松弛
既往角膜屈光手术史[653~655]	人工晶状体度数计算不准确
	施行过放射状角膜切开眼在术后即刻发生一过性远视
	屈光角膜切开的伤口裂开
	由于不规则散光减少提高视力的可能
	出现角膜像差,并有眩光和虹视
既往睫状体扁平部玻璃体切除史[656~658]	结膜瘢痕
	术中前房深度的波动,特别是极度加深
	术中瞳孔缩小
	晶状体核硬化增加
	晶状体后囊膜混浊的发生概率增加
	晶状体囊膜和悬韧带强度降低
既往穿透性角膜移植术史[659~661]	可见度下降
	角膜移植片排斥或者失败
	计算人工晶状体度数不准确
	与 DSEK 相关的远视性偏移
既往巩膜环扎术史[662~664]	轴长的改变影响人工晶状体屈光度的计算
	结膜瘢痕
	注射麻醉药时增加巩膜穿孔的危险
后极部白内障[665~667]	晶状体后囊膜有缺陷
虹膜后粘连	术中瞳孔缩小
	术后炎症反应期延长
	人工晶状体表面有炎性沉积物
	虹膜出血
相对性前节狭小的眼球[668]	损伤虹膜、角膜和晶状体后囊膜
	人工晶状体屈光度计算不准确
浅前房	虹膜损伤
	虹膜脱出
	延长角膜水肿期
全身应用交感神经 α-1a 拮抗剂治疗前列腺增生[35,615] 及其他全身病	IFIS:
	很难散大瞳孔和术中瞳孔缩小
	虹膜翻滚和脱出
白色白内障(成熟的皮质性白内障)[609,669~671]	撕囊操作困难(在完成撕囊时行囊膜染色可能是有帮助的)[608]
	晶状体膨胀
	撕囊口放射状撕裂,并扩展到后极部

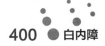
续表

高危的特征	特别的考虑
晶状体悬韧带松弛或者断裂(如外伤)[672~674]	晶状体颤动
	玻璃体沿晶状体赤道部脱出
	囊膜破裂,并有残留的晶状体碎片
	液体迷流综合征
	术后植入的人工晶状体偏中心
	增加撕囊口放射状撕裂的危险
	囊膜收缩,并有迟发的人工晶状体/囊袋的偏中心或脱位

DSEK=角膜后弹力层剥脱角膜内皮层成形术;IFIS=术中虹膜松弛综合征;IOL=人工晶状体

联合手术和特殊情况

白内障手术和青光眼

当准备做白内障手术的患者同时有青光眼时,手术方式的选择包括单独进行白内障摘除和人工晶状体植入术、联合施行白内障和青光眼手术、白内障手术后施行青光眼手术,或青光眼手术后施行白内障手术。青光眼手术的选择包括传统的手术,如小梁切除术和其他滤过手术、房水引流装置植入术和睫状体光凝术。

单独施行白内障摘除和人工晶状体植入术有时可以导致眼压轻度下降,在怀疑或证实有原发性前房角关闭的患者中,或者以药物控制的轻度至中度严重程度的开角型青光眼患者中特别具有这样的益处。[48]研究已经发现术前眼压水平较高时眼压下降的程度也较大,而且这一益处可能会持续数年。[41~44,47]

通常,青光眼手术联合白内障手术在降低眼压方面不如单独施行青光眼手术那样有效。[48,675]一个部位或两个部位施行切口的白内障和青光眼联合手术似乎能提供相似的眼压下降。[676]超声乳化白内障吸除术联合小梁切除术可以很好地控制眼压,也能使BCVA比术前明显提高。[677~679]多种新的青光眼手术技术可以与白内障手术联合应用,包括白内障手术时联合输淋氏管成形术、[680]经内路小梁切开术、[681]内镜下睫状体光凝术,[682]以及经内路小梁旁路分流显微支架植入术。[683]与传统的滤过术联合应用抗代谢药物相比,这些辅助技术可以减少低眼压的危险和滤过泡的并发症,但是它们可能不会将眼压降低很多。[45,684]

联合手术(白内障摘除和人工晶状体植入术联合小梁切除术)的潜在益处是防止单独施行白内障手术后可能的眼压急剧升高和得到长期的眼压控制。[48]

虽然在活动性葡萄膜炎、有新生血管或有多种前节问题的眼中,在白内障手术前单独施行滤过术是不利的。这些问题包括会增加围手期和麻醉的危险,以及作为随后白内障手术的结果而使滤过术失败。

对于在超声乳化和小梁切除联合手术中辅助应用抗纤维化药物(丝裂霉素C和氟尿嘧啶)以减少滤过泡失败的可能益处仍有不同的意见。虽然在联合手术中应用丝裂霉素C似乎能有效地产生持续的降眼压作用,而应用5-FU则没有这样的作用。[48,675,685]在决定应用这些抗纤维化药物时,必须考虑到可能威胁视力的并发症,如滤过泡相关的眼内炎、[686~688]低眼压性黄斑病变,[689,690]以及后期出现的滤过泡漏等。[691]

各种手术治疗选择的决定将基于一些因素,包括患者对药物或激光手术治疗青光眼的反应,视神经损伤的程度,视野的改变,白内障的严重程度,以及手术医师的经验。

白内障和角膜移植术

角膜内皮营养不良对于白内障手术医师预测何种程度的受损角膜能够在白内障术后仍然保持功能是一个挑战。在白内障患者术前评估中,评估角膜内皮细胞层是有帮助的。裂隙灯活体显微镜检查发现微囊样水肿或者角膜基质增厚,和(或)中央角膜厚度超过$640\mu m$,[578]和(或)通过镜面显微镜或显微照相获得的中央部内皮细胞计数低都提示白内障术后角膜失代偿的可能性增加。患者在早晨醒来时体验到"雾视"延长的病史表示角膜内皮细胞泵功能受损。如果当睡觉时由于没有泪液的蒸发而导致有症状的角膜水肿,那么在白内障术后发生角膜失代偿的可能性较大。在这些情况下,可能要考虑施行白内障摘除、人工晶状体植入和穿通性角膜移植联合手术。当角膜内皮层的功能储备处于边缘状态时,应当做一个更靠周边部的切口,可以是颞侧清亮角膜或角巩膜缘,以及重复滴用黏弹剂可以保留更多的角膜内皮细胞。[692]

有几个理由支持在角膜移植术时施行白内障手术,即使白内障是轻度的。这些益处包括:

◆ 白内障可能在角膜移植术后进展更加迅速

◆ 术后滴用糖皮质激素可能加速后囊膜下白内障的进展

◆ 角膜移植术后进行白内障手术可能会损伤角膜移植片

◆ 可以一次完成手术

◆ 视力恢复更加迅速

囊膜染色颜色的应用可以在联合施行穿通性角膜移植和白内障摘除联合手术时增加获得完整撕囊的可能性。[693]

由于在进行联合手术时并不知道穿通性角膜移植术后的角膜曲度,因此人工晶状体度数的计算是不太准确的。[694]因此,一些手术医师情愿先做穿通性角膜移植术,在角膜移植片稳定后接着再摘除白内障。如果在缝线拆除和角膜移植片稳定后进行角膜曲率的测量,再摘除白内障,就可以更准确地预测人工晶状体的度数,此后可以获得较好的屈光结果。[695-697]在一些病例中,这一方法具有在施行穿通性角膜移植术期间缩短开放眼球时间的优点。这些考虑也适用于深层前板层角膜移植术。

对于穿通性角膜移植术治疗角膜内皮层失代偿的替代方法是角膜内皮层和后基质层的深板层角膜内皮层移植术,或者以角膜后弹力层替代角膜内皮层。[698,699]这一方法可以与超声乳化白内障吸除术和折叠式人工晶状体植入相结合。在其他的可能优点中,这一方法保留了前部角膜曲率,因此与穿通性角膜移植术联合白内障手术相比,它有可能提高人工晶状体度数的预测性。已经用 OCT 和 Scheimpflug 影像学检查显示出角膜后弹力层剥离的内皮细胞层角膜移植术可由于后部角膜轮廓的改变而产生远视性偏移。虽然这种情况会随着时间延长而减少,但是如果在白内障术后有明显的角膜失代偿危险,应当要考虑到这种远视性偏移(在一项研究中,1 年后大约为 +0.6D,[700] 在第二个研究中与预期的活体测量结果相差 +1.47D[701])。[700,701]

使人遗憾的是,至今的研究显示在远视偏移中变异相当大。一个研究显示与对照组相比,角膜屈光度平均减少 1.94D,[702] 而另一项研究报告在角膜和白内障联合手术后与预期结果平均相差为 +1.63D(范围为 0~4.0D)。[703]第三项研究显示只有 0.15D 的远视偏移,与术前屈光状态相比并没有统计学差异。[704]这种很大的变异决定于后部角膜移植是如何进行的,因此最好与角膜手术医师核对,来决定预期的结果,以及以此来调整最后的人工晶状体屈光度。这在角膜后弹力层角膜移植术(DMEK)时不太成为问题,在这里所报告的远视偏移为 0.49D(范围为 -1.00~ +1.50D)。[705]

如果考虑角膜移植的适应证是中央部角膜混浊,而不是角膜内皮层的功能失代偿,而且中周部的角膜是相当清亮的,手术医师可能选择施行白内障手术,接着做瞳孔括约肌切开术,以便建立清亮的瞳孔入路。[706]当有轻度角膜混浊存在,手术的主要适应证是施行角膜移植术来改善手术的可视性时,应用囊膜染色的颜料可以在角膜轻度混浊时安全地施行白内障手术,有可能避免角膜移植术的需要。[707]

白内障手术和葡萄膜炎

当葡萄膜炎患者需要做白内障手术时有一些特殊问题需要考虑。[708,709]患有活动性眼前节炎症的患者在术后会有实质性的危险。患有前部或中间葡萄膜炎的患者在发生术后并发症方面特别危险。可能存在的主要问题,特别是在原先存在虹膜损伤或广泛的瞳孔缘虹膜后粘连的患者中,则是在术后发生虹膜与晶状体囊膜间的粘连。其他可能发生的问题包括膜形成、人工晶状体沉着物、悬韧带的问题和 CME。

在有葡萄膜炎时白内障手术的最佳时机决定于许多因素。炎症应当是不活动的,或者在选择手术前炎症的控制已处于最好的水平。[605]即使患者已处于长期抗炎治疗中,也常常要在术前给予另外的眼部滴用或口服的糖皮质激素。在一项研究中,术前给予口服糖皮质激素治疗的患者似乎减少了术后发生 CME 的危险。[710]药物治疗应当根据以前葡萄膜炎发作的严重程度和后遗症以及以前对炎症控制的难易程度进行个体化治疗。手术的计划应当考虑到可能需要的其他处理,由于与葡萄膜炎相关的并发症如继发性青光眼的存在,常常需要这些处理。手术方法可能需要修改,来处理已经存在的瞳孔缘虹膜后粘连、瞳孔

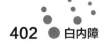

膜以及瞳孔缘的纤维瘢痕。

对于植入人工晶状体的安全性,现在在大多数葡萄膜炎眼中一般是可能接受的。人工晶状体的材料似乎对术后炎症的过程不会产生大的影响。人工晶状体相关的并发症可能包括炎症性沉着物、表面膜形成,以及可以引起人工晶状体脱位的炎症性囊膜并发症。在有广泛的瞳孔或睫状膜形成的严重损伤的葡萄膜炎中,或有难处理的炎症如低眼压和严重的房水闪光的眼中,可能要考虑不要植入人工晶状体而成为无晶状体眼。在大多数病例中,最好将人工晶状体襻标准地置放在囊袋内;然而,将襻放置在睫状沟内可使人工晶状体在高危眼(如广泛虹膜损伤或术前有虹膜后粘连)中阻止虹膜与晶状体囊膜之间形成粘连,这种方法似乎不会增加术后的炎症。[601] 在囊袋内置放时,做一个直径大的撕囊口也可以减少术后与前囊膜粘连的危险。前房型人工晶状体可以刺激产生更重的炎症,如果前房角受累可能会产生问题。

虽然在患有葡萄膜炎的眼中瞳孔很难散大,但是应当避免对虹膜施行过多的操作,这样就不会加重炎症和刺激形成新的后粘连。术后应用短期作用的散瞳滴眼剂有助于预防术后粘连形成;然而,以长期作用的睫状肌麻痹剂如阿托品固定的散瞳,可能会导致散瞳状态下的后粘连形成。可以考虑手术时给予附加的糖皮质激素(静脉、球周或眼内给药)治疗。术后,患有葡萄膜炎的眼一般需要次数更多、时间更长地滴用糖皮质激素,应当密切地监查并发症的发生,如严重的虹膜睫状体炎、继发性青光眼、后粘连、继发性膜形成和 CME。[711]

白内障手术和玻璃体视网膜手术

在玻璃体视网膜手术之前、之中或之后来施行白内障手术常常是必需的。玻璃体视网膜手术,包括玻璃体腔内注射,可能会引起原先存在的白内障进展,一般表现为晶状体核硬化加重。[712~717] 由于囊膜的缺陷和悬韧带变弱,处理这些白内障可能更为复杂。

施行联合的玻璃体视网膜手术和白内障手术具有仅仅施行单次手术,就可能缩短术后恢复时间和成本 - 效益方面的优点。[718] 很多的玻璃体视网膜疾病可能需要同时处理,包括玻璃体积血、糖尿病视网膜病变、视网膜前膜、黄斑裂孔和视网膜脱离。[719~721] 当联合施行玻璃体视网膜手术时,超声乳化白内障吸除术和囊袋内植入折叠式人工晶状体是很好的选择。然而,对于更为复杂的病例,仍然经常应用睫状体平部晶状体粉碎以及同时或以后睫状沟放置后房型人工晶状体。[722] 可靠的伤口闭合是重要的,以便进行玻璃体视网膜的手术。[723~725] 手术医师在选择人工晶状体的类型、生物材料和光学部大小时,应当考虑到眼后节病变的性质和观察眼底的需要。[71,726,727] 特别是当人工晶状体的光学部是硅凝胶时,接触硅油或气泡后使得术中观察眼后节的可见度受到干扰。已经认识到在一些联合手术的病例中会产生轻度的近视偏移。[728,729]

同时进行白内障和玻璃体视网膜手术的可能缺点包括手术时间延长,后续的玻璃体视网膜手术期间对眼球的操作会造成白内障切口裂开,白内障摘除后发生术中瞳孔缩小,人工晶状体偏位或光学部挟持,如果在眼后节手术之前植入人工晶状体可能会导致玻璃体视网膜手术时不理想的光学作用。

屈光手术后的白内障手术

以前已经施行过角膜屈光手术的患者在施行白内障手术时对于人工晶状体屈光度的计算带来一些特殊的挑战。除了不能够准确地测量中央部角膜屈光度之外,许多人工晶状体屈光度计算公式是根据角膜的陡峭程度来确定有效的晶状体位置的。因此,角膜屈光性陡峭或变平给公式引入了人为的因素。随着以前屈光手术的性质不同,也应当采用不同的手术策略。

在放射状角膜切开术后,最好避免新的白内障手术切口横跨或交叉通过原先的切口,因为这样有可能导致伤口裂开、伤口渗漏、延迟愈合以及有可能造成不规则散光。[730~733] 在这种情况下采用微切开的方法是有好处的,在有许多放射状角膜切开的病例中,采用巩膜切口可能会减少累及原来切口的机会。

一般地说,以前施行过激光屈光性手术的眼不会在白内障手术期间提起解剖方面的挑战。另一方面,在以前植入过有晶状体眼的屈光性人工晶状体的病例中,在施行白内障手术前或在手术时必须取出屈光性人工晶状体。

在确定准确的人工晶状体屈光度时,各种屈光性手术都会出现独特的问题。

在施行过放射状角膜切开术的病例中,所产生的中央部角膜的变平使得传统的角膜曲率测量变得不准确,这是因为角膜曲率计是根据旁中心角膜的测量结果来估计中央部角膜曲度的,因此它们不能够检定中央部角膜变平的全部度数。[734,735] 对于施行过放射状角膜切开的眼,应用临床病史法(这一方法要求知道屈光手术前的角膜曲率和屈光度)一般是没有帮助的,这是因为在这一手术后常常会发生中央部角膜进行性变平(远视性偏移),这可能要持续数年到几十年。一些特殊的方法,如自动的计算机辅助的录像角膜地形图(地形图或断层扫描)有助于确定真正的中央部角膜的屈光度。[736,737]

在准分子激光屈光性手术(表面切削或基质内切削)后,以传统的角膜曲率计、自动验光仪和地形图所测的角膜屈光度读数常常是不准确的,这是由于手术改变了前部角膜的曲率,以及改变了前后角膜屈光度之间的关系。结果,以前施行过近视性切削的眼在白内障术后有产生远视性屈光不正的倾向。[653,738~741] 同样,以前施行过远视性切削的眼中在白内障术后有产生近视性屈光不正的倾向。

已经开发了一些计算方法和计算公式,其中一些需要以前的角膜屈光度、屈光和显然验光变化的资料,来帮助确定屈光手术后人工晶状体的度数,但是目前对于何者为最好的方法还没有共识。[742~747] 应用 Aramberri 双 K(Double-K)的方法来精细地确定人工晶状体的度数可能是有好处的,这是因为手术改变的角膜曲率可能使一些计算公式变得不太准确。[748] 应当告知患者人工晶状体度数的计算存在着不准确的可能性,如果达不到理想的目标屈光度可能需要进一步的手术。

为了将计算以前做过放射状角膜切开术、施行过近视性或远视性激光角膜切削术患者的最准确的人工晶状体屈光度计算方法集中在一起,ASCRS 开发了定期更新的在线人工晶状体屈光度计算器,可在网站 http://iol.ascrs.org 或 http://one.aao.org/ce/iol.html 获得。[244,749]

术后角膜水合作用或水肿以及眼压升高可能会放大放射状角膜切开的作用,引起暂时的远视及散光的变化。任何进一步屈光手术干预的时间应当推迟,直至屈光状态稳定。[730]

功能性单眼患者的白内障

功能性单眼患者是指所考虑施行白内障手术的眼是主要依赖其来视物的眼。这些眼还可能有明显的眼部合并症或者有其他高危情况。[750,751] 对于功能性单眼患者施行手术的指征和其他患者是相同的;这就是因白内障而受损的视力已经不再能够满足患者的需要,而且预期手术的收益超过风险。对这些患者施行白内障手术可能会比具有双眼视力的患者获得更好的功能性视力的提高。[752] 当考虑对功能性单眼患者施行白内障手术时,眼科医师有义务向患者告知失明是白内障手术的风险之一,而且要告知在手术后所发生的伴发病也会导致失明。[753]

眼科医师和患者都应当考虑到延迟手术直到白内障发展到很成熟时可能会增加手术的风险,延缓视力的恢复。

第二只眼的手术

临床研究已经提供令人信服的证据表明一个人两只眼有相似视力和在低度照明水平时就可以有双眼视觉总和的发生。[754~759] 另外,这些研究已经显示当双眼的视力不一样时或一个人年龄较大时,这种双眼视觉的增加或总和就不太可能发生。的确,双眼视力不同的人可以显示出双眼视的抑制。患有白内障并有双眼视力不同(或一只眼已行白内障摘除术,第二只眼仍然是白内障时)的患者可显示出双眼视的抑制。[759] 一项大规模的流行病学研究显示,双眼视抑制的人与没有双眼视抑制的人相比,更可能发生驾车的困难。[754] 将这些资料集中起来看就提示,如果第二只眼施行白内障手术后使双眼视力相似,就可以提高患者的双眼视功能和生活质量。

比较第一只眼和第二只眼白内障手术结果的研究得出的结论是双眼都施行白内障手术的患者与只在一只眼施行白内障手术的患者相比,其功能状态有更大的改善。[173,760~765] 双眼都施行手术的患者比只在一只眼施行手术的患者对视功能有更高的满意度。[760,766] 另一项研究显示白内障眼干扰人工晶状体眼的视功能,在第二只眼施行手术后有关视觉失能的主诉就消失了。[767] 一项研究发现在第一只眼施行手术后患者有立体视的比例为 32%,而第二只眼手术后增加到 90%。同样,在 36% 的患者中双眼水平视野增加。能够符合驾车标准的患者的数量从第一只眼施行手术后的 52% 增加到第二只眼手术后的 86%。[768] 对双眼施行白内障手术对于双眼白内障产生视功能损伤的患者来说是恰当的治疗。[760,762,763,769]

第二只眼手术的指征和第一只眼是一样的。第一只眼手术的结果可能会影响第二只眼的手术时间。在一些患者中,因为第一只眼的手术获得了减小屈光不正的连带作用,可能会产生两眼屈光参差。这种情况会导致立体视的受损,和患者日常活动能力的下降。在屈光参差干扰视功能的患者中,第二只眼的手术在白内障发生的较早时期施行是恰当的。[762,770]

决定第一只眼和第二只眼手术之间恰当的间隔受到以下因素的影响:患者对视力的需要和偏好、第二只眼的视力和视功能、第一只眼医学情况及屈光情况的稳定性、屈光参差的程度。在进行第二只眼手术前,应该确定第一只眼屈光不正的情况,这样有助于选择第二只眼的恰当的人工晶状体度数。[771,772]

一项研究提示术后 1 周至 1 个月内发生 0.5 D 或以上的屈光变化只在 1.2% 的患者中发生。[771]

应当给予足够的时间诊断和治疗任何术后早期并发症,如眼内炎,而且患者和眼科医师应当对第一只眼的恢复和结果感到满意。

即时连续(同一天)施行双侧的白内障手术

大多数眼科医师不会在同一天即时连续施行双眼白内障手术。在表面麻醉下施行的小切口白内障手术后视力迅速恢复和并发症发生率低导致了一些国际眼科中心对这样处理方式的兴趣增加,[773~786]特别是在健康保健服务中心中施行第二只眼的白内障手术需要等待很长时间时。[773,783~785]对于即时连续(同一天)施行与延迟连续(不是同一天)施行双眼白内障手术的前瞻性比较试验表明,在同一天双眼手术时费用有一定程度下降,至第二只眼施行手术时具有短期功能恢复的优点。[780~785]假定患者愿意双眼同时施行白内障手术,即时连续的双眼手术具有一些优点和不足,手术医师和患者必须要仔细地权衡和讨论。最为重要的是双眼有可能发生致盲性并发症。由于这一原因,治疗第二只眼时应当像是在不同的患者中进行手术那样,应用各自的用于消毒的络合碘、铺巾、手术器械和耗品,如灌注液、黏弹剂和药物。在已经发表的综述中,同时施行双侧白内障摘除术的并发症是罕见的,[773~779]但是当这些指南对严格地分开双眼手术做规定时,有同时施行手术后发生双眼眼内炎的病例报告。[781,782,787,788]

这种处理方法的另一个不足之处是不能根据第一只眼的手术结果来调整第二只眼的手术计划。[772]除了不能预测第一只眼的屈光结果之外,第二只眼的人工晶状体的选择也受到影响,这是因为患者是基于他第一只眼所体验到的不同的屈光目标或人工晶状体的类型基础上做出的。[772]

已经报告的即时连续施行双眼白内障手术的适应证包括:双眼均有对视力影响显著的白内障情况下需要全身麻醉;少见情况是患者从远方来手术,而且随访非常困难;患者的身体健康状况使患者只能接受一次手术。[774,777,786]

从手术机构中出院

对于不需卧床而可以走动的患者,术后出院的通常标准为:

◆ 生命体征稳定

◆ 恢复到术前精神状态

◆ 恶心和呕吐得到控制

◆ 没有或只有轻微的疼痛

◆ 如有必要时可以找到陪护

◆ 与患者和(或)其陪护复习了术后护理,医师提供了书面的术后指导意见

◆ 预约了随访日期

发生眼部及全身的手术并发症是转院和术后住院的可能指征。在白内障手术的医学检查研究中(n=19 250 个手术),有 61 人(0.3%)在白内障手术当天入院。[231]可能需要住院的眼部并发症包括前房积血、不能控制的眼压升高、具有威胁或实际已经发生的脉络膜上腔出血、球后出血、严重疼痛或其他需要紧急处理和密切观察的眼部情况。全身并发症可能包括心肺功能不稳定、脑血管疾病、需要紧急处理的糖尿病或高血压、不能控制的恶心或呕吐、急性尿潴留、急性精神异常以及其他需要紧急处理和密切观察的医学情况。

必须要延长观察时间的情况包括如下:

◆ 出现内科情况,需要延长由护士或其他熟练的护理人员术后观察

◆ 患者精神虚弱或者诊断有精神疾病

◆ 患者在刚完成手术后一段时间内不能自理(或者不能获得应有的照顾)

◆ 患者是功能性单眼,他们主要依靠的眼刚做完白内障手术

术后处理

施行白内障手术的眼科医师对患者的术中过程、术后情况以及对手术的反应具有独到的观察与全面的理解。手术的眼科医师有责任在大多数并发症最易发生和获得稳定视功能的术后期间对患者进行照顾,负有伦理的责任对患者继续治疗,直至患者术后康复完成。手术的眼科医师还应当提供在他自己特有的能力范围内的其他术后眼科方面的诊治。这些并不包括法律允许由医疗辅助人员及非眼科的医师所做的术后护理。如果不可能进行这些随访,手术医师必须在术前进行安排将患者转诊给另一个具有术后诊治能力的眼科医师,并事先得到患者和眼科医师的同意。[228,789,790]在少数特殊情况下,例如急诊或没有眼科医师时,手术的眼科医师可以在自己的能力范围内对术后眼部诊治的各方面做出特别的安排,只要是将患者的权益作为主要的考虑。

进行手术的眼科医师有义务告知患者可能出现的并发症的体征和症状、眼部保护方法、活动、药物、要求的随访,以及急诊处理的细节。眼科医师还应该告知患者,他们有责任遵从术后护理期间所给予的建议和指导,如果出现问题要及时通知眼科医师。如果有严重的问题发生,患者应该能随时找到眼科医师,以便给予正确的处理。

大多数眼科医师在他们的诊室里提供术后的诊治。眼部护理专业小组的其他成员可以共同参与术后诊治。手术的眼科医师有责任对由其他专业护理人员进行的术后诊治工作负责。[228]

术后治疗包括滴用抗生素、糖皮质激素和非甾体类抗炎药,不同的临床医师处理时会有所不同。还没有对照研究确立局部用药的最好方案;因此是单独还是联合应用任意一种或所有的药物,应当由手术医师做出决定。术后用药的并发症包括应用糖皮质激素后眼压升高,以及对应用的抗生素产生过敏反应。在滴用非甾体滴眼液后有明显角膜反应的报告,包括角膜上皮层缺损和基质溃疡和融解以及浸润,但这是罕见的。[791~793]

术后随诊

术后检查的频率取决于获得手术最佳效果的目标以及及时发现和处理并发症。这就需要快速和准确地诊断和处理手术并发症,提供满意的光学矫正,教育和支持患者,回顾术后的医嘱。表 5 提供了在缺少最理想的随诊安排的证据情况下基于共识的随诊指南。英国前瞻性研究报告了对常规患者施行无并发症的白内障手术后的那天漏掉检查与低频率的严重眼部并发症的发生相关联。[794~797]

表 5　术后随诊的安排

患者特征	第一次随诊	后续的随诊
在小切口白内障手术后没有发生可能的并发症的高度危险、体征或症状	术后 48 小时内	随诊的频率和时间决定于术眼的屈光、视功能和内科的情况
功能性单眼;具有发生术中和术后立即发生并发症高度危险的眼,如 IOP 急剧升高,青光眼或青光眼疑似患者;术中并发症	在术后 24 小时内随诊	通常需要更频繁的随诊

IOP= 眼压

应当指导患者当他们有症状时,如体验到明显视力下降,疼痛加重,眼红加重或眼周水肿时,应当赶快与眼科医师接触,因为这些症状可能表示眼内炎开始发生。[A:Ⅲ]

在缺少并发症的情况下,后续的术后随诊频率和时间在很大程度上取决于白内障手术切口的大小和构筑,切断和拆除缝线的需要,什么时候进行屈光检查,视功能,以及眼部的医学情况是否稳定。如果发现不寻常的征象、症状或并发症,一般就表示需要更多的随诊,患者应当去眼科医师的诊室询问问题和寻求获得诊治。

每次术后检查的内容应当包括以下各项:

◆ 两次随访期间的病史,包括术后应用的药物、新的症状和对视力的自我评估

◆ 测量视功能（如视力,包括小孔视力,或者如果合适时进行屈光检查）

◆ 测量眼压

◆ 裂隙灯活体显微镜检查

◆ 对患者或患者的护理者进行相关的咨询和教育

◆ 提出处理计划

如果出现新的视觉症状和体征,应该散瞳后应用检眼镜和裂隙灯活体显微镜进行检查。如果没有症状,还没有证据显示散瞳检查眼底对于早期发现视网膜脱离是有明显好处的。

当术后视力的提高低于预期时,眼科医师可以施行另外的诊断性试验来评估其原因。例如,如果怀疑黄斑病变,施行 OCT 或荧光素眼底血管造影检查是恰当的,以便诊断囊样或弥漫性黄斑水肿、视网膜前膜或 AMD。同样,角膜地形图可以诊断不规则的角膜散光。自动视野检查可以诊断神经眼科的异常。如果认为是适当的话,可以施行其他的检查。

应当进行最后的屈光状态的随诊,以便为患者配镜提供准确的配镜处方,使得患者获得最好的视功能。屈光检查的时间和频率取决于患者的需要和测量结果的稳定性。如果应用缝线,眼科医师可以通过切断或拆线来减小散光。通常在小切口白内障手术后 1~4 周就可进行光学矫正,[798] 而需要缝线的大切口白内障摘除手术则在术后 6~12 周期间进行光学矫正。

晶状体后囊膜混浊

晶状体后囊膜混浊（posterior capsular opacification,PCO）常见于应用任何方法所做的 ECCE 之后,能够引起视功能的逐渐下降。在一项比较性研究中,术后 1 年施行手法 ECCE 组的 PCO 发生率高于超声乳化白内障吸除术组。[339] 发生 PCO 的最常见原因是白内障术后存留于囊袋内的晶状体上皮细胞的增生。[799]

白内障术后发生 PCO 的时间是不同的。[800,801] 在 PCO 中施行钕:YAG 激光囊膜切开术的概率也是不同的,已经报告的资料为术后 3 年内需做此手术的概率为 3%~53%。[802] 白内障 PORT 研究报告白内障术后 4 个月内 PCO 的发生率为 19.2%。[4] 新近,设计得很好的临床系列病例研究对光学部设计为锐边的硅凝胶或疏水性丙烯酸的人工晶状体进行了 3 年至 5 年的随诊,显示施行晶状体后囊膜切开术的概率为 0% 和 4.7%。[803,804]

较年轻的患者在白内障术后常常比年长患者有更高的 PCO 发生率。在瑞典进行的一项纵向研究发现,手术时为 65 岁以下的患者在术后 10 年中 37% 的患者应用钕:YAG 激光囊膜切开术治疗,而 65 岁以上的患者中则只有 20%。[805]

荟萃分析评估了不同的人工晶状体材料和光学部边缘的设计在预防 PCO 中的作用。[385] 对 23 个随机对照试验的分析发现,光学部边缘为锐边的疏水性丙烯酸人工晶状体和硅凝胶人工晶状体在防止 PCO 和减少钕:YAG 激光囊膜切开术中比 PMMA 的人工晶状体和亲水性丙烯酸（水凝胶）人工晶状体有效。Cochrane 系统回顾发现在不同的人工晶状体材料（PMMA、水凝胶、疏水性丙烯酸和硅凝胶）之间,PCO 的发生没有显著的差异。然而,与其他的人工晶状体材料相比,水凝胶的人工晶状体倾向于有较高的 PCO 得分,硅凝胶人工晶状体有较低的 PCO 得分。这一分析确实发现光学部的边缘为锐边设计的人工晶状体与光学部为圆边设计的人工晶状体相比,PCO 的得分明显降低。[806]

可靠的证据支持前囊膜撕囊口覆盖在整个人工晶状体的光学部时,PCO 的发生率降低。[807,808] 然而这在应用单片折叠式丙烯酸人工晶状体时可能不是太重要的因素。[809]

前囊膜的抛光对降低 PCO 发生率具有不同的作用。[810,811] 然而,前囊膜的纤维化和收缩在光学部材料为硅凝胶时比丙烯酸时更常发生,前囊膜的抛光可以减少这种术后的现象。[810-812] 在长期滴用糖皮质激素或滴用非甾体类药物的患者之间没有发现 PCO 的发生率有差别。[655~657]

钕:YAG 激光晶状体后囊膜切开术是保持视路透明、恢复视功能和提高对比敏感度的有效手术方法。[813] 施行钕:YAG 激光晶状体后囊膜切开术的指征是与视力损伤一致的 PCO 已经发展到不能满足患者的功能需要的水平,或者严重干扰眼底的可见度时。决定是否要进行后囊膜切开术应当要考虑到激光治疗的益处和风险。在植入多焦点人工晶状体的患者中出现后囊膜切开术的指征可能要早一些,这是因为在低对比度和眩光的情况下早期 PCO 会产生更大的功能方面的影响。这些晶状体降低了对比敏感度,又因为早期 PCO 进一步加重了损伤。不应当预防性地应用钕∶YAG 激光晶状体后囊膜切开术(特别是在囊膜仍然保持清亮时)。当双眼均有钕∶YAG 激光后囊膜切开术指征时,同一天进行双眼的激光手术是恰当的。

钕∶YAG 激光晶状体后囊膜切开术的并发症包括眼压升高、[814]视网膜脱离、人工晶状体的损伤和人工晶状体脱位。[815]轴性近视眼增加了钕∶YAG 激光后囊膜切开术后引起视网膜脱离的危险,[816] 如同原先存在玻璃体视网膜疾病、男性、年轻人、玻璃体脱入前房内以及自发性晶状体囊膜切开口扩大那样。[817] 两项系列病例研究报告在无并发症的超声乳化白内障吸除和囊袋内固定人工晶状体植入后 1~8 年的随诊中视网膜脱离的发病率为 0%~0.4%。[499,818] 在这些系列研究中,有一个研究报告在眼轴长小于 24.0mm 的眼中,没有发生视网膜脱离。[499]一项病例对照研究发现在白内障手术时没有晶状体后囊膜撕裂的病例中,随后施行钕∶YAG 激光晶状体后囊膜切开术不会增加视网膜脱离的危险。[819]

在没有眼压升高的危险因素时,文献资料并不一致地支持在晶状体后囊膜切开术时常规地应用预防性降眼压药物。[820,821] 当有危险因素存在时,如原先存在的青光眼或有炎症时,多种药物都被证明在减缓眼压升高方面是有效的。[822~827] 因此在高危患者中,手术医师应当在术后早期密切观察眼压。

因为视网膜裂孔或脱离是可以在激光晶状体后囊膜切开术后数周或数年发生的急性事件,因此常规的散瞳眼底检查不太可能在缺少症状的情况下发现视网膜病变。就视网膜裂孔或脱离的症状来教育高危患者可能有助于早期诊断。[828]

医疗提供者和环境

施行白内障手术的眼科医师的独特作用是证实白内障的存在,确定手术的需要,以及制订和实施治疗的计划,包括术后的医护工作。[227,228] 诊断和处理需要医学经验、手术技术和特殊的诊断和手术设备。眼科医师的培训、临床经验和判断能力对于评估医学、眼部和心理因素来确定手术是否恰当和决定手术时机是必需的。白内障手术,包括应用飞秒激光,只能由经过恰当培训的眼科医师施行。[829]

虽然特定的诊断程序(例如眼压测量、屈光检查、人工晶状体度数测量等)可以交给受过训练的人员在上级医师指导下完成,然而对于这些检查结果的解释需要眼科医师的临床判断。

几乎所有的白内障手术都是在门诊完成的,其中包括在医院为基础的门诊(hospital-based outpatient department,HOPD)或者独立的流动的手术中心(ambulatory surgery center,ASC)施行手术。手术设施应根据当地的、州或联邦政府的规定和特殊医疗设施的管理标准来设立。如果需要进行复杂的麻醉和手术处置、施行多种手术或术后急诊医疗的护理,住院手术是必要的。

咨询 / 转诊

对于术后有功能受限的视力损伤患者,应予以转诊,以便进行康复治疗[582] 和社会服务的帮助。[830]更多的有关视觉康复的信息,包括给予患者的资料,可从网站 www.aao.org/smartsight 找到。

社会经济方面的考虑

在美国白内障手术的利用

2010 年,在没有编入健康维持组织的国家医疗照顾制受益人中,总共施行了 182 万例白内障手术。美国 62 岁及以上人群(1998 年的 $n=8670$)中纵向研究估计,在 1995 年 1 月 1 日至 2002 年 12 月 31 日期间白内障手术的年发生率为 5.3%。[831] 这一研究也发现单眼人工晶状体的患病率从 1998 年($n=8670$)的 7.6% 增加到 2002 年($n=619$)的 9.8%,双眼人工晶状体的患病率从 1998 年的 10.5% 增加到 2002 年的 22.3%。

当以居住在不同州或大都市地区的人群来评估,白内障手术率会有一些差别,但是这些差别与其他手术的地理区域的差别相比,是相对较小的。在一项研究中,与较高的白内障手术率相关联的因素为女性、生活在更为南方的高纬度地区、在特殊地理区域中验光配镜师的密度以及允许的白内障手术收费高。[832] 较高的眼科医师的密度并没有与较高的白内障手术率相关联。已经报告,与高加索裔美国人相比,在非洲裔美国国家医疗照顾制受益人中施行白内障手术的可能性较低。[832] 在退伍军人健康管理（Veterans Health Administration，VHA）部门，2007 年白内障手术率为（104.8~133.6）/10 000 受益人。这些数字包括了在 VHA 医院和手术中心所做的手术，以及在 VHA 系统外但由 VHA 付费所做的手术。[833]

已经发现在美国白内障手术的应用对于所研究的绝大多数病例来说是恰当的。对 10 个学术性医学中心的研究发现，基于可利用的记录，所施行的白内障手术中 2% 被归入不恰当。[34] 不恰当的分级意味着由医师审查委员会所做的分级使手术的危险超过了可能的益处。在这一研究中认为不恰当的比例与 1993 年美国总会计办公室较早期估计的 2.5% 和由美国总检察处估计的 1.7% 是相一致的。[34] 白内障手术的恰当性分级与冠状动脉搭桥（2.4% 是不恰当的）中发现的分级是相近的，但要低于颈动脉内膜切除术的分级（10.6% 是不恰当的）。[834,835] 白内障手术恰当的标准是基于视力和功能损伤等指标，如驾车、阅读和日常生活的其他活动的困难程度。这一研究确实注意到所记录的信息是有变化的，特别是功能损伤，因此更加注意记录特殊的功能损伤是恰当的做法。一项对美国 13 个大区域的国家医疗照顾制受益人的研究发现，白内障手术位于在应用上变化最少的手术之列。[836] 同样，对白内障手术实施的第二次评价项目并没有降低手术的分级，这是因为发现首次推荐手术是恰当的。恰当性分级与术后视力关联的研究支持了用于估计白内障手术利用的恰当性分级方法学的有效性。[837] 新近的研究加上了自我报告的视功能问题表。[838] 在 768 例患者的样本中，发现手术归入恰当一类的患者中 89% 的人在术后视力至少提高 2 行。对于手术归入不恰当一类的组别中，36% 的人术后视力至少提高 2 行。这一发现提示在一些患者中白内障手术的功能性益处不能够预测，并不总是能够在术前准确地预测。

在美国白内障手术的费用

自从 20 世纪 70 年代早期第一个独立的日间手术中心（ASCs）建立以来，眼科手术非常明显地从医院门诊手术部门（HOPDs）转向 ASCs。根据国家医疗照顾制支付顾问委员会的意见，与 HOPDs 相比较，ASCs 可能为患者提供更为方便的地点、更短的等待时间以及更容易的安排。[839] 2009 年，69% 的白内障手术及 IOL 植入术是在 ASCs 施行的。[840] 2009 年国家医疗照顾制支付给 ASCs 各种类型的手术费用总计达 32 亿美元，或为每个国家医疗照顾制受益人支付 102 美元。[841] 在 2009 年白内障手术及 IOL 植入术是在 ASCs 中最常施行的手术服务。在 2009 年占总量的 18%。[842] 眼科处置占整个国家医疗照顾制 ASCs 付款额的 46%。2010 年，国家医疗照顾制的设施对 ASC 每例白内障手术的付款额为 961.34 美元，而对 HOPD 为 1637.15 美元。在 ASC 设施中，患者的共同担保付款额较低，为 192 美元，而 HOPD 为 327 美元。白内障手术及 IOL 植入术占国家医疗照顾制眼科处置付款额的 40%。

2006 年由疾病控制和预防中心的全国卫生统计中心所做的全国日间手术调查发现总的手术室时间（包括手术和周转时间）在 HOPDs 中要长 50% 以上。[843]

2010 年，白内障手术/IOL 植入术的全国手术医师平均付款为 713.86 美元。 自从 1992 年制订以资源为基础的相对价值级别以来，这一费用下降了 40%，而没有根据通货膨胀而调整。2010 年在 ASC 中国家医疗照顾制受益人的白内障手术/IOL 总费用为 2335 美元。这包括了开始时诊室内评估以及屈光检查、活体测量、手术设施费、手术医师和麻醉人员费、药物以及新的术后用的眼镜。国家医疗照顾制的患者支付费用大约为 450 美元。一般情况下，在 HOPD 中白内障手术/IOL 植入的设施费约高 50%。

根据允许的收费，由 B 类手术的规定计算显示白内障手术及 IOL 植入是最常施行的手术，也是国家医疗照顾制项目 B 类手术的最大的单宗费用。2009 年（可利用的最新的年份），为白内障支付了 21 亿美元，占总允许收费的 1.8%。[844]

白内障手术的成本 - 效果

评估健康保健干预是否是对可用的资源很好地利用的方法包括成本 - 效果或成本 - 效益的计算。质量调整生命年（quality-adjusted life year，QALY）是一种疾病负担的测量，包括存活的生命质量和数量两者。它用于评估医学干预的货币价值。QALY 是基于干预后增加的生命年数。处于很好健康状态的每一年记为 1，而死亡记为 0。 如果这些额外的年份中并不是生活在很好的状态下，例如如果患者失明、丧失肢体，或者不得不使用轮椅,那么就给予这些额外的存活年份一个 0 至 1 之间的值。QALY 可用于成本 - 效用分析来计算成本与 QALY 之间比例的提高,比较不同健康状况干预的价值。每个 QALY 的费用越低,就代表医学干预的成本 - 效果越高。

在瑞典,从一只眼施行白内障手术所获得的假定价值计算为 4500 美元,[845] 而在美国为 2023 美元。[846] 在 2003 年所进行的美国的研究中,从第二只眼施行白内障手术所获得的每个 QALY 的估计价值为 2727 美元。[847] 这些白内障手术所获得的价值要比报告的其他眼部处理的价值更好一些(例如激光光凝治疗糖尿病黄斑水肿为 3101 美元[127];激光光凝治疗黄斑中心凹外脉络膜新生血管为 23 640 美元)。[128] 单支血管冠状动脉搭桥手术治疗左前降支动脉疾病的成本为 7000 美元 /QALY,治疗系统性动脉高血压的成本为 58 000 美元 /QALY;以及不卧床的腹膜透析的成本为 90 000 美元 /QALY。

如果医学进步的益处超过了它的价值,那么这一医学技术就是有价值的。Cutler 和 McClellum 分析了治疗 5 种情况的技术进步,其中包括白内障。[27] 在这些情况中的 4 种——心脏病发作、低出生体重新生儿、抑郁症和白内障,估计的技术改变的益处远远超过了它的费用。从 20 世纪 60 年代晚期到现在所出现的白内障手术的进步已经导致安全性的增加和效果的提高。一种对白内障手术所呈现益处的价值估计为 95 000 美元,它远远高于 2300~3000 美元的治疗费用。这种情况可以很好地与其他治疗估计的价值相比较:乳腺癌为 20 000 美元,抑郁症为 6000 美元,每个低体重早产儿为 240 000 美元,心脏病发作为 70 000 美元。

这些不同的分析提示,在相对比较的基础上,白内障手术是很有成本 - 效果的,有益于患者和社会。

价格的考虑

随着全世界老年人群的明显大量增加,在每一个全球的医疗体系中白内障手术的费用负担将会继续明显增加。因为白内障手术的安全性和成本 - 效果因而具有社会需要的迫切性,在对手术结果仔细监控的基础上评估尚未证明的和可能不必要的常规是重要的。在许多国家中,用于眼科手术的消毒和无菌的方案是由国家管理机构人为地确定的。这些措施中许多来自于非眼科专科医师的研究,可能对眼科手术来说并不是特别确实的,眼科中大多数感染的来源是患者的眼睑和外眼的菌群。例如,应用基于结果资料的连续监查的控制感染的方案,印度的一家眼科医院报告在 42 000 例连续的白内障手术中应用短周期蒸汽消毒和连续重复使用手术衣、手套、手术导管和灌注液,眼内炎的发生率只有 0.09%(超声乳化白内障吸除术为 0.02%)。[298] 昂贵的新的感染控制措施不应当在没有循证医学支持的情况下由管理机构人为地强加于眼科手术。

医师质量报告系统

医师质量报告系统项目是由国家医疗照顾制和公共医疗补助制服务机构于 2007 年 7 月发起的,鼓励对各种临床情况通过应用临床实施的措施来提高质量。在 2011 年的医师质量报告系统项目中对白内障手术有两个措施。一个是与所获得的视力结果相关的措施,另一个是有关术后主要的并发症。[848]

附录 1　眼保健服务质量的核心标准

提供高质量的保健服务,
是医师的最高道德责任,
也是公众信任医师的基础。

美国医学会理事会,1986 年

所提供的高质量眼保健服务的方式和技术应当与患者的最大利益相一致。下述的讨论将说明这种

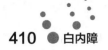

保健服务的核心成分。

眼科医师是最重要的一类医师。正因为如此,眼科医师显示出对每个人的同情和关心,并能够应用医学科学和高超的医疗技术来帮助患者减轻焦虑和病痛。眼科医师通过接受培训和继续教育不断地努力发展和维持最可行的技术来满足患者的需要。眼科医师根据患者的需求来评估他们的技术和医学知识,并且依此来做出相应的反应。眼科医师也保证有需求的患者直接获得必要的保健服务,或者将患者转诊到能够提供这种服务的恰当的人和设施那里,他们支持促进健康以及预防疾病和伤残的活动。

眼科医师认识到疾病将患者置于不利的依赖状态。眼科医师尊重他们的患者的尊严和气节,而不会利用患者的弱点。

高质量的眼保健服务具有许多属性,其中最显著的是以下几点:

◆ 高质量保健的本质是患者与医师之间富有意义的伙伴关系。眼科医师应当努力与他们的患者进行有效的交流,仔细地倾听患者的需求和担忧。反过来,眼科医师应当就患者疾病的需求和预后、适当的治疗措施来教育患者。这样可以保证在做出影响患者的处理和护理决定时,患者能够实质性参与(应当与患者特有的体力、智力和情绪状态相适应),使他们在实施他们同意的治疗计划时具有良好的主动性和依从性,从而帮助他们减少担心和忧虑。

◆ 眼科医师在选择和适时地采用恰当的诊断和治疗措施时,以及确定随诊检查的频率时,会根据患者情况的紧急与否和性质,以及患者的独特需要和愿望,来应用他们最好的判断做出决定。

◆ 眼科医师应当只是实施他们已经接受过恰当训练、有经验和有资格实施的操作,或者当有必要时,根据患者问题的紧急程度,以及其他替代的医疗提供者可利用和可及的状况,在其他人员的帮助下实施这些操作。

◆ 应保证患者能够连续地接触到所需要的和恰当的下述的眼保健服务。

　◆ 眼科医师应当及时、恰当地治疗患者,而且他们本身也具有提供这种服务的能力。

　◆ 手术的眼科医师应当具有对患者施行恰当的术前和术后处理的适当能力和准备。

　◆ 当眼科医师不便或无法为他的患者服务时,他应当提供适当的替代的眼保健服务,并且要有适当的机制让患者知晓这种保健和方法,以便患者能够获得而加以利用。

　◆ 眼科医师可以根据转诊是由于患者的需要,转诊是及时和恰当的措施,以及接受转诊的医师是有资格胜任,并具有可及性和可利用的基础上,将患者转诊给其他的眼科医师。

　◆ 眼科医师可以就眼部和其他内科或外科的问题寻求适当的咨询和会诊。可以根据他们的技术、能力和可及性来推荐会诊者。他们必须尽可能地获得完整和准确的有关问题的资料,以便提供有效的建议或干预,并能做到恰当的和及时的回应。

　◆ 眼科医师应当保持完整和准确的医疗记录。

　◆ 在适当的请求下,眼科医师能够提供自己的完整和准确的患者病历。

　◆ 眼科医师定期和有效地复习会诊和实验室检查的结果,并且采用适当的行动。

　◆ 眼科医师和帮助其提供眼保健服务的人员应当具有证明他们身份和职业的证件。

　◆ 对于那些治疗无效而又没有进一步治疗方法的患者,眼科医师应当提供适当的专业方面的支持、康复咨询和社会服务机构,当有适当和可及的时机时,应当给予转诊。

◆ 在进行治疗和实施侵入性诊断试验之前,眼科医师通过收集相关的历史资料和施行相关的术前检查,来熟悉患者的情况。另外,他通过准确和诚实地提供有关诊断、治疗方法和替代治疗的性质、目的、危险、益处和成功的可有性,以及不进行治疗的危险和益处的相关信息,也能使患者对治疗的决定充分知情。

◆ 眼科医师应当谨慎地采用新技术(例如药物、装置、手术技术),要考虑到这些新技术与现有的替代治疗相比其价格是否合适,是否有潜在的益处,以及所显示出来的安全性和有效性。

◆ 眼科医师通过对照已确定的标准,来定期地复习和评估他个人的相关行为,以及恰当地改变他的医疗实践和技术,来提高他提供的眼保健的质量。

◆ 眼科医师应当利用恰当的职业渠道,通过与同行交流临床研究和医疗服务中所获得的知识来改进眼保健服务。这些包括向同行警示少见的病例,或未曾预料的并发症,以及与新药、新装置和新技术相关的问题。

◆ 眼科医师以恰当的人员和设备来处理需要立即关注的眼部和全身的可能并发症。

◆ 眼科医师也要提供经济上合理的眼保健服务,而且不与已经接受的质量标准相冲突。

修改:理事会

批准:理事会

1988 年 10 月 12 日

第二次印刷:1991 年 1 月

第三次印刷:2001 年 8 月

第四次印刷:2005 年 7 月

附录 2　营养与白内障

　　大多数有关营养补充剂的随机对照研究没有显示出对白内障发生和进展产生有益的作用(表 A2-1)。对多于 10 000 名受试者进行的营养和白内障的观察性研究(表 A2-2)已经报告既没有关联[849] 也没有减少危险。[850~855]

表 A2-1　营养补充剂与白内障的随机对照试验的总结

研究	发表日期	样本量	结果
β 胡萝卜素			
医师健康研究[135]	2003	22 071	对白内障的发生没有作用 对于基线时吸烟者,补充后似乎可以减少他们四分之一的过度危险
妇女健康研究[134]	2004	39 876	对于白内障的发生没有治疗作用
多种维生素 / 矿物质			
林县白内障研究[144]	1993	2141	在营养缺乏的人群中核性白内障的发生减少 36%
营养补充剂和年龄相关性白内障[143]	2008	1020	核硬化不常发生;PSC 白内障更常见
核黄素 / 烟酸			
林县白内障研究[144]	1993	3249	在营养缺乏的人群中核性白内障的发生减少 44%
维生素 C and E			
医师健康研究 II[140]	2010	11 545	对白内障发生的治疗没有作用
维生素 C、E 和 β 胡萝卜素			
年龄相关性眼病研究[133]	2001	4629	对治疗白内障的发生和进展没有作用
抗氧化剂预防白内障的研究[136]	2006	798	对白内障进展的治疗没有作用
Roche 欧洲美国白内障试验[142]	2002	297	在英国组中对白内障的进展没有作用;在美国受试者中只有很小的阳性治疗作用

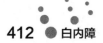
续表

研究	发表日期	样本量	结果
维生素 E			
维生素 E,白内障和年龄相关性黄斑病变试验[137]	2004	1193	对白内障的发生和进展没有治疗作用
维生素 E 和 β 胡萝卜素			
α-生育酚,β 胡萝卜素预防肿瘤研究[138]	1997	1828	对白内障的发生和进展没有治疗作用

PSC = 晶状体后囊膜下

表 A2-2　营养与白内障观察性研究的总结($N > 10\ 000$)

研究	发表日期	研究类型	样本量	测量	结果
食物的摄入					
欧洲对肿瘤和营养的前瞻性调查 nto Cancer and Nutrition[854]	2011	前瞻性队列研究	27 670	食物的摄入	在多吃肉者及少吃肉者、吃鱼者(受试者吃鱼但不吃肉)、素食者和严守素食主义的人中进展减慢
脂肪摄入					
护士健康研究[853]	2005	前瞻性队列研究	71 083	食物的摄入	在较多摄入长链脂肪酸和多吃鱼的人中白内障摘除的危险减少
水果和蔬菜的摄入					
妇女健康研究[850]	2005	前瞻性队列研究	35 724	食物的摄入	在较多摄入水果和蔬菜的人与白内障危险减少相关
多种维生素补充剂					
护士健康研究[849]	1992	前瞻性队列研究	50 828	应用补充剂	多种维生素的应用与白内障摘除没有关联
医师健康研究[851]	1994	前瞻性队列研究	17 744	应用补充剂	减少白内障的危险
核黄素 / 烟素					
护士健康研究[849]	1992	前瞻性队列研究	50 828	总食物摄入	没有关联
维生素 C					
日本公共卫生中心为基础的前瞻性研究[855]	2007	前瞻性队列研究	35 186	总食物摄入	在较高维生素 C 摄入者中白内障的诊断或摘除的发生率降低
护士健康研究[852]	1992	前瞻性队列研究	50 828	补充剂的应用	在 10 年或以下应用者中白内障摘除的危险降低
维生素 E					
护士健康研究[849]	1992	前瞻性队列研究	50 828	总食物摄入和补充剂的应用	没有关联

附录 3 错误部位错误人工晶状体手术核对表

Wrong-site-wrong-IOL checklist

What follows is one example of how to document in the surgery chart that all the appropriate steps have been taken in preventing wrong-site and wrong-surgery. Surgeons and administration may wish to include something similar in their charts to ensure that steps are being followed appropriately for every patient. Individuals who perform each task check off the appropriate box, and the surgeon and nurse sign the bottom.

Pre-operative Area

■ The informed consent form describes the procedure and operative eye. Abbreviations are not acceptable.

■ Prior to administration of eye drops, the nurse asks the patient which eye is to be operated on. The patient's operative eye is appropriately marked in the pre-operative holding area.

■ The pre-operative nursing staff ensures the patient's response, informed consent, and doctor's orders for dilation all match for the operative eye.

■ The surgeon discusses with the patient the appropriate procedure and ensures that the appropriate eye is marked.

Operating Room

■ The office chart notes are available in the operating room.

■ Prior to draping, a time out is performed verifying:
  – Patient's name
  – Patient's birth date
  – Procedure
  – Operative eye
  – Lens implant style
  – Lens implant power

■ Prior to draping, circulating nurse ensures that operative plan is visible so that the surgeon can read it while gowned and gloved.

■ The circulating nurse writes the patient's name, operative eye, IOL style, and IOL power on the white board.

AMERICAN ACADEMY OF OPHTHALMOLOGY
The Eye M.D. Association

可从网站 http://one.aao.org/CE/PracticeGuidelines/Patient.aspx 下载此核对表。选择美国眼科学会错误手术部位工作组患者安全的公告(Wrong-Site Task Force Patient Safety Bulletin)(2008 年 11 月)和 点击全文稿。

中译文：

错误部位错误人工晶状体手术核对表

以下是一个如何在手术记录上记录防止错误手术部位和错误手术所采取的各种步骤的例子。手术医师和行政管理部门希望在他们的病历中包括一些相似的内容，来保证对于每个患者采取了恰当的步骤。执行每项任务的人要核对合适的方框，手术医师和护士要在本表的底端签字。

术前的区域

■ 知情同意书叙述了采取的步骤和手术眼。缩写是不能接受的。

■ 在滴用滴眼液之前，护士应当询问患者哪只眼准备做手术。患者的手术眼在术前手术等待区域要做适当的标记。

■ 术前负责护理的职员要确认患者的反应、知情同意，以及医师有关散瞳的医嘱与手术眼相符合。

■ 手术医师与患者讨论适当的步骤，确认恰当的眼已标上记号。

手术室

■ 在手术室中要有正式的病历记录。

■ 在铺单前，要花一些时间证实：

　—患者姓名

　—患者出生日期

　—手术

　—手术眼

　—植入晶状体的类型

　—植入晶状体的屈光度

■ 在铺单之前，巡回护士确认手术计划是可以看见的，这样在手术医师穿衣和戴手套时可以阅读。

■ 巡回护士在记录板上记录患者姓名、手术眼、人工晶状体类型及屈光度。

美国眼科学会

缩略语表

ADVS：Activities of Daily Vision Scale　日常视觉活动标尺

AMD：age-related macular degeneration　年龄相关性黄斑变性

ASC：ambulatory surgery center　日间手术中心

ASCRS：American Society of Cataract and Refractive Surgery　美国白内障和屈光手术学会

BCVA：best-corrected visual acuity　最佳矫正视力

CME：cystoid macular edema　囊样黄斑水肿

D：diopter　屈光度

ECCE：extracapsular cataract extraction　白内障囊外摘除术

ESCRS：European Society of Cataract and Refractive Surgeons　欧洲白内障和屈光手术医师学会

EVS：Endophthalmitis Vitrectomy Study　眼内炎玻璃体切除术研究

HEMA：hydroxy ethyl methacrylate　羟基乙基甲基丙烯酸酯

HOPD：hospital-based outpatient department　医院为基础的门诊部门

IFIS：intraoperative floppy iris syndrome　术中虹膜松弛综合征

IOL：intraocular lens　人工晶状体

IOP：intraocular pressure　眼压

Nd：*YAG*：neodymium：yttrium-aluminum-garnet laser　钕：钇铝石榴石激光

NEI-VFQ：National Eye Institute-Visual Function Questionnaire　美国国家眼科研究所视觉功能问题表

NEON：National Eyecare Outcomes Network　国家眼保健结果网

NSAID：nonsteroidal anti-inflammatory drug　非糖皮质激素抗炎药

OVD：ophthalmic viscosurgical device　眼用黏弹剂

PCO：posterior capsular opacification　晶状体后囊膜混浊

PMMA：polymethyl methacrylate　聚甲基丙烯酸甲酯

PORT：Patient Outcomes Research Team　患者结果研究小组

PPP：Preferred Practice Pattern　眼科临床指南

PSC：后囊下

TASS：toxic anterior segment syndrome　毒性前节综合征

QALY：quality-adjusted life year　质量调节生命年

VF-14：Visual Function Index　视觉功能指数

VHA：Veterans Health Administration　退伍军人健康管理局

相关的学会资料

Basic and Clinical Science Course

Lens and Cataract（Section 11，2011-2012）

Expert Management DVDs

Challenging Cases in Cataract Surgery（2009）

Complications During Cataract Surgery：Anterior Capsule（2009）

Complications During Cataract Surgery：Posterior Capsule（2010）

Focal Points

Cataract Surgery in the Developing World（2011）

Patient Education Booklet

Cataract Surgery（2011）

Patient Education Brochures

Cataract（2011）

Cataract（Spanish：Catarata）（2011）

Cataract Surgery（2011）

Eye Care Facts & Myths（2010）

Seeing Well as You Grow Older（2011）

Patient Education DVD

Understanding Cataract Surgery（2009）（includes English and Spanish）

Understanding IOL Options for Cataract Surgery（2009）（includes English and Spanish）

Patient Safety Bulletin

Recommendations of American Academy of Ophthalmology Wrong-Site Task Force（2008）- Available at：http://one.aao.org/CE/PracticeGuidelines/Patient.aspx

Performance Improvement CME

Wrong Site/Wrong IOL Performance Improvement CME - Available at：http://one.aao.org/ce/

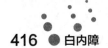

educationalcontent/performanceimprovementcme.aspx

Preferred Practice Pattern

Comprehensive Adult Medical Eye Evaluation(2010)- Available at：www.aao.org/ppp

To order any of these materials，please call the Academy's Customer Service number，866.561.8558（U.S. only）or 415.561.8540 or visit www.aao.org/store.

参考文献

1. Scottish Intercollegiate Guidelines Network. SIGN 50：guideline developer's handbook. Available at：www.sign.ac.uk/methodology/index.html. Accessed May 4,2011.

2. Guyatt GH,Oxman AD,Vist GE,et al. GRADE：an emerging consensus on rating quality of evidence and strength of recommendations. BMJ 2008;336:924-6.

3. GRADE Working Group. Organizations that have endorsed or that are using GRADE. Available at：www.gradeworkinggroup.org/society/index.htm. Accessed May 4,2011.

4. Schein OD,Steinberg EP,Javitt JC,et al. Variation in cataract surgery practice and clinical outcomes. Ophthalmology 1994;101：1142-52.［Ⅱ+］

5. Mangione CM,Phillips RS,Lawrence MG,et al. Improved visual function and attenuation of declines in health-related quality of life after cataract extraction. Arch Ophthalmol 1994;112:1419-25.［Ⅱ+］

6. Desai P,Minassian DC,Reidy A. National cataract surgery survey 1997-8：a report of the results of the clinical outcomes. Br J Ophthalmol 1999;83:1336-40.［Ⅱ-］

7. McGwin G Jr,Scilley K,Brown J,Owsley C. Impact of cataract surgery on self-reported visual difficulties：comparison with a no-surgery reference group. J Cataract Refract Surg 2003;29:941-8.［Ⅱ-］

8. Brenner MH,Curbow B,Javitt JC,et al. Vision change and quality of life in the elderly. Response to cataract surgery and treatment of other chronic ocular conditions. Arch Ophthalmol 1993;111:680-5.［Ⅱ+］

9. Ishii K,Kabata T,Oshika T. The impact of cataract surgery on cognitive impairment and depressive mental status in elderly patients. Am J Ophthalmol 2008;146:404-9.［Ⅲ］

10. Monestam E,Wachtmeister L. Impact of cataract surgery on visual acuity and subjective functional outcomes：a population-based study in Sweden. Eye 1999;13（Pt 6）:711-9.［Ⅱ+］

11. Steinberg EP,Tielsch JM,Schein OD,et al. National study of cataract surgery outcomes. Variation in 4-month postoperative outcomes as reflected in multiple outcome measures. Ophthalmology 1994;101:1131-40; discussion 1140-1.［Ⅱ+］

12. Harwood RH,Foss AJ,Osborn F,et al. Falls and health status in elderly women following first eye cataract surgery：a randomised controlled trial. Br J Ophthalmol 2005;89:53-9.［I+］

13. Gray CS,Karimova G,Hildreth AJ,et al. Recovery of visual and functional disability following cataract surgery in older people：Sunderland Cataract Study. J Cataract Refract Surg 2006;32:60-6.［Ⅱ+］

14. Lee P,Smith JP,Kington R. The relationship of self-rated vision and hearing to functional status and well-being among seniors 70 years and older. Am J Ophthalmol 1999;127:447-52.［Ⅱ++］

15. Lee PP,Spritzer K,Hays RD. The impact of blurred vision on functioning and well-being. Ophthalmology 1997;104:390-6.［Ⅱ++］

16. Lundstrom M,Fregell G,Sjoblom A. Vision related daily life problems in patients waiting for a cataract extraction. Br J Ophthalmol 1994;78:608-11.［Ⅱ-］

17. Broman AT,Munoz B,Rodriguez J,et al. The impact of visual impairment and eye disease on vision-related quality of life in a Mexican-American population：proyecto VER. Invest Ophthalmol Vis Sci 2002;43:3393-8.［Ⅱ++］

18. Tinetti ME,Speechley M,Ginter SF. Risk factors for falls among elderly persons living in the community. N Engl J Med 1988;319:1701-7.［Ⅱ++］

19. De Coster C,Dik N,Bellan L. Health care utilization for injury in cataract surgery patients. Can J Ophthalmol 2007;42:567-72.［Ⅱ++］

20. Felson DT,Anderson JJ,Hannan MT,et al. Impaired vision and hip fracture. The Framingham Study. J Am Geriatr Soc 1989;37:495-500.［Ⅱ+］

21. Sloane ME,Ball K,Owsley C,et al. The Visual Activities Questionnaire：developing an instrument for assessing problems in everyday visual tasks. Technical Digest,Noninvasive Assessment of the Visual System 1992;1:26-9.［Ⅱ+］

22. Datta S,Foss AJ,Grainge MJ,et al. The importance of acuity,stereopsis,and contrast sensitivity for health-related quality of life in elderly women with cataracts. Invest Ophthalmol Vis Sci 2008;49:1-6.[Ⅱ++]

23. Steinberg EP,Tielsch JM,Schein OD,et al. The VF-14. An index of functional impairment in patients with cataract. Arch Ophthalmol 1994;112:630-8.[Ⅱ++]

24. Bilbao A,Quintana JM,Escobar A,et al. Responsiveness and clinically important differences for the VF-14 index,SF-36,and visual acuity in patients undergoing cataract surgery. Ophthalmology 2009;116:418-24.[Ⅱ+]

25. Lundstrom M,Pesudovs K. Catquest-9SF patient outcomes questionnaire:nine-item short-form Rasch-scaled revision of the Catquest questionnaire. J Cataract Refract Surg 2009;35:504-13.[Ⅱ++]

26. Gothwal VK,Wright TA,Lamoureux EL,Pesudovs K. Visual Activities Questionnaire:assessment of subscale validity for cataract surgery outcomes. J Cataract Refract Surg 2009;35:1961-9.[Ⅱ+]

27. Cutler DM,McClellan M. Is technological change in medicine worth it? Health Aff(Millwood)2001;20:11-29.[Ⅱ++]

28. Quintana JM,Arostegui I,Alberdi T,et al,IRYSS-Cataract Group. Decision trees for indication of cataract surgery based on changes in visual acuity. Ophthalmology 2010;117:1471-8.[Ⅱ+]

29. Charalampidou S,Loughman J,Nolan J,et al. Prognostic indicators and outcome measures for surgical removal of symptomatic nonadvanced cataract. Arch Ophthalmol 2011;129:1155-61.[Ⅱ-]

30. Schein OD,Steinberg EP,Cassard SD,et al. Predictors of outcome in patients who underwent cataract surgery. Ophthalmology 1995;102:817-23.[Ⅱ+]

31. Mangione CM,Phillips RS,Seddon JM,et al. Development of the 'Activities of Daily Vision Scale'. A measure of visual functional status. Med Care 1992;30:1111-26.[Ⅱ+]

32. Cassard SD,Patrick DL,Damiano AM,et al. Reproducibility and responsiveness of the VF-14. An index of functional impairment in patients with cataracts. Arch Ophthalmol 1995;113:1508-13.[Ⅱ+]

33. Rosen PN,Kaplan RM,David K. Measuring outcomes of cataract surgery using the Quality of Well-Being Scale and VF-14 Visual Function Index. J Cataract Refract Surg 2005;31:369-78.[Ⅱ-]

34. Tobacman JK,Lee P,Zimmerman B,et al. Assessment of appropriateness of cataract surgery at ten academic medical centers in 1990. Ophthalmology 1996;103:207-15.[Ⅱ+]

35. Chang DF,Campbell JR. Intraoperative floppy iris syndrome associated with tamsulosin. J Cataract Refract Surg 2005;31:664-73.[Ⅱ-]

36. Chang DF,Braga-Mele R,Mamalis N,et al,ASCRS Cataract Clinical Committee. ASCRS White Paper:clinical review of intraoperative floppy-iris syndrome. J Cataract Refract Surg 2008;34:2153-62.[review article;not rated]

37. Chang DF,Osher RH,Wang L,Koch DD. Prospective multicenter evaluation of cataract surgery in patients taking tamsulosin (Flomax). Ophthalmology 2007;114:957-64.[Ⅱ+]

38. Chang DF,Braga-Mele R,Mamalis N,et al,ASCRS Cataract Clinical Committee. Clinical experience with intraoperative floppy-iris syndrome. Results of the 2008 ASCRS member survey. J Cataract Refract Surg 2008;34:1201-9.[Ⅲ]

39. Bell CM,Hatch WV,Fischer HD,et al. association between tamsulosin and serious ophthalmic adverse events in older men following cataract surgery. JAMA 2009;301:1991-6.[Ⅱ++]

40. Chatziralli IP,Sergentanis TN. Risk factors for intraoperative floppy iris syndrome:a meta-analysis. Ophthalmology 2011;118:730-5.[Ⅱ++]

41. Shingleton BJ,Gamell LS,O'Donoghue MW,et al. Long-term changes in intraocular pressure after clear corneal phacoemulsification:normal patients versus glaucoma suspect and glaucoma patients. J Cataract Refract Surg 1999;25:885-90.[Ⅲ]

42. Tennen DG,Masket S. Short-and long-term effect of clear corneal incisions on intraocular pressure. J Cataract Refract Surg 1996;22:568-70.[Ⅲ]

43. Tong JT,Miller KM. intraocular pressure change after sutureless phacoemulsification and foldable posterior chamber lens implantation. J Cataract Refract Surg 1998;24:256-62.[Ⅱ+]

44. Poley BJ,Lindstrom RL,Samuelson TW,Schulze R Jr. Intraocular pressure reduction after phacoemulsification with intraocular lens implantation in glaucomatous and nonglaucomatous eyes:evaluation of a causal relationship between the natural lens and open-angle glaucoma. J Cataract Refract Surg 2009;35:1946-55.[Ⅱ-]

45. Vizzeri G,Weinreb RN. Cataract surgery and glaucoma. Curr Opin Ophthalmol 2010;21:20-4.[review article;not rated]

46. Shrivastava A,Singh K. The effect of cataract extraction on intraocular pressure. Curr Opin Ophthalmol 2010;21:118-22.[review article;not rated]

47. Hayashi K,Hayashi H,Nakao F,Hayashi F. Effect of cataract surgery on intraocular pressure control in glaucoma patients. J Cataract Refract Surg 2001;27:1779-86.[Ⅱ-]

48. Friedman DS,Jampel HD,Lubomski LH,et al. Surgical strategies for coexisting glaucoma and cataract:an evidence-based update. Ophthalmology 2002;109:1902-13.[Ⅱ++]

49. Endophthalmitis Vitrectomy Study Group. Results of the Endophthalmitis Vitrectomy Study. A randomized trial of immediate vitrectomy and of intravenous antibiotics for the treatment of postoperative bacterial endophthalmitis. Arch Ophthalmol 1995; 113:1479-96. [I+]

50. Mollan SP, Gao A, Lockwood A, et al. Postcataract endophthalmitis: incidence and microbial isolates in a United Kingdom region from 1996 through 2004. J Cataract Refract Surg 2007; 33:265-8. [Ⅲ]

51. Wejde G, Montan P, Lundstrom M, et al. Endophthalmitis following cataract surgery in Sweden: national prospective survey 1999-2001. Acta Ophthalmol Scand 2005; 83:7-10. [Ⅱ+]

52. Deramo VA, Lai JC, Fastenberg DM, Udell IJ. Acute endophthalmitis in eyes treated prophylactically with gatifloxacin and moxifloxacin. Am J Ophthalmol 2006; 142:721-5. [Ⅱ+]

53. Deramo VA, Lai JC, Winokur J, et al. Visual outcome and bacterial sensitivity after methicillin-resistant Staphylococcus aureus-associated acute endophthalmitis. Am J Ophthalmol 2008; 145:413-7. [Ⅲ]

54. Recchia FM, Busbee BG, Pearlman RB, et al. Changing trends in the microbiologic aspects of postcataract endophthalmitis. Arch Ophthalmol 2005; 123:341-6. [Ⅲ]

55. Altan T, Acar N, Kapran Z, et al. Acute-onset endophthalmitis after cataract surgery: success of initial therapy, visual outcomes, and related factors. Retina 2009; 29:606-12. [Ⅲ]

56. Olson R, Donnenfeld E, Bucci FA, et al. Methicillin resistance of Staphylococcus species among health care and nonhealth care workers undergoing cataract surgery. Clin Ophthalmol 2010; 4:1505-14. [Ⅲ]

57. Murphy CC, Nicholson S, Quah SA, et al. Pharmacokinetics of vancomycin following intracameral bolus injection in patients undergoing phacoemulsification cataract surgery. Br J Ophthalmol 2007; 91:1350-3. [Ⅱ++]

58. Barry P, Seal DV, Gettinby G, et al. ESCRS study of prophylaxis of postoperative endophthalmitis after cataract surgery: preliminary report of principal results from a European multicenter study. J Cataract Refract Surg 2006; 32:407-10. [I-]

59. Lundstrom M, Wejde G, Stenevi U, et al. Endophthalmitis after cataract surgery: a nationwide prospective study evaluating incidence in relation to incision type and location. Ophthalmology 2007; 114:866-70. [Ⅱ+]

60. Montan P, Lundstrom M, Stenevi U, Thorburn W. Endophthalmitis following cataract surgery in Sweden. The 1998 national prospective survey. Acta Ophthalmol Scand 2002; 80:258-61. [Ⅲ]

61. Jensen MK, Fiscella RG, Crandall AS, et al. A retrospective study of endophtalmitis rates comparing quinolone antibiotics. Am J Ophthalmol 2005; 139:141-8. [Ⅱ+]

62. Jensen MK, Fiscella RG, Moshirfar M, Mooney B. Third- and fourth-generation fluoroquinolones: retrospective comparison of endophthalmitis after cataract surgery performed over 10 years. J Cataract Refract Surg 2008; 34:1460-7. [Ⅱ+]

63. Lloyd JC, Braga-Mele R. Incidence of postoperative endophthalmitis in a high-volume cataract surgicentre in Canada. Can J Ophthalmol 2009; 44:288-92. [Ⅲ]

64. Thoms SS, Musch DC, Soong HK. Postoperative endophthalmitis associated with sutured versus unsutured clear corneal cataract incisions. Br J Ophthalmol 2007; 91:728-30. [Ⅲ]

65. Wallin T, Parker J, Jin Y, et al. Cohort study of 27 cases of endophthalmitis at a single institution. J Cataract Refract Surg 2005; 31:735-41. [Ⅱ-]

66. Ng JQ, Morlet N, Bulsara MK, Semmens JB. Reducing the risk for endophthalmitis after cataract surgery: population-based nested case-control study: endophthalmitis population study of Western Australia sixth report. J Cataract Refract Surg 2007; 33: 269-80. [Ⅱ+]

67. Sengupta S, Chang DF, Gandhi R, et al. Incidence and long-term outcomes of toxic anterior segment syndrome at Aravind Eye Hospital. J Cataract Refract Surg 2011; 37:1673-8. [Ⅲ]

68. Cutler Peck CM, Brubaker J, Clouser S, et al. Toxic anterior segment syndrome: common causes. J Cataract Refract Surg 2010; 36:1073-80. [Ⅲ]

69. Chang DF, Masket S, Miller KM, et al, ASCRS Cataract Clinical Committee. Complications of sulcus placement of single-piece acrylic intraocular lenses: recommendations for backup IOL implantation following posterior capsule rupture. J Cataract Refract Surg 2009; 35:1445-58. [Ⅲ]

70. Kusaka S, Kodama T, Ohashi Y. Condensation of silicone oil on the posterior surface of a silicone intraocular lens during vitrectomy. Am J Ophthalmol 1996; 121:574-5. [Ⅲ]

71. Porter RG, Peters JD, Bourke RD. De-misting condensation on intraocular lenses. Ophthalmology 2000; 107:778-82. [Ⅲ]

72. Suto C. Sliding scale of IOL power for sulcus fixation using computer simulation. J Cataract Refract Surg 2004; 30:2452-4. [computer simulation; not rated]

73. Bayramlar H, Hepsen IF, Yilmaz H. Myopic shift from the predicted refraction after sulcus fixation of PMMA posterior chamber intraocular lenses. Can J Ophthalmol 2006; 41:78-82. [Ⅲ]

74. Gimbel HV, DeBroff BM. Intraocular lens optic capture. J Cataract Refract Surg 2004; 30:200-6. [Ⅲ]

75. Altmann GE, Nichamin LD, Lane SS, Pepose JS. Optical performance of 3 intraocular lens designs in the presence of decentration. J Cataract Refract Surg 2005;31:574-85.［experimental study; not rated］

76. Wang L, Koch DD. Effect of decentration of wavefront-corrected intraocular lenses on the higher-order aberrations of the eye. Arch Ophthalmol 2005;123:1226-30.［experimental study; not rated］

77. American Academy of Ophthalmology Wrong-Site Task Force. Patient Safety Bulletin. Recommendations of American Academy of Ophthalmology Wrong-Site Task Force. San Francisco, CA: American Academy of Ophthalmology; 2008. Available at: http://one.aao.org/CE/PracticeGuidelines/Patient.aspx.［position paper; not rated］

78. de Vries EN, Prins HA, Crolla RM, et al. Effect of a comprehensive surgical safety system on patient outcomes. N Engl J Med 2010;363:1928-37.［Ⅱ+］

79. Kelly SP, Jalil A. Wrong intraocular lens implant; learning from reported patient safety incidents. Eye (Lond) 2011;25:730-4.［Ⅲ］

80. Stahel PF, Sabel AL, Victoroff MS, et al. Wrong-site and wrong-patient procedures in the universal protocol era: analysis of a prospective database of physician self-reported occurrences. Arch Surg 2010;145:978-84.［Ⅱ-］

81. Pennsylvania Patient Safety Authority. The evidence base for the principles for reliable performance of the Universal Protocol. 2010. Available at: www.patientsafetyauthority.org/EducationalTools/PatientSafetyTools/PWSS/Documents/u_principles.pdf. Accessed July 20, 2011.［Ⅲ］

82. Pennsylvania Patient Safety Authority. Quarterly update: the evidence base for best practices for preventing wrong-site surgery. Pa Patient Saf Advis［online］. Dec 2010. Available at: www.patientsafetyauthority.org/ADVISORIES/AdvisoryLibrary/2010/Dec7%284%29/Pages/151.aspx. Accessed July 20, 2011.［Ⅲ］

83. Congdon N, Vingerling JR, Klein BE, et al. Prevalence of cataract and pseudophakia/aphakia among adults in the United States. Arch Ophthalmol 2004;122:487-94.

84. Cotter SA, Varma R, Ying-Lai M, et al. Causes of low vision and blindness in adult Latinos: the Los Angeles Latino Eye Study. Ophthalmology 2006;113:1574-82.

85. Vivino MA, Chintalagiri S, Trus B, Datiles M. Development of a Scheimpflug slit lamp camera system for quantitative densitometric analysis. Eye 1993;7(Pt 6):791-8.

86. Magno BV, Freidlin V, Datiles MB Ⅲ. Reproducibility of the NEI Scheimpflug Cataract Imaging System. Invest Ophthalmol Vis Sci 1994;35:3078-84.

87. Chylack LT, Jr, Wolfe JK, Singer DM, et al. The Lens Opacities Classification System Ⅲ. The Longitudinal Study of Cataract Study Group. Arch Ophthalmol 1993;111:831-6.

88. Taylor HR, West SK. The clinical grading of lens opacities. Aust N Z J Ophthalmol 1989;17:81-6.

89. Klein BE, Klein R, Linton KL, et al. Assessment of cataracts from photographs in the Beaver Dam Eye Study. Ophthalmology 1990;97:1428-33.

90. Ventura L, Lam KW, Lin TY. The differences between brunescent and opalescent nuclesclerosis. Lens Research 1987;4:79-86.

91. Klein BE, Klein R, Moss SE. Incident cataract surgery: the Beaver Dam Eye Study. Ophthalmology 1997;104:573-80.

92. Panchapakesan J, Mitchell P, Tumuluri K, et al. Five year incidence of cataract surgery: the Blue Mountains Eye Study. Br J Ophthalmol 2003;87:168-72.

93. Lewis A, Congdon N, Munoz B, et al. Cataract surgery and subtype in a defined, older population: the SEECAT Project. Br J Ophthalmol 2004;88:1512-7.

94. Prevent Blindness America. Vision problems in the U.S.: prevalence of adult vision impairment and age-related eye disease in America. 2008 update to the fourth edition. Chicago, IL: Prevent Blindness America; 2008:23. Available at: www.preventblindness.net/site/DocServer/VPUS_2008_update.pdf?docID=1561. Accessed August 11, 2011.

95. West SK, Munoz B, Schein OD, et al. Racial differences in lens opacities: the Salisbury Eye Evaluation (SEE) Project. Am J Epidemiol 1998;148:1033-9.

96. Varma R, Torres M. Prevalence of lens opacities in Latinos: the Los Angeles Latino Eye Study. Ophthalmology 2004;111:1449-56.

97. West SK, Valmadrid CT. Epidemiology of risk factors for age-related cataract. Surv Ophthalmol 1995;39:323-34.

98. Cumming RG, Mitchell P, Leeder SR. Use of inhaled corticosteroids and the risk of cataracts. N Engl J Med 1997;337:8-14.

99. Jick SS, Vasilakis-Scaramozza C, Maier WC. The risk of cataract among users of inhaled steroids. Epidemiology 2001;12:229-34.

100. Klein BE, Klein R, Lee KE, Danforth LG. Drug use and five-year incidence of age-related cataracts: The Beaver Dam Eye Study. Ophthalmology 2001;108:1670-4.

101. Smeeth L, Boulis M, Hubbard R, Fletcher AE. A population based case-control study of cataract and inhaled corticosteroids. Br J Ophthalmol 2003;87:1247-51.

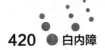
102. Urban RC Jr, Cotlier E. Corticosteroid-induced cataracts. Surv Ophthalmol 1986;31:102-10.

103. Hennis A, Wu SY, Nemesure B, Leske MC. Risk factors for incident cortical and posterior subcapsular lens opacities in the Barbados Eye Studies. Arch Ophthalmol 2004;122:525-30.

104. Klein BE, Klein R, Lee KE. Diabetes, cardiovascular disease, selected cardiovascular disease risk factors, and the 5-year incidence of age-related cataract and progression of lens opacities: the Beaver Dam Eye Study. Am J Ophthalmol 1998;126: 782-90.

105. Leske MC, Wu SY, Hennis A, et al. Diabetes, hypertension, and central obesity as cataract risk factors in a black population. The Barbados Eye Study. Ophthalmology 1999;106:35-41.

106. Belkacemi Y, Labopin M, Vernant JP, et al. Cataracts after total body irradiation and bone marrow transplantation in patients with acute leukemia in complete remission: a study of the European Group for Blood and Marrow Transplantation. Int J Radiat Oncol Biol Phys 1998;41:659-68.

107. Ainsbury EA, Bouffler SD, Dorr W, et al. Radiation cataractogenesis: a review of recent studies. Radiat Res 2009;172:1-9.

108. Hamon MD, Gale RF, Macdonald ID, et al. Incidence of cataracts after single fraction total body irradiation: the role of steroids and graft versus host disease. Bone Marrow Transplant 1993;12:233-6.

109. Pardo-Munoz A, Muriel-Herrero A, Abraira V, et al. Phacoemulsification in previously vitrectomized patients: an analysis of the surgical results in 100 eyes as well as the factors contributing to the cataract formation. Eur J Ophthalmol 2006;16:52-9.

110. Asbell PA, Dualan I, Mindel J, et al. Age-related cataract. Lancet 2005;365:599-609.

111. Leske MC, Wu SY, Nemesure B, et al. Nine-year incidence of lens opacities in the Barbados Eye Studies. Ophthalmology 2004; 111:483-90.

112. McCarty CA, Mukesh BN, Dimitrov PN, Taylor HR. Incidence and progression of cataract in the Melbourne Visual Impairment Project. Am J Ophthalmol 2003;136:10-7.

113. Leske MC, Chylack LT Jr, He Q, et al. Incidence and progression of cortical and posterior subcapsular opacities: the Longitudinal Study of Cataract. The LSC Group. Ophthalmology 1997;104:1987-93.

114. Leske MC, Chylack LT Jr, Wu SY, et al. Incidence and progression of nuclear opacities in the Longitudinal Study of Cataract. Ophthalmology 1996;103:705-12.

115. Kelly SP, Thornton J, Edwards R, et al. Smoking and cataract: review of causal association. J Cataract Refract Surg 2005;31: 2395-404.

116. West S, Munoz B, Emmett EA, Taylor HR. Cigarette smoking and risk of nuclear cataracts. Arch Ophthalmol 1989;107:1166-9.

117. Christen WG, Manson JE, Seddon JM, et al. A prospective study of cigarette smoking and risk of cataract in men. JAMA 1992; 268:989-93.

118. Christen WG, Glynn RJ, Ajani UA, et al. Smoking cessation and risk of age-related cataract in men. JAMA 2000;284:713-6.

119. Leske MC, Chylack LT Jr, He Q, et al. Risk factors for nuclear opalescence in a longitudinal study. LSC Group. Longitudinal Study of Cataract. Am J Epidemiol 1998;147:36-41.

120. Mukesh BN, Le A, Dimitrov PN, et al. Development of cataract and associated risk factors: the Visual Impairment Project. Arch Ophthalmol 2006;124:79-85.

121. Hankinson SE, Willett WC, Colditz GA, et al. A prospective study of cigarette smoking and risk of cataract surgery in women. JAMA 1992;268:994-8.

122. Klein BE, Klein R, Linton KL, Franke T. Cigarette smoking and lens opacities: the Beaver Dam Eye Study. Am J Prev Med 1993;9:27-30.

123. Leske MC, Chylack LT Jr, Wu SY. The Lens Opacities Case-Control Study. Risk factors for cataract. Arch Ophthalmol 1991; 109:244-51.

124. Lindblad BE, Hakansson N, Svensson H, et al. Intensity of smoking and smoking cessation in relation to risk of cataract extraction: a prospective study of women. Am J Epidemiol 2005;162:73-9.

125. Weintraub JM, Willett WC, Rosner B, et al. Smoking cessation and risk of cataract extraction among US women and men. Am J Epidemiol 2002;155:72-9.

126. Delcourt C, Carriere I, Ponton-Sanchez A, et al, POLA Study Group. Light exposure and the risk of cortical, nuclear, and posterior subcapsular cataracts: the Pathologies Oculaires Liees a l'Age (POLA) study. Arch Ophthalmol 2000;118:385-92.

127. McCarty CA, Mukesh BN, Fu CL, Taylor HR. The epidemiology of cataract in Australia. Am J Ophthalmol 1999;128:446-65.

128. Taylor HR, West SK, Rosenthal FS, et al. Effect of ultraviolet radiation on cataract formation. N Engl J Med 1988;319:1429-33.

129. West SK, Duncan DD, Munoz B, et al. Sunlight exposure and risk of lens opacities in a population-based study: the Salisbury Eye Evaluation Project. JAMA 1998;280:714-8.

130. Neale RE, Purdie JL, Hirst LW, Green AC. Sun exposure as a risk factor for nuclear cataract. Epidemiology 2003; 14:707-12.

131. McCarty CA, Taylor HR. A review of the epidemiologic evidence linking ultraviolet radiation and cataracts. Dev Ophthalmol 2002; 35:21-31.

132. McCarty CA, Nanjan MB, Taylor HR. Attributable risk estimates for cataract to prioritize medical and public health action. Invest Ophthalmol Vis Sci 2000; 41:3720-5.

133. Age-Related Eye Disease Study Research Group. A randomized, placebo-controlled, clinical trial of high-dose supplementation with vitamins C and E and beta carotene for age-related cataract and vision loss: AREDS report no. 9. Arch Ophthalmol 2001; 119:1439-52.

134. Christen W, Glynn R, Sperduto R, et al. Age-related cataract in a randomized trial of beta-carotene in women. Ophthalmic Epidemiol 2004; 11:401-12.

135. Christen WG, Manson JE, Glynn RJ, et al. A randomized trial of beta carotene and age-related cataract in US physicians. Arch Ophthalmol 2003; 121:372-8.

136. Gritz DC, Srinivasan M, Smith SD, et al. The Antioxidants in Prevention of Cataracts Study: effects of antioxidant supplements on cataract progression in South India. Br J Ophthalmol 2006; 90:847-51.

137. McNeil JJ, Robman L, Tikellis G, et al. Vitamin E supplementation and cataract: randomized controlled trial. Ophthalmology 2004; 111:75-84.

138. Teikari JM, Virtamo J, Rautalahti M, et al. Long-term supplementation with alpha-tocopherol and beta-carotene and age-related cataract. Acta Ophthalmol Scand 1997; 75:634-40.

139. Christen WG, Glynn RJ, Chew EY, Buring JE. Vitamin E and age-related cataract in a randomized trial of women. Ophthalmology 2008; 115:822-9 e1.

140. Christen WG, Glynn RJ, Sesso HD, et al. Age-related cataract in a randomized trial of vitamins E and C in men. Arch Ophthalmol 2010; 128:1397-405.

141. Huang HY, Caballero B, Chang S, et al. Multivitamin/Mineral Supplements and Prevention of Chronic Disease. Evidence Report/Technology Assessment No. 139. (Prepared by The Johns Hopkins University Evidence-based Practice Center under Contract No. 290-02-0018.) AHRQ Publication No. 06-E012. Rockville, MD: Agency for Healthcare Research and Quality. May 2006.

142. Chylack LT Jr, Brown NP, Bron A, et al. The Roche European American Cataract Trial (REACT): a randomized clinical trial to investigate the efficacy of an oral antioxidant micronutrient mixture to slow progression of age-related cataract. Ophthalmic Epidemiol 2002; 9:49-80.

143. Maraini G, Sperduto RD, Ferris F, et al, Clinical Trial of Nutritional Supplements and Age-Related Cataract Study Group. A randomized, double-masked, placebo-controlled clinical trial of multivitamin supplementation for age-related lens opacities: Clinical Trial of Nutritional Supplements and Age-Related Cataract report no. 3. Ophthalmology 2008; 115:599-607.

144. Sperduto RD, Hu TS, Milton RC, et al. The Linxian cataract studies. Two nutrition intervention trials. Arch Ophthalmol 1993; 111:1246-53.

145. Peto R, Gray R, Collins R, et al. Randomised trial of prophylactic daily aspirin in British male doctors. Br Med J (Clin Res Ed) 1988; 296:313-6.

146. Chew EY, Williams GA, Burton TC, et al. Aspirin effects on the development of cataracts in patients with diabetes mellitus. Early Treatment Diabetic Retinopathy Study report number 16. Arch Ophthalmol 1992; 110:339-42.

147. Seddon JM, Christen WG, Manson JE, et al. Low-dose aspirin and risks of cataract in a randomized trial of US physicians. Arch Ophthalmol 1991; 109:252-5.

148. Christen WG, Manson JE, Glynn RJ, et al. Low-dose aspirin and risk of cataract and subtypes in a randomized trial of U.S. physicians. Ophthalmic Epidemiol 1998; 5:133-42.

149. Christen WG, Ajani UA, Schaumberg DA, et al. Aspirin use and risk of cataract in posttrial follow-up of Physicians' Health Study I. Arch Ophthalmol 2001; 119:405-12.

150. Ernst P, Baltzan M, Deschenes J, Suissa S. Low-dose inhaled and nasal corticosteroid use and the risk of cataracts. Eur Respir J 2006; 27:1168-74.

151. Garbe E, Suissa S, LeLorier J. Association of inhaled corticosteroid use with cataract extraction in elderly patients. JAMA 1998; 280:539-43.

152. Hammond CJ, Duncan DD, Snieder H, et al. The heritability of age-related cortical cataract: the twin eye study. Invest Ophthalmol Vis Sci 2001; 42:601-5.

153. Heiba IM, Elston RC, Klein BE, Klein R. Evidence for a major gene for cortical cataract. Invest Ophthalmol Vis Sci 1995; 36:227-35.

154. Familial aggregation of lens opacities: the Framingham Eye Study and the Framingham Offspring Eye Study. Am J Epidemiol

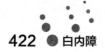
1994;140:555-64.

155. Congdon N,Broman KW,Lai H,et al. Cortical,but not posterior subcapsular,cataract shows significant familial aggregation in an older population after adjustment for possible shared environmental factors. Ophthalmology 2005;112:73-7.

156. Younan C,Mitchell P,Cumming R,et al. Cardiovascular disease,vascular risk factors and the incidence of cataract and cataract surgery: the Blue Mountains Eye Study. Ophthalmic Epidemiol 2003;10:227-40.

157. Hammond CJ,Snieder H,Spector TD,Gilbert CE. Genetic and environmental factors in age-related nuclear cataracts in monozygotic and dizygotic twins. N Engl J Med 2000;342:1786-90.

158. Heiba IM,Elston RC,Klein BE,Klein R. Genetic etiology of nuclear cataract: evidence for a major gene. Am J Med Genet 1993;47:1208-14.

159. Kanthan GL,Wang JJ,Rochtchina E,Mitchell P. Use of antihypertensive medications and topical beta-blockers and the long-term incidence of cataract and cataract surgery. Br J Ophthalmol 2009;93:1210-4.

160. Klein AP,Duggal P,Lee KE,et al. Polygenic effects and cigarette smoking account for a portion of the familial aggregation of nuclear sclerosis. Am J Epidemiol 2005;161:707-13.

161. Age-Related Eye Disease Study Research Group. Risk factors associated with age-related nuclear and cortical cataract: a case-control study in the Age-Related Eye Disease Study: AREDS report no. 5. Ophthalmology 2001;108:1400-8.

162. Wong TY,Klein BE,Klein R,Tomany SC. Relation of ocular trauma to cortical,nuclear,and posterior subcapsular cataracts: the Beaver Dam Eye Study. Br J Ophthalmol 2002;86:152-5.

163. Fishman GA,Anderson RJ,Lourenco P. Prevalence of posterior subcapsular lens opacities in patients with retinitis pigmentosa. Br J Ophthalmol 1985;69:263-6.

164. Pruett RC. Retinitis pigmentosa: clinical observations and correlations. Trans Am Ophthalmol Soc 1983;81:693-735.

165. Heckenlively J. The frequency of posterior subcapsular cataract in the hereditary retinal degenerations. Am J Ophthalmol 1982;93:733-8.

166. Giuffre G,Dardanoni G,Lodato G. A case-control study on risk factors for nuclear,cortical and posterior subcapsular cataract: the Casteldaccia Eye Study. Acta Ophthalmol Scand 2005;83:567-73.

167. Raju P,George R,Ve Ramesh S,et al. Influence of tobacco use on cataract development. Br J Ophthalmol 2006;90:1374-7.

168. Fernandez MM,Afshari NA. Nutrition and the prevention of cataracts. Curr Opin Ophthalmol 2008;19:66-70.

169. Hippisley-Cox J,Coupland C. Unintended effects of statins in men and women in England and Wales: population based cohort study using the QResearch database. BMJ 2010;340:c2197.

170. Klein BE,Klein R,Lee KE,Grady LM. Statin use and incident nuclear cataract. JAMA 2006;295:2752-8.

171. Tan JS,Mitchell P,Rochtchina E,Wang JJ. Statin use and the long-term risk of incident cataract: the Blue Mountains Eye Study. Am J Ophthalmol 2007;143:687-9.

172. Salive ME,Guralnik J,Glynn RJ,et al. Association of visual impairment with mobility and physical function. J Am Geriatr Soc 1994;42:287-92.

173. Foss AJ,Harwood RH,Osborn F,et al. Falls and health status in elderly women following second eye cataract surgery: a randomised controlled trial. Age Ageing 2006;35:66-71.

174. Laforge RG,Spector WD,Sternberg J. The relationship of vision and hearing impairment to one-year mortality and functional decline. J Aging Health 1992;4:126-48.

175. Klein BE,Klein R,Knudtson MD. Lens opacities associated with performance-based and self-assessed visual functions. Ophthalmology 2006;113:1257-63.

176. Chandrasekaran S,Wang JJ,Rochtchina E,Mitchell P. Change in health-related quality of life after cataract surgery in a population-based sample. Eye(Lond) 2008;22:479-84.

177. Asplund R,Ejdervik Lindblad B. The development of sleep in persons undergoing cataract surgery. Arch Gerontol Geriatr 2002;35:179-87.

178. Asplund R,Lindblad BE. Sleep and sleepiness 1 and 9 months after cataract surgery. Arch Gerontol Geriatr 2004;38:69-75.

179. Cummings SR,Nevitt MC,Browner WS,et al. Risk factors for hip fracture in white women. Study of Osteoporotic Fractures Research Group. N Engl J Med 1995;332:767-73.

180. Wang JJ,Mitchell P,Cumming RG,Smith W. Visual impairment and nursing home placement in older Australians: the Blue Mountains Eye Study. Ophthalmic Epidemiol 2003;10:3-13.

181. McGwin G Jr,Chapman V,Owsley C. Visual risk factors for driving difficulty among older drivers. Accid Anal Prev 2000;32:735-44.

182. Owsley C,Stalvey BT,Wells J,et al. Visual risk factors for crash involvement in older drivers with cataract. Arch Ophthalmol 2001;119:881-7.

183. Subzwari S,Desapriya E,Scime G,et al. Effectiveness of cataract surgery in reducing driving-related difficulties: a systematic

review and meta-analysis. Inj Prev 2008;14:324-8.

184. Wood JM, Carberry TP. Bilateral cataract surgery and driving performance. Br J Ophthalmol 2006;90:1277-80.

185. Owsley C, Stalvey B, Wells J, Sloane ME. Older drivers and cataract: driving habits and crash risk. J Gerontol A Biol Sci Med Sci 1999;54:M203-11.

186. Owsley C, McGwin G, Jr, Sloane M, et al. Impact of cataract surgery on motor vehicle crash involvement by older adults. JAMA 2002;288:841-9.

187. Bassett K, Noertjojo K, Nirmalan P, et al. RESIO revisited: visual function assessment and cataract surgery in British Columbia. Can J Ophthalmol 2005;40:27-33.

188. Rocha KM, Nose W, Bottos K, et al. Higher-order aberrations of age-related cataract. J Cataract Refract Surg 2007;33:1442-6.

189. Sachdev N, Ormonde SE, Sherwin T, McGhee CN. Higher-order aberrations of lenticular opacities. J Cataract Refract Surg 2004;30:1642-8.

190. Ware JE Jr, Sherbourne CD. The MOS 36-item short-form health survey (SF-36). I. Conceptual framework and item selection. Med Care 1992;30:473-83.

191. Bergner M, Bobbitt RA, Carter WB, Gilson BS. The Sickness Impact Profile: development and final revision of a health status measure. Med Care 1981;19:787-805.

192. Damiano AM, Steinberg EP, Cassard SD, et al. Comparison of generic versus disease-specific measures of functional impairment in patients with cataract. Med Care 1995;33:AS120-30.

193. Bernth-Petersen P. Visual functioning in cataract patients. Methods of measuring and results. Acta Ophthalmol (Copenh) 1981; 59:198-205.

194. Gothwal VK, Wright TA, Lamoureux EL, Pesudovs K. Measuring outcomes of cataract surgery using the Visual Function Index-14. J Cataract Refract Surg 2010;36:1181-8.

195. Mangione CM, Lee PP, Gutierrez PR, et al. Development of the 25-item National Eye Institute Visual Function Questionnaire. Arch Ophthalmol 2001;119:1050-8.

196. Clemons TE, Chew EY, Bressler SB, McBee W. National Eye Institute Visual Function Questionnaire in the Age-Related Eye Disease Study (AREDS): AREDS Report No. 10. Arch Ophthalmol 2003;121:211-7.

197. Bellan L. Why are patients with no visual symptoms on cataract waiting lists? Can J Ophthalmol 2005;40:433-8.

198. American Academy of Ophthalmology Preferred Practice Patterns Committee. Preferred Practice Pattern® Guidelines. Comprehensive Adult Medical Eye Evaluation. San Francisco, CA: American Academy of Ophthalmology; 2010. Available at: www.aao.org/ppp.

199. Adamsons I, Rubin GS, Vitale S, et al. The effect of early cataracts on glare and contrast sensitivity. A pilot study. Arch Ophthalmol 1992;110:1081-6.

200. Rubin GS, Adamsons IA, Stark WJ. Comparison of acuity, contrast sensitivity, and disability glare before and after cataract surgery. Arch Ophthalmol 1993;111:56-61.

201. Holladay JT, Prager TC, Trujillo J, Ruiz RS. Brightness acuity test and outdoor visual acuity in cataract patients. J Cataract Refract Surg 1987;13:67-9.

202. Prager TC, Urso RG, Holladay JT, Stewart RH. Glare testing in cataract patients: instrument evaluation and identification of sources of methodological error. J Cataract Refract Surg 1989;15:149-57.

203. Yamaguchi T, Negishi K, Tsubota K. Functional visual acuity measurement in cataract and intraocular lens implantation. Curr Opin Ophthalmol 2011;22:31-6.

204. Pfoff DS, Werner JS. Effect of cataract surgery on contrast sensitivity and glare in patients with 20/50 or better Snellen acuity. J Cataract Refract Surg 1994;20:620-5.

205. Adamsons IA, Vitale S, Stark WJ, Rubin GS. The association of postoperative subjective visual function with acuity, glare, and contrast sensitivity in patients with early cataract. Arch Ophthalmol 1996;114:529-36.

206. Elliott DB, Bullimore MA. Assessing the reliability, discriminative ability, and validity of disability glare tests. Invest Ophthalmol Vis Sci 1993;34:108-19.

207. Wang L, Santaella RM, Booth M, Koch DD. Higher-order aberrations from the internal optics of the eye. J Cataract Refract Surg 2005;31:1512-9.

208. Beiko GH. Personalized correction of spherical aberration in cataract surgery. J Cataract Refract Surg 2007;33:1455-60.

209. Melki SA, Safar A, Martin J, et al. Potential acuity pinhole: a simple method to measure potential visual acuity in patients with cataracts, comparison to potential acuity meter. Ophthalmology 1999;106:1262-7.

210. Gus PI, Kwitko I, Roehe D, Kwitko S. Potential acuity meter accuracy in cataract patients. J Cataract Refract Surg 2000;26: 1238-41.

211. Tetz MR, Klein U, Volcker HE. Measurement of potential visual acuity in 343 patients with cataracts. A prospective clinical

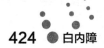

study. Ger J Ophthalmol 1992;1:403-8.

212. Lasa MS,Datiles MB,3rd,Freidlin V. Potential vision tests in patients with cataracts. Ophthalmology 1995;102:1007-11.

213. Hofeldt AJ,Weiss MJ. Illuminated near card assessment of potential acuity in eyes with cataract. Ophthalmology 1998;105:1531-6.

214. Cuzzani OE,Ellant JP,Young PW,et al. Potential acuity meter versus scanning laser ophthalmoscope to predict visual acuity in cataract patients. J Cataract Refract Surg 1998;24:263-9.

215. Chang MA,Airiani S,Miele D,Braunstein RE. A comparison of the potential acuity meter(PAM)and the illuminated near card (INC)in patients undergoing phacoemulsification. Eye(Lond)2006;20:1345-51.

216. Vryghem JC,Van Cleynenbreugel H,Van Calster J,Leroux K. Predicting cataract surgery results using a macular function test. J Cataract Refract Surg 2004;30:2349-53.

217. Bourne WM,Nelson LR,Hodge DO. Continued endothelial cell loss ten years after lens implantation. Ophthalmology 1994;101:1014-22; discussion 1022-3.

218. Bates AK,Cheng H. Bullous keratopathy: a study of endothelial cell morphology in patients undergoing cataract surgery. Br J Ophthalmol 1988;72:409-12.

219. Safran SG. How spectral-domain OCT has changed my practice. Cataract & Refractive Surgery Today 2010. Available at: http://bmctoday.net/crstoday/pdfs/crst0310_cs_safran.pdf. Accessed May 4,2011.

220. Safran SG. SD-OCT: a quantam leap for anterior segment surgeons. Current Insight. San Francisco,CA: American Academy of Ophthalmology; 2009. Available at: http://one.aao.org/CE/NEWS/CurrentInsight/Archive.aspx. Accessed May 4,2011.

221. National Cancer Institute. Tobacco and the clinician: interventions for medical and dental practice. Monograph #5 (Publ #M492). Bethesda,MD: National Cancer Institute,1994;1-22.

222. Ockene JK. Smoking intervention: the expanding role of the physician. Am J Public Health 1987;77:782-3.

223. Pederson LL,Baskerville JC,Wanklin JM. Multivariate statistical models for predicting change in smoking behavior following physician advice to quit smoking. Prev Med 1982;11:536-49.

224. Ranney L,Melvin C,Lux L,et al. Tobacco Use: Prevention,Cessation,and Control. Evidence Report/Technology Assessment No. 140.(Prepared by the RTI International—University of North Carolina Evidence-Based Practice Center under Contract No. 290-02-0016.)AHRQ Publication No. 06-E015. Rockville,MD: Agency for Healthcare Research and Quality. June 2006.

225. Wang JJ,Rochtchina E,Tan AG,et al. Use of inhaled and oral corticosteroids and the long-term risk of cataract. Ophthalmology 2009;116:652-7.

226. Lagerlund M,Dixon HG,Simpson JA,et al. Observed use of sunglasses in public outdoor settings around Melbourne,Australia: 1993 to 2002. Prev Med 2006;42:291-6.

227. American Academy of Ophthalmology. Policy Statement. Pretreatment Assessment: Responsibilities of the Ophthalmologist. San Francisco,CA: American Academy of Ophthalmology; 2006. Available at: http://one.aao.org/CE/PracticeGuidelines/ClinicalStatements.aspx.

228. American Academy of Ophthalmology. Policy Statement. An Ophthalmologist's Duties Concerning Postoperative Care. San Francisco,CA: American Academy of Ophthalmology; 2006. Available at: http://one.aao.org/CE/PracticeGuidelines/ClinicalStatements.aspx.

229. American Academy of Ophthalmology Committee for Practice Improvement and Ophthalmic Mutual Insurance Company. Patient Safety Bulletin. Practice Guidelines for Informed Consent. San Francisco,CA: American Academy of Ophthalmology; 2010. Available at: http://one.aao.org/CE/PracticeGuidelines/Patient.aspx.

230. Lee TH,Marcantonio ER,Mangione CM,et al. Derivation and prospective validation of a simple index for prediction of cardiac risk of major noncardiac surgery. Circulation 1999;100:1043-9.

231. Schein OD,Katz J,Bass EB,et al. The value of routine preoperative medical testing before cataract surgery. Study of Medical Testing for Cataract Surgery. N Engl J Med 2000;342:168-75.

232. Keay L,Lindsley K,Tielsch J,et al. Routine preoperative medical testing for cataract surgery. Cochrane Database Syst Rev 2009,Issue 2. Art. No.: CD007293. DOI: 10.1002/14651858.CD007293.pub2.

233. Findl O,Kriechbaum K,Sacu S,et al. Influence of operator experience on the performance of ultrasound biometry compared to optical biometry before cataract surgery. J Cataract Refract Surg 2003;29:1950-5.

234. Shammas HJ. A comparison of immersion and contact techniques for axial length measurement. J Am Intraocul Implant Soc 1984;10:444-7.

235. Schelenz J,Kammann J. Comparison of contact and immersion techniques for axial length measurement and implant power calculation. J Cataract Refract Surg 1989;15:425-8.

236. Eleftheriadis H. IOLMaster biometry: refractive results of 100 consecutive cases. Br J Ophthalmol 2003;87:960-3.

237. Connors R Ⅲ,Boseman P Ⅲ,Olson RJ. Accuracy and reproducibility of biometry using partial coherence interferometry. J

Cataract Refract Surg 2002;28:235-8.

238. Haigis W,Lege B,Miller N,Schneider B. Comparison of immersion ultrasound biometry and partial coherence interferometry for intraocular lens calculation according to Haigis. Graefes Arch Clin Exp Ophthalmol 2000;238:765-73.

239. Packer M,Fine IH,Hoffman RS,et al. Immersion A-scan compared with partial coherence interferometry: outcomes analysis. J Cataract Refract Surg 2002;28:239-42.

240. Landers J,Goggin M. Comparison of refractive outcomes using immersion ultrasound biometry and IOLMaster biometry. Clin Experiment Ophthalmol 2009;37:566-9.

241. Vogel A,Dick HB,Krummenauer F. Reproducibility of optical biometry using partial coherence interferometry: intraobserver and interobserver reliability. J Cataract Refract Surg 2001;27:1961-8.

242. Lege BA,Haigis W. Laser interference biometry versus ultrasound biometry in certain clinical conditions. Graefes Arch Clin Exp Ophthalmol 2004;242:8-12.

243. Dietlein TS,Roessler G,Luke C,et al. Signal quality of biometry in silicone oil-filled eyes using partial coherence laser interferometry. J Cataract Refract Surg 2005;31:1006-10.

244. Hill W,Li W,Koch DD. IOL power calculation in eyes that have undergone LASIK/PRK/RK. Version 3.9. American Society of Cataract and Refractive Surgery. Available at: http://iol.ascrs.org/. Accessed July 8,2011.

245. Hill W,Angeles R,Otani T. Evaluation of a new IOLMaster algorithm to measure axial length. J Cataract Refract Surg 2008;34:920-4.

246. Freeman G,Pesudovs K. The impact of cataract severity on measurement acquisition with the IOLMaster. Acta Ophthalmol Scand 2005;83:439-42.

247. Tehrani M,Krummenauer F,Blom E,Dick HB. Evaluation of the practicality of optical biometry and applanation ultrasound in 253 eyes. J Cataract Refract Surg 2003;29:741-6.

248. Hoffer KJ. The Hoffer Q formula: a comparison of theoretic and regression formulas. J Cataract Refract Surg 1993;19:700-12. Erratum. J Cataract Refract Surg 1994;20:677.

249. Zuberbuhler B,Morrell AJ. Errata in printed Hoffer Q formula. J Cataract Refract Surg 2007;33:2; author reply 32-3.

250. Hoffer KJ. Clinical results using the Holladay 2 intraocular lens power formula. J Cataract Refract Surg 2000;26:1233-7.

251. Olsen T,Corydon L,Gimbel H. Intraocular lens power calculation with an improved anterior chamber depth prediction algorithm. J Cataract Refract Surg 1995;21:313-9.

252. Hoffmann PC,Hutz WW,Eckhardt HB. Significance of optic formula selection for postoperative refraction after cataract operation[in German]. Klin Monatsbl Augenheilkd 1997;211:168-77.

253. Retzlaff JA,Sanders DR,Kraff MC. Development of the SRK/T intraocular lens implant power calculation formula. J Cataract Refract Surg 1990;16:333-40.

254. Haigis W. Intraocular lens calculation in extreme myopia. J Cataract Refract Surg 2009;35:906-11.

255. Findl O,Menapace R,Rainer G,Georgopoulos M. Contact zone of piggyback acrylic intraocular lenses. J Cataract Refract Surg 1999;25:860-2.

256. Werner L,Shugar JK,Apple DJ,et al. Opacification of piggyback IOLs associated with an amorphous material attached to interlenticular surfaces. J Cataract Refract Surg 2000;26:1612-9.

257. Shugar JK,Keeler S. Interpseudophakos intraocular lens surface opacification as a late complication of piggyback acrylic posterior chamber lens implantation. J Cataract Refract Surg 2000;26:448-55.

258. Hill WE,Byrne SF. Complex axial length measurements and unusual IOL power calculations. Focal Points: Clinical Modules for Ophthalmologists. Module 9. San Francisco,CA: American Academy of Ophthalmology; 2004:10-11.

259. Shugar JK,Lewis C,Lee A. Implantation of multiple foldable acrylic posterior chamber lenses in the capsular bag for high hyperopia. J Cataract Refract Surg 1996;22 Suppl 2:1368-72.

260. Gayton JL,Sanders V,Van der Karr M,Raanan MG. Piggybacking intraocular implants to correct pseudophakic refractive error. Ophthalmology 1999;106:56-9.

261. Agency for Healthcare Research and Quality. Evidence Report/Technology Assessment: No. 16. Anesthesia management during cataract surgery. Washington,DC: AHRQ Publication No. 00-E015. Rockville,MD: Agency for Healthcare Research and Quality. 2000. Available at: http://archive.ahrq.gov/clinic/epcsums/anestsum.htm. Accessed July 14,2011.

262. Katz J,Feldman MA,Bass EB,et al,The Study of Medical Testing for Cataract Surgery Study Team. Injectable versus topical anesthesia for cataract surgery: patient perceptions of pain and side effects. Ophthalmology 2000;107:2054-60.

263. Katz J,Feldman MA,Bass EB,et al. Adverse intraoperative medical events and their association with anesthesia management strategies in cataract surgery. Ophthalmology 2001;108:1721-6.

264. Alhassan MB,Kyari F,Ejere HOD. Peribulbar versus retrobulbar anasthesia for cataract surgery. Cochrane Database Syst Rev 2008,Issue 3. Art. No.: CD004083. DOI: 10.1002/14651858.CD004083.pub2.

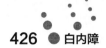
265. Davison M, Padroni S, Bunce C, Rushcen H. Sub-Tenon's anaesthesia versus topical anaesthesia for cataract surgery. Cochrane Database Syst Rev 2007, Issue 3. Art. No.: CD006691. DOI: 10.1002/14651858.CD006691.pub2.

266. El-Hindy N, Johnston RL, Jaycock P, et al. The Cataract National Dataset Electronic Multi-centre Audit of 55 567 operations: anaesthetic techniques and complications. Eye (Lond) 2009; 23: 50-5.

267. Ezra DG, Allan BDS. Topical anaesthesia alone versus topical anaesthesia with intracameral lidocaine for phacoemulsification. Cochrane Database Syst Rev 2007, Issue 3. Art. No.: CD005276. DOI: 10.1002/14651858.CD005276.pub2.

268. Navaleza JS, Pendse SJ, Blecher MH. Choosing anesthesia for cataract surgery. Ophthalmol Clin North Am 2006; 19: 233-7.

269. Boezaart A, Berry R, Nell M. Topical anesthesia versus retrobulbar block for cataract surgery: the patients' perspective. J Clin Anesth 2000; 12: 58-60.

270. Voon LW, Au Eong KG, Saw SM, et al. Effect of preoperative counseling on patient fear from the visual experience during phacoemulsification under topical anesthesia: Multicenter randomized clinical trial. J Cataract Refract Surg 2005; 31: 1966-9.

271. Haripriya A, Tan CS, Venkatesh R, et al. Effect of preoperative counseling on fear from visual sensations during phacoemulsification under topical anesthesia. J Cataract Refract Surg 2011; 37: 814-8.

272. Roberts T, Boytell K. A comparison of cataract surgery under topical anaesthesia with and without intracameral lignocaine. Clin Experiment Ophthalmol 2002; 30: 19-22.

273. Rosenfeld SI, Litinsky SM, Snyder DA, et al. Effectiveness of monitored anesthesia care in cataract surgery. Ophthalmology 1999; 106: 1256-60; discussion 1261.

274. Zakrzewski PA, Friel T, Fox G, Braga-Mele R. Monitored anesthesia care provided by registered respiratory care practitioners during cataract surgery: a report of 1957 cases. Ophthalmology 2005; 112: 272-7.

275. Tantri A, Clark C, Huber P, et al. Anesthesia monitoring by registered nurses during cataract surgery: assessment of need for intraoperative anesthesia consultation. J Cataract Refract Surg 2006; 32: 1115-8.

276. Bellan L, Gooi A, Rehsia S. The Misericordia Health Centre cataract comfort study. Can J Ophthalmol 2002; 37: 155-60.

277. Erb T, Sluga M, Hampl KF, et al. Preoperative anxiolysis with minimal sedation in elderly patients: bromazepam or clorazepate-dipotassium? Acta Anaesthesiol Scand 1998; 42: 97-101.

278. Boezaart AP, Berry RA, Laubscher JJ, Nell ML. Evaluation of anxiolysis and pain associated with combined peri- and retrobulbar eye block for cataract surgery. J Clin Anesth 1998; 10: 204-10.

279. West ES, Behrens A, McDonnell PJ, et al. The incidence of endophthalmitis after cataract surgery among the U.S. Medicare population increased between 1994 and 2001. Ophthalmology 2005; 112: 1388-94.

280. Taban M, Behrens A, Newcomb RL, et al. Acute endophthalmitis following cataract surgery: a systematic review of the literature. Arch Ophthalmol 2005; 123: 613-20.

281. Taban M, Behrens A, Newcomb RL, et al. Incidence of acute endophthalmitis following penetrating keratoplasty: a systematic review. Arch Ophthalmol 2005; 123: 605-9.

282. Cooper BA, Holekamp NM, Bohigian G, Thompson PA. Case-control study of endophthalmitis after cataract surgery comparing scleral tunnel and clear corneal wounds. Am J Ophthalmol 2003; 136: 300-5.

283. Colleaux KM, Hamilton WK. Effect of prophylactic antibiotics and incision type on the incidence of endophthalmitis after cataract surgery. Can J Ophthalmol 2000; 35: 373-8.

284. Nagaki Y, Hayasaka S, Kadoi C, et al. Bacterial endophthalmitis after small-incision cataract surgery. effect of incision placement and intraocular lens type. J Cataract Refract Surg 2003; 29: 20-6.

285. McDonnell PJ, Taban M, Sarayba M, et al. Dynamic morphology of clear corneal cataract incisions. Ophthalmology 2003; 110: 2342-8.

286. Taban M, Rao B, Reznik J, et al. Dynamic morphology of sutureless cataract wounds—effect of incision angle and location. Surv Ophthalmol 2004; 49 Suppl 2: S62-72.

287. Sarayba MA, Taban M, Ignacio TS, et al. Inflow of ocular surface fluid through clear corneal cataract incisions: a laboratory model. Am J Ophthalmol 2004; 138: 206-10.

288. Nichamin LD, Chang DF, Johnson SH, et al. ASCRS White Paper: what is the association between clear corneal cataract incisions and postoperative endophthalmitis? J Cataract Refract Surg 2006; 32: 1556-9.

289. Taban M, Sarayba MA, Ignacio TS, et al. Ingress of India ink into the anterior chamber through sutureless clear corneal cataract wounds. Arch Ophthalmol 2005; 123: 643-8.

290. Eifrig CW, Flynn HW Jr, Scott IU, Newton J. Acute-onset postoperative endophthalmitis: review of incidence and visual outcomes (1995-2001). Ophthalmic Surg Lasers 2002; 33: 373-8.

291. Miller JJ, Scott IU, Flynn HW Jr, et al. Acute-onset endophthalmitis after cataract surgery (2000-2004): incidence, clinical settings, and visual acuity outcomes after treatment. Am J Ophthalmol 2005; 139: 983-7.

292. Oshika T, Hatano H, Kuwayama Y, et al. Incidence of endophthalmitis after cataract surgery in Japan. Acta Ophthalmol Scand

2007；85：848-51.

293. Wong TY,Chee SP. The epidemiology of acute endophthalmitis after cataract surgery in an Asian population. Ophthalmology 2004；111：699-705.

294. Koc F,Sen E,Demirbay P,et al. Factors influencing treatment results in pseudophakic endophthalmitis. Eur J Ophthalmol 2002；12：34-9.

295. Schmitz S,Dick HB,Krummenauer F,Pfeiffer N. Endophthalmitis in cataract surgery：results of a German survey. Ophthalmology 1999；106：1869-77.

296. Hatch WV,Cernat G,Wong D,et al. Risk factors for acute endophthalmitis after cataract surgery：a population-based study. Ophthalmology 2009；116：425-30.

297. Haapala TT,Nelimarkka L,Saari JM,et al. Endophthalmitis following cataract surgery in southwest Finland from 1987 to 2000. Graefes Arch Clin Exp Ophthalmol 2005；243：1010-7.

298. Ravindran RD,Venkatesh R,Chang DF,et al. Incidence of post-cataract endophthalmitis at Aravind Eye Hospital：outcomes of more than 42,000 consecutive cases using standardized sterilization and prophylaxis protocols. J Cataract Refract Surg 2009；35：629-36.

299. Wejde G,Samolov B,Seregard S,et al. Risk factors for endophthalmitis following cataract surgery：a retrospective case-control study. J Hosp Infect 2005；61：251-6.

300. Prophylaxis of postoperative endophthalmitis following cataract surgery：results of the ESCRS multicenter study and identification of risk factors. J Cataract Refract Surg 2007；33：978-88.

301. Raskin EM,Speaker MG,McCormick SA,et al. Influence of haptic materials on the adherence of staphylococci to intraocular lenses. Arch Ophthalmol 1993；111：250-3.

302. Patwardhan A,Rao GP,Saha K,Craig EA. Incidence and outcomes evaluation of endophthalmitis management after phacoemulsification and 3-piece silicone intraocular lens implantation over 6 years in a single eye unit. J Cataract Refract Surg 2006；32：1018-21.

303. Kodjikian L,Renaud FN,Roques C,et al. In vitro influence of vancomycin on adhesion of a Staphylococcus epidermidis strain encoding intercellular adhesion locus ica to intraocular lenses. J Cataract Refract Surg 2005；31：1050-8.

304. Ozkan B,Karabas VL,Gundes S,et al. Effect of vancomycin,teicoplanin,and cefuroxime on Staphylococcus epidermidis adherence to intraocular lenses. J Cataract Refract Surg 2005；31：1814-20.

305. Mayer E,Cadman D,Ewings P,et al. A 10 year retrospective survey of cataract surgery and endophthalmitis in a single eye unit：injectable lenses lower the incidence of endophthalmitis. Br J Ophthalmol 2003；87：867-9.

306. Leslie T,Aitken DA,Barrie T,Kirkness CM. Residual debris as a potential cause of postphacoemulsification endophthalmitis. Eye 2003；17：506-12.

307. Zaluski S,Clayman HM,Karsenti G,et al. Pseudomonas aeruginosa endophthalmitis caused by contamination of the internal fluid pathways of a phacoemulsifier. J Cataract Refract Surg 1999；25：540-5.

308. Outbreaks of postoperative bacterial endophthalmitis caused by intrinsically contaminated ophthalmic solutions--Thailand, 1992,and Canada,1993. MMWR Morb Mortal Wkly Rep 1996；45：491-4.

309. Mino de Kaspar H,Grasbon T,Kampik A. Automated surgical equipment requires routine disinfection of vacuum control manifold to prevent postoperative endophthalmitis. Ophthalmology 2000；107：685-90.

310. Tarkkanen A,Raivio V,Anttila VJ,et al. Fungal endophthalmitis caused by Paecilomyces variotii following cataract surgery：a presumed operating room air-conditioning system contamination. Acta Ophthalmol Scand 2004；82：232-5.

311. Fridkin SK,Kremer FB,Bland LA,et al. Acremonium kiliense endophthalmitis that occurred after cataract extraction in an ambulatory surgical center and was traced to an environmental reservoir. Clin Infect Dis 1996；22：222-7.

312. Speaker MG,Milch FA,Shah MK,et al. Role of external bacterial flora in the pathogenesis of acute postoperative endophthalmitis. Ophthalmology 1991；98：639-49；discussion 650.

313. Ciulla TA,Starr MB,Masket S. Bacterial endophthalmitis prophylaxis for cataract surgery：an evidence-based update. Ophthalmology 2002；109：13-24.

314. Speaker MG,Menikoff JA. Prophylaxis of endophthalmitis with topical povidone-iodine. Ophthalmology 1991；98：1769-75.

315. Carrim ZI,Mackie G,Gallacher G,Wykes WN. The efficacy of 5% povidone-iodine for 3 minutes prior to cataract surgery. Eur J Ophthalmol 2009；19：560-4.

316. Ferguson AW,Scott JA,McGavigan J,et al. Comparison of 5% povidone-iodine solution against 1% povidone-iodine solution in preoperative cataract surgery antisepsis：a prospective randomised double blind study. Br J Ophthalmol 2003；87：163-7.

317. Boden JH,Myers ML,Lee T,et al. Effect of lidocaine gel on povidone-iodine antisepsis and microbial survival. J Cataract Refract Surg 2008；34：1773-5.

318. Hariprasad SM,Shah GK,Mieler WF,et al. Vitreous and aqueous penetration of orally administered moxifloxacin in humans.

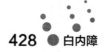

Arch Ophthalmol 2006;124:178-82.

319. Kampougeris G, Antoniadou A, Kavouklis E, et al. Penetration of moxifloxacin into the human aqueous humour after oral administration. Br J Ophthalmol 2005;89:628-31.

320. Garcia-Saenz MC, Arias-Puente A, Fresnadillo-Martinez MJ, Carrasco-Font C. Human aqueous humor levels of oral ciprofloxacin, levofloxacin, and moxifloxacin. J Cataract Refract Surg 2001;27:1969-74.

321. Ng JQ, Morlet N, Pearman JW, et al. Management and outcomes of postoperative endophthalmitis since the Endophthalmitis Vitrectomy Study: the Endophthalmitis Population Study of Western Australia (EPSWA)'s fifth report. Ophthalmology 2005; 112:1199-206.

322. Montan PG, Wejde G, Koranyi G, Rylander M. Prophylactic intracameral cefuroxime. Efficacy in preventing endophthalmitis after cataract surgery. J Cataract Refract Surg 2002;28:977-81.

323. Garat M, Moser CL, Alonso-Tarres C, et al. Intracameral cefazolin to prevent endophthalmitis in cataract surgery: 3-year retrospective study. J Cataract Refract Surg 2005;31:2230-4.

324. Ndegwa S, Cimon K, Severn M. Rapid Response Report: Peer-Reviewed Summary with Critical Appraisal. Intracameral antibiotics for the prevention of endophthalmitis post-cataract surgery: review of clinical and cost-effectiveness and guidelines. Ottawa, Canada: Canadian Agency for Drugs and Technologies in Health; October 2010. Available at: www.cadth.ca/media/pdf/M0019_Intracameral_Antiobiotics_L3_e.pdf. Accessed May 4, 2011.

325. Romero P, Mendez I, Salvat M, et al. Intracameral cefazolin as prophylaxis against endophthalmitis in cataract surgery. J Cataract Refract Surg 2006;32:438-41.

326. Yu-Wai-Man P, Morgan SJ, Hildreth AJ, et al. Efficacy of intracameral and subconjunctival cefuroxime in preventing endophthalmitis after cataract surgery. J Cataract Refract Surg 2008;34:447-51.

327. Arbisser LB. Safety of intracameral moxifloxacin for prophylaxis of endophthalmitis after cataract surgery. J Cataract Refract Surg 2008;34:1114-20.

328. Espiritu CR, Caparas VL, Bolinao JG. Safety of prophylactic intracameral moxifloxacin 0.5% ophthalmic solution in cataract surgery patients. J Cataract Refract Surg 2007;33:63-8.

329. Lane SS, Osher RH, Masket S, Belani S. Evaluation of the safety of prophylactic intracameral moxifloxacin in cataract surgery. J Cataract Refract Surg 2008;34:1451-9.

330. Delyfer MN, Rougier MB, Leoni S, et al. Ocular toxicity after intracameral injection of very high doses of cefuroxime during cataract surgery. J Cataract Refract Surg 2011;37:271-8.

331. Chang DF, Braga-Mele R, Mamalis N, et al, ASCRS Cataract Clinical Committee. Prophylaxis of postoperative endophthalmitis after cataract surgery: results of the 2007 ASCRS member survey. J Cataract Refract Surg 2007;33:1801-5.

332. Brown GC, Eagle RC, Shakin EP, et al. Retinal toxicity of intravitreal gentamicin. Arch Ophthalmol 1990;108:1740-4.

333. Rosha DS, Ng JQ, Morlet N, et al. Cataract surgery practice and endophthalmitis prevention by Australian and New Zealand ophthalmologists. Clin Experiment Ophthalmol 2006;34:535-44.

334. Sharifi E, Porco TC, Naseri A. Cost-effectiveness analysis of intracameral cefuroxime use for prophylaxis of endophthalmitis after cataract surgery. Ophthalmology 2009;116:1887-96.

335. Wu PC, Li M, Chang SJ, et al. Risk of endophthalmitis after cataract surgery using different protocols for povidone-iodine preoperative disinfection. J Ocul Pharmacol Ther 2006;22:54-61.

336. Mamalis N, Edelhauser HF, Dawson DG, et al. Toxic anterior segment syndrome. J Cataract Refract Surg 2006;32:324-33.

337. Mamalis N. Toxic anterior segment syndrome. Focal Points: Clinical Modules for Ophthalmologists. Module 10. San Francisco, CA: American Academy of Ophthalmology; 2009.

338. Analeyz, Inc. 2010 survey practice styles and preferences of U.S. ASCRS members. Available at: www.analeyz.com/. Accessed June 24, 2011.

339. Minassian DC, Rosen P, Dart JK, et al. Extracapsular cataract extraction compared with small incision surgery by phacoemulsification: a randomised trial. Br J Ophthalmol 2001;85:822-9.

340. Nagy Z, Takacs A, Filkorn T, Sarayba M. Initial clinical evaluation of an intraocular femtosecond laser in cataract surgery. J Refract Surg 2009;25:1053-60.

341. Masket S, Sarayba M, Ignacio T, Fram N. Femtosecond laser-assisted cataract incisions: architectural stability and reproducibility. J Cataract Refract Surg 2010;36:1048-9.

342. Fine IH, Hoffman RS, Packer M. Profile of clear corneal cataract incisions demonstrated by ocular coherence tomography. J Cataract Refract Surg 2007;33:94-7.

343. Alio J, Rodriguez-Prats JL, Galal A, Ramzy M. Outcomes of microincision cataract surgery versus coaxial phacoemulsification. Ophthalmology 2005;112:1997-2003.

344. Elkady B, Pinero D, Alio JL. Corneal incision quality: microincision cataract surgery versus microcoaxial phacoemulsification. J

Cataract Refract Surg 2009;35:466-74.

345. Calladine D,Packard R. Clear corneal incision architecture in the immediate postoperative period evaluated using optical coherence tomography. J Cataract Refract Surg 2007;33:1429-35.

346. Mardelli PG,Mehanna CJ. Phacoanaphylactic endophthalmitis secondary to capsular block syndrome. J Cataract Refract Surg 2007;33:921-2.

347. Wilczynski M,Supady E,Loba P,et al. Comparison of early corneal endothelial cell loss after coaxial phacoemulsification through 1.8 mm microincision and bimanual phacoemulsification through 1.7 mm microincision. J Cataract Refract Surg 2009; 35:1570-4.

348. Hu V,Hughes EH,Patel N,Whitefield LA. The effect of aqualase and phacoemulsification on the corneal endothelium. Cornea 2010;29:247-50.

349. Liyanage SE,Angunawela RI,Wong SC,Little BC. Anterior chamber instability caused by incisional leakage in coaxial phacoemulsification. J Cataract Refract Surg 2009;35:1003-5.

350. Bissen-Miyajima H. Ophthalmic viscosurgical devices. Curr Opin Ophthalmol 2008;19:50-4.

351. Gimbel HV,Neuhann T. Development,advantages,and methods of the continuous circular capsulorhexis technique. J Cataract Refract Surg 1990;16:31-7.

352. Nixon DR. In vivo digital imaging of the square-edged barrier effect of a silicone intraocular lens. J Cataract Refract Surg 2004; 30:2574-84.

353. Koch DD,Liu JF. Multilamellar hydrodissection in phacoemulsification and planned extracapsular surgery. J Cataract Refract Surg 1990;16:559-62.

354. Peng Q,Apple DJ,Visessook N,et al. Surgical prevention of posterior capsule opacification. Part 2: Enhancement of cortical cleanup by focusing on hydrodissection. J Cataract Refract Surg 2000;26:188-97.

355. Vasavada AR,Dholakia SA,Raj SM,Singh R. Effect of cortical cleaving hydrodissection on posterior capsule opacification in age-related nuclear cataract. J Cataract Refract Surg 2006;32:1196-200.

356. Gimbel HV. Divide and conquer nucleofractis phacoemulsification: development and variations. J Cataract Refract Surg 1991; 17:281-91.

357. Koch PS,Katzen LE. Stop and chop phacoemulsification. J Cataract Refract Surg 1994;20:566-70.

358. Packer M,Fine IH,Hoffman RS,Smith JH. Techniques of phacoemulsification. In: Tasman W,Jaeger EA,eds. Duane's Ophthalmology on DVD-ROM. 2009 edition. Philadelphia,PA: Lippincott Williams & Wilkins,2009.

359. Hoffman RS,Fine IH,Packer M. Scleral fixation without conjunctival dissection. J Cataract Refract Surg 2006;32:1907-12.

360. Rainer G,Stifter E,Luksch A,Menapace R. Comparison of the effect of Viscoat and DuoVisc on postoperative intraocular pressure after small-incision cataract surgery. J Cataract Refract Surg 2008;34:253-7.

361. Vasavada AR,Praveen MR,Pandita D,et al. Effect of stromal hydration of clear corneal incisions: quantifying ingress of trypan blue into the anterior chamber after phacoemulsification. J Cataract Refract Surg 2007;33:623-7.

362. Chee SP. Clear corneal incision leakage after phacoemulsification—detection using povidone iodine 5%. Int Ophthalmol 2005; 26:175-9.

363. Nielsen PJ. Prospective evaluation of surgically induced astigmatism and astigmatic keratotomy effects of various self-sealing small incisions. J Cataract Refract Surg 1995;21:43-8.

364. Kaufmann C,Peter J,Ooi K,et al. Queen Elizabeth Astigmatism Study Group. Limbal relaxing incisions versus on-axis incisions to reduce corneal astigmatism at the time of cataract surgery. J Cataract Refract Surg 2005;31:2261-5.

365. Borasio E,Mehta JS,Maurino V. Surgically induced astigmatism after phacoemulsification in eyes with mild to moderate corneal astigmatism: temporal versus on-axis clear corneal incisions. J Cataract Refract Surg 2006;32:565-72.

366. Olson RJ,Crandall AS. Prospective randomized comparison of phacoemulsification cataract surgery with a 3.2-mm vs a 5.5-mm sutureless incision. Am J Ophthalmol 1998;125:612-20.

367. Laurell CG,Zetterstrom C,Philipson B,Syren-Nordqvist S. Randomized study of the blood-aqueous barrier reaction after phacoemulsification and extracapsular cataract extraction. Acta Ophthalmol Scand 1998;76:573-8.

368. Pande MV,Spalton DJ,Kerr-Muir MG,Marshall J. Postoperative inflammatory response to phacoemulsification and extracapsular cataract surgery: aqueous flare and cells. J Cataract Refract Surg 1996;22 Suppl 1:770-4.

369. Steinert RF,Brint SF,White SM,Fine IH. Astigmatism after small incision cataract surgery. A prospective,randomized, multicenter comparison of 4- and 6.5-mm incisions. Ophthalmology 1991;98:417-23; discussion 423-4.

370. Hayashi K,Hayashi H,Nakao F,Hayashi F. The correlation between incision size and corneal shape changes in sutureless cataract surgery. Ophthalmology 1995;102:550-6.

371. Kohnen T,Dick B,Jacobi KW. Comparison of the induced astigmatism after temporal clear corneal tunnel incisions of different sizes. J Cataract Refract Surg 1995;21:417-24.

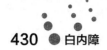
372. Oshika T, Nagahara K, Yaguchi S, et al. Three year prospective, randomized evaluation of intraocular lens implantation through 3.2 and 5.5 mm incisions. J Cataract Refract Surg 1998;24:509-14.

373. Wang J, Zhang EK, Fan WY, et al. The effect of micro-incision and small-incision coaxial phaco-emulsification on corneal astigmatism. Clin Experiment Ophthalmol 2009;37:664-9.

374. Masket S, Wang L, Belani S. Induced astigmatism with 2.2- and 3.0-mm coaxial phacoemulsification incisions. J Refract Surg 2009;25:21-4.

375. Packer M, Fine IH, Hoffman RS. Refractive lens surgery. Ophthalmol Clin North Am 2006;19:77-88, vi.

376. Denoyer A, Denoyer L, Marotte D, et al. Intraindividual comparative study of corneal and ocular wavefront aberrations after biaxial microincision versus coaxial small-incision cataract surgery. Br J Ophthalmol 2008;92:1679-84.

377. Baranano AE, Wu J, Mazhar K, et al, Los Angeles Latino Eye Study Group. Visual acuity outcomes after cataract extraction in adult latinos. The Los Angeles Latino Eye Study. Ophthalmology 2008;115:815-21.

378. Dick HB, Augustin AJ. Lens implant selection with absence of capsular support. Curr Opin Ophthalmol 2001;12:47-57.

379. Werner L, Tetz M, Feldmann I, Bucker M. Evaluating and defining the sharpness of intraocular lenses: microedge structure of commercially available square-edged hydrophilic intraocular lenses. J Cataract Refract Surg 2009;35:556-66.

380. Bournas P, Drazinos S, Kanellas D, et al. Dysphotopsia after cataract surgery: comparison of four different intraocular lenses. Ophthalmologica 2007;221:378-83.

381. Buehl W, Findl O. Effect of intraocular lens design on posterior capsule opacification. J Cataract Refract Surg 2008;34:1976-85.

382. Vock L, Crnej A, Findl O, et al. Posterior capsule opacification in silicone and hydrophobic acrylic intraocular lenses with sharp-edge optics six years after surgery. Am J Ophthalmol 2009;147:683-90.

383. Kohnen S, Ferrer A, Brauweiler P. Visual function in pseudophakic eyes with poly(methyl methacrylate), silicone, and acrylic intraocular lenses. J Cataract Refract Surg 1996;22 Suppl 2:1303-7.

384. Brown DC, Grabow HB, Martin RG, et al. Staar Collamer intraocular lens: clinical results from the phase I FDA core study. J Cataract Refract Surg 1998;24:1032-8.

385. Cheng JW, Wei RL, Cai JP, et al. Efficacy of different intraocular lens materials and optic edge designs in preventing posterior capsular opacification: a meta-analysis. Am J Ophthalmol 2007;143:428-36.

386. Werner L. Glistenings and surface light scattering in intraocular lenses. J Cataract Refract Surg 2010;36:1398-420.

387. Richter-Mueksch S, Kahraman G, Amon M, et al. Uveal and capsular biocompatibility after implantation of sharp-edged hydrophilic acrylic, hydrophobic acrylic, and silicone intraocular lenses in eyes with pseudoexfoliation syndrome. J Cataract Refract Surg 2007;33:1414-8.

388. Schild G, Amon M, Abela-Formanek C, et al. Uveal and capsular biocompatibility of a single-piece, sharp-edged hydrophilic acrylic intraocular lens with collagen(Collamer): 1-year results. J Cataract Refract Surg 2004;30:1254-8.

389. Abela-Formanek C, Amon M, Schild G, et al. Uveal and capsular biocompatibility of hydrophilic acrylic, hydrophobic acrylic, and silicone intraocular lenses. J Cataract Refract Surg 2002;28:50-61.

390. Mamalis N. Incision width after phacoemulsification with foldable intraocular lens implantation. J Cataract Refract Surg 2000;26:237-41.

391. Shimizu K, Kobayashi K, Takayama S, Zhaobin G. Preloaded injector for intraocular lens implantation without the use of ophthalmic viscosurgical devices. J Cataract Refract Surg 2008;34:1157-60.

392. Wagoner MD, Cox TA, Ariyasu RG, et al. Intraocular lens implantation in the absence of capsular support: a report by the American Academy of Ophthalmology. Ophthalmology 2003;110:840-59.

393. Donaldson KE, Gorscak JJ, Budenz DL, et al. Anterior chamber and sutured posterior chamber intraocular lenses in eyes with poor capsular support. J Cataract Refract Surg 2005;31:903-9.

394. Kwong YY, Yuen HK, Lam RF, et al. Comparison of outcomes of primary scleral-fixated versus primary anterior chamber intraocular lens implantation in complicated cataract surgeries. Ophthalmology 2007;114:80-5.

395. Condon GP, Masket S, Kranemann C, et al. Small-incision iris fixation of foldable intraocular lenses in the absence of capsule support. Ophthalmology 2007;114:1311-8.

396. Assia EI, Nemet A, Sachs D. Bilateral spontaneous subluxation of scleral-fixated intraocular lenses. J Cataract Refract Surg 2002;28:2214-6.

397. Price MO, Price FW Jr, Werner L, et al. Late dislocation of scleral-sutured posterior chamber intraocular lenses. J Cataract Refract Surg 2005;31:1320-6.

398. Sasahara M, Kiryu J, Yoshimura N. Endoscope-assisted transscleral suture fixation to reduce the incidence of intraocular lens dislocation. J Cataract Refract Surg 2005;31:1777-80.

399. Kamal AM, Hanafy M, Ehsan A, Tomerak RH. Ultrasound biomicroscopy comparison of ab interno and ab externo scleral

fixation of posterior chamber intraocular lenses. J Cataract Refract Surg 2009；35：881-4.

400. Mura JJ，Pavlin CJ，Condon GP，et al. Ultrasound biomicroscopic analysis of iris-sutured foldable posterior chamber intraocular lenses. Am J Ophthalmol 2010；149：245-52.

401. Bellucci R，Scialdone A，Buratto L，et al. Visual acuity and contrast sensitivity comparison between Tecnis and AcrySof SA60AT intraocular lenses：A multicenter randomized study. J Cataract Refract Surg 2005；31：712-7.

402. Packer M，Fine IH，Hoffman RS，Piers PA. Improved functional vision with a modified prolate intraocular lens. J Cataract Refract Surg 2004；30：986-92.

403. Holladay JT，Piers PA，Koranyi G，et al. A new intraocular lens design to reduce spherical aberration of pseudophakic eyes. J Refract Surg 2002；18：683-91.

404. Kurz S，Krummenauer F，Thieme H，Dick HB. Contrast sensitivity after implantation of a spherical versus an aspherical intraocular lens in biaxial microincision cataract surgery. J Cataract Refract Surg 2007；33：393-400.

405. Packer M，Fine IH，Hoffman RS，Piers PA. Prospective randomized trial of an anterior surface modified prolate intraocular lens. J Refract Surg 2002；18：692-6.

406. Kohnen T，Klaproth OK，Buhren J. Effect of intraocular lens asphericity on quality of vision after cataract removal：an intraindividual comparison. Ophthalmology 2009；116：1697-706.

407. Chen WR，Ye HH，Qian YY，et al. Comparison of higher-order aberrations and contrast sensitivity between Tecnis Z9001 and CeeOn 911A intraocular lenses：a prospective randomized study. Chin Med J（Engl）2006；119：1779-84.

408. Ohtani S，Gekka S，Honbou M，et al. One-year prospective intrapatient comparison of aspherical and spherical intraocular lenses in patients with bilateral cataract. Am J Ophthalmol 2009；147：984-9.

409. Kasper T，Buhren J，Kohnen T. Intraindividual comparison of higher-order aberrations after implantation of aspherical and spherical intraocular lenses as a function of pupil diameter. J Cataract Refract Surg 2006；32：78-84.

410. Tzelikis PF，Akaishi L，Trindade FC，Boteon JE. Spherical aberration and contrast sensitivity in eyes implanted with aspheric and spherical intraocular lenses：a comparative study. Am J Ophthalmol 2008；145：827-33.

411. Tzelikis PF，Akaishi L，Trindade FC，Boteon JE. Ocular aberrations and contrast sensitivity after cataract surgery with AcrySof IQ intraocular lens implantation Clinical comparative study. J Cataract Refract Surg 2007；33：1918-24.

412. Santhiago MR，Netto MV，Barreto J，Jr.，et al. Wavefront analysis，contrast sensitivity，and depth of focus after cataract surgery with aspherical intraocular lens implantation. Am J Ophthalmol 2010；149：383-9.

413. Nochez Y，Favard A，Majzoub S，Pisella PJ. Measurement of corneal aberrations for customisation of intraocular lens asphericity：impact on quality of vision after micro-incision cataract surgery. Br J Ophthalmol 2010；94：440-4.

414. van Gaalen KW，Koopmans SA，Jansonius NM，Kooijman AC. Clinical comparison of the optical performance of aspheric and spherical intraocular lenses. J Cataract Refract Surg 2010；36：34-43.

415. Su PY，Hu FR. Intraindividual comparison of functional vision and higher order aberrations after implantation of aspheric and spherical intraocular lenses. J Refract Surg 2009；25：265-72.

416. Munoz G，Albarran-Diego C，Montes-Mico R，et al. Spherical aberration and contrast sensitivity after cataract surgery with the Tecnis Z9000 intraocular lens. J Cataract Refract Surg 2006；32：1320-7.

417. Nanavaty MA，Spalton DJ，Boyce J，et al. Wavefront aberrations，depth of focus，and contrast sensitivity with aspheric and spherical intraocular lenses：fellow-eye study. J Cataract Refract Surg 2009；35：663-71.

418. Yamaguchi T，Negishi K，Ono T，et al. Feasibility of spherical aberration correction with aspheric intraocular lenses in cataract surgery based on individual pupil diameter. J Cataract Refract Surg 2009；35：1725-33.

419. Baumeister M，Buhren J，Kohnen T. Tilt and decentration of spherical and aspheric intraocular lenses：effect on higher-order aberrations. J Cataract Refract Surg 2009；35：1006-12.

420. Packer M，Fine IH，Hoffman RS. Aspheric intraocular lens selection based on corneal wavefront. J Refract Surg 2009；25：12-20.

421. Montes-Mico R，Ferrer-Blasco T，Cervino A. Analysis of the possible benefits of aspheric intraocular lenses：review of the literature. J Cataract Refract Surg 2009；35：172-81.

422. Hoffer KJ. Biometry of 7,500 cataractous eyes. Am J Ophthalmol 1980；90：360-8，correction 890.

423. Grabow HB. Intraocular correction of refractive errors. In：Kershner RM，ed. Refractive Keratotomy for Cataract Surgery and the Correction of Astigmatism. Thorofare，NJ：SLACK，1994.

424. Lane SS，Ernest P，Miller KM，et al. Comparison of clinical and patient-reported outcomes with bilateral AcrySof toric or spherical control intraocular lenses. J Refract Surg 2009；25：899-901.

425. Ruiz-Mesa R，Carrasco-Sanchez D，Diaz-Alvarez SB，et al. Refractive lens exchange with foldable toric intraocular lens. Am J Ophthalmol 2009；147：990-6.

426. Gills JP，Gayton JL. Reducing pre-existing astigmatism. In：Gills JP，Fenzl R，Martin RG，eds. Cataract Surgery：The State of

the Art. Thorofare, NJ: SLACK, 1998.

427. Till JS, Yoder PR, Jr, Wilcox TK, Spielman JL. Toric intraocular lens implantation: 100 consecutive cases. J Cataract Refract Surg 2002;28:295-301.

428. Chang DF. Comparative rotational stability of single-piece open-loop acrylic and plate-haptic silicone toric intraocular lenses. J Cataract Refract Surg 2008;34:1842-7.

429. McDonnell PJ, Lee P, Spritzer K, et al. Associations of presbyopia with vision-targeted health-related quality of life. Arch Ophthalmol 2003;121:1577-81.

430. Dick HB, Krummenauer F, Schwenn O, et al. Objective and subjective evaluation of photic phenomena after monofocal and multifocal intraocular lens implantation. Ophthalmology 1999;106:1878-86.

431. Vaquero-Ruano M, Encinas JL, Millan I, et al. AMO array multifocal versus monofocal intraocular lenses: long-term follow-up. J Cataract Refract Surg 1998;24:118-23.

432. Greenbaum S. Monovision pseudophakia. J Cataract Refract Surg 2002;28:1439-43.

433. Zhang F, Sugar A, Jacobsen G, Collins M. Visual function and spectacle independence after cataract surgery: bilateral diffractive multifocal intraocular lenses versus monovision pseudophakia. J Cataract Refract Surg 2011;37:853-8.

434. Finkelman YM, Ng JQ, Barrett GD. Patient satisfaction and visual function after pseudophakic monovision. J Cataract Refract Surg 2009;35:998-1002.

435. Ito M, Shimizu K, Amano R, Handa T. Assessment of visual performance in pseudophakic monovision. J Cataract Refract Surg 2009;35:710-4.

436. Leyland M, Zinicola E. Multifocal versus monofocal intraocular lenses in cataract surgery: a systematic review. Ophthalmology 2003;110:1789-98.

437. Woodward MA, Randleman JB, Stulting RD. Dissatisfaction after multifocal intraocular lens implantation. J Cataract Refract Surg 2009;35:992-7.

438. Packer M, Chu YR, Waltz KL, et al. Evaluation of the aspheric Tecnis multifocal intraocular lens: one-year results from the first cohort of the food and drug administration clinical trial. Am J Ophthalmol 2010;149:577-84.

439. Cumming JS, Colvard DM, Dell SJ, et al. Clinical evaluation of the Crystalens AT-45 accommodating intraocular lens Results of the U.S. Food and Drug Administration clinical trial. J Cataract Refract Surg 2006;32:812-25.

440. Pepose JS, Qazi MA, Davies J, et al. Visual performance of patients with bilateral vs combination Crystalens, ReZoom, and ReSTOR intraocular lens implants. Am J Ophthalmol 2007;144:347-57.

441. Lundstrom M, Barry P, Leite E, et al. 1998 European Cataract Outcome Study: report from the European Cataract Outcome Study Group. J Cataract Refract Surg 2001;27:1176-84.

442. Lum F, Schein O, Schachat AP, et al. Initial two years of experience with the AAO National Eyecare Outcomes Network (NEON) cataract surgery database. Ophthalmology 2000;107:691-7.

443. Jaycock P, Johnston RL, Taylor H, et al. The Cataract National Dataset electronic multi-centre audit of 55,567 operations: updating benchmark standards of care in the United Kingdom and internationally. Eye (Lond) 2009;23:38-49.

444. Albanis CV, Dwyer MA, Ernest JT. Outcomes of extracapsular cataract extraction and phacoemulsification performed in a university training program. Ophthalmic Surg Lasers 1998;29:643-8.

445. Blomquist PH, Rugwani RM. Visual outcomes after vitreous loss during cataract surgery performed by residents. J Cataract Refract Surg 2002;28:847-52.

446. Corey RP, Olson RJ. Surgical outcomes of cataract extractions performed by residents using phacoemulsification. J Cataract Refract Surg 1998;24:66-72.

447. Karp KO, Albanis CV, Pearlman JB, Goins KM. Outcomes of temporal clear cornea versus superior scleral tunnel phacoemulsification incisions in a university training program. Ophthalmic Surg Lasers 2001;32:228-32.

448. Randleman JB, Srivastava SK, Aaron MM. Phacoemulsification with topical anesthesia performed by resident surgeons. J Cataract Refract Surg 2004;30:149-54.

449. Tarbet KJ, Mamalis N, Theurer J, et al. Complications and results of phacoemulsification performed by residents. J Cataract Refract Surg 1995;21:661-5.

450. Quillen DA, Phipps SJ. Visual outcomes and incidence of vitreous loss for residents performing phacoemulsification without prior planned extracapsular cataract extraction experience. Am J Ophthalmol 2003;135:732-3.

451. Mangione CM, Orav EJ, Lawrence MG, et al. Prediction of visual function after cataract surgery. A prospectively validated model. Arch Ophthalmol 1995;113:1305-11.

452. Amesbury EC, Grossberg AL, Hong DM, Miller KM. Functional visual outcomes of cataract surgery in patients with 20/20 or better preoperative visual acuity. J Cataract Refract Surg 2009;35:1505-8.

453. Mozaffarieh M, Heinzl H, Sacu S, Wedrich A. Clinical outcomes of phacoemulsification cataract surgery in diabetes patients:

visual function(VF-14),visual acuity and patient satisfaction. Acta Ophthalmol Scand 2005;83:176-83.

454. Pham TQ,Cugati S,Rochtchina E,et al. Age-related maculopathy and cataract surgery outcomes: visual acuity and health-related quality of life. Eye 2007;21:324-30.

455. Forooghian F,Agron E,Clemons TE,et al. Visual acuity outcomes after cataract surgery in patients with age-related macular degeneration: Age-Related Eye Disease Study report no. 27. Ophthalmology 2009;116:2093-100.

456. Powe NR,Schein OD,Gieser SC,et al,Cataract Patient Outcome Research Team. Synthesis of the literature on visual acuity and complications following cataract extraction with intraocular lens implantation. Arch Ophthalmol 1994;112:239-52.

457. Greenberg PB,Tseng VL,Wu WC,et al. Prevalence and predictors of ocular complications associated with cataract surgery in United States veterans. Ophthalmology 2011;118:507-14.

458. Stein JD,Grossman DS,Mundy KM,et al. Severe adverse events after cataract surgery among medicare beneficiaries. Ophthalmology 2011;118:1716-23.

459. Zaidi FH,Corbett MC,Burton BJ,Bloom PA. Raising the benchmark for the 21st century--the 1000 cataract operations audit and survey: outcomes,consultant-supervised training and sourcing NHS choice. Br J Ophthalmol 2007;91:731-6.

460. Clark A,Morlet N,Ng JQ,et al. Whole population trends in complications of cataract surgery over 22 years in Western Australia. Ophthalmology 2011;118:1055-61.

461. Chen CK,Tseng VL,Wu WC,Greenberg PB. A survey of the current role of manual extracapsular cataract extraction. J Cataract Refract Surg 2010;36:692-3.

462. Ernest P,Rhem M,McDermott M,et al. Phacoemulsification conditions resulting in thermal wound injury. J Cataract Refract Surg 2001;27:1829-39.

463. Sorensen T,Chan CC,Bradley M,et al. An ultrasound induced incision contracture survey of the United States and Canada. J Cataract Refract Surg. In press 2012.

464. Cho YK,Kim MS. Perioperative modulating factors on astigmatism in sutured cataract surgery. Korean J Ophthalmol 2009;23:240-8.

465. Marcon AS,Rapuano CJ,Jones MR,et al. Descemet's membrane detachment after cataract surgery: management and outcome. Ophthalmology 2002;109:2325-30.

466. Hui JI,Fishler J,Karp CL,et al. Retained nuclear fragments in the anterior chamber after phacoemulsification with an intact posterior capsule. Ophthalmology 2006;113:1949-53.

467. Van Gelder RN,Leveque TK. Cataract surgery in the setting of uveitis. Curr Opin Ophthalmol 2009;20:42-5.

468. Clark WL,Kaiser PK,Flynn HW Jr,et al. Treatment strategies and visual acuity outcomes in chronic postoperative Propionibacterium acnes endophthalmitis. Ophthalmology 1999;106:1665-70.

469. Cao X,Liu A,Zhang J,et al. Clinical analysis of endophthalmitis after phacoemulsification. Can J Ophthalmol 2007;42:844-8.

470. Carrim ZI,Richardson J,Wykes WN. Incidence and visual outcome of acute endophthalmitis after cataract surgery--the experience of an eye department in Scotland. Br J Ophthalmol 2009;93:721-5.

471. Fang YT,Chien LN,Ng YY,et al. Association of hospital and surgeon operation volume with the incidence of postoperative endophthalmitis: Taiwan experience. Eye(Lond)2006;20:900-7.

472. Lalitha P,Rajagopalan J,Prakash K,et al. Postcataract endophthalmitis in South India incidence and outcome. Ophthalmology 2005;112:1884-9.

473. Garcia-Arumi J,Fonollosa A,Sararols L,et al. Topical anesthesia: possible risk factor for endophthalmitis after cataract extraction. J Cataract Refract Surg 2007;33:989-92.

474. Lundstrom M. Endophthalmitis and incision construction. Curr Opin Ophthalmol 2006;17:68-71.

475. Monica ML,Long DA. Nine-year safety with self-sealing corneal tunnel incision in clear cornea cataract surgery. Ophthalmology 2005;112:985-6.

476. Lemley CA,Han DP. Endophthalmitis: a review of current evaluation and management. Retina 2007;27:662-80.

477. Kernt M,Kampik A. Endophthalmitis: pathogenesis,clinical presentation,management,and perspectives. Clin Ophthalmol 2010;4:121-35.

478. Montan PG,Koranyi G,Setterquist HE,et al. Endophthalmitis after cataract surgery: risk factors relating to technique and events of the operation and patient history: a retrospective case-control study. Ophthalmology 1998;105:2171-7.

479. Somani S,Grinbaum A,Slomovic AR. Postoperative endophthalmitis: incidence,predisposing surgery,clinical course and outcome. Can J Ophthalmol 1997;32:303-10.

480. Lalwani GA,Flynn HW Jr.,Scott IU,et al. Acute-onset endophthalmitis after clear corneal cataract surgery(1996-2005). Clinical features,causative organisms,and visual acuity outcomes. Ophthalmology 2008;115:473-6.

481. Ang GS,Whyte IF. Effect and outcomes of posterior capsule rupture in a district general hospital setting. J Cataract Refract Surg 2006;32:623-7.

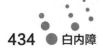
482. Chan FM, Mathur R, Ku JJ, et al. Rates of posterior capsule rupture during cataract surgery among different races in Singapore. Ann Acad Med Singapore 2006;35:698-700.

483. Szijarto Z, Haszonits B, Biro Z, Kovacs B. Phacoemulsification on previously vitrectomized eyes: results of a 10-year-period. Eur J Ophthalmol 2007;17:601-4.

484. Narendran N, Jaycock P, Johnston RL, et al. The Cataract National Dataset electronic multicentre audit of 55,567 operations: risk stratification for posterior capsule rupture and vitreous loss. Eye (Lond) 2009;23:31-7.

485. Artzen D, Lundstrom M, Behndig A, et al. Capsule complication during cataract surgery: Case-control study of preoperative and intraoperative risk factors: Swedish Capsule Rupture Study Group report 2. J Cataract Refract Surg 2009;35:1688-93.

486. Burk SE, Da Mata AP, Snyder ME, et al. Visualizing vitreous using Kenalog suspension. J Cataract Refract Surg 2003;29:645-51.

487. von Lany H, Mahmood S, James CR, et al. Displacement of nuclear fragments into the vitreous complicating phacoemulsification surgery in the UK: clinical features, outcomes and management. Br J Ophthalmol 2008;92:493-5.

488. Ho LY, Doft BH, Wang L, Bunker CH. Clinical predictors and outcomes of pars plana vitrectomy for retained lens material after cataract extraction. Am J Ophthalmol 2009;147:587-94.

489. Schaal S, Barr CC. Management of retained lens fragments after cataract surgery with and without pars plana vitrectomy. J Cataract Refract Surg 2009;35:863-7.

490. Chen CL, Wang TY, Cheng JH, et al. Immediate pars plana vitrectomy improves outcome in retained intravitreal lens fragments after phacoemulsification. Ophthalmologica 2008;222:277-83.

491. Treumer F, Bunse A, Rudolf M, Roider J. Pars plana vitrectomy, phacoemulsification and intraocular lens implantation. Comparison of clinical complications in a combined versus two-step surgical approach. Graefes Arch Clin Exp Ophthalmol 2006;244:808-15.

492. Alio JL, Ruiz-Moreno JM, Shabayek MH, et al. The risk of retinal detachment in high myopia after small incision coaxial phacoemulsification. Am J Ophthalmol 2007;144:93-8.

493. Bhagwandien AC, Cheng YY, Wolfs RC, et al. Relationship between retinal detachment and biometry in 4262 cataractous eyes. Ophthalmology 2006;113:643-9.

494. Boberg-Ans G, Henning V, Villumsen J, la Cour M. Longterm incidence of rhegmatogenous retinal detachment and survival in a defined population undergoing standardized phacoemulsification surgery. Acta Ophthalmol Scand 2006;84:613-8.

495. Jakobsson G, Montan P, Zetterberg M, et al. Capsule complication during cataract surgery: Retinal detachment after cataract surgery with capsule complication: Swedish Capsule Rupture Study Group report 4. J Cataract Refract Surg 2009;35:1699-705.

496. Neuhann IM, Neuhann TF, Heimann H, et al. Retinal detachment after phacoemulsification in high myopia: analysis of 2356 cases. J Cataract Refract Surg 2008;34:1644-57.

497. Russell M, Gaskin B, Russell D, Polkinghorne PJ. Pseudophakic retinal detachment after phacoemulsification cataract surgery: Ten-year retrospective review. J Cataract Refract Surg 2006;32:442-5.

498. Erie JC, Raecker MA, Baratz KH, et al. Risk of retinal detachment after cataract extraction, 1980-2004: a population-based study. Ophthalmology 2006;113:2026-32.

499. Olsen G, Olson RJ. Update on a long-term, prospective study of capsulotomy and retinal detachment rates after cataract surgery. J Cataract Refract Surg 2000;26:1017-21.

500. Speaker MG, Guerriero PN, Met JA, et al. A case-control study of risk factors for intraoperative suprachoroidal expulsive hemorrhage. Ophthalmology 1991;98:202-9; discussion 210.

501. Obuchowska I, Mariak Z. Risk factors of massive suprachoroidal hemorrhage during extracapsular cataract extraction surgery. Eur J Ophthalmol 2005;15:712-7.

502. Benzimra JD, Johnston RL, Jaycock P, et al. The Cataract National Dataset electronic multicentre audit of 55,567 operations: antiplatelet and anticoagulant medications. Eye (Lond) 2009;23:10-6.

503. Ling R, Cole M, James C, et al. Suprachoroidal haemorrhage complicating cataract surgery in the UK: epidemiology, clinical features, management, and outcomes. Br J Ophthalmol 2004;88:478-80.

504. Singal N, Hopkins J. Pseudophakic cystoid macular edema: ketorolac alone vs. ketorolac plus prednisolone. Can J Ophthalmol 2004;39:245-50.

505. Wittpenn JR, Silverstein S, Heier J, et al. A randomized, masked comparison of topical ketorolac 0.4% plus steroid vs steroid alone in low-risk cataract surgery patients. Am J Ophthalmol 2008;146:554-60.

506. Rho DS. Treatment of acute pseudophakic cystoid macular edema: Diclofenac versus ketorolac. J Cataract Refract Surg 2003;29:2378-84.

507. Laurell CG, Zetterstrom C. Effects of dexamethasone, diclofenac, or placebo on the inflammatory response after cataract surgery.

Br J Ophthalmol 2002;86:1380-4.

508. Missotten L, Richard C, Trinquand C. Topical 0.1% indomethacin solution versus topical 0.1% dexamethasone solution in the prevention of inflammation after cataract surgery. The Study Group. Ophthalmologica 2001;215:43-50.

509. Solomon KD, Cheetham JK, DeGryse R, et al. Topical ketorolac tromethamine 0.5% ophthalmic solution in ocular inflammation after cataract surgery. Ophthalmology 2001;108:331-7.

510. Miyake K, Masuda K, Shirato S, et al. Comparison of diclofenac and fluorometholone in preventing cystoid macular edema after small incision cataract surgery: a multicentered prospective trial. Jpn J Ophthalmol 2000;44:58-67.

511. Herbort CP, Jauch A, Othenin-Girard P, et al. Diclofenac drops to treat inflammation after cataract surgery. Acta Ophthalmol Scand 2000;78:421-4.

512. Snyder RW, Siekert RW, Schwiegerling J, et al. Acular as a single agent for use as an antimiotic and anti-inflammatory in cataract surgery. J Cataract Refract Surg 2000;26:1225-7.

513. Heier JS, Topping TM, Baumann W, et al. Ketorolac versus prednisolone versus combination therapy in the treatment of acute pseudophakic cystoid macular edema. Ophthalmology 2000;107:2034-8; discussion 2039.

514. Wolf EJ, Braunstein A, Shih C, Braunstein RE. Incidence of visually significant pseudophakic macular edema after uneventful phacoemulsification in patients treated with nepafenac. J Cataract Refract Surg 2007;33:1546-9.

515. Asano S, Miyake K, Ota I, et al. Reducing angiographic cystoid macular edema and blood-aqueous barrier disruption after small-incision phacoemulsification and foldable intraocular lens implantation: multicenter prospective randomized comparison of topical diclofenac 0.1% and betamethasone 0.1%. J Cataract Refract Surg 2008;34:57-63.

516. Almeida DR, Johnson D, Hollands H, et al. Effect of prophylactic nonsteroidal antiinflammatory drugs on cystoid macular edema assessed using optical coherence tomography quantification of total macular volume after cataract surgery. J Cataract Refract Surg 2008;34:64-9.

517. Spitzer MS, Ziemssen F, Yoeruek E, et al. Efficacy of intravitreal bevacizumab in treating postoperative pseudophakic cystoid macular edema. J Cataract Refract Surg 2008;34:70-5.

518. Moser CL, Martin-Baranera M, Garat M, et al. Corneal edema and intraocular pressure after cataract surgery: randomized comparison of Healon5 and Amvisc Plus. J Cataract Refract Surg 2004;30:2359-65.

519. Cekic O, Batman C. Effect of intracameral carbachol on intraocular pressure following clear corneal phacoemulsification. Eye 1999;13(Pt 2):209-11.

520. Abbasoglu E, Tekeli O, Celikdogan A, Gursel E. A topical or oral carbonic anhydrase inhibitor to control ocular hypertension after cataract surgery. Eur J Ophthalmol 2000;10:27-31.

521. Cetinkaya A, Akman A, Akova YA. Effect of topical brinzolamide 1% and brimonidine 0.2% on intraocular pressure after phacoemulsification. J Cataract Refract Surg 2004;30:1736-41.

522. Dayanir V, Ozcura F, Kir E, et al. Medical control of intraocular pressure after phacoemulsification. J Cataract Refract Surg 2005;31:484-8.

523. Ermis SS, Ozturk F, Inan UU. Comparing the effects of travoprost and brinzolamide on intraocular pressure after phacoemulsification. Eye 2005;19:303-7.

524. Fry LL. Comparison of the postoperative intraocular pressure with Betagan, Betoptic, Timoptic, Iopidine, Diamox, Pilopine Gel, and Miostat. J Cataract Refract Surg 1992;18:14-9.

525. Gupta A, Bansal RK, Grewal SP. Natural course of intraocular pressure after cataract extraction and the effect of intracameral carbachol. J Cataract Refract Surg 1992;18:166-9.

526. Hollands RH, Drance SM, House PH, Schulzer M. Control of intraocular pressure after cataract extraction. Can J Ophthalmol 1990;25:128-32.

527. Kasetti SR, Desai SP, Sivakumar S, Sunderraj P. Preventing intraocular pressure increase after phacoemulsification and the role of perioperative apraclonidine. J Cataract Refract Surg 2002;28:2177-80.

528. Katsimpris JM, Siganos D, Konstas AG, et al. Efficacy of brimonidine 0.2% in controlling acute postoperative intraocular pressure elevation after phacoemulsification. J Cataract Refract Surg 2003;29:2288-94.

529. Kim JY, Sohn JH, Youn DH. Effects of intracameral carbachol and acetylcholine on early postoperative intraocular pressure after cataract extraction. Korean J Ophthalmol 1994;8:61-5.

530. Lai JS, Chua JK, Leung AT, Lam DS. Latanoprost versus timolol gel to prevent ocular hypertension after phacoemulsification and intraocular lens implantation. J Cataract Refract Surg 2000;26:386-91.

531. Lai JS, Chua JK, Loo A, et al. Effect of intracameral acetylcholine on latanoprost in preventing ocular hypertension after phacoemulsification and intraocular lens implantation. J Cataract Refract Surg 2001;27:700-5.

532. Lai JS, Loo A, Tham CC, et al. Preoperative latanoprost to prevent ocular hypertension after phacoemulsification and intraocular lens implantation. J Cataract Refract Surg 2001;27:1792-5.

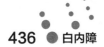

533. Rainer G, Menapace R, Findl O, et al. Randomised fellow eye comparison of the effectiveness of dorzolamide and apraclonidine on intraocular pressure following phacoemulsification cataract surgery. Eye 2000; 14 Pt 5: 757-60.

534. Rainer G, Menapace R, Findl O, et al. Effect of topical brimonidine on intraocular pressure after small incision cataract surgery. J Cataract Refract Surg 2001; 27: 1227-31.

535. Solomon KD, Stewart WC, Hunt HH, et al. Intraoperative intracameral carbachol in phacoemulsification and posterior chamber lens implantation. Am J Ophthalmol 1998; 125: 36-43.

536. Wedrich A, Menapace R. Intraocular pressure following small-incision cataract surgery and polyHEMA posterior chamber lens implantation. A comparison between acetylcholine and carbachol. J Cataract Refract Surg 1992; 18: 500-5.

537. Whitehouse G. Brimonidine and postoperative pressure spikes in cataract surgery. Clin Experiment Ophthalmol 2000; 28: 364-6.

538. Kersey JP, Broadway DC. Corticosteroid-induced glaucoma: a review of the literature. Eye (Lond) 2006; 20: 407-16.

539. Chang DF, Tan JJ, Tripodis Y. Risk factors for steroid response among cataract patients. J Cataract Refract Surg 2011; 37: 675-81.

540. Mamalis N, Brubaker J, Davis D, et al. Complications of foldable intraocular lenses requiring explantation or secondary intervention--2007 survey update. J Cataract Refract Surg 2008; 34: 1584-91.

541. Masket S. Pseudophakic posterior iris chafing syndrome. J Cataract Refract Surg 1986; 12: 252-6.

542. Hayashi K, Hirata A, Hayashi H. Possible predisposing factors for in-the-bag and out-of-the-bag intraocular lens dislocation and outcomes of intraocular lens exchange surgery. Ophthalmology 2007; 114: 969-75.

543. Jehan FS, Mamalis N, Crandall AS. Spontaneous late dislocation of intraocular lens within the capsular bag in pseudoexfoliation patients. Ophthalmology 2001; 108: 1727-31.

544. Masket S, Osher RH. Late complications with intraocular lens dislocation after capsulorhexis in pseudoexfoliation syndrome. J Cataract Refract Surg 2002; 28: 1481-4.

545. Davis D, Brubaker J, Espandar L, et al. Late in-the-bag spontaneous intraocular lens dislocation: evaluation of 86 consecutive cases. Ophthalmology 2009; 116: 664-70.

546. Tester R, Pace NL, Samore M, Olson RJ. Dysphotopsia in phakic and pseudophakic patients: incidence and relation to intraocular lens type (2). J Cataract Refract Surg 2000; 26: 810-6.

547. Schwiegerling J. Recent developments in pseudophakic dysphotopsia. Curr Opin Ophthalmol 2006; 17: 27-30.

548. Davison JA. Positive and negative dysphotopsia in patients with acrylic intraocular lenses. J Cataract Refract Surg 2000; 26: 1346-55.

549. Coroneo MT, Pham T, Kwok LS. Off-axis edge glare in pseudophakic dysphotopsia. J Cataract Refract Surg 2003; 29: 1969-73.

550. Osher RH. Negative dysphotopsia: long-term study and possible explanation for transient symptoms. J Cataract Refract Surg 2008; 34: 1699-707.

551. Mamalis N. Negative dysphotopsia following cataract surgery. J Cataract Refract Surg 2010; 36: 371-2.

552. Masket S. Truncated edge design, dysphotopsia, and inhibition of posterior capsule opacification. J Cataract Refract Surg 2000; 26: 145-7.

553. Trattler WB, Whitsett JC, Simone PA. Negative dysphotopsia after intraocular lens implantation irrespective of design and material. J Cataract Refract Surg 2005; 31: 841-5.

554. Narvaez J, Banning CS, Stulting RD. Negative dysphotopsia associated with implantation of the Z9000 intraocular lens. J Cataract Refract Surg 2005; 31: 846-7.

555. Davison JA. Clinical performance of Alcon SA30AL and SA60AT single-piece acrylic intraocular lenses. J Cataract Refract Surg 2002; 28: 1112-23.

556. Farbowitz MA, Zabriskie NA, Crandall AS, et al. Visual complaints associated with the AcrySof acrylic intraocular lens (1). J Cataract Refract Surg 2000; 26: 1339-45.

557. Masket S, Fram NR. Pseudophakic negative dysphotopsia: Surgical management and new theory of etiology. J Cataract Refract Surg 2011; 37: 1199-207.

558. Werner L, Apple DJ, Escobar-Gomez M, et al. Postoperative deposition of calcium on the surfaces of a hydrogel intraocular lens. Ophthalmology 2000; 107: 2179-85.

559. Werner L, Apple DJ, Kaskaloglu M, Pandey SK. Dense opacification of the optical component of a hydrophilic acrylic intraocular lens: a clinicopathological analysis of 9 explanted lenses. J Cataract Refract Surg 2001; 27: 1485-92.

560. Tehrani M, Mamalis N, Wallin T, et al. Late postoperative opacification of MemoryLens hydrophilic acrylic intraocular lenses: case series and review. J Cataract Refract Surg 2004; 30: 115-22.

561. Neuhann IM, Werner L, Izak AM, et al. Late postoperative opacification of a hydrophilic acrylic (hydrogel) intraocular lens: a clinicopathological analysis of 106 explants. Ophthalmology 2004; 111: 2094-101.

562. Hunter B, Werner L, Memmen JE, Mamalis N. Postoperative localized opacification of the new MemoryLens design: analyses of an explant. J Cataract Refract Surg 2005;31:1836-40.

563. Haymore J, Zaidman G, Werner L, et al. Misdiagnosis of hydrophilic acrylic intraocular lens optic opacification: report of 8 cases with the MemoryLens. Ophthalmology 2007;114:1689-95.

564. Werner L, Kollarits CR, Mamalis N, Olson RJ. Surface calcification of a 3-piece silicone intraocular lens in a patient with asteroid hyalosis: a clinicopathologic case report. Ophthalmology 2005;112:447-52.

565. Wackernagel W, Ettinger K, Weitgasser U, et al. Opacification of a silicone intraocular lens caused by calcium deposits on the optic. J Cataract Refract Surg 2004;30:517-20.

566. Willerscheidt AB, Healey ML, Ireland M. Cataract surgery outcomes: importance of co-morbidities in case mix. J Cataract Refract Surg 1995;21:177-81.

567. Tielsch JM, Steinberg EP, Cassard SD, et al. Preoperative functional expectations and postoperative outcomes among patients undergoing first eye cataract surgery. Arch Ophthalmol 1995;113:1312-8.

568. Chew EY, Sperduto RD, Milton RC, et al. Risk of advanced age-related macular degeneration after cataract surgery in the Age-Related Eye Disease Study: AREDS report number 25. Ophthalmology 2009;116:297-303.

569. Dong LM, Stark WJ, Jefferys JL, et al. Progression of age-related macular degeneration after cataract surgery. Arch Ophthalmol 2009;127:1412-9.

570. Takamura Y, Kubo E, Akagi Y. Analysis of the effect of intravitreal bevacizumab injection on diabetic macular edema after cataract surgery. Ophthalmology 2009;116:1151-7.

571. Akinci A, Batman C, Ozkilic E, Altinsoy A. Phacoemulsification with intravitreal bevacizumab injection in diabetic patients with macular edema and cataract. Retina 2009;29:1432-5.

572. Lanzagorta-Aresti A, Palacios-Pozo E, Menezo Rozalen JL, Navea-Tejerina A. Prevention of vision loss after cataract surgery in diabetic macular edema with intravitreal bevacizumab: a pilot study. Retina 2009;29:530-5.

573. Cheema RA, Al-Mubarak MM, Amin YM, Cheema MA. Role of combined cataract surgery and intravitreal bevacizumab injection in preventing progression of diabetic retinopathy: prospective randomized study. J Cataract Refract Surg 2009;35:18-25.

574. Lam DS, Chan CK, Mohamed S, et al. Phacoemulsification with intravitreal triamcinolone in patients with cataract and coexisting diabetic macular oedema: a 6-month prospective pilot study. Eye (Lond) 2005;19:885-90.

575. Jaffe GJ, Burton TC, Kuhn E, et al. Progression of nonproliferative diabetic retinopathy and visual outcome after extracapsular cataract extraction and intraocular lens implantation. Am J Ophthalmol 1992;114:448-56.

576. Chew EY, Benson WE, Remaley NA, et al. Results after lens extraction in patients with diabetic retinopathy: Early Treatment Diabetic Retinopathy Study report number 25. Arch Ophthalmol 1999;117:1600-6.

577. Benson WE, Brown GC, Tasman W, et al. Extracapsular cataract extraction with placement of a posterior chamber lens in patients with diabetic retinopathy. Ophthalmology 1993;100:730-8.

578. Seitzman GD, Gottsch JD, Stark WJ. Cataract surgery in patients with Fuchs' corneal dystrophy: expanding recommendations for cataract surgery without simultaneous keratoplasty. Ophthalmology 2005;112:441-6.

579. Terry MA, Shamie N, Chen ES, et al. Endothelial keratoplasty for Fuchs' dystrophy with cataract: complications and clinical results with the new triple procedure. Ophthalmology 2009;116:631-9.

580. Shingleton BJ, Crandall AS, Ahmed Ⅱ. Pseudoexfoliation and the cataract surgeon: preoperative, intraoperative, and postoperative issues related to intraocular pressure, cataract, and intraocular lenses. J Cataract Refract Surg 2009;35:1101-20.

581. Kuchle M, Viestenz A, Martus P, et al. Anterior chamber depth and complications during cataract surgery in eyes with pseudoexfoliation syndrome. Am J Ophthalmol 2000;129:281-5.

582. Klein R, Klein BE, Jensen SC, Cruickshanks KJ. The relationship of ocular factors to the incidence and progression of age-related maculopathy. Arch Ophthalmol 1998;116:506-13.

583. Wang JJ, Klein R, Smith W, et al. Cataract surgery and the 5-year incidence of late-stage age-related maculopathy: pooled findings from the Beaver Dam and Blue Mountains eye studies. Ophthalmology 2003;110:1960-7.

584. Freeman EE, Munoz B, West SK, et al. Is there an association between cataract surgery and age-related macular degeneration? Data from three population-based studies. Am J Ophthalmol 2003;135:849-56.

585. Henricsson M, Heijl A, Janzon L. Diabetic retinopathy before and after cataract surgery. Br J Ophthalmol 1996;80:789-93.

586. Hayashi K, Hayashi H. Pupil size before and after phacoemulsification in nondiabetic and diabetic patients. J Cataract Refract Surg 2004;30:2543-50.

587. Mittra RA, Borrillo JL, Dev S, et al. Retinopathy progression and visual outcomes after phacoemulsification in patients with diabetes mellitus. Arch Ophthalmol 2000;118:912-7.

588. Squirrell D, Bhola R, Bush J, et al. A prospective, case controlled study of the natural history of diabetic retinopathy and

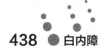

maculopathy after uncomplicated phacoemulsification cataract surgery in patients with type 2 diabetes. Br J Ophthalmol 2002; 86:565-71.

589. Aiello LM, Wand M, Liang G. Neovascular glaucoma and vitreous hemorrhage following cataract surgery in patients with diabetes mellitus. Ophthalmology 1983;90:814-20.

590. Henderson BA, Kim JY, Ament CS, et al. Clinical pseudophakic cystoid macular edema. Risk factors for development and duration after treatment. J Cataract Refract Surg 2007;33:1550-8.

591. Green WT, Muir MG. Corneal complications of cataract surgery. Curr Opin Ophthalmol 1994;5:98-104.

592. Kiessling LA, Ernest PH, Lavery KT. Scleral tunnel incision with internal corneal lip in patients with low preoperative corneal endothelial cell counts. J Cataract Refract Surg 1993;19:610-2.

593. Jahn CE. Reduced intraocular pressure after phacoemulsification and posterior chamber intraocular lens implantation. J Cataract Refract Surg 1997;23:1260-4.

594. Kim DD, Doyle JW, Smith MF. Intraocular pressure reduction following phacoemulsification cataract extraction with posterior chamber lens implantation in glaucoma patients. Ophthalmic Surg Lasers 1999;30:37-40.

595. Barak A, Desatnik H, Ma-Naim T, et al. Early postoperative intraocular pressure pattern in glaucomatous and nonglaucomatous patients. J Cataract Refract Surg 1996;22:607-11.

596. Drolsum L, Haaskjold E, Sandvig K. Phacoemulsification in eyes with pseudoexfoliation. J Cataract Refract Surg 1998;24:787-92.

597. Hayashi H, Hayashi K, Nakao F, Hayashi F. Anterior capsule contraction and intraocular lens dislocation in eyes with pseudoexfoliation syndrome. Br J Ophthalmol 1998;82:1429-32.

598. Scorolli L, Scorolli L, Campos EC, et al. Pseudoexfoliation syndrome: a cohort study on intraoperative complications in cataract surgery. Ophthalmologica 1998;212:278-80.

599. Krolicki TJ, Tasman W. Cataract extraction in adults with retinopathy of prematurity. Arch Ophthalmol 1995;113:173-7.

600. Lai YK, Fan RF. Effect of heparin-surface-modified poly(methyl methacrylate) intraocular lenses on the postoperative inflammation in an Asian population. J Cataract Refract Surg 1996;22 Suppl 1:830-4.

601. Holland GN, Van Horn SD, Margolis TP. Cataract surgery with ciliary sulcus fixation of intraocular lenses in patients with uveitis. Am J Ophthalmol 1999;128:21-30.

602. Okhravi N, Lightman SL, Towler HM. Assessment of visual outcome after cataract surgery in patients with uveitis. Ophthalmology 1999;106:710-22.

603. Krishna R, Meisler DM, Lowder CY, et al. Long-term follow-up of extracapsular cataract extraction and posterior chamber intraocular lens implantation in patients with uveitis. Ophthalmology 1998;105:1765-9.

604. Tabbara KF, Al-Kaff AS, Al-Rajhi AA, et al. Heparin surface-modified intraocular lenses in patients with inactive uveitis or diabetes. Ophthalmology 1998;105:843-5.

605. Jancevski M, Foster CS. Cataracts and uveitis. Curr Opin Ophthalmol 2010;21:10-4.

606. Dada T, Dhawan M, Garg S, et al. Safety and efficacy of intraoperative intravitreal injection of triamcinolone acetonide injection after phacoemulsification in cases of uveitic cataract. J Cataract Refract Surg 2007;33:1613-8.

607. Goldman JM, Karp CL. Adjunct devices for managing challenging cases in cataract surgery: capsular staining and ophthalmic viscosurgical devices. Curr Opin Ophthalmol 2007;18:52-7.

608. Jacobs DS, Cox TA, Wagoner MD, et al. Capsule staining as an adjunct to cataract surgery: a report from the American Academy of Ophthalmology. Ophthalmology 2006;113:707-13.

609. Horiguchi M, Miyake K, Ohta I, Ito Y. Staining of the lens capsule for circular continuous capsulorrhexis in eyes with white cataract. Arch Ophthalmol 1998;116:535-7.

610. Bayraktar S, Altan T, Kucuksumer Y, Yilmaz OF. Capsular tension ring implantation after capsulorhexis in phacoemulsification of cataracts associated with pseudoexfoliation syndrome. Intraoperative complications and early postoperative findings. J Cataract Refract Surg 2001;27:1620-8.

611. Lee DH, Shin SC, Joo CK. Effect of a capsular tension ring on intraocular lens decentration and tilting after cataract surgery. J Cataract Refract Surg 2002;28:843-6.

612. Hasanee K, Ahmed Ⅱ. Capsular tension rings: update on endocapsular support devices. Ophthalmol Clin North Am 2006;19:507-19.

613. Goldman JM, Karp CL. Adjunct devices for managing challenging cases in cataract surgery: pupil expansion and stabilization of the capsular bag. Curr Opin Ophthalmol 2007;18:44-51.

614. Gallenga PE, Lobefalo L. Postoperative finding in the intraoperative floppy-iris syndrome. J Cataract Refract Surg 2007;33:1811-2.

615. Parssinen O, Leppanen E, Keski-Rahkonen P, et al. Influence of tamsulosin on the iris and its implications for cataract surgery.

Invest Ophthalmol Vis Sci 2006;47:3766-71.

616. American Urological Association. Chapter 1: guideline on the management of benign prostatic hyperplasia (BPH). In: Benign Prostatic Hyperplasia (BPH) Clinical Guideline. Linthicum,MD: American Urological Association,2010:12. Available at: www.auanet.org/content/guidelines-and-quality-care/clinical-guidelines/main-reports/bph-management/chap_1_GuidelineManagementof(BPH).pdf. Accessed June 9,2011.

617. Blouin MC,Blouin J,Perreault S,et al. Intraoperative floppy-iris syndrome associated with alpha1-adrenoreceptors: comparison of tamsulosin and alfuzosin. J Cataract Refract Surg 2007;33:1227-34.

618. McCormack P,Simcock PR,Tullo AB. Management of the anticoagulated patient for ophthalmic surgery. Eye 1993;7(Pt 6): 749-50.

619. Konstantatos A. Anticoagulation and cataract surgery: a review of the current literature. Anaesth Intensive Care 2001;29:11-8.

620. Grines CL,Bonow RO,Casey DE Jr,et al. Prevention of premature discontinuation of dual antiplatelet therapy in patients with coronary artery stents: a science advisory from the American Heart Association,American College of Cardiology,Society for Cardiovascular Angiography and Interventions,American College of Surgeons,and American Dental Association,with representation from the American College of Physicians. Circulation 2007;115:813-8.

621. Katz J,Feldman MA,Bass EB,et al. Risks and benefits of anticoagulant and antiplatelet medication use before cataract surgery. Ophthalmology 2003;110:1784-8.

622. Carter K,Miller KM. Phacoemulsification and lens implantation in patients treated with aspirin or warfarin. J Cataract Refract Surg 1998;24:1361-4.

623. Stone LS,Kline OR,Jr,Sklar C. Intraocular lenses and anticoagulation and antiplatelet therapy. J Am Intraocul Implant Soc 1985;11:165-8.

624. McMahan LB. Anticoagulants and cataract surgery. J Cataract Refract Surg 1988;14:569-71.

625. Robinson GA,Nylander A. Warfarin and cataract extraction. Br J Ophthalmol 1989;73:702-3.

626. Hall DL,Steen WH Jr,Drummond JW,Byrd WA. Anticoagulants and cataract surgery. Ophthalmic Surg 1988;19:221-2.

627. Gainey SP,Robertson DM,Fay W,Ilstrup D. Ocular surgery on patients receiving long-term warfarin therapy. Am J Ophthalmol 1989;108:142-6.

628. Roberts CW,Woods SM,Turner LS. Cataract surgery in anticoagulated patients. J Cataract Refract Surg 1991;17:309-12.

629. Morris A,Elder MJ. Warfarin therapy and cataract surgery. Clin Experiment Ophthalmol 2000;28:419-22.

630. Ong-Tone L,Paluck EC,Hart-Mitchell RD. Perioperative use of warfarin and aspirin in cataract surgery by Canadian Society of Cataract and Refractive Surgery members: survey. J Cataract Refract Surg 2005;31:991-6.

631. Dajani AS,Taubert KA,Wilson W,et al. Prevention of bacterial endocarditis. Recommendations by the American Heart Association. Circulation 1997;96:358-66.

632. Wilson W,Taubert KA,Gewitz M,et al. Prevention of infective endocarditis: guidelines from the American Heart Association: a guideline from the American Heart Association Rheumatic Fever,Endocarditis,and Kawasaki Disease Committee,Council on Cardiovascular Disease in the Young,and the Council on Clinical Cardiology,Council on Cardiovascular Surgery and Anesthesia,and the Quality of Care and Outcomes Research Interdisciplinary Working Group. Circulation 2007;116:1736-54.

633. American Academy of Orthopaedic Surgeons and American Association of Orthopaedic Surgeons. Clinical Guidelines and Performance Measures. Available at: www.aaos.org/research/guidelines/guide.asp. Accessed May 4,2011.

634. Vasavada A,Singh R. Step-by-step chop in situ and separation of very dense cataracts. J Cataract Refract Surg 1998;24:156-9.

635. Kimura H,Kuroda S,Mizoguchi N,et al. Extracapsular cataract extraction with a sutureless incision for dense cataracts. J Cataract Refract Surg 1999;25:1275-9.

636. Inatomi M,Ishii K,Koide R,et al. Intraocular lens power calculation for microphthalmos. J Cataract Refract Surg 1997;23: 1208-12.

637. Brockhurst RJ. Cataract surgery in nanophthalmic eyes. Arch Ophthalmol 1990;108:965-7.

638. Gayton JL,Sanders VN. Implanting two posterior chamber intraocular lenses in a case of microphthalmos. J Cataract Refract Surg 1993;19:776-7.

639. Fan DS,Lam DS,Li KK. Retinal complications after cataract extraction in patients with high myopia. Ophthalmology 1999; 106:688-91; discussion 691-2.

640. Fritch CD. Risk of retinal detachment in myopic eyes after intraocular lens implantation: a 7 year study. J Cataract Refract Surg 1998;24:1357-60.

641. Alldredge CD,Elkins B,Alldredge OC,Jr. Retinal detachment following phacoemulsification in highly myopic cataract patients. J Cataract Refract Surg 1998;24:777-80.

642. Lyle WA,Jin GJ. Phacoemulsification with intraocular lens implantation in high myopia. J Cataract Refract Surg 1996;22:238-42.

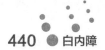

643. Zauberman H. Extreme deepening of the anterior chamber during phacoemulsification. Ophthalmic Surg 1992;23:555-6.

644. Miller KM,Keener GT Jr. Stretch pupilloplasty for small pupil phacoemulsification. Am J Ophthalmol 1994;117:107-8.

645. Dinsmore SC. Modified stretch technique for small pupil phacoemulsification with topical anesthesia. J Cataract Refract Surg 1996;22:27-30.

646. Fine IH. Pupilloplasty for small pupil phacoemulsification. J Cataract Refract Surg 1994;20:192-6.

647. Nichamin LD. Enlarging the pupil for cataract extraction using flexible nylon iris retractors. J Cataract Refract Surg 1993;19:793-6.

648. Shepherd DM. The pupil stretch technique for miotic pupils in cataract surgery. Ophthalmic Surg 1993;24:851-2.

649. Guzek JP,Holm M,Cotter JB,et al. Risk factors for intraoperative complications in 1000 extracapsular cataract cases. Ophthalmology 1987;94:461-6.

650. Manoj B,Chako D,Khan MY. Effect of extracapsular cataract extraction and phacoemulsification performed after trabeculectomy on intraocular pressure. J Cataract Refract Surg 2000;26:75-8.

651. Chen PP,Weaver YK,Budenz DL,et al. Trabeculectomy function after cataract extraction. Ophthalmology 1998;105:1928-35.

652. Caprioli J,Park HJ,Kwon YH,Weitzman M. Temporal corneal phacoemulsification in filtered glaucoma patients. Trans Am Ophthalmol Soc 1997;95:153-67; discussion 167-70.

653. Seitz B,Langenbucher A,Nguyen NX,et al. Underestimation of intraocular lens power for cataract surgery after myopic photorefractive keratectomy. Ophthalmology 1999;106:693-702.

654. Lyle WA,Jin GJ. Intraocular lens power prediction in patients who undergo cataract surgery following previous radial keratotomy. Arch Ophthalmol 1997;115:457-61.

655. Hoffer KJ. Intraocular lens power calculation for eyes after refractive keratotomy. J Refract Surg 1995;11:490-3.

656. Grusha YO,Masket S,Miller KM. Phacoemulsification and lens implantation after pars plana vitrectomy. Ophthalmology 1998;105:287-94.

657. Pinter SM,Sugar A. Phacoemulsification in eyes with past pars plana vitrectomy: case-control study. J Cataract Refract Surg 1999;25:556-61.

658. McDermott ML,Puklin JE,Abrams GW,Eliott D. Phacoemulsification for cataract following pars plana vitrectomy. Ophthalmic Surg Lasers 1997;28:558-64.

659. Ohguro N,Matsuda M,Kinoshita S. Effects of posterior chamber lens implantation on the endothelium of transplanted corneas. Br J Ophthalmol 1997;81:1056-9.

660. Tsui JY,Goins KM,Sutphin JE,Wagoner MD. Phakic descemet stripping automated endothelial keratoplasty: prevalence and prognostic impact of postoperative cataracts. Cornea 2011;30:291-5.

661. Rao SK,Leung CK,Cheung CY,et al. Descemet stripping endothelial keratoplasty: effect of the surgical procedure on corneal optics. Am J Ophthalmol 2008;145:991-6.

662. Eshete A,Bergwerk KL,Masket S,Miller KM. Phacoemulsification and lens implantation after scleral buckling surgery. Am J Ophthalmol 2000;129:286-90.

663. Kerrison JB,Marsh M,Stark WJ,Haller JA. Phacoemulsification after retinal detachment surgery. Ophthalmology 1996;103:216-9.

664. Ruiz RS,Saatci OA. Extracapsular cataract extraction with intraocular lens implantation after scleral buckling surgery. Am J Ophthalmol 1991;111:174-8.

665. Vasavada A,Singh R. Phacoemulsification in eyes with posterior polar cataract. J Cataract Refract Surg 1999;25:238-45.

666. Osher RH,Yu BC,Koch DD. Posterior polar cataracts: a predisposition to intraoperative posterior capsular rupture. J Cataract Refract Surg 1990;16:157-62.

667. Consultation section. Cataract surgical problem. J Cataract Refract Surg 1997;23:819-24.

668. Nihalani BR,Jani UD,Vasavada AR,Auffarth GU. Cataract surgery in relative anterior microphthalmos. Ophthalmology 2005;112:1360-7.

669. Vajpayee RB,Bansal A,Sharma N,et al. Phacoemulsification of white hypermature cataract. J Cataract Refract Surg 1999;25:1157-60.

670. Vasavada A,Singh R. Surgical techniques for difficult cataracts. Curr Opin Ophthalmol 1999;10:46-52.

671. Vasavada A,Singh R,Desai J. Phacoemulsification of white mature cataracts. J Cataract Refract Surg 1998;24:270-7.

672. Osher RH. Surgical management of zonular dehiscence and posterior capsular rents. J Am Intraocul Implant Soc 1983;9:186-9.

673. Gimbel HV,Sun R,Heston JP. Management of zonular dialysis in phacoemulsification and IOL implantation using the capsular tension ring. Ophthalmic Surg Lasers 1997;28:273-81.

674. Cionni RJ,Osher RH. Management of profound zonular dialysis or weakness with a new endocapsular ring designed for scleral fixation. J Cataract Refract Surg 1998;24:1299-306.

675. Jampel HD, Friedman DS, Lubomski LH, et al. Effect of technique on intraocular pressure after combined cataract and glaucoma surgery: An evidence-based review. Ophthalmology 2002;109:2215-24.

676. Gdih GA, Yuen D, Yan P, et al. Meta-analysis of 1- versus 2-Site Phacotrabeculectomy. Ophthalmology 2011;118:71-6.

677. Wedrich A, Menapace R, Radax U, Papapanos P. Long-term results of combined trabeculectomy and small incision cataract surgery. J Cataract Refract Surg 1995;21:49-54.

678. Wyse T, Meyer M, Ruderman JM, et al. Combined trabeculectomy and phacoemulsification: a one-site vs a two-site approach. Am J Ophthalmol 1998;125:334-9.

679. Park HJ, Weitzman M, Caprioli J. Temporal corneal phacoemulsification combined with superior trabeculectomy. A retrospective case-control study. Arch Ophthalmol 1997;115:318-23.

680. Shingleton B, Tetz M, Korber N. Circumferential viscodilation and tensioning of Schlemm canal (canaloplasty) with temporal clear corneal phacoemulsification cataract surgery for open-angle glaucoma and visually significant cataract: one-year results. J Cataract Refract Surg 2008;34:433-40.

681. Francis BA, Minckler D, Dustin L, et al. Combined cataract extraction and trabeculotomy by the internal approach for coexisting cataract and open-angle glaucoma: initial results. J Cataract Refract Surg 2008;34:1096-103.

682. Gayton JL, Van Der Karr M, Sanders V. Combined cataract and glaucoma surgery: trabeculectomy versus endoscopic laser cycloablation. J Cataract Refract Surg 1999;25:1214-9.

683. Samuelson TW, Katz LJ, Wells JM, et al. Randomized evaluation of the trabecular micro-bypass stent with phacoemulsification in patients with glaucoma and cataract. Ophthalmology 2011;118:459-67.

684. Minckler DS, Hill RA. Use of novel devices for control of intraocular pressure. Exp Eye Res 2009;88:792-8.

685. Wilkins M, Indar A, Wormald R. Wilkins M, Indar A, Wormald R. Intraoperative mitomycin C for glaucoma surgery. Cochrane Database Syst Rev 2005, Issue 4. Art. No.: CD002897. DOI: 10.1002/14651858.CD002897.pub2.

686. Higginbotham EJ, Stevens RK, Musch DC, et al. Bleb-related endophthalmitis after trabeculectomy with mitomycin C. Ophthalmology 1996;103:650-6.

687. Greenfield DS, Suner IJ, Miller MP, et al. Endophthalmitis after filtering surgery with mitomycin. Arch Ophthalmol 1996;114:943-9.

688. Jampel HD, Quigley HA, Kerrigan-Baumrind LA, et al. Risk factors for late-onset infection following glaucoma filtration surgery. Arch Ophthalmol 2001;119:1001-8.

689. Zacharia PT, Deppermann SR, Schuman JS. Ocular hypotony after trabeculectomy with mitomycin C. Am J Ophthalmol 1993;116:314-26.

690. Costa VP, Wilson RP, Moster MR, et al. Hypotony maculopathy following the use of topical mitomycin C in glaucoma filtration surgery. Ophthalmic Surg 1993;24:389-94.

691. Greenfield DS, Liebmann JM, Jee J, Ritch R. Late-onset bleb leaks after glaucoma filtering surgery. Arch Ophthalmol 1998;116:443-7.

692. Beltrame G, Salvetat ML, Driussi G, Chizzolini M. Effect of incision size and site on corneal endothelial changes in cataract surgery. J Cataract Refract Surg 2002;28:118-25.

693. Ozkiris A, Arslan O, Cicik E, et al. Open-sky capsulorrhexis in triple procedure: with or without trypan blue? Eur J Ophthalmol 2003;13:764-9.

694. Hayashi K, Hayashi H. Simultaneous versus sequential penetrating keratoplasty and cataract surgery. Cornea 2006;25:1020-5.

695. Shimmura S, Ohashi Y, Shiroma H, et al. Corneal opacity and cataract: triple procedure versus secondary approach. Cornea 2003;22:234-8.

696. Hoffer KJ. Triple procedure for intraocular lens exchange. Arch Ophthalmol 1987;105:609-10.

697. Geggel HS. Intraocular lens implantation after penetrating keratoplasty. Improved unaided visual acuity, astigmatism, and safety in patients with combined corneal disease and cataract. Ophthalmology 1990;97:1460-7.

698. Terry MA, Ousley PJ. Replacing the endothelium without corneal surface incisions or sutures: the first United States clinical series using the deep lamellar endothelial keratoplasty procedure. Ophthalmology 2003;110:755-64; discussion 764.

699. Price FW Jr, Price MO. Descemet's stripping with endothelial keratoplasty in 200 eyes: Early challenges and techniques to enhance donor adherence. J Cataract Refract Surg 2006;32:411-8.

700. Scorcia V, Matteoni S, Scorcia GB, et al. Pentacam assessment of posterior lamellar grafts to explain hyperopization after Descemet's stripping automated endothelial keratoplasty. Ophthalmology 2009;116:1651-5.

701. Yoo SH, Kymionis GD, Deobhakta AA, et al. One-year results and anterior segment optical coherence tomography findings of descemet stripping automated endothelial keratoplasty combined with phacoemulsification. Arch Ophthalmol 2008;126:1052-5.

702. Prasher P, Muftuoglu O, Bowman RW, et al. Corneal power measurement with a rotating Scheimpflug imaging system after

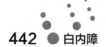

Descemet-stripping automated endothelial keratoplasty. J Cataract Refract Surg 2010;36:1358-64.

703. Padmanabhan P, Warade SK, Sejpal K. New endothelial keratoplasty, phacoemulsification, and intraocular lens implantation triple procedure: comparison with conventional triple procedure. J Cataract Refract Surg 2010;36:1142-8.

704. Gupta PK, Bordelon A, Vroman DT, et al. Early outcomes of Descemet stripping automated endothelial keratoplasty in pseudophakic eyes with anterior chamber intraocular lenses. Am J Ophthalmol 2011;151:24-8.

705. Price MO, Giebel AW, Fairchild KM, Price FW Jr. Descemet's membrane endothelial keratoplasty: prospective multicenter study of visual and refractive outcomes and endothelial survival. Ophthalmology 2009;116:2361-8.

706. Sinha R, Sharma N, Vajpayee RB. Visual outcome of cataract surgery with pupillary sphincterotomy in eyes with coexisting corneal opacity. BMC Med 2004;2:10.

707. Bhartiya P, Sharma N, Ray M, et al. Trypan blue assisted phacoemulsification in corneal opacities. Br J Ophthalmol 2002;86:857-9.

708. Hooper PL, Rao NA, Smith RE. Cataract extraction in uveitis patients. Surv Ophthalmol 1990;35:120-44.

709. Sreekantam S, Denniston AK, Murray PI. Survey of expert practice and perceptions of the supporting clinical evidence for the management of uveitis-related cataract and cystoid macular oedema. Ocul Immunol Inflamm. In press 2011.

710. Belair ML, Kim SJ, Thorne JE, et al. Incidence of cystoid macular edema after cataract surgery in patients with and without uveitis using optical coherence tomography. Am J Ophthalmol 2009;148:128-35.

711. Foster CS, Stavrou P, Zafirakis P, et al. Intraocular lens removal from [corrected] patients with uveitis. Am J Ophthalmol 1999;128:31-7.

712. Islam MS, Vernon SA, Negi A. Intravitreal triamcinolone will cause posterior subcapsular cataract in most eyes with diabetic maculopathy within 2 years. Eye (Lond) 2007;21:321-3.

713. Cekic O, Chang S, Tseng JJ, et al. Cataract progression after intravitreal triamcinolone injection. Am J Ophthalmol 2005;139:993-8.

714. Galor A, Margolis R, Brasil OM, et al. Adverse events after intravitreal triamcinolone in patients with and without uveitis. Ophthalmology 2007;114:1912-8.

715. Gillies MC, Simpson JM, Billson FA, et al. Safety of an intravitreal injection of triamcinolone: results from a randomized clinical trial. Arch Ophthalmol 2004;122:336-40.

716. Thompson JT. Cataract formation and other complications of intravitreal triamcinolone for macular edema. Am J Ophthalmol 2006;141:629-37.

717. Beck RW, Edwards AR, Aiello LP, et al, Diabetic Retinopathy Clinical Research Network (DRCR.net). Three-year follow-up of a randomized trial comparing focal/grid photocoagulation and intravitreal triamcinolone for diabetic macular edema. Arch Ophthalmol 2009;127:245-51.

718. Chaudhry NA, Cohen KA, Flynn HW Jr., Murray TG. Combined pars plana vitrectomy and lens management in complex vitreoretinal disease. Semin Ophthalmol 2003;18:132-41.

719. Lahey JM, Francis RR, Kearney JJ. Combining phacoemulsification with pars plana vitrectomy in patients with proliferative diabetic retinopathy: a series of 223 cases. Ophthalmology 2003;110:1335-9.

720. Lahey JM, Francis RR, Kearney JJ, Cheung M. Combining phacoemulsification and vitrectomy in patients with proliferative diabetic retinopathy. Curr Opin Ophthalmol 2004;15:192-6.

721. Dugas B, Ouled-Moussa R, Lafontaine PO, et al. Idiopathic epiretinal macular membrane and cataract extraction: combined versus consecutive surgery. Am J Ophthalmol 2010;149:302-6.

722. MacCumber MW, Packo KH, Civantos JM, Greenberg JB. Preservation of anterior capsule during vitrectomy and lensectomy for retinal detachment with proliferative vitreoretinopathy. Ophthalmology 2002;109:329-33.

723. Heiligenhaus A, Holtkamp A, Koch J, et al. Combined phacoemulsification and pars plana vitrectomy: clear corneal versus scleral incisions: prospective randomized multicenter study. J Cataract Refract Surg 2003;29:1106-12.

724. Hsu SY, Wu WC. Comparison of phacoemulsification and planned extracapsular cataract extraction in combined pars plana vitrectomy and posterior chamber intraocular lens implantation. Ophthalmic Surg Lasers Imaging 2005;36:108-13.

725. Wong RW, Kokame GT, Mahmoud TH, et al. Complications associated with clear corneal cataract wounds during vitrectomy. Retina 2010;30:850-5.

726. Hainsworth DP, Chen SN, Cox TA, Jaffe GJ. Condensation on polymethylmethacrylate, acrylic polymer, and silicone intraocular lenses after fluid-air exchange in rabbits. Ophthalmology 1996;103:1410-8.

727. Demetriades AM, Gottsch JD, Thomsen R, et al. Combined phacoemulsification, intraocular lens implantation, and vitrectomy for eyes with coexisting cataract and vitreoretinal pathology. Am J Ophthalmol 2003;135:291-6.

728. Ehmann D, Garcia R. Investigating a possible cause of the myopic shift after combined cataract extraction, intraocular lens implantation, and vitrectomy for treatment of a macular hole. Can J Ophthalmol 2009;44:594-7.

729. Falkner-Radler CI, Benesch T, Binder S. Accuracy of preoperative biometry in vitrectomy combined with cataract surgery for patients with epiretinal membranes and macular holes: results of a prospective controlled clinical trial. J Cataract Refract Surg 2008;34:1754-60.

730. Draeger J, Schwartz R, Kohlhaas M, et al. Pressure-induced change in corneal curvature in patients with refractive surgery and unoperated probands [in German]. Ophthalmologe 1993;90:711-5.

731. Behl S, Kothari K. Rupture of a radial keratotomy incision after 11 years during clear corneal phacoemulsification. J Cataract Refract Surg 2001;27:1132-4.

732. Budak K, Friedman NJ, Koch DD. Dehiscence of a radial keratotomy incision during clear corneal cataract surgery. J Cataract Refract Surg 1998;24:278-80.

733. Freeman M, Kumar V, Ramanathan US, O'Neill E. Dehiscence of radial keratotomy incision during phacoemulsification. Eye 2004;18:101-3.

734. Koch DD, Liu JF, Hyde LL, et al. Refractive complications of cataract surgery after radial keratotomy. Am J Ophthalmol 1989;108:676-82.

735. Seitz B, Langenbucher A. Intraocular lens calculations status after corneal refractive surgery. Curr Opin Ophthalmol 2000;11:35-46.

736. Fang JP, Hill W, Wang L, et al. Advanced intraocular lens power calculations. In: Kohnen T, Koch DD, eds. Essentials in Ophthalmology: Cataract and Refractive Surgery. Berlin, Germany: Springer Berlin Heidelberg, 2006.

737. Hill WE. Question 9: what IOL should I use in the postrefractive patient? In: Chang DF, ed. Curbside Consultation in Cataract Surgery: 49 Clinical Questions. Thorofare, NJ: SLACK Inc., 2007.

738. Odenthal MT, Eggink CA, Melles G, et al. Clinical and theoretical results of intraocular lens power calculation for cataract surgery after photorefractive keratectomy for myopia. Arch Ophthalmol 2002;120:431-8.

739. Argento C, Cosentino MJ, Badoza D. Intraocular lens power calculation after refractive surgery. J Cataract Refract Surg 2003;29:1346-51.

740. Shammas HJ, Shammas MC, Garabet A, et al. Correcting the corneal power measurements for intraocular lens power calculations after myopic laser in situ keratomileusis. Am J Ophthalmol 2003;136:426-32.

741. Stakheev AA, Balashevich LJ. Corneal power determination after previous corneal refractive surgery for intraocular lens calculation. Cornea 2003;22:214-20.

742. Wang L, Booth MA, Koch DD. Comparison of intraocular lens power calculation methods in eyes that have undergone LASIK. Ophthalmology 2004;111:1825-31.

743. Jarade EF, Tabbara KF. New formula for calculating intraocular lens power after laser in situ keratomileusis. J Cataract Refract Surg 2004;30:1711-5.

744. Feiz V, Moshirfar M, Mannis MJ, et al. Nomogram-based intraocular lens power adjustment after myopic photorefractive keratectomy and LASIK: a new approach. Ophthalmology 2005;112:1381-7.

745. Latkany RA, Chokshi AR, Speaker MG, et al. Intraocular lens calculations after refractive surgery. J Cataract Refract Surg 2005;31:562-70.

746. Rosa N, Capasso L, Lanza M, et al. Reliability of a new correcting factor in calculating intraocular lens power after refractive corneal surgery. J Cataract Refract Surg 2005;31:1020-4.

747. Masket S, Masket SE. Simple regression formula for intraocular lens power adjustment in eyes requiring cataract surgery after excimer laser photoablation. J Cataract Refract Surg 2006;32:430-4.

748. Aramberri J. Intraocular lens power calculation after corneal refractive surgery: double-K method. J Cataract Refract Surg 2003;29:2063-8.

749. Wang L, Hill WE, Koch DD. Evaluation of intraocular lens power prediction methods using the American Society of Cataract and Refractive Surgeons Post-Keratorefractive Intraocular Lens Power Calculator. J Cataract Refract Surg 2010;36:1466-73.

750. Bergwerk KL, Miller KM. Outcomes of cataract surgery in monocular patients. J Cataract Refract Surg 2000;26:1631-7.

751. Trotter WL, Miller KM. Outcomes of cataract extraction in functionally monocular patients. Case-control study. J Cataract Refract Surg 2002;28:1348-54.

752. Pomberg ML, Miller KM. Functional visual outcomes of cataract extraction in monocular versus binocular patients. Am J Ophthalmol 2004;138:125-32.

753. Rodriguez AA, Olson MD, Miller KM. Bilateral blindness in a monocular patient after cataract surgery. J Cataract Refract Surg 2005;31:438-40.

754. Azen SP, Varma R, Preston-Martin S, et al. Binocular visual acuity summation and inhibition in an ocular epidemiological study: the Los Angeles Latino Eye Study. Invest Ophthalmol Vis Sci 2002;43:1742-8.

755. Cagenello R, Arditi A, Halpern DL. Binocular enhancement of visual acuity. J Opt Soc Am A Opt Image Sci Vis 1993;10:1841-8.

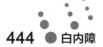

756. Derefeldt G, Lennerstrand G, Lundh B. Age variations in normal human contrast sensitivity. Acta Ophthalmol (Copenh) 1979; 57:679-90.

757. Home R. Binocular summation: a study of contrast sensitivity, visual acuity and recognition. Vision Res 1978;18:579-85.

758. Pardhan S. A comparison of binocular summation in young and older patients. Curr Eye Res 1996;15:315-9.

759. Pardhan S. Binocular performance in patients with unilateral cataract using the Regan test: binocular summation and inhibition with low-contrast charts. Eye 1993;7(Pt 1):59-62.

760. Javitt JC, Steinberg EP, Sharkey P, et al. Cataract surgery in one eye or both. A billion dollar per year issue. Ophthalmology 1995;102:1583-92; discussion 1592-3.

761. Javitt JC, Brenner MH, Curbow B, et al. Outcomes of cataract surgery. Improvement in visual acuity and subjective visual function after surgery in the first, second, and both eyes. Arch Ophthalmol 1993;111:686-91.

762. Lundstrom M, Stenevi U, Thorburn W. Quality of life after first- and second-eye cataract surgery: five-year data collected by the Swedish National Cataract Register. J Cataract Refract Surg 2001;27:1553-9.

763. Castells X, Comas M, Alonso J, et al. In a randomized controlled trial, cataract surgery in both eyes increased benefits compared to surgery in one eye only. J Clin Epidemiol 2006;59:201-7.

764. Avakian A, Temporini ER, Kara-Jose N. Second eye cataract surgery: perceptions of a population assisted at a university hospital. Clinics (Sao Paulo) 2005;60:401-6.

765. Taylor RH, Misson GP, Moseley MJ. Visual acuity and contrast sensitivity in cataract: summation and inhibition of visual performance. Eye 1991;5(Pt 6):704-7.

766. Castells X, Alonso J, Ribo C, et al. Comparison of the results of first and second cataract eye surgery. Ophthalmology 1999;106: 676-82.

767. Laidlaw A, Harrad R. Can second eye cataract extraction be justified? Eye 1993;7(Pt 5):680-6.

768. Talbot EM, Perkins A. The benefit of second eye cataract surgery. Eye 1998;12(Pt 6):983-9.

769. Laidlaw DA, Harrad RA, Hopper CD, et al. Randomised trial of effectiveness of second eye cataract surgery. Lancet 1998;352: 925-9.

770. Elliott DB, Patla A, Bullimore MA. Improvements in clinical and functional vision and perceived visual disability after first and second eye cataract surgery. Br J Ophthalmol 1997;81:889-95.

771. Percival SP, Vyas AV, Setty SS, Manvikar S. The influence of implant design on accuracy of postoperative refraction. Eye (Lond) 2002;16:309-15.

772. Covert DJ, Henry CR, Koenig SB. Intraocular lens power selection in the second eye of patients undergoing bilateral, sequential cataract extraction. Ophthalmology 2010;117:49-54.

773. Johansson BA, Lundh BL. Bilateral same day phacoemulsification: 220 cases retrospectively reviewed. Br J Ophthalmol 2003; 87:285-90.

774. Arshinoff SA, Strube YN, Yagev R. Simultaneous bilateral cataract surgery. J Cataract Refract Surg 2003;29:1281-91.

775. Sarikkola AU, Kontkanen M, Kivela T, Laatikainen L. Simultaneous bilateral cataract surgery: a retrospective survey. J Cataract Refract Surg 2004;30:1335-41.

776. Sharma TK, Worstmann T. Simultaneous bilateral cataract extraction. J Cataract Refract Surg 2001;27:741-4.

777. Smith GT, Liu CS. Is it time for a new attitude to "simultaneous" bilateral cataract surgery? Br J Ophthalmol 2001;85:1489-96.

778. Totan Y, Bayramlar H, Cekic O, et al. Bilateral cataract surgery in adult and pediatric patients in a single session. J Cataract Refract Surg 2000;26:1008-11.

779. Kontkanen M, Kaipiainen S. Simultaneous bilateral cataract extraction: a positive view. J Cataract Refract Surg 2002;28:2060-1.

780. Lundstrom M, Albrecht S, Nilsson M, Astrom B. Benefit to patients of bilateral same-day cataract extraction: Randomized clinical study. J Cataract Refract Surg 2006;32:826-30.

781. Kashkouli MB, Salimi S, Aghaee H, Naseripour M. Bilateral *Pseudomonas aeruginosa* endophthalmitis following bilateral simultaneous cataract surgery. Indian J Ophthalmol 2007;55:374-5.

782. Chung JK, Park SH, Lee WJ, Lee SJ. Bilateral cataract surgery: a controlled clinical trial. Jpn J Ophthalmol 2009;53:107-13.

783. Lundstrom M, Albrecht S, Roos P. Immediate versus delayed sequential bilateral cataract surgery: an analysis of costs and patient value. Acta Ophthalmol 2009;87:33-8.

784. Nassiri N, Sadeghi Yarandi SH, Rahnavardi M. Immediate vs delayed sequential cataract surgery: a comparative study. Eye (Lond) 2009;23:89-95.

785. Arshinoff SA, Chen SH. Simultaneous bilateral cataract surgery: Financial differences among nations and jurisdictions. J Cataract Refract Surg 2006;32:1355-60.

786. Arshinoff SA, Odorcic S. Same-day sequential cataract surgery. Curr Opin Ophthalmol 2009;20:3-12.

787. Ozdek SC, Onaran Z, Gurelik G, et al. Bilateral endophthalmitis after simultaneous bilateral cataract surgery. J Cataract Refract Surg 2005;31:1261-2.

788. Puvanachandra N, Humphry RC. Bilateral endophthalmitis after bilateral sequential phacoemulsification. J Cataract Refract Surg 2008;34:1036-7.

789. American Academy of Ophthalmology and American Society of Cataract and Refractive Surgery. Joint Position Statement. Ophthalmic Postoperative Care. San Francisco, CA: American Academy of Ophthalmology, 2000. Available at: http://one.aao.org/CE/PracticeGuidelines/ClinicalStatements.aspx.

790. American Academy of Ophthalmology. Code of Ethics; rules of ethics #7 and #8. Available at: www.aao.org/about/ethics/code_ethics.cfm. Accessed May 4, 2011.

791. Lin JC, Rapuano CJ, Laibson PR, et al. Corneal melting associated with use of topical nonsteroidal anti-inflammatory drugs after ocular surgery. Arch Ophthalmol 2000;118:1129-32.

792. Congdon NG, Schein OD, von Kulajta P, et al. Corneal complications associated with topical ophthalmic use of nonsteroidal antiinflammatory drugs. J Cataract Refract Surg 2001;27:622-31.

793. Guidera AC, Luchs JI, Udell IJ. Keratitis, ulceration, and perforation associated with topical nonsteroidal anti-inflammatory drugs. Ophthalmology 2001;108:936-44.

794. Tinley CG, Frost A, Hakin KN, et al. Is visual outcome compromised when next day review is omitted after phacoemulsification surgery? A randomised control trial. Br J Ophthalmol 2003;87:1350-5.

795. Alwitry A, Rotchford A, Gardner I. First day review after uncomplicated phacoemulsification: is it necessary? Eur J Ophthalmol 2006;16:554-9.

796. Saeed A, Guerin M, Khan I, et al. Deferral of first review after uneventful phacoemulsification cataract surgery until 2 weeks: randomized controlled study. J Cataract Refract Surg 2007;33:1591-6.

797. Tan JH, Newman DK, Klunker C, et al. Phacoemulsification cataract surgery: is routine review necessary on the first post-operative day? Eye 2000;14(Pt 1):53-5.

798. Masket S, Tennen DG. Astigmatic stabilization of 3.0 mm temporal clear corneal cataract incisions. J Cataract Refract Surg 1996;22:1451-5.

799. Apple DJ, Solomon KD, Tetz MR, et al. Posterior capsule opacification. Surv Ophthalmol 1992;37:73-116.

800. Schaumberg DA, Dana MR, Christen WG, Glynn RJ. A systematic overview of the incidence of posterior capsule opacification. Ophthalmology 1998;105:1213-21.

801. Baratz KH, Cook BE, Hodge DO. Probability of Nd:YAG laser capsulotomy after cataract surgery in Olmsted County, Minnesota. Am J Ophthalmol 2001;131:161-6.

802. Cataract Management Guideline Panel. Cataract in Adults: Management of Functional Impairment. Clinical Practice Guideline, Number 4. Rockville, MD: USDHHS, AHCPR Publ. No.(PHS)93-0542; 1993.

803. Kucuksumer Y, Bayraktar S, Sahin S, Yilmaz OF. Posterior capsule opacification 3 years after implantation of an AcrySof and a MemoryLens in fellow eyes. J Cataract Refract Surg 2000;26:1176-82.

804. Sacu S, Menapace R, Findl O, et al. Long-term efficacy of adding a sharp posterior optic edge to a three-piece silicone intraocular lens on capsule opacification: five-year results of a randomized study. Am J Ophthalmol 2005;139:696-703.

805. Lundqvist B, Monestam E. Ten-year longitudinal visual function and Nd:YAG laser capsulotomy rates in patients less than 65 years at cataract surgery. Am J Ophthalmol 2010;149:238-44.

806. Findl O, Buehl W, Bauer P, Sycha T. Interventions for preventing posterior capsule opacification. Cochrane Database Syst Rev 2010, Issue 2, Art. No.: CD003738. DOI: 10.1002/14651858.CD003738.pub3.

807. Daynes T, Spencer TS, Doan K, et al. Three-year clinical comparison of 3-piece AcrySof and SI-40 silicone intraocular lenses. J Cataract Refract Surg 2002;28:1124-9.

808. Wejde G, Kugelberg M, Zetterstrom C. Position of anterior capsulorhexis and posterior capsule opacification. Acta Ophthalmol Scand 2004;82:531-4.

809. Vasavada AR, Raj SM. Anterior capsule relationship of the AcrySof intraocular lens optic and posterior capsule opacification: a prospective randomized clinical trial. Ophthalmology 2004;111:886-94.

810. Sacu S, Menapace R, Buehl W, et al. Effect of intraocular lens optic edge design and material on fibrotic capsule opacification and capsulorhexis contraction. J Cataract Refract Surg 2004;30:1875-82.

811. Sacu S, Menapace R, Wirtitsch M, et al. Effect of anterior capsule polishing on fibrotic capsule opacification: three-year results. J Cataract Refract Surg 2004;30:2322-7.

812. Georgopoulos M, Menapace R, Findl O, et al. Posterior continuous curvilinear capsulorhexis with hydrogel and silicone intraocular lens implantation: development of capsulorhexis size and capsule opacification. J Cataract Refract Surg 2001;27:825-32.

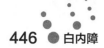

813. Tan JC, Spalton DJ, Arden GB. The effect of neodymium: YAG capsulotomy on contrast sensitivity and the evaluation of methods for its assessment. Ophthalmology 1999;106:703-9.

814. Ge J, Wand M, Chiang R, et al. Long-term effect of Nd:YAG laser posterior capsulotomy on intraocular pressure. Arch Ophthalmol 2000;118:1334-7.

815. Steinert RF, Puliafito CA, Kumar SR, et al. Cystoid macular edema, retinal detachment, and glaucoma after Nd:YAG laser posterior capsulotomy. Am J Ophthalmol 1991;112:373-80.

816. Ranta P, Tommila P, Kivela T. Retinal breaks and detachment after neodymium: YAG laser posterior capsulotomy: five-year incidence in a prospective cohort. J Cataract Refract Surg 2004;30:58-66.

817. Koch DD, Liu JF, Gill EP, Parke DW Ⅱ. Axial myopia increases the risk of retinal complications after neodymium-YAG laser posterior capsulotomy. Arch Ophthalmol 1989;107:986-90.

818. Jahn CE, Richter J, Jahn AH, et al. Pseudophakic retinal detachment after uneventful phacoemulsification and subsequent neodymium: YAG capsulotomy for capsule opacification. J Cataract Refract Surg 2003;29:925-9.

819. Tuft SJ, Minassian D, Sullivan P. Risk factors for retinal detachment after cataract surgery: a case-control study. Ophthalmology 2006;113:650-6.

820. Slomovic AR, Parrish RK, 2nd. Acute elevations of intraocular pressure following Nd:YAG laser posterior capsulotomy. Ophthalmology 1985;92:973-6.

821. Awan AA, Kazmi SH, Bukhari SA. Intraocular pressure changes after Nd-YAG laser capsulotomy. J Ayub Med Coll Abbottabad 2001;13:3-4.

822. Seong GJ, Lee YG, Lee JH, et al. Effect of 0.2% brimonidine in preventing intraocular pressure elevation after Nd:YAG laser posterior capsulotomy. Ophthalmic Surg Lasers 2000;31:308-14.

823. Rakofsky S, Koch DD, Faulkner JD, et al. Levobunolol 0.5% and timolol 0.5% to prevent intraocular pressure elevation after neodymium: YAG laser posterior capsulotomy. J Cataract Refract Surg 1997;23:1075-80.

824. Ladas ID, Baltatzis S, Panagiotidis D, et al. Topical 2.0% dorzolamide vs oral acetazolamide for prevention of intraocular pressure rise after neodymium: YAG laser posterior capsulotomy. Arch Ophthalmol 1997;115:1241-4.

825. Ladas ID, Pavlopoulos GP, Kokolakis SN, Theodossiadis GP. Prophylactic use of acetazolamide to prevent intraocular pressure elevation following Nd-YAG laser posterior capsulotomy. Br J Ophthalmol 1993;77:136-8.

826. Silverstone DE, Brint SF, Olander KW, et al. Prophylactic use of apraclonidine for intraocular pressure increase after Nd:YAG capsulotomies. Am J Ophthalmol 1992;113:401-5.

827. Barnes EA, Murdoch IE, Subramaniam S, et al. Neodymium:yttrium-aluminum-garnet capsulotomy and intraocular pressure in pseudophakic patients with glaucoma. Ophthalmology 2004;111:1393-7.

828. Benson WE, Grand MG, Okun E. Aphakic retinal detachment. Management of the fellow eye. Arch Ophthalmol 1975;93:245-9.

829. American Academy of Ophthalmology. Policy Statement. Laser Surgery. San Francisco, CA: American Academy of Ophthalmology; 2009. Available at: http://one.aao.org/CE/PracticeGuidelines/ClinicalStatements.aspx.

830. American Academy of Ophthalmology Vision Rehabilitation Committee. Preferred Practice Pattern® Guidelines. Vision Rehabilitation for Adults. San Francisco, CA: American Academy of Ophthalmology; 2007. Available at: www.aao.org/ppp.

831. Williams A, Sloan FA, Lee PP. Longitudinal rates of cataract surgery. Arch Ophthalmol 2006;124:1308-14.

832. Javitt JC, Kendix M, Tielsch JM, et al. Geographic variation in utilization of cataract surgery. Med Care 1995;33:90-105.

833. French DD, Margo CE, Campbell RR. Cataract surgery among veterans 65 years of age and older: analysis of national veterans health administration databases. Am J Med Qual 2010;25:143-8.

834. Leape LL, Hilborne LH, Park RE, et al. The appropriateness of use of coronary artery bypass graft surgery in New York State. JAMA 1993;269:753-60.

835. Halm EA, Chassin MR, Tuhrim S, et al. Revisiting the appropriateness of carotid endarterectomy. Stroke 2003;34:1464-71.

836. Chassin MR, Brook RH, Park RE, et al. Variations in the use of medical and surgical services by the Medicare population. N Engl J Med 1986;314:285-90.

837. Tobacman JK, Zimmerman B, Lee P, et al. Visual acuity following cataract surgeries in relation to preoperative appropriateness ratings. Med Decis Making 2003;23:122-30.

838. Quintana JM, Escobar A, Bilbao A, et al. Validity of newly developed appropriateness criteria for cataract surgery. Ophthalmology 2009;116:409-17.

839. Medicare Payment Advisory Commission. Report to the Congress: Medicare payment policy. March 2011:104. Available at: http://medpac.gov/documents/Mar11_EntireReport.pdf. Accessed July 7, 2011.

840. Medicare Payment Advisory Commission. Report to the Congress: Medicare payment policy. March 2011:110. Available at: http://medpac.gov/documents/Mar11_EntireReport.pdf. Accessed July 7, 2011.

841. Medicare Payment Advisory Commission. Report to the Congress: Medicare payment policy. March 2011:111. Available at:

http://medpac.gov/documents/Mar11_EntireReport.pdf. Accessed July 7, 2011.

842. Medicare Payment Advisory Commission. Report to the Congress: Medicare payment policy. March 2011:109. Available at: http://medpac.gov/documents/Mar11_EntireReport.pdf. Accessed July 7, 2011.

843. Cullen KA, Hall MJ, Golosinskiy A. Ambulatory surgery in the United States, 2006. National Health Statistics Reports; No. 11. Revised. Hyattsville, MD: National Center for Health Statistics; 2009. Publication (PHS) 2009-1250. Available at: www.cdc.gov/nchs/data/nhsr/nhsr011.pdf. Accessed May 4, 2011.

844. Centers for Medicare and Medicaid Services. Medicare leading Part B procedure codes based on allowed charges: calendar year 2009. Table V.6a. Available at: www.cms.hhs.gov/datacompendium/. Accessed July 7, 2011.

845. Kobelt G, Lundstrom M, Stenevi U. Cost-effectiveness of cataract surgery. Method to assess cost-effectiveness using registry data. J Cataract Refract Surg 2002;28:1742-9.

846. Busbee BG, Brown MM, Brown GC, Sharma S. Incremental cost-effectiveness of initial cataract surgery. Ophthalmology 2002; 109:606-12; discussion 612-3.

847. Busbee BG, Brown MM, Brown GC, Sharma S. CME review: a cost-utility analysis of laser photocoagulation for extrafoveal choroidal neovascularization. Retina 2003;23:279-87; quiz 443-4.

848. Centers for Medicare and Medicaid Services. Physician Quality Reporting System. Available at: https://www.cms.gov/PQRS/Downloads/2011_PhysQualRptg_MeasuresList_033111.pdf. Accessed September 21, 2011.

849. Hankinson SE, Stampfer MJ, Seddon JM, et al. Nutrient intake and cataract extraction in women: a prospective study. BMJ 1992;305:335-9.

850. Christen WG, Liu S, Schaumberg DA, Buring JE. Fruit and vegetable intake and the risk of cataract in women. Am J Clin Nutr 2005;81:1417-22.

851. Seddon JM, Christen WG, Manson JE, et al. The use of vitamin supplements and the risk of cataract among US male physicians. Am J Public Health 1994;84:788-92.

852. Jacques PF, Taylor A, Hankinson SE, et al. Long-term vitamin C supplement use and prevalence of early age-related lens opacities. Am J Clin Nutr 1997;66:911-6.

853. Lu M, Cho E, Taylor A, et al. Prospective study of dietary fat and risk of cataract extraction among US women. Am J Epidemiol 2005;161:948-59.

854. Appleby PN, Allen NE, Key TJ. Diet, vegetarianism, and cataract risk. Am J Clin Nutr 2011;93:1128-35.

855. Yoshida M, Takashima Y, Inoue M, et al. Prospective study showing that dietary vitamin C reduced the risk of age-related cataracts in a middle-aged Japanese population. Eur J Nutr 2007;46:118-24.

美国眼科学会
P.O. Box 7424
San Francisco,
California 94120-7424
415.561.8500
成人眼白内障
2011 年

眼科临床指南
Preferred Practice Pattern®

 角膜

眼科临床指南
Preferred Practice Pattern®

PREFERRED PRACTICE PATTERN®

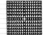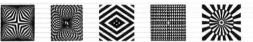

眼科临床指南

Preferred Practice Pattern®

细菌性角膜炎
Bacterial Keratitis

美国眼科学会

中华医学会眼科学分会

2017 年 6 月第三次编译

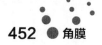

角膜 / 外眼病眼科临床指南制订过程和参与者

角膜 / 外眼病临床指南专家委员会成员编写细菌性角膜炎临床指南(PPP)。PPP 专家委员会成员讨论和审阅了本册文件的历次稿件,集中开会两次,通过电子邮件进行了其他的讨论,达成了本册最后版本的共识。

角膜 / 外眼病临床指南专家委员会 2012—2013

Robert S. Feder,MD,共同主席

Stephen D. McLeod,MD,共同主席

Esen K. Akpek,MD,角膜学会代表

Steven P. Dunn,MD

Francis J. Garcia-Ferrer,MD

Amy Lin,MD

Francis S. Mah,MD

Audrey R. Talley-Rostov,MD

Divya M. Varu,MD

David C. Musch,PhD,MPH,方法学家

眼科临床指南编写委员会成员在 2013 年 3 月的会议期间审阅和讨论了本册文件。根据讨论和评论编制了本册文件。

眼科临床指南编写委员会 2013

Stephen D. McLeod,MD,主席

David F. Chang,MD

Robert S. Feder,MD,

Timothy W. Olsen,MD

Bruce E. Prum,Jr.,MD

C. Gail Summers,MD

David C. Musch,PhD,MPH,方法学家

然后,细菌性角膜炎 PPP 于 2013 年 6 月送给另外的内部和外部的专家组和专家进行审阅。要求所有返回评论的人员需要提供与工业界相关关系的公开声明,才能考虑他们的评论。细菌性角膜炎 PPP 专家委员会成员审阅和讨论了这些评论,并确定了对本册指南的修改。

学会审阅者:

理事会委员会和秘书委员会

理事会

总顾问

眼科技术评估委员会角膜病和眼前节疾病专家委员会

眼科基础和临床科学教程分委员会

开业眼科医师教育顾问委员会

邀请的审阅者:

AARP

亚洲角膜学会

角膜学会

(美国)国家眼科研究所

眼部微生物和免疫学组

Dan B. Jones,MD

Willian D. Mathers,MD

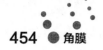

有关经济关系的声明

为了遵从医学专科学会理事会有关与公司相互关系的法规（从网站 www.cmss.org/ codeforinteractions. aspx 可查到），列出与工业界的相关关系如下。学会与工业界的行为关系遵从这一法规（见网站 http://one. aao.org/CE/PracticeGuidelines/PPP.aspx）。大部分（70%）角膜／外眼病临床指南专家委员会 2012—2013 的成员没有经济关系可供公开。

角膜／外眼病临床指南专家委员会 2012—2013

Esen K. Akpek, MD：无经济关系可公开

Steven P. Dunn, MD：无经济关系可公开

Robert S. Feder, MD：无经济关系可公开

Francis J. Garcia-Ferrer, MD：无经济关系可公开

Amy Lin, MD：无经济关系可公开：无经济关系可公开

Francis S. Mah, MD：Alcon Laboratories, Inc. - 咨询／顾问；Allergan, Inc. - 咨询／顾问, 讲课费；ForeSight - 咨询／顾问；Ista Pharmaceuticals - 咨询／顾问；Nicox - 咨询／顾问；Omeros - 咨询／顾问

Stephen D. McLeod, MD：无经济关系可公开

David C. Musch, PhD, MPH：Abbott Laboratories- 咨询费（独立的资料监控委员会成员）；ClinReg Consulting Services, Inc.- 咨询／顾问

Audrey R. Talley-Rostov, MD：Addition Technology- 讲课费；Allergan, Inc.- 讲课费

Divya M. Varu, MD：无经济关系可公开

眼科临床指南编写委员会 2013

David F. Chang, MD：Abbott Medical Optics - 咨询／顾问；Allergan, Inc.- 讲课费；SLACK, Inc.- 专利／版税

Robert S. Feder, MD：无经济关系可公开

Stephen D. McLeod, MD：无经济关系可公开

David C. Musch, PhD, MPH：Abbott Laboratories- 咨询费（独立的资料监控委员会成员）；ClinReg Consulting Services, Inc.- 咨询／顾问

Timothy W. Olsen, MD：A Tissue Support Structure- 专利／版税；Scleral Depressor - 专利／版税

Bruce E. Prum, Jr., MD：Pfizer Ophthalmics- 讲课费

C. Gail Summers, MD：无经济关系可公开

医疗质量秘书

Anne L. Coleman, MD, PhD：Allergan Inc.- 咨询／顾问；Pfizer Ophthalmics- 咨询／顾问

美国眼科学会职员

Nancy Collins, RN, MPH：无经济关系可公开

Nicholas P. Emptage, MAE：无经济关系可公开

Susan Garratt：无经济关系可公开

Flora C. Lum, MD：无经济关系可公开

Doris Mizuiri：无经济关系可公开

Jessica Ravetto：无经济关系可公开

2013 年 1 月至 8 月本册文件的其他审阅者与工业界相关关系的公开声明见网站 www.aao.org/ppp。

目　　录

制订眼科临床指南的目的

作为对其会员和公众的一种服务,美国眼科学会编制了称为眼科临床指南(PPP)的系列丛书,它确定了高质量眼科医疗服务的特征和组成成分。附录 1 叙述了高质量的眼保健服务的核心标准。

眼科临床指南是以由学识渊博的卫生专业人员所组成的专家委员会对所能利用的科学资料进行解释为基础的。在一些情况下,例如当有认真实施的临床试验的结果可以利用时,这些资料是特别令人信服的,可以提供明确的指南。而在另一些情况下,专家委员会不得不依赖他们对所能利用的证据进行集体判断和评估。

眼科临床指南所提供的文件是为临床医疗服务提供实践的典范,而不是为个别特殊的个人提供医疗服务。一方面它们应当满足大多数患者的需要,但又不可能满足所有患者的需要。严格地遵照这些 PPP 将不一定保证在任何情况都能获得成功的结果。不能认为这些指南包括了所有恰当的眼科医疗方法,或者排除了能够获得最好效果的合理的医疗方法。采用不同的方法来满足不同患者的需要是有必要的。医师应当根据一个特殊患者提供的所有情况来最终判断对其的医疗是否合适。在解决眼科医疗实践中所产生的伦理方面难题时,美国眼科学会愿意向会员提供协助。

眼科临床指南并不是在各种情况下都必须要遵循的医疗标准。美国眼科学会明确地指出不会承担在应用临床指南中任何建议或其他信息时由于疏忽大意或其他原因所引起的伤害和损伤的责任。

当提到某些药物、器械和其他产品时仅仅是以说明为目的,而并不是有意地为这些产品进行背书。这样的材料中可能包括了一些没有被认为是共同标准的应用信息,这些反映在没有包括在美国食品药品管理局(FDA)批准的适应证标识之内,或者只是批准为在限制的研究情况下应用的产品。FDA 已经宣称,确定医师所希望应用的每种药品或器械的 FDA 的看法,以及在遵从适用的法律,并获得患者的适当的知情同意下应用它们,是医师的责任。

在医学中,创新对于保证美国公众今后的健康是必要的,眼科学会鼓励开发能够提高眼保健水平的新的诊断和治疗方法。有必要认识到只有最优先考虑患者的需要时,才能获得真正的优良的医疗服务。

所有的 PPP 每年都由其编写委员会审阅,如果证实有新的进展值得更新时就会提早更新。为了保证眼科临床指南是适时的,每册的有效期是在其"批准"之日起 5 年内,除非它被修改本所替代。编写眼科临床指南是由学会资助的,而没有商业方面的支持。PPP 的作者和审阅者都是志愿者,并没有因为他们对本书的贡献而获得任何经济的补偿。在 PPP 发表之前,还要送给外部的专家和利益攸关者审阅,包括消费者代表。PPP 遵从医学专科学会理事会有关与公司相互关系的法规。眼科学会有并且执行与工业界关系的准则(见 www.aao.org/about-preferred -practice-patterns)。

附录 2 包含了本册文件所涉及的疾病和相关健康问题编码的国际统计分类的内容。细菌性角膜炎 PPP 的意向使用者是眼科医师。

分级的方法和要点

《眼科临床指南》必须与临床密切相关和具有高度特异性,以便向临床医师提供有用的信息。当有证据支持诊治建议时,应当对所提出的每一项建议给予表明证据重要性的明确的等级。为了达到这一目标,采用了苏格兰院际指南网(Scottish Intercollegiate Guideline Network,[1] SIGN)及其建议的评定、制订和评估分级组(Grading of Recommendations Assessment, Development and Evaluation,[2] GRADE)的方法。GRADE 是一种系统的方法,来对支持特殊的临床处理的问题的证据总体强度进行分级。 采用 GRADE 的机构包括 SIGN、世界卫生组织、健康保健研究和政策局(Agency for Healthcare Research and Policy)以及美国医师学院(American College of Physicians)。[3]

◆ 用于形成诊治建议的所有研究都要逐项地将其证据强度进行分级,这一分级列于研究的引文中。

◆ 为了对研究进行逐项分级,采用了一种基于 SIGN[1] 的尺度。对研究进行逐项分级的证据的定义和水平如下述:

I++	高质量的随机对照试验(RCTs)的荟萃分析、系统回顾,或偏差危险度很低的 RTCs
I+	实施很好的 RCTs 的荟萃分析、系统回顾,或偏差危险度低的 RCTs
I−	RCTs 的荟萃分析、系统回顾,或偏差危险度高的 RCTs
II++	高质量的病例对照或队列研究的系统回顾 混杂和偏差危险度很低以及因果关系可能性高的高质量病例对照或队列研究
II+	混杂或偏差危险度低以及因果关系有中度可能的实施很好的病例对照或队列研究
II−	混杂或偏差危险度高以及具有非因果关系高度危险的病例对照或队列研究
III	非分析性研究(如病例报告、系列病例研究)

◆ 诊治的建议是基于证据的主体而形成的。以下是根据 GRADE[2] 来定义证据质量的分级:

高质量(GQ)	进一步研究不太可能改变估计作用的信赖度
中等质量(MQ)	进一步研究有可能对我们估计作用的信赖度产生重要的冲击,可能会改变这一估计
低质量(IQ)	进一步研究很可能对我们估计作用的信赖度产生重要的冲击,有可能改变这一估计 对作用的任何估计都是很不肯定的

◆ 以下是根据 GRADE[2] 来定义的诊治关键建议:

强烈建议(SR)	用于期望的干预作用明显地大于不期望作用,或者没有不期望作用时
根据需要而使用的建议(DR)	用于权衡时不太肯定,这或者是因为证据的质量低,或者是因为证据提示的期望作用和不期望作用很相近

◆ 诊疗的关键发现和建议部分列出了由 PPP 的专家委员会确定对于视功能和生活质量的结果特别重要的要点。

◆ 在本册 PPP 中,应用上面所述的系统对所有建议进行了分级。对于特殊建议分级的确定见附录3。

◆ 为了更新本册 PPP,于 2012 年 6 月和 2013 年 1 月在 PubMed 和 Cochrane 资料库进行文献搜索,完整的文献搜索详细情况见 www.aao.org/ppp。

诊疗的关键发现和建议

大多数社区获得性细菌性角膜炎病例可通过经验治疗,而无需涂片和培养而治愈。(III,IQ,DR)然而,累及角膜中央部、范围大和向中、深部基质层漫延的角膜浸润的病例中,呈现慢性或对广谱抗生素治疗无反应的病例中,或者有非典型的临床特征提示真菌、阿米巴或分枝杆菌角膜炎病例中,涂片和细菌培养是适应证。(III,IQ,DR)
因为存在增加发生细菌性角膜炎的危险,不建议遮盖角膜擦伤的角膜接触镜佩戴者的眼部。(III,IQ,DR)
在细菌性角膜炎中,应用睫状肌麻痹药作为辅助治疗常常被忽视,它可以减轻疼痛以及粘连形成。当前房内有实质性炎症时,应用睫状肌麻痹药就是适应证。(III,IQ,DR)

当明确致病菌 48 小时后,可以考虑应用糖皮质激素。($I+,GQ,DR$)在涉及棘阿米巴、诺卡菌属和真菌的感染时,应当避用糖皮质激素。(III,IQ,DR)

由于耐甲氧西林金黄色葡萄球菌(MRSA)对眼部滴用的氟喹诺酮药物的抗药性增加,在治疗这种病原菌可能引起的角膜炎中应当考虑使用包括万古霉素在内的联合治疗。(III,IQ,DR)

角膜擦伤后 24 小时内的患者出现在急诊室时,应当给予局部滴用的抗生素。($II+,GQ,SR$)

前言

疾病定义

细菌性角膜炎是由细菌感染引起的角膜感染性疾病。

患者群体

患者群体包括出现提示为细菌性角膜炎的症状和体征的所有年龄的患者,这些症状和体征包括疼痛、眼红、视物模糊、眼部分泌物、角膜浸润和溃疡,以及前房炎症。

临床目标

◆ 认识和减少细菌性角膜炎易感患者的危险因素
◆ 确立细菌性角膜炎的诊断,并将其与其他原因引起的角膜炎相鉴别
◆ 应用恰当的诊断性试验
◆ 选择恰当的治疗
◆ 缓解疼痛
◆ 进行适当的随诊
◆ 预防并发症,如药物毒性、眼内感染、白内障、角膜穿孔以及由于角膜瘢痕所导致的视力丧失等
◆ 教育患者和他们的家属,使其了解细菌性角膜炎的治疗,减少以后患病的危险因素的方法

背景

患病率

估计在美国每年有 30 000 例微生物所致的角膜炎(包括细菌、真菌和棘阿米巴原虫),[8] 而且近几年来发病率在增加。[9] 由于人眼角膜对感染具有自然抵抗力,正常眼很少发生细菌性角膜炎。然而,一些易感因素,包括佩戴角膜接触镜、外伤、角膜手术、眼表疾病(如泪液缺乏和角膜异常)、全身疾病,[10] 以及免疫抑制治疗等可能会改变眼表的防卫机制,而使细菌入侵角膜(见"危险因素"部分)。

表 1 列出了在美国发生细菌性角膜炎的致病原因。在细菌性角膜炎中所确定的最常见的病原菌包括葡萄球菌和革兰阴性杆菌(假单胞菌属),不同的细菌性角膜炎流行病学研究结果有所差异。一项大型的医疗保险资料的回顾分析表明,在不同人群中细菌性角膜炎最常见的原因是金黄色葡萄球菌,以及佩戴接触镜、外伤和 HIV 是最常见的相关的医学情况。[11] 在与佩戴接触镜相关的细菌性角膜炎中,假单胞菌已被确定为最常见的致病菌,占总病例的比例高达三分之一。[12,13] 然而,对佛罗里达的资料回顾后发现在佩戴角膜接触镜相关的角膜炎中,分离出来的黏质沙雷菌与铜绿假单胞菌一样多;[14] 对澳大利亚墨尔本的资料进行回顾表明,只在 7% 的佩戴角膜接触镜相关的角膜炎患者中分离出假单胞菌。[15]

表 1　在美国细菌性角膜炎常见的原因

分类 / 微生物	常见菌株 *	病例数（%）
革兰阳性菌		29~75.1
革兰阳性球菌	金黄色葡萄球菌	4~27.6
	MRSA	1.3
	凝固酶阴性葡萄球菌	1~45.5
	MRSE	43.1
	肺炎链球菌	0~3.4
	草绿链球菌属	1~6.9
革兰阳性杆菌	丙酸杆菌	4~7
	分枝杆菌属	3
革兰阴性菌		31~50
革兰阴性杆菌	铜绿假单胞菌	3~33
	黏质沙雷菌	3~13.5
	奇异变形菌	3.4~4
	莫拉菌属和相关的菌属	1~20.7
	革兰阴性肠杆菌和其他	1~10
革兰阴性球杆菌	流感嗜血杆菌，其他嗜血属	2.5

MRSA= 耐甲氧西林金黄色葡萄球菌；MRSE= 耐甲氧西林表皮葡萄球菌

* 地区的差别可能会影响病原体的排序和百分比

资料来源：

Afshari NA, Ma JJK, Duncan SM, et al. Trends in resistance to ciprofloxacin, cefazolin, and gentamicin in the treatment of bacterial keratitis. J Ocul Pharmacol Ther 2008; 24: 217-23.

Alexandrakis G, Alfonso EC, Miller D. Shifting trends in bacterial keratitis in South Florida and emerging resistance to fluoroquinolones. Ophthalmology 2000; 107: 1497-1502.

Lichtinger A, Yeung SN, Kim P, et al. Shifting trend in contact lens-related corneal ulcers. Cornea 2005; 24: 51-8.

Mah-Sadorra JH, Yavuz GA, Najjar DM, et al. Trends in contact lens-related corneal ulcers. Cornea 2005; 24: 51-8.

Marangon FB, Miller D, Alfonso EC. Impact of prior therapy on the recovery and frequency of corneal pathogens. Cornea 2004; 23: 158-64.

Yildiz EH, Airiani S, Hammersmith KM et al. Trends in contact lens-related ulcers at a teritiary referral center. Cornea 2012; 31: 1097-102.

　　一项研究发现 78.2% 的培养中有革兰阳性菌生长，而阴性菌生长的只有 20.2%。在革兰阳性菌中，40.8% 是凝固酶阴性的葡萄球菌，11.5% 是金黄色葡萄球菌。一项对革兰阴性菌的回顾发现莫拉克斯菌属（Moraxella）(8%) 和铜绿假单胞菌 (3.4%) 是最常见的致病微生物。[16] 另一项 10 年的回顾发现分离出来最常见的细菌是葡萄球菌 (40.1%)，接着是假单胞菌属 (28.5%)、其他的革兰阴性菌属 (17.2%)、链球菌 (7.1%) 和棒状杆菌 (6.0%)。[17] 两项来自于英国和意大利的回顾性分析发现角膜接触镜的应用是发生细菌性角膜炎最常见的危险因素。在英国的研究中，革兰阳性菌是最常见的致病微生物，而在意大利假单胞菌属是最常见的确定的微生物。[18,19] 巴西对老年人的研究也确定革兰阳性微生物是最常见的病原体 (75.5%)，假单胞菌属是最常见的革兰阴性菌病原体。[20] 在另一项研究中也确定了革兰阳性菌 (63.4%) 在致病菌中比革兰阴性菌 (36.6%) 占有优势，表皮葡萄球菌和棒状杆菌 Corynebacterium 是最常确定的革兰阳性菌。在这一研究中，发现假单胞菌属是最常见的革兰阴性菌。[21] 最后，也发现有混合的微生物性角膜炎。最常见的致病微生物是表皮葡萄球菌和镰刀菌素物种。在这些患者中，最常见的致病原因是外伤。[22]

危险因素

　　导致患者发生细菌性角膜炎的危险因素主要有四类：

外源性因素

◆ 佩戴角膜接触镜,特别是有下列相关情况时:
  ◆ 过夜佩戴[10,23~35]
  ◆ 过夜佩戴角膜塑形镜[36~41]
  ◆ 使用不当(过度佩戴)
  ◆ 接触镜消毒不当
  ◆ 接触镜贮存盒污染[34]
  ◆ 接触镜护理液失效或污染
  ◆ 使用过的接触镜处理不当
  ◆ 用自来水贮存或淋洗
  ◆ 共用装饰性镜片
◆ 外伤,包括化学伤和热烧伤、异物和局部放射线伤
◆ 以前施行过眼部和眼睑手术,特别是角膜手术,包括屈光手术和穿通性角膜移植术
◆ 松动的缝线[42]
◆ 药物相关的因素(如污染的眼药、非甾体抗炎药滴眼液、麻醉药、糖皮质激素、防腐剂、青光眼药物等)
◆ 免疫抑制剂(局部和全身应用)
◆ 人为的疾病,包括麻醉药的滥用
◆ 滥用毒品(可卡因)

眼表疾病

◆ 泪膜缺乏
◆ 眼睑解剖和功能的异常(包括眼球暴露)
◆ 睫毛乱生
◆ 邻近的感染/炎症(包括淋病奈瑟菌性结膜炎、睑缘炎、泪小管炎、泪囊炎)

角膜上皮异常

◆ 神经营养性角膜病变(如三叉神经病变)
◆ 易于发生复发性角膜糜烂的异常
◆ 角膜擦伤或上皮缺损
◆ 病毒性角膜炎(单纯疱疹[HSV]或带状疱疹病毒[VZV]性角膜炎)
◆ 角膜上皮水肿,特别是大泡性角膜病变

全身情况

◆ 糖尿病
◆ 消耗性疾病,特别是营养不良和(或)呼吸机依赖者
◆ 结缔组织病
◆ 皮肤/黏膜疾病(如 Stevens-Johnson 综合征、眼部黏膜类天疱疮)
◆ 免疫低下状态
◆ 特应性皮炎/睑结膜炎
◆ 结膜淋病奈瑟菌感染
◆ 维生素 A 缺乏
◆ 听神经瘤或导致第 V 对或第Ⅶ对脑神经损伤的神经系统手术

◆ 移植物抗宿主病
◆ 白喉
◆ 慢性辅助通气者[43]

自然病史

一方面,一些类型的细菌性角膜炎并不会导致视力丧失,但另一方面大多数类型的细菌性角膜炎可伴有角膜瘢痕形成或角膜表面形态的不规则,最终导致视力损害。不进行治疗或严重的细菌性角膜炎可能会导致角膜穿孔,并有可能发展成为眼内炎而导致眼球丧失。由于这一破坏眼球结构的过程可以很快发生(如果致病菌毒力较强,可以在 24 小时内发生),最理想的处理需要迅速认识疾病,及时制订治疗方案,以及恰当地随诊。细菌性角膜炎可以发生于角膜的任何部位,但是累及角膜中央或旁中央的病变尤应重视。即使致病微生物成功地被清除,在这些部位形成的角膜的瘢痕也有引起视力丧失的潜在可能。虽然一些细菌(如淋病奈瑟菌)可以侵袭完整的角膜上皮,但是大多数细菌性角膜炎病例起始于角膜表面异常或缺损的部位。

细菌性角膜炎进展的速率取决于感染微生物的毒力和宿主的抵抗力(见"危险因素""预防和早期发现")。例如,毒力很强的细菌如假单胞菌、肺炎球菌或淋病奈瑟菌可以很快导致眼组织破坏,而另外一些微生物,如非结核性分枝杆菌、草绿色链球菌所引起的病程通常较缓慢。一些细菌(如棒状杆菌)常被认为是结膜囊内的正常菌群,但在一些受累的眼中可以成为条件致病菌。

诊治过程

评价患者诊治效果的标准

治疗细菌性角膜炎时评价患者治疗效果的标准如下:
◆ 减轻疼痛
◆ 消除分泌物以及角膜和眼前节炎症
◆ 解除上皮缺损
◆ 恢复角膜完整性,减少瘢痕形成和血管化
◆ 恢复视功能

诊断

对于疑似的细菌性角膜炎患者的评价包括综合眼部评估中的所有内容,[44,45] 特别是下列与细菌性角膜炎密切相关的一些特征:(II++,GQ,SR)

病史

获得详细的病史在评估细菌性角膜炎患者中是重要的。(III,GQ,SR)
患者的相关信息包括以下几项:
◆ 眼部症状:(如疼痛、充血、分泌物、视物模糊、畏光的程度,症状的持续时间、症状发作时的环境因素)(III,GQ,SR)
◆ 佩戴接触镜的病史:[28,46](如佩戴的安排、是否过夜佩戴、接触镜的类型、接触镜消毒液、佩戴接触镜的清洁方案、是否用自来水淋洗接触镜、是否佩戴接触镜时游泳、洗盆浴或淋浴)(II+,GQ,SR)
◆ 回顾其他的眼病史,包括细菌性角膜炎发病的危险因素,如单纯疱疹病毒(HSV)性角膜炎、水痘-带状疱疹病毒(HZV)性角膜炎、既往的细菌性角膜炎、外伤、干眼,以及包括屈光手术等既往眼部手术史(III,GQ,SR)

◆ 回顾其他方面的医疗问题,包括免疫状态、全身用药情况以及耐甲氧西林金黄色葡萄球菌(MRSA)或其他抗多种药物的感染(III,*GQ*,*SR*)

◆ 当前和近来所用的眼部用药(III,*GQ*,*SR*)

◆ 药物过敏(III,*GQ*,*SR*)

物理检查

物理检查包括测量视力、外眼检查和裂隙灯活体显微镜检查。(III,*GQ*,*SR*)

视力

在许多病例中,患者的不适、流泪和炎症反应会累及视力。然而,记录患者的基线视力,并确定其与眼前节检查结果的一致性仍然是很有用的。(III,*GQ*,*SR*)

外眼检查

必须进行外部检查,并特别注意下列各项:

◆ 包括皮肤在内的患者全身状态(III,*GQ*,*SR*)

◆ 面部检查(III,*GQ*,*SR*)

◆ 眼球的位置(III,*GQ*,*SR*)

◆ 眼睑和眼睑闭合状态(III,*GQ*,*SR*)

◆ 结膜(III,*GQ*,*SR*)

◆ 鼻泪道状况(III,*GQ*,*SR*)

◆ 角膜知觉(III,*GQ*,*SR*)

裂隙灯活体显微镜检查

提示为细菌性角膜炎的临床特征包括边界模糊的化脓性角膜基质浸润(特别是大小大于1mm的病变),周围基质的水肿和白细胞浸润。典型的病例存在着上皮缺损。经常会发现前房内反应。

裂隙灯活体显微镜检查包括下列各项:

◆ 睑缘(III,*GQ*,*SR*)
  ◆ 炎症
  ◆ 溃疡
  ◆ 包括倒睫和双行睫在内的睫毛异常
  ◆ 不规则
  ◆ 泪小点异常
  ◆ 睑外翻 / 睑内翻

◆ 结膜(III,*GQ*,*SR*)
  ◆ 分泌物
  ◆ 炎症
  ◆ 形态改变(如滤泡、乳头、瘢痕、角化、膜形成、假膜、溃疡、既往手术)
  ◆ 缺血
  ◆ 异物
  ◆ 滤过泡,(植入)管侵蚀

◆ 巩膜(III,*GQ*,*SR*)
  ◆ 炎症(如感染性或是自身免疫性)
  ◆ 溃疡
  ◆ 变薄
  ◆ 结节
  ◆ 缺血

◆ 角膜(III,*GQ*,*SR*)

◆ 上皮,包括缺损和点状角膜病变、水肿等
◆ 基质,包括溃疡、变薄、穿孔、浸润[浸润部位(中央、周边、旁中央、手术伤口或外伤伤口)、密度、大小、形状(环状)、数量(卫星灶)、深度、浸润边缘的特点(化脓、坏死、伪足、软性、结晶)、颜色]和水肿
◆ 内皮层
◆ 异物,包括缝线[47]
◆ 角膜营养不良的体征(如上皮基底膜营养不良)
◆ 既往的角膜炎症(变薄、瘢痕和新生血管)
◆ 既往的角膜或屈光手术的体征

角膜荧光素染色(或者偶尔用孟加拉红染色)是经常施行的,可以提供有关其他因素的另外的信息,(Ⅲ,IQ,DR)例如可以发现角膜树枝状、假树枝状的改变,松开的或暴露的缝线、异物和任何上皮缺损等病损。

◆ 前房的深度,包括有无细胞和闪光在内的炎症征象、前房积脓、纤维渗出和前房积血
◆ 前部玻璃体,是否有炎症
◆ 对侧眼,了解有无可能的相似的病变,寻找病因的线索

诊断性试验

培养和涂片检查

大多数社区获得性细菌性角膜炎病例没有进行涂片和培养检查,而是凭经验治疗获得治愈。[4,5](Ⅲ,IQ,DR)然而,对于角膜浸润累及角膜中央部、范围大,以及病灶由中、深部基质发展者;病程缓慢,而且对广谱抗生素治疗无反应者;或提示为真菌、阿米巴或分枝杆菌感染的非典型体征者,应当进行培养。[6,7](Ⅲ,IQ,DR)对于具有不常见病史的眼(如植物类物质引起的外伤,或者如果患者佩戴角膜接触镜洗盆浴),涂片和培养检查常常是有帮助的。(Ⅲ,IQ,DR)可能需要特殊的研究来确定非典型的微生物。发生于细菌性角膜炎的前房积脓通常是无菌性的,除非高度怀疑有细菌性眼内炎,否则都不应该进行前房水和玻璃体的抽吸。(Ⅲ,IQ,DR)在开始进行抗微生物治疗之前,对于威胁视力或怀疑是微生物感染的严重角膜炎,一定要进行微生物培养。(Ⅲ,IQ,DR)表2中进行了附加的详细说明。

表2 推荐的诊断性试验:活体染色和培养

	培养	活体染色颜料
小的,周边的,没有基质融解	培养,选择性	革兰染色,吉姆萨染色,选择性
大的,中央部的,基质融解,慢性,非典型的形态,威胁视力	培养	革兰染色,吉姆萨染色

培养是确定病原体的方法,也是确定药物敏感性的唯一方法。临床上,对于治疗的临床反应差的患者,进行微生物培养可以帮助调整治疗方案,同时可以避免应用不必要的药物所造成的药物毒性反应。(Ⅲ,IQ,DR)微生物病原体可以通过角膜刮片的涂片染色检查来分类[4];这样可以提高病原体的检出率,特别是当患者已经进行抗微生物治疗时。进行涂片染色检查的角膜刮取物平铺在清洁的显微镜检查用的平整的薄玻片上(见附录4特殊的诊断染色)。聚合酶链反应(PCR)和免疫学诊断技术可能是有用的,[48-51](Ⅱ+,MQ,SR)但是目前尚未在诊室的环境中得到广泛应用。

角膜刮片材料可以通过表面麻醉(由于丁卡因具有抗微生物作用,应当避用)后应用高温灭菌的金属铂(木村)铲、刀片、宝石镊或其他类似的消毒的器具从角膜感染区域的进展边缘刮片获得。(Ⅲ,IQ,DR)避免使用含有防腐剂的麻醉药可以提高细菌培养的成功率。[52](Ⅲ,IQ,DR)只取脓性物质作为培养材料常常会导致不恰当的结果。也可以应用浸泡硫醇/硫胶质培养液的涤纶/藻酸钙材料或消毒的棉签进行取材。(Ⅲ,IQ,DR)上述操作在裂隙灯活体显微镜的放大下可以方便地进行。如果应用转运的培养基,可采用相似的方法取得角膜材料。然后将这些材料转移至棉签或藻酸钙拭子上,然后再将这些拭子放入玻管内。

（Ⅲ,IQ,DR）用于培养的角膜刮取物应该直接接种到适当的培养基中,（Ⅲ,IQ,DR）以尽可能多地提高培养结果（见附录5）。[53]　如果不能够这样做,标本应当存放在用于转运的介质中。[64,55]（Ⅱ+,MQ,DR）在这两种情况下,标本都应当立即培养或送至实验室。角膜接触镜、镜片盒和护理液的微生物培养也能提供更多的信息来指导治疗。（Ⅲ,IQ,DR）

对于事先没有进行微生物培养而仅凭经验进行治疗,而且对治疗的反应差的患者,再进行微生物培养也是有帮助的;虽然有可能发生病原菌延迟恢复,因此保持较长时间的培养可能是有帮助的。[56~58]（Ⅲ,IQ,DR）如果微生物培养阴性,眼科医师可以考虑停止抗生素治疗12~24小时,然后再次进行培养。（Ⅲ,IQ,DR）

角膜活检和深部角膜基质的培养技术

如果对治疗的反应很差,或者重复的培养仍然是阴性结果,而临床特征仍然明显地提示是一个感染过程时,就有进行角膜活检的指征。（Ⅲ,GQ,SR）如果浸润位于角膜中、深层基质,而且表面覆盖着未受累的组织时也有指征进行角膜活检。[59,60]（Ⅲ,IQ,DR）在合作的患者中,活检可以在裂隙灯活体显微镜或手术显微镜下进行。（Ⅲ,GQ,SR）局部麻醉后,用一个小的环钻（2~3mm）或刀片切下一小片角膜基质组织,切取的组织应该足够大,以便切成两半,一半用于培养,另一半用于组织病理学检查。[61]也可以应用飞秒激光切取板层组织块,虽然这是一个更加昂贵的替代方法。活检标本应当及时地送到实验室。（Ⅲ,GQ,SR）

对于深部角膜基质的脓肿,一种选择是应用一根缝线穿过脓肿而获取培养的材料,而不扰动其上完整的角膜上皮和基质。（Ⅲ,IQ,DR）可以用7-0或8-0的vicryl可吸收缝线或丝线穿过脓肿。病原体可能附着在缝线的纤维上,然后将缝线进行培养。在表面有清亮角膜的深部脓肿的病例中,另一种选择是制作板层角膜瓣,并从瓣下取得活检材料。（Ⅲ,IQ,DR）在深部角膜基质进行活检后可以获得另外的涂片染色和细菌培养的资料。

角膜影像学检查

可以扫描激光共焦显微镜来对角膜上皮层经基质层到内皮层的不同层次进行影像学检查。起初,共焦显微镜用于检查角膜内皮层细胞,来帮助临床医师处理角膜内皮层的问题,也可以离体检查可能的角膜供体组织的质量。随着最近的共焦技术的进步,增强了分辨力和显微镜放大率,它作为诊断工具的应用扩大了。已经显示共焦技术在诊断感染性角膜炎,包括细菌性、真菌性和最为值得注意的是寄生虫（即棘阿米巴原虫）中有一些作用。[62~65]（Ⅱ+,MQ,DR）光相干断层扫描在确定深度累及的病变时也是有帮助的。

鉴别诊断

鉴别诊断包括角膜浸润的感染性和非感染性原因。角膜的非细菌病原体,包括真菌（酵母菌和真菌）、寄生虫（包括原虫如棘阿米巴原虫）、线虫动物（例如盘尾丝虫）都可以引起浸润性角膜炎。已经注意到从2004年以来棘阿米巴和真菌性角膜炎的发病率在增加。[9,66~75]包括单纯疱疹病毒、水痘-带状疱疹病毒和EB病毒等病毒引起的免疫介导的角膜浸润,可能会出现类似于细菌性、真菌性或棘阿米巴角膜炎的表现。患有病毒性角膜炎的眼也更易发生微生物的重复感染,但是这种情况一般发生于有较大的角膜上皮缺损,更为严重的病毒性疾病或老年患者中。如有怀疑,常常最好在开始时以病毒性角膜炎来处理这些病例。（Ⅲ,IQ,DR）病毒也可以在没有附加细菌重叠感染下引起真正的化脓性角膜炎,如坏死性角膜基质炎。

非感染性角膜基质浸润可能与佩戴角膜接触镜有关（尤其是长期佩戴者）,也可以由于局部和全身细菌感染后抗原沉积在角膜所引起。全身性疾病,例如胶原血管系统异常（类风湿性关节炎、系统性红斑狼疮）、血管异常（结节性多动脉炎、Wegener肉芽肿）和其他一些炎症性的疾病如结节病,也可以导致浸润性角膜病变。其他的一些病因包括皮肤疾病（严重的眼部玫瑰痤疮）和过敏性疾病（春季角结膜炎和特应性角结膜炎）。特应性病变也是发生单纯疱疹病毒眼部病变的一种危险因素。[76]角膜外伤,包括化学伤、热烧伤,以及角膜异物,包括缝线暴露或松脱,同样可以导致浸润性角膜炎,它可以是感染性的,也可以是非感染性的。

处理

预防

　　避免和纠正诱发因素可以减少细菌性角膜炎的发病。(Ⅱ++,MQ,SR)例如,在佩戴角膜接触镜的患者中应当筛查其是否具有发生细菌性角膜炎的危险因素,并向他们告知过夜佩戴角膜接触镜的危险性,[32,41,46]恰当地做好角膜接触镜的护理[28,77]可以减少佩戴角膜接触镜者中细菌性角膜炎的发病率(见附录6对佩戴角膜接触镜的建议)。对于那些因为治疗眼部疾病而需要绷带式角膜接触镜的患者,许多临床医师喜欢滴用抗生素进行预防。(Ⅲ,IQ,DR)虽然还没有研究来检验或证明一个最合适的剂量,也没有证明任何局部滴用的抗生素对细菌性角膜炎的预防作用,但是在这种情况下建议的抗生素剂量至少每日2次。[78,79]一些临床医师在这种情况下喜欢不用抗生素,这是因为考虑到抗生素的耐药性、药物和防腐剂毒性作用的危险,以及费用的问题。在体育运动和其他高危的活动中,佩戴护目镜可以避免大多数眼外伤。[80](Ⅲ,GQ,SR)

　　对于应用绷带式角膜接触镜时是否滴用抗生素,以及多长时间应当更换接触镜,仍有不同的意见。应当告知患者佩戴绷带式角膜接镜时存在着发生感染性角膜炎的危险,如果发生眼红、疼痛或畏光增加时,应当接触他们经治的眼科医师。(Ⅲ,GQ,SR)也应当告知患者尽管应用抗生素,但是仍有发生感染的危险。(Ⅲ,GQ,SR)理想情况下,绷带式接触镜只能在一个有限的治疗时间应用;然而,在大多数病例中,它们需要应用很长时间。在这种情况下,建议定期地更换接触镜。(Ⅲ,GQ,SR)在这些情况下,必须要进行定期随诊,来寻找患者眼部状态变化的证据,并再次强调患者方面加强警惕的需要。(Ⅲ,GQ,SR)

　　早期发现和恰当地治疗细菌性角膜炎对于预防永久性视力丧失是重要的。[10,81]应该教育具有发生细菌性角膜炎危险因素的患者认识到发病的危险因素,并让他们了解感染的体征和症状;而且要同时告知患者当体验到这些预警的体征和症状时应当尽快地看眼科医师。(Ⅲ,GQ,SR)应当及时治疗角膜上皮缺损、严重的泪液缺乏和睑裂闭合不全等眼表疾病。(Ⅲ,GQ,SR)对于慢性角膜上皮缺损的患者可以考虑预防性地应用抗生素;然而,在这种情况下常规地预防性地滴用抗生素还是有争议的,这是由于抗生素的有效性还没有得到验证,而且长期应用抗生素会促使耐药菌株的生长。(Ⅲ,IQ,DR)在角膜擦伤后24小时内开始预防性地滴用抗生素可以预防溃疡的发生,[82](Ⅲ,GQ,SR)避用加压包扎是明智的,即使加压包扎可能会增加患者的舒适性。(Ⅲ,IQ,DR)

治疗

初始治疗

　　滴用抗生素滴眼液可以在眼组织中获得很高的组织浓度,因此在大多数患者中是首选的治疗方法。(Ⅲ,GQ,SR)[7]眼膏可用于病情不太严重的患者,在睡前用药,也可作为有用的辅助治疗。

　　结膜下注射抗生素可以将药物很快地扩散至巩膜或穿孔处,也适用于依从性有问题的患者。(Ⅲ,IQ,DR)全身治疗在巩膜感染、眼内蔓延或有淋病等全身性感染疾病的患者中也是有用的。(Ⅲ,IQ,DR)有时应用浸泡抗生素的胶原膜和软性接触镜,可以增加药物的释放效果。(Ⅲ,IQ,DR)这种治疗也适用于预计在疾病初期没有及时地给予恰当治疗,但是这种给药方法的效果以及是否会引起药物毒性反应还没有得到充分评价。[83~85](Ⅲ,IQ,DR)此外,胶原膜和软性接触镜可能会发生异位或丢失,导致不能及时发现的给药中断。在一些选择性病例中,初始治疗的选择要根据诊断性涂片的结果而定。

　　作为细菌性角膜炎的经验治疗,初始治疗时可以局部滴用广谱抗生素。[7](Ⅲ,IQ,DR)(见表3有关抗生素治疗的建议)。对于中央部或严重的角膜炎(例如累及角膜深层基质,或浸润大于2mm并有广泛的脓肿时),推荐应用负荷治疗(例如在最初30~60分钟内每5~15分钟滴药1次),(Ⅲ,IQ,DR)接着频繁滴用(例如每30分钟到1小时用药1次,在24小时内连续用药)。对于不太严重的角膜炎,相对减少用药次数是恰当的。(Ⅲ,IQ,DR)应用睫状肌麻痹剂减少虹膜粘连形成,缓解严重的细菌性角膜炎患者的疼痛,当前房内出现实质性炎症反应时则是应用的指征。(Ⅲ,IQ,DR)

表 3 细菌性角膜炎的抗生素治疗

致病菌	抗生素	局部用药浓度	结膜下注射剂量
不能确定致病菌,或有多种致病菌感染	头孢唑林	50mg/ml	100mg/0.5ml
	联合		
	妥布霉素/庆大霉素	9~14mg/ml	20mg/0.5ml
	或		
	喹诺酮类 *	可有变动 †	
革兰阳性球菌	头孢唑林	50mg/ml	100mg/0.5ml
	万古霉素 ‡	15~50mg/ml	25mg/0.5ml
	杆菌肽 ‡	10 000IU	
	喹诺酮类 *	可有变动 †	
革兰阴性杆菌	妥布霉素/庆大霉素	9~14mg/ml	20mg/0.5ml
	头孢他啶	50mg/ml	100mg/0.5ml
	喹诺酮类	可有变动 †	
革兰阴性球菌 §	头孢曲松	50mg/ml	100mg/0.5ml
	头孢他啶	50mg/ml	100mg/0.5ml
	喹诺酮类	可有变动 †	
非结核性分枝杆菌	阿米卡星	20~40mg/ml	20mg/0.5ml
	克拉霉素	10mg/ml	
	阿奇霉素‖	10mg/ml	
	喹诺酮类	可有变动 †	
诺卡菌属	磺胺醋酰钠	100mg/ml	
	阿米卡星	20~40mg/ml	20mg/0.5ml
	甲氧苄啶/磺胺甲基异噁唑	16mg/ml	
	甲氧苄啶	80mg/ml	
	磺胺甲基异噁唑		

经美国眼科学会《基础和临床科学教程》分委员会允许使用。基础和临床科学教程.外眼疾病和角膜:第 8 册,2013-2014.表 5-5.旧金山:美国眼科学会,2013

* 与其他喹诺酮类药物相比,对加替沙星和莫替沙星耐药的革兰阳性球菌很少。

† 所有商售的药物浓度为:贝西沙星 6mg/ml;环丙沙星为 3mg/ml;加替沙星为 3mg/ml;左氧氟沙星为 15mg/ml;莫西沙星为 5mg/ml;氧氟沙星为 3mg/ml。

‡ 应用于耐药的肠球菌和葡萄球菌属和青霉素过敏者。万古霉素和杆菌肽没有抗革兰阴性菌的活性,在经验性治疗细菌性角膜炎时不应当作为单一药物进行应用。

§ 怀疑为淋病奈瑟菌感染需要全身用药。

‖ 资料来源:Chandra NS,Torres MF,Winthrop KL. Cluster of Mycobacterium chelonae keratitis cases following laser in-situ keratomileusis. Am J Ophthalmol 2001;132:819-30.

已经显示,单用一种喹诺酮类药物(例如环丙沙星、氧氟沙星)治疗与联合多种抗生素联合用药的强化治疗效果是一致的,通常是通过增加市售局部滴用的抗生素浓度而增强抗菌效果。[86~81](I +,GQ,DR)美国食品药品管理局(FDA)已经批准 0.3% 环丙沙星、0.3% 氧氟沙星和 1.5% 左氧氟沙星滴眼液用于治疗细菌性角膜炎。[89~91] 与 0.3% 氧氟沙星相比,1.5% 左氧氟沙星在完成角膜再上皮化的治疗终点时显示出相等的治疗效果,并在两次连续的随访时没有角膜浸润的进展。[71] 已报告一些致病菌(例如链球菌、厌氧菌)对喹诺酮类药物有不同的敏感性,[87,92-96] 对喹诺酮类药物耐药的患病率似在不断增加。[14,93,97,98] 已有报告在一对一的体外研究中,加替沙星(gatifloxacin)和莫西沙星(moxifloxacin)比早几代的喹诺酮类药对革兰阳性致病菌有更好的覆盖。[99] 虽然已在广泛应用,但是第四代喹诺酮类药物尚未被 FDA 批准用于治疗细菌性角膜炎。尽管如此,在随机对照临床试验中,莫西沙星和加替沙星两者至少与标准的

抗生素治疗,与强化的头孢唑林/妥布霉素联合治疗一样好,可能要好于早一代的喹诺酮类药物环丙沙星。[86,100~103]

0.6% 贝西沙星(besifloxacin)是局部滴用的喹诺酮类药物,已于 2009 年经 FDA 批准用于治疗细菌性角膜炎,在抗眼部细菌病原体的作用强度方面与第四代喹诺酮药物相似。[104] 几个由工业界资助、在兔中进行体外和体内的研究已经显示其在处理急性细菌性结膜中应用的可能性,然而至今还没有发表经同行评议的病例报告或临床试验来显示其标识外应用的适应证的作用。[105~107] 虽然与应用传统的强化的局部抗生素(头孢唑林和妥布霉素)相比,在应用喹诺酮类药物治疗严重的细菌性角膜炎时有增加角膜穿孔的担心,[88,108] 但这些报告是回顾性的,不是随机对照试验,还需要在今后的研究中进一步证实。

联合的强化抗生素疗法是治疗严重感染眼和对初始治疗没有反应眼的一种值得考虑的替代疗法。[88,109](Ⅲ,IQ,DR)这应当由药房复合认证委员会的成员复合药房来施行。[110] 对于非结核分枝杆菌,应用一种以上的抗菌药物是必需的;(Ⅲ,IQ,DR)已有报告这种病原体的感染与激光原位角膜磨镶术(LASIK)有关联。[111] 在细菌性角膜炎患者中分离出抗甲氧西林金黄色葡萄球菌(MRSA)呈增加的趋势,[112] 并有报道在角膜屈光手术后发生。[113] 喹诺酮类药物对眼部分离出的 MRSA 的效果一般不好。[58,114] 抗甲氧西林金黄色葡萄球菌一般对万古霉素是敏感的(见附录 7 关于增强的眼局部用抗生素的配制)。在严重的溃疡病例中,应当考虑采用覆盖更为完全的联合治疗。(Ⅲ,IQ,DR)

细菌性角膜炎很少需要全身抗生素治疗,但是在严重的病例,例如感染已扩散到邻近的组织(如巩膜),或者角膜即将穿孔或已有穿孔时,还是应当考虑全身抗生素治疗。(Ⅲ,IQ,DR)在淋病奈瑟菌性角膜炎时全身治疗是必需的。[115](Ⅱ++,GQ,SR)

对于细菌性角膜炎患者再次评估的概率决定于疾病的范围,但是对于严重的病例(如累及深部角膜基质或脓肿的范围大于 2mm),开始时至少每日随诊一次,直至病情稳定或临床情况明显好转。(Ⅲ,IQ,DR)

糖皮质激素治疗

眼局部糖皮质激素治疗对于一些感染性角膜炎具有有益的作用。可能的益处在于抑制炎症反应,从而减少随后发生的角膜瘢痕和相关的视力损失。潜在的不良反应包括导致感染复发、产生局部免疫抑制反应、抑制胶原合成而使角膜融解,以及升高眼压。并没有结论性的科学证据显示糖皮质激素类药物可以改变临床结果。[116~118](Ⅰ+,SQ,DR)一个大型、多中心的国际前瞻性研究得出的结论是,以 1% 磷酸泼尼松龙滴眼液的局部滴用的糖皮质激素联合广谱抗生素滴眼液的治疗并没有益处。尽管如此,这一研究也没有发现在细菌性角膜炎中应用糖皮质激素有任何不良反应的增加。在亚组分析中,这一研究发现当糖皮质激素用于假单胞菌角膜炎和更为严重的细菌性角膜炎病例时,具有潜在的益处。[119] 相同的试验表明应用糖皮质激素治疗诺卡菌角膜炎会导致很差的视力结果。[120]

尽管存在着风险,但是许多专家认为在眼部合理地滴用糖皮质激素治疗细菌性角膜炎可以减轻病情。[119,121] 对于就诊时怀疑为细菌性角膜炎,而且正在滴用糖皮质激素治疗的患者,应当减少糖皮质激素的用量,或者完全停药,直至感染被控制。(Ⅲ,GQ,SR)当减少糖皮质激素用量时,由于不能抑制局部免疫反应,炎症和症状(如视力减低、畏光、流泪、充血)可能会暂时加重。炎症的增加可能不是由于感染加重,因此应当告知患者症状加重的可能性。长期的局部免疫治疗,例如滴用糖皮质激素,会增加感染性结晶状角膜病变的可能性,这常常需要中断局部的免疫疗法,以便获得成功的治疗。(Ⅲ,GQ,SR)典型情况下,这些患者只是诉说有轻度的症状,如视物模糊,在诊断之前可有相对的无症状过程,很可能是由于局部的免疫疗法和生物膜中有机物的隔离而引起的。

眼部滴用糖皮质激素的目标是以最小量的糖皮质激素来获得炎症的控制。(Ⅲ,GQ,SR)成功的治疗需要用药时机恰当、仔细地调节剂量,同时应用适当的抗细菌药物,以及密切随访。(Ⅲ,GQ,SR)糖皮质激素和抗生素的最佳应用在很大程度上取决于临床医师的经验,以及每个患者对治疗的反应。保守的做法是避免对拟诊的细菌性溃疡患者给予糖皮质激素治疗,直至明确病原体。(Ⅲ,IQ,DR)如果溃疡与棘阿米巴原虫、诺卡菌、真菌或 HSV 相关联,应用糖皮质激素治疗的结果很可能是不好的;对于大多数其他的细菌,风险是低的,在一些情况下可能是有益处的。虽然在一个小规模包括真菌性角膜炎的回顾性研究中发现,在角膜溃疡的初始治疗中应用糖皮质激素是需要施行穿通性角膜移植的危险因素,[122] 但是新近的临床试验表明糖皮质激素可能与此没有直接的关系。[119] 因此,谨慎地应用,密切地进行随诊可能是明智的做法。

在角膜浸润累及瞳孔区的患者中,一般在局部滴用抗生素治疗直至病情持续好转至少 2~3 日,通常在确定病原体(对了及除外真菌感染)之后,就可以加滴糖皮质激素。(Ⅲ,IQ,DR)在活动性感染的治疗中,局部抗生素的滴用频率通常较滴用糖皮质激素要多得多,抗生素仍应保持较高剂量,并逐渐减量。(Ⅲ,IQ,DR)

患者的依从性很重要,同时要经常监测眼压。(Ⅲ,GQ,SR)患者接受糖皮质激素治疗后最初的 1~2 天内要进行随访。(Ⅲ,IQ,DR)

治疗方案的调整

治疗方案是否有效主要根据临床反应进行判断。细菌培养和药敏试验的结果可能影响治疗方案的确定,特别是当患者对初始治疗无反应时。(Ⅲ,GQ,SR)然而,如果患者病情缓解,不一定必须单纯根据实验室研究的结果调整用药。一旦分离出致病菌,应用两种抗生素治疗以便获得宽广的抗菌覆盖面是没有必要的。(Ⅲ,IQ,DR)

通常,患眼的情况如果在用药后 48 小时内没有改善和稳定,就应该调整初始的治疗方案。(Ⅲ,IQ,DR)但是,尽管进行了合理的治疗,假单胞菌属和其他革兰阴性病原微生物引起的角膜炎在最初 24~48 小时内还表现出炎症增加的趋势。几种临床特征提示对抗生素治疗有阳性反应:[123]

- ◆ 疼痛减轻
- ◆ 分泌物的量减少
- ◆ 眼睑水肿和结膜充血减轻
- ◆ 角膜基质浸润边缘固化和界线明确
- ◆ 基质浸润的密度降低,并且没有进行性基质的丧失
- ◆ 基质水肿和内皮炎症反应斑减轻
- ◆ 前房内细胞、纤维素或前房积脓减轻
- ◆ 开始上皮修复
- ◆ 停止进行性角膜变薄

治疗方案的调整意味着抗生素治疗的类型、浓度和频率的改变。

眼部的治疗要根据临床反应逐渐减量,同时要考虑到最初临床表现的严重程度和致病菌的毒力。(Ⅲ,GQ,SR)由于不同患者的感染过程的严重程度差异很大,因此很难推荐一个特殊的减药建议。因为长期应用眼局部抗生素可以产生毒性反应,因此当感染减轻时要逐步减量。药物的毒性可以引起炎症恶化,或者甚至发生角膜融解。如果上皮缺损持续存在,而且感染已得到控制,应当给予促进角膜再上皮化的辅助治疗,如润滑剂、抗生素眼膏、绷带式角膜接触镜、羊膜覆盖或施行睑缘缝合术。(Ⅲ,IQ,DR)细菌的致病毒力很强,或者惰性菌感染以及免疫缺陷的情况下应当延长用药时间。(Ⅲ,IQ,DR)大多数抗生素滴眼液滴用次数不要减少到每日 3~4 次以下,这是因为低剂量不足于进行治疗,而且会增加发生细菌耐药的危险。(Ⅲ,IQ,DR)

再次细菌培养的指征

当临床反应不佳,尤其是细菌培养阴性的情况下,提示需要重复细菌培养和(或)活检。(Ⅲ,IQ,DR)药物的毒性反应和糖皮质激素药物的撤药反应容易同抗生素治疗失败相混淆,药物毒性反应也可能是缺乏良好临床治疗反应的潜在原因。在再次细菌培养前停用抗生素 12~24 小时可以增加培养的阳性率,这是因为可以避免防腐剂的作用,而且也避免麻醉剂或睫状肌麻痹剂的可能作用(Ⅲ,IQ,DR)。能够支持非典型微生物生长的选择性培养基也会增加获得结果的机会,应当考虑应用,如对于分枝杆菌可应用 Löwenstein-Jensen 培养基(见附录 5 所列的用于细菌性角膜炎的培养基)。(Ⅲ,IQ,DR)其他需要考虑的非典型的微生物为真菌或寄生虫,如镰孢菌属和棘阿米巴原虫。要特别注意镰孢菌属和棘阿米巴原虫,这是因为这些病原体所引起的角膜炎的发病率在增加。虽然这些感染可以应用恰当的角膜涂片染色来诊

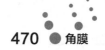

断,但是共焦显微镜对确定组织中的病原体也是有帮助的。(Ⅲ,IQ,DR)

复杂病例的治疗

合并存在的危险因素,如眼睑异常,应当给予满意的矫正。(Ⅲ,GQ,SR)当出现角膜表面极度变薄、即将穿孔或已经穿孔累及眼球的完整性时,或者病情进展、对治疗无反应或者出现眼内炎时,增加其他的治疗是必需的。(Ⅲ,GQ,SR)选择的治疗方法包括应用组织黏合剂、施行穿通性角膜移植术以及板层角膜移植术。(Ⅲ,IQ,DR)当感染的角膜组织去除后,应当送去进行病理学和微生物学检查。(Ⅲ,GQ,SR)

医疗提供者和环境

细菌性角膜炎患者的诊断和处理需要经过临床培训和有经验的眼科医师来施行(Ⅲ,GQ,SR),因为这种疾病有可能导致视力丧失或失明。如果诊断或治疗有疑问的话,或者病情严重或治疗失败的患者,咨询或转诊给对细菌性角膜炎处理有专长和经验的眼科医师是理想的。(Ⅲ,GQ,SR)

大多数的细菌性角膜炎患者可以在门诊治疗。但是当细菌性角膜炎非常严重或威胁视力时,或者如果患者依从性较差,或疼痛明显时应当住院治疗。(Ⅲ,GQ,SR)当需要频繁滴用滴眼液时,或者由于患者的年龄、精神或生理障碍妨碍其自己滴用滴眼液时,或者家中缺少足够的支持系统时,患者用药的依从性是可疑的。

咨询/转诊

应当就细菌性角膜炎的破坏性性质,以及需要严格地按照治疗方案进行治疗来教育患者和医疗提供者。(Ⅲ,GQ,SR)应当同患者讨论永久性视力丧失和需要进一步视觉康复的可能性。(Ⅲ,GQ,SR)应当教育佩戴角膜接触镜的患者佩戴接触镜,尤其过夜佩戴接触镜的患者具有发生感染的危险性,同时要告诉患者遵循清洁和正确护理接触镜的技术的重要性。[27,124~126](Ⅱ+,GQ,SR)(见附录6)在细菌性角膜炎之后,应当与患者讨论恢复佩戴接触镜的危险和时机,应当由眼保健专业人员再次评估镜片的选择和佩戴。

视力康复治疗可以恢复功能,[127]如果具有实质性视力损伤的患者不再具有手术适应证,应当将他们转诊给视觉康复和社会服务机构。[128]有关视觉康复的更多信息,包括患者所用的一些资料,可以登录http://www.aao.org/smartsight 检索。

社会经济学考虑

由于细菌性角膜炎能够导致角膜混浊,因此它是视觉残疾的主要原因。世界卫生组织(WHO)认识它是沉默的流行病。[129]与发达国家相比,发展中国家的细菌性角膜炎发病率更高。例如,在明尼苏达州Olmsted 县的细菌性角膜炎发病率为 11/10 万,[130]而在印度的发病率则为 113/10 万,[131]尼泊尔则为 799/10万。[82]在美国细菌性角膜炎的最大的危险因素是角膜接触镜佩戴者,[130,132]而在东南亚角膜擦伤则是最大的危险因素。[82,133]

在预防细菌性角膜炎方面,已经在发展中国家获得成功的例子。[7]在 Bhaktapur 眼病研究中,征集由临床检查证实的角膜擦伤,并在伤后 48 小时内就诊,而且没有角膜感染体征的患者,给予 1% 氯霉素眼膏,每日 3 次,连续 3 日。在 442 例征集的患者中只有 18 例发生了角膜溃疡。[82] WHO 在不丹应用了Bhaktapur 眼病研究的模式。[134]健康志愿者接受培训,随诊 55 个村的居民,对角膜擦伤者应用氯霉素眼膏治疗。在研究期间随诊了 115 名角膜擦伤者,没有一例发生角膜炎。在研究区域之外的地区,角膜溃疡的发生率仍然很高,为 339/10 万。这一效果正在扩散到其他国家,这是具有成本效益的预防疾病方法,是进一步降低处理细菌性角膜炎费用的方法。[135]

在多个研究中已经显示,与较高的社会经济状况的人相比,较低的社会经济状况的人中感染性角膜炎的发病率较高。[31,136]由于药物、看眼科医师和诊断试验等直接费用,以及收入的减少、需要看护者的协助和购买眼镜等间接费用,导致细菌性角膜炎的明显的经济负担。[137]一个在澳大利亚施行的角膜接触镜相关的微生物性角膜炎的研究发现,对于视力丧失的严重病例,相关的费用(包括住院的天数、门诊和急诊的就诊、药物、病理学检查,和患者和看护者丧失的生产能力等间接费用)为 5515 澳元,对于没有视力丧失的严重病例则为 1596 澳元,对于轻度的角膜炎患者则为 795 澳元。[137] 另一个在印度南部三级医院中施行的研究发现,平均的总费用为 85 美元。尽管在印度的费用要比澳大利亚低得多,但是他们仍然高于这一人群的平均月工资收入。[138] 估计 2010 年在美国接触镜相关的微生物角膜炎的费用大约为 5800 万美元。[139]

当特别考虑滴用的抗生素滴眼液时,强化的抗生素的价格要远高于市售的抗生素,这是因为应用药房购买的缘故。如同本报告较早所叙述的那样,已经表明滴用喹诺酮类滴眼液与强化抗生素治疗结果可相比较。[140] 然而,还没有施行随机对照研究来比较喹诺酮类药物与强化抗生素治疗细菌性角膜炎严重病例的结果。

附录 1　眼保健服务质量的核心标准

> 提供高质量的保健服务,
> 是医师的最高道德责任,
> 也是公众信任医师的基础。
> 美国医学会理事会,1986 年

所提供的高质量眼保健服务的方式和技术应当与患者的最大利益相一致。下述的讨论将说明这种保健服务的核心成分。

眼科医师首要的是医师。正因为如此,眼科医师显示出对每个人的同情和关心,并能够应用医学科学和高超的医疗技术来帮助患者减轻焦虑和病痛。眼科医师通过接受培训和继续教育不断地努力发展和维持最可行的技术来满足患者的需要。眼科医师根据患者的需求来评估他们的技术和医学知识,并且依此来做出相应的反应。眼科医师也保证有需求的患者直接获得必要的保健服务,或者将患者转诊到能够提供这种服务的恰当的人和设施那里,他们支持促进健康以及预防疾病和伤残的活动。

眼科医师认识到疾病将患者置于不利的依赖状态。眼科医师尊重他们的患者的尊严和气节,而不会利用患者的弱点。

高质量的眼保健服务具有许多属性,其中最显著的是以下几点:

◆ 高质量保健的本质是患者与医师之间富有意义的伙伴关系。眼科医师应当努力与他们的患者进行有效的交流,仔细地倾听患者的需求和担忧。反过来,眼科医师应当就患者疾病的需求和预后、适当的治疗措施来教育患者。这样可以保证在做出影响患者的处理和护理决定时,患者能够实质性参与(应当与患者特有的体力、智力和情绪状态相适应),使他们在实施他们同意的治疗计划时具有良好的主动性和依从性,从而帮助他们减少担心和忧虑。

◆ 眼科医师在选择和适时地采用恰当的诊断和治疗措施时,以及确定随诊检查的频率时,会根据患者情况的紧急与否和性质,以及患者的独特需要和愿望,来应用他们最好的判断做出决定。

◆ 眼科医师应当只是实施他们已经接受过恰当训练、有经验和有资格实施的操作,或者当有必要时,根据患者问题的紧急程度,以及其他替代的医疗提供者可利用和可及的状况,在其他人员的帮助下实施这些操作。

◆ 应当保证患者能够连续地接触到所需要的和恰当的眼保健服务,包括下列各项。

  ◆ 眼科医师应当及时、恰当地治疗患者,而且他们本身也具有提供这种服务的能力。

  ◆ 手术的眼科医师应当具有对患者施行恰当的术前和术后处理的适当能力和准备。

  ◆ 当眼科医师不便或无法为他的患者服务时,他应当提供适当的替代的眼保健服务,并且要有适当的机制让患者知晓这种保健和方法,以便患者能够获得而加以利用。

  ◆ 眼科医师可以根据转诊是由于患者的需要,转诊是及时和恰当的措施,以及接受转诊的医师是有资格胜任,并具有可及性和可利用的基础上,将患者转诊给其他的眼科医师。

◆ 眼科医师可以就眼部和其他内科或外科的问题寻求适当的咨询和会诊。可以根据他们的技术、能力和可及性来推荐会诊者。他们必须尽可能地获得完整和准确的有关问题的资料,以便提供有效的建议或干预,并能做到恰当的和及时的回应。

◆ 眼科医师应当保持完整和准确的医疗记录。

◆ 在适当的请求下,眼科医师能够提供自己的完整和准确的患者病历。

◆ 眼科医师定期和有效地复习会诊和实验室检查的结果,并且采用适当的行动。

◆ 眼科医师和帮助其提供眼保健服务的人员应当具有证明他们身份和职业的证件。

◆ 对于那些治疗无效而又没有进一步治疗方法的患者,眼科医师应当提供适当的专业方面的支持、康复咨询和社会服务机构,当有适当和可及的时机时,应当给予转诊。

◆ 在进行治疗和实施侵入性诊断试验之前,眼科医师通过收集相关的历史资料和施行相关的术前检查,来熟悉患者的情况。另外,他通过准确和诚实地提供有关诊断、治疗方法和替代治疗的性质、目的、危险、益处和成功的可有性,以及不进行治疗的危险和益处的相关信息,也能使患者对治疗的决定充分知情。

◆ 眼科医师应当谨慎地采用新技术(例如药物、装置、手术技术),要考虑到这些新技术与现有的替代治疗相比其价格是否合适,是否有潜在的益处,以及所显示出来的安全性和有效性。

◆ 眼科医师通过对照已确定的标准,来定期地复习和评估他个人的相关行为,以及恰当地改变他的医疗实践和技术,来提高他提供的眼保健的质量。

◆ 眼科医师应当利用恰当的职业渠道,通过与同行交流临床研究和医疗服务中所获得的知识来改进眼保健服务。这些包括向同行警示少见的病例,或未曾预料的并发症,以及与新药、新装置和新技术相关的问题。

◆ 眼科医师以恰当的人员和设备来处理需要立即关注的眼部和全身的可能并发症。

◆ 眼科医师也要提供经济上合理的眼保健服务,而且不与已经接受的质量标准相冲突。

修改:理事会
批准:理事会
1988 年 10 月 12 日

第二次印刷:1991 年 1 月
第三次印刷:2001 年 8 月
第四次印刷:2005 年 7 月

附录 2　疾病和相关健康问题编码的国际统计分类(ICD)

细菌性角膜炎包括 ICD-9 和 ICD-10 分类中的下列疾病:

	ICD-9 CM	ICD-10 CM
角膜溃疡,非特异性	370.00	H16.00-
边缘性角膜溃疡	370.01	H16.04-
环形角膜溃疡	370.02	H16.02-
中央部角膜溃疡	370.03	H16.01-

	ICD-9 CM	ICD-10 CM
前房积脓性溃疡	370.04	H16.03-
角膜穿孔性溃疡	370.06	H16.07-

CM= 用于美国的临床修改;(–)= 1,右眼;2,左眼;3,双眼

ICD-10 的另外信息:

● 一些 ICD-10 CM 类别有可适用的第七个字符。对于类别中所有编码,或在表所列出的指导性注解中,都需要可适用的第七个字符。第七个字符就必须总是在资料域的第七个字符位。如果需要第七个字符的编码缺少第六个字符,占位符 x 必须用于填充这一空位。

● 对于双侧位,ICD-10 CM 编码的最后一位字符代表眼侧。如果没有提供双侧的编码,而发生的情况又是双侧的,则必须设计应用代表左侧和右侧两侧的分开编码。非特指的编码只用于没有其他的编码可利用时。

● 当诊断编码指明眼别时,无论发现应用哪一个字节(即第 4 字节、第 5 字节或第 6 字节)

  ● 右眼总是为 1

  ● 左眼总是为 2

  ● 双眼总是为 3

附录 3　眼科临床指南(PPP)建议的分级

这里所用的分级报告了与包括在研究中支持每个建议相关的 SIGN 分级 (Ⅰ++;Ⅰ+;Ⅰ–;Ⅱ++;Ⅱ+;Ⅱ–;Ⅲ),GRADE 分级评估证据(GQ,IQ),GRADE 评估了证据的强度(SR,DR)。 这些分级的详细情况见分级的方法和关键部分的报告。

编译者已经将提出的分级情况插入文内相关部分。

附录 4　诊断性染色

表 A4-1 列举了用于细菌培养的诊断性染色,来确定细菌性角膜炎的原因。

表 A4-1　在美国确定细菌性角膜炎常见原因的染色

染色类型	所见微生物	评价
革兰染色 *	最好用于细菌检查,也可用于检查真菌[†],阿米巴	可以鉴别革兰阳性和革兰阴性微生物,应用广泛,易获得,快速(5 分钟)
吉姆萨染色 *	细菌、真菌[†]、衣原体、棘阿米巴原虫	是 Aema-color 和 Diff-Quik 试验的基础。应用广泛,易获得,快速(2 分钟)
耐酸染色	分枝杆菌,诺卡菌属	应用广泛,易获得;需 1 小时;对分枝杆菌染色可靠
吖啶橙 *	细菌、真菌[†]、棘阿米巴原虫[‡]	需要用落射荧光显微镜;快速(2 分钟)
荧光增白剂	真菌[†],棘阿米巴原虫[‡]	需要用落射荧光显微镜;快速(2 分钟)

* 用于以筛查为目的的最有用的染色方法

† PAS(periodic acid-Schiff)和(Gomori 乌洛托品银)也可以用于鉴定真菌

‡ HE(苏木精和伊红)染色也可以用于鉴别棘阿米巴原虫

资料来源:

Infections of the eyes, ears, and sinuses. In: Forbes BA, Sahm DF, Weissfeld AS, eds. Bailey and Scott's Diagnostic Microbiology. St. Louis, MO: Mosby; 2007: 832-41.

Laboratory methods for diagnosis of parasitic infections. In: Forbes BA, Sahm DF, Weissfeld AS, eds. Bailey and Scott's Diagnostic Microbiology. St. Louis, MO: Mosby; 2007: 543-627.

Laboratory methods in basic mycology. In: Forbes BA, Sahm DF, Weissfeld AS, eds. Bailey and Scott's Diagnostic Microbiology. St. Louis, MO: Mosby; 2007: 629-716.

Role of microscopy. In: Forbes BA, Sahm DF, Weissfeld AS, eds. Bailey and Scott's Diagnostic Microbiology. St. Louis, MO: Mosby; 2007: 78-92.

Murray PR, Shea VR. In: Pocket Guide to Clinical Microbiology. Washington, DC: ASM; 2004: 131-81.

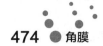

附录5　培养和转运介质

表 A5 列出了用于处理细菌性角膜炎的培养和转运介质。

表 A5　用于细菌性角膜炎的培养和转运介质

介质	常见检出菌
标准的	
血琼脂	需氧和兼性厌氧菌,包括:铜绿假单胞菌属,金黄色葡萄球菌、表皮葡萄球菌、肺炎球菌
巧克力琼脂	需氧菌和兼性厌氧菌,包括:流感嗜血杆菌、淋病奈瑟菌、巴尔通体属
硫乙醇酸钠肉汤	需氧菌和兼性厌氧菌
萨布罗(Sabouraud)右旋糖琼脂	真菌
补充培养基	
厌氧血琼脂(CDC,Schaedler,Brucella)	痤疮丙酸杆菌,消化链球菌属
Löwenstein-Jensen 培养基	分枝杆菌属,诺卡菌属
Middlebrook 琼脂	分枝杆菌菌属
Thayer-Martin 琼脂	致病性奈瑟菌属
转运介质	
BHI(脑 - 心浸出液[Oxid]介质)	需氧菌和兼性厌氧菌
无木炭的艾米斯介质	需氧菌和兼性厌氧菌,真菌

注:真菌和棘阿米巴原虫可以在血琼脂培养基上培养。然而,还可以利用更加特异性的培养基(真菌:Sabourauds 葡萄糖琼脂,脑 - 心浸出液琼脂;棘阿米巴原虫:活性炭酵母提取缓冲液,*E.coli* 包埋的血琼脂)。

参考文献

Laboratory methods for diagnosis of parasitic infections. In:Forbes BA,Sahm DF,Weissfeld AS,eds. Bailey and Scott's Diagnostic Microbiology. St. Louis, MO:Mosby;2007:543-627.

Laboratory methods in basic mycology. In:Forbes BA,Sahm DF,Weissfeld AS,eds. Bailey and Scott's Diagnostic Microbiology. St. Louis,MO:Mosby;2007:629-716.

Mycobacteria. In:Forbes BA,Sahm DF,Weissfeld AS,eds. Bailey and Scott's Diagnostic Microbiology. St.Louis,MO:Mosby;2007:478-509

Overview and general considerations. In:Forbes BA,Sahm DF,Weissfeld AS,eds. Bailey and Scott's Diagnostic Microbiology. St. Louis,MO:Mosby;2007:455-477.

Traditional cultivation and identification. In:Forbes BA,Sahm DF,Weissfeld AS,eds. Bailey and Scott's Diagnostic Microbiology. St. Louis,MO:Mosby;2007:93-119.

Kaye SB,Rao PG,Smith G.et al. Simplifying collection of corneal specimens in cases of suspected bacterial keratitis. J Clin Microbiol 2003;41:3192-7.

McLeod SD,Kumar A,Cevallos V,et al. Relibility of transport medium in the laboratory evaluation of corneal ulcers. Am J Ophthalmol 2005;140:1027-31.

Murray PR,Shea VR. In:Pocket Guide to Clinical Microbiology. Washington,DC:ASM;2004:131-81,269-70.

附录6 角膜接触镜的护理

下列建议是从《眼科临床指南》屈光不正和屈光手术一册中节录的。[141]

患者的教育和角膜接触镜的护理

美国食品药品管理局（FDA）为角膜接触镜佩戴者制订了下列有关恰当的镜片护理法的建议：[77]

◆ 在处置角膜接触镜之前要以肥皂和清水洗手，并且擦干（应用无绒布的方法）。

◆ 根据医师规定的时间安排来佩戴和更换角膜接触镜。

◆ 遵循医师和接触镜护理液制造商的特殊的接触镜清洁和贮存的指南。

◆ 保持角膜接触镜盒的清洁，每3~6个月更换一次。

◆ 如果接触镜佩戴者有眼红、疼痛、流泪、畏光程度增加、视物模糊、有分泌物或水肿等症状时，应当立即摘下接触镜，去咨询医师。

当初次给予患者使用角膜接触镜时，应当训练和指导患者学会将接触镜戴上和摘下。应当仔细地解释接触镜的清洁和消毒方法，这是因为不恰当的护理可以与佩戴接触镜的并发症相关。[71,142~144] 应当指导患者对任何再次佩戴的镜片在进行消毒之前搓洗镜片是清洁镜片步骤中的重要部分。在减少病原体附着和孢囊的消毒方面，过氧化氢系统可能优于保存的消毒液，但是它们需要更为复杂的护理方法。[145~147] 应当指导患者只应用市售的专门用于接触镜的消毒产品，并按照制造商推荐的时间间隔进行更换。[148] 特别要指导患者不要用非消毒水（如自来水、瓶装水）来淋洗接触镜和接触盒。[144]（SR, MQ）要指导患者经常清洁和更换角膜接触镜盒，这是因为接触镜盒能够成为镜片污染源。[144,149,150]（SR, GQ）要指导患者在每次接触镜消毒时更换接触镜盒内的液体（即旧的保存液要全部倒掉）。[151]

患者应当明白，使用接触镜可以与发生的眼部问题相关，包括可能威胁视力的微生物所致的角膜溃疡，过夜佩戴接触镜会增加溃疡性角膜炎的危险。[27,33,34,125,126] 对于正在考虑采用接触镜来矫正视力患者，应当与他们讨论长期佩戴接触镜会增加溃疡性角膜炎的危险。如果患者选择过夜佩戴，应当指导他们只使用经过批准特别用于长期佩戴的接触镜。

戴着接触镜游泳与发生棘阿米巴性角膜炎相联系。[126] 因此，应当指导患者佩戴接触镜时尽量少接触水，告知他们戴着接触镜游泳、洗盆浴或淋浴的危险性。

角膜接触镜的护理

恰当的接触镜护理涉及接触镜的清洁、消毒、冲洗和保湿液的联合应用。[151] 表面活性清洁液就像洗涤剂一样溶解掉接触镜上非化学键结合的碎屑。揉搓接触镜被认为可以增强清洁液的清洁作用，有可能去除松松附着的沉积物。[104,152,153] 含酶的清洁液可以去除接触镜表面以化学键结合的沉着物。消毒液可以减少接触镜所携带的微生物的数量。保湿液可使疏水的镜片表面亲水。许多制造商联合这些制剂，成为多用途的洗液。

也要指导患者经常清洁和更换接触镜盒，这是因为它们能够成为接触镜污染源，[144,149,150] 有裂缝的损伤的接触镜盒一定要弃用。应当劝说患者每年要检查接触镜适配情况，眼表健康状况，包括角膜血管翳、瘢痕、炎症和膨出，加强做好镜片的适当护理和卫生。

美国眼科学会（www.aao.org/store）和眼科医师接触镜协会
（www.clao.org/Publications/Products/tabid/87/Default.aspx）提供有关角膜接触镜护理的患者知识手册。

附录7 强化的眼部滴用的抗生素的配制

强化的局部滴用的抗生素应当应用无菌技术来配制。治疗 LASIK 术后细菌性角膜炎的所用抗生素在屈光不正和屈光手术 PPP 中讨论。[141] 制治疗细菌性角膜炎的强化的眼部滴用的抗生素配制方法的说明如下：

头孢唑林 50mg/ml 或头孢他啶 50mg/ml

1. 将 9.2ml 人工泪液加入到 1g 头孢唑林（注射用粉末）小瓶中。
2. 溶解：取出上述液体 5ml，加到 5ml 的人工泪液中。
3. 冷藏，滴眼前要摇匀。

妥布霉素 14mg/ml 或庆大霉素 14mg/ml

1. 从妥布霉素或庆大霉素（40mg/ml）注射液的小瓶中抽取静脉注射用的液体 2ml。
2. 将这 2ml 液体加入到 5ml 妥布霉素或庆大霉素眼用溶液中，即可得到 14mg/ml 的溶液。
3. 冷藏，滴眼前要摇匀。

万古霉素 15mg/ml，25mg/ml，50mg/ml

1. 在 500mg 的万古霉素小瓶中。
a. 加入 33ml 注射用 USP 0.9% 生理盐水（不含防腐剂）或人工泪液，即可配成 15% 的万古霉素溶液。
b. 加入 20ml 注射用 USP 0.9% 生理盐水（不含防腐剂）或人工泪液，即可配成 25% 的万古霉素溶液。
c. 加入 10ml 注射用 USP 0.9% 生理盐水（不含防腐剂）或人工泪液，即可配成 50% 的万古霉素溶液。
2. 冷藏，用前摇匀。

阿米卡星

静脉注射液可用于滴眼（80mg/2ml 安瓿）。

甲氧苄啶/磺胺甲基异噁唑

可以使用市售的 16mg/ml 和 l80mg/ml 制剂。

经美国眼科学会基础和临床科学教程分委员会允许后应用。Basic Clinical and Science Course. External Disease and Cornea：第 8 册，2013-2014. 表 5-5. 旧金山：美国眼科学会，2013。

相关的学会资料

Basic and Clinical Science Course

　　External Disease and Cornea（Section 8，2013-2014）

Information Statement -

Free download available at http∶//one.aao.org/guidelines-browse？ filter=clinicalstatement.

　　Extended Wear of Contact Lenses（2013）

Focal Points

　　Antibiotic Use in Corneal and External Eye Infections（2011）

Patient Education Brochure

　　Contact Lenses（2011）

Preferred Practice Pattern® Guidelines-Free download available at www.aao.org/ppp.

　　Comprehensive Adult Medical Eye Evaluation（2010）

　　Pediatric Eye Evaluations（2012）

　　To order any of these products，except for the free materials，please contact the Academy's Customer Service at 866.561.8558（U.S. only）or 415.561.8540 or www.aao.org/store.

参考文献

1. Scottish Intercollegiate Guidelines Network. Annex B: key to evidence statements and grades of recommendations. In: SIGN 50: A Guideline Developer's Handbook. Available at: www.sign.ac.uk/guidelines/fulltext/50/annexb.html. Accessed October 2, 2012

2. Guyatt GH, Oxman AD, Vist GE, et al. GRADE: an emerging consensus on rating quality of evidence and strength of recommendations. BMJ 2008; 336: 924-6.

3. GRADE Working Group. Organizations that have endorsed or that are using GRADE. Available at: www.gradeworkinggroup.org/society/index.htm. Accessed October 2, 2012.

4. McLeod SD, Kolahdouz-Isfahani A, Rostamian K, et al. The role of smears, cultures, and antibiotic sensitivity testing in the management of suspected infectious keratitis. Ophthalmology 1996; 103: 23-8.

5. Rodman RC, Spisak S, Sugar A, et al. The utility of culturing corneal ulcers in a tertiary referral center versus a general ophthalmology clinic. Ophthalmology 1997; 104: 1897-901.

6. Wilhelmus K, Liesegang TJ, Osato MS, Jones DB. Laboratory diagnosis of ocular infections. Washington DC: American Society for Microbiology; 1994; Cumitech Series #13A.

7. Forster RK. Conrad Berens Lecture. The management of infectious keratitis as we approach the 21st century. CLAO J 1998; 24: 175-80.

8. Pepose JS, Wilhelmus KR. Divergent approaches to the management of corneal ulcers. Am J Ophthalmol 1992; 114: 630-2.

9. Joslin CE, Tu EY, McMahon TT, et al. Epidemiological characteristics of a Chicago-area Acanthamoeba keratitis outbreak. Am J Ophthalmol 2006; 142: 212-7.

10. Wilhelmus KR. Review of clinical experience with microbial keratitis associated with contact lenses. CLAO J 1987; 13: 211-4.

11. Jeng BH, Gritz DC, Kumar AB, et al. Epidemiology of ulcerative keratitis in Northern California. Arch Ophthalmol 2010; 128: 1022-8.

12. Mah-Sadorra JH, Yavuz SG, Najjar DM, et al. Trends in contact lens-related corneal ulcers. Cornea 2005; 24: 51-8.

13. Green M, Apel A, Stapleton F. Risk factors and causative organisms in microbial keratitis. Cornea 2008; 27: 22-7.

14. Alexandrakis G, Alfonso EC, Miller D. Shifting trends in bacterial keratitis in south Florida and emerging resistance to fluoroquinolones. Ophthalmology 2000; 107: 1497-502.

15. Keay L, Edwards K, Naduvilath T, et al. Microbial keratitis predisposing factors and morbidity. Ophthalmology 2006; 113: 109-16.

16. Pandita A, Murphy C. Microbial keratitis in Waikato, New Zealand. Clin Experiment Ophthalmol 2011; 39: 393-7.

17. Orlans HO, Hornby SJ, Bowler IC. In vitro antibiotic susceptibility patterns of bacterial keratitis isolates in Oxford, UK: a 10-year review. Eye (Lond) 2011; 25: 489-93.

18. Ibrahim YW, Boase DL, Cree IA. Epidemiological characteristics, predisposing factors and microbiological profiles of infectious corneal ulcers: the Portsmouth corneal ulcer study. Br J Ophthalmol 2009; 93: 1319-24.

19. Cruciani F, Cuozzo G, Di Pillo S, Cavallaro M. Predisposing factors, clinical and microbiological aspects of bacterial keratitis: a clinical study. Clin Ter 2009; 160: 207-10.

20. Passos RM, Cariello AJ, Yu MC, Hofling-Lima AL. Microbial keratitis in the elderly: a 32-year review. Arq Bras Oftalmol 2010; 73: 315-9.

21. Zhang C, Liang Y, Deng S, et al. Distribution of bacterial keratitis and emerging resistance to antibiotics in China from 2001 to 2004. Clin Ophthalmol 2008; 2: 575-9.

22. Ahn M, Yoon KC, Ryu SK, et al. Clinical aspects and prognosis of mixed microbial (bacterial and fungal) keratitis. Cornea 2011; 30: 409-13.

23. Galentine PG, Cohen EJ, Laibson PR, et al. Corneal ulcers associated with contact lens wear. Arch Ophthalmol 1984; 102: 891-4.

24. Alfonso E, Mandelbaum S, Fox MJ, Forster RK. Ulcerative keratitis associated with contact lens wear. Am J Ophthalmol 1986; 101: 429-33.

25. Donnenfeld ED, Cohen EJ, Arentsen JJ, et al. Changing trends in contact lens associated corneal ulcers: an overview of 116 cases. CLAO J 1986; 12: 145-9.

26. Cohen EJ, Laibson PR, Arentsen JJ, Clemons CS. Corneal ulcers associated with cosmetic extended wear soft contact lenses. Ophthalmology 1987; 94: 109-14.

27. Poggio EC, Glynn RJ, Schein OD, et al. The incidence of ulcerative keratitis among users of daily-wear and extended-wear soft contact lenses. N Engl J Med 1989; 321: 779-83.

28. Dart JK. Predisposing factors in microbial keratitis：the significance of contact lens wear. Br J Ophthalmol 1988；72：926-30.

29. Matthews TD，Frazer DG，Minassian DC，et al. Risks of keratitis and patterns of use with disposable contact lenses. Arch Ophthalmol 1992；110：1559-62.

30. Buehler PO，Schein OD，Stamler JF，et al. The increased risk of ulcerative keratitis among disposable soft contact lens users. Arch Ophthalmol 1992；110：1555-8.

31. Schein OD，Buehler PO，Stamler JF，et al. The impact of overnight wear on the risk of contact lens- associated ulcerative keratitis. Arch Ophthalmol 1994；112：186-90.

32. Keay L，Stapleton F，Schein O. Epidemiology of contact lens-related inflammation and microbial keratitis：a 20-year perspective. Eye Contact Lens 2007；33：346-53，discussion 362-3.

33. Dart JK，Radford CF，Minassian D，et al. Risk factors for microbial keratitis with contemporary contact lenses：a case-control study. Ophthalmology 2008；115：1647-54.［Ⅱ++］.

34. Stapleton F，Keay L，Edwards K，et al. The incidence of contact lens-related microbial keratitis in Australia. Ophthalmology 2008；115：1655-62.［Ⅱ+］.

35. Schein OD，Glynn RJ，Poggio EC，et al，Microbial Keratitis Study Group. The relative risk of ulcerative keratitis among users of daily-wear and extended-wear soft contact lenses. A case-control study. N Engl J Med 1989；321：773-8.

36. Araki-Sasaki K，Nishi I，Yonemura N，et al. Characteristics of Pseudomonas corneal infection related to orthokeratology. Cornea 2005；24：861-3.

37. Hsiao CH，Lin HC，Chen YF，et al. Infectious keratitis related to overnight orthokeratology. Cornea 2005；24：783-8.

38. Tseng CH，Fong CF，Chen WL，et al. Overnight orthokeratology-associated microbial keratitis. Cornea 2005；24：778-82.

39. Wilhelmus KR. Acanthamoeba keratitis during orthokeratology. Cornea 2005；24：864-6.

40. Yepes N，Lee SB，Hill V，et al. Infectious keratitis after overnight orthokeratology in Canada. Cornea 2005；24：857-60.

41. Van Meter WS，Musch DC，Jacobs DS，et al. Safety of overnight orthokeratology for myopia：a report by the American Academy of Ophthalmology. Ophthalmology 2008；115：2301-13.

42. Siganos CS，Solomon A，Frucht-Pery J. Microbial findings in suture erosion after penetrating keratoplasty. Ophthalmology 1997；104：513-6.

43. Parkin B，Turner A，Moore E，Cook S. Bacterial keratitis in the critically ill. Br J Ophthalmol 1997；81：1060-3.

44. American Academy of Ophthalmology Preferred Practice Patterns Committee. Preferred Practice Pattern ® Guidelines. Comprehensive Adult Medical Eye Evaluation. San Francisco，CA：American Academy of Ophthalmology；2010. Available at：www.aao.org/ppp.

45. American Academy of Ophthalmology Pediatric Ophthalmology/Strabismus Panel. Preferred Practice Pattern ® Guidelines. Pediatric Eye Evaluations. San Francisco，CA：American Academy of Ophthalmology；2012. Available at：www.aao.org/ppp.

46. Schein OD，Poggio EC. Ulcerative keratitis in contact lens wearers. Incidence and risk factors. Cornea 1990；9 Suppl 1：S55-8；discussion S62-3.

47. Stein RM，Clinch TE，Cohen EJ，et al. Infected vs sterile corneal infiltrates in contact lens wearers. Am J Ophthalmol 1988；105：632-6.

48. Rudolph T，Welinder-Olsson C，Lind-Brandberg L，Stenevi U. 16S rDNA PCR analysis of infectious keratitis：a case series. Acta Ophthalmol Scand 2004；82：463-7.

49. Butler TK，Spencer NA，Chan CC，et al. Infective keratitis in older patients：a 4 year review，1998- 2002. Br J Ophthalmol 2005；89：591-6.

50. Itahashi M，Higaki S，Fukuda M，Shimomura Y. Detection and quantification of pathogenic bacteria and fungi using real-time polymerase chain reaction by cycling probe in patients with corneal ulcer. Arch Ophthalmol 2010；128：535-40.

51. Kim E，Chidambaram JD，Srinivasan M，et al. Prospective comparison of microbial culture and polymerase chain reaction in the diagnosis of corneal ulcer. Am J Ophthalmol 2008；146：714-23.

52. Labetoulle M，Frau E，Offret H，et al. Non-preserved 1% lidocaine solution has less antibacterial properties than currently available anaesthetic eye-drops. Curr Eye Res 2002；25：91-7.

53. Waxman E，Chechelnitsky M，Mannis MJ，Schwab IR. Single culture media in infectious keratitis. Cornea 1999；18：257-61.

54. Kaye SB，Rao PG，Smith G，et al. Simplifying collection of corneal specimens in cases of suspected bacterial keratitis. J Clin Microbiol 2003；41：3192-7.

55. McLeod SD，Kumar A，Cevallos V，et al. Reliability of transport medium in the laboratory evaluation of corneal ulcers. Am J Ophthalmol 2005；140：1027-31.

56. McDonnell PJ，Nobe J，Gauderman WJ，et al. Community care of corneal ulcers. Am J Ophthalmol 1992；114：531-8.

57. Marangon FB，Miller D，Alfonso EC. Impact of prior therapy on the recovery and frequency of corneal pathogens. Cornea 2004；23：158-64.

58. Henry CR, Flynn HW Jr, Miller D, et al. Infectious keratitis progressing to endophthalmitis: a 15-year study of microbiology, associated factors, and clinical outcomes. Ophthalmology 2012; 119: 2443-9.

59. Newton C, Moore MB, Kaufman HE. Corneal biopsy in chronic keratitis. Arch Ophthalmol 1987; 105: 577-8.

60. Alexandrakis G, Haimovici R, Miller D, Alfonso EC. Corneal biopsy in the management of progressive microbial keratitis. Am J Ophthalmol 2000; 129: 571-6.

61. Hwang DG. Lamellar flap corneal biopsy. Ophthalmic Surg 1993; 24: 512-5.

62. Hau SC, Dart JK, Vesaluoma M, et al. Diagnostic accuracy of microbial keratitis with in vivo scanning laser confocal microscopy. Br J Ophthalmol 2010; 94: 982-7.

63. Kaufman SC, Musch DC, Belin MW, et al. Confocal microscopy: a report by the American Academy of Ophthalmology. Ophthalmology 2004; 111: 396-406.

64. Labbe A, Khammari C, Dupas B, et al. Contribution of in vivo confocal microscopy to the diagnosis and management of infectious keratitis. Ocul Surf 2009; 7: 41-52.

65. Tu EY, Joslin CE, Sugar J, et al. The relative value of confocal microscopy and superficial corneal scrapings in the diagnosis of Acanthamoeba keratitis. Cornea 2008; 27: 764-72.

66. Centers for Disease Control and Prevention. Update: Fusarium keratitis--United States, 2005-2006. MMWR Morb Mortal Wkly Rep 2006; 55: 563-4.

67. Centers for Disease Control and Prevention. Acanthamoeba keratitis multiple states, 2005-2007. MMWR Morb Mortal Wkly Rep 2007; 56: 532-4.

68. Alfonso EC, Cantu-Dibildox J, Munir WM, et al. Insurgence of Fusarium keratitis associated with contact lens wear. Arch Ophthalmol 2006; 124: 941-7.

69. Bernal MD, Acharya NR, Lietman TM, et al. Outbreak of Fusarium keratitis in soft contact lens wearers in San Francisco. Arch Ophthalmol 2006; 124: 1051-3.

70. Chang DC, Grant GB, O'Donnell K, et al. Multistate outbreak of Fusarium keratitis associated with use of a contact lens solution. JAMA 2006; 296: 953-63.

71. Joslin CE, Tu EY, Shoff ME, et al. The association of contact lens solution use and Acanthamoeba keratitis. Am J Ophthalmol 2007; 144: 169-80.

72. Khor WB, Aung T, Saw SM, et al. An outbreak of Fusarium keratitis associated with contact lens wear in Singapore. JAMA 2006; 295: 2867-73.

73. Margolis TP, Whitcher JP. Fusarium--A new culprit in the contact lens case. JAMA 2006; 296: 985-7.

74. Saw SM, Ooi PL, Tan DT, et al. Risk factors for contact lens-related Fusarium keratitis: a case-control study in Singapore. Arch Ophthalmol 2007; 125: 611-7.

75. Thebpatiphat N, Hammersmith KM, Rocha FN, et al. Acanthamoeba keratitis: a parasite on the rise. Cornea 2007; 26: 701-6.

76. Prabriputaloong T, Margolis TP, Lietman TM, et al. Atopic disease and herpes simplex eye disease: a Population-based case-control study. Am J Ophthalmol 2006; 142: 745-9.

77. U.S. Food and Drug Administration. Advice for patients with soft contact lenses: new information on risk of serious fungal infection. Updated April 21, 2006. Available at: www.fda.gov/MedicalDevices/Safety/AlertsandNotices/PatientAlerts/ucm064709. htm. Accessed October 2, 2012.

78. Hwang DG. Fluoroquinolone resistance in ophthalmology and the potential role for newer ophthalmic fluoroquinolones. Surv Ophthalmol 2004; 49 Suppl 2: S79-83.

79. Hodge WG, Bui DP, Cevallos V, et al. Frequency of recovery of ciprofloxacin-resistant ocular isolates following topical ciprofloxacin therapy. Invest Ophthalmol Vis Sci 1995; 36: S155.

80. American Academy of Pediatrics and American Academy of Ophthalmology. Joint Policy Statement. Protective Eyewear for Young Athletes. San Francisco, CA: American Academy of Ophthalmology; 2013. Available at: http://one.aao.org/guidelines-browse? filter=clinicalstatement. Accessed October 17, 2013.

81. McLeod SD, LaBree LD, Tayyanipour R, et al. The importance of initial management in the treatment of severe infectious corneal ulcers. Ophthalmology 1995; 102: 1943-8.

82. Upadhyay MP, Karmacharya PC, Koirala S, et al. The Bhaktapur eye study: ocular trauma and antibiotic prophylaxis for the prevention of corneal ulceration in Nepal. Br J Ophthalmol 2001; 85: 388-92.

83. Phinney RB, Schwartz SD, Lee DA, Mondino BJ. Collagen-shield delivery of gentamicin and vancomycin. Arch Ophthalmol 1988; 106: 1599-604.

84. Mondino BJ. Collagen shields. Am J Ophthalmol 1991; 112: 587-90.

85. Lee BL, Matoba AY, Osato MS, Robinson NM. The solubility of antibiotic and corticosteroid combinations. Am J Ophthalmol 1992; 114: 212-5.

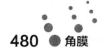
86. Constantinou M, Daniell M, Snibson GR, et al. Clinical efficacy of moxifloxacin in the treatment of bacterial keratitis: a randomized clinical trial. Ophthalmology 2007;114:1622-9.

87. Khokhar S, Sindhu N, Mirdha BR. Comparison of topical 0.3% ofloxacin to fortified tobramycin-cefazolin in the therapy of bacterial keratitis. Infection 2000;28:149-52.

88. Gangopadhyay N, Daniell M, Weih L, Taylor HR. Fluoroquinolone and fortified antibiotics for treating bacterial corneal ulcers. Br J Ophthalmol 2000;84:378-84.

89. U.S. Food and Drug Administration, Center for Drug Evaluation and Research. Ciloxan ® (ciprofloxacin HCL ophthalmic solution), 0.3% as Base. NDA 19-992/S-020. 2006:4-5. Available at: www.accessdata.fda.gov/drugsatfda_docs/label/2006/019992s020lbl.pdf. Accessed October 2, 2012.

90. U.S. Food and Drug Administration, Center for Drug Evaluation and Research. Ocuflox ® (ofloxacin ophthalmic solution) 0.3% sterile. NDA 19-921/S-008. 1999:7. Available at: www.accessdata.fda.gov/drugsatfda_docs/nda/99/019921_S008_Ocuflox_Approval_Package.pdf. Accessed October 2, 2012.

91. U.S. Food and Drug Administration, Center for Drug Evaluation and Research. Iquix ® (levofloxacin ophthalmic solution) 1.5%. NDA 21-571. Available at: www.accessdata.fda.gov/drugsatfda_docs/label/2004/21571_iquix_lbl.pdf. Accessed October 2, 2012.

92. Cokingtin CD, Hyndiuk RA. Insights from experimental data on ciprofloxacin in the treatment of bacterial keratitis and ocular infections. Am J Ophthalmol 1991;112:25S-8S.

93. Knauf HP, Silvany R, Southern PM, Jr., et al. Susceptibility of corneal and conjunctival pathogens to ciprofloxacin. Cornea 1996; 15:66-71.

94. Cutarelli PE, Lass JH, Lazarus HM, et al. Topical fluoroquinolones: antimicrobial activity and in vitro corneal epithelial toxicity. Curr Eye Res 1991;10:557-63.

95. Osato MS, Jensen HG, Trousdale MD, et al. The comparative in vitro activity of ofloxacin and selected ophthalmic antimicrobial agents against ocular bacterial isolates. Am J Ophthalmol 1989;108:380-6.

96. Wilhelmus KR, Abshire RL, Schlech BA. Influence of fluoroquinolone susceptibility on the therapeutic response of fluoroquinolone-treated bacterial keratitis. Arch Ophthalmol 2003;121:1229-33.

97. Goldstein MH, Kowalski RP, Gordon YJ. Emerging fluoroquinolone resistance in bacterial keratitis: a 5-year review. Ophthalmology 1999;106:1313-8.

98. Garg P, Sharma S, Rao GN. Ciprofloxacin-resistant Pseudomonas keratitis. Ophthalmology 1999;106:1319-23.

99. Kowalski RP, Dhaliwal DK, Karenchak LM, et al. Gatifloxacin and moxifloxacin: an in vitro susceptibility comparison to levofloxacin, ciprofloxacin, and ofloxacin using bacterial keratitis isolates. Am J Ophthalmol 2003;136:500-5.

100. Parmar P, Salman A, Kalavathy CM, et al. Comparison of topical gatifloxacin 0.3% and ciprofloxacin 0.3% for the treatment of bacterial keratitis. Am J Ophthalmol 2006;141:282-6.

101. Chawla B, Agarwal P, Tandon R, et al. In vitro susceptibility of bacterial keratitis isolates to fourth-generation fluoroquinolones. Eur J Ophthalmol 2010;20:300-5.

102. Hsu HY, Nacke R, Song JC, et al. Community opinions in the management of corneal ulcers and ophthalmic antibiotics: a survey of 4 states. Eye Contact Lens 2010;36:195-200.

103. Shah VM, Tandon R, Satpathy G, et al. Randomized clinical study for comparative evaluation of fourth-generation fluoroquinolones with the combination of fortified antibiotics in the treatment of bacterial corneal ulcers. Cornea 2010;29: 751-7.

104. Morris TW, Gearinger LS, Usner DW, et al. Integrated analysis of three bacterial conjunctivitis trials of besifloxacin ophthalmic suspension, 0.6%: microbiological eradication outcomes. Clin Ophthalmol 2011;5:1359-67.

105. Sanders ME, Norcross EW, Moore QC 3rd, et al. Efficacy of besifloxacin in a rabbit model of methicillin-resistant Staphylococcus aureus keratitis. Cornea 2009;28:1055-60.

106. Sanders ME, Moore QC 3rd, Norcross EW, et al. Efficacy of besifloxacin in an early treatment model of methicillin-resistant Staphylococcus aureus keratitis. J Ocul Pharmacol Ther 2010;26:193-8.

107. Sanders ME, Moore QC 3rd, Norcross EW, et al. Comparison of besifloxacin, gatifloxacin, and moxifloxacin against strains of pseudomonas aeruginosa with different quinolone susceptibility patterns in a rabbit model of keratitis. Cornea 2011;30:83-90.

108. Mallari PL, McCarty DJ, Daniell M, Taylor H. Increased incidence of corneal perforation after topical fluoroquinolone treatment for microbial keratitis. Am J Ophthalmol 2001;131:131-3.

109. Bower KS, Kowalski RP, Gordon YJ. Fluoroquinolones in the treatment of bacterial keratitis. Am J Ophthalmol 1996;121: 712-5.

110. American Academy of Ophthalmology. Clinical Statement. Verifying the Source of Compounded Bevacizumab for Intravitreal Injections. San Francisco, CA: American Academy of Ophthalmology; 2012. Available at: http://one.aao.org/guidelines-browse? filter=clinicalstatement. Accessed October 17, 111. John T, Velotta E. Nontuberculous (atypical) mycobacterial keratitis

after LASIK: current status and clinical implications. Cornea 2005;24:245-55.

112. Marangon FB, Miller D, Muallem MS, et al. Ciprofloxacin and levofloxacin resistance among methicillin-sensitive Staphylococcus aureus isolates from keratitis and conjunctivitis. Am J Ophthalmol 2004;137:453-8.

113. Solomon R, Donnenfeld ED, Perry HD, et al. Methicillin-resistant Staphylococcus aureus infectious keratitis following refractive surgery. Am J Ophthalmol 2007;143:629-34.

114. Asbell PA, Colby KA, Deng S, et al. Ocular TRUST: nationwide antimicrobial susceptibility patterns in ocular isolates. Am J Ophthalmol 2008;145:951-8.

115. Centers for Disease Control and Prevention. Sexually transmitted diseases treatment guidelines, 2010. MMWR Morb Mortal Wkly Rep 2010;59(No. RR-12):53.

116. Wilhelmus KR. Indecision about corticosteroids for bacterial keratitis: an evidence-based update. Ophthalmology 2002;109: 835-42;quiz 843.

117. Suwan-apichon O, Reyes JM, Herretes S, et al. Topical corticosteroids as adjunctive therapy for bacterial keratitis. Cochrane Database of Syst Rev 2007:Issue 4. Art No:CD005430. DOI:10.1102/14651858.CD005430.pub2.

118. Blair J, Hodge W, Al-Ghamdi S, et al. Comparison of antibiotic-only and antibiotic-steroid combination treatment in corneal ulcer patients: double-blinded randomized clinical trial. Can J Ophthalmol 2011;46:40-5.

119. Srinivasan M, Mascarenhas J, Rajaraman R, et al. Steroids for Corneal Ulcers Trial Group. Corticosteroids for bacterial keratitis: the Steroids for Corneal Ulcers Trial (SCUT). Arch Ophthalmol 2012;130:143-50.

120. Lalitha P, Srinivasan M, Rajaraman R, et al. Nocardia keratitis: clinical course and effect of corticosteroids. Am J Ophthalmol 2012;154:934-9.

121. Leibowitz HM, Kupferman A. Topically administered corticosteroids: effect on antibiotic-treated bacterial keratitis. Arch Ophthalmol 1980;98:1287-90.

122. Miedziak AI, Miller MR, Rapuano CJ, et al. Risk factors in microbial keratitis leading to penetrating keratoplasty. Ophthalmology 1999;106:1166-70;discussion 1171.

123. American Academy of Ophthalmology Basic and Clinical Science Course Subcommittee. Basic and Clinical Science Course. External Disease and Cornea: Section 8, 2013-2014. San Francisco, CA: American Academy of Ophthalmology;2013:152.

124. Larkin DF, Kilvington S, Easty DL. Contamination of contact lens storage cases by Acanthamoeba and bacteria. Br J Ophthalmol 1990;74:133-5.

125. Mondino BJ, Weissman BA, Farb MD, Pettit TH. Corneal ulcers associated with daily-wear and extended-wear contact lenses. Am J Ophthalmol 1986;102:58-65.

126. Stehr-Green JK, Bailey TM, Brandt FH, et al. Acanthamoeba keratitis in soft contact lens wearers. A case-control study. JAMA 1987;258:57-60.

127. Stelmack JA, Tang XC, Reda DJ, et al, LOVIT Study Group. Outcomes of the Veterans Affairs Low Vision Intervention Trial (LOVIT). Arch Ophthalmol 2008;126:608-17.

128. American Academy of Ophthalmology Vision Rehabilitation Panel. Preferred Practice Pattern ® Guidelines. Vision Rehabilitation. San Francisco, CA: American Academy of Ophthalmology;2013. Available at: www.aao.org/ppp.

129. Whitcher JP, Srinivasan M. Corneal ulceration in the developing world--a silent epidemic. Br J Ophthalmol 1997;81:622-3.

130. Erie JC, Nevitt MP, Hodge DO, Ballard DJ. Incidence of ulcerative keratitis in a defined population from 1950 through 1988. Arch Ophthalmol 1993;111:1665-71.

131. Gonzales CA, Srinivasan M, Whitcher JP, Smolin G. Incidence of corneal ulceration in Madurai district, South India. Ophthalmic Epidemiol 1996;3:159-66.

132. Liesegang TJ. Contact lens-related microbial keratitis: Part I: Epidemiology. Cornea 1997;16:125-31.

133. Srinivasan M, Gonzales CA, George C, et al. Epidemiology and aetiological diagnosis of corneal ulceration in Madurai, south India. Br J Ophthalmol 1997;81:965-71.

134. Getshen K, Srinivasan M, Upadhyay MP, et al. Corneal ulceration in South East Asia. I: a model for the prevention of bacterial ulcers at the village level in rural Bhutan. Br J Ophthalmol 2006;90:276-8.

135. Upadhyay MP, Srinivasan M, Whitcher JP. Microbial keratitis in the developing world: does prevention work? Int Ophthalmol Clin 2007;47:17-25.

136. Vajpayee RB, Ray M, Panda A, et al. Risk factors for pediatric presumed microbial keratitis: a case-control study. Cornea 1999; 18:565-9.

137. Keay L, Edwards K, Dart J, Stapleton F. Grading contact lens-related microbial keratitis: relevance to disease burden. Optom Vis Sci 2008;85:531-7.

138. Prajna VN, Nirmalan PK, Saravanan S, Srinivasan M. Economic analysis of corneal ulcers in South India. Cornea 2007;26:119-22.

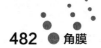
139. Smith AF, Orsborn G. Estimating the annual economic burden of illness caused by contact lens-associated corneal infiltrative events in the United States. Eye Contact Lens 2012;38:164-70.

140. Panda A, Ahuja R, Sastry SS. Comparison of topical 0.3% ofloxacin with fortified tobramycin plus cefazolin in the treatment of bacterial keratitis. Eye (Lond) 1999;13 (Pt 6):744-7.

141. American Academy of Ophthalmology Refractive Management/Intervention Panel. Preferred Practice Pattern ® Guidelines. Refractive Errors & Refractive Surgery. San Francisco, CA: American Academy of Ophthalmology; 2013. Available at: www.aao. org/ppp.

142. Nilsson SE, Montan PG. The annualized incidence of contact lens induced keratitis in Sweden and its relation to lens type and wear schedule: results of a 3-month prospective study. CLAO J 1994;20:225-30.

143. Bowden FW Ⅲ, Cohen EJ, Arentsen JJ, Laibson PR. Patterns of lens care practices and lens product contamination in contact lens associated microbial keratitis. CLAO J 1989;15:49-54.

144. Stapleton F, Edwards K, Keay L, et al. Risk factors for moderate and severe microbial keratitis in daily wear contact lens users. Ophthalmology 2012;119:1516-21.[Ⅱ+].

145. Cavanagh HD, Robertson DM, Petroll WM, Jester JV. Castroviejo Lecture 2009:40 years in search of the perfect contact lens. Cornea 2010;29:1075-85.

146. Johnston SP, Sriram R, Qvarnstrom Y, et al. Resistance of Acanthamoeba cysts to disinfection in multiple contact lens solutions. J Clin Microbiol 2009;47:2040-5.

147. Hughes R, Kilvington S. Comparison of hydrogen peroxide contact lens disinfection systems and solutions against Acanthamoeba polyphaga. Antimicrob Agents Chemother 2001;45:2038-43.

148. Acanthamoeba keratitis associated with contact lenses--United States. MMWR Morb Mortal Wkly Rep 1986;35:405-8.

149. Wu YT, Zhu H, Willcox M, Stapleton F. The effectiveness of various cleaning regimens and current guidelines in contact lens case biofilm removal. Invest Ophthalmol Vis Sci 2011;52:5287-92.[in vitro study; no rating].

150. Hall BJ, Jones L. Contact lens cases: the missing link in contact lens safety? Eye Contact Lens 2010;36:101-5.[Ⅱ-].

151. U.S. Food and Drug Administration. Consumer Health Information. Ensuring safe use of contact lens solution; 2009. Available at: www.fda.gov/ForConsumers/ConsumerUpdates/ucm164197. htm. Accessed October 2, 2012.

152. Butcko V, McMahon TT, Joslin CE, Jones L. Microbial keratitis and the role of rub and rinsing. Eye Contact Lens 2007;33:421-3; discussion 424-5.

153. Cho P, Cheng SY, Chan WY, Yip WK. Soft contact lens cleaning: rub or no-rub? Ophthalmic Physiol Opt 2009;29:49-57.[Ⅰ+].

美国眼科学会
P.O. Box 7424
San Francisco,
California 94120-7424
415.561.8500
细菌性角膜炎
2013 年

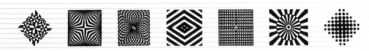

PREFERRED PRACTICE PATTERN®

眼科临床指南

Preferred Practice Pattern®

睑缘炎

Blepharitis

美国眼科学会

中华医学会眼科学分会

2017 年 6 月第三次编译

角膜 / 外眼病眼科临床指南制订过程和参与者

角膜 / 外眼病临床指南专家委员会成员编写睑缘炎临床指南(PPP)。PPP 专家委员会成员讨论和审阅了本册文件的历次稿件,集中开会两次,通过电子邮件进行了其他的讨论,达成了本册最后版本的共识。

角膜 / 外眼病临床指南专家委员会 2012—2013

Robert S. Feder,MD,共同主席

Stephen D. McLeod,MD,共同主席

Esen K. Akpek,MD,角膜学会代表

Steven P. Dunn,MD

Francis J. Garcia-Ferrer,MD

Amy Lin,MD

Francis S. Mah,MD

Audrey R. Talley-Rostov,MD

Divya M. Varu,MD

David C. Musch,PhD,MPH,方法学家

眼科临床指南编写委员会成员在 2013 年 3 月的会议期间审阅和讨论了本册文件。根据讨论和评论编制了本册文件。

眼科临床指南编写委员会 2013

Stephen D. McLeod,MD,主席

David F. Chang,MD

Robert S. Feder,MD,

Timothy W. Olsen,MD

Bruce E. Prum,Jr.,MD

C. Gail Summers,MD

David C. Musch,PhD,MPH,方法学家

然后,睑缘炎 PPP 于 2013 年 6 月送给另外的内部和外部的专家组和专家进行审阅。要求所有返回评论的人员需要提供与工业界相关关系的公开声明,才能考虑他们的评论。睑缘炎 PPP 专家委员会成员审阅和讨论了这些评论,并确定了对本册指南的修改。

学会审阅者:

理事会委员会和秘书委员会

理事会

总顾问

眼科技术评估委员会角膜病和眼前节疾病专家委员会

眼科基础和临床科学教程分委员会

开业眼科医师教育顾问委员会

邀请的审阅者:

AARP

亚洲角膜学会

角膜学会

(美国)国家眼科研究所

眼部微生物和免疫学组

Dan B. Jones,MD

James P. McCulley,MD,FACS

Ronald E. Smith,MD

有关经济关系的声明

为了遵从医学专科学会理事会有关与公司相互关系的法规（从网站 www.cmss.org/ codeforinteractions. aspx 可查到），列出与工业界的相关关系如下。学会与工业界的行为关系遵从这一法规（见网站 http://one. aao.org/CE/PracticeGuidelines/PPP.aspx）。大部分（70%）角膜 / 外眼病临床指南专家委员会 2012—2013 的成员没有经济关系可供公开。

角膜 / 外眼病临床指南专家委员会 2012—2013

Esen K. Akpek, MD：无经济关系可公开

Steven P. Dunn, MD：无经济关系可公开

Robert S. Feder, MD：无经济关系可公开

Francis J. Garcia-Ferrer, MD：无经济关系可公开

Amy Lin, MD：无经济关系可公开：无经济关系可公开

Francis S. Mah, MD：Alcon Laboratories, Inc. - 咨询 / 顾问；Allergan, Inc. - 咨询 / 顾问，讲课费；ForeSight - 咨询 / 顾问；Ista Pharmaceuticals - 咨询 / 顾问；Nicox - 咨询 / 顾问；Omeros - 咨询 / 顾问

Stephen D. McLeod, MD：无经济关系可公开

David C. Musch, PhD, MPH：Abbott Laboratories- 咨询费（独立的资料监控委员会成员）；ClinReg Consulting Services, Inc.- 咨询 / 顾问

Audrey R. Talley-Rostov, MD：Addition Technology- 讲课费；Allergan, Inc.- 讲课费

Divya M. Varu, MD：无经济关系可公开

眼科临床指南编写委员会 2013

David F. Chang, MD：Abbott Medical Optics - 咨询 / 顾问；Allergan, Inc.- 讲课费；SLACK, Inc.- 专利 / 版税

Robert S. Feder, MD：无经济关系可公开

Stephen D. McLeod, MD：无经济关系可公开

David C. Musch, PhD, MPH：Abbott Laboratories- 咨询费（独立的资料监控委员会成员）；ClinReg Consulting Services, Inc.- 咨询 / 顾问

Timothy W. Olsen, MD：A Tissue Support Structure- 专利 / 版税；Scleral Depressor - 专利 / 版税

Bruce E. Prum, Jr., MD：Pfizer Ophthalmics- 讲课费

C. Gail Summers, MD：无经济关系可公开

医疗质量秘书

Anne L. Coleman, MD, PhD：Allergan Inc.- 咨询 / 顾问；Pfizer Ophthalmics- 咨询 / 顾问

美国眼科学会职员

Nancy Collins, RN, MPH：无经济关系可公开

Nicholas P. Emptage, MAE：无经济关系可公开

Susan Garratt：无经济关系可公开

Flora C. Lum, MD：无经济关系可公开

Doris Mizuiri：无经济关系可公开

Jessica Ravetto：无经济关系可公开

2013 年 1 月至 8 月本册文件的其他审阅者与工业界相关关系的公开声明见网站 www.aao.org/ppp。

目　录

制订眼科临床指南的目的

作为对其会员和公众的一种服务,美国眼科学会编制了称为眼科临床指南(PPP)的系列丛书,它确定了**高质量眼科医疗服务的特征和组成成分**。附录1叙述了高质量的眼保健服务的核心标准。

眼科临床指南是以由学识渊博的卫生专业人员所组成的专家委员会对所能利用的科学资料进行解释为基础的。在一些情况下,例如当有认真实施的临床试验的结果可以利用时,这些资料是特别令人信服的,可以提供明确的指南。而在另一些情况下,专家委员会不得不依赖他们对所能利用的证据进行集体判断和评估。

眼科临床指南所提供的文件是为临床医疗服务提供实践的典范,而不是为个别特殊的个人提供医疗服务。一方面它们应当满足大多数患者的需要,但又不可能满足所有患者的需要。严格地遵照这些PPP将不一定保证在任何情况都能获得成功的结果。不能认为这些指南包括了所有恰当的眼科医疗方法,或者排除了能够获得最好效果的合理的医疗方法。采用不同的方法来满足不同患者的需要是有必要的。医师应当根据一个特殊患者提供的所有情况来最终判断对其的医疗是否合适。在解决眼科医疗实践中所产生的伦理方面难题时,美国眼科学会愿意向会员提供协助。

眼科临床指南并不是在各种情况下都必须要遵循的医疗标准。美国眼科学会明确地指出不会承担在应用临床指南中任何建议或其他信息时由于疏忽大意或其他原因所引起的伤害和损伤的责任。

当提到某些药物、器械和其他产品时仅仅是以说明为目的,而并不是有意地为这些产品进行背书。这样的材料中可能包括了一些没有被认为是共同标准的应用信息,这些反映在没有包括在美国食品药品管理局(FDA)批准的适应证标识之内,或者只是批准为在限制的研究情况下应用的产品。FDA已经宣称,确定医师所希望应用的每种药品或器械的FDA的看法,以及在遵从适用的法律,并获得患者的适当的知情同意下应用它们,是医师的责任。

在医学中,创新对于保证美国公众今后的健康是必要的,眼科学会鼓励开发能够提高眼保健水平的新的诊断和治疗方法。有必要认识到只有最优先考虑患者的需要时,才能获得真正的优良的医疗服务。

所有的PPP每年都由其编写委员会审阅,如果证实有新的进展值得更新时就会提早更新。为了保证眼科临床指南是适时的,每册的有效期是在其"批准"之日起5年内,除非它被修改本所替代。编写眼科临床指南是由学会资助的,而没有商业方面的支持。PPP的作者和审阅者都是志愿者,并没有因为他们对本书的贡献而获得任何经济的补偿。在PPP发表之前,还要送给外部的专家和利益攸关者审阅,包括消费者代表。PPP遵从医学专科学会理事会有关与公司相互关系的法规。眼科学会有并且执行与工业界关系的准则(见 www.aao.org/about-preferred-practice-patterns)。

附录2包含了本册文件所涉及的疾病和相关健康问题编码的国际统计分类的内容。睑缘炎PPP的意向使用者是眼科医师。

分级的方法和要点

《眼科临床指南》必须与临床密切相关和具有高度特异性,以便向临床医师提供有用的信息。当有证据支持诊治建议时,应当对所提出的每一项建议给予表明证据重要性的明确的等级。为了达到这一目标,采用了苏格兰院际指南网(Scottish Intercollegiate Guideline Network,[1] SIGN)及其建议的评定、制订和评估分级组(Grading of Recommendations Assessment, Development and Evaluation,[2] GRADE)的方法。GRADE是一种系统的方法,来对支持特殊的临床处理的问题的证据总体强度进行分级。采用GRADE的机构包括SIGN、世界卫生组织、健康保健研究和政策局(Agency for Healthcare Research and Policy)以及美国医师学院(American College of Physicians)。[3]

◆ 用于形成诊治建议的所有研究都要逐项地将其证据强度进行分级,这一分级列于研究的引文中。

◆ 为了对研究进行逐项分级,采用了一种基于 SIGN[1] 的尺度。对研究进行逐项分级的证据的定义和水平如下述:

I++	高质量的随机对照试验(RCTs)的荟萃分析、系统回顾,或偏差危险度很低的 RTCs
I+	实施很好的 RCTs 的荟萃分析、系统回顾,或偏差危险度低的 RCTs
I–	RCTs 的荟萃分析、系统回顾,或偏差危险度高的 RCTs
II++	高质量的病例对照或队列研究的系统回顾 混杂和偏差危险度很低以及因果关系可能性高的高质量病例对照或队列研究
II+	混杂或偏差危险度低以及因果关系有中度可能的实施很好的病例对照或队列研究
II–	混杂或偏差危险度高以及具有非因果关系高度危险的病例对照或队列研究
III	非分析性研究(如病例报告、系列病例研究)

◆ 诊治的建议是基于证据的主体而形成的。以下是根据 GRADE[2] 来定义证据质量的分级:

高质量(GQ)	进一步研究不太可能改变估计作用的信赖度
中等质量(MQ)	进一步研究有可能对我们估计作用的信赖度产生重要的冲击,可能会改变这一估计
低质量(IQ)	进一步研究很可能对我们估计作用的信赖度产生重要的冲击,有可能改变这一估计 对作用的任何估计都是很不肯定的

◆ 以下是根据 GRADE[2] 来定义的诊治关键建议:

强烈建议(SR)	用于期望的干预作用明显地大于不期望作用,或者没有不期望作用时
根据需要而使用的建议(DR)	用于权衡时不太肯定,这或者是因为证据的质量低,或者是因为证据提示的期望作用和不期望作用很相近

◆ 诊疗的关键发现和建议部分列出了由 PPP 专家委员会确定对于视功能和生活质量的结果特别重要的要点。

◆ 在本册 PPP 中,应用上面所述的系统对所有建议进行了分级。对于特殊建议分级的确定见附录3。

◆ 为了更新本册 PPP,于 2012 年 6 月和 2013 年 1 月在 PubMed 和 Cochrane 资料库进行了文献搜索,完整的文献搜索详细情况见 www.aao.org/ppp。

诊疗的关键发现和建议

在处理眼表疾病中,将睑缘炎和睑板腺功能障碍(MGD)与水样泪液缺乏导致的干眼区分开来是有帮助的。(III,GQ,SR)在早晨症状恶化的患者典型的是睑缘炎,而在一日晚些时候症状恶化的患者典型的是水样泪液缺乏的干眼。

睑缘炎典型的是一种慢性疾病,不能够永久性地治愈,成功的处理依赖于患者对治疗的依从性。这一点应当向受累的患者进行解释。(III,GQ,SR)

如果术者判断眼睑的情况增加了眼表细菌的负载,即使患者无症状,为了减少眼内炎的风险,也应当做出努力在内眼手术前采用眼睑卫生和局部抗生素来治疗中、重度睑缘炎。(III,GQ,SR)

在治疗睑缘炎中,从费用上考虑,新技术(包括应当热脉冲的器具)是可以应用的,但是现有的证据不足以支持它们的应用。(III,GQ,SR)

局部应用的有或没有糖皮质激素的抗生素眼膏,或口服的抗生素可以有效地用于治疗睑缘炎。($I-$, MQ , DR)虽然阿奇霉素可以用来治疗睑缘炎,但是在有心血管问题的患者中口服给药是有危险的。2013 年 3 月,FDA 发出了警告,口服阿奇霉素可能会导致心脏电活动的异常,可能会产生心律不齐。

在对治疗无反应的慢性睑缘炎的患者中,应当考虑到癌的可能性,特别是如果与睫毛缺失相关联时。(III , GQ , SR)早期诊断和恰当的治疗能够防止毁容,可能是挽救生命的。

前言

疾病定义

本临床指南主要讲述慢性睑缘炎,它是一种慢性眼部炎症,累及范围主要为睑缘,是慢性眼部刺激症状的常见原因。

患者群体

患者的群体包括各个年龄段中出现眼睑和眼部刺激、充血等提示有睑缘炎症状和体征的个体。

临床目标

◆ 确定睑缘炎的诊断,与其他可引起眼部刺激和充血的疾病相鉴别
◆ 确定睑缘炎的原因
◆ 进行合理的治疗
◆ 缓解不适和疼痛
◆ 防止并发症
◆ 教育患者重视这种潜在的慢性疾病的治疗

背景

睑缘炎可根据解剖部位而分类:前部睑缘炎累及眼睑皮肤、睫毛根部和睫毛毛囊;而后部睑缘炎累及睑板腺及其开口。传统上,在临床上将睑缘炎分为葡萄球菌性、脂溢性、睑板腺功能障碍(MGD)或多种因素共存型。[4] 葡萄球菌和脂溢性睑缘炎主要累及前部眼睑,两者都可以诊断为前部睑缘炎。睑板腺功能障碍已由国际睑板腺功能障碍专题研讨会(www.tearfilm.org/mgdworkshop/index.html)定义为睑板腺的慢性、弥漫性异常,其特点常常是终末导管的阻塞和(或)腺体分泌物的质和量的改变。它可以导致泪膜的改变,眼部刺激症状,临床上出现明显的炎症和眼表疾病。睑板腺功能障碍进一步分为低分泌性、阻塞性和高分泌性等亚型。[5] 本册临床指南涉及了这三种亚型的慢性睑缘炎。[6]

各种类型的睑缘炎的症状有相当大的重叠。睑缘炎常常导致与之相关的眼表炎症,包括结膜炎、功能性泪液缺乏和角膜炎。睑缘炎也可使原有的眼表疾病如过敏和泪液水样层缺乏的症状加重。睑缘炎的慢性性质、不确定的病因以及常常合并眼表疾病使其难于治疗。

葡萄球菌性睑缘炎的特点为睑缘部有鳞屑、结痂和红斑,并在睫毛根部有脱屑形成。慢性炎症可以间或发生急性加重,导致溃疡性睑缘炎发生。还可能发生睫毛脱落并可累及角膜,包括点状上皮糜烂、边缘性浸润和新生血管形成。

尽管在正常人群和睑缘炎的患者眼睑中分离出凝固酶阴性的葡萄球菌的阳性率都很高(89%~100%的病例中),但是在临床诊断为葡萄球菌性睑缘炎患者的眼睑分离出金黄色葡萄球菌的阳性率更高。[4] 凝

固酶阴性的葡萄球菌和金黄色葡萄球菌两者都被认为在葡萄球菌性睑缘炎的发生中起到一定作用,但是对其病理生理机制的了解还很少。已有报告指出毒素的产生与睑结膜炎有关;[7]然而,其他的研究没有发现金黄色葡萄球菌的毒素产生与临床疾病之间有关联。[8]已有免疫机制的相关报道。在 40% 的慢性睑缘炎的患者中发现了对金黄色葡萄球菌的细胞介导的免疫功能增强,而正常人群则没有增强。[9]在与葡萄球菌性睑缘炎相关的角膜炎发病中,也有细胞介导的免疫机制参与。[10]葡萄球菌抗原自身可通过黏附于角膜上皮中的细菌抗原结合受体而产生炎症反应。[11,12]

脂溢性睑缘炎的患者前部眼睑有脂性结痂,常在眼眉和头皮处也有脂溢性皮炎。

睑板腺功能障碍的眼睑表现有横跨皮肤和黏膜交界处明显的血管,沿着睑缘泡沫样分泌物,睑板腺开口肿胀或阻塞,睑板腺的分泌物为混浊的液体或为黏稠的奶酪样物质,睑缘肥厚和扇形边,倒睫以及睑板腺囊肿,这些改变最终可以导致睑板腺萎缩和瘢痕。已经注意到睑板腺功能障碍的患者还常常同时患有玫瑰痤疮或脂溢性皮炎。[4,13]有文献报道睑板腺功能障碍的患者与正常人相比,其睑板腺分泌物的生化组成有改变。[14]MGD 产生的结果是减少了正常睑脂在睑缘和泪膜的利用。这反过来会导致泪液蒸发过多、渗透压增加和泪膜不稳定,增加细菌在睑缘的生长,以及眼表的炎症和损伤。[15]

流行病学

尽管睑缘炎是最常见的眼部疾病之一,但是对其在特定人群中的发病率和患病率的流行病学资料仍然是缺乏的。对 90 例慢性睑缘炎的一个单中心研究表明,患者平均年龄为 50 岁。[15]与其他类型的睑缘炎患者相比,葡萄球菌性睑缘炎患者相对年轻(42 岁),多为女性(80%)。[4]在美国成年人一个代表性样本($n=5000$)中调查显示,与睑缘炎相关的典型症状是相当常见的,较年轻的人比老年人报告更多的症状。在相同报告的另一个研究中,眼科医师和视光师都报告在临床实践中睑缘炎是相当常见的,分别为他们患者总数的 37% 和 47%。睑板腺功能障碍被认为是蒸发过多型干眼最常见的原因。[16]

在全球发表的文献中,临床诊断 MGD 的患病率有相当大的差别,[15]并提示在亚洲人群中高加索人群更为常见。然而,对于如何来定义这种疾病和研究人群的年龄方面存在着明显的差别。[17~21]

危险因素和相关情况

◆ 干眼

已有报告称在葡萄球菌性睑缘炎中 50% 患者患有干眼。[4]反之,在 66 名干眼患者的系列中,75% 的患者患有葡萄球菌性结膜炎或睑缘炎。[22]有可能泪液缺乏所致局部溶菌酶和免疫球蛋白水平下降改变了细菌的抵抗力,从而容易导致葡萄球菌性睑缘炎的发生。[10]

25%~40% 的脂溢性睑缘炎和 MGD,[4]以及 37%~52% 累及眼部的玫瑰痤疮患者[13]也伴发泪液缺乏。这可能是由于脂质层缺乏导致泪液蒸发过强以及眼表知觉下降所致。已经发现泪膜中磷脂水平降低与慢性睑缘炎患者中的干眼有关联。[25]

◆ 皮肤的情况

脂溢性睑缘炎和睑板腺功能障碍相关的皮肤病变可能具有共同的病因和易感因素。在一项研究中,95% 的脂溢性睑缘炎患者同时患有脂溢性皮炎。[4]在患有一种称为原发性(弥漫性)睑板腺炎的 MGD 患者亚群中,74% 的患者患有脂溢性皮炎,51% 的患者患有玫瑰痤疮(酒渣鼻痤疮)。[4,15]

◆ 蠕形螨病

在 30% 慢性睑缘炎的患者中发现有毛囊脂螨,但是在没有睑缘炎的患者中这种情况的患病率差不多是同样的。[26]然而,顽固性睑缘炎对于直接根除蠕形螨的治疗有良好的反应。[26]已有报告指出具有圆柱状鳞屑或袖套状鳞屑的睫毛是眼部蠕形螨侵袭的诊断特征。[27]

◆ 玫瑰痤疮

玫瑰痤疮是一种累及皮肤和眼部的疾病,在肤色较淡的人中更为常见,[28]但是它可以发生于所有种族的人中。特征性的面部皮肤表现为红斑、毛细血管扩张、丘疹、脓肿、明显突出的皮脂腺和酒渣鼻。玫瑰痤疮也与上皮基底膜异常和复发性角膜上皮糜烂相关联。[29,30]

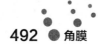

在皮肤较黑的患者中玫瑰痤疮较难诊断,这是由于较难分辨出扩张的毛细血管和面部充血。玫瑰痤疮典型地在中年人中见到,常常在女性中多见。[31] 虽然玫瑰痤疮在女性中多见,但是当它在男性中发生时常常更为严重。[32,33] 因为许多患者只有轻度体征,如毛细血管扩张和面部容易潮红的历史,玫瑰痤疮的诊断常被忽视,特别是在有慢性复发性角膜结膜炎、点状糜烂、角膜炎、MGD 或复发性睑板腺囊肿和轻微的玫瑰痤疮体征的儿童中。[34] 患有眼部玫瑰痤疮的儿童常有角膜累及、不对称的眼部病变,并有威胁视力的潜在损伤。在儿童中面部玫瑰痤疮不太常见,与特应性疾病相关是常见的。[35,36] 具睑腺炎病史的儿童发生成人玫瑰痤疮的危险性增加。[37]

◆ 异维 A 酸

异维 A 酸(isotretinoin)是一种治疗严重的囊性痤疮的口服药,它与结膜金黄色葡萄球菌的菌落明显增加、睑缘炎和泪液功能的崩溃相关联。[38] 停药后绝大多数的患者病情改善。[38~41]

◆ 巨乳头性结膜炎

角膜接触镜相关的巨乳头性角结膜炎(GPC)患者发生 MGD 的概率明显增加。[42] 巨乳头性角结膜炎的严重程度可能与 MGD 的严重程度具有相关性。[42]

表 1 列出了引起睑缘炎症的其他疾病。

表 1　与眼睑炎症有关的其他情况

疾病名称		疾病名称	
细菌感染	脓疱病(主要由于金黄色葡萄球菌)	良性眼睑肿物	假性上皮细胞瘤样增生
	丹毒(主要由于化脓性链球菌)		角化症
病毒感染	单纯疱疹病毒		鳞状细胞乳头状瘤
	传染性软疣		皮脂腺增生
	带状疱疹病毒		血管瘤
	乳头瘤病毒		化脓性肉芽肿
	牛痘苗	恶性眼睑肿物	基底细胞癌
寄生虫感染	阴虱		鳞状细胞癌
免疫性疾病	异位性皮炎		皮脂腺癌
	接触性皮炎		黑色素瘤
	多形红斑		卡波西肉瘤
	天疱疮		杀真菌剂肌炎
	眼部黏膜类天疱疮(PMMP)	外伤	化学伤
	Stevens-Johnson 综合征		热损伤
	结缔组织异常		放射伤
	盘状狼疮		机械性损伤
	皮肌炎		手术损伤
	移植物抗宿主病(GVHD)	中毒	药物性中毒
	Crohn 病		
皮肤病	鳞屑病		
	鱼鳞癣		
	剥脱症		
	红皮病		

自然病史

睑缘炎是一种慢性疾病,可有间歇性加重和缓解。虽然它通常在中年成人中发病,但是也可以发生于儿童期。[34,43] 葡萄球菌性睑缘炎随时间延长可减轻。严重的葡萄球菌性睑缘炎可最终导致睫毛脱落、眼睑瘢痕形成伴有倒睫、角膜瘢痕和新生血管形成。[9] 患有脂溢性睑缘炎和 MGD 的患者总的来说年龄较大一些,眼部症状持续时间相对长一些(6.5~11.6 年)。[10] 睑缘毛细血管扩张和睑板腺开口狭窄可见于无症状的老年人。[44] 在没有炎症的患者中也会发生睑板腺功能障碍。[5]

患有严重的眼部玫瑰痤疮的患者可以发生浅层点状角膜病变、角膜新生血管化和瘢痕化。[28] 然而,这些发现也可以发生于没有玫瑰痤疮的睑缘炎患者。角膜溃疡和穿孔的发生是极少见的。

诊治过程

患者治疗效果评价标准

处理睑缘炎的效果评价标准包括以下各项:

◆ 减轻睑缘炎的症状和体征
◆ 减少结要的损伤
◆ 防止视功能的丧失

诊断

对提示有睑缘炎症状和体征的患者的初始检查包括综合眼科医学评估的相关方面。[45,46](II+,GQ, SR)睑缘炎的诊断通常是基于患者的典型病史和裂隙灯活体显微镜的特征性发现。辅助检查如结膜培养也是有帮助的。(III,IQ,DR)

病史

在了解患者病史时询问以下问题将有助于获得所需信息:

◆ 症状和体征(如眼红、刺激症状、烧灼感、流泪、痒、睫毛根部结痂,睫毛脱落、睫毛黏附、视物模糊或视力波动、不能耐受角膜接触镜、畏光、瞬目增多)
◆ 每日症状恶化的时间(在早晨症状恶化是典型的睑缘炎,而症状在一日较后时段恶化是典型的水样泪液缺少型干眼)
◆ 单眼或双眼发病
◆ 加重的情况(如吸烟、过敏原、风、接触镜、湿度低、视黄醛、饮食、饮酒和眼部化妆等)
◆ 与全身疾病相关的症状(如玫瑰痤疮、过敏)
◆ 目前和既往全身和局部用药情况(如抗组胺药或具有抗胆能作用的药物,或过去应用的药物如异维 A 酸,可能仍然对眼表有作用)
◆ 最近与有感染的患者接触(如虱病)。

眼部病史应当包括既往的眼内和眼睑手术,以及局部外伤,包括机械性、灼热性化学性和放射性等详细情况。(III,GQ,SR)获得美容性眼睑成形术的病史是重要的,因为增加眼科的暴露可能会增加泪液的蒸发。(III,GQ,SR)睑腺炎和(或)睑板腺囊肿的病史在睑缘炎患者中是常见的。

病史也应当包括皮肤疾病如玫瑰痤疮、特应性皮炎和疱疹病毒性眼炎等情况。(III,GQ,SR)

检查

眼及其附属器的检查包括视力测量、外眼检查和裂隙灯活体显微镜检查,以及测量眼压。(III,GQ,SR)外眼检查应当在光线良好的房间内进行, (III,GQ,SR)特别注意以下情况:

◆ 皮肤
  ◆ 包括与玫瑰痤疮有关的改变,如酒渣鼻、红斑、毛细血管扩张、丘疹、脓疱、面部皮脂腺肥大
◆ 眼睑
  ◆ 眼睑位置(如眼睑外翻或内翻)、眼睑闭合(如兔眼)或眨眼反应的异常
  ◆ 睫毛的脱落、断裂或乱生

◆ 睑缘的血管化或充血
◆ 睫毛根部的异常沉积物
◆ 溃疡
◆ 囊泡
◆ 鳞屑,过度角化
◆ 睑板腺囊肿 / 睑腺炎
◆ 瘢痕形成
◆ 裂隙灯活体显微镜检查应注意以下方面:
◆ 泪膜(Ⅲ,GQ,SR)
  ◆ 泪液的半月弧
  ◆ 泪膜破碎时间和类型
  ◆ 泡沫样分泌物
  ◆ 泪膜中碎屑
◆ 前部睑缘(Ⅲ,GQ,SR)
  ◆ 充血
  ◆ 毛细血管扩张
  ◆ 瘢痕形成
  ◆ 色素变动
  ◆ 角化
  ◆ 溃疡
  ◆ 囊泡
  ◆ 血性渗出物
  ◆ 虱病
  ◆ 肿块
◆ 睫毛(Ⅲ,GQ,SR)
  ◆ 位置不正或方向不正
  ◆ 缺失或断裂
  ◆ 虱卵
  ◆ 圆柱形或袖套改变(蠕形螨或皮脂溢出)
  ◆ 化妆品积聚
◆ 眼睑后缘(Ⅲ,GQ,SR)
  ◆ 睑板腺开口异常,如赘生物、增生、后退、化生和阻塞[47]
  ◆ 睑板腺分泌物的特征,如能否排出、黏稠度、混浊度、颜色
  ◆ 新生血管、角化、结节
  ◆ 增厚
  ◆ 瘢痕
◆ 睑结膜(翻开眼睑)(Ⅲ,GQ,SR)
  ◆ 睑板腺和导管的形态,如扩张和炎症
  ◆ 睑板腺囊肿
  ◆ 充血
  ◆ 瘢痕
  ◆ 角化
  ◆ 乳头 / 滤泡反应
  ◆ 脂性渗出 / 浓缩物 / 结石

- ◆ 球结膜（Ⅲ,GQ,SR）
  - ◆ 充血
  - ◆ 囊泡样改变
  - ◆ 荧光素、孟加拉玫瑰红或丽丝胺绿点状着色（通常,荧光素用于角膜染色,丽丝胺绿用于结膜染色）
- ◆ 角膜（Ⅲ,GQ,SR）
  - ◆ 上皮缺损、荧光素/孟加拉玫瑰红/丽丝胺绿点状着色（通常,荧光素用于角膜染色,丽丝胺绿用于结膜染色）
  - ◆ 水肿、浸润、溃疡和（或）瘢痕（小的下皮下或浅层基质层）
  - ◆ 新生血管形成、瘢痕,包括血管翳
  - ◆ 囊泡

诊断性试验

没有临床特异的诊断性试验用于睑缘炎。然而,可以对反复发生的伴有重度炎症的前部睑缘炎和对治疗反应不佳的患者进行睑缘细菌培养。（Ⅲ,IQ,DR）对拔除的睫毛进行显微镜检查可能会发现蠕形螨虫,在一些慢性睑结膜炎中会有累及。（Ⅲ,IQ,DR）检查时可将拔除的睫毛放在玻片上,加一滴荧光素,盖上盖片。[48] 蠕形螨的感染与睫毛上圆柱状鳞屑或袖套状鳞屑相关联,已经在 MGD、结膜感染和眼部玫瑰痤疮的患者中有所描述。它在角膜体征,如边缘性角膜浸润、囊泡、浅层新生血管、浅层混浊和结节样瘢痕的患者有所描述。[27,49] 由于蠕形螨的存在是常见的,在睑结膜炎病例中作为病因物的作用至今尚没有完全确立。

在患者有慢性睑缘炎、对治疗无反应,特别是单眼累及时,应当要考虑到癌的可能性。（Ⅲ,GQ,SR）在明显不对称,治疗无效,或者为单一病灶的睑板腺囊肿反复发生,而且对治疗无反应的病例,应行眼睑活检,来除外癌症的可能性。[50]（Ⅲ,IQ,DR）值得关注的其他体征可能包括正常睑缘和结膜解剖的丧失,局部的睫毛缺失（睫毛脱落）。在怀疑皮脂腺癌取活检病理标本前应咨询病理医师,讨论是否需要做冷冻切片和变形性骨炎样的播散范围。（Ⅲ,GQ,SR）需要新鲜的组织,应用特殊的染色如油红-O 来寻找脂质。

表 2 总结了根据临床症状来帮助区分葡萄球菌、脂溢性和 MGD 性睑缘炎。这些类型睑缘炎的临床症状经常互相重叠。另外,具有与干眼症状相关情况的患者可有相似的临床特征。

表 2　不同类别睑缘炎临床特征的描述

特征	前部眼睑		后部眼睑
	葡萄球菌性	脂溢性	睑板腺功能障碍
睫毛缺失	经常	很少	(–)
睫毛乱生	经常	很少	病程长时可有发生
眼睑聚积物	暗色的硬痂/蜀黍红疹圈	油性或脂性	油脂过多,泡沫状分泌物
眼睑溃疡 *	严重恶化时出现	(–)	(–)
眼睑瘢痕	可能发生	(–)	长期病程者可以发生
睑板腺囊肿	很少	很少	偶尔至经常发生,有时多发
睑腺炎	可能发生	(–)	(–)
结膜	轻至中度充血,可能有小泡	轻度充血	轻至中度充血,睑结膜乳头样反应,
泪液缺乏	经常	经常	经常

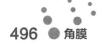
续表

| 特征 | 前部眼睑 | | 后部眼睑 |
	葡萄球菌性	脂溢性	睑板腺功能障碍
角膜	下方角膜上皮点状糜烂,周边/边缘浸润(典型情况下发生于 10、2、4、8 点位),瘢痕,新生血管和血管翳,变薄,小泡	下方角膜上皮点状糜烂	下方角膜上皮点状糜烂,上方和下方细小浸润,瘢痕形成,新生血管化和血管翳,溃疡
皮肤疾病	特应性改变,很少	脂溢性皮炎	玫瑰痤疮

注:表内的(−)表示在该类型的睑缘炎不出现这种特征。

经美国眼科学会基础和临床科学分委员会同意后引用。 Basic Clinical and Science Course. External Disease and Cornea, :Section 8, 2013-2014. 表 3-9。San Francisco:美国眼科学会

* 也可考虑单纯疱疹病毒

处理

发现

发现和恰当地治疗可以减轻睑缘炎的体征和症状,在严重病例中可预防永久性结构损伤和可能的视力丧失。这些在儿童中特别重要,因为在儿童中慢性睑角膜结膜炎常常是不被认识的。在具有复发的结膜炎、角膜炎、新生血管、睑腺炎和睑板腺囊肿的儿童中应当怀疑有睑缘炎。[34-36,43,51](II −,MQ,SR)

在 MGD 患者中,应用荧光素检查的泪膜破碎时间明显较短,即使水样泪液的产生是正常的。[52] 这种情况提示睑板腺的分泌物在维持稳定的眼表泪膜中是重要的。不同类型的慢性睑缘炎的临床特征重叠,以及所有类型睑缘炎与泪液功能障碍[4]凸显了睑缘炎和泪液障碍之间关系的复杂性,也强调了对主诉眼部刺激症状的患者有必要采用个体化治疗的方法。

盘状红斑狼疮可伪装为睑结膜炎,溃疡性睑缘炎可以是 Crohn 病早期的表现。[53,54] 认识眼睑炎症与这些全身疾病之间的联系有助于迅速和有效地进行治疗。(III,IQ,DR)

在癌症伪装为睑缘炎的病例中,早期诊断和恰当治疗可防止毁容,也可能是可以挽救生命的。

术后眼内炎是内眼手术后令人畏惧的并发症。在一家三级医疗中心进行的大型回顾性研究中,发现透明角膜切口白内障手术后急性术后眼内炎的致病微生物包括常见的眼表病原体,它们常常与睑缘炎相关联(凝固酶阴性的葡萄球菌[68.4%]、金黄色葡萄球菌[6.8%]和链球菌属[8.2%])。[55] 因此,以眼局部的抗生素和眼睑卫生来解决中、重度睑缘炎,这样可以在内眼手术前控制症状和体征。(III,GQ,SR)对于手术前什么时候和如何积极地治疗睑缘炎仍然有不同的选择。尚无证据提供这样的治疗将能预防眼内炎。长时期的抗生素治疗可能会导致抗药物微生物的产生。

治疗

已经显示局部应用抗生素可消除一些症状,它们在前睑缘炎中减少睑缘的细菌是有效的。(I +,GQ,SR)对前部或后部睑缘炎,做好眼睑的卫生可解除症状。(III,IQ,DR)其他治疗,如局部应用糖皮质激素或口服抗生素治疗睑缘炎的有效性证据还没有得出肯定的结论。[56]患者必须知道治愈常常是不可能的。有用的治疗包括下列各项:

◆ 热敷(III,IQ,DR)
◆ 清洁眼睑(III,IQ,DR)
◆ 包括在 MGD 病例中按摩眼睑,来挤压睑板腺
◆ 抗生素(局部和(或)全身的)(III,IQ,DR)
◆ 局部应用的抗炎药(如糖皮质激素、环孢素)(III,IQ,DR)

这些治疗选择经常是联合应用的。(III,IQ,DR)对于前部睑缘炎,眼睑的清洁特别有用,而热敷对于后部睑缘炎和 MGD 是特别有帮助的。最好的治疗方法常常需要采用试错的方法来获取。治疗患有睑缘

炎的患者的第一步是进行热敷和眼睑清洁,[57]（Ⅲ,IQ,DR）可采用多种方法来完成。

一种方法是热敷眼睑几分钟来软化粘连的皮屑、结痂、分泌物和(或)热敷睑板腺分泌物。（Ⅲ,IQ,DR）持续的热敷可以应用热的自来水浸润清洁的毛巾或在微波炉中加热热敷包或米袋来获得。很重要的是要指导患者避免使用过热的热敷,而烧伤皮肤。（Ⅲ,GQ,SR）

可以通过短暂、轻柔地按摩眼睑来完成眼睑的清洁。（Ⅲ,IQ,DR）进行施行垂直于眼睑的按摩来挤压睑板腺分泌物。从一侧往另一侧按摩睑缘可以去除睫毛上的结痂。可以使用稀释的婴儿香波或购买市售的眼睑清洁棉签、棉球,或用干净的手指尖来轻轻地按摩睫毛根部来安全地完成眼睑清洁。如果患者缺少手的灵活性或必要的技术和判断来安全地完成任务,应用上述器具清洁眼睑和(或)手指按摩时可有潜在的危险。眼科医师应当考虑到患者施行这种治疗的能力,并根据这种情况确定合适的治疗计划。（Ⅲ,GQ,SR）每日或每周数次定期地施行眼睑清洁的安排常常会减轻慢性睑缘炎的症状。（Ⅲ,IQ,DR）

在患者最方便的时候每日施行 1 次或 2 次热敷和按摩一般是恰当的。（Ⅲ,IQ,DR）在 MGD 患者中挤压睑板腺分泌物是特别有用的。过多地操纵眼睑可能会机械性地产生刺激。一些患者发现在日间重复地进行热敷和清洁眼睑是有效的。应当劝导患者热敷和眼睑清洁治疗如果有效,则需要长时期地施行,（Ⅲ,GQ,SR）这是因为如果中断治疗,症状常常会复发。也有几种价格昂贵,可在诊所内使用的强力脉冲光或机械性方法(如应用热脉冲的睑板腺探计或器具)进行治疗,来疏通凝结的睑板腺开口。还没有施行随机、盲法的临床试验来评估这些治疗。

可以给予杆菌肽或红霉素等局部应用的抗生素眼膏,应用于睑缘,每日 1 次至数次,或睡前应用 1 次,持续数周。（Ⅲ,IQ,DR）局部应用的抗生素可在间歇性基础上给予重复治疗,应用不同作用机制的不同药物,来防止发生耐药的微生物。（Ⅲ,IQ,DR）在对抗生素治疗无反应的病例中,特别是在蠕形螨感染的病例中,将甲硝哒唑胶涂在眼睑皮肤上是替代治疗方法(说明书外应用)。[58]（Ⅱ-,IQ,DR）根据睑缘炎的严重程度和对治疗的反应,来确定治疗的时间和频率。（Ⅲ,GQ,SR）已有非对照(说明书外用药)、制造商资助的研究评估了局部应用的妥布霉素 / 地塞米松混悬液和阿奇霉素缓释系统的作用,这些局部治疗可以减少睑缘炎的一些体征和症状。[59-61]（Ⅰ-,MQ,DR）

如果 MGD 患者经眼部清洁或睑板腺按摩后不能很好控制长期存在的症状和体征,口服四环素和局部应用抗生素可能是有帮助的。（Ⅲ,IQ,DR）每日多西环素或米诺环素 100mg 或四环素 1000mg,分次服用,当注意到临床症状减轻(通常需 2~4 周)后可减量至每日多西环素或米诺环素 40~50mg 或四环素 250~500mg。替代的方法是口服红霉素(每日 250~500mg)或阿奇霉素(250~500mg,每周 1~3 次,或每周 1g,连续 3 周)。大环内酯类抗生素(如红霉素、阿奇霉素)也具有抗炎的活性。[62] 根据患者睑缘炎的严重程度和患者对药物的耐受性,治疗可以间歇性中断或再次进行,以便使正常菌群再次生长。（Ⅲ,IQ,DR）

应用四环素的理由部分是根据一些小型临床试验报告四环素对缓解眼部玫瑰痤疮患者的症状有效,[63] 并可提高眼部玫瑰痤疮和 MGD 患者的泪膜破裂时间。[64] 四环素可以减少表皮葡萄球菌和金黄色葡萄球菌脂肪分解酶的产生。[65,66] 四环素类药物可以引起光敏反应、胃肠不适、阴道炎,在极少的情况下还可引起氮质血症。在大脑假瘤病例 [67,68] 中四环素已经提示这一点,它们的代谢可干扰一些药物的作用(例如减少口服避孕药的药效,增强华法林的药效)。应用 40mg 缓释的多西环素可以减少副作用。（Ⅲ,IQ,DR）四环素类药物对孕妇、哺乳期妇女及对四环素有过敏史的人禁用。（Ⅲ,GQ,SR）10 岁以下的儿童不宜服用四环素,[69]（Ⅲ,GQ,SR）因为可能发生牙齿着色,然而口服红霉素可以替代使用。[70]（Ⅲ,IQ,DR）米诺环素可使皮肤、甲状腺、指甲、巩膜、牙齿、结膜、舌和骨着色。[71-73]

口服阿奇霉素(说明书外用药)作为口服四环素的替代疗法,已经成功地用于处理酒渣鼻,（Ⅰ-,MQ,DR）特别是与 0.1% 滴用的他克莫司联合应用时。[74,75]（Ⅲ,IQ,DR）同样,在一个开放的单中心前瞻性病例系列研究中对 13 例睑缘炎患者,给予每日口服阿奇霉素 500mg,连续 3 日,以 7 日间隔,连续 3 个周期的治疗后取得很好的临床改善。[76]（Ⅲ,IQ,DR）重要的是,在田纳西州医疗补助的队列研究中显示,在基线时有心血管疾病高危因素,连续 5 日接受口服阿奇霉素治疗的患者中,心血管疾病死亡的病例有少量,但是绝对的增加(危险比为 2.88%,95% 可信限[CI],1.79,4.63;$P<0.001$)。[77] 2013 年 3 月,FDA 发出警告,口服阿奇霉素可能会导致心脏电活动的异常,具有产生严重心律不齐的可能性。

短期局部滴用糖皮质激素可改善眼睑或眼表的炎症,如严重的结膜感染、边缘性角膜炎或泡性病变。(Ⅲ,IQ,DR)通常,糖皮质激素滴眼液或眼膏每日数次应用于眼睑或眼球表面。(Ⅲ,IQ,DR)一旦炎症得到控制,糖皮质激量可以减量或中断使用,然后间断应用以维持患者的舒适性。(Ⅲ,IQ,DR)应当应用糖皮质激素的最小有效剂量,如果可能要避免长期应用。(Ⅲ,GQ,SR)应告知患者糖皮质激素的潜在副作用,包括发生眼压增高和白内障的危险。(Ⅲ,GQ,SR)应用位点特异性糖皮质激素,如氯替泼诺,以及眼部穿透性弱的糖皮质激素如氟米龙,可以减少这些副作用。对于维持治疗的方案应当进行讨论。(Ⅲ,GQ,SR)在一些后部睑缘炎的患者中,滴用 0.05% 环孢素是有用的。[79]

改变饮食是处理酒渣鼻的传统方法(虽然并没有很好地记录下来)。(I-,MQ,DR)在一个为期 1 年的研究中,评估了 Ω-3 饮食补充物在处理睑缘炎中的作用,患者服用 2 个 1000mg 的 Ω-3 胶囊,每日 3 次。这些接受补充物的患者显示出泪膜破碎时间、干眼症状和泪脂的记分有所改善,提示在一些睑缘炎患者中,这种治疗具有潜在的益处。

由于许多睑缘炎患者存在着蒸发过多和水样泪液缺乏的情况,因为应用人工泪液作为眼睑清洁和药物治疗的辅助治疗时,可以改善患者的症状。(Ⅲ,IQ,DR)如果每日滴用人工泪液超过 4 次,应当滴用无防腐剂的人工泪液,避免防腐剂的毒性作用。(Ⅲ,GQ,SR)在处理并存的水样泪液缺乏病例中,滴用环孢素和(或)泪小点栓塞可能也是有用的。(Ⅲ,IQ,DR)

在处理非典型的睑缘炎症或对药物治疗无反应的病变的患者时,应当怀疑是否有眼睑肿瘤,对于这些患者应当重新进行评估。(Ⅲ,GQ,SR)当有结节样肿块、溃疡、大的瘢痕、睫毛缺失、局限的痂皮和鳞屑或在明显炎症中间伴有黄色的结膜结节,可能提示为眼睑肿瘤。基底细胞癌和鳞状细胞癌是最常见的累及眼睑的恶性肿瘤。黑色素瘤和皮脂腺癌是眼睑第二位的恶性肿瘤。[81]皮脂腺癌可能有多发病灶,可由于变形性骨炎样播散表现为严重的结膜炎症而难以诊断。在老年人中出现对治疗无反应、慢性的单侧睑缘炎或结膜炎,或者复发的睑板腺囊肿时,应当要考虑皮脂腺癌。(Ⅲ,GQ,SR)

在对上述治疗没有改善的患者中,应当要考虑蠕形螨的问题。(Ⅲ,GQ,SR)近来报告在一个小型的系列病例研究中,对一组上述治疗无效的患者应用 50% 的茶树油进行眼睑擦洗,每周 1 次,以及每日应用茶树油香波擦洗,至少 6 周时,症状和体征均有改善。[49](Ⅲ,IQ,DR)也有报告口服伊维菌素在一些顽固性蠕形螨睑缘炎病例中也有益处。[82,83](Ⅲ,IQ,DR)

随诊

应告知患有轻度睑缘炎的患者如果他们的病情加重应及时复诊。(Ⅲ,GQ,SR)患者的随诊时间间隔应视症状和体征的严重程度、当前的治疗和伴随疾病因素,如应用糖皮质激素治疗的患者发生青光眼等而定。计划施行眼内手术后患者在开始治疗之后进行随访,以便评估手术前眼睑炎症是否得到控制。(Ⅲ,GQ,SR)随访应当包括随访间期的病史、视力测量、外眼检查和裂隙灯活体显微镜检查。(Ⅲ,GQ,SR)如果应用糖皮质激素治疗,应在数周内了解再次评估,以便确定治疗的效果,测量眼压,了解患者用药的依从性。(Ⅲ,GQ,SR)

医疗提供者和环境

睑缘炎的诊断和治疗需要广泛的医学技术和经验,因为它有可能与全身疾病相关联,包括肿瘤和眼睑炎症。有时,由皮肤科医师、变态科医师或眼整形科专科医师的多学科途径进行诊治是有帮助的。(Ⅲ,GQ,SR)非眼科医生检查的睑缘炎患者若发生如下情况之一应立即转诊至眼科医师:

◆ 视力下降(Ⅲ,GQ,SR)
◆ 中或重度疼痛(Ⅲ,GQ,SR)
◆ 严重或慢性眼红(Ⅲ,GQ,SR)
◆ 眼眶受累(Ⅲ,GQ,SR)
◆ 反复发作(Ⅲ,GQ,SR)
◆ 治疗无效(Ⅲ,GQ,SR)

咨询／转诊

诊治睑缘炎患者的一个最重要的方面是教育他们认识到该病的慢性病程和反复发作的特性。应当告知患者症状常常可以得到改善,但是很少能够根治。(Ⅲ,GQ,SR)应当将怀疑为恶性病变的炎性眼睑病变的患者转诊至适当的专科医师。(Ⅲ,GQ,SR)

社会经济学考虑

有关睑缘炎的经济学还没有单独进行过恰当的评估。一项研究报告了与眼相关的医疗保险受益人的一个随机样本,其诊断编码至少一只眼为下列情况:睑缘炎(373.0x)、慢性结膜炎(372.1x)或睑结膜炎(372.2x),在五年期间医疗保险费用的中位数为 658 美元,平均数为 1428 美元 ±1752 美元。[84] 睑缘炎的经济负担被患病率放大了,需要进行其他另外的研究来了解其经济方面影响的特征。

已有几个研究报告了干眼的经济影响。已经很好地确定了 MGD 与水样泪液缺乏之间以及 MGD 和葡萄球菌性和皮脂溢性睑缘炎之间的关联。[85-88] 而且,美国眼科专业人员也很了解这种关系,如在一个调查中显示的那样,74%~94% 的人同意或强烈同意 MGD 是蒸发过多型干眼的最常见原因,96%~97% 的人同意它们是并存病。[16]

睑缘炎单独对生活质量的影响还没有进行过研究,但是已经显示干眼的负担对完成日常的活动是一个巨大的冲击。[89,90] 考虑到睑缘炎和干眼之间确立的关系,有可能睑缘炎患者在日常生活中遭受了相似的影响和困难。为了解决睑缘炎患者的需要和提供适当的资源,需要进行另外的研究来评估睑缘炎对患者的影响。

虽然没有很强的证据表明对慢性睑缘炎有有效的治愈方法,但是有证据表明某些治疗方法可以减轻症状。睑缘炎体征和症状的减轻会导致减少就诊次数,增加生产能力,这又可以导致直接和间接费用的减少,以及生活质量的提高。相反地,新的技术如应用热脉冲的器具可以用于治疗睑缘炎,但是在人群中支持它们使用的证据还是不够的,这些技术的高昂费用提示其只有有限的经济价值。对睑缘炎治疗选择的成本效益比和对生活质量的影响需要进一步进行研究。

为了有效地研究睑缘炎的社会经济学的影响,需要对疾病有进一步的了解,也需要统一的分类系统,以及准确的患病率资料。国际睑板腺功能障碍专题研讨会已经努力去做这些工作(www.tearfilm.org/mgdworkshopindex.htm),其结果已于 2011 年发表。[5] 与干眼综合征的已有研究相似,另外的研究应当考虑到健康保健资金的消费,包括就诊和治疗的费用;也要考虑到间接的费用,包括丧失的时间和生产能力,以及无形的费用,包括生活质量。睑缘炎很可能是一个有意义的公共卫生的负担,需要进行另外的研究来准确地评估它的社会经济学影响。

附录 1　眼保健服务质量的核心标准

> 提供高质量的保健服务,
> 是医师的最高道德责任,
> 也是公众信任医师的基础。
> 美国医学会理事会,1986 年

所提供的高质量眼保健服务的方式和技术应当与患者的最大利益相一致。下述的讨论将说明这种保健服务的核心成分。

眼科医师首要的是医师。正因为如此,眼科医师显示出对每个人的同情和关心,并能够应用医学科学和高超的医疗技术来帮助患者减轻焦虑和病痛。眼科医师通过接受培训和继续教育不断地努力发展和维持最可行的技术来满足患者的需要。眼科医师根据患者的需求来评估他们的技术和医学知识,并且依此来做出相应的反应。眼科医师也保证有需求的患者直接获得必要的保健服务,或者将患者转诊到能够提供这种服务的恰当的人和设施那里,他们支持促进健康以及预防疾病和伤残的活动。

眼科医师认识到疾病将患者置于不利的依赖状态。眼科医师尊重他们的患者的尊严和气节,而不会利用患者的弱点。

高质量的眼保健服务具有许多属性,其中最显著的是以下几点:

◆ 高质量保健的本质是患者与医师之间富有意义的伙伴关系。眼科医师应当努力与他们的患者进行有效的交流,仔细地倾听患者的需求和担忧。反过来,眼科医师应当就患者疾病的需求和预后、适当的治疗措施来教育患者。这样可以保证在做出影响患者的处理和护理决定时,患者能够实质性参与(应当与患者特有的体力、智力和情绪状态相适应),使他们在实施他们同意的治疗计划时具有良好的主动性和依从性,从而帮助他们减少担心和忧虑。

◆ 眼科医师在选择和适时地采用恰当的诊断和治疗措施时,以及确定随诊检查的频率时,会根据患者情况的紧急与否和性质,以及患者的独特需要和愿望,来应用他们最好的判断做出决定。

◆ 眼科医师应当只是实施他们已经接受过恰当训练、有经验和有资格实施的操作,或者当有必要时,根据患者问题的紧急程度,以及其他替代的医疗提供者可利用和可及的状况,在其他人员的帮助下实施这些操作。

◆ 应当保证患者能够连续地接触到所需要的和恰当的眼保健服务,包括下列各项。

　◆ 眼科医师应当及时、恰当地治疗患者,而且他们本身也具有提供这种服务的能力。

　◆ 手术的眼科医师应当具有对患者施行恰当的术前和术后处理的适当能力和准备。

　◆ 当眼科医师不便或无法为他的患者服务时,他应当提供适当的替代的眼保健服务,并且要有适当的机制让患者知晓这种保健和方法,以便患者能够获得而加以利用。

　◆ 眼科医师可以根据转诊是由于患者的需要,转诊是及时和恰当的措施,以及接受转诊的医师是有资格胜任,并具有可及性和可利用的基础上,将患者转诊给其他的眼科医师。

　◆ 眼科医师可以就眼部和其他内科或外科的问题寻求适当的咨询和会诊。可以根据他们的技术、能力和可及性来推荐会诊者。他们必须尽可能地获得完整和准确的有关问题的资料,以便提供有效的建议或干预,并能做到恰当的和及时的回应。

　◆ 眼科医师应当保持完整和准确的医疗记录。

　◆ 在适当的请求下,眼科医师能够提供自己的完整和准确的患者病历。

　◆ 眼科医师定期和有效地复习会诊和实验室检查的结果,并且采用适当的行动。

　◆ 眼科医师和帮助其提供眼保健服务的人员应当具有证明他们身份和职业的证件。

　◆ 对于那些治疗无效而又没有进一步治疗方法的患者,眼科医师应当提供适当的专业方面的支持、康复咨询和社会服务机构,当有适当和可及的时机时,应当给予转诊。

◆ 在进行治疗和实施侵入性诊断试验之前,眼科医师通过收集相关的历史资料和施行相关的术前检查,来熟悉患者的情况。另外,他通过准确和诚实地提供有关诊断、治疗方法和替代治疗的性质、目的、危险、益处和成功的可有性,以及不进行治疗的危险和益处的相关信息,也能使患者对治疗的决定充分知情。

◆ 眼科医师应当谨慎地采用新技术(例如药物、装置、手术技术),要考虑到这些新技术与现有的替代治疗相比其价格是否合适,是否有潜在的益处,以及所显示出来的安全性和有效性。

◆ 眼科医师通过对照已确定的标准,来定期地复习和评估他个人的相关行为,以及恰当地改变他的医疗实践和技术,来提高他提供的眼保健的质量。

◆ 眼科医师应当利用恰当的职业渠道,通过与同行交流临床研究和医疗服务中所获得的知识来改进眼保健服务。这些包括向同行警示少见的病例,或未曾预料的并发症,以及与新药、新装置和新技术相关的问题。

◆ 眼科医师以恰当的人员和设备来处理需要立即关注的眼部和全身的可能并发症。

◆ 眼科医师也要提供经济上合理的眼保健服务,而且不与已经接受的质量标准相冲突。

修改:理事会

批准:理事会

1988 年 10 月 12 日

第二次印刷:1991 年 1 月

第三次印刷:2001 年 8 月

第四次印刷:2005 年 7 月

附录 2　疾病和相关健康问题编码的国际统计分类(ICD)

睑缘炎包括 ICD-9 和 ICD-10 分类中的下列疾病:

	ICD-9 CM	ICD-10 CM
溃疡性	373.01	H01.01-
鳞屑性	373.02	H01.02-
睑腺炎	373.11	H00.01-
睑板腺炎	373.12	H01.02-
眼睑脓肿	373.13	H00.03-
眼睑寄生虫感染	373.60*	B89

CM= 用于美国的临床修改;(−)= 1,右上眼睑;2,右下眼睑;4,左上眼睑;5.左下眼睑

* 第一次标记疾病的编码,如利什曼原虫(085.0-085.0),罗阿丝虫病(125.2),盘尾丝虫病(125.3),生虱子(132.0)

ICD-10 的另外信息:

● 一些 ICD-10 CM 类别有可适用的第七个字符。对于类别中所有编码,或在表所列出的指导性注解中,都需要可适用的第七个字符。第七个字符就必须总是在资料域的第七个字符位。如果需要第七个字符的编码缺少第六个字符,占位符 × 必须用于填充这一空位。

● 对于双侧位,ICD-10 CM 编码的最后一位字符代表眼侧。如果没有提供双侧的编码,而发生的情况又是双侧的,则必须设计应用代表左侧和右侧两侧的分开编码。非特指的编码只用于没有其他的编码可利用时。

● 当诊断编码指明眼别时,无论发现应用哪一个字节(即第 4 字节、第 5 字节或第 6 字节)

  • 右上眼睑总是为 1

  • 右下眼睑总是为 2

  • 左上眼睑总是为 4

  • 左下眼睑总是为 5

附录 3　眼科临床指南(PPP)建议的分级

这里所用的分级报告了与包括在研究中支持每个建议相关的 SIGN 分级(Ⅰ++;Ⅰ+;Ⅰ−;Ⅱ++;Ⅱ+;Ⅱ−;Ⅲ),GRADE 分级评估证据(GQ,IQ),GRADE 评估了证据的强度(SR,DR)。 这些分级的详细情况见分级的方法和关键部分的报告。

编译者已经将提出的分级情况插入文内相关部分。

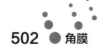

相关的学会资料

Basic and Clinical Science Course

External Disease and Cornea(Section 8,2013-2014)

Patient Education Brochure

Eyelid Margin Disease Including Blepharitis(2011)

Preferred Practice Pattern® Guidelines-Free download available at www.aao.org/ppp.

Comprehensive Adult Medical Eye Evaluation(2010)

To order any of these products, except for the free materials, please contact the Academy's Customer Service at 866.561.8558(U.S. only) or 415.561.8540 or www.aao.org/store.

参考文献

1. Scottish Intercollegiate Guidelines Network. Annex B: key to evidence statements and grades of recommendations. In: SIGN 50: A Guideline Developer's Handbook. Available at: www.sign.ac.uk/guidelines/fulltext/50/annexb.html. Accessed October 2, 2012

2. Guyatt GH, Oxman AD, Vist GE, et al. GRADE: an emerging consensus on rating quality of evidence and strength of recommendations. BMJ 2008; 336: 924-6.

3. GRADE Working Group. Organizations that have endorsed or that are using GRADE. Available at: www.gradeworkinggroup.org/society/index.htm. Accessed October 2, 2012.

4. McCulley JP, Dougherty JM, Deneau DG. Classification of chronic blepharitis. Ophthalmology 1982; 89: 1173-80.

5. Nichols KK, Foulks GN, Bron AJ, et al. The International Workshop on Meibomian Gland Dysfunction: executive summary. Invest Ophthalmol Vis Sci 2011; 52: 1922-9.

6. American Academy of Ophthalmology Basic and Clinical Science Course Subcommittee. Basic and Clinical Science Course. External Disease and Cornea: Section 8, 2013-2014. San Francisco, CA: American Academy of Ophthalmology; 2013: 61.

7. Valenton MJ, Okumoto M. Toxin-producing strains of Staphylococcus epidermidis (albus). Isolates from patients with staphylococcic blepharoconjunctivitis. Arch Ophthalmol 1973; 89: 186-9.

8. Seal D, Ficker L, Ramakrishnan M, Wright P. Role of staphylococcal toxin production in blepharitis. Ophthalmology 1990; 97: 1684-8.

9. Ficker L, Ramakrishnan M, Seal D, Wright P. Role of cell-mediated immunity to staphylococci in blepharitis. Am J Ophthalmol 1991; 111: 473-9.

10. Bowman RW, Dougherty JM, McCulley JP. Chronic blepharitis and dry eyes. Int Ophthalmol Clin 1987; 27: 27-35.

11. Aderem A, Ulevitch RJ. Toll-like receptors in the induction of the innate immune response. Nature 2000; 406: 782-7.

12. Song PI, Abraham TA, Park Y, et al. The expression of functional LPS receptor proteins CD14 and toll-like receptor 4 in human corneal cells. Invest Ophthalmol Vis Sci 2001; 42: 2867-77.

13. Lemp MA, Mahmood MA, Weiler HH. Association of rosacea and keratoconjunctivitis sicca. Arch Ophthalmol 1984; 102: 556-7.

14. McCulley JP, Shine WE. Meibomian secretions in chronic blepharitis. Adv Exp Med Biol 1998; 438: 319-26.

15. Schaumberg DA, Nichols JJ, Papas EB, et al. The International Workshop on Meibomian Gland Dysfunction: report of the subcommittee on the epidemiology of, and associated risk factors for, MGD. Invest Ophthalmol Vis Sci 2011; 52: 1994-2005.

16. Lemp MA, Nichols KK. Blepharitis in the United States 2009: a survey-based perspective on prevalence and treatment. Ocul Surf 2009; 7: S1-S14.

17. Schein OD, Munoz B, Tielsch JM, et al. Prevalence of dry eye among the elderly. Am J Ophthalmol 1997; 124: 723-8.

18. Lin PY, Tsai SY, Cheng CY, et al. Prevalence of dry eye among an elderly Chinese population in Taiwan: the Shihpai Eye Study. Ophthalmology 2003; 110: 1096-101.

19. Uchino M, Dogru M, Yagi Y, et al. The features of dry eye disease in a Japanese elderly population. Optom Vis Sci 2006; 83: 797-802.

20. Jie Y, Xu L, Wu YY, Jonas JB. Prevalence of dry eye among adult Chinese in the Beijing Eye Study. Eye (Lond) 2009; 23:

688-93.

21. McCarty CA, Bansal AK, Livingston PM, et al. The epidemiology of dry eye in Melbourne, Australia. Ophthalmology 1998;105: 1114-9.

22. Baum J. Clinical manifestations of dry eye states. Trans Ophthalmol Soc U K 1985;104(Pt 4):415-23.

23. Stern ME, Beuerman RW, Fox RI, et al. The pathology of dry eye: the interaction between the ocular surface and lacrimal glands. Cornea 1998;17:584-9.

24. Mathers WD. Ocular evaporation in meibomian gland dysfunction and dry eye. Ophthalmology 1993;100:347-51.

25. Shine WE, McCulley JP. Keratoconjunctivitis sicca associated with meibomian secretion polar lipid abnormality. Arch Ophthalmol 1998;116:849-52.

26. Kemal M, Sumer Z, Toker MI, et al. The prevalence of Demodex folliculorum in blepharitis patients and the normal population. Ophthalmic Epidemiol 2005;12:287-90.

27. Gao YY, Di Pascuale MA, Li W, et al. High prevalence of Demodex in eyelashes with cylindrical dandruff. Invest Ophthalmol Vis Sci 2005;46:3089-94.

28. Browning DJ, Proia AD. Ocular rosacea. Surv Ophthalmol 1986;31:145-58.

29. Jenkins MS, Brown SI, Lempert SL, Weinberg RJ. Ocular rosacea. Am J Ophthalmol 1979;88:618-22.

30. Akpek EK, Merchant A, Pinar V, Foster CS. Ocular rosacea: patient characteristics and follow-up. Ophthalmology 1997;104: 1863-7.

31. American Academy of Ophthalmology Basic and Clinical Science Course Subcommittee. Basic and Clinical Science Course. External Disease and Cornea: Section 8, 2013-2014. San Francisco, CA: American Academy of Ophthalmology;2013:58-9.

32. Berg M, Liden S. An epidemiological study of rosacea. Acta Derm Venereol 1989;69:419-23.

33. Chalmers DA. Rosacea: recognition and management for the primary care provider. Nurse Pract 1997;22:18, 23-8, 30.

34. Viswalingam M, Rauz S, Morlet N, Dart JK. Blepharokeratoconjunctivitis in children: diagnosis and treatment. Br J Ophthalmol 2005;89:400-3.

35. Cetinkaya A, Akova YA. Pediatric ocular acne rosacea: long-term treatment with systemic antibiotics. Am J Ophthalmol 2006; 142:816-21.

36. Donaldson KE, Karp CL, Dunbar MT. Evaluation and treatment of children with ocular rosacea. Cornea 2007;26:42-6.

37. Bamford JT, Gessert CE, Renier CM, et al. Childhood stye and adult rosacea. J Am Acad Dermatol 2006;55:951-5.

38. Bozkurt B, Irkec MT, Atakan N, et al. Lacrimal function and ocular complications in patients treated with systemic isotretinoin. Eur J Ophthalmol 2002;12:173-6.

39. Mathers WD, Shields WJ, Sachdev MS, et al. Meibomian gland morphology and tear osmolarity: changes with Accutane therapy. Cornea 1991;10:286-90.

40. Fraunfelder FT, Fraunfelder FW, Edwards R. Ocular side effects possibly associated with isotretinoin usage. Am J Ophthalmol 2001;132:299-305.

41. Egger SF, Huber-Spitzy V, Bohler K, et al. Ocular side effects associated with 13-cis-retinoic acid therapy for acne vulgaris: clinical features, alterations of tearfilm and conjunctival flora. Acta Ophthalmol Scand 1995;73:355-7.

42. Martin NF, Rubinfeld RS, Malley JD, Manzitti V. Giant papillary conjunctivitis and meibomian gland dysfunction blepharitis. CLAO J 1992;18:165-9.

43. Hammersmith KM, Cohen EJ, Blake TD, et al. Blepharokeratoconjunctivitis in children. Arch Ophthalmol 2005;123:1667-70.

44. Hykin PG, Bron AJ. Age-related morphological changes in lid margin and meibomian gland anatomy. Cornea 1992;11:334-42.

45. American Academy of Ophthalmology Preferred Practice Patterns Committee. Preferred Practice Pattern ® Guidelines. Comprehensive Adult Medical Eye Evaluation. San Francisco, CA: American Academy of Ophthalmology;2010. Available at: www.aao.org/ppp.

46. American Academy of Ophthalmology Pediatric Ophthalmology/Strabismus Panel. Preferred Practice Pattern ® Guidelines. Pediatric Eye Evaluations. San Francisco, CA: American Academy of Ophthalmology;2012. Available at: www.aao.org/ppp.

47. Bron AJ, Benjamin L, Snibson GR. Meibomian gland disease. Classification and grading of lid changes. Eye 1991;5(Pt 4):395-411.

48. Kheirkhah A, Blanco G, Casas V, Tseng SC. Fluorescein dye improves microscopic evaluation and counting of demodex in blepharitis with cylindrical dandruff. Cornea 2007;26:697-700.

49. Kheirkhah A, Casas V, Li W, et al. Corneal manifestations of ocular Demodex infestation. Am J Ophthalmol 2007;143:743-9.

50. Gilberg S, Tse D. Malignant eyelid tumors. Ophthalmol Clin North Am 1992;5:261-85.

51. Jones SM, Weinstein JM, Cumberland P, et al. Visual outcome and corneal changes in children with chronic blepharokeratoconjunctivitis. Ophthalmology 2007;114:2271-80.

52. Pflugfelder SC, Tseng SC, Sanabria O, et al. Evaluation of subjective assessments and objective diagnostic tests for diagnosing

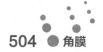

tear-film disorders known to cause ocular irritation. Cornea 1998;17:38-56.

53. Acharya N,Pineda R 2nd,Uy HS,Foster CS. Discoid lupus erythematosus masquerading as chronic blepharoconjunctivitis. Ophthalmology 2005;112:e19-23.

54. Diaz-Valle D,Benitez del Castillo JM,Fernandez Acenero MJ,et al. Bilateral lid margin ulcers as the initial manifestation of Crohn disease. Am J Ophthalmol 2004;138:292-4.

55. Lalwani GA,Flynn HW Jr,Scott IU,et al. Acute-onset endophthalmitis after clear corneal cataract surgery (1996-2005). Clinical features,causative organisms,and visual acuity outcomes Ophthalmology 2008;115:473-6.

56. Lindsley K,Matsumura S,Hatef E,Akpek EK. Interventions for chronic blepharitis. Cochrane Database of Syst Revs 2012,Issue 5. Art. No.:CD005556. DOI:10.1002/14651858.CD005556.pub2.

57. Key JE. A comparative study of eyelid cleaning regimens in chronic blepharitis. CLAO J 1996;22:209-12.

58. Barnhorst DA Jr,Foster JA,Chern KC,Meisler DM. The efficacy of topical metronidazole in the treatment of ocular rosacea. Ophthalmology 1996;103:1880-3.

59. Torkildsen GL,Cockrum P,Meier E,et al. Evaluation of clinical efficacy and safety of tobramycin/dexamethasone ophthalmic suspension 0.3%/0.05% compared to azithromycin ophthalmic solution 1% in the treatment of moderate to severe acute blepharitis/blepharoconjunctivitis. Curr Med Res Opin 2011;27:171-8.

60. Haque RM,Torkildsen GL,Brubaker K,et al. Multicenter open-label study evaluating the efficacy of azithromycin ophthalmic solution 1% on the signs and symptoms of subjects with blepharitis. Cornea 2010;29:871-7.

61. Foulks GN,Borchman D,Yappert M,et al. Topical azithromycin therapy for meibomian gland dysfunction:clinical response and lipid alterations. Cornea 2010;29:781-8.

62. Ianaro A,Ialenti A,Maffia P,et al. Anti-inflammatory activity of macrolide antibiotics. J Pharmacol Exp Ther 2000;292:156-63.

63. Frucht-Pery J,Sagi E,Hemo I,Ever-Hadani P. Efficacy of doxycycline and tetracycline in ocular rosacea. Am J Ophthalmol 1993;116:88-92.

64. Zengin N,Tol H,Gunduz K,et al. Meibomian gland dysfunction and tear film abnormalities in rosacea. Cornea 1995;14:144-6.

65. Dougherty JM,McCulley JP,Silvany RE,Meyer DR. The role of tetracycline in chronic blepharitis. Inhibition of lipase production in staphylococci. Invest Ophthalmol Vis Sci 1991;32:2970-5.

66. Shine WE,McCulley JP,Pandya AG. Minocycline effect on meibomian gland lipids in meibomianitis patients. Exp Eye Res 2003;76:417-20.

67. Quinn AG,Singer SB,Buncic JR. Pediatric tetracycline-induced pseudotumor cerebri. J AAPOS 1999;3:53-7.

68. Chiu AM,Chuenkongkaew WL,Cornblath WT,et al. Minocycline treatment and pseudotumor cerebri syndrome. Am J Ophthalmol 1998;126:116-21.

69. American Academy of Ophthalmology Basic and Clinical Science Course Subcommittee. Basic and Clinical Science Course. Update on General Medicine:Section 1,2013-2014. San Francisco,CA:American Academy of Ophthalmology;2013:62.

70. Meisler DM,Raizman MB,Traboulsi EI. Oral erythromycin treatment for childhood blepharokeratitis. J AAPOS 2000;4:379-80.

71. Fraunfelder FT,Randall JA. Minocycline-induced scleral pigmentation. Ophthalmology 1997;104:936-8.

72. Bradfield YS,Robertson DM,Salomao DR,et al. Minocycline-induced ocular pigmentation. Arch Ophthalmol 2003;121:144-5.

73. Sanchez AR,Rogers RS 3rd,Sheridan PJ. Tetracycline and other tetracycline-derivative staining of the teeth and oral cavity. Int J Dermatol 2004;43:709-15.

74. Modi S,Harting M,Rosen T. Azithromycin as an alternative rosacea therapy when tetracyclines prove problematic. J Drugs Dermatol 2008;7:898-9.

75. Akhyani M,Ehsani AH,Ghiasi M,Jafari AK. Comparison of efficacy of azithromycin vs. doxycycline in the treatment of rosacea: a randomized open clinical trial. Int J Dermatol 2008;47:284-8.

76. Igami TZ,Holzchuh R,Osaki TH,et al. Oral azithromycin for treatment of posterior blepharitis. Cornea 2011;30:1145-9.

77. Ray WA,Murray KT,Hall K,et al. Azithromycin and the risk of cardiovascular death. N Engl J Med 2012;366:1881-90.

78. U.S. Food and Drug Administration. FDA Drug Safety Communication. Azithromycin (Zithromax or Zmax) and the risk of potentially fatal heart rhythms. Available at:www.fda.gov/drugs/drugsafety/ucm341822.htm. Accessed April 5,2013.

79. Perry HD,Doshi-Carnevale S,Donnenfeld ED,et al. Efficacy of commercially available topical cyclosporine A 0.05% in the treatment of meibomian gland dysfunction. Cornea 2006;25:171-5.

80. Macsai MS. The role of omega-3 dietary supplementation in blepharitis and meibomian gland dysfunction (an AOS thesis). Trans Am Ophthalmol Soc 2008;106:336-56.

81. Margo CE,Mulla ZD. Malignant tumors of the eyelid:a population-based study of non-basal cell and non-squamous cell malignant neoplasms. Arch Ophthalmol 1998;116:195-8.

82. Filho PA,Hazarbassanov RM,Grisolia AB,et al. The efficacy of oral ivermectin for the treatment of chronic blepharitis in patients tested positive for Demodex spp. Br J Ophthalmol 2011;95:893-5.

83. Holzchuh FG, Hida RY, Moscovici BK, et al. Clinical treatment of ocular Demodex folliculorum by systemic ivermectin. Am J Ophthalmol 2011;151:1030-4.

84. Coleman AL, Yu F. Eye-related medicare costs for patients with age-related macular degeneration from 1995 to 1999. Ophthalmology 2008;115:18-25.

85. American Academy of Ophthalmology Basic and Clinical Science Course Subcommittee. Basic and Clinical Science Course. External Disease and Cornea: Section 8, 2013-2014. San Francisco, CA: American Academy of Ophthalmology; 2013:46, 60-4.

86. Lemp MA. Report of the National Eye Institute/Industry workshop on Clinical Trials in Dry Eyes. CLAO J 1995;21:221-32.

87. Foulks GN, Bron AJ. Meibomian gland dysfunction: a clinical scheme for description, diagnosis, classification, and grading. Ocul Surf 2003;1:107-26.

88. Bron AJ, Tiffany JM. The contribution of meibomian disease to dry eye. Ocul Surf 2004;2:149-65.

89. Mertzanis P, Abetz L, Rajagopalan K, et al. The relative burden of dry eye in patients' lives: comparisons to a U.S. normative sample. Invest Ophthalmol Vis Sci 2005;46:46-50.

90. Miljanovic B, Dana R, Sullivan DA, Schaumberg DA. Impact of dry eye syndrome on vision-related quality of life. Am J Ophthalmol 2007;143:409-15.

美国眼科学会
P.O. Box 7424
San Francisco,
California 94120-7424
415.561.8500
睑缘炎
2013 年

PREFERRED PRACTICE PATTERN®

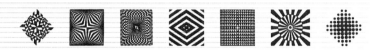

眼科临床指南
Preferred Practice Pattern®

结膜炎

Conjunctivitis

美国眼科学会

中华医学会眼科学分会

2017 年 6 月第三次编译

角膜 / 外眼病眼科临床指南制订过程和参与者

角膜 / 外眼病临床指南专家委员会成员编写了结膜炎临床指南(PPP)。PPP 专家委员会成员讨论和审阅了本册文件的历次稿件，集中开会两次，通过电子邮件进行了其他的讨论，达成了本册最后版本的共识。

角膜 / 外眼病临床指南专家委员会 2012—2013

Robert S. Feder, MD, 共同主席

Stephen D. McLeod, MD, 共同主席

Esen K. Akpek, MD, 角膜学会代表

Steven P. Dunn, MD

Francis J. Garcia-Ferrer, MD

Amy Lin, MD

Francis S. Mah, MD

Audrey R. Talley-Rostov, MD

Divya M. Varu, MD

David C. Musch, PhD, MPH, 方法学家

眼科临床指南编写委员会成员在 2013 年 3 月的会议期间审阅和讨论了本册文件。根据讨论和评论编制了本册文件。

眼科临床指南编写委员会 2013

Stephen D. McLeod, MD, 主席

David F. Chang, MD

Robert S. Feder, MD,

Timothy W. Olsen, MD

Bruce E. Prum, Jr., MD

C. Gail Summers, MD

David C. Musch, PhD, MPH, 方法学家

然后，结膜炎 PPP 于 2013 年 6 月送给另外的内部和外部的专家组和专家进行审阅。要求所有返回评论的人员需要提供与工业界相关关系的公开声明，才能考虑他们的评论。结膜炎 PPP 专家委员会成员审阅和讨论了这些评论，并确定了对本册指南的修改。

学会审阅者：

理事会委员会和秘书委员会

理事会

总顾问

眼科技术评估委员会角膜病和眼前节疾病专家委员会

眼科基础和临床科学教程分委员会

开业眼科医师教育顾问委员会

邀请的审阅者：

AARP

亚洲角膜学会

角膜学会

(美国)国家眼科研究所

眼部微生物和免疫学组

Carol L. Karp, MD

David B. Glasser, MD

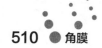

有关经济关系的声明

为了遵从医学专科学会理事会有关与公司相互关系的法规（从网站 www.cmss.org/ codeforinteractions. aspx 可查到），列出与工业界的相关关系如下。学会与工业界的行为关系遵从这一法规（见网站 http://one. aao.org/CE/PracticeGuidelines/PPP.aspx）。大部分（70%）角膜 / 外眼病临床指南专家委员会 2012—2013 的成员没有经济关系可供公开。

角膜 / 外眼病临床指南专家委员会 2012—2013

Esen K. Akpek, MD：无经济关系可公开

Steven P. Dunn, MD：无经济关系可公开

Robert S. Feder, MD：无经济关系可公开

Francis J. Garcia-Ferrer, MD：无经济关系可公开

Amy Lin, MD：无经济关系可公开：无经济关系可公开

Francis S. Mah, MD：Alcon Laboratories, Inc. - 咨询 / 顾问；Allergan, Inc. - 咨询 / 顾问，讲课费；ForeSight - 咨询 / 顾问；Ista Pharmaceuticals - 咨询 / 顾问；Nicox - 咨询 / 顾问；Omeros - 咨询 / 顾问

Stephen D. McLeod, MD：无经济关系可公开

David C. Musch, PhD, MPH：Abbott Laboratories- 咨询费（独立的资料监控委员会成员）；ClinReg Consulting Services, Inc.- 咨询 / 顾问

Audrey R. Talley-Rostov, MD：Addition Technology- 讲课费；Allergan, Inc.- 讲课费

Divya M. Varu, MD：无经济关系可公开

眼科临床指南编写委员会 2013

David F. Chang, MD：Abbott Medical Optics - 咨询 / 顾问；Allergan, Inc.- 讲课费；SLACK, Inc.- 专利 / 版税

Robert S. Feder, MD：无经济关系可公开

Stephen D. McLeod, MD：无经济关系可公开

David C. Musch, PhD, MPH：Abbott Laboratories- 咨询费（独立的资料监控委员会成员）；ClinReg Consulting Services, Inc.- 咨询 / 顾问

Timothy W. Olsen, MD：A Tissue Support Structure- 专利 / 版税；Scleral Depressor - 专利 / 版税

Bruce E. Prum, Jr., MD：Pfizer Ophthalmics- 讲课费

C. Gail Summers, MD：无经济关系可公开

医疗质量秘书

Anne L. Coleman, MD, PhD：Allergan Inc.- 咨询 / 顾问；Pfizer Ophthalmics- 咨询 / 顾问

美国眼科学会职员

Nicholas P. Emptage, MAE：无经济关系可公开

Nancy Collins, RN, MPH：无经济关系可公开

Susan Garratt：无经济关系可公开

Flora C. Lum, MD：无经济关系可公开

Doris Mizuiri：无经济关系可公开

Jessica Ravetto：无经济关系可公开

2013 年 1 月至 8 月本册文件的其他审阅者与工业界相关关系的公开声明见网站 www.aao.org/ppp。

目　　录

制订眼科临床指南的目的

作为对其会员和公众的一种服务,美国眼科学会编制了称为眼科临床指南(PPP)的系列丛书,它确定了高质量眼科医疗服务的特征和组成成分。附录1叙述了高质量的眼保健服务的核心标准。

眼科临床指南是以由学识渊博的卫生专业人员所组成的专家委员会对所能利用的科学资料进行解释为基础的。在一些情况下,例如当有认真实施的临床试验的结果可以利用时,这些资料是特别令人信服的,可以提供明确的指南。而在另一些情况下,专家委员会不得不依赖他们对所能利用的证据进行集体判断和评估。

眼科临床指南所提供的文件是为临床医疗服务提供实践的典范,而不是为个别特殊的个人提供医疗服务。一方面它们应当满足大多数患者的需要,但又不可能满足所有患者的需要。严格地遵照这些PPP将不一定保证在任何情况都能获得成功的结果。不能认为这些指南包括了所有恰当的眼科医疗方法,或者排除了能够获得最好效果的合理的医疗方法。采用不同的方法来满足不同患者的需要是有必要的。医师应当根据一个特殊患者提供的所有情况来最终判断对其的医疗是否合适。在解决眼科医疗实践中所产生的伦理方面难题时,美国眼科学会愿意向会员提供协助。

眼科临床指南并不是在各种情况下都必须要遵循的医疗标准。美国眼科学会明确地指出不会承担在应用临床指南中任何建议或其他信息时由于疏忽大意或其他原因所引起的伤害和损伤的责任。

当提到某些药物、器械和其他产品时仅仅是以说明为目的,而并不是有意地为这些产品进行背书。这样的材料中可能包括了一些没有被认为是共同标准的应用信息,这些反映在没有包括在美国食品药品管理局(FDA)批准的适应证标识之内,或者只是批准为在限制的研究情况下应用的产品。FDA已经宣称,确定医师所希望应用的每种药品或器械的FDA的看法,以及在遵从适用的法律,并获得患者的适当的知情同意下应用它们,是医师的责任。

在医学中,创新对于保证美国公众今后的健康是必要的,眼科学会鼓励开发能够提高眼保健水平的新的诊断和治疗方法。有必要认识到只有最优先考虑患者的需要时,才能获得真正的优良的医疗服务。

所有的PPP每年都由其编写委员会审阅,如果证实有新的进展值得更新时就会提早更新。为了保证眼科临床指南是适时的,每册的有效期是在其"批准"之日起5年内,除非它被修改本所替代。编写眼科临床指南是由学会资助的,而没有商业方面的支持。PPP的作者和审阅者都是志愿者,并没有因为他们对本书的贡献而获得任何经济的补偿。在PPP发表之前,还要送给外部的专家和利益攸关者审阅,包括消费者代表。PPP遵从医学专科学会理事会有关与公司相互关系的法规。眼科学会有并且执行与工业界关系的准则(见 www.aao.org/about-preferred-practice-patterns)。

附录2包含了本册文件所涉及的疾病和相关健康问题编码的国际统计分类的内容。结膜炎PPP的意向使用者是眼科医师。

分级的方法和要点

《眼科临床指南》必须与临床密切相关和具有高度特异性,以便向临床医师提供有用的信息。当有证据支持诊治建议时,应当对所提出的每一项建议给予表明证据重要性的明确的等级。为了达到这一目标,采用了苏格兰院际指南网(Scottish Intercollegiate Guideline Network,[1] SIGN)及其建议的评定、制订和评估分级组(Grading of Recommendations Assessment, Development and Evaluation,[2] GRADE)的方法。GRADE是一种系统的方法,来对支持特殊的临床处理的问题的证据总体强度进行分级。采用GRADE的机构包括SIGN、世界卫生组织、健康保健研究和政策局(Agency for Healthcare Research and Policy)以及美国医师学院(American College of Physicians)。[3]

◆ 用于形成诊治建议的所有研究都要逐项地将其证据强度进行分级,这一分级列于研究的引文中。
◆ 为了对研究进行逐项分级,采用了一种基于 SIGN[1] 的尺度。对研究进行逐项分级的证据的定义和水平如下述:

I++	高质量的随机对照试验(RCTs)的荟萃分析、系统回顾,或偏差危险度很低的 RTCs
I+	实施很好的 RCTs 的荟萃分析、系统回顾,或偏差危险度低的 RCTs
I–	RCTs 的荟萃分析、系统回顾,或偏差危险度高的 RCTs
II++	高质量的病例对照或队列研究的系统回顾 混杂和偏差危险度很低以及因果关系可能性高的高质量病例对照或队列研究
II+	混杂或偏差危险度低以及因果关系有中度可能的实施很好的病例对照或队列研究
II–	混杂或偏差危险度高以及具有非因果关系高度危险的病例对照或队列研究
III	非分析性研究(如病例报告、系列病例研究)

◆ 诊治的建议是基于证据的主体而形成的。以下是根据 GRADE[2] 来定义证据质量的分级:

高质量(GQ)	进一步研究不太可能改变估计作用的信赖度
中等质量(MQ)	进一步研究有可能对我们估计作用的信赖度产生重要的冲击,可能会改变这一估计
低质量(IQ)	进一步研究很可能对我们估计作用的信赖度产生重要的冲击,有可能改变这一估计 对作用的任何估计都是很不肯定的

◆ 以下是根据 GRADE[2] 来定义的诊治关键建议:

强烈建议(SR)	用于期望的干预作用明显地大于不期望作用,或者没有不期望作用时
根据需要而使用的建议(DR)	用于协调平衡时不太肯定,这或者是因为证据的质量低,或者是因为证据提示的期望作用和不期望作用很相近

◆ 诊疗的关键发现和建议部分列出了由 PPP 专家委员会确定对于视功能和生活质量的结果特别重要的要点。
◆ 在本册 PPP 中,应用上面所述的系统对所有建议进行了分级。对于特殊建议分级的确定见附录 3。
◆ 为了更新本册 PPP,于 2012 年 6 月和 2013 年 1 月在 PubMed 和 Cochrane 资料库进行了文献搜索,完整的文献搜索详细情况见 www.aao.org/ppp。

诊疗的关键发现和建议

结膜炎已被称为使患者自动就诊的最常见的一种原因。[4] 结膜炎很少引起永久性视觉丧失或结构损伤,但是就丧失工作时间,就医、诊断试验和药物的费用来说,这种疾病在经济方面也有相当大的影响。[5,6]

慢性和(或)顽固的结膜炎可能指示有潜在的恶性病变,如皮脂腺或鳞状细胞癌。

在打破流行性腺病毒性结膜炎的传播链中,眼科医师起到关键作用,主要通过教育患者及其家庭保持适当的卫生。应当劝说受感染的人们经常洗手,应用使用单独的毛巾,在蔓延期间避免密切接触他人(II++,GQ,SR)。

以 70% 酒精擦拭来消除眼压计测压头上的腺病毒可能是无效的。[7] 应当以 EPA(环境保护署)注册的医院消毒剂,并根据使用说明书和安全然警告来消毒测压头的表面(II+,GQ,SR)。

治疗结膜炎最好要针对其根本原因。应当避免不加区别地滴用抗生素或糖皮质激素滴眼液(III, GQ, SR),这是因为抗生素可以产生毒性作用,糖皮质激素可以潜在地延长腺病毒的感染,使单纯疱疹病毒感染恶化。病毒性结膜炎对抗细菌制剂是没有反应的,轻度的细菌性结膜炎有可能自限。而且,用于治疗细菌性结膜炎的抗生素滴眼液的选用是经验性的(III, IQ, DR),因为没有证据显示任何特殊的制剂会是最好的。

在成人中,由眼部黏膜类天疱疮(OMMP)、移植物抗宿主病(GVHD)、淋球菌和沙眼衣原体引起的结膜炎是重要的,要早期发现,因为它有必要治疗伴随的全身病。上方角膜缘角膜结膜炎(SLK)的诊断可以导致进一步检查而发现甲状腺疾病。早期发现与新生物相关的结膜炎可能会挽救生命。

前言

疾病定义

结膜炎是一种主要累及结膜的炎症。

患者群体

患者群体包括提示有结膜炎相关的症状和体征,如眼红或分泌物的所有年龄段的患者。

临床目标

◆ 确定结膜炎的诊断,并将其与其他引起红眼的疾病进行鉴别
◆ 确定结膜炎的病因
◆ 给予恰当的治疗
◆ 解除不适和疼痛
◆ 防止并发症
◆ 防止传染性疾病的传播
◆ 在治疗疾病的过程中教育和鼓励患者,以及将其转诊到处理这种疾病的健康保健提供者那里去

背景

结膜炎或结膜炎症是指一组主要影响结膜的不同疾病的一个总称。大多数类别的结膜炎是自限的,但是有一些会有进展,可能引起严重的眼部和眼外并发症。

结膜炎可以分为非感染性或感染性,以及急性、慢性或复发性的。非感染性结膜炎的类型包括过敏、机械性/刺激性/毒性、免疫介导、肿瘤。非感染性结膜炎的原因可以是互相重叠的。感染性结膜炎的原因包括病毒和细菌的感染。

在病程中区分是原发于结膜的炎症还是继发于全身和眼部疾病的结膜炎症是很重要的。例如,虽然干眼和睑缘炎是引起结膜炎症的最常见原因,但是每种疾病的治疗必须直接针对原发病。[8,9] 全身疾病,如淋病或特应性反应可以引起结膜的炎症,但是结膜炎的治疗应当包括治疗全身病。木样结膜炎(ligneous conjunctivitis)是由于血纤维蛋白溶酶原缺乏而导致的多个器官的黏膜,包括口腔、鼻腔、气管和女性生殖道出现假膜的疾病。这种慢性儿童膜性结膜炎可以通过静脉注射纤溶酶原[10]或局部应用纤溶酶原滴眼液[11]而获得成功的治疗。

本册临床指南列出的下面几种结膜炎对于诊断和治疗来说是最常见的,或者是特别重要而需要发现

和治疗的：

- ◆ 过敏
  - ◆ 季节性过敏性结膜炎
  - ◆ 春季结膜炎
  - ◆ 特应性结膜炎
  - ◆ 巨乳头性结膜炎（GPC），其发生也有机械性因素
- ◆ 机械性 / 刺激性 / 毒性
  - ◆ 上方边缘性角膜结膜炎（SLK）
  - ◆ 角膜接触镜相关的角膜结膜炎
  - ◆ 眼睑松弛综合征
  - ◆ 巨大穹隆部综合征
  - ◆ 睑虱病（耻阴虱）
  - ◆ 药源性角膜结膜炎
  - ◆ 结膜松弛症
- ◆ 病毒
  - ◆ 腺病毒性结膜炎
  - ◆ 单纯疱疹病毒性（HSV）结膜炎
  - ◆ 水痘 - 带状疱疹病毒性（VZV）结膜炎
  - ◆ 接触性软疣
- ◆ 细菌
  - ◆ 细菌性结膜炎（包括非淋病奈瑟菌性和淋病奈瑟菌性）
  - ◆ 衣原体性结膜炎
- ◆ 免疫介导
  - ◆ 眼黏膜类天疱疮（OMMP）
  - ◆ 移植物抗宿主病（GVHD）
  - ◆ Stevens-Johnson 综合征
- ◆ 肿瘤
  - ◆ 皮脂腺癌
  - ◆ 眼表鳞状新生物
  - ◆ 黑素瘤

流行病学和危险因素

结膜炎是包括一组多种多样，可以发生于世界各地、累及所有年龄、各个社会阶层和不同性别的人群的疾病诊断。虽然目前尚无可靠的所有各种结膜炎发病率和患病率的数据，但它已被认为是患者能够自动就诊的最为常见的原因。[4] 结膜炎很少引起永久性视力丧失或组织损伤，但是就丧失工作时间，就医、诊断试验和药物的费用来说，这种疾病在经济方面也有相当大的影响。[5,6]

发生结膜炎的危险因素决定于其病因。最常见或最重要的需要治疗的结膜炎相关因素和易感因素见表 1。患者的症状可能由于同时存在的睑缘炎、干眼或眼表炎症的其他原因而加重。

自然病史

每一种类型的结膜炎的自然病史依其病因而不同。表 2 列出了最常见或治疗上最为重要的那些结膜炎的自然病史。

表 1　结膜炎的相关／易感因素

结膜炎类型	相关因素／易感因素
过敏	
季节性	◆ 环境中过敏原
春季性	◆ 炎热、干燥的环境，如在西非、印度的部分地区、墨西哥、中美洲、北美洲、南美洲以及地中海区域 ◆ 环境中过敏原可引起病情急性加重
特应性	◆ 对特应性疾病有遗传易感性 ◆ 环境中过敏原和刺激物可引起病情急性加重
巨乳头性结膜炎（GPC）	◆ 接触镜佩戴者。（危险因素包括佩戴软性角膜接触镜、不常更换接触镜、佩戴接触镜时间过长，接触镜处理的卫生条件差，对接触镜液过敏，接触镜水含量高或接触镜的适配很差）。也可以发生在暴露的缝线和义眼的刺激下
机械性／刺激性／毒性	
上方边缘性角膜结膜炎（SLK）	◆ 经常与甲状腺功能不良、女性相关联
接触镜相关的角膜结膜炎	◆ 其发生与接触镜佩戴相关联，为机械性刺激、慢性缺氧或保存液的反应所致
眼睑松弛综合征	◆ 肥胖，呼吸睡眠暂停综合征，上眼睑松弛，上眼睑偏移到下眼睑（眼睑重叠）
巨大穹隆部综合征	◆ 老年妇女（80~100 岁），上睑下垂并有巨大穹隆部，可以存有黏液脓性物质的凝结块 [12,13]
睫虱病（耻阴虱）	◆ 典型情况下是通过性传播。可能和耻阴虱或其他性传播疾病有关。在儿童中，可能提示性虐待
药源性角结膜炎	◆ 青光眼药物、抗生素、抗病毒药物或其他药物；可能和所有眼药水中含有的防腐剂有关。最常见于使用多种药物和（或）与频繁滴眼有关
结膜松弛症	◆ 以前做过眼部手术 ◆ 干眼 ◆ 长期存在的结膜炎
病毒	
腺病毒	◆ 接触感染的患者（特别在学校中），近期进行过眼部检查，伴发于上呼吸道感染
单纯疱疹病毒（HSV）	◆ 以前感染过单纯疱疹病毒：因为应激、其他急性病毒感染或发热、紫外线照射或外伤而激活 ◆ 原发性单纯疱疹病毒感染：接触感染的患者
水痘 - 带状疱疹病毒（VZV）	◆ 急性水痘、暴露于活动性水痘或复发性 VZV 感染（带状疱疹）
接触性软疣	◆ 患者主要是年长的儿童或青年，免疫缺陷状态（如人类免疫缺陷病毒）可以引起多个和（或）一个大的接触性软疣
细菌	
新生儿	◆ 感染的母亲阴道分娩。不恰当的产前护理
婴儿	◆ 鼻泪道阻塞，伴发于细菌性中耳炎或咽炎，暴露于感染的患者
儿童	◆ 接触感染的患者；伴发于细菌性中耳炎、鼻窦炎或咽炎；鼻咽部细菌携带者；性虐待而引起眼部传播
成人	◆ 接触感染的患者；眼生殖器源性传播；眼附属器的异常或感染，眼睑位置异常，严重的泪液缺乏，免疫抑制，外伤
免疫介导	
眼部黏膜类天疱疮（OMMP）	◆ 不明原因（可能存在基因的易感性） ◆ 局部药物诱发 OMMP 样疾病，其严重程度从自限性到进行性，很难和 OMMP 相区别。相关的药物包括毛果芸香碱和噻吗心胺。与 OMMP 表现相似的瘢痕性结膜炎和其他疾病有关，包括特应性疾病和潜在的肿瘤，如副肿瘤性天疱疮和副肿瘤性的扁平苔藓有关 [14,15]

结膜炎类型	相关因素 / 易感因素
移植物抗宿主病（GVHD）	◆ 接受同种异体干细胞移植的患者
Stevens-Johnson 综合征	◆ 不明原因（可能存在遗传易感性） ◆ 以前的感染（如 HSV、腮腺炎、支原体肺炎） ◆ 全身用药（如磺胺类药物、巴比妥类药物、苯妥英）引起身体的多处黏膜产生炎症和瘢痕性改变，包括球结膜和睑结膜
肿瘤	
皮脂腺癌	◆ 不明原因（极少数继发于放射治疗）
眼表鳞状新生物	◆ 与人乳头瘤病毒（HPV）相关；与明显暴露于紫外线（UV）相关；可能与长期的慢性炎症相关[16]
黑素瘤	◆ 与明显暴露于紫外线（UV）相关；可能存在全身黑素瘤的病史；以前患有色素性病变如获得性黑素沉着病（PAM）或太田痣。

表 2　结膜炎的自然病史

结膜炎的类型	自然病史	潜在的后遗症
过敏		
季节性	反复发生	轻微，局部
春季性	儿童期发病；慢性过程，在春季和夏季伴有急性加重。在 2~30 年内炎症逐步减轻	眼睑增厚；上睑下垂；结膜瘢痕；角膜新生血管、变薄、溃疡、感染；视力丧失；圆锥角膜
特应性	儿童期发病，慢性过程并有急性加重	眼睑增厚或紧缩，睫毛脱落；结膜瘢痕；角膜瘢痕、新生血管化、变薄、圆锥角膜、感染、溃疡；白内障；视力丧失
巨乳头性结膜炎（GPC）	随着接触镜的佩戴、角巩膜缝线和义眼的暴露，其症状和体征缓慢发生并逐步加重	上睑下垂
机械性 / 刺激性 / 毒性		
上方边缘性角结膜炎（SLK）	症状呈亚急性发作，通常涉及双眼，很多年中可以反复发作，时轻时重	上方结膜角质化，血管翳，丝状角膜炎
接触镜相关的角膜结膜炎	症状呈亚急性至急性发作。在治疗和停戴接触镜后可能需要几个月或更长时间才能缓解	上方上皮病变和角膜瘢痕；角膜缘干细胞缺乏；可以向中央部进展进入瞳孔区
眼睑松弛综合征	因夜间眼睑外翻导致上方睑板接触寝具而引起的慢性眼部刺激	点状上皮性角膜炎；角膜新生血管化、溃疡和瘢痕；圆锥角膜
巨大穹隆部综合征	慢性黏液脓性结膜炎，时轻时重，典型病例中进行抗生素治疗后病程缩短	老年妇女，上睑下垂，上方充血，慢性结膜炎，上穹隆增大，并有黏液脓性物质凝结
睫虱病（耻阴虱）	睑缘炎和结膜炎持续存在，直至开始治疗	慢性睑缘炎、结膜炎，少见情况下有边缘性角膜炎
药源性角结膜炎	病情随着药物的持续使用而逐步加重	角膜上皮糜烂，持续上皮缺滤泡性损、角膜溃疡、角膜和结膜瘢痕
结膜松弛症[17]	慢性刺激，干眼	持续的结膜炎
病毒		
腺病毒	自限，症状和体征在 5~14 日内好转	轻症：无。重症：结膜瘢痕、睑球粘连以及角膜上皮下浸润

结膜炎的类型	自然病史	潜在的后遗症
单纯疱疹病毒（HSV）	未经治疗,通常会在 4~7 日内好转,除非发生并发症	上皮性角膜炎,角膜基质炎,角膜新生血管,瘢痕,变薄,穿孔,葡萄膜炎,小梁炎
水痘 - 带状疱疹病毒（VZV）	和复发性感染引起的结膜炎一样,原发性感染(水痘)通常在几日内缓解。角膜缘有水疱形成,特别是在原发性感染中。结膜炎在性质上通常有乳头	在儿童原发性感染时睑缘、结膜以及角膜基质的小泡坏死和形成瘢痕。来自于继发性感染所形成的结膜瘢痕可以导致瘢痕性睑外翻。在复发性病例中,上皮或基质性角膜炎以及晚期发生的角膜感觉缺失或干眼
接触性软疣	结膜炎通常合并眼睑病变,可以自发缓解或持续几个月到几年	结膜瘢痕、上皮性角膜炎、血管翳;少见的有:上皮下浸润 / 混浊 / 瘢痕,泪小点阻塞;结膜炎
细菌		
非淋病奈瑟菌性	轻度:成人中呈自限性。儿童患者可能会进展而出现并发症	少见,但可有角膜感染、眶隔前蜂窝织炎
	重度:不治疗会持续存在,超急性的罕见	角膜感染;可能和咽炎、中耳炎、脑膜炎有关
淋病奈瑟菌性		
新生儿	出生后 1~7 日内出现,如果应用眼局部抗生素则可迟发。快速进展为重症化脓性结膜炎	角膜感染、角膜瘢痕、角膜穿孔、败血症合并关节炎、脑膜炎
成人	快速发展为严重的大量脓性结膜炎	角膜感染、角膜瘢痕、角膜穿孔、尿道炎、盆腔炎性疾病、败血症、关节炎
衣原体性		
新生儿	出生后 5~19 天表现明显,如果出生前羊膜早破,发病会更早一些。不治疗病情会持续 3~12 个月	角膜瘢痕、结膜瘢痕,多至 50% 的患者合并鼻咽部、生殖器或肺部感染
成人	不治疗会持续存在	角膜瘢痕,新生血管化,结膜瘢痕,尿道炎,输卵管炎,子宫内膜炎,肝周炎,滤泡性结膜炎
免疫介导		
眼部黏膜类天疱疮（OMMP）	通常发生于年龄为 60 岁以上者中,慢性进行性,时而缓解、时而加重	结膜瘢痕、皱缩,睑球粘连,倒睫,角膜瘢痕、新生血管、溃疡,眼表角质化,细菌性结膜炎,瘢痕性眼睑病变,严重的泪液缺乏;严重视力丧失
移植物抗宿主病（GVHD）	可以累及多种组织,包括皮肤、肝脏、胃肠系统、肺和眼部。GVHD 可在造血干细胞移植后头 3 个月发生,但是眼部疾病在慢性期更为常见	结膜炎,结膜下纤维化,睑球粘连,泪腺受累,干燥性角结膜炎,瘢痕性眼睑疾病。不常见的有角膜缘干细胞缺乏,角膜瘢痕,或累及眼内
Stevens-Johnson 综合征	在全身应用过敏的药物后累及不同的黏膜,包括胃肠系统、肺和眼	结膜瘢痕、皱缩,睑球粘连,倒睫,角膜瘢痕、新生血管、溃疡,角膜缘干细胞缺乏,眼表角质化,细菌性结膜炎,瘢痕性眼睑病变,严重的泪液缺乏;严重视力丧失
肿瘤		
皮脂腺癌	50~90 岁发生,快速进展	侵犯眼眶,局部或远端转移,黑素瘤
眼表鳞状新生物	可能有 HPV、明显的 UV 暴露史和慢性炎症的病史;可能会当做无反应的睑结膜炎进行错误的治疗	结膜充血,原位癌,或眼表鳞状新生物,可以局部侵入性,并有局部转移
黑素瘤	明显的 UV 暴露,有黑素瘤的病史,以前有原发性获得性黑变病(PAM),或太田痣	有色素改变或无色素改变的病变,局部侵入性转移,有以前主要不位于结膜的黑素瘤的病史

诊治过程

患者的治疗效果的评价标准

结膜炎的治疗效果的评价标准包括：

◆ 消除或减轻结膜炎的体征和症状
◆ 恢复或维持正常的视功能
◆ 如果适用时,要发现和治疗潜在的全身性疾病
◆ 预防或减少损伤眼表的可能性

诊断

患者的首次评估应当包括综合眼部医疗评估的有关方面(II++,GQ,SR),[19,20] 但是在症状和体征提示为感染性结膜炎的症状和体征的患者中,一些评估要延迟到病情缓解后再进行(III,IQ,DR)。

病史

下列与患者病史有关的问题可以提供有用的信息:

◆ 症状和体征(例如痒、分泌物、刺激感、疼痛、畏光和视力模糊)
◆ 症状持续时间和病程
◆ 病情加重的因素
◆ 单眼或双眼发病
◆ 分泌物的特点
◆ 近期是否与感染者接触
◆ 外伤:机械性、化学性、紫外线辐射
◆ 黏液钓鱼综合征(即反复地操作和擦拭结膜,导致机械性刺激)
◆ 角膜接触镜的佩戴:镜片类型、卫生情况和使用安排
◆ 与全身性疾病相关的潜在症状和体征(例如泌尿生殖道分泌物、排尿困难、吞咽困难、上呼吸道感染、皮肤和黏膜病变)
◆ 过敏、哮喘、湿疹
◆ 局部和全身药物的使用

眼部病史包括以前是否发生结膜炎的详细情况和眼部手术史。

以下是需要考虑记录的病史:

◆ 免疫缺陷状态(例如人类免疫缺陷病毒感染)[HIV]、化学治疗和免疫抑制剂治疗
◆ 现在和既往的全身疾病(如特应性疾病、Stevens-Johnson 综合征、癌症、白血病、水痘、GVHD)社会史应当包括吸烟习惯、职业和爱好、旅行经历和性活动等信息。

物理检查

初始的眼部检查包括视力测量、外眼检查和裂隙灯活体显微镜检查(III,IQ,DR)。表 3 列出了各种类型结膜炎的最常见或对治疗最重要的典型临床体征:

外眼检查应当包括下列内容:

◆ 局部淋巴结病变,[21] 特别是耳前淋巴结(III,IQ,DR)
◆ 皮肤:玫瑰痤疮、湿疹、皮脂溢出的体征(III,IQ,DR)
◆ 眼睑和附属器的异常:水肿、脱色素、错位、松弛、溃疡、结节、出血斑和肿瘤(III,IQ,DR)

表 3　结膜炎的典型临床体征

结膜炎类型	临床体征
过敏	
季节性	● 双侧。结膜充血,球结膜水肿,水样分泌物,少量黏液性分泌物
春季性	● 双侧。上睑结膜巨大乳头增生,球结膜充血,结膜瘢痕,水样和黏液样分泌物,角膜缘 Trantas 点,角膜缘"乳头",角膜上皮糜烂,角膜新生血管和瘢痕,春季角膜结膜炎的角膜斑/盾形溃疡
特应性	● 双侧。湿疹样睑缘炎;眼睑增厚,瘢痕;睫毛脱落,上方和下方睑结膜乳头增生;结膜瘢痕;水样或黏液样分泌物;沼泽样水肿;角膜新生血管和瘢痕;点状上皮性角膜炎;圆锥角膜和(或)囊膜下白内障
巨乳头结膜炎(GPC)	● 单侧受累,与角膜接触镜佩戴模式相关。上睑结膜乳头增生,黏液样分泌物。在病程长的病例中,乳头伴有白色纤维化中心。严重的病例:眼睑水肿,上睑下垂
机械性/刺激性/毒性	
上方边缘性角膜结膜炎(SLK)	双侧上方球结膜充血、松弛、水肿、角化。上方角膜和结膜点状上皮病变,丝状角膜病变
角膜接触镜相关的角膜结膜炎	● 范围为轻度至弥漫性结膜充血,局灶或弥漫的角膜新生血管,周边部或环状新生血管,局灶或弥漫的浅层点状角膜病变。睑结膜乳头增生呈多样性。可能由于角膜缘干细胞缺陷引起
眼睑松弛综合征	● 上睑水肿,上方眼睑很容易外翻,有时在单纯抬高或提起眼睑时就出现;上方睑结膜弥漫性乳头样反应;点状上皮角膜病变;角膜血管翳。两侧的病变常不对称
巨大穹隆部综合征	● 上穹隆增大,并有黏液脓性物质凝结,上睑下垂
睫虱病(耻阴虱)	● 单侧或双侧滤泡性结膜炎。睫毛根部成年虱,黏附在睫毛上的幼虱(虱卵),睫毛和眼睑上的血性碎屑
药源性角结膜炎	● 患病侧基于药物使用方式。结膜充血,下方穹隆结膜滤泡 ● 特征性体征:眼睑接触性皮炎,一些患者有红斑、剥脱
结膜松弛症	● 有累赘多余的结膜
病毒	
腺病毒性	● 起病急,单侧或双侧(常常先后发展为双侧),严重程度不一。球结膜充血,水样分泌物,下方睑结膜滤泡反应,球结膜水肿,眼睑水肿和红斑 ● 特征性体征:耳前淋巴结肿大,出血斑和结膜下出血,角膜上皮缺损,多灶上皮点状角膜炎进展为前基质层角膜炎,膜/假膜形成,眼睑瘀斑
单纯疱疹病毒(HSV)	● 单侧发病。球结膜充血,水样分泌物,结膜轻度滤泡反应。可触及耳前结节 ● 特征性体征:眼睑疱疹或溃疡,多样性或树枝样上皮角膜炎或结膜炎
水痘-带状疱疹病毒(VZV)	● 单侧或双侧发病。球结膜充血,水样分泌物,结膜轻度滤泡反应。可触及耳前结节。在原发性病变中可见典型的点状角膜炎;在复发性病例中可见点状或树枝状角膜炎 ● 特征性体征:眼睑疱疹或溃疡,多样性或树枝样上皮角膜炎或结膜炎
接触性软疣	● 典型情况下为单侧,但也可双侧发病。轻度到重度滤泡反应,点状上皮性角膜炎。可以有角膜血管翳,特别是病程长的病例中多见 ● 特征性体征:眼睑或其边缘有单一或多个发亮的、圆顶形脐状病变
细菌	
非淋病奈瑟菌	● 单侧或双侧,球结膜充血,脓性或黏液脓性分泌物
淋病奈瑟菌	● 单侧或双侧,明显的眼睑水肿,明显的球结膜充血,明显的脓性分泌物,耳前淋巴结肿大 ● 可发现的重要的体征:角膜浸润或溃疡,常常从上方开始

结膜炎类型	临床体征
衣原体	
新生儿 / 婴儿	● 单侧或双侧。眼睑水肿,球结膜充血,脓性或黏液脓性分泌物,无滤泡
成人	● 单侧或双侧。球结膜充血,睑结膜滤泡反应,黏液性分泌物,角膜血管翳,点状上皮性角膜炎,耳前淋巴结肿大 ● 特征性体征:球结膜滤泡
免疫介导	
眼部黏膜类天疱疮(OMMP)	● 双侧。结膜充血,乳头性结膜炎,结膜上皮下纤维化和角化,结膜瘢痕从穹隆部开始,泪小点状狭窄和角化,进行性结膜缩窄,睑球粘连,睑内翻,倒睫,角膜溃疡,新生血管化和瘢痕
移植物抗宿主病(GVHD)	● 双侧。球结膜充血,球结膜水肿,假膜性结膜炎,干燥性角结膜病变,上方角膜缘角结膜炎,瘢痕性眼睑病变,浅层巩膜炎,角膜上皮脱落,角膜缘干细胞衰竭,钙化性角膜变化,少见情况下累及眼内
Stevens-Johnson 综合征	● 单侧或双侧。球结膜充血,结膜上皮下纤维化和角化,结膜瘢痕,泪小点状狭窄和角化,进行性结膜缩窄,睑球粘连,睑内翻,倒睫,角膜溃疡、新生血管化和瘢痕
肿瘤性	
皮脂腺癌	● 单侧。严重球结膜充血,结膜瘢痕。可以有黏液脓性分泌物。可以侵犯角膜上皮 ● 眼睑可以有硬结节,睑板有不能移动的黄色脱色素的团块;也可表现为结膜下多片黄色团块,类似于睑板腺囊肿
眼表鳞状新生物	● 结膜充血,乳头状瘤样或无柄的结节
黑素瘤	● 单侧。有色素或无色素病变。哨兵样血管。病变的大小和色素可以变化

注:并非所有患者都具有典型的临床体征。普遍出现的特征性体征往往更有助于临床诊断,但是可能不是经常地发生。在所有的病中,双眼的病情可能并不相同,很可能是不对称的。

◆ 结膜:充血的类型、结膜下出血、球结膜水肿、瘢痕样改变、睑球粘连、包块和分泌物(Ⅲ,IQ,DR)
裂隙灯活体显微镜检查应当包括下列各项的详细检查:
◆ 睑缘:炎症、溃疡、分泌物、结节或水疱、血性碎屑和角化(Ⅲ,IQ,DR)
◆ 睫毛:睫毛缺失、结痂、皮屑、虫卵、虱(Ⅲ,IQ,DR)
◆ 泪小点和泪小管:突起、分泌物(Ⅲ,IQ,DR)
◆ 睑结膜和穹隆部结膜(Ⅲ,IQ,DR):[22,23]
　◆ 乳头、滤泡的存在及大小
　◆ 瘢痕样改变:包括缩短和睑球粘连
　◆ 穹隆部扩大
　◆ 膜和假膜
　◆ 溃疡
　◆ 出血
　◆ 异物
　◆ 黏液分泌物
　◆ 团块
　◆ 眼睑松弛
◆ 球结膜 / 角膜缘(Ⅲ,IQ,DR):[22,23] 滤泡、水肿、结节、球结膜水肿、松弛、乳头、溃疡、瘢痕、囊泡、出血、异物、角化
◆ 角膜(Ⅲ,IQ,DR):[23]
　◆ 上皮缺损

- ◆ 点状角膜病变和树枝状角膜炎
- ◆ 丝状病变
- ◆ 溃疡浸润,包括下皮下浸润和泡状改变
- ◆ 血管化
- ◆ 角膜后沉着物
- ◆ 前房 / 虹膜(*III*,*IQ*,*DR*):炎症反应、粘连、透光缺陷
- ◆ 染料染色类型(*III*,*IQ*,*DR*):结膜和角膜(见附录 4)

诊断性试验

一些结膜炎的病例可以根据病史和检查作为基础来诊断(如在上呼吸道感染存在下的病毒性结膜炎)。然而,在另外的一些病例中,施行另外的诊断性试验是有帮助的。

培养

所有怀疑为新生儿感染性结膜炎的病例都是进行结膜细菌培养的指征(*II*+,*MQ*,*SR*)。[24] 在所有年龄组中,对复发的、严重的或慢性的化脓性结膜炎,以及对药物治疗无效的结膜炎病例进行细菌培养也有帮助(*III*,*IQ*,*DR*)。

病毒诊断性试验

病毒培养不能常规地用于确定诊断(*III*,*IQ*,*DR*)。一种应用发现抗原的快速的、诊室内施行的免疫诊断试验可用于诊断腺病毒性结膜炎。在 186 例急性结膜炎的研究中,这种试验的敏感度达 88%~89%,特异度为 91%~94%。[25] 新近,在对 128 例急性病毒性结膜炎患者应用一种新的试验,敏感度达 85%~93%,特异度为 96%~99%。[26] 免疫诊断试验对其他的病毒也是可用的,但是这些试验用于眼部标本尚没有得到确证。聚合酶链反应(PCR)可以用来发现病毒的脱氧核糖核酸。其可利用的程度依据实验室的规定不同而有变化。

衣原体诊断性试验

当怀疑为成人或新生儿衣原体结膜炎时,可以通过实验室检验而予以确诊(*II*++,*GQ*,*DR*)。[27,28] 基于免疫学为基础的诊断试验是可以利用的,包括直接免疫荧光抗体试验和酶联免疫吸附试验。[28,29] 对于生殖系统的标本,这些试验在很大程度上已被聚合酶链反应(PCR)检测所代替,因而它们对于结膜标本的可利用程度是受到相当大的限制的。检验眼部标本的 PCR 的可利用性有相当大的变异。虽然这些方法已经满意地用于检测从眼部得到的标本,[30-32] 但是这些方法的应用尚未得到美国食品药品管理局(FDA)的批准。

涂片 / 细胞学检查

当怀疑为感染性新生儿结膜炎、慢性或复发性结膜炎,以及所有年龄段中怀疑为淋病奈瑟菌性结膜炎时,应当取分泌物进行涂片,做细胞学检查和特殊染色(如革兰染色、吉姆萨染色)(*II*-,*IQ*,*DR*)。[18,24]

活检

对于治疗无效的结膜炎患者,进行结膜活检可能是有帮助的。由于这些眼可能会患有肿瘤,直接活检可以挽救视力和生命(*III*,*IQ*,*DR*)。[16] 结膜活检和免疫荧光染色诊断试验有助于确定疾病的诊断,例如 OMMP 和副肿瘤综合征(*II*-,*IQ*,*DR*)。[33,34] 当怀疑为 OMMP 时并有活动性炎症的眼中,应当施行球结膜活检,并在未累及的区域取得标本(*II*-,*IQ*,*DR*)。[33] 活检本身可以在 OMMP 中引起进一步的结膜瘢痕,因此采用何种恰当的染色应当事先确定。应当避免多次活检。在怀疑皮脂腺癌的病例中,需要进行全层眼睑活检(*III*,*IQ*,*DR*)。[35] 在考虑进行活检时,应当在术前咨询病理医师,以便确定标本能得到恰当的处理和染色(*III*,*IQ*,*SR*)。

共焦显微镜

共焦显微镜作为一种非侵入性工具来评估一些类型的结膜炎(如特应性的、SLK)是有用的(*II*-,*MQ*,*DR*)。[36,37]

血液检查

对于即使没有发现甲状腺疾病的 SLK 患者,也需要进行甲状腺功能检查(III,IQ,DR)。[38]

处理

预防

早期发现结膜炎的最重要的理由是对大多数类型的结膜炎可以进行迅速、恰当的治疗,可以加速病情的好转,减少患者因未治疗的结膜炎所引起的后遗症,以及缩短误工和耽误上学的时间。由于结膜炎可能预示着严重的全身疾病,因此结膜炎的早期发现也是很重要的。例如,一些类型的新生儿结膜炎与肺炎、中耳炎或川崎(Kawasaki)病相关。在成人中,由类天疱疮(OMMP)、移植物抗宿主病(GVHD)、淋病奈瑟菌和衣原体引起的结膜炎需要早期诊断,这是因为必须要治疗伴发的全身病。上方边缘性角结膜炎(SLK)的诊断可以导致进一步研究而发现甲状腺功能异常。对肿瘤相关的结膜炎的早期诊断甚至可以挽救生命。

人们采用适当的眼部防护可以避免眼部暴露于化学物和毒物下(III,GQ,SR)。应当指导角膜接触镜佩戴者进行恰当的镜片护理和经常更换镜片,以便减少发生 GPC 的危险和发生的严重程度(III,GQ,SR)。

新生儿中感染性结膜炎可以通过产前筛查和治疗即将成为母亲的孕妇,以及对出生时的新生儿进行预防性治疗而避免发生(III,MQ,SR)。应用单次使用的管装 0.5% 红霉素眼膏已成为预防新生儿眼炎的标准预防用药(II++,IQ,DR)。[39] 已经建议应用 2.5% 络合碘溶液来替代抗生素眼膏作为预防新生儿结膜炎的治疗,[40,41] 但是它可能对眼表的作用不太有效,而且可能有更大的毒性作用(I+,MQ,DR)。[42]

研究表明在自限性黏液脓性急性细菌性结膜炎中,细菌会在 7 天清除。已经表明当应用 7 天的抗生素疗程时,细菌会在 5 天内根除(III,GQ,SR)。

眼科医师在阻断流行性腺病毒性结膜炎的传播链中起着关键的作用,主要是可以通过教育患者和家属来掌握适当的卫生知识。应当建议感染的个人应用肥皂和水(与只用消毒剂相反)经常洗手,使用隔离毛巾,在传染期内避免和其他人密切接触(II++,GQ,SR)。对于潜在的具有高度传染性的专业人员,如健康护理人员、儿童护理人员,避免接触他人是特别重要的(II++,GQ,SR)。虽然流行性结膜炎确切的感染时间是有变化的,但是因为感染者体内的病毒复制在感染后 7 天就明显下降,所以一般认为传染期是出现症状后的 7 日之内。[43] 然而,其他的研究提示,至少 10~14 天应当考虑患者具有可能的传染性。[44,45]

健康保健机构偶然与腺病毒性角膜结膜炎的流行暴发相关联。[7,44-479] 为了避免交叉感染,当多剂量滴眼液瓶无意中接触眼表后就应当弃用(III,GQ,SR)。[48] 以抗微生物的肥皂和水来洗手[49]以及消毒眼科器械可以降低传播病毒的危险(III,GQ,SR),这是因为在干燥状态下物体表面的病毒可以在长达 28 日内保持着传染性。[50,51] 可以使用次氯酸钠溶液(1:10 家用漂白剂)或其他合适的消毒剂消毒器械的暴露表面(III,IQ,DR)。[48,49,52] 推荐使用 70% 乙基乙醇和次氯酸钠溶液(1:10 家用漂白剂)作为对眼压计测压头进行去污的常规消毒剂(III,GQ,SR)。 疾病控制和预防中心(The Centers for Disease Control and Prevention)建议将测压头擦干净,然后在 70% 乙醇或 1:10 的次氯酸钠溶液中浸泡 5 分钟至 10 分钟进行消毒(II+,GQ,SR)。[7] 消毒以后,眼压计测压头在使用前应当用自来水充分淋洗,并风干(II+,GQ,SR)。[7] 以异丙醇擦洗测压头的通常做法并不能对腺病毒角膜结膜炎患者提供一个恰当的消毒方法(III,IQ,DR)。如果在使用测压头之前没有将其以自来水彻底冲洗和风干,并恰当地清除消毒剂,任何消毒剂都能导致医源性角膜去上皮化和角膜雾状混浊。消毒剂也能够损伤眼压计测压头。虽然还没有得到广泛应用,但是眼压计的一次性测压头也被认为可以消除感染(III,IQ,DR)。[53] 作为一种替代方法,也可以应用压平眼压计及一次性眼压计头套来测量眼压(III,IQ,DR)。

尽管应用了合理的方法,但仍然不可能预防所有的病毒感染的传播。除非绝对的必要,否则可以考虑延迟测量急性结膜炎患者的眼压(III,IQ,DR)。除了眼压计的测压头,也要注意其他可以接触患者分泌物物件的消毒。在活跃的流行期间,应当考虑对来到诊室的患者进行分类,将那些似乎感染的患者引入专用的"红眼病诊室"。

治疗

结膜炎的理想治疗是直接针对其根本原因。应当避免不加区别地滴用抗生素或糖皮质激素滴眼液,这是因为抗生素可以产生毒性作用,糖皮质激素可以潜在地延长腺病毒感染,加重 HSV 感染(Ⅲ,GQ,SR)。下述的治疗方法针对最常见类型的结膜炎和对治疗特别重要的结膜炎类型。

季节性过敏性结膜炎

轻度过敏性结膜炎可以使用非处方药品中的抗组胺 / 血管收缩剂,或者使用更有效的第二代局部滴用的 H1- 组胺受体拮抗剂来治疗(I+,GQ,SR)。[54] 长期使用血管收缩剂可与一旦停用药物引起反跳性血管扩张相关联。如果病情经常复发或持续存在,可以使用肥大细胞稳定剂(Ⅲ,IQ,DR)。[54] 许多新的药物联合了肥大细胞稳定剂的特性和抗组胺的活性,可以用于治疗急性或慢性的疾病(I-,MQ,DR)。[55~60] 如果症状不能得到适当控制,可以短期(1~2 周)加用眼部滴用的低强度的糖皮质激素类药物(Ⅲ,IQ,DR)。应该选择能够缓解患者症状的最低强度和最少次数的糖皮质激素类药物(Ⅲ,IQ,DR)。一种非激素性抗炎药物(酮咯酸氨丁三醇)已得到 FDA 批准用于治疗过敏性结膜炎(I-,MQ,DR)。[61] 表 4 列出了能够用于治疗季节性过敏性结膜炎的眼部滴用的药物。其他附加的治疗措施包括滴用人工泪液,它可以稀释过敏原,并治疗合并存在的泪液缺乏;冷敷;口服抗组胺药物和避免接触过敏原(Ⅲ,IQ,DR)。经常换洗衣服和在睡前经常洗浴和淋浴也有助于缓解病情(Ⅲ,IQ,DR)。

表 4　季节性过敏性结膜炎的眼局部治疗

通用名	商品名	类别	常用日剂量
阿卡他定(Alcaftadine)	Lastacaft	H$_1$- 拮抗剂	1
盐酸氮卓斯汀(Azelastine HCI)	Optivar 通用名的产品有市售	H$_1$- 拮抗剂 / 肥大细胞抑制剂	2
苯磺贝托斯汀(Bepotastine besilate)	Bepreve	H$_1$- 拮抗剂 / 肥大细胞抑制剂	2
色甘酸钠(Cromolyn sodium)	Crolom 通用名的产品有市售	肥大细胞抑制剂	4-6
依美斯汀(Emedastine difumarate)	Emadine	H$_1$- 拮抗剂	4
盐酸依匹斯汀(Epinastine HCI)	Elestat	H$_1$- 和 H$_2$- 拮抗剂 / 肥大细胞抑制剂	2
酮咯酸氮丁三醇(Ketoralac tromethamine)	Acular,Acular LS,Acular PF	NSAID	4
富马酸酮替芬(Ketotifen fumarate)	Alaway,Zaditor(OTC)	H$_1$- 拮抗剂 / 肥大细胞抑制剂	2
氮丁三醇洛度沙胺(Lodoxamide tromethamine)	Alomide	肥大细胞抑制剂	4
依碳酸氯替泼诺(Loteprednol etabonate)	Alrex	糖皮质激素	4
萘甲唑啉 / 安他唑啉(Naphazoline/antazoline)	Vasocon-A(OTC)	抗组胺药 / 减充血剂	4
萘甲唑啉 / 非尼拉敏(Naphazoline/pheniramine)	Naphcon-A(OTC) Opcon-A(OTC) Visine-A(OTC)	抗组胺药 / 减充血剂	
奈多罗米钠(Nedocromil)	Alocril	肥大细胞抑制剂	2
0.1% 盐酸奥洛他定(Olopadine HCI 0.1%)	Patanol	H$_1$- 拮抗剂 / 肥大细胞抑制剂	2
0.2% 盐酸奥洛他定(Olopadine HCI 0.2%)	Pataday	H$_1$- 拮抗剂 / 肥大细胞抑制剂	1
吡嘧司特钾(Pemirolast potassium)	Alamast	肥大细胞抑制剂	4

经 PDR Network LLC 允许后使用 . 眼科医师药物案头参考 . 40 版 . 2012. Montvale,NJ:PDR Network LLC;2011.9. 原始的表是"Table 11.Agents for Relief of Seasonal Allergic Conjunctivitis." 获取进一步的信息,请在这一题目下访问 www.pdrbooks.com.

NASAID = 非甾体抗炎药;OTC = 非处方药。

如果患者的病情不能用局部药物或口服抗组胺药物完全控制,咨询变态反应科医师或皮肤科医师可能是有帮助的(III,IQ,DR)。

应用眼部滴用的肥大细胞抑制剂对于缓解过敏性鼻炎的症状也是有帮助的(III,IQ,DR)。[62]

根据疾病的严重程度、病因和治疗来确定随诊频度(III,IQ,DR)。随诊的内容包括治疗间期的病史、视力检查和裂隙灯活体显微镜检查(III,IQ,DR)。如果在慢性或复发性结膜炎中应用了糖皮质激素类药物,需要测量基线眼压,并且定期复查眼压,还需要散大瞳孔来评估是否发生白内障和青光眼(III,IQ,DR)。

春季/特应性结膜炎

通常的治疗措施包括改变环境,减少对抗原和刺激物的暴露,应用冷敷和眼润滑剂(III,IQ,DR)。眼部滴用和口服抗组胺药物,以及眼部滴用肥大细胞稳定剂有助于维持舒适性(III,IQ,DR)。

对于急剧加重的春季/特应性结膜炎,通常必须使用眼部滴用的糖皮质激素类药物来控制严重的症状和体征(III,IQ,DR)。[63]应当基于患者的反应和耐不受性,使用最少量的糖皮质激素(III,IQ,DR)。滴用2%环孢素滴眼液作为辅助治疗是有效的,可以减少严重的特应性角膜结膜炎的眼部糖皮质激素的用量($I-,MQ,DR$)。[64~66]在对22个患者随诊4周的随机对照试验中,与滴用人工泪液的患者相比,滴用0.05%环孢素滴眼液治疗的患者体征和症状更少。[67]一项日本的研究评估了0.1%环孢素滴眼液,发现30%的局部糖皮质激素使用者当应用0.1%环孢素滴眼液作为辅助治疗时能够停用糖皮质激素。[68]同样,在治疗春季/特应性结膜炎中应用市售0.05%环孢素滴眼液是有用的辅助治疗($I++,GQ,SR$)。对于春季角膜结膜炎这样的病变,患者可能需要重复应用眼部滴用糖皮质激素进行短期治疗,因此应当向患者告知糖皮质激素治疗的潜在并发症,讨论减少糖皮质激素用量的一般策略(III,GQ,SR)。

对于严重的威胁视力的特应性角膜结膜炎仅用眼部治疗往往无效,应当考虑应用糖皮质激素进行睑板上部位注射。[69]

在少数情况下,值得应用全身使用免疫抑制剂。在2岁及以上的患者中,眼睑皮肤受累时需要使用1%吡美莫司乳膏(pimecrolimus cream)(III,IQ,DR)。或眼部使用的0.03%他克莫司(tacrolimus)眼膏($I+,MQ,DR$),涂于所累及的眼睑皮肤。[70~73]0.03%他克莫司眼膏可用于2~15岁的儿童;而16岁或以上的患者既可以使用0.03%他克莫司眼膏,也可以使用0.1%他克莫司眼膏。一项随机、安慰剂对照的临床试验表明在以局部糖皮质激素和局部抗过敏药物治疗失败的患者中,0.1%他克莫司眼膏仍然有效。[74]他克莫司和吡美莫司很少与皮肤肿瘤和淋巴瘤的发生相关。[75,76]

随诊的频率根据病情的严重程度、病因和治疗的需要而确定(III,IQ,DR)。咨询皮肤科医师常常是有帮助的(III,IQ,DR)。随诊应当包括询问随诊间期的病史、测量视力、裂隙灯活体显微镜检查(III,IQ,DR)。如果使用了糖皮质激素,需要测量基线眼压和定期复查眼压,以及散大瞳孔检查,以判断是否发生青光眼和白内障(III,IQ,DR)。有关并发症,如角膜混浊和溃疡治疗的讨论已经超出了本册讨论的范围。圆锥角膜也与春季结膜炎相关联,在角膜膨隆PPP做了更详细的讨论。[77]

巨乳头性结膜炎(GPC)

GPC的治疗一般要涉及改变致病原因。对于突出的线结可以拆除或更换缝线、转动线结或使用治疗性接触镜(III,IQ,DR)。然而,长期使用治疗性接触镜可能与发生细菌性角膜炎的危险性增加相关。义眼引起GPC者需要将义眼清洁、抛光或更换(III,IQ,DR)。轻度角膜接触镜相关的GPC通常最好采用更频繁地更换镜片(III,IQ,DR),减少接触镜佩戴时间(III,IQ,DR),增加酶处理的频率,使用无防腐剂的镜片护理系统(III,IQ,DR),应用肥大细胞稳定剂($I+,MQ,DR$),[78]重新适配接触镜(III,IQ,DR),改用抛弃型接触镜(推荐日戴抛弃型接触镜)(III,IQ,DR),和(或)更换其他高分子聚合物材料的接触镜。应当治疗相关的异常,如水性泪液分泌减少和睑板腺功能障碍(III,IQ,DR)。对于中度和重度GPC患者,通常需要停止佩戴角膜接触镜几周或几个月,少数情况下还需要短期应用糖皮质激素滴眼液(III,IQ,DR)。如果应用糖皮质激素治疗结膜炎,要测量基线时眼压,以后要定期测量眼压,应当散大瞳孔进行检查,评估有无白内障和青光眼(III,IQ,DR)。

随诊的频率要根据疾病的严重程度和治疗方法来确定(III,IQ,DR)。在随诊中,询问病史、视力测量、裂隙灯活体显微镜检查是必需的(III,IQ,DR)。

上方角膜缘角结膜炎

在应用润滑剂(Ⅲ,IQ,DR)、肥大细胞稳定剂(Ⅲ,IQ,DR)、环孢素(Ⅲ,IQ,DR)、[79] 软性角膜接触镜(Ⅲ,IQ,DR)和(或)泪小点堵塞治疗伴发的干眼时(Ⅲ,IQ,DR),轻症的 SLK 患者的病情可以得到缓解;然而,这种治疗效果可能是暂时的。丝状角膜病变在滴用 10%乙酰半胱氨酸[80] 或高渗(5%)盐水[81] 后偶尔可能有效(Ⅲ,IQ,DR)。与由于低氧引起的接触镜相关的角膜结膜炎不同,SLK 似乎是由于绷紧的上眼睑以及松弛的上方球结膜引起的。绷紧的眼睑随着每一次眨眼,长期将松弛的球结膜向下拖曳,覆盖在上方角膜上,产生慢性刺激和炎症。持续的症状可能需要手术治疗,比如烧灼(化学或灼热)来拉紧松弛的结膜,或者施行结膜切除术(Ⅲ,IQ,DR)。[82] 高达 65% 的 SLK 患者可能有潜在的甲状腺功能不全,他们中的许多人有相关的眼病。[83] 应当施行甲状腺功能检查来了解有无潜在的甲状腺功能异常(Ⅲ,IQ,DR)。[38,83] 由于 SLK 可以在几年期间内持续存在,并有加重,因此治疗和随诊的频率是根据患者的症状来确定的(Ⅲ,IQ,DR)。应当告诉患者这是一个慢性、复发性的状态,但很少会影响视力(Ⅲ,IQ,DR)。

角膜接触镜相关的角膜结膜炎

这种现象本质上是由角膜缘干细胞低氧引起的,产生点状上皮角膜炎、血管翳、新生血管、炎症、水肿以及最终产生上皮病变。在角膜接触镜相关的角膜结膜炎病例中,应当停止佩戴角膜接触镜 2 周或以上(Ⅲ,IQ,DR)。可给予短期(1~2 周)的眼局部滴用的糖皮质激素治疗,另外滴用更长时期的 0.05% 环孢素滴眼液(Ⅲ,IQ,DR)。如果与角膜缘干细胞缺乏相关,症状持续的时间更长,但是随着佩戴接触镜的减少,最终会痊愈。在随诊评估中,应当回顾接触镜适配、类型和镜片护理方法(即应用无防腐剂的镜片护理系统,日抛型角膜接触镜,高 D/k 比率的物质,减少接触镜佩戴时间)(Ⅲ,IQ,DR),以及考虑给予其他治疗(如佩戴眼镜或施行屈光手术)来替代接触镜,一旦这样处理,角膜结膜炎会得到缓解(Ⅲ,IQ,DR)。

眼睑松弛综合征

眼睑松弛综合征可以在睡觉时应用胶带轻拉闭合眼睑或佩戴一个保护罩而得到暂时缓解(Ⅲ,IQ,DR)。[84,85] 润滑剂对于轻度病例有帮助(Ⅲ,IQ,DR)。明确有效的治疗主要是手术,例如上眼睑全厚层的水平缩短,以防止上睑的翻转(Ⅲ,IQ,DR)。[86] 根据患者的临床进程决定随诊(Ⅲ,IQ,DR)。已明确眼睑松弛综合征与圆锥角膜、二尖瓣脱垂(MVP)、睡眠呼吸暂停有关,[87,88] 应当考虑转诊进行进一步评估(Ⅲ,IQ,DR)。[89]

巨大穹隆部综合征

虽然其他的微生物有可能存在,但是培养表明金黄色葡萄球菌是阳性的。许多患者伴发鼻泪道阻塞和慢性泪囊炎,这些需要进行手术治疗来解决(Ⅲ,IQ,DR)。对于细菌性结膜炎的常规病例采用抗生素治疗,一般只能获得暂时的好转(Ⅲ,IQ,DR)。推荐的治疗策略包括延长使用全身抗葡萄球菌的抗生素治疗(Ⅲ,IQ,DR),加强滴用抗生素和糖皮质激素滴眼液(Ⅲ,IQ,DR)。新近,提倡采用抗生素和糖皮质激素睑板上部位注射(Ⅲ,IQ,DR),并用络合磺溶液冲洗和擦洗穹隆部。考虑到人群中耐甲氧西林的金黄色葡萄球菌(MRSA)发生频率增加,在开始治疗前进行细菌培养有助于指导选择合适的抗生素(Ⅲ,IQ,DR)。另外,手术矫正上睑下垂也是有帮助的(Ⅲ,IQ,DR)。

睫虱病(耻阴虱)

应用宝石(Jeweler)镊可以从眼睑和睑毛机械地去除成虱和幼虱(虱卵)(Ⅲ,IQ,DR)。黏附虱卵的睫毛需要拔除(Ⅲ,IQ,DR)。每日涂用刺激性小的眼膏(如凡士林、红霉素、杆菌肽)2 ~ 3 次,连用 10 日,可以使成虱和虱卵窒息(Ⅲ,IQ,DR)。良好的依从性对于根除睫虱是重要的。应当劝告患者和其密切接触者在非眼部区域应用抗虱润肤膏和洗发水,彻底地洗净和干燥衣物和床上用品(将烘干机的温度调最高,持续 30 分钟)(Ⅲ,GQ,SR)。应当告知患者及其性接触者患有伴随疾病的可能性,并适当地转诊(Ⅲ,GQ,SR)。在儿童有这种情况时应当考虑性虐待的可能(Ⅲ,IQ,DR)。在密切接触的情况下(如在学校期间),睫虱病可以从一个孩子传给另一个孩子。

药源性角膜结膜炎

中断使用引起药源性角膜结膜炎的药物可以在数周到数月内使病情缓解(Ⅲ,IQ,DR)。如果结膜或眼睑有严重的炎症,就需要短期滴用糖皮质激素(Ⅲ,IQ,DR)。滴用不含防腐剂的人工泪液可能有益(Ⅲ,

IQ,DR)。临床医师应当寻找上皮下纤维化的情况(*Ⅲ,IQ,DR*)(详细情况参考"眼黏膜类天疱疮性结膜炎"分节)。

近来的研究表明在长期滴用青光眼药物后产生结膜瘢痕变化。重要的是,尽管停用药物,但是这一过程还可能继续发展。

腺病毒性结膜炎

在成人人群中,大多数急性、感染性结膜炎是病毒性的,是自限的;这些病例不需要进行抗病毒治疗(*Ⅲ,IQ,DR*)。患有腺病毒性结膜炎的患者需要了解这种情况是具有高度传染性的,应当告知他们采取适当的措施来减少疾病传播到对侧眼和他人的危险(*Ⅲ,GQ,SR*)。[7] 由于这种疾病可以传染给家庭或教室内多个成员,因此这种感染常常称之为流行性角膜结膜炎。

对于腺病毒感染没有特效的治疗,但是人工泪液、眼部滴用抗组胺药物或冷敷可以用来减轻症状(*Ⅲ,IQ,DR*)。没有恰当的证据支持应用可用的抗病毒药物治疗腺病毒性结膜炎(*Ⅲ,IQ,DR*)。

眼部滴用糖皮质激素对于减轻症状是有用的,对于具有严重的明显球结膜水肿和眼睑水肿、上皮脱落或膜性结膜炎的腺病毒性角膜炎病例可以减少角膜瘢痕形成(*Ⅲ,IQ,DR*)。对于正在接受糖皮质激素治疗的腺病毒性结膜炎患者,一定要进行密切随诊(*Ⅲ,IQ,DR*)。在腺病毒性结膜炎的动物模型中,滴用糖皮质激素药物可以导致病毒消失的时间延长。[90] 应当告知使用局部糖皮质激素治疗的患者,在症状缓解后的 2 周内仍要继续注意防止病毒传播(*Ⅲ,IQ,DR*)。对于膜性结膜炎患者,可以考虑清除残膜,以便防止角膜上皮擦伤或永久性瘢痕改变(缩小结膜囊)(*Ⅲ,IQ,DR*)。

有角膜上皮溃疡或膜性结膜炎的重症患者应当在 1 周后复查(*Ⅲ,IQ,DR*)。长期滴用糖皮质激素的患者应当定期监测眼压,并在散大瞳孔后评估有无青光眼和白内障(*Ⅲ,IQ,DR*)。一旦炎症得到控制,滴用的糖皮质激素应当逐渐减量(*Ⅲ,IQ,DR*)。

对于没有滴用糖皮质激素的患者,如果在 2~3 周后继续发生眼红、疼痛或视力下降等症状,应当回来复诊。复诊要包括询问随诊间期内病史、视力测量和裂隙灯活体显微镜检查(*Ⅲ,IQ,DR*)。

在随诊期间,应当评估患者有无角膜上皮下浸润,这种情况典型地发生于结膜炎发病后 1 周或更长的时间(*Ⅲ,IQ,DR*)。根据疾病的严重程度的不同,上皮下浸润的治疗也有很大差别。在轻型的病例中,进行观察就足够了(*Ⅲ,IQ,DR*)。在有视物模糊、畏光和视力下降的病例中,要考虑滴用最小有效剂量的糖皮质激素(*Ⅲ,IQ,DR*)。

对于正在滴用糖皮质激素的患者,应当将用药量缓慢地降低到最小有效剂量(*Ⅲ,IQ,DR*)。眼部穿透性差的糖皮质激素,包括氟美龙,或位点特应性的糖皮质激素,如瑞美松龙(rimexolone)和氯替泼诺(loteprednol),引起眼压升高和白内障的作用较弱。起初应当每隔 4~8 周随诊一次,以后至少每 3 个月随诊一次。随诊的内容包括询问随诊间期的病史、测量视力和眼压、裂隙灯活体显微镜检查(*Ⅲ,IQ,DR*)。已有报道,有腺病毒感染病史的患者接受 PRK 或 LASIK 后,可以出现反复的上皮下浸润。[91,92]

单纯疱疹病毒性(HSV)结膜炎

推荐采用眼部滴用和(或)口服抗病毒药物来治疗 HSV 结膜炎,以防止角膜感染(*Ⅰ++,GQ,SR*)。可能的选择包括眼部涂用 0.15% 更昔洛韦凝胶,每日 3~5 次;[91-96] 1% 三氟腺苷滴眼液,每日 5~8 次;或者口服阿昔洛韦 200~400mg,每日 5 次。[97] 也可以口服伐昔洛韦(valacyclovir,500mg,每日 2 次或 3 次)和泛昔洛韦(famciclovir,250mg,每日 2 次)。[98,99] 如果滴用三氟腺苷滴眼液超过 2 周,不可避免地会产生毒性反应(*Ⅲ,IQ,DR*)。局部应用更昔洛韦的毒性作用较小。滴用糖皮质激素可以潜在地加重单纯疱疹病毒感染,应当避免使用(*Ⅲ,IQ,DR*)。治疗 1 周内患者应当随诊,包括询问随诊间期内病史、视力检查和裂隙灯活体显微镜检查(*Ⅲ,IQ,DR*)。由于新生儿的全身性单纯疱疹病毒感染可能危及生命,所以需要尽快地咨询儿科医生或初级保健医生(*Ⅲ,IQ,DR*)。[100]

水痘-带状疱疹病毒(VZV)结膜炎

患有水痘的儿童可能会发生结膜炎,其性质上通常是乳头改变,[101] 有时与眼睑溃疡和(或)角膜缘或结膜囊泡相关。由于这些囊泡在愈合之前会发生坏死,因此许多临床医师采取滴用抗生素滴眼液来预防继发性感染。因继发性细菌性感染所致的严重结膜瘢痕甚至会导致瘢痕性睑外翻(*Ⅲ,IQ,DR*)。[101] 在治疗 VZV 结膜炎中,滴用抗病毒滴眼液并没有显示出有所帮助(III,IQ,DR)。在少见的病例中,可以发生树枝状或基质性角膜炎。VZV 结膜炎复发病例一般也是乳头状改变,但是也可以是假膜状或囊泡状的。[102] 水痘-带状疱疹病毒性结膜炎也与其他形式的眼内病变相关联,包括虹膜炎、节段状虹膜萎缩和继发性青光眼。[103] 当对免疫功能似乎是正常的患者进行治疗时,推荐口服抗病毒药,如阿昔洛韦 800mg,每日 5 次,连续 7 日,或伐昔洛韦 1000mg,每 8 小时 1 次,连续 7 日,或泛昔洛韦 500mg,每日 3 次,连续 7 日(III,IQ,DR)。免疫受累的患者可能需要更为积极的治疗(III,IQ,DR)。对于肾清除率受损的患者,应当要谨慎用药(III,IQ,DR)。晚期的后遗症包括神经营养性角膜炎的干眼和角膜知觉缺失。[100]

传染性软疣

因传染性软疣而发生结膜炎和角膜炎是由于眼睑病变区的病毒脱落散布至眼球表面所致。软疣的病变可以自发缓解,但是也可以持续数月或数年。对于有症状的患者一般采用去除病变灶的治疗方法(III,IQ,DR)。治疗的选择包括切开和刮除(充分地操作,直至引起出血)、单纯切开、切除、烧灼和冷冻(III,IQ,DR)。在原发病灶清除后一般还需要几周结膜炎才能缓解。在成人中,如果发生大的、多发的软疣而结膜感染相对轻,往往提示其免疫功能低下。[104] 除非结膜炎持续存在,否则通常不必进行随诊(III,IQ,DR)。

细菌性结膜炎

轻症细菌性结膜炎通常是自限性的,在免疫系统正常的成人中不需要特异性治疗就可以自发缓解(I+,GQ,SR)。[105] 在 2~5 日的治疗中,滴用抗菌药物与应用安慰剂相比,临床的改善与微生物的消退都发生得较早(I+,GQ,SR)。[105] 这些优势持续 6~10 日,但是随着时间的延长,抗生素与安慰剂相比所具有的优势减少。[105] 抗生素的选择一般是根据经验用药。因为应用广谱抗生素滴眼 5~7 日通常是有效的,因此可以选择使用最方便和费用最低的药物(III,IQ,DR)。没有临床证据提示任何特殊的抗生素会有更好的作用。

重症细菌性结膜炎的特征是有大量脓性分泌物、疼痛和明显的眼部炎症。如果有可能是淋病奈瑟菌感染,应当进行结膜培养和涂片后进行革兰染色(III,IQ,DR)。在这些病例中,可以根据实验室检查结果来指导抗菌药物的选择(III,IQ,DR)。从细菌性结膜炎的患者中,已越来越多地分离出耐甲氧西林的金黄色葡萄球菌(MRSA)。[106,107] 已经发现在养老院中带有 MRSA 菌群的居民增加,[108] 社区获得性 MRSA 感染也在增加。[109] 耐甲氧西林的金黄色葡萄球菌病原体对许多市售的可以买得到的抗生素滴眼液是耐药的。[106,107,110] 对于淋病奈瑟菌和沙眼衣原体感染引起的结膜炎,采用全身抗生素疗法来治疗是必需的(III,IQ,DR)(见表 5)。[18] 虽然眼局部治疗对其是不必要的,但是还会常常应用(III,IQ,DR)。在淋病奈瑟菌性结膜炎中,盐水冲洗可以增加患者的舒适感,并加速炎症缓解(III,IQ,DR)。如果累及角膜,患者也需要使用局部药物治疗细菌性角膜炎(II++,GQ,SR)(见细菌性角膜炎的眼科临床指南[111])。应当告知患者及其性接触者有交叉传染的可能,并予以适当地转诊和指导(III,GQ,SR)。当儿童中发生这种情况时,要考虑到性滥交的可能(III,IQ,DR)。

淋球菌性结膜炎的患者每日都必须复查,直到结膜炎缓解(III,IQ,DR)。每次随诊检查中,询问随诊间期病史、检查视力和裂隙灯检查都是必须施行的(III,IQ,DR)。 对于其他类型的细菌性结膜炎,如果病情没有好转,患者需要每 3~4 天复查一次(III,IQ,DR)。在做出是淋球菌引起的结论之前,作为致病菌的脑膜炎球菌应当根除。

一项流行病学研究发现在低出生体重和(或)低胎龄的新生儿加强病房内,患有结膜炎的新生儿中革兰阴性结膜炎的发生率增加,常常是对庆大霉素耐药的。[112]

衣原体性结膜炎

表 5 中包含了推荐治疗衣原体性结膜炎的方法。因为超过 50% 患有衣原体结膜炎的婴儿也可能在其他部位同时存在感染,例如鼻腔、泌尿道或肺部,所以需要全身治疗(III,IQ,DR)。[18] 对于症状和体征高度提示为衣原体感染(如持续数周的滤泡性结膜炎)的患者可以考虑给予经验性抗生素治疗(III,IQ,DR)。没有资料支持在使用全身治疗的同时要附加局部治疗(III,IQ,DR)。因为治疗失败的发生率高达 19%,[24] 患者应当在治疗后再次进行评估(III,GQ,SR)。随诊检查的内容包括询问随诊间期的病史、检查视力和裂隙灯活体显微镜检查(III,IQ,DR)。成人结膜炎通常全身治疗有效,患者的性接触者也要同时接受治疗(III,

IQ,DR)。需要告知患者及其性接触者有传染的可能,并进行相应的指导和转诊(Ⅲ,GQ,SR)。 当儿童中发生这种情况时,要考虑到性滥交的可能(Ⅲ,GQ,SR)。

表 5　淋病奈瑟菌和衣原体性结膜炎的全身抗生素治疗法

原因	药物的选择	剂量
成人		
淋病奈瑟菌 *	头孢曲松钠 † 和	250mg,肌内注射,单次剂量
	阿奇霉素 或	1g,口服,单次剂量
	多西环素	100mg,口服,每日 2 次,连续 7 日
	对头孢菌素过敏的患者,考虑下列用药:阿奇霉素 ‡	2g,口服,单次剂量
衣原体 ∥	阿奇霉素 或	1g,口服,单次剂量
	多西环素	100mg,口服,每日 2 次,连续 7 日
儿童 §（<18 岁）		
淋病奈瑟菌		
儿童体重 <45kg	头孢曲松钠 或	125mg,肌内注射,单次剂量
	大观霉素 ¶	40mg/kg（最大剂量 2g），肌内注射,单次剂量
儿童体重≥45kg	和成人治疗方法相同	
衣原体		
儿童体重 <45kg	红霉素碱或琥乙红霉素	50mg/(kg·d),口服,每日分成 4 次服用,连用 14 日
儿童体重≥45kg, 但年龄 <8 岁	阿奇霉素	1g,口服,单次剂量
年龄≥8 岁	阿奇霉素 或	1g,口服,单次剂量
	多西环素	100mg,口服,每日 2 次,连续 7 日
新生儿		
淋病奈瑟菌引起的新生儿眼炎	头孢曲松钠	25~50mg/kg 静脉注射或肌内注射,单次剂量,不能超过 125mg
衣原体	红霉素碱或琥乙红霉素	50mg/(kg·d),口服,每日分成 4 次服用,连用 14 日 **

注:娠妇不能使用多西环素、喹诺酮或四环素等药物。妊娠期间推荐使用红霉素或阿莫西林来治疗衣原体感染

资料来源于:

Centers for Disease Control and Prevention. Sexually transmitted diseases treatment guidelines,2010. MMWR Morb Mortal Wkly Rep 2010;59（No. RR-12）:44-55.

Update in:Centers for Disease Control and Prevention. Update to CDC's Sexually transmitted diseases treatment guidelines,2010. Oral cephalosporins no longer a recommended treatment for gonococcal infections. MMWR Morb Mortal Wkly Rep 2012;61（No. 31）:590-4.

* 因为感染淋病奈瑟菌的患者往往同时有沙眼衣原体的感染,疾病控制和预防中心（CDC）现在推荐患者在治疗淋病奈瑟菌感染时也应当要常规地应用对非并发的生殖器沙眼衣原体感染的有效的药物。

† 如果不能获得头孢曲松钠,可用头孢克肟,一次剂量 400mg,或多西环素,100mg,口服,连用 7 日。考虑对感染眼以盐水进行冲洗,每日 1 次。

‡ 单次剂量 2g 的阿奇霉素可以有效地治疗非并发的淋病奈瑟菌感染,但是因为出于对快速出现的耐药性的关注,CDC 不推荐广泛地应用阿奇霉素。因为在对头孢菌素严重过敏的患者中治疗淋病奈瑟菌感染的替代治疗的资料是有限的,治疗这些患者的医疗提供者应当咨询感染病专家。

§CDC 建议劝告所有患有衣原体或淋病奈瑟菌感染的妇女在治疗后的 3 个月内接受随诊。

∥性滥交是导致青春期前儿童感染的一个原因。应该进行标准的培养来诊断儿童的沙眼衣原体或淋病奈瑟菌感染。

¶ 在美国没有大观霉素供给,CDC 有关获得大观霉素的最新信息见网站 http://www.cdc.gov/std/treatment。

** 有报道年龄小于 6 周的婴儿口服红霉素与发生婴儿肥大型幽门狭窄有关。因此,婴儿使用红霉素治疗需要随诊婴儿肥大型幽门狭窄的症状和体征。

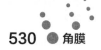
眼黏膜类天疱疮性结膜炎

这种情况是一种针对结膜基底膜的进行性免疫介导的过程。早期症状可以是非特异性有关眼表的主诉,如眼红、异物感、眼干、流泪、分泌物等。早期体征是轻度结膜充血、角膜和结膜着染、睑结膜花边样瘢痕或瘢痕性改变,特别是在上眼睑。当病情进展时,炎症可以加重,主诉持续和恶化。在疾病的较晚期,可以出现睑球粘连、结膜囊缩窄和进行性结膜瘢痕。作为结膜瘢痕的结果,可以发生睑内翻、倒睫和获得性双行睫,引起角膜外伤,最终导致瘢痕形成。一般情况下,老年妇女的发病危险增加。代表性的诊断采取排除法,结膜活检进行免疫病理学检查可以证实诊断(Ⅲ,IQ,DR)。如果患者正在应用与药源性黏膜类疱疮相关的药物,应当考虑眼黏膜类天疱疮结膜炎(OMMP),应当尝试试验性地停用这些药物(Ⅲ,IQ,DR)。这些药物包括肾上腺素、青光眼药物,特别是缩瞳剂。

因为 OMMP 是一种慢性、进行性的疾病,具有结膜下纤维化的特征,其活动性时而静止、时而加重,所以很难准确地判断治疗的效果。结膜的分级系统和照片可以有效地帮助评价疾病的进展(Ⅲ,IQ,DR)。[34,113] 虽然滴用糖皮质激素治疗有助于控制急性结膜炎症,但是通常需要全身的免疫抑制剂治疗,以阻止炎症和结膜瘢痕的发展(Ⅲ,IQ,DR)。[114] 在治疗开始时需要考虑到疾病进展的速率、患者年龄和一般状况以及潜在的免疫抑制剂治疗的并发症,并和患者进行讨论(Ⅲ,IQ,DR)。全身糖皮质激素治疗可以在开始时控制炎症,但是如果其他免疫抑制剂的治疗有效,应当将其停止使用,以避免长期使用糖皮质激素的并发症(Ⅲ,GQ,SR)。对于轻度和缓慢进展的疾病可以使用麦考酚酯、氨苯砜、硫唑嘌呤或甲氨蝶呤治疗(Ⅲ,IQ,DR)。[114-116]

如果考虑应用氨苯砜,在 6- 磷酸葡糖脱氢酶缺乏患者中应当小心(Ⅰ-,MQ,DR)。[117] 对于炎症严重或者对其他药物治疗不敏感的炎症患者,应当考虑应用环磷酰胺(Ⅲ,IQ,DR)。[114,118] 这些治疗可以单独使用,也可以联合使用(Ⅲ,IQ,DR)。通常,需要具有免疫抑制剂治疗经验的内科医师对治疗进行指导和监督,以避免和控制治疗的副作用(Ⅲ,IQ,DR)。[119,120] 其他不常用但可能有效的治疗措施和辅助治疗有:口服四环素和烟酰胺(Ⅲ,IQ,DR),[121] 柳氮磺胺吡啶(Ⅲ,IQ,DR),[122] 静脉用的免疫球蛋白(Ⅲ,IQ,DR)。[123] 患者合并的干眼、倒睫,双行睫和睑内翻也需要治疗(Ⅲ,IQ,DR)。如果患者不是严重的干眼,并且炎症已经控制良好,有结膜穹隆部缩窄的患者可应用黏膜或羊膜移植进行穹隆部重建手术(Ⅲ,IQ,DR)。对于已有角膜盲的晚期患者,人工角膜手术有可能增进视力(Ⅱ-,IQ,DR)。[124]

根据疾病的严重程度、病因和治疗来确定随诊的时间和频率(Ⅲ,IQ,DR)。随诊应当包括询问随诊间期的病史、检查视力和裂隙灯活体显微镜检查,并记录角膜和结膜的改变,以监测疾病进展(Ⅲ,IQ,DR)。眼部治疗如白内障手术可能会加重病情(Ⅲ,IQ,DR)。对于这类患者必须进行围术期的免疫抑制剂治疗和术后密切的随诊(Ⅲ,IQ,DR)。[118]

移植物抗宿主病(GVHD)

多器官系统性 GVHD 患者需要全身免疫抑制治疗。全身性糖皮质激素是起始治疗的主要用药,常常与环孢素或他克莫司联合应用。在糖皮质激素治疗效果不好的 GVHD 患者中,已经研究了一些治疗方法,包括环磷酰胺、T 细胞调节剂和光泳法(photopheresis),依据病变累及的组织和疾病严重程度,而获得了不同程度的成功。

对于眼部 GVHD,在治疗相当常见的伴有继发性干燥性角结膜炎的患者中,积极地应用润滑剂和泪小点栓塞是特别有用的(Ⅲ,IQ,DR)。在治疗结膜充血和瘢痕时,滴用糖皮质激素滴眼液可能会有一些作用(Ⅲ,IQ,DR)。[125] 可以滴用环孢素或自体血清来治疗与 GVHD 相关的干眼综合征(Ⅱ-,IQ,DR)。[126-128] 滴用糖皮质激素和环孢素常规地用于治疗活动性 GVHD,包括急性和慢性两者。[129] 滴用糖皮质激素和环孢素治疗潜在的炎症过程有助于减少导致干眼的结膜损伤。在更严重的病例中,手术切除假膜组织相对于保守治疗而言更受提倡(Ⅲ,IQ,DR)。[130] 眼部 GVHD 的其他继发性眼部并发症,如瘢痕性眼睑异位、SLK 或角膜缘干细胞衰竭,应当根据每种情况进行治疗(Ⅲ,IQ,DR)。对于这些患者中视力的矫正和解除干眼症状,应用巩膜镜是有帮助的(Ⅲ,IQ,DR),虽然这些治疗是昂贵的。

皮脂腺癌

当需要通过眼睑活检确定皮脂腺癌的诊断时,就表明需要进行局部切除(Ⅲ,IQ,DR)。手术应当由治疗眼睑肿瘤方面有经验的手术医师来施行,当术后可能残存变形性骨炎样成分时,需要进行辅助治疗(Ⅲ,IQ,DR)。

眼表鳞状新生物

当通过活检确定眼表鳞状新生物的诊断时,治疗可以包括局部切除,并进行或不进行化疗(Ⅲ,IQ,DR)。另外,一些研究已经指出单独的局部化疗可以完全消退恶性新生物(Ⅲ,IQ,DR)。理想的治疗方法仍在争论中,因此处理这样的病例应当由有经验的专家来进行(Ⅲ,IQ,DR)。[131]眼前节光相干断层扫描可能有利于随诊眼表鳞状新生物的患者(Ⅲ,IQ,DR)。

医疗提供者和场所

因为结膜炎是病因和治疗具有多样性的一种疾病谱,进行理想的诊断和处理需要医生具有广泛的医学知识和经验。一些类型的结膜炎与全身疾病相关,需要全身用药治疗。

由非眼科医师的健康保健提供者评估的结膜炎患者如果出现下列任何情况,需要尽快地转诊给眼科医师:

- 视力下降(Ⅲ,IQ,DR)
- 中度或严重的疼痛(Ⅲ,IQ,DR)
- 严重的、脓性分泌物(Ⅲ,IQ,DR)
- 累及角膜(Ⅲ,IQ,DR)
- 结膜瘢痕形成(Ⅲ,IQ,DR)
- 对治疗无反应(Ⅲ,IQ,DR)
- 反复发作(Ⅲ,IQ,DR)
- 有 HSV 眼病的病史(Ⅲ,IQ,DR)
- 有免疫低下的病史(Ⅲ,IQ,DR)

大多数结膜炎患者经过门诊治疗都有效(Ⅲ,IQ,DR)。当严重的淋病奈瑟菌性结膜炎需要行肠胃外治疗时,可能需要住院治疗;新生儿结膜炎必须住院治疗(Ⅲ,IQ,DR)。

咨询／转诊

各种类型的传染性结膜炎都需要进行咨询,以尽量减少或阻止疾病在社区里传播(Ⅲ,IQ,DR)。传播途径包括眼-手接触、性接触、使用被污染的滴眼液,以及暴露于空气中的病原体。对于减少病毒感染的传播来说,洗手是重要的(Ⅲ,GQ,SR)。返校学习和上班工作决定于患者的年龄、职业以及结膜炎的类型和严重程度(Ⅲ,IQ,DR)。

当结膜炎伴有性传播疾病时,为了尽量减少疾病的复发和传播,同时对其性伴侣进行治疗是必要的(Ⅲ,GQ,SR)。应当将患者及其性伴侣转诊给合适的医学专家(Ⅲ,GQ,SR)。儿童中发生性传播性眼病时,医师应当对可能存在的虐待儿童的行为保持警惕(Ⅲ,GQ,SR)。在很多州,必须将性传播疾病和可疑的虐待儿童行为报告给当地的健康部门或其他政府机构。

对于因淋病奈瑟菌、衣原体和单纯疱疹病毒引起的新生儿眼炎,应当将婴儿转诊给合适的儿科专家(Ⅲ,GQ,SR)。对于需要全身系统治疗的婴儿最好与儿科医生联合进行治疗(Ⅲ,IQ,DR)。

当结膜炎可能是全身疾病特征的一个表现时,应当将患者转诊给合适的医学专家进行评估(Ⅲ,GQ,SR)。

社会经济学考虑

过敏性结膜炎

结膜炎在世界范围内都是很常见的,就疾病的严重程度和潜在的病因来说,它有一个很宽的谱。已经有多个研究来检查过敏性结膜炎如何引起生活质量的下降[132~135]和增加经济费用。[133,135~137] 所说的费用不仅仅指直接的费用,如看医师的费用和药物的费用,也包括间接费用如耽误工作和上学的天数,工作时减少的工作能力。一项对欧洲四个国家进行的过敏性鼻炎的观察性横断面研究表明,不管鼻部症状的严重程度,当有眼部症状时就会降低生活质量,减少工作能力,增加资源的利用。[133] 另一项在葡萄牙 16 个眼科中进行的横断面研究了解诊断为过敏性结膜炎患者的情况。这一研究发现 59% 的患者终年有症状,46% 的患者在急性发作期间生活质量明显受损。[134] 在儿童中慢性过敏性鼻炎 / 结膜炎也是常见的。[136] 在有鼻部和眼部症状的学生中,报告有日常活动受到中度至重度干扰,至少缺课 1 天,去看健康保健人员以及使用治疗鼻炎药物的比例分别为 42%、24%、36% 和 28%。在美国,直接和间接的费用估计为一年 60 亿美元。[137] 在西班牙、英国的牛津郡也发现季节性结膜炎患者的生活质量有相似的下降,经济费用不断增加。[138] 能够解除眼部症状的治疗选择对生活质量有良好的影响,可以减少与过敏性鼻炎相关的直接和间接的费用。[133]

春季角膜结膜炎(VKC)是一种较少见的过敏性结膜炎,但在儿童和年轻人中,以及在炎热、干燥的气候下较为常见。[139] 一项以人群为基础的病例对照试验在卢旺达 3049 名儿童中施行。它不但发现炎热气候和男性是疾病的危险因素,而且较高的社会经济状态也是一个危险因素。[139] 作者推论,城市地区与农村地区相比,可能存在着免疫和环境的机制,这样可以解释社会经济方面的发现,他们建议进一步研究是值得进行的。

细菌性结膜炎

细菌性结膜炎在经济方面的影响也有实质性意义。对 2002 年达特茅斯大学累及 698 名学生的单次肺炎球菌性结膜炎暴发进行了研究。[6] 虽然疾病的病程很短,也没有长期的眼部后遗症,但是估计费用,包括了看医师、培养、抗生素的费用范围为 66 468~120 583 美元。另一项研究应用了医学文献资料、已有的全国性资料和当前程序的术语代码(Current Procedural Terminology codes)[5] 来了解整个国家的情况。估计 2005 年共有细菌性结膜炎病例 400 万,治疗细菌性结膜炎患者的直接和间接费用为 5.89 亿美元。遗憾的是,没有获得有关因病不能工作或上学,以及未治疗的细菌性结膜炎所产生的经济影响的资料。

腺病毒性结膜炎

虽然腺病毒性结膜炎是常见的,常常会导致几天不能工作,而且可以导致疼痛和视力下降的角膜结膜炎,但是文献中没有发表过它对普通人群总的经济影响的研究。在一家长期的看护院内单次暴发了腺病毒性结膜炎,累及 41 名居住者,导致医院的费用为 29 527 元美元(医疗费 1085 美元,调查费用 8210 美元,预防费用 3048 美元,丧失工作能力的费用为 17 184 美元)。[140] 如果这样的暴发可以避免,预防感染控制措施是很有成本 - 效益的。对每一例都进行床旁检测腺病毒。当没有快速试验时每例腺病毒性结膜炎的费用是 111.56 美元(包括不必要的抗生素治疗的费用),而有快速试验时则为 40.25 美元,意味着每一例节省费用 71.31 美元。[141] 如果这些费用外推到整个美国人群,估计可以节省 4.30 亿美元的不必要的费用,可以避免 100 万人使用不必要的抗生素治疗。

附录 1　眼保健服务质量的核心标准

> *提供高质量的保健服务,*
> *是医师的最高道德责任,*
> *也是公众信任医师的基础。*
> *美国医学会理事会,1986 年*

　　所提供的高质量眼保健服务的方式和技术应当与患者的最大利益相一致。下述的讨论将说明这种保健服务的核心成分。

　　眼科医师首先是医师。正因为如此,眼科医师显示出对每个人的同情和关心,并能够应用医学科学和高超的医疗技术来帮助患者减轻焦虑和病痛。眼科医师通过接受培训和继续教育不断地努力发展和维持最可行的技术来满足患者的需要。眼科医师根据患者的需求来评估他们的技术和医学知识,并且依此来做出相应的反应。眼科医师也保证有需求的患者直接获得必要的保健服务,或者将患者转诊到能够提供这种服务的恰当的人和设施那里,他们支持促进健康以及预防疾病和伤残的活动。

　　眼科医师认识到疾病将患者置于不利的依赖状态。眼科医师尊重他们的患者的尊严和气节,而不会利用患者的弱点。

　　高质量的眼保健服务具有许多属性,其中最显著的是以下几点:

◆ 高质量保健的本质是患者与医师之间富有意义的伙伴关系。眼科医师应当努力与他们的患者进行有效的交流,仔细地倾听患者的需求和担忧。反过来,眼科医师应当就患者疾病的需求和预后、适当的治疗措施来教育患者。这样可以保证在做出影响患者的处理和护理决定时,患者能够实质性参与(应当与患者特有的体力、智力和情绪状态相适应),使他们在实施他们同意的治疗计划时具有良好的主动性和依从性,从而帮助他们减少担心和忧虑。

◆ 眼科医师在选择和适时地采用恰当的诊断和治疗措施时,以及确定随诊检查的频率时,会根据患者情况的紧急与否和性质,以及患者的独特需要和愿望,来应用他们最好的判断做出决定。

◆ 眼科医师应当只是实施他们已经接受过恰当训练、有经验和有资格实施的操作,或者当有必要时,根据患者问题的紧急程度,以及其他替代的医疗提供者可利用和可及的状况,在其他人员的帮助下实施这些操作。

◆ 应保证患者能够连续地接触到所需要的和恰当的下述的眼保健服务。

　　◆ 眼科医师应当及时、恰当地治疗患者,而且他们本身也具有提供这种服务的能力。

　　◆ 手术的眼科医师应当具有对患者施行恰当的术前和术后处理的适当能力和准备。

　　◆ 当眼科医师不便或无法为他的患者服务时,他应当提供适当的替代的眼保健服务,并且要有适当的机制让患者知晓这种保健和方法,以便患者能够获得而加以利用。

　　◆ 眼科医师可以根据转诊是由于患者的需要,转诊是及时和恰当的措施,以及接受转诊的医师是有资格胜任,并具有可及性和可利用的基础上,将患者转诊给其他的眼科医师。

　　◆ 眼科医师可以就眼部和其他内科或外科的问题寻求适当的咨询和会诊。可以根据他们的技术、能力和可及性来推荐会诊者。他们必须尽可能地获得完整和准确的有关问题的资料,以便提供有效的建议或干预,并能做到恰当的和及时的回应。

　　◆ 眼科医师应当保持完整和准确的医疗记录。

　　◆ 在适当的请求下,眼科医师能够提供自己的完整和准确的患者病历。

　　◆ 眼科医师定期和有效地复习会诊和实验室检查的结果,并且采用适当的行动。

　　◆ 眼科医师和帮助其提供眼保健服务的人员应当具有证明他们身份和职业的证件。

　　◆ 对于那些治疗无效而又没有进一步治疗方法的患者,眼科医师应当提供适当的专业方面的支

持、康复咨询和社会服务机构,当有适当和可及的时机时,应当给予转诊。

◆ 在进行治疗和实施侵入性诊断试验之前,眼科医师通过收集相关的历史资料和施行相关的术前检查,来熟悉患者的情况。另外,他通过准确和诚实地提供有关诊断、治疗方法和替代治疗的性质、目的、危险、益处和成功的可有性,以及不进行治疗的危险和益处的相关信息,也能使患者对治疗的决定充分知情。

◆ 眼科医师应当谨慎地采用新技术(例如药物、装置、手术技术),要考虑到这些新技术与现有的替代治疗相比其价格是否合适,是否有潜在的益处,以及所显示出来的安全性和有效性。

◆ 眼科医师通过对照已确定的标准,来定期地复习和评估他个人的相关行为,以及恰当地改变他的医疗实践和技术,来提高他提供的眼保健的质量。

◆ 眼科医师应当利用恰当的职业渠道,通过与同行交流临床研究和医疗服务中所获得的知识来改进眼保健服务。这些包括向同行警示少见的病例,或未曾预料的并发症,以及与新药、新装置和新技术相关的问题。

◆ 眼科医师以恰当的人员和设备来处理需要立即关注的眼部和全身的可能并发症。

◆ 眼科医师也要提供经济上合理的眼保健服务,而且不与已经接受的质量标准相冲突。

修改:理事会

批准:理事会

1988 年 10 月 12 日

第二次印刷:1991 年 1 月

第三次印刷:2001 年 8 月

第四次印刷:2005 年 7 月

附录 2　疾病和相关健康问题编码的国际统计分类(ICO)

结膜炎包括在下列 ICD-9 和 ICD-10 分类的疾病中:

	ICD-9 CM	ICD-10 CM
结膜炎,由病毒引起的其他结膜病变	372.00-372.39	第一个指病毒或化合物等的编码 H0.011-H10.813 (在这一范围内大约有 65 个编码)
衣原体 和	077.0-077.99	A74.0,B30.0-B30.9
由淋病奈瑟菌引起的新生儿眼炎	098.40	A54.31

CM = 用于美国的临床修改;(–)= 1,右眼;2,左眼;3,双眼

ICD-10 编码的另外信息:

● 某些 ICD-10 CM 类别具有可适用的第七个字符。对于这一类别中的所有编码,或者如同在列表中标注所标明的那样,都需要适用的第七个字符。第七个字符必须总是位于资料域的第七个字符位。如果需要第七个字符的编码没有第六个编码,占位符 X 必须用来填充空的字符位。

● 对于双侧位,ICD-10 CM 编码的最后一位字符代表眼侧。如果没有提供双侧的编码,而发生的情况又是双侧的,则必须设计应用代表左侧和右侧两侧的分开编码。非特指的编码只用于没有其他的编码可利用时。

● 当诊断的编码特别表明眼侧时,不管发现其用于哪一个字节(如第 4 位字节、第 5 位字节或第 6 位

字节):
- 右眼总是为 1
- 左眼总是为 2
- 双侧眼总是为 3

附录 3 眼科临床指南(PPP)建议的分级

这里所用的分级报告了与包括在研究中支持每个建议相关的 SIGN 分级(I ++; I +; I -; II ++; II +; II -; III),GRADE 分级评估证据(GQ,IQ),GRADE 评估了证据的强度(SR,DR)。 这些分级的详细情况见分级的方法和关键部分的报告。

编译者已经将提出的分级情况插入文内相关部分。

附录 4 眼表染色

荧光素、孟加拉红或丽丝胺绿等染色剂可以用来评估眼表的状况(III,IQ,DR)。

荧光素可以在角膜和结膜上皮的细胞间连合裂开至足够程度的区域渗入到组织内而染色。[142] 可以应用盐水浸湿的荧光素纸条或 1%~2% 的荧光素钠溶液对泪膜染色。在滴入染色剂后,可以应用钴蓝滤过片在活体显微镜下检查眼球表面。在滴入染色剂后 1~2 分钟进行观察,染色就会更明显。如果通过黄色滤光片下观察,则染色会更加明显。在正常眼中可以观察到轻度的染色,在早晨可能更易看见。在干眼中,可以观察到在眼表暴露区有点状或斑片状的荧光素染色区,在角膜表面比结膜表面更容易看到。

孟加拉红可以对缺乏黏膜覆盖的眼表细胞和泪膜中的碎屑染色,[142] 在无赤光下观察可以更容易观察到。可以应用盐水浸湿的孟加拉红纸条或 1% 溶液来对泪膜染色(应当告知患者滴药后会刺激眼部)。用于浸湿纸条的盐水滴应当与纸条保持接触至少 1 分钟,以便获得适当的孟加拉红的浓度来对眼表染色。对于结膜的孟加拉红染色强度要比对角膜的染色高。

丽丝胺绿是一种与孟加拉红[141] 相似的染色剂,对眼部的刺激性可能较小。[143] 不建议应用这种染色剂来评估角膜上皮性疾病(III,IQ,DR)。

弥漫性角膜和结膜染色在病毒性角结膜炎和药源性疾病中会经常遇到。在葡萄球菌性睑缘炎、睑板腺功能障碍、眼睑闭合不全和眼表暴露的患者中,可以见到典型的下方角膜和球结膜的染色,而上方球结膜的染色典型地见于上方角膜缘角结膜炎。眼表暴露区(睑裂部)的角膜和球结膜的染色典型地见于水样泪液缺乏的患者。[144,145]

相关的学会资料

Basic and Clinical Science Course

 External Disease and Cornea(Section 8,2013-2014)

Focal Points

 Chronic Conjunctivitis,Part 1 and 2(2012)

Patients Education Brochures

 Conjunctivitis(2011)

Preferred Practice Pattern® Guidelines-Free download available at www.aao.org/ppp.

 Comprehensive Adult Medical Eye Evaluation(2010)

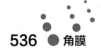

如果预订上述任何资料,请与美国眼科学会顾客服务部电话联系,号码:866.561.8558(美国境内)或 r415.561.8540 ,或上网站 http://www.aao.org/store 联系。

参考文献

1. Scottish Intercollegiate Guidelines Network. Annex B:key to evidence statements and grades of recommendations. In:SIGN 50:A Guideline Developer's Handbook. Available at:www.sign.ac.uk/guidelines/fulltext/50/annexb.html. Accessed October 2,2012

2. Guyatt GH,Oxman AD,Vist GE,et al. GRADE:an emerging consensus on rating quality of evidence and strength of recommendations. BMJ 2008;336:924-6.

3. GRADE Working Group. Organizations that have endorsed or that are using GRADE. Available at:www.gradeworkinggroup.org/society/index.htm. Accessed October 2,2012.

4. Chiang YP,Wang F,Javitt JC. Office visits to ophthalmologists and other physicians for eye care among the U.S. population,1990. Public Health Rep 1995;110:147-53.

5. Smith AF,Waycaster C. Estimate of the direct and indirect annual cost of bacterial conjunctivitis in the United States. BMC Ophthalmol 2009;9:13.

6. Zegans ME,Sanchez PA,Likosky DS,et al. Clinical features,outcomes,and costs of a conjunctivitis outbreak caused by the ST448 strain of Streptococcus pneumoniae. Cornea 2009;28:503-9.

7. Rutala WA,Weber DJ. Healthcare Infection Control Practices Advisory Committee (HICPAC). Guideline for disinfection and sterilization in healthcare facilities,2008. Atlanta,GA:Centers for Disease Control and Prevention;2008:18. Available at:www.cdc.gov/hicpac/pdf/guidelines/disinfection_Nov_2008.pdf. Accessed April 5,2013.

8. American Academy of Ophthalmology Cornea/External Disease Panel. Preferred Practice Pattern ® Guidelines. Blepharitis. San Francisco,CA:American Academy of Ophthalmology;2013. Available at:www.aao.org/ppp.

9. American Academy of Ophthalmology Cornea/External Disease Panel. Preferred Practice Pattern ® Guidelines. Dry Eye Syndrome. San Francisco,CA:American Academy of Ophthalmology;2013. Available at:www.aao.org/ppp.

10. Kraft J,Lieb W,Zeitler P,Schuster V. Ligneous conjunctivitis in a girl with severe type I plasminogen deficiency. Graefes Arch Clin Exp Ophthalmol 2000;238:797-800.

11. Watts P,Suresh P,Mezer E,et al. Effective treatment of ligneous conjunctivitis with topical plasminogen. Am J Ophthalmol 2002;133:451-5.

12. Stern GA. Chronic conjunctivitis,part 2. Focal Points:Clinical Modules for Ophthalmologists. Module 3. San Francisco,CA:American Academy of Ophthalmology;2012:3.

13. Turaka K,Penne RB,Rapuano CJ,et al. Giant fornix syndrome:a case series. Ophthal Plast Reconstr Surg 2012;28:4-6.

14. Hahn JM,Meisler DM,Lowder CY,et al. Cicatrizing conjunctivitis associated with paraneoplastic lichen planus. Am J Ophthalmol 2000;129:98-9.

15. Meyers SJ,Varley GA,Meisler DM,et al. Conjunctival involvement in paraneoplastic pemphigus. Am J Ophthalmol 1992;114:621-4.

16. Akpek EK,Polcharoen W,Chan R,Foster CS. Ocular surface neoplasia masquerading as chronic blepharoconjunctivitis. Cornea 1999;18:282-8.

17. Di Pascuale MA,Espana EM,Kawakita T,Tseng SC. Clinical characteristics of conjunctivochalasis with or without aqueous tear deficiency. Br J Ophthalmol 2004;88:388-92.

18. Rao N,McLean J,Zimmerman L. Sebaceous carcinoma of the eyelid and caruncle:correlation of clinicopathologic features with prognosis. In:Jakobiec F,ed. Ocular and Adnexal Tumors. Birmingham:Aesculapius;1978.

19. American Academy of Ophthalmology Preferred Practice Patterns Committee. Preferred Practice Pattern ® Guidelines. Comprehensive Adult Medical Eye Evaluation. San Francisco,CA:American Academy of Ophthalmology;2010. Available at:www.aao.org/ppp.

20. American Academy of Ophthalmology Pediatric Ophthalmology/Strabismus Panel. Preferred Practice Pattern ® Guidelines. Pediatric Eye Evaluations. San Francisco,CA:American Academy of Ophthalmology;2012. Available at:www.aao.org/ppp.

21. Paparello SF,Rickman LS,Mesbahi HN,et al. Epidemic keratoconjunctivitis at a U.S. military base:Republic of the Philippines. Mil Med 1991;156:256-9.

22. Tullo AB. Clinical and epidemiological features of adenovirus keratoconjunctivitis. Trans Ophthalmol Soc U K 1980;100:263-7.

23. Dawson CR,Hanna L,Togni B. Adenovirus type 8 infections in the United States. IV. Observations on the pathogenesis of lesions in severe eye disease. Arch Ophthalmol 1972;87:258-68.

24. Rapoza PA, Quinn TC, Kiessling LA, et al. Assessment of neonatal conjunctivitis with a direct immunofluorescent monoclonal antibody stain for Chlamydia. JAMA 1986;255:3369-73.

25. Sambursky R, Tauber S, Schirra F, et al. The RPS adeno detector for diagnosing adenoviral conjunctivitis. Ophthalmology 2006; 113:1758-64.

26. Sambursky R, Trattler W, Tauber S, et al. Sensitivity and specificity of the AdenoPlus test for diagnosing adenoviral conjunctivitis. JAMA Ophthalmol 2013;131:17-21.

27. Bialasiewicz AA, Jahn GJ. Evaluation of diagnostic tools for adult chlamydial keratoconjunctivitis. Ophthalmology 1987;94: 532-7.

28. Johnson RE, Newhall WJ, Papp JR, et al. Screening tests to detect Chlamydia trachomatis and Neisseria gonorrhoeae infections--2002. MMWR Recomm Rep 2002;51(No. RR-15):1-38;quiz CE1-4.

29. Stenberg K, Herrmann B, Dannevig L, et al. Culture, ELISA and immunofluorescence tests for the diagnosis of conjunctivitis caused by Chlamydia trachomatis in neonates and adults. Apmis 1990;98:514-20.

30. Kowalski RP, Uhrin M, Karenchak LM, et al. Evaluation of the polymerase chain reaction test for detecting chlamydial DNA in adult chlamydial conjunctivitis. Ophthalmology 1995;102:1016-9.

31. Kessler HH, Pierer K, Stuenzner D, et al. Rapid detection of Chlamydia trachomatis in conjunctival, pharyngeal, and urethral specimens with a new polymerase chain reaction assay. Sex Transm Dis 1994;21:191-5.

32. Hammerschlag MR, Roblin PM, Gelling M, et al. Use of polymerase chain reaction for the detection of Chlamydia trachomatis in ocular and nasopharyngeal specimens from infants with conjunctivitis. Pediatr Infect Dis J 1997;16:293-7.

33. Power WJ, Neves RA, Rodriguez A, et al. Increasing the diagnostic yield of conjunctival biopsy in patients with suspected ocular cicatricial pemphigoid. Ophthalmology 1995;102:1158-63.

34. Foster CS. Cicatricial pemphigoid. Trans Am Ophthalmol Soc 1986;84:527-663.

35. Gilberg S, Tse D. Malignant eyelid tumors. Ophthalmol Clin North Am 1992;5:261-85.

36. Kojima T, Matsumoto Y, Ibrahim OM, et al. In vivo evaluation of superior limbic keratoconjunctivitis using laser scanning confocal microscopy and conjunctival impression cytology. Invest Ophthalmol Vis Sci 2010;51:3986-92.

37. Wakamatsu TH, Okada N, Kojima T, et al. Evaluation of conjunctival inflammatory status by confocal scanning laser microscopy and conjunctival brush cytology in patients with atopic keratoconjunctivitis(AKC). Mol Vis 2009;15:1611-9.

38. Cher I. Clinical features of superior limbic keroconjunctivitis in Australia. A probable association with thyrotoxicosis. Arch Ophthalmol 1969;82:580-6.

39. Centers for Disease Control and Prevention. Sexually transmitted diseases treatment guidelines, 2010. MMWR Morb Mortal Wkly Rep 2010;59(No. RR-12):55.

40. Isenberg SJ, Apt L, Wood M. A controlled trial of povidone-iodine as prophylaxis against ophthalmia neonatorum. N Engl J Med 1995;332:562-6.

41. Isenberg SJ, Apt L, Yoshimori R, et al. Povidone-iodine for ophthalmia neonatorum prophylaxis. Am J Ophthalmol 1994;118: 701-6.

42. David M, Rumelt S, Weintraub Z. Efficacy comparison between povidone iodine 2.5% and tetracycline 1% in prevention of ophthalmia neonatorum. Ophthalmology 2011;118:1454-8.

43. Knopf HL, Hierholzer JC. Clinical and immunologic responses in patients with viral keratoconjunctivitis. Am J Ophthalmol 1975; 80:661-72.

44. Warren D, Nelson KE, Farrar JA, et al. A large outbreak of epidemic keratoconjunctivitis:problems in controlling nosocomial spread. J Infect Dis 1989;160:938-43.

45. Buehler JW, Finton RJ, Goodman RA, et al. Epidemic keratoconjunctivitis:report of an outbreak in an ophthalmology practice and recommendations for prevention. Infect Control 1984;5:390-4.

46. Reilly S, Dhillon BJ, Nkanza KM, et al. Adenovirus type 8 keratoconjunctivitis--an outbreak and its treatment with topical human fibroblast interferon. J Hyg(Lond)1986;96:557-75.

47. Koo D, Bouvier B, Wesley M, et al. Epidemic keratoconjunctivitis in a university medical center ophthalmology clinic;need for re-evaluation of the design and disinfection of instruments. Infect Control Hosp Epidemiol 1989;10:547-52.

48. American Academy of Ophthalmology. Information Statement. Infection Prevention in Eye Care Services and Operating Areas and Operating Rooms. San Francisco, CA:American Academy of Ophthalmology;2009. Available at:http://one.aao.org/guidelines-browse?filter=clinicalstatement. Accessed October 17, 2013.

49. Rutala WA, Peacock JE, Gergen MF, et al. Efficacy of hospital germicides against adenovirus 8, a common cause of epidemic keratoconjunctivitis in health care facilities. Antimicrob Agents Chemother 2006;50:1419-24.

50. Gordon YJ, Gordon RY, Romanowski E, Araullo-Cruz TP. Prolonged recovery of desiccated adenoviral serotypes 5, 8, and 19 from plastic and metal surfaces in vitro. Ophthalmology 1993;100:1835-9;discussion 1839-40.

51. Nauheim RC, Romanowski EG, Araullo-Cruz T, et al. Prolonged recoverability of desiccated adenovirus type 19 from various surfaces. Ophthalmology 1990;97:1450-3.

52. Craven ER, Butler SL, McCulley JP, Luby JP. Applanation tonometer tip sterilization for adenovirus type 8. Ophthalmology 1987; 94:1538-40.

53. Cillino S, Casuccio A, Giammanco GM, et al. Tonometers and infectious risk:myth or reality? Efficacy of different disinfection regimens on tonometer tips. Eye 2007;21:541-6.

54. Owen CG, Shah A, Henshaw K, et al. Topical treatments for seasonal allergic conjunctivitis:systematic review and meta-analysis of efficacy and effectiveness. Br J Gen Pract 2004;54:451-6.

55. New drugs for allergic conjunctivitis. Med Lett Drugs Ther 2000;42:39-40.

56. Abelson MB, Torkildsen GL, Williams JI, et al. Time to onset and duration of action of the antihistamine bepotastine besilate ophthalmic solutions 1.0% and 1.5% in allergic conjunctivitis:a phase III, single-center, prospective, randomized, double-masked, placebo-controlled, conjunctival allergen challenge assessment in adults and children. Clin Ther 2009;31:1908-21.

57. Borazan M, Karalezli A, Akova YA, et al. Efficacy of olopatadine HCI 0.1%, ketotifen fumarate 0.025%, epinastine HCI 0.05%, emedastine 0.05% and fluorometholone acetate 0.1% ophthalmic solutions for seasonal allergic conjunctivitis:a placebo-controlled environmental trial. Acta Ophthalmol 2009;87:549-54.

58. Figus M, Fogagnolo P, Lazzeri S, et al. Treatment of allergic conjunctivitis:results of a 1-month, single-masked randomized study. Eur J Ophthalmol 2010;20:811-8.

59. Fujishima H, Fukagawa K, Tanaka M, et al. The effect of a combined therapy with a histamine H1 antagonist and a chemical mediator release inhibitor on allergic conjunctivitis. Ophthalmologica 2008;222:232-9.

60. Macejko TT, Bergmann MT, Williams JI, et al. Multicenter clinical evaluation of bepotastine besilate ophthalmic solutions 1.0% and 1.5% to treat allergic conjunctivitis. Am J Ophthalmol 2010;150:122-7.

61. U.S. Food and Drug Administration Center for Drug Evaluation and Research. Allergan, Inc. Acular ® (ketorolac tromethamine ophthalmic solution), 0.5% sterile. NDA 19-700/S-023 & S024. 2004:6. Available at:www.accessdata.fda.gov/drugsatfda_docs/label/2005/19700S023, 024lbl.pdf. Accessed October 2, 2012.

62. Torkildsen GL, Williams JI, Gow JA, et al. Bepotastine besilate ophthalmic solution for the relief of nonocular symptoms provoked by conjunctival allergen challenge. Ann Allergy Asthma Immunol 2010;105:57-64.

63. Mantelli F, Santos MS, Petitti T, et al. Systematic review and meta-analysis of randomised clinical trials on topical treatments for vernal keratoconjunctivitis. Br J Ophthalmol 2007;91:1656-61.

64. Gupta V, Sahu PK. Topical cyclosporin A in the management of vernal keratoconjunctivitis. Eye 2001;15:39-41.

65. Hingorani M, Moodaley L, Calder VL, et al. A randomized, placebo-controlled trial of topical cyclosporin A in steroid-dependent atopic keratoconjunctivitis. Ophthalmology 1998;105:1715-20.

66. Avunduk AM, Avunduk MC, Erdol H, et al. Cyclosporine effects on clinical findings and impression cytology specimens in severe vernal keratoconjunctivitis. Ophthalmologica 2001;215:290-3.

67. Akpek EK, Dart JK, Watson S, et al. A randomized trial of topical cyclosporin 0.05% in topical steroid-resistant atopic keratoconjunctivitis. Ophthalmology 2004;111:476-82.

68. Ebihara N, Ohashi Y, Uchio E, et al. A large prospective observational study of novel cyclosporine 0.1% aqueous ophthalmic solution in the treatment of severe allergic conjunctivitis. J Ocul Pharmacol Ther 2009;25:365-72.

69. Holsclaw DS, Whitcher JP, Wong IG, Margolis TP. Supratarsal injection of corticosteroid in the treatment of refractory vernal keratoconjunctivitis. Am J Ophthalmol 1996;121:243-9.

70. Rikkers SM, Holland GN, Drayton GE, et al. Topical tacrolimus treatment of atopic eyelid disease. Am J Ophthalmol 2003;135:297-302.

71. Meurer M, Lubbe J, Kapp A, Schneider D. The role of pimecrolimus cream 1% (Elidel) in managing adult atopic eczema. Dermatology 2007;215 Suppl 1:18-26.

72. Eichenfield LF, Thaci D, de Prost Y, et al. Clinical management of atopic eczema with pimecrolimus cream 1% (Elidel) in paediatric patients. Dermatology 2007;215 Suppl 1:3-17.

73. Miyazaki D, Tominaga T, Kakimaru-Hasegawa A, et al. Therapeutic effects of tacrolimus ointment for refractory ocular surface inflammatory diseases. Ophthalmology 2008;115:988-92.

74. Ohashi Y, Ebihara N, Fujishima H, et al. A randomized, placebo-controlled clinical trial of tacrolimus ophthalmic suspension 0.1% in severe allergic conjunctivitis. J Ocul Pharmacol Ther 2010;26:165-74.

75. McNeill AM, Koo JY. "Unknown Risks" of non-steroid topical medications for atopic dermatitis. Int J Dermatol 2007;46:656-8.

76. Ormerod AD. Topical tacrolimus and pimecrolimus and the risk of cancer:how much cause for concern? Br J Dermatol 2005; 153:701-5.

77. American Academy of Ophthalmology Cornea/External Disease Panel. Preferred Practice Pattern ® Guidelines. Corneal Ectasia.

San Francisco,CA:American Academy of Ophthalmology;2013. Available at:www.aao.org/ppp.

78. Khurana S,Sharma N,Agarwal T,et al. Comparison of olopatadine and fluorometholone in contact lens-induced papillary conjunctivitis. Eye Contact Lens 2010;36:210-4.

79. Perry HD,Doshi-Carnevale S,Donnenfeld ED,Kornstein HS. Topical cyclosporine A 0.5% as a possible new treatment for superior limbic keratoconjunctivitis. Ophthalmology 2003;110:1578-81.

80. American Academy of Ophthalmology Basic and Clinical Science Course Subcommittee. Basic and Clinical Science Course. External Disease and Cornea:Section 8,2013-2014. San Francisco,CA:American Academy of Ophthalmology;2013:51-3.

81. Albietz J,Sanfilippo P,Troutbeck R,Lenton LM. Management of filamentary keratitis associated with aqueous-deficient dry eye. Optom Vis Sci 2003;80:420-30.

82. Sun YC,Hsiao CH,Chen WL,et al. Conjunctival resection combined with tenon layer excision and the involvement of mast cells in superior limbic keratoconjunctivitis. Am J Ophthalmol 2008;145:445-52.

83. Kadrmas EF,Bartley GB. Superior limbic keratoconjunctivitis. A prognostic sign for severe Graves ophthalmopathy. Ophthalmology 1995;102:1472-5.

84. Schwartz LK,Gelender H,Forster RK. Chronic conjunctivitis associated with 'floppy eyelids'. Arch Ophthalmol 1983;101:1884-8.

85. Culbertson WW,Tseng SC. Corneal disorders in floppy eyelid syndrome. Cornea 1994;13:33-42.

86. Dutton JJ. Surgical management of floppy eyelid syndrome. Am J Ophthalmol 1985;99:557-60.

87. Karger RA,White WA,Park WC,et al. Prevalence of floppy eyelid syndrome in obstructive sleep apnea-hypopnea syndrome. Ophthalmology 2006;113:1669-74.

88. Leibovitch I,Selva D. Floppy eyelid syndrome:clinical features and the association with obstructive sleep apnea. Sleep Med 2006;7:117-22.

89. Ezra DG,Beaconsfield M,Sira M,et al. The associations of floppy eyelid syndrome:a case control study. Ophthalmology 2010;117:831-8.

90. Romanowski EG,Yates KA,Gordon YJ. Topical corticosteroids of limited potency promote adenovirus replication in the Ad5/NZW rabbit ocular model. Cornea 2002;21:289-91.

91. Campos M,Takahashi R,Tanaka H,et al. Inflammation-related scarring after photorefractive keratectomy. Cornea 1998;17:607-10.

92. Safak N,Bilgihan K,Gurelik G,et al. Reactivation of presumed adenoviral keratitis after laser in situ keratomileusis. J Cataract Refract Surg 2002;28:725-7.

93. Colin J,Hoh HB,Easty DL,et al. Ganciclovir ophthalmic gel(Virgan;0.15%)in the treatment of herpes simplex keratitis. Cornea 1997;16:393-9.

94. Croxtall JD. Ganciclovir ophthalmic gel 0.15%:in acute herpetic keratitis(dendritic ulcers). Drugs 2011;71:603-10.

95. Hoh HB,Hurley C,Claoue C,et al. Randomised trial of ganciclovir and acyclovir in the treatment of herpes simplex dendritic keratitis:a multicentre study. Br J Ophthalmol 1996;80:140-3.

96. Wilhelmus KR. Antiviral treatment and other therapeutic interventions for herpes simplex virus epithelial keratitis. Cochrane Database of Systematic Reviews 2010,Issue 12. Art. No.:CD002898. DOI:10.1002/14651858.CD002898.pub4.

97. Huff JC,Bean B,Balfour HH,Jr.,et al. Therapy of herpes zoster with oral acyclovir. Am J Med 1988;85:84-9.

98. Colin J,Prisant O,Cochener B,et al. Comparison of the efficacy and safety of valaciclovir and acyclovir for the treatment of herpes zoster ophthalmicus. Ophthalmology 2000;107:1507-11.

99. Tyring SK. Efficacy of famciclovir in the treatment of herpes zoster. Semin Dermatol 1996;15:27-31.

100. Kaufman HE. Treatment of viral diseases of the cornea and external eye. Prog Retin Eye Res 2000;19:69-85.

101. Matoba A. Ocular viral infections. Pediatr Infect Dis 1984;3:358-68.

102. Ostler HB,Thygeson P. The ocular manifestations of herpes zoster,varicella,infectious mononucleosis,and cytomegalovirus disease. Surv Ophthalmol 1976;21:148-59.

103. Ritterband DC,Friedberg DN. Virus infections of the eye. Rev Med Virol 1998;8:187-201.

104. Charteris DG,Bonshek RE,Tullo AB. Ophthalmic molluscum contagiosum:clinical and immunopathological features. Br J Ophthalmol 1995;79:476-81.

105. Sheikh A,Hurwitz B. Antibiotics versus placebo for acute bacterial conjunctivitis. Cochrane Database Syst Rev 2006:Issue 2. Art No:CD001211. DOI:10.1002/14651858.CD001211.pub2.

106. Freidlin J,Acharya N,Lietman TM,et al. Spectrum of eye disease caused by methicillin-resistant Staphylococcus aureus. Am J Ophthalmol 2007;144:313-5.

107. Cavuoto K,Zutshi D,Karp CL,et al. Update on bacterial conjunctivitis in South Florida. Ophthalmology 2008;115:51-6.

108. Klevens RM,Morrison MA,Nadle J,et al. Invasive methicillin-resistant Staphylococcus aureus infections in the United States.

JAMA 2007;298:1763-71.

109. Avdic E, Cosgrove SE. Management and control strategies for community-associated methicillin-resistant Staphylococcus aureus. Expert Opin Pharmacother 2008;9:1463-79.

110. Marangon FB, Miller D, Muallem MS, et al. Ciprofloxacin and levofloxacin resistance among methicillin-sensitive Staphylococcus aureus isolates from keratitis and conjunctivitis. Am J Ophthalmol 2004;137:453-8.

111. American Academy of Ophthalmology Cornea/External Disease Panel. Preferred Practice Pattern ® Guidelines. Bacterial Keratitis. San Francisco, CA: American Academy of Ophthalmology; 2013. Available at: www.aao.org/ppp.

112. Chen CJ, Starr CE. Epidemiology of gram-negative conjunctivitis in neonatal intensive care unit patients. Am J Ophthalmol 2008;145:966-70.

113. American Academy of Ophthalmology Basic and Clinical Science Course Subcommittee. Basic and Clinical Science Course. External Disease and Cornea: Section 8, 2013-2014. San Francisco, CA: American Academy of Ophthalmology; 2013:188.

114. Saw VP, Dart JK, Rauz S, et al. Immunosuppressive therapy for ocular mucous membrane pemphigoid strategies and outcomes. Ophthalmology 2008;115:253-61.

115. Wilkins MR, Dart JK. Mycophenolate mofetil for the treatment of severe inflammatory external eye diseases. Br J Ophthalmol 2008;92:578-9.

116. Nottage JM, Hammersmith KM, Murchison AP, et al. Treatment of mucous membrane pemphigoid with mycophenolate mofetil. Cornea 2013;32:810-5.

117. U.S. Food and Drug Administration Center for Drug Evaluation and Research. Allergan, Inc. ACZONE™ (dapsone) Gel, 5%. NDA 021794-S006. 2008:2. Available at: www.accessdata.fda.gov/drugsatfda_docs/label/2009/021794s006lbl.pdf. Accessed December 21, 2012

118. Nguyen QD, Foster CS. Cicatricial pemphigoid: diagnosis and treatment. Int Ophthalmol Clin 1996;36:41-60.

119. Miserocchi E, Baltatzis S, Roque MR, et al. The effect of treatment and its related side effects in patients with severe ocular cicatricial pemphigoid. Ophthalmology 2002;109:111-8.

120. Chan LS, Ahmed AR, Anhalt GJ, et al. The first international consensus on mucous membrane pemphigoid: definition, diagnostic criteria, pathogenic factors, medical treatment, and prognostic indicators. Arch Dermatol 2002;138:370-9.

121. Dragan L, Eng AM, Lam S, Persson T. Tetracycline and niacinamide: treatment alternatives in ocular cicatricial pemphigoid. Cutis 1999;63:181-3.

122. Doan S, Lerouic JF, Robin H, et al. Treatment of ocular cicatricial pemphigoid with sulfasalazine. Ophthalmology 2001;108:1565-8.

123. Foster CS, Ahmed AR. Intravenous immunoglobulin therapy for ocular cicatricial pemphigoid: a preliminary study. Ophthalmology 1999;106:2136-43.

124. Yaghouti F, Nouri M, Abad JC, et al. Keratoprosthesis: preoperative prognostic categories. Cornea 2001;20:19-23.

125. Robinson MR, Lee SS, Rubin BI, et al. Topical corticosteroid therapy for cicatricial conjunctivitis associated with chronic graft-versus-host disease. Bone Marrow Transplant 2004;33:1031-5.

126. Lelli GJ Jr, Musch DC, Gupta A, et al. Ophthalmic cyclosporine use in ocular GVHD. Cornea 2006;25:635-8.

127. Rao SN, Rao RD. Efficacy of topical cyclosporine 0.05% in the treatment of dry eye associated with graft versus host disease. Cornea 2006;25:674-8.

128. Rocha EM, Pelegrino FS, de Paiva CS, et al. GVHD dry eyes treated with autologous serum tears. Bone Marrow Transplant 2000;25:1101-3.

129. Shikari H, Antin JH, Dana R. Ocular graft-versus-host disease: a review. Surv Ophthalmol 2013;58:233-51.

130. Kim SK. Update on ocular graft versus host disease. Curr Opin Ophthalmol 2006;17:344-8.

131. Galor A, Karp CL, Chhabra S, et al. Topical interferon alpha 2b eye-drops for treatment of ocular surface squamous neoplasia: a dose comparison study. Br J Ophthalmol 2010;94:551-4.

132. Petersen KD, Kronborg C, Gyrd-Hansen D, et al. Quality of life in rhinoconjunctivitis assessed with generic and disease-specific questionnaires. Allergy 2008;63:284-91.

133. Virchow JC, Kay S, Demoly P, et al. Impact of ocular symptoms on quality of life (QoL), work productivity and resource utilisation in allergic rhinitis patients--an observational, cross sectional study in four countries in Europe. J Med Econ 2011;14:305-14.

134. Palmares J, Delgado L, Cidade M, et al. Allergic conjunctivitis: a national cross-sectional study of clinical characteristics and quality of life. Eur J Ophthalmol 2010;20:257-64.

135. Smith AF, Pitt AD, Rodruiguez AE, et al. The economic and quality of life impact of seasonal allergic conjunctivitis in a Spanish setting. Ophthalmic Epidemiol 2005;12:233-42.

136. Civelek E, Yavuz ST, Boz AB, et al. Epidemiology and burden of rhinitis and rhinoconjunctivitis in 9-to 11-year-old children.

Am J Rhinol Allergy 2010;24:364-70.

137. Blaiss MS. Allergic rhinoconjunctivitis:burden of disease. Allergy Asthma Proc 2007;28:393-7.

138. Pitt AD,Smith AF,Lindsell L,et al. Economic and quality-of-life impact of seasonal allergic conjunctivitis in Oxfordshire. Ophthalmic Epidemiol 2004;11:17-33.

139. De Smedt S,Nkurikiye J,Fonteyne Y,et al. Vernal keratoconjunctivitis in school children in Rwanda and its association with socio-economic status:a population-based survey. Am J Trop Med Hyg 2011;85:711-7.

140. Piednoir E,Bureau-Chalot F,Merle C,et al. Direct costs associated with a nosocomial outbreak of adenoviral conjunctivitis infection in a long-term care institution. Am J Infect Control 2002;30:407-10.

141. Udeh BL,Schneider JE,Ohsfeldt RL. Cost effectiveness of a point-of-care test for adenoviral conjunctivitis. Am J Med Sci 2008;336:254-64.

142. Feenstra RP,Tseng SC. Comparison of fluorescein and rose bengal staining. Ophthalmology 1992;99:605-17.

143. Manning FJ,Wehrly SR,Foulks GN. Patient tolerance and ocular surface staining characteristics of lissamine green versus rose bengal. Ophthalmology 1995;102:1953-7.

144. Pflugfelder SC,Tseng SC,Yoshino K,et al. Correlation of goblet cell density and mucosal epithelial membrane mucin expression with rose bengal staining in patients with ocular irritation. Ophthalmology 1997;104:223-35.

145. Farris RL,Gilbard JP,Stuchell RN,Mandel ID. Diagnostic tests in keratoconjunctivitis sicca. CLAO J 1983;9:23-8

美国眼科学会
P.O. Box 7424
San Francisco,
California 94120-7424
415.561.8500＿＿
结膜炎
2013 年

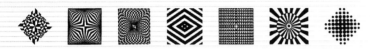
眼科临床指南

Preferred Practice Pattern®

角膜水肿和混浊
Corneal Edema and Opacification

美国眼科学会

中华医学会眼科学分会

2017 年 6 月第三次编译

角膜 / 外眼病眼科临床指南制订过程和参与者

角膜 / 外眼病临床指南专家委员会成员编写了角膜水肿和混浊临床指南（PPP）。PPP 专家委员会成员讨论和审阅了本册文件的历次稿件，集中开会两次，通过电子邮件进行了其他的讨论，达成了本册最后版本的共识。

角膜 / 外眼病临床指南专家委员会 2012—2013

Robert S. Feder, MD, 共同主席

Stephen D. McLeod, MD, 共同主席

Esen K. Akpek, MD, 角膜学会代表

Steven P. Dunn, MD

Francis J. Garcia-Ferrer, MD

Amy Lin, MD

Francis S. Mah, MD

Audrey R. Talley-Rostov, MD

Divya M. Varu, MD

David C. Musch, PhD, MPH, 方法学家

眼科临床指南编写委员会成员在 2013 年 3 月的会议期间审阅和讨论了本册文件。根据讨论和评论编制了本册文件。

眼科临床指南编写委员会 2013

Stephen D. McLeod, MD, 主席

David F. Chang, MD

Robert S. Feder, MD,

Timothy W. Olsen, MD

Bruce E. Prum, Jr., MD

C. Gail Summers, MD

David C. Musch, PhD, MPH, 方法学家

然后，角膜水肿和混浊 PPP 于 2013 年 6 月送给另外的内部和外部的专家组和专家进行审阅。要求所有返回评论的人员需要提供与工业界相关关系的公开声明，才能考虑他们的评论。角膜 / 外眼病 PPP 专家委员会成员审阅和讨论了这些评论，并确定了对本册指南的修改。

学会审阅者：

理事会委员会和秘书委员会

理事会

总顾问

眼科技术评估委员会角膜病和眼前节疾病专家委员会

眼科基础和临床科学教程分委员会

开业眼科医师教育顾问委员会

邀请的审阅者：

AARP

亚洲角膜学会

角膜学会

（美国）国家眼科研究所

眼部微生物和免疫学组

Robert C. Arffa, MD

有关经济关系的声明

为了遵从医学专科学会理事会有关与公司相互关系的法规(从网站 www.cmss.org/ codeforinteractions. aspx 可查到),列出与工业界的相关关系如下。学会与工业界的行为关系遵从这一法规(见网站 http://one. aao.org/CE/PracticeGuidelines/PPP.aspx)。大部分(70%)角膜 / 外眼病临床指南专家委员会 2012—2013 的成员没有经济关系可供公开。

角膜 / 外眼病临床指南专家委员会 2012—2013

Esen K. Akpek, MD:无经济关系可公开

Steven P. Dunn, MD:无经济关系可公开

Robert S. Feder, MD:无经济关系可公开

Francis J. Garcia-Ferrer, MD:无经济关系可公开

Amy Lin, MD:无经济关系可公开

Francis S. Mah, MD:Alcon Laboratories, Inc. - 咨询 / 顾问;Allergan, Inc. - 咨询 / 顾问,讲课费;ForeSight - 咨询 / 顾问;Ista Pharmaceuticals - 咨询 / 顾问;Nicox - 咨询 / 顾问;Omeros - 咨询 / 顾问

Stephen D. McLeod, MD:无经济关系可公开

David C. Musch, PhD, MPH:Abbott Laboratories- 咨询费(独立的资料监控委员会成员);ClinReg Consulting Services, Inc.- 咨询 / 顾问

Audrey R. Talley-Rostov, MD:Addition Technology- 讲课费;Allergan, Inc.- 讲课费

Divya M. Varu, MD:无经济关系可公开

眼科临床指南编写委员会 2013

David F. Chang, MD:Abbott Medical Optics - 咨询 / 顾问;Allergan, Inc.- 讲课费;SLACK, Inc.- 专利 / 版税

Robert S. Feder, MD:无经济关系可公开

Stephen D. McLeod, MD:无经济关系可公开

David C. Musch, PhD, MPH:Abbott Laboratories- 咨询费(独立的资料监控委员会成员);ClinReg Consulting Services, Inc.- 咨询 / 顾问

Timothy W. Olsen, MD:A Tissue Support Structure- 专利 / 版税;Scleral Depressor - 专利 / 版税

Bruce E. Prum, Jr., MD:Pfizer Ophthalmics- 讲课费

C. Gail Summers, MD:无经济关系可公开

医疗质量秘书

Anne L. Coleman, MD, PhD:Allergan Inc.- 咨询 / 顾问;Pfizer Ophthalmics- 咨询 / 顾问

美国眼科学会职员

Nicholas P. Emptage, MAE:无经济关系可公开

Nancy Collins, RN, MPH:无经济关系可公开

Susan Garratt:无经济关系可公开

Flora C. Lum, MD:无经济关系可公开

Doris Mizuiri:无经济关系可公开

Jessica Ravetto:无经济关系可公开

2013 年 1 月至 8 月本册文件的其他审阅者与工业界相关关系的公开声明见网站 www.aao.org/ppp。

目　录

制订眼科临床指南的目的

作为对其会员和公众的一种服务,美国眼科学会编制了称为眼科临床指南(PPP)的系列丛书,它确定了高质量眼科医疗服务的特征和组成成分。附录1叙述了高质量的眼保健服务的核心标准。

眼科临床指南是以由学识渊博的卫生专业人员所组成的专家委员会对所能利用的科学资料进行解释为基础的。在一些情况下,例如当有认真实施的临床试验的结果可以利用时,这些资料是特别令人信服的,可以提供明确的指南。而在另一些情况下,专家委员会不得不依赖他们对所能利用的证据进行集体判断和评估。

眼科临床指南所提供的文件是为临床医疗服务提供实践的典范,而不是为个别特殊的个人提供医疗服务。一方面它们应当满足大多数患者的需要,但又不可能满足所有患者的需要。严格地遵照这些PPP将不一定保证在任何情况下都能获得成功的结果。不能认为这些指南包括了所有恰当的眼科医疗方法,或者排除了能够获得最好效果的合理的医疗方法。采用不同的方法来满足不同患者的需要是有必要的。医师应当根据一个特殊患者提供的所有情况来最终判断对其的医疗是否合适。在解决眼科医疗实践中所产生的伦理方面难题时,美国眼科学会愿意向会员提供协助。

眼科临床指南并不是在各种情况下都必须要遵循的医疗标准。美国眼科学会明确地指出不会承担在应用临床指南中任何建议或其他信息时由于疏忽大意或其他原因所引起的伤害和损伤的责任。

当提到某些药物、器械和其他产品时仅仅是以说明为目的,而并不是有意地为这些产品进行背书。这样的材料中可能包括了一些没有被认为是共同标准的应用信息,这些反映在没有包括在美国食品药品管理局(FDA)批准的适应证标识之内,或者只是批准为在限制的研究情况下应用的产品。FDA已经宣称,确定医师所希望应用的每种药品或器械的FDA的看法,以及在遵从适用的法律,并获得患者的适当的知情同意下应用它们,是医师的责任。

在医学中,创新对于保证美国公众今后的健康是必要的,眼科学会鼓励开发能够提高眼保健水平的新的诊断和治疗方法。有必要认识到只有最优先考虑患者的需要时,才能获得真正的优良的医疗服务。

所有的PPP每年都由其编写委员会审阅,如果证实有新的进展值得更新时就会提早更新。为了保证眼科临床指南是适时的,每册的有效期是在其"批准"之日起5年内,除非它被修改本所替代。编写眼科临床指南是由学会资助的,而没有商业方面的支持。PPP的作者和审阅者都是志愿者,并没有因为他们对本书的贡献而获得任何经济的补偿。在PPP发表之前,还要送给外部的专家和利益攸关者审阅,包括消费者代表。PPP遵从医学专科学会理事会有关与公司相互关系的法规。眼科学会有并且执行与工业界关系的准则(见 www.aao.org/about-preferred-practice-patterns)。

附录2包含了本册文件所涉及的疾病和相关健康问题编码的国际统计分类的内容。角膜水肿和混浊PPP的意向使用者是眼科医师。

分级的方法和要点

《眼科临床指南》必须与临床密切相关和具有高度特异性,以便向临床医师提供有用的信息。当有证据支持诊治建议时,应当对所提出的每一项建议给予表明证据重要性的明确的等级。为了达到这一目标,采用了苏格兰院际指南网(Scottish Intercollegiate Guideline Network,[1] SIGN)及其建议的评定、制订和评估分级组(Grading of Recommendations Assessment, Development and Evaluation,[2] GRADE)的方法。GRADE是一种系统的方法,来对支持特殊的临床处理的问题的证据总体强度进行分级。采用GRADE的机构包括SIGN、世界卫生组织、健康保健研究和政策局(Agency for Healthcare Research and Policy)以及美国医师学院(American College of Physicians)。[3]

◆ 用于形成诊治建议的所有研究都要逐项地将其证据强度进行分级,这一分级列于研究的引文中。

◆ 为了对研究进行逐项分级,采用了一种基于 SIGN[1] 的尺度。对研究进行逐项分级的证据的定义和水平如下述:

I++	高质量的随机对照试验(RCTs)的荟萃分析、系统回顾,或偏差危险度很低的 RTCs
I+	实施很好的 RCTs 的荟萃分析、系统回顾,或偏差危险度低的 RCTs
I−	RCTs 的荟萃分析、系统回顾,或偏差危险度高的 RCTs
II++	高质量的病例对照或队列研究的系统回顾
	混杂和偏差危险度很低以及因果关系可能性高的高质量病例对照或队列研究
II+	混杂或偏差危险度低以及因果关系有中度可能的实施很好的病例对照或队列研究
II−	混杂或偏差危险度高以及具有非因果关系高度危险的病例对照或队列研究
III	非分析性研究(如病例报告、系列病例研究)

◆ 诊治的建议是基于证据的主体而形成的。以下是根据 GRADE[2] 来定义证据质量的分级:

高质量(GQ)	进一步研究不太可能改变估计作用的信赖度
中等质量(MQ)	进一步研究有可能对我们估计作用的信赖度产生重要的冲击,可能会改变这一估计
低质量(IQ)	进一步研究很可能对我们估计作用的信赖度产生重要的冲击,有可能改变这一估计
	对作用的任何估计都是很不肯定的

◆ 以下是根据 GRADE[2] 来定义的诊治关键建议:

强烈建议(SR)	用于期望的干预作用明显地大于不期望作用,或者没有不期望作用时
根据需要而使用的建议(DR)	用于权衡时不太肯定,这或者是因为证据的质量低,或者是因为证据提示的期望作用和不期望作用很相近

◆ 诊疗的关键发现和建议部分列出了由 PPP 专家委员会确定对于视功能和生活质量的结果特别重要的要点。

◆ 在本册 PPP 中,应用上面所述的系统对所有建议进行了分级。对于特殊建议分级的确定见附录 3。

◆ 为了更新本册 PPP,于 2012 年 5 月和 2013 年 1 月在 PubMed 和 Cochrane 资料库进行了文献搜索,完整的文献搜索详细情况见 www.aao.org/ppp。

诊疗的关键发现和建议

角膜水肿对日常生活的影响——特别是在家中、工作中和休闲活动中周围光线强度的影响——常常没有得到充分的认识。视力的标准测量并不能真正代表患者的功能性视力。在没有角膜水肿情况下的融合的角膜小滴可以降低视功能,这可能不与 Snellen 视力相关。

在角膜混浊病例中,与混浊本身相比,视力降低常常与角膜表面不规则更有关联。以硬性透气性角膜接触镜进行屈光矫正在确定是否由于角膜表面不规则而引起视力丧失时是很有帮助的(III,GQ,SR)。它不能够区分角膜基质混浊或由于与角膜无关的原因而导致视力丧失。

角膜内皮层的功能最好以裂隙灯检查来评估,以及通过同一时间来进行系列的厚度测量而注意到角膜厚度的改变来支持这一评估(III,IQ,DR)。镜面显微镜不是直接测量角膜内皮层的功能或者功能的贮备。当在裂隙灯活体显微镜检查时发现角膜有弥漫性、融合性滴状改变时,镜面显微镜就很少能够提供任何有价值的信息,因为很难对角膜细胞层进行影像学检查。

在早晨测量的角膜厚度是了解角膜内皮层是否恰当地调节角膜水合状态的有用指标。在早晨时角膜厚度异常增厚表明不太可能耐受建议的内眼手术。

如果白内障手术医师或角膜病专科医师认为角膜失代偿虽然不是迫在眉睫,但有可能在不远的将来会发生,进行修改人工晶状体(IOL)屈光度的计算来调整角膜内皮层移植所产生的变化(特别是由于后弹力膜自动剥除的角膜内皮层移植术[DSAEK])是值得的。有关随后角膜失代偿的附加危险的充分讨论在这组患者中是很重要的。在讨论关于手术时机以及手术步骤的选择和有关次序的决策过程中,让患者参与是有益的,这有助于他们对自身情况的了解和调整对手术的期望(III, GQ, SR)。

作为在角膜内皮层失代偿而且没有角膜瘢痕的情况下所选择的手术,内皮层角膜移植术已经代替了穿透性角膜移植术,这是因为患者可能获得更迅速的恢复。角膜移植术后散光、缝线相关的感染和创伤性伤口裂开的危险明显减少是内皮层角膜移植术的另外的优点。首选的技术继续在发展中。

前言

疾病定义

角膜水肿

角膜水肿是过多的液体在角膜的一层或多层组织中存留的一种情况。表 1 列出了角膜水肿的原因。

表 1　角膜水肿的原因

	单眼	双眼
早发		
先天性青光眼	•	•
营养不良		
先天性遗传性角膜内皮营养不良——常染色体显性(CHED-AD)		•
先天性遗传性角膜内皮营养不良——常染色体隐性(CHED-AR)		•
后部多形性角膜营养不良(PPCD)		•*
眼内炎症	•	•
外伤		
出生时	•	
宫腔内	•	
迟发		
急性闭角型青光眼	•	•
营养不良		
Fuchs 营养不良		•
PPCD		•*
低眼压	•	
组织缺氧		•*
眼内炎症 / 葡萄膜炎	•	•
虹膜角膜内皮(ICE)综合征	•	
角膜炎		
感染	•	

续表

	单眼	双眼
圆锥角膜-水肿	●	
中毒性		
金刚(烷)胺		●
肿瘤化疗		●
双氯苯双胍己烷(洗必泰)	●	●
硅油	●	

* 偶尔为单侧。

角膜混浊

角膜混浊由角膜一层或多层组织内存在附加的物质(如液体、瘢痕组织、炎性残屑、代谢副产品)所引起,并且与角膜透明性的丧失相关联。可能的原因如下:

- ◆ 先天性
    - ◆ Axenfeld-Rieger 异常
    - ◆ Peter 异常
    - ◆ 硬化性角膜
    - ◆ 皮样改变(Dermoid)
    - ◆ 角膜白斑
- ◆ 变性
    - ◆ 钙化性带状角膜病变(Calcific band keratopathy)
    - ◆ 鳄鱼鲨革样改变(Crocodile shagreen)
    - ◆ 类球体样变性(Spheroidal degeneration)
    - ◆ Salzmann 结节样变性(Salzmann nodular degeneration)
    - ◆ 翼状胬肉
- ◆ 营养不良
    - ◆ 角膜上皮层基底膜营养不良(epithelial basement membrane dystrophy)
    - ◆ Reis-Bücklers 营养不良(Reis-Bücklers dystrophy)
    - ◆ Thiel-Behnke 角膜营养不良(Thiel-Behnke corneal dystrophy)
    - ◆ Gelatinous 滴状营养不良(Gelatinous drop-like dystrophy)
    - ◆ 格子样角膜营养不良(lattice corneal dystrophy)
    - ◆ 颗粒状角膜营养不良(granular corneal dystrophy)
    - ◆ 斑点状角膜营养不良(macular corneal dystrophy)
    - ◆ Schnyder 角膜营养不良(Schnyder corneal dystrophy)
    - ◆ 先天性遗传性角膜基质层营养不良(congenital hereditary stromal dystrophy)
    - ◆ 先天性遗传性角膜内皮层营养不良(congenital hereditary endothelial dystrophy)
    - ◆ 后部多形性角膜营养不良(posterior polymorphous corneal dystrophy)
    - ◆ 后部无形性角膜营养不良(posterior amorphous corneal dystrophy)
    - ◆ Fuchs 营养不良(Fuchs dystrophy)
- ◆ 炎性和免疫性
    - ◆ 感染(细菌、真菌、寄生虫和病毒)
    - ◆ 间质性角膜炎(非无菌性和无菌性)
- ◆ 代谢性
    - ◆ 黏多糖贮积病

- ◆ 黏脂贮积病
- ◆ 脂沉积症
- ◆ 血液脂蛋白不足症
- ◆ 胱氨酸贮积症
- ◆ Fabry 病
- ◆ 沉积
  - ◆ 淀粉样变性
  - ◆ 冷球蛋白血症 / 多发性骨髓瘤
  - ◆ 药物
  - ◆ 脂质角膜病
- ◆ 新生物
  - ◆ 结膜 / 角膜上皮内新生物
  - ◆ 黑变病 / 黑素瘤

患者群体

患者群体包括所有年龄患有角膜水肿或混浊的个体。

临床目标

- ◆ 评估视力损失的程度
- ◆ 评估功能损害的程度及其对患者日常生活活动的影响
- ◆ 确定引起角膜水肿或混浊的潜在的眼部情况
- ◆ 评估疾病进展、不适的发展和(或)视力提高的可能性
- ◆ 确定光学、药物或手术治疗是否是最合适的

背景

角膜水肿和混浊的自然病史

角膜水肿和混浊可能会进展,或者可能不会进展。主要影响角膜周边部的情况(Brown-McLean 综合征、Salzmann 结节样变性)可以只有极轻微或者没有症状,而累及角膜中央部、瞳孔区域的情况(Fuchs 营养不良、继发盘状角膜炎的瘢痕)一般会引起症状。

治疗的理由

当角膜水肿和混浊与功能性视力丧失或不适相关联时,就有指征来减轻或消除角膜水肿或混浊。与实质性角膜基质或内皮层功能障碍或疾病相关联的慢性角膜上皮崩溃必须进行干预,以便稳定眼表,防止进一步发生并发症。不太常见的情况是,美容也是治疗的一个指征。

诊疗过程

患者治疗效果的判断

- ◆ 减轻角膜水肿和混浊的体征和症状

◆ 根据患者的需要来维持、恢复或改善视功能

诊断

对具有角膜水肿和混浊的症状和体征的患者的初次检查包括眼科综合检查中的相关内容（II++,GQ,SR）。[5] 角膜水肿或混浊的诊断常常基于患者典型的病史和特征性发现。辅助检查可能是有用的。

病史

患者病史中下列相关内容的问题可以引出有用的信息：

◆ 症状和体征：模糊或可变不稳定的视力，常常具有昼夜波动的特点（晨起时恶化，白天晚些时候看得清楚一些）；畏光；眼红；流泪；间歇性异物感；出现剧烈的、丧失工作能力或者需要中断工作的疼痛

◆ 发生的年龄（所有年龄）

◆ 发生的速度：急性症状，还是逐渐地或波动地发生

大多数与水肿相关联的情况是在几周、几个月或更长时间内逐渐发生的。有时，水肿逐渐发生，以至于患者调整得出奇地好，能够保持相当高水平的功能，看起来比裂隙灯活体显微镜检查时所期望的情况要好。例外的情况包括由于下列情况引起的水肿：

◆ 眼压升高，经常是由于治疗基础性角膜疾病而采取局部滴用糖皮质激素治疗而引起的

◆ 中度至重度的角膜或眼内炎症

◆ 与圆锥角膜、其他角膜膨出性疾病和外伤相关的角膜积水

非感染性角膜混浊（如沉积性或瘢痕性疾病）在大多数病例中发生得更为缓慢。例外的情况包括急性药物相关的带状角膜病变。[6,7]

感染性角膜混浊常常呈急性的。

◆ 持续性：暂时的或永久的

　◆ 当炎症性和压力相关的角膜水肿的基本问题解决后，角膜常常会变得透明。新生儿产钳损伤会造成角膜后弹力膜的破裂，最终也会治愈，所导致的角膜基质水肿会消退，这是另一个例子。如果角膜内皮层损伤足够严重，角膜水肿可能会在多年以后发生。[8]

　◆ 在与角膜内皮层功能障碍相关的角膜水肿患者中发现晨起时、潮湿的天气里或淋浴后发生暂时性视物模糊。在白天晚些时候，视力常会提高，这是由于蒸发的作用，减轻了角膜水肿。

　◆ 大多数非炎症性角膜混浊是永久性的。当潜在原因消失后，炎症性浸润也会消退。半胱氨酸结晶导致的角膜代谢性沉着物，在较小程度上，还有黏多糖病，[10] 在治疗后可能会消退。

◆ 单侧或双侧发生（例如单纯疱疹病毒[HSV]性角膜炎常常是单眼的，而典型的角膜营养不良是双眼的）

◆ 减轻的因素或情况

　◆ 降低潮湿程度或有轻度空气流通可以使角膜内皮层功能障碍患者的视力改善。

　◆ 视力和视功能并不是一定会相互关联的。例如，Fuchs 角膜营养不良相关的轻度角膜水肿，或与颗粒状角膜营养不良相关的角膜混浊的患者可能还有 0.5 或以上的视力，但是他们不能驾车，这是由于使人失能的眩光而引起的。无屏蔽的荧光灯或有光泽的反光的表面以及计算机屏幕都可以引起日常生活活动的问题。[11]

　◆ 角膜接触镜（特别是硬性透气性[RGP]镜片）会使屈光表面更加光滑和更加规则，而使视功能得到改善。

◆ 眼病史

　◆ 角膜水肿

　　○ 急性前房角关闭或慢性青光眼

　　○ 化学性或创伤性损伤

- ○ 感染
- ○ 炎症
- ○ 眼内或角膜屈光手术
- ○ 激光虹膜切除术
- ○ 圆锥角膜
- ○ 眼部或眼周创伤(钝伤或穿通伤)
- ◆ 角膜混浊
  - ○ 化学性、灼热性和创伤性损伤
  - ○ 感染
  - ○ 炎症
  - ○ 眼内或角膜屈光手术
- ◆ 病史
  - ◆ 角膜水肿
    - ○ 与葡萄膜炎相关的炎症情况(例如结节病、强直性脊柱关节炎)
  - ◆ 角膜混浊
    - ○ 代谢性 / 遗传性(例如黏多糖病、胱氨酸病)
    - ○ 免疫介导的疾病(如类风湿关节炎、基质性角膜炎、Steven-Jonson 综合征、眼黏膜类天疱疮病[OMMP])
    - ○ 吸收障碍综合征(malabsorption syndrome)(例如结肠切除术后、直肠手术、肝胆疾病)
- ◆ 局部和全身用药史
  - ◆ 角膜水肿
    - ○ 应用金刚烷胺治疗神经疾病可能会导致角膜内皮层功能障碍,如果短期应用则是可逆的,如果长期应用则是永久性的问题[12,13]
    - ○ 当面部外伤准备手术,或者重建或美容手术时,角膜有可能无意中暴露接触到局部使用的洗必泰(双氯苯双胍己烷)的制剂,可能产生毒性作用,而发生角膜内皮层丧失功能[14-17]
  - ◆ 角膜混浊
    - ○ 胺碘酮[18,19]
    - ○ 饮食中钙补充剂[20]
    - ○ 眼周放射治疗[21~23]
    - ○ 各种化疗药[24-26]
- ◆ 外伤:眼部或眼周区域的钝伤或穿通伤,产钳分娩,化学伤
- ◆ 佩戴接触镜:佩戴的理由、接触镜类型、佩戴时间和清洁的常规
- ◆ 家族史:患者可能知晓家族史,或者可能知晓某一位亲戚有混浊的角膜;需要做角膜移植术;或者出现反复疼痛、流泪和畏光的病史(见表 2)
- ◆ 社会史
  - ◆ 工作(如农业劳动、建筑工作)或休闲时(如划船、打高尔夫球)阳光暴露,可能与翼状胬肉的发生相关联
  - ◆ 旅行可能会增加接触不常见感染源的机会
  - ◆ 接触家养和非家养动物可能增加接触不常见感染源(如布鲁氏菌、伯氏疏螺旋体[Borellia burgdorferi]/莱姆病)的机会
  - ◆ 食物缺乏(例如因不吸收综合征导致的维生素 A 缺乏症)可能会引起营养问题
  - ◆ 化学物质的暴露(长时期和新的化学物质接触)

表 2　与特殊的遗传性疾病相关的体征和症状

体征或症状	角膜水肿	角膜混浊
异常或混浊的角膜	• Fuchs 营养不良 [27] • 后部多形性角膜营养不良 [28] • 先天性遗传性角膜内皮层营养不良 [29,30] • 圆锥角膜	• Reis-Brücklers 角膜营养不良 • 颗粒状角膜营养不良 • 斑点状角膜营养不良 • Schnyder 角膜营养不良 • 圆锥角膜 • 其他营养不良（例如 Meesman、格子样和胶滴状角膜营养不良） • 黏多糖贮积症
疼痛	• Fuchs 营养不良 [27]	• 角膜上皮层基底膜营养不良 • 角膜格子样营养不良 • Reis-Brücklers 角膜营养不良 • 胶滴状角膜营养不良
视力差	• Fuchs 营养不良 [27] • 后部多形性角膜营养不良 [28] • 先天性遗传性角膜内皮层营养不良 [29,30] • 圆锥角膜	• 角膜上皮层基底膜营养不良 • Reis-Brücklers 角膜营养不良 • 颗粒状角膜营养不良 • 斑点状角膜营养不良 • Schnyder 角膜营养不良 • 圆锥角膜 • 黏多糖贮积症

检查

对于确定许多角膜水肿病例的原因来说，综合的眼部和附属器的检查是必要的。以下叙述特别相关的检查。

◆ 视力
  ◆ 比较视力测量的结果与视功能
  ◆ 在有灯光和无灯光的室内检查视力
◆ 外眼检查
  ◆ 眼球突出、上睑下垂、兔眼或上睑松弛综合征的证据
  ◆ 眼睑或面部不对称、瘢痕和失能（例如由于面瘫而引起的眨眼少或眼睑闭合）
◆ 裂隙灯活体显微镜检查
  ◆ 单侧或双侧体征
  ◆ 弥漫性或局限性水肿
  ◆ 主要是角膜上皮层或者是基质层水肿
  ◆ 角膜上皮崩溃、基质浸润、上皮内生、皱折、局部增厚或变薄、瘢痕、表面雾状混浊、皱折或炎症或基质新生血管的证据
  ◆ 角膜滴状改变、后弹力层撕裂或脱离、内皮层泡状改变、角膜后沉着物（KP）、色素性周边部前粘连的证据
  ◆ 如果是角膜移植，有无宿主的组织（或只有供体组织）受累
  ◆ 部分角膜水肿和角膜后沉着物（KP）线（当角膜内皮炎时）或前房反应的证据
  ◆ 应用各种裂隙灯技术，如巩膜弥散照明法、镜面反射法或间接照明法来评估角膜各层组织
  ◆ 瞳孔和虹膜的状态、形状和位置
    ○ 瞳孔括约肌撕裂，为以前创伤的证据
    ○ 虹膜角膜粘连、虹膜透光缺陷、虹膜周边前粘连或后粘连，为以前有过创伤、炎症或手术的

　　　　证据
　　　　　　○ 眼内创伤(非手术的或手术的)证据
　　　　　　○ 人工晶状体(IOL)挟持
　　　◆ 前房内有玻璃体条索或色素,或贴附在以前的切口或伤口上的证据
　　　◆ 晶状体的状态和位置,眼内是否有任可植入装置
　　◆ 眼压
　　　◆ 对于异常角膜,应用 Goldmann 压平眼压计测得的眼压有可能不可靠。因此应当应用替代的电子器具,如气眼压计、压平眼压计、动态轮廓眼压计、眼反应分析仪或回弹式的眼压计来测量(Ⅲ,IQ,DR)
　　　◆ 寻找老的或新的角膜 - 巩膜伤口、手术部位或装置,以及眼内炎症的体征
　　◆ 眼底检查
　　　◆ 慢性浆液性脉络膜脱离或视网膜脱离可以导致低眼压和继发性角膜水肿
　　　◆ B 型超声扫描对于评估眼后节是必需的
　　◆ 前房角镜检查
　　　◆ 寻找潴留的晶状体核的碎片、异物

诊断性评估

通过不同的检查,可以增强眼部综合检查所得的观察结果。

◆ 潜视力测量

潜视力测量仪是将一个细小的视力表直接投射到黄斑区来测量视力,这是为了绕开眼前节的病理改变(特别是角膜混浊或白内障)。为了使影像到达视网膜,必须要一个小的"窗口"。当患者应用这一视力表比在屈光室检查视力时看得更多时,试验就是有用的。这表示如果纠正病理情况,就会有提高视力的很好机会。然而,差的结果并不一定表示差的视力潜能,这是因为眼前节的病理情况可能会阻碍光路,或者有可能与存在的囊样黄斑水肿相关联。在暗室中应用照明的近视力表进行小孔视力检查也可以同样评估潜视力。

◆ 硬性角膜接触镜的过矫

眼球表面的中心或旁中心由于微囊水肿的破裂或瘢痕可以对视力产生令人惊奇的巨大影响。这些影响实际上大于基础性的角膜混浊。区别这两个问题最容易的方法是测量患者戴镜后的最好矫正视力,然后测量佩戴硬性角膜接触镜(RGP)的视力。这些可以在诊室中快速地施行,先进行角膜曲率半径的测量,确定平均的 K 值读数,接着佩戴比这一测量结果稍平一些的 RGP。然后进行球镜过矫。要特别注意mire 图形的不规则,因为这与眼表的不规则程度具有很好的相关性。应用 RGP 可以提高视力,但戴用眼镜却不能提高视力的情况提示眼表不规则是患者视力下降的主要原因。

◆ 厚度测量(pachymetry)

持续不断地出现新的方法和仪器可被用于角膜厚度的测量。超声测厚仪(10~20MHz)应用的声速为1636~1640m/s,一般可以提供角膜上单点的信息(即中央部角膜)。它们的测量范围为 200~1000μm。大多数探头没有固视灯,因此各次测量的结果会有波动,这是因为测量的位置而不是疾病进展而引起的。随着训练和仔细地将探头定好位置和角度(保持 90°),可以获得观察者之间的标准差为 12μm,差异值小于 2% 的结果。[31] 当测量的一致性、精确的系列比较和角膜周边部测量变得重要的时候,光相干(OCT)和Scheimpflug 影像学检查可以提供更加准确的测量。然而,这两种技术应用的是光线,当角膜基质层水肿或混浊增加时,就失去了准确性和分辨力。当角膜基质层明显水肿,超声活体显微镜(50~70MHz的探头)可以提供更为准确的测量。

在临床中,应用不同类型的仪器所得的测量结果不能直接进行比较。不同仪器测量结果的比较显示结果是有变动的,虽然大量的研究报告应用前节 OCT(AS-OCT)测量中央角膜厚度的结果系统性地低于超声测量结果 7~26μm。[32~36]

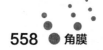

超声测厚仪的大量应用使临床医师认识到正常角膜厚度具有很大的变异程度。这就很难预测前节手术后哪些角膜会发生失代偿。白内障手术后角膜失代偿的危险与几个因素相关联,包括:①患者有晨起时眩光和视物模糊,但在白天逐渐改善的病史;②角膜显示微囊样水肿、基质增厚或裂隙灯活体显微镜检查有融合的滴状改变,和(或)应用镜面显微镜检查显示内皮细胞计数低。

眼压和泪膜的紧张性(tonicity)是影响正常角膜厚度的因素。已经很好地显示,随着年龄增加,角膜逐渐变薄(每10年为6~10μm)。[37-39]

◆ Scheimpflug 影像

Scheimpflug 影像系统设计用于评估角膜前后表面的地形图特征,提供角膜厚度的测量。地形图的性能能够评估角膜混浊的深度,有助于制订手术计划。也能够获得角膜厚度的地图。虽然许多人试图应用Scheimpflug 影像法来确定角膜基质内病变的深度和板层瓣的厚度,但是在大多数病例中,这种测量并没有比裂隙灯显微镜提供更多的信息。[40]

◆ 镜面显微镜

它可以提供有关角膜内皮细胞密度(每平方毫米的细胞数)的信息,以及细胞群体的形状(六角形细胞的百分比)和均匀性。当叙述镜面显微影像时,常常会使用细胞大小的*变异程度*(polymegethism)和*多形性*(pleomorphism,细胞形态缺少均一性)来描述。虽然大多数镜面显微镜能够对角膜中央和周边部进行成像,但是除非特殊说明,否则测量的是中央和瞳孔区域。因为这样可以测量相当大的区域,为28~50mm^2,应当对进行检查的视野数或内皮细胞层的百分数做出一些评论。一项研究表明抽取检查的样本应当大于表面的20%,这对于提供整个内皮细胞层的准确代表是必要的。

当镜面显微镜的检查与厚度测定和裂隙灯活体显微镜相结合时,就有很大的价值。这些检查可能是很有帮助的,如果随诊患者一段时间,发现角膜内皮细胞进行性丢失,如同在玻璃体附着综合征(vitreous touch syndrome)中那样,那这就是患者手术治疗的指征,而当细胞计数稳定,就应当鼓励患者采用保守的方法来治疗。裂隙灯检查发现角膜有弥漫性、融合性滴状改变时,镜面显微镜就很少能够提供任何有价值的信息,因为很难对角膜细胞层进行影像学检查。

◆ 共聚焦显微镜

这种非侵入性诊断技术可以允许对角膜各层进行活体的显微影像学检查。角膜内皮细胞的特征为相对有规律的六边形高反射的形状,由低反射的边界围绕。应用共聚焦和镜面显微镜进行角膜内皮细胞计数是可以比较的。[42] 镜面显微镜在角膜水肿病例中对角膜内皮细胞进行影像学检查常是无效的,然而共聚焦显微镜在中度角膜水肿的病例中能够对角膜内皮细胞进行影像学检查。这在评价单侧角膜水肿病例时是特别有帮助的。虹膜-角膜-内皮综合征、上皮和纤维内生,以及后部多形性角膜营养不良具有可区别的(角膜后表面)共焦显微镜影像的形态,这对于在术前确定角膜失代偿的根本原因是很有帮助的。

◆ 前节光相干断层扫描

前节 OCT 可以提供角膜、前房角和前房的高清晰、横断面的影像。现在有两种类型的设备可以应用:谱域的和时域的 OCT。谱域 OCT 具有较高的分辨率,但是观察的深度较小。时域 OCT 应用较长波长的光(1310nm),也能够对睫状体成像,虽然影像不如超声活体显微镜(UBM)那样清晰。各种型号的仪器记录和随诊角膜厚度、前房角和前房的变化的测量工具都是标准化的。可以应用厚度测量的地图。前节 OCT 可以用来随诊角膜厚度的变化,然而它的最大价值在于能够对深部的角膜后结构进行成像。角膜水肿或瘢痕可能会遮挡脱离的角膜后弹力层或角膜后的膜。在角膜水肿并有圆锥角膜积水或外伤的病例中,可有大的角膜后弹力层破裂和中央部基质的裂隙。

◆ 超声活体显微镜

超声能够提供前节和后节的实时横断面的影像。与光发射的成像设备相比,它的优点是不受角膜、前节或玻璃体混浊所阻挡。常规的超声应用的频率为10MHz。超声活体显微镜应用的频率要高得多(35~80MHz),可以使分辨率明显提高。超声活体显微镜系统实际上适用于所有眼前节解剖结构和病理情况,包括角膜、角膜虹膜间的前房角、前房、虹膜、睫状体和晶状体的成像。角膜后弹力膜的破裂和脱位、角膜后的膜、虹膜-角膜和晶状体-角膜的粘连等有助于确定角膜水肿或混浊的根本原因和施行手术的计划。在先天性和创伤性病例中是特别有用的。另外,它能够对眼前节小异物,应用裂隙灯检查或眼前节 OCT 无法定位的异物进行定位。

处理

总的治疗目标

主要的治疗目标是控制角膜水肿或混浊(活动性或进展时)的根本原因,以及通过提高视力和增加舒适度而提高患者的生活质量。眼科医师应当使患者了解各种可以应用的治疗选择,平衡可以保留或恢复的视功能的现实期望,以及可能发生的并发症风险(Ⅲ,GQ,SR)。不同的人对视功能的需要是不一样的,在讨论治疗选择时必须要考虑到这些需要。治疗可以是光学矫正、药物治疗、手术治疗或上述方法的联合治疗,治疗方法的选择要根据角膜混浊的病因、病程及严重程度,以及患者的要求和期望,和患者的全身健康状态来决定。

在大多数病例中,治疗是以药物治疗开始的。当这些措施不足以解决问题时,要考虑施行手术治疗。虽然提高视力,最大限度地提高舒适程度是推荐手术治疗的最常见理由,但是提高眼后节的可见程度、减少感染的风险以及减少畸形的程度可能也是进行手术治疗的理由。

角膜水肿的药物治疗

慢性角膜水肿最常见的是与眼压升高、眼内炎症或角膜内皮细胞层营养不良相关联。[43] 仔细的眼部检查常会有助于确定这些原因中哪一个是最有可能引起角膜水肿的。当眼压升高或者是在正常范围的高限时,降低眼压是有帮助的。虽然任何降眼压药物在理论上都会有益处,但是前列腺素类似物可能会引起炎症(Ⅲ,IQ,DR),因此在炎症可能是促进因素时就应当避免应用。当角膜内皮细胞失功是可能的促进因素时,滴用的碳酸酐酶抑制剂不应当作为一线的治疗,这是因为它们有可能干扰角膜内皮细胞的泵的作用(Ⅱ-,MQ,SR)。[46,47] 当有炎症时,一旦可能的感染被除外或被控制,则可以加用糖皮质激素进行治疗(Ⅲ,GQ,SR)。局部滴用的 5% 氯化钠滴眼液或眼膏的高渗作用,或应用干燥头发的吹风机(用于原发性或继发性的水肿)是最常建议的治疗途径(Ⅲ,IQ,DR),然而,尚没有研究来确定应用这些疗法的最好的途径。局部滴用抗生素可能是有必要的,以便当角膜大泡破裂时减少继发性感染的风险(Ⅲ,GQ,SR)。

微囊或大泡性上皮疾病可能会引起不适或疼痛,有必要应用绷带式角膜接触镜来缓解这些症状。虽然许多不同的镜片可以使用,但是高含水量和高氧弥散系数(即 Dk 水平)被认为最具优点(Ⅲ,IQ,DR)。[48] 通常,佩戴扁平的镜片在眨眼时可有一些移动,是最理想的(Ⅲ,GQ,SR)。如果同时伴有干眼,有必要滴用无防腐剂的人工泪液,有利于镜片的移动(Ⅲ,GQ,SR)。使用绷带式接触镜时是否需要滴用抗生素,以及更换这样镜片的频率方面尚无共识。

应当告知患者佩戴绷带式接触镜存在发生感染性角膜炎的风险,如果出现眼红、疼痛或畏光增加,有必要接触经治的眼科医师(Ⅲ,GQ,SR)。一项研究提示,佩戴绷带式接触镜会增加相关的感染性角膜炎的风险,使用抗生素可能不能够防止感染的风险。[49] 理想情况下,应当只在一个有限的治疗时期内使用绷带式接触镜(Ⅲ,GQ,SR);然而在许多病例中需要长期使用。在这种情况下,应当要定期更换镜片(Ⅲ,IQ,DR)。在这种情况下定期复查是必要的,以便再次评估镜片,寻找患者眼部状况变化的证据,以及再次强调患者需要提高警惕(Ⅲ,IQ,DR)。[49]

角膜水肿的手术治疗

患有角膜水肿和持续不适,但只有有限或没有视功能的患者一般是进行结膜瓣、羊膜遮盖,或者选用一种角膜划痕法进行治疗的较好候选者(Ⅲ,IQ,DR)。偶尔,当出现影响全身健康或者随诊保健/交通是一个问题等这些情有可原的情况时,有很好视力的患者也将在这些治疗方法中选择一种。

长期存在大泡性角膜病变的患者常常会发生一层上皮下瘢痕组织,它与减少大泡的发生和减轻疼痛相关联。故意的角膜表面的划痕处理可以产生这样的作用,是一种应用很久的手术方法,用于提高视力

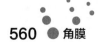

不再是一个主要关心的问题时。已经发现应用电烧灼[50]（Ⅲ,IQ,DR）或针[51]（Ⅱ-,MQ,DR）进行角膜前部基质点刺也是有效的。施行故意的划痕治疗应当小心，因为过分的治疗可导致角膜坏死。[52]

比比皆是的首字母缩写词由于它们的相似性，常常变得很混乱。ALK、ALTK、FALK 和 FLAK 就是一个很好的例子。表3列举了许多最常用的角膜切除术和角膜移植术。

表3　当代的角膜切除术和角膜移植术

首字母缩写词	手术
ALK(ALTK)	前板层角膜移植术(治疗性)
DALK	深前板层角膜移植术
DLEK	深板层角膜内皮层移植术
DMEK(DMAEK)	后弹力层角膜内皮层移植术(自动的)
DSEK(DSAEK)	后弹力层剥除的角膜内皮层移植术(自动的)
EK	角膜内皮层移植术
FALK	飞秒激光前板层角膜移植术
FLAK	飞秒激光辅助的角膜移植术
PKP/PK	穿通性角膜移植术
PRK	激光屈光性角膜切除术
PTK	激光治疗性角膜切除术
SK	表层角膜切除术

激光治疗性角膜切除术

切除深度为 100μm 或以上的准分子激光治疗性角膜切除术(PTK)已经单独应用，[53~56] 或与羊膜移植术联合应用（Ⅰ-,MQ,DR），[57,58] 来减少疼痛，并促进角膜表面的稳定。通过切削到基底神经丛下，可以有目的地减轻疼痛。[54] 能获得相同结果但累及较少的技术是对中部角膜基质的深度进行角膜环钻所做的环形角膜切除术（Ⅲ,IQ,DR）。[59]

Gunderson 结膜瓣

应用结膜瓣可以使角膜迅速愈合，增加眼部舒适性和减少眼部炎症（Ⅲ,IQ,DR）。[60,61] 历史上，在对非炎性的眼部施行更为决定性的治疗之前，常常应用结膜瓣使眼部变得平静。对于保留干细胞的重要性理解的增加，导致在不能期望施行其他重建手术时，在许多这些情况中应用羊膜[62~64] 以及结膜瓣移植作为一个决定性手术（Ⅲ,IQ,DR）。可以应用一些手术方法，其中最为流行的是双蒂瓣的 Gunderson 技术。[60] 羊膜的应用可以采用"镶嵌"[65] 或"覆盖"[66] 的技术。在"镶嵌"的方法中，羊膜起到上皮细胞从周围区域移行到膜上的支架作用。希望在愈合后一些膜会持续地存在，来产生屏障作用，防止新的大泡形成。在覆盖的方法中，羊膜像补丁一样缝在结膜表面。[66] 在这里，它起生物接触镜的作用，在羊膜层之下上皮愈合，然后羊膜会被吸收。

角膜移植

角膜移植，包括全层穿通性角膜移植术(PK)，或者板层移植术(后弹力层剥除自动内皮层角膜移植术［DSAEK］或后弹力层内皮层角膜移植术［DMEK］)是角膜水肿和视力下降或由于大泡性角膜病变产生明显疼痛的患者最常选择的治疗方法。建议确定是否采用角膜全层或板层手术的因素包括有无上皮下或基质层瘢痕及其范围，手术时必须施行任何重建的内眼手术的范围（Ⅲ,GQ,SR）。以前的后玻璃体切除术、无晶状体眼、治疗青光眼的滤过术和植管术、广泛的后粘连以及浅前房会影响角膜内皮层移植术(EK)，也应当进行考虑（Ⅲ,GQ,SR）。

角膜内皮层移植术

EK 的发展对手术处理角膜水肿产生了巨大的影响。在 2000 年之前，实际上所有角膜失代偿患者准备接受角膜移植术施行的是 PK。这与 2011 年美国眼库协会的统计报告形成对比，该报告中指出大约 75% 的角膜水肿患者现在接受的处理是 EK。[67] 这是一种仍在变化的技术。它以深（后）板层角膜内皮层移植（DLEK）开始，转变为 DSEK 和 DSAEK。现在正在考虑是否加上 DMEK（即准备和处理供体组织的困难，较高的脱离率，以及需要再次注射气泡或再次调整位置）的挑战，将证明是长期有益处的。

广泛地接受 EK 是由于其视力恢复快速，光学（散光和屈光情况两者）预测性明显较好，以及 DSAEK 的伤口强度较强。[68,69] 正在进行仔细研究和比较（PK、DSAEK 及 DMEK 之间的比较）的结果参数包括最好矫正视力（BCVA）、术后散光和屈光结果（实际的和预测的），角膜内皮细胞计数，角膜内皮细胞丢失率和排斥率。

EK 术中和术后的并发症与在 PK 中见到的并发症有相当大的不同。在 PK 患者中遇到的缝线和伤口相关的并发症如缝线腐蚀和感染、新生血管和自发性或创伤性伤口裂开，在 EK 手术中极少遇到。[70] 另一方面，在 EK 手术中，可能会发生移植片的偏中心或脱位而需要在诊室或手术室中再次调到中心位或再次注射气泡，急性闭角型青光眼和角膜板层交界面感染，以及上皮内生。

角膜后弹力膜内皮层移植术是正在发展中的技术，由于已有获得更好视力和更快的视力恢复的报告，应用得越来越广泛。这些优点被更难于准备供体组织及组织损耗，难于操纵和组织的插入以及高脱离率所抵消。

穿通性角膜移植术

在 PK 中，移植片的失败常在手术后随诊期间的头几年中因为排斥反应的结果而发生。在 DLEK、DSAEK 和 DMEK 中，原发性供体的失败率明显高于 PK 手术，大概是由于在供体组织处置期间以及手术的植入和固定组织时操作过多而造成的。移植片的脱位问题是 EK 手术独特的并发症，常常与术者再次调整移植片的位置或附着所造成的额外的组织创伤相关联。

人们可能会期望不同的手术之间移植片排斥率是不同的，这是因为在移植时只有较少的抗原组织被带入（特别是树状突细胞，它常常在浅层基质和供体的上皮组织中被发现），[94] 以及由于在 EK 的组织中没有松松的缝线，[95] 而缝线已被认识到是一种引起排斥反应的危险因素。瑞典角膜移植登记处发现在 Fuchs 营养不良和人工晶状体大泡性角膜病变（PBK）患者中穿通性角膜移植术的排斥率为 13%。[84,85] 这一结果与另一项研究[68] 的结果是相似的，该项研究报告 DSAEK 患者组中，术后 1、2、3 年的排斥率分别为 6.0%、14.0% 和 22.0%。在不同的研究[69] 中也报告了相似的结果，术后 1 年的排斥率为 7.6%，而术后 2 年则为 12.0%。两项研究在 Fuchs 营养不良和 BBK 中特别比较了 PK 和 DSAEK 的结果，表明就排斥率来说两组之间并没有明显的统计学差异。[86,96]

在 PK 和 DSAEK 中，就移植片术后 5 年存活率来说，在 Fuchs 营养不良（95%）和 BBK（73%）中是相似的。[87,97] 内皮细胞的失代偿，不管以前有没有排斥发生，都是移植片失败的主要原因。PK 移植片失败的其他原因，如创伤性伤口裂开和眼表并发症在 EK 中并没有看到。[77,98] 对于 EK，一种常被低估的优点是在有眼表疾病的患者中，迟发性表面愈合和术后眼表不规则的发病率降低，特别是在干眼和睑缘炎中。这些因素明显地影响到许多患者的视力和视觉质量恢复的速度。供体移植片交界面的混浊和皱折，并导致最好矫正远视力的下降，是移植片失败的原因，这是内皮层角膜移植术特殊的问题，可能导致再次角膜移植术（重复施行 DSAEK、DMEK 或 PK）。

PK 术后最常见的问题是屈光不正和不规则散光。PK 术后，平均的散光度为 4~6 屈光度（D）。[99~104] 这一问题在有晶状体眼和人工晶状体眼中是相似的。这种情况与 DSAEK 相比，则 DSAEK 术后总的柱镜度数为 1.50D，其手术产生的散光部分则是 0.40~0.60D，平均值为 0.11D。[70] 在 DSAEK 术后，由于供体植片的周边部较厚所产生的远视平均为 1.10D，范围为 0.70~1.50D。[105,106] 在 DSAEK 中，过多地预测光学结果（术后等值球镜度、散光度等）对于在角膜移植术和白内障联合手术，以及在人工晶状体眼施行角膜移植术的眼中恢复或调整目标屈光度时获得准确的人工晶状体度数计算是有帮助的。

表 4 包括了不同手术技术治疗角膜水肿的短期结果。

表 4　不同手术技术治疗角膜水肿的短期结果的比较

	PK	DLEK	DSAEK	EMEK
脱位率	0.0%	6.6%[71,72]	14.5%[70]	5.0%~62.0%*[73~76]
伤口裂开	1.3%~5.8%[77~79]			
60 天内供体植片失败	0.3%[80]	3.3%[71,72]	0%~29.0%；平均 5.0%[70]	2.2%~8.0%[81,82]
排斥率				
1 年时	17.0%[83]	3.4%[71,72]	6.0%~9.0%[83]	0.7%~3.0%[81,83]
2 年时	9.7%~13.0%[84,85]	5.5%[71,72]	12.0%~14.0[68,86]	
5 年时	22.2%[80]		22.0%	
5 年时移植片失败率	Fuchs 5.0% PBK 27.0%[87]	27.5%[71,72]	Fuchs 5.0% PBK 24.0%[87]	NA
BSCVA				
1 年时视力≥0.5 的比例	选择性缝线拆除后 66.0%~84.0%	40.0%~44.1%[71,72]	38.0%~90.0%[702]	6 个月时 94.0%[74] 1 年时 97.0%≥0.7[76]
视力≥1.0 的比例				39.0%~47.0%[74,76]
获得 BCVA 的时间	选择性缝线拆除 6~12 个月	NA	NA	2/3 病例在 3 个月时稳定[74]
平均柱镜度				
拆线时	4.40D ± 2.80D	1.50D ± 1.20D[71,72]		
2 年时	3.70D ± 3.20D[90]	产生 0.40~60D，平均 0.10D[71,72,90]	产生 0.40~60D，平均 0.10D[90]	向远视偏移 +0.40[90]，无变化[81]
1 年时有缝线时	2.50D[88]			
平均等值球镜度的改变	2.80D ± 2.10D[71]	0.90D ± 0.70D[71,72]	产生远视 +1.10D[70,83]	+0.24~+0.32D[76,91]
角膜内皮细胞的丢失				
1 年	Fuchs[ì] 9.0%~19.0% Fuchs/PBK 34.0%[80,92]	43.0%~57.9%[71,72]	37.0%[87]	32.0% ± 20.0%，34.0%[74,81]
2 年	Fuchs 27.0%~42.0% Fuchs/PBK 54.0%[80,92]	57.0%[71,72]	44.0%[87]	36.0%[76,93]
5 年	Fuchs 69.0%~75.0% Fuchs/PBK 61.0%[80,92]	4 年时 62.0%[71,72]	53.0%[87]	

BSCVA= 最好戴镜矫正视力；BCVA= 最好矫正视力；D= 屈光度；DLEK= 深板层内皮层角膜移植术；DMEK= 后弹力膜内皮层角膜移植术；DSAEK= 后弹力膜剥除自动内皮层角膜移植术；NA= 无资料可利用；PBK= 人工晶状体眼大泡性角膜病变

* 只包括影响结果的脱位；边缘脱位或翘起没有计入；如果所有脱位计入，则为 8.0%~24.0%。

ì 范围 - 两个供体年龄组。

角膜混浊的药物治疗

　　角膜混浊的治疗可以分为两个阶段：主要的起始过程（如感染、创伤等）的处理，以及导致的问题（如表面的糜烂和不规则、瘢痕、变薄和血管化）的处理。本册 PPP 聚焦于这一过程的第二阶段。

　　许多角膜混浊是以感染、组织分解和(或)瘢痕导致的持续的、没有愈合的角膜上皮层缺损为开始的。常规的治疗包括应用抗生素滴眼液或眼膏，可以防止继发的细菌性感染（Ⅲ,IQ,DR）。抗生素的选择要考虑到正常的皮肤和结膜菌群、患者的免疫状态和任何基础的医学问题（如糖尿病、帕金森病）（Ⅲ,GQ,SR）。

　　在白天醒着的时候适当地眨眼，以及睡觉时完全闭眼对于眼表的康复是很重要的，在角膜上皮有缺损持续存的任何情况下应当给予评估(Ⅲ,GQ,SR)。当眨眼或眼睑的闭合不恰当时,应用胶或缝线暂时地缝合眼睑术或用眼睑夹子可有帮助(Ⅲ,IQ,DR)。对于角膜擦伤或糜烂,加压包扎眼部是标准的治疗方法,然而近来的资料显示这样做不能使患眼舒适或加快愈合的速度(Ⅰ++,GQ,DR)。[107,108] 在延迟愈合的病例中,绷带式接触镜是很有帮助的(Ⅲ,GQ,SR)。

对上述措施无反应的角膜缺损引起了促进角膜表面愈合的替代药物的研究。口服多西环素、[109] 乙酰半胱氨酸和乙二胺四乙酸盐(EDTA)都显示出具有抑制金属蛋白酶的作用,对其进行研究来处理持续的角膜上皮和基质的缺损,得到了不同的结果。在活体中,很难评价这些治疗的益处,特别是采用有组织的、双盲的方式。自体血清(Ⅲ,IQ,DR)、[110] 脐带血滴眼液(Ⅲ,IQ,DR)[111] 和富有血小板的血浆[112](Ⅲ,IQ,DR)都对持续性角膜上皮缺损显示出良好的作用。这些制品需要血库和(或)配制的药房来配制,这一要求限制了它们的应用。神经生长因子(Ⅲ,IQ,DR)、[113,114] P物质(Ⅲ,IQ,DR)和胰岛素样生长因子、[115] 纤连蛋白(Ⅲ,IQ,DR)和胸腺素 β-4[117](Ⅲ,IQ,DR)在一些选择性病例中都显示有良好作用,但是仍然处于初步的研究中。

羊膜,不论作为覆盖[66]的保护瓣,还是作为镶嵌[65]的组织代用品,都被认为通过释放不同的抗炎、抗新生血管和愈合介质[118-120]的前体物质来促进愈合。将羊膜附着在巩膜环上,然后作为一个圆片放在接触镜下,这样引入羊膜可以扩大它们的适应性,而允许在诊室内应用。

角膜进行性变薄或穿孔常常需要应用组织黏合剂进行结构上的支撑(Ⅲ,IQ,DR)。明显变薄的小片区域或早期后弹力膜膨出可以涂用薄层黏合剂,如果这一层黏合剂应用在透明和紧密的基底上,可以在该部位保持6周或更长时间(Ⅲ,IQ,DR)。如果病变部位在角膜周边部,这可能是一种明确的治疗方法;如果病变位于角膜中央或旁中央,这一黏合有利于在非急诊状态下修补缺损(Ⅲ,IQ,DR)。渗漏角膜的后弹力膜膨出有时需要向前房内注入空气泡,来暂时地阻止渗漏(Ⅲ,IQ,DR)。缺损的基底需要干燥才能进行适当地黏合。当即将发生的角膜穿孔很小,以及它位于一个小坑的底部时,组织的黏合会很好地起到作用。已经提出在应用组织胶时采用不同的技术,包括应用30号针头、棉签的木头一端或微量吸液管(Ⅲ,IQ,DR)。[122] 应当试图应用最少量的胶来封闭或支撑组织缺损处(Ⅲ,IQ,DR)。虽然组织胶还没有得到FDA批准用于眼部,但是它在国际上已经广泛地应用了许多年。明智的做法是应用无菌的产品,来减少继发性感染的风险。

局部滴用的糖皮质激素常常用于减少眼内和角膜炎症(Ⅰ++,GQ,DR)。然而,在急性或亚急性的过程被解决之后,它们限制角膜瘢痕组织发生的作用并没有很好地建立起来。[123,124] 一些研究观察了它们用于治疗急性角膜溃疡时对伤口愈合和视力的作用,发现并没有益处。[125-127] 已经用于青光眼和屈光手术后减少瘢痕组织生成的药物(丝裂霉素C、[128] 氟尿嘧啶、[126] 他克莫司、[123] 奥曲肽[127]和吡非尼酮[129])在以常用的剂量给药时会与角膜上皮表面的毒性作用相关联,[130,131] 或者还没有对它们在角膜疾病中抗瘢痕的作用进行评估(Ⅲ,IQ,DR)。

在角膜混浊的病例中,视力下降常与角膜表面不规则(应用角膜曲率计很容易显示出来)以及混浊本身相关联。当角膜表面不规则是一个主要因素时,佩戴硬性接触镜(RGP)(当需要更大的稳定性时采用混合镜片或巩膜镜)常能提高视力,可以不需要采用更加侵入性的治疗(Ⅲ,IQ,DR)。可以采用一小套RGP镜片容易地在诊室中施行过矫眼镜的试配(显示提高视力的可能性)。正式的佩戴可能更加困难和花费时间,需要应用双环形圆纹曲面的镜片,过大的巩膜或混合的镜片,来保持表面边缘和不规则区域的透明,维持良好的镜片中心位置和稳定性(Ⅲ,IQ,DR)。

当潜在的视力很差时,可以应用涂色的接触镜和巩膜壳来遮挡混浊区(Ⅲ,IQ,DR)。当眼眶的容积减少或眼球萎缩时,较厚的巩膜壳成为一种理想的选择。对于角膜周边部混浊的患者,也有瞳孔区透明而周边部混浊的涂色接触镜可以应用。

角膜混浊的手术治疗

处理角膜混浊的手术策略决定于哪一层组织被累及。在大多数病例中,可以应用裂隙灯活体显微镜检查来确定,然而UBM和AS-OCT在一些病例中也是极有价值的(Ⅲ,IQ,DR)。表层的沉积物可以采用表层角膜切除术来去除,深部沉着物可采用板层角膜移植术来治疗,PK可用于部位较深、多层次的混浊(Ⅲ,

IQ,DR)。表 5 重点列出了病变的深度与手术选择之间的关系。

表 5　以各层组织为基础的角膜混浊手术处理的方法

病变的层次	代表性疾病	ED	SK	PTK	ALK	DALK	EK	PK
上皮层	多余的、不规则的上皮层	●						
上皮下	上皮基底膜营养不良	●						
上皮下	Salzmann 结节样变性	●	●					
前弹力膜	带状角膜病变	●	●	●				
前弹力膜	Reis-Bücklers 营养不良		●	●	●			
前 - 中部基质	颗粒状营养不良		●	●	●			●
中后部基质	瘢痕				●	●		●
内皮层							●	●

ALK= 前板层角膜切除术;DALK= 深前板层角膜移植术;ED= 上皮层清创术;EK= 内皮层角膜移植术;PK= 穿通性角膜移植术;PTK= 激光治疗性角膜切除术;SK= 表层角膜切除术

角膜上皮层清创术

角膜上皮层清创术对位于前弹力膜之前的疾病是很有帮助的(*Ⅲ,IQ,DR*)。前弹力膜营养不良和 Salzmann 结节样变性是最常施行角膜上皮层清创术的两种情况。只需要开睑器和圆的或弯的微型手术刀片来施行这一手术。如果患者合作,诊室里的裂隙灯活体显微镜检查常常容易施行,这是由于裂隙灯的窄灯光可以很容易地判断病变的深度(*Ⅲ,IQ,DR*)。如果患者不合作或者如果同时要做其他的处理,也可以在小手术室或手术室进行治疗(*Ⅲ,IQ,DR*)。在上皮基底膜营养不良中,大量的上皮层是松弛的,容易去除。需要小心地去除多层的基底膜,这种情况常常是存在的。对于 Salzmann 结节样变性患者,一旦去除上皮层,其下的 Salzmann 结节 / 上皮下纤维增生也需要切除。经常可以发现混浊与其下的前弹力膜之间有一平面,处理后可以导致相对光滑的角膜表面。如果不能够塑成一个光滑的面,就需要做板层角膜切除术来获得最好的结果。

带状角膜病变的处理

应用 EDTA 二钠[132,133] 有利于去除钙性带状角膜变性,这是很有用的(*Ⅲ,IQ,DR*)。治疗的目标是去除瞳孔区的钙性混浊,恢复舒适和视力。当钙形成厚的片状物或斑块样赘生物时,可以采用镊子和刮匙来去除,另外,去除病变上方的上皮层是在进行 EDTA 治疗之前必须采取的措施(*Ⅲ,IQ,DR*)。将浸泡稀释为 3%~4% 的 EDTA 二钠溶液的人工海绵或无菌棉签来擦拭任何残留的钙,直至其发生溶解。替代的方法是将 EDTA 溶液直接滴到暴露的钙沉积带上,应用充满 EDTA 的“井”一样的小空间,或 EDTA 浸泡的盘状人造海绵直接置于暴露的钙沉积物上,可以导致带状角膜病变的消融(*Ⅲ,IQ,DR*)。应用 EDTA 的治疗时间根据钙的密度和所用的方法而有所不同(*Ⅲ,IQ,DR*)。过分的擦拭可与术后角膜前部基质的雾状混浊相关联。应用 EDTA 螯合疗法后与正常眼相同大小的角膜擦伤相比,愈合的平均时间会推迟(8 天比 2~3 天),可能是由于基本的病变发生了改变。建议处理带状角膜病变的其他方法包括应用宝石钻(*Ⅲ,IQ,DR*)、[135] 钕:YAG 激光(*Ⅲ,IQ,DR*)、[136] 板层角膜移植术 [137] (*Ⅲ,IQ,DR*)和 PTK(*Ⅲ,IQ,DR*)。[138,139]

丝裂霉素 C 的应用

在一些复发是主要关心问题的选择性病例中,丝裂霉素对于下皮下、前弹力膜和前基质的瘢痕是有好处的(*Ⅲ,IQ,DR*)。[140,141] 对于角膜疾病,应用丝裂霉素 C 的限定性标准以及使用的最有效方法、剂量和应用时间都已经确定(*Ⅲ,IQ,DR*)。报告的最常用的剂量是 0.02% 丝裂霉素(0.2mg/ml),应用在一个湿的,但不是浸泡的人造海绵盘上。治疗的时间可以粗略地分为两组:用于预防角膜切除术后雾状混浊或瘢痕形成时为 12~20 秒,用于预防瘢痕的复发时为 1~2 分钟(*Ⅲ,IQ,DR*)。必须谨慎,保证药房配制适当的丝裂霉素剂量,要密切注意药物暴露时间(*Ⅲ,GQ,SR*)。用大量的盐水或平衡盐水冲洗表面及其周围区域,这对于减少手术部位及邻近的角膜缘的进行性毒性作用(特别是角膜内皮层的毒性作用)的危险是重要的(Ⅲ,*GQ*,*SR*)。应用丝裂霉素是基于眼科医师的评估和在每个病例中可能的益处和害处的考虑(Ⅲ,*GQ*,*SR*)。FDA 没有批准丝裂霉素 C 用于眼部,应当将应用丝裂霉素的风险和益处向患者进行解释,并与患者讨论,说明这是说明书外用药的状态。

角膜墨染

几个世纪以来,角膜墨染已经用于角膜白斑的美容治疗,但是存在着争议。最初的技术涉及应用角膜基质点刺相似的过程将墨汁或碳粒镶嵌入前部和中部基质。经常,这一过程需要重复,以便获得所希望的色素分布和密度。随着时间过去,色素倾向于从点刺伤口移行,需要重复这一方法。现在使用的最通用的技术是涉及做一个角膜板层口袋或瓣(由手工或飞秒激光)进入色素注入部位,或在这一部位之下(Ⅲ,*IQ*,*DR*)。这种方法可以容易地适用于任何大小或形状的角膜混浊。根据病例的情况,色素的密度和分布可以有所不同。当色素的密度较大时,分离边缘的墨染常常好像是“粘”在角膜表面的。当功能性问题是主要关注时,墨染缺少深度感常常不是主要的关注点,但是当美容是一个主要考虑问题时,需要考虑到这一点(Ⅲ,*IQ*,*DR*)。

角膜前基质混浊的处理

从前弹力膜扩展到前部或中部基质的前角膜病变需要比上述治疗更为广泛的治疗(Ⅲ,*GQ*,*SR*)。在确定最适宜的处理方法中,由 AS-OCT、UBM 或共焦显微镜所获得的角膜混浊大小和深度是很有帮助的(Ⅲ,*IQ*,*DR*)。

表层角膜切除术

板层角膜移植术和表层板层角膜移植术或 ALK 是从 20 世纪早期就使用的技术,直到 20 世纪 70 年代早期一直是处理没有影响到角膜内皮层的流行的手术方法。[142] “徒手”板层角膜切除术,无论其深浅,都具有需要的器械(薄刀片、板层分离器或小铲刀)少的优点。然而,由于很难获得均一或光滑的交界面,而且也由于相关的视力结果差,限制了它们的应用。[134,143,144]

应用微型角膜刀或飞秒激光所施行的 ALK 具有获得比大多数徒手切开更为光滑的角膜床的优点。可以允许角膜上皮层覆盖于角膜床,或者可以覆盖板层移植片(Ⅲ,*IQ*,*DR*)。[145,146] 微型角膜刀或飞秒激光的深度(基板的范围为 120~350μm)以及基质床的厚度决定了组织的替代是否有必要(Ⅲ,*IQ*,*DR*)。应用两种系统中任何一种方法制作的表层角膜瓣,联合准分子激光切削基质床,可以在其上的基质透明时施行去除前至中部基质的部分或全部混浊(Ⅲ,*IQ*,*DR*)。[147~150] 当计划进行治疗时,应当考虑到角膜基质雾状混浊(可以应用丝裂霉素来减少)和远视眼是术后需要治疗的问题(Ⅲ,*IQ*,*DR*)。

在单纯应用微型角膜刀 / 飞秒激光角膜切除术或采用联合手术(联合 PTK)的病例中,显示出视力结果(即最终的最好矫正视力和对比敏感度)有明显的改善。[151] 这两种测量都受到术后角膜表面和交界面的不规则和残余的基质雾状混浊或瘢痕组织的影响。[138,139] 在大多数病例中,术后 6 个月时未矫正视力(UCVA)没有明显改善。[140,141] 然而,在机械性 / 飞秒激光瓣联合 PTK 的病例中,术后 2、6 和 12 个月时间点上最好矫正视力都得到明显的改善。[140,141] 像差的资料显示视力的改善与角膜透明度、角膜规则性和视觉质量的改善相关联。[141]

准分子激光 PTK 用于处理角膜表层和前基质的混浊,来提高上皮层的稳定性,或增加视力。应用这种方法可以治疗一些更为常见的疾病,包括角膜上皮基底膜营养不良(Ⅲ,*IQ*,*DR*)、[152] 大泡性角膜病变(Ⅲ,*IQ*,*DR*)、[54] 去除带状角膜病变(Ⅲ,*IQ*,*DR*)或 Salzmann 结节样变性后残余的上皮下雾状混浊或瘢痕(Ⅲ,*IQ*,*DR*)、[153~155] 角膜前基质瘢痕(Ⅲ,*IQ*,*DR*)、Reis-Bücklers(Ⅲ,*IQ*,*DR*)、[156] 以及角膜颗粒和格子状营养不良(Ⅱ−,*MQ*,*DR*)。[157] 对于复发性疾病,进行多次治疗是有可能的,可以联合屈光不正的治疗来减轻屈光不正或散光(Ⅱ−,*IQ*,*DR*)。[158] 当治疗的根本原因是角膜混浊时,视力的康复倾向于相对较快,大多数患者的 BCVA 得到提高。在一些病例中(如颗粒状和格子样角膜营养不良),有可能避免或至少推迟板层角膜移植术或 PK(Ⅲ,*IQ*,*DR*)。

基本疾病过程的复发,术后治疗眼表的不规则和远视眼是 PTK 后最常遇到的问题。已经研究在 PTK 开始和随诊中应用丝裂霉素 C 治疗作为减少复发性瘢痕组织或基质沉着物的方法。应用浸泡 0.02% 丝裂霉素(0.2mg/ml)的环形甲基纤维素海绵贴敷 2 分钟。[156,159,160] 在这些研究中随诊 1~37 个月(平均随诊

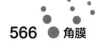

8.3 个月[53] 和 15 个月[134]）没有发现复发的患者。[53,153] 在这些研究中，没有观察到延迟愈合、角膜融解和术后基质水肿。以盐水或平衡盐水大量冲洗眼表及周围区域对于减少手术部位（特别是角膜内皮层的毒性）或邻近的角膜缘的进行性毒性是重要的（Ⅲ,GQ,SR）。

准分子激光会相等地切除隆起和凹陷区域的组织。作为结果，对不规则表面进行治疗是依据表面的地形图来蚀刻角膜其下的层次的。为了防止这种情况，有利于制作一个光滑的平面，就应用一种隐蔽剂（通常是甲基纤维素或透明质酸钠）（Ⅲ,IQ,DR）。隐蔽剂会充满凹陷的谷地，因此高出的部分就首选被切削。致密的瘢痕组织和钙沉着物需要比正常组织所用的更大能量来进行切削。因此，隐蔽邻近致密的瘢痕或钙沉着区域的正常组织是必要的，以此来防止周围围绕区出现凹陷。[161~163]

较深的治疗与 PTK 术后的角膜雾状混浊及远视方向的偏移相关联。[164] 引起这些情况的变平作用可以通过沿着切削区的外侧边界以小光斑来切削（Ⅱ-,MQ,DR），或者应用屈光的设置来减少（Ⅲ,IQ,DR）。[151,152]

表 6 总结了这些角膜切除技术之间的一些不同点。

表 6　表层和前板层角膜切削术所用技术的比较

	徒手	微型角膜刀	PTK	飞秒激光
切削深度	可有变化，但是不太准确	120~350μm	由于不平整的切削，因而可有变化，但不太准确	90~280μm
瓣的参数	可有变化	有限	NA	可有变化
瓣的并发症	偶尔	偶尔	NA	很少见
切削床的光滑度	差	较好	可有变化	最好

NA= 不适用；PTK= 激光治疗性角膜切削术

角膜移植术

当处理的角膜混浊已经累及相当厚度的角膜时，或者病变累及角膜内皮层，且对保守治疗措施没有反应时，就有必要去除和替代角膜的病变层次组织（Ⅲ,GQ,SR）。手术和眼库的进步已经对供体组织的可利用性、手术适应证、采用何种角膜移植术的频率，以及手术成功率产生明显的影响。

对于累及角膜中部和深部基质混浊的治疗，施行角膜移植术已经成为主流手术。从 20 世纪 60 年代晚期以来，全厚层的 PK 是标准的治疗方法。在角膜内皮层失代偿但没有角膜瘢痕的病例中，角膜内皮层移植术作为一种选择来代替 PK，这是因为患者可以获得更快的视力恢复。引人注目地减少角膜移植术后的散光、缝线相关的感染以及创伤性伤口裂开是 EK 的另外的优点。理想的手术方法仍然在发展之中。在角膜板层移植领域，进一步的进展已经可使手术医师施行角膜前板层、深板层和内皮层的手术。

板层角膜移植术

前板层角膜移植术

当 ALK 去除足够多的组织，使角膜变薄，产生可能导致角膜进行性膨出（如在屈光手术中见到的那样）或表面不规则时，就有必要进行组织的替代（Ⅲ,IQ,DR）。虽然施行 ALK 可以获得光学和结构的康复，但是它更常被看作一个角膜结构的手术，这是因为很难控制交界面的瘢痕和获得一个光滑的切开（Ⅲ,IQ,DR）。而且，光学的结果很少如同通过 PK 所获得的一样好。

与 PK 相比，ALK 的优点包括没有角膜内皮层的排斥反应，伤口的强度更高以及安全性更高（因为它是外眼手术）。这些优点激发研究者应用改良的手动微型角膜刀和飞秒激光切开技术，来制作更光滑的受体基底部和供体的基质表面。一些研究已经显示采用这些技术可使交界面的质量得到提高。[166,167] 相应的是，一些研究者采用微型角膜刀辅助的 ALK[166] 或 FALK[168~171] 可以使视力提高到 0.7 或 0.5。在一些病例中，不应用缝线就可以有把握地固定供体镜片，导致角膜移植术后散光的减少。[169]

前板层治疗性角膜移植术

与角膜融解疾病（如中央部角膜溃疡、周边部溃疡性角膜炎、Terrien 边缘性变性）或周边部角膜膨出

(如透明的角膜边缘性变性、PK 术后伤口变薄)相关的部分厚度的角膜缺损,如果发生角膜过分变薄或后弹力膜膨出,可能需要手术处理(Ⅲ,GQ,SR)。中央部的移植片通常是圆形的,其大小由缺损的大小和移植片的边界是否侵入瞳孔区来决定(Ⅲ,GQ,SR)。在角膜周边部,病变可能是环状的,需要一个同心圆环或部分的新月形移植片(Ⅲ,GQ,SR)。这些在技术上更为困难,虽然因为角膜病变的变薄和继发性散光,常常制作移植片,但是它们只与适度的散光相关联。在一些病例中,需要应用全厚层或新月形的移植片(Ⅲ,GQ,SR)。在 ALTK 手术中,供体组织可以是经过辐射的部分厚度组织、甘油保存的组织或由眼库提供的保存的组织。

深前板层角膜移植术

应用 DALK 技术的板层角膜移植术可以考虑用于中、深层角膜基质混浊的病例(Ⅲ,IQ,DR)。深板层板层角膜移植术的技术去除了全部或接近全部的角膜基质,直至后弹力膜。DALK 的益处在于它保留了宿主的角膜内皮层,减少了 PK 术后特征性的角膜内皮细胞长期的丢失。虽然角膜基质的排斥反应可以发生在 DALK 和 PK 中,但是当宿主的角膜细胞替代供体的细胞后,这种危险减少了。然而在 DALK 中角膜内皮层的排斥反应不是一个问题,这是由于保留了这层组织。

有多种手法的技术帮助从后弹力膜上分开后部基质,包括 Melles 技术、大气泡技术和大气泡技术的变异方法。[20,177] 飞秒激光辅助的大气泡技术应用飞秒激光的程序来环钻角膜,接着在角膜后部基质层形成大气泡,放置飞秒激光环钻的角膜来完成 DALK。[178]

结果

大多数了解 DALK 和 PK 结果的比较性研究与圆锥角膜治疗相关,然而可以期望在非炎症性、无血管和非进展的中央部角膜混浊的病例中获得相似的结果。在圆锥角膜病例中比较这些手术的视力结果的研究似乎是相互冲突的,直至根据留下多少后角膜基质进行分析。DALK 术后视力和对比敏感度的较大差异与残留的受体后基质床的厚度增加以及供体 - 宿主交界面反应相关。当后弹力膜完全暴露时,所报告的视力结果可以与 PK 相比较。[168,179-185] 不幸的是,并不能如终都能获得后弹力膜完全暴露,报告在有经验的人中成功率为治疗眼的 47%~82%。[177,182,186,187] 对于获得可与 PK 相比较的相似视力,残留小于 20μm 的基质床是理想的。[179] 总的来说,研究发现当与 PK 相比较时,DALK 的并发症(包括改为 PK 的)发生率仍然是很高的。这可能与术者的学习曲线相关,随着术后对这种手术的经验增加,可以减少并发症。[168,186] 当与全厚层角膜移植术相比时,没有后弹力膜穿孔的 DALK 中内皮细胞丢失明显较低。[187~191]

并发症

与 LK 相关的并发症包括缝线相关的脓肿形成、表面糜烂、交界面混浊、感染性角膜炎、新生血管化,以及移植片的排斥和失败。然而没有发现角膜内皮细胞层的排斥。DALK 特有的并发症包括在试图将角膜后弹力膜从其上的角膜基质上分离时发生后弹力膜穿孔(很可能是累及后弹力膜的瘢痕或有后弹力膜破裂的历史[自发的,如有积水或手术引起])。如果破裂口很小,可以继续完成手术,或者当破裂孔大时,可能需要改为 PK(Ⅲ,IQ,DR)。如果在有后弹力膜大的穿孔时试图完成 LK,那么液体会积聚在后弹力膜与移植片之间的空间里,导致"双前房"。比较 PK 和 DALK 视力结果的研究指出,如果不能达到后弹力膜完全裸露,DALK 患者获得 1.0 视力比 PK 接受者要少。[168] 角膜基质的排斥是 DALK 的另一个问题,报告的发生率为 2%~12%,提示在 DALK 术后处理中糖皮质激素的治疗起到重要的作用。[192]

穿透性角膜移植术

对于角膜混浊患者,特别是累及角膜后部基质和角膜内皮层的患者,穿透性角膜移植术已经成为主流手术。如果需要进行另外的眼前节手术(如虹膜重建、白内障摘除、人工晶状体置换或玻璃体切除术时),它就是所要选择的手术(Ⅲ,GQ,SR)。

适应证

施行 PK 的目标决定于角膜病变和相关的问题。对于全厚层角膜移植术,提高视力是最为常见的理由。当角膜变薄或穿孔时,常常需要恢复角膜的结构。对于对治疗没有反应的微生物性感染进行治疗性角膜移植是另一种适应证。而且,在一些角膜混浊但考虑到有其他因素阻碍视力提高的病例中,也进行美容性角膜移植术。

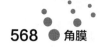

特殊的适应证和方法

新月形移植片和旋转的自体角膜移植片是施行 PK 的特殊形式。角膜周边部混浊并有明显的组织缺失和散光度增加(如 Terrien 边缘性角膜变性、感染后角膜炎),但是中央部角膜透明的病例可能需要部分或全层厚度的移植片(Ⅲ,GQ,SR)。这些情况需要采用椭圆形或新月形的移植片。[193,194]

在一些情况下,中央部角膜混浊可以采用同侧旋转的自体移植片来处理(Ⅲ,IQ,DR)。经过旋转,移植片的位置是偏移的(而不是处于更为典型的中央部位),这样使瘢痕转移到相当周边的位置上。[195] 应当注意移植片 - 宿主的连接处不要接近于瞳孔区,以免引起术后的视物变形。因为移植片是偏心的,因此不规则散光是术后常见的问题,而限制了这种方法的应用。[196]

过大的或构造的移植片典型地用于角膜周边部明显变薄(如偏中心的圆锥角膜、透明的边缘性变性或球形角膜)或感染(如巩膜角膜炎)的情况中,当其病变的周边边界超过中央部 7.5~9.0mm 时(Ⅲ,IQ,DR)。在一些病例中,治疗应当分阶段进行。第一阶段是进行 LK,来增厚角膜基质床。第二阶段在许多个月之后经过增厚的基质床施行常规的 PK(Ⅲ,IQ,DR)。这些病例中的大多数需要伴随着其他的眼前节重建手术(如前房角重建、瞳孔成形、晶状体切除或晶状体重新定位)。

混浊的角膜有时与严重的玻璃体 - 视网膜疾病相关联(如意外或手术创伤之后)。混浊的角膜将会阻碍安全地修复视网膜。一种暂时的塑料的角膜插入物——典型的称之为暂时性人工角膜——可以在视网膜手术期间放置,然后将其移去,以全厚层的穿透性角膜移植的角膜移植片来替代(Ⅲ,IQ,DR)。通过暂时性人工角膜观察的视线是很好的。在大多数病例中,视线比新近做的角膜移植术所得到的视线要好,角膜移植术是大多数的这些病例中唯一的替代方法(Ⅲ,IQ,DR)。

飞秒激光辅助的角膜移植术是一种相当新的技术,可以应用飞秒激光对供体和受体角膜进行环钻。已经研究了大礼帽式(top-hat)、蘑菇状或锯齿形等设计的环钻类型,当与标准的环钻方法比较时,这种方法可以创新制作出另外的伤口表面形状,可具有使伤口更为牢固这种理论上的优点。这样可以早期拆除缝线,更快地使视力康复。[197~199] 随着更好地控制伤口的愈合,处理伤口的形状,可以使术后散光更小。[198,199]

结果

以移植片的透明程度和视力的提高来定义结果,在不同情况的组别中,结果可有相当大的差别。在非血管化的角膜中央部瘢痕,并且没有其他眼部损伤的病例中,获得移植片透明的百分比超过 90%。[200] 这与化学伤相关的瘢痕形成明显的对照,在这些病例中也有广泛的角膜血管化和角膜缘干细胞的损伤,所得的成功率是相当低的。视力常常决定于是否有其他非角膜的因素,如白内障、青光眼损伤或视网膜病变的存在。可变的和不能预测的角膜移植术后散光仍然是一个问题。当选择性拆线可以获得较低水平的散光和好的视力时,对于手术医师来说最常见的做法是将缝线保留足够长的时间(Ⅲ,IQ,DR)。这种做法的缺点是发生晚期缝线断裂、刺激症状以及感染或排斥反应。[201,202] 研究已经显示,与常规的 PK 技术相比,FLAK 可在术后早期获得更小的散光度数,但是这种优势在术后 6 个月时消失了。[198] 在 FLAK 中由于较好的机械稳定性和伤口的愈合,较早期拆除缝线是可能的(Ⅲ,IQ,DR)。[199]

禁忌证

通过在手术前尽可能地解决许多活动性或伴随的问题,角膜移植的成功率可以得到提高。很好地控制眼压,解决眼附属器和眼内的炎症和感染(如慢性泪囊炎、睑缘炎、结膜炎和角膜炎),修复任何眼睑的异常(如倒睫、睑内翻、睑外翻、兔眼和暴露)是关键的(Ⅲ,GQ,SR)。确定角膜变薄的区域,在这些地方可能会发生角膜移植片 - 宿主的厚度不相匹配的情况,深度角膜基质的血管化可能会危及新的移植片,眼表疾病(如干眼、过去的化学或放射性损伤、OMMP 或 Steven-Johnson 综合征)对于缩短移植片的长期存活都是重要的因素(Ⅲ,GQ,SR)。

并发症

并发症可以分为手术期间发生的并发症和之后发生的并发症。

术中

◆ 技术性并发症

　　◆ 缝固定缝线时发生巩膜穿孔

- ◆ 不恰当的环钻
- ◆ 损伤供体角膜扣
- ◆ 留存后弹力膜
- ◆ 虹膜 - 晶状体损伤
- ◆ 有或没有玻璃体丢失的晶状体后囊膜撕裂
- ◆ 前房或玻璃体积血
- ◆ 非技术性并发症
  - ◆ 驱逐性脉络膜上腔出血

术后

- ◆ 伤口渗漏或对合不良
- ◆ 持续性角膜上皮缺损
- ◆ 丝状角膜炎
- ◆ 缝线相关的免疫性浸润
- ◆ 缝线感染 / 脓肿
- ◆ 眼内炎
- ◆ 眼压升高
- ◆ 前粘连形成
- ◆ 前房积血
- ◆ 脉络膜脱离
- ◆ 视网膜脱离
- ◆ 人工晶状体脱位

手术之后头四周期间在没有其他引起角膜水肿的问题(如持续性角膜上皮缺损、眼压升高)的情况下供体角膜不再透明时,就发生了原发性角膜供体失败。这种情况被认为是由于供体内皮细胞不甚健康或者不恰当的角膜内皮细胞数导致的角膜内皮细胞功能不良而引起的。一般将此认为是与角膜选择、保存和贮存相关的问题。幸好,这种情况很少发生。在手术时对供体组织的过分创伤和操作会导致持续性术后角膜基质水肿,这种情况常常不被定义为原发性供体失败。当诊断确定后,常常需要尽快施行再次移植(Ⅲ,IQ,DR)。

迟发性角膜供体失败这一名称是指发生于移植术后数年的供体组织的失败。它被认为与渐进性角膜内皮细胞的丢失相关,[80,92,203] 但是如果之前发生排斥反应、感染或眼压升高,它就可以加速发生。手术时过多地操作供体组织,由于伤口裂开导致的浅前房,或者 DSAEK 后供体组织的再次对位,也可能在未成熟的供体组织失败中发挥作用。

角膜移植排斥反应是最常见的角膜移植失败的原因。同种异体移植的排斥反应使 2.3%~68% 的 PK 病例的病情恶化。[204] 早期、积极地应用局部滴用或全身糖皮质激素治疗有可能逆转排斥反应。确定高危的病例或复发性炎症(如单纯疱疹病毒性角膜炎、带状疱疹、葡萄膜炎)的病史是重要的,因为 PK 术后标准的治疗方案可能需要增大每日大剂量的糖皮质激素或口服抗病毒药物(Ⅲ,IQ,DR)。两项研究专门比较了在 Fuchs 营养不良和 PBK 中施行 PK 和 DSAEK 的结果,显示两组中移植片的排斥率没有显著的统计学差异。[86,96]

人工角膜

眼科医师找寻理想的人工角膜已有 100 多年,开始用的材料是玻璃。[205] 创新设计、材料和手术方法已经是这一努力的特征。Cardona、[206] 骨齿人工角膜、[207] AlphaCor[208] 和 Boston 人工角膜[209,210] 是过去几十年中最为引人感兴趣的设计。Boston Ⅰ 型人工角膜在设计和术后处理方面的明显进展导致其在美国和美国之外国家使用量的稳步增加。[211,212] 由于长期应用保护性软性角膜接触镜和局部滴用抗生素,从而使术后角膜基质坏死和细菌性眼内炎的发生率降低,导致保留时间延长,以及视力结果提高,对手术医师什么时候建议应用人工角膜的看法产生了正面的影响。[211-214] 考虑在严重的双眼视力损伤的患者中施行最后

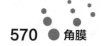

的恢复视力的方法时,现在可以应用多种单眼和双眼的适应证,如眼部外伤(Ⅲ,IQ,DR)、[215,216] 单纯疱疹病毒性角膜炎(Ⅲ,IQ,DR)、[217,218] 无虹膜(Ⅲ,IQ,DR)、[219] Steven-Johnson 综合征[220](Ⅲ,IQ,DR)和先天性角膜混浊(Ⅲ,IQ,DR)。[221] 新近,当手术医师对重复的角膜移植失败有更多的了解时,[222] 在多次移植失败的病例中人工角膜的作用就变得更为清晰了(Ⅱ-,MQ,DR)。[212~214]

已有报告,植入 Boston 1 型人工角膜患者术后一年的保留率为 90%~92%。[211,223] 术后 2 年保留率为 80%~87%。[211,214,224] 持续的角膜上皮缺损,特别是在角膜有干细胞缺乏、感染性角膜炎和基质坏死的患者中,在人工角膜保留方面起到明显的负面作用。

术后 1 年,56%~89% 患者的视力提高到 0.1 或更好,[211,213,214] 32%~43% 患者的视力提高到 0.4 或更好。[211,213] 在视网膜和视神经健康的患者中,Boston 1 型人工角膜光滑的球形前表面有利于视力快速地稳定。青光眼是人工角膜手术后最具挑战性的问题。不幸的是,现在大多数施行人工角膜手术的患者(高达 72%~85%)在接受人工角膜之前就已经有一定程度的视神经损伤(见表 7 有关人工角膜并发症)。虽然在植入人工角膜之后没有可靠的方法来测量眼压,但是因青光眼导致的视觉丧失是有可能预防的。当人工角膜植入术之前施行植管手术时,很难控制眼压而在平均随诊 17 个月期间需要青光眼手术的青光眼恶化病例的比例低至 2%。然而,其他人报告这一比例高达 38%,特别是当患者有其他伴发病如自体免疫眼表疾病时。经常评估视神经和视野是必要的,以便更好地监察这些患者,保护他们的视功能(Ⅱ-,MQ,SR)。[225~227]

患有严重干眼和自体免疫性眼表疾病(特别是 Steven-Johnson 综合征和 OMMP)的病例仍然很难处理,尽管应用 Boston1 型人工角膜在其他病例中取得了成功(Ⅲ,IQ,DR)。角膜上皮缺损、巩膜坏死、人工角膜挤出以及眼内炎是主要的担心。这组患者采用设计通过眼睑和骨齿的 Boston 2 型人工角膜获得了一定的成功(Ⅲ,IQ,DR)。[210]

表 7　人工角膜的并发症 *

并发症	发生率
青光眼[214]	72.0%~86.0% 病例中原先就已存在
人工角膜后膜形成[80,211,213,228]	25.0%~55.0%
持续性角膜上皮缺损[211]	38.0%
角膜基质坏死[211]	16.0%
眼内炎[214]	12.5%
囊样黄斑水肿[214]	8.7%
感染性角膜炎[211,229]	8.0%
植入物挤出	0~12.5%

* 人工角膜设计的改变,治疗性亲水性角膜接触镜的应用,以及长期滴用抗生素已经减少了这些并发症中许多项的发生概率。

随诊评估

经常性随诊在许多这样的病例中是必要的,以便再次评估基础性疾病过程,并调整药物和手术治疗(Ⅲ,GQ,SR)。对于角膜水肿的处理,随诊的目标是监察角膜内皮细胞的功能失调。对于角膜混浊的处理,需要随诊来监察角膜的透明性和表面不规则的程度(Ⅲ,GQ,SR)。并存的问题,特别是眼内炎症和眼压(可能是由于基础性疾病或由于治疗而引起的),需要定期地再次评估(见附录 4 中有并存病变的角膜或术后的角膜上确定眼压的信息)(Ⅲ,GQ,SR)。

医疗提供者和环境

在门诊的眼科医师应当很好地配备可以诊断许多导致角膜混浊和角膜水肿的设备。药物治疗也是综合的眼科医师经验和专业范围之内的事。应当注意到婴儿和年幼的儿童可能需要麻醉下进行评估,以便获得确定治疗所需要的全部信息。表面角膜切除和准分子激光的 PTK 经常可以在门诊或小手术室中施行。然而,大多数其他处理需要设备和无菌的环境,这常常可以在手术室中找到。

咨询和转诊

一旦做出明确的诊断,完成相关的工作方案,详细地讨论角膜水肿或混浊的原因以及各种治疗方法的选择就变得十分重要(Ⅲ,GQ,SR)。当需要施行更为复杂的诊断或治疗处理(指那些超过了经治医师的培训或信心水平的方面)方法时,或者如果需要施行复杂的手术治疗时,配备更好的角膜病亚专科医师可以更好地处理这种情况(Ⅲ,GQ,SR)。在这一点上,就需要转诊来获得咨询。在某些情况下转诊给视网膜、青光眼或小儿眼科亚专科医师是需要的(Ⅲ,GQ,SR)。一旦这些情况得到解决或者已经稳定,将患者转回综合眼科医师是恰当的(Ⅲ,GQ,SR)。采取医疗小组工作的方法具有很大的优势,特别是当地理情况使得以后的就诊成为一种挑战时(Ⅲ,GQ,SR)。初级保健医师应当包括在讨论之中,特别是需要考虑手术治疗时(Ⅲ,GQ,SR)。

当疾病过程或它的处理复杂时,需要做出各种努力来给予患者适当地咨询(Ⅲ,GQ,SR)。这样可使患者了解治疗过程中的挑战,并有恰当的期望值,并能做出知情同意。

社会经济学的考虑

从全球来说,角膜混浊是继白内障和青光眼之后的双眼盲的第三位主要原因。700万至900万人患有双眼角膜盲,其中90%生活在发展中国家。[230] 在公共卫生基础设施和初级眼保健服务方面的大量投资为预防今后的角膜病盲建立了很强的基础,因此差不多80%的各种角膜盲是可以避免的。[231]

角膜疾病与贫穷有关联,可以导致期望寿命明显缩短,特别是在角膜盲儿童中。针对在发展中国家减少角膜盲的努力,正在通过初级健康的干预来防治沙眼、盘尾丝虫病、维生素A缺乏和新生儿眼炎。[232]

相对于白内障盲,角膜盲的社会经济学影响并不是只是根据它的患病率来反映的,由于角膜盲患者的年龄相对年青,以及具有很高的伤残调整生命年(DALYs),这种影响被放大了。白内障引起的盲常影响老年人群,而角膜盲正是在他们最富有成效、抚养子女的年月,所产生的影响更大。

附录1　眼保健服务质量的核心标准

> 提供高质量的保健服务,
> 是医师的最高道德责任,
> 也是公众信任医师的基础。
>
> 美国医学会理事会,1986年

所提供的高质量眼保健服务的方式和技术应当与患者的最大利益相一致。下述的讨论将说明这种保健服务的核心成分。

眼科医师首先是医师。正因为如此,眼科医师显示出对每个人的同情和关心,并能够应用医学科学和高超的医疗技术来帮助患者减轻焦虑和病痛。眼科医师通过接受培训和继续教育不断地努力发展和维持最可行的技术来满足患者的需要。眼科医师根据患者的需求来评估他们的技术和医学知识,并且依此来做出相应的反应。眼科医师也保证有需求的患者直接获得必要的保健服务,或者将患者转诊到能够提供这种服务的恰当的人和设施那里,他们支持促进健康以及预防疾病和伤残的活动。

眼科医师认识到疾病将患者置于不利的依赖状态。眼科医师尊重他们的患者的尊严和气节,而不会利用患者的弱点。

高质量的眼保健服务具有许多属性,其中最显著的是以下几点:

◆ 高质量保健的本质是患者与医师之间富有意义的伙伴关系。眼科医师应当努力与他们的患者进行有效的交流,仔细地倾听患者的需求和担忧。反过来,眼科医师应当就患者疾病的需求和预后、适当的治疗措施来教育患者。这样可以保证在做出影响患者的处理和护理决定时,患者能够实质性参与(应当与患者特有的体力、智力和情绪状态相适应),使他们在实施他们同意的治疗计划时具有良好的主动性和依从性,从而帮助他们减少担心和忧虑。

◆ 眼科医师在选择和适时地采用恰当的诊断和治疗措施时,以及确定随诊检查的频率时,会根据患者情况的紧急与否和性质,以及患者的独特需要和愿望,来应用他们最好的判断做出决定。

◆ 眼科医师应当只是实施他们已经接受过恰当训练、有经验和有资格实施的操作,或者当有必要时,根据患者问题的紧急程度,以及其他替代的医疗提供者可利用和可及的状况,在其他人员的帮助下实施这些操作。

◆ 应保证患者能够连续地接触到所需要的和恰当的下述的眼保健服务。

◆ 眼科医师应当及时、恰当地治疗患者,而且他们本身也具有提供这种服务的能力。

◆ 手术的眼科医师应当具有对患者施行恰当的术前和术后处理的适当能力和准备。

◆ 当眼科医师不便或无法为他的患者服务时,他应当提供适当的替代的眼保健服务,并且要有适当的机制让患者知晓这种保健和方法,以便患者能够获得而加以利用。

◆ 眼科医师可以根据转诊是由于患者的需要,转诊是及时和恰当的措施,以及接受转诊的医师是有资格胜任,并具有可及性和可利用的基础上,将患者转诊给其他的眼科医师。

◆ 眼科医师可以就眼部和其他内科或外科的问题寻求适当的咨询和会诊。可以根据他们的技术、能力和可及性来推荐会诊者。他们必须尽可能地获得完整和准确的有关问题的资料,以便提供有效的建议或干预,并能做到恰当的和及时的回应。

◆ 眼科医师应当保持完整和准确的医疗记录。

◆ 在适当的请求下,眼科医师能够提供自己的完整和准确的患者病历。

◆ 眼科医师定期和有效地复习会诊和实验室检查的结果,并且采用适当的行动。

◆ 眼科医师和帮助其提供眼保健服务的人员应当具有证明他们身份和职业的证件。

◆ 对于那些治疗无效而又没有进一步治疗方法的患者,眼科医师应当提供适当的专业方面的支持、康复咨询和社会服务机构,当有适当和可及的时机时,应当给予转诊。

◆ 在进行治疗和实施侵入性诊断试验之前,眼科医师通过收集相关的历史资料和施行相关的术前检查,来熟悉患者的情况。另外,他通过准确和诚实地提供有关诊断、治疗方法和替代治疗的性质、目的、危险、益处和成功的可有性,以及不进行治疗的危险和益处的相关信息,也能使患者对治疗的决定充分知情。

◆ 眼科医师应当谨慎地采用新技术(例如药物、装置、手术技术),要考虑到这些新技术与现有的替代治疗相比其价格是否合适,是否有潜在的益处,以及所显示出来的安全性和有效性。

◆ 眼科医师通过对照已确定的标准,来定期地复习和评估他个人的相关行为,以及恰当地改变他的医疗实践和技术,来提高他提供的眼保健的质量。

◆ 眼科医师应当利用恰当的职业渠道,通过与同行交流临床研究和医疗服务中所获得的知识来改进眼保健服务。这些包括向同行警示少见的病例,或未曾预料的并发症,以及与新药、新装置和新技术相关的问题。

◆ 眼科医师以恰当的人员和设备来处理需要立即关注的眼部和全身的可能并发症。

◆ 眼科医师也要提供经济上合理的眼保健服务,而且不与已经接受的质量标准相冲突。

修改:理事会
批准:理事会
1988 年 10 月 12 日

第二次印刷:1991 年 1 月
第三次印刷:2001 年 8 月
第四次印刷:2005 年 7 月

附录 2　疾病和相关健康问题编码的国际统计分类(ICD)

角膜水肿包括下列 ICD-9 和 ICD-10 分类中的疾病:

	ICD-9 CM	ICD-10 CM
特发性角膜水肿	371.21	H18.22-
继发性角膜水肿	371.22	H18.23-
大泡性角膜病变	371.23	H18.11-
由于佩戴角膜接触镜引起的角膜水肿	371.24	H8.21- (继发于佩戴角膜接触镜的角膜水肿)

CM= 用于美国的临床修改;(-)= 右眼;2,左眼;3,双眼

角膜混浊包括下列 ICD-9 和 ICD-10 分类中的疾病:

	ICD-9 CM	ICD-10 CM
轻度角膜混浊	371.01	H17.81-
周边部角膜混浊	371.02	H17.82-
中央部角膜混浊	371.03	H17.1-
粘连性角膜白斑	371.04	H18.0-
萎缩眼球的角膜	017.3,371.05*	A18.59,H44.52-

CM= 用于美国的临床修改;(-)= 右眼;2,左眼;3,双眼

* 首先用于基础性疾病为结核病的编码

ICD-10 的另外信息:

- 一些 ICD-10 CM 类别有可适用的第七个字符。对于类别中所有编码,或在表所列出的指导性注解中,都需要可适用的第七个字符。第七个字符就必须总是在资料域的第七个字符位。如果需要第七个字符的编码缺少第六个字符,占位符 X 必须用于填充这一空位。
- 对于双侧位,ICD-10 CM 编码的最后一位字符代表眼侧。如果没有提供双侧的编码,而发生的情况又是双侧的,则必须设计应用代表左侧和右侧两侧的分开编码。非特指的编码只用于没有其他的编码可利用时。
- 当诊断编码指明眼别时,无论发现应用哪一个字节(即第4字节、第5字节或第6字节)
  - 右眼总是为 1
  - 左眼总是为 2
  - 双眼总是为 3

附录 3　眼科临床指南(PPP)建议的分级

这里所用的分级报告了与包括在研究中支持每个建议相关的 SIGN 分级(Ⅰ++; Ⅰ+; Ⅰ-; Ⅱ++; Ⅱ+; Ⅱ-; Ⅲ),GRADE 分级评估证据(GQ,IQ),GRADE 评估了证据的强度(SR,DR)。 这些分级的详细情况见分级的方法和关键部分的报告。

编译者已经将提出的分级情况插入文内相关部分。

附录 4　在有病变或术后角膜上测量眼压

在有病变的角膜上只是应用 Goldmann 压平眼压测量法 (GAT) 测量眼压可能是很不准确的。这是由于测量对象的问题,例如由于疾病产生或治疗产生的角膜厚度和水合状态的异常,角膜曲度改变/散光,不规则的角膜上皮面或角膜基质的瘢痕。所有这些因素都能够影响 GAT 固有的判断终点的主观估计(即通过 Goldmann 压平棱镜头来观察两个半圆的荧光素环内界"刚好接触")。因此,强烈建议在这些有病变、异常的或手术改变眼的角膜上应用替代的和不太主观的判断技术来测量眼压 (Ⅲ,GQ,SR)。不太需要主观判断眼压的电子器具包括下列几种:

- ◆ 压平的技术,采用下列技术来测量:
  - ◆ 气动眼压计 (pneumatonometer)。这种技术采用一个气传感器(由浮悬在空气轴承里的活塞所组成),并在头部有一个可以符合角膜表面的 5mm 大小的有孔硅胶头。从机器中产生的气流和角膜对气流的抵抗力的平衡会影响到活塞的移动,这种移动可以用来计算眼压。气眼压计可在 1 秒内产生 40 个读数,也可以测量眼搏动幅度。测量时需要进行表面麻醉。
  - ◆ 非 Goldmann 压平眼压计 (non-Goldmann applanation tonometer)。这种技术应用一个自由浮动的 1mm 的微应变计的传感器来探测传输的眼压。这种传感器被可以压平邻近角膜的外环所围绕,可以减少它对测量的影响。非 Goldmann 压平眼压计可在 1 秒内测量 500 个读数,每次平均 8 或 10 个读数测量可获得可信限内眼压。测量时需要进行表面麻醉。
  - ◆ 眼反应分析仪 (ocular response analyzer)。这种技术应用瞄准的空气脉冲,引起角膜向内和向外移动,是一个双向的压平过程,来测量角膜的生物力学特征(即滞后现象)和计算"角膜代偿"和与 GAT 等值的眼压值。这种技术也能测量眼脉冲幅度,在测量时不需要表面麻醉。
- ◆ 轮廓匹配的 Pascal 技术 (the contour-matching Pascal technique)。这种技术应用嵌在眼压计头部的具有压阻现象的传感器来数字化地获取眼压数值,为每秒 100 次。测压头部凹面形状可使角膜松弛而使 DCT 的头部与角膜面相一致,减少角膜特性对眼压测量的任何影响。然后,内部的微处理器分析这一直接相对应的信号,提取眼压值和眼搏动的幅度。就这点而论,这一器具计算的眼压值与角膜特性无关。它需要 6 秒或 6 个眼脉冲循环来确定眼压,测量时需要表面麻醉。
- ◆ 回弹式眼压测量减速技术 (the rebound tonometry deceleration technique)。此技术应用感应线圈磁化一个头部装有塑料尖的金属小探头,当它接触到角膜时可以快速地击发 (0.25m/s)。软件可以分析减速的速率和探头接触角膜的时间(大约 0.05 秒),其相对的强度与眼压成比例,由此可以计算出眼压。为了准确测量,需要进行 6 次测量。这种方法不需要表面麻醉。

虽然与其他测量器具相比,压平和回弹式眼压计测量眼压受角膜特性影响较多,但是它们仍然比 GAT 更加客观。因此,它们在患者角膜病变的状态下可能更加准确、更有重复性来估计"真正的眼压"(相对于 GAT)。不过,非常重要的是在多次就诊时一致地应用同一种技术来测量,以便发现临床上有意义和明显的眼压升高 (Ⅲ,GQ,SR)。早期发现眼压升高可以在不可逆的视神经损伤发生之前及时地开始降眼压治疗。这些眼常常是由于疾病产生或治疗引起的继发性眼压升高,当只是依赖 GAT 来测量眼压时常常不能发现眼压升高的情况。

相关的学会资料

Basic and Clinical Science Course

External Disease and Cornea (Section 8, 2013-2014)

Focal Points

    IOL Power Calculation in Patients with Prior Corneal Refractive Surgery(2013)

    Pseudophakic Cystoid Macular Edema Module(2012)

Patient Education Brochure

    Corneal Abrasion and Erosion(2011)

    Cystoid Macular Edema(2011)

Preferred Practice Pattern® Guidelines　Free download available at www.aao.org/ppp.

    Comprehensive Adult Medical Eye Evaluation(2010)

    To order any of these products,except for the free materials,please contact the Academy's Customer Service at 866.561.8558(U.S. only)or 415.561.8540 or www.aao.org/store.

参考文献

1. Scottish Intercollegiate Guidelines Network. Annex B:key to evidence statements and grades of recommendations. In:SIGN 50:A Guideline Developer's Handbook. Available at:www.sign.ac.uk/guidelines/fulltext/50/annexb.html. Accessed October 2,2012

2. Guyatt GH,Oxman AD,Vist GE,et al. GRADE:an emerging consensus on rating quality of evidence and strength of recommendations. BMJ 2008;336:924-6.

3. GRADE Working Group. Organizations that have endorsed or that are using GRADE. Available at:www.gradeworkinggroup.org/society/index.htm. Accessed October 2,2012.

4. Schmid KE,Kornek GV,Scheithauer W,Binder S. Update on ocular complications of systemic cancer chemotherapy. Surv Ophthalmol 2006;51:19-40.

5. American Academy of Ophthalmology Preferred Practice Patterns Committee. Preferred Practice Pattern ® Guidelines. Comprehensive Adult Medical Eye Evaluation. San Francisco,CA:American Academy of Ophthalmology;2010. Available at:www.aao.org/ppp.

6. Nevyas AS,Raber IM,Eagle RC Jr,et al. Acute band keratopathy following intracameral Viscoat. Arch Ophthalmol 1987;105:958-64.

7. Freddo TF,Leibowitz HM. Bilateral acute corneal calcification. Ophthalmology 1985;92:537-42.

8. Honig MA,Barraquer J,Perry HD,et al. Forceps and vacuum injuries to the cornea:histopathologic features of twelve cases and review of the literature. Cornea 1996;15:463-72.

9. Gahl WA,Kuehl EM,Iwata F,et al. Corneal crystals in nephropathic cystinosis:natural history and treatment with cysteamine eyedrops. Mol Genet Metab 2000;71:100-20.

10. Summers CG,Purple RL,Krivit W,et al. Ocular changes in the mucopolysaccharidoses after bone marrow transplantation. A preliminary report. Ophthalmology 1989;96:977-84;discussion 984-5.

11. van der Meulen IJ,Patel SV,Lapid-Gortzak R,et al. Quality of vision in patients with fuchs endothelial dystrophy and after descemet stripping endothelial keratoplasty. Arch Ophthalmol 2011;129:1537-42.

12. Jeng BH,Galor A,Lee MS,et al. Amantadine-associated corneal edema potentially irreversible even after cessation of the medication. Ophthalmology 2008;115:1540-4.

13. Naumann GO,Schlotzer-Schrehardt U. Amantadine-associated corneal edema. Ophthalmology 2009;116:1230-1;author reply 1231.

14. Phinney RB,Mondino BJ,Hofbauer JD,et al. Corneal edema related to accidental Hibiclens exposure. Am J Ophthalmol 1988;106:210-5.

15. van Rij G,Beekhuis WH,Eggink CA,et al. Toxic keratopathy due to the accidental use of chlorhexidine,cetrimide and cialit. Doc Ophthalmol 1995;90:7-14.

16. Ohguro N,Matsuda M,Kinoshita S. The effects of denatured sodium hyaluronate on the corneal endothelium in cats. Am J Ophthalmol 1991;112:424-30.

17. Varley GA,Meisler DM,Benes SC,et al. Hibiclens keratopathy:a clinicopathologic case report. Cornea 1990;9:341-6.

18. Li J,Tripathi RC,Tripathi BJ. Drug-induced ocular disorders. Drug Saf 2008;31:127-41.

19. Kaplan LJ,Cappaert WE. Amiodarone keratopathy. Correlation to dosage and duration. Arch Ophthalmol 1982;100:601-2.

20. Jhanji V,Rapuano CJ,Vajpayee RB. Corneal calcific band keratopathy. Curr Opin Ophthalmol 2011;22:283-9.

21. Jeganathan VS, Wirth A, MacManus MP. Ocular risks from orbital and periorbital radiation therapy: a critical review. Int J Radiat Oncol Biol Phys 2011; 79: 650-9.

22. Fujishima H, Shimazaki J, Tsubota K. Temporary corneal stem cell dysfunction after radiation therapy. Br J Ophthalmol 1996; 80: 911-4.

23. Smith GT, Deutsch GP, Cree IA, Liu CS. Permanent corneal limbal stem cell dysfunction following radiotherapy for orbital lymphoma. Eye (Lond) 2000; 14: 905-7.

24. Papathanassiou M, Nikita E, Theodossiadis P, et al. Exemestane-induced corneal epithelial changes. Cutan Ocul Toxicol 2010; 29: 209-11.

25. Yeh S, Fine HA, Smith JA. Corneal verticillata after dual anti-epidermal growth factor receptor and anti-vascular endothelial growth factor receptor 2 therapy (vandetanib) for anaplastic astrocytoma. Cornea 2009; 28: 699-702.

26. Van Meter WS. Central corneal opacification resulting from recent chemotherapy in corneal donors. Trans Am Ophthalmol Soc 2007; 105: 207-12; discussion 212-3.

27. Louttit MD, Kopplin LJ, Igo RP Jr, et al. A multicenter study to map genes for Fuchs endothelial corneal dystrophy: baseline characteristics and heritability. Cornea 2012; 31: 26-35.

28. Liskova P, Gwilliam R, Filipec M, et al. High prevalence of posterior polymorphous corneal dystrophy in the Czech Republic: linkage disequilibrium mapping and dating an ancestral mutation. PLoS One 2012; 7: e45495.

29. Biedner B, Mer Y, Sachs U. Congenital hereditary corneal dystrophy associated with esotropia. J Pediatr Ophthalmol Strabismus 1979; 16: 306-7.

30. Witschel H, Fine BS, Grutzner P, McTigue JW. Congenital hereditary stromal dystrophy of the cornea. Arch Ophthalmol 1978; 96: 1043-51.

31. Miglior S, Albe E, Guareschi M, et al. Intraobserver and interobserver reproducibility in the evaluation of ultrasonic pachymetry measurements of central corneal thickness. Br J Ophthalmol 2004; 88: 174-7.

32. Garcia-Medina JJ, Garcia-Medina M, Garcia-Maturana C, et al. Comparative study of central corneal thickness using fourier-domain optical coherence tomography versus ultrasound pachymetry in primary open-angle glaucoma. Cornea 2013; 32: 9-13.

33. Fante RJ, Shtein RM, Titus MS, Woodward MA. Anterior segment optical coherence tomography versus ultrasound pachymetry to measure corneal thickness in endothelial keratoplasty donor corneas. Cornea 2013; 32: e79-82.

34. Wirbelauer C, Scholz C, Hoerauf H, et al. Noncontact corneal pachymetry with slit lamp-adapted optical coherence tomography. Am J Ophthalmol 2002; 133: 444-50.

35. Zhao PS, Wong TY, Wong WL, et al. Comparison of central corneal thickness measurements by visante anterior segment optical coherence tomography with ultrasound pachymetry. Am J Ophthalmol 2007; 143: 1047-9.

36. Kim HY, Budenz DL, Lee PS, et al. Comparison of central corneal thickness using anterior segment optical coherence tomography vs ultrasound pachymetry. Am J Ophthalmol 2008; 145: 228-32.

37. Foster PJ, Baasanhu J, Alsbirk PH, et al. Central corneal thickness and intraocular pressure in a Mongolian population. Ophthalmology 1998; 105: 969-73.

38. Brandt JD, Beiser JA, Kass MA, Gordon MO, Ocular Hypertension Treatment Study (OHTS) Group. Central corneal thickness in the Ocular Hypertension Treatment Study (OHTS). Ophthalmology 2001; 108: 1779-88.

39. Iyamu E, Osuobeni E. Age, gender, corneal diameter, corneal curvature and central corneal thickness in Nigerians with normal intra ocular pressure. J Optom 2012; 5: 87-97.

40. Moutsouris K, Dapena I, Ham L, et al. Optical coherence tomography, Scheimpflug imaging, and slit-lamp biomicroscopy in the early detection of graft detachment after Descemet membrane endothelial keratoplasty. Cornea 2011; 30: 1369-75.

41. Hirst LW, Yamauchi K, Enger C, et al. Quantitative analysis of wide-field specular microscopy. II. Precision of sampling from the central corneal endothelium. Invest Ophthalmol Vis Sci 1989; 30: 1972-9.

42. Mustonen RK, McDonald MB, Srivannaboon S, et al. In vivo confocal microscopy of Fuchs'endothelial dystrophy. Cornea 1998; 17: 493-503.

43. Edelhauser HF. The balance between corneal transparency and edema: the Proctor Lecture. Invest Ophthalmol Vis Sci 2006; 47: 1754-67.

44. Alm A, Grierson I, Shields MB. Side effects associated with prostaglandin analog therapy. Surv Ophthalmol 2008; 53 Suppl 1: S93-105.

45. Aydin S, Ozcura F. Corneal oedema and acute anterior uveitis after two doses of travoprost. Acta Ophthalmol Scand 2007; 85: 693-4.

46. Wirtitsch MG, Findl O, Heinzl H, Drexler W. Effect of dorzolamide hydrochloride on central corneal thickness in humans with cornea guttata. Arch Ophthalmol 2007; 125: 1345-50.

47. Egan CA, Hodge DO, McLaren JW, Bourne WM. Effect of dorzolamide on corneal endothelial function in normal human eyes.

Invest Ophthalmol Vis Sci 1998;39:23-9.

48. Foulks GN, Harvey T, Raj CV. Therapeutic contact lenses: the role of high-Dk lenses. Ophthalmol Clin North Am 2003;16: 455-61.

49. Luchs JI, Cohen EJ, Rapuano CJ, Laibson PR. Ulcerative keratitis in bullous keratopathy. Ophthalmology 1997;104:816-22.

50. DeVoe AG. Electrocautery of Bowman's membrane. Arch Ophthalmol 1966;76:768-71.

51. Cormier G, Brunette I, Boisjoly HM, et al. Anterior stromal punctures for bullous keratopathy. Arch Ophthalmol 1996;114: 654-8.

52. Wood TO, McLaughlin BJ, Boykins LG. Electron microscopy of corneal surface microdiathermy. Curr Eye Res 1985;4:885-95.

53. Maini R, Sullivan L, Snibson GR, et al. A comparison of different depth ablations in the treatment of painful bullous keratopathy with phototherapeutic keratectomy. Br J Ophthalmol 2001;85:912-5.

54. Thomann U, Meier-Gibbons F, Schipper I. Phototherapeutic keratectomy for bullous keratopathy. Br J Ophthalmol 1995;79: 335-8.

55. Rosa N, Cennamo G. Phototherapeutic keratectomy for relief of pain in patients with pseudophakic corneal edema. J Refract Surg 2002;18:276-9.

56. Lin PY, Wu CC, Lee SM. Combined phototherapeutic keratectomy and therapeutic contact lens for recurrent erosions in bullous keratopathy. Br J Ophthalmol 2001;85:908-11.

57. Chawla B, Sharma N, Tandon R, et al. Comparative evaluation of phototherapeutic keratectomy and amniotic membrane transplantation for management of symptomatic chronic bullous keratopathy. Cornea 2010;29:976-9.

58. Mannan R, Pruthi A, Rampal U. Combined phototherapeutic keratectomy and amniotic membrane grafts for symptomatic bullous keratopathy. Cornea 2010;29:1207-8;author reply 1208-9.

59. Koenig SB. Annular keratotomy for the treatment of painful bullous keratopathy. Am J Ophthalmol 1996;121:93-4.

60. Gundersen T. Conjunctival flaps in the treatment of corneal disease with reference to a new technique of application. AMA Arch Ophthalmol 1958;60:880-8.

61. Guell JL, Morral M, Gris O, et al. Treatment of symptomatic bullous keratopathy with poor visual prognosis using a modified Gundersen conjunctival flap and amniotic membrane. Ophthalmic Surg Lasers Imaging 2012;43:508-12.

62. Sonmez B, Kim BT, Aldave AJ. Amniotic membrane transplantation with anterior stromal micropuncture for treatment of painful bullous keratopathy in eyes with poor visual potential. Cornea 2007;26:227-9.

63. Espana EM, Grueterich M, Sandoval H, et al. Amniotic membrane transplantation for bullous keratopathy in eyes with poor visual potential. J Cataract Refract Surg 2003;29:279-84.

64. Pires RT, Tseng SC, Prabhasawat P, et al. Amniotic membrane transplantation for symptomatic bullous keratopathy. Arch Ophthalmol 1999;117:1291-7.

65. Mejia LF, Santamaria JP, Acosta C. Symptomatic management of postoperative bullous keratopathy with nonpreserved human amniotic membrane. Cornea 2002;21:342-5.

66. Georgiadis NS, Ziakas NG, Boboridis KG, et al. Cryopreserved amniotic membrane transplantation for the management of symptomatic bullous keratopathy. Clin Experiment Ophthalmol 2008;36:130-5.

67. Eye Bank Association of America. 2011 eye banking statistical report. Washington, DC: Eye Bank Association of America; 2011:49.

68. Wu EI, Ritterband DC, Yu G, et al. Graft rejection following descemet stripping automated endothelial keratoplasty: features, risk factors, and outcomes. Am J Ophthalmol 2012;153:949-57.

69. Jordan CS, Price MO, Trespalacios R, Price FW Jr. Graft rejection episodes after Descemet stripping with endothelial keratoplasty: part one: clinical signs and symptoms. Br J Ophthalmol 2009;93:387-90.

70. Lee WB, Jacobs DS, Musch DC, et al. Descemet's stripping endothelial keratoplasty: safety and outcomes: a report by the American Academy of Ophthalmology. Ophthalmology 2009;116:1818-30.

71. Heidemann DG, Dunn SP, Chow CY. Comparison of deep lamellar endothelial keratoplasty and penetrating keratoplasty in patients with Fuchs endothelial dystrophy. Cornea 2008;27:161-7.

72. Mashor RS, Kaiserman I, Kumar NL, et al. Deep lamellar endothelial keratoplasty: up to 5-year follow-up. Ophthalmology 2010; 117:680-6.

73. Dirisamer M, van Dijk K, Dapena I, et al. Prevention and management of graft detachment in descemet membrane endothelial keratoplasty. Arch Ophthalmol 2012;130:280-91.

74. Dirisamer M, Ham L, Dapena I, et al. Efficacy of Descemet membrane endothelial keratoplasty: clinical outcome of 200 consecutive cases after a learning curve of 25 cases. Arch Ophthalmol 2011;129:1435-43.

75. Feng MT, Burkhart ZN, Price FW Jr, Price MO. Effect of donor preparation-to-use times on Descemet membrane endothelial keratoplasty outcomes. Cornea 2013;32:1080-2.

76. Guerra FP, Anshu A, Price MO, et al. Descemet's membrane endothelial keratoplasty: prospective study of 1-year visual outcomes, graft survival, and endothelial cell loss. Ophthalmology 2011; 118: 2368-73.

77. Elder MJ, Stack RR. Globe rupture following penetrating keratoplasty: how often, why, and what can we do to prevent it? Cornea 2004; 23: 776-80.

78. Nagra PK, Hammersmith KM, Rapuano CJ, et al. Wound dehiscence after penetrating keratoplasty. Cornea 2006; 25: 132-5.

79. Renucci AM, Marangon FB, Culbertson WW. Wound dehiscence after penetrating keratoplasty: clinical characteristics of 51 cases treated at Bascom Palmer Eye Institute. Cornea 2006; 25: 524-9.

80. Ing JJ, Ing HH, Nelson LR, et al. Ten-year postoperative results of penetrating keratoplasty. Ophthalmology 1998; 105: 1855-65.

81. Price MO, Giebel AW, Fairchild KM, Price FW Jr. Descemet's membrane endothelial keratoplasty: prospective multicenter study of visual and refractive outcomes and endothelial survival. Ophthalmology 2009; 116: 2361-8.

82. Dapena I, Ham L, Droutsas K, et al. Learning curve in Descemet's membrane endothelial keratoplasty: first series of 135 consecutive cases. Ophthalmology 2011; 118: 2147-54.

83. Anshu A, Price MO, Price FW Jr. Risk of corneal transplant rejection significantly reduced with Descemet's membrane endothelial keratoplasty. Ophthalmology 2012; 119: 536-40.

84. Claesson M, Armitage WJ, Fagerholm P, Stenevi U. Visual outcome in corneal grafts: a preliminary analysis of the Swedish Corneal Transplant Register. Br J Ophthalmol 2002; 86: 174-80.

85. Allan BD, Terry MA, Price FW Jr, et al. Corneal transplant rejection rate and severity after endothelial keratoplasty. Cornea 2007; 26: 1039-42.

86. Price MO, Jordan CS, Moore G, Price FW Jr. Graft rejection episodes after Descemet stripping with endothelial keratoplasty: part two: the statistical analysis of probability and risk factors. Br J Ophthalmol 2009; 93: 391-5.

87. Price MO, Fairchild KM, Price DA, Price FW Jr. Descemet's stripping endothelial keratoplasty five-year graft survival and endothelial cell loss. Ophthalmology 2011; 118: 725-9.

88. Forster RK. A comparison of two selective interrupted suture removal techniques for control of post keratoplasty astigmatism. Trans Am Ophthalmol Soc 1997; 95: 193-214; discussion 220.

89. Serdarevic ON, Renard GJ, Pouliquen Y. Randomized clinical trial of penetrating keratoplasty. Before and after suture removal comparison of intraoperative and postoperative suture adjustment. Ophthalmology 1995; 102: 1497-503.

90. Bartels MC, van Rooij J, Geerards AJ, et al. Comparison of complication rates and postoperative astigmatism between nylon and mersilene sutures for corneal transplants in patients with Fuchs endothelial dystrophy. Cornea 2006; 25: 533-9.

91. Ham L, Dapena I, Moutsouris K, et al. Refractive change and stability after Descemet membrane endothelial keratoplasty. Effect of corneal dehydration-induced hyperopic shift on intraocular lens power calculation. J Cataract Refract Surg 2011; 37: 1455-64.

92. Lass JH, Gal RL, Dontchev M, et al, Cornea Donor Study Investigator Group. Donor age and corneal endothelial cell loss 5 years after successful corneal transplantation. Specular microscopy ancillary study results. Ophthalmology 2008; 115: 627-32.

93. Ham L, van Luijk C, Dapena I, et al. Endothelial cell density after descemet membrane endothelial keratoplasty: 1- to 2-year follow-up. Am J Ophthalmol 2009; 148: 521-7.

94. Streilein JW. New thoughts on the immunology of corneal transplantation. Eye (Lond) 2003; 17: 943-8.

95. Jonas JB, Rank RM, Budde WM. Immunologic graft reactions after allogenic penetrating keratoplasty. Am J Ophthalmol 2002; 133: 437-43.

96. Price MO, Gorovoy M, Benetz BA, et al. Descemet's stripping automated endothelial keratoplasty outcomes compared with penetrating keratoplasty from the Cornea Donor Study. Ophthalmology 2010; 117: 438-44.

97. Sugar A, Tanner JP, Dontchev M, et al, Corneal Donor Study Investigator Group. Recipient risk factors for graft failure in the cornea donor study. Ophthalmology 2009; 116: 1023-8.

98. Thompson RW Jr, Price MO, Bowers PJ, Price FW Jr. Long-term graft survival after penetrating keratoplasty. Ophthalmology 2003; 110: 1396-402.

99. Perl T, Charlton KH, Binder PS. Disparate diameter grafting. Astigmatism, intraocular pressure, and visual acuity. Ophthalmology 1981; 88: 774-81.

100. Samples JR, Binder PS. Visual acuity, refractive error, and astigmatism following corneal transplantation for pseudophakic bullous keratopathy. Ophthalmology 1985; 92: 1554-60.

101. Cherry PM, Pashby RC, Tadros ML, et al. An analysis of corneal transplantation: II—postoperative astigmatism. Ann Ophthalmol 1979; 11: 669-72.

102. Troutman RC, Gaster RN. Surgical advances and results of keratoconus. Am J Ophthalmol 1980; 90: 131-6.

103. Troutman RC, Meltzer M. Astigmatism and myopia in keratoconus. Trans Am Ophthalmol Soc 1972; 70: 265-77.

104. Perlman EM. An analysis and interpretation of refractive errors after penetrating keratoplasty. Ophthalmology 1981; 88: 39-45.

105. Price MO, Baig KM, Brubaker JW, Price FW Jr. Randomized, prospective comparison of precut vs surgeon-dissected grafts for

descemet stripping automated endothelial keratoplasty. Am J Ophthalmol 2008;146:36-41.

106. Covert DJ, Koenig SB. New triple procedure: Descemet's stripping and automated endothelial keratoplasty combined with phacoemulsification and intraocular lens implantation. Ophthalmology 2007;114:1272-7.

107. Arbour JD, Brunette I, Boisjoly HM, et al. Should we patch corneal erosions? Arch Ophthalmol 1997;115:313-7.

108. Turner A, Rabiu M. Patching for corneal abrasion. Cochrane Database Syst Rev 2006, Issue 2. Art. No.: CD004764. DOI: 10.1002/14651858.CD004764.pub2.

109. Federici TJ. The non-antibiotic properties of tetracyclines: clinical potential in ophthalmic disease. Pharmacol Res 2011;64: 614-23.

110. Watson SL, Secker GA, Daniels JT. The effect of therapeutic human serum drops on corneal stromal wound-healing activity. Curr Eye Res 2008;33:641-52.

111. Yoon KC, You IC, Im SK, et al. Application of umbilical cord serum eyedrops for the treatment of neurotrophic keratitis. Ophthalmology 2007;114:1637-42.

112. Alió JL, Abad M, Artola A, et al. Use of autologous platelet-rich plasma in the treatment of dormant corneal ulcers. Ophthalmology 2007;114:1286-93.

113. Aloe L, Tirassa P, Lambiase A. The topical application of nerve growth factor as a pharmacological tool for human corneal and skin ulcers. Pharmacol Res 2008;57:253-8.

114. Tan MH, Bryars J, Moore J. Use of nerve growth factor to treat congenital neurotrophic corneal ulceration. Cornea 2006;25: 352-5.

115. Chikama T, Fukuda K, Morishige N, Nishida T. Treatment of neurotrophic keratopathy with substance-P-derived peptide (FGLM) and insulin-like growth factor I. Lancet 1998;351:1783-4.

116. Nishida T. The role of fibronectin in corneal wound healing explored by a physician-scientist. Jpn J Ophthalmol 2012;56: 417-31.

117. Dunn SP, Heidemann DG, Chow CY, et al. Treatment of chronic nonhealing neurotrophic corneal epithelial defects with thymosin beta4. Ann N Y Acad Sci 2010;1194:199-206.

118. Khokhar S, Natung T, Sony P, et al. Amniotic membrane transplantation in refractory neurotrophic corneal ulcers: a randomized, controlled clinical trial. Cornea 2005;24:654-60.

119. Solomon A, Meller D, Prabhasawat P, et al. Amniotic membrane grafts for nontraumatic corneal perforations, descemetoceles, and deep ulcers. Ophthalmology 2002;109:694-703.

120. Letko E, Stechschulte SU, Kenyon KR, et al. Amniotic membrane inlay and overlay grafting for corneal epithelial defects and stromal ulcers. Arch Ophthalmol 2001;119:659-63.

121. Pachigolla G, Prasher P, Di Pascuale MA, et al. Evaluation of the role of ProKera in the management of ocular surface and orbital disorders. Eye Contact Lens 2009;35:172-5.

122. Vote BJ, Elder MJ. Cyanoacrylate glue for corneal perforations: a description of a surgical technique and a review of the literature. Clin Experiment Ophthalmol 2000;28:437-42.

123. Arslan S, Aydemir O, Guler M, Dagli AF. Modulation of postoperative scarring with tacrolimus and octreotide in experimental glaucoma filtration surgery. Curr Eye Res 2012;37:228-33.

124. Baker R, Urso-Baiarda F, Linge C, Grobbelaar A. Cutaneous scarring: a clinical review. Dermatol Res Pract 2009;2009: 625376.

125. Carmichael TR, Gelfand Y, Welsh NH. Topical steroids in the treatment of central and paracentral corneal ulcers. Br J Ophthalmol 1990;74:528-31.

126. Blair J, Hodge W, Al-Ghamdi S, et al. Comparison of antibiotic-only and antibiotic-steroid combination treatment in corneal ulcer patients: double-blinded randomized clinical trial. Can J Ophthalmol 2011;46:40-5.

127. Srinivasan M, Mascarenhas J, Rajaraman R, et al, Steroids for Corneal Ulcers Trial Group. Corticosteroids for bacterial keratitis: the Steroids for Corneal Ulcers Trial (SCUT). Arch Ophthalmol 2012;130:143-50.

128. Holló G. Wound healing and glaucoma surgery: modulating the scarring process with conventional antimetabolites and new molecules. Dev Ophthalmol 2012;50:79-89.

129. Zhong H, Sun G, Lin X, et al. Evaluation of pirfenidone as a new postoperative antiscarring agent in experimental glaucoma surgery. Invest Ophthalmol Vis Sci 2011;52:3136-42.

130. Manche EE, Afshari MA, Singh K. Delayed corneal epitheliopathy after antimetabolite-augmented trabeculectomy. J Glaucoma 1998;7:237-9.

131. Prata JA Jr, Seah SK, Minckler DS, et al. Postoperative complications and short-term outcome after 5-Fluorouracil or mitomycin-C trabeculectomy. J Glaucoma 1995;4:25-31.

132. Najjar DM, Cohen EJ, Rapuano CJ, Laibson PR. EDTA chelation for calcific band keratopathy: results and long-term follow-up.

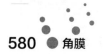
Am J Ophthalmol 2004;137:1056-64.

133. Arjamaa O. EDTA chelation for calcific band keratopathy. Am J Ophthalmol 2005;139:216;author reply 134. Wood TO, Walker GG. Treatment of band keratopathy. Am J Ophthalmol 1975;80:550.

134. Bokosky JE, Meyer RF, Sugar A. Surgical treatment of calcific band keratopathy. Ophthalmic Surg 1985;16:645-7.

135. Baltatzis S, Papaefthimiou J. Treatment of calcific band keratopathy by Nd:YAG laser. Eur J Ophthalmol 1992;2:27-9.

136. Biser SA, Donnenfeld ED, Doshi SJ, et al. Lamellar keratectomy using an automated microkeratome. Eye Contact Lens 2004; 30:69-73.

137. Najjar DM. Management of band keratopathy with excimer phototherapeutic keratectomy. Eye(Lond)2006;20:252.

138. O'Brart DP, Gartry DS, Lohmann CP, et al. Treatment of band keratopathy by excimer laser phototherapeutic keratectomy: surgical techniques and long term follow up. Br J Ophthalmol 1993;77:702-8.

139. Abraham LM, Selva D, Casson R, Leibovitch I. Mitomycin:clinical applications in ophthalmic practice. Drugs 2006;66: 321-40.

140. Kim JH, Kim MJ, Kim DY, et al. Recurrent corneal hypertrophic scar after laser-assisted subepithelial keratectomy with mitomycin C treatment. Cornea 2011;30:1030-4.

141. Ehrlich MI, Phinney RB, Mondino BJ, Pettit TH. Techniques of lamellar keratoplasty. Int Ophthalmol Clin 1988;28:24-9.

142. Polack FM. Lamellar keratoplasty. Malbran's "peeling off" technique. Arch Ophthalmol 1971;86:293-5.

143. Price FW Jr. Air lamellar keratoplasty. Refract Corneal Surg 1989;5:240-3.

144. Elkins BS, Casebeer JC, Kezirian GM. Sutureless homoplastic lamellar keratoplasty. J Refract Surg 1997;13:185-7.

145. Hollis S, Rozakis GW. Complications, special cases and management. In:Rozakis GW, ed. Refractive Lamellar Keratoplasty. Thorofare, NJ:SLACK, Inc.;1994:111-22.

146. Alió JL, Javaloy J, Merayo J, Galal A. Automated superficial lamellar keratectomy augmented by excimer laser masked PTK in the management of severe superficial corneal opacities. Br J Ophthalmol 2004;88:1289-94.

147. Buratto L, Brint SF, Ferrari M. Complications. In:Buratto L, Brint SF, eds. LASIK:Principles and Techniques. Thorofare, NJ: SLACK, Inc.;1998:120-1.

148. Alió JL, Agdeppa MC, Uceda-Montanes A. Femtosecond laser-assisted superficial lamellar keratectomy for the treatment of superficial corneal leukomas. Cornea 2011;30:301-7.

149. McDonnell PJ, Falcon MG. The lamellar corneal graft for optical indications. Eye(Lond)1988;2(Pt 4):390-4.

150. Rasheed K, Rabinowitz YS. Superficial lamellar keratectomy using an automated microkeratome to excise corneal scarring caused by photorefractive keratectomy. J Cataract Refract Surg 1999;25:1184-7.

151. Cavanaugh TB, Lind DM, Cutarelli PE, et al. Phototherapeutic keratectomy for recurrent erosion syndrome in anterior basement membrane dystrophy. Ophthalmology 1999;106:971-6.

152. Elsahn AF, Rapuano CJ, Antunes VA, et al. Excimer laser phototherapeutic keratectomy for keratoconus nodules. Cornea 2009; 28:144-7.

153. Awdeh RM, Abbey AM, Vroman DT, et al. Phototherapeutic keratectomy for the treatment of subepithelial fibrosis and anterior corneal scarring after descemet stripping automated endothelial keratoplasty. Cornea 2012;31:761-3.

154. Stewart OG, Morrell AJ. Management of band keratopathy with excimer phototherapeutic keratectomy:visual, refractive, and symptomatic outcome. Eye(Lond)2003;17:233-7.

155. Miller A, Solomon R, Bloom A, et al. Prevention of recurrent Reis-Bücklers dystrophy following excimer laser phototherapeutic keratectomy with topical mitomycin C. Cornea 2004;23:732-5.

156. Das S, Langenbucher A, Seitz B. Excimer laser phototherapeutic keratectomy for granular and lattice corneal dystrophy:a comparative study. J Refract Surg 2005;21:727-31.

157. Vinciguerra P, Camesasca FI. Custom phototherapeutic keratectomy with intraoperative topography. J Refract Surg 2004;20: S555-63.

158. Ayres BD, Hammersmith KM, Laibson PR, Rapuano CJ. Phototherapeutic keratectomy with intraoperative mitomycin C to prevent recurrent anterior corneal pathology. Am J Ophthalmol 2006;142:490-2.

159. Kim TI, Pak JH, Chae JB, et al. Mitomycin C inhibits recurrent Avellino dystrophy after phototherapeutic keratectomy. Cornea 2006;25:220-3.

160. Fasano AP, Moreira H, McDonnell PJ, Sinbawy A. Excimer laser smoothing of a reproducible model of anterior corneal surface irregularity. Ophthalmology 1991;98:1782-5.

161. Kornmehl EW, Steinert RF, Puliafito CA. A comparative study of masking fluids for excimer laser phototherapeutic keratectomy. Arch Ophthalmol 1991;109:860-3.

162. Alió JL, Belda JI, Shalaby AM. Correction of irregular astigmatism with excimer laser assisted by sodium hyaluronate. Ophthalmology 2001;108:1246-60.

163. Dinh R, Rapuano CJ, Cohen EJ, Laibson PR. Recurrence of corneal dystrophy after excimer laser phototherapeutic keratectomy. Ophthalmology 1999;106:1490-7.

164. Rapuano CJ. Excimer laser phototherapeutic keratectomy in eyes with anterior corneal dystrophies:short-term clinical outcomes with and without an antihyperopia treatment and poor effectiveness of ultrasound biomicroscopic evaluation. Cornea 2005;24:20-31.

165. Lombardo M, De Santo MP, Lombardo G, et al. Surface quality of femtosecond dissected posterior human corneal stroma investigated with atomic force microscopy. Cornea 2012;31:1369-75.

166. Sarayba MA, Ignacio TS, Binder PS, Tran DB. Comparative study of stromal bed quality by using mechanical, IntraLase femtosecond laser 15- and 30-kHz microkeratomes. Cornea 2007;26:446-51.

167. Jones MN, Armitage WJ, Ayliffe W, et al. Penetrating and deep anterior lamellar keratoplasty for keratoconus:a comparison of graft outcomes in the United Kingdom. Invest Ophthalmol Vis Sci 2009;50:5625-9.

168. Shousha MA, Yoo SH, Kymionis GD, et al. Long-term results of femtosecond laser-assisted sutureless anterior lamellar keratoplasty. Ophthalmology 2011;118:315-23.

169. Hoffart L, Proust H, Matonti F, et al. Femtosecond-assisted anterior lamellar keratoplasty [in French]. J Fr Ophtalmol 2007;30:689-94.

170. Mosca L, Fasciani R, Tamburelli C, et al. Femtosecond laser-assisted lamellar keratoplasty:early results. Cornea 2008;27:668-72.

171. Utine CA, Tzu JH, Akpek EK. Lamellar keratoplasty using gamma-irradiated corneal lenticules. Am J Ophthalmol 2011;151:170-4.

172. Daoud YJ, Smith R, Smith T, et al. The intraoperative impression and postoperative outcomes of gamma-irradiated corneas in corneal and glaucoma patch surgery. Cornea 2011;30:1387-91.

173. Stevenson W, Cheng SF, Emami-Naeini P, et al. Gamma-irradiation reduces the allogenicity of donor corneas. Invest Ophthalmol Vis Sci 2012;53:7151-8.

174. Jhanji V, Sharma N, Vajpayee RB. Management of keratoconus:current scenario. Br J Ophthalmol 2011;95:1044-50.

175. Reinhart WJ, Musch DC, Jacobs DS, et al. Deep anterior lamellar keratoplasty as an alternative to penetrating keratoplasty a report by the american academy of ophthalmology. Ophthalmology 2011;118:209-18.

176. Feizi S, Javadi MA, Jamali H, Mirbabaee F. Deep anterior lamellar keratoplasty in patients with keratoconus:big-bubble technique. Cornea 2010;29:177-82.

177. Buzzonetti L, Laborante A, Petrocelli G. Refractive outcome of keratoconus treated by combined femtosecond laser and big-bubble deep anterior lamellar keratoplasty. J Refract Surg 2011;27:189-94.

178. Ardjomand N, Hau S, McAlister JC, et al. Quality of vision and graft thickness in deep anterior lamellar and penetrating corneal allografts. Am J Ophthalmol 2007;143:228-35.

179. Al-Torbak AA, Al-Motowa S, Al-Assiri A, et al. Deep anterior lamellar keratoplasty for keratoconus. Cornea 2006;25:408-12.

180. Feizi S, Javadi MA, Rastegarpour A. Visual acuity and refraction after deep anterior lamellar keratoplasty with and without successful big-bubble formation. Cornea 2010;29:1252-5.

181. Fontana L, Parente G, Sincich A, Tassinari G. Influence of graft-host interface on the quality of vision after deep anterior lamellar keratoplasty in patients with keratoconus. Cornea 2011;30:497-502.

182. Fontana L, Parente G, Tassinari G. Clinical outcomes after deep anterior lamellar keratoplasty using the big-bubble technique in patients with keratoconus. Am J Ophthalmol 2007;143:117-24.

183. Han DC, Mehta JS, Por YM, et al. Comparison of outcomes of lamellar keratoplasty and penetrating keratoplasty in keratoconus. Am J Ophthalmol 2009;148:744-51.

184. Javadi MA, Feizi S, Yazdani S, Mirbabaee F. Deep anterior lamellar keratoplasty versus penetrating keratoplasty for keratoconus:a clinical trial. Cornea 2010;29:365-71.

185. Smadja D, Colin J, Krueger RR, et al. Outcomes of deep anterior lamellar keratoplasty for keratoconus:learning curve and advantages of the big bubble technique. Cornea 2012;31:859-63.

186. Kubaloglu A, Sari ES, Unal M, et al. Long-term results of deep anterior lamellar keratoplasty for the treatment of keratoconus. Am J Ophthalmol 2011;151:760-7.

187. Cheng YY, Visser N, Schouten JS, et al. Endothelial cell loss and visual outcome of deep anterior lamellar keratoplasty versus penetrating keratoplasty:a randomized multicenter clinical trial. Ophthalmology 2011;118:302-9.

188. Fogla R, Padmanabhan P. Results of deep lamellar keratoplasty using the big-bubble technique in patients with keratoconus. Am J Ophthalmol 2006;141:254-9.

189. Kubaloglu A, Koytak A, Sari ES, et al. Corneal endothelium after deep anterior lamellar keratoplasty and penetrating keratoplasty for keratoconus:a four-year comparative study. Indian J Ophthalmol 2012;60:35-40.

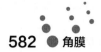

190. Sarnicola V, Toro P, Sarnicola C, et al. Long-term graft survival in deep anterior lamellar keratoplasty. Cornea 2012;31:621-6.

191. Olson EA, Tu EY, Basti S. Stromal rejection following deep anterior lamellar keratoplasty:implications for postoperative care. Cornea 2012;31:969-73.

192. Parmar P, Salman A, Jesudasan CA. Visual outcome and corneal topography after eccentric "shaped" corneal grafts. Cornea 2009;28:379-84.

193. Huang T, Wang Y, Ji J, et al. Evaluation of different types of lamellar keratoplasty for treatment of peripheral corneal perforation. Graefes Arch Clin Exp Ophthalmol 2008;246:1123-31.

194. Afshari NA, Duncan SM, Tanhehco TY, Azar DT. Optimal size and location for corneal rotational autografts:a simplified mathematical model. Arch Ophthalmol 2006;124:410-3.

195. Bertelmann E, Hartmann C, Scherer M, Rieck P. Outcome of rotational keratoplasty:comparison of endothelial cell loss in autografts vs allografts. Arch Ophthalmol 2004;122:1437-40.

196. Mashor RS, Rootman DB, Bahar I, et al. Outcomes of deep anterior lamellar keratoplasty versus intralase enabled penetrating keratoplasty in keratoconus. Can J Ophthalmol 2011;46:403-7.

197. Chamberlain WD, Rush SW, Mathers WD, et al. Comparison of femtosecond laser-assisted keratoplasty versus conventional penetrating keratoplasty. Ophthalmology 2011;118:486-91.

198. Chan CC, Ritenour RJ, Kumar NL, et al. Femtosecond laser-assisted mushroom configuration deep anterior lamellar keratoplasty. Cornea 2010;29:290-5.

199. Kutzscher EM, Sorenson AL, Goodman DF. Penetrating keratoplasty performed by residents. Arch Ophthalmol 2004;122:1333-6.

200. Moorthy S, Graue E, Jhanji V, et al. Microbial keratitis after penetrating keratoplasty:impact of sutures. Am J Ophthalmol 2011;152:189-94 e2.

201. Hood CT, Lee BJ, Jeng BH. Incidence, occurrence rate, and characteristics of suture-related corneal infections after penetrating keratoplasty. Cornea 2011;30:624-8.

202. Armitage WJ, Dick AD, Bourne WM. Predicting endothelial cell loss and long-term corneal graft survival. Invest Ophthalmol Vis Sci 2003;44:3326-31.

203. Maumenee AE. The influence of donor-recipient sensitization on corneal grafts. Am J Ophthalmol 1951;34:142-52.

204. Barber JC. Keratoprosthesis:past and present. Int Ophthalmol Clin 1988;28:103-9.

205. Cardona H, DeVoe AG. Prosthokeratoplasty. Trans Sect Ophthalmol Am Acad Ophthalmol Otolaryngol 1977;83:271-80.

206. Falcinelli G, Falsini B, Taloni M, Colliardo P. Modified osteo-odonto-keratoprosthesis for treatment of corneal blindness:long-term anatomical and functional outcomes in 181 cases. Arch Ophthalmol 2005;123:1319-29.

207. Hicks CR, Crawford GJ, Tan DT, et al. AlphaCor cases:comparative outcomes. Cornea 2003;22:583-90.

208. Dohlman CH, Schneider HA, Doane MG. Prosthokeratoplasty. Am J Ophthalmol 1974;77:694-70.

209. Pujari S, Siddique SS, Dohlman CH, Chodosh J. The Boston keratoprosthesis type II:the Massachusetts Eye and Ear Infirmary experience. Cornea 2011;30:1298-303.

210. Aldave AJ, Kamal KM, Vo RC, Yu F. The Boston type I keratoprosthesis:improving outcomes and expanding indications. Ophthalmology 2009;116:640-51.

211. Aldave AJ, Sangwan VS, Basu S, et al. International results with the Boston type I keratoprosthesis. Ophthalmology 2012;119:1530-8.

212. Zerbe BL, Belin MW, Ciolino JB. Boston Type 1 Keratoprosthesis Study Group. Results from the multicenter Boston Type 1 Keratoprosthesis Study. Ophthalmology 2006;113:1779.

213. Greiner MA, Li JY, Mannis MJ. Longer-term vision outcomes and complications with the Boston type 1 keratoprosthesis at the University of California, Davis. Ophthalmology 2011;118:1543-50.

214. Harissi-Dagher M, Dohlman CH. The Boston Keratoprosthesis in severe ocular trauma. Can J Ophthalmol 2008;43:165-9.

215. Iyer G, Srinivasan B, Gupta J, et al. Boston keratoprosthesis for keratopathy in eyes with retained silicone oil:a new indication. Cornea 2011;30:1083-7.

216. Khan BF, Harissi-Dagher M, Pavan-Langston D, et al. The Boston keratoprosthesis in herpetic keratitis. Arch Ophthalmol 2007;125:745-9.

217. Pavan-Langston D, Dohlman CH. Boston keratoprosthesis treatment of herpes zoster neurotrophic keratopathy. Ophthalmology 2008;115:S21-3.

218. Akpek EK, Harissi-Dagher M, Petrarca R, et al. Outcomes of Boston keratoprosthesis in aniridia:a retrospective multicenter study. Am J Ophthalmol 2007;144:227-31.

219. Sayegh RR, Ang LP, Foster CS, Dohlman CH. The Boston keratoprosthesis in Stevens-Johnson syndrome. Am J Ophthalmol 2008;145:438-44.

220. Aquavella JV, Gearinger MD, Akpek EK, McCormick GJ. Pediatric keratoprosthesis. Ophthalmology 2007;114:989-94.

221. Bersudsky V, Blum-Hareuveni T, Rehany U, Rumelt S. The profile of repeated corneal transplantation. Ophthalmology 2001; 108:461-9.

222. Ciolino JB, Ament JW, Zerbe BL, Belin MW. Etiology of keratoprosthesis loss: results from the Boston Keratoprosthesis Multicenter Study. Invest Ophthalmol Vis Sci 2008;49: E-Abstract 5712.

223. Verdejo-Gomez L, Pelaez N, Gris O, Guell JL. The Boston Type I keratoprosthesis: an assessment of its efficacy and safety. Ophthalmic Surg Lasers Imaging 2011;42:446-52.

224. Dohlman CH, Grosskreutz CL, Chen TC, et al. Shunts to divert aqueous humor to distant epithelialized cavities after keratoprosthesis surgery. J Glaucoma 2010;19:111-5.

225. Patel S, Takusagawa H, Shen L, et al. Long-term complications associated with glaucoma drainage devices and Boston keratoprosthesis. Am J Ophthalmol 2012;154:207-8; author reply 208-9.

226. Kamyar R, Weizer JS, de Paula FH, et al. Glaucoma associated with Boston type I keratoprosthesis. Cornea 2012;31:134-9.

227. Yaghouti F, Nouri M, Abad JC, et al. Keratoprosthesis: preoperative prognostic categories. Cornea 2001;20:19-23.

228. Barnes SD, Dohlman CH, Durand ML. Fungal colonization and infection in Boston keratoprosthesis. Cornea 2007;26:9-15.

229. Whitcher JP, Srinivasan M, Upadhyay MP. Corneal blindness: a global perspective. Bull World Health Organ 2001;79:214-21.

230. Pascolini D, Mariotti SP. Global estimates of visual impairment: 2010. Br J Ophthalmol 2012;96:614-8.

231. Oliva MS, Schottman T, Gulati M. Turning the tide of corneal blindness. Indian J Ophthalmol 2012;60:423-7.

美国眼科学会
P.O. Box 7424
San Francisco,
California 94120-7424
415.561.8500
角膜水肿和混浊
2013 年

PREFERRED PRACTICE PATTERN®

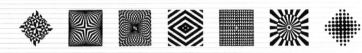

眼科临床指南

Preferred Practice Pattern®

角膜膨隆
Corneal Ectasia

美国眼科学会

中华医学会眼科学分会

2017 年 6 月第三次编译

医疗质量秘书

Anne L. Coleman, MD, PhD

美国眼科学会职员

Nicholas P. Emptage, MAE

Nancy Collins, RN, MPH

Doris Mizuiri

Jessica Ravetto

Flora C. Lum, MD

医学编辑:Susan Garratt

设计:Socorro Soberano

批准:理事会

2013 年 9 月 21 日

版权 ©2013 美国眼科学会

保留本册所有版权

美国眼科学会(AMERICAN ACADEMY OF OPHTHALMOLOGY)和眼科临床指南(PREFERRED PRACTICE PATTERN)已注册美国眼科学会的商标。所有其他的商标是它们各自所有者的资产。

按下述途径引用本文件:

American Academy of Ophthalmology Cornea/External Disease Panel. Preferred Practical Pattern Guidelinse. Corneal Ectasia. San Francisco, CA: American Academy of Ophthalmology; 2013. Available at: www.aao.org/ppp.

眼科临床指南是在没有任何外部支持下由学会的 H.Dunbar Hoskins Jr., MD 高质量眼科保健服务中心制定。临床指南的作者和审阅者都是志愿者,他们没有因为对眼科临床指南的贡献而获得任何补偿。在眼科临床指南发表之前由专家和利益攸关者进行外部审阅。

角膜/外眼病眼科临床指南制定过程和参与者

角膜/外眼病临床指南专家委员会成员编写了角膜膨隆临床指南(PPP)。PPP专家委员会成员讨论和审阅了本册文件的历次稿件,集中开会两次,通过电子邮件进行了其他的讨论,制定了本册最后版本的共识。

角膜/外眼病临床指南专家委员会 2012-2013

Robert S. Feder,MD,共同主席

Stephen D. McLeod,MD,共同主席

Esen K. Akpek,MD,角膜学会代表

Steven P. Dunn,MD

Francis J. Garcia-Ferrer,MD

Amy Lin,MD

Francis S. Mah,MD

Audrey R. Talley-Rostov,MD

Divya M. Varu,MD

David C. Musch,PhD,MPH,方法学家

眼科临床指南编写委员会成员在 2013 年 3 月的会议期间审阅和讨论了本册文件。根据讨论和评论编制了本册文件。

眼科临床指南编写委员会 2013

Stephen D. McLeod,MD,主席

David F. Chang,MD

Robert S. Feder,MD,

Timothy W. Olsen,MD

Bruce E. Prum,Jr.,MD

C. Gail Summers,MD

David C. Musch,PhD,MPH,方法学家

然后,角膜膨隆 PPP 于 2013 年 6 月送给另外的内部和外部的专家组和专家进行审阅。要求所有返回评论的人员需要提供与工业界相关关系的公开声明,才能考虑他们的评论。角膜/外眼病 PPP 专家委员会成员审阅和讨论了这些评论,并确定了对本册指南的修改。

学会审阅者:

理事会委员会和秘书委员会

理事会

总顾问

眼科技术评估委员会角膜病和眼前节疾病专家委员会

眼科基础和临床科学教程分委员会

开业眼科医师教育顾问委员会

邀请的审阅者:

AARP

亚洲角膜学会

角膜学会

(美国)国家眼科研究所

眼部微生物和免疫学组

Robert C. Arffa,MD

有关经济关系的声明

为了遵从医学专科学会理事会有关与公司相互关系的法规(见网站 www.cmss.org/codcforintcractions. aspx 可查到),列出与工业界的相关关系如下。学会与工业界的行为关系遵从这一法规(从网站 http://one. aao.org/CE/PracticeGuidelines/PPP.aspx)。大部分(70%)角膜/外眼病临床指南专家委员会 2012-2013 的成员没有经济关系可供公开。

角膜/外眼病临床指南专家委员会 2012-2013

Esen K. Akpek, MD:无经济关系可公开

Steven P. Dunn, MD:无经济关系可公开

Robert S. Feder, MD:无经济关系可公开

Francis J. Garcia-Ferrer, MD:无经济关系可公开

Amy Lin, MD:无经济关系可公开:无经济关系可公开

Francis S. Mah, MD:Alcon Laboratories, Inc. - 咨询/顾问;Allergan, Inc. - 咨询/顾问,讲课费;ForeSight-咨询/顾问;Ista Pharmaceuticals - 咨询/顾问;Nicox - 咨询/顾问;Omeros - 咨询/顾问

Stephen D. McLeod, MD:无经济关系可公开

David C. Musch, PhD, MPH:Abbott Laboratories- 咨询费(独立的资料监控委员会成员);ClinReg Consulting Services, Inc.- 咨询/顾问

Audrey R. Talley-Rostov, MD:Addition Technology- 讲课费;Allergan, Inc.- 讲课费

Divya M. Varu, MD:无经济关系可公开

眼科临床指南编写委员会 2013

David F. Chang, MD:Abbott Medical Optics - 咨询/顾问;Allergan, Inc.- 讲课费;SLACK, Inc.- 专利/版税

Robert S. Feder, MD:无经济关系可公开

Stephen D. McLeod, MD:无经济关系可公开

David C. Musch, PhD, MPH:Abbott Laboratories- 咨询费(独立的资料监控委员会成员);ClinReg Consulting Services, Inc.- 咨询/顾问

Timothy W. Olsen, MD:A Tissue Support Structure- 专利/版税;Scleral Depressor - 专利/版税

Bruce E. Prum, Jr., MD:Pfizer Ophthalmics- 讲课费

C. Gail Summers, MD:无经济关系可公开

医疗质量秘书

Anne L. Coleman, MD, PhD:Allergan Inc.- 咨询/顾问;Pfizer Ophthalmics- 咨询/顾问

美国眼科学会职员

Nicholas P. Emptage, MAE:无经济关系可公开

Nancy Collins, RN, MPH:无经济关系可公开

Susan Garratt:无经济关系可公开

Flora C. Lum, MD:无经济关系可公开

Doris Mizuiri:无经济关系可公开

Jessica Ravetto:无经济关系可公开

2013 年 1 月至 8 月本册文件的其他审阅者与工业界相关关系的公开声明见网站 www.aao.org/ppp。

目　　录

制订眼科临床指南的目的

作为对其会员和公众的一种服务,美国眼科学会编制了称为眼科临床指南(PPP)的系列丛书,它确定了高质量眼科医疗服务的特征和组成成分。附录1叙述了高质量的眼保健服务的核心标准。

眼科临床指南是以由学识渊博的卫生专业人员所组成的专家委员会对所能利用的科学资料进行解释为基础的。在一些情况下,例如当有认真实施的临床试验的结果可以利用时,这些资料是特别令人信服的,可以提供明确的指南。而在另一些情况下,专家委员会不得不依赖他们对所能利用的证据进行集体判断和评估。

眼科临床指南所提供的文件是为临床医疗服务提供实践的典范,而不是为个别特殊的个人提供医疗服务。一方面它们应当满足大多数患者的需要,但它们又不可能满足所有患者的需要。严格地遵照这些PPP将不一定保证在任何情况都能获得成功的结果。不能认为这些指南包括了所有恰当的眼科医疗方法,或者排除了能够获得最好效果的合理的医疗方法。采用不同的方法来满足不同患者的需要是有必要的。医师应当根据一个特殊患者提供的所有情况来最终判断对其的医疗是否合适。在解决眼科医疗实践中所产生的伦理方面难题时,美国眼科学会愿意向会员提供协助。

眼科临床指南并不是在各种情况下都必须要遵循的医疗标准。美国眼科学会明确地指出不会承担在应用临床指南中任何建议或其他信息时由于疏忽大意或其他原因所引起的伤害和损伤的责任。

当提到某些药物、器械和其他产品时仅仅是以说明为目的,而并不是有意地为这些产品进行背书。这样的材料中可能包括了一些没有被认为是共同标准的应用信息,这些反映在没有包括在美国食品药品管理局(FDA)批准的适应证标识之内,或者只是批准为在限制的研究情况下应用的产品。FDA已经宣称,确定医师所希望应用的每种药品或器械的FDA的看法,以及在遵从适用的法律,并获得患者的适当的知情同意下应用它们,是医师的责任。

在医学中,创新对于保证美国公众今后的健康是必要的,眼科学会鼓励开发能够提高眼保健水平的新的诊断和治疗方法。有必要认识到只有最优先考虑患者的需要时,才能获得真正的优良的医疗服务。

所有的PPP每年都由其编写委员会审阅,如果证实有新的进展值得更新时就会提早更新。为了保证眼科临床指南是适时的,每册的有效期是在其"批准"之日起5年内,除非它被修改本所替代。编写眼科临床指南是由学会资助的,而没有商业方面的支持。PPP的作者和审阅者都是志愿者,并没有因为他们对本书的贡献而获得任何经济的补偿。在PPP发表之前,还要送给外部的专家和利益攸关者审阅,包括消费者代表。PPP遵从医学专科学会理事会有关与公司相互关系的法规。眼科学会具有并且执行与工业界关系的准则(见 www.aao.org/about-preferred-practice-patterns)。

角膜膨隆PPP的意向使用者是眼科医师。

分级的方法和要点

《眼科临床指南》必须与临床密切相关和具有高度特异性,以便向临床医师提供有用的信息。当有证据支持诊治建议时,应当对所提出的每一项建议给予表明证据重要性的明确的等级。为了达到这一目标,采用了苏格兰院际指南网(Scottish Intercollegiate Guideline Network,[1] SIGN)及其建议的评定、制定和评估分级组(Grading of Recommendations Assessment,Development and Evaluation,[2] GRADE)的方法。GRADE是一种系统的方法,来对支持特殊的临床处理的问题的证据总体强度进行分级。采用 GRADE 的机构所括 SIGN、世界卫生组织、健康保健研究和政策局(Agency for Healthcare Research and Policy)以及美国医师学院(American College of Physicians)。[3]

- ◆ 用于形成诊治建议的所有研究都要逐项地将其证据强度进行分级,这一分级列于研究的引文中。
- ◆ 为了对研究进行逐项分级,采用了一种基于 SIGN[1] 的尺度。对研究进行逐项分级的证据的定义和水平如下述:

I++	高质量的随机对照试验(RCTs)的荟萃分析、系统回顾,或偏差危险度很低的 RTCs
I+	实施很好的 RCTs 的荟萃分析、系统回顾,或偏差危险度低的 RCTs
I–	RCTs 的荟萃分析、系统回顾,或偏差危险度高的 RCTs
II++	高质量的病例对照或队列研究的系统回顾 混杂和偏差危险度很低以及因果关系可能性高的高质量病例对照或队列研究
II+	混杂或偏差危险度低以及因果关系有中度可能的实施很好的病例对照或队列研究
II–	混杂或偏差危险度高以及具有非因果关系高度危险的病例对照或队列研究
III	非分析性研究(如病例报告、系列病例研究)

- ◆ 诊治的建议是基于证据的主体而形成的。以下是根据 GRADE[2] 来定义证据质量的分级:

高质量(GQ)	进一步研究不太可能改变估计作用的信赖度
中等质量(MQ)	进一步研究有可能对我们估计作用的信赖度产生重要的冲击,可能会改变这一估计
低质量(IQ)	进一步研究很可能对我们估计作用的信赖度产生重要的冲击,有可能改变这一估计 对作用的任何估计都是很不肯定的

- ◆ 以下是根据 GRADE[2] 来定义的诊治关键建议:

强烈建议(SR)	用于期望的干预作用明显地大于不期望作用,或者没有不期望作用时
根据需要而使用的建议(DR)	用于权衡时不太肯定,这或者是因为证据的质量低,或者是因为证据提示的期望作用和不期望作用很相近

- ◆ 诊疗的关键发现和建议部分列出了由 PPP 专家委员会确定对于视功能和生活质量的结果特别重要的要点。
- ◆ 在本册 PPP 中,应用上面所述的系统对所有建议进行了分级。对于特殊建议分级的确定见附录2。
- ◆ 为了更新本册 PPP,于 2012 年 5 月和 2013 年 1 月在 PubMed 和 Cochrane 资料库进行文献搜索,完整的文献搜索详细情况见 www.aao.org/ppp。

诊疗的关键发现和建议

年轻患者或角膜屈光手术后的患者出现不稳定的屈光状态时应当进行评估,了解有无角膜膨隆的证据。

对于已知或怀疑有角膜膨隆的患者,眼科医师不能只测量最好矫正视力(BCVA),而是要测量和评估视功能的更为广泛的方面,这是因为仅就 BCVA 来说不能全面地显示出视功能的特征。

角膜膨隆的体征包括角膜下方趋陡,上方变平,和(或)在屈光度地图上显示出径向轴的偏斜;在高度地图上显示有前部和(或)后部高度的异常岛区;以及偏中心或异常的变薄或从中央到周边部的角膜厚度异常的改变。

在屈光手术前,应当在接触镜停用一段时间后进行角膜地形图检查,以便寻找提示为圆锥角膜或其他类型角膜膨隆的不规则散光或异常的证据。

当角膜屈光手术后发生角膜膨隆时,通常要确定手术后残留的基质床是否比预想的更薄,角膜瓣是否比预想的更厚,或者患者在术前就有形态异常的体征。

在术前不可能确定所有处于术后发生角膜膨隆危险的患者。一些有角膜膨隆危险因素的患者在 LASIK 手术后并不发生角膜膨隆,一些没有明显危险因素的患者却发生了角膜膨隆。

虽然现在还没有得到美国食品和药品管理局(FDA)的批准,胶原交联有可能减少进行性角膜膨隆的危险(特别在它的早期阶段),以及稳定角膜形态。这在轻度至中度圆锥角膜中特别是这样,它也可能对角膜屈光手术后发生角膜膨隆的病例提供了希望。

应用角膜地图和应用较新的接触镜技术可以对治疗角膜膨隆的手术提供一个替代方法。

深部前板层角膜移植术有可能矫正角膜膨隆的形态,而没有角膜内皮细胞排斥的风险,有可能减缓角膜移植术后角膜内皮细胞的丢失。然而,仍然存在着角膜基质排斥反应的危险。

前言

疾病的定义

角膜膨隆 {ICD-9 #371.71;ICD-10 #H8.71〔(−)=1. 右眼;2. 左眼;3. 双眼〕}

角膜膨隆是一种非炎症的情况,其特点是进行性角膜趋陡和变薄。角膜膨隆的类型包括圆锥角膜、透明的角膜边缘变性、球形角膜、角膜屈光手术后角膜膨隆以及穿通性角膜移植术(PK)后伤口膨隆。角膜膨隆与未矫正视力(UCVA)的下降、眼像差的增加以及常与 BCVA 的下降相关联。角膜膨隆能够导致明显的眼部病变,可能需要手术干预。

患者群体

患者群体包括所有年龄患有角膜膨隆的个体。

临床目标

- ◆ 确定角膜膨隆的危险因素和相关的情况,以及在临床检查时能认识其体征
- ◆ 确立角膜膨隆的诊断,包括能够应用适当的诊断技术
- ◆ 了解恰当的手术和非手术治疗选择
- ◆ 提高视功能
- ◆ 预防视功能的丧失
- ◆ 在处理这种疾病时教育患者,并让患者参与其中

背景

患病率和危险因素

角膜膨隆包括自然发生和手术引起的角膜变薄和突出两种情况。角膜膨隆可以在原有顿挫型圆锥角膜眼中施行 LASIK 和激光屈光性角膜切削术(PRK)术后短时间内发生,或者在没有术前圆锥角膜的眼中术后数年发生。自然发生的圆锥角膜典型地开始于青春期,之后一直进展,直至 40 岁。这种情况典型地发生于双侧,但是可以不对称。已经报告,在普通人群中圆锥角膜总的患病率为 10 万分之 50~230,男女发病相等。[4-7] 球形角膜可见于儿童,可以是先天性的。透明的角膜边缘性变性常常较晚发生。

角膜膨隆的原因包括遗传因素、染色体和酶的异常以及机械性因素。屈光手术后角膜膨隆可以发生于 LASIK 和 PRK 之后。

与圆锥角膜相关的遗传病变包括伴有异常胶原的结缔组织疾病,如 Ehlers-Danlos 综合征、成骨不全症、先天性髋关节发育不良、指甲髌骨综合征、马方综合征,以及假性黄色瘤病、高 IgE 综合征(与湿疹和特应性皮炎相关联)、眼齿指(趾)发育不良、Down 综合征和鱼鳞癣。其他的遗传综合征包括与眼摩擦和精神状态差相关的一些情况,如 Apert 综合征、Crouzon 综合征、Down 综合征、高鸟氨酸血症、Angelman 综合征和 Noonan 综合征。圆锥角膜也与异常的视网膜功能和指眼刺激的疾病相关联,包括白化病、Bardet-Biedl 综合征、Leber 先天性黑矇、视网膜色素层变性和 Kurz 综合征。[8] 在表 1 中可以见到圆锥角膜的更多信息。圆锥角膜也与特应性疾病相关联,包括枯草热、哮喘、湿疹和春季结膜角膜炎。另外,与接触镜的佩戴有很明确的关联,特别是硬性接触镜佩戴者,以及存在眼摩擦和超弹性关节两者的情况。

表 1　与圆锥角膜相关联的系统性疾病

综合征	基因	综合征	基因
Alagille 综合征	20p12	Kurz 综合征	
Albers-Schönberg 病	11q13.4-5	Laurence-Moon-Bardet-Biedl	
白化病		马方综合征	15q21.1
Angelman 综合征	15q11-13	二尖瓣脱垂	
Apert 综合征	10p26	Mulvihill-Smith 综合征	
皮肤划痕症		指甲髌骨综合征	9q34.1
Bardet-Biedl 综合征		神经皮肤血管瘤病	
Brittle 角膜综合征		神经纤维瘤病	
先天性髋关节发育不良		Noonan 综合征	12q24.1
先天性风疹		成骨不全症	17q21
Crouzon 综合征		眼齿指(趾)综合征	6q21
Down 综合征	21 三体	假性黄色瘤病	16p13.1
Ehlers-Danlos 综合征		视网膜色素变性	13q14,4q25-26
左心室假腱索		Rieger 综合征	
Goltz-Gorlin 综合征	9q22.3	Rothmund 综合征	8q24.3
高 IgE 综合征		Thalesselis 综合征	
高鸟氨酸血症	113q14	Tourette 综合征	
鱼鳞癣		Turner 综合征	
高活动性关节		干皮着色病	

当角膜膨隆发生于角膜屈光手术之后时,确定术后残余的角膜床比预想的要薄,角膜瓣比预想的要厚,或者患者在术前就已经有角膜形态的异常,是并不少见的。然而,即使没有这些情况,角膜膨隆也会发生。[9]

圆锥角膜中角膜变薄可以发生于角膜胶原退化的结果。已经有人提议酶的活性和氧的应激改变是与圆锥角膜的发病机制,以及与角膜膨隆相关联。特别是与正常角膜相比,圆锥角膜中基质金属蛋白酶水平增加,在圆锥角膜中金属蛋白酶的组织抑制剂水平显示降低。这些发现表明这些酶在圆锥角膜中发现的基质退化中可能发挥作用。[8,10-15]

已经显示,圆锥角膜患者的泪液中所含有炎性介质,如白介素 6、TNF-α 和 MMP-9 的水平增加。[16,17]这些炎性介质很可能会导致角膜细胞的凋亡,与圆锥角膜相关的角膜细胞密度的降低。因此,这些分类为非炎症的角膜变薄的类型很可能有炎症成分与这种疾病的发病机制和进展有着直接或间接的关联。[18]已经推测,LASIK 术后的角膜膨隆的发生是由于角膜厚度的不足,术前存在的亚临床或临床的圆锥角膜由于角膜结构进一步的变弱而恶化,以及(或)在屈光手术多年后由于遗传因素决定的角膜膨隆而发生的结果。在一些经历第二次环境损害,如眼摩擦和(或)发生于激光视力矫正后医源性角膜变薄的病例中,发生圆锥角膜的遗传倾向可能存在的。[4,8] 在解决 LASIK 术后角膜膨隆的研究中,手术前存在的异常角膜地形图是最强的关联。[19,20]

自然病史

角膜膨隆通常是双侧的,但双眼在严重程度和进展方面可以有所不同。圆锥角膜通常是进行性疾病,导致角膜变薄、不规则散光和视力下降。眼摩擦、家族史和发病时较年青可能会导致更大的进展,由于更严重的不规则散光、角膜变薄和瘢痕导致更为严重的视力丧失。高达 20% 的圆锥角膜病例可以导致疾病进展而需要施行角膜移植术。[4,5,21,22]

治疗的理由

角膜膨隆的患者会有不同程度的失能,包括眩光、虹视、多个影像、伪影、视力下降,以及不能耐受眼镜和接触镜。视功能的丧失可以导致工作能力和自尊的丧失,以及施行高技术视觉任务时有困难(如驾车)。进行治疗的理由依据疾病的严重程度和视觉丧失的程度。当视力不再能被眼镜和(或)接触镜矫正时,应当要考虑手术治疗的选择,包括角膜基质环的节段(ICRS)植入和角膜移植术。另外,在疾病的早期阶段,胶原交联(CXL)也是可以考虑的技术,来预防疾病的进展(虽然这种技术现在还没有获得美国食品和药品管理局[FDA]的批准)。[4,5,23]

诊疗过程

患者治疗效果的判断

◆ 减轻角膜膨隆的体征和症状
◆ 根据患者的需要来维持、恢复或改善视功能

诊断

对具有角膜膨隆的症状和体征的患者的初次检查应当包括眼科综合检查中的相关内容。[24]角膜膨隆的诊断常常基于患者典型的病史和特征性发现。辅助检查可能是有用的。在亚临床阶段的诊断会有一些挑战,这是由于一些发现可能是细微的。重要的是要恰当地确定有无角膜膨隆,特别是在考虑施行角膜屈光手术患者或很有可能进展到角膜膨隆有症状阶段的年轻人中。名词亚临床和顿挫型常常可以交换地用于叙述衰减或细微的角膜膨隆病例。

病史

◆ 发病及过程

角膜膨隆的发病是根据角膜变薄的类型和程度而有所不同的。圆锥角膜通常发生于 20 或 30 多岁的人中。球形角膜可以在较早期就已发生。透明的角膜边缘变性可发生于 30 至 50 岁之间,[25,26] 以及屈光手术后角膜膨隆可以发生于 LASIK 和(或)PRK 后。屈光手术后角膜膨隆可以在初次屈光手术后数月至数年发生。

◆ 视力(损伤程度)

角膜膨隆损伤的程度可有相当大的差别,可以从角膜地形图上只有轻微的发现而没有视力损伤或 BCVA 的丧失,直至严重的角膜变薄、不规则和瘢痕而导致视功能的严重丧失。

◆ 眼病史

佩戴角膜接触镜的类型和时期的历史是重要的,包括接触镜的稳定性和舒适性。如果接触镜可以将患者的视力矫正至 1.0,但是经常取出,它就不能提供可以接受的视功能。如果有角膜屈光手术的历史,尽可能多收集有关手术和手术前后眼部情况的信息是有帮助的。

提示为顿挫型圆锥角膜的地形图异常的眼在 LASIK 和 PRK 后可以进展到有临床意义的角膜膨隆。术前有可能与角膜屈光手术后角膜膨隆相关联的危险因素包括异常地形图的类型、年轻患者、屈光不正高等值球镜度、角膜厚度减少以及预计残留的角膜基质床厚度较小。[19] 已经研发危险评分系统试图预测发生角膜膨隆的可能性。然而,已经显示这些系统有假阳性和假阴性结果。[19,27]

◆ 全身病史

许多研究已经报告,与眼摩擦、哮喘、枯草热相关的特应性疾病的病史与圆锥角膜相关联。[8,28,29] 治疗特应性疾病应用全身或局部糖皮质激素的历史可能增加白内障或眼压升高的可能性。Down 综合征和其他遗传性疾病也与圆锥角膜相关联(见列于患病率和危险因素一节的内容)。

◆ 家族史

在文献中已有多个双生子发生圆锥角膜的报告。[30] 另外,圆锥角膜患者的第一级亲属发生圆锥角膜的危险以及角膜地形图异常的患病率也增加。[30-32] 圆锥角膜合作纵行评估研究(CLEK)显示,在 1209 名圆锥角膜患者中有家族史。[33] 与圆锥角膜相关的遗传性染色体异常包括 VSX234 和 VSX1,[35,36] 虽然后来的研究 [37-41] 没有能够证实这些发现,而提示它们在圆锥角膜中只起很小的作用。

检查

◆ 视功能的评估

对于角膜膨隆患者,因为在视网膜检影时出现剪刀样反射,以显然验光不能将患者的视力矫正至 1.0 是经常的。通过将几行 Snellen 视力呈现给患者,然后请他们快速地读出字母可能会发现视力损伤的水平要比不限制时间读出字母时更差。

◆ 外眼检查,应当重点检查下列各项:
  ◆ 角膜突出(Munson 体征,或当眼向下注视时角膜突出和下睑缘成角现象有所增加)。
  ◆ 眼睑(包括翻转眼睑)和周围眶周皮肤出现特应性皮炎、皮肤增厚、皮肤鳞屑、眼睑松弛、睫毛下垂或睑结膜炎的证据。

◆ 裂隙灯显微镜检查,应当重点检查下列各项:
  ◆ 记录有无角膜变薄或突出、范围和位置。在透明的角膜边缘变性中,典型的是在下方有一角膜变薄带,被从角膜缘宽约 1~2 毫米区域没有累及的角膜分开。最突出的部分是在变薄带的上方。这与圆锥角膜形成对照,角膜突出是位于角膜最变薄的区域。[42]
  ◆ 有无以前施行的眼部手术(如板层角膜移植术、穿透性角膜移植或 LASIK 瓣,位于中央或偏中央)。
  ◆ Vogt 条纹、明显的角膜神经、Fleischer 环,或其他铁质沉着物。

◆ 角膜瘢痕的证据,注意其相对于角膜变薄/突出的部位;角膜前弹力层表面出现瘢痕的证据; 中或深部角膜基质层瘢痕和(或)以前的积水的证据;以及有无明显角膜神经。
◆ 除了外眼检查和裂隙灯显微镜检查角膜外,应当进行眼压测量和眼底的评估。(III,IQ,DR)
  ◆ 在角膜变薄、PRK 和 LASIK 后和角膜膨隆的患者中,眼压可以是比较低的。在屈光手术后患者和圆锥角膜患者的研究中,应用几种器具测出的眼压都是人为地偏低的。[43-45]
  ◆ 作为眼底检查的一部分,应当评估红光反射来寻找由于角膜膨隆所出现的黑色区域,应当评估视网膜有无视网膜色素层变性,因为它们与圆锥角膜有关联。

诊断性评估

◆ 角膜曲率的测量

在明确的角膜膨隆病例中,没有测量角膜曲率的价值。然而,角膜膨隆常常与不规则散光和在角膜偏离中央的区域趋陡增加相关联。由于原发性和继发性角膜膨隆能够导致突出区域向下移位,角膜曲率的测量可以随着向上凝视而有不同。

◆ 角膜地形图

可以应用 Placido 为基础的器具评估角膜前形状。已经研发了评估前后角膜曲率的替代方法,包括裂隙扫描地形图检查和转动的 Scheimpflug 影像法(II -,MQ. SR)。这些器具在扩大圆锥角膜、亚临床圆锥角膜、透明的角膜边缘变性和屈光手术后角膜膨隆的诊断标准,以及筛选可能的屈光手术患者中可以发挥作用。[42,46]

前节光相干断层扫描(AS-OCT)能够提供角膜、前房角和前房的高清晰度的横断面影像。 现在有两种类型的器械可供利用:谱域和时域的 OCT。谱域 OCT 具有较高的分辨率,但是探测野的深度较浅。时域 OCT 应用较长的光波(1310 nm),虽然它不能获得超声活体显微镜(UBM)同样的清晰度,但是它也能够显示睫状体的影像。应用各种测量工具可以标准化地记录和随诊角膜厚度、前房角隐窝的开口和前房的深度和大小。可以应用角膜厚度地图。前节 OCT 能够用于随诊角膜厚度的变化。已有应用 AS-OCT 测量的软件来发现圆锥角膜。[47] AS-OCT 也具有显示深部和角膜后结构的优点。角膜水肿或瘢痕可以隐藏在脱离的后弹力层或角膜后膜的部位。在角膜水肿并有圆锥角膜积水或外伤的病例中可存在大的后弹力层裂口和中央部基质层裂隙。

◆ 屈光度地形图(topographic power map)

在明确的圆锥角膜中测量角膜屈光度并没有价值。然而,圆锥角膜常常与较高/较陡峭的角膜屈光度测量相关联(如大于 46.0D)。角膜下方的趋陡和上方的变平典型地存在于圆锥角膜中,这是由于其径向轴是偏斜的。已经提议采用指数来增大由 Placido 盘为基础的角膜地形图测量所获得的前角膜曲率。[48-52]

◆ 高度地形图(topographic elevation map)

在角膜膨隆中,常常会看到高度的孤立岛区(前部、后部或两者),在诊断圆锥角膜和屈光手术后角膜膨隆时有帮助的。已经显示后部的高度地图对于发现圆锥角膜具有相当较高的敏感性和特异性,但是对于亚临床圆锥角膜则较低(II +,MQ,DR)。[52,53]

◆ 角膜厚度测量

角膜相对变薄是角膜膨隆的特征。因此角膜厚度的测量在区分正常眼和角膜膨隆中是有帮助的。角膜厚度的测量可以进行单点测量,或者测量地形图来绘制厚度地图。应用测量地形图来绘制厚度地图可以提供显示角膜厚度分布的地图;已经显示它可以区分正常角膜和圆锥角膜,它在评估亚临床圆锥角膜中起到作用(II ++,GQ,SR)。[42,46,49,54,55] 角膜厚度的空间断面图和角膜容积的分布是可以从 Scheimpflug 影像学检查中获得的地形图参数,可以用来区分圆锥角膜和正常的角膜。

◆ 其他考虑

在圆锥角膜中发现的明显的高阶像差是垂直的慧差,与正常人相比,圆锥角膜患者患者其程度较大。[56-61]

处理

预防和早期发现

角膜膨隆的早期发现可以给患者提供治疗选择的机会,以便保留和恢复视力,尽可能地减少功能性视力的丧失。另外,较新的治疗方法,如 CXL 可以阻止疾病的进展,在疾病的早期阶段更为重要。

在屈光不正持续变化的年轻患者中,应当要怀疑角膜膨隆,这些患者在施行屈光手术之前要仔细地筛查有无角膜膨隆(Ⅲ,IQ,DR)。在接触镜停戴一段时间后进行角膜地形图的评估是这种评估的必要组成部分。 不规则散光或异常的证据提示圆锥角膜或其他角膜膨隆可能与不可预测的屈光结果相关联,以及角膜屈光手术后角膜膨隆进展相关联。[27,62-64] 如果在人工晶状体植入后考虑施行角膜屈光手术矫正屈光不正,角膜评估,包括地形图检查也是必要的(Ⅲ,GQ,SR)。

治疗的选择

治疗的选择根据个别患者的情况进行调整,决定于视力损伤的程度和每种特殊治疗选择的危险 / 益处分析。

内科治疗

眼镜

在早期圆锥角膜中可以应用眼镜来矫正视力,但是当圆锥角膜和其导致的像差有所进展时,就需要接触镜来矫正视力和减少视物的变形(Ⅱ+,GQ,SR)。在一个研究中,71% 的患者可以应用他们的眼镜将视力矫正至 0.5,47% 的患者报告经常或偶尔佩戴眼镜。[21] 另一个研究报告 58% 的患者以他们最好的眼镜矫正可以获得 0.5 或以上的视力。[65]

角膜接触镜

软性接触镜

在轻度的圆锥角膜中,患者可以接受软性接触球镜或复曲面软性接触镜,并且比硬性接触镜有更好的舒适性。

透气性接触镜

长期的研究(CLEK 和 Dundee 大学苏格兰圆锥角膜研究[DUSKS])已经发现,当佩戴眼镜后视力不再能够矫正到 0.7 的时候,大多数患者是可以适配接触镜的。[21,33] 硬性角膜透气性(RGP)接触镜是一种硬性接触镜,具有掩蔽角膜不规则的优点,因此可以提供一个规则的前屈光面。[66] 在 DUSKS 中,佩戴接触镜是主要的治疗方法,76% 的患者(N = 200)佩戴了接触镜。大多数患者佩戴接触镜的时间为每天 12 小时以上,每周 7 天,其中 93% 的患者获得了 0.7 或以上的 BCVA。[21] 另外,这些接触镜佩戴者中 91% 佩戴透气性接触镜,6% 佩戴混合式接触镜,2% 佩戴巩膜接触镜。只有 1% 的人佩戴软性接触镜。71% 的接触镜佩戴者报告有一些不适,18% 的佩戴者报告有严重不适。在 63% 的佩戴者报告有结膜充血,18% 佩戴者诉说有严重的结膜充血。[21,66] 在 CLEK 研究中,在入组时 65% 的患者佩戴硬性接触镜,29% 的患者在 8年中发生角膜瘢痕[66](在基线时,53% 的研究患者在一只眼或双眼中有角膜瘢痕[33])。另外,平坦拟合的接触镜比陡峭拟合的接触镜所获得的视力更差。[66]

混合性接触镜

混合性接触镜的中央部分为硬性透氧性(RGP),周边裙边部分为软的。[66,67] 新一代混合性接触镜能够提供更好的透氧性,以及更强的 RGP/ 水凝胶的结合部。在 RGP 接触镜不耐受性研究中,87% 的患者以混合性接触镜获得成功。[67] 与 RGP 接触镜不同,混合性接触镜的光学中心维持在角膜的中央,它与角膜的锥状中央并不是一致的。混合性接触镜的缺点包括晚期的紧绷,是一种导致紧密拟合的倾向,以及需要高分子量荧光素来评估拟合状态。[66,67]

背驮式接触镜

应用背驮式接镜涉及在一个软性接触镜的上面适配一个 RGP 接触镜,以使佩戴者更为舒适,减少角

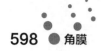

膜上皮的破裂,如在角膜中央部有瘢痕和圆锥偏中心时那样。其缺点包括需要不止一个的接触镜护理系统,增加 RGP 接触镜丢失的可能,损坏软性接触镜,以及在畸形的角膜上很难适配软性接触镜。[66]

巩膜镜

巩膜镜具有完全清理角膜表面的优点,可能会提供好的中央位置、好的稳定性以及提高中心视力。巩膜镜,包括定制的和微型的(即小直径)镜片,可以适用于由于角膜组织缺氧和新生血管以及眼部不适而不能使用 RGP 和(或)混合型接触镜的病例。近来的研究发现由于不能佩 RGP 镜而转去适配巩膜镜的患者都成功地适配了常规的或定制的巩膜镜,而避免的角膜移植术。[68]定制的镜片在全美国只有相当少数几个中心可以装配,需要患者在那里等待一个很长的过程,而大直径角膜缘间或微型的巩膜镜是有商售的。这种商售的巩膜可以像预订其他专门的 RGP 镜一样预订,患者不需要在那里等待。其缺点包括减少泪液交换,装入和取出镜片困难。[66,69]定制的镜片也比微型的镜片贵很多,对于医疗保险不适当的人来说在价格上就有所限制。

手术

许多手术的选择可供应用,包括 ICRS、PK、深前板角膜移植术(DALK)以及飞秒激光辅助的角膜移植术(FLAK)。首字母缩略词,如 ALK,ALTK,FALK 和 FLAK 叙述许多手术治疗,由于它们的相似性,常常会引起混淆。表 2 列出了许多常用的角膜切除术和角膜移植术,及其相应的首字母缩略词。

表 2 当代的角膜切除术和角膜移植术

首字母缩略词	手术名称
ALK(ALTK)	前板层角膜移植术(治疗性)
DALK	深前板层角膜移植术
DLEK	深板层内皮细胞层角膜移植术
DMEK(DMAEK)	角膜后弹力层内皮细胞层角膜移植术(自动操作)
DSEK(DSAEK)	剥离角膜内皮细胞层的后弹力层角膜移植术(自动操作)
EK	角膜内皮细胞层角膜移植术
FALK	飞秒激光前板层角膜移植术
FLAK	飞秒激光辅助的角膜移植术
PKP/PK	穿透性角膜移植术
PRK	激光角膜屈光手术
PTK	激光治疗性角膜切除术
SK	表层角膜切除术

基质内角膜环节段植入术

适应证

基质内角膜环节段(ICRS)植入是一种通过改变角膜形状和减少散光,来提高角膜膨隆并有透明角膜,但又不能耐受接触镜的患者耐受接触镜和 BCVA 的方法($II-$, MQ, DR)。[70] 有几种类型的角膜环节段可供应用;它们都是由聚甲基丙烯酸甲酯(PMMA)制成的。一种类型的 ICRS 从侧面来看是三角形的,内径 5.0mm,宽度 6.0mm,并有不同的厚度(每 0.05mm 一个阶梯,厚度为 0.15~0.30mm),弧长度为 90、120、160 和 210 度。另一种 ICRS 产品是六角形的,弧长度为 150 度,内径为 6.8mm,外径为 of 8.1mm,每个 0.05mm 阶梯的厚度为 0.25~0.45mm。还有一种六角形设计的 ICRS 的内径为 6.0mm,横切面为椭圆形,有两种厚度规格,分别为 0.40mm 和 0.45mm。

技术的选择

应用机械技术

应用特殊设计的不锈钢分离器在角膜的 70%~80% 深度采用机械的方法制作角膜隧道,来放置

ICRS。应用机械的方法制作隧道的并发症包括前角膜穿孔、浅表性节段植入和术后植入物移行。[71]

应用飞秒激光技术

以飞秒激光可以制作特殊直径和深度(角膜最薄处的80%)的角膜隧道。应当注意要沿着整个角膜隧道制作的区域测量角膜厚度,以避免术中角膜穿孔(Ⅲ,IQ,DR)。

归因于飞秒激光制作角膜隧道的并发症包括不完全的隧道制作、术后植入的节段移位[72]和由于压平角膜期间角膜与瞳孔之间的错位所造成的偏中心。[73]评估CXL后以飞秒激光植入ICRS的研究发现,在已经接受过CXL的眼中基质内不完全制作隧道的发生率是比较高的。[74]在这些病例中,需要较高的能量设置,以及(或)机械性地制作隧道。建议可以在CXL之前或同时施行ICRS。相对于ICRS植入,现在对施行CXL的时机仍是有争论的,而没有明确的共识。宽的角膜隧道能够容易地插入角膜环,但可能降低效果。一个研究发现应用较宽的隧道制作与并发症的发生,如上皮栓子、沉着物和角膜环移行的减少相关联。[75]

结果

已经显示,无论采用机械性还是飞秒激光的方法,基质内角膜环节段可以对圆锥角膜患者提供相似的视觉和屈光的结果。[4,76-79]角膜环节段的插入能够提高UCVA和BCVA,也能提高接触镜的耐受性。[70,71,77-93]大多数研究提示,在中度圆锥(<58.0D)患者中,ICRS可能是最有效的。[70,80,90]然而,还不能预测散光的变化。[94]在两种类型的ICRS中CDVA的丧失可能是由于产生了不规则散光。[80]植入三角形ICRS节段的眼可能会有更大的暗对比敏度下降,并有眩光,这些与较大的瞳孔直径明显关联。[87]

禁忌证

ICRS植入的禁忌证包括中央部角膜瘢痕,以及在切开部位的角膜厚度小于400μm(Ⅲ,IQ,DR)。

并发症

两种角膜隧道的制作方式和两种类型的ICRS的并发症包括感染、视力下降、术中角膜穿孔、术后角膜环节段的突出、角膜上皮缺损以及角膜融解。也已经记录到术后有板层基质隧道内沉着物,在高达74%的患者发现有这种表况。[4,95]这些沉着物由脂质和角膜细胞所组成,而被认为发生于对损伤的反应和角膜细胞的活化,但是它们不会改变ICRS的作用。[4,95,96]

胶原交联

适应证

胶原交联是一种通过增加胶原纤维之间生物化学联结,设计用来增加角膜的生物力学刚性的技术。应用紫外线-A(UV-A)和局部应用核黄素作为光敏剂来进行局部的光聚合作用达到这一目标。在美国,胶原交联的应用还没有得到FDA批准,但是现在已正在通过临床试验来进行评估。[97]

技术的选择

CXL最初的德累斯顿试验方案涉及去除角膜上皮层,局部应用核黄素30分钟来浸泡角膜,接着以UV-A光治疗30分钟。[98]最理想的治疗参数尚有待于确定。现在的治疗方案需要去除角膜上皮层,或者暴露完整的角膜上皮层,以便使药液对细胞层增加渗透性,接着局部应用核黄素和UV-A治疗(Ⅱ-,IQ,DR)。经角膜上皮层或"角膜上皮层在位"的技术允许核黄素通过本质上完整的角膜上皮层,可以减少与去除角膜上皮层相关的并发症,但是它也可能会降低效果。[99,100]对于这两种技术正在继续进行着研究,对于那一种技术更有益处尚有不同意见。

结果

胶原交联于2003年引入,用于稳定进行性的圆锥角膜,[100]已有一些其他研究者的报告,认为可以阻止早期病例的进展,[101]也能治疗晚期的病例。[100,102-105]除了稳定角膜之外,已经报告CXL可使角膜变平1.0~2.5D,因此可以改善角膜光学状态,提高视力。[4,5,106,107]

禁忌证

现在,施行CXL的禁忌证是角膜基质厚度小于400μm,从而预止角膜内皮层发生损伤(Ⅲ,IQ,DR)。而且,由于些紫外线的暴露可以引起单纯疱疹病毒(HSV)感染的再次活化,因此对于以前患过HSV角膜炎的患者施行CXL要谨慎(Ⅲ,IQ,DR)。

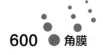

并发症

CXL 的并发症包括感染性角膜炎、无菌性浸润、角膜雾状混、角膜瘢痕、不能愈合的角膜上皮缺损以及角膜水肿。已经认为角膜水肿是一个例外,是由于角膜内皮细胞层的损伤而引起的,其他的并发症都是由于去除或损伤角膜上皮层引起的。[100,103] 然而,深部基质雾状混浊可能与角膜内皮层损伤或角膜上皮细胞层的去除没有关联。

胶原交联和基质内角膜节段植入联合手术

已经显示联合 CXL 的 ICRS 植入术在阻止圆锥角膜患者的病情进展和改善视功能方面是有效的。这些治疗的联合应用可能要比这些治疗单独应用显示出更大的疗效。[78] 对于 CXL 是否在 ICRS 之前或之后施行尚无共识(I -, IQ, DR)。一些研究提示在圆锥角膜患者中同时施行 ICRS 和 CXL 会有更好的疗效。[81] 其他的研究显示,紧接着 CXL 治疗后施行 ICRS 植入时,可以得到最大的效果。[78,108] 另外的研究叙述在 CXL 之后施行 ICRS 时 需要改变飞秒激光制作角膜隧道的能量设置,因为在角膜施行 CXL 后应用激光很难制作角膜隧道。[74]

胶原交联和激光屈光性角膜切除联合手术

已经提出联合应用 CXL 和 PRK 来稳定角膜,并能最大程度地提高视功能。顺序性 CXL 与同一天施行 CXL 和角膜地形图引导的 PRK 研究发现,同一天治疗方案可以获得更好的 UCVA、最好的眼镜矫正的视力(BSCVA)以及较大程度降低角膜屈光度。[109] 其他研究也得到结论,认为一般来说,同时施行 CXL 和角膜地形图引导的 PRK 对于提高圆锥角膜患者的功能性视力是有效的。[110-112]

角膜移植术

对于疾病已经进展到光学装置(如眼镜和接触镜)不能矫正视力的患者来说,角膜移植术是治疗圆锥角膜和其他角膜膨隆的主流治疗方法。虽然穿透性角膜移植术是角膜移植和传统方法,但是近来对于板层角膜移植术有越来越大的兴趣。CLEK 研究发现,患者需要穿透性角膜移植术的危险因素包括年青、角膜瘢痕、陡峭的角膜曲率值、较差的视力以及佩戴接触镜舒适度较低。[113] 这些研究中大多数患者是圆锥角膜。

部分厚度 / 板层角膜移植术

适应证

应用 DALK 技术施行板层角膜移植术可考虑用于进行性圆锥角膜而且还没有明显角膜瘢痕和积水的病例的治疗(II +, MQ, DR)。DALK 技术去除所有或几乎所有的角膜基质直至角膜后弹力层。DALK 的益处在于保留了宿主的角膜内皮层,因此消除了角膜内皮细胞排斥的危险,避免了与穿透性角膜移植术相关联的较高的慢性角膜内皮细胞丢失的危险。[5,114,115]

半月形板层角膜移植术是不太常用的选择,用于最薄的角膜区域位于角膜周边部时,如在透明的角膜边缘变性的病例中(III, IQ, DR)。半月形的受体床可以在靠近角膜一侧的边缘应用较小的环钻来制作。周边部变薄和膨隆部分也可以采用两期的方法来处理,先做一个标准的偏中心板层移植进行结构的加强,之后 4~6 个月后再做中央部穿透性角膜移植(III, IQ, DR)。在球形角膜的病例中,角膜变薄的部分是弥漫的,特别在角膜周边部,板层角膜移植可以提供结构的支撑,使角膜变平。然而,会出现明显的角膜皱折。

DALK 技术的选择

技术的选择包括 Melles 技术、大泡技术以及大泡技术的各种变异。[5,116] Melles 技术涉及将空气注射到前房内,以便更好地评估角膜板层切除的深度。[5,114,117] 大泡技术涉及环钻角膜,接着注射空气,以便裸露角膜后弹力层。[5,114] 大泡技术的改良则是应用较浅的环钻,较大的空气泡扩展到周边部。[118,119] 飞秒激光辅助的大泡技术应用飞秒激光的程序来环钻角膜,接着制作一个大的气泡来分离角膜后弹力层,去除残留的基质,放入飞秒激光环钻所得到的角膜片。[120]

结果

根据比较 DALK 和 PK 的资料,获得的报告是有冲突的。以 DALK 获得较差的视力结果已被归因于分离基质后宿主残留基质床厚度,[121] 它被认为与 DALK 术后视力和对比敏感度的变异相关联。已经报告当获得角膜后弹力层裸露后,视力的结果可与 PK 相比较。[114,122-128] 当 DALK 病例中,当残留的角膜基质床小于 20μm 时,可以获得最好视力,这是可以与 PK 所获得的视力结果相似,是很理想的。[122] 可以通过两种方法获得相似的 BCVA 的结果,但是更多的研究发现与 DALK 相比,施行 PK 所获得 1.0 的视力的比率较高,[5,114,129] 虽然这一差别并不总是具有统计学意义。[130] 这可能与手术者的学习曲线相关,可能随着手术者手术技术的经验增加而使差别减小。[114,131] 有一个研究发现,与 PK 相比,DALK 会导致明显较高程度的近视眼。[132] 与全层角膜移植术相比,当施行手术时没有发生角膜后弹力层穿孔,则 DALK 导致的角膜内皮细胞丢失明显减少。[133-137]

危险因素和并发症

DALK 的相对禁忌证包括与角膜积水相关联的严重的角膜瘢痕,在这种情况下容易发生角膜穿孔。其他的挑战包括深部角膜基质血管化和严重变薄。并发症包括感染、缝线相关的并发症、基质移植片的排斥以及由于交界面混浊而导致的移植片失败。DALK 特殊的并发症包括手术中角膜穿孔而导致改做 PK,与 PK 相比总的失败率较高,以及视力的变化较,这是因为与 PK 受体相比 DALK 患者获得 1.0 视力要低得多。[114] 报告角膜基质排斥的发生率为 2%~12%,提示在 DALK 术后糖皮质激素治疗的方案起到很重要的作用。[138] 深层前板层角膜移植术没有角膜内皮细胞排斥的风险,因此与 PK 相比其总的排斥率较低。

全层/穿透性角膜移植术

穿透性角膜移植术已经成为治疗圆锥角膜的主流,根据澳大利亚角膜移植登记报告,长期移植片成活率为 5 年时 95%,10 年时 89%。[5]

适应证

当患者以眼镜或接触镜不再能够获得功能性视力时,就有施行角膜移植术的指征(Ⅲ,IQ,DR)。在角膜积水后持续性角膜水肿是施行 PK 的另一个适应证(Ⅲ,IQ,DR)。剥除角膜后弹力层的角膜内皮细胞层移植术不适用于这种情况,因为它不能够矫正角膜膨隆性疾病(Ⅲ,IQ,DR)。在深部角膜基质瘢痕的病例中,与 DALK 相比,更愿意采用穿透性角膜移植术,因为在深板层分离时很可能发生角膜穿孔(Ⅲ,IQ,DR)。当角膜最周边部发生膨隆时,可以施行板层移植片移植进行膨隆部分的支撑作为主要的方法,以后再施行 PK 进行视力的康复(Ⅲ,IQ,DR)。

技术的选择

◆ 机械的:施行 PK 的环钻包括对供体和受体应用超大或同样大小的环钻。眼球的轴长和移植片-宿主间不一致可能对术后屈光不正产生影响。施行 PK 时,采用同样大小的移植片在短眼轴眼中会导致术后远视眼,而当超大移植片应用在长眼轴眼中时有可能产生近视眼。

◆ 飞秒激光的:飞秒激光辅助的角膜移植术(FLAK)是一种相对新的技术,应用飞秒激光对供体和受体的角膜进行环钻。采用这种技术,供体和受体角膜可以采用同样激光环钻的类型,可以设计为大礼帽、蘑菇状或锯齿形类型。与标准的 PK 相比,FLAK 理论上的优点是更强的伤口愈合、较早期拆除缝线、较早期的视力康复,[139-142] 以及有可能减少散光。[140-144]

结果

◆ 机械的:已经显示,对各种严重程度的圆锥角膜,穿透性角膜移植术是能够获得良好视力的安全和有效的方法。[145-147] 已经显示出缝线技术不会影响结果。较小的移植片/宿主-大小不一致似乎产生较小的近视眼偏移。[146,147] 角膜移植后复发性膨隆的病例可能与不完全的切除圆锥或由于疾病的进展相关,也能成功地再次施行 PK。一般来说,这些病例发生于首次 PK 的 20 多年之后,常常是双侧的,提示再次发生的病因可能与宿主的细胞和(或)生物化学因素相关联。[145,148] 也有在原先没有圆锥角膜的患者中施行 PK 发生圆锥角膜的病例报告,提示供体组织可能有未被诊断出来的角膜病变。[149]

◆ 飞秒激光的:研究已经表明采用 FLAK 法可以导致散光的更有意义的改进,直至手术后 6 个月;这种改进没有超过术后 6 个月。[140] 另外,采用 FLAK 后较早期拆除缝线是可能的,这是由于角膜具有更强的机械稳定性和伤口愈合的优点。[141]

禁忌证和并发症

如果以前施行全厚层角膜移植术失败,或者如果眼前节存在着广泛瘢痕,穿透性角膜移植术可能是禁忌的($Ⅲ,IQ,DR$)。如果角膜变薄区扩展到接近角膜缘,施行 PK 是更有挑战性的,带来了更大的失败危险。在角膜膨隆的病例中,PK 的并发症包括感染、排斥、失败、青光眼、白内障以及差的屈光结果(包括屈光参差或高度角膜散光)。

随诊评估

患者的随诊评估和随诊间隔决定于所采用的治疗方法和疾病的严重性和(或)进展情况。医学的随访应当包括视力测量、外眼检查、裂隙灯显微镜检查和角膜外形的评估($Ⅲ,IQ,DR$)。手术的随访应当包括上列各项,也包括手术的随诊特异性的另外的测量($Ⅲ,IQ,DR$)。

建议对角膜膨隆的病例每年进行随诊,除非患者的视功能已经发生明显的改变($Ⅲ,IQ,DR$)。在这些病例中,检查应当包括根据临床医师的判断评估角膜的形态($Ⅲ,IQ,DR$)。对于佩戴接触镜后看得清楚,但是体验到不稳定适配的情况时,应当检查评估接触镜的稳定性($Ⅲ,IQ,DR$)。在屈光手术之后,应当施行屈光性和诊断性评估,了解有无角膜膨隆的体征($Ⅲ,GQ,SR$)。在角膜移植术后,应当进行裂隙灯显微镜检查来评估角膜的透明性和健康程度,检查缝线的腐蚀情况($Ⅲ,GQ,SR$)。根据角膜地形图的发现可以开始选择性拆除缝线,以便控制和减少散光,这将会改善视功能($Ⅲ,IQ,DR$)。一般在术后 3 个月开始拆除缝线,来保证角膜伤口的稳定性,减少伤口裂开。在缝线松动和(或)缝线腐蚀的病例中,应当早一些拆除缝线,以便预防感染。

患者应当了解角膜排斥的警示性体征,包括眼红、畏光、视力的改变和(或)有疼痛,如有这些体征或症状发生,应当劝说他们迅速地去看医师($Ⅲ,GQ,SR$)。临床医师应当了解角膜上皮、基质和内皮细胞排斥的裂隙灯显微镜的发现($Ⅲ,GQ,SR$)。角膜上皮的排斥可能表现为角膜上皮下浸润。角膜基质和内皮细胞的排斥可能包括基质水肿,角膜内皮细胞排斥可能包括内皮层的色素性沉着物,以及内皮层排斥线,可能还有前房内反应。治疗移植片排斥的方法包括局部和口服糖皮质激素,以及结膜下或筋膜下注射糖皮质激素($Ⅲ,GQ,SR$)。

在评估角膜内皮细胞功能中,角膜厚度测量是有用的($Ⅲ,IQ,DR$),特别如有基线的角膜厚度资料可以利用时。增强能力的系列角膜地形图检查可以用于处理术后散光,可以追踪角膜厚度随时间的变化。当比较测量结果时,总是要考虑到角膜厚度的可能存在的昼夜波动。长期滴用糖皮质激素的患者也应当定期检查眼压,来除外糖皮质激素引起的眼压升高($Ⅱ++,GQ,SR$)。[150] 其他应当考虑的评估包括散瞳后评估杯盘比、视野和视盘立体照相或视网膜神经纤维层的 OCT 影像学检查,来寻找与眼压升高相关的视神经损伤的早期体征($Ⅲ,IQ,DR$)。(见附录 3 在患病或手术后角膜上测量眼压)

医疗提供者和场所

角膜膨隆的诊断和处理需要广泛的医学技术。由非眼科的健康工作者评估的角膜膨隆的患者,如果发生下列情况时,应当尽快地转诊给在处理角膜疾病方面有经验的眼科医师:
- ◆ 视力丧失($Ⅲ,IQ,DR$)
- ◆ 功能性视力的丧失($Ⅲ,IQ,DR$)
- ◆ 急性角膜积水($Ⅲ,IQ,DR$)
- ◆ 疾病进展($Ⅲ,IQ,DR$)
- ◆ 年轻时发病($Ⅲ,IQ,DR$)

咨询和转诊

角膜膨隆的患者有许多治疗选择,包括内科的和手术的方法。当以眼镜和(或)接触镜不能改善视功能,或者当应用这些视力矫正方法后视功能进一步丧失时,就有将患者转诊至受过角膜膨隆手术训练的眼科医师那里去的指征($Ⅲ,GQ,SR$)。另外,有过敏和特应性疾病史的患者也需要转诊给皮肤科医师和(或)变态反应科医师($Ⅲ,GQ,SR$)。患有眼睑松弛疾病的患者最好由眼整形专科医师来处理($Ⅲ,GQ,SR$)。如果有新诊断的哮喘的证据,或有与眼睑松弛综合征相关的阻塞性睡眠呼吸暂停或心脏瓣膜疾病时,也有指征转诊给初级保健和(或)其他专科医师(Ⅲ,GQ,SR)。

社会经济学考虑

圆锥角膜是相当少见的眼病,在普通人群中患病率为10万分之50~230。[7]与其他慢性眼病,如青光眼和年龄相关性黄斑变性形成对照,角膜膨隆,特别是圆锥角膜和屈光手术后角膜膨隆常见于年轻人中。圆锥角膜患者报告的平均发病年龄为9~28岁。[7,33,151]

角膜膨隆很少导致盲目,因此一些人认为这些情况只有有限的社会经济学和公共卫生的意义。然而,因为圆锥角膜这样的角膜膨隆发生在相当活跃以及处于正在挣钱和抚养子女岁月的年轻人中,视功能上轻微的透支就能够对生活质量和社会负担产生不成比例影响。

生活质量

CLEK研究组应用(美国)国家眼科研究所视觉功能问题表(Visual Function Questionnaire,NEI-VFQ)对他们的队列,来评估视觉相关的生活质量(V-QoL)。NEI-VFQ是一种视觉相关生活质量的工具,设计用于在12个不同领域(一般健康状况、一般视力状况、眼部疼痛、近和远距离活动、驾车、色觉、周边视觉、社会功能、精神健康、承担角色的困难程度和依赖性)中评估患者的视觉功能感知。在一个报告中,给1166名CLEK研究的患者在他们第一年随诊评估时应用NEI-VFQ。[152]这一研究发现双眼进入时的视力小于0.5与12项中除一般健康状况和眼部疼痛之外的生活质量低分相关。平均超过52.0 D(双眼平均)的角膜曲率读数与精神健康、承担角色困难程度、驾车、依赖性和眼部疼痛的低分相关。

随诊研究显示圆锥角膜与明显的生活质量受损相关,并随着时间的推移进一步下降。[153]

经济学

因为视觉相关的生活质量明显下降,以及这种疾病在相对年轻时发病,医治圆锥角膜患者的经济负担是一个明显的公共卫生问题。近来有一个研究应用Markov决策模型,估计与治疗近视眼终生期望费用相比,圆锥角膜患者的终生治疗费用会增加。这一研究考虑到了临床就诊、接触镜、适配费、手术和并发症处理的费用。与治疗近视眼相比,治疗圆锥角膜的期望费用确定为25 168美元,标准差为16 247美元,中位数为17 596美元。[154]最影响终生费用的因素有角膜移植的可能性,及其随后的再次移植。这一研究发现常规医疗的费用对于终生医疗费用来说,影响相对较小,虽然圆锥角膜的常规医疗费用也不是小数目。这一研究得出结论,治疗圆锥角膜的期望终生费用对于患者和支付方来说都是很大的。

另一个研究试图定量地赋予患者的价值[生活质量的提高和(或)以寿命],PK与横跨不同医学专业的其他干预治疗圆锥角膜的比较效果和成本效益比。[155]应用成本-效用分析以价值为基础的医学标准来评价这些参数。这一研究得出的结论是PK治疗严重的圆锥角膜与其他的健康保健干预相比,似乎是很有成本效益的。

附录1　眼保健服务质量的核心标准

> 提供高质量的保健服务,
> 是医师的最高道德责任,
> 也是公众信任医师的基础。
>
> 美国医学会理事会,1986年

所提供的高质量眼保健服务的方式和技术应当与患者的最大利益相一致。下述的讨论将说明这种保健服务的核心成分。

眼科医师首先是医师。正因为如此,眼科医师显示出对每个人的同情和关心,并能够应用医学科学和高超的医疗技术来帮助患者减轻焦虑和病痛。眼科医师通过接受培训和继续教育不断地努力发展和维持最可行的技术来满足患者的需要。眼科医师根据患者的需求来评估他们的技术和医学知识,并且依此来做出相应的反应。眼科医师也保证有需求的患者直接获得必要的保健服务,或者将患者转诊到能够提供这种服务的恰当的人和设施那里,他们支持促进健康以及预防疾病和伤残的活动。

眼科医师认识到疾病将患者置于不利的依赖状态。眼科医师尊重他们的患者的尊严和气节,而不会利用患者的弱点。

高质量的眼保健服务具有许多属性,其中最显著的是以下几点:

◆ 高质量保健的本质是患者与医师之间富有意义的伙伴关系。眼科医师应当努力与他们的患者进行有效的交流,仔细地倾听患者的需求和担忧。反过来,眼科医师应当就患者疾病的需求和预后、适当的治疗措施来教育患者。这样可以保证在做出影响患者的处理和护理决定时,患者能够实质性参与(应当与患者特有的体力、智力和情绪状态相适应),使他们在实施他们同意的治疗计划时具有良好的主动性和依从性,从而帮助他们减少担心和忧虑。

◆ 眼科医师在选择和适时地采用恰当的诊断和治疗措施时,以及确定随诊检查的频率时,会根据患者情况的紧急与否和性质,以及患者的独特需要和愿望,来应用他们最好的判断做出决定。

◆ 眼科医师应当只是实施他们已经接受过恰当训练、有经验和有资格实施的操作,或者当有必要时,根据患者问题的紧急程度,以及其他替代的医疗提供者可利用和可及的状况,在其他人员的帮助下实施这些操作。

◆ 应保证患者能够连续地接触到所需要的和恰当的下述的眼保健服务。

　　◆ 眼科医师应当及时、恰当地治疗患者,而且他们本身也具有提供这种服务的能力。

　　◆ 手术的眼科医师应当具有对患者施行恰当的术前和术后处理的适当能力和准备。

　　◆ 当眼科医师不便或无法为他的患者服务时,他应当提供适当的替代的眼保健服务,并且要有适当的机制让患者知晓这种保健和方法,以便患者能够获得而加以利用。

　　◆ 眼科医师可以根据转诊是由于患者的需要,转诊是及时和恰当的措施,以及接受转诊的医师是有资格胜任,并具有可及性和可利用的基础上,将患者转诊给其他的眼科医师。

　　◆ 眼科医师可以就眼部和其他内科或外科的问题寻求适当的咨询和会诊。可以根据他们的技术、能力和可及性来推荐会诊者。他们必须尽可能地获得完整和准确的有关问题的资料,以便提供有效的建议或干预,并能做到恰当的和及时的回应。

　　◆ 眼科医师应当保持完整和准确的医疗记录。

　　◆ 在适当的请求下,眼科医师能够提供自己的完整和准确的患者病历。

　　◆ 眼科医师定期和有效地复习会诊和实验室检查的结果,并且采用适当的行动。

　　◆ 眼科医师和帮助其提供眼保健服务的人员应当具有证明他们身份和职业的证件。

　　◆ 对于那些治疗无效而又没有进一步治疗方法的患者,眼科医师应当提供适当的专业方面的支持、康复咨询和社会服务机构,当有适当和可及的时机时,应当给予转诊。

◆ 在进行治疗和实施侵入性诊断试验之前,眼科医师通过收集相关的历史资料和施行相关的术前检查,来熟悉患者的情况。另外,他通过准确和诚实地提供有关诊断、治疗方法和替代治疗的性质、目的、危险、益处和成功的可有性,以及不进行治疗的危险和益处的相关信息,也能使患者对治疗的决定充分知情。

◆ 眼科医师应当谨慎地采用新技术(例如药物、装置、手术技术),要考虑到这些新技术与现有的替代治疗相比其价格是否合适,是否有潜在的益处,以及所显示出来的安全性和有效性。

◆ 眼科医师通过对照已确定的标准,来定期地复习和评估他个人的相关行为,以及恰当地改变他的医疗实践和技术,来提高他提供的眼保健的质量。

◆ 眼科医师应当利用恰当的职业渠道,通过与同行交流临床研究和医疗服务中所获得的知识来改进眼保健服务。这些包括向同行警示少见的病例,或未曾预料的并发症,以及与新药、新装置和新技术相关的问题。

◆ 眼科医师以恰当的人员和设备来处理需要立即关注的眼部和全身的可能并发症。

◆ 眼科医师也要提供经济上合理的眼保健服务,而且不与已经接受的质量标准相冲突。

修改:理事会
批准:理事会
1988 年 10 月 12 日

第二次印刷:1991 年 1 月
第三次印刷:2001 年 8 月
第四次印刷:2005 年 7 月

附录 2 眼科临床指南(PPP)建议的分级

这里所用的分级报告了与包括在研究中支持每个建议相关的 SIGN 分级(I ++; I +; I -; II ++; II +; II -; III),GRADE 分级评估证据(GQ,IQ),GRADE 评估了证据的强度(SR,DR)。 这些分级的详细情况见分级的方法和关键部分的报告。

编译者已经将提出的分级情况插入了文内相关部分。

附录 3 在有病变或术后角膜上测量眼压

在有病变的角膜上只是应用 Goldmann 压平眼压测量法(GAT)测量眼压可能是很不准确的。这是由于测量对象的问题,例如由于疾病产生或治疗产生的角膜厚度和水合状态的异常,角膜曲度改变/散光,不规则的角膜上皮面或角膜基质的瘢痕。所有这些因素能够影响 GAT 固有的判断终点的主观估计(即通过 Goldmann 压平棱镜头来观察两个半圆的荧光素环内界"刚好接触")。因此,强烈建议在这些有病变、异常的或手术改变眼的角膜上应用替代的和不太主观的判断技术来测量眼压(III,GQ,SR)。不太需要主观判断眼压的电子器具包括下列几种:

◆ 压平的技术,采用下列技术来测量:

   ◆ 气眼压计(pneumatonometer)。这种技术采用一个气传感器(由浮悬在空气轴承里的活塞所组成),并在头部有一个可以符合角膜表面的 5mm 大小的有孔硅胶头。从机器中产生的气流和角膜对这气流的抵抗力的平衡会影响到活塞的移动,这种移动可以用来计算眼压。这种器具可在一秒钟内产生 40 个读数,也可以测量眼搏动幅度。测量时需要进行表面麻醉。

   ◆ 非 Goldmann 压平眼压计(non-Goldmann applanation tonometer)。这种技术应用一个自由浮动的 1mm 的微应变计的传感器来探测传输的眼压。这种传感器被可以压平邻近角膜的外环所围绕,可以减少它对测量的影响。这种器具可在一秒钟内测量 500 个读数,每次平均 8 或 10 个读数测量可获得可信限内眼压。测量时需要进行表面麻醉。

   ◆ 眼反应分析仪(ocular response analyzer)。这种技术应用瞄准的空气脉冲,引起角膜向内和向外移动,是一个双向的压平过程,来测量角膜的生物力学特征(即滞后现象)和计算"角膜代偿"和与 GAT 等值的眼压值。这种技术也能测量眼脉冲幅度,在测量时不需要表面麻醉。

◆ 轮廓匹配的 Pascal 技术(the contour-matching Pascal technique)。这种技术应用嵌于眼压计头部的具有压阻现象的传感器来数字化地获取眼压数值,为每秒钟 100 次。测压头部凹面形状可使角膜松弛而使 DCT 的头部与角膜面相一致,减少角膜特性对眼压测量的任何影响。然后,内部的微处理器分析这一直接相对应的信号,提取眼压值和眼搏动的幅度。就这点而论,这一器具计算的

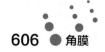

眼压值与角膜特性无关。它需要 6 秒或 6 个眼脉冲循环来确定眼压,测量时需要表面麻醉。

◆ 回弹式眼压测量减速技术(the rebound tonometry deceleration technique)。这是应用感应线圈磁化一个头部装有塑料尖的金属小探头,当它接触到角膜时可以快速地击发(0.25m/ 秒)。软件可以分析减速的速率和探头接触角膜的时间(大约 0.05 秒),其相对的强度与眼压成比例,由此可以计算出眼压。为了准确测量,需要进行 6 次的测量。这种方法不需要表面麻醉。

虽然与其他测量器具相比,压平和回弹式眼压计测量眼压受角膜特性影响较多,但是它们仍然比 GAT 更加客观。因此,它们在患者角膜病变的状态下可能更加准确、更有重复性来估计"真正的眼压"(相对于 GAT)。不过,非常重要的是在多次就诊时一致地应用同一种技术来测量,以便发现临床上有意义和明显的眼压升高(III, GQ, SR)。早期发现眼压升高可以在不可逆的视神经损伤发生之前及时地开始降眼压治疗。这些眼常常是由于疾病产生或治疗引起的继发性眼压升高,当只是依赖 GAT 来测量眼压时常常不能发现眼压升高的情况。

相关的学会资料

Basic and Clinical Science Course

External Disease and Cornea(Section 8, 2013-2014)

Focal Points

Innovations in Advanced surface Laser Refractive Surgery(2010)

Preferred Practice Pattern® Guidelines-Free download available at www.aao.org/ppp.

Comprehensive Adult Medical Eye Evaluation(2010)

To order any of these products, except for the free materials, please contact the Academy's Customer Service at 866.561.8558(U.S. only) or 415.561.8540 or www.aao.org/store.

参考文献

1. Scottish Intercollegiate Guidelines Network. Annex B: key to evidence statements and grades of recommendations. In: SIGN 50: A Guideline Developer's Handbook. Available at: www.sign.ac.uk/guidelines/fulltext/50/annexb.html. Accessed October 2, 2012

2. Guyatt GH, Oxman AD, Vist GE, et al. GRADE: an emerging consensus on rating quality of evidence and strength of recommendations. BMJ 2008; 336: 924-6.

3. GRADE Working Group. Organizations that have endorsed or that are using GRADE. Available at: www.gradeworkinggroup.org/society/index.htm. Accessed October 2, 2012.

4. Espandar L, Meyer J. Keratoconus: overview and update on treatment. Middle East Afr J Ophthalmol 2010; 17: 15-20.

5. Jhanji V, Sharma N, Vajpayee RB. Management of keratoconus: current scenario. Br J Ophthalmol 2011; 95: 1044-50.

6. Pinero DP, Nieto JC, Lopez-Miguel A. Characterization of corneal structure in keratoconus. J Cataract Refract Surg 2012; 38: 2167-83.

7. Krachmer JH, Feder RS, Belin MW. Keratoconus and related noninflammatory corneal thinning disorders. Surv Ophthalmol 1984; 28: 293-322.

8. Sugar J, Macsai MS. What causes keratoconus? Cornea 2012; 31: 716-9.

9. Binder PS. Analysis of ectasia after laser in situ keratomileusis: risk factors. J Cataract Refract Surg 2007; 33: 1530-8.

10. Atilano SR, Coskun P, Chwa M, et al. Accumulation of mitochondrial DNA damage in keratoconus corneas. Invest Ophthalmol Vis Sci 2005; 46: 1256-63.

11. Arnal E, Peris-Martinez C, Menezo JL, et al. Oxidative stress in keratoconus? Invest Ophthalmol Vis Sci 2011; 52: 8592-7.

12. Balasubramanian SA, Pye DC, Willcox MD. Are proteinases the reason for keratoconus? Curr Eye Res 2010; 35: 185-91.

13. Chwa M, Atilano SR, Hertzog D, et al. Hypersensitive response to oxidative stress in keratoconus corneal fibroblasts. Invest Ophthalmol Vis Sci 2008; 49: 4361-9.

14. Kenney MC, Chwa M, Atilano SR, et al. Increased levels of catalase and cathepsin V/L2 but decreased TIMP-1 in keratoconus corneas: evidence that oxidative stress plays a role in this disorder. Invest Ophthalmol Vis Sci 2005;46:823-32.

15. Smith VA, Matthews FJ, Majid MA, Cook SD. Keratoconus: matrix metalloproteinase-2 activation and TIMP modulation. Biochim Biophys Acta 2006;1762:431-9.

16. Lema I, Duran JA. Inflammatory molecules in the tears of patients with keratoconus. Ophthalmology 2005;112:654-9.

17. Lema I, Sobrino T, Duran JA, et al. Subclinical keratoconus and inflammatory molecules from tears. Br J Ophthalmol 2009;93:820-4.

18. Matthews FJ, Cook SD, Majid MA, et al. Changes in the balance of the tissue inhibitor of matrix metalloproteinases (TIMPs)-1 and-3 may promote keratocyte apoptosis in keratoconus. Exp Eye Res 2007;84:1125-34.

19. Randleman JB, Trattler WB, Stulting RD. Validation of the Ectasia Risk Score System for preoperative laser in situ keratomileusis screening. Am J Ophthalmol 2008;145:813-8.

20. Binder PS, Trattler WB. Evaluation of a risk factor scoring system for corneal ectasia after LASIK in eyes with normal topography. J Refract Surg 2010;26:241-50.

21. Weed KH, MacEwen CJ, McGhee CN. The Dundee University Scottish Keratoconus Study II: a prospective study of optical and surgical correction. Ophthalmic Physiol Opt 2007;27:561-7.

22. Gordon MO, Steger-May K, Szczotka-Flynn L, et al. Baseline factors predictive of incident penetrating keratoplasty in keratoconus. Am J Ophthalmol 2006;142:923-30.

23. Mannis MJ. Keratoconus: why and when do we turn to surgical therapy? Am J Ophthalmol 2006;142:1044-5.

24. American Academy of Ophthalmology Preferred Practice Patterns Committee. Preferred Practice Pattern® Guidelines. Comprehensive Adult Medical Eye Evaluation. San Francisco, CA: American Academy of Ophthalmology;2010. Available at: www.aao.org/ppp.

25. Jinabhai A, Radhakrishnan H, O'Donnell C. Pellucid corneal marginal degeneration: a review. Cont Lens Anterior Eye 2011;34:56-63.

26. Feder RS, Gan TG. Non-inflammatory ectatic disorders. In: Krachmer JH, Mannis MJ, eds. Cornea: Fundamentals, Diagnosis, and Management. Vol. 1. 3rd ed. London: Elsevier, Inc.;2011:879.

27. Randleman JB, Woodward M, Lynn MJ, Stulting RD. Risk assessment for ectasia after corneal refractive surgery. Ophthalmology 2008;115:37-50.

28. Weed KH, MacEwen CJ, Giles T, et al. The Dundee University Scottish Keratoconus study: demographics, corneal signs, associated diseases, and eye rubbing. Eye (Lond) 2008;22:534-41.

29. Bawazeer AM, Hodge WG, Lorimer B. Atopy and keratoconus: a multivariate analysis. Br J Ophthalmol 2000;84:834-6.

30. McMahon TT, Shin JA, Newlin A, et al. Discordance for keratoconus in two pairs of monozygotic twins. Cornea 1999;18:444-51.

31. Steele TM, Fabinyi DC, Couper TA, Loughnan MS. Prevalence of Orbscan II corneal abnormalities in relatives of patients with keratoconus. Clin Experiment Ophthalmol 2008;36:824-30.

32. Kaya V, Utine CA, Altunsoy M, et al. Evaluation of corneal topography with Orbscan II in first-degree relatives of patients with keratoconus. Cornea 2008;27:531-4.

33. Zadnik K, Barr JT, Edrington TB, et al. Baseline findings in the Collaborative Longitudinal Evaluation of Keratoconus (CLEK) Study. Invest Ophthalmol Vis Sci 1998;39:2537-46.

34. Liskova P, Hysi PG, Waseem N, et al. Evidence for keratoconus susceptibility locus on chromosome 14: a genome-wide linkage screen using single-nucleotide polymorphism markers. Arch Ophthalmol 2010;128:1191-5.

35. Bisceglia L, Ciaschetti M, De Bonis P, et al. VSX1 mutational analysis in a series of Italian patients affected by keratoconus: detection of a novel mutation. Invest Ophthalmol Vis Sci 2005;46:39-45.

36. De Bonis P, Laborante A, Pizzicoli C, et al. Mutational screening of VSX1, SPARC, SOD1, LOX, and TIMP3 in keratoconus. Mol Vis 2011;17:2482-94.

37. Aldave AJ, Bourla N, Yellore VS, et al. Keratoconus is not associated with mutations in COL8A1 and COL8A2. Cornea 2007;26:963-5.

38. Aldave AJ, Yellore VS, Salem AK, et al. No VSX1 gene mutations associated with keratoconus. Invest Ophthalmol Vis Sci 2006;47:2820-2.

39. Gajecka M, Radhakrishna U, Winters D, et al. Localization of a gene for keratoconus to a 5.6-Mb interval on 13q32. Invest Ophthalmol Vis Sci 2009;50:1531-9.

40. Dash DP, George S, O'Prey D, et al. Mutational screening of VSX1 in keratoconus patients from the European population. Eye (Lond) 2010;24:1085-92.

41. Tan DT, Por YM. Current treatment options for corneal ectasia. Curr Opin Ophthalmol 2007;18:284-9.

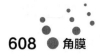
42. Belin MW, Asota IM, Ambrosio R Jr, Khachikian SS. What's in a name: keratoconus, pellucid marginal degeneration, and related thinning disorders. Am J Ophthalmol 2011; 152: 157-62.

43. Montes-Mico R, Charman WN. Intraocular pressure after excimer laser myopic refractive surgery. Ophthalmic Physiol Opt 2001; 21: 228-35.

44. Rashad KM, Bahnassy AA. Changes in intraocular pressure after laser in situ keratomileusis. J Refract Surg 2001; 17: 420-7.

45. Kirwan C, O'Keefe M. Measurement of intraocular pressure in LASIK and LASEK patients using the Reichert Ocular Response Analyzer and Goldmann applanation tonometry. J Refract Surg 2008; 24: 366-70.

46. Ucakhan OO, Cetinkor V, Ozkan M, Kanpolat A. Evaluation of Scheimpflug imaging parameters in subclinical keratoconus, keratoconus, and normal eyes. J Cataract Refract Surg 2011; 37: 1116-24.

47. Li Y, Meisler DM, Tang M, et al. Keratoconus diagnosis with optical coherence tomography pachymetry mapping. Ophthalmology 2008; 115: 2159-66.

48. Ambrosio R Jr. Percentage thickness increase and absolute difference from thinnest to describe thickness profile. J Refract Surg 2010; 26: 84-6; author reply 86-7.

49. Ambrosio R Jr, Caiado AL, Guerra FP, et al. Novel pachymetric parameters based on corneal tomography for diagnosing keratoconus. J Refract Surg 2011; 27: 753-8.

50. Dumitrica DM, Colin J. Indices for the detection of keratoconus. Oftalmologia 2010; 54: 19-29.

51. Buhren J, Kook D, Yoon G, Kohnen T. Detection of subclinical keratoconus by using corneal anterior and posterior surface aberrations and thickness spatial profiles. Invest Ophthalmol Vis Sci 2010; 51: 3424-32.

52. Schlegel Z, Hoang-Xuan T, Gatinel D. Comparison of and correlation between anterior and posterior corneal elevation maps in normal eyes and keratoconus-suspect eyes. J Cataract Refract Surg 2008; 34: 789-95.

53. de Sanctis U, Loiacono C, Richiardi L, et al. Sensitivity and specificity of posterior corneal elevation measured by Pentacam in discriminating keratoconus/subclinical keratoconus. Ophthalmology 2008; 115: 1534-9.

54. Ambrosio R Jr, Alonso RS, Luz A, Coca Velarde LG. Corneal-thickness spatial profile and corneal-volume distribution: tomographic indices to detect keratoconus. J Cataract Refract Surg 2006; 32: 1851-9.

55. Bessho K, Maeda N, Kuroda T, et al. Automated keratoconus detection using height data of anterior and posterior corneal surfaces. Jpn J Ophthalmol 2006; 50: 409-16.

56. Atchison DA, Mathur A, Read SA, et al. Peripheral ocular aberrations in mild and moderate keratoconus. Invest Ophthalmol Vis Sci 2010; 51: 6850-7.

57. Alio JL, Shabayek MH. Corneal higher order aberrations: a method to grade keratoconus. J Refract Surg 2006; 22: 539-45.

58. Buhren J, Kuhne C, Kohnen T. Defining subclinical keratoconus using corneal first-surface higher-order aberrations. Am J Ophthalmol 2007; 143: 381-9.

59. Kosaki R, Maeda N, Bessho K, et al. Magnitude and orientation of Zernike terms in patients with keratoconus. Invest Ophthalmol Vis Sci 2007; 48: 3062-8.

60. Mihaltz K, Kranitz K, Kovacs I, et al. Shifting of the line of sight in keratoconus measured by a hartmann-shack sensor. Ophthalmology 2010; 117: 41-8.

61. Pantanelli S, MacRae S, Jeong TM, Yoon G. Characterizing the wave aberration in eyes with keratoconus or penetrating keratoplasty using a high-dynamic range wavefront sensor. Ophthalmology 2007; 114: 2013-21.

62. Pallikaris IG, Kymionis GD, Astyrakakis NI. Corneal ectasia induced by laser in situ keratomileusis. J Cataract Refract Surg 2001; 27: 1796-802.

63. Argento C, Cosentino MJ, Tytiun A, et al. Corneal ectasia after laser in situ keratomileusis. J Cataract Refract Surg 2001; 27: 1440-8.

64. Binder PS, Lindstrom RL, Stulting RD, et al. Keratoconus and corneal ectasia after LASIK. J Cataract Refract Surg 2005; 31: 2035-8.

65. Zadnik K, Barr JT, Steger-May K, et al. Comparison of flat and steep rigid contact lens fitting methods in keratoconus. Optom Vis Sci 2005; 82: 1014-21.

66. Barnett M, Mannis MJ. Contact lenses in the management of keratoconus. Cornea 2011; 30: 1510-6.

67. Abdalla YF, Elsahn AF, Hammersmith KM, Cohen EJ. SynergEyes lenses for keratoconus. Cornea 2010; 29: 5-8.

68. Baran I, Bradley JA, Alipour F, et al. PROSE treatment of corneal ectasia. Cont Lens Anterior Eye 2012; 35: 222-7.

69. Schornack MM, Patel SV. Scleral lenses in the management of keratoconus. Eye Contact Lens 2010; 36: 39-44.

70. Alfonso JF, Lisa C, Fernandez-Vega L, et al. Intrastromal corneal ring segment implantation in 219 keratoconic eyes at different stages. Graefes Arch Clin Exp Ophthalmol 2011; 249: 1705-12.

71. Kubaloglu A, Sari ES, Cinar Y, et al. Comparison of mechanical and femtosecond laser tunnel creation for intrastromal corneal

ring segment implantation in keratoconus: prospective randomized clinical trial. J Cataract Refract Surg 2010;36:1556-61.

72. Coskunseven E, Kymionis GD, Tsiklis NS, et al. Complications of intrastromal corneal ring segment implantation using a femtosecond laser for channel creation: a survey of 850 eyes with keratoconus. Acta Ophthalmol 2011;89:54-7.

73. Ertan A, Kamburoglu G. Analysis of centration of Intacs segments implanted with a femtosecond laser. J Cataract Refract Surg 2007;33:484-7.

74. El-Raggal TM. Effect of corneal collagen crosslinking on femtosecond laser channel creation for intrastromal corneal ring segment implantation in keratoconus. J Cataract Refract Surg 2011;37:701-5.

75. Ertan A, Kamburoglu G, Akgun U. Comparison of outcomes of 2 channel sizes for intrastromal ring segment implantation with a femtosecond laser in eyes with keratoconus. J Cataract Refract Surg 2007;33:648-53.

76. Pinero DP, Alio JL, El Kady B, et al. Refractive and aberrometric outcomes of intracorneal ring segments for keratoconus: mechanical versus femtosecond-assisted procedures. Ophthalmology 2009;116:1675-87.

77. Colin J, Malet FJ. Intacs for the correction of keratoconus: two-year follow-up. J Cataract Refract Surg 2007;33:69-74.

78. Coskunseven E, Jankov MR 2nd, Hafezi F, et al. Effect of treatment sequence in combined intrastromal corneal rings and corneal collagen crosslinking for keratoconus. J Cataract Refract Surg 2009;35:2084-91.

79. Coskunseven E, Kymionis GD, Tsiklis NS, et al. One-year results of intrastromal corneal ring segment implantation (KeraRing) using femtosecond laser in patients with keratoconus. Am J Ophthalmol 2008;145:775-9.

80. Ertan A, Kamburoglu G. Intacs implantation using a femtosecond laser for management of keratoconus: Comparison of 306 cases in different stages. J Cataract Refract Surg 2008;34:1521-6.

81. El-Raggal TM. Sequential versus concurrent KERARINGS insertion and corneal collagen cross-linking for keratoconus. Br J Ophthalmol 2011;95:37-41.

82. Ferrara G, Torquetti L, Ferrara P, Merayo-Lloves J. Intrastromal corneal ring segments: visual outcomes from a large case series. Clin Experiment Ophthalmol 2012;40:433-9.

83. Ferrara P, Torquetti L. Clinical outcomes after implantation of a new intrastromal corneal ring with a 210-degree arc length. J Cataract Refract Surg 2009;35:1604-8.

84. Gharaibeh AM, Muhsen SM, AbuKhader IB, et al. KeraRing intrastromal corneal ring segments for correction of keratoconus. Cornea 2012;31:115-20.

85. Hamdi IM. Optical and topographic changes in keratoconus after implantation of Ferrara intracorneal ring segments. J Refract Surg 2010;26:871-80.

86. Khan MI, Injarie A, Muhtaseb M. Intrastromal corneal ring segments for advanced keratoconus and cases with high keratometric asymmetry. J Cataract Refract Surg 2012;38:129-36.

87. Kaya V, Utine CA, Karakus SH, et al. Refractive and visual outcomes after Intacs vs ferrara intrastromal corneal ring segment implantation for keratoconus: a comparative study. J Refract Surg 2011;27:907-12.

88. Kubaloglu A, Sari ES, Cinar Y, et al. Intrastromal corneal ring segment implantation for the treatment of keratoconus. Cornea 2011;30:11-7.

89. Pesando PM, Ghiringhello MP, Di Meglio G, Romeo S. Treatment of keratoconus with Ferrara ICRS and consideration of the efficacy of the Ferrara nomogram in a 5-year follow-up. Eur J Ophthalmol 2010;20:865-73.

90. Pinero DP, Alio JL, Teus MA, et al. Modification and refinement of astigmatism in keratoconic eyes with intrastromal corneal ring segments. J Cataract Refract Surg 2010;36:1562-72.

91. Renesto Ada C, Melo LA Jr, Sartori Mde F, Campos M. Sequential topical riboflavin with or without ultraviolet a radiation with delayed intracorneal ring segment insertion for keratoconus. Am J Ophthalmol 2012;153:982-93.

92. Shabayek MH, Alio JL. Intrastromal corneal ring segment implantation by femtosecond laser for keratoconus correction. Ophthalmology 2007;114:1643-52.

93. Torquetti L, Berbel RF, Ferrara P. Long-term follow-up of intrastromal corneal ring segments in keratoconus. J Cataract Refract Surg 2009;35:1768-73.

94. Hellstedt T, Mäkelä J, Uusitalo R, Emre S. Treating keratoconus with intacs corneal ring segments. J Refract Surg 2005;21:236-46.

95. Ruckhofer J, Twa MD, Schanzlin DJ. Clinical characteristics of lamellar channel deposits after implantation of intacs. J Cataract Refract Surg 2000;26:1473-9.

96. Twa MD, Kash RL, Costello M, Schanzlin DJ. Morphologic characteristics of lamellar channel deposits in the human eye: a case report. Cornea 2004;23:412-20.

97. Klyce SD. UVA-riboflavin collagen cross-linking: a misnomer perhaps, but it works! Invest Ophthalmol Vis Sci 2013;54:1635.

98. Raiskup-Wolf F, Hoyer A, Spoerl E, Pillunat LE. Collagen crosslinking with riboflavin and ultraviolet-A light in keratoconus:

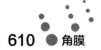
long-term results. J Cataract Refract Surg 2008;34:796-801.

99. Filippello M,Stagni E,O'Brart D. Transepithelial corneal collagen crosslinking:bilateral study. J Cataract Refract Surg 2012;38:283-91.

100. Stulting RD. Corneal collagen cross-linking. Am J Ophthalmol 2012;154:423-4.

101. Derakhshan A,Shandiz JH,Ahadi M,et al. Short-term outcomes of collagen crosslinking for early keratoconus. J Ophthalmic Vis Res 2011;6:155-9.

102. Vinciguerra P,Albe E,Frueh BE,et al. Two-year corneal cross-linking results in patients younger than 18 years with documented progressive keratoconus. Am J Ophthalmol 2012;154:520-6.

103. Hovakimyan M,Guthoff RF,Stachs O. Collagen cross-linking:current status and future directions. J Ophthalmol 2012;2012:Article ID 406850.

104. Arbelaez MC,Sekito MB,Vidal C,Choudhury SR. Collagen cross-linking with riboflavin and ultraviolet-A light in keratoconus:One-year results. Oman J Ophthalmol 2009;2:33-8.

105. Asri D,Touboul D,Fournie P,et al. Corneal collagen crosslinking in progressive keratoconus:multicenter results from the French National Reference Center for Keratoconus. J Cataract Refract Surg 2011;37:2137-43.

106. Brooks NO,Greenstein S,Fry K,Hersh PS. Patient subjective visual function after corneal collagen crosslinking for keratoconus and corneal ectasia. J Cataract Refract Surg 2012;38:615-9.

107. Wittig Silva C,Whiting M,Lamoureux E,et al. A randomized controlled trial of corneal collagen cross-linking in progressive keratoconus:preliminary results. J Refract Surg 2008;24:S720-5.

108. Ertan A,Karacal H,Kamburoglu G. Refractive and topographic results of transepithelial cross-linking treatment in eyes with intacs. Cornea 2009;28:719-23.

109. Kanellopoulos AJ. Comparison of sequential vs same-day simultaneous collagen cross-linking and topography-guided PRK for treatment of keratoconus. J Refract Surg 2009;25:S812-8.

110. Kymionis GD,Kontadakis GA,Kounis GA,et al. Simultaneous topography-guided PRK followed by corneal collagen cross-linking for keratoconus. J Refract Surg 2009;25:S807-11.

111. Kymionis GD,Portaliou DM,Kounis GA,et al. Simultaneous topography-guided photorefractive keratectomy followed by corneal collagen cross-linking for keratoconus. Am J Ophthalmol 2011;152:748-55.

112. Stojanovic A,Zhang J,Chen X,et al. Topography-guided transepithelial surface ablation followed by corneal collagen cross-linking performed in a single combined procedure for the treatment of keratoconus and pellucid marginal degeneration. J Refract Surg 2010;26:145-52.

113. Gordon MO,Steger-May K,Szczotka-Flynn L,et al,CLEK Study Group. Baseline factors predictive of incident penetrating keratoplasty in keratoconus. Am J Ophthalmol 2006;142:923-30.

114. Jones MN,Armitage WJ,Ayliffe W,et al. Penetrating and deep anterior lamellar keratoplasty for keratoconus:a comparison of graft outcomes in the United Kingdom. Invest Ophthalmol Vis Sci 2009;50:5625-9.

115. Reinhart WJ,Musch DC,Jacobs DS,et al. Deep anterior lamellar keratoplasty as an alternative to penetrating keratoplasty a report by the american academy of ophthalmology. Ophthalmology 2011;118:209-18.

116. Feizi S,Javadi MA,Jamali H,Mirbabaee F. Deep anterior lamellar keratoplasty in patients with keratoconus:big-bubble technique. Cornea 2010;29:177-82.

117. Caporossi A,Balestrazzi A,Simi C,et al. Manual deep lamellar keratoplasty:alternative methods and air-guided technique. Transplant Proc 2005;37:2697-701.

118. Behrooz MJ,Daneshgar F. "Large-bubble" modification of the "big-bubble" technique for performing maximum-depth anterior lamellar keratoplasty. Cornea 2010;29:820-4.

119. Daneshgar F,Fallahtafti M. 'Expanding bubble' modification of 'big-bubble' technique for performing maximum-depth anterior lamellar keratoplasty. Eye (Lond) 2011;25:803-8.

120. Buzzonetti L,Laborante A,Petrocelli G. Refractive outcome of keratoconus treated by combined femtosecond laser and big-bubble deep anterior lamellar keratoplasty. J Refract Surg 2011;27:189-94.

121. American Academy of Ophthalmology Cornea/External Disease Panel. Preferred Practice Pattern® Guidelines. Corneal Edema and Opacification. San Francisco,CA:American Academy of Ophthalmology;2013. Available at:www.aao.org/ppp.

122. Ardjomand N,Hau S,McAlister JC,et al. Quality of vision and graft thickness in deep anterior lamellar and penetrating corneal allografts. Am J Ophthalmol 2007;143:228-35.

123. Al-Torbak AA,Al-Motowa S,Al-Assiri A,et al. Deep anterior lamellar keratoplasty for keratoconus. Cornea 2006;25:408-12.

124. Feizi S,Javadi MA,Rastegarpour A. Visual acuity and refraction after deep anterior lamellar keratoplasty with and without successful big-bubble formation. Cornea 2010;29:1252-5.

125. Fontana L, Parente G, Sincich A, Tassinari G. Influence of graft-host interface on the quality of vision after deep anterior lamellar keratoplasty in patients with keratoconus. Cornea 2011;30:497-502.

126. Fontana L, Parente G, Tassinari G. Clinical outcomes after deep anterior lamellar keratoplasty using the big-bubble technique in patients with keratoconus. Am J Ophthalmol 2007;143:117-24.

127. Han DC, Mehta JS, Por YM, et al. Comparison of outcomes of lamellar keratoplasty and penetrating keratoplasty in keratoconus. Am J Ophthalmol 2009;148:744-51.

128. Javadi MA, Feizi S, Yazdani S, Mirbabaee F. Deep anterior lamellar keratoplasty versus penetrating keratoplasty for keratoconus: a clinical trial. Cornea 2010;29:365-71.

129. Bahar I, Kaiserman I, Srinivasan S, et al. Comparison of three different techniques of corneal transplantation for keratoconus. Am J Ophthalmol 2008;146:905-12.

130. Cohen AW, Goins KM, Sutphin JE, et al. Penetrating keratoplasty versus deep anterior lamellar keratoplasty for the treatment of keratoconus. Int Ophthalmol 2010;30:675-81.

131. Smadja D, Colin J, Krueger RR, et al. Outcomes of deep anterior lamellar keratoplasty for keratoconus: learning curve and advantages of the big bubble technique. Cornea 2012;31:859-63.

132. Kim KH, Choi SH, Ahn K, et al. Comparison of refractive changes after deep anterior lamellar keratoplasty and penetrating keratoplasty for keratoconus. Jpn J Ophthalmol 2011;55:93-7.

133. Cheng YY, Visser N, Schouten JS, et al. Endothelial cell loss and visual outcome of deep anterior lamellar keratoplasty versus penetrating keratoplasty: a randomized multicenter clinical trial. Ophthalmology 2011;118:302-9.

134. Fogla R, Padmanabhan P. Results of deep lamellar keratoplasty using the big-bubble technique in patients with keratoconus. Am J Ophthalmol 2006;141:254-9.

135. Kubaloglu A, Koytak A, Sari ES, et al. Corneal endothelium after deep anterior lamellar keratoplasty and penetrating keratoplasty for keratoconus: a four-year comparative study. Indian J Ophthalmol 2012;60:35-40.

136. Kubaloglu A, Sari ES, Unal M, et al. Long-term results of deep anterior lamellar keratoplasty for the treatment of keratoconus. Am J Ophthalmol 2011;151:760-7.

137. Sarnicola V, Toro P, Sarnicola C, et al. Long-term graft survival in deep anterior lamellar keratoplasty. Cornea 2012;31:621-6.

138. Olson EA, Tu EY, Basti S. Stromal rejection following deep anterior lamellar keratoplasty: implications for postoperative care. Cornea 2012;31:969-73.

139. Mashor RS, Rootman DB, Bahar I, et al. Outcomes of deep anterior lamellar keratoplasty versus intralase enabled penetrating keratoplasty in keratoconus. Can J Ophthalmol 2011;46:403-7.

140. Chamberlain WD, Rush SW, Mathers WD, et al. Comparison of femtosecond laser-assisted keratoplasty versus conventional penetrating keratoplasty. Ophthalmology 2011;118:486-91.

141. Chan CC, Ritenour RJ, Kumar NL, et al. Femtosecond laser-assisted mushroom configuration deep anterior lamellar keratoplasty. Cornea 2010;29:290-5.

142. Farid M, Kim M, Steinert RF. Results of penetrating keratoplasty performed with a femtosecond laser zigzag incision initial report. Ophthalmology 2007;114:2208-12.

143. Farid M, Steinert RF. Femtosecond laser-assisted corneal surgery. Curr Opin Ophthalmol 2010;21:288-92.

144. Cheng YY, Tahzib NG, van Rij G, et al. Femtosecond laser-assisted inverted mushroom keratoplasty. Cornea 2008;27:679-85.

145. Pramanik S, Musch DC, Sutphin JE, Farjo AA. Extended long-term outcomes of penetrating keratoplasty for keratoconus. Ophthalmology 2006;113:1633-8.

146. Javadi MA, Motlagh BF, Jafarinasab MR, et al. Outcomes of penetrating keratoplasty in keratoconus. Cornea 2005;24:941-6.

147. Javadi MA, Naderi M, Zare M, et al. Comparison of the effect of three suturing techniques on postkeratoplasty astigmatism in keratoconus. Cornea 2006;25:1029-33.

148. Patel SV, Malta JB, Banitt MR, et al. Recurrent ectasia in corneal grafts and outcomes of repeat keratoplasty for keratoconus. Br J Ophthalmol 2009;93:191-7.

149. Unal M, Yucel I, Akar Y, et al. Recurrence of keratoconus in two corneal grafts after penetrating keratoplasty. Cornea 2007;26:362-4.

150. American Academy of Ophthalmology Glaucoma Panel. Preferred Practice Pattern® Guidelines. Primary Open-Angle Glaucoma. San Francisco, CA: American Academy of Ophthalmology; 2010. Available at: www.aao.org/ppp.

151. Gordon MO, Schechtman KB, Davis LJ, et al. Visual acuity repeatability in keratoconus: impact on sample size. Collaborative Longitudinal Evaluation of Keratoconus (CLEK) Study Group. Optom Vis Sci 1998;75:249-57.

152. Kymes SM, Walline JJ, Zadnik K, Gordon MO. Quality of life in keratoconus. Am J Ophthalmol 2004;138:527-35.

153. Kymes SM, Walline JJ, Zadnik K, et al. Changes in the quality-of-life of people with keratoconus. Am J Ophthalmol 2008;145:

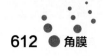

611-7.

154. Rebenitsch RL, Kymes SM, Walline JJ, Gordon MO. The lifetime economic burden of keratoconus: a decision analysis using a markov model. Am J Ophthalmol 2011; 151: 768-73.

155. Roe RH, Lass JH, Brown GC, Brown MM. The value-based medicine comparative effectiveness and cost-effectiveness of penetrating keratoplasty for keratoconus. Cornea 2008; 27: 1001-7.

美国眼科学会
P.O. Box 7424
San Francisco,
California 94120-7424
415.561.8500
角膜膨隆
2013 年

PREFERRED PRACTICE PATTERN®

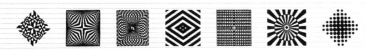

眼科临床指南

Preferred Practice Pattern®

干眼综合征

Dry Eye Syndrome

美国眼科学会

中华医学会眼科学分会

2017 年 6 月第三次编译

按下述途径引用本文件：

American Academy of Ophthalmology Cornea/External Disease Panel. Preferred Practical Pattern Guidelinse. Dry Eye Syndrome. San Francisco, CA：American Academy of Ophthalmology；2013. Available at：www.aao.org/ppp.

眼科临床指南是在没有任何外部支持下由学会的 H.Dunbar Hoskins Jr., MD 高质量眼科保健服务中心制订。临床指南的作者和审阅者都是志愿者，他们没有因为对眼科临床指南的贡献而获得任何补偿。在眼科临床指南发表之前由专家和利益攸关者进行外部审阅。

角膜/外眼病眼科临床指南制订过程和参与者

角膜/外眼病临床指南专家委员会成员编写了干眼综合征临床指南（PPP）。PPP专家委员会成员讨论和审阅了本册文件的历次稿件，集中开会两次，通过电子邮件进行了其他的讨论，达成了本册最后版本的共识。

角膜/外眼病临床指南专家委员会 2012—2013

Robert S. Feder, MD, 共同主席

Stephen D. McLeod, MD, 共同主席

Esen K. Akpek, MD, 角膜学会代表

Steven P. Dunn, MD

Francis J. Garcia-Ferrer, MD

Amy Lin, MD

Francis S. Mah, MD

Audrey R. Talley-Rostov, MD

Divya M. Varu, MD

David C. Musch, PhD, MPH, 方法学家

眼科临床指南编写委员会成员在2013年3月的会议期间审阅和讨论了本册文件。根据讨论和评论编制了本册文件。

眼科临床指南编写委员会 2013

Stephen D. McLeod, MD, 主席

David F. Chang, MD

Robert S. Feder, MD,

Timothy W. Olsen, MD

Bruce E. Prum, Jr., MD

C. Gail Summers, MD

David C. Musch, PhD, MPH, 方法学家

然后，干眼综合征PPP于2013年6月送给另外的内部和外部的专家组和专家进行审阅。要求所有返回评论的人员需要提供与工业界相关关系的公开声明，才能考虑他们的评论。干眼综合征PPP专家委员会成员审阅和讨论了这些评论，并确定了对本册指南的修改。

学会审阅者：

理事会委员会和秘书委员会

理事会

总顾问

眼科技术评估委员会视网膜/玻璃体专家委员会

眼科基础和临床科学教程分委员会

开业眼科医师教育顾问委员会

邀请的审阅者：

AARP

亚洲角膜学会

角膜学会

（美国）国家眼科研究所

眼部微生物和免疫学组

Sjögrens综合征基金会

Carol L. Karp, MD

Stephen C. Pflugfelder, MD

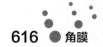

有关经济关系的声明

为了遵从医学专科学会理事会有关与公司相互关系的法规(从网站 www.cmss.org/ codcforinteractions. aspx 可查到),列出与工业界的相关关系如下。学会与工业界的行为关系遵从这一法规(见网站 http://one. aao.org/CE/PracticeGuidelines/PPP.aspx)。大部分(70%)角膜/外眼病临床指南专家委员会 2012—2013 的成员没有经济关系可供公开。

角膜/外眼病临床指南专家委员会 2012—2013

Esen K. Akpek,MD:无经济关系可公开

Steven P. Dunn,MD:无经济关系可公开

Robert S. Feder,MD:无经济关系可公开

Francis J. Garcia-Ferrer,MD:无经济关系可公开

Amy Lin,MD:无经济关系可公开:无经济关系可公开

Francis S. Mah,MD:Alcon Laboratories,Inc. - 咨询/顾问;Allergan,Inc. - 咨询/顾问,讲课费;ForeSight - 咨询/顾问;Ista Pharmaceuticals - 咨询/顾问;Nicox - 咨询/顾问;Omeros - 咨询/顾问

Stephen D. McLeod,MD:无经济关系可公开

David C. Musch,PhD,MPH:Abbott Laboratories- 咨询费(独立的资料监控委员会成员);ClinReg Consulting Services,Inc.- 咨询/顾问

Audrey R. Talley-Rostov,MD:Addition Technology- 讲课费;Allergan,Inc.- 讲课费

Divya M. Varu,MD:无经济关系可公开

眼科临床指南编写委员会 2013

David F. Chang,MD:Abbott Medical Optics - 咨询/顾问;Allergan,Inc.- 讲课费;SLACK,Inc.- 专利/版税

Stephen D. McLeod,MD:无经济关系可公开

Robert S. Feder,MD:无经济关系可公开

David C. Musch,PhD,MPH:Abbott Laboratories- 咨询费(独立的资料监控委员会成员);ClinReg Consulting Services,Inc.- 咨询/顾问

Timothy W. Olsen,MD:A Tissue Support Structure- 专利/版税;Scleral Depressor - 专利/版税

Bruce E. Prum,Jr.,MD:Pfizer Ophthalmics- 讲课费

C. Gail Summers,MD:无经济关系可公开

医疗质量秘书

Anne L. Coleman,MD,PhD:Allergan Inc.- 咨询/顾问;Pfizer Ophthalmics- 咨询/顾问

美国眼科学会职员

Nicholas P. Emptage,MAE:无经济关系可公开

Nancy Collins,RN,MPH:无经济关系可公开

Susan Garratt:无经济关系可公开

Flora C. Lum,MD:无经济关系可公开

Doris Mizuiri:无经济关系可公开

Jessica Ravetto:无经济关系可公开

2013 年 1 月至 8 月本册文件的其他审阅者与工业界相关关系的公开声明见网站 www.aao.org/ppp。

目　录

制订眼科临床指南的目的

作为对其会员和公众的一种服务,美国眼科学会编制了称为眼科临床指南(PPP)的系列丛书,它确定了**高质量眼科医疗服务的特征和组成成分**。附录 1 叙述了高质量的眼保健服务的核心标准。

眼科临床指南是以由学识渊博的卫生专业人员所组成的专家委员会对所能利用的科学资料进行解释为基础的。在一些情况下,例如当有认真实施的临床试验的结果可以利用时,这些资料是特别令人信服的,可以提供明确的指南。而在另一些情况下,专家委员会不得不依赖他们对所能利用的证据进行集体判断和评估。

眼科临床指南所提供的文件是为临床医疗服务提供实践的典范,而不是为个别特殊的个人提供医疗服务。一方面它们应当满足大多数患者的需要,但又不可能满足所有患者的需要。严格地遵照这些 PPP 将不一定保证在任何情况都能获得成功的结果。不能认为这些指南包括了所有恰当的眼科医疗方法,或者排除了能够获得最好效果的合理的医疗方法。采用不同的方法来满足不同患者的需要是有必要的。医师应当根据一个特殊患者提供的所有情况来最终判断对其的医疗是否合适。在解决眼科医疗实践中所产生的伦理方面难题时,美国眼科学会愿意向会员提供协助。

眼科临床指南并不是在各种情况下都必须要遵循的医疗标准。美国眼科学会明确地指出不会承担在应用临床指南中任何建议或其他信息时由于疏忽大意或其他原因所引起的伤害和损伤的责任。

当提到某些药物、器械和其他产品时仅仅是以说明为目的,而并不是有意地为这些产品进行背书。这样的材料中可能包括了一些没有被认为是共同标准的应用信息,这些反映在没有包括在美国食品药品管理局(FDA)批准的适应证标识之内,或者只是批准为在限制的研究情况下应用的产品。FDA 已经宣称,确定医师所希望应用的每种药品或器械的 FDA 的看法,以及在遵从适用的法律,并获得患者的适当的知情同意下应用它们,是医师的责任。

在医学中,创新对于保证美国公众今后的健康是必要的,眼科学会鼓励开发能够提高眼保健水平的新的诊断和治疗方法。有必要认识到只有最优先考虑患者的需要时,才能获得真正的优良的医疗服务。

所有的 PPP 每年都由其编写委员会审阅,如果证实有新的进展值得更新时就会提早更新。为了保证眼科临床指南是适时的,每册的有效期是在其"批准"之日起 5 年内,除非它被修改本所替代。编写眼科临床指南是由学会资助的,而没有商业方面的支持。PPP 的作者和审阅者都是志愿者,并没有因为他们对本书的贡献而获得任何经济的补偿。在 PPP 发表之前,还要送给外部的专家和利益攸关者审阅,包括消费者代表。PPP 遵从医学专科学会理事会有关与公司相互关系的法规。眼科学会有并且执行与工业界关系的准则(见 www.aao.org/about-preferred-practice-patterns)。

附录 2 包含了本册文件所涉及的疾病和相关健康问题编码的国际统计分类的内容。干眼综合征 PPP 的意向使用者是眼科医师。

分级的方法和要点

《眼科临床指南》必须与临床密切相关和具有高度特异性,以便向临床医师提供有用的信息。当有证据支持诊治建议时,应当对所提出的每一项建议给予表明证据重要性的明确的等级。为了达到这一目标,采用了苏格兰院际指南网(Scottish Intercollegiate Guideline Network,[1] SIGN)及其建议的评定、制订和评估分级组(Grading of Recommendations Assessment,Development and Evaluation,[2] GRADE)的方法。GRADE 是一种系统的方法,来对支持特殊的临床处理的问题的证据总体强度进行分级。采用 GRADE 的机构包括 SIGN、世界卫生组织、健康保健研究和政策局(Agency for Healthcare Research and Policy)以及美国医师学院(American College of Physicians)。[3]

◆ 用于形成诊治建议的所有研究都要逐项地将其证据强度进行分级,这一分级列于研究的引文中。

◆ 为了对研究进行逐项分级,采用了一种基于 SIGN[1] 的尺度。对研究进行逐项分级的证据的定义和水平如下述:

I++	高质量的随机对照试验(RCTs)的荟萃分析、系统回顾,或偏差危险度很低的 RTCs
I+	实施很好的 RCTs 的荟萃分析、系统回顾,或偏差危险度低的 RCTs
I–	RCTs 的荟萃分析、系统回顾,或偏差危险度高的 RCTs
II++	高质量的病例对照或队列研究的系统回顾 混杂和偏差危险度很低以及因果关系可能性高的高质量病例对照或队列研究
II+	混杂或偏差危险度低以及因果关系有中度可能的实施很好的病例对照或队列研究
II–	混杂或偏差危险度高以及具有非因果关系高度危险的病例对照或队列研究
III	非分析性研究(如病例报告、系列病例研究)

◆ 诊治的建议是基于证据的主体而形成的。以下是根据 GRADE[2] 来定义证据质量的分级:

高质量(GQ)	进一步研究不太可能改变估计作用的信赖度
中等质量(MQ)	进一步研究有可能对我们估计作用的信赖度产生重要的冲击,可能会改变这一估计
低质量(IQ)	进一步研究很可能对我们估计作用的信赖度产生重要的冲击,有可能改变这一估计 对作用的任何估计都是很不肯定的

◆ 以下是根据 GRADE[2] 来定义的诊治关键建议:

| 强烈的建议(SR) | 用于期望的干预作用明显地大于不期望作用,或者没有不期望作用时 |
| 根据需要而使用的建议(DR) | 用于协调平衡时不太肯定,这或者是因为证据的质量低,或者是因为证据提示的期望作用和不期望作用很相近 |

◆ 诊疗的关键发现和建议部分列出了由 PPP 专家委员会确定对于视功能和生活质量的结果特别重要的要点。

◆ 在本册 PPP 中,应用上面所述的系统对所有建议进行了分级。对于特殊建议分级的确定见附录 3。

◆ 为了更新本册 PPP,于 2012 年 6 月和 2013 年 1 月在 PubMed 和 Cochrane 资料库进行文献搜索,完整的文献搜索详细情况见 www.aao.org/ppp。

诊疗的关键发现和建议

干眼是一种常见的眼部情况,由于不适或视觉障碍,它可以对受累人群的生活质量产生很大的影响。虽然通过治疗可以改善症状,但这种情况通常不能治愈。干眼可以是视觉受损的原因,并可以影响角膜、白内障和屈光手术的结果。

没有单一的试验对于确定干眼的诊断是恰当的。多种试验所得到的系列发现对临床医师了解患者的情况增添了许多信息。结膜染色的评估是有帮助的,但是未得到充分应用。(III, IQ, DR)

大约 10% 临床上明显的泪液分泌不足的干眼患者患有潜在的原发性 Sjögrn 综合征。有中度角膜和(或)结膜点状染色的患者应当考虑进行除外潜在的 Sjögrn 综合征的检查,因为这些患者需要多科的联合诊治。(III, IQ, DR)

虽然长期的治疗方法和患者的依从性对长期的处理是必要的,但是药物和程序性治疗与患者的症状和临床体征改善相关联。

泪小点栓塞在中度或重度泪液分泌不足的干眼中是有帮助的。$(I++,GQ,SR)$然而,以泪小点栓塞治疗的患者应当定期复查进行监控,来保证栓子的存在和处于恰当的位置。(III,IQ,DR)

没有乙酯的 Ω-3 脂肪酸产品在治疗干眼中可能有益处,虽然还没有足够的证据来确定任何特殊配方的有效性,以及可能会增加前列腺癌的发生。$(I-,IQ,DR)$

已经显示在治疗干眼时,环孢素治疗有短期的临床益处。$(I+,GQ,SR)$然而,在干眼是终生的疾病,其症状和体征可以复发和沉寂的情况下,价格的考虑和缺少长期疗效的资料是决定给予环孢素时考虑的重要因素。也尚不清楚这种估计的益处是否可以在所有患者的亚组中都能观察到。

考虑施行角膜屈光手术,特别是 LASIK 的干眼患者应当谨慎,在手术后干眼的情况会恶化。干眼的症状在术后头几个月里是常见的,随着时间的延长而逐渐消退。如原先存在的干眼可以在术前控制病情,患者就能够安全地施行 LASIK 手术。

严重干眼患者处于不能耐受接触镜和相关并发症的高度危险之中。已有干眼的患者施行角膜屈光手术,特别是 LASIK 应当谨慎,手术可能会加重他们的病情。

前言

疾病定义

干眼综合征(ICD-9 #375.15;ICD-10 #H04.12-[(-)=1,右眼;2,左眼;3,双眼])。

根据本册临床指南(PPP)的目的,干眼综合征是指由于泪液分泌减少或泪液蒸发过多引起的与眼部不适和(或)视觉症状相关,并可能引起眼表疾病的一组泪膜异常的疾病。

患者群体

患者群体包括提示为干眼的症状和体征,如眼部刺激症状、眼红、黏液分泌物、不稳定的视力和泪河减小或泪膜破碎时间缩短的所有年龄的人。

临床目标

◆ 确定干眼的诊断,并与其他引起眼部刺激症状和眼红的情况相鉴别,这些情况可能会使患者的诊治和泪液缺乏的研究更为复杂
◆ 确定干眼综合征的局部和全身的原因
◆ 确定恰当的治疗方法
◆ 缓解不适症状
◆ 预防症状和临床体征的恶化
◆ 对患者进行宣传教育,使他们能参与疾病的处理

背景

干眼可以单独存在,也可以联合其他情况,是引起患者眼部刺激症状而导致患者到眼科就诊的一个常见原因。[4] 尽管干眼的症状常常可以通过治疗得以缓解,但是这种疾病常常是不能治愈的,而让患者和

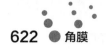

医师感到很棘手。干眼可以是视觉受损的原因,并可以影响角膜、白内障和屈光手术的结果。

流行病学和危险因素

由于干眼综合征缺少统一的定义,也难以通过一项或一组检查就能确诊或者完全排除,因此其流行病学资料非常有限。干眼综合征是引起不同程度的眼部不适和视功能损伤的一种常见病症。虽然以临床为基础的研究已经明确了干眼综合征的发生率(2127 例连续的门诊首诊患者通过综合检查后有 17% 确诊为干眼),但是这样的研究可能并不能反映整个人群中的发病情况。[5] 对马里兰州索尔兹伯里的 2520 名老年居民(65 岁或以上)进行的一项以人群为基础的研究结果显示 14.6% 的老年人具有干眼症状,其定义为报告经常或持续有一种或多种干眼症状。[4] 3.5% 的居民有干眼症状,并且 Schirmer 结果低于正常(表面麻醉后≤5mm)或孟加拉红染色评分高于正常(≥5 分)。[4] 根据采用这两个比例进行推断,在美国人口的 65~84 岁的老年人中,有 100 万 ~430 万人患有干眼。在澳大利亚墨尔本进行的一项以人群为基础的研究中,应用了不同的阳性诊断标准,在 926 名 40~97 岁的受试者中,Schirmer 结果低于正常者(≤8mm)为 16.3%,孟加拉红染色评分高于正常者(≥4 分)为 10.8%。[6] 威斯康星州比欧坝(Beaver Dam)眼病研究发现,3 722 名受试者中自诉有眼干症状的比率在不同的年龄组中有所差异,60 岁以下为 8.4%,80 岁以上为 19.0%,总患病率为 14.4%。[7] 男性健康研究(The Men's Health Study)显示,在男性中干眼病的患病率从 50~54 岁的 3.90% 增加到 80 岁以上的 7.67%(n= 25 444)。干眼定义为自己报告临床诊断,或者持续有或经常有眼干和刺激症状。[8] 在 39 000 名妇女的相似的妇女健康研究中,在年龄小于 50 岁的干眼患病率为 5.7%,增加到 75 岁以上妇女中 9.8%。在这一调查中干眼的定义与上述的相同。[9] 在一项临床研究中,224 名确定为干眼的人中表现出由于睑板腺功能不良(MGD)而导致的蒸发过强的干眼的比例远高于纯由泪水分泌不足而引起的干眼。[10]

根据是否进行治疗的资料而估计的干眼患病率则相当低。对实施健康计划中接近 1000 万人的评估医疗索赔的资料研究显示,仅有 0.4% ~0.5% 的人被诊断为干眼并进行了泪小点栓塞治疗。

已经提出了干眼的许多危险因素(表 1)。老龄和女性已被确定为干眼的危险因素。[6,7,11~14] 一项日本的研究发现在日本应用视频终端的办公室工作人员中干眼病的患病率增高。[15] 在青光眼患者中,应用含有氯化苯扎胺(benzalkonium,BAK)的青光眼药物也是一种危险因素。[16,17] 在两项研究中对关节炎作为危险因素进行了评估,均发现其与干眼的危险增加有关联。[6,7] 比欧坝眼病研究发现在控制年龄和性别后,吸烟和应用多种维生素与干眼发病危险增高相关,而咖啡因的应用与干眼发病危险降低相关。[7] 比欧坝研究的新近资料发现干眼的另外的危险因素包括应用抗组胺药、抗抑郁药、抗焦虑药和口服糖皮质激素。血管紧张素酶抑制剂与干眼的较低风险相关。在一项妇女健康研究中对 25 665 名绝经期后妇女研究发现,激素替代治疗,特别是单纯应用雌激素,与临床诊断干眼综合征的危险增加和症状的严重程度相关。[18] 更新近的报告提示肉毒毒素注射与干眼之间的关系。[19~21]

表 1 干眼的危险因素

证据的水平		
最为一致的证据 *	建议的证据 †	尚不清楚的证据 ‡
● 老龄	● 亚裔人	● 吸烟
● 女性	● 药物	● 西班牙裔人
● 绝经期后雌激素治疗	● 三环类抗抑郁药	● 药物
● 食物中 Ω-3 脂肪酸低摄入	● 选择性血清素再摄入抑制剂	● 抗胆碱能药物
● 药物	● 利尿剂	● 抗焦虑药物
● 抗组胺药	● β 受体阻滞剂	● 抗精神病药物
● 结缔组织病	● 糖尿病	● 饮酒
● LASIK 和准分子激光屈光手术	● HIV/HTLV1 感染	● 更年期
● 放射治疗	● 全身化疗	● 肉毒毒素注射
● 造血干细胞移植	● 大切口 ECCE 和穿通性角膜移植	● 粉刺

续表

证据的水平		
最为一致的证据 *	**建议的证据 †**	**尚不清楚的证据 ‡**
● 维生素 A 缺乏 ● 丙型肝炎感染 ● 雌激素缺乏	● 异维 A 酸 ● 低湿度的环境 ● 结节病 ● 卵巢功能障碍	● 痛风 ● 口服避孕药 ● 妊娠

经国际干眼工作组流行病分委员会主席 Smith JA 的同意引用。Epidemiology Subcommittee of the International Dry Eye Workshop. The epidemiology of dry eye disease：report of the Epidemiology Subcommittee of the International Dry Eye Workshop (2007). Ocul Surf 2007；5：99.

ECCE：白内障囊外摘除术；HIV：人类免疫缺病毒；HTLV：人类 T 淋巴细胞白血病病毒

* 最为一致的证据意味着至少有一项发表在同行评议的杂志上的目的明确、实施良好的研究，以及有着令人信服的生物学推理和已被证实的基础研究或临床的资料。

† 提示为证据意味着存在以下两项中的任意一项：①来自于同行评议的发表论文中无确定结果的信息；或②无确定结果或只有有限信息支持的联系，但是没有发表或发表在非同行评议的杂志。

‡ 尚不清楚的证据意味着在同行评议的杂志上有直接矛盾的信息，或者有一定生物学推理的不确定的结果

　　一项对干眼和生活质量的研究发现所有重度干眼综合征患者的生活质量都有下降，已有报告认为重度干眼对生活质量的作用与中度的心绞痛相似。[22] 一项干眼患者的队列研究发现焦虑和抑郁与干眼患者高度相关。[23] 几个其他的研究在将用于治疗抑郁症的药物独立之后，显示出抑郁与干眼综合征（有或没有干眼的体征）之间的关系。[24,25] 其他的研究提示患有干眼综合征的患者更可能报告疼痛、日常活动的限制和生活质量的下降。[17,26,27]

发病机制

　　眼表和分泌泪液的腺体作为一个整体单位来发挥功能。[28] 这个功能单位患病或功能失代偿可以导致泪膜不稳定或不能很好地维持泪膜，从而引起眼部刺激症状以及对眼表上皮的可能损伤。这一整体功能单位的功能障碍可能是由于老龄、支持因子减少（如雄激素）、全身性炎症性疾病（如 Sjögren 综合征和类风湿关节炎）、眼表疾病（如单纯疱疹病毒性角膜炎）或损伤三叉感觉神经的手术（如 LASIK），以及影响支配泪液分泌的传出性胆碱能神经的全身性疾病和药物。[29] 泪液分泌和清除的减少可启动眼表的炎症反应，可涉及可溶性和细胞性炎症介质。[30,31] 临床和基础研究均提示炎症反应在干眼的发病机制中起到作用（图 1）。

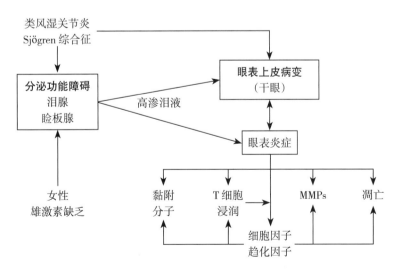

图 1　干眼的炎性介质

引自于 Pflugfelder SC. Antiinflammatory therapy for dry eye. Am J Ophthalmol 2004；137：338，得到 Elsevier 允许后引用

MMPs= 基质金属蛋白酶

相关的情况

干眼引起的症状可由于应用全身药物,如利尿剂、抗组胺药物、抗胆碱能药物、抗抑郁药,以及全身应用视黄醛(如异维A酸)而加重。[7,8,14,16,34-37] 滴用任何眼药,特别是经常滴用(例如每日超过4次)时,可能会妨碍泪膜的正常维持,引起干眼症状。此外,环境因素,如湿度降低以及风、气流、使用空调或供热,也可以加重干眼患者的眼部不适。外源性刺激物或过敏原,尽管没有被认为是干眼的病因,但可以加重症状。

低分泌的睑板腺功能不良可能是阻塞性睑板腺功能不良的先兆,在干眼病的发病机制中起到作用。[38]

红斑痤疮是一种皮肤和眼部的疾病,在浅肤色的人中更常见到,[39] 但它可以发生在各个种族的人中。特征性的面部皮肤发现包括红斑、毛细血管扩张、丘疹、脓疱、明显的皮脂腺和肥大性酒渣鼻。红斑痤疮在深色皮肤的人中是很难诊断的,这是因为很难看清毛细血管扩张或脸红。[39] 虽然红斑痤疮主要在妇女中流行,但是当它在男性中发生时,可以更为严重。[40,41] 由于很多患者只表现轻度的体征,如毛细血管扩张和容易脸红,红斑痤疮的诊断常常被忽视,特别是在有慢性复发性睑角膜结膜炎、点状糜烂、周边部角膜炎、MGD,或复发性睑板腺囊肿以及有细微的红斑痤疮的体征的儿童中。[42] 应当考虑到有眼部红斑痤疮的儿童常常有角膜的受累和不对称的眼部疾病,以及威胁视力的视觉损伤。皮肤红斑痤疮在儿童中不太常见,相关的特异反应性是常见的。[43,44] 有睑腺炎病史的儿童发生成人红斑痤疮的危险增加。[45]

当与全身性疾病,如Sjögren综合征相联系时,其外分泌腺(包括泪腺)的炎性细胞浸润会导致唾液和泪液生成不足(见附录3)。大约10%的临床上明显的泪水生成不足的干眼患者有潜在的原发性Sjögren综合征。[46,47] Sjögren综合征是一种多系统的疾病,可有全身受累和发生淋巴瘤的危险增加。[48] 大约5%的Sjögren综合征患者将会发生一些类型的淋巴恶性肿瘤。[49] 近来的一项荟萃分析发现,在类风湿疾病中,原发性Sjögren综合征与恶性肿瘤有很强的联系,发病率为18.9%(95%CI=9.4~37.9),意味着每年10万人中增加的病例为320例。[50] 因此,诊治临床上明显的干眼的眼科医师应当对Sjögren综合征有很高的怀疑指数,从诊断的目的出发需要降低血清学检查的阈值。

泪液分泌不足可以发生于其他导致泪腺浸润和分泌性腺泡替代的全身情况,如淋巴瘤、结节病、[51,52] 血色素沉着病和淀粉样变性。[53] 干眼可发生于全身性病毒感染的患者;已有关于感染反转录病毒、人类T—细胞淋巴病毒1型、人类免疫缺陷病毒(HIV)的患者的报告。[54] 在一组AIDS患者中,21%被诊断为干眼症,[55] 人类免疫缺陷病毒感染患者可以出现弥漫性浸润性淋巴结病综合征,大多数患者是儿童。[54] 已有报道在丙型肝炎病毒感染患中,可以出现泪液分泌减少,泪液量降低,泪液中乳铁蛋白含量降低。[56,57] 泪腺肿胀、干眼、Sjögren综合征与原发性和持续性EB病毒感染相关。[58~61] 已有报道,同种异体骨髓或干细胞移植的接受者发生或不发生移植物抗宿主病(GVHD)者可出现严重的干眼。[62,63] 在慢性GVHD中,由于T细胞与成纤维细胞间的相互作用,发生泪腺的浸润和纤维化。[62,64,65] 眼部黏膜类天疱疮和Stevens-Johnson综合征等眼病患者可由于眼部炎症、瘢痕形成和结膜杯状细胞的破坏而导致泪液分泌减少。特应症患者可由于睑缘炎、结膜瘢痕或抗组胺药物的应用而发生干眼。更一般地说,因为干眼在绝经期后妇女常见,因此当年轻的患者和男性有干眼时应当怀疑全身性或局部相关的情况。

与干眼相关的眼睑情况包括眼睑位置异常、眼睑闭合不全、睑缘炎,以及影响瞬目的神经肌肉疾病(如帕金森病、Bell麻痹)。[66] 眼眶手术、放疗、外伤也均可以导致干眼。

自然病史

干眼综合征的严重程度、持续时间和病因在不同患者之间的变异很大。[67] 在大多数患者中,这种情况并不是威胁视力的眼病,其特征主要是间断的视物模糊和令人讨厌的刺激症状,常常在每天晚些时候会加重。在一些人中,使病情加重的因素,如全身用药导致泪液分泌减少或环境因素导致泪液蒸发增加,会使得症状的严重程度急剧增加。消除这些因素常会导致病情明显缓解,甚至会治愈。这种疾病可以表现为慢性过程,显示出症状时轻时重,和(或)病情的严重程度随着时间延长而逐渐加重的特征。

在许多临床上明显的干眼患者中,可以发生可逆性结膜鳞状化生和结膜、角膜的点状糜烂。少数情况下,重度干眼患者可以出现下述并发症,如眼表角化;角膜瘢痕、变薄或新生血管;微生物性或无菌性角膜溃疡,并有可能发生穿孔;以及严重的视力下降。[68]

诊治过程

患者治疗效果评价标准

干眼治疗的疗效判断标准包括以下几个方面:

◆ 减轻或缓解干眼的体征和症状,如眼部刺激症状、眼红或黏液分泌物
◆ 维持和增进视功能
◆ 减轻或预防结构性损害

诊断

许多眼表疾病出现与干眼相关的症状,包括异物感、轻度发痒、刺激感、酸痛。明确致病因素的特点,如不良的环境(例如乘坐飞机旅行、坐在靠近空调通风口、湿度偏低),过度用眼(例如阅读或使用计算机),或者周围情况有所改善(使用人工泪液后症状缓解)等,有助于干眼的诊断(*III*,*GQ*,*SR*)。支持性临床观察和检查可以用来明确诊断(*III*,*GQ*,*SR*)。图 2 显示了采用 2007 年国际干眼工作会议报告的诊断分类方案。

工作会议的参加者同意两种主要因素,即水样房水生成不足和蒸发过多可以独立地引起干眼。两者也可以共同存在,在产生干眼的症状和体征中都起作用。近来的证据提示蒸发过多引起的干眼比两种联合机制引起的干眼更为常见。应当指出,单独的房水生成不足引起的干眼是不太常见的。[10]大多数患者

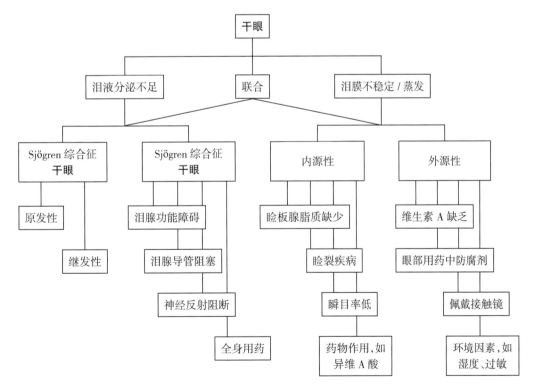

图 2　干眼的主要病因

经国际干眼工作会议定义和分类分委员会主席 Lemp MA 允许后改编。The definition and classification of dry eye disease:report of the Definition and Classification Subcommittee of the International Dry Eye Workshop (2007). Ocul Surf 2007;5:77

可有多种因素引起干眼。许多情况,例如单纯疱疹病毒感染或 LASIK 后产生的神经营养性角膜炎,包括了泪液生成减少和泪液蒸发增加所导致的泪液丢失两种情况。

病史

有关患者病史的下列内容的问题可以引出有用的信息(Ⅲ,GQ,SR)。

有几个问题表在完成患者病史的收集中是有用的,包括眼表疾病指数(Ocular Surface Disease Index)、干眼问题表(Dry Eye Questionaire),以及干眼对日常生活影响的问题表(The Impact of Dry Eye on Everyday Life questionaire)。

◆ 症状和体征(如刺激感、流泪、烧灼感、针刺感、干燥或异物感、轻度发痒、畏光、视物模糊、不能耐受角膜接触镜、眼红、黏液性分泌物、瞬目频率加快、视疲劳、日间症状波动、日间症状逐渐加重)

◆ 加重病情的情况(如风吹、乘坐飞机、湿度降低、长时间用眼如阅读和使用电脑时瞬目减少)

◆ 症状的持续时间

眼部病史应当包括下列各项的详细情况:

◆ 眼局部用药情况,包括用药频度及其用药对症状的作用(如人工泪液、"洗眼水"、抗组胺药、青光眼药物、血管收缩剂、糖皮质激素、顺势疗法或草药制剂)

◆ 角膜接触镜的佩戴,方案和护理情况

◆ 过敏性结膜炎

◆ 眼部手术史(如既往的角膜移植术、白内障手术、角膜屈光手术)

◆ 眼表疾病(如单纯疱疹病毒感染、水痘带状疱疹病毒感染、眼黏膜类天疱疮、Stevens-Johnson 综合征、无虹膜、GVHD)

◆ 泪点手术

◆ 眼睑手术(如既往上睑下垂矫正术、眼睑成形术、睑内翻/睑外翻矫正术)

◆ Bell 麻痹

医疗史应当考虑以下方面:

◆ 吸烟或暴露于二手烟的环境

◆ 皮肤病(如红斑痤疮、银屑病)

◆ 脸部清洗的方法和频度,包括眼部和眼睫毛的卫生

◆ 特应性疾病

◆ 更年期

◆ 全身性炎症性疾病(如 Sjögren 综合征、GHVD、类风湿关节炎、系统性红斑狼疮、硬皮病)

◆ 其他全身性情况(如淋巴瘤、结节病)

◆ 全身用药(如抗组胺药、利尿剂、激素或激素拮抗剂、抗抑郁药、抗心律失常药、异维 A 酸、地芬诺酯/阿托品、β 肾上腺受体阻滞剂、化疗药物、具有抗胆碱能效果的其他药物)

◆ 外伤(如机械性、化学伤和热外伤)

◆ 慢性病毒感染(如丙型肝炎病毒、人类免疫缺陷病毒感染)

◆ 非眼科手术(如骨髓移植术、头颈部手术、三叉神经痛手术)

◆ 眼眶放射治疗

◆ 神经系统疾病(如帕金森病、Bell 麻痹、Riley-Day 综合征)

◆ 口腔干燥,龋齿,口腔溃疡

◆ 疲劳

◆ 关节痛/肌肉疼

检查

所有患者都应当在建议的随诊间期进行综合的成人眼部评估(Ⅱ++,GQ,SR)。[69] 具有提示为干眼症

状的患者所做的初始评估应当包括成人综合眼部评估中与干眼相关的部分($II++,GQ,SR$)。[69]

外眼检查和裂隙灯活体显微镜检查要包括下列各项:

◆ 记录干眼的体征
◆ 评估泪膜的质、量和稳定性
◆ 确定引起眼部刺激症状的其他疾病

外眼检查应当特别注意以下方面:

◆ 皮肤(如硬皮病以及与玫瑰痤疮、皮脂溢相一致的面部改变)(III,GQ,SR)
◆ 眼睑:闭合不全/位置异常、瞬目不完全或过少、眼睑松弛(eyelid lag)或退缩、睑缘红斑、异常沉着物或分泌物、睑内翻、睑外翻(III,GQ,SR)
◆ 眼附属器:泪腺增大(III,GQ,SR)
◆ 眼球突出(III,GQ,SR)
◆ 脑神经功能:(如第 V 对脑神经[三叉神经]、第 VII 对脑神经[面神经])(III,GQ,SR)
◆ 手部:类风湿关节炎的特征性关节畸形、雷诺现象、指甲下裂隙样出血(III,GQ,SR)

裂隙灯活体显微镜检查应当特别注意以下内容:

◆ 泪膜:睑缘半月形泪河的高度、碎屑、黏度增加、黏液丝和泡沫、泪膜破碎时间和类型(III,GQ,SR)
◆ 睫毛:倒睫、双行睫、附着物(III,GQ,SR)
◆ 前部和后部睑缘:睑板腺异常(开口的化生、压迫后睑部脂分泌减少、腺管萎缩)、睑板腺分泌物的特征(混浊、增厚、有泡沫、减少)、皮肤黏膜交界处血管化、角化、结痂(III,GQ,SR)
◆ 泪小点:开放和位置,有无栓子及其位置(III,GQ,SR)
◆ 结膜(III,GQ,SR)
  ◆ 下穹隆和睑结膜(如黏液线、瘢痕、红斑、乳头反应、滤泡增大、角化、缩短、睑球粘连)
  ◆ 球结膜(所有四个象限):如孟加拉红、丽丝胺绿或荧光素点状着色,充血,局部干燥、角化、水肿和滤泡
◆ 角膜:睑裂暴露处局部干燥,孟加拉红、荧光素或丽丝胺绿着色来评估点状上皮糜烂、孟加拉红、荧光素的点状染色,黏液性斑块、角化、血管翳形成、角膜变薄、浸润、溃疡、瘢痕、新生血管化,有角膜或屈光手术的证据(III,GQ,SR)

诊断性试验

对于任何有临床明显的干眼患者都要进行详细的系统回顾(III,GQ,SR)。采用的诊断试验应当根据系统的回顾和其他临床发现而确定。在临床有明显的眼干和口干症状的患者中,高度怀疑是恰当的(III,GQ,SR)。在怀疑有 Sjögren 综合征的患者中,应当安排进行抗 Sjögren 综合征 A 抗体(SSA 或抗 Ro)、抗 Sjögren 综合征 B 抗体(SSB 或抗 La)、类风湿因子和抗核抗体检查。有甲状腺眼病的患者应当检查抗甲状腺过氧物酶抗体和抗甲状腺球蛋白抗体(III,IQ,DR)。在怀疑有甲状腺眼病的患者中应当进行 B 超扫描或其他影像学检查来评估眼外肌的厚度(III,GQ,SR)。对于任何有明显慢性结膜炎,并有结节形态或瘢痕(结节性结膜炎或上皮下纤维增生)的患者进行结膜活组织检查是恰当的(III,IQ,DR)。表 2 总结了可能患有潜在的全身情况的干眼患者所需要做的诊断试验。

表 2 对患有可能潜在的全身情况的干眼患者所定制的诊断试验

怀疑的潜在情况	诊断试验
Sjögren 综合征	SSA、SSB、ANA、RF
甲状腺眼病	抗甲状腺过氧物酶抗体、抗甲状腺球蛋白、B 超评估眼外肌的厚度
结节病	血清溶解酶素、ACE、胸部 CT 来评估疾病的范围(必要时咨询肺科专科医师)、结膜活检[75]
瘢痕类天疱疮	以光镜进行结膜活检,并做免疫荧光或免疫组化研究

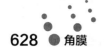

泪液渗透压已被认为是干眼病的一种指标,[70] 一种商用的仪器近来已能供临床医师使用。几个应用这种仪器的研究显示在水性泪液生成不足或蒸发过强的干眼患者中泪液渗透压增高,[71,72] FDA 已经批准其在医疗点进行实验室检查,来诊断干眼。然而,几个研究已经不能将泪液渗透压水平与临床体征或患者症状相关联,[73,74] 尚不清楚这种检查在干眼综合征的诊断中是否有很大作用(II−,MQ,DR)。附录 4 提供了有关诊断试验的其他信息。

对于有轻度刺激症状的患者,快速的泪膜破碎时间测定可以表明其不稳定的泪膜,但水样泪液的生成量正常,可能有轻度或没有眼表染色。[76](这些试验的详细叙述见附录 4)

对于有中度至重度水样泪液生成不足的患者,可采用下列试验中一种或多种进行检查:泪膜破碎时间、眼表染色(孟加拉红、荧光素或丽丝胺绿)和 Schirmer 试验(III,IQ,DR)。这些试验应当采取以上次序来实施,这是因为 Schirmer 试验可以破坏泪膜的稳定性,引起眼表染色的假阳性结果(III,IQ,DR)。在染色试验与 Schirmer 试验之间应当间隔几分钟(III,IQ,DR)。表 3 列出了每种诊断试验在每种情况下的特征性结果。当怀疑有三叉神经失功能时,应当进行角膜知觉的评估(III,MQ,DR)。[77] 对于有明显眼干、有其他自体免疫性疾病的体征和症状(如口干)或有自体免疫性疾病家族史的患者,应当考虑进行自体免疫性疾病的实验室和临床评估(III,GQ,SR)。

表 3 总结了可以用于诊断干眼的临床试验。没有单一的试验对于确定干眼的诊断是恰当的。多种试验所得到的系列发现对临床医师了解患者的情况增添了许多信息。结膜染色的评估是有帮助的,但是未得到充分应用。

表 3 干眼综合征诊断试验的特征性发现

	试验	特征性发现
水样泪液生成不足	眼表染色	典型地,睑裂暴露区角膜和球结膜着染
	泪膜破碎时间	小于 10 秒考虑为异常
	水样泪水产生(Schirmer 试验)	在麻醉下 Schirmer 试验 10mm 或以下考虑为异常
	荧光素清除试验 / 泪液功能指数	试验结果与标准的颜色标度比较[60]
	泪腺功能	泪液的乳铁蛋白浓度下降
	泪液渗透压	可能增加,但其临床含义不清楚[71~74]
蒸发过强引起泪液不足	眼表染色	典型地,下方角膜和球结膜着染
	泪膜破碎时间	小于 10 秒考虑为异常
	泪液渗透压	可能增加,但其临床含义不清楚[71~74]

干眼综合征的分类

干眼一般根据症状和体征的联合情况来分类(见附录 5)。在本册 PPP 中,根据症状和体征两者的情况,将干眼分为轻度、中度和重度,但是在症状和体征两者之间,更加强调症状。[81] 由于干眼病的性质,干眼的严重程度在各个水平上是重叠的,因此这种分类并不是精确的。

患有轻度干眼综合征患者可有刺激感、痒、酸痛、烧灼感或间歇性视物模糊等症状。轻度干眼的诊断是困难的,这是因为患者所报告的症状与临床体征之间存在着不一致的关联,[82] 而且临床试验的特异度和(或)敏感度较差。[83,84] 患者能够确定相对于接触镜佩戴者或其他原因引起的眼干的感觉迟钝,即使泪液的功能仍然是正常的。[85,86] 如果眼科医师能够将相对于干眼的情况与其他原因相区分,患者的症状可以得到更有效的解除。因为大多数干眼的情况都有慢性的过程,随着时间推移重复地观察和报告症状,将会在大多数病例中明确干眼的临床诊断(III,GQ,SR)。

中度干眼综合征患者的不适度和出现症状的频度增加,而且它对视功能的负面作用更为一致。

重度干眼综合征患者出现症状的频度不断增加,或症状持续存在,以及出现不能胜任工作的视觉症状。

干眼综合征可以分为两类,水样泪液不足和蒸发障碍。这两种情况在干眼患者中都会存在。

处理

具有干眼症状的患者常常有许多促进因素。重要的是要处理所有对治疗效果好的致病因素。如果不同时处理其他的致病因素,而只是单独应用泪液替代疗法进行治疗常常是不成功的。

眼科医师应该向患者解释干眼的自然病史和慢性经过的性质(*III*,*GQ*,*SR*)。应当设立一个符合实际的治疗目标,并和患者进行讨论(*III*,*GQ*,*SR*)。对患者进行宣教对于这种情况的成功治疗是非常重要的。

表 4 根据所用的治疗类型,列举了治疗干眼综合征的措施。在这些治疗中,对泪液蒸发障碍特别有用的治疗包括环境的改善,对睑缘炎或睑板腺炎的眼睑治疗,人工泪液替代物,湿房镜和(或)眼睑缝合术等手术(*III*,*IQ*,*DR*)。

表 4　干眼治疗的类别

治疗的类型	治疗
环境 / 外部	• 宣教和改善环境 *(如加湿器) • 停用有害的局部和全身用药
药物	
局部用药	• 人工泪液替代物、凝胶 / 眼膏 • 抗炎制剂(滴用的环孢素和糖皮质激素) • 黏蛋白溶解剂 • 自体血清
全身用药	• Ω-3 脂肪酸 • 四环素 *(治疗睑板腺功能不良、红斑痤疮) • 全身抗炎制剂 • 促分泌素
手术	• 泪小点栓子 • 永久性泪小点阻塞 • 眼睑缝合术 * • 修复眼睑位置异常或暴露 * • 黏膜、唾液腺、羊膜移植 *
其他	• 眼睑的治疗(热敷和注意眼睑卫生)* • 接触镜 • 湿房眼镜 *

资料来源:经国际干眼工作会议处理和治疗分委员会主席 Pflugfelder SC 同意引用 .Management and Therapy Subcommittee of the International Dry Eye Workshop. Management and therapy of dry eye disease:report of the Management and Therapy Subcommittee of the International Dry Eye Workshop(2007). Ocul Surf 2007;5:163-78.

* 对于泪液蒸发过多特别有用

治疗干眼的特殊建议决定于干眼的严重程度和原因。治疗的次序和是否联合应用应当根据患者的需要及其优先选择,以及经治眼科医师的医学判断(*III*,*GQ*,*SR*)。表 5 列举了以疾病严重程度水平为基础的干眼综合征的治疗。依据医师的经验和患者的意愿,可以从任何类别中选取特殊的治疗,而不论疾病严重程度的水平(*III*,*GQ*,*SR*)。

表5　依据疾病的严重程度水平的干眼综合征治疗建议

轻度	● 宣教和改善环境
	● 停用有害的眼部和全身用药
	● 应用人工泪液替代物,包括凝胶和眼膏来增加水样泪液
	● 眼睑治疗(热敷和注意眼睑卫生)
	● 促进发病的眼部因素,如睑缘炎或睑板腺炎的治疗(见眼缘炎 PPP[67])
	● 矫正眼睑异常
中度	除了上述的治疗之外:
	● 抗炎制剂(滴用的环孢素[88,89]和糖皮质激素[90-93]),全身应用的 Ω-3 脂肪酸补充剂[94,95]
	● 泪小点栓塞
	● 侧面遮挡的眼镜和湿房
重度	除了上述的治疗之外:
	● 全身用的胆碱能爱体激动剂[96-98]
	● 全身用的抗炎制剂
	● 黏蛋白溶解剂
	● 自体血清[99,100]
	● 接触镜
	● 永久性泪小点栓塞
	● 睑裂缝合术

经国际干眼工作会议处理和治疗分委员会主席 Pflugfelder SC 同意后引用。Management and therapy of dry eye disease:report of the Management and Therapy Subcommittee of the International Dry Eye Workshop(2007).Ocul Surf 2007;5:174

轻度干眼

因为患者所报告的症状和临床体征之间的不一致,[82] 也因为临床试验的特异性和(或)敏感性较差,[83,84] 对于具有提示为干眼的症状但没有体征的患者,在消除了其他引起眼部刺激的潜在原因的情况下,应当以人工泪液进行试验性治疗(Ⅲ,IQ,DR)。对于临床诊断为轻度干眼的患者,应当要处理潜在的使病情加重的外部因素,如应用抗组胺药或利尿剂,吸烟或暴露于二手烟中,以及环境因素,如气流直吹(如使用安装在天花板上的风扇)和低湿度的环境(Ⅲ,GQ,SR)。已经发现吸烟与干眼相关,这是因为它对于角膜前泪膜的脂质层和泪液蛋白具有不良作用。[101,102] 在工作场所、家中和汽车内保持湿润的空气,应用防护罩来避免气流的直吹以及改变气流的特点可能会对改善病情有所帮助。采取一些措施,例如将计算机屏幕移至眼部水平以下,[103] 以便减小眼裂,有规律地定时休息,增加瞬目频率等,可能会有助于减少使用计算机和阅读时的不适感(Ⅲ,IQ,DR)。

随着干眼的严重程度增加,应用眼局部制剂增加眼表水分是恰当的措施。可以应用乳剂、凝胶和油膏(Ⅲ,IQ,DR)。可以增加人工泪液的应用,但是当增加滴用频次时要考虑到患者的生活方式和滴眼的熟练程度(Ⅲ,IQ,DR)。一般地说,最好选择不含防腐剂的人工泪液,但是含有防腐剂的人工泪液对于轻度干眼以及眼表的其他方面仍然是健康的患者来说就已经足够了(Ⅲ,IQ,DR)。当需要经常滴用人工泪液时(例如每日滴用 4 次以上),一般推荐不含防腐剂的人工泪液(Ⅲ,IQ,DR)。

对于眼部的诱发因素,如睑缘炎或睑板腺炎,应当给予治疗(Ⅱ++,GQ,DR)(见睑缘炎 PPP[87])。一项开放的试点研究表明,对有接触镜相关的轻度干眼患者每天滴用 1 次阿奇霉素就能有效地提高接触镜佩戴时间。[104] 根据 FDA 关于在有心血管问题的患者中口服阿奇霉素危险的警示,[105] 在这样的人中应用阿奇霉素治疗干眼应当谨慎(Ⅱ+,GQ,SR)。由睑缘炎(Ⅱ++,MQ,DR)、[87] 倒睫(Ⅲ,IQ,DR)、眼睑位置异常(如眼睑闭全不全、睑内翻 / 睑外翻)(Ⅲ,IQ,DR)引起的眼睑异常应当给予矫正。

中度干眼

除了治疗轻度干眼之外,下列药物、手术和其他治疗对于中度干眼也是有所帮助的。

除了滴用人工泪液治疗外,可以考虑进行抗炎治疗。环孢素是一种来源于真菌的肽,可以阻止 T 细胞和炎性细胞因子的产生所需要的细胞质转录因子的激活和核移位。它也能抑制线粒体凋亡的途径。在递交给美国食品和药品管理局(FDA)批准的临床试验报告中显示,在由于眼部炎症引起泪液减少的患者中,滴用 0.05% 环孢素与滴用赋形剂相比,在试验 6 个月时 Schirmer 试验增加为 10mm 者增多,具有统计学意义。注意到在滴用环孢素的患者中有效率为 15%,而滴用赋形剂的患者中则为 5%。尽管这种滴眼液一般都能耐受,但仍有 17% 的患者报告有眼部烧灼感。[89] 随后的小规模试验对已经做过泪小点栓塞的干眼患者治疗也显示出滴用 0.05% 环孢素的有效性。[106] 一项近来的研究评估了轻度、中度和重度干眼滴用 0.05% 环孢素的有效性。研究显示这种治疗分别在 74%、72% 和 67% 的患者中获得成功。这一研究的最短随诊时间为 3 个月,这是由于作者认为一般用药 3 个月就会起作用。[107] 在部分患者已经经历了一日 2 次的一整年治疗后,将剂量降低到每日 1 次,也没有降低效果。[108] 在一个开放的、单中心、小规模、为期 12 个月的前瞻性研究中,当每日滴用环孢素 2 次时,似乎可以阻止干眼体征和症状的进展。[109] 然而,在干眼的症状倾向于在一个很长的时期内处于复发和沉寂的情况下,应当要重视缺少环孢素长期治疗的有效性以及长期(如每年、终生)治疗的成本资料。尚不清楚在这些试验中所观察到的结果是不是有临床意义,干眼患者的许多亚组(如有 MGD 或干燥性角膜结膜炎)似乎不太可能体验到同样的益处。

已有糖皮质激素可以减轻眼部刺激症状,减少角膜荧光素染色,改善丝状角膜炎的报告。[90-92] 在一项研究中,报告在泪小点栓塞之前给予患者 2 周的无防腐剂的糖皮质激素治疗可以减轻眼部刺激症状和角膜荧光素染色。[93] 滴用市售的 0.5% 氯替泼诺碳酸乙酯用于一项前瞻性随机试验中,在超过 2 周的使用中可以对患者的症状和结膜充血有益处,但是对眼表染色、Schirmer 试验或人工泪液的应用没有起作用。将治疗时间延长到 4 周,没有显示出任何进一步的作用或增加不良反应。[90] 低剂量糖皮质激素治疗可以不经常的间隔进行短期滴用(如几周)来抑制眼表的炎症($I-,MQ,DR$)。给予糖皮质激素治疗的干眼患者应当监控其不良反应,如眼压升高和白内障的形成(III,GQ,SR)。

已有报告,全身应用 Ω-3 脂肪酸补充剂治疗干眼患者[110,111] 具有潜在的益处,但是这种作用并没有证据($I-,IQ,DR$)。实施这种补充剂的高质量试验的一个障碍是各种配方缺少标准化,主要是工业界没有受到管制。对 71 例轻度至中度干眼综合征患者进行双盲研究显示口服多链不饱和脂肪酸后 Schirmer 试验、泪膜破碎时间及荧光素和丽丝胺绿染色的改善并没有统计学意义。[94] 另一个研究提示妇女经食物摄入较高量的 Ω-3 脂肪酸与发生干眼综合征危险的减少相关。[95] 然而,一项大规模的病例对照研究提示摄入 Ω-3 脂肪酸和增加前列腺肿瘤有关联。[112]

对于水样泪液缺乏的患者,当补充水样液的医疗方法无效或不能施行时,可以考虑施行泪小点栓塞($I++,GQ,SR$)。Cochrane Collaboration 的综述了七个随机对照试验,发现了有限的证据,在严重的干眼患者中,应用硅胶栓可以使症状解除。[113] 泪小点栓塞可以通过手术将硅胶或热塑的高分子聚合物栓子置放于需要长期泪小点阻塞患者的泪小点开口处而完成。上方或下方泪道的阻塞在增加下方泪液新月面的作用是相似的。[114] 置放于泪小点的硅胶栓子已经显示出改善干眼的体征和症状,即使一些患者中由于栓子的形状而对结膜面有刺激。[113,115~117] 硅胶的泪小点栓子具有如果患者产生溢泪或刺激症状时可以取出的优点。只要它们大小恰当,可以保留多年而不产生并发症。应当采用可以插入的最大的栓子,以减少其被挤出的可能性(III,IQ,DR)。一项研究发现 56% 的硅胶栓子在置入后 2 年仍然可以保留;但在泪点栓子自发地丢失的患者中,在置放栓子 2 年时 34% 的患者报告有泪小管狭窄。[118] 泪小点栓子置放在位而获益的患者在自发地丢失栓子后可以将丢失的栓子重新置入原位,或者以烧灼或其他替代的方法将泪小点永久性封闭(III,IQ,DR)。移位进入泪道系统的泪小点栓子可能会通过整个泪道系统,但是已有产生阻塞伴有继发性感染的报告。[119,120] 少见的情况下,施行手术将其去除是必要的。热塑的高分子聚合物栓子可以置入泪管中。它们具有不刺激眼表的优点。然而,它们与溢泪、泪小管炎和泪囊炎相关联。[119]

侧面有防护罩的眼镜和湿房是可以应用的非侵入性治疗(III,GQ,SR)。这种类型的眼镜经常为摩托车手和登山者所用,可以在网上商店购置。湿性植入物(羟基纤维素,Lacrisert,Aton Pharma,Inc.,Lawrenceville,NJ)偶然对于不能经常滴用人工泪液的患者会有所帮助(III,MQ,DR)。[121,122]

重度干眼

除了上述治疗轻度和中度干眼的方法外,对重度干眼可以考虑采用下列治疗。

口服药物也可以用来治疗重度干眼,特别是同时具有眼干和口干的患者(Sjögren 综合征)。[96,97,123] FDA 已经批准使用拟胆碱能药物毛果芸香碱和西维美林(cevimeline)治疗 Sjögren 综合征患者的口干症状(*I+,MQ,DR*)。这些药物与毒蕈碱受体结合,刺激唾液腺和汗腺的分泌,也能增加泪液分泌。大多数临床试验证实这类药物对口干的改善优于对眼干的改善。[96,98] 患者每次口服拟胆碱能药物毛果芸香碱 5mg,每日 4 次后,阅读时注视能力的提高和视物模糊症状的改善均明显优于安慰剂治疗组。[96] 这种药物最常见的不良反应是过度出汗,见于 40% 以上的患者。约有 2% 口服毛果芸香碱的患者因为该不良反应或其他的药物相关不良反应而退出该研究。西维美林是另外一种拟胆碱能药物,可以改善眼部刺激症状,增加泪液分泌。[97] 它的全身不良反应少于口服毛果芸香碱。

已有报道自体血清滴眼可以改善 Sjögren 综合征[99] 和 GVHD[100] 患者的眼部刺激症状以及结膜和角膜的染色状况(*III,IQ,DR*)。

丝状角膜病变患者可以通过清除角膜丝状物或局部应用黏液溶解剂,如 10% 乙酰半胱氨酸,每日 4 次来治疗(*III,IQ,DR*)。丝状物可以应用棉签、干的纤维素海绵或宝石(jewelers)镊来去除(*III,IQ,DR*)。软性角膜接触镜可以有效地防止丝状角膜病变的复发,但是重度干眼的患者对角膜接触镜的耐受性很差。如果患者合并神经营养性角膜病变,应该避免应用接触镜(*III,GQ,SR*)。

泪小点也可以通过热烧灼或者激光烧灼进行永久性栓塞(*III,GQ,SR*)。一般来说,激光烧灼达到永久性完全性栓塞的效果不如热烧灼,而且其价格也比较高。泪小点烧灼的主要缺点是不能容易地恢复泪小点。如果计划施行烧灼来栓塞泪小点,通常需要先试用非永久性塞子,以观察是否可能出现溢泪(*III,IQ,DR*)。硅胶泪小点塞可以更有效地用于这一目的。进行泪小点烧灼栓塞时,建议采用逐步进行的方法,一次治疗每只眼只进行一个泪小点的栓塞(*III,IQ,DR*)。对于其他治疗无效的重度干眼患者,可以采用部分性睑缘缝合术以减少泪液蒸发(*III,IQ,DR*)。[124]

多年来,硬性透气性巩膜镜已经成功地用于治疗严重的干眼(*III,IQ,DR*)。[125~127] 广泛地应用巩膜镜[128] 可能由于验配困难(特别是在有结膜瘢痕的情况下)、患者的意愿、佩戴镜子的困难和高昂的价格而受到限制。软性角膜接触镜在一些选择性病例中也是有一定的用处和耐受性的,它们可以解除部分症状,特别是在有丝状角膜炎的情况下。接触镜的应用必须要考虑到角膜感染的危险而进行调整。

随访评估

随访评估的目的是评价对治疗的反应,以便作为在必要时进行改变或调整治疗方案的基础,并且监察眼部的结构性损害,确保治疗效果。随访评价的频率和内容要根据疾病的严重程度、治疗方法和治疗反应而定。例如,患者发生干眼相关的无菌性角膜溃疡时,需要每日复查。

医疗提供者和场所

因为干眼可能伴随全身性免疫疾病,而且患者可能需要全身应用药物,因此对其进行准确的诊断和处理需要全面的医疗技能和训练。对于非眼科的卫生保健人员处理的干眼患者一旦出现下列任何情况,需要及时转给眼科医生处理:

◆ 中度或重度疼痛(*III,GQ,SR*)
◆ 对治疗没有反应(*III,GQ,SR*)
◆ 角膜浸润或溃疡(*III,GQ,SR*)
◆ 视力丧失(*III,GQ,SR*)

咨询和转诊

处理干眼患者的最重要的一个方面就是要告知患者这种疾病的慢性病程的性质,并且针对其治疗方法进行特别的指导(Ⅲ,GQ,SR)。定期对患者的依从性及患者对疾病的认知、发生相关的结构性病变的危险性进行重新评估,并且在必要时重新对患者进行教育,这些是有帮助的(Ⅲ,GQ,SR)。患者和医师要共同建立一个对于有效治疗的现实的期望值。

重度干眼患者对角膜接触镜不能耐受和出现并发症的危险性较大。对于已有干眼的患者,应告知施行屈光手术,特别是 LASIK 可能加重其干眼状态(Ⅲ,GQ,SR)。[129] 有干眼和考虑施行屈光手术的患者应当在手术前对其干眼进行治疗(Ⅲ,GQ,SR)。[130] 没有控制的干眼综合征对于角膜屈光手术来说是禁忌证。[131]

根据病情的严重程度和治疗反应对干眼患者进行转诊是必要的。在中度和重度的病例中,如果对治疗无反应,且怀疑可能合并全身性疾病时,建议及时转诊给对该病有丰富知识和处理经验的眼科医师(Ⅲ,GQ,SR)。对于合并全身性免疫异常或需要免疫抑制治疗的患者,要转诊给内科医师或风湿病专家(Ⅲ,GQ,SR)。合并全身性疾病的患者,例如合并原发性 Sjögren 综合征、继发性 Sjögren 综合征(伴有结缔组织病)、如类风湿关节炎一类的结缔组织病的患者,应该转诊给合适的医学专家处理(Ⅲ,GQ,SR)。一些患者支持组织如 Sjögren 综合征基金会(http://www.sjogrens.com)可以对患者的疾病处理提供一些帮助。一些患者可以借助于专业的咨询来处理这种慢性疾病。

社会经济学考虑

干眼是常见的眼部情况,在日本的患病率高达 33%。[132] 在美国,两项大型的横断面调查,即妇女健康研究(Women's Health Study)和医师健康研究(Physician's Health Study),显示医师诊断的干眼或严重干眼症状的患病率在 50 岁及以上的妇女中为 7.8%,而在 50 岁及以上男性中则为 4.3%。[8,9] 从一个大型的美国管理的保健数据库获得的索赔数据(只反映寻求医疗和诊断为干眼)提示临床诊断干眼的总患病率为 0.4%~0.5%,在妇女和老年人中为最高。[11]

从干眼处理结果模拟(Dry Eye Management Simulation)中获得了一个相似的估计。[133] 在这一研究中,多种来源的资料已被用于估计干眼的医疗费用和治疗结果。在一个典型的管理的保健人群中估计的患病率大约为 1%。在这些病例中,大约 60% 的病例在严重程度上属于轻度,30% 为中度,10% 为重度。在轻度干眼的人中,只有 20% 的人寻求医疗,而 50% 中度干眼和 100% 重度干眼患者寻求医疗。这提示在一个典型的管理的保健人群中只有大约 0.4% 的人寻求医疗和诊断为干眼。

已经认为,干眼对患者以及社会造成负担。研究提示干眼与阅读和驾车、日常活动、社会和身体功能、工作效率和生活质量等所需的视功能产生明显的影响相关联。[26]

虽然很少存在,但是在干眼经济学方面已存的资料提示经济学影响是实质性的。直接的医疗费用(如就诊看医师、处方和非处方药物、特殊的护目镜、加湿器、就诊过程的费用)、直接的非医疗费用(如患者的交通)、间接的费用(如丧失的工作时间和效率、工作类型的改变)和无形的费用(如生活质量的下降,丢失休闲时间,社会、情绪和体能的受损)决定了干眼对患者和社会的总费用。[135,136] 三项调查研究发现干眼对健康保健使用的影响也是实质性的,特别是 Sjögren 综合征。[137~139] 不同的研究报告 Sjögren 综合征患者中干眼特别干扰工作,每年平均为 184~200 天。它也会引起每年 2~5 天的缺席,[137,139,140] 估计每年每个患者丧失的产值大于 5000 美元。

在另一项涉及从网上征集的 2171 名干眼患者的研究中,考虑了他们的医疗的直接费用(如眼用润滑剂、环孢素、泪点塞、看医师和营养补充剂)和间接费用(如由于工作缺席丧失的产值)。这一分析估计治疗干眼患者的平均费用为 783 美元(敏感性分析的范围为 757~809 美元),估计这种治疗在美国健康保健系统中的总负担为 38.4 亿美元。从社会的角度来看,处理干眼的平均费用为每个患者 11 302 美元,在美国社会中总负担为 550.5 亿美元。[141]

干眼是一种慢性疾病,是不能治愈的。一些治疗,大多数是缓解病情的,已经显示出可以改善患者的症状。虽然似乎这些疗法也可以改善患者的生活质量和工作效率,减少总的健康保健的作用,但是没有什么临床研究评估了患者报告的结果(如生活质量),或者经济的指标,特别是治疗的费用。干眼综合征的长期眼部治疗是昂贵的,至于泪液补充剂,这种费用常常不被医疗保险计划所覆盖。

附录 1　眼保健服务质量的核心标准

> 提供高质量的保健服务，
> 是医师的最高道德责任，
> 也是公众信任医师的基础。
> 美国医学会理事会,1986 年

所提供的高质量眼保健服务的方式和技术应当与患者的最大利益相一致。下述的讨论将说明这种保健服务的核心成分。

眼科医师首先是医师。正因为如此,眼科医师显示出对每个人的同情和关心,并能够应用医学科学和高超的医疗技术来帮助患者减轻焦虑和病痛。眼科医师通过接受培训和继续教育不断地努力发展和维持最可行的技术来满足患者的需要。眼科医师根据患者的需求来评估他们的技术和医学知识,并且依此来做出相应的反应。眼科医师也保证有需求的患者直接获得必要的保健服务,或者将患者转诊到能够提供这种服务的恰当的人和设施那里,他们支持促进健康以及预防疾病和伤残的活动。

眼科医师认识到疾病将患者置于不利的依赖状态。眼科医师尊重他们的患者的尊严和气节,而不会利用患者的弱点。

高质量的眼保健服务具有许多属性,其中最显著的是以下几点:

◆ 高质量保健的本质是患者与医师之间富有意义的伙伴关系。眼科医师应当努力与他们的患者进行有效的交流,仔细地倾听患者的需求和担忧。反过来,眼科医师应当就患者疾病的需求和预后、适当的治疗措施来教育患者。这样可以保证在做出影响患者的处理和护理决定时,患者能够实质性参与(应当与患者特有的体力、智力和情绪状态相适应),使他们在实施他们同意的治疗计划时具有良好的主动性和依从性,从而帮助他们减少担心和忧虑。

◆ 眼科医师在选择和适时地采用恰当的诊断和治疗措施时,以及确定随诊检查的频率时,会根据患者情况的紧急与否和性质,以及患者的独特需要和愿望,来应用他们最好的判断做出决定。

◆ 眼科医师应当只是实施他们已经接受过恰当训练、有经验和有资格实施的操作,或者当有必要时,根据患者问题的紧急程度,以及其他替代的医疗提供者可利用和可及的状况,在其他人员的帮助下实施这些操作。

◆ 应保证患者能够连续地接触到所需要的和恰当的下述的眼保健服务。

　　◆ 眼科医师应当及时、恰当地治疗患者,而且他们本身也具有提供这种服务的能力。

　　◆ 手术的眼科医师应当具有对患者施行恰当的术前和术后处理的适当能力和准备。

　　◆ 当眼科医师不便或无法为他的患者服务时,他应当提供适当的替代的眼保健服务,并且要有适当的机制让患者知晓这种保健和方法,以便患者能够获得而加以利用。

　　◆ 眼科医师可以根据转诊是由于患者的需要,转诊是及时和恰当的措施,以及接受转诊的医师是有资格胜任,并具有可及性和可利用的基础上,将患者转诊给其他的眼科医师。

　　◆ 眼科医师可以就眼部和其他内科或外科的问题寻求适当的咨询和会诊。可以根据他们的技术、能力和可及性来推荐会诊者。他们必须尽可能地获得完整和准确的有关问题的资料,以便提供有效的建议或干预,并能做到恰当的和及时的回应。

　　◆ 眼科医师应当保持完整和准确的医疗记录。

　　◆ 在适当的请求下,眼科医师能够提供自己的完整和准确的患者病历。

　　◆ 眼科医师定期和有效地复习会诊和实验室检查的结果,并且采用适当的行动。

　　◆ 眼科医师和帮助其提供眼保健服务的人员应当具有证明他们身份和职业的证件。

　　◆ 对于那些治疗无效而又没有进一步治疗方法的患者,眼科医师应当提供适当的专业方面的支

持、康复咨询和社会服务机构,当有适当和可及的时机时,应当给予转诊。

◆ 在进行治疗和实施侵入性诊断试验之前,眼科医师通过收集相关的历史资料和施行相关的术前检查,来熟悉患者的情况。另外,他通过准确和诚实地提供有关诊断、治疗方法和替代治疗的性质、目的、危险、益处和成功的可有性,以及不进行治疗的危险和益处的相关信息,也能使患者对治疗的决定充分知情。

◆ 眼科医师应当谨慎地采用新技术(例如药物、装置、手术技术),要考虑到这些新技术与现有的替代治疗相比其价格是否合适,是否有潜在的益处,以及所显示出来的安全性和有效性。

◆ 眼科医师通过对照已确定的标准,来定期地复习和评估他个人的相关行为,以及恰当地改变他的医疗实践和技术,来提高他提供的眼保健的质量。

◆ 眼科医师应当利用恰当的职业渠道,通过与同行交流临床研究和医疗服务中所获得的知识来改进眼保健服务。这些包括向同行警示少见的病例,或未曾预料的并发症,以及与新药、新装置和新技术相关的问题。

◆ 眼科医师以恰当的人员和设备来处理需要立即关注的眼部和全身的可能并发症。

◆ 眼科医师也要提供经济上合理的眼保健服务,而且不与已经接受的质量标准相冲突。

修改:理事会

批准:理事会

1988 年 10 月 12 日

第二次印刷:1991 年 1 月

第三次印刷:2001 年 8 月

第四次印刷:2005 年 7 月

附录 2 眼科临床指南(PPP)建议的分级

这里所用的分级报告了与包括在研究中支持每个建议相关的 SIGN 分级(I ++; I +; I −; Ⅱ++; Ⅱ+; Ⅱ−; Ⅲ),GRADE 分级评估证据(GQ,IQ),GRADE 评估了证据的强度(SR,DR)。 这些分级的详细情况见分级的方法和关键部分的报告。

编译者已经将提出的分级情况插入了文内相关部分。

附录 3 Sjögren 综合征

Sjögren 综合征定义为一种同时存在眼干、口干和全身性免疫功能障碍的疾病。大约 10% 临床上明显的干眼有潜在的 Sjögren 综合征。[46,47] 相当比例的患者以干眼的主诉就诊于眼科门诊时可能没有被诊断。

Sjögren 综合征的特征性表现是泪腺和唾液腺的淋巴细胞浸润,并有继发性腺体功能受损。原发性 Sjögren 综合征患者具有不可分类的全身性疾病和症状,可能包括关节痛、肌痛或疲劳。原发性 Sjögren 综合征患者可能也有相关的甲状腺功能障碍或自身免疫性甲状腺炎。[142] 继发性 Sjögren 综合征的患者具有一种具体的自身免疫性疾病,如类风湿关节炎、硬皮病或系统性红斑狼疮。在瑞典进行的一项流行病学研究显示 Sjögren 综合征的患病率大约为 0.4%。[143] 希腊的流行病学研究报告 Sjögren 综合征的年发病率为 5.3/10 万,患病率为 92.8/10 万,女性与男性患者之比为 20∶1。[144] 斯洛文尼亚的研究估计 Sjögren 综合征的年发病率为 3.9/10 万。[145] 女性诊断为 Sjögren 综合征常常明显多于男性。[146,147] 在非老年性的女性

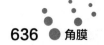

患者出现实质性的泪液分泌减少时应当怀疑 Sjögren 综合征,特别是发病急和(或)病情严重者。对于潜在的全身性免疫异常的诊断和治疗可以降低发病率甚至可挽救患者生命。Sjögren 综合征并发干眼综合征的患者可以出现免疫功能障碍的其他眼部表现,如巩膜炎、角膜炎和葡萄膜炎。患者出现可能危及生命的血管淋巴组织增生性疾病的危险性也会增加。研究已经表明在诊断 Sjögren 综合征时 C4 水平降低的患者具有发生淋巴瘤的较高危险。[148,149]

已经提出 Sjögren 综合征的明确、客观的诊断和分类标准。根据综合修订的 2012 国际标准,Sjögren 综合征的诊断需要在下列三项标准中至少符合两项:[150]

◆ 干眼的客观证据(根据新的计分系统,[151] 如图 3 所示的那样,应用丽丝胺绿球结膜染色和荧光素角膜染色为 4 分或以上)

◆ 血清抗 SSA 和(或)抗 SSB 阳性,或类风湿因子或抗核抗体阳性(滴度 >1∶320)

◆ 在唇唾液腺活检标本中有局部淋巴细胞涎腺炎存在的证据

表 A3-1 总结了支持治疗与 Sjögren 综合征相关的干眼的不同选择的证据。[152]

SICCA 眼部染色评分

	右眼			左眼		
染色类型评分	丽丝胺绿 (只是结膜)		荧光素 (只是角膜)	丽丝胺绿 (只是结膜)		荧光素 (只是角膜)
	计分 点数		计分 点数	计分 点数		计分 点数

丽丝胺绿(右眼)		荧光素(右眼)		丽丝胺绿(左眼)		荧光素(左眼)	
0	0 ~9	0	0	0	0 ~9	0	0
1	10~32	1	1~5	1	10~32	1	1~5
2	33~100	2	6~30	2	33~100	2	6~30
3	>100	3	>30	3	>100	3	>30

额外得分——只是荧光素染色

□ +1 融合的染色斑　　　　　　　　　　　　□ +1 融合的染色斑
□ +1 瞳孔区有染色　　　　　　　　　　　　□ +1 瞳孔区有染色
□ +1 一个或多个丝状物　　　　　　　　　　□ +1 一个或多个丝状物

眼部染色总分　　□□　　　　　　　　　　　□□

每只眼干燥性角膜结膜病变眼表染色总分的范围为 0~12 分。

图 3　Sjögren 国际合作临床联盟(SICCA)眼部染色表

经 WhitcherJP,S 和 iboski SC 等允许后修改。The Sjögren 国际合作临床联盟研究组:A simplified quantitative method fro assessing keratoconjunctivitis sicca from the Sjögren Syndrome International Registry. Am J Ophthalmol 2010;149:407.

表 A3-1　治疗 Sjögren 综合征相关的干眼的证据总结

治疗方法	证据强度	临床建议 †
滴用润滑剂	II	A
全身应用促进水样泪液分泌的药物	II	B
滴用糖皮质激素	III	B
滴用环孢素	II	A
滴用非糖皮质激素抗炎药	不足	无建议
泪小点栓塞	II	B

续表

治疗方法	证据强度	临床建议†
滴用血清	Ⅱ	B
全身饮食的补充	不足	无建议
全身免疫调节治疗	不足	无建议

经允许引自:Akpek EK,Lindsley KB,Adyanthaya RS,et al. Treatment of Sjogren's syndrome-associated dry eye. An evidence-based review. Ophthalmology 2011;118:1242-52

* 证据的强度分为如下各类:

● 水平Ⅰ表示资料为所提出的建议提供了很强的证据,研究的设计解决了提出问题的关键,以及研究是在感兴趣的人群中施行,研究中保证获得准确和可靠的资料,并且应用了恰当的统计学方法。

● 水平Ⅱ表示资料为所提出的建议提供了确实的证据,但是缺少水平Ⅰ的一些组成成份。

● 水平Ⅲ表示提供了一个不符合水平Ⅰ或水平Ⅱ的较弱的证据,如专家的意见、小规模的系列病例报告和病例报告。

† 临床建议按如下分类:

● A 表示所提出的建议对于获得一个好的临床结果是很重要的,或者是关键的。

● B 表示所提出的建议对于获得临床结果具有中等重要的意义。

● C 表示所提出的建议与临床结果没有明确的关联。

附录 4　诊断性试验

本附录总结了目前应用的几种诊断泪膜和眼表病变的试验的适用性。这些试验包括评估泪膜稳定性的泪膜破碎时间,评估眼表疾病的眼表染色,评估泪液产生和清除的 Schirmer 试验和荧光素清除试验,以及泪液渗透压测定试验。

泪膜破碎时间试验

泪膜破碎时间的测定是通过在下穹隆部结膜囊内滴入荧光素染料,然后评价角膜前泪膜的稳定性。[76] 试验的操作方法是用无菌的不含防腐剂的盐水将荧光素试纸条浸湿,置于下睑结膜。由于麻醉可能会影响试验结果,因此含有荧光素和麻醉药的滴眼液不适用于这一目的的检查。嘱患者瞬目数次后,通过裂隙灯活体显微镜的钴蓝光的宽光带检查泪膜。最后一次瞬目和泪膜出现第一个随机分布的荧光素中断的暗区之间的时间即为泪膜破裂时间。荧光素泪膜破裂时间的测定应当在滴用任何滴眼液和以任何方法操作眼睑之前进行。

如果泪膜破裂反复出现在同一部位,则提示该部位局部的前基底膜异常。泪膜破裂时间低于 10 秒为异常。[76] 泪液分泌减少的疾病和睑板腺疾病(MGD)均可出现泪膜破裂时间缩短。[76]

眼表染料染色

荧光素、孟加拉红或丽丝胺绿染料均可以用来评估眼表的情况。

角膜和结膜上皮荧光素染色区域发生于细胞间连接的断裂处,足以使染料渗透到组织内。[153] 可以应用盐水浸湿的荧光素试纸条以及 1% 或 2% 的荧光素溶液对泪膜进行染色。滴入染料后可以应用活体显微镜在钴蓝光下对眼表进行检查。在染料滴入 1~2 分钟后,染色会更加明显。应用黄色滤光片观察时染色更加显著。在正常眼中可有轻度的荧光素染色,在早晨更为明显。干眼患者的眼表暴露区可见到点状或斑状染色,角膜的染色比结膜更容易发现。

泪膜的孟加拉红染色可以采用盐水浸湿的试纸或 1% 溶液(应告知患者这种滴眼液可能引起眼部刺激症状)。应用盐水浸湿试纸条应当至少让纸条浸湿 1 分钟,以便获得适当的孟加拉红浓度来对眼表染色。孟加拉红对结膜的染色强于角膜。染料可以着染于缺乏黏液覆盖的眼表细胞,也可着染于泪膜的碎屑[153],其染色在无赤光下更容易观察。

丽丝胺绿与孟加拉染色的情况相似,[154~156] 但它对眼部刺激较小。[155,156] 不推荐应用丽丝胺绿评价角膜上皮的疾病。

角膜和结膜的广泛染色常见于病毒性角结膜炎和药源性病变。下方角膜和球结膜染色常可以在葡萄球菌性睑缘炎、睑板腺功能障碍、眼睑闭合不全和角膜暴露的病例中见到,而上方球结膜染色常见于上方角膜缘角结膜炎。眼表暴露(睑裂间)的角膜和球结膜染色常见于泪液分泌减少者。[157,158]

SCHIRMER 试验

可以施行 Schirmer 试验来评估水样泪液的产生情况,但是众所周知其结果变异较大,不能将其作为诊断干眼的唯一指标。进行试验时将一狭窄的滤纸条置于下结膜囊。通过测量滤纸条被浸湿长度的毫米数来判断泪液分泌量,测量时间为 5 分钟。[158] Schirmer 试验可以应用或不应用表面麻醉剂施行。应用麻醉剂后 Schirmer 试验也称为基础泪液分泌试验,其结果的变异性较不应用表面麻醉剂的 Schirmer 试验更大。[84] 一般认为滴用表面麻醉剂后 Schirmer 试验的结果等于或低于 10mm 为异常。[78,79] 如果应用表面麻醉剂,在置入滤纸条之前应该先轻轻地清除结膜囊内多余的液体。尽管这项检查并没有绝对的分界值,但是一般认为不应用表面麻醉剂的患者 5 分钟试纸浸湿的长度低于 10mm 提示泪液分泌不正常。[76] 尽管单次测量结果异常的意义不大,但是连续的一致的不正常的结果高度提示泪液的不足。

荧光素清除试验 / 泪液功能指数

眼表泪液的清除和更新可以通过一些检查来评估,包括荧光素清除试验和泪液功能指数。[80,159] 这些试验的施行是将一定量的荧光素染料滴入眼表,然后将 Schirmer 滤纸条置于眼表,观察下方泪河残留染料的颜色,并与标准的颜色梯度进行比较。[80,159] 这项试验可以评估水样泪液的产生、泪液容量和泪液的排除。已经发现该检查与眼部刺激症状和角膜荧光素染色的严重程度的相关性优于 Schirmer 试验。[160,161]

泪液渗透压试验

很久以来,泪液渗透压的改变被认为是干眼的一个关键特征。[162~164] 然而,这种试验并没有得到普及,直至 2009 年 FDA 核准一种商用仪器(TearLab, San Diego, CA)可用于医疗点实验室检查来诊断干眼。此后一些研究发表了报告这种仪器使用的报告。目前的文献复习显示有互相矛盾的结果。由一些独立的研究者发表的研究提示渗透压与临床使用的任何单一的客观指标所显示的疾病严重程度之间存在着最强的关联,[71,165~168] 可以预测对治疗性干预的反应。[169~171] 然而,泪液渗透压测定也受到其他人的批评,认为它缺少症状和其他客观的干眼体征之间的一致性。[74,172]

应用泪膜渗透压的一个内在的问题是我们对这一参数的了解在当前还是很有限的。例如,直到最近将泪膜渗透压 >305mOsms/L 选作为诊断干眼的界限值。然而,在界限值为 312mOsms/L 时,注意到泪液渗透压诊断干眼的敏感性为 73%,特异性为 92%。[71] 与此相对照的是,常用于诊断干眼的临床试验或有相当差的敏感性(角膜染色为 54%,结膜染色为 60%,睑板腺分级为 61%)或有相当差的特异性(泪膜破碎时间为 45%,Schirmer 试验为 51%)。然而,这些数字孤立地来看是没有特别帮助的,应当在症状和其他临床发现范围内来考虑。了解正常人以及干眼患者的渗透压仍然在进行之中。不是仅仅依靠应用这种仪器所测量的绝对数字,而宁愿了解泪膜渗透压与临床发现之间的关联,或者随着时间渗透压的变化,或者在不同的情况下渗透压的情况对于证实干眼的诊断可能是更为重要的。的确,大多数近来的研究证实正常人具有异常稳定的泪膜渗透压,而干眼患者随着环境的变化很快地变得不稳定,失去其自稳定状态。[70] 这些资料加强了长期存在的泪膜"不稳定"是这种疾病的核心机制的信念,说得更容易理解一些,就是泪膜渗透压的测定对这一特征提供了很好的测量。泪膜渗透压的重要性将随着时间的延长变得更为清晰。

另一个随着时间延长变得更为清晰的是泪膜渗透压的测量是否具有成本 - 效益。购置这种测量仪器和每个患者使用时都会出现相关的费用。这些费用必须由患者和(或)第三方付费者来负担。泪膜渗透压的测定可能对于眼科处理干眼的实践来说并不是必须的。但对风湿病医师或普通的内科医师来说,他们不能进行综合的外眼或裂隙灯检查,因此应用泪膜渗透压检查是有好处的。对这种测量仪器更多的研究和经验有助于确定它的价值和临床相关性。

附录 5　干眼严重程度的分级

有多种干眼严重程度的分级系统;表 A5-1 和 A5-2 代表了两种常用的系统。表 A5-1 概述了干眼严重程度分类专家组设计的分类方案。[173]

表 A5-1　干眼严重程度的分级

干眼严重程度的水平	1	2	3	4*
不适、严重程度和频率	轻度和(或)偶发;在环境因素影响下发生	中度,偶发或慢性,有或没有诱因下发生	重度,经常或没有诱因下持续发生	重度和(或)丧失能力的和持续性的
视觉症状	无或偶发的,轻度疲劳	令人烦躁和(或)活动受限,偶发	令人烦躁,慢性和(或)持续,活动受限	持续的和(或)可能会丧失能力
结膜充血	无至轻度	无至轻度	+/-	+/++
结膜染色	无至轻度	可变	中度至明显	明显
角膜染色(严重度/部位)	无至轻度	可变	中央部位明显	严重的点状糜烂
角膜/泪液体征	无至轻度	轻度碎屑,泪河↓	丝状角膜炎、黏液聚集成团,泪液中碎屑↑	丝状角膜炎、黏液聚集成团、↑泪液中碎屑、溃疡
眼睑/睑板腺	MGD 不同程度地存在	MGD 不同程度地存	经常	倒睫、角化、睑球粘连
TFBUT(秒)	可变	≤10	≤5	即刻
Schirmer 计分(mm/5 分钟)	可变	≤10	≤5	≤2

经国际干眼工作会议定义和分类分委员会主席 Lemp MA 允许后复制。The definition and classification of dry eye disease:report of the Definition and Classification Subcommittee of the International Dry Eye Workshop(2007). Ocul Surf 2007;5:88.

TFBUT= 荧光素泪膜破碎时间;MGD= 睑板腺功能不良

* 必须有体征和症状

表 A5-2 概述了功能障碍的泪液综合征(dysfunctional tear syndrome,DTS)的分类系统。

表 A5-2　没有睑缘疾病、根据症状和体征的功障障碍的泪液综合征(DTS)严重程度分级水平

严重程度*	患者情况	严重程度*	患者情况
1 级	● 轻度至中度症状,但无体征 ● 轻度至中度结膜体征	3 级	● 重度症状 ● 严重角膜点状染色 ● 中央部角膜染色 ● 丝状角膜炎
2 级	● 中度到重度症状 ● 泪膜体征 ● 轻度角膜点状染色 ● 结膜染色 ● 视觉体征	4 级	● 重度症状 ● 重度角膜染色、糜烂 ● 结膜瘢痕

经 Behrens A,Doyle JJ,Stem L,等允许后复制。Dysfunctional Tear Syndrome Study Group. Dysfunctional tear syndrome:a Delphi approach to treatment recommendations. Cornea 2006,25:904.

DTS= 功能障碍泪液综合征

* 至少每个类别中存在一个体征和一个症状,才能符合相应的级别。

相关的学会资料

Basic and Clinical Science Course

External Disease and Cornea(Section 8,2013-2014)

Patient Education Brochure

Dry Eye(2012)

Dry Eye(Spanish-Ojo Seco)(2012)

Patient Education Communication Tools

Digital-Eyes™ Ophthalmic Animations for Patients Subscription(2009)(also available in Spanish)

Patient Education PowerPoint®Presentations

The Eye Over Time(2009)

Preferred Practice Pattern-Free download available at www.aao.org/ppp.

Comprehensive Adult Medical Eye Evaluation(2010)

除了免费资料外,预订任何资料,请打电话给学会顾客服务部,电话866.561.8558(美国用)或415.561.8540,或者访问网站 www.aao.org/store。

参考文献

1. Scottish Intercollegiate Guidelines Network. Annex B:key to evidence statements and grades of recommendations. In:SIGN 50:A Guideline Developer's Handbook. Available at:www.sign.ac.uk/guidelines/fulltext/50/annexb.html. Accessed October 2,2012.

2. Guyatt GH,Oxman AD,Vist GE,et al. GRADE:an emerging consensus on rating quality of evidence and strength of recommendations. BMJ 2008;336:924-6.

3. GRADE Working Group. Organizations that have endorsed or that are using GRADE. Available at:www.gradeworkinggroup.org/society/index.htm. Accessed October 2,2012.

4. Schein OD,Munoz B,Tielsch JM,et al. Prevalence of dry eye among the elderly. Am J Ophthalmol 1997;124:723-8.

5. Hikichi T,Yoshida A,Fukui Y,et al. Prevalence of dry eye in Japanese eye centers. Graefes Arch Clin Exp Ophthalmol 1995;233:555-8.

6. McCarty CA,Bansal AK,Livingston PM,et al. The epidemiology of dry eye in Melbourne,Australia. Ophthalmology 1998;105:1114-9.

7. Moss SE,Klein R,Klein BE. Prevalence of and risk factors for dry eye syndrome. Arch Ophthalmol 2000;118:1264-8.

8. Schaumberg DA,Dana R,Buring JE,Sullivan DA. Prevalence of dry eye disease among US men:estimates from the Physicians' Health Studies. Arch Ophthalmol 2009;127:763-8.

9. Schaumberg DA,Sullivan DA,Buring JE,Dana MR. Prevalence of dry eye syndrome among US women. Am J Ophthalmol 2003;136:318-26.

10. Lemp MA,Crews LA,Bron AJ,et al. Distribution of aqueous-deficient and evaporative dry eye in a clinic-based patient cohort:a retrospective study. Cornea 2012;31:472-8.

11. Yazdani C,McLaughlin T,Smeeding JE,Walt J. Prevalence of treated dry eye disease in a managed care population. Clin Ther 2001;23:1672-82.

12. Viso E,Rodriguez-Ares MT,Gude F. Prevalence of and associated factors for dry eye in a Spanish adult population (the Salnes Eye Study). Ophthalmic Epidemiol 2009;16:15-21.

13. Xu L,You QS,Wang YX,Jonas JB. Associations between gender,ccular parameters and diseases:The Beijing Eye Study. Ophthalmic Res 2010;45:197-203.

14. Moss SE,Klein R,Klein BE. Long-term incidence of dry eye in an older population. Optom Vis Sci 2008;85:668-74.

15. Uchino M,Schaumberg DA,Dogru M,et al. Prevalence of dry eye disease among Japanese visual display terminal users. Ophthalmology 2008;115:1982-8.

16. Leung EW, Medeiros FA, Weinreb RN. Prevalence of ocular surface disease in glaucoma patients. J Glaucoma 2008;17:350-5.

17. Rossi GC, Tinelli C, Pasinetti GM, et al. Dry eye syndrome-related quality of life in glaucoma patients. Eur J Ophthalmol 2009; 19:572-9.

18. Schaumberg DA, Buring JE, Sullivan DA, Dana MR. Hormone replacement therapy and dry eye syndrome. JAMA 2001;286: 2114-9.

19. Ababneh OH, Cetinkaya A, Kulwin DR. Long-term efficacy and safety of botulinum toxin a injections to treat blepharospasm and hemifacial spasm. Clin Experiment Ophthalmol. In press.

20. Ozgur OK, Murariu D, Parsa AA, Parsa FD. Dry eye syndrome due to botulinum toxin type-A injection:guideline for prevention. Hawaii J Med Public Health 2012;71:120-3.

21. Manfredi M, Scoditti U, Angelini M, et al. Dry mouth as an initial sign of food-borne botulism:a case report and review of the literature. Oral Surg Oral Med Oral Pathol Oral Radiol Endod 2011;111:e15-8.

22. Schiffman RM, Walt JG, Jacobsen G, et al. Utility assessment among patients with dry eye disease. Ophthalmology 2003;110: 1412-9.

23. Li M, Gong L, Sun X, Chapin WJ. Anxiety and depression in patients with dry eye syndrome. Curr Eye Res 2011;36:1-7.

24. Galor A, Feuer W, Lee DJ, et al. Depression, post-traumatic stress disorder, and dry eye syndrome:a study utilizing the national United States Veterans Affairs administrative database. Am J Ophthalmol 2012;154:340-6.

25. Kim KW, Han SB, Han ER, et al. Association between depression and dry eye disease in an elderly population. Invest Ophthalmol Vis Sci 2011;52:7954-8.

26. Mertzanis P, Abetz L, Rajagopalan K, et al. The relative burden of dry eye in patients'lives: comparisons to a U.S. normative sample. Invest Ophthalmol Vis Sci 2005;46:46-50.

27. Ware JE. SF-36 Health Survey:Manual and Interpretation Guide. Boston, MA:The Health Institute;1993.

28. Stern ME, Beuerman RW, Fox RI, et al. The pathology of dry eye:the interaction between the ocular surface and lacrimal glands. Cornea 1998;17:584-9.

29. Bacman S, Berra A, Sterin-Borda L, Borda E. Muscarinic acetylcholine receptor antibodies as a new marker of dry eye Sjogren syndrome. Invest Ophthalmol Vis Sci 2001;42:321-7.

30. Solomon A, Dursun D, Liu Z, et al. Pro- and anti-inflammatory forms of interleukin-1 in the tear fluid and conjunctiva of patients with dry-eye disease. Invest Ophthalmol Vis Sci 2001;42:2283-92.

31. Kunert KS, Tisdale AS, Stern ME, et al. Analysis of topical cyclosporine treatment of patients with dry eye syndrome:effect on conjunctival lymphocytes. Arch Ophthalmol 2000;118:1489-96.

32. Pflugfelder SC, Solomon A, Stern ME. The diagnosis and management of dry eye:a twenty-five-year review. Cornea 2000;19: 644-9.

33. Pflugfelder SC. Antiinflammatory therapy for dry eye. Am J Ophthalmol 2004;137:337-42.

34. Seedor JA, Lamberts D, Bergmann RB, Perry HD. Filamentary keratitis associated with diphenhydramine hydrochloride (Benadryl). Am J Ophthalmol 1986;101:376-7.

35. Mader TH, Stulting RD. Keratoconjunctivitis sicca caused by diphenoxylate hydrochloride with atropine sulfate (Lomotil). Am J Ophthalmol 1991;111:377-8.

36. Bergmann MT, Newman BL, Johnson NC Jr. The effect of a diuretic (hydrochlorothiazide) on tear production in humans. Am J Ophthalmol 1985;99:473-5.

37. Cumurcu T, Sezer E, Kilic R, Bulut Y. Comparison of dose-related ocular side effects during systemic isotretinoin administration. Eur J Ophthalmol 2009;19:196-200.

38. Blackie CA, Korb DR, Knop E, et al. Nonobvious obstructive meibomian gland dysfunction. Cornea 2010;29:1333-45.

39. Browning DJ, Rosenwasser G, Lugo M. Ocular rosacea in blacks. Am J Ophthalmol 1986;101:441-4.

40. Berg M, Liden S. An epidemiological study of rosacea. Acta Derm Venereol 1989;69:419-23.

41. Chalmers DA. Rosacea:recognition and management for the primary care provider. Nurse Pract 1997;22:18,23-8,30.

42. Viswalingam M, Rauz S, Morlet N, Dart JK. Blepharokeratoconjunctivitis in children:diagnosis and treatment. Br J Ophthalmol 2005;89:400-3.

43. Cetinkaya A, Akova YA. Pediatric ocular acne rosacea:long-term treatment with systemic antibiotics. Am J Ophthalmol 2006; 142:816-21.

44. Donaldson KE, Karp CL, Dunbar MT. Evaluation and treatment of children with ocular rosacea. Cornea 2007;26:42-6.

45. Bamford JT, Gessert CE, Renier CM, et al. Childhood stye and adult rosacea. J Am Acad Dermatol 2006;55:951-5.

46. Akpek EK, Klimava A, Thorne JE, et al. Evaluation of patients with dry eye for presence of underlying Sjogren syndrome. Cornea 2009;28:493-7.

47. Liew MS, Zhang M, Kim E, Akpek EK. Prevalence and predictors of Sjogren's syndrome in a prospective cohort of patients with

aqueous-deficient dry eye. Br J Ophthalmol 2012;96:1498-503.

48. Voulgarelis M,Skopouli FN. Clinical,immunologic,and molecular factors predicting lymphoma development in Sjogren's syndrome patients. Clin Rev Allergy Immunol 2007;32:265-74.

49. Tzioufas AG,Voulgarelis M. Update on Sjogren's syndrome autoimmune epithelitis:from classification to increased neoplasias. Best Pract Res Clin Rheumatol 2007;21:989-1010.

50. Zintzaras E,Voulgarelis M,Moutsopoulos HM. The risk of lymphoma development in autoimmune diseases:a meta-analysis. Arch Intern Med 2005;165:2337-44.

51. James DG. Ocular Sarcoidosis. Br J Ophthalmol 1964;48:461-70.

52. Drosos AA,Constantopoulos SH,Psychos D,et al. The forgotten cause of sicca complex:sarcoidosis. J Rheumatol 1989;16:1548-51.

53. Fox RI. Systemic diseases associated with dry eye. Int Ophthalmol Clin 1994;34:71-87.

54. Itescu S. Diffuse infiltrative lymphocytosis syndrome in human immunodeficiency virus infection--a Sjogren's-like disease. Rheum Dis Clin North Am 1991;17:99-115.

55. Lucca JA,Farris RL,Bielory L,Caputo AR. Keratoconjunctivitis sicca in male patients infected with human immunodeficiency virus type 1. Ophthalmology 1990;97:1008-10.

56. Abe T,Nakajima A,Matsunaga M,et al. Decreased tear lactoferrin concentration in patients with chronic hepatitis C. Br J Ophthalmol 1999;83:684-7.

57. Siagris D,Pharmakakis N,Christofidou M,et al. Keratoconjunctivitis sicca and chronic HCV infection. Infection 2002;30:229-33.

58. Pflugfelder SC,Roussel TJ,Culbertson WW. Primary Sjogren's syndrome after infectious mononucleosis. JAMA 1987;257:1049-50.

59. Whittingham S,McNeilage J,Mackay IR. Primary Sjogren's syndrome after infectious mononucleosis. Ann Intern Med 1985;102:490-3.

60. Merayo-Lloves J,Baltatzis S,Foster CS. Epstein-Barr virus dacryoadenitis resulting in keratoconjunctivitis sicca in a child. Am J Ophthalmol 2001;132:922-3.

61. Pflugfelder SC,Crouse CA,Monroy D,et al. Epstein-Barr virus and the lacrimal gland pathology of Sjogren's syndrome. Am J Pathol 1993;143:49-64.

62. Ogawa Y,Okamoto S,Wakui M,et al. Dry eye after haematopoietic stem cell transplantation. Br J Ophthalmol 1999;83:1125-30.

63. Fahnehjelm KT,Tornquist AL,Winiarski J. Dry-eye syndrome after allogeneic stem-cell transplantation in children. Acta Ophthalmol 2008;86:253-8.

64. Ogawa Y,Kuwana M. Dry eye as a major complication associated with chronic graft-versus-host disease after hematopoietic stem cell transplantation. Cornea 2003;22:S19-27.

65. Auw-Haedrich C,Potsch C,Bohringer D,et al. Histological and immunohistochemical characterisation of conjunctival graft vs host disease following haematopoietic stem cell transplantation. Graefes Arch Clin Exp Ophthalmol 2007;245:1001-7.

66. Deuschl G,Goddemeier C. Spontaneous and reflex activity of facial muscles in dystonia,Parkinson's disease,and in normal subjects. J Neurol Neurosurg Psychiatry 1998;64:320-4.

67. Lemp MA. Report of the National Eye Institute/Industry workshop on Clinical Trials in Dry Eyes. CLAO J 1995;21:221-32.

68. American Academy of Ophthalmology Basic and Clinical Science Course Subcommittee. Basic and Clinical Science Course. External Disease and Cornea:Section 8,2013-2014. San Francisco,CA:American Academy of Ophthalmology;2013:47-8.

69. American Academy of Ophthalmology Preferred Practice Patterns Committee. Preferred Practice Pattern ® Guidelines. Comprehensive Adult Medical Eye Evaluation. San Francisco,CA:American Academy of Ophthalmology;2010. Available at:www.aao.org/ppp.

70. Keech A,Senchyna M,Jones L. Impact of time between collection and collection method on human tear fluid osmolarity. Curr Eye Res 2013;38:428-36.

71. Lemp MA,Bron AJ,Baudouin C,et al. Tear osmolarity in the diagnosis and management of dry eye disease. Am J Ophthalmol 2011;151:792-8.

72. Sullivan BD,Whitmer D,Nichols KK,et al. An objective approach to dry eye disease severity. Invest Ophthalmol Vis Sci 2010;51:6125-30.

73. Massof RW,McDonnell PJ. Latent dry eye disease state variable. Invest Ophthalmol Vis Sci 2012;53:1905-16.

74. Messmer EM,Bulgen M,Kampik A. Hyperosmolarity of the tear film in dry eye syndrome. Dev Ophthalmol 2010;45:129-38.

75. American Academy of Ophthalmology Cornea/External Disease Panel. Preferred Practice Pattern ® Guidelines. Conjunctivitis. San Francisco,CA:American Academy of Ophthalmology;2013. Available at:www.aao.org/ppp.

76. Pflugfelder SC, Tseng SC, Sanabria O, et al. Evaluation of subjective assessments and objective diagnostic tests for diagnosing tear-film disorders known to cause ocular irritation. Cornea 1998;17:38-56.

77. Heigle TJ, Pflugfelder SC. Aqueous tear production in patients with neurotrophic keratitis. Cornea 1996;15:135-8.

78. Tanenbaum M, McCord CD Jr. Lacrimal drainage system. In:Tasman W, Jaeger EA, eds. Duane's Ophthalmology. 15th ed. Philadelphia, PA:Lippincott Williams & Wilkins;2009:chapter 13.

79. Lemp MA, Foulks GN. Diagnosis and management of dry eye disease. In:Tasman W, Jaeger EA, eds. Duane's Ophthalmology. 15th ed. Philadelphia, PA:Lippincott Williams & Wilkins;2009:chapter 14.

80. Macri A, Rolando M, Pflugfelder S. A standardized visual scale for evaluation of tear fluorescein clearance. Ophthalmology 2000;107:1338-43.

81. Begley CG, Chalmers RL, Abetz L, et al. The relationship between habitual patient-reported symptoms and clinical signs among patients with dry eye of varying severity. Invest Ophthalmol Vis Sci 2003;44:4753-61.

82. Schein OD, Tielsch JM, Munoz B, et al. Relation between signs and symptoms of dry eye in the elderly. A population-based perspective. Ophthalmology 1997;104:1395-401.

83. Goren MB, Goren SB. Diagnostic tests in patients with symptoms of keratoconjunctivitis sicca. Am J Ophthalmol 1988;106:570-4.

84. Clinch TE, Benedetto DA, Felberg NT, Laibson PR. Schirmer's test. A closer look. Arch Ophthalmol 1983;101:1383-6.

85. Chalmers RL, Begley CG. Dryness symptoms among an unselected clinical population with and without contact lens wear. Cont Lens Anterior Eye 2006;29:25-30.

86. Chalmers RL, Begley CG, Moody K, Hickson-Curran SB. Contact Lens Dry Eye Questionnaire-8 (CLDEQ-8) and opinion of contact lens performance. Optom Vis Sci 2012;89:1435-42.

87. American Academy of Ophthalmology Cornea/External Disease Panel. Preferred Practice Pattern ® Guidelines. Blepharitis. San Francisco, CA:American Academy of Ophthalmology;2013. Available at:www.aao.org/ppp.

88. Sall K, Stevenson OD, Mundorf TK, Reis BL. Two multicenter, randomized studies of the efficacy and safety of cyclosporine ophthalmic emulsion in moderate to severe dry eye disease. CsA Phase 3 Study Group. Ophthalmology 2000;107:631-9.

89. U.S. Food and Drug Administration, Center for Drug Evaluation and Research. Restasis™ (cyclosporine ophthalmic emulsion) 0.05% sterile, preservative-free. NDA 50-790/S-001. 2003:6. Available at:www.accessdata.fda.gov/drugsatfda_docs/label/2003/50790slr001_restasis_lbl.pdf. Accessed October 2, 2012.

90. Pflugfelder SC, Maskin SL, Anderson B, et al. A randomized, double-masked, placebo-controlled, multicenter comparison of loteprednol etabonate ophthalmic suspension, 0.5%, and placebo for treatment of keratoconjunctivitis sicca in patients with delayed tear clearance. Am J Ophthalmol 2004;138:444-57.

91. Marsh P, Pflugfelder SC. Topical nonpreserved methylprednisolone therapy for keratoconjunctivitis sicca in Sjogren syndrome. Ophthalmology 1999;106:811-6.

92. Prabhasawat P, Tseng SC. Frequent association of delayed tear clearance in ocular irritation. Br J Ophthalmol 1998;82:666-75.

93. Sainz De La Maza Serra M, Simon Castellvi C, Kabbani O. Nonpreserved topical steroids and lacrimal punctal occlusion for severe keratoconjunctivitis sicca[in Spanish]. Arch Soc Esp Oftalmol 2000;75:751-6.

94. Creuzot C, Passemard M, Viau S, et al. Improvement of dry eye symptoms with polyunsaturated fatty acids[in French]. J Fr Ophtalmol 2006;29:868-73.

95. Miljanovic B, Trivedi KA, Dana MR, et al. Relation between dietary n-3 and n-6 fatty acids and clinically diagnosed dry eye syndrome in women. Am J Clin Nutr 2005;82:887-93.

96. Vivino FB, Al-Hashimi I, Khan Z, et al. Pilocarpine tablets for the treatment of dry mouth and dry eye symptoms in patients with Sjogren syndrome:a randomized, placebo-controlled, fixed-dose, multicenter trial. P92-01 Study Group. Arch Intern Med 1999;159:174-81.

97. Petrone D, Condemi JJ, Fife R, et al. A double-blind, randomized, placebo-controlled study of cevimeline in Sjogren's syndrome patients with xerostomia and keratoconjunctivitis sicca. Arthritis Rheum 2002;46:748-54.

98. Nelson JD, Friedlaender M, Yeatts RP, et al. Oral pilocarpine for symptomatic relief of keratoconjunctivitis sicca in patients with Sjogren's syndrome. The MGI PHARMA Sjogren's Syndrome Study Group. Adv Exp Med Biol 1998;438:979-83.

99. Tsubota K, Goto E, Fujita H, et al. Treatment of dry eye by autologous serum application in Sjogren's syndrome. Br J Ophthalmol 1999;83:390-5.

100. Chiang CC, Lin JM, Chen WL, Tsai YY. Allogeneic serum eye drops for the treatment of severe dry eye in patients with chronic graft-versus-host disease. Cornea 2007;26:861-3.

101. Altinors DD, Akca S, Akova YA, et al. Smoking associated with damage to the lipid layer of the ocular surface. Am J Ophthalmol 2006;141:1016-21.

102. Grus FH, Sabuncuo P, Augustin A, Pfeiffer N. Effect of smoking on tear proteins. Graefes Arch Clin Exp Ophthalmol 2002;

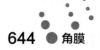

240:889-92.

103. Tsubota K, Nakamori K. Effects of ocular surface area and blink rate on tear dynamics. Arch Ophthalmol 1995;113:155-8.

104. Nichols JJ, Bickle KM, Zink RC, et al. Safety and efficacy of topical azithromycin ophthalmic solution 1.0% in the treatment of contact lens-related dry eye. Eye Contact Lens 2012;38:73-9.

105. U.S. Food and Drug Administration. FDA Drug Safety Communication. Azithromycin (Zithromax or Zmax) and the risk of potentially fatal heart rhythms. Available at:www.fda.gov/drugs/drugsafety/ucm341822.htm. Accessed April 5,2013.

106. Roberts CW, Carniglia PE, Brazzo BG. Comparison of topical cyclosporine, punctal occlusion, and a combination for the treatment of dry eye. Cornea 2007;26:805-9.

107. Perry HD, Solomon R, Donnenfeld ED, et al. Evaluation of topical cyclosporine for the treatment of dry eye disease. Arch Ophthalmol 2008;126:1046-50.

108. Su MY, Perry HD, Barsam A, et al. The effect of decreasing the dosage of cyclosporine A 0.05% on dry eye disease after 1 year of twice-daily therapy. Cornea 2011;30:1098-104.

109. Rao SN. Topical cyclosporine 0.05% for the prevention of dry eye disease progression. J Ocul Pharmacol Ther 2010;26:157-64.

110. Wojtowicz JC, Butovich I, Uchiyama E, et al. Pilot, prospective, randomized, double-masked, placebo-controlled clinical trial of an omega-3 supplement for dry eye. Cornea 2011;30:308-14.

111. Jackson MA, Burrell K, Gaddie IB, Richardson SD. Efficacy of a new prescription-only medical food supplement in alleviating signs and symptoms of dry eye, with or without concomitant cyclosporine A. Clin Ophthalmol 2011;5:1201-6.

112. Brasky TM, Darke AK, Song X, et al. Plasma phospholipid fatty acids and prostate cancer risk in the SELECT Trial. J Natl Cancer Inst 2013;105:1132-41.

113. Ervin AM, Wojciechowski R, Schein O. Punctal occlusion for dry eye syndrome. Cochrane Database Syst Rev 2010, Issue 9. Art. No.: CD006775. DOI:10.1002/14651858.CD006775.pub2.

114. Chen F, Wang J, Chen W, et al. Upper punctal occlusion versus lower punctal occlusion in dry eye. Invest Ophthalmol Vis Sci 2010;51:5571-7.

115. Altan-Yaycioglu R, Gencoglu EA, Akova YA, et al. Silicone versus collagen plugs for treating dry eye:results of a prospective randomized trial including lacrimal scintigraphy. Am J Ophthalmol 2005;140:88-93.

116. Nava-Castaneda A, Tovilla-Canales JL, Rodriguez L, et al. Effects of lacrimal occlusion with collagen and silicone plugs on patients with conjunctivitis associated with dry eye. Cornea 2003;22:10-4.

117. Tai MC, Cosar CB, Cohen EJ, et al. The clinical efficacy of silicone punctal plug therapy. Cornea 2002;21:135-9.

118. Horwath-Winter J, Thaci A, Gruber A, Boldin I. Long-term retention rates and complications of silicone punctal plugs in dry eye. Am J Ophthalmol 2007;144:441-4.

119. Mazow ML, McCall T, Prager TC. Lodged intracanalicular plugs as a cause of lacrimal obstruction. Ophthal Plast Reconstr Surg 2007;23:138-42.

120. SmartPlug Study Group. Management of complications after insertion of the SmartPlug punctal plug:a study of 28 patients. Ophthalmology 2006;113:1859.

121. Koffler BH, McDonald M, Nelinson DS. Improved signs, symptoms, and quality of life associated with dry eye syndrome: hydroxypropyl cellulose ophthalmic insert patient registry. Eye Contact Lens 2010;36:170-6.

122. Luchs JI, Nelinson DS, Macy JI. Efficacy of hydroxypropyl cellulose ophthalmic inserts (LACRISERT) in subsets of patients with dry eye syndrome:findings from a patient registry. Cornea 2010;29:1417-27.

123. Fox RI, Konttinen Y, Fisher A. Use of muscarinic agonists in the treatment of Sjogren's syndrome. Clin Immunol 2001;101: 249-63.

124. Cosar CB, Cohen EJ, Rapuano CJ, et al. Tarsorrhaphy:clinical experience from a cornea practice. Cornea 2001;20:787-91.

125. Gould HL. The dry eye and scleral contact lenses. Am J Ophthalmol 1970;70:37-41.

126. Krejci L. Scleral gel contact lenses in treatment of dry eyes. Br J Ophthalmol 1972;56:425-8.

127. Alipour F, Kheirkhah A, Jabarvand Behrouz M. Use of mini scleral contact lenses in moderate to severe dry eye. Cont Lens Anterior Eye 2012;35:272-6.

128. Jacobs DS, Rosenthal P. Boston scleral lens prosthetic device for treatment of severe dry eye in chronic graft-versus-host disease. Cornea 2007;26:1195-9.

129. Nettune GR, Pflugfelder SC. Post-LASIK tear dysfunction and dysesthesia. Ocul Surf 2010;8:135-45.

130. American Academy of Ophthalmology Basic and Clinical Science Course Subcommittee. Basic and Clinical Science Course. Refractive Surgery:Section 13, 2013-2014. San Francisco, CA:American Academy of Ophthalmology;2013:164-5.

131. American Academy of Ophthalmology Refractive Management/Intervention Panel. Preferred Practice Pattern ® Guidelines. Refractive Errors & Refractive Surgery. San Francisco, CA:American Academy of Ophthalmology;2013. Available at:www.aao. org/ppp

132. Shimmura S,Shimazaki J,Tsubota K. Results of a population-based questionnaire on the symptoms and lifestyles associated with dry eye. Cornea 1999;18:408-11.

133. Lee JT,Teale CW. Development of an economic model to assess costs and outcomes associated with dry eye disease. Pharmacotherapy 2000;20:356. Presented at the 2000 Spring Practice and Research Forum of the American College of Clinical Pharmacy;April 2-5,2000;Monterey,CA.

134. Miljanovic B,Dana R,Sullivan DA,Schaumberg DA. Impact of dry eye syndrome on vision-related quality of life. Am J Ophthalmol 2007;143:409-15.

135. Hirsch JD. Considerations in the pharmacoeconomics of dry eye. Manag Care 2003;12:33-8.

136. Reddy P,Grad O,Rajagopalan K. The economic burden of dry eye:a conceptual framework and preliminary assessment. Cornea 2004;23:751-61.

137. Kozma CM,Hirsch JD,Wojcik AR. Economic and quality of life impact of dry eye symptoms. Invest Ophthalmol Vis Sci 2000;41:S928.

138. Wojcik AR,Walt JG. Patient-reported outcomes of dry eye symptoms from a Sjogren's syndrome patient survey. Invest Ophthalmol Vis Sci 2002;43:E-Abstract 59.

139. Hirsch JD,Kozma CM,Wojcik AR,Reis B. Economic and quality-of-life impact of dry eye symptoms:a Sjögren's syndrome patient survey. Invest Ophthalmol Vis Sci 1998;39:S65.

140. Nelson JD,Helms H,Fiscella R,et al. A new look at dry eye disease and its treatment. Adv Ther 2000;17:84-93.

141. Yu J,Asche CV,Fairchild CJ. The economic burden of dry eye disease in the United States:a decision tree analysis. Cornea 2011;30:379-87.

142. Jara LJ,Navarro C,Brito-Zeron Mdel P,et al. Thyroid disease in Sjogren's syndrome. Clin Rheumatol 2007;26:1601-6.

143. Manthorpe R,Jacobsson LT,Kirtava Z,Theander E. Epidemiology of Sjogren's syndrome,especially its primary form. Ann Med Interne(Paris)1998;149:7-11.

144. Alamanos Y,Tsifetaki N,Voulgari PV,et al. Epidemiology of primary Sjogren's syndrome in north-west Greece,1982-2003. Rheumatology(Oxford)2006;45:187-91.

145. Plesivcnik Novljan M,Rozman B,Hocevar A,et al. Incidence of primary Sjogren's syndrome in Slovenia. Ann Rheum Dis 2004;63:874-6.

146. Pillemer SR,Matteson EL,Jacobsson LT,et al. Incidence of physician-diagnosed primary Sjogren syndrome in residents of Olmsted County,Minnesota. Mayo Clin Proc 2001;76:593-9.

147. Thomas E,Hay EM,Hajeer A,Silman AJ. Sjogren's syndrome:a community-based study of prevalence and impact. Br J Rheumatol 1998;37:1069-76.

148. Ioannidis JP,Vassiliou VA,Moutsopoulos HM. Long-term risk of mortality and lymphoproliferative disease and predictive classification of primary Sjogren's syndrome. Arthritis Rheum 2002;46:741-7.

149. Theander E,Manthorpe R,Jacobsson LT. Mortality and causes of death in primary Sjogren's syndrome:a prospective cohort study. Arthritis Rheum 2004;50:1262-9.

150. Shiboski SC,Shiboski CH,Criswell L,et al. American College of Rheumatology classification criteria for Sjogren's syndrome:a data-driven,expert consensus approach in the Sjogren's International Collaborative Clinical Alliance cohort. Arthritis Care Res (Hoboken)2012;64:475-87.

151. Whitcher JP,Shiboski CH,Shiboski SC,et al. For the Sjogren's International Collaborative Clinical Alliance(SICCA)Research Groups. A simplified quantitative method for assessing keratoconjunctivitis sicca from the Sjogren's Syndrome International Registry. Am J Ophthalmol 2010;149:405-15.

152. Akpek EK,Lindsley KB,Adyanthaya RS,et al. Treatment of Sjogren's syndrome-associated dry eye:an evidence-based review. Ophthalmology 2011;118:1242-52.

153. Feenstra RP,Tseng SC. Comparison of fluorescein and rose bengal staining. Ophthalmology 1992;99:605-17.

154. Norn MS. Lissamine green. Vital staining of cornea and conjunctiva. Acta Ophthalmol(Copenh)1973;51:483-91.

155. Manning FJ,Wehrly SR,Foulks GN. Patient tolerance and ocular surface staining characteristics of lissamine green versus rose bengal. Ophthalmology 1995;102:1953-7.

156. Machado LM,Castro RS,Fontes BM. Staining patterns in dry eye syndrome:rose bengal versus lissamine green. Cornea 2009;28:732-4.

157. Pflugfelder SC,Tseng SC,Yoshino K,et al. Correlation of goblet cell density and mucosal epithelial membrane mucin expression with rose bengal staining in patients with ocular irritation. Ophthalmology 1997;104:223-35.

158. Farris RL,Gilbard JP,Stuchell RN,Mandel ID. Diagnostic tests in keratoconjunctivitis sicca. CLAO J 1983;9:23-8.

159. Xu KP,Yagi Y,Toda I,Tsubota K. Tear function index. A new measure of dry eye. Arch Ophthalmol 1995;113:84-8.

160. Afonso AA,Monroy D,Stern ME,et al. Correlation of tear fluorescein clearance and Schirmer test scores with ocular irritation

symptoms. Ophthalmology 1999;106:803-10.

161. Macri A,Pflugfelder S. Correlation of the Schirmer 1 and fluorescein clearance tests with the severity of corneal epithelial and eyelid disease. Arch Ophthalmol 2000;118:1632-8.

162. Farris RL,Stuchell RN,Mandel ID. Basal and reflex human tear analysis. I. Physical measurements:osmolarity,basal volumes, and reflex flow rate. Ophthalmology 1981;88:852-7.

163. Gilbard JP,Farris RL. Ocular surface drying and tear film osmolarity in thyroid eye disease. Acta Ophthalmol(Copenh)1983; 61:108-16.

164. Farris RL,Stuchell RN,Mandel ID. Tear osmolarity variation in the dry eye. Trans Am Ophthalmol Soc 1986;84:250-68.

165. Versura P,Profazio V,Campos EC. Performance of tear osmolarity compared to previous diagnostic tests for dry eye diseases. Curr Eye Res 2010;35:553-64.

166. Tomlinson A,Khanal S,Ramaesh K,et al. Tear film osmolarity:determination of a referent for dry eye diagnosis. Invest Ophthalmol Vis Sci 2006;47:4309-15.

167. Jacobi C,Jacobi A,Kruse FE,Cursiefen C. Tear film osmolarity measurements in dry eye disease using electrical impedance technology. Cornea 2011;30:1289-92.

168. See CW,Bilonick RA,Feuer WJ,Galor A. Comparison of two methods for composite score generation in dry eye syndrome. Invest Ophthalmol Vis Sci 2013;54:6280-6.

169. Nelson JD,Farris RL. Sodium hyaluronate and polyvinyl alcohol artificial tear preparations. A comparison in patients with keratoconjunctivitis sicca. Arch Ophthalmol 1988;106:484-7.

170. Larmo PS,Jarvinen RL,Setala NL,et al. Oral sea buckthorn oil attenuates tear film osmolarity and symptoms in individuals with dry eye. J Nutr 2010;140:1462-8.

171. Sullivan BD,Crews LA,Sonmez B,et al. Clinical utility of objective tests for dry eye disease:variability over time and implications for clinical trials and disease management. Cornea 2012;31:1000-8.

172. Bunya VY,Langelier N,Chen S,et al. Tear osmolarity in Sjogren syndrome. Cornea 2013;32:922-7.

173. Definition and Classification Subcommittee of the International Dry Eye Workshop. The definition and classification of dry eye disease:report of the Definition and Classification Subcommittee of the International Dry Eye Workshop(2007). Ocul Surf 2007;5:75-92.

美国眼科学会
P.O.Box 7424
San Francisco,
California 94120-7424
415.561.8500
干眼综合征
2013 年

眼科临床指南

Preferred Practice Pattern®

 小儿眼科

眼科临床指南

Preferred Practice Pattern®

PREFERRED PRACTICE PATTERN®

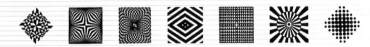

眼科临床指南

Preferred Practice Pattern®

小儿眼科评估

Ⅰ. 初级卫生保健和社区中的视觉筛查

Ⅱ. 综合眼科检查

Pediatric Eye Evaluations

Ⅰ. Vision Screening in the Primary Care and Community Setting

Ⅱ. Comprehensive Ophthalmic Examination

美国眼科学会

中华医学会眼科学分会

2016 年 8 月第三次编译

负责医疗质量的秘书

Anne L. Coleman,MD,PhD

美国眼科学会职员

Nancy Collins,RN,MPH

Doris Mizuiri

Jessica Ravetto

Flora C. Lum,MD

医学编辑:Susan Garratt

设计:Socorro Soberano

批准:理事会

2012 年 9 月 15 日

小儿眼科/斜视临床指南制订过程和参与者

小儿眼科/斜视临床指南专家委员会成员编写了小儿眼科评估的临床指南(PPP)。PPP 专家委员会成员连续讨论和审阅了本册的一系列草稿,集中开会两次,并通过电子邮件进行了其他的审阅,对本册的最终版本达成了共识。

2011—2012 年小儿眼科/斜视临床指南专家委员会:

C. Gail Summers,MD,主席

Stephen P.Christiansen,MD

Alex R. Kemper,MD,MPH,MS,美国儿科学会代表

Katherince A. Lee,MD,PhD

Graham E. Quinn,MD

Michael X.Repka,MD,MBA

David K. Wallace,MD,MPH,美国小儿眼科和斜视学会代表

Susannah G. Rowe,MD,MPH,方法学家

眼科临床指南委员会成员于 2012 年 3 月的会议期间审阅和讨论了本册 PPP。本册 PPP 根据他们的讨论和评论进行了编辑。

2012 年眼科临床指南委员会

Christopher J. Rapuano,MD,主席

David F. Chang,MD

Robert S. Feder,MD

Stephen D. McLeod,MD

Timothy W.Olsen,MD

Bruce E. Prum,Jr.,MD

C. Gail Summers,MD

David C.Musch,PhD,MPH,方法学家

然后,《眼科临床指南》小儿眼部评估于 2012 年 6 月送给另外的内部和外部的专家组和个人进行审阅。要求所有返回评论的人员提供与工业界相关关系的公开声明,才能考虑他们的评论。小儿眼科/斜视 PPP 专家委员会审阅和讨论了这些评论,并确定了对本册指南的修改。下列机构和个人返回了评论。

学会审阅者:

理事会委员会和秘书委员会

理事会

总顾问

眼科技术评价委员会小儿眼科/斜视专家委员会

负责教育的临床眼科医师顾问委员会

邀请的审阅者:

美国小儿眼科/斜视学会

美国持有证书的视轴矫正医师协会

美国家庭医师学会

美国儿科学会

加拿大小儿眼科学会

欧洲小儿眼科学会

(美国)国家眼科研究所

Hilda Capo,MD

Sean P. Donahue,MD,PhD

Ann U. Stout,MD

有关财务情况的公开

为了遵从医学专科学会理事会有关与公司相互关系的法规（从网站 www.cmss.org/codeforinteractions. aspx 可查到），列出与工业界的相关关系如下。学会与工业界的行为关系遵从这一法规（见网站 http://one. aao.org/about-preferred-practice-patterns）。大部分（87%）小儿眼科 / 斜视临床指南专家委员会 2011—2012 的成员没有经济关系可供公开。

小儿眼科 / 斜视临床指南专家委员

Stephen P.Christiansen,MD：无经济关系可供公开

Alex R. Kemper, MD, MPH, MS：无经济关系可供公开

Katherine A. Lee, MD, PhD：无经济关系可供公开

Graham E. Quinn, MD：无经济关系可供公开

Michael X. Repka, MD, MBA：无经济关系可供公开

Susannah G. Rowe, MD, MPH：无经济关系可供公开

C. Gail Summers, MD：无经济关系可供公开

David K. Wallace, MD, MPH：Allergan, Inc.- 咨询 / 顾问

2012 年眼科临床指南委员会

David F. Chang, MD：Allergan, Inc.- 讲课费

Robert S. Feder, MD：无经济关系可供公开

Stephen D. McLeod, MD：无经济关系可供公开

David C.Musch, PhD, MPH：无经济关系可供公开

Timothy W.Olsen, MD：无经济关系可供公开

Bruce E. Prum, Jr., MD：Allergan, Inc.- 咨询 / 顾问

Christopher J. Rapuano, MD：Allergan, Inc.- 咨询 / 顾问, 讲课费

C. Gail Summers, MD：无经济关系可供公开

负责医疗质量的秘书

Anne L.Coleman, MD, PhD：无经济关系可供公开

美国眼科学会职员

Nancy Collins, RN, MPH：无经济关系可供公开

Susan Garratt：无经济关系可供公开

Flora C. Lum, MD：无经济关系可供公开

Doris Mizuiri：无经济关系可供公开

Jessica Ravetto：无经济关系可供公开

2012 年 1 月至 8 月本册的其他审阅者与工业界相关关系的公开声明见网站 www.aao.org/ppp。

目　录

编写眼科临床指南的目的

作为对其会员和公众的一种服务,美国眼科学会编写了称为《眼科临床指南》(PPP)的系列指南,它确定了高质量眼科医疗服务的特征和组成成分。附录 1 叙述了高质量眼保健服务的核心标准。

眼科临床指南是以由学识渊博的卫生专业人员所组成的专家委员会对所能利用的科学资料进行解释为基础的。在一些情况下,例如当有认真实施的临床试验的结果可以利用时,这些资料是特别令人信服的,可以提供明确的指南。而在另一些情况下,专家委员会不得不依赖他们对所能利用的证据进行集体判断和评估。

眼科临床指南是为临床医疗服务提供实践的指导,而不是为个别特殊的个人提供医疗服务。一方面它们应当满足大多数患者的需要,但又不可能满足所有患者的需要。严格地遵照这些 PPP 将不一定保证在任何情况下都能获得成功的结果。不能认为这些指南包括了所有恰当的眼科医疗方法,或者排除了能够获得最好效果的合理的医疗方法。采用不同的方法来满足不同患者的需要是有必要的。医师应当根据一个特殊患者提供的所有情况来最终判断对其的医疗是否合适。在解决眼科医疗实践中所产生的伦理方面难题时,美国眼科学会愿意向会员提供协助。

眼科临床指南并不是在各种情况下都必须要遵循的医疗标准。美国眼科学会明确地指出不会承担在应用临床指南中任何建议或其他信息时由于疏忽大意或其他原因所引起的伤害和损伤的责任。

当提到某些药物、器械和其他产品时仅仅是以说明为目的,而并不是有意地为这些产品进行背书。这样的材料中可能包括了一些没有被认为是共同标准的应用信息,这些反映的适应证没有包括在美国食品药品管理局(FDA)批准的标识之内,或者只是批准在限制的研究情况下所应用的产品。FDA 已经宣称,确定医师所希望应用的每种药品或器械的 FDA 的看法,以及在遵从适用的法律,并获得患者的适当的知情同意下应用它们,是医师的责任。

在医学中,创新对于保证美国公众今后的健康是必要的,眼科学会鼓励开发能够提高眼保健水平的新的诊断和治疗方法。有必要认识到只有最优先考虑患者的需要时,才能获得真正的优良的医疗服务。

所有的 PPP 每年都由其编写委员会审阅,如果证实有新的进展值得更新时就会提早更新。为了保证眼科临床指南是适时的,每册的有效期是在其"批准"之日起 5 年内,除非它被修改本所替代。编写眼科临床指南是由学会资助的,而没有商业方面的支持。PPP 的作者和审阅者都是志愿者,没有因为他们对 PPP 的贡献而获得任何经济方法的补偿。PPP 在发表之前由专家和利益攸关方进行外部的审阅,包括消费者的代表。制订 PPP 遵从医学专科学会理事会关于与公司相互关系的法规。学会与工业界的行为关系遵从这一法规(从网站 http://one.aao.org/CE/PracticeGuidelines/PPP.aspx 可查到)。

小儿眼科评估 PPP 第一部分意向使用者为医师、护士和其他进行眼部和视觉筛查的医疗提供者。小儿眼科评估 PPP 第二部分意向使用者为眼科医师。

分级的方法和要点

眼科临床指南必须与临床密切相关和具有高度特异性,以便向临床医师提供有用的信息。当有证据支持诊治建议时,应当对所提出的每一项建议给予表明证据重要性的明确等级。为了达到这一目标,采用了苏格兰院际指南网(Scottish Intercollegiate Guideline Network,[1] SIGN)及其建议的评定、制订和评估分级组(Grading of Recommendations Assessment, Development and Evaluation,[2] GRADE)的方法。GRADE 是一种系统的方法,可以对支持特殊的临床处理问题的证据总体强度进行分级。 采用 GRADE 的机构包括 SIGN、世界卫生组织、健康保健研究和政策局(Agency for Healthcare Research and Policy)以及美国医师学院(American College of Physicians)。[3]

◆ 用于形成诊治建议的所有研究都要逐项地将其证据强度进行分级,这一分级列于研究的引文中。

◆ 为了对研究进行逐项分级,采用了一种基于 SIGN[1] 的尺度。对研究进行逐项分级的证据的定义和水平如下述:

I++	高质量的随机对照试验(RCTs)的荟萃分析、系统回顾,或偏差危险度很低的 RTCs
I+	实施很好的 RCTs 的荟萃分析、系统回顾,或偏差危险度低的 RCTs
I–	RCTs 的荟萃分析、系统回顾,或偏差危险度高的 RCTs
II++	高质量的病例对照或队列研究的系统回顾 混杂和偏差危险度很低以及因果关系可能性高的高质量病例对照或队列研究
II+	混杂或偏差危险度低以及因果关系有中度可能的实施很好的病例对照或队列研究
II–	混杂或偏差危险度高以及具有非因果关系高度危险的病例对照或队列研究
III	非分析性研究(如病例报告、系列病例研究)

◆ 诊治的建议是基于证据的主体而形成的。以下是根据 GRADE[2] 来定义证据质量的分级:

高质量(GQ)	进一步研究不太可能改变估计作用的信赖度
中等质量(MQ)	进一步研究有可能对我们估计作用的信赖度产生重要的冲击,可能会改变这一估计
低质量(IQ)	进一步研究很可能对我们估计作用的信赖度产生重要的冲击,有可能改变这一估计 对作用的任何估计都是很不肯定的

◆ 以下是根据 GRADE[2] 来定义的诊治关键建议:

强烈的建议(SR)	用于期望的干预作用明显地大于不期望作用,或者没有不期望作用时
根据需要而使用的建议(DR)	用于协调平衡时不太肯定,这或者是因为证据的质量低,或者是因为证据提示的期望作用和不期望作用很相近

◆ 诊疗的关键发现和建议部分列出了由 PPP 专家委员会确定对于视功能和生活质量的结果特别重要的要点。

◆ 为了更新本册 PPP,于 2012 年 3 月在 PubMed 和 Cochrane 资料库进行了文献搜索,完整的文献搜索详细情况见 www.aao.org/ppp。

诊治的重要建议

视觉筛查应当在儿童期的早期以及整个儿童期定期施行。根据儿童的年龄和合作的程度,视觉筛查的内容可有不同。(*SR,MQ*)

与年龄相适应的儿童视觉筛查方法和转诊标准

方法	转诊的指征	建议的年龄				
		新生儿~6个月	6个月至直到儿童能合作进行主观的视力检查	3~4岁	4~5岁	5岁后每隔1~2年
红光反射试验	缺如、白色、发暗、混浊或不对称	◆	◆	◆	◆	◆
外眼检查	结构异常(如上睑下垂)	◆	◆	◆	◆	◆

续表

方法	转诊的指征	建议的年龄				
		新生儿~6个月	6个月至直到儿童能合作进行主观的视力检查	3~4岁	4~5岁	5岁后每隔1~2年
瞳孔检查	形状不规则、双眼大小不对称、对光反应不灵敏或不对称	◆	◆	◆	◆	◆
注视和跟随	眼球不能注视和跟随	>3个月的婴儿合作	◆			
角膜光反射	不对称或偏位		◆	◆	◆	◆
器械为基础的筛查 *	不符合筛查的标准		◆	◆	◆	◆
遮盖试验	再次注视运动			◆	◆	◆
远距离视力†(单眼)	任意一眼为 0.4 或更差			◆	◆	◆
	任意一眼为 0.5 或更差				◆	◆
	在 0.7 一行的 5 个视标中只看到 3 个或以下,或双眼视力相差两行					◆

注:这些建议是基于专家委员会的共识而提出的。如果筛查不能做出结论或者不满意,应当在 6 个月内再次检查儿童。如果再次检查时还是不能做出结论或者不能够进行再次检查,就有转诊去做综合眼部评估的指征。[4]

VA= 视力。

* 主观视力检查是在能够可靠地参与以器械为基础的筛查的儿童中施行的检查。对于幼童和发育迟缓的人来说主观视力检查是有用的。

† 最好的视标为 LEA 符号(Good Lite Co.,Elgin.IL)、HOTV 和 Sloan 字母。[5]

视力表上的视标的选择和排列(字母、数字、符号)能够明显地影响视力记分。

最佳的视标是标准化的和得到确认的。(SR,GQ)

采用单个视标进行的视力检查有可能高估弱视患者的视力。通过呈现一行视标,或者采用单个视标进行检查时将所要辨认的视标周围围绕(或排列拥挤)拥挤的条形时,可以获得更为准确的单眼视力的评估。(SR,GQ)

给予儿童的屈光矫正的处方应根据下列指南。(DR,IQ)

婴儿和低龄儿童屈光矫正的指南

情况	屈光不正(屈光度,D)		
	年龄 <1 岁	年龄 1~2 岁	年龄 2~3 岁
屈光均衡			
(双眼相似的屈光不正)			
近视眼	−5.00 或以上	−4.00 或以上	−3.00 或以上
远视眼(无显性斜视)	+6.00 或以上	+5.00 或以上	+4.50 或以上
远视眼合并内斜	+2.50 或以上	+2.00 或以上	+1.50 或以上
散光眼	3.00 或以上	2.50 或以上	2.00 或以上
屈光参差(无斜视)*			
近视眼	−4.00 或以上	−3.00 或以上	−3.00 或以上
远视眼	+2.50 或以上	+2.00 或以上	+1.50 或以上
散光眼	2.50 或以上	2.00 或以上	2.00 或以上

注:上述这些数据是由专家的共识而产生的,是以专业经验和临床印象为基础的,这是因为缺少有力的科学资料来作为指导。目前仍然不知道准确的数据,而且在不同年龄组中也有差别;它们是一般的指南,必须根据各个患者的情况进行修改。没有提供用于较大儿童的特殊指南,这是由于屈光矫正是由屈光不正的严重程度、视力和视觉症状来决定的。

* 如果儿童有斜视,屈光参差矫正的阈值应当要降低。这些数值表示是需要快速进行屈光矫正的双眼之间屈光不正程度的最小差别。

第一部分　初级卫生保健和社区中的视觉筛查

前言

儿童视觉筛查是发现视力下降或威胁眼球和视觉系统健康生长和发育的危险因素的评估。

在初级保健设施中进行的视觉筛查通常是在健康体检就诊时由护士或其他经过培训的卫生专业人员施行。社区视觉筛查可以在学前设施、日间护理设施、学校中或有关健康的集会时施行。社区筛查可以由卫生专业人员或经过培训的普通人来施行。

患者群体

新生儿和年龄直至 18 岁的儿童。

视觉筛查的目标

◆ 教育进行筛查的工作人员
◆ 评估视力、眼位和有无眼部结构的异常
◆ 就筛查结果和随诊计划与家庭 / 监护人进行交流
◆ 将不能完成筛查或不能进行筛查的所有儿童转诊去做眼部综合检查
◆ 证实所建议的综合眼科检查已经施行

背景

儿童视觉损伤的流行病学

在生命的第一年中,一些异常,如先天性白内障、早产儿视网膜病变、先天性青光眼和视网膜母细胞瘤(一种威胁视觉和生命的恶性肿瘤)以及脑视觉损伤是造成严重的威胁视觉的眼部问题。其他儿童期眼部问题包括斜视、弱视、屈光问题和葡萄膜炎。表 1 列出了这些儿童眼部病变的患病率和发病率资料。

表 1　儿童的眼部病变

情况	频率
先天性白内障	0.02%[17,18](0~1 岁儿童中患病率)
	0.42%[19](6~15 岁儿童中患病率)
早产儿视网膜病变	52%[20](出生体重 <750g 的婴儿中的发病率)
	32%[20](出生体重 750~799g 的婴儿中的发病率)
	15%[20](出生体重 1000~1250g 的婴儿中的发病率)
先天性青光眼	0.0015%~0.0054%[21,22](<20 岁儿童中的发病率)
视网膜母细胞瘤	0.005%[23](<15 岁儿童中发病率)
脑视觉损伤	尚缺少确切的患病率或发病率资料
斜视	1%~3%[7,24](6~72 个月儿童的患病率)

续表

情况	频率
弱视	1%~3%[7,24]（6~72 个月儿童的患病率）
	0.8%~2%[24]（30~71 个月儿童的患病率）
屈光不正	
近视眼（在较轻的屈光不正眼中为 −1.0D 或以上）	0.7%~5%[25,26]（5~17 岁儿童中的患病率）
远视眼（在较轻的屈光不正眼中为 +3.0D 或以上）	4%~9%[25,26]（5~17 岁儿童中的患病率）
散光（较差眼的柱镜度数为 3 .0D 或以上）	0.5%~3%[25,27]（5~17 岁儿童中的患病率）
儿童葡萄膜炎	发病率 0.004%[28]（<16 岁儿童中年发病率）

斜视是指所有的双眼眼位不正的情况。最常见的斜视类型是内斜视（向内偏斜眼）和外斜视（向外偏斜眼）。在美国,内斜视和外斜视的患病率相似,而在冰岛所报告的内斜视发生概率要比外斜视高 5 倍,在澳大利亚所报告的内斜视发生概率比外斜视高 2 倍。[7,8] 然而在中国香港特别行政区和日本外斜视比内斜视常见。[9,10] 弱视可以引起斜视,也可以是显性斜视的结果。[11,12] 大约 50% 的斜视儿童会发生弱视。[13,14] 由于在幼儿中双眼视觉会迅速下降,导致抑制和异常的视网膜对应,因此早期诊断和治疗斜视是必要的。[12,15,16]

弱视是指视觉发育的异常,其特征为在正常眼中最好矫正视力的减退,或者在结构异常的眼中其视力下降不能完全归因于眼部结构的异常。弱视可以是单侧的,或者是双侧的,最好应在儿童期的早期进行治疗。但是最近的资料表明即使在十几岁时,弱视也可以进行治疗,并有可能获得改善。[29] 在不同种族中弱视的患病率不同。[7,24] 大约半数的弱视继发于斜视（主要是内斜视）,其余一半的弱视是由于其他原因,如高度屈光不正、屈光参差（双眼不对称的屈光不正）,或者发生于伴有眼部结构问题的眼中。[13,14,30,31] 在间歇性外斜视的儿童中弱视是少见的。[32] 在发育迟缓的儿童中弱视的患病率比健康足月儿童高 6 倍。[33,34] 近来的研究发现在左眼和右眼中斜视性弱视的患病率相似;然而,大多数研究证实在左眼中屈光参差性弱视的百分率较高（53%~64%）。[33~35] 在美国,弱视影响 600 多万人,在 45 岁以下的人群中弱视引起的永久性视力下降的人群要比其他所有原因引起的视觉残疾者更多。[36]

屈光不正是儿童中产生视觉问题的常见原因。具有视觉重要意义的屈光不正包括高度远视眼、中度至高度散光眼、中度至高度近视眼以及不对称的屈光不正。估计在学龄前儿童中 5%~7% 的儿童具有视觉重要意义的屈光不正。[37] 25% 的 6~18 岁儿童由于屈光不正或其他原因可以通过矫正眼镜而受益。[26,38,39] 屈光不正的发病率依年龄和种族不同而不同。

早产是儿童期发生严重视觉损伤和盲的主要危险因素。早产儿中最常见的眼部问题是早产儿视网膜病变（ROP）。ROP 的发生频率和严重性与孕育年龄和出生时体重呈反向关系。[40] 早产儿发生弱视、斜视、屈光不正、视神经萎缩和皮质性视觉损伤的概率也较高。[41~46] 几年以后,这些儿童可能会发生青光眼和视网膜脱离。[43,44] 视觉损伤常常伴有脑瘫、癫痫和其他运动和智力的残疾。[44,47] 专家们认识到在视觉残疾的儿童中,皮质损伤是对视觉丧失的一个重要的促成因素。一些研究提示,至少 25% 视觉残疾的儿童伴有脑皮质的因素。[48~50] 然而,仍然缺少实施得很好的以人群为基础的研究,来获得准确的发病率或患病率资料。

葡萄膜炎虽然不太常见,但也被认识到是儿童眼病的一个重要而又可以治疗的原因。[51] 葡萄膜炎可由于感染性或炎症性原因而发生,[52] 但是最常发生的特殊原因是青年性特发性关节炎和弓形虫视网膜脉络膜炎。[53] 快速地诊断和治疗葡萄膜炎对于保留视功能是关键的,确定任何相关的全身感染或炎症性疾病对于儿童的安宁幸福也是必要的。

定期筛查的基本理由

定期进行眼部和视觉筛查的目的是为了在足够早的年龄时发现患有眼病的儿童,特别是那些有可能发生弱视的儿童,以便能够进行有效的治疗。儿童的父母或监护人可能不清楚延误治疗的后果。[54] 由于弱视并不总会出现可使儿童父母或监护人了解的体征和症状,在进行正式检查前弱视儿童似有正常的视功能,因此弱视符合世界卫生组织(WHO)提出的可以从筛查中获益的疾病指南,这是由于该病是一个重要的健康问题,它已有可以接受的治疗方法,具有可认识的潜伏期或早期的症状期,而且还有适宜的检查方法来诊断。[55,56]

在整个儿童期应当定期地施行视觉筛查。[57-67]系列筛查的联合敏感性远高于使用单个筛查方法,特别是应用不同的方法时。[67]另外,眼部的问题可以在儿童期的不同时期出现。

几个政府机构和服务机构已经制定了视觉筛查的政策,大多数临床权威机构,包括美国眼科学会、美国小儿眼科/斜视学会、美国儿科学会(AAP)和美国预防服务队(USPSTF)提出了对无症状儿童进行定期视觉筛查的一些方式的建议[68-70](见附录2关于儿童视觉筛查政策的清单)。USPSTF发现间接证据表明,一些筛查试验能够确定许多患有视觉问题的学龄前儿童。USPSTF还发现进一步的间接证据表明,与不治疗相比,治疗弱视或单侧屈光不正(有或没有弱视)与视力提高相关联。然而,还没有随机对照试验或队列研究来确定从出生后至18岁期间儿童视觉筛查的最佳时机和过程。USPSTF[37,71]和一个Cochrane回顾[72]没有发现证据支持或反对3岁以下无症状儿童的视觉筛查。由于缺少对适用于小于3岁儿童的视觉筛查的技术如红光反射试验,以及客观的视觉筛查如照相筛查和自动验光的评估,因此在这组儿童中进行视觉筛查的证据基础是有限的。[73,74]也需要进行研究确定筛查是否存在任何潜在的非故意的危害。[58]

虽然只有有限的直接证据显示学龄前儿童视觉筛查在降低弱视患病率或改善其他的健康结果方面的效果,[70,72,75,76]但是一个令人信服的间接证据链支持学龄前儿童视力筛查的做法。在学龄前儿童中几种视觉筛查的方法已经显示出在发现具有弱视危险的儿童方面是有效的;与不治疗相比,弱视的治疗可以导致视力的提高。[70,77,78]另外,已有的证据表明对视力残疾成功治疗可以维持和提高生活质量。[79,80]越早发现弱视和进行适当治疗,恢复视力的可能性就越大。[57-60,81-87]很少有例外,[86,88]如果在儿童期的早期不进行治疗或治疗不够,弱视会导致终生的永久视力丧失,以及在教育中取得成就、体育活动的参与、社会心理健康和职业选择方面产生潜在的有害的结果。[76,89]由于认识到这些间接的证据,尽管在直接证据方面存在着限制,但是专家的意见支持在初级保健和社区在整个儿童期进行视力筛查。[70]

视觉筛查的过程

尚未肯定地确定小儿视觉筛查的适宜时机和方法。随着引入新的试验和完成新的研究,小儿视觉筛查的指南也在发展之中。

病史

了解发生眼部问题的危险因素的病史是重要的。在主要监护人在场的情况下,这些病史是容易获得的,但是在日间护理院和学校进行筛查时,评估这些病史可能更加具有挑战性。

父母/监护人对儿童的视力、眼位、眼的结构特征和眼附属器一般质量的观察是非常有价值的。当8个月后婴儿与照顾者之间目光接触很差时值得进一步评估。如有可能,应当详细了解家庭的眼病史,包括斜视、弱视、先天性白内障、先天性青光眼、视网膜母细胞瘤以及眼部和全身遗传性疾病。对于具有发生眼部问题的已知危险因素,包括早产、Down综合征和脑瘫的儿童应当给予特别的关注。也应当了解在学校中是否有神经心理的问题或学习方面的问题。在每次健康体检和随后的筛查中,筛查者应当询问儿童视觉的总体质量。对于具有发生眼部问题高度危险的医学问题的儿童,应当在诊断后不久进行综合眼部检查。

视觉筛查和转诊计划

根据儿童的年龄和合作程度,视觉筛查的内容可有不同(见表2)。视觉筛查的内容也决定于州和联邦的指令、客观视觉筛查器具的可利用程度以及检查者的技术。普通筛查者在施行更为复杂的检查内容时可能存在着困难。

初级健康保健提供者应当对新生儿和 6 个月以下的婴儿进行视觉筛查。筛查应当包括红光反射试验来发现眼屈光间质的异常,眼和眼周结构的外眼检查,瞳孔检查,评估注视和眼跟随的行为。表 2 列出了视觉筛查后应当将新生儿和婴儿转诊给眼科医师进行综合眼科检查的发现。

初级健康保健提供者也应当为较大的婴儿和学步的儿童提供视觉筛查。在年龄为 6 个月后的儿童中也应当进行眼位检查,这是因为儿童在 4~6 个月时应当有正常的眼位。器械为基础的筛查,如照相筛查法或自动验光的设备,在发现这一年龄组儿童的弱视危险因素中是有价值的,这是因为这些试验是快速的、非侵入性的,对于儿童来说只需要很小程度的合作。[90] 转诊给眼科医师的适应证也包括在表 2 之中。

 视觉筛查应当在儿童期的早期以及整个儿童期定期施行(表 2)。视觉筛查的内容依据儿童的年龄和合作的程度而有不同。(SR,MQ)

表 2　与年龄相适应的儿童视觉筛查方法和转诊标准

方法	转诊的指征	建议的年龄				
		新生儿 ~ 6 个月	6 个月至直到儿童能合作进行主观的视力检查	3~4 岁	4~5 岁	5 岁后每隔 1~2 年
红光反射试验	缺如、白色、发暗、混浊或不对称	◆	◆	◆	◆	◆
外眼检查	结构异常(如上睑下垂)	◆	◆	◆	◆	◆
瞳孔检查	形状不规则、双眼大小不对称、对光反应不灵敏或不对称	◆	◆	◆	◆	◆
注视和跟随	眼球不能注视和跟随	>3 个月的婴儿合作	◆			
角膜光反射	不对称或偏位		◆	◆	◆	◆
器械为基础的筛查 *	不符合筛查的标准		◆	◆		
遮盖试验	再次注视运动			◆	◆	◆
远距离视力 †(单眼)	任意一眼为 0.4 或更差			◆	◆	◆
	任意一眼为 0.5 或更差				◆	◆
	在 0.7 一行的 5 个视标中只看到 3 个或以下,或双眼视力相差两行					◆

注:这些建议是基于专家委员会的共识而提出的。如果筛查不能做出结论或者不满意,应当在 6 个月内再次检查儿童。如果再次检查时还是不能做出结论或者不能够进行再次检查,就有转诊去做综合眼部评估的指征。[4]

VA= 视力。

* 主观视力检查是在能够可靠地参与以器械为基础的筛查的儿童中施行的检查。对于幼童和发育迟缓的人来说主观视力检查是有用的。

† 最好的视标为 LEA 符号(Good Lite Co.,Elgin.IL)、HOTV 和 Sloan 字母。[5]

许多 3 岁的儿童能够进行主观的视力检查。在这一年龄之后,视力检查已成为视觉筛查的重点。已有几种适合于幼儿采用的合适视标的试验可供利用。[77,91] 几种采用其他符号的视力表对于幼儿的使用来说具有严重的限制,这是由于所用的视标没有标准化和(或)视标以一种混乱的形式呈现。[92,93] 在 PPP 的综合眼部评估部分提供了有效和高效率的主观视力测试的详细信息。

不能够完成主观视力评估的儿童应当考虑为不能检查者。不能检查的学龄前儿童与可以进行检查的儿童相比,更有可能患有视觉疾病。[4] 对于不能检查视力者应当在 6 个月内再次检查,或者转诊去做综合眼科检查。完成主观视力评估但不能完成检查的儿童应当在首次筛查失败后转诊去做综合眼科检查。表 2 中包括了应当将 3~5 岁的儿童转诊去做综合眼科检查的另外的发现。儿童们应当在整个儿童期和青少年期定期地进行视觉筛查,这是因为在整个发育的后期可能会出现问题。[94]

对于红光反射检查、外眼检查、瞳孔检查、眼球的注视和跟随检查、角膜光反射、遮盖试验以及以器械为基础的筛查的更多的信息见附录 3。

视觉筛查的提供者

进行视觉筛查的医师、护士、其他健康保健提供者以及普通人应当接受培训,来学习如何进行引出视觉问题危险因素的特殊回顾,发现结构性眼部问题,评价每只眼的视能力和视力。应当对筛查者用于幼儿以及有神经心理问题和发育迟缓儿童的试验技术进行培训。

第二部分　综合眼科检查

前言

大多数健康的儿童在儿童期应当进行几次视觉筛查。对于已经通过可以接受的视觉筛查试验,而且没有主观视觉症状,以及没有发生眼病的个人和家族危险因素的健康无症状的儿童,没有必要施行眼部综合检查,[95] 但是如果儿童的父母 / 监护人想要这样做的话,可以进行检查。如果儿童没有机会进行视觉筛查,或不能进行检查,或有视觉方面的主诉或观察到异常的视觉行为,或处于发生眼部问题的危险之中时,建议将其转诊去做眼部综合检查。具有医学问题(如 Down 综合征、早产、青年性特发性关节炎、神经纤维瘤病)或有弱视、斜视、视网膜母细胞瘤、先天性白内障或先天性青光眼家族史的儿童处于发生眼部问题的高度危险之中。对于解决许多这样的情况,都有健康监护指南来指导。[96~104] 另外,具有学习失能的儿童通过眼部综合检查来除外眼部是否有伴发病而获益。[105,106] 最后,一些有发育迟缓、智力残疾以及有神经心理问题和(或)行为问题的儿童不能接受一些健康保健提供者的检查,但可以从熟练地为儿童工作的眼科医师所进行的眼科综合检查中获益。

患者群体

新生儿和年龄直至 18 岁的人群。

综合眼科检查的目标

◆ 确定眼病的危险因素
◆ 基于相关的眼部发现来确定系统性疾病
◆ 确定容易导致儿童早期视力丧失的危险因素
◆ 确定眼及其相关结构、视觉系统的健康状态,评估屈光不正
◆ 同患儿父母 / 保健提供者、初级保健医师讨论检查结果的性质和其含意,在适当时也可以同患者进行讨论
◆ 开始制订适当的处理计划(如为新生儿直至 3 岁的儿童制订治疗、咨询、进一步的诊断性试验、转诊、随诊以及早期干预服务等 *,或者为公共学校系统中大于 3 岁的儿童制订个人的教育计划 [107])

　* 根据美国联邦法律,在公共校区和地区中心都可以对有视力损伤的任何年龄的儿童进行早期

干预服务。

诊治过程

眼部综合检查在不同儿童中所用的技术、器械和诊断能力是不同的,决定于儿童的年龄、发育状况、合作程度以及与检查者之间互动的能力。检查的内容包括如下方面。

病史

虽然完整的病史一般包括以下各项,但是准确的组成会根据患者的具体情况和需要而有所不同:

- ◆ 人口统计学资料,包括性别、出生日期以及父母 / 监护人的身份
- ◆ 记录提供病史者与儿童的关系,以及可能存在的语言障碍
- ◆ 确定其他相关的健康护理提供者
- ◆ 患者主诉及进行眼部评估的理由
- ◆ 目前眼部问题
- ◆ 眼病史,包括以往的眼部问题、疾病、诊断和治疗系统病史,出生体重,妊娠年龄,可能存在的产前和围生期的病史(如怀孕期间感染,对一些物质或药物的暴露情况),出院后的情况和手术情况,全身健康状况与发育情况
  - ◆ 当前的用药情况和过敏病史
  - ◆ 眼部情况和相关的全身疾病的家族史
  - ◆ 社会史,包括种族的状况
  - ◆ 系统回顾

检查

儿童眼部检查包括眼和视觉系统的生理功能和解剖状态的评估。记录儿童对检查的合作程度在解释结果时是有用的。根据儿童的合作程度,检查的顺序可以有所不同。知觉功能的检查应当在任何分离检查技术(如遮盖试验检查单眼视力,遮盖试验评估眼位)之前施行。

双眼眼位检查应当在睫状肌麻痹之前施行。检查应当包括以下项目:

- ◆ 双眼红光反射(Brückner)试验
- ◆ 双眼视觉 / 立体视觉检查
- ◆ 注视类型和视力的评估
- ◆ 双眼眼位和眼球运动
- ◆ 瞳孔检查
- ◆ 外眼检查
- ◆ 眼前节检查
- ◆ 睫状肌麻痹下检影 / 屈光检查
- ◆ 检眼镜检查

双眼红光反射(Brückner)试验

在暗室内,直接检眼镜的灯光从 18~30 英寸(45~75cm)远处同时直接照向双眼。如果考虑为正常,可以从双眼观察到对称的红光反射。在红光反射中出现混浊,或出现明显发暗的反射,或存在白色或黄色的反射,或为不对称的反射,均考虑为异常。红光反射会根据视网膜色素多少而有所不同,因此不同种族儿童的红光反射也会有所不同。明显的远视眼会在红光反射中出现下方较明亮的半月弧。明显的近视眼则会在上方出现较明显的半月弧。

双眼视觉 / 立体视觉检查

双眼视觉,或称双眼视,是由几种不同的成分组成的,包括知觉性融合、立体觉、融合性集合（运动性融合）以及其他协调双眼运动的成分。这些双眼视觉的类型对弱视、斜视、屈光不正和形觉剥夺引起的视觉分离是很敏感的,但是每种情况可有程度不同的影响,这决定于其基础的诊断。评估双眼视觉每种成分的试验包括 Worth 四点试验（知觉性融合）、Randot 试验（立体觉）以及应用三棱镜棒或转动的三棱镜的集合试验（融合性集合）。[108,109] 评估立体视觉是双眼眼位检查的重要成分,这是因为高级立体视觉是与正常的眼位相关联的。知觉功能的试验应当在任何分离检查技术（如遮盖一眼检查单眼视力,遮盖试验评估眼位）之前施行。双眼眼位检查应当在睫状肌麻痹之前施行。

注视类型和视力的评估

注视

婴儿和蹒跚学步的儿童的视力测量涉及眼球注视和跟随运动的定量评估。通过吸引儿童注视检查者或监护人的面部（3 个月以下的婴儿）或手持的灯光、玩具或其他方便利用的注视目标,然后缓慢地移动目标来评估眼球的注视和跟随运动。每只眼的注视行为可以记录为"注视和跟随"或"中央、稳定和维持"。

优先选择性注视可以通过观察儿童对遮盖一只眼后相对于另一眼的反抗强度来评估:当对侧眼视力较差时儿童会抵抗遮盖眼部。[110-112] 分级的系统可以用来叙述注视偏爱。对于斜视患者,双眼的注视类型是通过确定非偏爱眼的进行注视所需时间长短来进行双眼评估的。根据非偏爱眼是否不能注视、短暂注视、维持几秒钟的注视（或通过眨眼）,或者通过观察自发性交替注视来进行分级。对于小度数斜视或没有斜视的儿童,通常要做产生旋转的试验,可手持 10 至 20$^\triangle$ 底向下的三棱镜放于一只眼前,然后放在另一只眼前,来观察受检者的注视行为。[112-114]

当儿童能够应用视力表检查视力时,就应当尽快地应用基于视标（字母、数定或符号）的视力检查法进行定量的视力检查。

视力

涉及辨认视标,包括字母、数字或符号的认知的视力测试,对于评估视力来发现弱视是一种较好的选择。视标可以呈现在挂在墙上的视力表上、计算机屏幕或手持的卡片上。检查视力常规地在远距离（10~20 英尺或 3~6 m）和近距离（14~16 英寸或 35~40cm）进行。在理想的环境下,视力检查的条件应当是标准化的,这样可以容易地比较在一系列随访中所得到的结果。应当采用黑色视标和白色背景的高对比度视力表来进行标准的视力检查。[93]

视力检查时儿童的表现将决定于选择的视力表和检查者的技术及其和儿童的友好关系。为了减少误差,检查的环境应当是安静的。年幼儿童可以事先试着测量近处的视标,不管是在视力检查开始时还是在其他时间,都有利于视力检查。在单眼测试之前,检查者应当确信儿童能够可靠地进行测试。允许儿童将视力表上的视标与手持卡片上所发现的图案对照,这将会使他们在视力检查时表现得更好,特别是在年幼、怕羞或认知能力有损的儿童中。对于特殊需要的儿童进行视力测试能够提供视力损伤的定量信息,减少父母 / 监护人对于儿童的担忧。[115] 较短的检查距离或翻动的卡片也有利于年幼儿童的测试。

视力检查应当单眼进行,并备有屈光矫正的设备。理想情况下对侧眼可采用粘贴的眼罩或粘带来遮盖。如果没有这种遮盖或者儿童不能耐受的话,必须小心防止儿童偷看以及用"被遮盖"的眼来看。有时儿童不让遮挡任何单眼,在这种情况应当测试双眼视力。对于眼球震颤的患者进行单眼视力检查需要特殊的技术,如对侧眼加用正镜片进行雾视,或采用半透明的遮挡板而不是采用不透明的遮挡板。对于这些患者也能够进行双眼视力测试,来提供另外有关典型的视行为的信息。

视力表上视标的选择和排列能够显著地影响所得到的视力结果。[116-118] 视标应当是清楚和标准的,具有相似的特征,而且不应当反映出文化方面的偏差。[93] LEA 符号（Good-Lite Co.，Elgin，IL）是一套四个符号的视标,开发用于年幼的儿童,这一符号是有用的,这是因为当儿童看较小的符号时,每个视标的模糊程度是相似的,这就增加了将要辨认的个别符号的可靠性。[5,116] 另一种检查年幼儿童的方法是采用只包含字母 H、O、T 和 V 的视力表。[116,119]不能够说出 LEA 符号表上符号的名称或者 HOTV 视力表上字母的儿童可以与手持的卡片相对照。对于较大儿童,理想的视标是 LEA 数字和 Sloan 字母。[6] Snellen 字母是不太理想的,这是因为每个字母易读程度并不是相等的,字母间的间距不符合世界卫生组织的标准。

几种其他符号的视力表在用于测试幼儿视力时存在着明显不足。这些视力表包括 Allen 图画、[123] Lighthouse 视力表和 Kingdergarten Eye 视力表。[124] 在这些视力表中,视标的模糊相等程度方面并不是标准化的,和(或)存在文化方面的偏差,或其排列存在着混乱的方式。文盲或方向散乱排列的 E 字母视力表对于幼儿来说是抽象难懂的。虽然相当多的视力表不符合推荐的标准,但有一些视力表是符合标准的。

 视力表上视标(字母、数字、符号)的选择和排列可以明显地影响所得到的视力检查结果。最好的视标是标准化的和得到确认的。(*SR*,*GQ*)

视力表上视标的排列是重要的。[92] 如有可能的时候,应当以 5 个视标排列成一行来呈现。儿童应当能辨认这一行中大多数视标,才能"通过"这一行的检查。最好是每行有相似数目的视标,每行之间有相似的间距。在检查弱视时,由于拥挤现象,以单个视标进行视力检查有可能高估视力,[125-127]在弱视患者中,辨认孤立的视标要比辨认一行呈现的视标更容易些。因而,在弱视患者中更准确地测量单眼视力应当以一行的视标来呈现。当检查者指向每个连续的视标时不要遮挡视标,以便保留相邻视标的拥挤作用。当对一些儿童必须要用单个视标才能利于视力检查时,在这个视标上方、下方及两侧围绕一些棒状线条,以便保留拥挤现象,而避免过高地估计视力。[128~130]

 在弱视患者中,以单个视标进行视力检查有可能高估视力。更为准确的单眼视力评估可以通过呈现一行视标或所要确认的单个视标围绕拥挤的棒状线条来获得。(*SR*,*GQ*)

Teller 视力卡(Stereo Optical Co.Inc.,Chicago,IL)用于测试强制性优先选择性注视,能够在幼儿中提供分辨视力的一般性评估,了解患者的视力如何与正常资料进行比较,但是这种测试方法会在患有弱视的儿童中高估认知的视力。[131,132]

双眼眼位和眼球运动

角膜映光法、双眼红光反射(Brückner)法以及遮盖试验是评估双眼眼位的常用方法。用于检查斜视的遮盖/去遮盖试验,以及用于评估远、近距离第一眼位的全部偏斜(包括隐性的成分)的交替遮盖试验应当采用可调节的目标。施行遮盖试验需要受检者具有足够好的视力和合作,以便能够注视理想的目标。应当在所有婴儿和儿童中进行眼球的旋转和转向运动检查,包括注视的斜向视野。对于注意力不集中或不合作的患儿,可以采用眼头旋转(娃娃头检查法)或自发性眼球运动来检查和评估眼球运动功能。

瞳孔检查

瞳孔检查应当评估瞳孔的大小、对称和形状;对光的直接和间接反应;以及是否存在相对性传入性瞳孔缺陷。婴儿和儿童中,由于瞳孔震颤、很难维持注视以及调节状态的快速变化,瞳孔检查是困难的。双眼瞳孔大小相差超过 1mm 可能表明是病理的过程,如 Horner 综合征、埃迪瞳孔(Adie pupil,曾称强直性瞳孔)或累及瞳孔的第Ⅲ对脑神经麻痹。不规则的瞳孔可能表示有外伤性瞳孔括约肌损伤、虹膜炎或先天性异常(如缺损)。一般地说,在弱视眼中不会发生严重的传入性瞳孔缺陷[133]。如有传入性瞳孔缺陷,应该全面地寻找导致视觉损伤的病原学(如视神经或视网膜异常)。

外眼检查

外眼检查涉及眼睑、睫毛、泪器和眼眶的评估。检查的内容可以包括眼球突出、上睑下垂的量和提上睑肌的功能,有无眼睑后退,以及眼球在眼眶内的相对位置(如眼球突出或眼球后陷,小眼球或大眼球)。有眼球突出形态的较年长儿童可能会耐受眼球突出度计的测量。对于不合作或年幼的儿童,可从头部上

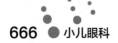

方观察比较两侧眼球的位置,来估计眼球突出度。要注意面部(包括眼睑、眼间距和有无内眦赘皮)和眶缘的解剖,以及有无眼面部异常。应当记录头部和面部(包括头部的偏斜或转动,下颌朝上或下颌朝下的头位)的位置。具有明显的内眦赘皮和(或)宽、扁平的鼻梁,但眼位正常的患儿常常表现为内斜视(假性内斜视)。对于外眼有明显异常特征的家族提示可能存在先天性异常,应当确定其他部位(如耳朵、手)有无异常,来进行进一步评估。

眼前节检查

如有可能,应当应用裂隙灯活体显微镜检查角膜、结膜、前房、虹膜和晶状体。对婴儿和幼儿,应用直接检眼镜、适用于进行间接检眼镜检查的放大镜,或手持式裂隙灯活体显微镜进行检查是有帮助的。

睫状肌麻痹下检影 / 屈光检查

在诊断和治疗弱视和斜视时,确定屈光不正是重要的。如有可能,患者应当接受准确的睫状肌麻痹下屈光检查,可以采用检影,也可以采用主观屈光检查。[108] 在施行睫状肌麻痹之前,动态的检影可以快速地评估调节功能,对于评估患有高度远视眼的眼疲劳儿童或可能有调节不足的儿童有帮助的。[134,135]

在儿童中,由于与成人相比,他们的调节力是增加的,因此恰当的睫状肌麻痹对于儿童准确的检影是必须的。由于盐酸环戊通能够快速地发生与1%阿托品滴眼液接近的作用,但是作用时间较短,因此它是很有用的。[136] 1%盐酸环戊通滴眼液常用于大于6个月的婴儿。盐酸环戊通的剂量根据儿童的体重、虹膜颜色和散瞳的历史来确定。在虹膜颜色深的眼中,需要重复滴用睫状肌麻痹剂,或者应用辅助散瞳剂,如2.5%盐酸新福林(没有睫状肌麻痹作用)或0.5%或1%托吡卡胺来使瞳孔适当散大,以便进行检影。托吡卡胺和新福林可以联合应用,以便产生恰当的瞳孔散大,但这种联合使用在儿童中并没有使作用增强到足以产生适当的睫状肌麻痹的程度。在深色虹膜的婴儿中,单次联合滴用0.2%盐酸环戊通和1%新福林是安全和有效的。[137] 在少数病例中,有必要应用1%阿托品滴眼液才能达到最大的睫状肌麻痹效果。[136] 在进行睫状肌麻痹之前滴用麻醉剂可以减少滴用睫状肌麻剂的刺痛感,促进睫状肌麻痹剂向眼内渗透。[138] 睫状肌麻痹剂和散瞳剂可以混合成喷雾的形式来使用,可以提供相似的散瞳和睫状肌麻痹作用,而且可以获得相等或更好的患者满意度。[139~141] 睫状肌麻痹剂和散瞳剂的短期不良反应包括过敏反应、发热、口干、脉搏加快、恶心、呕吐、脸红以及少见情况下发生行为改变。

眼底检查

应当检查视盘、黄斑部、视网膜、血管和脉络膜,最好在适当散瞳后应用间接检眼镜和聚光透镜进行检查。在清醒的儿童中,检查周边部视网膜是不可能的。如果需要的话,周边部视网膜和巩膜压陷检查需要在镇静状态下或全身麻醉后进行。

其他检查

根据患者的病史和检查所见,可能需要进行并不属于综合小儿眼科评估的常规组成部分的附加检查或评估。如果儿童合作的话,这些检查的内容可以包括知觉运动的评估、色觉检查、眼压测量和视野检查。对脸部和眼部结构异常进行照相可能有助于资料的记录和随诊。

知觉运动检查

知觉运动的检查由多个注视野中测量双眼眼位所组成。在适当的时候,它也包括双眼功能的知觉试验(如双眼知觉状态的测试[立体视觉或Worth四点检查];无复视的视野;眼部旋转的测量[双马氏杆];以及为了恢复双眼眼位是否有水平、垂直和旋转的成分需要矫正[应用三棱镜或同视机])。

色觉检查

色觉检查通常采用假同色表来进行。以简单的物体来代替数字的Ishihara假同色表可供还不能辨认数字的儿童应用。Hardy-Rand-Rittler 试验是一种具有高敏感度的替代的假同色试验。[142] 8% 的男性和少于 1% 的女性有色觉异常。[143] 在无症状的儿童中显示出有色觉缺陷的价值有限,但患者的双亲或老师对此可能是有兴趣的。

眼压测量

对于每个儿童眼压测量并不都是必需的,这是因为在这个年龄组中很少发生青光眼,如有青光眼也会有另外的表现(如牛眼、溢泪、畏光和角膜雾状混浊)。当有青光眼或有发生青光眼的危险因素时,就应当测量眼压。由于在一些儿童中眼压测量是很难进行的,就需要单独对其使用镇静剂或全身麻醉后进行检查。在儿童中,应用一些体积较小、结构紧凑的眼压计,如笔式眼压计(Reichert Inc.,Depew,New York)、Perkins 眼压计(Haag-Streit UK Ltd.,Harlow,英国)和回弹式眼压计(Icare Finland Oy,赫尔辛基,芬兰)可能有利于儿童的眼压测量。[144,145] 中央角膜厚度的测量对于解释眼压结果是有帮助的。[146-149]

视野检查

在儿童中可以应用面对面粗查视野的方法。评估年幼儿童的周边部视野可以让其观察注视野中呈现感兴趣的物品。当幼儿看着检查者的面部时,他可以模仿在不同象限的视野中呈现的手指数。较大儿童可以计算检查者在每只眼的各个象限内呈现的手指数。当有指征时应当尝试进行定量视野检查,对于这种检查的可靠性是一个关心的问题,虽然随着多次实践,检查视野的表现会有所改进。

影像学检查

照相或影像学检查联合小儿眼部综合检查对于记录和随诊面部或眼部的结构异常是恰当的。适合进行影像学检查的例子包括外眼照相记录眶部或附属器的团块、斜视、上睑下垂或面部的结构异常;眼前节照相记录白内障和其他异常;角膜地形图检查与圆锥角膜相关的变化;以及视盘或异常的视网膜病理改变。

诊断和治疗

当眼部检查结果正常或只涉及屈光不正矫正,而且儿童也没有发生眼病的危险因素时,眼科医师应当向患者和其父母 / 监护人再次确定评估结果,并建议在适当间隔时间后重新检查。如果确定没有必要进行再次检查,当有新的眼部症状、体征或发生眼病的危险因素时,患者应当回来进行综合眼部评估。应当继续进行定期的视觉筛查(见表 2)。

当病史显示有发生眼病的危险因素,或者检查发现异常情况的潜在体征时,眼科医师应当对每个儿童根据检查的发现和儿童的年龄确定进行适当的治疗和处理计划。如果儿童以综合眼部评估作为常规随诊,那么定期的视觉筛查就可以中断(见表 2)。

当有眼病时,应当制订治疗和处理的计划,可能涉及观察、配眼镜、眼部滴药或全身给予药物、遮盖疗法、眼部运动训练和(或)手术治疗。如有适当时机,眼科医师应当与患儿的父母 / 监护人、患儿以及患儿的初级保健医师或其他专科医师交流检查的发现和进一步评估、检查、治疗或随诊的需要。可以提出进一步评估或转诊给其他专科医师的劝告。

在弱视 PPP[83] 及内斜视和外斜视 PPP[150] 中分别讨论了弱视、内斜视和外斜视。

给予儿童屈光矫正的处方,以便提高其视力、调正眼位、提高双眼视觉以及减少视疲劳。在治疗弱视中屈光矫正起到重要的作用(见弱视 PPP[83])。

表 3 提供了婴儿和幼儿中屈光矫正的指南。较小程度的屈光不正可根据临床情况,也值得矫正。

能使儿童成功地佩戴眼镜的因素包括准确的处方、适合的框架以及正面的鼓励。由于眼部的变化和屈光度的相关变化,儿童要比成人更经常地更换眼镜。

患有脑视觉损伤和 Down 综合征和给予脑卒中药物的婴儿和儿童的调节能力可能很差,其屈光的需求与其他方面正常发育的婴儿和蹒跚学步的儿童是不同的。

应当根据表 3 的指南,给予儿童屈光矫正的处方。(DR, IQ)

表 3　婴儿和低龄儿童屈光矫正的指南

情况	屈光不正(屈光度,D)		
	年龄 <1 岁	年龄 1~2 岁	年龄 2~3 岁
屈光均衡			
（双眼相似的屈光不正）			
近视眼	–5.00 或以上	–4.00 或以上	–3.00 或以上
远视眼(无显性斜视)	+6.00 或以上	+5.00 或以上	+4.50 或以上
远视眼合并内斜	+2.50 或以上	+2.00 或以上	+1.50 或以上
散光眼	3.00 或以上	2.50 或以上	2.00 或以上
屈光参差 (无斜视)*			
近视眼	–4.00 或以上	–3.00 或以上	–3.00 或以上
远视眼	+2.50 或以上	+2.00 或以上	+1.50 或以上
散光眼	2.50 或以上	2.00 或以上	2.00 或以上

注:上述这些数据是由专家的共识而产生的,是以专业经验和临床印象为基础的,这是因为缺少有力的科学资料来作为指导。目前仍然不知道准确的数据,而且在不同年龄组中也有差别;它们是一般的指南,必须根据各个患者的情况进行修改。没有提供用于较大儿童的特殊指南,这是由于屈光矫正是由屈光不正的严重程度、视力和视觉症状来决定的。

* 如果儿童有斜视,屈光参差矫正的阈值应当要降低。这些数值表示是需要快速进行屈光矫正的双眼之间屈光不正程度的最小差别。

医疗提供者和场所

一些诊断检查可以委托给经过适当培训,并在眼科医师监督指导下的人员去操作。对于那些诊断和治疗有困难的病例,最好咨询小儿眼科专家,将患儿转诊给小儿眼科专家。

咨询和转诊

适当的时候,眼科医师应当就检查的发现,以及进一步评估、检查或治疗的任何需要与患者的父母/监护人进行讨论。当确定为遗传性眼病时,应当劝说患儿父母/监护人对家庭的其他成员进行评估和咨询,了解以后的妊娠有无危险,这种评估包括将这些人转诊给遗传学医师。[151] 对于家庭有经济方面困难,或患儿有新的威胁视力或生命的疾病的诊断时,将他们转诊至社会服务机构,他们可以从中获益。应当对双眼视力损伤的患者提供早期干预和(或)视觉康复服务的信息。[107] 许多眼/神经疾病的诊断符合残疾人教育法规的 C 部分(http://idea.ed.gov)规定的新生儿和大至 3 岁的儿童具有进行免费的早期干预服务的资格。

社会经济学方面的考虑

已有共识表明及时和恰当地开展眼保健能明显地提高儿童的生活质量,减少眼病引起的负担。几种重要的小儿眼病可以是无症状的,儿童可能不知道和(或)不能够表达他们的视觉症状,因此及时的治疗依赖于早期诊断。[83,150,152] 许多权威机构建议早期和定期的视觉筛查,以便发现这些情况。

证据提示,许多儿童并没有接受过已经建议的保健。事实上,在美国大约 40% 的儿童从来没有接受过视觉筛查。[153,154] 低收入家庭和少数民族儿童可能比这种情况更差。[153~156] 研究表明,通常非洲裔美国儿童和生活在低于联邦贫困线水平 400% 的儿童相对于非拉丁美洲白人或更富有的人家中的儿童来说,所接受的强化医务服务更少。[155,157] 有证据表明种族的差异反映到其他健康服务中,也反映到眼保健服务中。[157] 在眼保健中这些差异是否由于在少数民族儿童中对一些眼病诊断不足和治疗不够,或是在某些人群中可治疗的眼病患病率较低,在就医或治疗的优先选择方面存在差异,或是以上这些因素联合起作用,仍然是不清楚的。[155]

　　开展眼保健的障碍不仅仅在于不适当的筛查和诊断。筛查项目在保证不能接受筛查的儿童去接受眼部检查和治疗的能力是不同的。在美国 15 个筛查项目中,有 4 个项目转诊儿童接受随诊检查的比率超过 70%,但是其余 11 个项目中这一比率低于 50%。[158] 接受眼保健的障碍可能包括不恰当的信息、不能够接触到保健服务、有限的经济资源、医疗保险的覆盖和偿还方面的问题[159,160] 诊断为有眼病的儿童需要比没有眼病的儿童更多地使用医疗服务,他们的家庭需要支出更多的花费。[157] 在保持健康管理服务的其他不平等措施的情况下,非西班牙裔白人和高社会经济状况的家庭可能更容易获得眼科医疗保健的随诊。[159]

　　在州的水平,立法已经尝试对儿童采取一些指令性的视觉筛查方式来缩小这一差距。[161] 立法的努力主要集中于早期发现幼儿中的眼病。这些努力的领导者强调了支持这类项目的资金机制的重要性,特别是提倡在初级保健办公室建立分开的和另外的视觉筛查的覆盖系统,以便获得成功。[161]

　　对儿童眼和视觉保健的理想供给涉及在初级保健和社区的有组织的视觉筛查。它也包括当有指征时转诊去做综合眼科检查,以及有需要时供给屈光助视器。一个紧急的需要是进行研究来评估这些干预随着时间的延长而对不同的人群所产生的影响。

附录 1　眼保健服务质量的核心标准

> 提供高质量的保健服务,
> 是医师的最高道德责任,
> 也是公众信任医师的基础。
> 　　　　美国医学会理事会,1986 年

　　所提供的高质量眼保健服务的方式和技术应当与患者的最大利益相一致。下述的讨论将说明这种保健服务的核心成分。

　　眼科医师首要的是医师。正因为如此,眼科医师显示出对每个人的同情和关心,并能够应用医学科学和高超的医疗技术来帮助患者减轻焦虑和病痛。眼科医师通过接受培训和继续教育不断地努力发展和维持最可行的技术来满足患者的需要。眼科医师根据患者的需求来评估他们的技术和医学知识,并且依此来做出相应的反应。眼科医师也保证有需求的患者直接获得必要的保健服务,或者将患者转诊到能够提供这种服务的恰当的人和设施那里,他们支持促进健康以及预防疾病和伤残的活动。

　　眼科医师认识到疾病将患者置于不利的依赖状态。眼科医师尊重他们的患者的尊严和气节,而不会利用患者的弱点。

　　高质量的眼保健服务具有许多属性,其中最显著的是以下几点:

◆ 高质量保健的本质是患者与医师之间富有意义的伙伴关系。眼科医师应当努力与他们的患者进行有效的交流,仔细地倾听患者的需求和担忧。反过来,眼科医师应当就患者疾病的需求和预后、适当的治疗措施来教育患者。这样可以保证在做出影响患者的处理和护理决定时,患者能够实质性参与(应当与患者特有的体力、智力和情绪状态相适应),使他们在实施他们同意的治疗计划时具有良好的主动性和依从性,从而帮助他们减少担心和忧虑。

◆ 眼科医师在选择和适时地采用恰当的诊断和治疗措施时,以及确定随诊检查的频率时,会根据患者情况的紧急与否和性质,以及患者的独特需要和愿望,来应用他们最好的判断做出决定。

◆ 眼科医师应当只是实施他们已经接受过恰当训练、有经验和有资格实施的操作,或者当有必要时,根据患者问题的紧急程度,以及其他替代的医疗提供者可利用和可及的状况,在其他人员的帮助下实施这些操作。

◆ 应保证患者能够连续地接触到所需要的和恰当的下述的眼保健服务。

◆ 眼科医师应当及时、恰当地治疗患者,而且他们本身也具有提供这种服务的能力。

◆ 手术的眼科医师应当具有对患者施行恰当的术前和术后处理的适当能力和准备。

◆ 当眼科医师不便或无法为他的患者服务时,他应当提供适当的替代的眼保健服务,并且要有适当的机制让患者知晓这种保健和方法,以便患者能够获得而加以利用。

◆ 眼科医师可以根据转诊是由于患者的需要,转诊是及时和恰当的措施,以及接受转诊的医师是有资格胜任,并具有可及性和可利用的基础上,将患者转诊给其他的眼科医师。

◆ 眼科医师可以就眼部和其他内科或外科的问题寻求适当的咨询和会诊。可以根据他们的技术、能力和可及性来推荐会诊者。他们必须尽可能地获得完整和准确的有关问题的资料,以便提供有效的建议或干预,并能做到恰当的和及时的回应。

◆ 眼科医师应当保持完整和准确的医疗记录。

◆ 在适当的请求下,眼科医师能够提供自己的完整和准确的患者病历。

◆ 眼科医师定期和有效地复习会诊和实验室检查的结果,并且采用适当的行动。

◆ 眼科医师和帮助其提供眼保健服务的人员应当具有证明他们身份和职业的证件。

◆ 对于那些治疗无效而又没有进一步治疗方法的患者,眼科医师应当提供适当的专业方面的支持、康复咨询和社会服务机构,当有适当和可及的时机时,应当给予转诊。

◆ 在进行治疗和实施侵入性诊断试验之前,眼科医师通过收集相关的历史资料和施行相关的术前检查,来熟悉患者的情况。另外,他通过准确和诚实地提供有关诊断、治疗方法和替代治疗的性质、目的、危险、益处和成功的可有性,以及不进行治疗的危险和益处的相关信息,也能使患者对治疗的决定充分知情。

◆ 眼科医师应当谨慎地采用新技术(例如药物、装置、手术技术),要考虑到这些新技术与现有的替代治疗相比其价格是否合适,是否有潜在的益处,以及所显示出来的安全性和有效性。

◆ 眼科医师通过对照已确定的标准,来定期地复习和评估他个人的相关行为,以及恰当地改变他的医疗实践和技术,来提高他提供的眼保健的质量。

◆ 眼科医师应当利用恰当的职业渠道,通过与同行交流临床研究和医疗服务中所获得的知识来改进眼保健服务。这些包括向同行警示少见的病例,或未曾预料的并发症,以及与新药、新装置和新技术相关的问题。

◆ 眼科医师以恰当的人员和设备来处理需要立即关注的眼部和全身的可能并发症。

◆ 眼科医师也要提供经济上合理的眼保健服务,而且不与已经接受的质量标准相冲突。

修改:理事会
批准:理事会
1988 年 10 月 12 日

第二次印刷:1991 年 1 月
第三次印刷:2001 年 8 月
第四次印刷:2005 年 7 月

附录 2 有关儿童视觉筛查的政策

表 A2-1 列出了专业团体、政府和服务机构制定的儿童视觉筛查的政策。

表 A2-1　儿童视觉筛查的建议总结

机构	文件名称,最新更新日期	人群	频次	检查
美国儿科学会、美国执业视轴矫正医师学会、美国小儿眼科和斜视学会、美国眼科学会	婴儿、儿童和青年人中由儿科医师进行眼部检查的联合政策声明(Pediatrics 2003,111.902-907)2007 年 5 月重申 预防儿童健康保健的建议(Pediatrics1995;96:373)	出生至 3 岁 *	在每次健康管理就诊时	视力评估 外眼检查 眼球运动评估 瞳孔检查 红光反射检查
		3 岁或以上 *	至 5 岁时每年 1 次,然后 10、12、15 和 18 岁时检查	适合于年龄的视力测量 外眼检查 眼球运动评估 瞳孔检查 红光反射检查 试行检眼镜检查
美国儿科学会、美国小儿眼科和斜视学会、美国眼科学会、美国注册视轴矫正医师学会	在新生儿、婴儿和儿童中施行红光反射检查的联合政策声明(Pediatrics 2008;122.1401-4)可在(http://aappolicy. aapplication. org/cgi/reprint/pediatrics,122/6/1401.pdf)获取 这一政策是 2002 年 5 月 1 日公布的政策的修改件	新生儿、婴儿和儿童	从新生儿病房出院之前,以及随后的健康管理就诊时	红光反射
美国眼科学会、美国小儿眼科和斜视学会	婴儿和儿童中视觉筛查,2007	出生至 3 岁	每次健康管理就诊时	外眼检查 红光反射检查
		3~5 岁	尽可能早检查(不迟于 5 岁)	适合于年龄的视力测量 眼球运动检查 照相筛查可能是有用的
		学龄期儿童	由当地确定的常规的学校体检	无特殊规定
美国预防服务处(USPTSF)	1~5 岁儿童的视觉筛查,美国预防服务处建议声明(Pediatrics 2011,127:340-346)	小于 3 岁的儿童	筛查的证据不足,无建议	
		3~5 岁的儿童。提供视觉筛查建议级别 B	1 次	视力 立体视觉 遮盖 - 不遮盖试验 Hirschberg 映光法 自动验光 照相筛查法
美国儿科学会	预防服务的实施:光明未来的手册。2010(Alex Kemper,MD,MPH,Monte A. Delmonte,MD,155-7) http://brightfutures.aao.org/pdfs/AAP%20 Bright%20Futures%20Periodicity%20 20Sched%2010 1107pdf	新生儿至 30 个月	在每次健康管理就诊时	评估眼球注视和跟随 外眼检查 眼位和眼球运动评估 Hirschberg,遮盖 - 不遮盖和交叉遮盖试验 瞳孔检查 红光反射检查
		3 岁及以上 †	到 6 岁时每年 1 次,以后在 8、10、12、15 和 18 岁时	采用与年龄相适应的视力表进行单眼远视力检查 眼位和眼球运动 立体视觉 直接检眼镜检查 色觉

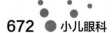

续表

机构	文件名称,最新更新日期	人群	频次	检查
美国家庭医师学会	临床预防服务的建议总结,视力损伤,儿童,2011www.aafp.org	小于 3 岁的儿童	现有证据不足于评估视觉筛查益处和害处之间的平衡	
		3~5 岁的儿童	至少 1 次	美国预防服务处的指南
全国学校护士协会	简要的颁布:在健康保健中学校护理服务的作用。学校健康筛查,2006 www.nasn.org	年幼的,处于危险中的,以前没有筛查过的	在学校生活期间至少 1 次	远视力 色觉 近视力 双眼视力
		较年长的,以前筛查过的	定期评估	远视力
美国健康和人类服务部儿童和家庭管理处	Head Start 项目实施标准 1304 20(b)(1):儿童健康和发育服务处 有关健康协调的 Head Start 健康指导	征集范围:出生至学龄期	征集后的 45 天内	Snellen 视力表‡ 近点筛查‡ 3-D 筛查‡ Hirschberg‡
美国防盲组织	儿童视力健康的指南,2004 www.preventblindnessflorida.org/children/child_position_statement.html	新生儿		一般的眼部健康评估 红光反射试验
		出生至 2 岁	每次健康管理随诊时	视觉评估
		3~10 岁	每次健康管理随诊时	视力 眼位
视觉理事会	如何进行分级?2009 这一文件列出了以各州为基础的公立学校儿童进行视觉筛查/检查的建议。 视觉理事会,1700 Diagonal Road,Suite 500 Alexandria,VA22314,703-548-4560 www.thevisioncouncil.org	学龄前和学龄期儿童	各州的建议有所不同	各州的建议有所不同

*3~4 岁时,如果儿童不能合作,在 4~6 个月内再次筛查;4 岁及以上时,在 1 个月内再次筛查。

† 如果儿童不合作,在 6 个月内再次筛查。

‡ 这一工具没有得到 Head Start 办公室的背书,但是在 Head Start 项目中,已作为视觉筛查的工作的例子在使用。

附录3 初级健康保健和社区施行视觉筛查的技术

红光反射

红光反射试验[162]可以将直接检眼镜的镜片度数调至"0",并将其接近检查者的眼部来进行恰当的检查。然后在暗室内,将检眼镜的灯光从 18~30 英寸(45~75cm)处同时直接地照向儿童的双眼,调节镜片的度数,保证瞳孔的反光很好地聚焦。对于考虑为正常的儿童红光反射依视网膜色素不同而有改变,因此它随着种族不同而有不同。在红光反可以从双眼观察到对称的红光反射。反射中出现混浊,出现明显减退的红光反射,出现白色或黄色的反射,或双眼红光反射(Brückner 反射)的不对称,都是将儿童转诊给在检查儿童方面有经验的眼科医师的指征。这一规则的例外是泪膜的黏液层中出现暂时的混浊,它是可以移动的,在眨眼后可以完全消失。

"见红卡"（See Red Card）是一种简单的视觉辅助设备,设计用来帮助施行红光反射检查的医师,可以从美国儿科学会订购（www2.aap.org/sforms/seered.htm.）。

外眼检查

外眼检查涉及眼睑、睫毛、泪器和眼眶的评估。应当注意面部的解剖（包括眼睑、眼间距和有无内眦赘皮）、眶缘解剖,以及有无眼面部异常。应当记录头部和面部（包括头部的偏斜或转动,下颌朝上或下颌朝下的头位）的位置。具有明显内眦赘皮和(或)宽、扁平的鼻梁,但眼位正常的患儿常常表现为内斜视（假性内斜视）。对于外眼有明显异常特征的家族提示可能存在先天性异常,值得确定其他部位（如耳朵、手）有无异常,来进行进一步评估。

瞳孔检查

应当评估瞳孔,包括其大小、形状、对称以及对光反应。为了评估瞳孔大小的差别,应当在暗室内检查瞳孔。双眼瞳孔大小相差 1mm 可能就有临床意义。可以将光直接照向每只眼来观察瞳孔的对光反应。摆动光试验用来评估有无传入性瞳孔缺陷。在暗室中将笔式手电光照向右眼,持续时间小于 5 秒,受检儿童注视远处目标。瞳孔应当会收缩。然后,将灯光很快地越过鼻梁,照向左眼,观察右眼的瞳孔反应。笔式手电光来回摆动几次。正常的反应是瞳孔收缩或瞳孔大小无改变。异常的反应为灯光照向眼部时瞳孔散大,这一眼就有传入性瞳孔缺陷。传入性瞳孔缺陷常常是单眼的视神经或前视路其他部位的问题。

由于对患者的注视和聚焦进行频繁的改变,对婴儿和儿童进行瞳孔评估可能具有挑战性。

注视和跟随

儿童的注意力应当采用与儿童发育相适应的目标来吸引,如玩具、检查者或监护人的面部或手持的灯光。应当观察儿童稳定地注视目标的能力。然后将目标水平和垂直地移动,观察儿童跟随目标的能力。

角膜映光

这一试验是比较双眼角膜映光的位置。鼓励儿童从 12 英寸（30cm）远处注视笔式手电灯光。观察双眼角膜映光的位置。对于正常的角膜映光,应当是对称的,并位于瞳孔中央或稍偏向于鼻侧。如果眼位不正常时,角膜的映光将将是不对称的。如果有内斜视,一眼的角膜映光将向颞侧偏移。如果有外斜视,一眼的角膜映光将向鼻侧偏移。如果有垂直斜视,一眼的角膜映光将会向上或向下移位。

遮盖试验

对于眼位不正来说,遮盖试验比角膜映光试验更为准确。对于患者一方来说,这一试验需要更好的合作;对于检查者一方来说,需要更为熟练的技术。当注视远或近距离目标时,快速地遮盖右眼,观察左眼出现再注视的移动。重复这一步骤遮盖左眼。双眼中任何一只眼的移动都表示不正常眼位。任意一只眼发生再注视移动则表示有斜视。在整个检查过程中维持适当的注视是试验成功的关键;手持或应用吸引患者注意的装置是有用的。

器械为基础的视觉筛查方法

器械为基础的视觉筛查技术,如照相筛查法和自动屈光检查法是应用视力表对很幼小的儿童和发育迟缓儿童进行视觉筛查的有用的替代方法,可以与标准的视觉试验技术和睫状肌麻痹下屈光检查相比较的。[65,70,77,128,163~165] 对于能够进行定量视力检查的儿童来说,这些试验不会比定量视力检查更好。大多数器械为基础的视觉筛查方法可以发现弱视的危险因素,包括斜视、高度或不对称的屈光不正、屈光间质混浊（如白内障）、视网膜异常（如视网膜母细胞瘤）和上睑下垂。应用双眼视网膜双折射扫描的较新技术可以通过确定相关的微小斜视的存在而发现弱视。[166] 器械为基础的视觉筛查技术和指南正在制订中。（www.aapos.org/resources/health_care_provider_resources）。

照相筛查法应用旁轴照相和照相屈光检查法通过瞳孔反射的新月状改变和经角膜映光（Hirschberg 反射）、双眼红光反射（Brückner 反射）试验和新月状改变的大小来了解眼位，评估屈光不正。由中央的读片中心或应用计算机来解释所得的影像。自动屈光检查装置应用光学的自动检影镜的方法或像差技术来评估每只眼的屈光不正。这些资料根据事先设定的屈光不正标准进行分析，确定儿童是否能还是不能通过筛查。

由制造商确定器械为基础的筛查发现弱视危险因素的转诊标准，这一标准依年龄不同而不同。当应用这些技术时，要权衡假阳性和假阴性。评估者必须要知道如何恰当地应用这些技术，熟悉试验的局限性。器械筛查的设备的敏感度和特异度决定于所用的转诊标准。表 A3-1 列出了应用器械为基础的筛查所应当发现的统一的弱视危险因素的指南。强调发现处于危险的儿童的高发现率（即高敏感度）的标准能够导致过多的转诊（低特异度），而低转诊率能够导致漏诊处理危险中的儿童（低敏感度）。

表 A3-1　应用器械为基础的筛查可发现的弱视危险因素

	年龄 12~30 个月	年龄 31~48 个月	年龄 ≥49 个月
远视眼	>4.50D	>4.00D	>3.50D
散光眼	>2.50D	>2.50D	>1.50D
屈光参差	>2.00D	>2.00D	>1.50D
屈光间质混浊 *	◆	◆	◆
显性斜视	◆	◆	◆

来源：资料来源于 Donahue SP，AmoldR，Ruben J，et al. Revised guideline for reporting results from studies of preschool vision screening. J AAPOS 2012；16：e4.

D= 屈光度

* 在指明的所有年龄组中应当发现危险因素

附录 4　视力检查表

世界卫生组织（WHO）和（美国）国家科学院视觉委员会已经就视力检查表的视标的选择和排列提出了相似的建议。[93,117] 视标应当是容易分辨的、标准化的，并具有相似的特点，不应当反映出文化方面的偏倚。每行应当包含 5 个视标。视标之间的间距应当是成比例的：两个视标之间的水平间距应当与视标的大小相同，行间距应当相等于下一行的视标的高度。视标的大小一般以 0.1 logMAR 的减幅来呈现。这样的排列可以使悬挂在墙上的视力表的视标呈倒金字塔形。

用于儿童的视力检查并符合这些建议[93] 的视力表包括 LEA 符号视力表（Good-LiteCo.，Elgin，IL）、Sloan 字母视力表、[6] 方向错乱排列的 E 字母视力表和 HOTV 视力表。Snellen 视力表是不太理想的，这是因为一些字母的易读性并不相等，字母的间距不符合 WHO/ 视觉委员会的有关视觉的标准。[93,120~122]

几种符号视力表对幼儿来说存在着严重的局限性。这些视力表包括 Allen 图形、[123]Lighthouse 视表力和 Kindergarten Eye 视力表。[124] 在这些视力表中，视标并不是标准化的，其呈现存在着文化方面的偏倚。[92] 虽然方向散乱排列的 E 视力表符合 WHO/ 视觉委员会的有关视觉的标准，但是它仍然是不太理想的，这是因为它需要空间定向的技术，而这一点并不是被所有的儿童所掌握的。其他的视力表正在研制中，以便克服这些限制，包括 Handy 视力表和紧密排列的缩小的视力表。[168,169]

表 A4-1 列出了常用的视力检查表设计的详细情况。

表 A4-1　视力检查表

视力表	符合 WHO*/ NAS† 的建议	特点 / 挑战

LEA 符号 [5]　是

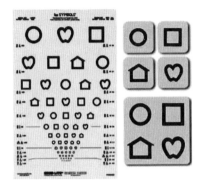

复制须得到 Good-Lite o., Elgin, IL 的允许

特点：
- ◆ 易读性相似的视标
- ◆ 每行 5 个视标, 呈倒金字塔形排列(视力好于 0.2 时), 视标之间成比例的空间距离, 以及视标大小的级差为 0.1logMAR

Sloan 字母表 [6]　是 ‡

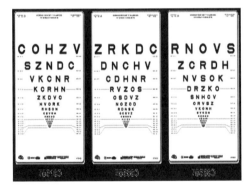

复制须得到 Good-Lite o., Elgin, IL 的允许

特点：
- ◆ 易读性相似的视标
- ◆ 每行 5 个视标, 呈倒金字塔形排列(视力好于 0.2 时), 视标之间成比例的空间距离, 以及视标大小的级差为 0.1logMAR

HOTV　是 ‡

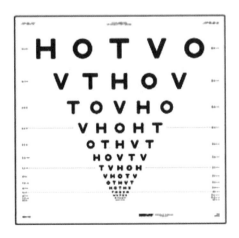

复制须得到 Good-Lite o., Elgin, IL 的允许

特点：
- ◆ 易读性相似的视标
- ◆ 每行 5 个视标, 呈倒金字塔形排列(视力好于 0.2 时), 视标之间成比例的空间距离, 以及视标大小的级差为 0.1logMAR

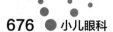

续表

视力表	符合 WHO*/NAS† 的建议	特点 / 挑战

Snellen 字母表 [170]

否

特点:
- 视标的易读性不是相似的
- 每行视标数不一样
- 视标之间的排列不成比例
- 视标大小的级差不是标准的

图像属于公共使用的范围

方向散乱排列 E 字母表

是 ‡

特点:
- 易读性相似的视标
- 每行 5 个视标,呈倒金字塔形排列(视力好于 0.2 时),视标之间成比例的空间距离,以及视标大小的级差为 0.1logMAR

挑战:
- 需要空间定向技术,但这并没有被所有儿童掌握

复制须得到 Good-Lite o., Elgin, IL 的允许

Allen 图形表

否

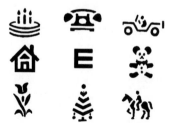

挑战:
- 视标的易读性不是相似的
- 每行视标数是有变化的
- 视标之间的排列不成比例
- 视标大小的级差不是标准的
- 视标不能被所有的儿童都能容易地辨认

Allen HF. A new picture series for preschool vision testing. Am J Ophthalmol 1975;44:40.
1957 年版权。复制须得到 Elsevier 的允许,保留所有版权

续表

视力表	符合 WHO*/ NAS† 的建议	特点/挑战
Lighthouse 表 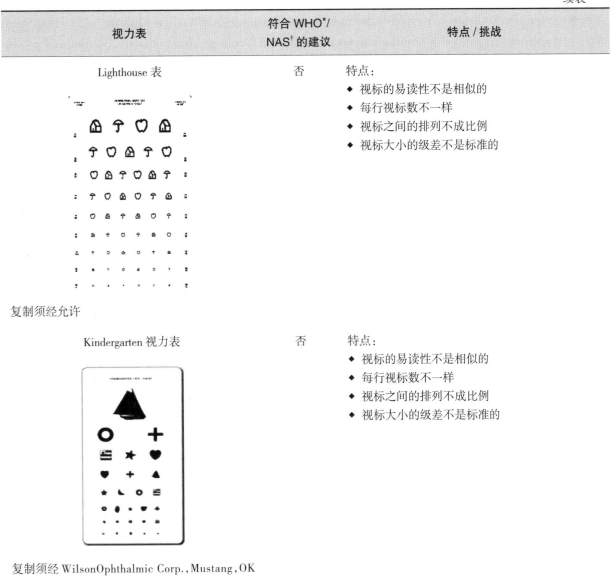	否	特点： ◆ 视标的易读性不是相似的 ◆ 每行视标数不一样 ◆ 视标之间的排列不成比例 ◆ 视标大小的级差不是标准的

复制须经允许

视力表	符合 WHO*/NAS† 的建议	特点/挑战
Kindergarten 视力表	否	特点： ◆ 视标的易读性不是相似的 ◆ 每行视标数不一样 ◆ 视标之间的排列不成比例 ◆ 视标大小的级差不是标准的

复制须经 WilsonOphthalmic Corp.,Mustang,OK
允许

NAS =（美国）国家科学院：WHO= 世界卫生组织

* 世界卫生组织 . Consultation on development of standards for characterization of vision loss and visual functioning. Geneva. 4-5 September 2003. 可在网站 http://whqlibdoc.who.int/hq/2003/WHO_PBL_03.91.pdf 获得。2012 年 1 月 24 日登录。

† 视觉委员会 .Recommended stardard procedures for the clinical measurement and specification of visual acuity. Report of working group 39. Assembly of Behavioral and Social Sciences. National Academy of Sciences. Washington,D.C. Adv Ophthalmol 1980；41：103-48.

‡ Sloan、HOTV 和方向散乱的 E 视力表的设计并不符合视标之间和每行视标之间成比例的空间分布的建议。

建议的阅读材料和资源

◆ American Academy of Pediatrics Committee on Practice and Ambulatory Medicine and Section on Ophthalmology,American Association of Certified Orthoptists,American Association for Pediatric Ophthalmology and Strabismus,and American Academy of Ophthalmology. Policy Statement. Eye examination and vision screening in infants,children,and young adults by pediatricians. Pediatrics 2003；111：902-7.

Reaffirmed May 2007.（Available at:http://pediatrics.aappublications.org/content/111/4/902.full.

Accessed October 23, 2012.)

◆ American Academy of Pediatrics Section on Ophthalmology, Council on Children with Disabilities, American Academy of Ophthalmology, American Association for Pediatric Ophthalmology and Strabismus, American Association of Certified Orthoptists. Joint statement-learning disabilities, dyslexia, and vision. Pediatrics. 2009; 124: 837-44. (Available at: http://pediatrics.aappublications.org/content/124/2/837.full or http://one.aao.org/CE/PracticeGuidelines/ClinicalStatements.aspx. Accessed October 23, 2012.)

The companion document, Joint Technical Report-Learning Disabilities, Dyslexia, and Vision, is available at:

◆ Handler SM, Fierson WM, Section on Ophthalmology and Council on Children with Disabilities, American Academy of Ophthalmology, American Association for Pediatric Ophthalmology and Strabismus, and American Association of Certified Orthoptists. Joint technical report-learning disabilities, dyslexia, and vision. Pediatrics 2011; 127: e818-56. (Available at: http://pediatrics.aappublications.org/content/127/3/e818.long or http://one.aao.org/CE/PracticeGuidelines/ClinicalStatements.aspx. Accessed October 23, 2012.)

◆ American Academy of Pediatrics Section on Ophthalmology, American Association for Pediatric Ophthalmology and Strabismus, American Academy of Ophthalmology, and American Association of Certified Orthoptists. Policy Statement. Red reflex examination in neonates, infants, and children. Pediatrics 2008; 122: 1401-4. (Available at: http://pediatrics.aappublications.org/content/122/6/1401.full or http://one.aao.org/CE/PracticeGuidelines/ClinicalStatements.aspx. Accessed October 23, 2012.)

◆ American Academy of Pediatrics Section on Ophthalmology and Committee on Practice and Ambulatory Medicine, American Academy of Ophthalmology, American Association for Pediatric Ophthalmology and Strabismus, and American Association of Certified Orthoptists. Policy Statement. Instrument-based pediatric vision screening. Pediatrics November 2012.

◆ American Academy of Pediatrics Sections on Endocrinology and Ophthalmology and American Association for Pediatric Ophthalmology and Strabismus. Clinical Report. Screening for retinopathy in the pediatric patient with type 1 diabetes mellitus. Pediatrics 2005; 116: 270-3. Reaffirmed January 2009. (Available at: http://pediatrics.aappublications.org/content/116/1/270.full. Accessed October 23, 2012.)

◆ American Academy of Pediatrics Sections on Rheumatology and Ophthalmology. Clinical Report. Ophthalmologic examinations in children with juvenile rheumatoid arthritis. Pediatrics 2006; 117; 1843-5. (Available at: http://pediatrics.aappublications.org/content/117/5/1843.full. Accessed October 23, 2012.)

◆ American Academy of Pediatrics. Pediatric Vision Screening Video: An Instructional Guide. 1999. Available at 847-434-4000 or https://www.nfaap.org/netforum/eWeb/dynamicpage.aspx?webcode=aapbks_productdetail&key=beee885a-85fd-4ee1-a1b2-8b147f4cb8e7. Accessed October 23, 2012.

◆ American Association for Pediatric Ophthalmology and Strabismus and American Academy of Ophthalmology. Joint Statement. Vision Screening for Infants and Children. 2007. Available at: http://one.aao.org/CE/PracticeGuidelines/ClinicalStatements.aspx. Accessed October 23, 2012.

◆ American Association for Pediatric Ophthalmology and Strabismus. Information for Patients on Vision Screening. Available at: www.aapos.org/terms/conditions/107. Accessed October 23, 2012.

◆ American Association for Pediatric Ophthalmology and Strabismus. Resources for School Nurses: Vision Screening Tutorial DVD. Available at: 415-561-8505 or www.aapos.org/ahp/resources_for_school_nurses/resources_for_school_nurses_2. Accessed October 23, 2012.

◆ Prevent Blindness America. Home Eye Tests for Children. Available at: www.preventblindness.org/homeeye-tests-children. Accessed October 23,2012.

◆ Trobe JD. The Physician's Guide to Eye Care. 4th edition. San Francisco,CA:American Academy of Ophthalmology;2012.

相关的学会资料

Basic and Clinical Science Course

Pediatric Ophthalmology and Strabismus(Section 6,2012-2013)

Clinical Statement

Abusive Head Trauma/Shaken Baby Syndrome (2010)(Free download available at:http://one.aao.org/CE/PracticeGuidelines/ClinicalStatements.aspx. Accessed October 23,2012.)

Frequency of Ocular Examinations (2009)(Free download available at:http://one.aao.org/CE/PracticeGuidelines/ClinicalStatements.aspx. Accessed October 23,2012.)

American Academy of Pediatrics Committee on Practice and Ambulatory Medicine and Section on Ophthalmology,American Association of Certified Orthoptists,American Association for Pediatric Ophthalmology and Strabismus,American Academy of Ophthalmology. Policy Statement. Eye examination in infants,children,and young adults by pediatricians. Pediatrics 2003;111:902-7. Reaffirmed May 2007. (Free download available at:http://pediatrics.aappublications.org/content/111/4/902.full or http://one.aao.org/CE/PracticeGuidelines/ClinicalStatements.aspx. Accessed October 23,2012.)

American Academy of Pediatrics Section on Ophthalmology,Council on Children with Disabilities,American Academy of Ophthalmology,American Association for Pediatric Ophthalmology and Strabismus,American Association of Certified Orthoptists. Joint statement-learning disabilities,dyslexia,and vision. Pediatrics. 2009;124:837-44. (Free download available at:http://pediatrics.aappublications.org/content/124/2/837.full or http://one.aao.org/CE/PracticeGuidelines/ClinicalStatements.aspx. Accessed October 23,2012.)

The companion document,Joint Technical Report-Learning Disabilities,Dyslexia,and Vision,is available at:Handler SM,Fierson WM,Section on Ophthalmology and Council on Children with Disabilities,American Academy of Ophthalmology,American Association for Pediatric Ophthalmology and Strabismus,and American Association of Certified Orthoptists. Joint technical report-learning disabilities,dyslexia,and vision. Pediatrics 2011;127:e818-56. (Free download available at:http://pediatrics.aappublications.org/content/127/3/e818.long or http://one.aao.org/CE/PracticeGuidelines/ClinicalStatements.aspx. Accessed October 23,2012.)

American Academy of Pediatrics Section on Ophthalmology,American Association for Pediatric Ophthalmology and Strabismus,American Academy of Ophthalmology,and American Association of Certified Orthoptists. Policy Statement. Red reflex examination in neonates,infants,and children. Pediatrics 2008;122:1401-4. (Free download available at:http://pediatrics.aappublications.org/content/122/6/1401.full or http://one.aao.org/CE/PracticeGuidelines/ClinicalStatements.aspx. Accessed October 23,2012.)

American Academy of Pediatrics Section on Ophthalmology,American Academy of Ophthalmology,and American Association for Pediatric Ophthalmology and Strabismus. Policy Statement. Screening examination of premature infants for retinopathy of prematurity. Pediatrics 2006;117:572-6. (Free download available at:http://pediatrics.aappublications.org/content/117/2/572.full or http://one.aao.org/CE/PracticeGuidelines/ClinicalStatements.aspx. Accessed October 23,2012.)

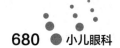

American Academy of Pediatrics Section on Ophthalmology and Committee on Practice and Ambulatory Medicine, American Academy of Ophthalmology, American Association for Pediatric Ophthalmology and Strabismus, and American Association of Certified Orthoptists. Policy Statement. Instrument-based pediatric vision screening. Pediatrics November 2012.

Patient Education Brochure

Amblyopia (2011)

Overflow Tearing and Chronic Eye Infections in Infants (2012)

Pseudostrabismus (2011)

Ptosis in Children and Adults (2012)

Strabismus (2012)

Patient Education Downloadable Handout

Eye Safety for Children (subscription) (2011-2012)

Learning Disabilities (subscription) (2011-2012)

Retinopathy of Prematurity (subscription) (2011-2012)

Patient Education Video

Amblyopia: Waiting Room for the Ophthalmic Practice, Vol. 2 (also available in Spanish) (2009)

Preferred Practice Pattern® Guidelines-Free download available at www.aao.org/ppp.

Amblyopia (2012)

Esotropia and Exotropia (2012)

To order any of these products, except for the free materials, please contact the Academy's Customer Service at 866.561.8558 (U.S. only) or 415.561.8540 or www.aao.org/store.

参考文献

1. Scottish Intercollegiate Guidelines Network. Annex B: key to evidence statements and grades of recommendations. In: SIGN 50: A Guideline Developer's Handbook. Available at: www.sign.ac.uk/guidelines/fulltext/50/annexb.html. Accessed October 2, 2012.

2. Guyatt GH, Oxman AD, Vist GE, et al. GRADE: an emerging consensus on rating quality of evidence and strength of recommendations. BMJ 2008;336:924-6.

3. GRADE Working Group. Organizations that have endorsed or that are using GRADE. Available at: www.gradeworkinggroup.org/society/index.htm. Accessed October 21, 2011.

4. Vision in Preschoolers Study Group. Children unable to perform screening tests in vision in preschoolers study: proportion with ocular conditions and impact on measures of test accuracy. Invest Ophthalmol Vis Sci 2007;48:83-7.

5. Hyvarinen L, Nasanen R, Laurinen P. New visual acuity test for pre-school children. Acta Ophthalmol (Copenh) 1980;58:507-11.

6. Sloan LL. New test charts for the measurement of visual acuity at far and near distances. Am J Ophthalmol 1959;48:807-13.

7. Multi-ethnic Pediatric Eye Disease Study Group. Prevalence of amblyopia and strabismus in African American and Hispanic children ages 6 to 72 months: the Multi-ethnic Pediatric Eye Disease Study. Ophthalmology 2008;115:1229-36.

8. Joint Writing Committee for the Multi-ethnic Pediatric Eye Disease Study and the Baltimore Pediatric Eye Disease Study Groups. Risk factors associated with childhood strabismus: the Multi-ethnic Pediatric Eye Disease and Baltimore Pediatric Eye Disease Studies. Ophthalmology 2011;118:2251-61.

9. Matsuo T, Matsuo C. The prevalence of strabismus and amblyopia in Japanese elementary school children. Ophthalmic Epidemiol 2005;12:31-6.

10. Yu CB, Fan DS, Wong VW, et al. Changing patterns of strabismus: a decade of experience in Hong Kong. Br J Ophthalmol 2002;86:854-6.

11. Mohney BG. Common forms of childhood esotropia. Ophthalmology 2001;108:805-9.

12. Wilson ME, Bluestein EC, Parks MM. Binocularity in accommodative esotropia. J Pediatr Ophthalmol Strabismus 1993;30:233-6.

13. Birch EE, Stager DR. Monocular acuity and stereopsis in infantile esotropia. Invest Ophthalmol Vis Sci 1985;26:1624-30.

14. Dickey CF, Metz HS, Stewart SA, Scott WE. The diagnosis of amblyopia in cross-fixation. J Pediatr Ophthalmol Strabismus 1991; 28:171-5.

15. Dickey CF, Scott WE. The deterioration of accommodative esotropia: frequency, characteristics, and predictive factors. J Pediatr Ophthalmol Strabismus 1988; 25:172-5.

16. Fawcett S, Leffler J, Birch EE. Factors influencing stereoacuity in accommodative esotropia. J AAPOS 2000; 4:15-20.

17. American Academy of Ophthalmology Basic and Clinical Science Course Subcommittee. Basic and Clinical Science Course. Pediatric Ophthalmology and Strabismus: Section 6, 2012-2013. San Francisco, CA: American Academy of Ophthalmology; 2012:245.

18. Rahi JS, Dezateux C. Measuring and interpreting the incidence of congenital ocular anomalies: lessons from a national study of congenital cataract in the UK. Invest Ophthalmol Vis Sci 2001; 42:1444-8.

19. Pi LH, Chen L, Liu Q, et al. Prevalence of eye diseases and causes of visual impairment in school-aged children in Western China. J Epidemiol 2012; 22:37-44.

20. Good WV, Hardy RJ, Dobson V, et al. The incidence and course of retinopathy of prematurity: findings from the early treatment for retinopathy of prematurity study. Pediatrics 2005; 116:15-23.

21. Aponte EP, Diehl N, Mohney BG. Incidence and clinical characteristics of childhood glaucoma: a population-based study. Arch Ophthalmol 2010; 128:478-82.

22. Papadopoulos M, Cable N, Rahi J, Khaw PT. The British Infantile and Childhood Glaucoma (BIG) Eye Study. Invest Ophthalmol Vis Sci 2007; 48:4100-6.

23. Pendergrass TW, Davis S. Incidence of retinoblastoma in the United States. Arch Ophthalmol 1980; 98:1204-10.

24. Friedman DS, Repka MX, Katz J, et al. Prevalence of amblyopia and strabismus in white and African American children aged 6 through 71 months: the Baltimore Pediatric Eye Disease Study. Ophthalmology 2009; 116:2128-34.

25. Giordano L, Friedman DS, Repka MX, et al. Prevalence of refractive error among preschool children in an urban population: the Baltimore Pediatric Eye Disease Study. Ophthalmology 2009; 116:739-46.

26. Multi-ethnic Pediatric Eye Disease Study Group. Prevalence of myopia and hyperopia in 6- to 72-month-old African American and Hispanic children: the Multi-ethnic Pediatric Eye Disease Study. Ophthalmology 2010; 117:140-7.

27. Multi-ethnic Pediatric Eye Disease Study Writing Committee. Prevalence of astigmatism in 6- to 72-month-old African American and Hispanic children: the Multi-ethnic Pediatric Eye Disease Study. Ophthalmology 2011; 118:284-93.

28. Päivönsalo-Hietanen T, Tuominen J, Saari KM. Uveitis in children: population-based study in Finland. Acta Ophthalmol Scand 2000; 78:84-8.

29. Pediatric Eye Disease Investigator Group. Randomized trial of treatment of amblyopia in children aged 7 to 17 years. Arch Ophthalmol 2005; 123:437-47.

30. Pediatric Eye Disease Investigator Group. The clinical profile of moderate amblyopia in children younger than 7 years. Arch Ophthalmol 2002; 120:281-7.

31. Thompson JR, Woodruff G, Hiscox FA, et al. The incidence and prevalence of amblyopia detected in childhood. Public Health 1991; 105:455-62.

32. Donahue SP. Clinical practice. Pediatric strabismus. N Engl J Med 2007; 356:1040-7.

33. van Hof-Van Duin J, Evenhuis-van Leunen A, Mohn G, et al. Effects of very low birth weight (VLBW) on visual development during the first year after term. Early Hum Dev 1989; 20:255-66.

34. Repka M, Simons K, Kraker R. Laterality of amblyopia. Am J Ophthalmol 2010; 150:270-4.

35. Pike MG, Holmstrom G, de Vries LS, et al. Patterns of visual impairment associated with lesions of the preterm infant brain. Dev Med Child Neurol 1994; 36:849-62.

36. National Eye Institute: Visual Acuity Impairment Study Pilot Study. Bethesda, MD: Office of Biometry and Epidemiology, Department of Health and Human Services, The Institute; 1984. NTIS Accession Number PB84 156173.

37. Agency for Healthcare Research and Quality. Evidence synthesis number 81. Screening for visual impairment in children ages 1-5 years: systematic review to update the 2004 U.S. Preventive Services Task Force Recommendation. Available at: www.uspreventiveservicestaskforce.org/uspstf11/vischildren/vischildes.pdf. Accessed October 31, 2011.

38. Kemper AR, Bruckman D, Freed GL. Prevalence and distribution of corrective lenses among school-age children. Optom Vis Sci 2004; 81:7-10.

39. Multi-ethnic Pediatric Eye Disease Study and the Baltimore Pediatric Eye Disease Study Groups. Risk factors for astigmatism in preschool children: the Multi-ethnic Pediatric Eye Disease and Baltimore Pediatric Eye Disease Studies. Ophthalmology 2011; 118:1974-81.

40. Gunn DJ, Cartwright DW, Gole GA. Incidence of retinopathy of prematurity in extremely premature infants over an 18-year period. Clin Experiment Ophthalmol 2012;40:93-9.

41. Ziylan S, Serin D, Karslioglu S. Myopia in preterm children at 12 to 24 months of age. J Pediatr Ophthalmol Strabismus 2006;43:152-6.

42. Ton Y, Wysenbeek YS, Spierer A. Refractive error in premature infants. J AAPOS 2004;8:534-8.

43. Repka MX. Ophthalmological problems of the premature infant. Ment Retard Dev Disabil Res Rev 2002;8:249-57.

44. Rudanko SL, Fellman V, Laatikainen L. Visual impairment in children born prematurely from 1972 through 1989. Ophthalmology 2003;110:1639-45.

45. Lindqvist S, Skranes J, Eikenes L, et al. Visual function and white matter microstructure in very-low-birth-weight (VLBW) adolescents--a DTI study. Vision Res 2011;51:2063-70.

46. Saldir M, Sarici SU, Mutlu FM, et al. An analysis of neonatal risk factors associated with the development of ophthalmologic problems at infancy and early childhood: a study of premature infants born at or before 32 weeks of gestation. J Pediatr Ophthalmol Strabismus 2010;47:331-7.

47. Johnson S, Fawke J, Hennessy E, et al. Neurodevelopmental disability through 11 years of age in children born before 26 weeks of gestation. Pediatrics 2009;124:e249-57.

48. Bodeau-Livinec F, Surman G, Kaminski M, et al. Recent trends in visual impairment and blindness in the UK. Arch Dis Child 2007;92:1099-104.

49. Boonstra N, Limburg H, Tijmes N, et al. Changes in causes of low vision between 1988 and 2009 in a Dutch population of children. Acta Ophthalmol 2012;90:277-86.

50. Bunce C, Wormald R. Causes of blind certifications in England and Wales: April 1999-March 2000. Eye (Lond) 2008;22:905-11.

51. Cunningham ET, Jr. Uveitis in children. Ocul Immunol Inflamm 2000;8:251-61.

52. Smith JA, Mackensen F, Sen HN, et al. Epidemiology and course of disease in childhood uveitis. Ophthalmology 2009;116:1544-51.

53. Petersen E, Kijlstra A, Stanford M. Epidemiology of ocular toxoplasmosis. Ocul Immunol Inflamm 2012;20:68-75.

54. Couser NL, Smith-Marshall J. The Washington Metropolitan pediatric vision screening quality control assessment. ISRN Ophthalmology 2011;2011:1-5.

55. Wilson J, Jungner G. Principles and Practice of Screening for Disease. Geneva, Switzerland: World Health Organization; 1968. Public Health Papers No. 34. Available at: http://whqlibdoc.who.int/php/WHO_PHP_34.pdf. Accessed October 25, 2011.

56. Kemper AR, Helfrich A, Talbot J, Patel N. Outcomes of an elementary school-based vision screening program in north Carolina. J Sch Nurs 2012;28:24-30.

57. Kvarnstrom G, Jakobsson P, Lennerstrand G. Visual screening of Swedish children: an ophthalmological evaluation. Acta Ophthalmol Scand 2001;79:240-4.

58. Chou R, Dana T, Bougatsos C. Screening for visual impairment in children ages 1-5 years: update for the USPSTF. Pediatrics 2011;127:e442-79. Available at: www.uspreventiveservicestaskforce.org/uspstf11/vischildren/vischildart.pdf. Accessed October 31, 2011.

59. Ehrlich MI, Reinecke RD, Simons K. Preschool vision screening for amblyopia and strabismus: programs, methods, guidelines, 1983. Surv Ophthalmol 1983;28:145-63.

60. Lithander J, Sjostrand J. Anisometropic and strabismic amblyopia in the age group 2 years and above: a prospective study of the results of treatment. Br J Ophthalmol 1991;75:111-6.

61. Arnold RW, Armitage MD, Gionet EG, et al. The cost and yield of photoscreening: impact of photoscreening on overall pediatric ophthalmic costs. J Pediatr Ophthalmol Strabismus 2005;42:103-11.

62. Kerr NC, Arnold RW. Vision screening for children: current trends, technology, and legislative issues. Curr Opin Ophthalmol 2004;15:454-9.

63. Arnold RW, Donahue SP. Compared value of amblyopia detection. Binocul Vis Strabismus Q 2006;21:78.

64. Kvarnstrom G, Jakobsson P, Lennerstrand G, Dahlgaard J. Preventable vision loss in children: a public health concern? Am Orthopt J 2006;56:3-6.

65. Joish VN, Malone DC, Miller JM. A cost-benefit analysis of vision screening methods for preschoolers and school-age children. J AAPOS 2003;7:283-90.

66. Kvarnstrom G, Jakobsson P, Lennerstrand G. Screening for visual and ocular disorders in children, evaluation of the system in Sweden. Acta Paediatr 1998;87:1173-9.

67. Morrison AS. Screening. In：Rothman KJ，Greenland S，eds. Modern Epidemiology，2nd ed. Philadelphia，PA：Lippincott-Raven Publishers；1998：510.

68. American Academy of Pediatrics Committee on Practice and Ambulatory Medicine and　Section on Ophthalmology，American Association of Certified Orthoptists，American Association for Pediatric Ophthalmology and Strabismus，and American Academy of Ophthalmology. Eye examination in infants，children，and young adults by pediatricians. Pediatrics 2003；111：902-7. Available at：http://pediatrics.aappublications.org/content/111/4/902.full. Accessed October 23，2012.

69. American Association for Pediatric Ophthalmology and Strabismus and American Academy of Ophthalmology. Joint Policy Statement. Vision Screening for Infants and Children. San Francisco，CA：American Academy of Ophthalmology；2007. Available at：http://one.aao.org/CE/PracticeGuidelines/ClinicalStatements.aspx. Accessed October 23，2012.

70. U.S. Preventive Services Task Force. Recommendation Statement. Vision Screening for Children 1 to 5 Years of Age. Rockville，MD：U.S. Preventive Services Task Force；January 2011. AHRQ Publication No. 11-05151-EF-2. Available at：www. uspreventiveservicestaskforce.org/uspstf11/vischildren/vischildrs.htm. Accessed October 25，2011.

71. U.S. Preventive Services Task Force. Vision screening for children 1 to 5 years of age：U.S. Preventive Services Task Force Recommendation statement. Pediatrics 2011；127：340-6.

72. Powell C，Hatt SR. Vision screening for amblyopia in childhood. Cochrane Database of Syst Rev 2009，Issue 3. Art. No.：CD005020. DOI：10.1002/14651858.CD005020.pub3.

73. Donahue SP，Ruben JB. US Preventive Services Task Force vision screening recommendations. Pediatrics 2011；127：569-70.

74. Couser NL，Esmail FQ，Hutchinson AK. Vision screening in the pediatrician's office. Open Journal of Ophthalmology 2012；2：9-13.

75. Schmucker C，Grosselfinger R，Riemsma R，et al. Effectiveness of screening preschool children for amblyopia：a systematic review. BMC Ophthalmol 2009；9：3.

76. Carlton J，Karnon J，Czoski-Murray C，et al. The clinical effectiveness and cost-effectiveness of screening programmes for amblyopia and strabismus in children up to the age of 4-5 years：a systematic review and economic evaluation. Health Technol Assess 2008；12：iii，xi-194.

77. Vision in Preschoolers Study Group. Comparison of preschool vision screening tests as administered by licensed eye care professionals in the Vision In Preschoolers Study. Ophthalmology 2004；111：637-50.

78. Pediatric Eye Disease Investigator Group. A randomized trial to evaluate 2 hours of daily patching for strabismic and anisometropic amblyopia in children. Ophthalmology 2006；113：904-12.

79. Chia EM，Mitchell P，Rochtchina E，et al. Unilateral visual impairment and health related quality of life：the Blue Mountains Eye Study. Br J Ophthalmol 2003；87：392-5.

80. Multi-ethnic Pediatric Eye Disease Study Group. General health-related quality of life in preschool children with strabismus or amblyopia. Ophthalmology 2011；118：574-80.

81. Eibschitz-Tsimhoni M，Friedman T，Naor J，et al. Early screening for amblyogenic risk factors lowers the prevalence and severity of amblyopia. J AAPOS 2000；4：194-9.

82. Pediatric Eye Disease Investigator Group. A randomized trial of atropine vs patching for treatment of moderate amblyopia：follow-up at age 10 years. Arch Ophthalmol 2008；126：1039-44.

83. American Academy of Ophthalmology Pediatric Ophthalmology/Strabismus Panel. Preferred Practice Pattern ® Guidelines. Amblyopia. San Francisco，CA：American Academy of Ophthalmology；2012. Available at：www.aao.org/ppp.

84. Colburn JD，Morrison DG，Estes RL，et al. Longitudinal follow-up of hypermetropic children identified during preschool vision screening. J AAPOS 2010；14：211-5.

85. Pediatric Eye Disease Investigator Group. Effect of age on response to amblyopia treatment in children. Arch Ophthalmol 2011；129：1451-7.

86. Chua B，Mitchell P. Consequences of amblyopia on education，occupation，and long term vision loss. Br J Ophthalmol 2004；88：1119-21.

87. Schmucker C，Kleijnen J，Grosselfinger R，et al. Effectiveness of early in comparison to late（r）treatment in children with amblyopia or its risk factors：a systematic review. Ophthalmic Epidemiol 2010；17：7-17.

88. Wilson ME. Adult amblyopia reversed by contralateral cataract formation. J Pediatr Ophthalmol Strabismus 1992；29：100-2.

89. Packwood EA，Cruz OA，Rychwalski PJ，Keech RV. The psychosocial effects of amblyopia study. J AAPOS 1999；3：15-7.

90. American Academy of Pediatrics. Policy Statement. Instrument-based Pediatric Vision Screening. Pediatrics November 2012.

91. Vision in Preschoolers Study Group. Preschool vision screening tests administered by nurse screeners compared with lay screeners in the vision in preschoolers study. Invest Ophthalmol Vis Sci 2005；46：2639-48.

92. Chaplin PK, Bradford GE. A historical review of distance vision screening eye charts: what to toss, what to keep, and what to replace. NASN Sch Nurse 2011; 26: 221-8.

93. World Health Organization. Consultation on development of standards for characterization of vision loss and visual functioning. Geneva, 4-5 September 2003. Available at: http://whqlibdoc.who.int/hq/2003/WHO_PBL_03.91.pdf. Accessed January 24, 2012.

94. Kemper A, Delmonte MA. Vision. In: Tanski S, Garfunkel LC, Duncan PM, Weitzman M, eds. Performing Preventive Services: A Bright Futures Handbook. Elk Grove Village, IL: American Academy of Pediatrics; 2010: 155-7. Available at: http://brightfutures.aap.org/pdfs/AAP%20Bright%20Futures%20Periodicity%20Sched%20101107.pdf. Accessed February 29, 2012.

95. Wallace DK. Mandating comprehensive eye examinations for children: where is the evidence? Ophthalmology 2008; 115: 1271-2.

96. Bull MJ. Committee on Genetics. Health supervision for children with Down syndrome. Pediatrics 2011; 128: 393-406. Available at: http://aappolicy.aappublications.org/clinical_report/index.dtl. Accessed January 24, 2012.

97. Hersh JH. Committee on Genetics. Health supervision for children with neurofibromatosis. Pediatrics 2008; 121: 633-42. Available at: http://aappolicy.aappublications.org/clinical_report/index.dtl. Accessed January 24, 2012.

98. Cassidy J, Kivlin J, Lindsley C, Nocton J. Section on Rheumatology and the Section on Ophthalmology. Ophthalmologic examinations in children with juvenile rheumatoid arthritis. Pediatrics 2006; 117: 1843-5. Available at: http://aappolicy.aappublications.org/clinical_report/index.dtl. Accessed January 23, 2012.

99. American Academy of Pediatrics Committee on Genetics. Health care supervision for children with Williams syndrome. Pediatrics 2001; 107: 1192-204. Available at: http://pediatrics.aappublications.org/content/107/5/.full. Accessed October 23, 2012.

100. American Academy of Pediatrics Committee on Genetics. Health supervision for children with Marfan syndrome. Pediatrics 1996; 98: 978-82. Available at: http://pediatrics.aappublications.org/content/98/5/.abstract. Accessed October 23, 2012.

101. American Academy of Pediatrics Section on Hematology/Oncology and the Committee on Genetics. Health supervision for children with sickle cell disease. Pediatrics 2002; 109: 526-35. Available at: http://pediatrics.aappublications.org/content/109/3/526.full. Accessed October 23, 2012.

102. Lueder GT, Silverstein J. Section on Ophthalmology and Section on Endocrinology. Screening for retinopathy in the pediatric patient with type 1 diabetes mellitus. Pediatrics 2005; 116: 270-3. Reaffirmed October 2008. Available at: http://aappolicy.aappublications.org/cgi/content/full/pediatrics; 116/1/270. Accessed January 27, 2012.

103. American Academy of Ophthalmology. Clinical Report. Screening for Retinopathy in the Pediatric Patient with Type 1 Diabetes Mellitus. San Francisco, CA: American Academy of Ophthalmology 2005. Reaffirmed October 2008. Available at: http://one.aao.org/CE/PracticeGuidelines/ClinicalStatements.aspx. Accessed October 23, 2012.

104. Hersh JH, Saul RA. Committee on Genetics. Health supervision for children with fragile X syndrome Pediatrics 2011; 127: 994-1006. Available at: http://aappolicy.aappublications.org/clinical_report/index.dtl. Accessed January 24, 2012.

105. American Academy of Pediatrics Section on Ophthalmology, Council on Children with Disabilities, American Academy of Ophthalmology, American Association for Pediatric Ophthalmology and Strabismus, American Association of Certified Orthoptists. Joint statement-learning disabilities, dyslexia, and vision. Pediatrics 2009; 124: 837-44. Available at: http://pediatrics.aappublications.org/content/124/2/837.full or http://one.aao.org/CE/PracticeGuidelines/ClinicalStatements.aspx. Accessed October 23, 2012.

106. Handler SM, Fierson WM. Section on Ophthalmology and Council on Children with Disabilities, American Academy of Ophthalmology, American Association for Pediatric Ophthalmology and Strabismus, and American Association of Certified Orthoptists. Joint technical report—learning disabilities, dyslexia, and vision. Pediatrics 2011; 127: e818-56. Available at: http://pediatrics.aappublications.org/content/127/3/e818.long. Accessed October 23, 2012.

107. Lawrence L, Wilson ME. Pediatric low vision. In: Wilson ME, Saunders RA, Trivedi RH, eds. Pediatric Ophthalmology: Current Thought and a Practical Guide. Berlin, Germany: Springer-Verlag; 2009: 461-70.

108. American Association for Pediatric Ophthalmology and Strabismus. Policy Statement. Refractions in Children. San Francisco, CA: American Association for Pediatric Ophthalmology and Strabismus; 2012. Available at: http://www.aapos.org//client_data/files/2012/502_refractions_in_children_approved05.09.12.pdf. Accessed October 23, 2012.

109. American Academy of Ophthalmology Basic and Clinical Science Course Subcommittee. Basic and Clinical Science Course. Pediatric Ophthalmology and Strabismus: Section 6, 2012-2013. San Francisco, CA: American Academy of Ophthalmology; 2012: 86-7.

110. Procianoy L, Procianoy E. The accuracy of binocular fixation preference for the diagnosis of strabismic amblyopia. J AAPOS 2010; 14: 205-10.

111. Sener EC, Mocan MC, Gedik S, et al. The reliability of grading the fixation preference test for the assessment of interocular

visual acuity differences in patients with strabismus. J AAPOS 2002;6:191-4.

112. Wright KW, Walonker F, Edelman P. 10-diopter fixation test for amblyopia. Arch Ophthalmol 1981;99:1242-6.

113. Frank JW. The clinical usefulness of the induced tropia test for amblyopia. Am Orthopt J 1983;33:60-9.

114. Wallace DK. Tests of fixation preference for amblyopia. Am Orthopt J 2005;55:76-81.

115. Morale SE, Hughbanks-Wheaton DK, Cheng C, et al. Visual acuity assessment of children with special needs. Am Orthopt J 2012;62:90-8.

116. Cyert L, Schmidt P, Maguire M, et al. Vision in Preschoolers (VIP) Study Group. Threshold visual acuity testing of preschool children using the crowded HOTV and Lea Symbols acuity tests. J AAPOS 2003;7:396-9.

117. Committee on Vision. Recommended stardard procedures for the clinical measurement and specification of visual acuity. Report of working group 39. Assembly of Behavioral and Social Sciences, National Research Council, National Academy of Sciences, Washington, D.C. Adv Ophthalmol 1980;41:103-48.

118. Candy TR, Mishoulam SR, Nosofsky RM, Dobson V. Adult discrimination performance for pediatric acuity test optotypes. Invest Ophthalmol Vis Sci 2011;52:4307-13.

119. Vision in Preschoolers (VIP) Study Group. Effect of age using Lea Symbols or HOTV for preschool vision screening. Optom Vis Sci 2010;87:87-95.

120. Bailey IL, Lovie JE. New design principles for visual acuity letter charts. Am J Optom Physiol Opt 1976;53:740-5.

121. McMonnies CW. Chart construction and letter legibility/readability. Ophthalmic Physiol Opt 1999;19:498-506.

122. McMonnies CW, Ho A. Letter legibility and chart equivalence. Ophthalmic Physiol Opt 2000;20:142-52.

123. Allen HF. A new picture series for preschool vision testing. Am J Ophthalmol 1957;44:38-41.

124. Hered RW, Murphy S, Clancy M. Comparison of the HOTV and Lea Symbols charts for preschool vision screening. J Pediatr Ophthalmol Strabismus 1997;34:24-8.

125. Rentschler I, Hilz R, Brettel H. Spatial tuning properties in human amblyopia cannot explain the loss of optotype acuity. Behav Brain Res 1980;1:433-43.

126. Stager DR, Everett ME, Birch EE. Comparison of crowding bar and linear optotype acuity in amblyopia. Am Orthopt J 1990;40:51-6.

127. Youngson RM. Anomaly in visual acuity testing in children. Br J Ophthalmol 1975;59:168-70.

128. Ying GS, Kulp MT, Maguire M, et al. Sensitivity of screening tests for detecting vision in preschoolers-targeted vision disorders when specificity is 94%. Optom Vis Sci 2005;82:432-8.

129. Morad Y, Werker E, Nemet P. Visual acuity tests using chart, line, and single optotype in healthy and amblyopic children. J AAPOS 1999;3:94-7.

130. Saarela TP, Westheimer G, Herzog MH. The effect of spacing regularity on visual crowding. J Vis 2010;10:17.

131. Drover JR, Wyatt LM, Stager DR, Birch EE. The teller acuity cards are effective in detecting amblyopia. Optom Vis Sci 2009;86:755-9.

132. Friendly DS, Jaafar MS, Morillo DL. A comparative study of grating and recognition visual acuity testing in children with anisometropic amblyopia without strabismus. Am J Ophthalmol 1990;110:293-9.

133. Portnoy JZ, Thompson HS, Lennarson L, Corbett JJ. Pupillary defects in amblyopia. Am J Ophthalmol 1983;96:609-14.

134. Guyton DL, O'Connor GM. Dynamic retinoscopy. Curr Opin Ophthalmol 1991;2:78-80.

135. Hunter DG. Dynamic retinoscopy: the missing data. Surv Ophthalmol 2001;46:269-74.

136. Rosenbaum AL, Bateman JB, Bremer DL, Liu PY. Cycloplegic refraction in esotropic children. Cyclopentolate versus atropine. Ophthalmology 1981;88:1031-4.

137. Khoo BK, Koh A, Cheong P, Ho NK. Combination cyclopentolate and phenylephrine for mydriasis in premature infants with heavily pigmented irides. J Pediatr Ophthalmol Strabismus 2000;37:15-20.

138. Apt L, Henrick A. Pupillary dilatation with single eyedrop mydriatic combinations. Am J Ophthalmol 1980;89:553-9.

139. Goodman CR, Hunter DG, Repka MX. A randomized comparison study of drop versus spray topical cycloplegic application. Binocul Vis Strabismus Q 1999;14:107-10.

140. Ismail EE, Rouse MW, De Land PN. A comparison of drop instillation and spray application of 1% cyclopentolate hydrochloride. Optom Vis Sci 1994;71:235-41.

141. Wesson MD, Bartlett JD, Swiatocha J, Woolley T. Mydriatic efficacy of a cycloplegic spray in the pediatric population. J Am Optom Assoc 1993;64:637-40.

142. Seshadri J, Lakshminarayanan V. Screening efficiency of the Hardy-Rand-Rittler (HRR) colour test (4th edn). J Mod Opt 2007;54:1361-5.

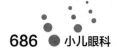

143. National Center for Health Statistics. Color Vision Deficiencies in Youths 12-17 Years of Age. United States. Vital Health Stat, Ser 11, DHEW Publ No. (HRA) 74-1616, No. 134, 1974.

144. Gandhi NG, Prakalapakorn SG, El-Dairi MA, et al. Icare ONE rebound vs Goldmann applanation tonometry in children with known or suspected glaucoma. Am J Ophthalmol 2012; 154: 843-9.

145. Lambert SR, Melia M, Buffenn AN, et al. Rebound tonometry in children: a report by the American Academy of Ophthalmology. Ophthalmology. In press.

146. Lopes JE, Wilson RR, Alvim HS, et al. Central corneal thickness in pediatric glaucoma. J Pediatr Ophthalmol Strabismus 2007; 44: 112-7.

147. Tai TY, Mills MD, Beck AD, et al. Central corneal thickness and corneal diameter in patients with childhood glaucoma. J Glaucoma 2006; 15: 524-8.

148. Dai E, Gunderson CA. Pediatric central corneal thickness variation among major ethnic populations. J AAPOS 2006; 10: 22-5.

149. Pediatric Eye Disease Investigator Group. Central corneal thickness in children. Arch Ophthalmol 2011; 129: 1132-8.

150. American Academy of Ophthalmology Pediatric Ophthalmology/Strabismus Panel. Preferred Practice Pattern ® Guidelines. Esotropia and Exotropia. San Francisco, CA: American Academy of Ophthalmology; 2012. Available at: www.aao.org/ppp.

151. Stone EM, Aldave AJ, Drack AV, et al. Recommendations for genetic testing of inherited eye diseases: report of the American Academy of Ophthalmology Task Force on Genetic Testing. Ophthalmology. In press.

152. American Academy of Ophthalmology Refractive Management/Intervention Panel. Preferred Practice Pattern ® Guidelines. Refractive Errors & Refractive Surgery. San Francisco, CA: American Academy of Ophthalmology; 2012. Available at: www.aao/org/ppp.

153. Agency for Healthcare Research and Quality. Fact Sheet. Disparities in Children's health Care Quality: Selected Examples from the National Healthcare Quality and Disparities Reports, 2008. Rockville, MD: Agency for Healthcare Research and Quality; 2009. AHRQ Publication 09-0060. Available at: www.ahrq.gov/qual/nhqrdr08/nhqrdrchild08.pdf. Accessed January 25, 2012.

154. Kemper AR, Wallace DK, Patel N, Crews JE. Preschool vision testing by health providers in the United States: Findings from the 2006-2007 Medical Expenditure Panel Survey. J AAPOS 2011; 15: 480-3.

155. Flores G. Committee on Pediatric Research. Technical report--racial and ethnic disparities in the health and health care of children. Pediatrics 2010; 125: e979-e1020.

156. Majeed M, Williams C, Northstone K, Ben-Shlomo Y. Are there inequities in the utilisation of childhood eye-care services in relation to socio-economic status? Evidence from the ALSPAC cohort. Br J Ophthalmol 2008; 92: 965-9.

157. Ganz M, Xuan Z, Hunter DG. Patterns of eye care use and expenditures among children with diagnosed eye conditions. J AAPOS 2007; 11: 480-7.

158. Donahue SP, Baker JD, Scott WE, et al. Lions Clubs International Foundation Core Four Photoscreening: results from 17 programs and 400,000 preschool children. J AAPOS 2006; 10: 44-8.

159. Kemper AR, Uren RL, Clark SJ. Barriers to follow-up eye care after preschool vision screening in the primary care setting: findings from a pilot study. J AAPOS 2006; 10: 476-8.

160. Kemper AR, Diaz G Jr, Clark SJ. Willingness of eye care practices to evaluate children and accept Medicaid. Ambul Pediatr 2004; 4: 303-7.

161. Ramsey JE, Bradford GE. Legislative issues facing pediatric ophthalmology in 2006. Curr Opin Ophthalmol 2006; 17: 441-6.

162. American Academy of Pediatrics Section on Ophthalmology, American Association for Pediatric Ophthalmology and Strabismus, American Academy of Ophthalmology, and American Association of Certified Orthoptists. Red reflex examination in neonates, infants, and children. Pediatrics 2008; 122: 1401-4. Available at: http://pediatrics.aappublications.org/content/122/6/.full or http://one.aao.org/CE/PracticeGuidelines/ClinicalStatements.aspx. Accessed October 23, 2012.

163. Miller JM, Dobson V, Harvey EM, Sherrill DL. Comparison of preschool vision screening methods in a population with a high prevalence of astigmatism. Invest Ophthalmol Vis Sci 2001; 42: 917-24.

164. Salcido AA, Bradley J, Donahue SP. Predictive value of photoscreening and traditional screening of preschool children. J AAPOS 2005; 9: 114-20.

165. Arnold RW, Stark L, Leman R, et al. Tent photoscreening and patched HOTV visual acuity by school nurses: validation of the ASD-ABCD protocol. (Anchorage School District-Alaska Blind Child Discovery program). Binocul Vis Strabismus Q 2008; 23: 83-94.

166. Loudon SE, Rook CA, Nassif DS, et al. Rapid, high-accuracy detection of strabismus and amblyopia using the pediatric vision scanner. Invest Ophthalmol Vis Sci 2011; 52: 5043-8.

167. Donahue SP, Arnold RW, Ruben JB. Preschool vision screening: what should we be detecting and how should we report it?

Uniform guidelines for reporting results of preschool vision screening studies. J AAPOS 2003;7:314-6.

168. Cromelin CH,Candy TR,Lynn MJ,et al. The Handy Eye Chart:a new visual acuity test for use in children. Ophthalmology 2012;119:2009-13.

169. Laidlaw DA,Abbott A,Rosser DA. Development of a clinically feasible logMAR alternative to the Snellen chart:performance of the "compact reduced logMAR" visual acuity chart in amblyopic children. Br J Ophthalmol 2003;87:1232-4.

170. Snellen H. On the methods of determining the acuity of vision. In:Norris WF,Oliver CA,eds. System of Diseases of the Eye. Philadelpia,PA:JB Lippincott Company;1900:11-29.

美国眼科学会
P.O.Box 7424
San Francisco.
California 94120-7424
415.561.8500
小儿眼科评估
2012 年

PREFERRED PRACTICE PATTERN®

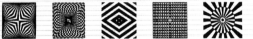

眼科临床指南

Preferred Practice Pattern®

弱视

Amblyopia

美国眼科学会

中华医学会眼科学分会

2017 年 6 月第三次编译

负责医疗质量的秘书

Anne L.Coleman, MD, PhD

美国眼科学会职员

Nancy Collins, RN, MPH

Doris Mizuiri

Jessica Ravetto

Flora C. Lum, MD

医学编辑:Susan Garratt

设计:Socorro Soberano

批准:理事会

2012 年 9 月 15 日

小儿眼科 / 斜视临床指南制订过程和参与者

小儿眼科 / 斜视临床指南专家委员会成员编写了弱视的临床指南（PPP）。 PPP 专家委员会成员连续讨论和审阅了本册的几个草稿，集中开会两次，并通过电子邮件进行了其他的审阅，对本册的最终版本达成了共识。

2011—2012 年小儿眼科 / 斜视临床指南专家委员会：

C. Gail Summers, MD, 主席

Stephen P.Christiansen, MD

Alex R. Kemper, MD, MPH, MS, 美国儿科学会代表

Katherine A. Lee, MD, PhD

Graham E. Quinn, MD

Michael X. Repka, MD, MBA

David K.Wallace, MD, MPH, 美国小儿眼科和斜视学会代表

Susannah G.Rowe, MD, MPH, 方法学家

眼科临床指南委员会成员于 2012 年 3 月的会议期间审阅和讨论了本册 PPP。 本册 PPP 根据他们的讨论和评论进行了编辑。

2012 年眼科临床指南委员会

Christopher J. Rapuano, MD, 主席

David F. Chang, MD

Robert S. Feder, MD

Stephen D. McLeod, MD

Timothy W. Olsen, MD

Bruce E. Prum, Jr., MD

C. Gail Summers, MD *

David C.Musch, PhD, MPH, 方法学家

然后，弱视 PPP 于 2012 年 6 月送给另外的内部和外部的专家组和个人进行审阅。 要求所有返回评论的人员提供与工业界相关关系的公开声明，才能考虑他们的评论。 小儿眼科 / 斜视 PPP 专家委员会成员审阅和讨论了这些评论，并确定了对本册指南的修改。 下列机构和个人返回了评论。

学会审阅者：

理事会委员会和秘书委员会

理事会

总顾问

眼科技术评估委员会小儿眼科 / 斜视专家委员会

基础和临床科学课程分委员会

负责教育的临床眼科医师顾问委员会

邀请的审阅者：

美国儿科学会

美国小儿眼科 / 斜视学会

美国执业视轴矫正医师学会

美国眼科理事会

美国葡萄膜炎学会

加拿大小儿眼科学会

欧洲小儿眼科学会

（美国）国家眼科研究所

Sean P. Donahue, MD

有关财务情况的公开

为了遵从医学专科学会理事会有关与公司相互关系的法规（从网站 www.cmss.org/codeforinteractions. aspx 可查到），列出与工业界的相关关系如下。眼科学会与工业界具有关系，遵守相关法规（从网站 http://one.aao.org/CE/PracticeGuidelines/PPP.aspx 可查到）。2011—2012 年小儿眼科/斜视 PPP 专家委员会成员中大多数（87%）人没有财务关系可供公开。

2011—2012 年小儿眼科/斜视临床指南专家委员会

Stephen P.Christiansen，MD：无经济关系可供公开

Alex R. Kemper，MD，MPH，MS：无经济关系可供公开

Katherine A. Lee，MD，PhD：无经济关系可供公开

Graham E.Quinn，MD：无经济关系可供公开

Michael X.Repka，MD，MBA：无经济关系可供公开

Susannah G.Rowe，MD：无经济关系可供公开

C. Gail Summers，MD：无经济关系可供公开

David K.Wallace，MD，MPH：Allergan，Inc.—咨询/顾问

2012 年临床指南委员会

David F. Chang，MD：Allergan，Inc.— 讲课费

Robert S. Feder，MD：无经济关系可供公开

Stephen D. McLeod，MD：无经济关系可供公开

David C.Musch，PhD，MPH：无经济关系可供公开

Timothy W.Olsen，MD：无经济关系可供公开

Bruce E. Prum，Jr.，MD：Allergan，Inc.— 咨询/顾问

Christopher J. Rapuano，MD，Allergan，Inc.— 咨询/顾问，讲课费

C. Gail Summers，MD 无经济关系可供公开

负责医疗质量的秘书

Anne L.Coleman，MD，PhD：无经济关系可供公开

美国眼科学会职员

Nancy Collins，RN，MPH：无经济关系可供公开

Susan Garratt，医学编辑：无经济关系可供公开

Flora C. Lum，MD：无经济关系可供公开

Doris Mizuiri：无经济关系可供公开

Jessica Ravetto：无经济关系可供公开

2012 年 1 月至 8 月本册的其他审阅者与工业界相关关系的公开声明见网站 www.aao.org/ppp。

目　录

编写眼科临床指南的目的

作为对其会员和公众的一种服务,美国眼科学会编写了称为《眼科临床指南》(PPP)的系列指南,它确定了高质量眼科医疗服务的特征和组成成分。附录1叙述了高质量眼保健服务的核心标准。

眼科临床指南是以由学识渊博的卫生专业人员所组成的专家委员会对所能利用的科学资料进行解释为基础的。在一些情况下,例如当有认真实施的临床试验的结果可以利用时,这些资料是特别令人信服的,可以提供明确的指南。而在另一些情况下,专家委员会不得不依赖他们对所能利用的证据进行集体判断和评估。

这些眼科临床指南是为医疗服务实践提供指导,而不是为特殊的个人提供医疗服务。一方面它们通常能满足大多数患者的需要,但它们又不可能很好地满足所有患者的需要。严格地遵照这些PPP将不一定保证在任何情况下都能获得成功的结果。不能认为这些指南包括了所有恰当的眼科医疗方法,或者排除了能够获得最好效果的合理的医疗方法。采用不同的方法来满足不同患者的需要是有必要的。医师应当根据一个特殊患者提供的所有情况来最终判断对其的医疗是否合适。在解决眼科医疗实践中所产生的伦理方面难题时,美国眼科学会愿意向会员提供协助。

眼科临床指南并不是在各种情况下都必须要遵循的医疗标准。美国眼科学会明确地指出不会承担在应用临床指南中任何建议或其他信息时由于疏忽大意或其他原因所引起的伤害和损伤的责任。

当提到某些药物、器械和其他产品时仅仅是以说明为目的,而并不是有意地为这些产品进行背书。这样的材料中可能包括了一些没有被认为是共同标准的应用信息,这些反映的适应证没有包括在美国食品药品管理局(FDA)批准的标识之内,或者只是批准在限制的研究情况下所应用的产品。FDA已经宣称,确定医师所希望应用的每种药品或器械的FDA的看法,以及在遵从适用的法律,并获得患者的适当的知情同意下应用它们,是医师的责任。

在医学中,创新对于保证美国公众今后的健康是必要的,眼科学会鼓励开发能够提高眼保健水平的新的诊断和治疗方法。有必要认识到只有最优先考虑患者的需要时,才能获得真正的优良的医疗服务。

所有的PPP每年都由其编写委员会审阅,如果证实有新的进展值得更新时就会提早更新。为了保证眼科临床指南是适时的,每册的有效期是在其"批准"之日起5年内,除非它被修改本所替代。编写眼科临床指南是由学会资助的,而没有商业方面的支持。PPP的作者和审阅者都是志愿者,没有因为他们对PPP的贡献而获得任何经济方法的补偿。PPP在发表之前由专家和利益攸关方进行外部的审阅,包括消费者的代表。制订PPP遵从医学专科学会理事会关于与公司相互关系的法规。学会与工业界的行为关系遵从这一法规(从网站 http://one.aao.org/CE/PracticeGuidelines/PPP.aspx 可查到)。

附录2包含了本册PPP中所涉及的疾病和相关健康问题的国际统计分类编码(ICD)。弱视PPP的预期使用者为眼科医师。

分级的方法和要点

眼科临床指南必须与临床密切相关和具有高度特异性,以便向临床医师提供有用的信息。

当有证据支持诊治建议时,应当对所提出的每一项建议给予表明证据重要性的明确等级。为了达到这一目标,采用了苏格兰院际指南网[1](Scottish Intercollegiate Guideline Network, SIGN)及其建议的评定、制订和评估的分级(Grading of Recommendations Assessment, Development and Evaluation,[2] GRADE组的方法。GRADE是一种系统方法,可以对支持特殊的临床处理问题的证据总体强度进行分级。采用GRADE的机构包括SIGN、世界卫生组织、健康保健研究和政策局(Agency for Healthcare Research and Policy)以及美国医师学院(American College of Physicians)。[3]

◆ 用于形成诊治建议的所有研究都要逐项地将其证据强度进行分级,这一分级列于研究的引文中。

◆ 为了对研究进行逐项分级,采用了一种基于 SIGN[1] 的尺度。对研究进行逐项分级的证据的定义和水平如下述:

I++	高质量的随机对照试验(RCTs)的荟萃分析、系统回顾,或偏差危险度很低的 RTCs
I+	实施很好的 RCTs 的荟萃分析、系统回顾,或偏差危险度低的 RCTs
I–	RCTs 的荟萃分析、系统回顾,或偏差危险度高的 RCTs
II++	高质量的病例对照或队列研究的系统回顾 混杂和偏差危险度很低以及因果关系可能性高的高质量病例对照或队列研究
II+	混杂或偏差危险度低以及因果关系有中度可能的实施很好的病例对照或队列研究
II–	混杂或偏差危险度高以及具有非因果关系高度危险的病例对照或队列研究
III	非分析性研究(如病例报告、系列病例研究)

◆ 诊治的建议是基于证据的主体而形成的。以下是根据 GRADE[2] 来定义证据质量的分级:

高质量(GQ)	进一步研究不太可能改变估计作用的信赖度
中等质量(MQ)	进一步研究有可能对我们估计作用的信赖度产生重要的冲击,可能会改变这一估计
低质量(IQ)	进一步研究很可能对我们估计作用的信赖度产生重要的冲击,有可能改变这一估计 对作用的任何估计都是很不肯定的

◆ 以下是根据 GRADE[2] 来定义的诊治关键建议:

| 强烈的建议(SR) | 用于期望的干预作用明显地大于不期望作用,或者没有不期望作用时 |
| 酌情使用的建议(DR) | 用于协调平衡时不太肯定,这或者是因为证据的质量低,或者是因为证据提示的期望作用和不期望作用很相近 |

◆ 诊疗的关键发现和建议部分列出了由 PPP 专家委员会确定对于视功能和生活质量的结果特别重要的要点。

◆ 为了更新本册 PPP,于 2011 年 3 月在 PubMed 和 Cochrane 资料库进行了文献搜索,2012 年 3 月须知了更新。完整的文献搜索详细情况见 www.aao.org/ppp。

诊疗的主要发现和建议

单独治疗屈光不正可以提高未治疗的屈光参差性和斜视性弱视儿童的视力。 双眼屈光性弱视儿童的视力在单独屈光不正矫正后也产生实质性提高。(*SR,GQ*)
大多数中度弱视患儿对由每天至少 2 小时的遮盖或周末滴用阿托品组成的起始治疗有反应。 (对于弱视治疗来说是 *SR,GQ*) (对于治疗的剂量[时间量]来说是 *DR,GQ*)
在较年长和 10 多岁的儿童中,遮盖可以是有效的,特别是如果他们以前没有进行过治疗。(*GQ*)
患有弱视的儿童需要持续的监查,这是因为大约四分之一的成功治疗弱视的儿童体验到在停止治疗的第一年内复发。(*SR,GQ*)
当对侧眼可能受伤或被黄斑部或视神经疾病影响时,成功的弱视治疗可能对以后的生活产生很大的影响。(*IQ*)

前言

疾病定义

弱视是单侧的,或在少见情况下为双侧的最好矫正视力下降,这种情况发生于其他方面均为正常的眼中,或有累及眼部或视路的结构性异常,而这种视力的下降不能只归因于结构异常的作用。弱视眼可能也有对比敏感度和调节的缺陷。对侧眼常常也不是正常的,但只有细微的缺陷。

弱视是由于生命早期的异常视觉经验而引起的。传统上,依据对它的发生起作用的疾病或多种疾病的联合而进行分类,如下述:[4]

◆ 斜视性
◆ 屈光性
  ◆ 屈光参差性
  ◆ 双侧高度屈光不正性
◆ 视觉剥夺性

斜视性弱视

持续的、非交替性或不相等的交替性斜视(典型的是内斜视)有可能引起弱视。斜视性弱视被认为是来自于双眼的输送非融合信号的神经元之间竞争性或抑制性相互作用的结果,这种情况会导致注视眼的皮层视觉中枢占优势地位,而对非注视眼的输入信号的反应呈慢性下降。

屈光性弱视

弱视可以作为未治疗的单眼或双眼屈光不正的结果而发生。当双眼的屈光不正不相等时,可以引起一只眼的视网膜影像与对侧眼相比发生长期的离焦,而导致屈光参差性弱视。这种类型的弱视可以联合斜视而发生。单纯的屈光不正性弱视被认为是部分由于累及眼的影像模糊对视力发育的直接作用所导致的,部分是由于双眼间的竞争性和抑制性作用而造成的,这种情况与斜视性弱视发生的情况相类似(但是没有必要是同样的)。较大的屈光参差和散光导致弱视发生的危险和严重程度增加。[5]

双侧屈光性(相等的屈光不正或屈光不正)弱视是屈光性弱视的一种少见的类型,会导致幼儿双眼的双侧性视力下降。它的发生机制只涉及模糊的视网膜影像作用。在幼儿中未矫正的双侧的散光可以导致对于持续模糊的经线的分辨能力丧失(经线性弱视)。[6~8]

视觉剥夺性弱视

视觉剥夺性弱视是由于眼的屈光间质被完全或部分阻挡,导致视网膜上影像模糊而引起的。最常见的原因是先天性或早年发生的白内障,但是角膜混浊、感染性或非感染性眼内炎症、玻璃体积血以及上睑下垂也与视觉剥夺性弱视相关联。剥夺性弱视是不太常见的弱视类型,但是比较严重,也很难治疗。由单眼瞳孔区的阻挡所导致的弱视性视力丢失的倾向要比同等程度的双眼剥夺性弱视所产生的视力损失更大,这是由于双眼间的竞争作用叠加到影像严重不清的直接发育性影响上来。然而,即使在双侧的病例中,视力也可以为 0.1(20/200)或更差。对于威胁视力的单眼白内障的新生儿,如果在 1~2 月龄时摘除白内障和进行光学矫正,则会有较好的预后。[9~11]

在年龄小于 6 岁的儿童中,必须要考虑到位于晶状体中央 3mm 或更大的致密的先天性白内障有可能引起严重的弱视。在 6 岁以后所获得的相似的晶状体混浊所产生的伤害一般较小。小的极性白内障,在其周围可能容易施行检影,以及绕核性白内障,可以通过其适度地看清楚眼底,这两种情况可能只引起轻度至中度的弱视,或者对视觉的发育没有影响。

遮盖性弱视是剥夺性弱视的一种特殊类型,可以在治疗性眼部遮盖或以睫状肌麻痹剂进行离焦后发生。这种类型也称为"可逆性弱视"。

眼部结构异常出现的视觉丧失(如视神经发育不良、早产儿视网膜病变、葡萄膜炎)可能具有可治疗的弱视的成分。[12,13]

在弱视眼中细微的或没有认识到的视网膜异常也可以对视觉丧失产生作用。[14]

患者群体

患有弱视或处于发生弱视危险中的儿童。

临床目标

◆ 确定处于发生弱视危险中的儿童
◆ 在尽可能早的时期检查和诊断弱视儿童或确定发生弱视的危险因素
◆ 在恰当的时候,向患者和家庭 / 监护人以及初级保健提供者告知诊断、治疗选择、治疗计划和预后
◆ 治疗弱视的幼婴儿和儿童,以便提高他们的视功能,减少发生视觉相关失能的可能性[15,16]
◆ 再次评估患者,如有必要调整治疗计划

背景

患病率和危险因素

由于弱视在儿童中的患病率,也由于弱视引起的视觉损伤是终生的和很显著的,因此弱视是一个很重要的公共健康问题。[17] 弱视及其治疗两者能对生活质量产生实质性的影响。[18~20] 根据以人群为基础的研究和所用的疾病定义,估计弱视的患病率为 0.8%~3.3%。[21~30]

在 50% 的病例中为单眼弱视并与斜视相关联,稍低比例的患者伴有屈光参差。[31,32] 通常,大约 50% 的内斜视患者在其初次诊断时有弱视。[33,34] 在早产儿、胎龄较短的儿童中,[35~40] 或者在一级亲属中有弱视的婴幼儿中,[41,42] 弱视至少比一般儿童高 4 倍。在发育迟缓的婴儿中弱视患病率是健康足月婴儿的 6 倍多。[43,44] 环境因素,包括怀孕期间吸烟、应用毒品或酒精都与弱视或斜视发生危险的增加相关联。[45~49]

自然病史

除了极少数病例之外,如果在幼儿期对弱视未进行治疗或治疗不充分,则会导致终生的视觉丧失。[50,51] 虽然近来的研究表明在较大儿童中进行弱视治疗也能够提高视力,但是似乎在幼年期对弱视进行成功治疗的可能性比较大。[50~54]

由于在生后头 3 个月内明显的屈光间质混浊所发生的剥夺性弱视可产生高对比度视力(格栅或试标)的明显和永久的下降,通常受累眼的视力为 0.1 或更差。[38,39,55,56] 出生后 3 个月至 30 个月之前的相似的视觉剥夺可以导致不太严重的视力下降,但一般也为 0.1 或更差。[38,39,55,56] 幼年的视觉剥夺只需要很短的时间就能引起弱视,早期的视觉剥夺与发生双眼知觉性眼球震颤以及患者发生单眼或双眼的斜视有很强的相关性。[57,58] 在年龄为 30 个月至 8 岁之间出现的视觉剥夺的不同点仅在于其视力下降速度较慢,对以后的治疗反应也可能较好。[56]

在未经治疗的屈光性或斜视性弱视儿童中也可看到类似,但不太严重的视力下降。在这些病例中,早至出生后第 4 个月至第 6 个月时出现的单眼或双眼视力下降就可以很明显。在 3 岁以后发生光学离焦或斜视时,发生弱视的风险就会减小。[55]

弱视是发生斜视和降低双眼视觉的危险因素,而斜视是发生弱视的危险因素。在年幼的儿童中,弱视治疗可以减少视觉缺陷,有利于重建双眼视觉。

治疗的理由

如果及时地治疗弱视可以提高视力和双眼视觉,[59,60] 以及如果在晚年对侧眼视觉丧失时就可以减少发生严重视觉障碍的可能性。它也是具有成本效益的。[61,62] 对于弱视患者,一生中双眼发生视觉损伤的危险大约增加一倍。[63] 回顾性研究发现,弱视儿童与没有弱视的儿童相比,源于对侧眼的视觉丧失更容易发生。[64] 对侧眼受伤所造成的意外损伤占视觉丧失总病例的一半以上。[64] 在年龄较大的人中,对侧眼的视觉丧失常常与视网膜异常,如视网膜静脉阻塞、年龄相关性黄斑变性和其他黄斑部疾病相关联。[16]

当患者考虑可能的职业选择时,未治疗或治疗不充分的弱视可能会产生影响。各种职业,如军队服务、航空和施行立体的手术都有特殊的视力和双眼视觉的要求。[65,66] 然而,还没有证明弱视会是接受教育或职场中良好表现的障碍。[50,67~71]

以适当的弱视治疗维持每只眼的良好视力是成功处理斜视的重要部分。[72,73] 应当给所有患有弱视的儿童提供治疗的尝试,而不论其年龄大小。

诊疗过程

患者诊治结果的标准

◆ 提高视功能

诊断

初始的弱视评估包括综合眼部检查,[77] 并注意发生弱视的可能的危险因素,如斜视、屈光参差、斜视或弱视的阳性家族史,以及有无屈光间质混浊或结构的缺损。

病史

虽然病史通常包括以下各项内容,但确切的内容常因患者的特殊问题和需要而有所不同:

◆ 人口资料,包括性别、出生日期和患者父母或监护人的身份
◆ 确定病史陈述者的身份及与患者的关系
◆ 确定与儿童保健有关的健康保健提供者
◆ 主诉和进行眼部评估的理由
◆ 目前的眼部问题
◆ 眼病史,包括以前的眼部问题、疾病、诊断和治疗
◆ 全身病史:出生时的体重;孕龄、产前和围生期的相关病史(如怀孕期间喝酒、吸烟和药品的使用);以前的住院史和手术史;全身健康和发育情况。特别要注意有无发育迟缓或脑瘫
◆ 目前的用药情况和过敏情况
◆ 眼部情况和相关的全身疾病的家族史
◆ 系统回顾

检查

眼部检查由评估眼部和视觉系统的生理功能和解剖状态所组成。记录患儿检查时配合程度对于检查结果的解释和多次检查的比较是有用的。通常,检查包括以下内容:

◆ 双眼红光反射(Brückner)试验
◆ 双眼视觉/立体视觉检查
◆ 注视类型和视力的评估

- ◆ 双眼眼位和眼球运动
- ◆ 瞳孔检查
- ◆ 外眼检查
- ◆ 眼前节检查
- ◆ 睫状肌麻痹下检影 / 有指征时以主观验光进一步检查
- ◆ 眼底检查

双眼红光反射（Brückner）试验

在暗室内，检查者在位于受检儿童的 18~30 英寸（0.45~0.75m）远处以直接检眼镜的光斑同时照向受检者双眼瞳孔区。考虑正常时，应当观察到双眼出现对称的红光反射。在红光反射中出现混浊、明显变暗的红光反射、有白色或黄色的反光或不对称的反光，都考虑为异常。红光反射会根据视网膜色素不同而有所不同，也会随种族的不同而有所不同。明显的远视眼会在红光反射的下方出现明亮的半月形。明显的近视眼会在红光反射的上方出现明显的半月形。

双眼视觉 / 立体视觉检查

双眼视觉，或称双眼视由几种不同的成分所组成，包括知觉性融合、立体视觉、融合性转向（运动性融合）以及其他协调的双眼运动。这些类型的双眼视觉对由于弱视、斜视、屈光不正和视觉剥夺敏感，但是每一种成分依据基础的诊断而受到不同程度的影响。评估这些双眼视觉的每种成分的试验包括 Worth 四点试验（知觉性融合）、Randot 试验（立体视觉）以及采用三棱镜棒或转动的三棱镜的转向性试验（融合性转向）。[78,79] 评估立体视觉是双眼眼位试验中的重要内容，这是因为高等级的立体视觉与正常的眼位相关联。知觉性功能检查应当在应用任何分离性检查技术（如遮盖一眼检查单眼视力，遮盖试验评估眼位）之前进行。双眼眼位的测试应当在睫状肌麻痹之前进行。

注视类型和视力的评估

注视

婴儿和蹒跚学步的孩子的视力检查涉及定性地评估眼的注视和眼球追踪（跟随）运动。通过吸引儿童对检查者或看护人员的面部（3 个月以下的婴儿）或手持的灯光、玩具或其他可调节的注视目标的注意，然后缓慢地移动目标，来评估眼的注视和眼球的跟随。对每只眼的注视行为记录为"注视和跟随"或"中心、稳定和维持"。

优先选择性注视可以通过儿童观看的偏爱，即相对于另一只眼来说儿童抵抗遮盖眼部的情况来评估：当对侧眼只有有限的视觉时儿童就会抵抗遮眼。[80-82] 分级的方案可用于叙述优先注视。对于斜视患者，通过确定非优势眼维持注视所需的时间长度来评估双眼注视的类型。注视类型可分级为是否非优势眼不能维持注视，暂时维持注视，维持几秒钟注视（或者通过眨眼），或者观察有无自发性交替性注视。对于只有小角度的斜视或没有斜视的儿童，所进行的诱导斜视试验是手持一个 10~20 度基底向下的三棱镜置于一只眼前，然后置于另一只眼前，注意注视的行为来检查的。[82-84]

只要儿童能够进行基于视标（字母、数字或符号）的视力检查，定性的视力评估就由基本视标的视力检查所代替。

视力

认知的视力试验涉及辨认视标，包括字母、数字或符号，这是评估视力确定弱视的最常喜欢采用的方法。可以将视标呈现挂在墙壁的图表上、计算机屏幕或手持卡片上。常规地在远距离（10~20 英尺或 3~6m）和近距离（14~16 英寸或 35~40cm）进行视力检查。在理想环境下，视力检查的情况应当标准化，这样可以对一系列随诊所得到的结果能够容易地进行比较。白色背景、黑色视标的高对比度视力表应当作为标准的视力检查所应用。[85]

儿童在视力检查时的行为决定于视力表的选择和检查者的技术，以及和儿童的友好关系。为了减少错误，检查的环境应当保持安静。幼儿在视力检查开始时，或者在另外的场合，对放在近处的视标进行视力测试前练习，可能会受益。在单眼检查之前，检查者应当确定儿童能可靠地进行视力检查。允许儿童将视力表上的视标与他们在手持卡片上发现的图案比对，可以使他们表现得更好，特别是对年幼、害羞或有认知缺陷的儿童进行检查时。有特殊需要的儿童进行视力检查可以提供定性的视觉损伤信息,减少家长/监护人对于儿童视觉的担心。[86] 有时采用较短的检查距离或翻转的视力表也有利于幼儿的检查。

视力检查应当单眼进行,并有屈光矫正的设备在手头。理想情况下,对侧眼应用粘贴的眼罩或胶带来遮盖。如果没有这样的遮盖或儿童不能忍耐时,必须加以注意防止儿童偷看,以及应用"遮盖眼"来观看。有时儿童不允许有任何单眼遮盖,在这种情况下应当测量双眼视力。对于眼球震颤的患者进行单眼视力检查需要特殊的技术,应用一个正镜片将对侧眼进行雾视,或者应用一个半透明的挡眼板,而不是完全混浊的遮盖。对这些患者也要进行双眼视力检查,来提供有关典型的视觉行为的另外信息。

视力表上视标的选择和排列能明显地影响所得到的视力记分。[88~90] 视标应当清楚、标准、具有相似的特征,而且没有文化偏倚的反映。[85] LEA 符号是一套开发出来用于幼童的四个符号的视标,是有用的,这是因为当以较小的视标呈现给儿童时每个视标的模糊程度是相似的,增加了确认每个符号的可靠性。[88,91] 检查幼儿的另一个方法是采用只包含字母 H、O、T 和 V 的视力表。[88,92] 不能够说出 LEA 符号视力表的符号名称或 HOTV 视力表上字母的儿童可采用手持卡片进行比对。用于较年长儿童的理想的视力表是 LEA 数字视力表和 Sloan 字母视力表。[93] Snellen 字母视力表是不太理想的,这是因为各个字母易读的程度并不是相等的,字母之间的空间也不符合世界卫生组织的标准。[85,94~96]

几种其他符号的视力表在检查幼儿的视力中存在着严重的限制。这些视力表包括 Allen 图形视力表、[97]Lighthouse 视力表以及 Kindergarten 视力表。[98] 在这些视力表中,视标并没有标准化,使其模糊程度相等,以及和(或)有文化的偏差或以混乱的样式来呈现。[99] 文盲用或以随意排列的 E 字母视力表在概念上很难使儿童弄明白,导致不能接受检查率增高。[98] 附录 3 列出了视力检查表设计的详细情况。虽然许多视力表并不符合建议的标准,但是有些视力表是符合标准的。[85]

 视力表上视标(字母、数字、符号)的选择和排列能够明显地影响所得到的视力记分。最好的视标应当是标准的和可靠的。(*SR*,*GQ*)

视力表上视标的排列是重要的。[99] 无论什么时候只要有可能,完整一行的视标数应当是 5 个。儿童应当能准确地辨认一行中大多数视标,才能"通过"这行的检查。最好是每行视标的数目相似,排列的空间相等。在弱视患者的检查中,以单个视标进行视力检查有可能高估视力,[100~102] 这是由于拥挤现象在起作用。在弱视中,区分孤立的视标要比成行的视标容易一些。因此,在弱视患者检查中以成行的视标来呈现可以获得更为准确的单眼视力评估。当检查者指向每个连续的符号时不要遮挡视标,这是为了保持邻近视标的拥挤作用。如果对于一些儿童必须要用单个视标才有利于视力检查,应当在单个视标周围以棒状图案围绕(拥挤)其上方、下方和两侧,来造成拥挤现象,这样就不会过高地估计视力。[103~105]

 在弱视患者中,以单个视标进行视力检查有可能高估视力。以成行的视标来呈现或在要检查的单个视标周围围绕拥挤的棒状图案,可以获得更为准确的单眼视力的评估。(*SR*,*GQ*)

Teller 视力卡(Stereo Optical Co.,Inc.,Chicago,IL)可以用于检查强制性选择性偏爱观看,在幼儿中能够提供分辨视力的一般性评估,了解患者的视力与正常资料比较的情况,但是这种检查方法在弱视儿童中会高估认知性视力。[106,107]

双眼眼位和眼球运动

通常应用角膜映光、双眼红光反射(Brückner)试验或遮盖试验来评估双眼眼位。在第一眼位进行远、近距离遮盖/去遮盖试验来检查斜视,以及采用交替遮盖试验来检查总的斜视度(包括隐性成分)时应当应用调节性目标。遮盖试验需要足够好的视力和合作,来注视想要看的目标。在所有婴儿和儿童中应当检查双眼的共轭运动,包括斜向注视野。对于注意力不集中或不配合的患儿,可以应用前庭-眼旋转的方法(洋娃娃头)或眼球的自主运动进行眼球运动检查。当检查斜视儿童时,应当尝试检查斜肌的功能。

瞳孔检查

应当评估瞳孔的大小、对称性和形状;了解瞳孔的直接和间接对光反应;以及有无传入性瞳孔缺陷。

在婴儿和儿童中由于活动性虹膜震颤、很难维持注视以及调节状态的迅速变化,评估瞳孔是困难的。双眼瞳孔大小不等超过 1mm 时可能指示有病理性过程,如 Horner 综合征、埃迪瞳孔(Adie pupil,曾称强直性瞳孔)或瞳孔相关的第Ⅲ对脑神经麻痹。不规则的瞳孔可能表示有外伤性括约肌损伤、虹膜炎、先天性异常(如缺损)。一般情况下,在弱视眼中不会看到程度较大的传入性瞳孔缺陷;[108] 当有传入性瞳孔缺陷时,值得进行综合性或其他视力损伤的病因学检查(如视神经或视网膜异常)。

外眼检查

外眼检查涉及对眼睑、睫毛、泪器和眼眶的评估。评估的内容可以包括眼球突出,上睑下垂的程度和提上睑肌功能,有无眼睑退缩,眼球在眼眶内的相对位置(如眼球突出或退缩,小眼球或大眼球)。有眼球突出形态的较大儿童可能耐受眼球突度计的检查。对于不合作或年幼的儿童,可以从头部上方来观看,比较双眼球的位置来估计眼球突出度。应当注意面部的解剖(包括眼睑、眼距、是否存在内眦赘皮)、眶缘及有无眼面部的异常。也应当记录头部和面部的位置(包括头部倾斜或旋转、下颏向上或向下的头位)。有显著的内眦赘皮和(或)宽又扁平鼻梁以及正常眼位的儿童常常看起来像有内斜视(假性内斜视)。一个家庭内有独特的少见异常特征可能提示有先天性异常的存在,值得进行进一步评估,来确定另外的体格异常(如耳朵和手)。

眼前节检查

如有可能,应用裂隙灯活体显微镜来评估角膜、前房、虹膜和晶状体。对于婴儿或幼儿,以直接检眼镜、用于间接检眼镜检查的放大镜或手持式裂隙灯活体显微镜进行前节检查是有用的。

睫状肌麻痹下检影 / 屈光检查

在诊断和治疗弱视或斜视中,确定屈光不正是重要的。如有可能,患者应当接受睫状肌麻痹下检影和主观的精细的屈光检查。[78] 在睫状肌麻痹之前,动态的检影可以对调节功能进行快速评估,在评估具有高度远视眼或可能有调节不足的眼疲劳的儿童时是有帮助的。[109,110]

适当的睫状肌麻痹对于儿童进行准确的屈光检查是必须的,这是由于其与成人相比,他们的调节张力增加。由于盐酸环戊通能够迅速地产生与滴用 1% 阿托品滴眼液相近的睫状肌麻痹作用,而且其作用时间持续较短,因此它是有用的。[111] 1% 环戊通滴眼液通常可以在大于 6 个月的婴儿中应用。环戊通滴眼液的剂量应当根据儿童的体重、虹膜的颜色和散瞳的历史来确定。在虹膜色素重的眼中,重复滴用睫状肌麻痹剂滴眼液或应用辅助药物如 2.5% 盐酸苯福林滴眼液(无睫状肌麻痹作用)或 0.5% 或 1% 托吡卡胺可能是必需的,以便获得适当的瞳孔散大。可能需要联合应用托吡卡胺和苯福林,以便产生适当的瞳孔散大,但是这种联合用药的作用并不足以使儿童的睫状肌麻痹。对于婴儿和深色虹膜者,滴用 1 滴 0.2% 环戊通和 1% 苯福林的联合制剂是安全和有效的。[112] 在极少数病例中,必须滴用 1% 硫酸阿托品滴眼液来获得最大的睫状肌麻痹效果。[111] 在滴用睫状肌麻痹剂之前滴用麻醉剂可以减少滴药后眼部刺痛,促进药物渗入眼内。[113] 睫状肌麻痹剂和散瞳剂可以联合做成喷雾剂型来提供相似的散瞳和睫状肌麻痹作用,并有相等或更好的满意度。[114~116] 睫状肌麻痹和散瞳剂的短期不良反应可能包括过敏反应、发热、口干、脉搏加快、恶心、呕吐、面部潮红,还有很少见的行为变化。

眼底检查

应当检查视盘、黄斑、视网膜、血管和脉络膜,最好在适当地散大瞳孔后应用间接检眼镜和聚光镜进行检查。在清醒的儿童中,检查周边部视网膜是困难的或者是不可能的。应用开睑器和巩膜压陷进行周边部视网膜检查可能需要在包裹幼儿、应用镇静剂或在全身麻醉下进行。

诊断标准

弱视的诊断需要发现视力低下(见表 1)和确定其可能的原因。在缺少斜视、双眼不相等的屈光不正、屈光间质混浊或结构异常的情况下发生弱视是极少的。[117] 如果没有明显的原因,应当仔细地寻找与视力丧失相关的另外的原因。

表1　弱视的诊断标准

标准	发现
单眼弱视	
对单眼遮盖的反应	不对称的抵抗
注视的优先选择	不能够开始或维持注视
优先观看	双眼间≥2 个倍频的差别 *
最好矫正视力	双眼之间的差别≥2 行
双眼弱视	
最好矫正视力	年龄≤3 岁:双视力小于 0.4(20/50)
	年龄≥4 岁:双眼视力小于 0.5(20/40)

* 2 个倍频之差是指在一套 Teller 视力卡中 4 个卡片之差,它相当于视角乘以或除以 4。

处理

预防

视觉筛查对于确定弱视易发因素是重要的。[52,118,119] 已有的共识指出较早期进行筛查对于预防和治疗弱视都是重要的。临床上明显的屈光不正和斜视治疗得越早,预防弱视发生的可能性就越大[120](见表 2 婴幼儿屈光矫正的指南)。当有弱视时,在幼儿中成功治疗的可能性很大,虽然有理由期望在较大儿童和 10 多岁儿童中视力能有提高。[121~123] 治疗中度斜视和(或)屈光参差性弱视的研究显示在开始治疗后 6 个月,大约四分之三小于 7 岁的儿童弱视眼的视力提高到 0.7(20/30)或以上。[60]

表2　婴儿和幼童中屈光矫正的指南

状态	屈光度		
	年龄 <1 岁	年龄 1~2 岁	年龄 2~3 岁
屈光度等同			
（双眼屈光不正度数相近）			
近视眼	–5.00 或以上	–4.00 或以上	–3.00 或以上
远视眼(无明显偏斜)	+6.00 或以上	+5.00 或以上	+4.50 或以上
远视眼伴内斜视	+2.50 或以上	+2.00 或以上	+1.50 或以上
散光眼	3.00 或以上	2.50 或以上	2.00 或以上
屈光参差 (无斜视)*			
近视眼	–4.00 或以上	–3.00 或以上	–3.00 或以上
远视眼	+2.50 或以上	+2.00 或以上	+1.50 或以上
散光眼	2.50 或以上	2.00 或以上	2.00 或以上

注:这些数值是依据共识而制订的,仅以专业经验和临床印象为依据,这是因为目前尚无严格的科学的出版数据作为指南。目前尚无完全精确的数值,而且也可能因年龄组不同而异;此处数据仅作为一般的指南,应当根据患者的具体情况进行调整。没有提供用于较大儿童的特殊的指南,这是因为屈光矫正是根据屈光不正的严重程度、视力和视觉症状而决定的。

* 如果患儿有斜视,矫正屈光参差的阈值应当降低。这些数值表示双眼需要快速屈光矫正的屈光不正程度的最小差别。

具有弱视危险因素的儿童除了每年进行筛查外,还应当接受综合眼部检查。危险因素包括葡萄膜炎、上睑下垂并有屈光参差性散光、小于 30 周胎龄、出生时体重小于 1500g 的早产儿,不明原因的视觉或神经系统的延迟成熟、[77] 脑瘫、儿童白内障或儿童青光眼。从长期的角度来看,减少或防止危险因素如早产,以及胎儿期有害的环境(如一些物质的滥用和吸烟),能降低弱视的发病率。

治疗的选择

弱视治疗的成功率随着患者年龄的增加而下降。[52,124,125] 然而,无论患者的年龄大小,包括年长的儿童,都应当对儿童提供治疗的尝试。在弱视眼中,保留正常视力的预后决定于许多因素,包括弱视源性刺激的假定开始时间,弱视的原因、严重程度和持续时间;以前治疗史;[52] 对治疗建议的依从性;[60] 以及伴发的情况。

在处理弱视中,眼科医师通过下述的一种或多种策略来努力提高视力。第一种策略是消除视觉剥夺的原因。第二种是矫正有视觉意义的屈光不正。第三种是通过遮盖对侧眼来促使弱视眼的使用。目标是使双眼之间的视力相等,但并不总是能够获得。建议的治疗应当根据儿童的年龄、视力和以前治疗的依从性,也决定于儿童的身体、社会和心理状态。

开始的疗法决定于对弱视主要原因的了解。对于剥夺性弱视,开始的治疗应当直接针对保持屈光间质透明。一般需要对明显的屈光不正进行光学矫正。下列疗法已经用于弱视眼的治疗:

- ◆ 光学矫正 [52,126~128]
- ◆ 遮盖 [59,60,129,130]
- ◆ 药物性压抑疗法 [52,59,60,129,131~136]
- ◆ 光学的压抑疗法 [137]
- ◆ Bangerter 滤过镜 [138]
- ◆ 手术治疗弱视的原因 [139~141]
- ◆ 针刺 [142,143]
- ◆ 视觉治疗 [144,145]

附录 4 显示了小儿眼病调查者小组(OEDIG)完成的弱视治疗的随机对照试验和其他相关的正在进行的试验。

光学矫正

单独治疗屈光不正 18 个月,至少可以在三分之二的 3~7 岁未治疗的屈光参差性弱视眼中提高视力 2 行或以上。[127] 一项在 7~17 岁较大儿童中的研究发现,单用光学矫正可以在四分之一左右的患者中提高弱视眼的视力 2 行或以上。[52] 在一项研究中,患有双眼屈光性弱视的儿童在屈光矫正之后视力产生实质性提高。[8] 即使有斜视的儿童在单用光学矫正后弱视眼的视力也有实质性提高。[146]

通常,儿童能够很好地耐受眼镜,特别是当有视力提高时。准确地佩戴和维持适当的调整有利于患者接受眼镜。在婴儿中应用头戴或柔韧的一片式框架对于婴儿可能是有用的。应用带子固定眼镜是有用的;应用绳索系紧眼镜的柄脚和弹性铰链来戴好眼镜对活跃的幼童是有帮助的。聚碳酸酯镜片具有较大的安全性,对于儿童更为适用,特别是对于弱视儿童。

 单独治疗屈光不正可以提高未治疗的屈光参差性和斜视性弱视儿童的视力。双眼屈光性弱视儿童的视力在单独屈光不正矫正后也会产生实质性提高。(*SR,GQ*)

遮盖

在弱视的婴儿和幼儿中遮盖疗法可以提高视力,也可能在一些儿童中改善斜视。[73,147] 遮盖治疗的生理性益处是它可能与对侧眼或非弱视眼传来的神经信号减少相关联,如同实验动物中从视皮质获得的记录所显示的那样。[148,149] 遮盖最好应用粘贴的不透明眼罩直接粘在对侧眼的周围皮肤。在遮盖后可以戴上所给的处方眼镜。不太理想的替代方法是在眼镜框上装上布套来遮盖,这是由于患儿能够很容易地在布套周围来观看,或者从布套的上方来偷看。

已经认为对非弱视眼全时间的遮盖(清醒时全部时间)可以比部分时间遮盖(每天 6 小时或更少时间)更加迅速地提高视力。然而,近来的随机临床试验表明在治疗 7 岁以下重度弱视(视力为 0.16~0.2)儿童中,每天给予 6 小时的遮盖可以产生与全时间遮盖疗法(但在清醒时间有 1 小时不加遮盖)相似程度的视力提高(见附录 4)。[150] 在中度弱视(视力为 0.25~0.5)的儿童中,每天给予 2 小时的遮盖可以产生与每天 6 小时遮盖相似程度的视力提高。[130] 至少直到 10 岁的儿童中,遮盖疗法所获得的治疗益处似乎是稳定的。[133]

在儿童中应当考虑到遮盖疗法的几种麻烦的作用。

施行遮盖治疗的儿童可能在以前看得较为清楚的眼发生遮盖性弱视或斜视。[73,147,150] 相反的是,在一些儿童中遮盖疗法可以改善斜视。[73,147] 由于眼罩的粘贴治疗产生轻度的皮肤刺激是常见的(治疗的队列中为 41%);另外有 6% 的患儿发生中度或严重的刺激,[60] 但是可能通过变换不同的遮盖或在儿童不进行遮盖时将润滑剂涂于刺激的区域,来尽量减少遮盖后的刺激性。应当告知家长/监护人仔细地监查戴着遮盖布罩的儿童,以免发生意外。

 在较年长和 10 多岁的儿童中,遮盖可以是有效的,特别是如果他们以前没有进行过治疗时。(*GQ*)

 大多数中度弱视患儿对由每天至少 2 小时的遮盖或周末滴用阿托品组成的起始治疗有反应。
(对于弱视治疗来说是 *SR,GQ*)
(对于治疗的剂量[时间量]来说是 *DR,GQ*)

药物压抑疗法

如果非弱视眼是远视眼,那么药物性压抑疗法可以用于治疗弱视。可以应用睫状肌麻痹剂,大多数常用 1% 阿托品滴眼液(说明书外应用)来对非弱视眼进行光学离焦的治疗。这种技术可以考虑在中度弱视、遮盖性眼球震颤、遮盖失败或需要维持治疗的儿童中应用。[60,151]

在 3~10 岁的儿童中对非弱视眼或对侧眼滴用 1% 阿托品滴眼液是治疗轻度至中度弱视的有效方法。[59,60,129~132] 已经显示出对由于斜视、屈光参差或其两者联合引起的弱视眼采用药物疗法所产生的长时期的持久效力。[133]

已经采取多种的剂量方案给对侧眼用药,来实施压抑疗法。传统上每天都要给药,已经显示这种给药方法如同以遮盖作为起始治疗同样有效。[60] 对于中度弱视,两天内连续给予 1% 阿托品与每天给予 1% 阿托品 1 次,持续 4 周是同样有效的。[131] 已有报告对于严重的弱视儿童每周 2 次给药,视力能得到中等度提高,为提高 4.5 行(95% 可信限为 3.2~5.8 行)。[152] 对于应用 1% 阿托品后视力不再提高的患儿,给予对侧远视眼佩戴平镜,使其模糊程度增加的价值现在正在研究之中(见附录 4)。

对弱视眼的药物疗法具有一些不良反应,这是值得考虑的。药物治疗与非弱视眼的视力暂时下降相关联,特别是当与远视眼低度矫正联合应用时。[153] 已有报告在弱视的处理中,以阿托品治疗时要比遮盖更常发生对侧眼视力的暂时下降。[60] 有必要监查正在治疗的患儿每只眼的视力。当停用阿托品至少 1 周后,就能够更为准确地评估对侧眼的视力。在少数病例中,1% 阿托品与斜视的发生或消退相关联。[73,129] 已经报告,滴用 1% 阿托品滴眼液可使 18% 的儿童畏光,4% 的儿童结膜产生刺激。[60] 畏光可能会限制其在太阳光线强的区域应用。全身不良反应包括口腔和皮肤干燥、发热、谵妄和心动过速。应用 1% 阿托品治疗 3 岁以下的弱视儿童还没有采用临床试验进行研究,在这一年龄组的儿童中更可能产生毒性作用。

当应用阿托品和其他睫状肌麻痹剂时,应用手指直接压迫泪囊和泪小点 20~30 秒可以减少全身吸收和毒性作用。对 1 岁以内的幼儿应用 1% 阿托品应当谨慎,这是因为更有可能发生全身不良反应。

光学压抑疗法(眼镜片)

通过改变对侧眼的屈光矫正来引起视物模糊已被用于治疗弱视眼。[154,155] 然而,这种技术的有效性有相当大变异,还没有经过随机的临床试验所验证。[137]

Bangerter 滤光镜

处理轻度弱视的一种选择是应用 Bangerter 滤光镜或金属薄片(Ryser Optik AG,t.Gallen,Swizerland)。将半透明的滤光镜放在对侧眼的眼镜片上。这些滤光镜常用于遮盖或阿托品的初始治疗后的维持治疗。

将滤光镜作为弱视的主要治疗的有效性与每天2小时遮盖的比较是随机对照研究的课题。[138] 一般来说，对于治疗中度弱视,遮盖与滤光镜组对提高视力具有相似的作用。

手术

当弱视的原因归于可以治疗的屈光间质混浊时,如白内障、没有清除的玻璃体混浊、角膜混浊或上睑下垂,其严重程度已经到了不进行手术治疗就会阻碍成功地治疗弱视时,就应当建议手术治疗。尽管在一些选择性病例中斜视手术可能会促进弱视治疗,但它通常不能取代弱视治疗。[139]

由于出血或炎性碎屑所引起的眼后节混浊可能会产生剥夺性弱视,可能需要施行玻璃体切除术。玻璃体切除术具有较高的白内障发生率,因此对玻璃体切除术后患者需要密切地监查视力和晶状体的透明程度。如果透明晶状体半脱位引起明显的光学离焦,这种情况是不能够应用眼镜或接触镜来解决的,就必须施行晶状体切除术。[141]

屈光手术在治疗屈光参差性弱视中的作用是有争论的。对儿童施行角膜屈光手术是FDA批准的器具的说明书外应用。研究已经表明,在治疗依从性差的屈光参差性弱视的儿童中可以安全地施行激光屈光性角膜切除术。[140] 在大多数眼中视力和立体视觉都得到了提高,即使在年龄较大的儿童中也是如此。[140] 激光屈光性角膜切除术和其他屈光性治疗可能在今后对一些常规治疗无效的弱视儿童的处理中发挥作用。

针刺

已经在两个临床试验中应用针刺来治疗弱视。第一个研究发现在88名7~12岁的屈光参差性弱视儿童中应用针刺治疗15周,其效果与遮盖一样有效。[142] 在这一随机对照试验中,儿童的最好矫正视力为0.16(20/125)~0.5(20/40),而且没有斜视。第二个研究对83名3~7岁未治疗的屈光参差性弱视儿童(视力为0.1~0.5)采用屈光矫正加针刺治疗。[143] 在15周时,以屈光矫正加针刺治疗与单纯屈光矫正相比较,视力有更多的提高。在这两个研究中,针刺技术由针刺5个针,每次操作15分钟,每周5次,持续15周组成。针刺治疗弱视需要进一步研究,包括成本效益比的评估。[156] 针刺对斜视性弱视的作用尚未进行研究。针刺治疗弱视的作用机制尚不清楚。

视觉疗法

已经推动应用其他形式的眼球运动和视觉疗法的一些形式来作为遮盖的辅助疗法治疗弱视。[144] 然而,尚没有足够的队列研究或随机临床试验来做出应用这些技术的建议。

随诊评估

随诊评估的目的是监查对治疗的反应,如有必要则调整治疗。确定弱视眼的视力是随诊评估的主要目标,但是包括随诊间期的病史,特别是对治疗计划的依从性,治疗的不良反应,以及了解对侧眼的视力也是重要的。在儿童中进行检查常常是困难的,在随诊期间维持一个协调一致的保健团队和检查环境是有帮助的。对于儿童采用相似的视力表和舒适的环境进行检查可以增强在随诊中获得可靠结果的能力。双眼中任何一只眼的视力可以有所不同,这是由于屈光不正的改变、检查的可靠性差、弱视的逆转和阿托品治疗眼的持续的睫状肌麻痹作用造成的。

通常,随诊检查应当安排在开始治疗后2~3个月进行,但是时间的安排会根据治疗的强度和患儿的年龄而有所不同。根据随诊检查的结果以及对治疗依从性的评估,治疗的方法可能需要如下的调整:

◆ 如果双眼的视力没有改变,可考虑增加治疗的强度,或在恰当的时候改变治疗的方法。例如,如果现在遮盖对侧眼的时间为每天2小时,可考虑增加到每天6小时,或者改为药物压抑疗法。

◆ 如果弱视眼的视力提高,对侧眼的视力稳定,继续同样的治疗方法。

◆ 如果弱视眼的视力下降,对侧眼的视力稳定,再次核查屈光状态,再次检查视力,再次进行瞳孔检查,更仔细地评估治疗的依从性。一些儿童尽管对治疗的依从性好,但是仍然不能显示出视力的增加。在这些病例中,眼科医师应当考虑一个替代的诊断,如视神经发育不良、细微的黄斑部异常或其他视路方面的疾病。

◆ 如果对侧眼的视力下降,考虑诊断为可逆性弱视,应当再次复核双眼的屈光状态,再次检查视力,以及考虑替代的诊断。如果做出可逆性弱视的诊断,应当中止治疗,在几周内进行随诊。应当再次检查视力,确定再次进行弱视治疗之前它是否回复到治疗前的水平。

表3详细列出了治疗期间调整遮盖剂量的共识建议。对于视力停止提高的儿童增加遮盖剂量的价值目前正在研究中(见附录4)。替代的方法是,一些临床医师加上局部阿托品压抑法进行强化治疗。一个研究发现,在每天6小时遮盖治疗儿童情况稳定的基础上加上局部滴用阿托品治疗,没有发现这种强化治疗有益处。

表3 在弱视中调整剂量的建议

改变的指征	治疗
在一次或两次治疗间期后视力没有提高	维持或增加遮盖或压抑疗法,或者考虑替代疗法
在遮盖治疗后发生严重的皮肤刺激	选择替代疗法
在三个随诊间期进行高比例的遮盖后视力没有提高	考虑逐渐减少或中止治疗
治疗无益(如器质性病变)	逐渐减少或中止治疗
发生斜视和(或)复视	暂时停止治疗和进行监查
对侧眼视力下降	暂时停止治疗、复习诊断和进行监查
在小于12岁儿童中,视力稳定在正常或接近正常水平	减少遮盖

注:这些建议是基于专业经验和临床印象所得的共识而制订的。

当眼科医师确信儿童已经获得最好视力的时候,治疗强度应当逐渐减少,直至维持治疗。[158] 维持治疗的方法包括部分时间遮盖、全时间或部分时间的光学压抑疗法,应用 Bangerter 滤光镜,或部分时间应用睫状肌麻痹的压抑疗法。如果治疗减少时弱视眼的视力能够维持,则可以停止治疗,但是仍然要进行有计划的随诊,这是因为大约四分之一成功治疗的弱视儿童在停止治疗的第一年内体验到复发。[129,135] 对于每天遮盖6小时或更长时间的儿童,资料显示遮盖突然停止所引起的复发危险要比在完全停用之前每天减为2小时遮盖要大。[159] 为了减少弱视复发的可能性,应当继续以眼镜或角膜接触镜来矫正屈光不正,直至达到视觉的发育成熟,这常常要到10多岁的年龄。在弱视复发的病例中,遮盖和药物压抑疗法常常可以将视力恢复到以前的最好矫正水平。[52]

 患有弱视的儿童需要持续的监查,这是因为大约四分之一成功治疗的弱视儿童在停止治疗的第一年内体验到复发。(*SR*,*GQ*)

治疗的结果可能依赖于患者对治疗计划的依从性。因为患儿可能不喜欢遮盖、眼镜或滴用滴眼液,因此对建议的治疗的依从性常会受到影响。在一项对419名3~7岁儿童的研究中,根据家长的问题表,显示接受阿托品治疗的程度稍高于遮盖。[60] 了解诊断和治疗理由的小儿患者家长/监护人更有可能依从治疗的建议。[160~162] 一项研究对开始进行弱视遮盖治疗的4岁儿童应用教育卡通故事进行讲解,显示他们对于治疗计划的依从性提高。[162] 获得较年长儿童对建议的治疗项目的承诺也是重要的。因为加强沟通会产生较好的结果,所以书面的指导对于家长/监护人理解、记住和强化实施计划是有帮助的。[160]

对由于弱视所引起的单侧视觉损伤的儿童,较好眼由于疾病或外伤而丧失视觉的危险估计约为1:1000。[64] 由于这一点,一眼视觉损伤的患者应当全时间内佩戴合适的保护眼镜,即使他们并不从光学矫正中受益。应当在日常生活中和对眼部危险性低的体育活动中佩戴美国国家标准研究所认可的No.Z87.1标准的镜框和防冲击的聚碳酸酯镜片。对于从事大多数球类和接触式运动时,应戴聚碳酸酯镜片的运动型护目镜,若从事更高危险性的运动,还应当保护头部和面部。[79,163] 功能性单眼者在参加接触式运动或其他具有潜在伤害危险的活动,如使用气枪、彩弹射击游戏和放鞭炮时,应当使用经过批准的保护眼镜。[164~170] 在这种情况下,应当使用特殊的护目镜、工业用安全眼镜、戴有侧面罩的眼镜和全面罩。功能性单眼患者应当知道在他们的一生中都需要定期的眼部检查。

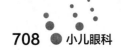
医疗提供者和场所

可以委派受过适当培训的辅助人员在眼科医师指导下施行一些诊断性操作（如视力测量或眼球运动测试）。结果的解释和疾病的治疗，包括对遮盖治疗的指导，需要经过临床和手术培训、具有临床判断能力和有工作经验的眼科医师完成。有资格证书的视轴矫正医师可以与眼科医师联合起来处理弱视。对于诊断或治疗有疑问的患者，或对治疗无反应的患者，应当咨询或转诊给在弱视诊断和治疗方面有专业知识和经验的眼科医师。

咨询／转诊

弱视是一种长期的问题，需要从患者、家长／监护人和眼科医师那里获得共同努力争取可能的最好结果的许诺。

眼科医师应当在恰当的时候与患者及其父母／监护人讨论评估的发现。眼科医师应当解释疾病的情况，取得家庭对于治疗的合作。了解诊断和治疗理由的患儿的家长／监护人更可能依从治疗的建议。[160,161]

社会经济学的考虑

健康保健保险计划应当覆盖弱视的处理，包括适时的筛查、治疗和监查复发，这是因为治疗与长期的视力提高相关联。处理包括在儿童期和青少年期维持一个视觉筛查的计划，这与美国健康和人类服务部的"光明前景"行动（Bright Futures Initiative）（http://brightfutures.aap.org）和美国预防服务处的强化服务指南是一致的。[123] 确定患有弱视或有危险因素的儿童应当进行综合眼科检查。眼镜和接触镜是弱视的医学治疗的主要部分。

有关弱视患者的长期社会经济影响的资料有限。Rahi 等报告了英国 8861 名出生队列中 429（4.8%）名有残余的单眼弱视。[67] 他们发现 16 岁时有视功能下降与 33 岁时有薪工作之间没有关联，无论男女都是这样。而且，虽然不同的工作有不同的视力要求，但只有一人没有满足他现在职业的视力要求。当与对照组比较时，在健康情况差、忧郁、参与体育活动以及工作损伤等方面的自我报告的评估中，没有发现两者之间存在差别。

尽管有这一报告，但是已有报告弱视患者中双眼视觉损伤成倍地增加。[63] 在年龄较大的人中，对侧眼的视力丧失常常与视网膜异常如视网膜静脉阻塞、年龄相关性黄斑变性和其他黄斑部病变相关。[16] 弱视治疗提高了视力和双眼视觉，[59,60] 因此如果在生命较后期发生对侧眼的视觉丧失，也可以减少发生严重双眼障碍的可能性。

 当对侧眼可能受伤或被黄斑部或视神经疾病影响时，成功的弱视治疗可能对以后的生活产生很大的影响。（*IQ*）

附录 1 眼保健服务质量的核心标准

> 提供高质量的保健服务，
> 是医师的最高道德责任，
> 也是公众信任医师的基础。
> 　　　　　美国医学会理事会，1986 年

所提供的高质量眼保健服务的方式和技术应当与患者的最大利益相一致。下述的讨论将说明这种保健服务的核心成分。

眼科医师首先是医师。正因为如此,眼科医师显示出对每个人的同情和关心,并能够应用医学科学和高超的医疗技术来帮助患者减轻焦虑和病痛。眼科医师通过接受培训和继续教育不断地努力发展和维持最可行的技术来满足患者的需要。眼科医师根据患者的需求来评估他们的技术和医学知识,并且依此来做出相应的反应。眼科医师也保证有需求的患者直接获得必要的保健服务,或者将患者转诊到能够提供这种服务的恰当的人和设施那里,他们支持促进健康以及预防疾病和伤残的活动。

眼科医师认识到疾病将患者置于不利的依赖状态。眼科医师尊重他们的患者的尊严和气节,而不会利用患者的弱点。

高质量的眼保健服务具有许多属性,其中最显著的是以下几点:

◆ 高质量保健的本质是患者与医师之间富有意义的伙伴关系。眼科医师应当努力与他们的患者进行有效的交流,仔细地倾听患者的需求和担忧。反过来,眼科医师应当就患者疾病的需求和预后、适当的治疗措施来教育患者。这样可以保证在做出影响患者的处理和护理决定时,患者能够实质性参与(应当与患者特有的体力、智力和情绪状态相适应),使他们在实施他们同意的治疗计划时具有良好的主动性和依从性,从而帮助他们减少担心和忧虑。

◆ 眼科医师在选择和适时地采用恰当的诊断和治疗措施时,以及确定随诊检查的频率时,会根据患者情况的紧急与否和性质,以及患者的独特需要和愿望,来应用他们最好的判断做出决定。

◆ 眼科医师应当只是实施他们已经接受过恰当训练、有经验和有资格实施的操作,或者当有必要时,根据患者问题的紧急程度,以及其他替代的医疗提供者可利用和可及的状况,在其他人员的帮助下实施这些操作。

◆ 应保证患者能够连续地接触到所需要的和恰当的下述的眼保健服务。

 ◆ 眼科医师应当及时、恰当地治疗患者,而且他们本身也具有提供这种服务的能力。

 ◆ 手术的眼科医师应当具有对患者施行恰当的术前和术后处理的适当能力和准备。

 ◆ 当眼科医师不便或无法为他的患者服务时,他应当提供适当的替代的眼保健服务,并且要有适当的机制让患者知晓这种保健和方法,以便患者能够获得而加以利用。

 ◆ 眼科医师可以根据转诊是由于患者的需要,转诊是及时和恰当的措施,以及接受转诊的医师是有资格胜任,并具有可及性和可利用的基础上,将患者转诊给其他的眼科医师。

 ◆ 眼科医师可以就眼部和其他内科或外科的问题寻求适当的咨询和会诊。可以根据他们的技术、能力和可及性来推荐会诊者。他们必须尽可能地获得完整和准确的有关问题的资料,以便提供有效的建议或干预,并能做到恰当的和及时的回应。

 ◆ 眼科医师应当保持完整和准确的医疗记录。

 ◆ 在适当的请求下,眼科医师能够提供自己的完整和准确的患者病历。

 ◆ 眼科医师定期和有效地复习会诊和实验室检查的结果,并且采用适当的行动。

 ◆ 眼科医师和帮助其提供眼保健服务的人员应当具有证明他们身份和职业的证件。

 ◆ 对于那些治疗无效而又没有进一步治疗方法的患者,眼科医师应当提供适当的专业方面的支持、康复咨询和社会服务机构,当有适当和可及的时机时,应当给予转诊。

◆ 在进行治疗和实施侵入性诊断试验之前,眼科医师通过收集相关的历史资料和施行相关的术前检查,来熟悉患者的情况。另外,他通过准确和诚实地提供有关诊断、治疗方法和替代治疗的性质、目的、危险、益处和成功的可有性,以及不进行治疗的危险和益处的相关信息,也能使患者对治疗的决定充分知情。

◆ 眼科医师应当谨慎地采用新技术(例如药物、装置、手术技术),要考虑到这些新技术与现有的替代治疗相比其价格是否合适,是否有潜在的益处,以及所显示出来的安全性和有效性。

◆ 眼科医师通过对照已确定的标准,来定期地复习和评估他个人的相关行为,以及恰当地改变他的医疗实践和技术,来提高他提供的眼保健的质量。

◆ 眼科医师应当利用恰当的职业渠道,通过与同行交流临床研究和医疗服务中所获得的知识来改进眼保健服务。这些包括向同行警示少见的病例,或未曾预料的并发症,以及与新药、新装置和新技术相关的问题。

◆ 眼科医师以恰当的人员和设备来处理需要立即关注的眼部和全身的可能并发症。

◆ 眼科医师也要提供经济上合理的眼保健服务,而且不与已经接受的质量标准相冲突。

修改:理事会

批准:理事会

1988 年 10 月 12 日

第二次印刷:1991 年 1 月

第三次印刷:2001 年 8 月

第四次印刷:2005 年 7 月

附录 2　疾病和相关健康问题的国际统计分类编码(ICD)

弱视包括 ICD-9 和 ICD-10 的以下内容:

	ICD-9 CM	ICD-10 CM
弱视,无特异性	368.00	H53.00-
斜视性弱视(抑制性)	368.01	H53.03-
剥夺性弱视	368.02	H53.01-
屈光性弱视,包括屈光参差性和双眼相等屈光不正的弱视	368.03	H53.02-

CM= 用于美国的临床修改;(-)=1,右眼;2,左眼;3,双眼;9,未注明的眼

ICD-10 编码的另外信息:

● 对于双眼的位置,ICD-10 CM 编码的最后一个数字表示眼侧。如果在病历中没有指明眼别,也提供了未指明的编码。如果没有提供双侧的编码,但是发生的情况又是双侧的,则指定应用左侧和右侧分开的编码。

● 如果诊断指明眼侧,无论发现应用哪一个字节(即第 4 字节、第 5 字节或第 6 字节):

　● 右眼总是为 1

　● 左眼总是为 2

　● 双眼总是为 3

　● 未注明的总是依常规置于上述的"未指明"(0 或 9,依据是否在第 4、第 5 或第 6 字节中)

附录 3　视力检查表

世界卫生组织(WHO)和(美国)国家科学院视觉委员会已经就视力检查表的视标的选择和排列提出了相似的建议。[85,89] 视标应当是容易分辨的、标准化的,并具有相似的特点,不应当反映出文化方面的偏倚。每行应当包含 5 个视标。视标之间的间距应当是成比例的:两个视标之间的水平间距应当与视标的大小相同,行间距应当相等于下一行的视标的高度。视标的大小一般以 0.1 logMAR 的减幅来呈现。这样的排列可以使悬挂在墙上的视力表的视标呈倒金字塔形。

用于儿童的视力检查并符合这些建议[85]的视力表包括 LEA 符号视力表(Good-Lite Co.,Elgin,IL)、Sloan 字母视力表、[93]方向错乱排列的 E 字母视力表和 HOTV 视力表。Snellen 视力表是不太理想的,这是因为一些字母的易读性并不相等,字母的间距不符合 WHO/ 视觉委员会的有关视觉的标准。[85,94~96]

几种符号视力表对幼儿来说存在着严重的局限性。这些视力表包括 Allen 图形、[97]Lighthouse 视表力和 Kindergarten Eye 视力表。[98]在这些视力表中,视标并不是标准化的,其呈现存在着文化方面的偏倚。[99]

虽然方向散乱排列的 E 视力表符合 WHO/ 视觉委员会的有关视觉的标准,但是它仍然是不太理想的,这是因为它需要空间定向的技术,而这一点并不是被所有的儿童所掌握的。其他的视力表正在研制中,以便克服这些限制,包括 Handy 视力表和紧密排列的缩小的视力表。[171,172]

表 A3-1 列出了常用的视力检查表设计的详细情况。

表 A3-1   视力检查表

视力表	符合 WHO[*]/ NAS[†] 的建议	特点 / 挑战
LEA 符号[5] 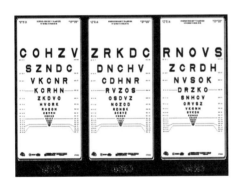 复制须得到 Good-Lite o., Elgin, IL 的允许	是	特点: ◆ 易读性相似的视标 ◆ 每行 5 个视标,呈倒金字塔形排列(视力好于 0.2 时),视标之间成比例的空间距离,以及视标大小的级差为 0.1logMAR
Sloan 字母表[93] 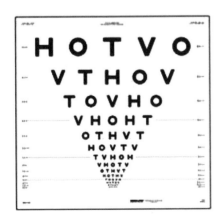 复制须得到 Good-Lite o., Elgin, IL 的允许	是[‡]	特点: ◆ 易读性相似的视标 ◆ 每行 5 个视标,呈倒金字塔形排列(视力好于 0.2 时),视标之间成比例的空间距离,以及视标大小的级差为 0.1logMAR
HOTV 复制须得到 Good-Lite o., Elgin, IL 的允许	是[‡]	特点: ◆ 易读性相似的视标 ◆ 每行 5 个视标,呈倒金字塔形排列(视力好于 0.2 时),视标之间成比例的空间距离,以及视标大小的级差为 0.1logMAR

续表

视力表	符合 WHO*/NAS† 的建议	特点 / 挑战
Snellen 字母表 [173] 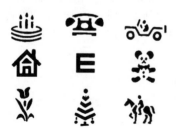	否	特点： ◆ 视标的易读性不是相似的 ◆ 每行视标数不一样 ◆ 视标之间的排列不成比例 ◆ 视标大小的级差不是标准的

图像属于公共使用的范围

方向散乱排列 E 字母表	是 ‡	特点： ◆ 易读性相似的视标 ◆ 每行 5 个视标,呈倒金字塔形排列(视力好于 0.2 时),视标之间成比例的空间距离,以及视标大小的级差为 0.1logMAR 挑战： ◆ 需要空间定向技术,但这并没有被所有儿童掌握

复制须得到 Good-Lite o.,Elgin,IL 的允许

Allen 图形表	否	挑战： ◆ 视标的易读性不是相似的 ◆ 每行视标数是有变化的 ◆ 视标之间的排列不成比例 ◆ 视标大小的级差不是标准的 ◆ 视标不能被所有的儿童都能容易地辨认

Allen HF. A new picture series for preschool vision testing. Am J Ophthalmol 1975;44:40.

1957 年版权。复制须得到 Elsevier 的允许,保留所有版权

续表

视力表	符合 WHO*/ NAS† 的建议	特点 / 挑战
Lighthouse 表 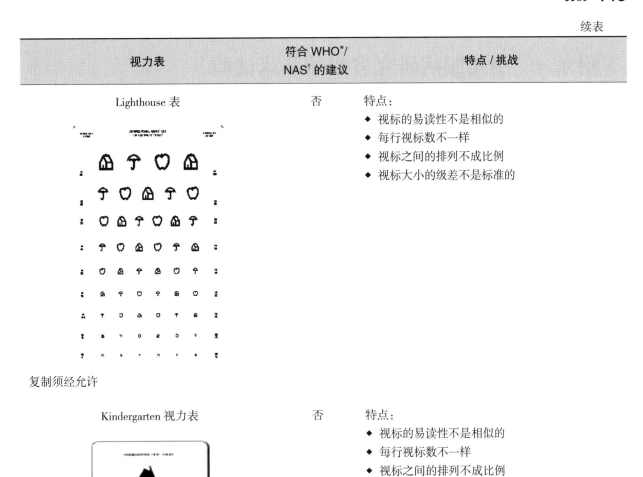	否	特点： ◆ 视标的易读性不是相似的 ◆ 每行视标数不一样 ◆ 视标之间的排列不成比例 ◆ 视标大小的级差不是标准的

复制须经允许

| Kindergarten 视力表 | 否 | 特点：
◆ 视标的易读性不是相似的
◆ 每行视标数不一样
◆ 视标之间的排列不成比例
◆ 视标大小的级差不是标准的 |

复制须经 WilsonOphthalmic Corp.，Mustang，OK
允许

NAS =（美国）国家科学院：WHO= 世界卫生组织

* 世界卫生组织 . Consultation on development of standards for characterization of vision loss and visual functioning. Geneva. 4-5 September 2003. 可在网站 http://whqlibdoc.who.int/hq/2003/WHO_PBL_03.91.pdf 获得。2012 年 1 月 24 日登录。

† 视觉委员会 .Recommended stardard procedures for the clinical measurement and specification of visual acuity. Report of working group 39. Assembly of Behavioral and Social Sciences. National Academy of Sciences. Washington，D.C. Adv Ophthalmol 1980；41：103-148.

‡ Sloan、HOTV 和方向散乱的 E 视力表的设计并不符合视标之间和每行视标之间成比例的空间分布的建议。

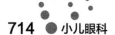

附录 4　小儿眼病研究者组的临床试验

表 A4-1　发表结果的小儿眼病研究者组的研究

研究	患者数 （征集时年龄）	随诊 时期	结果
遮盖与药物疗法治疗中度弱视的比较[60]（ATS 1）	419 （3~<7 岁）	6 个月	• 在两组中 VA 都提高：遮盖组提高 3.16 行；阿托品组提高 2.84 行 • 平均差别 =0.34 行（95%CI，0.05~0.6） • 遮盖组中 79% 和阿托品组中 74% 的眼 VA≥0.7 和（或）VA 提高≥3 行
遮盖与药物疗法治疗中度弱视的比较[129]（ATS 1）	419 （3~<7 岁）	2 年	• 在两组中 VA 都提高：遮盖组提高 3.7 行；阿托品组提高 3.6 行 • 平均差别 =0.01 行（95%CI，-0.02~0.04） • 在弱视 2 年治疗以后，阿托品或遮盖组开始 6 个月的期间产生相似的提高
随机临床试验比较部分时间遮盖和全部时间遮盖治疗严重弱视的效果[174]（ATS 2A）	175 （3~<7 岁）	4 个月	• 两组中 VA 都能提高：遮盖 6 小时组提高 4.8 行；全部时间（每天所有时间或除 1 小时外的所有时间）遮盖提高 4.7 行 • 平均差别 =0.02 行（95%CI，-0.04~0.07）
随机临床试验比较部分时间与最少时间遮盖治疗中度弱视的效果[130]（ATS 2B）	189 （3~<7 岁）	4 个月	• 两组中 VA 提高 2.40 行 • 平均差别 =0.007 行（95%CI，-0.050~0.036） • 在两组中 62% 的患者的 VA≥0.7 和（或）≥3 行 • 每天遮盖 2 小时和每天遮盖 6 小时组 VA 提高是相似的
弱视患者治疗的评估[52]（ATS 3）	507 （7~17 岁）	6 个月	• 对于 7 岁至 <13 岁的中度弱视患者，以光学矫正 / 遮盖 / 滴用阿托品治疗组中 36% 获得 0.8 或更好的视力，而只用光学矫正的治疗组中只有 14% 获得 0.8 或更好的视力 • 对于 7 岁至 <13 岁的重度弱视患者，以光学矫正 / 遮盖治疗组中 23% 获得 0.5 或更好的视力，而只用光学矫正的治疗组中只有 5% 获得 0.5 或更好的视力（P<0.004） • 对于 13 岁至 17 岁的中度弱视患者，以光学矫正 / 遮盖 / 滴用阿托品治疗组中 14% 获得 0.8 或更好的视力，而只用光学矫正的治疗组中只有 11% 获得 0.8 或更好的视力（P<0.52） • 对于 13 岁至 17 岁的重度弱视患者，以光学矫正 / 遮盖的治疗组中 14% 获得 0.5 或更好的视力，而只用光学矫正的治疗组中没有病例获得 0.5 或更好的视力
随机临床试验比较每天滴用 1 次阿托品与周末滴用阿托品治疗中度弱视眼的效果[131]（ATS 4）	168 （3~<7 岁）	4 个月	• 在两组中 VA 提高 2.3 行 • 平均差别 =0.00 行（95%CI，-0.04~0.04） • 每天滴用 1 次组中 47% 和周末滴用组中 53% 的眼 VA≥0.8 或者好于 / 等于对侧非弱视眼的视力
前瞻性非比较性临床试验评估每天 2 小时遮盖治疗弱视的效果[127]（ATS 5- 只佩戴眼镜阶段）	84 （3~<7 岁）	直至 30 周	• 在以光学矫正的弱视眼中，77% 的弱视眼视力提高≥2 行 • 在以光学矫正的弱视中，27% 的弱视眼获得痊愈（95%CI，18%~38%）

续表

研究	患者数（征集时年龄）	随诊时期	结果
随机临床试验评估每天 2 小时遮盖治疗弱视的效果 [175]（ATS 5- 随机阶段）	180（3~<7 岁）	5 周	• 在以眼镜治疗后直至视力停止提高，患者每天以遮盖 2 小时联合 1 小时近视力任务的工作，视力提高 1.1 行，而对照组只提高 0.5 行 • 平均差别（调整）=0.07 行（95%CI，0.02~0.12，P=0.006）
随机试验比较当遮盖时近距离与远距离活动 [176]（ATS 6）	425（3~<7 岁）	17 周	• 在 8 周时，在远距离活动组中弱视眼 VA 平均增加 2.6 行，而近距离活动组则为 2.5 行（差值的 95%CI，−0.3~0.3） • 在 2、5 和 17 周随访时，两组间无统计学意义的差异 • 在 17 周时，每天遮盖 2 小时的重度弱视眼平均提高视力 3.7 行
双侧屈光性弱视的治疗 [8]（ATS 7）	113（3~<10 岁）	1 年	• 双眼视力平均提高 3.9 行（95%CI，3.5~4.2） • 1 年时，74% 的患者双眼视力为 0.8 或以上
随机临床试验比较 3~6 岁儿童的对侧眼滴用阿托品与滴用阿托品加平光眼镜的作用 [153]（ATS 8）	180（3~<7 岁）	18 周	• 在只滴用阿托品组中 29% 的弱视眼的视力为 0.8，而阿托品加平镜组则为 40%（P=0.03） • 在 18 周时，阿托品加平镜组中有更多的患者发生对侧眼视力下降，然而，没有一例发生持久性逆转性弱视
随机临床试验比较遮盖和滴用阿托品治疗弱视 [136]（ATS 9）	193（7~<13 岁）	17 周	• 两组中 VA 提高相似 • 在阿托品组中 17% 的患者视力为 0.8 或以上，而遮盖组中则为 24%（95%%CI，−3%~17%）
随机临床试验比较 Bangerter 滤光镜与遮盖治疗中等度弱视儿童 [138]（ATS 10）	186（7~<10 岁）	24 周	• 两组中 VA 提高相似 • 在 Bangerter 滤光镜组中 36% 的患者视力为 0.8 或以上，而遮盖组中则为 31%（P=0.86） • 遮盖并没有显示出更好（两组间差别 95%CI，−0.06~0.83 行）
随机临床试验评估联合遮盖和阿托品治疗残余的弱视 [157]（ATS 11）	55（3~<10 岁）	10 周	• 在征集受试者之前，符合入选条件的受试者以每天 6 小时遮盖或每天滴用 1 次阿托品没有改善 • 强化治疗组每天给予 6 小时遮盖联合每天 1 次阿托品；停止治疗组在 4 周内减少治疗，然后停止治疗 • 在两组中弱视眼的视力均有相似程度的提高，在强化治疗组平均为 0.56 行（95%CI，0.18~0.93），在停止治疗组为 0.53 行（95%CI，−0.04~1.10 行）
单用眼镜治疗斜视和斜视 - 屈光参差性儿童弱视的非随机前瞻性临床试验 [146]（ATS 13）	146（3~<7 岁）	28 周	• 平均提高 2.6 行 • 75% 提高≥2 行，54% 提高≥3 行 • 在 32% 的病例中得到解决（95%CI，24%~41%） • 治疗作用在斜视性弱视中大于联合机制的弱视（3.2 行比 2.3 行，调整后 P=0.003）

注：在弱视治疗研究（Amblyopia Treatment Study，ATS）中轻度至中度弱视定义为弱视眼 VA 为 0.25 或更好，重度弱视定义为弱视眼的 VA 为 0.05~0.2。

有关弱视治疗研究发表的结果的进一步信息可在小儿眼病研究组网站（http://pedig.laeb.org/Publications.aspx）查到。

ATS= 弱视治疗研究；CI= 置信限区；RCT= 随机临床试验；VA= 视力

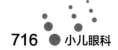

表 4A-2　正在进行中的弱视治疗研究的随机临床试验

目的	建议的患者数	随诊时间
比较增加遮盖和以同样剂量来治疗停止提高的弱视的随机临床试验（ATS 15）	158（3~<8 岁）	10 周
比较在应用阿托品时加用平光镜和相同剂量阿托品治疗停止提高的弱视的随机临床试验（ATS 16）	158（3~<8 岁）	10 周
比较左旋多巴加遮盖和安慰剂加遮盖的随机临床试验	138（8~<13 岁）	18 周

有关正在进行的弱视治疗研究临床试验的进一步信息可在小儿眼病研究组网站（http://pedig.laeb.org/Studies.aspx）查到。

ATS= 弱视治疗研究；RCT= 随机临床试验

建议的阅读资料

◆ Taylor D，Hoyt CS，eds. Pedicatric Ophthalmology and Strabismus，4rd ed. New York：Saunders Ltd，2012.

◆ von Noorden GK，Campos EC，eds . Binocular Vision and Ocular Motility：Theory and Management of Strabismus，6th ed. St. Louis：CV Mosby，2002.

相关的学会资料

Basic and Clinical Science Course

Pediatric Ophthalmology and Strabismus（Section 6，2012-2013）

Focal Points

Advances in the Management of Amblyopia（2010）

Patient Education Brochure

Amblyopia（2011）

Pseudostrabismus（2011）

Strabismus（2012）

Patient Education Downloadable Handout

Eye Safety for Children（subscription）（2011-2012）

Patient Education Video

Amblyopia：Waiting Room for the Ophthalmic Practice，Vol. 2（also available in Spanish）（2009）

Preferred Practice Pattern® Guidelines-Free download available at www.aao.org/ppp.

Comprehensive Adult Medical Eye Evaluation（2010）

Esotropia and Exotropia（2012）

Pediatric Eye Evaluations（2012）

To order any of these products，except for the free materials，please contact the Academy's Customer Service at 866.561.8558（U.S. only）or 415.561.8540 or www.aao.org/store.

参考文献

1. Scottish Intercollegiate Guidelines Network. Annex B：key to evidence statements and grades of recommendations. In：SIGN 50：A Guideline Developer's Handbook. Available at：www.sign.ac.uk/guidelines/fulltext/50/annexb.html. Accessed October 2，2012.

2. Guyatt GH，Oxman AD，Vist GE，et al. GRADE：an emerging consensus on rating quality of evidence and strength of recommendations. BMJ 2008；336：924-6.

3. GRADE Working Group. Organizations that have endorsed or that are using GRADE. Available at:www.gradeworkinggroup.org/society/index.htm. Accessed October 21,2011.

4. American Academy of Ophthalmology Basic and Clinical Science Course Subcommittee. Basic and Clinical Science Course. Pediatric Ophthalmology and Strabismus:Section 6,2012-2013. San Francisco,CA:American Academy of Ophthalmology;2012:61.

5. Leon A,Donahue SP,Morrison DG,et al. The age-dependent effect of anisometropia magnitude on anisometropic amblyopia severity. J AAPOS 2008;12:150-6.

6. Gwiazda J,Scheiman M,Held R. Anisotropic resolution in children's vision. Vision Res 1984;24:527-31.

7. Mitchell DE,Freeman RD,Millodot M,Haegerstrom G. Meridional amblyopia:evidence for modification of the human visual system by early visual experience. Vision Res 1973;13:535-58.

8. Pediatric Eye Disease Investigator Group. Treatment of bilateral refractive amblyopia in children three to less than 10 years of age. Am J Ophthalmol 2007;144:487-96.

9. Birch EE,Stager D,Leffler J,Weakley D. Early treatment of congenital unilateral cataract minimizes unequal competition. Invest Ophthalmol Vis Sci 1998;39:1560-6.

10. Cheng KP,Hiles DA,Biglan AW,Pettapiece MC. Visual results after early surgical treatment of unilateral congenital cataracts. Ophthalmology 1991;98:903-10.

11. Beller R,Hoyt CS,Marg E,Odom JV. Good visual function after neonatal surgery for congenital monocular cataracts. Am J Ophthalmol 1981;91:559-65.

12. Kushner BJ. Functional amblyopia associated with organic ocular disease. Am J Ophthalmol 1981;91:39-45.

13. Summers CG,Romig L,Lavoie JD. Unexpected good results after therapy for anisometropic amblyopia associated with unilateral peripapillary myelinated nerve fibers. J Pediatr Ophthalmol Strabismus 1991;28:134-6.

14. Lempert P. Anomalous vascular patterns of the optic disc in amblyopia. Asia-Pac J Ophthalmol 2012;1:158-61.

15. Koc F,Durlu N,Ozal H,et al. Single-stage adjustable strabismus surgery under topical anesthesia and propofol. Strabismus 2005;13:157-61.

16. Rahi J,Logan S,Timms C,et al. Risk,causes,and outcomes of visual impairment after loss of vision in the non-amblyopic eye:a population-based study. Lancet 2002;360:597-602.

17. Hillis A,Flynn JT,Hawkins BS. The evolving concept of amblyopia:a challenge to epidemiologists. Am J Epidemiol 1983;118:192-205.

18. Carlton J,Kaltenthaler E. Amblyopia and quality of life:a systematic review. Eye(Lond)2011;25:403-13.

19. Davidson S,Quinn GE. The impact of pediatric vision disorders in adulthood. Pediatrics 2011;127:334-9.

20. Felius J,Chandler DL,Holmes JM,et al. Evaluating the burden of amblyopia treatment from the parent and child's perspective. J AAPOS 2010;14:389-95.

21. Williams C,Harrad RA,Harvey I,Sparrow JM. ALSPAC Study Team. Screening for amblyopia in preschool children:results of a population-based,randomised controlled trial. Avon Longitudinal Study of Pregnancy and Childhood. Ophthalmic Epidemiol 2001;8:279-95.

22. Attebo K,Mitchell P,Cumming R,et al. Prevalence and causes of amblyopia in an adult population. Ophthalmology 1998;105:154-9.

23. Brown SA,Weih LM,Fu CL,et al. Prevalence of amblyopia and associated refractive errors in an adult population in Victoria,Australia. Ophthalmic Epidemiol 2000;7:249-58.

24. Newman DK,East MM. Prevalence of amblyopia among defaulters of preschool vision screening. Ophthalmic Epidemiol 2000;7:67-71.

25. Robaei D,Rose KA,Ojaimi E,et al. Causes and associations of amblyopia in a population-based sample of 6-year-old Australian children. Arch Ophthalmol 2006;124:878-84.

26. Thompson JR,Woodruff G,Hiscox FA,et al. The incidence and prevalence of amblyopia detected in childhood. Public Health 1991;105:455-62.

27. Friedman DS,Repka MX,Katz J,et al. Prevalence of decreased visual acuity among preschool-aged children in an American urban population:the Baltimore Pediatric Eye Disease Study,methods,and results. Ophthalmology 2008;115:1786-95.

28. Friedman DS,Repka MX,Katz J,et al. Prevalence of amblyopia and strabismus in white and African American children aged 6 through 71 months:the Baltimore Pediatric Eye Disease Study.Ophthalmology 2009;116:2128-34.

29. Joint Writing Committee for the Multi-Ethnic Pediatric Eye Disease Study and the Baltimore Pediatric Eye Disease Study Groups. Risk factors for decreased visual acuity in preschool children:the Multi-Ethnic Pediatric Eye Disease and Baltimore Pediatric Eye Disease Studies. Ophthalmology 2011;118:2262-73.

30. Multi-Ethnic Pediatric Eye Disease Study Group. Prevalence of amblyopia and strabismus in African American and Hispanic children ages 6 to 72 months:the Multi-Ethnic Pediatric Eye Disease Study. Ophthalmology 2008;115:1229-36.

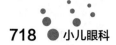
31. National Society to Prevent Blindness. Vision problems in the U.S. Data analysis. Definitions, data sources, detailed data tables, analysis, interpretation. Publication P-10. New York: National Society to Prevent Blindness, 1980.

32. National Advisory Eye Council. Vision Research: A National Plan. Report of the Strabismus, Amblyopia, and Visual Processing Panel, Vol 2, Part 5. Bethesda: US DHHS, NIH Publ No. 83-2475, 2001.

33. Birch EE, Stager DR. Monocular acuity and stereopsis in infantile esotropia. Invest Ophthalmol Vis Sci 1985; 26: 1624-30.

34. Dickey CF, Metz HS, Stewart SA, Scott WE. The diagnosis of amblyopia in cross-fixation. J Pediatr Ophthalmol Strabismus 1991; 28: 171-5.

35. Castren J. The significance of prematurity on the eye. With reference to retrolental fibroplasia. Acta Ophthalmol Suppl 1995; 44: 19-31.

36. Fledelius H. Prematurity and the eye. Ophthalmic 10-year follow-up of children of low and normal birth weight. Acta Ophthalmol Suppl 1976; 128: 3-245.

37. Kushner BJ. Strabismus and amblyopia associated with regressed retinopathy of prematurity. Arch Ophthalmol 1982; 100: 256-61.

38. Hoyt CS. The long-term visual effects of short-term binocular occlusion of at-risk neonates. Arch Ophthalmol 1980; 98: 1967-70.

39. Kitchen WH, Richards A, Ryan MM, et al. A longitudinal study of very low-birthweight infants. II: Results of controlled trial of intensive care and incidence of handicaps. Dev Med Child Neurol 1979; 21: 582-9.

40. Bremond-Gignac D, Copin H, Lapillonne A, Milazzo S. Visual development in infants: physiological and pathological mechanisms. Curr Opin Ophthalmol 2011; 22 Suppl: S1-8.

41. Abrahamsson M, Magnusson G, Sjostrand J. Inheritance of strabismus and the gain of using heredity to determine populations at risk of developing strabismus. Acta Ophthalmol Scand 1999; 77: 653-7.

42. Maumenee IH, Alston A, Mets MB, et al. Inheritance of congenital esotropia. Trans Am Ophthalmol Soc 1986; 84: 85-93.

43. Pike MG, Holmstrom G, de Vries LS, et al. Patterns of visual impairment associated with lesions of the preterm infant brain. Dev Med Child Neurol 1994; 36: 849-62.

44. van Hof-Van Duin J, Evenhuis-van Leunen A, Mohn G, et al. Effects of very low birth weight (VLBW) on visual development during the first year after term. Early Hum Dev 1989; 20: 255-66.

45. Chew E, Remaley NA, Tamboli A, et al. Risk factors for esotropia and exotropia. Arch Ophthalmol 1994; 112: 1349-55.

46. Hakim RB, Tielsch JM. Maternal cigarette smoking during pregnancy. A risk factor for childhood strabismus. Arch Ophthalmol 1992; 110: 1459-62.

47. Miller M, Israel J, Cuttone J. Fetal alcohol syndrome. J Pediatr Ophthalmol Strabismus 1981; 18: 6-15.

48. Lois N, Abdelkader E, Reglitz K, et al. Environmental tobacco smoke exposure and eye disease. Br J Ophthalmol 2008; 92: 1304-10.

49. Bruce BB, Biousse V, Dean AL, Newman NJ. Neurologic and ophthalmic manifestations of fetal alcohol syndrome. Rev Neurol Dis 2009; 6: 13-20.

50. Chua B, Mitchell P. Consequences of amblyopia on education, occupation, and long term vision loss. Br J Ophthalmol 2004; 88: 1119-21.

51. Wilson ME. Adult amblyopia reversed by contralateral cataract formation. J Pediatr Ophthalmol Strabismus 1992; 29: 100-2.

52. Pediatric Eye Disease Investigator Group. Randomized trial of treatment of amblyopia in children aged 7 to 17 years. Arch Ophthalmol 2005; 123: 437-47.

53. Wick B, Wingard M, Cotter S, Scheiman M. Anisometropic amblyopia: is the patient ever too old to treat? Optom Vis Sci 1992; 69: 866-78.

54. Rahi JS, Logan S, Borja MC, et al. Prediction of improved vision in the amblyopic eye after visual loss in the non-amblyopic eye. Lancet 2002; 360: 621-2.

55. Mohindra I, Jacobson SG, Thomas J, Held R. Development of amblyopia in infants. Trans Ophthalmol Soc U K 1979; 99: 344-6.

56. Vaegan, Taylor D. Critical period for deprivation amblyopia in children. Trans Ophthalmol Soc U K 1979; 99: 432-9.

57. Awaya S, Miyake S. Form vision deprivation amblyopia: further observations. Graefes Arch Clin Exp Ophthalmol 1988; 226: 132-6.

58. Tychsen L. Binocular Vision. In: Hart W, ed. Adler's Physiology of the Eye. St. Louis, MO: Mosby; 1992: chap. 24.

59. Pediatric Eye Disease Investigator Group. A comparison of atropine and patching treatments for moderate amblyopia by patient age, cause of amblyopia, depth of amblyopia, and other factors. Ophthalmology 2003; 110: 1632-7; discussion 7-8.

60. Pediatric Eye Disease Investigator Group. A randomized trial of atropine vs. patching for treatment of moderate amblyopia in children. Arch Ophthalmol 2002; 120: 268-78.

61. König HH, Barry JC. Cost effectiveness of treatment for amblyopia: an analysis based on a probabilistic Markov model. Br J Ophthalmol 2004; 88: 606-12.

62. Membreno JH, Brown MM, Brown GC, et al. A cost-utility analysis of therapy for amblyopia. Ophthalmology 2002; 109: 2265-71.

63. van Leeuwen R, Eijkemans MJ, Vingerling JR, et al. Risk of bilateral visual impairment in individuals with amblyopia: the Rotterdam Study. Br J Ophthalmol 2007; 91: 1450-1.

64. Tommila V, Tarkkanen A. Incidence of loss of vision in the healthy eye in amblyopia. Br J Ophthalmol 1981; 65: 575-7.

65. PDR Staff. Section 5: vision standards and low-vision aids. In: PDR for Ophthalmic Medicines. 40th ed. Montvale, NJ: PDR Network; 2011: 30-1.

66. Department of the Air Force. Air Force instruction 48-123: medical examinations and standards. 24 September 2009; incorporating through change 2, 18 October 2011. Available at: www.e-publishing.af.mil/shared/media/epubs/AFI48-123.pdf. Accessed October 21, 2011.

67. Rahi JS, Cumberland PM, Peckham CS. Does amblyopia affect educational, health, and social outcomes? Findings from 1958 British birth cohort. BMJ 2006; 332: 820-5.

68. Rahi JS, Cumberland PM, Peckham CS. Visual function in working-age adults: early life influences and associations with health and social outcomes. Ophthalmology 2009; 116: 1866-71.

69. Rahi JS, Cumberland PM, Peckham CS. Visual impairment and vision-related quality of life in working-age adults: findings in the 1958 British birth cohort. Ophthalmology 2009; 116: 270-4.

70. Swanson MW, McGwin G. Visual impairment and functional status from the 1995 National Health Interview Survey on Disability. Ophthalmic Epidemiol 2004; 11: 227-39.

71. Jacobs JM, Hammerman-Rozenberg R, Maaravi Y, et al. The impact of visual impairment on health, function and mortality. Aging Clin Exp Res 2005; 17: 281-6.

72. Weakley DR Jr, Holland DR. Effect of ongoing treatment of amblyopia on surgical outcome in esotropia. J Pediatr Ophthalmol Strabismus 1997; 34: 275-8.

73. Pediatric Eye Disease Investigator Group. The effect of amblyopia therapy on ocular alignment. J AAPOS 2005; 9: 542-5.

74. Dixon-Woods M, Awan M, Gottlob I. Why is compliance with occlusion therapy for amblyopia so hard? A qualitative study. Arch Dis Child 2006; 91: 491-4.

75. Yang LL, Lambert SR. Reappraisal of occlusion therapy for severe structural abnormalities of the optic disc and macula. J Pediatr Ophthalmol Strabismus 1995; 32: 37-41.

76. Koklanis K, Abel LA, Aroni R. Psychosocial impact of amblyopia and its treatment: a multidisciplinary study. Clin Experiment Ophthalmol 2006; 34: 743-50.

77. American Academy of Ophthalmology Pediatric Ophthalmology/Strabismus Panel. Preferred Practice Pattern ® Guidelines. Pediatric Eye Evaluations. San Francisco, CA: American Academy of Ophthalmology; 2012. Available at: www.aao.org/ppp.

78. American Academy of Ophthalmology Basic and Clinical Science Course Subcommittee. Basic and Clinical Science Course. Pediatric Ophthalmology and Strabismus: Section 6, 2012-2013. San Francisco, CA: American Academy of Ophthalmology; 2012: 86-7.

79. American Academy of Pediatrics and American Academy of Ophthalmology. Joint Policy Statement. Protective Eyewear for Young Athletes. 2003. Available at: http://one.aao.org/CE/PracticeGuidelines/ClinicalStatements.aspx. Accessed October 21, 2011.

80. Procianoy L, Procianoy E. The accuracy of binocular fixation preference for the diagnosis of strabismic amblyopia. J AAPOS 2010; 14: 205-10.

81. Sener EC, Mocan MC, Gedik S, et al. The reliability of grading the fixation preference test for the assessment of interocular visual acuity differences in patients with strabismus. J AAPOS 2002; 6: 191-4.

82. Wright KW, Walonker F, Edelman P. 10-diopter fixation test for amblyopia. Arch Ophthalmol 1981; 99: 1242-6.

83. Frank JW. The clinical usefulness of the induced tropia test for amblyopia. Am Orthopt J 1983; 33: 60-9.

84. Wallace DK. Tests of fixation preference for amblyopia. Am Orthopt J 2005; 55: 76-81.

85. World Health Organization. Consultation on development of standards for characterization of vision loss and visual functioning. Geneva, 4-5 September 2003. Available at: http://whqlibdoc.who.int/hq/2003/WHO_PBL_03.91.pdf. Accessed January 24, 2012.

86. Morale SE, Hughbanks-Wheaton DK, Cheng C, et al. Visual acuity assessment of children with special needs. Am Orthopt J 2012; 62: 90-8.

87. Vision in Preschoolers Study Group. Preschool vision screening tests administered by nurse screeners compared with lay screeners in the vision in preschoolers study. Invest Ophthalmol Vis Sci 2005; 46: 2639-48.

88. Cyert L, Schmidt P, Maguire M, et al. Vision in Preschoolers (VIP) Study Group. Threshold visual acuity testing of preschool children using the crowded HOTV and Lea Symbols acuity tests. J AAPOS 2003; 7: 396-9.

89. Committee on Vision. Recommended stardard procedures for the clinical measurement and specification of visual acuity. Report of working group 39. Assembly of Behavioral and Social Sciences, National Research Council, National Academy of Sciences, Washington, D.C. Adv Ophthalmol 1980; 41: 103-48.

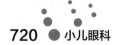
90. Candy TR, Mishoulam SR, Nosofsky RM, Dobson V. Adult discrimination performance for pediatric acuity test optotypes. Invest Ophthalmol Vis Sci 2011;52:4307-13.

91. Hyvarinen L, Nasanen R, Laurinen P. New visual acuity test for pre-school children. Acta Ophthalmol (Copenh) 1980;58:507-11.

92. Vision in Preschoolers (VIP) Study Group. Effect of age using Lea Symbols or HOTV for preschool vision screening. Optom Vis Sci 2010;87:87-95.

93. Sloan LL. New test charts for the measurement of visual acuity at far and near distances. Am J Ophthalmol 1959;48:807-13.

94. Bailey IL, Lovie JE. New design principles for visual acuity letter charts. Am J Optom Physiol Opt 1976;53:740-5.

95. McMonnies CW. Chart construction and letter legibility/readability. Ophthalmic Physiol Opt 1999;19:498-506.

96. McMonnies CW, Ho A. Letter legibility and chart equivalence. Ophthalmic Physiol Opt 2000;20:142-52.

97. Allen HF. A new picture series for preschool vision testing. Am J Ophthalmol 1957;44:38-41.

98. Hered RW, Murphy S, Clancy M. Comparison of the HOTV and Lea Symbols charts for preschool vision screening. J Pediatr Ophthalmol Strabismus 1997;34:24-8.

99. Chaplin PK, Bradford GE. A historical review of distance vision screening eye charts: what to toss, what to keep, and what to replace. NASN Sch Nurse 2011;26:221-8.

100. Rentschler I, Hilz R, Brettel H. Spatial tuning properties in human amblyopia cannot explain the loss of optotype acuity. Behav Brain Res 1980;1:433-43.

101. Stager DR, Everett ME, Birch EE. Comparison of crowding bar and linear optotype acuity in amblyopia. Am Orthopt J 1990;40:51-6.

102. Youngson RM. Anomaly in visual acuity testing in children. Br J Ophthalmol 1975;59:168-70.

103. Ying GS, Kulp MT, Maguire M, et al. Sensitivity of screening tests for detecting vision in preschoolers-targeted vision disorders when specificity is 94%. Optom Vis Sci 2005;82:432-8.

104. Morad Y, Werker E, Nemet P. Visual acuity tests using chart, line, and single optotype in healthy and amblyopic children. J AAPOS 1999;3:94-7.

105. Saarela TP, Westheimer G, Herzog MH. The effect of spacing regularity on visual crowding. J Vis 2010;10:17.

106. Drover JR, Wyatt LM, Stager DR, Birch EE. The teller acuity cards are effective in detecting amblyopia. Optom Vis Sci 2009;86:755-9.

107. Friendly DS, Jaafar MS, Morillo DL. A comparative study of grating and recognition visual acuity testing in children with anisometropic amblyopia without strabismus. Am J Ophthalmol 1990;110:293-9.

108. Portnoy JZ, Thompson HS, Lennarson L, Corbett JJ. Pupillary defects in amblyopia. Am J Ophthalmol 1983;96:609-14.

109. Guyton DL, O'Connor GM. Dynamic retinoscopy. Curr Opin Ophthalmol 1991;2:78-80.

110. Hunter DG. Dynamic retinoscopy: the missing data. Surv Ophthalmol 2001;46:269-74.

111. Rosenbaum AL, Bateman JB, Bremer DL, Liu PY. Cycloplegic refraction in esotropic children. Cyclopentolate versus atropine. Ophthalmology 1981;88:1031-4.

112. Khoo BK, Koh A, Cheong P, Ho NK. Combination cyclopentolate and phenylephrine for mydriasis in premature infants with heavily pigmented irides. J Pediatr Ophthalmol Strabismus 2000;37:15-20.

113. Apt L, Henrick A. Pupillary dilatation with single eyedrop mydriatic combinations. Am J Ophthalmol 1980;89:553-9.

114. Goodman CR, Hunter DG, Repka MX. A randomized comparison study of drop versus spray topical cycloplegic application. Binocul Vis Strabismus Q 1999;14:107-10.

115. Ismail EE, Rouse MW, De Land PN. A comparison of drop instillation and spray application of 1% cyclopentolate hydrochloride. Optom Vis Sci 1994;71:235-41.

116. Wesson MD, Bartlett JD, Swiatocha J, Woolley T. Mydriatic efficacy of a cycloplegic spray in the pediatric population. J Am Optom Assoc 1993;64:637-40.

117. von Noorden GK. Idiopathic amblyopia. Am J Ophthalmol 1985;100:214-7.

118. American Academy of Pediatrics Committee on Practice and Ambulatory Medicine and Section on Ophthalmology, American Association of Certified Orthoptists, American Association for Pediatric Ophthalmology and Strabismus, and American Academy of Ophthalmology. Eye examination in infants, children, and young adults by pediatricians. Pediatrics 2003;111:902-7. Available at: http://pediatrics.aappublications.org/content/111/4/902.full.pdf+html. Accessed February 7, 2012.

119. American Association for Pediatric Ophthalmology and Strabismus and American Academy of Ophthalmology. Joint Policy Statement. Vision Screening for Infants and Children. San Francisco, CA: American Academy of Ophthalmology; 2007. Available at: http://one.aao.org/CE/PracticeGuidelines/ClinicalStatements.aspx. Accessed October 21, 2011.

120. Williams C, Northstone K, Harrad RA, et al. ALSPAC Study Team. Amblyopia treatment outcomes after screening before or at age 3 years: follow up from randomised trial. BMJ 2002;324:1549.

121. Eibschitz-Tsimhoni M, Friedman T, Naor J, et al. Early screening for amblyogenic risk factors lowers the prevalence and severity of amblyopia. J AAPOS 2000;4:194-9.

122. Kvarnstrom G,Jakobsson P,Lennerstrand G. Visual screening of Swedish children:an ophthalmological evaluation. Acta Ophthalmol Scand 2001;79:240-4.

123. U.S. Preventive Services Task Force. Vision Screening for Children 1 to 5 Years of Age:U.S. Preventive Services Task Force Recommendation Statement. AHRQ Publication No. 11-05151-EF-2,January 2011. www.uspreventiveservicestaskforce.org/uspstf11/vischildren/vischildrs.htm. Accessed October 25,2011.

124. Mohan K,Saroha V,Sharma A. Successful occlusion therapy for amblyopia in 11- to 15-year-old children. J Pediatr Ophthalmol Strabismus 2004;41:89-95.

125. Pediatric Eye Disease Investigator Group. Effect of age on response to amblyopia treatment in children. Arch Ophthalmol 2011;129:1451-7.

126. Chen PL,Chen JT,Tai MC,et al. Anisometropic amblyopia treated with spectacle correction alone:possible factors predicting success and time to start patching. Am J Ophthalmol 2007;143:54-60.

127. Pediatric Eye Disease Investigator Group. Treatment of anisometropic amblyopia in children with refractive correction. Ophthalmology 2006;113:895-903.

128. Taylor K,Powell C,Hatt SR,Stewart C. Interventions for unilateral and bilateral refractive amblyopia. Cochrane Database of Syst Rev 2012,Issue 4. Art. No.:CD005137. DOI:10.1002/14651858.CD005137.pub3.

129. Pediatric Eye Disease Investigator Group. Two-year follow-up of a 6-month randomized trial of atropine vs patching for treatment of moderate amblyopia in children. Arch Ophthalmol 2005;123:149-57.

130. Pediatric Eye Disease Investigator Group. A randomized trial of patching regimens for treatment of moderate amblyopia in children. Arch Ophthalmol 2003;121:603-11.

131. Pediatric Eye Disease Investigator Group. A randomized trial of atropine regimens for treatment of moderate amblyopia in children. Ophthalmology 2004;111:2076-85.

132. Pediatric Eye Disease Investigator Group. The course of moderate amblyopia treated with atropine in children:experience of the amblyopia treatment study. Am J Ophthalmol 2003;136:630-9.

133. Pediatric Eye Disease Investigator Group. A randomized trial of atropine vs patching for treatment of moderate amblyopia:follow-up at age 10 years. Arch Ophthalmol 2008;126:1039-44.

134. Pediatric Eye Disease Investigator Group. A prospective,pilot study of treatment of amblyopia in children 10 to <18 years old. Am J Ophthalmol 2004;137:581-3.

135. Pediatric Eye Disease Investigator Group. Stability of visual acuity improvement following discontinuation of amblyopia treatment in children aged 7 to 12 years. Arch Ophthalmol 2007;125:655-9.

136. Pediatric Eye Disease Investigator Group. Patching vs atropine to treat amblyopia in children aged 7 to 12 years:a randomized trial. Arch Ophthalmol 2008;126:1634-42.

137. Repka MX,Gallin PF,Scholz RT,Guyton DL. Determination of optical penalization by vectographic fixation reversal. Ophthalmology 1985;92:1584-6.

138. Pediatric Eye Disease Investigator Group Writing Committee. A randomized trial comparing Bangerter filters and patching for the treatment of moderate amblyopia in children. Ophthalmology 2010;117:998-1004.

139. Lam GC,Repka MX,Guyton DL. Timing of amblyopia therapy relative to strabismus surgery. Ophthalmology 1993;100:1751-6.

140. Paysse EA,Coats DK,Hussein MA,et al. Long-term outcomes of photorefractive keratectomy for anisometropic amblyopia in children. Ophthalmology 2006;113:169-76.

141. Reese PD,Weingeist TA. Pars plana management of ectopia lentis in children. Arch Ophthalmol 1987;105:1202-4.

142. Zhao J,Lam DS,Chen LJ,et al. Randomized controlled trial of patching vs acupuncture for anisometropic amblyopia in children aged 7 to 12 years. Arch Ophthalmol 2010;128:1510-7.

143. Lam DS,Zhao J,Chen LJ,et al. Adjunctive effect of acupuncture to refractive correction on anisometropic amblyopia:one-year results of a randomized crossover trial. Ophthalmology 2011;118:1501-11.

144. Li RW,Young KG,Hoenig P,Levi DM. Perceptual learning improves visual performance in juvenile amblyopia. Invest Ophthalmol Vis Sci 2005;46:3161-8.

145. Helveston EM. Visual training:current status in ophthalmology. Am J Ophthalmol 2005;140:903-10.

146. Pediatric Eye Disease Investigator Group Writing Committee. Optical treatment of strabismic andcombined strabismic-anisometropic amblyopia. Ophthalmology. In press.

147. Koc F,Ozal H,Yasar H,Firat E. Resolution in partially accomodative esotropia during occlusion treatment for amblyopia. Eye 2006;20:325-8.

148. Hubel DH,Wiesel TN. Receptive fields and functional architecture of monkey striate cortex. J Physiol 1968;195:215-43.

149. Tigges M,Boothe RG,Tigges J,Wilson JR. Competition between an aphakic and an occluded eye for territory in striate cortex of developing rhesus monkeys:cytochrome oxidase histochemistry in layer 4C. J Comp Neurol 1992;316:173-86.

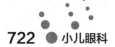
150. Holmes JM, Kraker RT, Beck RW, et al. A randomized trial of prescribed patching regimens for treatment of severe amblyopia in children. Ophthalmology 2003;110:2075-87.

151. Ron A, Nawratzki I. Penalization treatment of amblyopia: a follow-up study of two years in older children. J Pediatr Ophthalmol Strabismus 1982;19:137-9.

152. Pediatric Eye Disease Investigator Group. Treatment of severe amblyopia with weekend atropine: results from 2 randomized clinical trials. J AAPOS 2009;13:258-63.

153. Pediatric Eye Disease Investigator Group. Pharmacological plus optical penalization treatment for amblyopia: results of a randomized trial. Arch Ophthalmol 2009;127:22-30.

154. Repka MX, Ray JM. The efficacy of optical and pharmacological penalization. Ophthalmology 1993;100:769-75.

155. France TD, France LW. Optical penalization can improve vision after occlusion treatment. J AAPOS 1999;3:341-3.

156. Repka MX. Acupuncture for anisometropic amblyopia. J AAPOS 2011;15:3-4.

157. Pediatric Eye Disease Investigator Group (PEDIG) Writing Committee. Randomized trial to evaluate combined patching and atropine for residual amblyopia. Arch Ophthalmol 2011;129:960-2.

158. Pediatric Eye Disease Investigator Group. Risk of amblyopia recurrence after cessation of treatment. J AAPOS 2004;8:420-8.

159. Pediatric Eye Disease Investigator Group. Factors associated with recurrence of amblyopia on cessation of patching. Ophthalmology 2007;114:1427-32.

160. Newsham D. A randomised controlled trial of written information: the effect on parental non-concordance with occlusion therapy. Br J Ophthalmol 2002;86:787-91.

161. Norman P, Searle A, Harrad R, Vedhara K. Predicting adherence to eye patching in children with amblyopia: an application of protection motivation theory. Br J Health Psychol 2003;8:67-82.

162. Tjiam AM, Holtslag G, Vukovic E, et al. An educational cartoon accelerates amblyopia therapy and improves compliance, especially among children of immigrants. Ophthalmology 2012. In press.

163. Vinger PF. Sports medicine and the eye care professional. J Am Optom Assoc 1998;69:395-413.

164. Saunte JP, Saunte ME. 33 cases of airsoft gun pellet ocular injuries in Copenhagen, Denmark, 1998- 2002. Acta Ophthalmol Scand 2006;84:755-8.

165. Kennedy EA, Ng TP, Duma SM. Evaluating eye injury risk of Airsoft pellet guns by parametric risk functions. Biomed Sci Instrum 2006;42:7-12.

166. Endo S, Ishida N, Yamaguchi T. Tear in the trabecular meshwork caused by an airsoft gun. Am J Ophthalmol 2001;131:656-7.

167. Fleischhauer JC, Goldblum D, Frueh BE, Koerner F. Ocular injuries caused by airsoft guns. Arch Ophthalmol 1999;117:1437-9.

168. Greven CM, Bashinsky AL. Circumstance and outcome of ocular paintball injuries. Am J Ophthalmol 2006;141:393.

169. Listman DA. Paintball injuries in children: more than meets the eye. Pediatrics 2004;113:e15-8.

170. Hargrave S, Weakley D, Wilson C. Complications of ocular paintball injuries in children. J Pediatr Ophthalmol Strabismus 2000;37:338-43.

171. Cromelin CH, Candy TR, Lynn MJ, et al. The Handy Eye Chart: a new visual acuity test for use in children. Ophthalmology 2012;119:2009-13.

172. Laidlaw DA, Abbott A, Rosser DA. Development of a clinically feasible logMAR alternative to the Snellen chart: performance of the "compact reduced logMAR" visual acuity chart in amblyopic children. Br J Ophthalmol 2003;87:1232-4.

173. Snellen H. On the methods of determining the acuity of vision. In: Norris WF, Oliver CA, eds. System of Diseases of the Eye. Philadelpia, PA: JB Lippincott Company; 1900:11-29.

174. Pediatric Eye Disease Investigator Group. A randomized trial of prescribed patching regimens for treatment of severe amblyopia in children. Ophthalmology 2003;110:2075-87.

175. Pediatric Eye Disease Investigator Group. A randomized trial to evaluate 2 hours of daily patching for strabismic and anisometropic amblyopia in children. Ophthalmology 2006;113:904-12.

176. Pediatric Eye Disease Investigator Group. A randomized trial of near versus distance activities while patching for amblyopia in children aged 3 to less than 7 years. Ophthalmology 2008;115:2071-8.

美国眼科学会

P.O. Box 7424

San Francisco,

California 94120-7424

415.561.8500

弱视

2012 年

PREFERRED PRACTICE PATTERN®

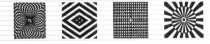

眼科临床指南
Preferred Practice Pattern®

内斜视和外斜视

Esotropia and Exotropia

美国眼科学会

中华医学会眼科学分会

2017 年 6 月第三次编译

负责医疗质量的秘书

Anne L.Coleman,MD,PhD

美国眼科学会职员

Nancy Collins,RN,MPH

Doris Mizuiri

Jessica Ravetto

Flora C. Lum,MD

医学编辑:Susan Garratt

设计:Socorro Soberano

批准:理事会

2012 年 9 月 15 日

小儿眼科／斜视临床指南制订过程和参与者

小儿眼科／斜视临床指南专家委员会成员编写了内斜视和外斜视的临床指南（PPP）。 PPP 专家委员会成员连续讨论和审阅了本册的几个草稿,集中开会两次,并通过电子邮件进行了其他的审阅,对本册的最终版本达成了共识。

2011—2012 年小儿眼科／斜视临床指南专家委员会：

C. Gail Summers,MD,主席

Stephen P.Christiansen,MD

Alex R. Kemper,MD,MPH,MS,美国儿科学会代表

Katherine A. Lee,MD,PhD

Graham E. Quinn,MD

Michael X. Repka,MD,MBA

David K.Wallace,MD,MPH,美国小儿眼科和斜视学会代表

Susannah G.Rowe,MD,MPH,方法学家

眼科临床指南委员会成员于 2012 年 3 月的会议期间审阅和讨论了本册 PPP。 本册 PPP 根据他们的讨论和评论进行了编辑。

2012 年眼科临床指南委员会

Christopher J. Rapuano,MD,主席

David F. Chang,MD

Robert S. Feder,MD

Stephen D. McLeod,MD

Timothy W. Olsen,MD

Bruce E. Prum,Jr.,MD

C. Gail Summers,MD *

David C.Musch,PhD,MPH,方法学家

然后,内斜视和外斜视 PPP 于 2012 年 6 月送给另外的内部和外部的专家组和个人进行审阅。要求所有返回评论的人员提供与工业界相关关系的公开声明,才能考虑他们的评论。小儿眼科／斜视PPP 专家委员会成员审阅和讨论了这些评论,并确定了对本册指南的修改。下列机构和个人返回了评论。

学会审阅者：

理事会委员会和秘书委员会

理事会

总顾问

眼科技术评估委员会小儿眼科／斜视专家委员会

基础和临床科学课程分委员会

负责教育的临床眼科医师顾问委员会

邀请的审阅者：

美国儿科学会

美国小儿眼科／斜视学会

美国执业视轴矫正医师学会

美国眼科理事会

美国葡萄膜炎学会

加拿大小儿眼科学会

欧洲小儿眼科学会

(美国)国家眼科研究所

Sean P. Donahue, MD

Sylvia R. Kodsi, MD

Scott E. Olitsky, MD

有关财务情况的公开

为了遵从医学专科学会理事会有关与公司相互关系的法规（从网站 www.cmss.org/codeforinteractions.aspx 可查到），列出与工业界的相关关系如下。眼科学会与工业界具有关系，遵守相关法规（从网站 http://one.aao.org/CE/PracticeGuidelines/PPP.aspx 可查到）。2011—2012 年小儿眼科 / 斜视 PPP 专家委员会成员中大多数（87%）人没有财务关系可供公开。

2011—2012 年小儿眼科 / 斜视临床指南专家委员会

Stephen P.Christiansen, MD：无经济关系可供公开

Alex R. Kemper, MD, MPH, MS：无经济关系可供公开

Katherine A. Lee, MD, PhD：无经济关系可供公开

Graham E. Quinn, MD：无经济关系可供公开

Michael X. Repka, MD, MBA：无经济关系可供公开

Susannah G. Rowe, MD：无经济关系可供公开

C. Gail Summers, MD：无经济关系可供公开

David K.Wallace, MD, MPH：Allergan, Inc.—咨询 / 顾问

2012 年临床指南委员会

David F. Chang, MD：Allergan, Inc.—讲课费

Robert S. Feder, MD：无经济关系可供公开

Stephen D. McLeod, MD：无经济关系可供公开

David C. Musch, PhD, MPH：无经济关系可供公开

Timothy W. Olsen, MD：无经济关系可供公开

Bruce E. Prum, Jr., MD：Allergan, Inc.—咨询 / 顾问

Christopher J. Rapuano, MD, Allergan, Inc.—咨询 / 顾问，讲课费

C. Gail Summers, MD 无经济关系可供公开

负责医疗质量的秘书

Anne L.Coleman, MD, PhD：无经济关系可供公开

美国眼科学会职员

Nancy Collins, RN, MPH：无经济关系可供公开

Susan Garratt, 医学编辑：无经济关系可供公开

Flora C. Lum, MD：无经济关系可供公开

Doris Mizuiri：无经济关系可供公开

Jessica Ravetto：无经济关系可供公开

2012 年 1 月至 8 月本册的其他审阅者与工业界相关关系的公开声明见网站 www.aao.org/ppp。

目　录

编写眼科临床指南的目的

作为对其会员和公众的一种服务,美国眼科学会编写了称为《眼科临床指南》(PPP)的系列指南,它确定了**高质量眼科医疗服务的特征和组成成分**。附录1叙述了高质量眼保健服务的核心标准。

眼科临床指南是以由学识渊博的卫生专业人员所组成的专家委员会对所能利用的科学资料进行解释为基础的。在一些情况下,例如当有认真实施的临床试验的结果可以利用时,这些资料是特别令人信服的,可以提供明确的指南。而在另一些情况下,专家委员会不得不依赖他们对所能利用的证据进行集体判断和评估。

这些眼科临床指南是为医疗服务实践提供指导,而不是为特殊的个人提供医疗服务。一方面它们通常能满足大多数患者的需要,但又不可能很好地满足所有患者的需要。严格地遵照这些PPP将不一定保证在任何情况下都能获得成功的结果。不能认为这些指南包括了所有恰当的眼科医疗方法,或者排除了能够获得最好效果的合理的医疗方法。采用不同的方法来满足不同患者的需要是有必要的。医师应当根据一个特殊患者提供的所有情况来最终判断对其的医疗是否合适。在解决眼科医疗实践中所产生的伦理方面难题时,美国眼科学会愿意向会员提供协助。

眼科临床指南并不是在各种情况下都必须要遵循的医疗标准。美国眼科学会明确地指出不会承担在应用临床指南中任何建议或其他信息时由于疏忽大意或其他原因所引起的伤害和损伤的责任。

当提到某些药物、器械和其他产品时仅仅是以说明为目的,而并不是有意地为这些产品进行背书。这样的材料中可能包括了一些没有被认为是共同标准的应用信息,这些反映的适应证没有包括在美国食品药品管理局(FDA)批准的标识之内,或者只是批准在限制的研究情况下所应用的产品。FDA已经宣称,确定医师所希望应用的每种药品或器械的FDA的看法,以及在遵从适用的法律,并获得患者的适当的知情同意下应用它们,是医师的责任。

在医学中,创新对于保证美国公众今后的健康是必要的,眼科学会鼓励开发能够提高眼保健水平的新的诊断和治疗方法。有必要认识到只有最优先考虑患者的需要时,才能获得真正的优良的医疗服务。

所有的PPP每年都由其编写委员会审阅,如果证实有新的进展值得更新时就会提早更新。为了保证眼科临床指南是适时的,每册的有效期是在其"批准"之日起5年内,除非它被修改本所替代。编写眼科临床指南是由学会资助的,而没有商业方面的支持。PPP的作者和审阅者都是志愿者,没有因为他们对PPP的贡献而获得任何经济方法的补偿。PPP在发表之前由专家和利益攸关方进行外部的审阅,包括消费者的代表。制订PPP遵从医学专科学会理事会关于与公司相互关系的法规。学会与工业界的行为关系遵从这一法规(从网站 http://one.aao.org/CE/PracticeGuidelines/PPP.aspx 可查到)。

附录2包含了本册PPP中所涉及的疾病和相关健康问题的国际统计分类编码(ICD)。内斜视和外斜视PPP的意向使用者为眼科医师。

分级的方法和要点

眼科临床指南必须与临床密切相关和具有高度特异性,以便向临床医师提供有用的信息。

当有证据支持诊治建议时,应当对所提出的每一项建议给予表明证据重要性的明确等级。为了达到这一目标,采用了苏格兰院际指南网[1](Scottish Intercollegiate Guideline Network,SIGN)及其建议的评定、制订和评估的分级(Grading of Recommendations Assessment,Development and Evaluation,[2] GRADE)组的方法。GRADE是一种系统方法,可以对支持特殊的临床处理问题的证据总体强度进行分级。采用GRADE的机构所括SIGN、世界卫生组织、健康保健研究和政策局(Agency for Healthcare Research and Policy)以及美国医师学院(American College of Physicians)。[3]

◆ 用于形成诊治建议的所有研究都要逐项地将其证据强度进行分级,这一分级列于研究的引文中。

◆ 为了对研究进行逐项分级,采用了一种基于 SIGN[1] 的尺度。对研究进行逐项分级的证据的定义和水平如下述:

Ⅰ++	高质量的随机对照试验(RCTs)的荟萃分析、系统回顾,或偏差危险度很低的 RTCs
Ⅰ+	实施很好的 RCTs 的荟萃分析、系统回顾,或偏差危险度低的 RCTs
Ⅰ-	RCTs 的荟萃分析、系统回顾,或偏差危险度高的 RCTs
Ⅱ++	高质量的病例对照或队列研究的系统回顾 混杂和偏差危险度很低以及因果关系可能性高的高质量病例对照或队列研究
Ⅱ+	混杂或偏差危险度低以及因果关系有中度可能的实施很好的病例对照或队列研究
Ⅱ-	混杂或偏差危险度高以及具有非因果关系高度危险的病例对照或队列研究
Ⅲ	非分析性研究(如病例报告、系列病例研究)

◆ 诊治的建议是基于证据的主体而形成的。以下是根据 GRADE[2] 来定义证据质量的分级:

高质量(GQ)	进一步研究不太可能改变估计作用的信赖度
中等质量(MQ)	进一步研究有可能对我们估计作用的信赖度产生重要的冲击,可能会改变这一估计
低质量(IQ)	进一步研究很可能对我们估计作用的信赖度产生重要的冲击,有可能改变这一估计 对作用的任何估计都是很不肯定的

◆ 以下是根据 GRADE[2] 来定义的诊治关键建议:

强烈的建议(SR)	用于期望的干预作用明显地大于不期望作用,或者没有不期望作用时
酌情使用的建议(DR)	用于协调平衡时不太肯定,这或者是因为证据的质量低,或者是因为证据提示的期望作用和不期望作用很相近

◆ 诊疗的关键发现和建议部分列出了由 PPP 专家委员会确定对于视功能和生活质量的结果特别重要的要点。

◆ 为了更新本册 PPP,于 2011 年 3 月在 PubMed 和 Cochrane 资料库进行了文献搜索,2012 年 3 月须知了更新。完整的文献搜索详细情况见 www.aao.org/ppp。

诊疗的主要发现和建议

婴儿型内斜视和外斜视与发生弱视的危险增加相关联(*GQ*)
4 个月以下儿童的斜视有时可能会自发消退,特别如果斜视是间歇性或斜视度可变,或者测量的斜视角小于 40$^\triangle$ 时。(*GQ*)
当内斜视对于初始给予的远视矫正没有反应,或者手术后内斜视再次发生,表示需要重复的睫状肌麻痹下屈光检查。(*SR,MQ*)
患有间歇性外斜视和有很好融合控制的幼儿可以随诊而不予手术。(*SR,MQ*)
在患有外斜视和高调节性集合与调节比(AC/A)的患者中,由于在术后会发生持续内斜视、复视,采用眼镜治疗通常要好于手术治疗。(*DR,MQ*)
外斜视手术后持续的内斜视可能将患者置于发生弱视、复视和丧失立体视觉的危险之中。(*MQ*)
未治疗的斜视儿童会减少双眼的潜能,损害社会交往,其他人会对他们产生负面印象,这会影响到生活的社会心理方面的质量。(*GQ*)

第一部分　内斜视

前言

疾病定义

内斜视是指视轴的异常内聚。本册 PPP 的这一部分讨论范围局限于儿童时期发病,伴有轻微或不伴有眼球运动范围受限的非麻痹性、非限制性病变。

内斜视有不同的分类方法,通常是基于发病年龄或者发病的原因来分类。

◆ 婴儿型内斜视
◆ 获得性内斜视
　◆ 调节性内斜视
　　■ 调节性屈光性内斜视
　　■ 调节性屈光性内斜视并有高调节性集合 / 调节之比(AC/A)
　　■ 调节性非屈光性内斜视并有高 AC/A 比
　◆ 部分调节性内斜视
　◆ 非调节性内斜视
◆ 其他类型内斜视

婴儿型内斜视

婴儿型内斜视在 3~6 月龄之间发病。[4] 生后头 3 个月发生间歇性内斜视 [5-11] 是常见的,并没有必要预测其会发展为持续性斜视。婴儿型内斜视有发生弱视的危险。婴儿型内斜视的特征包括下列各项:

◆ 在月龄 6 个月内发病,不能自发缓解
◆ 病因为非调节性或部分调节性因素
◆ 恒定的斜视角,可能随着年龄增大而增加 [12]
◆ 常有交替性注视,并有注视眼处于内收位
◆ 异常的双眼视觉功能

在诊断时可能没有出现的特征包括隐性眼球震颤、分离的垂直性斜视、斜肌功能不良并有 A 征或 V 征,以及不对称的向着鼻侧与颞侧驱动的视动性眼球震颤。

 婴儿型内斜视和外斜视与发生弱视的危险增加相关联。(*GQ*)

获得性内斜视

获得性内斜视典型地发生在出生 6 个月之后,性质上可以是调节性内斜视、部分调节性或非调节性的。调节性内斜视的儿童处于发生弱视的危险之中。

调节性内斜视

调节性内斜视的特征包括:

◆ 常有与远视眼相关联的调节性成分

◆ 典型地发生于 1 岁至 8 岁之间,平均发病年龄约为 2 岁;[4] 可以发生在婴儿期 [4,13,14] 或可以作为手术矫正婴儿型内斜视的结果再次出现 [15,16]

◆ 可以在患儿生病、发热或轻微外伤后突然发生

◆ 在斜视发生时双眼视功能可以是正常的 [17]

其病因常常与双眼远视眼(常常大于 2.0D)儿童的过强集合,以及消除内斜视(调节性屈光性内斜视)的矫正相关联。有时,矫正远视眼可以导致向远处注视时的正常眼位,但向近处注视时仍有持续的内斜视(调节性屈光性内斜视并有高 AC/A 比)。不太常见的情况是,没有明显远视眼的儿童向远处注视时眼位正常,但向近处注视时发生连续性或间歇性内斜视(调节性非屈光性内斜视并有高 AC/A 比)。

部分调节性内斜视

获得性部分调节性内斜视儿童在佩戴远视眼矫正镜的时候,体验到内斜视部分改善,但是他们在向远处或近处注视时仍有 10^{Δ} 以上的残余内斜视。

非调节性内斜视

患有非调节性内斜视的儿童有获得性内斜视,其在向远处和近处注视时斜视的程度大约相等,它不能通过矫正屈光不正的眼镜来改善,或者这些儿童就没有明显的屈光不正。

其他类型的内斜视

儿童内斜视的鉴别诊断包括第 Ⅵ 对脑神经麻痹、内斜视 Duane 综合征、知觉性内斜视、限制性内斜视、连续性内斜视和眼球震颤阻滞性内斜视。这些病种的讨论已经超出了本册 PPP 的范围。

患者群体

儿童期发病的内斜视患者。

临床目标

◆ 确定处于发生内斜视危险的儿童

◆ 发现内斜视

◆ 发现和治疗可能引起内斜视或由内斜视引起的弱视(见弱视 PPP[18])

◆ 在恰当的时候对患者和其家长 / 监护人进行有关内斜视的诊断、治疗选择和治疗计划的宣教

◆ 对患者的其他健康提供者告知诊断和治疗计划

◆ 治疗内斜视(使视轴正位),以便促进和维持双眼视(融合和立体视觉),防止或有利于治疗弱视,以及恢复双眼正常的形态

◆ 通过获得最好的眼位和视力来获得最好的生活质量

◆ 监查视力和双眼眼位,适当时可调整治疗

背景

患病率和危险因素

斜视是指任何的双眼眼位不正。最常见的类型是内斜视和外斜视。估计在不同人群中,斜视的患病率为 1%~6%。[19~27]

在美国,内斜视和外斜视的患病率相似,而在冰岛报告的内斜视是外斜视的 5 倍之多,澳大利亚则为 2 倍之多。[26,28] 然而,在中国香港特别行政区和日本,外斜视比内斜视多见。[22,29] 弱视可以引起显性斜视,也可以由于显性斜视所引起。[4,30] 大约 50% 的患有斜视的儿童会发生弱视。[31,32]

某些儿童具有发生斜视的较高危险,包括屈光参差和远视眼的儿童,当远视增加时他们处于发生

内斜视的较大危险之中。[28,33,34] 其他处于危险的人群组包括神经发育受损的儿童、[35-38] 出生时未成熟儿、[39,40] 出生时低体重儿童、[41,42] Apgar 评分低、[43] 颅面畸形、[43-46] 在胚胎期暴露于酒精;[47] 或有斜视家族史的儿童。[7,48-50]

内斜视的患病率在年龄较大的儿童(例如在 48~72 月龄时比 6~11 月龄时的患病率要高)、中度屈光参差以及中度远视眼中增加。[27,28] 在一些家庭中已经观察到孟德尔遗传类型。[51] 婴儿型内斜视的发病率与早产和围生期的疾病、遗传性疾病和有害的胎儿期环境影响,如药品滥用和吸烟相关。[43,47,52-54] 从长期来说,减少或防止这些因素能够使婴儿型内斜视发生率降低。

自然病史

婴儿型内斜视的特点是在生后 6 个月内出现大的斜视角,持续内斜,是不太可能自发消退的。然而,在这一年龄组中一些儿童发生间歇性或可变度数的内斜视,或者测量的斜视角小于 40$^\triangle$,他们的内斜视可以在 1 岁前消退。[11,55,56] 因为间歇性内斜视至少在部分时间内有正常眼位,所以减少了发生异常双眼视的危险。

 4 个月以内儿童的斜视有时可能会自发消退,特别如果斜视是间歇性或斜视度可变,或者测量的斜视角小于 40$^\triangle$ 时。(GQ)

获得性内斜视比婴儿型内斜视更常发生,[57] 且常出现于 1 岁至 8 岁之间。[4] 也有早至 2 个月时发病的报告。[4,14,39] 很早期发生的获得性内斜视除需要眼镜来矫正屈光不正之外,更有可能需要眼外肌手术。[39] 调节性内斜视是以疲劳、患病或近距离视物时出现间歇性斜视开始的。由于幼儿会很快地丧失双眼视,所以应当尽快地矫正远视性屈光不正。[30]

治疗的理由

治疗内斜视的潜在益处包括促进双眼视和每只眼的正常视功能。[58-61] 如果获得双眼视,则一生中手术次数以及社会的总体花费都可减少。[62,63] 融合和双眼视对于一些职业来说是必需的,对另一些职业,如体育运动及日常生活活动也是有用的。[64-67] 另外,双眼视对于一个人正面的自我形象的发展,以及通过其正常的形态和人与人之间眼光接触而促进社会交往是重要的。[64,66,67,70-73] 在一项研究中,5 岁或以上的儿童对于表现为内斜视或外斜视的玩偶表示出负面的知觉。[74] 在另一项研究中,小学老师对患有内斜视和外斜视儿童的个人印象要比正视儿童更为负面。在多种族小儿眼病研究征集的儿童样本中,基于家长代表的报告,在学龄前儿童中斜视与全身健康相关的生活质量相关联。[75]

 未治疗的斜视儿童会减少双眼的潜能,损害社会交往,其他人会对他们产生负面的印象,这会影响到生活的社会心理方面的质量。(GQ)

诊治过程

患者诊治结果的标准

◆ 最好的双眼运动眼位
◆ 最好的双眼知觉状态(融合和立体视觉)
◆ 每只眼的最好视力

诊断

综合的斜视评估的目的是要做出诊断,确定基线状态,并做出给予恰当的初始治疗的决定。应当考虑到造成斜视的限制性、麻痹性或其他神经性因素(特别是头部外伤或颅内高压)的可能。由于在幼儿中双眼视可以迅速地退化,引起抑制和异常视网膜对应,因此必须尽快进行诊断和治疗。[30,76,77]

儿童期发病的斜视患者的检查包括综合眼科评估的全部内容,另外还有知觉的、运动的、屈光和调节功能。[78,79]

病史

虽然完整的病史一般包括以下各项,但确切的内容可以随患者的特殊问题和需要而有变化。

◆ 人口资料,包括患者性别和出生日期,确定家长/监护人的身份证明
◆ 记录病史陈述者的身份及与患者的关系
◆ 确定其他医疗保健提供者
◆ 主诉和眼部检查的理由,包括斜视发生日期和频度;哪只眼和在什么方向发生偏斜;有无复视、斜视或其他的视觉症状。查看患者的照片可能会有帮助
◆ 眼病史,包括其他的眼部问题、外伤、疾病、手术和治疗[包括佩戴眼镜和(或)弱视治疗]
◆ 全身病史,包括出生体重;胎龄、产前和围生期的相关病史(如怀孕期间饮酒、药品、吸烟);过去的住院和手术史;以及一般健康与发育状况
◆ 相关的系统回顾,包括头部外伤和相关的全身病史
◆ 当前的用药和过敏情况
◆ 家族史,包括眼部状况(斜视、弱视、眼镜的类型和佩戴史、眼外肌手术或其他眼部手术,以及遗传性疾病)
◆ 社会史(例如上学几年级,学习有无困难,有无行为问题,或社会交往的问题)

检查

综合的斜视检查应当包括以下各项:

◆ 评估注视类型和每只眼的远近视力
◆ 如果可能,在原在注视位和向上、向下注视位时测量远距离和近距离的双眼眼位
◆ 眼外肌功能(包括在一些 A、V 征中发现的非共同性转向和旋转动作)
◆ 对与婴儿型内斜视相关的鼻-颞侧不对称驱动进行单眼和双眼视动眼球震颤试验
◆ 发现隐性或显性眼球震颤
◆ 知觉试验,包括融合和立体视觉
◆ 睫状肌麻痹下检影/屈光检查
◆ 眼镜检查
◆ 附加的检查

记录儿童的检查合作程度在解释检查结果和对多次检查结果进行比较时是有用的。

注视类型和视力的评估

注视

婴儿和蹒跚学步的孩子的视力检查涉及定性地评估眼的注视和眼球跟踪(跟随)运动。通过吸引儿童对检查者或看护人面部(3 个月以下的婴儿)或手持的灯光、玩具或其他可调节的注视目标的注意,然后缓慢地移动目标,来评估其眼球的注视和跟随。对每只眼的注视行为记录为"注视和跟随"或"中心、稳定和维持"。

优先选择性注视可以通过观看的偏爱,即儿童相对于另一只眼来说抵抗遮盖眼部的情况来评估:当对侧眼只有有限的视觉时儿童就会抵抗遮盖。[80~82] 分级的方案可用于叙述优先注视。对于斜视患者,通过确定非优势眼维持注视所需的时间长度来评估双眼注视类型。注视类型可以分级为是否非优势眼不能维持注视、暂时维持注视、维持几秒钟注视(或者通过眨眼)或者通过注视的自发性交替的观察。对于只有小角度的斜视或没有斜视的儿童,所进行的诱导斜视试验是通过手持一个 $10\sim20^{\Delta}$ 基底向下的三棱

镜置于一只眼前,然后置于另一只眼前,注意注视的行为来检查的。[82~84]

只要儿童能够进行基于视标(字母、数字或符号)的视力检查,定性的视力评估就由基于视标的视力检查所代替。

视力

认知的视力试验涉及辨认视标,包括字母、数字或符号,是评估视力确定弱视的最常喜欢采用的方法。可以将视标呈现挂在墙壁的图表上、计算机屏幕或手持卡片上。视力检查常规地在远距离(10~20英尺或3~6m)和近距离(14~16英寸或35~40cm)进行。在理想环境下,视力检查的情况应当标准化,这样就能够容易地比较一系列随诊所得到的结果。白色背景、黑色视标的高对比度视力表应当作为标准的视力检查所应用。[85]

儿童在视力检查时的行为决定于视力表的选择和检查者的技术,以及和儿童的友好关系。为了减少错误,检查的环境应当保持安静。对于年幼儿童,在视力检查开始时,或者在另外场合对放在近处的视标进行视力测试前练习可能会有益处。在单眼检查之前,检查者应当确定儿童能可靠地进行视力检查。允许儿童将视力表上的视标与他们在手持卡片上发现的图案进行比对,可以使他们表现得更好,特别是对年幼、害羞或有认知缺陷的儿童进行检查时。有特殊需要的儿童进行视力检查可以提供定性的视觉损伤信息,减少家长/监护人对于儿童视觉的担心。[86]有时采用较短的检查距离或翻转的视力表,也有利于幼儿的检查。[87]

视力检查应当单眼进行,并在手头备有屈光矫正设备。在理想情况下,对侧眼应用粘贴的眼罩或胶带进行遮盖。如果没有这样的遮盖或儿童不能忍耐,必须加以注意防止儿童偷看,以及应用"遮盖眼"。有时儿童不允许有任何单眼遮盖,在这种情况下应当测量双眼视力。对于眼球震颤的患者进行单眼视力检查需要特殊的技术,应用一个正镜片将对侧眼进行雾视,或者应用一个半透明的挡眼板,而不是完全混浊的遮盖。对这些患者也要进行双眼视力检查,来提供有关典型的视行为的另外信息。

视力表上视标的选择和排列能够明显地影响所得到的视力记分。[88~90]视标应当清楚、标准、具有相似的特征,而且没有文化偏倚的反映。[85]LEA符号(Good-Lite Co.,Elgin,IL)是一套四个符号的视标,开发出来用于幼儿,是有用的,这是因为当以较小的视标呈现给儿童时每个视标的模糊程度是相似的,增加了确认每个符号的可靠性。[88,91]检查幼童的另一个方法是采用只包含字母 H、O、T 和 V 的视力表。[88,92]不能够说出 LEA 符号视力表上符号名或 HOTV 视力表上字母的儿童可以手持卡片进行比对。对于较年长儿童的理想视力表是 LEA 数字视力表和 Sloan 字母视力表。[93]Snellen 字母视力表是不太理想的,这是因为各个字母易读的程度并不是相等的,字母之间的空间也不符合世界卫生组织的标准。[85,94~96]

几种其他的符号视力表在检查幼儿的视力中存在着严重的限制。这些视力表包括 Allen 图形视力表、[97]Lighthouse 视力表以及 Kindergarten 视力表。[98]在这些视力表中,视标并没有标准化,使其模糊程度相等,以及和(或)有文化偏差或者以混乱的样式来呈现。[99]文盲用或以方向随意排列的 E 字母视力表在概念上很难使儿童弄得明白,导致不能检查的比率增高。[98]附录 3 列出了视力检查表设计的详细情况。一些视力表符合建议的标准,[85]但是许多视力表并不符合标准。

 视力表上视标(字母、数字、符号)的选择和排列能够明显地影响所得到的视力记分。最好的视标应当是标准的和可靠的。(SR,GQ)

视力表上视标的排列是重要的。[99]无论什么时候只要有可能,全行的视标数应当是 5 个。儿童应当能准确地辨认一行的大多数视标,才能"通过"这一行的检查。最好是每行视标的数目相似,排列的空间相等。在弱视患者的检查中,以单个视标进行视力检查有可能高估视力,[100~102]这是由于拥挤现象在起作用。在弱视中,区分孤立的视标要比成行的视标容易一些。因此,在弱视患者检查中以成行的视标来呈现可以获得更为准确的单眼视力评估。当检查者指向每个连续的符号时不要遮挡视标,这是为了保持邻近视标的拥挤作用。如果对于一些儿童必须要用单个视标才有利于视力检查,应当在单个视标的上方、下方和两侧围绕(拥挤)棒状图案,来造成拥挤现象,这样就不会过高地估计视力。[103~105]

在弱视患者的检查中,以单个视标进行视力检查有可能高估视力。在弱视患者检查中以成行的视标来呈现或在要检查的单个视标周围以拥挤的棒状图案围绕(拥挤),可以获得更为准确的单眼视力的评估。(SR,GQ)

Teller 视力卡(Stereo Optical Co.,Inc.,Chicago,IL)用于检查强制性选择性偏爱观看,能够在幼儿中提供分辨视力的一般性评估,并了解患者的视力与正常资料相比较的情况,但是这种检查方法在弱视儿童中会高估认知性视力。

双眼眼位和眼球运动

可以采用不同的临床方法来评估双眼眼位。无论采用何种方法评估远距离和近距离注视时的眼球注视时,如有可能都应当采用控制患者调节的视标。应当记录测量内斜视角度的方法以及是否进行屈光状态的矫正。如果患者不能够参与更为复杂的检查,可以应用角膜映光测试法联合使用或不用三棱镜,或者应用交替遮盖试验来估算眼球到注视位时运动的量来估计斜视角。应用三棱镜和交替遮盖试验可能更为准确,而且可以在适当的注视和头位下能对双眼的偏斜度进行量化测量。[108] 同时应用三棱镜与遮盖试验进行检查可以对具有融合性转向的患者提供另外有用的信息,在这些患者中在双眼观看情况下的眼位要比交替遮盖试验时好(即单眼注视综合征)。

眼外肌功能

应当对眼的旋转(双眼运动)与转向(单眼运动)进行评估,并且记录任何限制或过强的运动。单眼转向试验中充分外展能够将婴儿型或调节性内斜视与麻痹性或限制性内斜视,或内斜 Duane 综合征区分开来。在婴儿和幼儿中进行单眼遮盖和头眼转动(娃娃头手法)是特别有价值的,常常会发现一些其他方法不能记录到的临床上正常的眼球转向。应当记录下斜肌功能不良、A 或 V 征,和(或)分离性垂直或水平偏斜。与眼外肌的轻瘫、麻痹或限制相关的疾病并不包括在本册 PPP 的范围之内。

眼球震颤的发现

在有内斜视的患者中,眼球震颤可以表现为显性、隐性或显性 - 隐性。在早期发生的斜视患者中比后期发生的斜视患者中更为常见。显性眼球震颤是持续存在的,可以是水平的、垂直的或旋转的。虽然双眼的情况可能在程度、速度和波动方式上依赖于凝视的方向或其他特殊的观看方式而有所不同,但一般来说是对称的。隐性眼球震颤(有时称为阻滞性眼球震颤)是共轭的,主要表现在水平方向,会出现反跳式的眼球振荡,可由于单眼注视后产生或加重。隐性眼球震颤的特点是当注视眼缓慢向鼻侧移动时发生扫视式的再注视。当遮盖一眼后,眼球震颤可以看得出来或显著加重,因此称作隐形眼球震颤。显性 - 隐性眼球震颤具有隐性眼球震颤同样的波动,但是在双眼观看的情况下表现得明显,当单眼遮盖时幅度增加。具有显性 - 隐性眼球震颤的儿童常有眼部转动,使其注视眼处于内收位。虽然在婴儿型内斜视中,内斜视和眼球震颤常常同时存在,但是它必须要与眼球震颤阻滞综合征区分开来,在这种综合征中先天性内斜视的儿童应用过多的集合来阻抑眼球震颤的幅度。在这些儿童中,内斜视的程度似乎随着三棱镜对偏斜的中和而增加。

知觉试验

如有可能,应当应用 Worth 四点试验和立体视觉测试来评估双眼知觉状况。在幼童中可能很难获得可靠的资料。[109] 在年龄较大的斜视患者(特别是内斜视)中,进行更加详尽的知觉试验有时是有用的,特别是当有复视的病史时。知觉试验应当在遮盖分离儿童的双眼状态之前进行。进行视轴的评估对于进一步明确患儿的知觉运动状态是有用的。

Worth 四点试验能够评估周边部或中央部的融合。对 Worth 四点试验的正确解释是重要的。患者佩戴红 - 绿眼镜,在暗室里观看 4 个灯的目标(2 个绿灯,1 个红灯,1 个白灯)。如果患者看到 4 个灯,就表示有周边部融合;如果看到 2 个或 3 个灯,就表示有单眼抑止,同时看到 5 个灯就表示有复视。一些交替性单眼抑止的患者可能会报告看到 5 个灯,虽然他并不是在一次看见所有 5 个灯。短距离的 Worth 四点目标可以测试黄斑中心凹的融合和抑止。

当从每只眼来的两个稍有不等的影像在皮质层整合时,就可以产生立体视觉。许多试验可以用来确定立体视觉,包括立体飞点试验(Stereo Fly Test)、Randot 试验、Random-Dot E 试验、TNO 试验以及 Lang 立体视觉试验。

睫状肌麻痹下检影 / 屈光检查

在诊断和治疗弱视或斜视中,确定屈光不正是重要的。当有可能的时候,患者应当接受睫状肌麻痹下检影和主观的精细的屈光检查。[110] 在睫状肌麻痹之前,动态的检影可以对调节功能进行快速评估,在评估具有高度远视眼或可能有调节不足的眼疲劳的儿童时是有帮助的。[111,112]

适当的睫状肌麻痹对于儿童进行准确的屈光检查是必须的,这是由于与成人相比他们的调节张力增加。因为盐酸环戊通迅速地产生与滴用 1% 阿托品滴眼液相近的睫状肌麻痹作用,但是它的作用时间持续较短,因此是有用的。[113] 1% 环戊通滴眼液通常可以在大于 6 个月的婴儿中应用。环戊通滴眼液的剂量应当根据儿童的体重、虹膜的颜色和散瞳的历史来确定。在虹膜色素重的眼中,重复滴用睫状肌麻痹剂滴眼液或应用辅助药物如 2.5% 盐酸苯福林滴眼液(无睫状肌麻痹作用)或 0.5% 或 1% 托吡卡胺可能是必需的,以便获得适当的瞳孔散大。可能需要联合应用托吡卡胺和苯福林,以便产生适当的瞳孔散大,但是这种联合使用在儿童中并没有使作用增强到足以产生适当的睫状肌麻痹的程度。对于婴儿和深色虹膜者,滴用 1 滴 0.2% 环戊通和 1% 苯福林的联合制剂是安全和有效的。[114] 在少数病例中,必须滴用 1% 硫酸阿托品滴眼液来获得最大的睫状肌麻痹效果。[113] 在滴用睫状肌麻痹剂之前滴用麻醉剂可以减少滴药后眼部刺痛,促进药物渗入眼内。[115] 睫状肌麻痹和散瞳剂可以联合做成喷雾剂型来提供相似的散瞳和睫状肌麻痹作用,并有相等或更好的满意度。[116-118] 睫状肌麻痹和散瞳剂的短期不良反应可能包括过敏反应、发热、口干、脉搏加快、恶心、呕吐、面部潮红,还有很少见的行为变化。

眼底检查

视网膜或视神经的异常可以导致斜视。另外,黄斑部的鼻侧或颞侧移位可以引起假性斜视(有斜视的形态,但交替遮盖试验时眼球不出现移位)。黄斑部的颞侧移位(大多数常见于早产儿视网膜病变的患者)可以引起阳性 kappa 角,出现角膜反光点的鼻侧移位。这种情况可以在一个眼睛好的儿童中看起来好像是外斜视,或者在内斜视的儿童中掩盖了斜视。[119] 阴性 kappa 角是很少看到的,它常与高度近视眼相关。

其他试验

如果双眼有非共同性的运动或有其他眼外肌受限的证据,或者怀疑眼外肌有轻瘫 / 麻痹时,进行牵拉试验和(或)肌力试验可能是有用的。一般而言在幼儿中,这样的试验不容易在诊室内常规地进行。许多眼科医师常规地在眼外肌手术开始前,患儿施行麻醉时进行牵拉转向试验。如果发现机械性受限可能会改变手术方式。

处理

预防

已有共识认为早期发现和迅速地处理斜视和潜在的发生弱视的因素可以改善长期的视觉效果。

虽然还没有建立没有内斜视儿童需要治疗的远视眼的阈值,但是矫正远视眼可以减少发生调节性内斜视和(或)弱视的危险(见表 1 矫正儿童远视眼的指南)。[120-122] 对于内斜视儿童,给予远视矫正眼镜的阈值要低于没有内斜视的儿童。对于远视眼患者,屈光参差是发生调节性内斜视的危险因素。[17]

治疗的选择

各种类型的内斜视都应当考虑进行治疗。应当尽快地建立正常眼位,特别是在幼童中,以便最大限度地获得双眼视,[59,123] 防止弱视或有利于弱视的治疗,[32,124] 恢复正常的形态。临床上重要的屈光不正都应当得到矫正。弱视治疗通常在眼外肌手术之前就已经开始,这是因为这样有可能改变斜视角,[125] 和(或)增加术后获得良好双眼视的可能性。[123,126]

已有证据表明早期手术矫正可以改善婴儿型内斜视的知觉结果,可能是因为极大地缩短了持续内斜视的时期。[58,59,63,127~129] 当双眼的视力相等时,在斜视的手术医师中对于施行单侧或双侧手术的标准并没有形成共识,也没有高质量的证据支持施行单侧或是双侧的手术。[130]

根据需要,可以单独或联合应用下列治疗方法来达到治疗目标:

◆ 矫正屈光不正 [11]
◆ 给予双焦点眼镜 [131]
◆ 三棱镜疗法 [132,133]
◆ 弱视治疗 [126]
◆ 眼外肌手术 [134]
◆ 肉毒杆菌毒素注射 [135]
◆ 其他方法

如果恰当的话,在与患者和其家长 / 监护人共同商议后制订治疗计划。这一计划应能反映家长 / 监护人的期望与要求,包括他们对目前眼位的理解程度,而这种理解可能会与眼科医师的理解有所不同,以及包括他们希望通过治疗达到的目标。重要的是在施行手术之前,患者家庭 / 监护人和眼科医师应就治疗的目标达成一致。在双眼立体视觉的潜能很差的患者中,手术恢复正常的外观仍是恰当的治疗。

屈光不正的矫正

对于内斜视的儿童来说,矫正明显的屈光不正是初始治疗(见表 1)。对于调节性内斜视患者,单独应用睫状肌麻痹后确定的眼镜或角膜接触镜来矫正眼位,在大多数病例中是成功的。[39,136] 通常,远视度数愈大,表明屈光不正是内斜视的一个重要病因的可能性就愈大。虽然发育迟缓和有斜视的儿童常常不能耐受佩戴眼镜,但是他们可能对矫正较小度数的屈光不正会有反应。另外,内斜视的度数可变或在视近时有较大偏斜的儿童对于矫正也是有反应的,即使是低度远视时也是这样。

表 1　婴儿和幼儿屈光矫正的指南

状态	屈光度		
	年龄 <1 岁	年龄 1~2 岁	年龄 2~3 岁
屈光度等同			
(双眼屈光不正度数相近)			
近视眼	−5.00 或以上	−4.00 或以上	−3.00 或以上
远视眼(无明显偏斜)	+6.00 或以上	+5.00 或以上	+4.50 或以上
远视眼伴内斜视	+2.50 或以上	+2.00 或以上	+1.50 或以上
散光眼	3.00 或以上	2.50 或以上	2.00 或以上
屈光参差(无斜视)*			
近视眼	−4.00 或以上	−3.00 或以上	−3.00 或以上
远视眼	+2.50 或以上	+2.00 或以上	+1.50 或以上
散光眼	2.50 或以上	2.00 或以上	2.00 或以上

注:这些数值是依据共识而制订的,仅以专业经验和临床印象为依据,这是因为目前尚无严格、科学的出版数据作为指南。目前尚无完全精确的数值,而且也可能因年龄组不同而异;此处数据仅作为一般的指南,应当根据患者的具体情况进行调整。没有提供用于较大儿童的特殊的指南,这是因为屈光矫正是根据屈光不正的严重程度、视力和视觉症状而决定的。

* 如果患儿有斜视,矫正屈光参差的阈值应当降低。这些数值表示双眼需要快速屈光矫正的屈光不正程度的最小差别。

治疗的目标在于充分矫正远视眼,以便恢复正常眼位,以及在大多数患者中应该足量矫正屈光不正。但有时远视眼的欠矫会提高依从性,特别是在较大的儿童中。在较大的儿童中,可能需要非睫状肌麻痹下的显然屈光检查,来平衡视力和双眼眼位。给予戴镜后改善眼位可能需要数周的时间。如果内斜视持续存在,在考虑手术之前应当重复进行睫状肌麻痹下屈光检查,这是因为另外的远视性屈光不正可能没有被发现。对于开始佩戴远视眼镜后眼位的反应很好,但是又发生复发性内斜视的儿童,也应当重复进行屈光检查。可以暂时地给予睫状肌麻痹剂,以便增加戴镜的依从性。在较大的儿童中,如果眼位偏斜得到控制,可以尝试逐渐减少远视矫正度数。在远视矫正中这种减少的作用能够在诊室里通过将负镜片放在眼镜前,确信仍能获得最理想的双眼眼位来评估。

 当内斜视对于初始给予的远视矫正没有反应,或者手术后内斜视再次发生,表示需要重复的睫状肌麻痹下屈光检查。(*SR,MQ*)

通常,儿童能够很好地耐受眼镜来控制内斜视,特别是当视力提高时。准确地验配和维持适当的调整有利于儿童接受眼镜。头带或柔韧的单片式框架对于婴儿是有用的;眼镜柄脚的绳缆和弹簧铰链对于很有活力的幼儿维持眼镜的佩戴是有帮助的。多聚碳酸的镜片具有更大的耐用性和安全性,更适用于儿童,特别是如果他们有弱视时。

双焦点眼镜

在一些患者中,发现看近时内斜度数度数大于看远时的度数。临床上"过度集合"定义为当远视足量矫正后,与看远时斜视度数度数相比,看近时内斜度数增加 10^Δ 或以上(临床高 AC/A)。在具有知觉性融合潜能的患者中,看远时基本上维持正位,但看近时有明显内斜(一般超过 10^Δ),可以考虑给予双焦点眼镜治疗。如果成功,必须长期佩戴双焦点眼镜才能维持看近时的正常眼位。在平均使用 5 年后,约 60% 的患者可以摘掉双焦点眼镜。[131] 然而,极好的初始反应与以后摘掉双焦点眼镜而不使内斜视复发的可能性较低是相关的。[131]

对于 5 岁及以下的儿童,双焦点眼镜的下加可以为一字双光或平顶双光(D- 分段),在较年幼的儿童中双焦的顶端应当在原位注视时平分瞳孔,在较大的儿童中稍低几毫米。虽然双焦的最小强度有时可以在诊室里应用试镜架来估计,但是通常对需要双焦点眼镜的患者给予 +2.50D 至 +3.00D 的下加。以后,可以作为常规的眼镜度数改变的一部分来减少度数。渐变式双焦点眼镜可有一些美容方面的优点,一些较大的儿童更喜欢采用,他们能很好地适应标准的双焦点眼镜。所用的渐变眼镜过渡区一般要比标准的成人适配时高几毫米。[137]

双焦点眼镜的缺点包括价格昂贵、外观问题以及有被儿童拒绝佩戴的可能。少数临床医师避免使用双焦点眼镜,这是因为他们认为看远时的眼位足以保护双眼视。在一些病例中,斜视手术对于较大的儿童是恰当的,可以减少对双焦点眼镜的依赖,或允许转而使用角膜接触镜。手术矫正可以减少 AC/A 比[138,139]以及消除佩戴双焦点眼镜的需要,而没有看远时发生持续外斜视的情况。[140~142]

三棱镜疗法

在婴儿型内斜视中,应用三棱镜治疗很少见效,部分原因是患儿的眼位偏斜度通常过大而难以矫正。在一些获得性内斜视患者中,应用 Press-On (3M Press-On Optics;3M, Medical Speialties Divison, St. Paul, MN)塑料三棱镜来促进改善双眼视,以及确定作为施行眼外肌手术基础的全部斜视角度数。[133] 三棱镜适应性研究探讨了术前佩戴 Press-On 三棱镜在确定手术计划中最大斜视角和估计融合潜能的作用。手术成功的定义为在视远注视时水平偏斜为 8^Δ 或以下(测量时在视远注视时同时给予三棱镜矫正和遮盖试验),报告的手术成功率在对三棱镜治疗有反应(即显示出知觉融合的证据)和接受与内斜视相适应的(较大的)斜视角的眼外肌手术的参加者中为最高(90%)。[132,133] 然而,由于适应于三棱镜的患者一般会接受较大量的手术,有可能对没有三棱镜适应但有潜在融合的患者增加手术量也会产生相似的效果。应用加压制成的三棱镜会引起视觉症状,一些儿童不接受它(佩戴眼镜后视力模糊,依从性差)。另外,应用 Press-On 三棱镜需要再次评估(再次就医),这对于没有佩戴眼镜的儿童来说是不能接受的。由于这些理由,只是选择性地应用三棱镜。

弱视治疗

在手术治疗斜视之前一般就已经开始弱视治疗。内斜视可以增加或减少弱视的治疗(见弱视的PPP[18])。[143] 在存在中度或重度弱视的内斜视患者中,手术治疗内斜视的成功率比只伴有轻度或者没有弱视的内斜视患者要低。[126]

眼外肌手术

患有内斜视的儿童如果在佩戴眼镜和弱视治疗后对矫正眼位无效,则应当施行手术加以矫正。[134] 斜视手术只有在更保守的疗法失败时或不太可能获益时才施行。当手术的主要目标仅仅是为了不再戴眼镜时，那么施行手术很少是合理的。除了是在年龄较大儿童中出现获得性有症状的偏斜，否则对于看远或看近时小于 12^Δ 的小角度偏斜不考虑施行眼外肌手术。

虽然在婴儿型内斜视患者中，手术矫正眼位后可以恢复部分双眼视和立体视觉，[60,144] 但获得高度的立体视觉是极少见的。[58,59,61] 相反，在失代偿的调节性内斜视中，迅速地手术矫正眼位似乎可以改善立体视觉的质量。[59,134,145]

虽然大多数患有婴儿型内斜视的患者在儿童期接受了手术治疗，但是仍然不清楚早期的治疗是否导致长期的眼球运动的正常位置。然而，在生命早期（2 岁之前）获得 10^Δ 以内的眼位矫正会增加获得双眼视的可能。[58,59,127~129]

不管是否采用手术矫治婴儿型内斜视的眼位，许多受累的儿童后来发生了其他的眼球运动问题，如隐性眼球震颤、分离性斜视或下斜肌作用过强。[146,147] 弱视 [126] 或眼球震颤 [148] 的存在与需要再次手术率的增加相关联。另外，在 50% 的患者中内斜视会在术后调节的基础上复发，且与远视眼的程度相关联。[63]

眼外肌手术通常是根据患者在佩戴完全矫正的远视眼镜下视远注视时斜视角来施行的，然而一些手术医师采用最大的视近时斜视角来设计手术。对于远 - 近斜视不一致的患者（高 AC/A 比），双眼内直肌后徙术通常可以减少 AC/A 比值。[138,139] 根据视近斜视角进行三棱镜适应性训练，[149] 增加以正常 AC/A 比值为依据的眼外肌后徙手术的后退量，[150] 或者采用后固定缝线（Faden 方式），[141] 会增加获得满意的眼位及最终避免佩戴双焦点眼镜的可能性。

眼外肌手术量和手术技术的选择各有不同（例如：缝线在肌肉和巩膜上放置的方法，或者肌肉后徙或截断的测量法）。虽然两根肌肉的手术是最常施行的，但有时对大斜视角的患者需要做三根或四根水平肌的手术。[151] 一些临床医师相信对所有斜视的患者，不管其程度，施行两根肌肉的手术是较好的选择，以便减少发生外斜视的危险。[152]

已经提倡采用可调节缝线作为斜视手术的辅助方法，来提高眼球运动的结果，特别是对于限制性疾病或需要再次手术的患者。它在儿童中的应用仍有待于证明。[153]

采用不同的手术方法可能得到的治疗结果是相似的；根据不同的术前诊断、斜视角、采用技术的容易程度、解剖暴露程度、是否需要助手、有无瘢痕组织和其他的因素如医师的喜好和经验等，可能从许多方法中选择某一种方法。双侧内直肌后徙是首次手术常常施行的方法。大多数手术医师对于在解剖的基础上一眼发生不可逆的弱视或实质性视力下降的患者，喜欢采用单眼或单侧的手术（单根肌肉的后徙或后徙 / 截除）。在特殊的临床环境下，如 V 型内斜视伴有下斜肌作用过强或零点位的眼球震颤伴有代偿位的面部转动时，在两只眼施行手术可能是更好的选择。关于手术适应证和复杂斜视的处理的详细讨论已经超出本文的范围。

肉毒杆菌毒素 A 的注射

通过在一条或多条眼外肌注射肉毒杆菌毒素 A 的化学去神经支配，可以通过药物性阻断神经肌肉连合，导致暂时性肌力减弱。虽然在儿童中其长期的恢复眼位的作用机制是不清楚的，但是有可能其主要的作用来自于直接的拮抗肌的收缩，并联合运动和知觉的适应性，允许双眼视恢复到一定程度。如同传统的眼外肌手术一样，预后良好的指征包括双眼视力良好、眼球活动不受限、小至中度的内斜角度以及具备潜在双眼视功能。在一些选择性患者中，这种治疗可能是传统眼外肌手术的替代治疗方法，[154] 但是它在处理婴儿型内斜视中的价值尚未确立。[135,155~159] 这种治疗的缺点包括需要多次注射，特别是术前的斜视角较大时；医源性上睑下垂，它可增加发生弱视的危险；以及需要全身麻醉。重要的是，在视觉系统迅速发育的婴儿中延迟重建双眼眼位是不利的。

其他的方法

对于内斜视患儿来说，大多数的眼部运动训练并没有作用。[160] 在大多数内斜视的治疗中复视认知训练（抗抑制训练）以及强化集合幅度的训练是无效的，偶尔可以产生永久性复视，特别是在单眼注视综合征患者中。

胆碱酯酶抑制剂，如碘磷灵（碘化磷酰硫胆碱）可以通过刺激睫状肌收缩（瞳孔大小也会减少）来减弱调节和集合。虽然有时会起作用,但是由于它有发生全身不良反应的危险,如腹泻、哮喘和(或)唾液和汗液分泌增多,以及增加全身麻醉时应用某些药物(如氯化琥珀酰胆碱)的危险,因此这一方法不如镜片矫正法令人满意。[161] 可能的眼部不良反应包括白内障、视网膜脱离和虹膜囊肿,它可能会侵入视轴区。[162~164] 一些眼科医师给予 2.5% 苯福林滴眼液,每天 2 次,与胆碱酯酶抑制剂同时应用来减少形成虹膜囊肿的危险。在美国要获得碘磷灵是很困难的。

随诊评估

即使在初始治疗时获得良好眼位,但由于儿童仍然处于发生弱视、丧失双眼视和斜视复发的高度危险之中,因此随诊也是很必要的。眼位良好和没有弱视的儿童可以 4~6 个月随诊一次。当儿童成熟时,随访的频率可以减少。[165] 出现新的发现或变化可能表明需要更经常的随诊检查。

在内斜视的儿童中,至少每年评估远视眼一次,如果视力下降或内斜视程度增加,则需要更经常的评估。在成功的初始治疗后发生内斜视复发的儿童中有必要确定是否有未矫正的远视眼。在大多数患者中,应用 1% 环戊通可以有效地获得屈光检查所需要的睫状肌麻痹。在一些患者中,常规佩戴眼镜时记录有更高度的远视。如果有内斜视,其原因可能是调节性的,但不能以常规戴用的眼镜来控制,那么在做出有非调节性成分的结论之前应当进行重复的睫状肌麻痹下屈光检查。如果作用时间短的睫状肌麻痹剂不能达到适当的睫状肌麻痹,可以应用 1% 硫酸阿托品来建立适当的睫状肌麻痹。[113]

如果斜视的程度足够大,复发的内斜视或持续的外斜视对眼镜、遮盖或药物治疗都没有反应,就表明需要重复的斜视手术。

医疗的提供者和场所

一些诊断性检查可以委托给受过适当培训并在上级医生监督下的辅助人员完成。对结果的解释、斜视的诊断和处置,包括手术矫正和随诊,需要经过训练并具有临床判断和经验的眼科医师。当病情的诊断、病因或者治疗方案不明确,或是内斜视对治疗的反应不明显时,建议与治疗内斜视经验丰富的小儿眼科医师或综合眼科医师进行咨询或者会诊。视轴矫正医师的诊断性评估和治疗可能是眼科治疗内斜视患者的有益补充。

咨询 / 转诊

儿童内斜视是一个长期的问题,如果恰当的话,需要患者和家长 / 监护人和眼科医师共同承担义务,以便获得可能的最好结果。

眼科医师应在适当的时候与患者及其家长 / 监护人就检查的结果进行讨论。眼科医师应当解释病情,包括取得患者家属对治疗的合作。当患儿的家长 / 监护人了解疾病的诊断和治疗的理由后,能够更好地遵从治疗的建议。[166,167]

第二部分 外斜视

前言

疾病定义

外斜视是视轴异常分离的眼位。外斜视可以分为以下类型:

◆ 婴儿型外斜视
◆ 间歇性外斜视
◆ 集合不足
◆ 其他

婴儿型外斜视

婴儿型外斜视发生于 6 月龄之前,是持续的外斜视,许多特征与婴儿型内斜视相似,包括有限的双眼视潜能、下斜肌作用过强、分离性垂直性斜视。新生儿在生后头 3~4 个月内常有间歇性外斜视;然而它很少是持续的。[7]有神经发育迟缓的儿童可能从婴儿期就有持续的外斜视。

 婴儿型内斜视和外斜视与发生弱视的危险增加相关联。(*GQ*)

间歇性外斜视

典型的外斜视是间歇性的,常在 3 岁以前发病,但首次被确诊可能已经在儿童期的后期。偶尔可发生轻度弱视,但就间歇性外斜视来说发生严重的弱视是不常见的。当疲劳、看东西不在意或者患病时,由于融合代偿机制减退,常显现出偏斜。患者在明亮光线下可能会闭上一只眼。偏斜眼的物像通常被抑制,患者常常不会报告有复视。通常仅有一只眼被抑制,并自发偏斜。偶尔发生轻度弱视,但是由于是间歇性斜视,因此发生严重弱视并不常见。

集合不足

有集合不足的较大儿童和 10 多岁的孩子典型地在近距离注视时有间歇性外斜视,集合融合幅度减少,集合的近点变远,近距离工作时发生眼疲劳。

其他

知觉性外斜视与在单侧或双侧眼的结构基础上视觉丧失相关联。在一些儿童内斜视手术后发生持续的外斜视。知觉性和持续性外斜视不在本册 PPP 讨论的范围之内。

与外斜视相关的其他情况包括 Duane 综合征、先天性纤维化综合征、颅面部异常以及眼部重症肌无力。分离性水平斜视是眼球分离性位置不正,典型地发生于有婴儿型内斜视病史的患者。

假性外斜视是由阳性 kappa 角引起的,它是视轴与眼球的解剖轴位之间的不一致。

患者群体

儿童期发生的外斜视患者。

临床目标

◆ 确定发生外斜视危险的儿童
◆ 发现外斜视
◆ 发现和治疗与外斜视相关联的弱视(见弱视 PPP[18])
◆ 就疾病的诊断、治疗的选择和诊治计划教育患者以及家属 / 监护人
◆ 将疾病的诊断和治疗计划告知患者其他的保健提供者
◆ 治疗外斜视,矫正视轴,促使和维持双眼视(融合、立体视觉),防止或有利于弱视的治疗,恢复正常的外观
◆ 通过获得最理想的双眼眼位和视力,使生活质量得到极大的提高
◆ 监测视力和双眼眼位,需要时修改治疗方案

背景

患病率和危险因素

人群中约有 1% 的人发生外斜视;最常报告的外斜视类型是间歇性外斜视。[26,27,168,169] 外斜视与早产儿、[33,34] 围生期发生疾病、遗传性疾病、胎前不良环境的影响如母亲滥用药品和吸烟、斜视家族史、女性、散光、双眼散光参差相关联。[26,27,28,52] 在美国,一项小规模的回顾性以人群为基础的队列研究发现,在女孩中间歇性外斜视的发生率是男孩的 2 倍。[170] 一个以临床为基础的有关婴儿期发病(先天性)的外斜视儿童的研究发现约有一半患者与眼部或全身的异常相关联。[49,171] 从长期来看,减少或防止如早产儿、母亲怀孕期间吸烟等因素,以及诊断和治疗近视眼和近视性屈光参差(见表 1)可能会降低外斜视的发病率。

自然病史

虽然一直在采用假定的病因基础上而衍生的分类法进行分类,但是临床上外斜视常按偏斜的频度、眼侧、看远和看近时偏斜幅度以及症状来描述。一些报告提示许多不做手术矫正的患者仅采取观察似乎就能够保持稳定或自发地改善,[172,173] 但是其他人却显示在长期随诊过程中病情发生恶化。[174]Von Noorden 随诊了 51 名 5~10 岁的间歇性外斜视患者,平均 3.5 年,发现在 75% 的患者中发生斜视度数增加、融合控制减弱,和(或)发生抑止。[175] 然而,更近的有关 109 例患者随诊平均 9 年的研究发现,外斜的角度大小或控制并没有恶化和好转的趋势。[173] 另一项有关 371 例间歇性外斜视儿童随诊 2 年的研究发现,只有 0.5% 的儿童失代偿发展为持续性外斜视。[176] 如果斜视变为持续性,双眼视也会恶化。[177] 对于外斜视的原因和它的自然病史还了解得很少。推测的外斜视原因包括张力性分开过强以及机械性或神经支配的眼眶因素。[178] 严重的单侧或双侧的视力丧失可引起外斜视。典型的是,在儿童早期单侧视觉差与内斜视相关联,而不是外斜视。

治疗的理由

治疗外斜视的潜在益处包括促进建立双眼视和维持每只眼的正常视功能。正常的双眼眼位可以促进发展正面的自我印象。眼位异常的外观会损害自我印象与社交关系,并减少就业机会。[67-71,73,74] 在一项研究中, 5 岁或以上的儿童对于表现为内斜视或外斜视的玩偶表示出负面的知觉。[74] 在另一项研究中,小学老师对有内斜视和外斜视儿童的个人印象要比正视儿童更为负面。[71] 在多种族小儿眼病研究征集的儿童样本中,基于家长代表的报告,在学前儿童中斜视与全身健康相关的生活质量相关联。[75] 在斜视手术后,成人报告增加了自信、自尊和改善了人际关系。[68] 在儿童中没有进行相似的研究来评估斜视手术对这些特征的作用。

 未治疗的斜视儿童可能减少双眼的潜能,影响社会交往,其他人会对他们产生负面的印象,这会影响他们的社会心理方面的生活质量。(*GQ*)

诊治过程

患者治疗结果的标准

◆ 最好的双眼运动眼位
◆ 最好的双眼知觉状态(融合和立体视觉)

◆ 每只眼最好的视力

诊断

首次综合性斜视评估的目的是做出诊断,确立基线状态,告知患者和(或)家属/监护人,以及确定治疗方法。应当考虑到引起斜视的继发性原因,包括限制性、头部外伤或颅压增高引起的麻痹性等病因。

对于儿童期发病的斜视患者的检查除了知觉性、运动性、屈光性和调节功能之外,还包括综合眼科评估的所有内容。[78,79] 有关外斜视的特殊问题将在这一部分进行讨论;本册 PPP 的内斜视部分包括了综合斜视评估的其他详细内容。

病史

病史应当包括在醒着时出现眼位不正常的时间比例,是否有能力控制眼的偏斜,眼的偏斜是什么时候发生的(即劳累、生病或观看远距离物体的时候)。另外,包括任何眼球的交替运动或一眼向外漂动的观察都是有帮助的。

检查

知觉试验(如立体视觉)应当在视力检查和眼位测量之前进行,后两种检查可以通过单眼遮盖而分离双眼,引起立体视觉测量值的下降,或者干扰外斜视控制情况的评估。

检查包括远距离和近距离注视时外斜视融合控制的评估。斜视可记录为持续性外斜视(XT)、间歇性外斜视[X(T)]或外隐斜(X 或 XP)。不同的随访时间,或者即使是同一次随访所得到的融合控制也会具有实质性不同。已经制订了不同的标度来进一步叙述外斜视的控制。[179,180] 进展的指标包括控制情况的恶化、立体视觉的下降,和(或)发生抑止。一些临床医师在进行远距离立体视觉的评估时增加了近距离立体视觉试验,它可以发现间歇性外斜视在远距离处融合控制的减少。[181,182]

处理

各种类型的外斜视均应进行监查,一些患者将需要治疗。患有间歇性外斜视和有很好融合控制的年幼儿童可以不手术而进行随诊。[176] 如果在多数时间内存在眼位偏斜,则需要治疗。 然而,最理想的治疗外斜视的模式、早期手术矫正的长期益处以及双眼手术与单眼手术哪一种更好一些等问题,均尚未很好地确定。[183] 在间歇性外斜视患者中弱视是不太常见的,但是如果有则应当给予治疗。

 患有间歇性外斜视和有很好的融合控制的幼儿可以不手术而进行随诊。(*SR,MQ*)

治疗的选择

下列是目前所用的治疗。其中一些治疗正在进行随机临床试验评估。
◆ 矫正屈光不正
◆ 刺激调节性集合(对近视眼过矫或对远视眼欠矫)
◆ 遮盖(抗抑制)疗法
◆ 弱视治疗
◆ 三棱镜疗法
◆ 对集合功能不足者进行集合训练
◆ 眼外肌手术
◆ 肉毒杆菌毒素 A 注射 [135]

屈光不正的矫正

就外斜视来说,对任何导致单眼或双眼视力减退的有临床意义的屈光不正都应该进行镜片矫正。增加视网膜影像的清晰度常常有利于控制外斜视。[184] 这些屈光不正包括近视眼、高度远视眼、散光和明显的屈光参差。在一项研究中，在 90% 以上年龄小于 20 岁的外斜视患者中发现患有近视眼。[185] 即使对轻度近视眼予以矫正也是有益的。对于伴有间歇性外斜视的患者，一般不提倡矫正轻、中度远视，因为这样会减少调节性集合，从而不利于控制或者反而会加重外斜的程度。如果远视眼的矫正是必要的话，所给予的矫正量应当是促进获得良好视力和刺激调节性集合的最小的量，以便控制外斜视；这种矫正可以是充分睫状肌麻痹下屈光检查所得出的度数，但它经常小于全量。

刺激调节性集合

如果尽管采用屈光矫正提供了清晰影像，但是间歇性外斜视的融合控制仍然不太理想，可以在近视眼中增加近视的矫正，在远视眼中减少远视的矫正，或者在屈光不正中给予近视矫正，使其有可能得到改善。一些患者由于视物不适或视力下降，可能不能耐受这种治疗。一些研究提示负镜片过矫疗法可以刺激调节，而不会增加近视。[186,187] 对于低度近视眼或其他已经佩戴眼镜的患者，这种方法是很有用的。

遮盖疗法

在间歇性外斜视儿童中，即使在没有弱视时，遮盖疗法也可以改善外斜视的控制。在一些病例中，部分时间的遮盖（如每天 2~6 小时）可以改善融合控制[188,189] 和（或）减少斜视角。部分时间的遮盖可以在注视偏好眼进行。如果没有注视偏好，遮盖也可以在两眼中交替进行。

弱视治疗

在外斜视儿童中，治疗弱视[18] 可以改善融合控制，减少外斜度数，和（或）提高需要施行斜视手术的患者的术后成功率。因为在间歇性外斜视中弱视是不常见的，[168] 因此原因不明（如屈光参差或眼部结构性异常）的视力下降应当警示眼科医师考虑另外的诊断，例如细微的视神经或视网膜的异常。

三棱镜治疗

典型情况下，间歇性外斜视患者不会有复视，因此一般不会给予三棱镜治疗。然而，一些间歇性外斜视患者也有集合不足。在这些病例中，可以在集合训练时应用基底向外的三棱镜（见下一小节）。在对训练难有效果的有症状的集合不足外斜视病例中，可以将基底向内的三棱镜包括在眼镜片中，来提高其阅读时的舒适性。

集合不足外斜视的集合训练

视轴矫正训练疗法可以改善集合不足外斜视和小度数至中等度数外斜视患者（即 20[△]）的融合控制，来达到加强融合性集合幅度的目标。[190,191] 集合不足类型（看近时外斜角度较大）和视近时（典型的情况为阅读时）有眼疲劳症状的患者可能是施行视轴矫正训练疗法的合适对象。如果集合的近点较远，在调节目标上施行集合近点训练是有用的。一旦集合近点得以改善，则基底向外的三棱镜的集合训练可能是有益的。当症状减轻时可以逐渐减少治疗，如果再次出现症状就可以恢复治疗。其他的治疗包括计算机为基础的集合训练和诊室内的视轴矫正训练。[192~194]

眼外肌手术

如果患者或其父母/监护人认为眼位偏移过于频繁或者角度过大而不能接受时，或者不能通过矫正眼镜或遮盖法缓解症状时，就可以考虑手术矫正。在做出施行眼外肌手术的决定之前，在日常生活的情况下观察眼位的控制和斜视角度大小是必要的。其他的术前考虑包括年龄、屈光不正和 AC/A 比值。屈光矫正的改变可以增加或减少所测量的眼位偏移度，会影响手术计划。采用最好的光学矫正的外斜视的测量应当应用调节目标在看近和看远时，以及如果可能时在更远的距离（如患者看着过道或从窗户中望出去）进行重复测量。30 分钟的单眼遮盖（遮盖试验）可以显示出全部偏斜。

在有高 AC/A 比值证据的患者中，可以应用 –2.00D 的镜片在远距离定量测量异常的程度。当远距离的斜视角超过近距离的斜视角至少 10[△]，以及当将 –2.00D 镜片放置于通常的屈光矫正距离时斜视角明显减少的时候，可以诊断为高 AC/A 比值。在这些患者中，因为有发生持续的内斜视、复视和近距离注视时眼疲劳，采用保守的治疗是有理由的。

在患有外斜视和高调节性集合与调节比（AC/A）的患者中，由于在术后会发生持续的内斜视、复视，采用眼镜治疗通常要好于手术治疗。（DR,MQ）

　　外斜视的手术时机决定于患儿的神经发育状况和偏斜的概率。对于婴儿期发生的持续性外斜视，虽然早期手术很少能获得正常的双眼视功能，但是仍然是适应证，可以改善知觉的结果。当斜视是间歇性时，许多眼科医师在有融合的幼儿中推迟手术，来避免与术后内斜视相关的并发症。这些并发症包括抑止、弱视和丧失双眼视，特别是立体视觉。然而，在早期接受手术的患者中，发现可以获得极好的立体视觉。[196,197] 在一项研究中发现 7 岁以前正常眼位、斜视时间少于 5 年或者眼位偏斜呈现间歇性时，建立和提高立体视觉质量的可能性将会增加。[198]

　　手术包括双侧外直肌后徙术，或单侧外直肌后徙和内直肌截除术。一些手术者喜欢在远距离斜视角大于近距离斜视角时采用双侧手术，在近距离斜视角大于远距离斜视角时采用单侧手术。当一眼的视力差时，一般喜欢就在这只眼上施行单侧手术。当有或没有明显的斜向偏斜的 A 或 V 征时，喜欢采用双侧的手术。双侧外直肌的向上移位可以改善 V 征，而向下移位可能改善 A 征。在外斜视中，小度数的垂直偏斜一般不需要施行垂直肌手术。单侧的外直肌后徙可以矫正小度数的斜视。

　　虽然大多数术者喜欢采用对称的手术（如双侧外直肌后徙），并根据远距离的斜视角来决定后徙的量，但是单侧的双条肌肉的手术（外直肌后徙和内直肌截除）也可以获得很好的结果。[199,200] 一项随机临床试验（n=36）发现在后徙 - 截除的手术之后可能获得比双侧后徙之后更好的长期结果。[199] 在手术后立即发生的内斜视会引起复视。一些研究已经报告这种过矫常常是暂时的，可能增加了获得满意的长期双眼正位的可能性，[201,202] 但是其他的研究报告在早期的过矫之后得到的是可变的不能预测的结果。[203] 随诊的时期可能影响到眼球运动结果的报告。[203,204] 当连续的内斜视持续几周时，应用可以逐渐减少度数的暂时压制的三棱镜是有帮助的。当不能成功时，常常需要另外的手术来处理连续的内斜视。虽然大约 80% 的患者双侧外直肌后徙术后 6 个月可以获得很好的眼位，[205] 但是长期的结果并不太好，随着时间延长常常会复发。[201,206] 在处理外斜视儿童期间采用手术和非手术（眼轴矫正 / 遮盖）疗法的联合治疗可能会提高效果。[207] 在无并发症的间歇性外斜视患者中采用调整缝线的技术（较大儿童和成人中）并没有显示出效果的提高。[153,208]

肉毒杆菌毒素 A 注射

　　已经应用肉毒杆菌毒素 A 注射至一条或多条外直肌的化学去神经来作为治疗外斜视的起始、后续和辅助治疗。在一项比较可调节缝线的肌肉手术和注射肉毒杆菌毒素 A 治疗成人水平、非调节性的眼位不正的随机临床研究（n=30，20 例为外斜视）中，发现肉毒杆菌毒素治疗与手术相比是不太成功的（29% 比 77%）。[209] 没有足够的证据推荐应用肉毒毒素治疗外斜视。[135]

随诊评估

　　外斜视的儿童需要进行随诊评估，来监测偏斜程度与频度、视力和双眼视的情况。恒定的或控制不好的外斜视或术后内斜视的幼儿处于发生弱视的危险之中，应当进行更为频繁的随诊。术后内斜视也会促使立体视觉的丧失。在眼镜上给予基底向外的三棱镜偶尔可以减轻与暂时性术后内斜视相关的复视，这是有用的。随诊评估的频度应根据儿童的年龄、获得准确视力的能力以及对斜视的控制情况而定。对于具有很好融合控制的间歇性外斜视和没有弱视的儿童，常常为每 6 个月到 1 年随诊一次。一旦视功能发育成熟（即至 7~10 岁），眼科医师可以减少检查频度。

　　随诊评估包括任何斜视的频度、对治疗计划（如果有的话）的依从性，以及眼球运动的检查。

外斜视手术后持续的内斜视可能将患者置于发生弱视、复视和丧失立体视觉的危险之中。（MQ）

医疗提供者和场所

一些诊断性操作可以委派给受过适当培训的和有上级医生指导的辅助人员。对结果的解释、诊断和疾病的处理，包括手术矫正和随诊都需要眼科医师的临床判断和经验。对于在诊断、病因或治疗计划上不清楚或治疗无效的外斜视病例，需要向专业的有经验的小儿眼科医师和普通眼科医师咨询或转诊。

视轴矫正师的诊断性评估和治疗是外斜视患者眼科诊疗的有用补充。

咨询／转诊

儿童外斜视是一种长期的问题，如果恰当，需要得到患者和（或）家庭／监护人的许诺，眼科医师争取获得最好的可能结果。眼科医师应当与患者，在适当时候还应当与家长／监护人讨论检查所见。眼科医师应当解释疾病，包括征得他们对治疗采取合作的态度。理解诊断和治疗理由的患儿家长／监护人更有可能遵守推荐的治疗。[166,167]

斜视的社会经济学考虑

已有共识表明及时和恰当的眼保健可以明显地改善儿童的生活质量，能够减轻眼病的负担。及时治疗斜视取决于早期诊断。[78] 因此，许多权威机构建议早期和有规律的视觉筛查可以发现异常情况。

已有证据提示许多儿童没有获得建议的保健。事实上，在美国大约 40% 的儿童从来没有进行过视觉筛查。[210,211] 在低收入的家庭、没有保险的家庭以及少数民族的儿童所处的情况可能更差。[210-213] 研究表明，通常非洲裔美国儿童和生活在低于联邦贫困水平以下 400% 的儿童相对于他们的白人伙伴来说获得的强化服务更少。[212,214] 有证据表明这种种族的不平等也反映在眼保健服务以及其他的健康服务中。[214] 现在仍然不清楚在眼保健服务中这种不平等是否是由于在少数民族儿童中一些情况没有得到诊断和治疗，还是在一些人群中可治疗眼病的患病率较低，还是在接触保健或是否愿意接受治疗方面存在着种族差异，或是这些因素共同在起作用。[212]

对眼保健的障碍超过了不恰当的筛查和诊断。几乎没有筛查的项目能够确保不接受筛查的儿童能进行眼部检查和治疗。一项大型研究表明大约只有一半的没有接受视觉筛查的儿童在以后的随诊中能被眼保健提供者所看到。[215] 对保健的障碍还包括不恰当的信息、不能接触到保健，和（或）经济或保险覆盖的困难。[216,217] 诊断有眼部问题的儿童比没有这种情况的儿童需要更多地使用医疗服务，他们的家庭要承受更高的预算外花费。[214] 在健康服务的规定中保持不平等的其他措施的情况下，非西班牙裔白种人和较高社会经济状况的人可能更容易获得眼保健的随诊。[216]

没有治疗的斜视儿童在 6 岁前就开始遭受社会方面的痛苦，[6] 老师会对他们有负面的印象，[71] 通常会降低心理方面的生活质量。[218,219] 另外，以后的就业前景也会由于斜视而受到影响。[220] 在一项小规模的时间权衡效用研究中，大多数患有斜视的成年人愿意以缩短生命来换取没有斜视。[221] 治疗研究表明恰当地处理斜视可以提高功能和心理方面的结果，即使进入成年期也是这样。[222-224]

 没有治疗的斜视儿童可以降低双眼视的潜能，损伤社交关系，以及他们可被其他人产生负面影响，这可以影响到他们的心理方面的生活质量。（*GQ*）

州立法机构已经试图对儿童强制采取一些形式的视觉筛查来填平儿童眼保健的鸿沟。[225] 立法的努力主要集中在早期发现幼儿的视觉问题。这些积极性较高的负责人已经强调支持这些项目的资金机制的重要性，特别是提倡在初级保健视觉筛查应当获得补偿，这是能够取得成功的一条道路。[225]

理想的儿童眼和视觉保健涉及在初级保健和社区中有组织的视觉筛查项目，包括将有指征时的患者转诊去做综合眼科检查，当有需要时提供屈光方面的帮助。当前存在着开展评估这些干预随着时间的推移和用于不同人群的影响研究的紧急需要。[226]

附录 1　眼保健服务质量的核心标准

> 提供高质量的保健服务，
> 是医师的最高道德责任，
> 也是公众信任医师的基础。
> 美国医学会理事会，1986 年

所提供的高质量眼保健服务的方式和技术应当与患者的最大利益相一致。下述的讨论将说明这种保健服务的核心成分。

眼科医师首先是医师。正因为如此，眼科医师显示出对每个人的同情和关心，并能够应用医学科学和高超的医疗技术来帮助患者减轻焦虑和病痛。眼科医师通过接受培训和继续教育不断地努力发展和维持最可行的技术来满足患者的需要。眼科医师根据患者的需求来评估他们的技术和医学知识，并且依此来做出相应的反应。眼科医师也保证有需求的患者直接获得必要的保健服务，或者将患者转诊到能够提供这种服务的恰当的人和设施那里，他们支持促进健康以及预防疾病和伤残的活动。

眼科医师认识到疾病将患者置于不利的依赖状态。眼科医师尊重他们的患者的尊严和气节，而不会利用患者的弱点。

高质量的眼保健服务具有许多属性，其中最显著的是以下几点：

◆ 高质量保健的本质是患者与医师之间富有意义的伙伴关系。眼科医师应当努力与他们的患者进行有效的交流，仔细地倾听患者的需求和担忧。反过来，眼科医师应当就患者疾病的需求和预后、适当的治疗措施来教育患者。这样可以保证在做出影响患者的处理和护理决定时，患者能够实质性参与（应当与患者特有的体力、智力和情绪状态相适应），使他们在实施他们同意的治疗计划时具有良好的主动性和依从性，从而帮助他们减少担心和忧虑。

◆ 眼科医师在选择和适时地采用恰当的诊断和治疗措施时，以及确定随诊检查的频率时，会根据患者情况的紧急与否和性质，以及患者的独特需要和愿望，来应用他们最好的判断做出决定。

◆ 眼科医师应当只是实施他们已经接受过恰当训练、有经验和有资格实施的操作，或者当有必要时，根据患者问题的紧急程度，以及其他替代的医疗提供者可利用和可及的状况，在其他人员的帮助下实施这些操作。

◆ 应保证患者能够连续地接触到所需要的和恰当的下述的眼保健服务。

　◆ 眼科医师应当及时、恰当地治疗患者，而且他们本身也具有提供这种服务的能力。

　◆ 手术的眼科医师应当具有对患者施行恰当的术前和术后处理的适当能力和准备。

　◆ 当眼科医师不便或无法为他的患者服务时，他应当提供适当的替代的眼保健服务，并且要有适当的机制让患者知晓这种保健和方法，以便患者能够获得而加以利用。

　◆ 眼科医师可以根据转诊是由于患者的需要，转诊是及时和恰当的措施，以及接受转诊的医师是有资格胜任，并具有可及性和可利用的基础上，将患者转诊给其他的眼科医师。

　◆ 眼科医师可以就眼部和其他内科或外科的问题寻求适当的咨询和会诊。可以根据他们的技术、能力和可及性来推荐会诊者。他们必须尽可能地获得完整和准确的有关问题的资料，以便提供有效的建议或干预，并能做到恰当的和及时的回应。

　◆ 眼科医师应当保持完整和准确的医疗记录。

　◆ 在适当的请求下，眼科医师能够提供自己的完整和准确的患者病历。

　◆ 眼科医师定期和有效地复习会诊和实验室检查的结果，并且采用适当的行动。

◆ 眼科医师和帮助其提供眼保健服务的人员应当具有证明他们身份和职业的证件。
◆ 对于那些治疗无效而又没有进一步治疗方法的患者,眼科医师应当提供适当的专业方面的支持、康复咨询和社会服务机构,当有适当和可及的时机时,应当给予转诊。

◆ 在进行治疗和实施侵入性诊断试验之前,眼科医师通过收集相关的历史资料和施行相关的术前检查,来熟悉患者的情况。另外,他通过准确和诚实地提供有关诊断、治疗方法和替代治疗的性质、目的、危险、益处和成功的可有性,以及不进行治疗的危险和益处的相关信息,也能使患者对治疗的决定充分知情。

◆ 眼科医师应当谨慎地采用新技术(例如药物、装置、手术技术),要考虑到这些新技术与现有的替代治疗相比其价格是否合适,是否有潜在的益处,以及所显示出来的安全性和有效性。

◆ 眼科医师通过对照已确定的标准,来定期地复习和评估他个人的相关行为,以及恰当地改变他的医疗实践和技术,来提高他提供的眼保健的质量。

◆ 眼科医师应当利用恰当的职业渠道,通过与同行交流临床研究和医疗服务中所获得的知识来改进眼保健服务。这些包括向同行警示少见的病例,或未曾预料的并发症,以及与新药、新装置和新技术相关的问题。

◆ 眼科医师以恰当的人员和设备来处理需要立即关注的眼部和全身的可能并发症。

◆ 眼科医师也要提供经济上合理的眼保健服务,而且不与已经接受的质量标准相冲突。

修改:理事会
批准:理事会
1988 年 10 月 12 日

第二次印刷:1991 年 1 月
第三次印刷:2001 年 8 月
第四次印刷:2005 年 7 月

附录 2　疾病和相关健康问题的国际统计分类编码(ICD)

内斜视包括下列 ICD-9 和 ICD-10 分类中的病种:

	ICD-9 CM	ICD-10 CM
非调节性	378.00	H50.00
调节性	378.35	H50.43
交替性	378.05	H50.05
并有 A 征的交替性	378.06	H50.06
并有 V 征的交替性	378.07	H50.07
并有 X 或 Y 征的交替性(并有其他非共同性)	378.08	H50.08
单眼的	378.01	H50.01-
并有 A 征的单眼的	378.02	H50.02-
并有 V 征的单眼的	378.03	H50.03-
并有 X 或 Y 征的单眼的	378.04	H50.04-

续表

	ICD-9 CM	ICD-10 CM
间歇性,交替性	378.22	H50.32
间歇性,单眼的	378.21	H50.31-
不能确定的	378.00	H50.00

CM= 用于美国的临床修改;(-)=1,右眼;2,左眼

ICD-10 编码的另外信息:

◆ 对于双侧的病变,编码的最后一位表示眼侧。内斜视和外斜视没有双侧的编码。因此如果病例是一眼的,则指定应用左眼或右眼分开的编码。

◆ 当诊断的编码指明眼侧时,无论发现应用哪一个字节(即第 4 个字节、第 5 个字节或第 6 个字节):

- ◆ 右眼总是 1
- ◆ 左眼总是 2

外斜视包括下列 ICD-9 和 ICD-10 分类中的病种:

	ICD-9 CM	ICD-10 CM
交替性	378.15	H50.15
并有 A 征的交替性	378.16	H50.16
并有特异的非共同性,在其他地方不能分类的(包括以字母为名的类型)	378.18	H50.18
并有 V 征的交替性	378.17	H50.17
单眼的	378.11	H50.11-
并有 A 征的单眼的	378.13	H50.12
非特异的交替性	378.20	H50.30
交替性,间歇性	378.24	H50.34
间歇性,单眼的	378.23	H50.33-
不能确定的	378.10	H50.10

CM= 用于美国的临床修改;(-)=1,右眼;2,左眼

ICD-10 编码的另外信息:

◆ 对于双侧的病变,编码的最后一位表示眼侧。内斜视和外斜视没有双侧的编码。因此如果病例是一眼的,则指定应用左眼或右眼分开的编码。

◆ 当诊断的编码指明眼侧时,无论发现应用哪一个字节(即第 4 个字节、第 5 个字节或第 6 个字节):

- ◆ 右眼总是 1
- ◆ 左眼总是 2

附录 3　视力检查表

　　世界卫生组织(WHO)和(美国)国家科学院视觉委员会已经就视力检查表的视标的选择和排列提出了相似的建议。[85,89] 视标应当是容易分辨的、标准化的,并具有相似的特点,不应当反映出文化方面的偏倚。每行应当包含 5 个视标。视标之间的间距应当是成比例的:两个视标之间的水平间距应当与视标的大小相同,行间距应当相等于下一行的视标的高度。视标的大小一般以 0.1 logMAR 的减幅来呈现。这样的排列可以使悬挂在墙上的视力表的视标呈倒金字塔形。

　　用于儿童的视力检查并符合这些建议[85] 的视力表包括 LEA 符号视力表(Good-Lite Co.,Elgin,IL)、Sloan 字母视力表、[6] 方向错乱排列的 E 字母视力表和 HOTV 视力表。Snellen 视力表是不太理想的,这是

因为一些字母的易读性并不相等,字母的间距不符合 WHO/ 视觉委员会的有关视觉的标准。[85,94-96]

几种符号视力表对幼儿来说存在着严重的局限性。这些视力表包括 Allen 图形、[97]Lighthouse 视表力和 Kindergarten Eye 视力表。[98] 在这些视力表中,视标并不是标准化的,其呈现存在着文化方面的偏倚。[99] 虽然方向散乱排列的 E 视力表符合 WHO/ 视觉委员会的有关视觉的标准,但是它仍然是不太理想的,这是因为它需要空间定向的技术,而这一点并不是被所有的儿童所掌握的。其他的视力表正在研制中,以便克服这些限制,包括 Handy 视力表和紧密排列的缩小的视力表。[227,228]

表 A3-1 列出了常用的视力检查表设计的详细情况。

表 A3-1　视力检查表

视力表	符合 WHO[*]/ NAS[†] 的建议	特点 / 挑战
LEA 符号 [5] 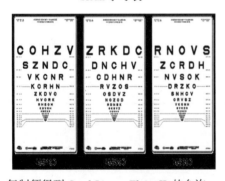 复制须得到 Good-Lite o., Elgin, IL 的允许	是	特点: ◆ 易读性相似的视标 ◆ 每行 5 个视标,呈倒金字塔形排列(视力好于 0.2 时),视标之间成比例的空间距离,以及视标大小的级差为 0.1 logMAR
Sloan 字母表 [6] 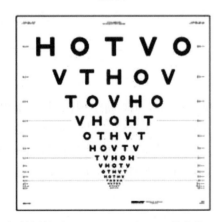 复制须得到 Good-Lite o., Elgin, IL 的允许	是 [‡]	特点: ◆ 易读性相似的视标 ◆ 每行 5 个视标,呈倒金字塔形排列(视力好于 0.2 时),视标之间成比例的空间距离,以及视标大小的级差为 0.1 logMAR
HOTV	是 [‡]	特点: ◆ 易读性相似的视标 ◆ 每行 5 个视标,呈倒金字塔形排列(视力好于 0.2 时),视标之间成比例的空间距离,以及视标大小的级差为 0.1 logMAR

复制须得到 Good-Lite o., Elgin, IL 的允许

续表

视力表	符合 WHO[*]/NAS[†] 的建议	特点 / 挑战
Snellen 字母表[170] 图像属于公共使用的范围	否	特点： ◆ 视标的易读性不是相似的 ◆ 每行视标数不一样 ◆ 视标之间的排列不成比例 ◆ 视标大小的级差不是标准的
方向散乱排列 E 字母表 复制须得到 Good-Lite o., Elgin, IL 的允许	是[‡]	特点： ◆ 易读性相似的视标 ◆ 每行 5 个视标，呈倒金字塔形排列（视力好于 0.2 时），视标之间成比例的空间距离，以及视标大小的级差为 0.1 logMAR ◆ 挑战： 需要空间定向技术，但这并没有被所有儿童掌握

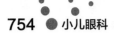

续表

视力表	符合 WHO[*]/NAS[†] 的建议	特点 / 挑战
Allen 图形表	否	挑战： ◆ 视标的易读性不是相似的 ◆ 每行视标数是有变化的 ◆ 视标之间的排列不成比例 ◆ 视标大小的级差不是标准的 ◆ 视标不能被所有的儿童都能容易地辨认

Allen HF. A new picture series for preschool vision testing. Am J Ophthalmol 1975；44：40. 1957 年版权。复制须得到 Elsevier 的允许，保留所有版权

| Lighthouse 表 | 否 | 特点：
◆ 视标的易读性不是相似的
◆ 每行视标数不一样
◆ 视标之间的排列不成比例
◆ 视标大小的级差不是标准的 |

复制须经允许

视力表	符合 WHO*/NAS† 的建议	特点 / 挑战
Kindergarten 视力表 	否	特点： ◆ 视标的易读性不是相似的 ◆ 每行视标数不一样 ◆ 视标之间的排列不成比例 ◆ 视标大小的级差不是标准的
复制须经 WilsonOphthalmic Corp., Mustang, OK 允许		

NAS=（美国）国家科学院；WHO= 世界卫生组织

* 世界卫生组织 . Consultation on development of standards for characterization of vision loss and visual functioning. Geneva. 4-5 September 2003. 可在网站 http://whqlibdoc.who.int/hq/2003/WHO_PBL_03.91.pdf 获得。2012 年 1 月 24 日登录。

† 视觉委员会 .Recommended stardard procedures for the clinical measurement and specification of visual acuity. Report of working group 39. Assembly of Behavioral and Social Sciences. National Academy of Sciences. Washington, D.C. Adv Ophthalmol 1980；41：103-48.

‡ Sloan、HOTV 和方向散乱的 E 视力表的设计并不符合视标之间和每行视标之间成比例的空间分布的建议。

相关的学会资料

Basic and Clinical Science Course

Pediatric Ophthalmology and Strabismus（Section 6, 2012-2013）

Focal Points

Adult Strabismus（2009）

Managing Accommodative Esotropia Patients and Their Parents（2008）

Ophthalmic Technology Assessment-

Published in Ophthalmology, which is distributed free to Academy members; links to abstracts and full text available at www.aao.org/ota.

Strabismus Surgery for Adults（2008; reviewed for currency 2010）

Patient Education Brochure

Amblyopia（2011）

Pseudostrabismus（2011）

Strabismus（2012）

Patient Education Downloadable Handout

Eye Safety for Children（subscription）（2011-2012）

Preferred Practice Pattern® Guidelines - Free download available at www.aao.org/ppp.

Amblyopia（2012）

Comprehensive Adult Medical Eye Evaluation（2010）

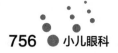

Pediatric Eye Evaluations (2012)

To order any of these products, except for the free materials, please contact the Academy's Customer Service at 866.561.8558 (U.S. only) or 415.561.8540 or www.aao.org/store.

参考文献

1. Scottish Intercollegiate Guidelines Network. Annex B:key to evidence statements and grades of recommendations. In:SIGN 50:A Guideline Developer's Handbook. Available at:www.sign.ac.uk/guidelines/fulltext/50/annexb.html. Accessed October 2,2012.

2. Guyatt GH, Oxman AD, Vist GE, et al. GRADE:an emerging consensus on rating quality of evidence and strength of recommendations. BMJ 2008;336:924-6.

3. GRADE Working Group. Organizations that have endorsed or that are using GRADE. Available at:www.gradeworkinggroup.org/society/index.htm. Accessed October 21,2011.

4. Mohney BG. Common forms of childhood esotropia. Ophthalmology 2001;108:805-9.

5. Archer SM, Sondhi N, Helveston EM. Strabismus in infancy. Ophthalmology 1989;96:133-7.

6. Horwood AM. Maternal observations of ocular alignment in infants. J Pediatr Ophthalmol Strabismus 1993;30:100-5.

7. Nixon RB, Helveston EM, Miller K, et al. Incidence of strabismus in neonates. Am J Ophthalmol 1985;100:798-801.

8. Sondhi N, Archer SM, Helveston EM. Development of normal ocular alignment. J Pediatr Ophthalmol Strabismus 1988;25:210-1.

9. Thorn F, Gwiazda J, Cruz AA, et al. The development of eye alignment, convergence, and sensory binocularity in young infants. Invest Ophthalmol Vis Sci 1994;35:544-53.

10. Pediatric Eye Disease Investigator Group. The clinical spectrum of early-onset esotropia:experience of the Congenital Esotropia Observational Study. Am J Ophthalmol 2002;133:102-8.

11. Pediatric Eye Disease Investigator Group. Spontaneous resolution of early-onset esotropia:experience of the Congenital Esotropia Observational Study. Am J Ophthalmol 2002;133:109-18.

12. Pediatric Eye Disease Investigator Group. Instability of ocular alignment in childhood esotropia. Ophthalmology 2008;115:2266-74.

13. Baker JD, Parks MM. Early-onset accommodative esotropia. Am J Ophthalmol 1980;90:11-8.

14. Pollard ZF. Accommodative esotropia during the first year of life. Arch Ophthalmol 1976;94:1912-3.

15. Birch EE, Fawcett SL, Stager DR, Sr. Risk factors for the development of accommodative esotropia following treatment for infantile esotropia. J AAPOS 2002;6:174-81.

16. Baker JD, DeYoung-Smith M. Accommodative esotropia following surgical correction of congenital esotropia, frequency and characteristics. Graefes Arch Clin Exp Ophthalmol 1988;226:175-7.

17. Birch EE, Fawcett SL, Morale SE, et al. Risk factors for accommodative esotropia among hypermetropic children. Invest Ophthalmol Vis Sci 2005;46:526-9.

18. American Academy of Ophthalmology Pediatric Ophthalmology/Strabismus Panel. Preferred Practice Pattern ®Guidelines. Amblyopia. San Francisco,CA:American Academy of Ophthalmology;2012. Available at:www.aao.org/ppp.

19. Bardisi WM, Bin Sadiq BM. Vision screening of preschool children in Jeddah,Saudi Arabia. Saudi Med J 2002;23:445-9.

20. Donnelly UM, Stewart NM, Hollinger M. Prevalence and outcomes of childhood visual disorders. Ophthalmic Epidemiol 2005;12:243-50.

21. Kvarnstrom G, Jakobsson P, Lennerstrand G. Visual screening of Swedish children:an ophthalmological evaluation. Acta Ophthalmol Scand 2001;79:240-4.

22. Matsuo T, Matsuo C. The prevalence of strabismus and amblyopia in Japanese elementary school children. Ophthalmic Epidemiol 2005;12:31-6.

23. Ohlsson J, Villarreal G, Sjostrom A, et al. Visual acuity, residual amblyopia and ocular pathology in a screened population of 12-13-year-old children in Sweden. Acta Ophthalmol Scand 2001;79:589-95.

24. Robaei D, Rose KA, Kifley A, et al. Factors associated with childhood strabismus:findings from a population-based study. Ophthalmology 2006;113:1146-53.

25. Tananuvat N, Manassakorn A, Worapong A, et al. Vision screening in schoolchildren:two years results. J Med Assoc Thai 2004;87:679-84.

26. Multi-ethnic Pediatric Eye Disease Study Group. Prevalence of amblyopia and strabismus in African American and Hispanic children ages 6 to 72 months:the Multi-ethnic Pediatric Eye Disease Study. Ophthalmology 2008;115:1229-36.

27. Friedman DS, Repka MX, Katz J, et al. Prevalence of amblyopia and strabismus in white and African American children aged 6

through 71 months：the Baltimore Pediatric Eye Disease Study. Ophthalmology 2009；116：2128-34.

28. Joint Writing Committee for the Multi-Ethnic Pediatric Eye Disease Study and the Baltimore Pediatric Eye Disease Study Groups. Risk factors associated with childhood strabismus：the Multi-Ethnic Pediatric Eye Disease and Baltimore Pediatric Eye Disease Studies. Ophthalmology 2011；118：2251-61.

29. Yu CB，Fan DS，Wong VW，et al. Changing patterns of strabismus：a decade of experience in Hong Kong. Br J Ophthalmol 2002；86：854-6.

30. Wilson ME，Bluestein EC，Parks MM. Binocularity in accommodative esotropia. J Pediatr Ophthalmol Strabismus 1993；30：233-6.

31. Birch EE，Stager DR. Monocular acuity and stereopsis in infantile esotropia. Invest Ophthalmol Vis Sci 1985；26：1624-30.

32. Dickey CF，Metz HS，Stewart SA，Scott WE. The diagnosis of amblyopia in cross-fixation. J Pediatr Ophthalmol Strabismus 1991；28：171-5.

33. Dobson V，Sebris SL. Longitudinal study of acuity and stereopsis in infants with or at-risk for esotropia. Invest Ophthalmol Vis Sci 1989；30：1146-58.

34. O'Connor AR，Stephenson TJ，Johnson A，et al. Strabismus in children of birth weight less than 1701 g. Arch Ophthalmol 2002；120：767-73.

35. Cregg M，Woodhouse JM，Stewart RE，et al. Development of refractive error and strabismus in children with Down syndrome. Invest Ophthalmol Vis Sci 2003；44：1023-30.

36. Haugen OH，Hovding G. Strabismus and binocular function in children with Down syndrome. A population-based，longitudinal study. Acta Ophthalmol Scand 2001；79：133-9.

37. Pennefather PM，Tin W. Ocular abnormalities associated with cerebral palsy after preterm birth. Eye 2000；14(Pt 1)：78-81.

38. Wong V，Ho D. Ocular abnormalities in Down syndrome：an analysis of 140 Chinese children. Pediatr Neurol 1997；16：311-4.

39. Coats DK，Avilla CW，Paysse EA，et al. Early-onset refractive accommodative esotropia. J AAPOS 1998；2：275-8.

40. Repka MX，Summers CG，Palmer EA，et al. Cryotherapy for Retinopathy of Prematurity Cooperative Group. The incidence of ophthalmologic interventions in children with birth weights less than 1251 grams：results through 5 1/2 years. Ophthalmology 1998；105：1621-7.

41. Pennefather PM，Clarke MP，Strong NP，et al. Risk factors for strabismus in children born before 32 weeks' gestation. Br J Ophthalmol 1999；83：514-8.

42. Holmstrom G，el Azazi M，Kugelberg U. Ophthalmological follow up of preterm infants：a population based，prospective study of visual acuity and strabismus. Br J Ophthalmol 1999；83：143-50.

43. Mohney BG，Erie JC，Hodge DO，Jacobsen SJ. Congenital esotropia in Olmsted County，Minnesota. Ophthalmology 1998；105：846-50.

44. Khan SH，Nischal KK，Dean F，et al. Visual outcomes and amblyogenic risk factors in craniosynostotic syndromes：a review of 141 cases. Br J Ophthalmol 2003；87：999-1003.

45. Khong JJ，Anderson P，Gray TL，et al. Ophthalmic findings in apert syndrome prior to craniofacial surgery. Am J Ophthalmol 2006；142：328-30.

46. Creavin AL，Brown RD. Ophthalmic abnormalities in children with Down syndrome. J Pediatr Ophthalmol Strabismus 2009；46：76-82.

47. Bruce BB，Biousse V，Dean AL，Newman NJ. Neurologic and ophthalmic manifestations of fetal alcohol syndrome. Rev Neurol Dis 2009；6：13-20.

48. Abrahamsson M，Magnusson G，Sjostrand J. Inheritance of strabismus and the gain of using heredity to determine populations at risk of developing strabismus. Acta Ophthalmol Scand 1999；77：653-7.

49. Coats DK，Demmler GJ，Paysse EA，et al. Ophthalmologic findings in children with congenital cytomegalovirus infection. J AAPOS 2000；4：110-6.

50. Swan KC. Accommodative esotropia long range follow-up. Ophthalmology 1983；90：1141-5.

51. Maumenee IH，Alston A，Mets MB，et al. Inheritance of congenital esotropia. Trans Am Ophthalmol Soc 1986；84：85-93.

52. Chew E，Remaley NA，Tamboli A，et al. Risk factors for esotropia and exotropia. Arch Ophthalmol 1994；112：1349-55.

53. Podgor MJ，Remaley NA，Chew E. Associations between siblings for esotropia and exotropia. Arch Ophthalmol 1996；114：739-44.

54. Gill AC，Oei J，Lewis NL，et al. Strabismus in infants of opiate-dependent mothers. Acta Paediatr 2003；92：379-85.

55. Robb RM，Rodier DW. The variable clinical characteristics and course of early infantile esotropia. J Pediatr Ophthalmol Strabismus 1987；24：276-81.

56. Birch E，Stager D，Wright K，Beck R. Pediatric Eye Disease Investigator Group. The natural history of infantile esotropia during the first six months of life. J AAPOS 1998；2：325-8；discussion 9.

57. Greenberg AE，Mohney BG，Diehl NN，Burke JP. Incidence and types of childhood esotropia：a population-based study. Ophthalmology 2007；114：170-4.

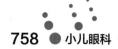

58. Ing MR. Early surgical alignment for congenital esotropia. Ophthalmology 1983;90:132-5.

59. Bateman JB, Parks MM, Wheeler N. Discriminant analysis of congenital esotropia surgery. Predictor variables for short- and long-term outcomes. Ophthalmology 1983;90:1146-53.

60. Rogers GL, Bremer DL, Leguire LE, Fellows RR. Clinical assessment of visual function in the young child: a prospective study of binocular vision. J Pediatr Ophthalmol Strabismus 1986;23:233-5.

61. von Noorden GK. A reassessment of infantile esotropia. XLIV Edward Jackson memorial lecture. Am J Ophthalmol 1988;105:1-10.

62. Arthur BW, Smith JT, Scott WE. Long-term stability of alignment in the monofixation syndrome. J Pediatr Ophthalmol Strabismus 1989;26:224-31.

63. Birch EE, Fawcett S, Stager DR. Why does early surgical alignment improve stereoacuity outcomes in infantile esotropia? J AAPOS 2000;4:10-4.

64. Rogers GL, Chazan S, Fellows R, Tsou BH. Strabismus surgery and its effect upon infant development in congenital esotropia. Ophthalmology 1982;89:479-83.

65. Kushner BJ. Binocular field expansion in adults after surgery for esotropia. Arch Ophthalmol 1994;112:639-43.

66. Tolchin JG, Lederman ME. Congenital (infantile) esotropia: psychiatric aspects. J Pediatr Ophthalmol Strabismus 1978;15:160-3.

67. Satterfield D, Keltner JL, Morrison TL. Psychosocial aspects of strabismus study. Arch Ophthalmol 1993;111:1100-5.

68. Burke JP, Leach CM, Davis H. Psychosocial implications of strabismus surgery in adults. J Pediatr Ophthalmol Strabismus 1997;34:159-64.

69. Coats DK, Paysse EA, Towler AJ, Dipboye RL. Impact of large angle horizontal strabismus on ability to obtain employment. Ophthalmology 2000;107:402-5.

70. Johns HA, Manny RE, Fern KD, Hu YS. The effect of strabismus on a young child's selection of a playmate. Ophthalmic Physiol Opt 2005;25:400-7.

71. Uretmen O, Egrilmez S, Kose S, et al. Negative social bias against children with strabismus. Acta Ophthalmol Scand 2003;81:138-42.

72. Sabri K, Knapp CM, Thompson JR, Gottlob I. The VF-14 and psychological impact of amblyopia and strabismus. Invest Ophthalmol Vis Sci 2006;47:4386-92.

73. Mojon-Azzi SM, Kunz A, Mojon DS. Strabismus and discrimination in children: are children with strabismus invited to fewer birthday parties? Br J Ophthalmol 2011;95:473-6.

74. Paysse EA, Steele EA, McCreery KM, et al. Age of the emergence of negative attitudes toward strabismus. J AAPOS 2001;5:361-6.

75. Wen G, McKean-Cowdin R, Varma R, et al. General health-related quality of life in preschool children with strabismus or amblyopia. Ophthalmology 2011;118:574-80.

76. Dickey CF, Scott WE. The deterioration of accommodative esotropia: frequency, characteristics, and predictive factors. J Pediatr Ophthalmol Strabismus 1988;25:172-5.

77. Fawcett S, Leffler J, Birch EE. Factors influencing stereoacuity in accommodative esotropia. J AAPOS 2000;4:15-20.

78. American Academy of Ophthalmology Pediatric Ophthalmology/Strabismus Panel. Preferred Practice Pattern ® Guidelines. Pediatric Eye Evaluations. San Francisco, CA: American Academy of Ophthalmology; 2012. Available at: www.aao.org/ppp.

79. American Academy of Ophthalmology Preferred Practice Patterns Committee. Preferred Practice Pattern ® Guidelines. Comprehensive Adult Medical Eye Evaluation. San Francisco, CA: American Academy of Ophthalmology; 2010. Available at: www.aao.org/ppp.

80. Procianoy L, Procianoy E. The accuracy of binocular fixation preference for the diagnosis of strabismic amblyopia. J AAPOS 2010;14:205-10.

81. Sener EC, Mocan MC, Gedik S, et al. The reliability of grading the fixation preference test for the assessment of interocular visual acuity differences in patients with strabismus. J AAPOS 2002;6:191-4.

82. Wright KW, Walonker F, Edelman P. 10-diopter fixation test for amblyopia. Arch Ophthalmol 1981;99:1242-6.

83. Frank JW. The clinical usefulness of the induced tropia test for amblyopia. Am Orthopt J 1983;33:60-9.

84. Wallace DK. Tests of fixation preference for amblyopia. Am Orthopt J 2005;55:76-81.

85. World Health Organization. Consultation on development of standards for characterization of vision loss and visual functioning. Geneva, 4-5 September 2003. Available at: http://whqlibdoc.who.int/hq/2003/WHO_PBL_03.91.pdf. Accessed January 24, 2012.

86. Morale SE, Hughbanks-Wheaton DK, Cheng C, et al. Visual acuity assessment of children with special needs. Am Orthopt J 2012;62:90-8.

87. Vision in Preschoolers Study Group. Preschool vision screening tests administered by nurse screeners compared with lay screeners in the vision in preschoolers study. Invest Ophthalmol Vis Sci 2005;46:2639-48.

88. Cyert L, Schmidt P, Maguire M, et al, Vision in Preschoolers (VIP) Study Group. Threshold visual acuity testing of preschool children using the crowded HOTV and Lea Symbols acuity tests. J AAPOS 2003;7:396-9.

89. Committee on Vision. Recommended stardard procedures for the clinical measurement and specification of visual acuity. Report of working group 39. Assembly of Behavioral and Social Sciences, National Research Council, National Academy of Sciences, Washington, D.C. Adv Ophthalmol 1980;41:103-48.

90. Candy TR, Mishoulam SR, Nosofsky RM, Dobson V. Adult discrimination performance for pediatric acuity test optotypes. Invest Ophthalmol Vis Sci 2011;52:4307-13.

91. Hyvarinen L, Nasanen R, Laurinen P. New visual acuity test for pre-school children. Acta Ophthalmol (Copenh) 1980;58:507-11.

92. Vision in Preschoolers (VIP) Study Group. Effect of age using Lea Symbols or HOTV for preschool vision screening. Optom Vis Sci 2010;87:87-95.

93. Sloan LL. New test charts for the measurement of visual acuity at far and near distances. Am J Ophthalmol 1959;48:807-13.

94. Bailey IL, Lovie JE. New design principles for visual acuity letter charts. Am J Optom Physiol Opt 1976;53:740-5.

95. McMonnies CW. Chart construction and letter legibility/readability. Ophthalmic Physiol Opt 1999;19:498-506.

96. McMonnies CW, Ho A. Letter legibility and chart equivalence. Ophthalmic Physiol Opt 2000;20:142-52.

97. Allen HF. A new picture series for preschool vision testing. Am J Ophthalmol 1957;44:38-41.

98. Hered RW, Murphy S, Clancy M. Comparison of the HOTV and Lea Symbols charts for preschool vision screening. J Pediatr Ophthalmol Strabismus 1997;34:24-8.

99. Chaplin PK, Bradford GE. A historical review of distance vision screening eye charts: what to toss, what to keep, and what to replace. NASN Sch Nurse 2011;26:221-8.

100. Rentschler I, Hilz R, Brettel H. Spatial tuning properties in human amblyopia cannot explain the loss of optotype acuity. Behav Brain Res 1980;1:433-43.

101. Stager DR, Everett ME, Birch EE. Comparison of crowding bar and linear optotype acuity in amblyopia. Am Orthopt J 1990;40:51-6.

102. Youngson RM. Anomaly in visual acuity testing in children. Br J Ophthalmol 1975;59:168-70.

103. Ying GS, Kulp MT, Maguire M, et al. Sensitivity of screening tests for detecting vision in preschoolers-targeted vision disorders when specificity is 94%. Optom Vis Sci 2005;82:432-8.

104. Morad Y, Werker E, Nemet P. Visual acuity tests using chart, line, and single optotype in healthy and amblyopic children. J AAPOS 1999;3:94-7.

105. Saarela TP, Westheimer G, Herzog MH. The effect of spacing regularity on visual crowding. J Vis 2010;10:17.

106. Drover JR, Wyatt LM, Stager DR, Birch EE. The teller acuity cards are effective in detecting amblyopia. Optom Vis Sci 2009;86:755-9.

107. Friendly DS, Jaafar MS, Morillo DL. A comparative study of grating and recognition visual acuity testing in children with anisometropic amblyopia without strabismus. Am J Ophthalmol 1990;110:293-9.

108. Choi RY, Kushner BJ. The accuracy of experienced strabismologists using the Hirschberg and Krimsky tests. Ophthalmology 1998;105:1301-6.

109. Schmidt P, Maguire M, Kulp MT, et al. Random Dot E stereotest: testability and reliability in 3- to 5- year-old children. J AAPOS 2006;10:507-14.

110. American Academy of Ophthalmology Basic and Clinical Science Course Subcommittee. Basic and Clinical Science Course. Pediatric Ophthalmology and Strabismus: Section 6, 2012-2013. San Francisco, CA: American Academy of Ophthalmology; 2012:86-7.

111. Guyton DL, O'Connor GM. Dynamic retinoscopy. Curr Opin Ophthalmol 1991;2:78-80.

112. Hunter DG. Dynamic retinoscopy: the missing data. Surv Ophthalmol 2001;46:269-74.

113. Rosenbaum AL, Bateman JB, Bremer DL, Liu PY. Cycloplegic refraction in esotropic children Cyclopentolate versus atropine. Ophthalmology 1981;88:1031-4.

114. Khoo BK, Koh A, Cheong P, Ho NK. Combination cyclopentolate and phenylephrine for mydriasis in premature infants with heavily pigmented irides. J Pediatr Ophthalmol Strabismus 2000;37:15-20.

115. Apt L, Henrick A. Pupillary dilatation with single eyedrop mydriatic combinations. Am J Ophthalmol 1980;89:553-9.

116. Goodman CR, Hunter DG, Repka MX. A randomized comparison study of drop versus spray topical cycloplegic application. Binocul Vis Strabismus Q 1999;14:107-10.

117. Ismail EE, Rouse MW, De Land PN. A comparison of drop instillation and spray application of 1% cyclopentolate hydrochloride. Optom Vis Sci 1994;71:235-41.

118. Wesson MD, Bartlett JD, Swiatocha J, Woolley T. Mydriatic efficacy of a cycloplegic spray in the pediatric population. J Am

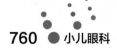

Optom Assoc 1993;64:637-40.

119. American Academy of Ophthalmology Basic and Clinical Science Course Subcommittee. Basic and Clinical Science Course. Pediatric Ophthalmology and Strabismus:Section 6,2012-2013. San Francisco,CA:American Academy of Ophthalmology; 2012:77.

120. Edelman PM,Borchert MS. Visual outcome in high hypermetropia. J AAPOS 1997;1:147-50.

121. Werner DB,Scott WE. Amblyopia case reports--bilateral hypermetropic ametropic amblyopia. J Pediatr Ophthalmol Strabismus 1985;22:203-5.

122. Colburn JD,Morrison DG,Estes RL,et al. Longitudinal follow-up of hypermetropic children identified during preschool vision screening. J AAPOS 2010;14:211-5.

123. Birch EE,Stager DR Sr,Berry P,Leffler J. Stereopsis and long-term stability of alignment in esotropia. J AAPOS 2004;8:146-50.

124. Sperduto RD,Seigel D,Roberts J,Rowland M. Prevalence of myopia in the United States. Arch Ophthalmol 1983;101:405-7.

125. Koc F,Ozal H,Yasar H,Firat E. Resolution in partially accomodative esotropia during occlusion treatment for amblyopia. Eye 2006;20:325-8.

126. Weakley DR Jr,Holland DR. Effect of ongoing treatment of amblyopia on surgical outcome In esotropia. J Pediatr Ophthalmol Strabismus 1997;34:275-8.

127. Birch EE,Stager DR,Everett ME. Random dot stereoacuity following surgical correction of infantile esotropia. J Pediatr Ophthalmol Strabismus 1995;32:231-5.

128. Ing MR. Outcome study of surgical alignment before six months of age for congenital esotropia. Ophthalmology 1995;102:2041-5.

129. Birch EE,Stager DR Sr. Long-term motor and sensory outcomes after early surgery for infantile esotropia. J AAPOS 2006;10:409-13.

130. Elliott S,Shafiq A. Interventions for infantile esotropia. Cochrane Database of Syst Rev 2005,Issue 1. Art. No.:CD004917. DOI:10.1002/14651858.CD004917.pub2. New search for studies and content updated (no change to conclusions);published January 21,2009. Document assessed as up-to-date April 5,2011.

131. Ludwig IH,Parks MM,Getson PR. Long-term results of bifocal therapy for accommodative esotropia. J Pediatr Ophthalmol Strabismus 1989;26:264-70.

132. Repka MX,Connett JE,Scott WE. The one-year surgical outcome after prism adaptation for the management of acquired esotropia. Ophthalmology 1996;103:922-8.

133. Prism Adaptation Study Research Group. Efficacy of prism adaptation in the surgical management of acquired esotropia. Arch Ophthalmol 1990;108:1248-56.

134. Bateman JB,Parks MM,Wheeler N. Discriminant analysis of acquired esotropia surgery. Predictor variables for short- and long-term outcomes. Ophthalmology 1983;90:1154-9.

135. Rowe FJ,Noonan CP. Botulinum toxin for the treatment of strabismus. Cochrane Database of Syst Rev 2012,Issue 2. Art. No.:CD006499. DOI:10.1002/14651858.CD006499.pub3.

136. Mohney BG,Lilley CC,Green-Simms AE,Diehl NN. The long-term follow-up of accommodative esotropia in a population-based cohort of children. Ophthalmology 2011;118:581-5.

137. Smith JB. Progressive-addition lenses in the treatment of accommodative esotropia. Am J Ophthalmol 1985;99:56-62.

138. Bateman JB,Parks MM. Clinical and computer-assisted analyses of preoperative and postoperative accommodative convergence and accommodation relationships. Ophthalmology 1981;88:1024-30.

139. Arnoldi KA,Tychsen L. Surgery for esotropia with a high accommodative convergence/accommodation ratio:effects on accommodative vergence and binocularity. Ophthalmic Surg Lasers 1996;27:342-8.

140. Lueder GT,Norman AA. Strabismus surgery for elimination of bifocals in accommodative esotropia. Am J Ophthalmol 2006;142:632-5.

141. Millicent M,Peterseim W,Buckley EG. Medial rectus fadenoperation for esotropia only at near fixation. J AAPOS 1997;1:129-33.

142. Zak TA. Results of large single medial rectus recession. J Pediatr Ophthalmol Strabismus 1986;23:17-21.

143. Repka MX,Holmes JM,Melia BM,et al. The effect of amblyopia therapy on ocular alignment. J AAPOS 2005;9:542-5.

144. Archer SM,Helveston EM,Miller KK,Ellis FD. Stereopsis in normal infants and infants with congenital esotropia. Am J Ophthalmol 1986;101:591-6.

145. Helveston EM,Ellis FD,Schott J,et al. Surgical treatment of congenital esotropia. Am J Ophthalmol 1983;96:218-28.

146. Helveston EM,Neely DF,Stidham DB,et al. Results of early alignment of congenital esotropia. Ophthalmology 1999;106:1716-26.

147. Wilson ME,Parks MM. Primary inferior oblique overaction in congenital esotropia,accommodative esotropia,and intermittent exotropia. Ophthalmology 1989;96:950-5;discussion 6-7.

148. Sprunger DT,Wasserman BN,Stidham DB. The relationship between nystagmus and surgical outcome in congenital esotropia. J

AAPOS 2000;4:21-4.

149. Kutschke PJ,Scott WE,Stewart SA. Prism adaptation for esotropia with a distance-near disparity. J Pediatr Ophthalmol Strabismus 1992;29:12-5.

150. Kushner BJ,Preslan MW,Morton GV. Treatment of partly accommodative esotropia with a high accommodative convergence-accommodation ratio. Arch Ophthalmol 1987;105:815-8.

151. Lee DA,Dyer JA. Bilateral medial rectus muscle recession and lateral rectus muscle resection in the treatment of congenital esotropia. Am J Ophthalmol 1983;95:528-35.

152. Vroman DT,Hutchinson AK,Saunders RA,Wilson ME. Two-muscle surgery for congenital esotropia:rate of reoperation in patients with small versus large angles of deviation. J AAPOS 2000;4:267-70.

153. Haridas A,Sundaram V. Adjustable versus non-adjustable sutures for strabismus. Cochrane Database of Syst Rev 2005,Issue 1. Art. No.:CD004240. DOI:10.1002/14651858.CD004240.pub2.

154. Tejedor J,Rodriguez JM. Retreatment of children after surgery for acquired esotropia:reoperation versus botulinum injection. Br J Ophthalmol 1998;82:110-4.

155. McNeer KW,Tucker MG,Spencer RF. Management of essential infantile esotropia with botulinum toxin A:review and recommendations. J Pediatr Ophthalmol Strabismus 2000;37:63-7;quiz 101-2.

156. Ing MR. Botulinum toxin treatment of infantile esotropia in children. Arch Ophthalmol 1998;116:833.

157. McNeer KW,Tucker MG,Spencer RF. Botulinum toxin therapy for essential infantile esotropia in children. Arch Ophthalmol 1998;116:701-3.

158. Kushner BJ. Botulinum toxin management of essential infantile esotropia in children. Arch Ophthalmol 1997;115:1458-9.

159. McNeer KW,Tucker MG,Spencer RF. Botulinum toxin management of essential infantile esotropia in children. Arch Ophthalmol 1997;115:1411-8.

160. Helveston EM. Visual training:current status in ophthalmology. Am J Ophthalmol 2005;140:903-10.

161. Palmer EA. Drug toxicity in pediatric ophthalmology. J Toxicol Cut & Ocular Toxicol 1982;1:181-210.

162. Axelsson U. Glaucoma,miotic therapy and cataract. I. The frequency of anterior subcapsular vacuoles in glaucoma eyes treated with echothiophate(Phospholine Iodide),pilocarpine or pilocarpine-eserine,and in nonglaucomatous untreated eyes with common senile cataract. Acta Ophthalmol(Copenh) 1968;46:83-98.

163. Kraushar MF,Steinberg JA. Miotics and retinal detachment:upgrading the community standard. Surv Ophthalmol 1991;35:311-6.

164. Axelsson U,Nyman KG. Side effects from use of long-acting cholinesterase inhibitors in young persons. Acta Ophthalmol (Copenh)1970;48:396-400.

165. Pediatric Eye Disease Investigator Group. Randomized trial of treatment of amblyopia in children aged 7 to 17 years. Arch Ophthalmol 2005;123:437-47.

166. Newsham D. A randomised controlled trial of written information:the effect on parental non-concordance with occlusion therapy. Br J Ophthalmol 2002;86:787-91.

167. Norman P,Searle A,Harrad R,Vedhara K. Predicting adherence to eye patching in children with amblyopia:an application of protection motivation theory. Br J Health Psychol 2003;8:67-82.

168. Mohney BG,Huffaker RK. Common forms of childhood exotropia. Ophthalmology 2003;110:2093-6.

169. Govindan M,Mohney BG,Diehl NN,Burke JP. Incidence and types of childhood exotropia:a population-based study. Ophthalmology 2005;112:104-8.

170. Nusz KJ,Mohney BG,Diehl NN. Female predominance in intermittent exotropia. Am J Ophthalmol 2005;140:546-7.

171. Hunter DG,Ellis FJ. Prevalence of systemic and ocular disease in infantile exotropia:comparison with infantile esotropia. Ophthalmology 1999;106:1951-6.

172. Chia A,Seenyen L,Long QB. A retrospective review of 287 consecutive children in Singapore presenting with intermittent exotropia. J AAPOS 2005;9:257-63.

173. Romanchuk KG,Dotchin SA,Zurevinsky J. The natural history of surgically untreated intermittent exotropia-looking into the distant future. J AAPOS 2006;10:225-31.

174. Nusz KJ,Mohney BG,Diehl NN. The course of intermittent exotropia in a population-based cohort. Ophthalmology 2006;113: 1154-8.

175. von Noorden GK,Campos EC. Exodeviations. In:Binocular Vision and Ocular Motility:Theory and Management of Strabismus, 6th ed. St. Louis,MO:Mosby,Inc.;2002:359. Available at:www.cybersight.org/bins/content_page.asp?cid=1-2193. Accessed February 10,2012.

176. Buck D,Powell CJ,Rahi J,et al. The improving outcomes in intermittent exotropia study:outcomes at 2 years after diagnosis in an observational cohort. BMC Ophthalmol 2012;12:1.

177. Wu H,Sun J,Xia X,et al. Binocular status after surgery for constant and intermittent exotropia. Am J Ophthalmol 2006;142:

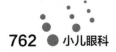
822-6.

178. von Noorden GK, Campos EC. Exodeviations. In: Binocular Vision and Ocular Motility: Theory and Management of Strabismus, 6th ed. St. Louis, MO: Mosby, Inc.; 2002: 356-8. Available at: www.cybersight.org/bins/content_page.asp?cid=1-2193. Accessed February 10, 2012.

179. Haggerty H, Richardson S, Hrisos S, et al. The Newcastle Control Score: a new method of grading the severity of intermittent distance exotropia. Br J Ophthalmol 2004; 88: 233-5.

180. Mohney BG, Holmes JM. An office-based scale for assessing control in intermittent exotropia. Strabismus 2006; 14: 147-50.

181. Wang J, Hatt SR, O'Connor AR, et al. Final version of the Distance Randot Stereotest: normative data, reliability, and validity. J AAPOS 2010; 14: 142-6.

182. Holmes JM, Birch EE, Leske DA, et al. New tests of distance stereoacuity and their role in evaluating intermittent exotropia. Ophthalmology 2007; 114: 1215-20.

183. Hatt S, Gnanaraj L. Interventions for intermittent exotropia. Cochrane Database of Syst Rev 2006, Issue 3. Art. No.: CD003737. DOI: 10.1002/14651858.CD003737.pub2.

184. Iacobucci IL, Archer SM, Giles CL. Children with exotropia responsive to spectacle correction of hyperopia. Am J Ophthalmol 1993; 116: 79-83.

185. Ekdawi NS, Nusz KJ, Diehl NN, Mohney BG. The development of myopia among children with intermittent exotropia. Am J Ophthalmol 2010; 149: 503-7.

186. Caltrider N, Jampolsky A. Overcorrecting minus lens therapy for treatment of intermittent exotropia. Ophthalmology 1983; 90: 1160-5.

187. Kushner BJ. Does overcorrecting minus lens therapy for intermittent exotropia cause myopia? Arch Ophthalmol 1999; 117: 638-42.

188. Freeman RS, Isenberg SJ. The use of part-time occlusion for early onset unilateral exotropia. J Pediatr Ophthalmol Strabismus 1989; 26: 94-6.

189. Berg PH, Isenberg SJ. Treatment of unilateral exotropia by part-time occlusion. Am Orthopt J 1991; 41: 72-6.

190. Pritchard C. Intermittent exotropia: how do they "turn out"? Richard G. Scobee Memorial Lecture. Am Orthopt J 1993; 43: 60-6.

191. Scheiman M, Mitchell GL, Cotter S, et al., the Convergence Insufficiency Treatment Trial (CITT) Study Group. A randomized clinical trial of treatments for convergence insufficiency in children. Arch Ophthalmol 2005; 123: 14-24.

192. Convergence Insufficiency Treatment Trial Study Group. Randomized clinical trial of treatments for symptomatic convergence insufficiency in children. Arch Ophthalmol 2008; 126: 1336-49.

193. Wallace DK. Treatment options for symptomatic convergence insufficiency. Arch Ophthalmol 2008; 126: 1455-6.

194. Scheiman M, Gwiazda J, Li T. Non-surgical interventions for convergence insufficiency. Cochrane Database of Syst Rev 2011, Issue 3. Art. No.: CD006768. DOI: 10.1002/14651858.CD006768.pub2.

195. Kushner BJ. Diagnosis and treatment of exotropia with a high accommodation convergence-accommodation ratio. Arch Ophthalmol 1999; 117: 221-4.

196. Paik HJ, Yim HB. Clinical effect of early surgery in infantile exotropia. Korean J Ophthalmol 2002; 16: 97-102.

197. Saunders RA, Trivedi RH. Sensory results after lateral rectus muscle recession for intermittent exotropia operated before two years of age. J AAPOS 2008; 12: 132-5.

198. Abroms AD, Mohney BG, Rush DP, et al. Timely surgery in intermittent and constant exotropia for superior sensory outcome. Am J Ophthalmol 2001; 131: 111-6.

199. Kushner BJ. Selective surgery for intermittent exotropia based on distance/near differences. Arch Ophthalmol 1998; 116: 324-8. Correction published in Arch Ophthalmol 1998; 116: 834.

200. Kushner BJ. The distance angle to target in surgery for intermittent exotropia. Arch Ophthalmol 1998; 116: 189-94.

201. Oh JY, Hwang JM. Survival analysis of 365 patients with exotropia after surgery. Eye 2006; 20: 1268-72.

202. Ruttum MS. Initial versus subsequent postoperative motor alignment in intermittent exotropia. J AAPOS 1997; 1: 88-91.

203. Pineles SL, Deitz LW, Velez FG. Postoperative outcomes of patients initially overcorrected for intermittent exotropia. J AAPOS 2011; 15: 527-31.

204. Choi J, Kim SJ, Yu YS. Initial postoperative deviation as a predictor of long-term outcome after surgery for intermittent exotropia. J AAPOS 2011; 15: 224-9.

205. Ing MR, Nishimura J, Okino L. Outcome study of bilateral lateral rectus recession for intermittent exotropia in children. Trans Am Ophthalmol Soc 1997; 95: 433-43; discussion 43-52.

206. Maruo T, Kubota N, Sakaue T, Usui C. Intermittent exotropia surgery in children: long term outcome regarding changes in binocular alignment. A study of 666 cases. Binocul Vis Strabismus Q 2001; 16: 265-70.

207. Figueira EC, Hing S. Intermittent exotropia: comparison of treatments. Clin Experiment Ophthalmol 2006; 34: 245-51.

208. Mohan K, Ram J, Sharma A. Comparison between adjustable and non-adjustable hang-back muscle recession for concomitant

exotropia. Indian J Ophthalmol 1998;46:21-4.

209. Carruthers JD,Kennedy RA,Bagaric D. Botulinum vs adjustable suture surgery in the treatment of horizontal misalignment in adult patients lacking fusion. Arch Ophthalmol 1990;108:1432-5.

210. Agency for Healthcare Research and Quality. Fact Sheet. Disparities in Children's health Care Quality:Selected Examples from the National Healthcare Quality and Disparities Reports,2008. Rockville,MD:Agency for Healthcare Research and Quality;2009. AHRQ Publication 09-0060. Available at:www.ahrq.gov/qual/nhqrdr08/nhqrdrchild08.pdf. Accessed January 25,2012.

211. Kemper AR,Wallace DK,Patel N,Crews JE. Preschool vision testing by health providers in the United States:Findings from the 2006-2007 Medical Expenditure Panel Survey. J AAPOS 2011;15:480-3.

212. Flores G. Committee on Pediatric Research. Technical report--racial and ethnic disparities in the health and health care of children. Pediatrics 2010;125:e979-e1020.

213. Majeed M,Williams C,Northstone K,Ben-Shlomo Y. Are there inequities in the utilisation of childhood eye-care services in relation to socio-economic status? Evidence from the ALSPAC cohort. Br J Ophthalmol 2008;92:965-9.

214. Ganz M,Xuan Z,Hunter DG. Patterns of eye care use and expenditures among children with diagnosed eye conditions. J AAPOS 2007;11:480-7.

215. Donahue SP,Johnson TM,Leonard-Martin TC. Screening for amblyogenic factors using a volunteer lay network and the MTI photoscreener. Initial results from 15,000 preschool children in a statewide effort. Ophthalmology 2000;107:1637-44; discussion 45-6.

216. Kemper AR,Uren RL,Clark SJ. Barriers to follow-up eye care after preschool vision screening in the primary care setting: findings from a pilot study. J AAPOS 2006;10:476-8.

217. Kemper AR,Diaz G Jr,Clark SJ. Willingness of eye care practices to evaluate children and accept Medicaid. Ambul Pediatr 2004;4:303-7.

218. Cumurcu T,Cumurcu BE,Ozcan O,et al. Social phobia and other psychiatric problems in children with strabismus. Can J Ophthalmol 2011;46:267-70.

219. Multi-ethnic Pediatric Eye Disease Study Group. General health-related quality of life in preschool children with strabismus or amblyopia. Ophthalmology 2011;118:574-80.

220. Mojon-Azzi SM,Mojon DS. Strabismus and employment:the opinion of headhunters. Acta Ophthalmol 2009;87:784-8.

221. Beauchamp GR,Felius J,Stager DR,Beauchamp CL. The utility of strabismus in adults. Trans Am Ophthalmol Soc 2005;103: 164-71;discussion 71-2.

222. Nelson BA,Gunton KB,Lasker JN,et al. The psychosocial aspects of strabismus in teenagers and adults and the impact of surgical correction. J AAPOS 2008;12:72-6.

223. Hatt SR,Leske DA,Liebermann L,Holmes JM. Changes in health-related quality of life 1 year following strabismus surgery. Am J Ophthalmol 2012;153:614-9.

224. Hatt SR,Leske DA,Liebermann L,Holmes JM. Comparing outcome criteria performance in adult strabismus surgery. Ophthalmology 2012;119:1930-6.

225. Ramsey JE,Bradford GE. Legislative issues facing pediatric ophthalmology in 2006. Curr Opin Ophthalmol 2006;17:441-6.

226. Xu J,Yu X,Huang Y,et al. The psychosocial effects of strabismus before and after surgical correction in Chinese adolescents and adults. J Pediatr Ophthalmol Strabismus 2012;49:170-5.

227. Cromelin CH,Candy TR,Lynn MJ,et al. The Handy Eye Chart:a new visual acuity test for use in children. Ophthalmology 2012;119:2009-13.

228. Laidlaw DA,Abbott A,Rosser DA. Development of a clinically feasible logMAR alternative to the Snellen chart:performance of the "compact reduced logMAR" visual acuity chart in amblyopic children. Br J Ophthalmol 2003;87:1232-4.

229. Snellen H. On the methods of determining the acuity of vision. In:Norris WF,Oliver CA,eds. System of Diseases of the Eye. Philadelpia,PA:JB Lippincott Company;1900:11-29.

美国眼科学会

P.O. Box 7424

San Francisco,

California 94120-7424

415.561.8500

内斜视和外斜视

2012 年

眼科临床指南

Preferred Practice Pattern®

 屈光

眼科临床指南
Preferred Practice Pattern®

PREFERRED PRACTICE PATTERN®

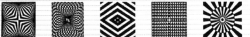

眼科临床指南
Preferred Practice Pattern®

屈光不正和屈光手术

Refractive Errors & Refractive Surgery

美国眼科学会

中华医学会眼科学分会

2017 年 6 月第三次编译

屈光处理 / 干预临床指南制订过程和参与者

屈光处理 / 干预临床指南专家委员会成员编写了屈光不正和屈光手术的临床指南（PPP）。

PPP 专家委员会成员连续讨论和审阅了本册的一系列草稿，集中开会一次，并通过电子邮件进行了其他的审阅，对本册的最终版本达成了共识。

2011—2012 年屈光处理 / 干预临床指南专家委员会：

Stenphen D. MeLeod，MD，主席

Roy S.Chuck，MD，PhD，国际屈光手术学会代表

D. Rex Hamilton，MD

Deborah S. Jacobs，MD，眼科医师接触镜协会代表

James A. Katz，MD

Jeremy D. Keenan，MD，MPH

Allan R. Rutzen，MD，FACS

John A. Vukich，MD，美国白内障和屈光手术学会代表

Susan Vitale，PhD，MPH，方法学家

眼科临床指南委员会成员于 2012 年 3 月的会议期间审阅和讨论了本册 PPP。本册 PPP 根据他们的讨论和评论进行了编辑。

2012 年眼科临床指南委员会

Christopher J. Rapuano，MD，主席

David F. Chang，MD

Robert S. Feder，MD

Stephen D. McLeod，MD

Timothy W.Olsen，MD

Bruce E. Prum，Jr.，MD

C. Gail Summers，MD

David C.Musch，PhD，MPH，方法学家

然后，屈光不正和屈光手术 PPP 于 2012 年 6 月送给另外的内部和外部的专家组和个人进行审阅。要求所有返回评论的人员提供与工业界相关关系的公开声明，才能考虑他们的评论。屈光处理 / 干预 PPP 专家委员会成员审阅和讨论了这些评论，并确定了对本册指南的修改。下列机构和个人返回了评论。

学会审阅者：

理事会委员会和秘书委员会

理事会

总顾问

眼科技术评价委员会屈光处理 / 干预专家委员会

负责教育的临床眼科医师顾问委员会

邀请的审阅者：

美国青光眼学会

美国白内障和屈光手术学会

美国葡萄膜炎学会

眼科医师接触镜协会

欧洲白内障和屈光手术医师学会

（美国）国家眼科研究所

有关财务情况的公开

为了遵从医学专科学会理事会有关与公司相互关系的法规(从网站 www.cmss.org/codeforinteractions.aspx 可查到),列出与工业界的相关关系如下。眼科学会与工业界具有关系,遵守相关法规(从网站 http://one.aao.org/CE/PracticeGuidelines/PPP.aspx 可查到)。大部分的屈光处理 / 干预 2011-2012 年专家委员会的成员(55%)没有经济关系可供公开。

屈光处理 / 干预临床指南专家委员

Roy S.Chuck, MD, PhD: Alcon Laboratories, Inc.- 咨询 / 顾问

D. Rex Hamilton, MD: Abbott Medical Optics- 讲课费; Alcon Laboratories, Inc.- 讲课费; Allergan, Inc.- 讲课费; Reichert, Inc. - 讲课费; Ziemer Ophthalmic System AG- 讲课费

Deborah S. Jacobs, MD: 无经济关系可供公开

James A. Katz, MD: Alcon Laboratories, Inc.- 咨询 / 顾问, 讲课费; Refocus Group, Inc.- 咨询 / 顾问, True Vision Systems, Inc.- 咨询 / 顾问, 股票拥有者

Jeremy D. Keenan, MD, MPH: 无经济关系可供公开

Allan R. Rutzen, MD, FACS: 无经济关系可供公开

Susan Vitale, PhD, MPH: 无经济关系可供公开

John A. Vukich, MD: Abbott Medical Optics- 咨询 / 顾问; AcuFocus, Inc.- 咨询 / 顾问; Carl Zeiss Meditec- 咨询 / 顾问; Optical Express- 咨询 / 顾问; ATAAR Surgical - 咨询 / 顾问

2012 年眼科临床指南委员会

David F. Chang, MD: Abbott Medical Optics- 咨询 / 顾问; Alcon Laboratores, Inc.- 咨询 / 顾问; Allergan, Inc.- 讲课费; Bausch & Lomb - 讲课费; Calhoun Vision, Inc.- 股票拥有者; Carl Zeiss Meditec- 讲课费; Eyemaginations, Inc.- 专利 / 版税; Hoya Surgical Optics - 咨询 / 顾问; Ista Pharmaceuticals- 咨询 / 顾问; LensAR - 咨询 / 顾问, 股票拥有者; Revital Vision- 股票拥有者

Robert S. Feder, MD: Bausch & Lomb - 咨询 / 顾问

Stephen D. McLeod, MD: 无经济关系可供公开

David C.Musch, PhD, MPH: Abbott Laboratories- 咨询 / 顾问(独立资料监查委员会成员)

Timothy W.Olsen, MD: 无经济关系可供公开

Bruce E. Prum, Jr., MD: Allergan, Inc. - 咨询 / 顾问

Christopher J. Rapuano, MD: Alcon Laboratories - 讲课费; Allergan, Inc. - 咨询 / 顾问, 讲课费; Bausch & Lomb - 咨询 / 顾问, 讲课费

C. Gail Summers, MD: McKesson - 咨询 / 顾问

负责医疗质量的秘书

Anne L.Coleman, MD, PhD: 无经济关系可供公开

美国眼科学会职员

Nancy Collins, RN, MPH: 无经济关系可供公开

Susan Garratt, 医学编辑: 无经济关系可供公开

Flora C. Lum, MD: 无经济关系可供公开

Doris Mizuiri: 无经济关系可供公开

Jessica Ravetto: 无经济关系可供公开

2012 年 1 月至 8 月本册的其他审阅者与工业界相关关系的公开声明见网站 www.aao.org/ppp。

目　录

编写眼科临床指南的目的

作为对其会员和公众的一种服务,美国眼科学会编写了称为《眼科临床指南》(PPP)的系列指南,它确定了**高质量眼科医疗服务的特征和组成成分**。附录1叙述了高质量眼保健服务的核心标准。

眼科临床指南是以由学识渊博的卫生专业人员所组成的专家委员会对所能利用的科学资料进行解释为基础的。在一些情况下,例如当有认真实施的临床试验的结果可以利用时,这些资料是特别令人信服的,可以提供明确的指南。而在另一些情况下,专家委员会不得不依赖他们对所能利用的证据进行集体判断和评估。

眼科临床指南是为临床医疗服务提供实践的典范,而不是为个别特殊的个人提供医疗服务。一方面它们应当满足大多数患者的需要,但又不可能满足所有患者的需要。严格地遵照这些PPP将不一定保证在任何情况下都能获得成功的结果。不能认为这些指南包括了所有恰当的眼科医疗方法,或者排除了能够获得最好效果的合理的医疗方法。采用不同的方法来满足不同患者的需要是有必要的。医师应当根据一个特殊患者提供的所有情况来最终判断对其的医疗是否合适。在解决眼科医疗实践中所产生的伦理方面难题时,美国眼科学会愿意向会员提供协助。

眼科临床指南并不是在各种情况下都必须要遵循的医疗标准。美国眼科学会明确地指出不会承担在应用临床指南中任何建议或其他信息时由于疏忽大意或其他原因所引起的伤害和损伤的责任。当提到某些药物、器械和其他产品时仅仅是以说明为目的,而并不是有意地为这些产品进行背书。这样的材料中可能包括了一些没有被认为是共同标准的应用信息,这些反映的适应证没有包括在美国食品药品管理局(FDA)批准的标识之内,或者只是批准在限制的研究情况下所应用的产品。FDA已经宣称,确定医师所希望应用的每种药品或器械的FDA的看法,以及在遵从适用的法律,并获得患者的适当的知情同意下应用它们,是医师的责任。

在医学中,创新对于保证美国公众今后的健康是必要的,眼科学会鼓励开发能够提高眼保健水平的新的诊断和治疗方法。有必要认识到只有最优先考虑患者的需要时,才能获得真正的优良的医疗服务。

所有的PPP每年都由其编写委员会审阅,如果证实有新的进展值得更新时就会提早更新。为了保证眼科临床指南是适时的,每册的有效期是在其"批准"之日起5年内,除非它被修改本所替代。编写眼科临床指南是由学会资助的,而没有商业方面的支持。PPP的作者和审阅者都是志愿者,没有因为他们对PPP的贡献而获得任何经济方面的补偿。PPP在发表之前由专家和利益攸关方进行外部的审阅,包括消费者的代表。制订PPP遵从医学专科学会理事会关于与公司相互关系的法规。学会与工业界的行为关系遵从这一法规(从网站 http://one.aao.org/CE/PracticeGuidelines/PPP.aspx 可查到)。

屈光不正和屈光手术PPP的意向使用者为眼科医师。

分级的方法和要点

眼科临床指南必须与临床密切相关和具有高度特异性,以便向临床医师提供有用的信息。当有证据支持诊治建议时,应当对所提出的每一项建议给予表明证据重要性的明确等级。为了达到这一目标,采用了苏格兰院际指南网[1](Scottish Intercollegiate Guideline Network,SIGN)及其建议的评定、制订和评估分级组(Grading of Recommendations Assessment,Development and Evaluation,[2] GRADE)的方法。GRADE是一种系统的方法,可以对支持特殊的临床处理问题的证据总体强度进行分级。采用GRADE的机构包括SIGN、世界卫生组织、健康保健研究和政策局(Agency for Healthcare Research and Policy)以及美国医师学院(American College of Physicians)。[3]

◆ 用于形成诊治建议的所有研究都要逐项地将其证据强度进行分级,这一分级列于研究的引文中。

◆ 为了对研究进行逐项分级,采用了一种基于 SIGN[1] 的尺度。对研究进行逐项分级的证据的定义和水平如下述:

I++	高质量的随机对照试验(RCTs)的荟萃分析、系统回顾,或偏差危险度很低的随机对照试验
I+	实施很好的 RCTs 的荟萃分析、系统回顾,或偏差危险度低的随机对照试验
I –	RCTs 的荟萃分析、系统回顾,或偏差危险度高的随机对照试验
II++	高质量的病例对照或队列研究的系统回顾 混杂和偏差危险度很低以及因果关系可能性高的高质量病例对照或队列研究
II+	混杂或偏差危险度低以及因果关系有中度可能的实施很好的病例对照或队列研究
II–	混杂或偏差危险度高以及具有非因果关系高度危险的病例对照或队列研究
III	非分析性研究(如病例报告、系列病例研究)

诊治的建议是基于证据的主体而形成的。以下是根据 GRADE[2] 来定义证据质量的分级:

高质量(GQ)	进一步研究不太可能改变估计作用的信赖度
中等质量(MQ)	进一步研究有可能对我们估计作用的信赖度产生重要的冲击,可能会改变这一估计
低质量(IQ)	进一步研究很可能对我们估计作用的信赖度产生重要的冲击,有可能改变这一估计 对作用的任何估计都是很不肯定的

以下是根据 GRADE[2] 来定义的诊治关键建议:

强烈的建议(SR)	用于期望的干预作用明显地大于不期望作用,或者没有不期望作用时
根据需要而使用的建议(DR)	用于协调平衡时不太肯定,这或者是因为证据的质量低,或者是因为证据提示的期望作用和不期望作用很相近

◆ 由 PPP 专家委员会确定的诊治的关键发现重要建议对于视觉和生活质量的结果是特别重要的。一个好的实践点可能强调在做出决定时患者偏好的重要性,或者对没有或不太可能有任何研究证据的实践点显示其特征。[4]

◆ 2011 年 2 月、3 月和 12 月在 PubMed 和 Cochrane Library 进行了文献搜索来更新本册 PPP。2012 年 3 月进行了更新。完整的文献搜索详细情况在网站 www.aao.org/ppp 可以找到。

诊疗的关键发现和建议

无论佩戴何种类型的角膜接触镜(包括最新的高透气性的硅水凝胶接触镜),过夜佩戴都会增加角膜感染的可能性。[5~11](GQ) 虽然已有美国食品药品管理局(FDA)批准的长期佩戴的接触镜,但是应当将佩戴这种或那种接触镜的风险、益处和替代疗法告知患者,以便让他们考虑佩戴何种类型的接触镜。(SR)

应当指导患者揩拭接触镜是准备任何接触镜再次佩戴而进行消毒之前清洁接触镜的重要步骤。揩拭接触镜可能通过去除松弛地附着的沉着物,增强清洁液的清洁作用。当关注减少病原体和孢囊时,与防腐消毒液相比,过氧化氢系统的作用可能更好,但是需要更为复杂的护理方法。[12~18](SR, GQ)

环境危险因素和卫生习惯,例如没有对接触镜进行揩拭清洁,重复使用清洁液,接触镜匣的污染,镜片暴露于自来水,洗热水澡时佩戴接触镜,以及水供应的改变都可作为过去十年中与角膜接触镜使用相关的棘阿米巴和真菌性角膜炎的可能危险因素。[12,13,15,19~37](MQ)

老视眼可以应用眼镜或角膜接触镜（软性、硬性透气性、非球面的双焦点或多焦点）来处理。这种矫正可以双眼矫正，或进行单眼视或改良的单眼视矫正。改良的单眼视矫正是一只眼应用双焦点或多焦点的角膜接触镜，对侧眼应用远距离的角膜接触镜。老视眼的手术处理包括角膜屈光手术进行单眼视矫正，或眼内人工晶状体植入（单焦点人工晶状体产生单眼视，或植入多焦点人工晶状体或调节型人工晶状体）。(GQ)

对有可能要做屈光手术的患者在术前评估时应当说明术后视力的期望值，强调可能发生的不良事件或并发症，解释哪些可能是暂时的，哪些可能是长期的。(GQ)

在屈光手术前，应当进行角膜地形图检查，以便了解有无不规则散光、角膜翘曲，或提示有圆锥角膜或其他角膜膨隆等异常的证据。所有这些情况都与不可预测的屈光手术结果，以及角膜屈光手术后圆锥角膜和伴有进展的角膜膨隆相关联。考虑施行眼内屈光手术时，角膜地形图的测量对于评估角膜的光学特征是重要的。在晶状体手术或环曲面人工晶状体植入后施行角膜屈光手术对于获得最好的屈光结果来说是必要时，这一检查也是适当的。(SR,MQ)

应当告知患者在角膜屈光手术之后有出现夜间视觉症状的危险。(SR,GQ)大多数传统的和像差引导的 LASIK 研究没有显示出术后暗光线下瞳孔直径与夜间视力症状的关系。[42~46](MQ)

再次 LASIK 治疗的最好选择是掀起原来的角膜瓣，或者在原来的角膜瓣上施行应用或不用丝裂霉素（说明书外用药）的准分子激光角膜切削术（PRK）。如果做一个新的角膜瓣，两个手术切开平面的交叉可能导致基质片段的错位，从而引起不规则散光及最好矫正视力（BCVA）[47,48]的降低。(SR,MQ)

建议给患者提供一份记录，或者眼科医师保持一份记录，列举患者的眼部情况，包括术前角膜曲度值和屈光度，也记录术后屈光的稳定状况，这样当患者如果需要施行白内障手术或其他眼部治疗时就会很有用处（见附录 7）。(好的实践要点)

由于一些人工晶状体（IOL），如多焦 IOL，与球面单焦 IOL 相比，可能对视觉质量有所影响[49](GQ)，术者应当了解个别患者的生活习惯及其对手术的期望值，这样才能为施行屈光性晶状体置换患者选择最好的人工晶状体。(SR)

前言

疾病定义

屈光不正（refractive error, amethopia）是指平行光线进入无调节的眼球之后没有聚焦于视网膜的一种情况。其视觉作用是产生模糊的影像。近视眼是一种常见的光学离焦，这种眼具有过强的屈光力，从远距离来的平行光线聚焦于视网膜面之前的一个点。远视眼也是一种常见的光学离焦，这种眼没有足够的屈光力，远距离来的光线在会聚成焦点之前就已经接触到视网膜。当入射的光线不能会聚成单一的焦点时就发生散光或其他形式的光学离焦。总的屈光性散光可分为角膜散光、晶状体散光和视网膜散光。从起源来说，大多数散光是角膜散光。晶状体散光是由于晶状体的各方向曲率不一致、晶状体偏斜和晶状体内部具有不同的屈光指数所引起的。[50]

在规则散光眼中，屈光度是从一条经线到另一条经线发生连续的变化，每条经线横切进入瞳孔的每个点上具有一致的曲度。称为主经线的最大和最小屈光度的经线总是处于相隔 90 度的位置上。[51]

在不规则散光眼中，散光的程度和轴位在横切进入瞳孔的各点之间是有变化的（如在穿透性角膜移植术、放射状角膜切开术[RK]、复杂的屈光手术之后）。[52] 在一些情况下，如圆锥角膜，以及其他的情况，如角膜膨隆、角膜上皮基底膜和基质营养不良、角膜瘢痕、术后角膜中是有临床意义的。不规则散光是称为高阶像差（HOA）的光学离焦的例子。较高阶像差不能够完全以球柱镜眼镜来充分矫正。叙述 HOA 的方法包括 Zernike 多项式和 Fourie 分析。

在本册 PPP 中,轻度到中度的屈光不正是指小于 6D 的近视眼,小于 3D 的远视眼,小于 3D 的规则散光眼。高度屈光不正是指等于或大于 6D 的近视眼,等于或大于 3D 的远视眼,等于或大于 3D 的规则散光眼。

老视眼是指随着年龄的增加而导致患者眼球对近距离工作的调节能力不足,而远距离的屈光不正仍能充分矫正的一种情况。尽管老视不是一种真正的屈光不正,但是也考虑将其包括在本册 PPP 中,这是因为其矫正方法和屈光不正是一样的。老视眼的矫正也在成人眼白内障的 PPP 中进行讨论。[53]

本册 PPP 中所述的屈光不正是指超过弱视发生年龄的患者中的屈光不正,表 1 列出了屈光不正的国际疾病分类的编码。

患者群体

超过弱视发生年龄的患有屈光不正的患者。

临床目标

◆ 确定患者的视觉需要

◆ 确定和定量测定所有的屈光不正

◆ 与患者讨论屈光不正的性质、恰当的替代矫正方法,以及每种治疗方法的风险和收益

◆ 告知患者,特别是那些具有高度屈光不正的患者,一些相关的病理情况的发病率有可能增加

◆ 根据患者需求以及医师认为恰当时,可以通过框架眼镜、接触镜或者手术方法矫正有症状的屈光不正

◆ 为患者提供随访,以及处理任何因施行屈光矫正而产生的不良反应和并发症

表 1　国际疾病分类和相关健康问题的编码

	ICD-9 CM	ICD-10 CM		ICD-9 CM	ICD-10 CM
远视眼	367.0	H52.0-	不规则散光	367.22	H52.21-
近视眼	367.1	H52.1-	老视眼	367.4	H52.-
规则散光	367.21	H52.22-			

ICD= 国际疾病分类;CM= 在美国使用的临床修改后编码;(-)=0,非特异眼;1,右眼;2,左眼;3,双眼;9,非特异眼

有关 ICD-10 编码的另外信息如下:

● 某些 ICD-10 CM 类别具有可适用的第七个字符。对于在这一类别内的所有编码,或如表中列出的情况,需要可适用的第七个字符。第七个字符必须总是位于资料段中第七个字符位置。如果需要第七个字符的编码而没有第六个字符,占位的 × 必须用来填充空缺的字符位。

● 对于双侧部位,在 ICD-10 CM 中编码的最后一个字符表示是哪一侧的。当病历中没有明确是哪一侧时,非特异一侧的编码也应当提供。如果提供的是双侧编码,所发生的情况也是双侧的,那么就分配开的编码给予左侧和右侧。

● 当诊断编码特指眼别时,无论发现使用哪个数字(如第四个数字、第五个数字或第六个数字),则:

　● 右侧总是用 1

　● 左侧总是用 2

　● 双侧总是用 3

　● 非特异的总是依其在上述的"非特异"项中的惯例(如根据是否是第四位、第五位或第六位数字时可应用 0 或 9)

背景

患病率和危险因素

超过半数的 40 岁以上美国人患有屈光不正,其程度足以需要矫正。[54] 目前,估计约有 9300 万名年龄

为 12 岁或以上的美国人应用一些类型的眼镜来矫正视远的屈光不正。[55] 2005 年,在美国约有 3600 万人应用角膜接触镜。[56] 估计 1995 年以来在美国有超过 850 万人施行了屈光手术。[57]

估计在美国 5~17 岁儿童及青少年近视眼(–0.75D 或以上)的患病率为 9%。[58] 对人群为基础的研究进行荟萃分析表明,在美国 40 岁以上人群中近视眼(–1.00D 或以上)患病率为 25%;[59] 一个基于美国人群的代表性样本中发现 40 岁或以上人群中近视眼患病率为 31%,而 20 岁或以上人群中则为 36%。[54] 一些人群为基础的研究表明,年龄较大的人群中近视眼的患病率要比年轻人群中低。在 20 多岁至 40 多岁的人群中为 35%~40%,而在 60 多岁、70 多岁和 80 多岁的人群中则为 15%~20%。[54,60~62] 发现近视眼在非西班牙白人中比在非西班牙黑人或墨西哥美国人中更为流行。[54]

在近视眼的发生中,遗传和环境因素两者似乎都起到了作用。研究提示近视眼在单卵孪生子中的共患率高于双卵孪生子[63] 以及亲子之间的共患率。[64~66] 研究已经确定了几个基因区域,特别是染色体 18p 与近视眼之间的联系,[67~72] 虽然其他的一些研究发现它们之间没有联系,[73] 或者存在着更为复杂的关系,[74] 或者在亚洲人群中发现其他的基因变异与高度近视眼相关联。[75~80] 接受正规教育的年数较多与近视眼患病率较高之间有着很强的相关性。[81~85] 一些研究已经报告较高强度的近距离工作与近视眼的较高患病率和进展相关联,[86~89] 但是随后的研究没有获得同样的结果,特别是在那些观看视频终端等中等距离的活动中。[84,90~93] 已有报告指出 2 岁以下儿童应用夜间灯光是一个很强的发生近视眼的危险因素,[94] 然而其他的研究在调整了双亲的屈光状态之后就没有发现这样的联系。[87,95] 几个研究已经报告近视眼与户外活动的时间较少之间有关联。[92,96~98] 在以色列和英国的研究已经发现近视眼的较高患病率与出生在夏季有关联。[99,100]

在中国台湾的中国人研究显示在超过两代人都有近视眼时,近视眼的患病率和严重程度增加。[101~104] 单独的遗传因素不太可能解释如此迅速的变化,尽管有一个研究推测遗传因素不会阻止这样的变化。[105] 在以色列军队中对征募士兵连续的队列研究表明,在 13 年期间近视眼患病率显著增加。[106] 在芬兰的研究表明在 20 世纪中 10 多岁儿童中近视眼的患病率成倍增加。[107] 比较 1971~1999 年和 1999~2004 年的以美国人群为基础的估计也发现近视眼的患病率显著增加,尽管还没有确定近视眼患病率增加的原因。[108]

对人群为基础的研究进行荟萃分析发现在美国远视眼的患病率为 10%,并随着年龄增加而增加。[59] 另一个基于美国人群的代表性样本的研究发现,40 岁或以上人群中远视眼患病率为 5%,各种族之间没有多少差别。[54] 年龄为 40 岁及以上的高加索人中以人群为基础的研究报告远视眼患病率从 40 多岁的 20% 左右增加到 70 多岁和 80 多岁的 60% 左右。[60,61,109] 以美国人群为基础的研究也观察到在老年人中远视眼患病率较高。[54] 在巴尔的摩非洲裔美国人中也发现相似的患病率和变化。[61] 与近视眼相反,在同样的研究人群中发现远视眼与接受较少年数的正规教育之间有联系。[60,61]

Kleinstein 等[58] 发现在他们以美国为基础的 5 岁至 17 岁研究人群中,28% 的人有 1.0D 或以上的散光。在一个多种族的小儿眼病研究中,非洲裔美国人和西班牙人 6~72 个月儿童的散光患病率分别为 12.7% 和 16.8%。[110] 在老年成年人中,大于 1.0D 的散光是常见的(40 岁及以上人群中为 31%),在老年组中患病率较高。[54] 已有报告,在美国成年人中男性的散光患病率比女性高 20%,但是与接受正规教育的年数没有联系,种族之间也没有实质性变化。[54,61] 关于散光与早产或低出生体重以及早产儿视网膜病变之间关系的有关资料是有矛盾的。[111~114]

有关屈光不正流行病学的进一步讨论见附录 2。

自然病史

屈光不正的分布随着年龄而变化。新生儿平均有 3D 的远视。[115] 在出生后最初数月中远视的度数可能会轻度增加,但是在 1 岁时远视度数降到平均为 1D。[116] 在 1 岁时少于 5% 的新生儿有超过 3D 的远视。[115,116] 这个向着正视的转换是一个复杂的过程,涉及眼屈光间质的屈光度的变化,包括晶状体变薄。[117] 视觉刺激在这个过程中起到一定作用。[118,119]

根据大多数在高加索裔儿童中研究的结果,发现近视眼通常出现在 6~12 岁之间,平均进展程度是每年增加 0.5D。[120-122] 一个研究报告指出近视眼的进展随儿童的种族和年龄而发生变化。[123] 在中国儿童中，近视眼的进展率较高。[124-129]

儿童中的散光多为垂直径线变得陡峭（"顺规"）。在年长的成人中散光多为水平经线变得陡峭（"逆规"），[130,131] 并在成年人中保持相对稳定，[132] 尽管有一个研究发现在 5 年多时间内散光轴改变为逆规性。[133]

具有高度屈光不正的个体随着时间的进展更可能发生眼部病理改变。高度近视眼患者的眼球进行性变长的发生率增加，伴有进行性视网膜变薄、周边视网膜变性、视网膜脱离、[134] 白内障 [135] 和青光眼的发病率增加。[136-139] 也有报告指出近视眼患者中青光眼和视野缺损的发生危险增加。[140,141] 已有报告在远视眼的人中发生原发性闭角型青光眼的危险增加。[142]

治疗的基本理由

治疗屈光不正的主要理由是改善患者的视力、视功能和视物的舒适度。有的患者可能对度数很小的屈光不正都希望进行矫正；而另一些人对同样的很小的屈光不正即使不矫正，仍然有很好的功能，而且没有不良的作用。具有中度至高度屈光不正的患者通常需要矫正，来获得满意的视力。进行治疗的其他理由包括提高双眼视（例如为了驾驶安全）、控制斜视（例如调节性外斜），以及在社会水平上防止由于未矫正屈光不正而引起的经济生产能力的损失。[143] 在超过视觉成熟的患者中（见弱视 PPP[144]），未矫正屈光不正不会导致弱视。在任何年龄，未矫正屈光不正都不会引起眼球结构损伤或者加重屈光不正的状态。

预防

已有报告提出针对防止屈光不正进展的治疗，特别是针对近视眼。但是同行评议的文献报告证据，包括随机临床试验和 2011 年 Cochrane 综述，目前都还不足以支持进行干预来预防屈光不正进展的建议 [145,146]（见附录 2）。

诊疗过程

患者治疗效果的判断标准

患者治疗效果的判断标准依每个患者的需要、生活方式和全身身体状况而有所不同。目标是提供满足患者功能需要，只有最小而且可以耐受的副作用的视功能。

诊断

屈光不正的评估既需要评估眼的屈光状态，又要评估患者当前屈光矫正的模式、症状和视觉的需求。屈光检查通常与综合眼科检查一起进行。[147]

病史

应当将病史询问作为成人综合眼部医学评估的一部分，以便能考虑到患者的需要和任何眼部病理情况（见附录 4）。

检查

测量视力

远视力测量通常在暗光线的房间内进行，通常是距离 20 英尺（6m）远，让患者观看高对比度的视力表。患者每只眼的远视力应当分别测量，并让患者佩戴目前所用的眼镜。近视力一般通过让患者在近工作距离观看在良好照明下高对比度的阅读卡片来完成，一般采用的距离为 14 英吋或 30cm。

验光

每只眼应当分别评估。验光可以通过检影、自动验光仪或者波阵面分析仪来进行客观检查,或者采用主观检查的方法来进行。对于合作的患者,主观的精细验光最好应用综合验光仪或试镜架来进行。在高度屈光不正的患者中确定镜片顶点距离和精确的散光轴是特别重要的。

已经发现主观验光对于等效球镜度、球镜度和柱镜屈光度的可重复性可以在 0.50D 以内。[148,149]

远距离的验光应当在调节松弛后施行。可以在雾视法下应用显然(非睫状肌麻痹下)验光来施行,这样可以减少调节,而且不会对患者提供过度的负镜度数矫正。在一些病例中,特别是在较年青的患者中,[150]进行睫状肌麻痹下验光是有用的。

对高度远视眼、老视眼或有视近主诉的患者的每只眼在进行睫状肌麻痹之前应当测量近视力。如果患者有老视眼,所需的视近下加(near-vision add)应当由患者的最佳阅读或工作近距离来决定。

对于调节不能松弛的患者,以及产生的症状与显然(非睫状肌麻痹下)验光所查得的屈光不正度数不一致的患者,就适合进行睫状肌麻痹下验光。要劝说那些无论何种原因而对验光的准确性有怀疑的患者采用这一方法。在成人中,最常使用的睫状肌麻痹剂是托品卡胺(tropicamide)和环戊通(cyclopentolate)。托品卡胺起效较为迅速,作用持续时间较短,而环戊通可以提供更强的睫状肌麻痹作用,因为其起效迅速,可以允许进行更为准确的验光,但是其作用持续时间较长。[151]在儿童中,常常会观察到显然验光和睫状肌麻痹后验光结果出现明显的差别;在成年人中,显然验光与睫状肌麻痹下验光之间的实质性差别需要在随后一天所进行的睫状肌麻痹后验光来解决,睫状肌麻痹下的验光结果可以用作为最后显然验光处方的指导。睫状肌麻痹后的验光应当在调节完全恢复后施行。

虽然大多数正常眼矫正视力可以达到 0.8 至 1.0,甚至更好,但是在高度屈光不正的患者中,即使施行最理想的验光,也可能达不到这样的水平。在部分患者中,这可能是由于高度近视眼矫正在眼镜平面产生的消减作用造成的。在另一些病例中,屈光性弱视可能是一个原因。然而,应当寻找最好矫正视力(BCVA)下降的病理性原因。突然发生的获得性屈光变化可能是系统性疾病或眼部疾病的信号,或者是药物或治疗的反应。良好的视力并不能除外严重的眼病;因此所有患者都应该按照推荐的时间间隔进行综合的眼部评估。[147,150]

处理

是否需要对屈光不正进行矫正取决于患者的症状和视觉的需要。仅有低度或单眼屈光不正的患者可能不需要矫正;不推荐对无症状患者的屈光状态进行微小的调整来矫正屈光不正。矫正的选择包括眼镜、角膜接触镜或手术治疗。不同职业和娱乐需求以及患者的偏好会影响到任何患者对这些方式的选择。

 老视眼可以应用眼镜或角膜接触镜(软性、硬性透气性、非球面的双焦点或多焦点)来处理。这样的矫正可以采取双眼矫正,或进行单眼视或改良的单眼视矫正。改良的单眼视矫正是一只眼应用双焦点或多焦点的角膜接触镜,对侧眼应用远距离的角膜接触镜。老视眼的手术处理包括施行角膜屈光手术进行单眼视矫正,或眼内人工晶状体的植入(单焦点人工晶状体产生单眼视,或植入多焦点人工晶状体或调节型人工晶状体)。(GQ)

框架眼镜

眼镜是最简单和最安全的矫正屈光不正的方法,因此选择接触镜或屈光手术之前应当考虑选择眼镜。当患者无论什么时候出现视觉症状时,都应当评估患者的眼镜和进行验光。对于较高度数屈光不正的最佳眼镜矫正需要进行适配,特别要注意每个镜片光学中心与瞳孔的相对位置。可以降低镜片厚度和重量的高指数镜片在矫正高度屈光不正与提高舒适度和美观性方面是有用的。以眼镜来矫正特殊的屈光不正的原则和指南列于附录 5 中。

当远视眼伴有内斜视时,可能需要佩戴眼镜来控制斜视或改善融合功能。[152]如果在间歇性外斜视的患者中应用负镜片可以改善融合功能,那么即使患者没有近视眼也适宜佩戴眼镜进行矫正。

佩戴眼镜的一个重要的非屈光性指征是保护眼睛免受意外伤害。强烈推荐从事某些运动(如回力球、壁球)的人或者接触飞屑的危险活动(如应用锤子、锯子者和草坪修剪者)的人使用防护镜。[153] 也推荐仅有一只眼存有良好视力的人使用防护镜。当保护眼球成为最重要的考虑时,应当选择聚碳酸酯塑料作为材料,这是因为它比常规的塑料或者玻璃具有更强的抗冲击能力。[154] 根据不同的活动,采用具有侧方保护的框架可能是很重要的。

接触镜

角膜接触镜作为位于眼球表面最外层的屈光物质,可以矫正很大范围的屈光不正。软性水凝胶接触镜、具有高透氧性的硅水凝胶接触镜或硬性透气型接触镜是使用最多的接触镜类型。现在已经很少使用聚甲基丙烯酸甲酯(PMMA)材料的镜片,这是由于其限制了氧气的通透。2010 年,在美国大约有 3600 万人成功地使用接触镜来矫正屈光不正,在 2007 年,估计全球接触镜佩戴者约为 1.25 亿人。[155] 虽然接触镜具有视觉方面的很大益处,但是在使用中仍会存在发生一些眼部并发症的风险。

适应证

那些不愿意佩戴框架眼镜的人最常使用接触镜。许多使用接触镜的患者注意到有更好的视野、更大的舒适性和(或)更好的视觉质量。一些具有特殊职业需要的患者不能佩戴框架眼镜,另一些人喜欢外观上看起来不戴眼镜。一些患者只有使用接触镜才能达到最好的视功能状态。可能包括高度屈光不正患者、有症状的屈光参差患者或有两眼物像不等症的患者,或者角膜表面或形态不规则的患者。

相对禁忌证

当患有与下列任何一种相关的明显的眼睑、泪膜或眼表异常时,就不建议佩戴接触镜:
◆ 干燥性角膜结膜炎
◆ 睑结膜炎
◆ 红斑痤疮
◆ 结膜瘢痕
◆ 角膜暴露
◆ 神经营养性角膜炎
◆ 其他角膜异常

其他相对性禁忌证包括下列各项:
◆ 眼部滴用糖皮质激素
◆ 眼前节炎症
◆ 有滤过泡
◆ 眼部卫生差
◆ 特定的环境或者工作条件(如粉尘、刺激性化学品)
◆ 有接触镜相关的角膜病史
◆ 手的活动受限
◆ 不能理解可能发生的风险和责任

对于单眼或功能性单眼的患者,要权衡佩戴接触镜相关的并发症危险与框架眼镜保护作用的益处。

并发症

佩戴接触镜最大的风险是发生微生物性角膜炎,这种情况即使得到恰当治疗也仍然可能会导致视力丧失。应用各种类型接触镜的其他并发症包括过敏性反应,如巨乳头性结膜炎;眼表改变的问题,如眼表损伤、浅层角膜炎、复发性糜烂、Salzmann 结节、下皮下纤维化、上皮下混浊以及角膜缘干细胞缺陷,也会发生角膜新生血管、无菌性浸润和角膜翘曲(warpage)。[156~161] 经常会发生暂时性角膜基质水肿,也有报告在佩戴接触镜期间发生角膜上皮层和基质层的进行性变薄。[161,162] 可以发生角膜内皮的改变,包括多发性内皮细胞变大、多形性改变,以及少见情况下发生内皮细胞密度下降。[163~165] 角膜暂时性水肿、变薄和内皮细胞改变的临床意义尚不明确。

作为佩戴接触镜的一种并发症,微生物性角膜炎大多是由细菌引起的,但是也可以由一些难于诊断和治疗的少见病原体,如棘阿米巴和真菌所引起。[166~172]

在 20 世纪 80 年代早期引入了适于长期佩戴的软性接触镜之后,在佩戴这种接触镜的人中发生的角膜炎病例中,铜绿假单胞菌成为最常检出的病原体。[166,168] 对铜绿假单胞菌角膜炎的发病机制的研究表明铜绿假单胞菌容易黏附在接触镜的沉着物中。[173] 这一点是值得关注的,因为随着佩戴时间增加,接触镜会出现更多的沉着物。其他的研究显示,发生微生物性角膜炎的相对危险在长期佩戴软性接触镜的患者中要比应用日抛型软性接触镜的患者高 10~15 倍,[174] 微生物性角膜炎的年发病率在长期佩戴软性接触镜的使用者中是日抛型软性接触镜的 5 倍(21/ 万比 4/ 万)。[11]

长期佩戴的抛弃型软性接触镜是在 20 世纪 80 年代后期引入的,它试图通过更加频繁地更换镜片来提高长期佩戴接触镜的安全性。最终发现在长期佩戴的抛弃型软性接触镜的使用者中,微生物性角膜炎的发病率与应用过夜佩戴的传统的重复使用的软性接触镜使用者是相同的。[5,6] 这表明是接触镜佩戴的类型(过夜佩戴型与日戴型),而不是接触镜的类型(抛弃型与非抛弃型)成为发生微生物性角膜炎的危险因素。[5,6] 尽管发生微生物性角膜炎的危险在过夜佩戴接触镜的人中增加,但是这些长期(包括过夜)佩戴的接触镜是由美国食品药品管理局(FDA)批准的。虽然微生物性角膜炎的发病率在抛弃型和传统过夜使用型接触镜中是相似的,但是抛弃型镜片常常与相对良性的周边部角膜浸润有关,而过夜使用的传统型软性接触镜中更常见到的是急剧进展的中央部微生物性角膜炎。[6,175,176] 在发生微生物性角膜炎的病例中,长期佩戴的抛弃型接触镜常与革兰阳性菌感染有关,而不是与革兰阴性菌有关。[177~179] 过夜佩戴抛弃型软性接触镜的患者与过夜佩戴传统的重复使用的接触镜患者相比,较少出现不适和眼红等主诉症状。[175]

虽然引入抛弃型接触镜在最初是为了长期佩戴,但是仅在日间佩戴这种接触镜也很普遍。仅在日间使用抛弃型软性接触镜者与使用传统的每日佩戴的软性接触镜者相比,出现与接触镜相关的症状更少。[180] 在 1995 年出现了仅供一天使用的抛弃型软性镜片(日抛型)。直至目前,它们的应用代表了最安全的佩戴软性接触镜的方式。[181] 然而,关于日抛型接触镜可用的参数要比长期使用或传统的重复使用的软性接触镜少得多。

一些研究者已经发现低透氧性接触镜与高透氧性接触镜相比,更可能与铜绿假单胞菌在角膜上皮上附着相关。[182~185] 现在已经开发了具有极高透气性的软性硅凝胶接触镜用于长期佩戴,但是还没有获得预期的降低微生物性角膜炎发生率的资料。[7~9] 这些材料符合中央部和周边部透氧阈值的需要,来避免佩戴软性角膜接触镜睁眼期间发生的角膜水肿。[186] 当戴用接触镜矫正高度屈光不正时由于接触镜的增厚以及接触镜可能发生不恰当移动的问题,对于是否能对角膜释放适当量的氧气是特别关注的问题。

一小部分连续佩戴硅水凝胶接触镜 7 天或 30 天的患者在使用 1 年内发生了周边部角膜的无菌性炎性浸润。[187] 另一个研究对连续佩戴硅水凝胶接触镜长达 30 天的患者进行研究表明,在研究的 3 年期末发生角膜浸润的概率为 10%。[188] 吸烟和镜片上有相当高的细菌生物负荷时会明显增加角膜浸润的危险。[189] 除了缺氧之外,角膜浸润的发生与微生物性角膜炎之间的确切关系仍然是不清楚的。

对于连续佩戴硅水凝胶接触镜长达 30 天的患者进行研究表明,在佩戴高透氧的镜片时微生物性角膜炎总发生率与佩戴传统的长期佩戴的软性接触镜相似。[7] 2008 年来自于伦敦的病例对照研究发现对于应用日抛型和硅水凝胶接触镜者,发生微生物性角膜炎的危险没有减少,不同品牌的接触镜可能与发生微生物性角膜炎的明显不同的危险相关联。这些发现提示镜片与眼表之间的相互作用在发生微生物性角膜炎中可能比透氧水平和接触镜匣的污染更为重要。[8] 同一时间发表的来自澳大利亚的以人群为基础的监查研究发现微生物性角膜炎发病率并没有随着引入新类型的接触镜而减少,过夜佩戴任何类型的接触镜比日间使用的接触镜更与较高的危险相关联。

对于眼表问题的基础治疗是过夜佩戴软性角膜接触镜的适应证;对于这种治疗已有 FDA 批准长期佩戴的高透气性硅水凝胶接触镜。过夜使用任何接触镜都与发生感染性角膜炎的较高危险相关联;无论佩戴何种类型的接触镜以及任何的佩戴安排,每日佩戴硬性透气性接触镜与最低的微生物性角膜炎发生率相关联。[9]

无论佩戴何种类型的角膜接触镜(包括最新的高透气性的硅水凝胶接触镜),过夜佩戴都会增加角膜感染的可能性。[5~11](*GQ*)虽然已有美国食品药品管理局(FDA)批准的长期佩戴的接触镜,但是应当将佩戴这种或那种接触镜的风险、益处和替代疗法告知患者,以便让他们考虑佩戴何种类型的接触镜。(*SR*)

在过去十年中,与角膜接触镜使用相关的棘阿米巴和真菌性角膜炎暴发及其报道增多。[12,13,15,19-33,192]这一趋势先前是与一些抗微生物作用减弱的多用途清洁液相关,这些溶液已不再在市场上销售,[34-37]这种趋势也与使用的所有接触镜相关联。环境危险因素和卫生习惯,如没有对接触镜进行揩拭清洁、重复使用清洁液、接触镜匣的污染、镜片暴露于自来水,以及水供应的改变都可作为可能的危险因素。从美国2005年和2006年暴发的镰刀菌分离研究发现高度多元发生的多样性与污染的多种来源是一致的。[193]

MedWatch(www.fda.gov/medwatch)是由FDA管理的药品和其他医学用品安全信息和不良反应报告项目。接触镜佩戴者的不良经验应当向MedWatch报告。

环境危险因素和卫生习惯,例如没有对接触镜进行揩拭清洁、重复使用清洁液、接触镜匣的污染、镜片暴露于自来水、洗热水澡时佩戴接触镜,以及水供应的改变都可以作为过去十年中与角膜接触镜使用相关的棘阿米巴和真菌性角膜炎的可能危险因素。[12,13,15,19-37](*MQ*)

选择和适配

在适配接触镜之前,应当询问眼部病史,包括既往使用接触镜的情况,以及进行综合眼部医学评估。[147,150]在进行这些检查期间,应当特别注意评估患者的卫生情况和是否具有依从适当的接触镜护理的能力,以及眼部情况,如眼睑功能、睑缘、睑板腺、泪膜、结膜表面和角膜表面的情况。选择和适配接触镜的一般原则见附录6。

患者教育和接触镜的护理

FDA就有关接触镜的适当护理对接触镜佩戴者做了如下建议:[194]

◆ 在处理角膜接触镜之前以肥皂和水洗手,淋干(不采用毛巾擦干的方法)

◆ 根据医师嘱咐的时间间隔戴用和更换接触镜

◆ 遵从医师和护理液制造商有关接触镜的特殊清洁和贮存指南

◆ 保持接触镜匣的清洁,每隔3~6个月更换一次

◆ 如果你感到有诸如眼红、疼痛、流泪、畏光、视物模糊、分泌物或水肿等症状和情况,应当立即摘下接触镜,并咨询你的医师

这些建议适用于因屈光不正所给予接触镜处方以及改变眼部形态(装饰性接触镜)所给予的接触镜。

当最初给予接触镜的处方和发放接触镜时,应当在接触镜的佩戴和取出方面对患者进行培训和监查。应当向患者仔细地解释接触镜的清洁和消毒方法,这是因为不恰当的护理可能会导致接触镜的并发症。[6,24,197,198]应当告诉患者揩拭接触镜是准备任何接触镜再次佩戴而进行消毒之前清洁接触镜的重要步骤。在减少病原体的结合和孢囊的消毒中过氧化氢系统要优于防腐消毒液,但是它们需要更为复杂的护理方法。[16-18]应当指导患者仅使用那些专门用于接触镜护理的无菌的市售产品,并按照制造商推荐的时间间隔定期更换。[199](*很好的实践要点*)还应当特别指导患者不要应用没有消毒的水(如自来水、瓶装水)来漂洗接触镜或镜片匣。[198](*SR,MQ*)也应当指导患者经常清洁和更换接触镜的容器,因为它们可以成为镜片污染的来源。[31,198,200](*SR,GQ*)应当指导患者每次消毒接触镜时更换接触镜匣内的液体(例如不要再将旧的液体倒进去)。[201]

佩戴接触镜的患者应当了解使用接触镜可能与眼部问题的发生相关联,包括可能威胁视力的角膜感染,过夜佩戴接触镜与角膜感染的发生危险增加相关联。[8-11,202]过夜佩戴接触镜会增加角膜感染的危险,

应当与考虑应用这种方法来矫正视力的患者进行讨论。如果患者选择过夜佩戴,应当指导他只使用已经批准的长期佩戴的特殊的接触镜。

佩戴接触镜进行游泳和棘阿米巴性角膜炎的发生有关联,[202] 佩戴接触镜进行淋浴也会是这种类型的危险的一部分。[24] 应当指导患者在佩戴接触镜时尽量减少接触镜与水的接触,告知他们佩戴接触镜游泳、泡热水澡或淋浴的风险。

关于角膜接触镜选择、适配和护理的其他信息参见附录6。

 应当告诉患者揩拭接触镜是准备任何接触镜再次佩戴而进行消毒之前清洁接触镜的重要步骤。揩拭接触镜可能通过去除松弛地附着的沉着物,可以增强清洁液的清洁作用。当关注减少病原体和孢囊时,与防腐消毒液相比,过氧化氢系统的作用可能更好,但是需要更为复杂的护理方法。[12~18](SR,GQ)

随诊检查和接触镜的更换

接触镜的首次适配过程应当包括评估视力、舒适度和镜片适合程度的随诊检查,以及评估接触镜对眼表健康的作用。首次使用日戴型或者长期佩戴型接触镜的患者应当在开始佩戴后不久就进行检查。有经验的接触镜使用者一般也应当每年检查一次。常规的随诊检查是很重要的,以便促进安全地佩戴接触镜。随诊中应该询问患者有无刺激感、眼红、眼痒、分泌物、视力下降或者取下接触镜后发生眼镜片模糊等问题。要回顾使用接触镜的时间安排以及镜片的护理方法,要说明接触镜的使用与建议的使用方法有无偏差。应当值得注意的是在接触镜佩戴中,患者对建议的卫生实践依从性差常被认为是发生微生物性角膜炎和接触镜相关的不良反应的有意义的危险因素。一项研究发现86%的患者相信他们是依从卫生方法的,然而对他们的接触镜护理方法进行面谈后发现,在报告依从性很好的人中,只有34%的人显示出所用的接触镜护理方法是很好的。[203] 患者报告的依从性并不能表示患者的行为是恰当的,这是因为相当大比率的患者尽管知道存在着危险,但仍然没有依从。[203,204] 应当检查戴用接触镜时的视力,确定发生任何变化的原因。还要检查接触镜本身的适合度和湿度是否恰当,确保没有沉积物和破损。

在随诊检查中也要评价外眼和角膜的情况。结膜充血,角膜水肿、着染和浸润,上方角巩膜缘改变或者睑结膜乳头结膜炎的发现都提示可能出现了佩戴接触镜的相关问题。医师应当检查患者是否有角膜缺氧的体征,包括上皮微囊肿、上皮水肿、基质增厚、角膜皱折、角膜血管化和角膜翘曲。如果认识到角膜缺氧的发现,应当调整接触镜的适配、材质或佩戴时间,以便允许角膜有更足够的氧供。当怀疑发生角膜翘曲时,应当对患者在不戴用接触镜的情况下进行角膜曲率或角膜地形图的检查,并将结果与佩戴之初的结果进行比较。

对于不同的患者,一副特定型号的接触镜片所使用的期限是有变化的。尽管在某些人中镜片的表面质量会很快地下降,但是硬性透气型镜片通常可以使用18~24个月。传统的日戴型软性镜片一般每年至少更换1次。传统的长期佩戴的软性接触镜片常常需要更经常地更换,一年不止1次。日戴型或长期佩戴的抛弃型软性接触镜片和硅水凝胶镜片应当按照厂家的说明按时更换,期限一般从1天到数月。接触镜片更换的频率要根据患者的症状和眼部检查所见进行调整。如果一副特定的接触镜片损坏严重或者沉积物过多,不管使用了多长时间都应当进行更换。

在任何类型的接触镜中,硬性透气性角膜接触镜的不良事件发生率仍然是最低的,[8,9,205] 但是患者开始佩戴时的不适,以及与软性接触镜相比其适配和供应所需要的资源导致其应用持续下降。[206] 在软性接触镜的选择中,每天佩戴日抛型接触镜仍然是最安全的方法。[8,181] 长期(过夜)佩戴接触镜,不论应用何种类型(包括最新的高透气性硅水凝胶接触镜),都会增加感染的可能性[8,9] 应当与考虑采用这种视力矫正方法的患者讨论这种危险的增加。应当指导患者在任何接触镜再次佩戴进行消毒之前,揩拭接触镜是清洁步骤中的重要部分。最后,过氧化氢消毒与其他任何消毒系统相比,不良事件的发生率是最低的,而不论使用的是何种类型的接触镜。

角膜曲率矫正术(角膜塑形术)

硬性透气性接触镜可以用来作为非手术、可逆的减轻屈光不正的方法,来治疗角膜散光小于 1.5D 的轻度至中度近视眼。改变角膜形状的技术也称为角膜屈光疗法(corneal refractive therapy,CRT),或角膜曲率矫正术(角膜塑形术)。

如同最初叙述的那样,角膜曲率矫正术是指应用连续变平的 PMMA 硬性接触镜来压平角膜,以此来减少近视性屈光不正。当患者施行角膜曲率矫正术后停戴接触镜时,他们的角膜趋向于回复到最初的形状。[207,208] 在较早期根据眼部生物力学或生物统计学参数来预测哪些患者会对角膜曲率矫正术有反应的试图没有获得成功,[209] 角膜曲率矫正术的作用是不能预测和难于控制的。[207] 20 世纪 90 年代,应用高透气性硬性接触镜暂时地改变角膜形状的技术又重新兴起。在这种技术中,近视眼患者适配几何形状可逆转的硬性透气性接触镜,只在睡觉时使用。经过精心设计,使接触镜中央要比中央部角膜曲度平坦一些,来暂时地产生中央部角膜变平,当白天不戴这种接触镜后将会逆转为近视。接触镜必须每天或每两天晚上使用,以便维持其作用。美国食品药品管理局(FDA)批准允许应用这种技术,常常称为过夜的角膜曲率矫正术(overnight orthokeratology,OOK),用于暂时地减少高至 6D 的近视眼的度数(散光最大为 1.75D)。在佩戴几何形状可逆的接触镜 1~6 个月后,平均的未矫正视力的范围为 0.83(20/24)~ 1.05(20/19),屈光不正的度数为 +0.27~−0.41D。[210-214]

OOK 的并发症与佩戴硬性接触镜是重叠的。如同任何过夜佩戴接触镜的治疗,角膜曲率矫正术与发生微生物性角膜炎的危险增加相关联。[213,215,216] 已有报告发生角膜色素环,但这是可逆的。患者可能也会注意到视觉质量的下降,特别是在低照明环境下,这是由于高阶像差(HOA)的增加而引起的。与 OOK 相关的最严重的并发症是微生物性角膜炎,于 2001 年首次报道。[217,218] 这些病例的大多数发生在亚洲,特别是中国大陆及中国台湾地区,是在一个相对较短的时期内报告的,当时对角膜曲率矫正术的管理相对有限。[219] 采用这种疗法后阿米巴角膜炎病例高发生率强调在过夜佩戴角膜曲率矫正镜的护理中不用自来水清洗镜片的重要性。[219,220] 尚无足够的证据支持应用角膜曲率矫正术来预防儿童近视眼的进展。[221~223]

屈光手术治疗近视眼、散光眼和远视眼

屈光手术这个词是指用于改变眼的屈光状态的各种选择性方法。涉及改变角膜的方法统称为角膜屈光手术、屈光性角膜成形术或屈光性角膜手术。其他屈光手术方法包括植入人工晶状体(IOL),既包括植入置于晶状体前面的 IOL(有晶状体的 IOL),也包括植入于晶状体部位的 IOL(屈光性晶状体置换)。当患者考虑减少对眼镜或接触镜的依赖时,或者由于职业或美容的原因不能戴用眼镜时,可以考虑施行屈光手术。角膜屈光手术适用于很大范围的屈光不正,但是在一些情况下手术医师可以考虑采用人工晶状体植入术。

术前评估

施行屈光手术的眼科医师有下列责任:[224,225]

◆ 术前检查患者
◆ 确信所进行的评估准确地记录了症状、发现和治疗的适应证
◆ 从患者那里获得知情同意(见知情同意书部分)
◆ 与患者一起复习手术前诊断评估的结果
◆ 制订手术计划
◆ 制订术后护理计划,并将这些安排告诉患者(如护理的地点、提供护理的人员)
◆ 给予患者讨论与手术相关的费用的机会

由手术的眼科医师来施行术前评估可以满足患者最大的兴趣,这是因为这种做法可以允许手术医师制订手术计划,并在手术前与患者建立起一种关系。虽然眼科医师有责任检查患者和复习资料,但是某些部分的资料收集可由另外一些经过培训的人员在眼科医师督导下完成,并由眼科医师来复习结果。[224,225]

在施行任何屈光手术之前,应当进行综合眼科检查。[224] 需要特别注意视力和屈光状态。除了在成人综合眼科检查 [147](见附录 4)中列出的各项内容之外,屈光手术的检查应当包括下列内容:

◆ 未矫正和矫正的远视力
◆ 显然验光,如有可能进行睫状肌麻痹下验光
◆ 计算机辅助的角膜地形图检查中央角膜厚度
◆ 测量泪膜和眼表的评估
◆ 眼部运动和眼位的评估 [225]

虽然已经发表的研究资料不能显示出瞳孔大小与术后视觉质量之间的关系,但是术前检查时施行瞳孔测量的重要性仍有争议。大多数传统的和像差引导的准分子激光原位磨镶术(LASIK)研究没有显示出暗光线下瞳孔直径与术后烦人的视觉症状之间的关系。[42~46] 已经发现,相对于传统的切削来说,更为复杂的非球面切削在暗光线下瞳孔散大时具有益处,这是因为在这种时候可以减少或很少产生 HOA,而特别是在球面切削情况下 HOA 应当是很明显的。一些比较传统和像差引导的 LASIK 的研究报告,以像差引导的 LASIK 在术后暗光线下出现眩光或虹视的主诉要少。[227,228] 不管瞳孔大小如何,重要的是要让可能的患者了解在手术后有出现夜间视力问题的危险。总之,在术前测量瞳孔大小是不需要的。

 应当告知患者在角膜屈光手术之后有出现夜间视觉症状的危险。(SR, GQ)大多数有关传统的和像差引导的 LASIK 研究没有显示出术后暗光线下瞳孔直径与夜间视力症状的关系。[42~46](MQ)

因佩戴接触镜的患者有可能发生接触镜导致的角膜翘曲和角膜水肿,因此戴用接触镜的患者应当在术前检查和手术前停止戴用接触镜。[229] 作为一般性指南,球面软性接触镜应当至少停止使用 3 天至 2 周。[229,230] 而环曲面软性镜片和硬性镜片应当停用较长的时间,这是由于它们更可能与发生角膜翘曲和屈光状态不稳定有关,这在停用接触镜后需要较长时间才能解决。应当特别注意对这些患者要建立屈光状态的稳定性,这可能需要多次随诊。

当主观屈光检查发现的散光与应用角膜地形图检查发现的散光明显不同时,存在晶状体散光可能是一个原因。角膜屈光手术想要矫正在屈光检查时发现的全部散光。应当格外小心在确定明显的晶状体散光存在时是否有早期白内障的形成。在这种情况下,对患者来说选择晶状体屈光手术可能优于角膜屈光手术。

患者应当进行角膜地形图检查,以便了解不规则散光、角膜翘曲,或提示有圆锥角膜或其他角膜膨隆等异常的证据,这是由于所有这些都与不可预测的角膜屈光手术结果和术后戴用框架眼镜下最好视力(BSCVA)下降有关。要注意在施行角膜屈光手术前确定的任何不规则散光,典型的是在角膜地形图上确定的不规模散光不是圆锥角膜或其他角膜膨隆的体征。

当考虑施行眼内屈光手术而需要评估任何形态异常时,测量角膜曲率与角膜地形图检查是同样重要的。

在术前评估期间应当测量中央角膜厚度,来确定异常变薄的角膜和估计残余的基质床厚度。角膜地形图影像系统可以测量角膜前后表面的形态,允许评估整个角膜的异常厚度的分布。显示异常厚度分布的角膜厚度图在确定有无圆锥角膜存在时是有帮助的。[231]

准分子激光角膜切削导致很薄的角膜残留基质时,会增加发生角膜膨隆的危险。在 LASIK 中,建议 250μm 是安全的残余的基质床厚度,[232] 但是没有一个绝对的数值能够保证不发生角膜膨隆。虽然手术医师不同意采用一个特别的数字,但他们同意当评估角膜膨隆时,应当要考虑到许多因素。异常的角膜地形图是发生术后角膜膨隆的最有意义的危险因素。其他的危险因素可能包括术前中央角膜厚度变薄、比较年轻的患者、术后残留基质厚度薄以及想要进行较大的矫正。

在屈光手术前,应当进行角膜地形图检查,以便了解有无不规则散光、角膜翘曲,或提示有圆锥角膜或其他角膜膨隆等异常的证据。所有这些情况都与不可预测的屈光手术结果,以及角膜屈光手术后圆锥角膜和伴有进展的角膜膨隆相关联。[38-41] 当考虑施行眼内屈光手术时,角膜地形图的测量对于评估角膜的光学特征是重要的。如果在晶状体手术或环曲面人工晶状体植入后施行角膜屈光手术对于获得最好的屈光结果来说是必要时,这一检查也是适当的。(SR,MQ)

确定是否一些个人特征能够影响患者术后视觉质量满意度的研究正在进行之中。在患者选择的更多信息可以利用之前,对希望进行屈光手术的患者的动机和期望进行评估,以及对其精神健康状态和病史进行评估是有帮助的。已经表明,患者术后的期望值和心理特征会影响 LASIK 后的视觉质量。[233] 抑郁症的症状与 LASIK 术后视觉质量下降相关联。[234] 这一研究与有关美容手术的文献是一致的,这些研究明确了个人的疾病以及忧郁或焦虑的病史是术后心理或社会心理结果不好的预测指标。[235]

角膜屈光手术

对低度和中度近视眼最常施行的手术是应用准分子激光器进行的,1995 年 FDA 首次批准用其进行屈光手术。表面切削技术,即准分子激光屈光性角膜切削术(PRK)是首先施行的手术;随后 LASIK 成为最常施行的角膜屈光手术。矫正低度和中度近视眼的其他角膜屈光性手术包括 PRK 的变异,称为准分子激光上皮性角膜消融术(LASEK)和 epi-LASIK、基质内角膜环节段的插入,[236] 以及 RK。[237]

与 LASIK 相比,表面切削技术的优点是有更多的残余的后部角膜基质组织得以保留,而且没有角膜瓣相关的并发症。与 LASIK 相比,表面切削技术的缺点包括更多的不适感和视力恢复较慢,这是由于所需的角膜再上皮化的时间较长,还可能会发生上皮下角膜雾状混浊。[238,239]

高度近视眼不太可能像低度和中度近视眼那样,能通过角膜屈光手术得以充分矫正。[240] 然而,因为高度近视眼患者所经历的较大的功能损伤,因此他们很可能接受角膜屈光手术的潜在的局限性。矫正高度近视眼的替代方法包括屈光性晶状体置换和有晶状体眼植入 IOL。

与矫正近视眼相比,远视眼的矫正手术开展得比较少。远视眼切削的概况是围绕角膜中央部光学区进行周边部环状切削,这样会导致中央部角膜相对于周边部角膜更为陡峭。应用准分子激光矫正远视眼是由 FDA 于 1998 年批准的。

准分子激光屈光性角膜切削术是用于治疗散光的首个屈光性激光手术。[241,242] 应用准分子激光在角膜基质层进行球面椭圆形切削,来矫正球面的或散光的屈光不正。根据激光和它针对特殊屈光不正的算法,激光切削既可以使陡峭的经线变平,也可以使平的经线变得陡峭,或者使这两者都能实现(双环形或横跨柱面的切削)。一般来说,横跨柱面和双环曲面切削去除的组织较少,对球镜等效度的改变小于只进行使平的经线变陡峭或只使陡峭的经线变平的切削。[243] 不同的激光平台采用不同特点的切削模型,这可能会影响屈光手术长期稳定性的结果。

激分子激光系统

传统的

通过变更切削的类型,准分子激光可以改变前部角膜曲度,来矫正以球镜和柱镜来描述的特殊屈光不正。现在所用的获得这种切削类型的激光释放方法是采用宽光带、裂隙扫描或飞点系统。眼球追踪技术已经整合到现代的商用准分子激光系统中,允许在小幅度眼球运动之中使切削仍然对准瞳孔中央。

高级的

波阵面引导的或个体化切削的几种模型在几种商用的供施行 LASIK 的准分子激光系统中都是可以利用的。波阵面分析要应用横跨瞳孔入口所测量的整个眼球光学系统的详细地形图。这一地形图对于所测量的个体眼球来说是独特的,可以采用与标准化的光学像差相差的程度来叙述。较低阶像差由规则的散光和离焦所组成。较高阶像差是由增大的复杂光学缺陷的无限系列所组成的,这些光学缺陷具有以前称之为不规则散光的特征(例如这种散光不能以球柱镜片来矫正)。波阵面引导和非球面切削技术是有商用的,它试图来维持更为扁长的角膜形状,这样可以减少球面像差的产生。与传统 LASIK 相比较,波阵面引导和非球面准分子激光切削两者可以在暗光线下提供更好的视觉质量。[244] 一般来说,波阵面引导或

个体化切削技术会比传统的方法去除更多的组织。[245~252]

应用波阵面像差信息进行个体化准分子激光切削能够限制较高阶像差的产生,在一些情况下可以减少原先存在的较高阶像差。[253,254] 其他方面都是健康的和以前没有施行过屈光手术的眼,典型地具有对视功能不产生明显影响的很低水平的不规则散光。一些证据表明即使在具有相对低水平的较高阶像差的健康眼中,施行波阵面引导的准分子激光切削也有益处,这是由于这种技术具有减少较高阶像差产生的能力,特别是球面像差。[255]

用于治疗规则散光的手术包括 PRK 和它的变异(总体上称为"表面切削")、LASIK 和散光性角膜切开术(astigmatic keratotomy,AK)。基于波阵面或地形图信息的个体化治疗来减少高阶像差眼的散光正在研究之中,虽然 FDA 尚未批准这些适应证。[256] 应用波阵面引导技术进行准分子激光屈光性角膜切削术被认为是适应证之外应用 FDA 批准使用的器械。

适应证

表 2 列出了为施行 PRK 和 LASIK 的准分子激光的适应证,这已被 FDA 批准用于矫正近视眼、远视眼和散光及其联合的情况,并且已为商用。

MedWatch(http://www.fda.gov/medwatch)是一个由 FDA 管理的有关药品和其他医疗产品的安全信息和不良事件报告项目。应当向 MedWatch 报告屈光手术的任何不良事件。

禁忌证

◆ 屈光状态不稳定

◆ 某些角膜异常(如患有圆锥角膜和其他的角膜膨隆、变薄、水肿,间质性或神经营养性角膜炎,以及广泛的血管化)

◆ 角膜厚度不足,不能满足设定的切削深度

◆ 具有视觉意义的白内障

◆ 不能控制的青光眼

◆ 不能控制的外眼疾病(如睑缘炎、干眼综合征、特应性/过敏)

◆ 不能控制的结缔组织或者自身免疫疾病

◆ 患者不现实的期望值

相对禁忌证

◆ 功能性单眼

◆ 存在限制视功能的眼部情况

◆ 过于陡峭或者过于平坦的角膜(例如增加机械性微角膜切开刀发生并发症的危险)

◆ 角膜地形图不正常,提示有隐匿性圆锥角膜

◆ 明显的不规则散光

◆ 有视觉意义的角膜基质或者内皮营养不良

◆ 有单纯疱疹病毒(HSV)或者带状疱疹病毒(VZV)感染病史

◆ 没有适当控制的干眼

◆ 青光眼[257]

◆ 葡萄膜炎病史[258]

◆ 糖尿病[259]

◆ 怀孕或者哺乳[260]

◆ 自身免疫或其他免疫调节的疾病[261]

◆ 某些全身用药(比如异维 A 酸、胺碘酮、舒马曲坦、左炔诺孕酮植片、秋水仙碱)

◆ 年龄为 21 岁以下(对于每种激光都应当参考 FDA 的标示)。

知情同意

虽然角膜屈光手术获得成功结果的可能性很大,但应用时仍要谨慎,要强调可能发生的不良事件或并发症,解释哪些可能是暂时的,哪些可能是长期的。应当在手术前告知患者潜在的风险、益处、替代疗

法以及不同屈光手术之间的差异。应当记录知情同意的过程,应当在手术前使患者有机会得到所有问题的回答。手术医师有责任获得患者的知情同意。[224,225]

讨论的内容应当包括下列各项:

◆ 期望的屈光矫正结果范围

◆ 残余的屈光不正

◆ 术后阅读和(或)远距离的屈光矫正

◆ 最好矫正视力(BCVA)的降低

◆ 不良反应和并发症(如微生物性角膜炎、无菌性角膜炎、角膜膨隆)

◆ 不仅仅是以视力来测量的视功能的改变,包括眩光和在暗光线下的功能

◆ 夜间视觉综合征(如眩光、虹视)的发生和恶化;对于具有高度屈光不正的患者,以及需要在暗光线下具有高水平视功能的患者要仔细地考虑这一问题

◆ 对于眼位的作用

◆ 干眼综合征的发生或恶化

◆ 复发性角膜糜烂综合征

◆ 角膜屈光手术的局限性,如伴随近视眼矫正对老视眼和可能发生未矫正近视力功能丧失等方面的问题

◆ 单眼视的优点和缺点(对于老视年龄的患者)

◆ 传统的和高级的切削所具有的优点和缺点

◆ 同一天进行双眼屈光手术与先后进行手术的优点和缺点。因为在同一天施行双眼 PRK 后一段时间内视力可能较差,所以应当告知患者可能在数周内不能进行诸如驾车这样的活动

◆ 可能影响以后施行白内障手术时 IOL 屈光度数计算的预测准确性

◆ 术后诊治计划(诊治的地点和提供者)

 对可能的屈光手术患者在术前评估时应当说明术后视力的期望,强调可能发生的不良事件或并发症,解释哪些可能是暂时的,哪些可能是长期的。(*GQ*)

 应当告知患者在角膜屈光手术后存在发生夜间视力问题的危险。(*SR,GQ*) 大多数有关传统的和像差引导的 LASIK 没有显示出暗光线下瞳孔直径与夜间视觉症状之间的关系。[42~46] (*MQ*)

表面切削技术

准分子激光屈光性角膜切削术

在准分子激光角膜切削术(PRK)中,去除中央部角膜的上皮层,应用准分子激光切削瞳孔区之前的前弹力膜和表面的角膜基质。

在术前必须检查和校准所有的器械。[262] 术者应当证实患者的特征、手术眼,并将各项参数正确地输入激光器的计算机内。[262] 在有明显散光或波阵面引导的治疗中,术者应当采取适当的步骤来保证扭转对齐。在治疗较高度散光时,轴向瞄准是关键,这是因为如果治疗散光的切削不是对准真正的散光轴,就有可能使效果明显下降。由于当患者从坐位改为卧位时可发生眼球环曲面的转动,所以当患者在激光手术前处于坐位时对手术眼设置参考标记是有用的。[263] 然后在术中以激光十字线瞄准这些标记,这样可以代偿眼球的环曲面的转动。应用导向装置,或在一些病例中应用固定环将有助于稳定眼球,增加散光切削位置的准确性。

对于个体化切削,有关手术期间患者眼球的获得性波阵面信息的注册是必要的,以便提供最准确和可预测的结果。一些激光器平台在患者卧位施行手术时应用虹膜标识来匹配患者坐位时所获取的波阵面测量值。将来的波阵面注册技术可能会利用巩膜血管作为标记,进行动态的术中注册。所有波阵面引导的激光器平台都应用眼球追踪系统来处理在切削期间发生的小幅度的眼球移动。

表 2　美国食品药品管理局 (FDA) 批准的准分子激光角膜切削术和 LASIK 的适应证

公司 (模式)	治疗近视眼和散光的 PRK	治疗近视眼和散光的 LASIK	治疗远视眼和散光的 PRK	治疗远视眼和散光的 LASIK	混合性散光
Abbott Medical Optics (VISX Model B & C [Star & Star S2])	0D 至 -6.0D 的近视眼 (P930016;3/27/96) 伴有或不伴有 -0.75D 至 -4.00D 散光的 0 至 -6.0D 的近视眼 (P930016/S3;4/24/97) 伴有或不伴有 0D 至 -4.00D 散光的 0D 至 -12.0D 的近视眼 (P930016/S5;1/29/98)				
Abbott Medical Optics (VISX StarS2)		伴有或不伴有 -0.50D 至 -5.00D 的小于 -14.00D 的近视眼 (P990010;11/19/99)	+1.00D 至 +6.00D 的远视眼 (P930016;11/2/98)		
Abbott Medical Optics (VISX Star S2/S3)			伴有或不伴有 +0.50D 至 +4.00D 散光的 +5.0D 的远视眼 (P930016/S10;10/18/00)	伴有或不伴有高至 +3.00D 散光的 +0.50D 至 +5.0D 的远视眼 (P930016/S12;4/2/01)	混合散光大至 6.00D，柱镜度数大于球镜度数，符号相反 (P930016/S14;11/16/01)
Abbott Medical Optics (VISX Star S3 ,EyeTracker)		伴有或不伴有 0.50D 至 -5.00D 散光的小于 -14.00D 的近视眼 (P930016/S1;4/20/00)			
Abbott Medical Optics (VISX Star S4 & WaveScan WaveFront System wavefront-guided)		伴有或不伴有大至 -3.00D 散光的大至 -6.00D 的近视眼 (P930016/S16;5/23/03) 伴有或不伴有大至 -3.00D 的散光的大至 -6.00D 的近视眼行单眼视治疗，保留 -1.25D 至 -2.00D 的近视 (P930016/S25;7/11/07)		伴有或不伴有大至 +2.00D 散光的大至 +3.00D 的远视眼 (P930016/S17;12/14/04)	1.00D 至 5.00D 的混合性散光 (P930016/A20;3/17/05)

公司（模式）	治疗近视眼和散光的 PRK	治疗近视眼和散光的 LASIK	治疗远视眼和散光的 PRK	治疗远视眼和散光的 LASIK	混合性散光
Abbott Medical Optics（VISX Star S4 & WaveScan WaveFront System wavefront-guided）		伴有或不伴有大至 -3.00D 散光的 -6.00D 至 -11.00D 的近视眼（930016/S21；8/30/05）			
Alcon（Apex & Apex plus）	-1.5D 至 -7.0D 的近视眼（P930034；10/25/95）				
Alcon（Apex plus）	伴有或不伴有 -1.0D 至 -4.0D 散光的 -1.0D 到 -6.0D 近视眼（P970043/S9；3/11/98）	伴有或不伴有 0.5D 至 5.0D 散光的小于 -14.0D 近视眼（P930034/S13；10/21/99）	伴有或不伴有小于 -1.0D 散光的 +1.5D 至 +4.0D 远视眼（P930034/S12；10/21/99）		
Alcon（LADARVision）	伴有或不伴有小于 -4.0D 散光的 -1.0D 至 -10.0D 的近视眼（P970043；11/2/98）	伴有或不伴有 -0.5D 至 -3.0D 的小于 -9.0D 的近视眼（P970043/S5；5/9/00）		伴有或不伴有小于 -6.0D 散光的 6.0D 的远视眼（P970043/S7；9/22/00）	伴有小于 -6.0D 柱镜的小于 +6.0 球镜的混合散光眼（P970043/S7；9/22/00）
Alcon（LADARVision）波阵面引导的		伴有或不伴有小于 0.5D 散光的大至 -7.0D 的近视眼（P970043/S10；10/18/02）伴有 -0.5D 至 -4.0D 柱镜度和在眼镜面上大至 -8.00D 的 SE 的 大至 -8.00D 球镜度的近视散光眼（P970043/S15；6/29/04）		伴有或不伴有小于 -3.0D 散光的小于 +5.0D 的远视眼（P970043；5/1/06）	1.0D 至 5.0D 的混合散光眼；柱镜度大于球镜度，符号相反（P970043；5/2/06）
Alcon（WaveLight ALLEGRETTO WAVE）		伴有或不伴有大至 -6.00D 的散光的大至 -12.00D 的近视眼（P020050；10/07/03）		伴有或不伴有大至 +5.00D 散光的大至 +6.00D 的远视眼（P030008；10/10/03）	在眼镜平面有大至 6.00D 的混合散光（P030008/S4；4/19/06）

公司(模式)	治疗近视眼和散光的 PRK	治疗近视眼和散光的 LASIK	治疗远视眼和散光的 PRK	治疗远视眼和散光的 LASIK	混合性散光
Alcon (WaveLight ALLEGRETTO WAVE) 波阵面引导的		大至 -7.00D 的近视眼,并有 -7.00D 的球镜部分,大至 3.00D 的散光部分 (P020050;7/26/06)			
Bausch & Lomb Surgical (KERACOR 116)	伴有或不伴有小于 -4.5D 散光的 -1.5D 至 7.0D 的近视眼 (P970056;9/28/99)				
Carl Zeiss Meditec (MEL 80)		伴有或不伴有 -3.0D 散光的 ≤ -7.0D 近视眼 (P060004;8/11/06)		伴有不伴有 >0.50D 和 ≤ +3.00D 散光的 ≤ +5.0D 远视眼,最大的 MRSE 为 +5.00D (P06004/S1;3/28/11)	
Nidex EC-5000	伴有 ≤ -0.75D 散光的 -0.75D 至 -13.00D 的近视眼,以及伴有 -0.50D 至 -4.00D 散光的 -1.00D 至 -8.00D 的近视眼 (P970053;10/11/06)	伴有或不伴有 ≤ -4.00D 散光的 -1.00D 至 -14.00D 的近视眼 (P970053/S9;10/11/06)		伴有或不伴有 ≤ +0.50D 至 +2.00D 散光的 +0.50 至 +5.00D 的近视眼 (P970053/S9;10/11/06)	
Technolas Perfect Vision GmbH* (Technolas 217a)		伴有或不伴有小于 -3.00 D 散光的小于 -11.0D 的近视眼 (P99027;5/23/00)		伴有或不伴有大至 2.00D 散光的 1.0D 至 6.0D 的远视眼 (P99027/S4;2/25/03)	
Technolas Perfect Vision GmbH* (Technolas 217z) 波阵面引导的		伴有或不伴有大至 -3.00D 散光的大至 -7.0D 的近视眼 (P99027/S6;10/10/03)			

资料来源:http://www.fda.gov/MedicalDevices/ProductandMedicalProcedures/SurgeryandLifeSupport/LASIK/ucm168641.htm,
2012 年 10 月 16 日获得

D= 屈光度;LASIK= 准分子激光角膜原位磨镶术;MRSE= 显然验光球镜等效度;PRK= 准分子激光角膜切削术;SE= 球镜等效度

* Technolas Perfect Vision 是 Bausch & Lomb 和 20/10 Perfect Vision AG 联合企业。

在术前,术眼要滴用抗生素或抗感染眼药水,也要滴用非甾体抗炎药(NSAID),有助于缓解术后疼痛。非手术眼也要遮盖。对于每个患者都必须使用消毒过的器械。对术眼进行表面麻醉,对术眼周围的皮肤和睫毛进行清洁和(或)隔离,置放开睑器以便满意地暴露角膜。

采用机械的(应用刷子、刀子或角膜上皮刀)、化学的(多数经常使用浓度约为 20% 的酒精)方法或者激光去除角膜上皮。[264~269] 快速地去除角膜上皮可以减少角膜基质的不均一的干燥。去除的角膜上皮范围要足够大,以便允许将计划的激光光学区的直径全部置放于角膜基质组织。准分子激光切削要在瞳孔的中央区进行。必须小心地维持适当的头位,使得面部 / 角膜平面与地板面平行,与激光束垂直。作为说明书外应用,有时可以应用丝裂霉素 C 来减少角膜上皮下雾状混浊发生的机会,特别是在高度屈光不正的情况下(即进行深度切削),或者以前已经施行过角膜手术如放射状角膜切开术(RK)、LASIK 或穿通性角膜移植术的眼中。[270~272] 现在还没有丝裂霉素 C 对于角膜生理学作用的长期研究报告。大多数研究显示,当浓度为 0.02%(0.2mg/ml)的丝裂霉素应用很短的时间(如 15 秒)时,对角膜内皮细胞计数没有明显的影响。[273,274] 眼部应当滴用抗生素滴眼液。常常会应用绷带式角膜接触镜,撤除开睑器。也滴用 NSAID 滴眼液。

审慎地短期滴用稀释的麻醉剂有助于控制术后疼痛。

准分子激光角膜上皮磨镶术和 Epi-LASIK

准分子激光角膜上皮磨镶术(laser epithelial keratomileusis,LASEK)是 PRK 的改良手术,这种手术试图保存角膜上皮层。对角膜上皮应用 20% 酒精处理后,依次使用上皮环钻和刮刀将角膜上皮刻痕、松解和卷起,在鼻侧或上方仍然保持附着。然后进行激光切削,此后将角膜上皮回卷覆盖在激光切削过的中央部角膜基质上。[275] 使用绷带式接触镜数日,直至角膜上皮再上皮化。

LASEK 的一种替代的表面切削手术是 epi-LASIK。不是应用酒精来松解角膜上皮层,而是应用表面角膜刀(epikeratome)从前弹力层上剖开上皮层。表面角膜刀在设计上与用于 LASIK 的机械性微型角膜刀相似。不是应用振动的锐刀片来剖切角膜前弹力层下的角膜,表面角膜刀是应用钝的振动分离器,在以吸力环的高压所固定的角膜上进行横跨式的移动。这种分离器从角膜前弹力层上提起角膜上皮层片。然后施行激光切削,上皮片可以复位或者去除。尚不清楚施行 LASEK 和 epi-LASIK 的患者与施行 PRK 的患者相比,术后的不适和上皮下雾状混浊是否减少。[276~278] 施行 LASEK 和 epi-LASIK 后的视力恢复和不适程度与施行 PRK 是相似的,相对于 LASIK 来说手术持续的时间要长一些。Epi-LASIK 只有在前弹力层完整的眼中施行。前弹力层破裂(例如从以前的 PRK、LASIK 甚至一些角膜瘢痕上分离时)会增加 epi-LASIK 刀片分离角膜基质组织的危险,分离的不仅仅是角膜上皮层。有时会说明书外应用丝裂霉素 C 来减少发生角膜上皮下雾状混浊的机会,特别是在进行高度屈光不正的矫正(即进行深度切削)或在以前进行过角膜手术,如放射状角膜切开、LASIK 或穿通性角膜移植术的眼中。[280~282] 由于 LASEK 和 epi-LASIK 是 PRK 的改良,发生角膜雾状混浊的可能仍然是一个关注的问题。[283~286]

结果

准分子激光角膜切削术可以减少近视眼的度数;对于低度至中度近视眼,结果是可能预测的,但是对于高度近视眼的结果预测性较低。[240] 对屈光度为 –1.0D 至 –14.0D 的 2000 多只眼的资料进行了系统回顾,结果报告对于近视眼施行 PRK 12 个月或更长时间后,参加者具有未矫正视力(UCVA)为 1.0 和 0.5 的比率的中位数分别为 70% 和 92%。[240] 在随诊 12 个月或更长时间的随诊后,治疗的近视眼和近视散光眼的屈光度与预期的矫正度数相差在 1.0D 之内的眼的比率的中位数为 86%。[240] 低度至中度近视眼施行 PRK 后随诊 1 年时丧失 2 行或以上的 BCVA 为 0% 至 1%。[240] 对于高度近视眼施行 PRK 后随诊表明,6% 的眼丧失了 2 行或以上的 BCVA。[240]

在波阵面引导的 PRK 治疗近视眼和近视散光眼的研究中,81% 的患者获得 UCVA 为 1.0 或更好。[287] 在一个比较波阵面引导的 PRK 和对侧眼为波阵面引导的 LASIK 的研究中,发现 LASIK 后视力的恢复要比 PRK 快一些(在术后 1 个月时视力达 1.0 或以上的分别为 88% 与 48%)。然而在术后 6 个月时两组的视力一样好(92% 的 LASIK 治疗眼视力为 1.0 或以上,PRK 则是 94%)。[288] 应用波阵面引导的 PRK 中,只有 1% 的眼丧失了 1 行的 BCVA。[287]

在术前为较高度近视眼的患者中,手术作用的回退是较常见的。[240] 对 10~12 年结果所进行的长期研究显示 PRK 治疗近视眼具有极好的安全性和有效性。[289~292] 两个发表的研究共同观察了小于 −6.00D 的近视眼(较低度近视眼组)和大于 −6.00D 的近视眼(较高度近视眼组)施行 PRK 后随诊 10 年的结果。虽然长期的结果是非常好的,但与较低度近视眼组相比,在较高度近视组中回退的作用较大(观察 10 年,较高度近视眼组为 −1.33D,较低度近视眼组为 −0.10D)。[291,292]

对波阵面优化的 PRK 和 LASIK 后再次治疗发生率的研究发现两组中再治疗率没有差别(6.3%)。[293] 再次 PRK 治疗的有效性和预测性均低于首次手术的结果。[294~298]

准分子激光角膜切削术治疗远视眼(H-PRK)可以减少远视屈光不正。与较高度远视性屈光不正相比,较低度数远视眼(0~3.5D)的矫正具有更好的预测性。[240] 对以 H-PRK 治疗的 300 多只眼资料的系统回顾表明,79% 的眼在术后 12 个月时获得了与预期屈光矫正相差值为 1.0D 之内的矫正。[240] 在一项研究中,85% 的术前平均矫正为 +2.88D 的眼获得预期矫正值 ±1.0D 以内的矫正。[299] 在大于 +3.50D 的远视眼中,79% 获得了与预测值相差 1.0D 以内的矫正。[300] 在另一项研究中,79% 的术前平均屈光不正为 +3.03D 的眼在术后 12 个月时获得了 0.5D 的正视。[301] 在 H-PRK 之后,5% 的轻度至中度远视眼(3.5D 或以下的远视眼)的患者和 20% 的高度远视眼(3.5D 或以上的远视眼)患者比术前 BCVA 分别丧失 2 行或更多的 BCVA。[240] 在一个波阵面引导的 PRK 矫正远视眼(平均术前屈光度为 +2.90D ± 0.80D)的研究中,100% 的眼获得了与预期矫正相差值为 1.0D 以内的矫正,12% 的患者在随诊 6 个月时丧失 2 行或以上的 BCVA,主要由于高阶像差的增加。[302] 在术后 6 个月时 90% 的眼获得了 0.5 或更好的视力。

虽然总体来说,角膜雾状混浊的发生一般是轻微的,但是在角膜中周环状部分会发生更有意义的角膜雾状混浊,通常避开了瞳孔入口处。[303] 在 H-PRK 中,获得最好术后视力比近视眼 PRK 要缓慢。由于较小的有效的光学区,因此对准中心部进行切削更为关键。应用带有眼球追踪器的准分子激光有可能减少偏中心的发生。

在比较远视性 PRK 和 LASIK 术后 2 年结果的研究中,以 PRK 治疗的屈光结果是不太稳定的,其证据是在 PRK 术后 2 年时发生有统计学意义的回退,而 LASIK 组中没有发生有意义的回退。[304] 即使在 LASIK 组中治疗的远视性等效球镜度较高(LASIK 组为 4.49D,PRK 组为 2.85D),在 PRK 组中回退的程度也较高。

在三项 PRK 矫正散光后随诊 6 个月的研究中,不到 2% 的患者丧失 2 行或更多的 BCVA。在这些报告中,63%~86% 的患者获得与他们预期矫正值相差 1.0D 以内的矫正,82%~94% 的患者获得 UCVA 为 0.5 或更好。[305~307]

一项 LASEK 研究的系统回顾显示,丧失 2 行或更多 BCVA 的比率为 0%~8%;丧失 2 行或更多行视力的情况在高度近视眼和散光眼的研究中更为常见。[240] 矫正的准确性和 UCVA 的结果与 PRK 的矫正是相似的。比较 LASEK 和 LASIK 治疗低度到中度近视眼的研究指出,所得的结果没有临床意义的差别。[308]

术后处理

术后处理是任何手术获得良好结果的组成部分,是手术医生的责任。[225,309] 眼部滴用抗生素可以减少发生术后感染的风险。术后通常立即开始滴用糖皮质激素,并且在数日或数周内逐渐减量,而在一些病例中则需要数月时间来减量。如果长时期应用糖皮质激素就应当监测眼压。轻度暂时性眼压升高常常给予局部治疗,但是密切观察是必要的,这是因为长期应用糖皮质激素后眼压很容易失控。[310,311]

虽然术后使用绷带式接触镜和非甾体抗炎药可以减轻术后疼痛,但是患者仍然需要口服止痛剂。因为非甾体抗炎滴眼液可能延迟角膜上皮化,对其使用应谨慎。已有报道无菌性角膜浸润与滴用非甾体抗炎滴眼液时没有同时滴用糖皮质激素关联。[312] 但无论何时出现角膜浸润,都应当考虑到发生微生物性角膜炎的可能。

术后检查,包括角膜的裂隙灯活体显微镜检查,应当在术后 1 天和此后每隔 2~3 天进行,直至角膜上皮愈合。完全上皮化通常在手术后 5 天内完成。如果使用绷带式接触镜,可以在明显的上皮化发生后停止使用。可能在术后几个月内都无法获得稳定的视力和屈光度。定期检查非常必要,可以监测眼部状态和检查有无眼压升高等糖皮质激素相关的副作用。

建议给患者提供一份记录或眼科医师保持一份记录,列举患者的眼部情况,包括术前角膜曲度值和屈光度,也记录术后屈光的稳定状况,这样当患者如果需要施行白内障手术或其他的眼部护理时就会很有用处(见附录 7)。(好的实践要点)

再次治疗

直到屈光度、角膜雾状混浊和角膜地形图稳定之后才考虑施行再次治疗,这些情况的稳定在首次 PRK 术后至少需要 6 个月。有任何但是轻度的角膜雾状混浊存在时,施行再次治疗必须要仔细地考虑。[296] 已有报告,在再次治疗时采取说明书外应用丝裂霉素 C 可以减少角膜雾状混浊的反复发生。[313,314]

不良反应和并发症

表面切削手术与一些少见的不良反应和并发症相关联,有时是长期的,很少情况下会使人感到虚弱。这些不良反应和并发症包括下列各项:

- ◆ 有症状的欠矫或过矫[315~318]
- ◆ 治疗作用的部分回退[319]
- ◆ BCVA 的下降[315~318,320~326]
- ◆ 视觉畸变,包括一过性或者永久的眩光、星暴或晕轮的作用,特别是在夜间[319,327]
- ◆ 对比敏感度的下降[328~330]
- ◆ 产生规则的或不规则的散光[315,318]
- ◆ 产生屈光参差[315~318]
- ◆ 过早地需要阅读矫正镜[315~318]
- ◆ 角膜雾状混浊或瘢痕(早期发生或迟发)[331]
- ◆ 角膜浸润、溃疡、融解或穿孔(无菌性或微生物性)[312,325,332]
- ◆ 角膜膨隆(进行性角膜陡峭)[333]
- ◆ 干眼症状的发生或恶化
- ◆ 角膜知觉下降[334]
- ◆ 反复发作的角膜糜烂[335]
- ◆ 单纯疱疹病毒性角膜炎的复发[336]
- ◆ 糖皮质激素产生的并发症(如高眼压症、青光眼、白内障)[318]
- ◆ 对于眼位的不良作用[326]
- ◆ 上睑下垂[318]
- ◆ 人为地使眼压测量值偏低(由于角膜变薄)
- ◆ 丝裂霉素 C 相关的并发症(如角膜内皮细胞的减少)[337]

虽然在 PRK 之后有视网膜异常的病例报告,但是尚不清楚视网膜异常的发病率是否与可比较的近视眼人群不同。[338,339]

患者满意度

患者满意度取决于患者的期望值和手术的结果。患者通常对 PRK 的结果感到满意。[340~342] 有些人虽然获得了预期的矫正,但可能因为出现视觉畸变而不满意。

屈光手术患者不满意的最常见主诉是视远或视近模糊、眩光、干眼以及夜间视觉问题。在许多情况下,不满意的患者具有相对好的 UCVA。[343,344]

已经制定了定量的问题表来评估屈光不正及其矫正对功能和心理方面的影响。[345,346] 主观的视功能和患者的满意度并不总是与客观测量结果相关的。[347]

准分子激光原位角膜磨镶术(LASIK)

准分子激光原位角膜磨镶术(LASIK)是一种需要制作一个由角膜上皮、前弹力层和浅层基质的带蒂薄瓣的手术。将角膜瓣反折后,使用切削组织的准分子激光对暴露的角膜基质进行重新塑形,然后将瓣复位。通过对角膜瓣下的角膜组织施行不同程度的切削,使前部角膜表面发生改变,从而矫正屈光不正。

当进行 LASIK 手术时,一些特殊的考虑包括下列各项:

◆ 异常的角膜地形图提示顿挫型圆锥角膜、圆锥角膜或其他角膜膨隆

◆ 妨碍微型角膜刀、飞秒激光适当地发挥功能的眼眶、眼睑或眼球的解剖情况

◆ 估计角膜基质床厚度的角膜厚度计算

◆ 上皮黏合差、上皮基底膜营养不良或复发性糜烂综合征

◆ 职业或娱乐有发生角膜外伤的明显危险

◆ 明显的干眼

如果在上述情况中有一种或多种情况存在,可能考虑选择 PRK 或其他的表面切削手术。

技术

手术前必须检验和校准所有的器械。手术医生要确认患者的特征、手术眼,确认是否将一些参数准确地输入准分子激光的计算机内。[262] 在明显散光眼或进行波阵面引导的治疗时,手术医生应当采取适当的步骤确保环曲面的对位。在治疗散光时,轴向瞄准是关键,这是因为如果散光的切削不是对准真正的散光轴就有可能使效果明显下降。由于当患者从坐位改为卧位时可以发生眼球环曲面的转动,所以当患者在激光手术前处于坐位时对手术眼设置参考标记是有用的。[263] 然后在术中瞄准这些标记,这样可以代偿眼球的环曲面的转动。应用导向装置,或在一些病例中应用固定环将有助于稳定眼球,增加散光切削位置的准确性。对于个体化切削,有关手术期间患者眼球的获得性波阵面信息的注册是必要的,以便提供最准确和可预测的结果。许多激光器平台在患者卧位施行手术时应用虹膜标识来匹配患者坐位时所获取的波阵面测量值。将来的波阵面注册技术可能会利用巩膜血管作为标记,进行动态的术中注册。所有波阵面引导的激光器平台都应用眼球追踪系统来处理在切削期间发生的小幅度的眼球移动。

除了微型角膜刀为基础的 LASIK 手术,可以在准分子激光角膜切削术之前应用飞秒激光来制作角膜瓣。飞秒激光是一组释放红外光谱光线的固体激光。当目标组织吸收激光时,可发生光分裂的作用,释放自由电子,产生等离子(带电的粒子)。[348,349] 等离子发生燃烧,产生气穴和气泡。飞秒(10^{-15} 秒)激光具有短脉冲,这就允许它们通过减少形成气穴泡的大小和导致冲击波而在角膜的应用中变得很有用。

与微型角膜刀为基础的 LASIK 相比,飞秒激光具有安全的优点,这是因为如果制作了一个异常的角膜瓣,角膜组织就不需要进行分离。飞秒激光也能够程序化来制作角膜瓣宽度、角膜瓣深度、角膜瓣蒂的宽度、侧边切开的角度不同的角膜瓣,它们也能进行其他的角膜手术。表 3 列出了 FDA 已经批准的飞秒激光器以及它们使用的适应证。

表 3　FDA 批准的飞秒激光适应证

型号	公司	适应证
FEMTO LDV(以前称 Da Vinci 飞秒手术激光)(K053511;3/10/06)	Ziemer Ophthalmic Systems AG*(Port Switzerland)	在施行 LASIK 手术或其他需要开始时做角膜板层切开的患者中制作角膜瓣
Horus Laser Keratome (K062314;12/22/06)	Carl Zeiss Meditec AG (Jena, Germany)	在施行 LASIK 手术或其他需要开始时做角膜板层切开的患者中制作角膜瓣
IFS Laser System(K073404; 4/25/08)(K113151;3/8/12)	Advanced Medical Optics, Inc.†	在施行 LASIK 手术或其他治疗需要开始时做角膜板层切开的患者中制作角膜瓣;在进行手术或其他治疗需要开始时做角膜板层切开的患者中;在进行手术或其他治疗时需要做角膜板层切开制作隧道放置节段状角膜环的患者中;在角膜板层移植中和收集角膜组织时;在施行角膜板层移植时进行角膜板层切开或分离,以及在穿透性角膜移植时进行角膜穿透性切开或分离;在需要进行穿透性和基质内弧形切开的眼科手术或其他治疗时
IntraLase Fusion Laser (K063682;2/9/07)	IntraLase Corp.†	
IntraLase FS Laser, IntraLase FS30 Laser, Models 1, 2, 3 (K060372;8/16/06)	IntraLase Corp.†	
IntraLase Laser(K031960;9/29/03)	IntraLase Corp.†	
Pulsion FS Laser(K013941;2/27/02)	IntraLase Corp.†	

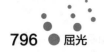

续表

型号	公司	适应证
LenSx Laser Kertome (K120732;9/6/12)	Alcon LenSx,nc.（Aliso Viejo,CA）	在白内障手术中制作角膜切口、晶状体前囊膜切开和激光破碎晶状体核时；在同样的手术中可以单独施行上述每一种手术或连续施行这些手术；角膜板层移植时进行角膜板层切开或分离，以及穿透性角膜移植术时施行穿透性切开；在施行 LASIK 患者中制作角膜瓣，或者用于开始时需要做角膜板层分层的其他治疗
Technolas Femtosecond Workstation Custom Flap（以前称 FemTec Laser Micorokeratome）（K033354;2/18/04）	Technolas Perfect Vision GmbH‡	在施行 LASIK 患者中制作角膜瓣，或者用于开始时需要做角膜板层分层的其他治疗
Victus Femtosecond Laser Platform（K120426;7/31/12）	Technolas Perfect Vision GmbH and Bausch & Lomb, Inc.（Rochester,NY）	在施行 LASIK 患者中制作角膜瓣，或者用于开始时需要做角膜板层分层的其他治疗
VisuMax Laser Keratome（K100253;7/8/10）	Carl Zeiss Meditec AG（Jena, Germany）	在施行 LASIK 患者中制作角膜瓣，或者用于开始时需要做角膜板层分层的其他治疗；用于开始时需要施行角膜板层分离的手术或其他治疗的患者中；角膜板层移植时进行角膜板层切开或分离；在穿透性角膜移植术时施行穿透性切开或收集角膜组织
WaveLight FS200 Laser System（K101006;10/21/10）	Alcon Laboratories,Inc.（Fort Worth,TX）	在施行 LASIK 患者中制作角膜瓣，或者用于开始时需要做角膜板层分层的其他治疗；用于开始时需要做角膜板层分离制作角膜隧道放置角膜环节段患者中；角膜板层移植时进行角膜板层切开或分离；在穿透性角膜移植术时施行穿透性切开或收集角膜组织

资料来源:美国食品药品管理局。可查询网站 www.fda.gov. 从 2012 年 10 月 11 日开始。

经允许后使用。Farjo AA,Sugar A,Schallhorn SC,et al. Femtosecond lasers for LASIK flap creation;a report by the American Academy of Ophthalmology. Ophthalmology 2013;120;e5-e20.

*Da Vinci application filed by SIE Ltd. Surgical Instrument Engineering.

†Advanced Medical Optics,Inc,acquired IntraLase Corp.4/27/07;Abbott Laboratories,Inc. acquired Advanced Medical Optics,Inc. 2/26/09 and renamed the company Abbott Medical Optics,Inc. Abbott Park,IL

‡Since 2009,in joint with Bausch & Lomb,Inc.,Rochester,NY;FemTec application was filed by 20/11 Perfect Vision Optische Gerate GmbH.

术前对手术眼滴用抗生素或抗感染滴眼液,也要滴用非甾体抗炎药(NSAID),以便有助于缓解术后疼痛。非手术眼也要遮盖。对于每个患者都必须使用消毒过的器械。对术眼进行表面麻醉,对术眼周围的皮肤和睫毛进行清洁和(或)隔离,置放开睑器以便满意地暴露角膜。标记角膜有利于手术结束时角膜瓣的再定位,特别是发生游离瓣时。

手术医师应当证实微型角膜刀或飞秒激光已经恰当地置放。如果应用微型角膜刀制作角膜瓣,可以将吸力环放置在眼球表面来升高眼压,引导机械性微型角膜刀;手术医师应当证实已经适当地升高了眼压。

然后,将机械性微型角膜刀横跨角膜表面制作带蒂的角膜瓣。如果采用飞秒激光来制作角膜瓣,就应用吸力环来固定眼球,使角膜压平,在角膜基质内应用激光能量。应用不同的机械性微型角膜刀可以获得角膜瓣蒂的不同位置。

在 LASIK 手术中,需要小心地注意,来保证 LASIK 瓣下基质床的直径足够大,来适应整个切削。

检查角膜瓣,并将其反折,应当仔细地检查角膜瓣和基质床的大小及其规则性。此时可能要进行术中中央角膜厚度的测量,来估计残留的角膜厚度。这样做的优点包括再次复核微型角膜刀的准确性,证实适当地保留了残留的基质床厚度。缺点包括延长了手术时间,并有可能使基质床干燥,可能会从测厚的头部引来抗原或微屑。如果角膜瓣和基质床的质量足够好,准分子激光切削应当在瞳孔中央区进行。然而,如果角膜基质暴露不充分,基质床或角膜瓣不规则,则激光治疗就不能够安全地施行。如果注意到在微型角膜刀撤回后,角膜瓣出现可见的缺损,或明显的偏中心,那么最恰当的处理是放弃手术,尽量减少角膜瓣的操作。应当将角膜瓣复位,使其愈合。在许多病例中可以在数月之后,施行伴有或不伴有丝裂霉素 C(说明书外用药)的表面切削术。在一些病例中,可以考虑在数月后施行角膜再切开和切削,尽管可能发生明显的并发症。

对角膜基质床的切削与 PRK 手术是相似的。切削之后,将瓣复位;角膜瓣与基质床之间的界面仔细用平衡盐水冲洗,确认角膜瓣是对位的。留出充分时间使角膜瓣黏着,然后将开睑器取出,并避免与角膜相接触。在患者离开前,应再次检查手术眼,以确认瓣的位置和外观无异常。

结果

对 2000 年以来发表的 64 个有关 LASIK 研究的系统回顾发现,17 个研究报告了 75%~100%(中位数为 92%)的近视眼或近视散光眼的矫正与预期矫正值相差为 1.0D 以内。低、中度近视眼矫正的可预测性高于较高度近视眼。[350] 一项对接受 LASIK 治疗的小于 10.00D 的近视眼随诊 10 年的研究报告 73% 眼在预测矫正的 1.00D 以内,54.6% 的眼显示 BSCVA 提高。[351] 在 22 项研究的资料中,系统回顾报告了术后未矫正视力为 0.5 或以上眼的比率的中位数为 94%。在低度到中度近视眼中,未矫正视力为 0.5 或更好的比率为 94%~100%(中位数为 98%),在高度近视眼中为 76%~97%(中位数为 89%)。在三项近视散光的研究中,94%~100%(中位数为 99%)的眼获得了 0.5 或以上的 UCVA。在 25 项研究中报告丧失 2 行或以上的 BCVA,近视眼或近视散光眼丧失 BCVA 为 2 行或以上的比率为 0.6%(范围为 0%~3%)。[240]

已有报告,准分子激光原位角膜磨镶术治疗远视眼(术前屈光度为 +0.50D 至 +6.0D)在 86%~91%(中位数为 88%)的治疗眼中获得了与预期屈光度相差 1.0D 以内的矫正。[240] 在远视眼中,94%~100% 的治疗眼获得了术后 0.5 或以上的 UCVA。对于远视散光眼,88%~89%(中位数为 88%)的治疗眼获得了与预期矫正相差 1.0D 以内的矫正,94% 的治疗眼获得了 0.5 或以上的 UCVA。[240] 对于 LASIK 的系统回顾发现,治疗远视眼或远视散光眼的 2 项研究和它们的报告指出,只有 2%~5%(中位数为 3%)治疗眼丧失了 2 行或以上的 BCVA。[240]

治疗远视眼的 LASIK(H-LASIK)也被成功地用于治疗过矫的近视眼 LASIK。[352] 一项有关 H-LASIK 和 H-PRK 的研究[353] 报告它们对于低度至中度远视眼具有可比较的有效性和安全性。然而,H-PRK 与术后较重的疼痛相关,它在开始时具有暂时的近视性过度治疗,但是在晚期的屈光度比 H-LASIK 更为稳定。

准分子激光原位角膜磨镶术在治疗远视眼时比治疗近视眼具有更大的回退。[354-356] H-LASIK 回退的机制并没有被清楚地确定,但是上皮增生可能是其中一个原因。在屈光手术后明显的回退可能是由于自然的与年龄相关的远视漂移,或者当隐性远视眼变为显性时出现残余的远视眼或不完全治疗的远视眼。[357]

当与近视眼 LASIK 比较时,发现 H-LASIK 许多较严重的并发症与制作角膜瓣相关。大多数微型角膜刀可以制作矫正远视眼所需的较大的角膜瓣,但是薄的角膜瓣可能更难以制作,如果角膜缘有血管,大的角膜瓣可能会与更多的出血相关。[357,359] 与近视眼矫正相比,已有报告在 H-PRK 和 H-LASIK 之后丧失 BCVA 的比率更高。[240]

在一个 LASIK 治疗混合性散光的研究中,95% 的治疗眼获得了与预期术后屈光度相差 1.0D 以内的矫正,94% 的治疗眼术后获得 0.5 或以上的 UCVA。[360]

术后处理

术后处理是任何手术获得良好结果的组成部分,是手术医生的责任。[361,362] 在术后头一天,可有轻中度的不适。应当滴用抗生素滴眼液来减少术后感染的危险。一般在术后短期内应用糖皮质激素。推荐在术后经常滴用润滑剂。也推荐术后短期使用保护性眼罩。

在没有并发症的情况下,应当在术后 36 小时内进行术后检查。应当检查视力,以裂隙灯活体显微镜检查角膜。应当注意一些特殊现象,包括角膜上皮不规则和染色,上皮植入瓣下间隙;瓣下间隙碎屑;角膜水肿;弥漫性或局限性角膜瓣内、基质床、周边部或交界面浸润;以及有细条纹或粗条纹的出现。在有角膜炎症时,应当仔细检查前房。对于 UCVA 没有达到术前 BCVA 的患者应当再次检查。随诊的频率应当个体化处理,根据术后首次随诊的发现。对于 LASIK 后无并发症的常规患者,第二次复查应当在术后 1~4 周进行,以后在适当时候进行检查。

 建议给患者提供一份记录或眼科医师保持一份记录,列举患者的眼部情况,包括术前角膜曲度值和屈光度,也记录术后屈光的稳定状况,这样当患者如果需要施行白内障手术或其他的眼部护理时就会很有用处(见附录 7)。(*好的实践要点*)

再次治疗

一般在术后 3 个月时屈光状态可以达到稳定,但是对矫正高度数的屈光不正可能需要更长的时间。有症状的残余屈光不正可能会迅速考虑再次(强化)治疗,但是直到通过重复检查确定屈光状态稳定之前不应当考虑。再次治疗之前,需要重新进行眼部检查,包括术前评估的所有内容。要确定残余的屈光不正不是由于调节、白内障进展或角膜膨隆等眼部病理状态引起的。可以应用眼前节光相干断层扫描测量残余角膜基质床的厚度。在重复进行角膜切削之前也要在术中进行中央角膜厚度测量来确保具有足够的角膜基质床。

再次治疗的最好选择是掀起原来的角膜瓣,[47] 或者施行应用或不用丝裂霉素(说明书外用药)的 PRK。[48] 如果掀起原来的角膜瓣,要注意保存瓣上的上皮,避免将上皮与交界面混合,以减少上皮植入的风险。如果施行 PRK,在去除上皮期间要小心避免发生瓣破裂的危险。如果做一个新的角膜瓣,两个手术切开平面的交叉可能导致基质片段的错位,从而引起不规则散光及最佳矫正视力的降低。

 再次 LASIK 治疗的最好选择是掀起原来的角膜瓣,或者在原来的角膜瓣上施行应用或不用丝裂霉素(说明书外用药)的准分子激光角膜切削术(PRK)。如果做一个新的角膜瓣,两个手术切开平面的交叉可能导致基质片段的错位,从而引起不规则散光及最佳矫正视力(BCVA)[47,48] 的降低。(*SR,MQ*)

不良反应和并发症

准分子激光原位角膜磨镶术与一些少见的不良反应和并发症相关联,有时是长期的,很少情况下会使人感到虚弱。这些不良反应和并发症包括下列各项:

◆ 有症状的欠矫或过矫 [363,364]
◆ 作用的部分回退
◆ BCVA 的丧失
◆ 视觉症状,包括一过性或者永久性眩光、星暴或晕轮的作用,特别是在夜间
◆ 对比敏感度降低
◆ 产生规则的或者不规则的散光
◆ 产生屈光参差
◆ 过早地需要佩戴阅读镜
◆ 角膜雾状混浊或瘢痕(早期发生或者迟发)
◆ 角膜浸润、溃疡、溶解或者穿孔(无菌性或者感染性)
◆ 角膜膨隆(进行性地角膜变陡)
◆ 干眼症状的发生或者恶化
◆ 角膜知觉减退
◆ 复发性角膜糜烂
◆ 单纯疱疹性角膜炎的复发
◆ 糖皮质激素诱导的并发症(如高眼压症、青光眼、白内障)
◆ 对眼位的作用 [226]

◆ 上睑下垂

◆ 应用压平眼压计测量眼压时发生人为的眼压测量值偏低

◆ 角膜层间碎屑

◆ 角膜层间液体积聚和人为地低估眼压

◆ 上皮内生

◆ 角膜瓣坏死

◆ 早发或迟发的弥漫性层间角膜炎（DLK）

◆ 压力相关的无菌性角膜炎

◆ 与飞秒激光相关的迟发的暂时性畏光[365,366]

◆ 与飞秒激光相关的虹视眩光[367,368]

◆ 持续的角膜瓣水肿

◆ 角膜瓣条纹状改变（微条纹和粗条纹）

◆ 外伤性角膜瓣错位

虽然已有一些在 LASIK 之后发生视网膜异常的病例报告，但是尚不清楚其发病率与近视眼人群中的患病率有无差别。[338,339]

在一些病例中，残余的屈光不正可能伴随着最好矫正视力的降低，这常常由于不规则散光所引起，在这种情况下考虑进行再次治疗时应当谨慎。不规则散光可能是由 LASIK 所做的角膜瓣不规则、碎裂、截断、穿孔或撕脱而引起的。与厚角膜瓣相比，薄角膜瓣具有容易发生角膜瓣条纹状改变的危险。角膜瓣过度水化或者瓣、床轮廓不匹配或术后角膜瓣的移位可以引起细纹。迟发的不规则散光可以由角膜膨隆而引起。

在 LASIK 术后，暗环境下的视功能质量可能会下降。较小的治疗区域，特别是在矫正高度屈光不正的患者中，会与暗光线下干扰视觉的虹视形成的可能性增加相关联。[319,370]

最好矫正视力的下降、视力的波动、异物感以及不适感可以由于 LASIK 术后上皮病变而引起。很多因素与此有关，包括水样泪液缺乏、泪膜破碎时间缩短、神经营养的改变。随着时间延长，这些症状通常能够改善，但是在某些患者中症状可能持续数月或者数年。滴用润滑剂或者行泪小点栓塞可能对这些患者有效。[371,372]

如果在术后出现细纹，但是没有视觉意义，对此施行保守治疗是恰当的。然而，如果术后出现具有视觉意义的条纹，就应当重新游离角膜瓣，然后再复位。对于条纹难于处理的病例可以考虑施行抗扭力矩或间断的 10-0 尼龙线的缝合。[373] 所观察到的角膜瓣错位大多数发生于术后头 24 小时内。但是也有手术数个月后由于角膜外伤而出现错位的情况。

上皮内生可以发生在首次 LASIK 手术之后，但是更常见于再次治疗之后。如果是微小的周边部上皮内生，则可以不予干预；但是广泛的上皮内生则需要将瓣提起，并对交界面进行清理。对于持久的上皮内生，可以考虑采用抗扭力矩或间断的 10-0 尼龙线来缝合，或者放置组织胶。[374] 需要提起角膜瓣的其他指征包括散光增加、向着瞳孔区的内生增加、角膜瓣溶解、BCVA 下降、不规则的散光，或者表明有上皮细胞活性移行的角膜瓣边缘染色。

弥漫性板层角膜炎（DLK）。 角膜瓣界面的特殊类型的炎症可以在 LASIK 术后发生，最常见的是在术后数日内发生。眼部没有或者几乎没有结膜充血，或者前房炎症，患者通常也没有不适感。[375] 弥漫性板层角膜炎是一种非感染性炎性细胞的聚集，局限于板层界面，而眼部其他方面没有显示出炎症的表现。弥漫性板层角膜炎的特点是在板层交界面有细小、白色颗粒样反应，通常在角膜瓣周边部明显，而且不会向前扩展到角膜瓣内，也不会向后扩展到基质内。可能的引发因素包括从机械性微型角膜刀的刀片、手套、铺的消毒巾、清洁液、睑板腺分泌物、细菌抗原、内毒素以及破坏的上皮产生的碎屑沉积在界面。[376]

DLK 的治疗通常根据观察到的炎症严重程度而决定。[377,378] 最轻的炎症很可能是自限的，而且很少会有视力的后果。然而，大多数术者会通过增加滴用糖皮质激素的频率来治疗这类患者，并严密观察。更为严重的 DLK 通过如下一种或者几种方法进行治疗：增加滴用糖皮质激素的频率和（或）浓度，口服糖皮

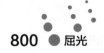

质激素,掀起角膜瓣、冲洗界面,直接将糖皮质激素应用于暴露的基质界面上。目前尚无以循证医学为基础的资料来推荐治疗方法。

对糖皮质激素没有反应的持续的 DLK 应当迅速地考虑为微生物性角膜炎或由于眼压升高导致角膜层间液体积聚、眼内炎症或角膜内皮细胞失代偿。[379] 糖皮质激素可以引起糖皮质激素性眼压反应,由于继发于角膜界面或板层之间的液体积聚,所测的眼压会人为地偏低,因此难于发现这种眼压反应。角膜的形态与 DLK 相类似,可能会延长使用糖皮质激素,实际上会使这种情况加重。在这些病例中,应当在角膜瓣边缘的周边部测量,来避免错误的低眼压读数。

DLK 的远期并发症也和炎症严重程度有关。界面浑浊、组织缺失、上皮内生可以引起屈光状态改变以及不规则散光。对于中度至广泛的 DLK,应当马上而不是以后再行层间冲洗,以便尽量减少角膜基质的丢失和屈光矫正的改变。

术后感染。LASIK 术后感染并不常见,但是首次治疗和再次治疗之后发生感染的情况已有报告。与 DLK 不同,LASIK 术后微生物性角膜炎的临床症状和体征包括疼痛、眼红和畏光。通常角膜浸润是局限的,但常超出板层界面的范围,扩散至更深或更表浅的角膜基质部分。经常出现前房反应。感染可以在术后早期出现,也可以在术后晚期出现。发生的时间以及严重程度差别很大,取决于致病微生物,如果正在使用高强度的糖皮质激素要特别注意这个问题。

病变累及的区域应当施行刮片,送检进行微生物检查。如果累及角膜瓣界面,但是没有发现溃疡,应当将角膜瓣掀起,以便进行刮片。开始以广谱抗生素滴眼液进行积极治疗,并根据情况做适当调整。如果浸润累及界面并且刺激角膜瓣使其隆起,可以直接将抗生素应用到角膜瓣界面。角膜瓣或者深层基质的严重感染可能需要切除角膜瓣来控制感染。对于这些患者除了普通的细菌分离外,少见微生物,如不典型分枝杆菌、对甲氧西林抗药的金黄色葡萄球菌、诺卡菌、真菌和 HSV 也常在这些病例中见到。[380~386] 与 LASIK 相关的感染的微生物学与其他危险因素相关的角膜感染是不同的。

角膜膨隆。虽然还没有确定 LASIK 后进行性角膜膨隆的实际发病率,但是估计的范围为 0.04%~0.6%。[387~389] 这种变异可能是由于患者选择和发现这些高危者的方法不同而造成的。对于 LASIK 后角膜膨隆的处理选择包括戴用接触镜以及放置基质内角膜环。在严重的病例中,可能需要施行角膜移植术。

一项研究显示眼部应用核黄素和紫外线照射产生的胶原交联疗法在随诊长至 25 个月时期内可以抑止和(或)部分逆转角膜膨隆,如同术前和术后的角膜地形图检查和最大的角膜曲率读数减少所显示的那样。[390] 对于胶原交联疗法治疗屈光手术后角膜膨隆正在继续研究之中,但是现在还没有得到 FDA 的批准。[391]

屈光手术后的角膜膨隆常常可以采用软性花托式、硬性透气式、巩膜式、肩背式(piggyback)和混合式(hybrid,中央部为透气的,周边围绕着软性的)接触镜来治疗。对于屈光手术前不能耐受接触镜的患者应用特殊的镜片是有用的。

FDA 已批准基质内角膜环节段(ICRS)用于圆锥角膜的治疗,也已经说明书外使用其治疗 LASIK 术后角膜膨隆。[396~400] 所报告的技术在植入物大小、数量和对称性,以及切开的位置都是不同的。这种治疗方法的长期效果还有待于确定。

对于采用以前叙述的各种治疗方法都不能使视觉得到康复的患者,角膜移植也是治疗 LASIK 后角膜膨隆的一种选择。

患者满意度

患者的满意度取决于患者的期望值以及手术效果两方面。[233] 大多数患者对 LASIK 的结果是满意的。[401~403] 对 1988 年至 2008 年期间发表的同行评议的 309 篇有关 LASIK 的论文显示,平均来说,95% 的患者对 LASIK 术后的结果表示满意。[404] 那些已被充分告知,并了解正常生物学变异、光线条件对视功能的作用和老视的患者,更有可能对手术结果感到满意。与 PRK 比较,患者更喜欢 LASIK 术后更为快速和较少疼痛的恢复过程。[405] 已经制定了问卷调查表,它对评估屈光不正及其矫正对功能和心理的影响是有用的。[345,346] 主观的视觉功能和患者的满意度并不总是与客观的测量相关。[347] 对屈光手术不满意的患者最常见的主诉是视远物和(或)近物模糊、眩光、干眼和夜间视觉问题。在许多情况下,不满意的患者仍然有相对好的 UCVA。[343,344] 因为一部分患者在 LASIK 后产生实质性和长期的症状,一些研究正在继续进行,来探索患者满意度的问题。[234]

其他手术

基质内角膜环节段(ICRS)

ICRS 手术是将一个塑料的弧形环节段插入事先制作的角膜中周部的基质隧道中。通过这个弧形环的形状和在角膜中的位置来改变中央部角膜的形态。FDA 已批准 ICRS 技术用于矫正在眼镜平面为 –1.00D 到 –3.00D 等效球镜度及伴有 1.00D 及以下的散光眼。FDA 批准的是角膜环节段的厚度,如在 2010 年所述的范围为 210~450μm。这一批准的狭窄应用范围以及不能用于矫正散光眼限制了这项技术的应用。这种手术的优点是没有处理中央部角膜,而且这个弧形环可以取出。[406,407]FDA 已经批准应用 ICRS 技术来减少圆锥角膜的不规则散光。[408~410] 已有一些应用 ICRS 技术来矫正角膜屈光手术后的角膜膨隆。[396~400]

ICRS 植入技术需要对角膜施行部分厚度的切开,接着使用吸力环和基质分离器,后者是一种专门设计用来制作放置 ICRS 的基质间隧道的环形装置。飞秒激光分离也能够用于制作隧道。[411]

然后,将所需一定厚度的塑料弧形节段置入隧道内,关闭切口。[412] ICRS 手术的不良反应和并发症包括视力波动,矫正不足或过矫,产生规则或者不规则散光,眩光,虹视,前部或后部角膜穿孔,环节段的位置不良、移动或者膨出,其上的角膜基质溶解,疼痛,微生物性角膜炎,以及板层隧道沉积物。[236,412] 一项比较施行 LASIK 或 ICRS 植入的患者之间角膜地形图的回顾性研究指出,ICRS 治疗眼与 LASIK 治疗眼相比,出现了更多的角膜表面不规则。[413] 现在 ICRS 很少用于矫正近视眼。

放射状角膜切开术

放射性角膜切开术是一种手术方式,自从更为先进的 PRK 和 LASIK 手术出现后,已经较少使用。这一手术应用在角膜中央光学区之外的周边部角膜制作 4 条或者 8 条放射状的切口来使中央部角膜的曲度减小。[414] 中央部角膜变平的程度可以通过手术技巧(如切口的数量、深度、长度,以及中央部光学区的直径)的变化来控制。[237] 矫正的量还可以根据患者的特点而加以变化,特别是年龄。通常需要再次手术来提高(强化)屈光效果。[415,416] 可能的并发症包括眩光、星暴感、视力波动、屈光回退或者进展,随后发生远视眼、角膜穿孔至前房、微生物性角膜炎和眼内炎。[237]

热角膜成形术

热角膜成形术在屈光手术中是一个很老的概念,可以追溯到 1898 年 Lans 医师的工作。[417] 这种技术通过热诱导中周部角膜胶原纤维的收缩,来使中央部角膜变得陡峭。通过非接触的激光或者角膜探针来进行治疗。改变的量取决于一些参数,包括释放的总能量、脉冲的数量、脉冲的能量、光斑大小以及光学区。

传导性角膜成形术是将接触性探针的尖端以一定顺序插入中周部角膜的多个位点,来释放无线电磁波频率的能量。能量使胶原板层产生收缩,导致中央部角膜变得陡峭。手术技术在减少产生散光中似乎是一个重要的变量。[418]FDA 已经批准热传导角膜成形术用于 40 岁及以上的患者,来暂时减少 +0.75D 至 +3.25D 的远视眼,治疗小于或等于 0.75D 的散光和球镜等效度为 +0.75D 至 +3.00D 的老视眼。所有的屈光度的测量都应当是在睫状肌麻痹下获得的结果。2 年的结果表明,一方面在 1 个月时获得的效果丧失 43%,另一方面 1 年后回退率大约是每年 0.25D。[419] 其缺点包括早期的过矫、回退和产生散光。传导性角膜成形术已经替代非接触的钬激光热角膜成形术。

矫正散光的角膜切开术(横向的或者弧形的)

矫正散光的角膜切开(astigmatic keratotomy, AK)是在中央角膜旁做横向或者弧形切口,改变角膜翘曲度,从而减小或者消除角膜散光。角膜缘松解切开术是 AK 手术的一种变化形式,这种手术是刚好在角膜缘血管弓内对散光最为陡峭的两个半经线中一条或两条进行切开,来治疗低度或中度的散光。[420] 可以单独施行角膜缘松解性切开,或者联合有晶状体眼的 IOL 植入或白内障摘除和人工晶状体植入术,来减少术前存在的角膜散光和减少角膜移植术后引起的手术散光。[420,421] 矫正散光的角膜切开术应用横向或者弧形角膜切口联合作用,可以使其所在的子午线变得平坦,并使与其呈 90°角的子午线变得陡

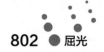

峭。[422,423]这些切开通常是单个的或成对的，一般情况下保持6.0mm和7.0mm的光学区。光学区较小的矫正散光的角膜切开术可能增加术后并发症的发生率。[424]这一手术可以单独进行，也可以与其他角膜屈光手术联合使用。[425]临床经验提示，手术的效果可能受到切口的深度和长度以及与角膜中央距离的影响。可以应用设计保持均一深度的刀片来做切口。也已经应用飞秒激光制作弧形切口来获得屈光效果。[426]

虽然有大量关于AK在动物眼、尸体眼和患者中应用的报告，[427-431]但是不管是单独手术还是联合其他角膜屈光手术，这些研究中很少有良好对照的前瞻性临床研究。一项关于AK的前瞻性评估证实可以减少1D到6D散光，但是手术的可预测性较差。[424]一项研究回顾性地比较了矫正散光的LASIK和AK。[432]除了对于超过2.00D的近视性混合散光外，两种手术方法获得的向量矫正和视力没有显著差异，但是施行LASIK的患者中有40%的患者获得了1.0或以上的未矫正视力，而接受AK手术的只有7%。应用这两种方法后最好矫正视力下降的比例均很低。[432]

AK的并发症包括角膜穿孔、作用的回退或进展、伤口张开或裂开、微生物性角膜炎、[433]不规则散光和纤维瘢痕形成。[424]如果AK和RK的切口交叉，伤口愈合问题更为常见。[424]

自动板层角膜成形术

自动板层角膜成形术（ALK）是LASIK的前身，进行机械性地制作角膜帽或瓣，机械性地去除一层角膜基质组织。自动板层角膜成形术的可预测性尚可以。并发症包括不规则散光、皮瓣过薄、瓣的游离或错位、角膜穿通、界面浑浊、微生物性角膜炎、上皮内生。[434]随着LASIK的出现，ALK已经在很大程度上被放弃了。

表面角膜成形术（表面角膜镜片术）

在表面角膜成形术中，将车床加工过的供体角膜缝合到去上皮的受体角膜的顶端，来改变受体角膜的前曲度。[434,435]屈光的效果不确定，而且可能发生严重的并发症。[436]这些并发症包括伤口愈合不良、不规则散光、界面雾状浑浊、移植的角膜坏死、微生物性角膜炎。这种手术作为屈光矫正手术已经在很大程度上放弃了。

角膜基质内异质镶嵌物

应用角膜基质内异质镶嵌物来矫正老视眼正在研究中。这一手术最初用于治疗近视眼和远视眼，由于并发症的问题已经被放弃了。应用新材料可以避免早期镶嵌物[438]相关的角膜溶解等并发症，导致对这种手术重新产生兴趣。

正在采取一些策略通过植入角膜内装置来改善老视眼患者视近和中间距离的功能，这些装置可以增强聚焦的深度，或者建立角膜的多焦点状态。一种正在研究中的装置是小于4mm的角膜植入物，其中央部有一个小于2mm的小孔，产生小孔成像的作用，从而增加聚焦的深度。另一种途径是植入一个具有恰当曲度的透明晶状体，建立角膜的多焦状态，这样可以提高瞳孔中央之上的焦点。还有另外一种获得多焦点作用的途径是在角膜基质内植入一个镜片，来增加瞳孔中央的屈光指数。

由于在理论上会损伤对比敏感度，以及具有多焦点的缺点，而且随着时间延长角膜内植入物存在着组织学上的不稳定性，因而这些装置具有潜在的光学和机制的限制。

眼内屈光性手术

眼内屈光性手术是指在有晶状体眼中选择性应用IOL，或者在一些病例中进行选择性屈光性镜片的置换，从而允许应用IOL来获得特殊的屈光效果。白内障手术联合应用屈光性IOL在成人眼白内障的PPP中进行了讨论。[53]

适应证

当患者希望减少他们对佩戴框架眼镜或接触镜依赖时，可以考虑施行眼内屈光性手术。表4列出了FDA批准用于矫正近视眼的有晶状体眼人工晶状体（phakic IOLs，PIOLs）。FDA没有批准在没有视觉意义的白内障眼中以矫正屈光不正为唯一目的来应用IOL。

MedWatch（http://www.fda.gov/medwatch）是FDA管理的有关药品和其他医学屈光产品的安全信息和不良反应报告的项目。屈光手术的不良经验应当向MedWatch报告。

表 4　FDA 批准的在有晶状体眼人工晶状体植入术的适应证

类型	公司	适应证	典型的切口大小	前房深度	角膜内皮细胞计数
Visian ICL (Implantable Collamer Lens)(P030016;12/22/05)	STAAR Surgical Co.(Monrovia,CA)	矫正在眼镜平面合并有小于或等于 2.5D 散光的 3.00D 至 15.00D 的近视眼 减少在眼镜平面合并有小于或等于 2.5D 散光的 15.0D 至 20.0D 的近视眼	3.0~3.2mm	≥3.0mm	年龄相关的最小读数 *(2000~3350 个细胞 /mm²)
Artisan(Model 206 And 204)有晶状体眼人工晶状体 Verisyse(VRSM5US and VRSM6US)有晶状体眼人工晶状体 (P030028;9/10/04)	Ophtec USA,Inc. (Boca Raton,FL) Abbott Medical Optics,Inc. (Abbott Park,IL)	矫正在眼镜平面合并 0 至 2.5D 散光的 5.00 至 20.00D 的近视眼	6.0mm	≥3.2mm	年龄相关的最小读数 *(1900~3875 个细胞 /mm²)

资料来源:http://www.accessdata.fda.gov/scripts/cdrh/devicesatfda/index.cfm,2012 年 6 月 20 日起可以利用

经允许后引用:Huang D,Schallhom SC,Sugar A,et al.Phakic intraocular lens implantation for the orrection of myopia. Ophthalmology 2009; 116:2244-58.

D= 屈光度

* 最小内皮细胞密度是由 FDA 批准的临床试验中具有特殊的前房深度眼平均细胞丢失的 90% 可信限的上限来确定的。这是基于最小内皮细胞密度标准,是以年龄为系数的,应当导致 75 岁时至少为 1000 个细胞 /mm²。

禁忌证

眼内屈光手术的禁忌证如下:

◆ 不稳定的屈光状态
◆ 在有晶状体的人工晶状体眼中发生具有视觉意义的白内障
◆ 角膜内皮病变,包括 Fuchs 营养不良
◆ 不能控制的青光眼
◆ 不能控制的外眼疾病,活动性或最近发生活动性葡萄膜炎,或者需要继续治疗的葡萄膜炎,或是复发性葡萄膜炎
◆ 不能控制的自身免疫性疾病或其他免疫调节的疾病
◆ 患者不现实的期望

相对禁忌证

当存在有可能增加内眼手术相对危险的全身或眼部情况时,应用眼内屈光手术来矫正屈光不正是不可取的,包括如下:

◆ 与干燥性结膜角膜炎、睑结膜炎、酒渣鼻、结膜瘢痕、角膜暴露、神经营养性 角膜炎或其他角膜异常相关的有意义的眼睑、泪膜或眼表异常
◆ 眼前节炎症
◆ 有滤过泡
◆ 假性晶状体囊膜剥脱症
◆ 功能性单眼
◆ 葡萄膜炎病史
◆ 自身免疫性疾病或其他免疫调节的疾病
◆ 糖尿病
◆ 怀孕或哺乳[260]

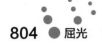

术前评估

在施行任何屈光性手术之前,应当进行综合眼部医学评估。[224] 除了成人综合眼部医学评估所列内容之外 [147](见附录 4),眼内屈光手术的检查还包括表 5 中所列的内容。

角膜地形图检查对于评估角膜的光学状态是重要的。如果角膜屈光手术对于优化晶状体手术或环曲面 IOL 植入后的屈光结果是必要的话,它也是有重要意义的。

在屈光手术前,应当进行角膜地形图检查,以便了解有无不规则散光、角膜翘曲,或提示有圆锥角膜或其他角膜膨隆等异常的证据。所有这些情况都与不可预测的屈光手术结果,以及角膜屈光手术后圆锥角膜和伴有进展的角膜膨隆相关联。[38~41] 当考虑施行眼内屈光手术时,角膜地形图的测量对于评估角膜的光学特征是重要的。如果在晶状体手术或环曲面人工晶状体植入后施行角膜屈光术对于获得最好的屈光结果来说是必要时,这一检查也是适当的。(*SR,MQ*)

表 5　眼内屈光性手术术前评估的内容

内容	有晶状体眼 IOL 的植入	屈光性 镜片置换	内容	有晶状体眼 IOL 的植入	屈光性 镜片置换
计算机角膜地形图检查	是	是	镜面显微镜 / 共焦显微镜检查	是	选择性
中央角膜厚度测量	是	选择性	前房深度测量	是	是
眼轴长度测量	选择性 *	是	瞳孔大小测量	是	是
角膜缘白对白的测量	是	选择性			

* 在有晶状体眼植入人工晶状体期间,术者应当准备好植入的人工晶状体,以防在晶状体有明显损伤的病例中应用。

知情同意

应当在屈光手术前向患者告知潜在的风险、收益、替代疗法以及不同屈光手术之间的差异。应当记录知情同意的过程,在术前应当使患者有机会得到所有问题的解答。手术医师有责任获得患者的知情同意。[224,225] 讨论的内容包括下列各项:

- ◆ 期望的屈光结果的范围和可能的残余屈光不正
- ◆ 可能减少残余屈光不正的方法(即强化的方法)
- ◆ 屈光性晶状体置换后调节的丧失和术后可能需要阅读和(或)视远的矫正
- ◆ 角膜内皮细胞的损伤导致角膜水肿
- ◆ BCVA 的丧失
- ◆ 不良反应和并发症(如微生物性角膜炎、眼内炎、眼内炎症、囊样黄斑水肿)
- ◆ 视网膜脱离(特别是近视性屈光性晶状体置换)
- ◆ 不能用视力检查发现的视功能的改变(如眩光和暗光线下的功能)
- ◆ 夜间视觉症状(如眩光、虹视)的发生或恶化。对于高度数屈光不正的患者或者在暗光线下需要高水平视觉功能的人应当仔细考虑这一问题
- ◆ 单眼视的优点和缺点(对老视年龄的患者)
- ◆ 术后治疗计划(治疗的地点和提供者)

麻醉

施行眼内屈光性手术可以采用各种麻醉,包括全身和局部(区域性)麻醉(如球后、球周、筋膜囊下注射、表面和前房内麻醉)。应当与患者讨论计划的麻醉方式,这样他会明白所期望的疼痛、不适、清醒的水平、视力的经验和可能的并发症。

根据植入物的类型,一般采用表面或局部(区域性)麻醉,伴用镇痛药。当在用抗焦虑药时,一般推荐静脉给药。[439] 由于缺少在眼前节的内眼手术期间最适宜麻醉的证据,因此麻醉的类型应当根据患者的需要以及患者和术者的喜好来决定。[440]

需要决定的问题

眼内屈光性手术是矫正屈光不正的几种替代方法中的一种。有晶状体眼 IOL 可允许矫正大至 20.0D 的近视眼,已被批准在大至 20.0D 的近视眼中植入这种 IOL 来减少近视程度。与角膜屈光手术相比,它们在矫正预期的高度数屈光不正中具有一些光学和结构上的优点。[441] 薄角膜或非典型角膜地形图的患者在施行角膜屈光性手术后可能有增加角膜并发症的危险。在这些种情况下,眼内屈光性手术可以替代角膜屈光性手术。施行这种手术的危险包括那些一般与内眼手术相关的并发症,对此必须要仔细考虑。已有报告,在高度近视眼中施行屈光性晶状体置换后视网膜脱离的发生率为 2% 至 8%,而且这种并发症的危险随着时间增加而增加。[442,443] 与高度近视眼患者中施行其他内眼的干预相比,有晶状体眼 IOLs 植入并没有与视网膜脱离危险的增加相关。[339,444,445] 在 30 至 50 岁的高度近视眼中,施行有晶状体眼 IOL 植入与屈光性晶状体置换相比,BCVA 丧失的相对危险要更小一些。[446]

有晶状体眼的人工晶状体的植入

特殊设计的 IOL 可以通过手术放置于有晶状体眼的前房内、附着于虹膜,或放置于晶状体前面的后房内,来矫正屈光不正。[447~452] 其优点包括视力恢复迅速、所获得的矫正稳定、保留调节以及可以矫正高度近视性屈光不正。可能的并发症包括眼内炎、角膜内皮细胞丢失、慢性虹膜睫体炎、白内障形成、虹膜变形、色素播散、眼压升高、青光眼和 IOL 脱位。[453,454] 在美国,两种类型的有晶状体眼 IOL 已被 FDA 批准使用,其他设计的晶状体也正在临床试验中。多焦点的有晶状体眼 IOL 的原型显示出具有治疗老视眼的潜力。[455,456]

后房型有晶状体眼 IOL 需要施行周边虹膜切除术或虹膜切开术来预防瞳孔阻滞。可以在手术前或植入晶状体时施行虹膜切除术。钕:钇铝石榴石(Nd:YAG)激光虹膜切开术最常在手术前 7~14 天施行。可以在上方做单个或成对的虹膜切开,大小为 0.2mm 至 0.5mm,并注意避开跨立在睑缘部,以便减少术后发生眩光和伪影。

采用与白内障手术计算 IOL 度数相似的标准的光学计算方法来确定 IOL 的度数。植入有晶状体眼 IOL 的场所和消毒的准备与白内障手术相似。在有晶状体眼后房型 IOL 的病例中,需要适当地散大瞳孔。前房型、虹膜固定型或前房角支撑型有晶状体眼 IOL 可以在伴用或不伴用药物性缩瞳的情况下植入。FDA 批准的虹膜支撑的人工晶状体通过称为包裹(enclavation)的过程固定起来,在这一过程中将虹膜捏起一小部分向前引至 IOL 两侧的襻内。

结果

Chochrane 综述提供了对三个比较角膜屈光手术和植入有晶状体眼 IOL 治疗伴有大至 4.00D 散光的 –6.00D 至 –20.00D 的近视眼的临床试验的荟萃分析。[457,458] 在术后 1 年,作者发现在两组中 UCVA 为 1.0 的眼的比率没有明显差别。在接受有晶状体眼 IOL 植入的组中,丧失 BSCVA 明显较少。在一项前房内虹膜固定的有晶状体眼 IOL 植入的长期研究中,术后 10 年后平均等值球镜度(SE)为 –0.7D ± 1.00D(范围为 –4.00D 至 +2.00D),在 1 年、6 年和 10 年之间平均 SE 没有显著改变。在 10 年时,所有眼中 68.8% 的眼矫正值与预期矫正值相差 1.0D 以内。在 10 年时平均眼压保持稳定,平均角膜内皮细胞的丢失为 –8.86% ± 16.01%。[459]

在一项研究中发现施行有晶状体眼 IOL 植入和 LASIK 后较高阶像差和对比敏感度的改变是相似的。[460] 然而,另一项研究报告术前屈光矫正相似的眼施行 LASIK 后与植入有晶状体眼 IOL 相比,产生的球差增加 3 倍,产生的慧差增加 2 倍。[461]

在欧洲的试验中,已经显示出前房型和后房型环曲面的有晶状体眼 IOL 的临床结果比球面有晶状体眼 IOL 要好。[462] 双光(bioptics)这一词已被用于叙述有晶状体眼 IOL 和 LASIK 联合治疗残余的屈光不正。[463,464]

术后治疗

有晶状体眼 IOL 植入后处理与白内障手术相似(见附录 8)。

不良反应和并发症

◆ 有症状的欠矫或过矫

◆ BCVA 的丧失

◆ 视觉畸变,包括暂时性或永久性眩光、星暴或晕轮的作用,特别是在夜间

◆ 产生屈光参差

◆ 糖皮质激素产生的并发症(如高眼压症、青光眼和白内障)

◆ 对眼位的不良作用

◆ 上睑下垂

◆ 白内障形成

◆ 角膜内皮细胞的丢失

◆ 角膜失代偿

◆ 瞳孔呈椭圆形

◆ 色素性青光眼

◆ 急性闭角型青光眼

◆ 恶性青光眼

◆ 晶状体脱位,随后需要复位、置换或摘除

由制造商提供给 FDA 的关于并发症的信息见表 6。

表 6　提交给 FDA 有关有晶状体眼人工晶状体植入术并发症的发生率

类型	眼数	眩光 / 虹视	前房积血	平均角膜内皮细胞丢失	白内障	虹膜炎	眼压升高
Artisan(Model 206 和 204)有晶状体眼的人工晶状体 / Verisyse(VRSM5US and VRSM6US)有晶状体眼的人工晶状体(P030028;9/10/04)	662	在术后 12 个月时为 18.2%(n=472)	在术后 12 个月时为 0.2%	术后 3 年时为 4.75%(n=353)	在术后 36 个月时有视觉意义的为 1.1%	在术后 12 个月时虹膜炎为 0.5%	在术后 12 个月时为 0%
Visian ICL(Implantable Collamer Lens)(P030016;12/22/05)	526	在术后 3 年时眩光:最差 9.7%;较好 12.0%。虹视:最差 11.4%;较好 9.1%	在术后 36 个月时为 0%	累积丢失率 12.8%,在术后 5 年时趋于稳定	在术后 36 个月时有视力意义的 ASC 为 0.4%;NS 1.0%	NR	0.4%。36 个月时无视野缺损或视神经损伤的病例

经允许引自:American Academy of Ophthalmology Basic and Clinical Science Course Subcommittee. Basic Clinical and Science Course. Refractive Surgery:Section 13, 2012-13. Table 8-3. San Francisco, CA:American Academy of Ophthalmology;2012

ASC= 前囊膜下白内障;IOP= 眼压;NR= 没有报告;NS= 核性白内障

　　白内障形成已被确定为有晶状体眼 IOL 植入的潜在危险。[465~467] 其他因素,如术中损伤,以及患者在施行植入手术时年龄大于 50 岁与后房型晶状体植入后晶状体混浊相关。[468] 后房型有晶状体眼 IOLs 植入后白内障形成的发生率与术者的经验也有关联。[469] 大多数晶状体混浊在术后早期就被观察到,认为是由于手术创伤而引起的。[469] 设计的后房型有晶状体眼 IOL 在自然的晶状体前面呈穹顶状,但是应用超声活体显微镜检查显示出在 72% 的病例中发现后房型有晶状体眼 IOL 和晶状体的周边部接触。[470] 晶状体设计的细微改变可以影响到白内障形成的发生率。[471] 虹膜固定的有晶状体眼 IOLs 与暂时性眼压升高有关系。[472] 相对于虹膜平面的晶状体顶端的前部位置会引起术眼产生这种并发症。[473] 角膜内皮细胞丢失和色素播散仍然是施行前房或后房型有晶状体眼 IOL 植入后值得注意的问题。[474] 已有报告在前房角、虹膜和睫状体沟固定的有晶状体眼 IOL 植入后发生长期的角膜内皮细胞丢失。[441] 椭圆形瞳孔与各种类型的有晶状体眼 IOL 植入相关。[475~477] 在后房型有晶状体眼 IOL 植入后也有发生瞳孔反应缓慢和休息状态下瞳孔直径减少的报告。[478]

建议对所有的有晶状体眼人工晶状体植入眼进行不定期的长期随诊。

患者满意度

包括视觉质量的患者满意度的主观评估已作为 FDA 批准过程所提交的Ⅲ期临床试验评估的一部分。[479,480] 一般来说,视力为好至极好的患者比率是相当高的。植入有晶状体眼 IOLs 后视力都得到迅速恢复。前房型和后房型有晶状体 IOLs 植入后患者满意的比率是相似的。

屈光性晶状体置换

已有施行摘除尚无视觉意义的白内障眼的透明晶状体,植入或不植入 IOL 来矫正屈光不正。[481] 这种方法的优点包括恢复迅速和屈光结果的可预测性。其缺点包括年轻患者中丧失调节和内眼手术固有的并发症,包括眼内炎和视网膜脱离风险增加,特别是在长眼轴的近视眼中。[442]

活体测量和人工晶状体度数的计算

要想获得预定目标的术后屈光度至少需要准确地测量眼轴长度、中央部角膜的屈光度以及应用屈光度计算公式来恰当地选择 IOL。眼轴长度可以采用 A 型超声扫描来测量。计算 IOL 屈光度的公式赖于角膜曲率的测量,来确定角膜对屈光度的纯贡献是多少。这些测量可以采用手动的或自动的角膜曲率测量法或通过角膜地形图测量来获得。在角膜屈光手术后,中央部角膜屈光度的确定是特别困难的。以标准方法测量角膜屈光度的所有器械是不能够准确地确定角膜屈光手术后中央部角膜屈光度的。成人眼白内障手术 PPP 包含了测量技术和公式方面的进一步信息(见附录 8)。

手术技术

屈光性晶状体置换的手术技术是与白内障手术从功能来说是难于区别的。最好的摘除晶状体的方法是通过超声乳化吸除术来施行晶状体囊外摘除。

当前,一个成功的屈光性晶状体置换的理想的技术成分包括下列各项:

◆ 适当的后房型 IOL 晶状体囊袋内固定
◆ 对角膜内皮层、虹膜和其他眼部组织只产生微小的损伤或者没有损伤
◆ 能将手术引起的散光减到最小,或者能够减少术前角膜散光的可靠的水密切口对于屈光性晶状体置换期间能够遇到的相关情况的特殊考虑包括下列各项:
◆ 在长眼轴的高度近视眼中施行超声乳化晶状体吸除术期间,前房深度和稳定性是不正常的
◆ 在短眼轴的远视眼中,脉络膜渗出的危险增加
◆ 在长眼轴的眼中,球后注射时增加穿通眼球的风险

控制散光对于接受屈光性晶状体置换的患者获得理想的 UCVA 是重要的。控制散光的措施包括:

◆ 策略地置放角膜切口
◆ 应用角膜缘松解切口
◆ 植入环曲面的 IOL
◆ 再次施行角膜屈光性手术

人工晶状体

后房型人工晶状体是最常使用和选择的植入物。如果晶状体囊膜或悬韧带的情况不适合,可能需要缝线固定的 IOL 或应用大小适宜的前房型 IOL。

术者应当了解各种类型的人工晶状体,来为每个患者选择一个合适的 IOL。眼部术前状况、所用的手术技术、患者的期望和术者经验及喜好的不同会影响到所做的决定。

当多焦点或调节性 IOL 用于屈光性晶状体置换时,可以增加功能性近视力。可以应用环曲面 IOL 来矫正术前规则的角膜性散光。[482]

由于一些 IOL,如多焦点 IOL,与球面单焦点 IOL 相比,可能对视觉质量有潜在的影响,[49]（GQ）,因此术者应当了解个别患者的生活习惯及其对手术的期望,这样才能为施行屈光性晶状体置换患者选择最好的 IOL。（SR）

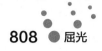

结果

已经显示,治疗近视眼和远视眼的屈光性晶状体置换术是可预测和有效的,一些研究报告68%~100% 的治疗眼与预计的屈光度相差 ±1.00D 以内,[481,483~486]58%~70%的治疗眼与预计的屈光度相差 ±0.50D 以内。[483,485,486] 已有报告,77%~100% 的治疗眼术后 UCVA 为 0.5 或以上。[481,485,486] 丧失BSCVA 的治疗眼为 0%~10%。[483~486]

术后治疗

屈光性晶状体置换的术后处理与白内障手术是相似的(见附录 8)。

不良反应和并发症

还没有大规模的关于屈光性晶状体置换术并发症的研究报告。可能会导致永久性视力丧失的并发症极少。可能威胁视力的晶状体摘除并发症包括感染性眼内炎、术中脉络膜上腔出血、囊样黄斑水肿(CME)、视网膜脱离、角膜水肿和 IOL 脱位。

老视眼的屈光手术

已经用于手术矫正老视眼的技术包括形成单眼视的角膜屈光手术(PRK、LASIK 或热传导性角膜成形术)、多焦点激光切削术、IOL(单焦 IOL 用于形成单眼视、多焦点 IOL 或调节性晶状体)植入术、前睫状体巩膜切开术、巩膜扩增节段带植入术。

老视眼可以戴用框架眼镜或佩戴角膜接触镜(软性、硬性透气性、非球面双焦点或多焦点镜)来处理。这些可以用于双眼,或者用于单眼视和改良单眼视。改良单眼视是一眼应用双焦点或多焦点接触镜,对侧眼应用视远距离的接触镜。老视眼的手术治疗包括建立单眼视的角膜屈光手术或眼内人工晶状体植入术(用于建立单眼视的单焦点晶状体或调节性人工晶状体)。(GQ)

角膜屈光性手术

目前,应用最为广泛的补偿老视的方法是施行准分子激光光学切削术建立单眼视。传导性热角膜成形术已经用于治疗老视眼,来获得单眼视的结果(见热角膜成形术)。[487] 建立单眼视的最好的手术对象是40 岁以上的患者,他们愿意付出较高的代价使其免用光学辅助装置,愿意牺牲未矫正的立体远视力来达到这一目标。较大的屈光参差会使近距离视功能更好,但是较小的屈光参差可使耐受性越好,对于那些愿意接受这种折中方案的患者来说是一个可行的方法。[488,489] 远视力的矫正通常在主视眼上进行,而近视力的矫正是在非主视眼上进行。[490] 有证据表明在主视眼上进行近视力矫正也能获得成功,而且在一些患者中甚至是更胜一筹。[490,491] 对于既往有过斜视手术、患隐斜、间歇性斜视的患者在考虑施行单眼视时要特别注意,因为这些患者可能在术后发生复视。在术前试戴角膜接触镜是一种有用的试验方法来考察患者是否能够适应预计的屈光效果。

很好地负担大部分日常活动的单眼视患者仍然可能会从应用框架眼镜的矫正中获益,特别是在暗光线下开车时。许多低度数单眼视的患者也能开车,而且没有什么困难。与双眼远距离矫正相比,单眼视的患者可能会体验到对比敏感度和立体视的下降。[492] 当矫正近视力的眼应用框架眼镜来矫正远视力时,远视力和深度觉是很好的。

正在研究多区准分子激光切削术在中央部角膜制作出多焦点作用来治疗术前有近视眼或远视眼的老视患者。FDA 还没有批准治疗老视眼的多焦点切削的准分子激光软件。 为了获得多焦点的角膜,中央部角膜可以比中周部角膜更为平坦或者更为陡峭。切削外形的设计是为了获得中央远视力 / 周边近视力,或者是中央近视力 / 周边远视力。早期有关多焦点切削治疗伴有近视眼或远视眼的老视眼少量患者的报告显示了不同的结果。[493,494] 另一些研究正在进一步改进切削的外形,提高手术的预测性,以及评估瞳孔大小的作用。

内眼手术

有多种内眼手术的方法可以用来处理老视眼。白内障摘除或屈光性晶状体置换后,可以通过一些途径植入 IOL 来提高患者的功能性远视力以及近视力。对于这些方法中的每一种都有其优点和缺点,应当根据患者的视力需要、期望值、是否不太想依赖框架眼镜的动机,以及接受某种折中方案的意愿,在这些方法中选择一种。

一种途径是应用单焦点 IOL 获得术后的单眼视。然而,对于术前由于白内障而视物模糊的患者来说,要评估哪一眼为主视眼是困难的。在白内障手术前,也很难用接触镜来显示出单眼视 IOL 的预期结果。在发生白内障前就用单眼视接触镜显示出成功的患者可能最适用于这种方式的治疗。

多焦点 IOL 是能够在不戴框架眼镜下提供远、中间和近视力的另一个选择。多焦点 IOL 通过将入射的光线分为 2 个或多个焦点,可以分为折射和衍射两种。一个 Cochrane 系统回顾得出的结论是,与单焦点 IOL 相比,多焦点 IOL 在提高近视力时是有效的,在这两组患者中裸眼视力是相似的。[49] 然而,多焦点 IOL 会导致对比敏感度降低,以及虹视发生率增加。[49]

已经设计可调节的晶状体来改变近距离聚焦时晶状体在眼内的位置,产生近距离的聚焦作用。在不同的晶状体设计和患者中,晶状体移动的幅度是不同的。[495] 对调节作用起反应的 IOL 移动的生物学测量研究显示,如果任何单焦点设计的晶状体移动,均是极小的。[496] 与单焦点晶状体相比,这些晶状体可以提供一种替代方法允许患者在远距离看得清楚,并且近视力和中间视力也有一定程度的提高。提高远距离和中间距离视力的机制可能涉及假调节(增加聚焦的深度)以及晶状体的位置可能产生很小程度的移动。[497]

外眼手术

在前部睫状体巩膜切开术(ACS)中,在角膜缘后睫状肌之上直至睫状体平部的区域做一系列 8 ~12 条长约 2.5mm 的放射状巩膜深切口。[498] 这一手术的可能机制是在睫状体区域产生一个额外的空间,这样可以增加睫状体与赤道部晶状体之间的距离,允许悬韧带的张力在睫状肌收缩期间增加,可能允许具有更大的调节作用。还没有同行评议的研究结果支持 ACS 的有效性,一个在一只眼施行 ACS,并将其对侧眼作为对照的前瞻性比较研究显示出术后的调节力没有出现有统计学意义的增加。[499] 由于缺乏有效性和会出现诸如前节缺血、回退、术中前房穿孔以及减弱眼部完整性,这一手术已在很大程度被放弃了。[499~502]

为了增加巩膜扩增手术的作用,一些研究者提议在巩膜切口内植入硅胶的扩张塞子,但是还没有同行评议的资料发表,来表明其改善了结果。另一个方法是应用巩膜扩张条的节段。在这种手术中,四个大小约为 1.4mm × 0.9mm × 5.5mm 的 PMMA 的节段分别插入每个斜向象限内的部分厚度的巩膜切开处(巩膜带状环)。一项前瞻性多中心的临床试验应用主观检查的方法表明在大约一半的患者中近视力得到适度的提高。[503] 许多研究者对巩膜扩张治疗老视眼的可能机制有争论,这些不同的手术没有被显示出对矫正近视力或调节幅度产生可预测的或一致的作用。[502,504]

医疗提供者和场所

屈光不正患者应当由眼科医师或者视光学医师进行检查和治疗。如果考虑施行屈光手术,手术的眼科医师有责任进行术前评估。[224] 一些资料的收集可由经过训练的人员在眼科医师或视光学医师指导下进行。只有经过适当训练的眼科医师才能施行屈光不正的手术治疗,包括准分子激光和飞秒激光手术。术后处理是任何手术的组成部分,是手术医师的职责。[361,362]

咨询 / 转诊

任何有关屈光不正手术矫正的决定均应由被充分告知的患者和一个熟悉屈光手术的眼科医师做出。[224] 应当在预定的手术日之前对计划进行的手术提供充分的信息和进行充分的讨论,使患者能够认真

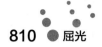

地考虑手术的风险、收益以及其他可替代的方法。[224,361,362]

社会经济学的考虑

未矫正屈光不正的全球负担

未矫正屈光不正是全世界视力损伤和盲的常见原因。世界卫生组织估计有 1.53 亿人由于未矫正屈光不正而使视力低于 0.3，在发展中国家中这种疾病的负担是最大的。[505] 从全球来说，未矫正屈光不正在小于 0.3 的视力损伤者中占 42%，在小于 0.05 的盲人中占 18%，使其成为视力损伤的第一位主要原因，盲的第二位主要原因。[506] 当老视眼也考虑进去的话，全球屈光不正的负担还要增加。估计 10.4 亿人有老视眼，差不多其中一半的人没有得到老视眼的矫正。[507] 未矫正的老视眼引起全球 4.1 亿人发生视力损伤，大多数（94%）这些病例发生在发展中国家。

生活质量

屈光不正降低视觉相关的生活质量。在英国的研究中，近视眼为 10.00D 以上的人与不太严重的近视眼相比，视觉相关的生活质量明显下降。[508] 一项澳大利亚的研究发现近视 0.50D 或以上的人与正视眼相比，报告的视觉相关的生活质量下降。[403] 在欧洲研究中，半数以上白内障手术后佩戴框架眼镜的人工晶状体眼患者愿意每天支付 0.5 欧元来免戴框架眼镜。[509]

对于几种屈光不正治疗已进行视觉相关的生活质量的评估。在一项研究中，接触镜佩戴者比框架眼镜佩戴者具有更高的视觉相关的生活质量。[510] 一般来说施行屈光手术的患者对他们的决定感到高兴，系统回顾估计 95% 施行 LASIK 的患者对他们的结果感到满意。[404] 在几项对施行 LASIK 患者的非随机研究中，术后视觉相关的生活质量高于术前。[511~514] 愿意付钱进行屈光手术的人可能是具有偏倚性的一组，几项研究表明在进行屈光手术的患者中术前视觉相关的生活质量得分要低于相同等值度的屈光不正的佩戴框架眼镜或接触镜的人。[514,515] 在大约 5% 的受访者中观察到视觉相关生活质量测量的下降。[511,514] 已经设计了几个生活质量问题表专门用于屈光不正，包括屈光状态和视觉情况（Refractive Status and Vision Profile，RSVP）、国家眼科研究所屈光相关的生活质量（National Eye Institute Refractive Quality of Life，NEI-RQL）以及屈光矫正对生活质量的影响（Quality of Life Impact of Refractive Correction，QIRC）。[511,516,517]

成本效益

在美国，每年超过 2700 万门诊患者进行屈光不正的评估和治疗。[518] 而且，屈光不正占美国每年花费在视觉疾病的直接医疗费用 162.4 亿美元的三分之一。[517] 就世界范围来说，未矫正屈光不正的负担具有实质性经济影响，保守的分析估计在丧失的生产能力方面约为 1214 亿美元的社会成本。[143] 如果对每个人提供的眼镜少于 1000 美元的话，那么从治疗未矫正屈光不正就能获得纯的经济收益。在个人水平来说，几项成本效益的研究比较了屈光手术与佩戴接触镜。虽然这些结果与模型中所做的假设有关，这些研究一般发现屈光手术比接触镜的成本更高，但是从长期来说更有成本效益。[519,520] 屈光手术长期可以节省费用是源于看医师的次数减少，购买接触镜或眼镜也更少。与此相似，应用环曲面 IOL 比普通的 IOL 更有成本效益比，因为环曲面的晶状体减少了术后接触镜或框架眼镜的长期花费。[521] 有关屈光不正的各种治疗的成本效益比的更多研究对于保险公司或回答他们患者有关没有被健康保险所覆盖的服务的咨询的临床医师是有用的。

附录 1　眼保健服务质量的核心标准

> 提供高质量的保健服务，
> 是医师的最高道德责任，
> 也是公众信任医师的基础。
> 美国医学会理事会，1986 年

　　所提供的高质量眼保健服务的方式和技术应当与患者的最大利益相一致。下述的讨论将说明这种保健服务的核心成分。

　　眼科医师首先是医师。正因为如此，眼科医师显示出对每个人的同情和关心，并能够应用医学科学和高超的医疗技术来帮助患者减轻焦虑和病痛。眼科医师通过接受培训和继续教育不断地努力发展和维持最可行的技术来满足患者的需要。眼科医师根据患者的需求来评估他们的技术和医学知识，并且依此来做出相应的反应。眼科医师也保证有需求的患者直接获得必要的保健服务，或者将患者转诊到能够提供这种服务的恰当的人和设施那里，他们支持促进健康以及预防疾病和伤残的活动。

　　眼科医师认识到疾病将患者置于不利的依赖状态。眼科医师尊重他们的患者的尊严和气节，而不会利用患者的弱点。

　　高质量的眼保健服务具有许多属性，其中最显著的是以下几点：

- ◆ 高质量保健的本质是患者与医师之间富有意义的伙伴关系。眼科医师应当努力与他们的患者进行有效的交流，仔细地倾听患者的需求和担忧。反过来，眼科医师应当就患者疾病的需求和预后、适当的治疗措施来教育患者。这样可以保证在做出影响患者的处理和护理决定时，患者能够实质性参与（应当与患者特有的体力、智力和情绪状态相适应），使他们在实施他们同意的治疗计划时具有良好的主动性和依从性，从而帮助他们减少担心和忧虑。
- ◆ 眼科医师在选择和适时地采用恰当的诊断和治疗措施时，以及确定随诊检查的频率时，会根据患者情况的紧急与否和性质，以及患者的独特需要和愿望，来应用他们最好的判断做出决定。
- ◆ 眼科医师应当只是实施他们已经接受过恰当训练、有经验和有资格实施的操作，或者当有必要时，根据患者问题的紧急程度，以及其他替代的医疗提供者可利用和可及的状况，在其他人员的帮助下实施这些操作。
- ◆ 应保证患者能够连续地接触到所需要的和恰当的下述的眼保健服务。
  - ◆ 眼科医师应当及时、恰当地治疗患者，而且他们本身也具有提供这种服务的能力。
  - ◆ 手术的眼科医师应当具有对患者施行恰当的术前和术后处理的适当能力和准备。
  - ◆ 当眼科医师不便或无法为他的患者服务时，他应当提供适当的替代的眼保健服务，并且要有适当的机制让患者知晓这种保健和方法，以便患者能够获得而加以利用。
  - ◆ 眼科医师可以根据转诊是由于患者的需要，转诊是及时和恰当的措施，以及接受转诊的医师是有资格胜任，并具有可及性和可利用的基础上，将患者转诊给其他的眼科医师。
  - ◆ 眼科医师可以就眼部和其他内科或外科的问题寻求适当的咨询和会诊。可以根据他们的技术、能力和可及性来推荐会诊者。他们必须尽可能地获得完整和准确的有关问题的资料，以便提供有效的建议或干预，并能做到恰当的和及时的回应。
  - ◆ 眼科医师应当保持完整和准确的医疗记录。
  - ◆ 在适当的请求下，眼科医师能够提供自己的完整和准确的患者病历。
  - ◆ 眼科医师定期和有效地复习会诊和实验室检查的结果，并且采用适当的行动。
  - ◆ 眼科医师和帮助其提供眼保健服务的人员应当具有证明他们身份和职业的证件。

◆ 对于那些治疗无效而又没有进一步治疗方法的患者,眼科医师应当提供适当的专业方面的支持、康复咨询和社会服务机构,当有适当和可及的时机时,应当给予转诊。

◆ 在进行治疗和实施侵入性诊断试验之前,眼科医师通过收集相关的历史资料和施行相关的术前检查,来熟悉患者的情况。另外,他通过准确和诚实地提供有关诊断、治疗方法和替代治疗的性质、目的、危险、益处和成功的可有性,以及不进行治疗的危险和益处的相关信息,也能使患者对治疗的决定充分知情。

◆ 眼科医师应当谨慎地采用新技术(例如药物、装置、手术技术),要考虑到这些新技术与现有的替代治疗相比其价格是否合适,是否有潜在的益处,以及所显示出来的安全性和有效性。

◆ 眼科医师通过对照已确定的标准,来定期地复习和评估他个人的相关行为,以及恰当地改变他的医疗实践和技术,来提高他提供的眼保健的质量。

◆ 眼科医师应当利用恰当的职业渠道,通过与同行交流临床研究和医疗服务中所获得的知识来改进眼保健服务。这些包括向同行警示少见的病例,或未曾预料的并发症,以及与新药、新装置和新技术相关的问题。

◆ 眼科医师以恰当的人员和设备来处理需要立即关注的眼部和全身的可能并发症。

◆ 眼科医师也要提供经济上合理的眼保健服务,而且不与已经接受的质量标准相冲突。

修改:理事会

批准:理事会

1988 年 10 月 12 日

第二次印刷:1991 年 1 月

第三次印刷:2001 年 8 月

第四次印刷:2005 年 7 月

附录 2　屈光不正的流行病学

半数以上的 40 岁以上美国人患有足以需要矫正程度的屈光不正。[54] 估计 9300 万年龄为 12 岁及以上的美国人使用某种形式的眼镜来矫正远距离的屈光不正。[55]2005 年在美国大约 3600 万人使用接触镜。估计 1995 年以来,在美国超过 850 万的患者接受了屈光手术。[57]

在美国,12~54 岁人群中近视眼的患病率在 20 世纪 70 年代估计为 25%。[522] 近来对人群为基础的研究的荟萃分析发现在 40 岁以上人群中为 25%。[59] 一项基于美国人口的代表性样本的研究发现在 40 岁及以上人群中患病率为 31%,而在 20 岁及以上人群中则为 36%。[54] 一些人群为基础的研究已经表明,近视眼的患病率随着年龄增加而下降,从 20~40 岁组的 35%~40% 下降到 60 岁、70 岁和 80 岁人群的 15%~20%。[60-62] 然而,发生晶状体核硬化的人随着时间的增加趋向于向着近视偏移。[523-525]

已有一些证据表明近视眼的患病率在最近几代人正在增加。对中国台湾的中国人的研究在两代多人群中近视眼的患病率和严重程度在增加。[101-104] 遗传不可能单独解释这样的快速变化,尽管有一个研究推测遗传因素不会阻碍这样的变化。[105] 对以色列军队的连续的募兵队列进行研究表明在 13 年间近视眼的患病率增加。[106] 在芬兰的一个研究表明在 20 世纪中 10 多岁儿童和年青的成人中近视眼的患病率成倍增加。[107] 一个比较 1971~1972 年和 1999~2004 年美国人群为基础的估计也发现近视眼的患病率在明显增加,尽管这种增加的原因尚未确定。[108]

在美国,发现近视眼在非西班牙白人中明显比非西班牙黑人或墨西哥裔美国人中更为多见。[54] 在美国,2 项以人群为基础的研究报告在 40 岁及以上的拉丁美洲人群中近视眼的患病率为 17%~18%,[59,526] 在澳大利亚[109,527]、巴尔的摩(Baltimore)和巴巴多斯(Barbados)非洲裔人群中报告了相似的情况。[61,528] 在美国亚裔人群中近视眼患病率至今尚未发表;然而,已在一些东亚国家实施了以人群为基础的研究,指出近视眼患病率的差异相当大。在中国台湾的老年人中患病率为19%(≥65岁);[529]在印度尼西亚患病率为26%;[530]在中国北京,患病率为23%(≥40岁)。[531]在30岁及以上的中国人中,患病率为26.7%,[532]生活在中国南方的50岁及以上人群中患病率为9.5%。[533]一个对年龄为40岁及以上的日本人群进行研究后发现近视眼(0.50D或以上的近视眼)的患病率为41.8%。[534]对东亚的年青成人人群的其他研究指出,近视眼的患病率比美国相似人群明显增高,近视眼患病率在新加坡15~19岁的学生中为56%,[535]19~23岁新加坡医学生中为85%。[537]年龄为40~80岁的马来亚裔的人群中为30.7%。[537]在南亚国家的研究发现,生活在印度农村的30岁或以上人群的患病率为13%,[538]生活在印度Andhra Pradesh邦的人群中为37%,[539]以及巴基斯坦30岁及以上人群为36%。[540]

在20世纪70年代,美国12~17岁儿童中近视眼患病率估计为25%。[522]在一项研究中,发现在5~17岁儿童中近视眼(0.75D或以上的近视眼)患病率为9%。[58]根据从加利福尼亚州的Orinda得到的资料,纵向研究发现0.5D或以上近视眼患病率在5~7岁儿童中为3%左右,在8~10岁儿童中为8%,在11~12岁儿童中为14%。[117]近来的资料提示各年龄组华裔儿童的近视眼患病率较高。在中国台湾的调查发现在6岁儿童中近视眼患病率为12%,在16~18岁儿童中为84%。[101]在对7~15岁应用相同方法学和近视眼定义(0.5D或以上)的系列研究中,不同的国家和种族的近视眼患病率有相当大的差别:印度为4%;[541]马来西亚为10%至34%;[542]中国南方为5%至17%;[543]新德里为7%;[544]以及马来西亚和新加坡为9%~40%。[545]在新加坡(6~7岁儿童中为12%,18岁男性儿童中为79%)和日本(12岁儿童中为44%,17岁儿童中为66%)也发现相似的患病率。[81,102,546,547]在尼日利亚的调查发现在40岁及以上人群中近视眼的患病率为16.2%。[548]

与近视眼相比,对于远视眼和散光的流行病学了解得较少。对年龄为40岁及以上人群的高加索人进行人群为基础的研究发现,远视眼的患病率从40岁的20%左右增加到70岁和80岁的60%左右。[60,61,109]对人群为基础的研究进行荟萃分析发现在美国远视眼的患病率为10%,并随着年龄的增加而增加。[59]另一项根据美国人口的代表性样本进行的研究发现40岁及以上人群中远视眼的患病率为5%,不同的种族稍有不同。[54]在老年人群中远视眼的高患病率的情况也在美国以人群为基础的研究中观察到。[54]在中国农村50岁及以上人群中远视眼的患病率为8.9%,[533]在另一个30岁及以上的中国农村人群中,患病率则为15.9%。[532]相似的患病率和随着年龄的变化也在巴尔的摩的非洲裔美国人中见到。[61]在澳大利亚6岁和12岁儿童中,远视眼的患病率分别为13.2%和5.0%。[549]在一项多种族的儿童眼病研究中,发现非洲裔美国人和西班牙裔6~72个月的儿童中远视眼的患病率明显高于非西班牙白人儿童。[550]对威斯康星州比欧坝的居民随诊5年的资料显示70岁以下的人群中的屈光度出现远视性偏移,但是在发生晶状体核硬化的人中,即使年龄小于70岁却发生近视性偏移。[523]一项在马里兰州Salisbury进行的研究也发现晶状体核硬化与近视眼相关,[551]这与Latino人群的报告是一致的。[525]与近视眼相反,在这同样人群中发现远视眼与接受正式教育的年数较少相关。[60,61]在马里兰州的巴尔的摩的非洲裔美国男人中远视眼患病率只有妇女的一半,[61]在Proyecto Ver研究中,女性墨西哥裔美国人参加者比男性者患有远视眼的更多,[59]但是在欧洲裔人群中没有观察到这种性别的差异。[59~61]在印度农村30岁及以上人群的研究中,发现远视眼(0.50D或以上的远视眼)患病率为18%,[538]在巴基斯坦相似年龄的人群中研究发现患病率为27%。[540]在新加坡马来人的研究中,40~80岁人群中远视眼患病率为27%。[537]在日本40岁及以上人群中远视眼的患病率为28%。[534]

以人群为基础的资料记录了儿童或年轻成人中散光的患病率。在一项多种族儿童眼病研究中,发现6~72个月的非洲裔美国和西班牙儿童中散光的患病率分别为12.7%和16.8%。[110]Kleinstein等[58]发现以美国为基础的5~17岁研究人群中至少为1.0D的散光的患病率为28%。对澳大利亚6岁儿童的研究发现散光的患病率接近5%。[552]在不同国家的7~15岁儿童中所进行的方法学相似的系列研究中发现散光患病率的变异范围很大,从印度Andhra Pradesh邦的3%,[541]至新德里的7%,[544]中国儿童的6%。[129]已经报告,在2~7岁的土著美国儿童中高度散光的患病率为23%~29%。[553]在中国台湾的学龄前儿童中散光患病率为13.3%。[554]在较老的成人中(31%的人为40岁及以上)大于1.0D的散光是常见的,在老年人群中散光的患病率较高。[54,61] 这种随着年龄增加而增加的情况也见于非洲裔的美国人中,尽管各年龄组的患病率要比高加索人中低 30%。[61] 在成年美国人中,已经报告男性散光的患病率比女性高 20%,但是与接受正式教育的年数没有关系。[54,61] 在 7.6% 的 50 岁及以上的中国人中发现有散光,[533] 30 岁及以上人群中则为24.5%。[532] 在新加坡马来人的研究中,40~80 岁人群中散光的患病率为 33%。[537] 在日本 40 岁及以上人群中散光的患病率为 54%。[534] 在巴基斯坦 30 岁及以上人群中发现散光的患病率为 37%。[540] 有关散光与早产儿或出生低体重儿童,以及早产儿视网膜病变之间的联系,存在着一些互相矛盾的资料。[111~114]

由于所用的近视眼、远视眼和散光的定义是不同的,因此上述研究的资料不能够直接地进行比较。

附录 3　近视眼进展的预防

大多数近视性屈光不正在儿童期和青春期发生和进展。[122] 提出的预防或减缓近视眼进展的治疗包括光学矫正、滴用睫状肌麻痹剂、滴用降眼压滴眼液、佩戴接触镜和视觉训练。Cochrance 有关在儿童中减缓近视眼进展的干预的综述发现抗毒蕈碱滴眼液具有阳性作用,但是有令人讨厌的不良反应,或没有市售的药品,以及多焦点框架眼镜具有不太明显的作用。[146] 减少周边远视性离焦可能是这些干预起作用的机制。

有关营养的改变对近视眼眼进展作用的信息大多来自于轶闻,并没有具有科学价值的研究可以引用。

光学矫正

推荐的光学矫正的形式包括双焦点眼镜、多焦点眼镜,或者在近距离工作时摘掉视远的眼镜,都是试图来减少调节,这是因为调节被认为与近视眼的进展有关。对单用视远眼镜的研究并没有显示出它对人近视眼的进展具有任何作用。[555]

已经在近视眼儿童中施行随机对照临床试验比较了双焦点眼镜(下加的屈光度范围为 +1.00D 至+2.00D)和视远的单光矫正眼镜的效果,结果没有能够显示出双焦点眼镜对控制近视眼进展产生任何有意义的作用。[120,122,556,557] 在一项对 75 例内隐斜的儿童的研究中,大约一半的儿童戴用下加 +1.50D 的双焦点眼镜,与对照组相比这些儿童确实显示出近视眼的进展稍有减少。[558] 在完成 30 个月随诊的儿童中,与戴用单焦点眼镜者(1.00D 至 1.24D)相比,戴用双焦点眼镜者的近视眼进展具有显著的统计学意义的减少。[558] 一项在近视眼儿童中比较戴用多焦点眼镜和单焦点眼镜的研究中,没有显示出两者对近视眼进展率产生具有统计学意义的差别。[128] 一项对 469 例 6~11 岁儿童的研究报告了渐进的下加镜与单焦点眼镜比较的结果,只有在试验的头一年中显示出小幅度、具有统计学意义的减慢近视眼进展的作用。[559] 作者们得出的结论是轻微的作用并不是值得改变临床实践的合理理由。另一项对 7~10.5 岁的 138 名中国香港儿童进行研究发现,戴用渐进的下加镜 2 年没有显示出减慢近视眼进展的证据。[560] 因此,除了一个小型试验之外,光学矫正并没有显示出可以预防近视眼进展的作用。[129,122,556,557]

滴用睫状肌麻痹滴眼液

早就提出滴用阿托品滴眼液来预防近视眼的进展。阿托品能抑制调节,而调节可能对眼球施加力量,导致眼轴增长。在动物研究中,也发现阿托品能够抑制使眼轴变长的生长因子,而这种眼轴变长与调节无关。[561~563]

在中国台湾、新加坡(其中三项采用了盲法)进行的随机、对照临床试验的结果提供了一些合理的证据,表明滴用阿托品滴眼剂能延缓学龄期儿童的近视眼进展。[127,128,564,565] 在一项研究中应用了不同浓度的阿托品滴眼液:0.1%、0.25% 和 0.5%。与对照组相比,均能降低近视眼的进展,其中浓度为 0.5% 的阿托品滴眼液是最有效的。[127]

也已经表明阿托品滴眼液在西方人群中也是有效的,即使他们的儿童发生近视眼进展没有中国台湾那样迅速。[566~568] 现在也已经表明,一旦停止滴用阿托品,其有益的作用仍然能够保持。[568] 尚不确定长期滴用阿托品的潜在风险,包括对眼球结构的光毒性的危险,有发生眼部过敏和全身反应的可能,阿托品停药后对调节幅度的影响等。然而,已有报告在儿童中每天应用阿托品持续 2 年以上,经多焦视网膜电流图检查没有显示出视网膜功能有意义的变化。[569] 其他可能的缺点包括有需要双焦点或者多焦点眼镜的可能(取决于滴用阿托品的浓度)、光敏感和眩光,以及每天滴药的不便。

在中国台湾,一项研究对在校儿童每晚滴用 1% 环戊通的效果进行了评价。发现用药组和对照组比较,近视眼进展的程度减慢(前者平均每年近视进展 –0.6D,后者为 –0.9D,具有统计学意义),但是效果不如阿托品明显(平均每年近视进展 –0.2D)。[564] 另一项研究对单卵双生子滴用 1% 托吡卡胺的效果进行了评价,发现治疗组和对照组在控制近视眼进展方面没有显著差异。[570]

近来,在两项多中心、双盲、安慰剂平行对照研究评估了盐酸哌仑西平(pirenzepine)对学龄期儿童减慢近视眼进展的作用。哌仑西平与阿托品不同,后者会影响调节和引起瞳孔散大,而前者对于调节具有相对选择性的作用。美国的研究检查了 174 名年龄为 8~12 岁的儿童,[571] 亚洲的研究检查了 353 名 6~13 岁的儿童。[572] 两个研究发现 2% 哌仑西平眼用凝胶在超过 1 年的治疗期间对于减慢近视眼的进展是有效和相对安全的。

因为长期使用的安全性和最佳剂量的不确定,因此给予阿托品滴眼液和盐酸哌仑西平来减少儿童近视眼的进展只是在研究性试验中推荐。[565,571,572]

降眼压滴眼液

已经建议使用降眼压药物作为药物干预措施有可能减缓近视眼的进展,推测其是通过降低作用于眼球壁的眼内压力而起作用。一项前瞻性临床试验比较了滴用 0.25% 噻吗酰胺滴眼液与使用单光矫正眼镜的效果,没有发现两种方法对延缓近视眼进展有作用。[556,573] 因此不再推荐这种治疗。

接触镜

在美国,一项随机临床试验对软性接触镜进行了评价。[574] 该研究没有发现接触镜组和使用单光矫正的框架眼镜组之间在近视眼进展率方面具有显著的统计学意义的差异。

长期以来推测硬性接触镜能够减慢儿童近视眼的进展。[575,576] 以前发表的研究因为受到方法学方面的困难而存在着不足。[577~582] 一项为期两年的随机临床试验评价硬性接触镜对在校儿童近视眼进展的效果已在新加坡完成,[222] 另一项研究正在美国进行。[583] 对 428 名 6~12 岁的新加坡儿童的研究发现在 2 年多的时间内戴用硬性透气接触镜并没有减慢近视眼的进展率,即使在有规律和一贯地戴用的儿童中。[222] 美国的研究在 116 名 8~11 岁的儿童中比较了硬性透气接触镜和软性接触镜对近视眼进展的作用。他们发现硬性接触镜佩戴者比软性接触镜佩戴者的进展要小,软性接触镜组的角膜曲度比硬性接触镜组更为陡峭,但是两组中眼轴的增长并没有统计学意义的差别。因为一些作用有可能受到暂时性角膜曲度改变的影响,因此作者们认为这一结果指示硬性透气接触镜不应当主要用于近视眼的控制。[584]

虽然已经建议采用角膜曲率矫正法能够减慢儿童的近视眼进展,但是并没随机对照临床试验的证据来支持这一点。[221,222] 已经施行了 2 年的初步试验来确定角膜曲率矫正法是否能够在儿童中有效地减少和控制近视眼。35 名接受角膜曲率矫正法治疗的 7~12 岁中国香港儿童与从较早期研究中选取的佩戴单焦点眼镜的 35 名儿童(对照)进行比较。这一研究发现角膜曲率矫正法组与对照组的眼轴长度有统计学意义的变化(分别为 0.29mm ± 0.27mm 和 0.54mm ± 0.27mm)。然而,在儿童中眼轴长度的变化有着实质性的不同,尚没有方法来预测其对个别人的作用。[221] 另一项有关角膜曲率矫正法控制近视眼进展的研究(Stabilizing Myopia by Accelerating Reshaping Technique,SMART)在 2007 年开始征集受试者,2012 年将会进行最终分析。征集的受试者($n=300$)为 8~14 岁的儿童。尚无足够的证据支持应用角膜曲率矫正法来预防儿童近视眼的进展。[221,222]

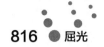

视觉训练

旨在减轻近视眼的视觉训练包括诸如视远视近的聚焦训练等。[585~587] 目前没有科学的可接受的研究表明这些治疗在临床上是有效的,因此这些治疗方法并未得到推荐。[585,588,589]

附录4 《眼科临床指南》中综合成人眼部医学评估的内容[147]

综合的眼部医学评估包括病史、检查、诊断和初步治疗。包括在评估的每个部分里的是一系列对于发现、诊断和选择对眼部、视觉和全身疾病的恰当治疗特别起作用的项目。所列的项目是评估和研究的基础领域,并不意味着在恰当的时候除外其他的内容。例如,因为病史的获取是一个互动的过程,因此根据患者的反应可以提议询问另外的问题和进行其他的评估。

病史

虽然病史的确切的结构可以根据患者的特殊问题和需要而改变,但是一般来说,完整的病史包括以下项目。

◆ 人口学资料(例如姓名、出生时间、性别,在适当的地方还包括种族)
◆ 患者其他相关的健康保健提供者的证明
◆ 主诉和现病史
◆ 目前的视功能状态(包括患者对视功能状态的自我评价、视力的需求、任何近期或目前的眼部症状、眼镜或接触镜佩戴情况)
◆ 眼病史(例如以往的眼病、外伤、手术,包括美容眼睑手术和屈光手术,或其他的治疗和用药)
◆ 全身疾病史:相关的医学情况和以往的手术情况
◆ 用药:目前所用的眼科和全身用药,包括营养补充剂
◆ 对药物的过敏或不良反应
◆ 家族史:相关的家族性眼病和全身疾病
◆ 社会史(例如职业、吸烟史、饮酒史、兴奋药物的应用史,在适当的地方还包括家族和生活的状况)
◆ 直接的系统回顾

检查

综合眼科检查包括眼部、视觉系统和相关结构的生理功能和解剖状态、视觉系统和相关结构的评估。它通常包括以下部分:

◆ 评估患者精神和生理状态的相关方面
◆ 测量佩戴现有矫正镜的远视力(记录现有矫正镜的度数),如有可能也测量近视力
◆ 如有需要时测量最好矫正视力(进行屈光矫正后进行)
◆ 外眼检查(例如眼睑、睫毛和泪器,眼眶,以及相关的面部特征)
◆ 眼位和眼球运动
◆ 瞳孔功能
◆ 面对面测量视野
◆ 裂隙灯活体显微镜检查:睑缘和睫毛、泪膜、结膜、巩膜、角膜、前房,中央和周边前房深度的评估、虹膜、晶状体和前玻璃体
◆ 眼压测量,最好应用接触式压平方法(典型的是 Goldmann 眼压计)
◆ 眼底检查:玻璃体、视网膜(包括后极部和周边部)、血管结构和视神经

眼前节结构的常规检查涉及在散大瞳孔之前和之后的大体和活体显微镜下评估。对于位于虹膜之

后的结构进行的评估最好在散大瞳孔后进行。对周边部视网膜的最适宜的检查是应用间接检眼镜或裂隙灯眼底活体显微镜。对黄斑部和视神经的最适宜检查需要应用裂隙灯活体显微镜和辅助的诊断镜。

附录 5　框架眼镜

戴用眼镜来矫正特殊的屈光不正的指南列举如下：

近视眼

没有症状的患者无需使用眼镜矫正,除非患者经常需要进行驾驶或者在校学习。过度矫正近视眼会使患者产生过度的调节,这可能会产生症状。一些患者会因为在暗环境下近视程度加深(夜间近视)而发生症状,这些人为了在夜间能有较好的视力可能需要增加矫正度数。因为在儿童和青少年中近视眼有不断进展的性质,推荐每 1~2 年进行一次检查。(参见儿童眼部评价的 PPP[125])。

远视眼

由于青年和中年远视患者存在一定程度的生理性的调节,因此最好对其远视进行低度矫正。当患者年龄增加,完全矫正则是必要的,这样既可以提供满意的远视力,又可以减少视近的困难。

散光

患有规则散光的患者可能不需要完全矫正。有散光的成年人在佩戴第一副眼镜时可能不能接受完全的柱镜矫正,或者如果散光只是部分矫正的话,那么对随后的眼镜也不会接受完全的柱镜矫正。一般地说,轴位或度数的实质性改变是不能够很好地耐受的。

老视眼

老视患者对矫正眼镜可有几种选择:双焦点、三焦点、渐进多焦点镜片或者阅读和看远处时使用不同的单光眼镜。近视眼患者佩戴接触镜或者施行屈光手术之后与戴用眼镜相比,必须对调节做更大的努力。远视眼患者佩戴眼镜时要比戴用接触镜时所做的调节努力更大。

双焦点眼镜

双焦点眼镜有平顶、圆顶和行政式的。平顶的双焦眼镜是最流行的,但是可以产生基底向上的三棱镜的作用,而圆顶式双焦眼镜能产生基底向下的三棱镜的作用。双焦眼镜在高度上的分界比宽度上的分界更加重要。上面部分一般安排在看远处镜片的光学中心之下 3~5mm,通常与下方角膜缘位于同一水平,但是一些特定职业的人或依据个人的偏好设置得高一些或者低一些。使用计算机的人可能发现改良的双焦点眼镜是有帮助的,上半部分用来看显示器的距离,下半部分用来阅读。

三焦点眼镜

某些需要特定中间距离视力的患者可以考虑戴用三焦镜片,这种镜片对于使用计算机的人是很有用的。只有确定特定的工作距离才能准确地开出三焦镜片的度数处方。

渐进下加眼镜

渐进下加眼镜有助于增加视物的范围,在美观上也更容易接受。适宜使用这种类型眼镜的人是以前没有用过双焦点镜片的早期老视者,以及不需要在近距离有很宽视野的患者。渐进下加眼镜的缺点是与镜片设计相关的周边部视物变形,阅读区的范围比双焦点眼镜小,价格高和难于合适地佩戴。如果要使这种眼镜的优势体现出来,光学中心的位置以及递增的光学带是至关重要的。当下加的递增变大时,阅

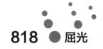

读区范围的大小和周边部视物变形的问题会变得更加突出。

屈光参差

大多数成年人能够接受双眼屈光度之差大至 3.0D 的眼镜矫正。偶而,一些人也能耐受双眼眼镜屈光度之差 3.0D 以上。减少屈光参差的症状可能伴随着以牺牲一些视力为代价的的低矫,或者通过改变镜片基底的曲率或厚度来改变相对的成像大小。[590]

垂直的三棱镜产生的复视可以是佩戴双焦点眼镜的老视眼患者所遇到的一个问题。少量产生的三棱镜作用可以通过削薄(slabbing-off)或加厚(slabbing-on)双焦点镜片的上下两部分来纠正。[590] 上下两部分不相同的类型也可以使用,尽管不太方便,但是将会避免垂直的屈光参差的问题。

佩戴框架眼镜的困难和并发症

各种与镜片和框架相关的因素可能引起眼镜佩戴的困难,包括:
◆ 不正确的眼镜处方
◆ 在镜片前表面或后表面的柱镜基底的弯曲和位置
◆ 双焦点镜片的度数和子片的位置(高度和大小)
◆ 色调
◆ 屈光参差(如果较大)
◆ 三棱镜或三棱镜作用
◆ 全景倾斜
◆ 相对于瞳孔的镜片中心位置
◆ 顶点距离框架的大小和适配
◆ 对框架材料的接触过敏
◆ 镜片材料的变化

此外,眼镜镜片可导致球差、色差和畸变,包括物像的放大(远视镜片)和缩小(近视镜片)。

附录 6　角膜接触镜

接触镜的适配

为了减少接触镜干扰正常的眼部功能,应当特别注意优化镜片的适配,包括镜片的大小、是否居中和其移动度。

常常需要测量角膜曲率和检查角膜地形图来辅助适配过程。也要将屈光不正与角膜曲率和角膜地形图的结果进行比较,来评价角膜和自然的晶状体在引起散光中的相对作用,帮助确定何种类型的接触镜能够提供最好的视力和良好的匹配。这些结果也为将来的比较提供了基线资料。

一旦选择了能够提供良好视力的接触镜,应当对接触镜进行评估,来保证其在眼球表面有很好的移动。

接触镜的选择

选择的接触镜的类型(软的水凝胶、硬性透气性、水合硅胶或混成的)以及佩戴的方法(日戴型或者过夜佩戴型)取决于被充分告知的患者的需要。另外,接触镜可能以不同的时间间隔来更换,从日抛型的软性镜,直至每 1~2 年替换的某些型号的硬性透气镜。

接触镜的类型

球面屈光不正能够应用软的水凝胶、硬性透气性或者水合硅胶接触镜来进行矫正。[591] 低、中度散光可以通过软性环曲面接触镜或者硬性透气性接触镜进行矫正。有多种不同透氧性能的硬性透气性、软凝胶和硅胶镜片可供角膜代谢需求不同的患者来选择,其中一些已被批准长期佩戴。

高度散光能够应用硬性透气性镜片和混成体的接触镜进行有效的矫正。对一些更大度数的角膜散光患者,最好使用双环曲面或者后表面环曲面设计的镜片,以便尽量减少角膜的负担,提高镜片位置的居中性。个体化设计的软性环曲面接触镜是另一种矫正高度散光的方法。如果恰当地适配,这些镜片在一些患者中会有很好的居中性,在佩戴时间上也可以灵活掌握,舒适性也会提高。背驮式的方法,即将一个硬性透气性接触镜佩戴在软性接触匀的顶部,可以在一些高度散光的环境下使用。非球面和反转设计对于高度散光或术后屈光不正也是有用的。无论选择何种设计,合适的镜片移动度是佩戴舒适和维持角膜完整性的关键所在。

硬性透气性巩膜接触镜(直径 >17mm)是矫正高度和(或)不规则散光的一种选择,特别是如果联合有屈光参差时。这些接触镜不接触角膜,也没有设计依赖其移动来获得生理的耐受性。

用于矫正高度屈光不正的接触镜对角膜表面和眼前节的生理要求更高。这些接触镜的厚度和重量会对角膜供氧产生不利的影响,从而带来缺氧、血管翳、新生血管和混浊的问题。

软性水凝胶和硬性透气性双焦点或多焦点接触镜能够用于矫正老视。使用接触镜矫正老视的另一种方法是单眼视。一般的做法是,矫正主视眼看远距离,矫正非主视眼来看近距离。佩戴单焦点接触镜的患者可能会在驾车,特别是夜间驾车时,或特别需要视力时在接触镜之上佩戴框架眼镜,来使视近的矫正眼能看远处,从而增加景深感,而使患者受益。改良的单眼视是在一眼应用双焦点或多焦点接触镜,对侧眼应用视远的接触镜。

目前很少应用聚甲基丙烯酸甲酯材料(PMMA)材料的硬性镜片来矫正屈光不正,这是由于其向角膜表面的透氧能力较差。

佩戴的方法

抛弃型软性接触镜、硬性透气性接触镜和硅凝胶接触镜既有日戴型,也有过夜佩戴型,都有可供使用的。

几项施行于 20 世纪 90 年代后期的 FDA 指定的临床试验证实,过夜佩戴的接触镜是微生物性角膜炎的最重要的危险因素。微生物性角膜炎的 50%~75% 的危险归因于过夜佩戴接触镜。一般来说,连续佩戴的时间越长,发生浸润的机会就越大。估计佩戴日戴型接触镜和有时将这种接触镜过夜佩戴者发生危险的可能是那些只用日戴型接触镜者的 12 倍左右。接触镜过夜佩戴的持续佩戴者发生角膜炎的危险性比睡觉时不戴接触镜的常规日戴型接触镜使用者大 10~15 倍。[5] 英国[8] 和澳大利亚[9]2008 年的报告证实,不管什么类型的接触镜,只要过夜佩戴,发生微生物性角膜炎的危险就会实质性地增加。

应当与考虑采用接触镜进行视力矫正的患者讨论过夜佩戴接触镜会增加发生角膜感染危险的问题。如果患者选择过夜佩戴接触镜,应当指导患者只使用经过批准长期佩戴的接触镜。

接触镜的护理

恰当的接触镜护理涉及清洁、消毒、漂洗和湿润溶液的联合应用。[201] 表面活化剂清洁液起到溶解不与接触镜发生化学连结的碎屑的去污作用。揩拭接触镜被认为可以强化清洁液的作用,可能通过除去松弛连结的沉着物的作用。[12-14] 含酶的清洁剂可以除去与接触镜表面化学连结的沉着物。消毒液可以减少接触镜携带的微生物数目。湿润液可使逐水的镜片表面产生亲水性。许多制造商将这些制剂联合组成多用途的液体。

也应当指导患者经常清洁和更换接触镜匣,因为它们可以成为接触镜污染的一个来源,[31,198,200] 损坏或有裂缝的匣子应当弃用。

美国眼科学会(http://www.aao.org/store)和眼科医师的接触镜协会(http://www.clao.org/Publications/products/tabid/87/Default.aspx)备有接触镜护理信息的小册子,可供患者使用。

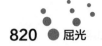
日戴型软性接触镜

日抛型软性接触镜的佩戴时间不应当超过制造商的建议,也不能再次应用。在摘除所有其他日戴型软性接触镜的时候,每天要用接触镜清洗器和多用途溶液去除生物膜以及镜片表面的沉积物。在清洁期间擦拭接触镜以及应用接触镜清洁液淋洗对于去除沉着物是必须的。[13~15] 应当应用化学的或过氧化物系统消毒接触镜。不良反应的频率依据硅水凝胶接触镜和镜片清洁液的联合而有不同,以非保存的(过氧化氢)系统具有最低的角膜感染发生率。[592] 过氧化氢系统在减少病原体的结合和孢囊消毒方面可能优于保存的消毒液,但是它们需要更为复杂的护理方法。

定期的酶清洁对于一些患者可能有用。应当遵从制造商有关接触镜护理和更换的建议。

长期佩戴的软性水凝胶接触镜和硅水凝胶接触镜

FDA 推荐过夜佩戴的软性水凝胶接触镜每周至少有一天应当摘下,而不是过夜佩戴,用来对镜片进行清洗和消毒。[591] 长期佩戴的抛弃型接触镜也应当根据与制造商的建议或其眼部护理专业团体的指导相一致的常规而抛弃。目前,FDA 已批准硅凝胶接触镜连续佩戴最长期限为 30 天。长期佩戴软性水凝胶接触镜和硅水凝胶接触镜采用与日戴型软接触镜相同的方法进行护理。

硬性透气性接触镜

硬性透气性镜片在取下之后,应该对其表面进行清洁、浸洗,不应当应用非消毒的水如自来水或瓶装水来清洗。这些镜片应当贮存于消毒液内过夜。使用自来水清洗的方法应当从护理方法中去除,因为自来水的应用被认为与棘阿米巴角膜炎相关联,特别是在与过夜佩戴角膜曲率矫正镜相关的病例中。[219] 硬性透气性接触镜也需要定期以酶来清洁。批准用于过夜佩戴的硬性透气性接触镜应当根据上述的日戴型硬性透气性接触镜的指南进行处理。

附录 7 K 卡

K 卡　　　　　　　　　　　　　　　　　　　　　　　　　　　**美国眼科学会**　　**ISRS/AAO**

屈光手术的术前和术后信息

请填写本表,并交给你的患者,以便他们在将来施行白内障手术时使用

患者姓名:_____

手术或再次治疗的时间:_____

屈光手术医师姓名:_____

手术医师电话:_____

术前检查日期:_____

右眼术前屈光状况:_____球镜_____柱镜_____轴位
　　　　　　　　　顶点距离_____毫米

左眼术前屈光状况:_____球镜_____柱镜_____轴位
　　　　　　　　　顶点距离_____毫米

右眼术前角膜曲率计测量值:_____(D)K1_____(D)K2

左眼术前角膜曲率计测量值:_____(D)K1_____(D)K2

预期的屈光矫正量：＿＿＿＿＿＿＿＿＿＿　　　　右眼　＿＿＿＿＿＿＿＿＿＿＿＿＿＿　　　左眼

右眼术后屈光状况：＿＿＿＿＿＿　球镜　＿＿＿＿＿＿　柱镜　＿＿＿＿＿＿轴位

左眼术后屈光状况：＿＿＿＿＿＿　球镜　＿＿＿＿＿＿　柱镜　＿＿＿＿＿＿轴位

可在 http://www.aao.org/ppp 下载可填写的 PDF 表。选择屈光不正和屈光手术 PPP，点击可以见到全文稿。可在相关的链接中发现 K 卡文件。

附录 8 《眼科临床指南》中成人眼白内障[53] 的节录

活体测量和人工晶状体屈光度的计算

准确地测量眼轴长度、中央部角膜的屈光力，以及基于人工晶状体度数计算公式选择适当的人工晶状体是术后获得预期屈光状态的最低要求。可以应用 A 型超声扫描或光学的活体测量来测量眼轴长度。A 型超声扫描可以采用压平式（接触式）或浸没式技术。在以压平式探头的 A 型超声扫描中，超声的探头会程度不同地压迫角膜，可以导致眼轴测量值的不稳定或人为地缩短；因此这种方法的测量准确性和总体一致性更赖于操作者的技术和经验。[593~595] 当应用浸没式技术时，超声探头没有直接与角膜接触，使得测量结果更加一致。

光学活体测量是测量眼轴长度的一种高分辨、非接触的方法，它应用特殊的光源，而不是应用超声。它显然要比接触（压平）式 A 型超声扫描的活体测量更为准确和一致。[593,596,597] 起初认为光学活体测量可与浸没式 A 型超声扫描相比较，但是它所得到的屈光结果更好；患者等效球镜度更接近于预期的屈光度。[598~600] 已经表明光学活体测量能不依赖于使用者的结果。[601] 比 A 型超声扫描更好的其他优点包括容易和快速地进行自动操作，当获得适当的固视时具有测量黄斑中央部的能力。因为光学活体测量是测量屈光轴的长度，而是解剖的眼轴，因此当黄斑中心凹位于后巩膜葡萄肿的斜面上时，应用这种方法要比超声扫描更为精确。[602] 另外，当患者的眼后节有硅油时，光学活体测量比超声扫描更为有用。[603,604] 尽管近来光学活体测量的进展能允许通过较为致密的白内障来测量眼轴长度，[605] 但是在一些白内障患者中或当患者不能够恰当地注视时，还是有必要应用 A 型超声活体测量来测量眼轴。[606,607] 对双眼进行测量和比较眼轴是可取的做法，即使对于另一只眼并没有手术计划。

计算人工晶状体屈光度数的公式赖于角膜曲率的测量，来确定角膜对于眼屈光度贡献的净值。这些测量可能通过手动或自动的角膜曲率计进行测量，或通过角膜地形图来获得。在角膜屈光手术之后，确定中央部角膜屈光度是特别困难的（见屈光手术后白内障手术一节）。所有采用标准方法来测量角膜屈光度的装置都不能够准确地测量角膜屈光手术后的中央部角膜屈光度。在这种情况下不加代偿调节地应用标准的角膜曲率计所得的测量结果常常会导致这些眼不能获得预期的屈光结果。

在人工晶状体选择过程中，应当应用新一代理论的人工晶状体屈光度计算公式，如 Hoffer Q、Holladay 和 SRK/T。[608~613] 应用一些更新一代的公式，如 Haigis、Holladay 2 和 Olsen，结合其他的测量，如前房深度、晶状体厚度、角膜水平直径，试图更为准确地预期所植入的有效的晶状体位置。理论公式依赖于一些允许预测人工晶状体在眼内的有效晶状体位置公式的相关常数。Haigis 公式应用三个分开的常数，这些数对在它屈光度范围内的特殊人工晶状体类型的各个特点是高度特异性的。虽然人工晶状体的制造商能提供用于计算公式的晶状体常数，但是这些数字一般考虑为只是一种建议，可能不能够对应所采用的活体测量方法。建议对特殊的人工晶状体所采用的最终最佳化的晶状体常数要基于个别手术医师的实际屈光结果的资料进行修正。

手术医师在选择恰当的术后屈光目标中应当考虑患者本人的愿望和需要。依据制造商的意见，范围相对有限的高度正的和高度负的屈光度人工晶状体是可以利用的。对于高度近视眼患者，骑跨在一个平面两侧的很低屈光度的人工晶状体可能需要一些与制造商推荐的相当不同的正的（+）或负的（−）屈光度

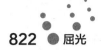

的独特的晶状体常数。[614] 对于需要人工晶状体的屈光度超过可以利用范围的高度远视眼患者,可以采用背靠背植入两枚后房型人工晶状体的办法来解决。[615] 当需要这种处理时,最好在不同的位置采用不同材料的人工晶状体光学部,而不是将两个人工晶状体植入囊袋内。这样将会减少两枚人工晶状体之间发生膜形成的危险。[616,617] 当以背靠背植入两枚人工晶状体作为主要的处理时,其屈光度的计算与应用单个人工晶状体屈光度计算相比是不会太准确的,这是因为很难预测联合的人工晶状体在眼内的有效位置。[618] 两项小型的病例系列研究报告采用背靠背方法植入两枚人工晶状体的屈光结果是好的。[619,620]

术后处理

施行白内障手术的眼科医师应当对患者术中过程、术后情况和对手术后的反应具有独特的洞察力和全面了解。术后正是大量并发症发生时期,也是获得稳定的视功能的时期,手术医师对患者术后期间的护理负有伦理的责任,直至术后康复完成。

手术的眼科医师也应当向他们提供在眼科医师特殊胜任范围内的各种术后眼部处理。这些处理并不必须包括在法律上允许由辅助人员施行的处理。如果这样的随诊是不可能进行的,手术的眼科医师必须在术前做出安排,将患者转给经过适当认证的有资格的健康保健专业人员那里进行术后处理,这一安排应当得到患者和健康保健专业人员的事先同意。[225,309,621] 在少见的特殊环境下,例如出现急诊或如果没有眼科医师可用时,手术的眼科医师可能要对由眼科医师特殊胜任范围内的术后处理做出不同的安排,只要能将患者的权益作为主要的考虑。

施行手术的眼科医师负有责任向患者告知可能发生的并发症的特定体征和症状、眼部保护、活动、药物、需要的随诊和获得急诊医疗的详细情况。眼科医师也应当向患者告知他们在术后阶段遵从提供给他们的建议和指导的责任,以及如果发生问题,应当及时快速时地告知眼科医师。如有严重问题发生,患者应当总是具有途径见到眼科医师,以便获得适当的治疗。

大多数眼科医师在他们的诊室里提供各种术后治疗。眼科诊疗专业团队中的其他成员也可能共同参与术后的治疗。手术的眼科医师有责任将对患者的术后处理委托给其他的眼保健专业人员。[225]

在临床医师中,术后眼部滴用的抗生素、糖皮质激素和非甾体抗炎药(NSAIDs)的安排会有不同。没有进行过对照的研究确定这些局部用药的最佳方案,因此决定任何或各种这样的药物是单独还是联合使用都应当是手术医师的责任。术后用药的并发症包括应用糖皮质激素后眼压升高,以及对抗生素的过敏反应。已有报告,在少见情况下,滴用眼用 NSAIDs 后产生明显的角膜反应,包括上皮缺损和基质溃疡及溶解。[622~624]

随诊

术后检查的频率是基于获得最佳手术结果的目标以及迅速地认识和处理并发症。这需要迅速和准确地诊断和处理手术并发症,提供满意的光学矫正,教育和支持患者,回顾术后的指导等。表 A8-1 提供了基于在缺少最佳随诊安排的证据而根据专家共识的基础上的指南。英国的前瞻性研究已经报告,对于常规患者施行无并发症的白内障手术,省掉第二天的复查与严重的眼部并发症的发生频率低相关。[625~628]

表 A8-1 术后随诊安排

患者特征	第一次随诊	随后的随诊
在小切口白内障手术后没有发生可能的并发症的高度危险、体征或症状	术后 48 小时内	随后随诊的频率和时间决定于屈光状况、视功能和眼部的医学情况
功能性单眼、术中发生并发症、术后即刻发生并发症的高危患者,如 IOP 急剧升高	术后 24 小时内	通常需要更高频率的随诊

IOP= 眼压

应当指导患者如有明显视力下降、疼痛增加、进行性眼红或眼周水肿时迅速接触眼科医师,因为这些症状可能指示发生了眼内炎。

在缺少并发症的情况下,随后的术后随诊的频度和时间在很大程度上取决于切口的大小和构筑;断线或拆线的需要;以及眼部屈光状况、视功能以及医学情况是否稳定。如果发生不常见的发现、症状或并发症,就需要更为频繁的随诊,患者应当准备到眼科医师的诊室去询问问题或寻求治疗。

每次术后检查的内容应当包括:

◆ 随诊间期的病史,包括术后药物的应用、新的症状以及对视觉的自我评价

◆ 视功能的测量(如视力,包括如果在恰当的时候,应当进行小孔镜下或屈光矫后视力检查)

◆ 眼压测量

◆ 裂隙灯活体显微镜检查

◆ 对患者或患者护理者的咨询 / 教育

◆ 处理计划

如果有理由怀疑或具有发生眼后节问题的高度危险时,应当进行散瞳后眼底检查。在缺少症状或手术并发症时,尚无研究显示散瞳眼底检查可以早期发现视网膜脱离。

当发现术后视力提高不如预期时,眼科医师可以施行其他的诊断试验来评估发生的原因。例如,如果怀疑黄斑病变,光相干断层扫描(OCT)或荧光素血管造影对于诊断囊样或弥漫性黄斑水肿、视网膜前膜或年龄相关性黄斑变性(AMD)是恰当的。相似的是,角膜地形图检查可以诊断不规则散光。自动视野计可以诊断神经眼科方面的异常。如果合适的话,可以施行其他的检查。

应当进行最后的屈光随诊,来提供准确的眼镜处方,使患者获得最佳的视功能。 屈光随诊的频度和时间将决定于患者的需要以及测量值的稳定性。如有缝线,则需要由眼科医师将其切断或拆除,以便减少散光。光学矫正通常可以在小切口手术后 1~4 周内进行,[629] 在有缝线的大切口白内障摘除术后 6~12 周进行。

相关的学会资料

Basic and Clinical Science Course

    Clinical Optics(Section 3,2012-2013)

    Refractive Surgery(Section 13,2012-2013)

Clinical Statement-

Free download available at http://one.aao.org/CE/PracticeGuidelines/ClinicalStatements.aspx.

    Appropriate Management of the Refractive Surgery Patient(2012)

    Extended Wear of Contact Lenses(2008)

    Laser Surgery(2011)

    Use of Unapproved Lasers and Software for Refractive Surgery(2009)

    Summary Recommendations for Photorefractive Keratectomy(PRK)Surgery(2012)

    Summary Recommendations for LASIK(2012)

FemtoCenter-

Available at http://one.aao.org/ce/educationalcontent/femtocenter.aspx;scroll down to Journals & News;enter required login.

    AAO Guidance on Femtosecond Laser Billing for Medicare(January 31,2012)

Focal Points

    Innovations in Advanced Surface Laser Refractive Surgery(2010)

    Surgical Treatment of Presbyopia(2009)

    Wavefront-Guided LASIK(2008)

Ophthalmic Technology Assessment-

Published in Ophthalmology,which is distributed free to Academy members;links to abstracts and full text available at www.aao.org/ota.

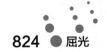

Intrastromal Corneal Ring Segments for Low Myopia(2001;reviewed for currency 2009)

LASIK for Hyperopia,Hyperopic Astigmatism,and Mixed Astigmatism(2004;reviewed for currency 2009)

Laser In-Situ Keratomileusis(LASIK)for Myopia and Astigmatism:Safety and Efficacy(2002;reviewed for currency 2009)

Wavefront-Guided LASIK for the Correction of Primary Myopia and Astigmatism(2008)

Patient Education Brochure

Contact Lenses(2011)

Laser Surgery of the Eye(2011)

LASIK(2012)

Photorefractive Keratectomy(PRK)(2012)

Refractive Errors(2011)

Refractive Surgery(2012)

Patient Education Downloadable Handout

Laser Surgery of the Eye(subscription)(2011-2012)

LASIK(subscription)(2011-2012)

Refractive Errors(subscription)(2011-2012)

Refractive Surgery(subscription)(2011-2012)

Wavefront-Guided LASIK(subscription)(2011-2012)

Patient Education Video

LASIK:Digital-Eyes Ophthalmic Animations for Patients(subscription)(also available in Spanish)(2009)

Refractive Procedures:Digital-Eyes Ophthalmic Animations for Patients(subscription)(also available in Spanish)(2009)

What is Presbyopia?:Ophthalmic Animations for Patients(subscription)(also available in Spanish)(2009)

Preferred Practice Pattern® Guidelines - Free download available at www.aao.org/ppp.

Cataract in the Adult Eye(2011)

Comprehensive Adult Medical Eye Evaluation(2010)

To order any of these products,except for the free materials,please contact the Academy's Customer Service at 866.561.8558(U.S. only)or 415.561.8540 or www.aao.org/store.

参考文献

1. Scottish Intercollegiate Guidelines Network. Annex B:key to evidence statements and grades of recommendations. In:SIGN 50:A Guideline Developer's Handbook. Available at: www.sign.ac.uk/guidelines/fulltext/50/annexb.html. Accessed October 2,2012

2. Guyatt GH,Oxman AD,Vist GE,et al. GRADE:an emerging consensus on rating quality of evidence and strength of recommendations. BMJ 2008;336:924-6.

3. GRADE Working Group. Organizations that have endorsed or that are using GRADE. Vailable at:www.gradeworkinggroup.org/society/index.htm. Accessed April 21,2011.

4. Scottish Intercollegiate Guidelines Network. Section 7.3 levels of evidence and grades of recommendation. In:SIGN 50:A Guideline Developer's Handbook. Available at:www.sign.ac.uk/guidelines/fulltext/50/section7.html. Accessed October 2,2012

5. Schein OD,Buehler PO,Stamler JF,et al. The impact of overnight wear on the risk of contact lens-associated ulcerative keratitis. Arch Ophthalmol 1994;112:186-90.[Ⅱ +].

6. Nilsson SE,Montan PG. The annualized incidence of contact lens induced keratitis in Sweden and its relation to lens type and wear schedule:results of a 3-month prospective study. CLAO J 1994;20:225-30.[Ⅱ +].

7. Schein OD,McNally JJ,Katz J,et al. The incidence of microbial keratitis among wearers of a 30-day silicone hydrogel extended-

wear contact lens. Ophthalmology 2005;112:2172-9.［Ⅱ ++］.

8. Dart JK,Radford CF,Minassian D,et al. Risk factors for microbial keratitis with contemporary contact lenses:a case-control study. Ophthalmology 2008;115:1647-54.［Ⅱ ++］.

9. Stapleton F,Keay L,Edwards K,et al. The incidence of contact lens-related microbial keratitis in Australia. Ophthalmology 2008;115:1655-62.［Ⅱ +］.

10. Mondino BJ,Weissman BA,Farb MD,Pettit TH. Corneal ulcers associated with daily-wear and extended-wear contact lenses. Am J Ophthalmol 1986;102:58-65.［Ⅱ −］.

11. Poggio EC,Glynn RJ,Schein OD,et al. The incidence of ulcerative keratitis among users of daily-wear and extended-wear soft contact lenses. N Engl J Med 1989;321:779-83.［Ⅱ ++］.

12. American Society of Cataract and Refractive Surgery Infectious Disease Task Force. ASCRS White Paper. Special Report: Acanthamoeba Keratitis. July 2007. Available at:www.ascrs.org/clinical-reports/acanthamoeba-keratitis-guidelines-2007. Accessed October 2, 2012.［Ⅱ ++］.

13. Butcko V,McMahon TT,Joslin CE,Jones L. Microbial keratitis and the role of rub and rinsing. Eye Contact Lens 2007;33:421-3;discussion 424-5.［Ⅲ］.

14. Cho P,Cheng SY,Chan WY,Yip WK. Soft contact lens cleaning:rub or no-rub? Ophthalmic Physiol Opt 2009;29:49-57.［Ⅰ +］.

15. Khor WB,Aung T,Saw SM,et al. An outbreak of Fusarium keratitis associated with contact lens wear in Singapore. JAMA 2006;295:2867-73.［Ⅱ ++］.

16. Cavanagh HD,Robertson DM,Petroll WM,Jester JV. Castroviejo Lecture 2009:40 years in search of the perfect contact lens. Cornea 2010;29:1075-85.［Ⅲ］.

17. Johnston SP,Sriram R,Qvarnstrom Y,et al. Resistance of Acanthamoeba cysts to disinfection in multiple contact lens solutions. J Clin Microbiol 2009;47:2040-5.［Ⅲ］.

18. Hughes R,Kilvington S. Comparison of hydrogen peroxide contact lens disinfection systems and solutions against Acanthamoeba polyphaga. Antimicrob Agents Chemother 2001;45:2038-43.［Ⅲ］.

19. Acanthamoeba keratitis multiple states,2005-2007. MMWR Morb Mortal Wkly Rep 2007;56:532-4.［Ⅱ ++］.

20. Alfonso EC,Cantu-Dibildox J,Munir WM,et al. Insurgence of Fusarium keratitis associated with contact lens wear. Arch Ophthalmol 2006;124:941-7.［Ⅲ］.

21. Bernal MD,Acharya NR,Lietman TM,et al. Outbreak of Fusarium keratitis in soft contact lens wearers in San Francisco. Arch Ophthalmol 2006;124:1051-3.［Ⅲ］.

22. Chang DC,Grant GB,O'Donnell K,et al. Multistate outbreak of Fusarium keratitis associated with use of a contact lens solution. JAMA 2006;296:953-63.［Ⅱ ++］.

23. Joslin CE,Tu EY,McMahon TT,et al. Epidemiological characteristics of a Chicago-area Acanthamoeba keratitis outbreak. Am J Ophthalmol 2006;142:212-7.［Ⅱ +］.

24. Joslin CE,Tu EY,Shoff ME,et al. The association of contact lens solution use and acanthamoeba keratitis. Am J Ophthalmol 2007;144:169-80.［Ⅱ +］.

25. Thebpatiphat N,Hammersmith KM,Rocha FN,et al. Acanthamoeba keratitis:a parasite on the rise. Cornea 2007;26:701-6.［Ⅲ］.

26. Saw SM,Ooi PL,Tan DT,et al. Risk factors for contact lens-related fusarium keratitis:a case-control study in Singapore. Arch Ophthalmol 2007;125:611-7.［Ⅱ −］.

27. Update:Fusarium keratitis--United States,2005-2006. MMWR Morb Mortal Wkly Rep 2006;55:563-4.［Ⅱ +］.

28. Alfonso EC,Miller D,Cantu-Dibildox J,et al. Fungal keratitis associated with non-therapeutic soft contact lenses. Am J Ophthalmol 2006;142:154-5.［Ⅱ −］.

29. Anger C,Lally JM. Acanthamoeba:a review of its potential to cause keratitis,current lens care solution disinfection standards and methodologies,and strategies to reduce patient risk. Eye Contact Lens 2008;34:247-53.［Ⅱ −］.

30. Dyavaiah M,Ramani R,Chu DS,et al. Molecular characterization,biofilm analysis and experimental biofouling study of Fusarium isolates from recent cases of fungal keratitis in New York State. BMC Ophthalmol 2007;7:1.［Ⅲ］.

31. Hall BJ,Jones L. Contact lens cases:the missing link in contact lens safety? Eye Contact Lens 2010;36:101-5.［Ⅱ −］.

32. Levy B,Heiler D,Norton S. Report on testing from an investigation of fusarium keratitis in contact lens wearers. Eye Contact Lens 2006;32:256-61.［Ⅱ −］.

33. Lindsay RG,Watters G,Johnson R,et al. Acanthamoeba keratitis and contact lens wear. Clin Exp Optom 2007;90:351-60.［Ⅲ］.

34. Gower EW,Keay LJ,Oechsler RA,et al. Trends in fungal keratitis in the United States,2001 to 2007. Ophthalmology 2010;117:2263-7.［Ⅱ +］.

35. Iyer SA,Tuli SS,Wagoner RC. Fungal keratitis:emerging trends and treatment outcomes. Eye Contact Lens 2006;32:267-71.［Ⅲ］.

36. Tu EY,Joslin CE. Recent outbreaks of atypical contact lens-related keratitis:what have we learned? Am J Ophthalmol 2010;150:602-8.［Ⅱ −］.

37. Tuli SS,Iyer SA,Driebe WT,Jr. Fungal keratitis and contact lenses:an old enemy unrecognized or a new nemesis on the block? Eye Contact Lens 2007;33:415-7;discussion 424-5.[Ⅲ].

38. Pallikaris IG,Kymionis GD,Astyrakakis NI. Corneal ectasia induced by laser in situ keratomileusis. J Cataract Refract Surg 2001;27:1796-802.[Ⅱ -].

39. Argento C,Cosentino MJ,Tytiun A,et al. Corneal ectasia after laser in situ keratomileusis. J Cataract Refract Surg 2001;27:1440-8.[Ⅲ].

40. Randleman JB,Woodward M,Lynn MJ,Stulting RD. Risk assessment for ectasia after corneal refractive surgery. Ophthalmology 2008;115:37-50.[Ⅱ +].

41. Binder PS,Lindstrom RL,Stulting RD,et al. Keratoconus and corneal ectasia after LASIK. J Cataract Refract Surg 2005;31:2035-8.[Ⅱ +].

42. Pop M,Payette Y. Risk factors for night vision complaints after LASIK for myopia. Ophthalmology 2004;111:3-10.[Ⅱ +].

43. Schallhorn SC,Kaupp SE,Tanzer DJ,et al. Pupil size and quality of vision after LASIK. Ophthalmology 2003;110:1606-14.[Ⅱ +].

44. Tuan KM,Liang J. Improved contrast sensitivity and visual acuity after wavefront-guided laser in situ keratomileusis:in-depth statistical analysis. J Cataract Refract Surg 2006;32:215-20.[Ⅱ -].

45. Villa C,Gutierrez R,Jimenez JR,Gonzalez-Meijome JM. Night vision disturbances after successful LASIK surgery. Br J Ophthalmol 2007;91:1031-7.[Ⅱ ++].

46. Chan A,Manche EE. Effect of preoperative pupil size on quality of vision after wavefront-guided LASIK. Ophthalmology 2011;118:736-41.[Ⅱ -].

47. Domniz Y,Comaish IF,Lawless MA,et al. Recutting the cornea versus lifting the flap:comparison of two enhancement techniques following laser in situ keratomileusis. J Refract Surg 2001;17:505-10.[Ⅱ -].

48. Rubinfeld RS,Hardten DR,Donnenfeld ED,et al. To lift or recut:changing trends in LASIK enhancement. J Cataract Refract Surg 2003;29:2306-17.[Ⅲ].

49. Leyland M,Pringle E. Multifocal versus monofocal intraocular lenses after cataract extraction. Cochrane Database Syst Rev 2006,Issue 4. Art. No.:CD003169. DOI:10.1002/14651858.CD003169.pub2.[Ⅰ ++].

50. Leng C,Feiz V,Modjtahedi B,Moshirfar M. Comparison of simulated keratometric changes induced by custom and conventional laser in situ keratomileusis after myopic ablation:retrospective chart review. J Cataract Refract Surg 2010;36:1550-5.

51. American Academy of Ophthalmology Basic and Clinical Science Course Subcommittee. Basic and Clinical Science Course. Section 3:Clinical Optics,2012-2013. San Francisco,CA:American Academy of Ophthalmology;2012:115.

52. American Academy of Ophthalmology Basic and Clinical Science Course Subcommittee. Basic and Clinical Science Course. Section 3:Clinical Optics,2012-2013. San Francisco,CA:American Academy of Ophthalmology;2012:115-6.

53. American Academy of Ophthalmology Cataract/Anterior Segment Panel. Preferred Practice Pattern ® Guidelines. Cataract in the Adult Eye. San Francisco,CA:American Academy of Ophthalmology;2011. Available at:www.aao.org/ppp.

54. Vitale S,Ellwein L,Cotch MF,et al. Prevalence of refractive error in the United States,1999-2004. Arch Ophthalmol 2008;126:1111-9.

55. Vitale S,Cotch MF,Sperduto R,Ellwein L. Costs of refractive correction of distance vision impairment in the United States,1999-2002. Ophthalmology 2006;113:2163-70.

56. Barr JT. Annual report:Contact lenses 2005. Contact Lens Spectrum January 2006. Available at:www.clspectrum.com/article.aspx?article=12913. Accessed April 21,2011.

57. 2010 global refractive market report. Market Scope 2010.

58. Kleinstein RN,Jones LA,Hullett S,et al. Refractive error and ethnicity in children. Arch Ophthalmol 2003;121:1141-7.

59. Kempen JH,Mitchell P,Lee KE,et al. The prevalence of refractive errors among adults in the United States,Western Europe,and Australia. Arch Ophthalmol 2004;122:495-505.

60. Wang Q,Klein BE,Klein R,Moss SE. Refractive status in the Beaver Dam Eye Study. Invest Ophthalmol Vis Sci 1994;35:4344-7.

61. Katz J,Tielsch JM,Sommer A. Prevalence and risk factors for refractive errors in an adult inner city population. Invest Ophthalmol Vis Sci 1997;38:334-40.

62. Framingham Offspring Eye Study Group. Familial aggregation and prevalence of myopia in the Framingham Offspring Eye Study. Arch Ophthalmol 1996;114:326-32

63. Chen CJ,Cohen BH,Diamond EL. Genetic and environmental effects on the development of myopia in Chinese twin children. Ophthalmic Paediatr Genet 1985;6:353-9.

64. Saw SM,Nieto FJ,Katz J,et al. Familial clustering and myopia progression in Singapore school children. Ophthalmic Epidemiol 2001;8:227-36.

65. Zadnik K,Satariano WA,Mutti DO,et al. The effect of parental history of myopia on children's eye size. JAMA 1994;271:1323-7.

66. Dirani M,Chamberlain M,Shekar SN,et al. Heritability of refractive error and ocular biometrics:the Genes in Myopia(GEM) twin study. Invest Ophthalmol Vis Sci 2006;47:4756-61.

67. Farbrother JE,Kirov G,Owen MJ,et al. Linkage analysis of the genetic loci for high myopia on 18p,12q,and 17q in 51 U.K. families. Invest Ophthalmol Vis Sci 2004;45:2879-85.

68. Hammond CJ,Andrew T,Mak YT,Spector TD. A susceptibility locus for myopia in the normal population is linked to the PAX6 gene region on chromosome 11:a genomewide scan of dizygotic twins. Am J Hum Genet 2004;75:294-304.

69. Lam DS,Tam PO,Fan DS,et al. Familial high myopia linkage to chromosome 18p. Ophthalmologica 2003;217:115-8.

70. Stambolian D,Ibay G,Reider L,et al. Genomewide linkage scan for myopia susceptibility loci among Ashkenazi Jewish families shows evidence of linkage on chromosome 22q12. Am J Hum Genet 2004;75:448-59.

71. Wojciechowski R,Congdon N,Bowie H,et al. Heritability of refractive error and familial aggregation of myopia in an elderly American population. Invest Ophthalmol Vis Sci 2005;46:1588-92.

72. Zhang Q,Guo X,Xiao X,et al. Novel locus for X linked recessive high myopia maps to Xq23-q25 but outside MYP1. J Med Genet 2006;43:e20.

73. Ibay G,Doan B,Reider L,et al. Candidate high myopia loci on chromosomes 18p and 12q do not play a major role in susceptibility to common myopia. BMC Med Genet 2004;5:20.

74. Wojciechowski R. Nature and nurture:the complex genetics of myopia and refractive error. Clin Genet 2011;79:301-20.

75. Klein AP,Duggal P,Lee KE,et al. Support for polygenic influences on ocular refractive error. Invest Ophthalmol Vis Sci 2005;46:442-6.

76. Mak W,Kwan MW,Cheng TS,et al. Myopia as a latent phenotype of a pleiotropic gene positively selected for facilitating neurocognitive development,and the effects of environmental factors in its expression. Med Hypotheses 2006;66:1209-15.

77. Dirani M,Shekar SN,Baird PN. The role of educational attainment in refraction:the Genes in Myopia(GEM)twin study. Invest Ophthalmol Vis Sci 2008;49:534-8.

78. Hayashi H,Yamashiro K,Nakanishi H,et al. Association of 15q14 and 15q25 with high myopia in Japanese. Invest Ophthalmol Vis Sci 2011;52:4853-8.

79. Li Z,Qu J,Xu X,et al. A genome-wide association study reveals association between common variants in an intergenic region of 4q25 and high-grade myopia in the Chinese Han population. Hum Mol Genet 2011;20:2861-8.

80. Shi Y,Qu J,Zhang D,et al. Genetic variants at 13q12.12 are associated with high myopia in the Han Chinese population. Am J Hum Genet 2011;88:805-13.

81. Wu HM,Seet B,Yap EP,et al. Does education explain ethnic differences in myopia prevalence? A population-based study of young adult males in Singapore. Optom Vis Sci 2001;78:234-9.

82. Tan GJ,Ng YP,Lim YC,et al. Cross-sectional study of near-work and myopia in kindergarten children in Singapore. Ann Acad Med Singapore 2000;29:740-4.

83. Tan NW,Saw SM,Lam DS,et al. Temporal variations in myopia progression in Singaporean children within an academic year. Optom Vis Sci 2000;77:465-72.

84. Kinge B,Midelfart A,Jacobsen G,Rystad J. The influence of near-work on development of myopia among university students. A three-year longitudinal study among engineering students in Norway. Acta Ophthalmol Scand 2000;78:26-9.

85. Gwiazda J,Deng L,Dias L,Marsh-Tootle W. Association of education and occupation with myopia in COMET parents. Optom Vis Sci 2011;88:1045-53.

86. Mutti DO,Mitchell GL,Moeschberger ML,et al. Parental myopia,near work,school achievement,and children's refractive error. Invest Ophthalmol Vis Sci 2002;43:3633-40.

87. Saw SM,Zhang MZ,Hong RZ,et al. Near-work activity,night-lights,and myopia in the Singapore-China study. Arch Ophthalmol 2002;120:620-7.

88. Saw SM,Chua WH,Hong CY,et al. Nearwork in early-onset myopia. Invest Ophthalmol Vis Sci 2002;43:332-9.

89. Rahi JS,Cumberland PM,Peckham CS. Myopia over the lifecourse:prevalence and early life influences in the 1958 British birth cohort. Ophthalmology 2011;118:797-804.

90. Rechichi C,Scullica L. Trends regarding myopia in video terminal operators. Acta Ophthalmol Scand 1996;74:493-6.

91. Saw SM,Nieto FJ,Katz J,et al. Factors related to the progression of myopia in Singaporean children. Optom Vis Sci 2000;77:549-54.

92. Ip JM,Saw SM,Rose KA,et al. Role of near work in myopia:findings in a sample of Australian school children. Invest Ophthalmol Vis Sci 2008;49:2903-10.

93. Saw SM,Shankar A,Tan SB,et al. A cohort study of incident myopia in Singaporean children. Invest Ophthalmol Vis Sci 2006;47:1839-44.

94. Quinn GE,Shin CH,Maguire MG,Stone RA. Myopia and ambient lighting at night. Nature 1999;399:113-4.

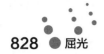
95. Zadnik K,Jones LA,Irvin BC,et al. Collaborative Longitudinal Evaluation of Ethnicity and Refractive Error (CLEERE)Study Group. Myopia and ambient night-time lighting. Nature 2000;404:143-4.

96. Dirani M,Tong L,Gazzard G,et al. Outdoor activity and myopia in Singapore teenage children. Br J Ophthalmol 2009;93:997-1000.

97. Jones LA,Sinnott LT,Mutti DO,et al. Parental history of myopia,sports and outdoor activities,and future myopia. Invest Ophthalmol Vis Sci 2007;48:3524-32.

98. Rose KA,Morgan IG,Ip J,et al. Outdoor activity reduces the prevalence of myopia in children. Ophthalmology 2008;115:1279-85.

99. McMahon G,Zayats T,Chen YP,et al. Season of birth,daylight hours at birth,and high myopia. Ophthalmology 2009;116:468-73.

100. Mandel Y,Grotto I,El-Yaniv R,et al. Season of birth,natural light,and myopia. Ophthalmology 2008;115:686-92.

101. Lin LL,Shih YF,Tsai CB,et al. Epidemiologic study of ocular refraction among schoolchildren in Taiwan in 1995. Optom Vis Sci 1999;76:275-81.

102. Lin LL,Chen CJ,Hung PT,Ko LS. Nation-wide survey of myopia among schoolchildren in Taiwan,1986. Acta Ophthalmol Suppl 1988;185:29-33.

103. Wu MM,Edwards MH. The effect of having myopic parents:an analysis of myopia in three generations. Optom Vis Sci 1999;76:387-92.

104. Lin LL,Shih YF,Hsiao CK,Chen CJ. Prevalence of myopia in Taiwanese schoolchildren:1983 to 2000. Ann Acad Med Singapore 2004;33:27-33.

105. Rose KA,Morgan IG,Smith W,Mitchell P. High heritability of myopia does not preclude rapid changes in prevalence. Clin Experiment Ophthalmol 2002;30:168-72.

106. Dayan YB,Levin A,Morad Y,et al. The changing prevalence of myopia in young adults:a 13-year series of population-based prevalence surveys. Invest Ophthalmol Vis Sci 2005;46:2760-5.

107. Parssinen O. The increased prevalence of myopia in Finland. Acta Ophthalmol 2012;90:497-502.

108. Vitale S,Sperduto RD,Ferris FL 3rd. Increased prevalence of myopia in the United States between 1971-1972 and 1999-2004. Arch Ophthalmol 2009;127:1632-9.

109. Attebo K,Ivers RQ,Mitchell P. Refractive errors in an older population:the Blue Mountains Eye Study. Ophthalmology 1999;106:1066-72.

110. Writing Committee for the MEPEDS Study Group. Prevalence of astigmatism in 6- to 72-month-old African American and Hispanic children:the Multi-ethnic Pediatric Eye Disease Study. Ophthalmology 2011;118:284-93.

111. Holmstrom M,el Azazi M,Kugelberg U. Ophthalmological long-term follow up of preterm infants:a population based,prospective study of the refraction and its development. Br J Ophthalmol 1998;82:1265-71.

112. Larsson EK,Rydberg AC,Holmstrom GE. A population-based study of the refractive outcome in 10-year-old preterm and full-term children. Arch Ophthalmol 2003;121:1430-6.

113. Saw SM,Chew SJ. Myopia in children born premature or with low birth weight. Acta Ophthalmol Scand 1997;75:548-50.

114. Ton Y,Wysenbeek YS,Spierer A. Refractive error in premature infants. J AAPOS 2004;8:534-8.

115. Saunders KJ. Early refractive development in humans. Surv Ophthalmol 1995;40:207-16.

116. Holmstrom GE,Larsson EK. Development of spherical equivalent refraction in prematurely born children during the first 10 years of life:a population-based study. Arch Ophthalmol 2005;123:1404-11.

117. Zadnik K,Mutti DO,Friedman NE,Adams AJ. Initial cross-sectional results from the Orinda Longitudinal Study of Myopia. Optom Vis Sci 1993;70:750-8.

118. Robb RM. Refractive errors associated with hemangiomas of the eyelids and orbit in infancy. Am J Ophthalmol 1977;83:52-8.

119. Rabin J,Van Sluyters RC,Malach R. Emmetropization:a vision-dependent phenomenon. Invest Ophthalmol Vis Sci 1981;20:561-4.

120. Grosvenor T,Perrigin DM,Perrigin J,Maslovitz B. Houston Myopia Control Study:a randomized clinical trial. Part Ⅱ. Final report by the patient care team. Am J Optom Physiol Opt 1987;64:482-98.

121. Jensen H. Myopia progression in young school children and intraocular pressure. Doc Ophthalmol 1992;82:249-55.

122. Parssinen O,Hemminki E,Klemetti A. Effect of spectacle use and accommodation on myopic progression:final results of a three-year randomised clinical trial among schoolchildren. Br J Ophthalmol 1989;73:547-51.

123. Hyman L,Gwiazda J,Hussein M,et al. Relationship of age,sex,and ethnicity with myopia progression and axial elongation in the correction of myopia evaluation trial. Arch Ophthalmol 2005;123:977-87.

124. Fan DS,Lam DS,Lam RF,et al. Prevalence,incidence,and progression of myopia of school children in Hong Kong. Invest Ophthalmol Vis Sci 2004;45:1071-5.

125. Fan DS,Rao SK,Cheung EY,et al. Astigmatism in Chinese preschool children:prevalence,change,and effect on refractive development. Br J Ophthalmol 2004;88:938-41.

126. Saw SM, Tong L, Chua WH, et al. Incidence and progression of myopia in Singaporean school children. Invest Ophthalmol Vis Sci 2005；46：51-7.

127. Shih YF, Chen CH, Chou AC, et al. Effects of different concentrations of atropine on controlling myopia in myopic children. J Ocul Pharmacol Ther 1999；15：85-90.

128. Shih YF, Hsiao CK, Chen CJ, et al. An intervention trial on efficacy of atropine and multi-focal glasses in controlling myopic progression. Acta Ophthalmol Scand 2001；79：233-6.

129. Zhao J, Mao J, Luo R, et al. The progression of refractive error in school-age children：Shunyi district, China. Am J Ophthalmol 2002；134：735-43.

130. Gudmundsdottir E, Jonasson F, Jonsson V, et al. Iceland-Japan Co-Working Study Groups. "With the rule" astigmatism is not the rule in the elderly. Reykjavik Eye Study：a population based study of refraction and visual acuity in citizens of Reykjavik 50 years and older. Acta Ophthalmol Scand 2000；78：642-6.

131. Montes-Mico R. Astigmatism in infancy and childhood. J Pediatr Ophthalmol Strabismus 2000；37：349-53.

132. Guzowski M, Wang JJ, Rochtchina E, et al. Five-year refractive changes in an older population：the Blue Mountains Eye Study. Ophthalmology 2003；110：1364-70.

133. Gudmundsdottir E, Arnarsson A, Jonasson F. Five-year refractive changes in an adult population：Reykjavik Eye Study. Ophthalmology 2005；112：672-7.

134. Eye Disease Case-Control Study Group. Risk factors for idiopathic rhegmatogenous retinal detachment. Am J Epidemiol 1993；137：749-57.

135. Lim R, Mitchell P, Cumming RG. Refractive associations with cataract：the Blue Mountains Eye Study. Invest Ophthalmol Vis Sci 1999；40：3021-6.

136. Grodum K, Heijl A, Bengtsson B. Refractive error and glaucoma. Acta Ophthalmol Scand 2001；79：560-6.

137. Wong TY, Klein BE, Klein R, et al. Refractive errors, intraocular pressure, and glaucoma in a white population. Ophthalmology 2003；110：211-7.

138. Chen H, Wen F, Li H, et al. The types and severity of high myopic maculopathy in Chinese patients. Ophthalmic Physiol Opt 2012；32：60-7.

139. Gao LQ, Liu W, Liang YB, et al. Prevalence and characteristics of myopic retinopathy in a rural Chinese adult population：the Handan Eye Study. Arch Ophthalmol 2011；129：1199-204.

140. Marcus MW, de Vries MM, Montolio FG, Jansonius NM. Myopia as a risk factor for open-angle glaucoma：a systematic review and meta-analysis. Ophthalmology 2011；118：1989-94.

141. Ohno-Matsui K, Shimada N, Yasuzumi K, et al. Long-term development of significant visual field defects in highly myopic eyes. Am J Ophthalmol 2011；152：256-65.

142. Lowe RF. Causes of shallow anterior chamber in primary angle-closure glaucoma. Ultrasonic biometry of normal and angle-closure glaucoma eyes. Am J Ophthalmol 1969；67：87-93.

143. Smith TS, Frick KD, Holden BA, et al. Potential lost productivity resulting from the global burden of uncorrected refractive error. Bull World Health Organ 2009；87：431-7.

144. American Academy of Ophthalmology Pediatric Ophthalmology/Strabismus Panel. Preferred Practice Pattern ® Guidelines. Amblyopia. San Francisco, CA：American Academy of Ophthalmology；2012. Available at：www.aao.org/ppp.

145. Saw SM, Shih-Yen EC, Koh A, Tan D. Interventions to retard myopia progression in children：an evidence-based update. Ophthalmology 2002；109：415-21；discussion 422-4.

146. Walline JJ, Lindsley K, Vedula SS, et al. Interventions to slow progression of myopia in children Cochrane Database Syst Rev 2011, Issue 12. Art. No.：CD004916. DOI：10.1002/14651858.CD004916.pub3.

147. American Academy of Ophthalmology Preferred Practice Patterns Committee. Preferred Practice Pattern ® Guidelines. Comprehensive Adult Medical Eye Evaluation. San Francisco, CA：American Academy of Ophthalmology；2010. Available at：www.aao.org/ppp.

148. Zadnik K, Mutti DO, Adams AJ. The repeatability of measurement of the ocular components. Invest Ophthalmol Vis Sci 1992；33：2325-33.

149. Goss DA, Grosvenor T. Reliability of refraction--a literature review. J Am Optom Assoc 1996；67：619-30.

150. American Academy of Ophthalmology Pediatric Ophthalmology/Strabismus Panel. Preferred Practice Pattern ® Guidelines. Pediatric Eye Evaluations. San Francisco, CA：American Academy of Ophthalmology；2012. Available at：www.aao.org/ppp.

151. Hofmeister EM, Kaupp SE, Schallhorn SC. Comparison of tropicamide and cyclopentolate for cycloplegic refractions in myopic adult refractive surgery patients. J Cataract Refract Surg 2005；31：694-700.

152. American Academy of Ophthalmology Pediatric Ophthalmology/Strabismus Panel. Preferred Practice Pattern ® Guidelines. Esotropia and Exotropia. San Francisco, CA：American Academy of Ophthalmology；2012. Available at：www.aao.org/ppp.

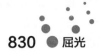

153. American Academy of Pediatrics and American Academy of Ophthalmology. Joint Policy Statement. Protective Eyewear for Young Athletes. San Francisco, CA: American Academy of Ophthalmology; 2003. Available at: http://one.aao.org/CE/ PracticeGuidelines/ClinicalStatements.aspx. Accessed October 3, 2012.

154. Vinger PF, Parver L, Alfaro DV 3rd, et al. Shatter resistance of spectacle lenses. JAMA 1997; 277: 142-4.

155. Key JE. Development of contact lenses and their worldwide use. Eye Contact Lens 2007; 33: 343-5; discussion 362-3.

156. Asbell PA, Wasserman D. Contact lens-induced corneal warpage. Int Ophthalmol Clin 1991; 31: 121-6.

157. Macsai MS, Varley GA, Krachmer JH. Development of keratoconus after contact lens wear. Patient characteristics. Arch Ophthalmol 1990; 108: 534-8.

158. Elhers WH, Donshik PC. Giant papillary conjunctivitis. Curr Opin Allergy Clin Immunol 2008; 8: 445-9.

159. Jeng BH, Halfpenny CP, Meisler DM, Stock EL. Management of focal limbal stem cell deficiency associated with soft contact lens wear. Cornea 2011; 30: 18-23.

160. Martin R. Corneal conjunctivalisation in long-standing contact lens wearers. Clin Exp Optom 2007; 90: 26-30.

161. Jalbert I, Sweeney DF, Stapleton F. The effect of long-term wear of soft lenses of low and high oxygen transmissibility on the corneal epithelium. Eye (Lond) 2009; 23: 1282-7.

162. Liu Z, Pflugfelder SC. The effects of long-term contact lens wear on corneal thickness, curvature, and surface regularity. Ophthalmology 2000; 107: 105-11.

163. MacRae SM, Matsuda M, Shellans S, Rich LF. The effects of hard and soft contact lenses on the corneal endothelium. Am J Ophthalmol 1986; 102: 50-7.

164. MacRae SM, Matsuda M, Shellans S. Corneal endothelial changes associated with contact lens wear. CLAO J 1989; 15: 82-7.

165. MacRae SM, Matsuda M, Phillips DS. The long-term effects of polymethylmethacrylate contact lens wear on the corneal endothelium. Ophthalmology 1994; 101: 365-70.

166. Baum J, Barza M. Pseudomonas keratitis and extended-wear soft contact lenses. Arch Ophthalmol 1990; 108: 663-4.

167. Koidou-Tsiligianni A, Alfonso E, Forster RK. Ulcerative keratitis associated with contact lens wear. Am J Ophthalmol 1989; 108: 64-7.

168. Cohen EJ, Laibson PR, Arentsen JJ, Clemons CS. Corneal ulcers associated with cosmetic extended wear soft contact lenses. Ophthalmology 1987; 94: 109-14.

169. Wilson LA, Ahearn DG. Association of fungi with extended-wear soft contact lenses. Am J Ophthalmol 1986; 101: 434-6.

170. Wilhelmus KR, Robinson NM, Font RA, et al. Fungal keratitis in contact lens wearers. Am J Ophthalmol 1988; 106: 708-14.

171. Moore MB, McCulley JP, Luckenbach M, et al. Acanthamoeba keratitis associated with soft contact lenses. Am J Ophthalmol 1985; 100: 396-403.

172. Stehr-Green JK, Bailey TM, Visvesvara GS. The epidemiology of Acanthamoeba keratitis in the United States. Am J Ophthalmol 1989; 107: 331-6.

173. Stern GA, Zam SZ. The pathogenesis of contact lens-associated pseudomonas aeruginosa corneal ulceration. 1. The effect of contact lens coatings on adherence of pseudomonas aeruginosa to soft contact lenses. Cornea 1986; 5: 41-5.

174. Schein OD, Glynn RJ, Poggio EC, et al. Microbial Keratitis Study Group. The relative risk of ulcerative keratitis among users of daily-wear and extended-wear soft contact lenses: a case-control study. N Engl J Med 1989; 321: 773-8.

175. Poggio EC, Abelson M. Complications and symptoms in disposable extended wear lenses compared with conventional soft daily wear and soft extended wear lenses. CLAO J 1993; 19: 31-9.

176. Nilsson SE, Montan PG. The hospitalized cases of contact lens induced keratitis in Sweden and their relation to lens type and wear schedule: results of a three-year retrospective study. CLAO J 1994; 20: 97-101.

177. Laibson PR, Cohen EJ, Rajpal RK. Conrad Berens Lecture. Corneal ulcers related to contact lenses. CLAO J 1993; 19: 73-8.

178. Maguen E, Tsai JC, Martinez M, et al. A retrospective study of disposable extended-wear lenses in 100 patients. Ophthalmology 1991; 98: 1685-9.

179. Cohen EJ, Fulton JC, Hoffman CJ, et al. Trends in contact lens-associated corneal ulcers. Cornea 1996; 15: 566-70.

180. Poggio EC, Abelson MB. Complications and symptoms with disposable daily wear contact lenses and conventional soft daily wear contact lenses. CLAO J 1993; 19: 95-102.

181. Suchecki JK, Ehlers WH, Donshik PC. A comparison of contact lens-related complications in various daily wear modalities. CLAO J 2000; 26: 204-13.

182. Imayasu M, Petroll WM, Jester JV, et al. The relation between contact lens oxygen transmissibility and binding of Pseudomonas aeruginosa to the cornea after overnight wear. Ophthalmology 1994; 101: 371-88.

183. Ren DH, Petroll WM, Jester JV, et al. The relationship between contact lens oxygen permeability and binding of Pseudomonas aeruginosa to human corneal epithelial cells after overnight and extended wear. CLAO J 1999; 25: 80-100.

184. Ren DH, Yamamoto K, Ladage PM, et al. Adaptive effects of 30-night wear of hyper-O(2) transmissible contact lenses on

bacterial binding and corneal epithelium：a 1-year clinical trial. Ophthalmology 2002；109：27-39；discussion 40.

185. Ladage PM，Yamamoto K，Ren DH，et al. Effects of rigid and soft contact lens daily wear on corneal epithelium，tear lactate dehydrogenase，and bacterial binding to exfoliated epithelial cells. Ophthalmology 2001；108：1279-88.

186. Morgan PB，Brennan NA，Maldonado-Codina C，et al. Central and peripheral oxygen transmissibility thresholds to avoid corneal swelling during open eye soft contact lens wear. J Biomed Mater Res B Appl Biomater 2010；92：361-5.

187. Nilsson SE. Seven-day extended wear and 30-day continuous wear of high oxygen transmissibility soft silicone hydrogel contact lenses：a randomized 1-year study of 504 patients. CLAO J 2001；27：125-36.

188. Szczotka-Flynn L，Debanne SM，Cheruvu VK，et al. Predictive factors for corneal infiltrates with continuous wear of silicone hydrogel contact lenses. Arch Ophthalmol 2007；125：488-92.

189. Szczotka-Flynn L，Lass JH，Sethi A，et al. Risk factors for corneal infiltrative events during continuous wear of silicone hydrogel contact lenses. Invest Ophthalmol Vis Sci 2010；51：5421-30.

190. Lin MC，Polse KA. Hypoxia，overnight wear，and tear stagnation effects on the corneal epithelium：data and proposed model. Eye Contact Lens 2007；33：378-81；discussion 382.

191. Radford CF，Minassian D，Dart JK，et al. Risk factors for nonulcerative contact lens complications in an ophthalmic accident and emergency department：a case-control study. Ophthalmology 2009；116：385-92.

192. Margolis TP，Whitcher JP. Fusarium--A new culprit in the contact lens case. JAMA 2006；296：985-7.

193. O'Donnell K，Sarver BA，Brandt M，et al. Phylogenetic diversity and microsphere array-based genotyping of human pathogenic Fusaria，including isolates from the multistate contact lens-associated U.S. keratitis outbreaks of 2005 and 2006. J Clin Microbiol 2007；45：2235-48.

194. U.S. Food and Drug Administration. Advice for patients with soft contact lenses：new information on risk of serious fungal infection. Updated April 21，2006. Available at： www.fda.gov/MedicalDevices/Safety/AlertsandNotices/PatientAlerts/ucm064709.htm. Accessed April 21，2011.

195. U.S. Food and Drug Administration. Guidance for Industry，FDA Staff，Eye Care Professionals，and Consumers. Decorative，non-corrective contact lenses. November 24，2006. Available at：www.fda.gov/MedicalDevices/DeviceRegulationandGuidance/GuidanceDocuments/ucm071572.htm. Accessed February 3，2012.

196. American Academy of Ophthalmology. EyeSmart Eye Health News. Decorative contact lenses. Available at：ww.geteyesmart.org/eyesmart/glasses-contacts-lasik/decorative-lenses.cfm. Accessed February 17，2012.

197. Bowden FW，Ⅲ，Cohen EJ，Arentsen JJ，Laibson PR. Patterns of lens care practices and lens product contamination in contact lens associated microbial keratitis. CLAO J 1989；15：49-54.

198. Stapleton F，Edwards K，Keay L，et al. Risk factors for moderate and severe microbial keratitis in daily wear contact lens users. Ophthalmology 2012；119：1516-21.［Ⅱ＋］.

199. Acanthamoeba keratitis associated with contact lenses--United States. MMWR Morb Mortal Wkly Rep 1986；35：405-8.［Ⅲ］.

200. Wu YT，Zhu H，Willcox M，Stapleton F. The effectiveness of various cleaning regimens and current guidelines in contact lens case biofilm removal. Invest Ophthalmol Vis Sci 2011；52：5287-92.［in vitro study；no rating］.

201. U.S. Food and Drug Administration. Consumer Health Information. Ensuring safe use of contact lens solution；2009. Available at：www.fda.gov/ForConsumers/ConsumerUpdates/ucm164197.htm. Accessed April 21，2011.

202. Stehr-Green JK，Bailey TM，Brandt FH，et al. Acanthamoeba keratitis in soft contact lens wearers. A case-control study. JAMA 1987；258：57-60.

203. Bui TH，Cavanagh HD，Robertson DM. Patient compliance during contact lens wear：perceptions，awareness，and behavior. Eye Contact Lens 2010；36：334-9.

204. Robertson DM，Cavanagh HD. Non-compliance with contact lens wear and care practices：a comparative analysis. Optom Vis Sci 2011；88：1402-8.

205. Forister JF，Forister EF，Yeung KK，et al. Prevalence of contact lens-related complications：UCLA contact lens study. Eye Contact Lens 2009；35：176-80.

206. Efron N. Obituary--rigid contact lenses. Cont Lens Anterior Eye 2010；33：245-52.

207. Binder PS，May CH，Grant SC. An evaluation of orthokeratology. Ophthalmology 1980；87：729-44.

208. Polse KA，Brand RJ，Vastine DW，Schwalbe JS. Corneal change accompanying orthokeratology. Plastic or elastic? Results of a randomized controlled clinical trial. Arch Ophthalmol 1983；101：1873-8.

209. Carkeet NL，Mountford JA，Carney LG. Predicting success with orthokeratology lens wear：a retrospective analysis of ocular characteristics. Optom Vis Sci 1995；72：892-8.

210. Nichols JJ，Marsich MM，Nguyen M，et al. Overnight orthokeratology. Optom Vis Sci 2000；77：252-9.

211. Rah MJ，Jackson JM，Jones LA，et al. Overnight orthokeratology：preliminary results of the Lenses and Overnight Orthokeratology（LOOK）study. Optom Vis Sci 2002；79：598-605.

212. Sorbara L, Fonn D, Simpson T, et al. Reduction of myopia from corneal refractive therapy. Optom Vis Sci 2005;82:512-8.

213. Walline JJ, Holden BA, Bullimore MA, et al. The current state of corneal reshaping. Eye Contact Lens 2005;31:209-14. [Ⅱ ++].

214. Walline JJ, Rah MJ, Jones LA. The Children's Overnight Orthokeratology Investigation (COOKI)pilot study. Optom Vis Sci 2004;81:407-13.

215. Watt K, Swarbrick HA. Microbial keratitis in overnight orthokeratology:review of the first 50 cases. Eye Contact Lens 2005;31:201-8.[Ⅲ].

216. Young AL, Leung AT, Cheng LL, et al. Orthokeratology lens-related corneal ulcers in children:a case series. Ophthalmology 2004;111:590-5.

217. Chen KH, Kuang TM, Hsu WM. Serratia Marcescens corneal ulcer as a complication of orthokeratology. Am J Ophthalmol 2001;132:257-8.[Ⅲ]. Refractive Errors & Refractive Surgery PPP:References 76

218. Macsai MS. Corneal ulcers in two children wearing paragon corneal refractive therapy lenses. Eye Contact Lens 2005;31:9-11. [Ⅲ].

219. Watt KG, Swarbrick HA. Trends in microbial keratitis associated with orthokeratology. Eye Contact Lens 2007;33:373-7; discussion 382.[Ⅲ].

220. Van Meter WS, Musch DC, Jacobs DS, et al. Safety of overnight orthokeratology for myopia:a report by the American Academy of Ophthalmology. Ophthalmology 2008;115:2301-13.[Ⅰ +].

221. Cho P, Cheung SW, Edwards M. The longitudinal orthokeratology research in children (LORIC)in Hong Kong:a pilot study on refractive changes and myopic control. Curr Eye Res 2005;30:71-80.

222. Katz J, Schein OD, Levy B, et al. A randomized trial of rigid gas permeable contact lenses to reduce progression of children's myopia. Am J Ophthalmol 2003;136:82-90.[Ⅰ -].

223. Cho P, Cheung SW. Retardation of myopia in Orthokeratology (ROMIO)study:a 2-year randomized clinical trial. Invest Ophthalmol Vis Sci 2012;53:7077-85.

224. American Academy of Ophthalmology. Policy Statement. Preoperative Assessment:Responsibilities of the Ophthalmologist. San Francisco, CA:American Academy of Ophthalmology;2012. Available at: http://one.aao.org/CE/PracticeGuidelines/ClinicalStatements.aspx. Accessed October 3,2012.

225. American Academy of Ophthalmology. Policy Statement. An Ophthalmologist's Duties Concerning Postoperative Care. San Francisco, CA:American Academy of Ophthalmology;2012. Available at: http://one.aao.org/CE/PracticeGuidelines/ClinicalStatements.aspx. Accessed October 3,2012.

226. Snir M, Kremer I, Weinberger D, et al. Decompensation of exodeviation after corneal refractive surgery for moderate to high myopia. Ophthalmic Surg Lasers Imaging 2003;34:363-70.

227. Lee HK, Choe CM, Ma KT, Kim EK. Measurement of contrast sensitivity and glare under mesopic and photopic conditions following wavefront-guided and conventional LASIK surgery. J Refract Surg 2006;22:647-55.

228. Farooqui MA, Al-Muammar AR. Topography-guided CATz versus conventional LASIK for myopia with the NIDEK EC-5000:A bilateral eye study. J Refract Surg 2006;22:741-5.

229. Nourouzi H, Rajavi J, Okhovatpour MA. Time to resolution of corneal edema after long-term contact lens wear. Am J Ophthalmol 2006;142:671-3.

230. American Academy of Ophthalmology Basic and Clinical Science Course Subcommittee. Basic and Clinical Science Course. Section 13:Refractive Surgery, 2012-2013. San Francisco, CA:American Academy of Ophthalmology;2012:32.

231. Ambrosio R Jr, Alonso RS, Luz A, Coca Velarde LG. Corneal-thickness spatial profile and corneal-volume distribution:tomographic indices to detect keratoconus. J Cataract Refract Surg 2006;32:1851-9.

232. Seiler T, Koufala K, Richter G. Iatrogenic keratectasia after laser in situ keratomileusis. J Refract Surg 1998;14:312-7.

233. Lazon de la Jara P, Erickson D, Erickson P, Stapleton F. Visual and non-visual factors associated with patient satisfaction and quality of life in LASIK. Eye (Lond)2011;25:1194-201.

234. Morse JS, Schallhorn SC, Hettinger K, Tanzer D. Role of depressive symptoms in patient satisfaction with visual quality after laser in situ keratomileusis. J Cataract Refract Surg 2009;35:341-6.

235. Honigman RJ, Phillips KA, Castle DJ. A review of psychosocial outcomes for patients seeking cosmetic surgery. Plast Reconstr Surg 2004;113:1229-37.

236. Rapuano CJ, Sugar A, Koch DD, et al. Intrastromal corneal ring segments for low myopia:a report by the American Academy of Ophthalmology. Ophthalmology 2001;108:1922-8.

237. American Academy of Ophthalmology Committee on Ophthalmic Procedures Assessment. Radial keratotomy for myopia. Ophthalmology 1993;100:1103-15.

238. Shortt AJ, Allan BD. Photorefractive keratectomy (PRK)versus laser-assisted in-situ keratomileusis (LASIK)for myopia.

Cochrane Database Syst Rev 2006, Issue 2. Art. No.: CD005135. DOI: 10.1002/14651858.CD005135.pub2.

239. Shortt AJ, Bunce C, Allan BD. Evidence for superior efficacy and safety of LASIK over photorefractive keratectomy for correction of myopia. Ophthalmology 2006; 113: 1897-908.

240. Murray A, Jones L, Milne A, et al. A systemic review of the safety and efficacy of elective photorefractive surgery for the correction of refractive error. Aberdeen, Scotland: Health Services Research Unit, University of Aberdeen; 2005. Available at: www. nice.org.uk/page.aspx?o=ip320review. Accessed April 21, 2011. Refractive Errors & Refractive Surgery PPP: References 77

241. Kremer I, Gabbay U, Blumenthal M. One-year follow-up results of photorefractive keratectomy for low, moderate, and high primary astigmatism. Ophthalmology 1996; 103: 741-8.

242. American Academy of Ophthalmology Committee on Ophthalmic Procedures Assessment Refractive Surgery Panel. Excimer laser photorefractive keratectomy (PRK) for myopia and astigmatism. Ophthalmology 1999; 106: 422-37.

243. Vinciguerra P, Sborgia M, Epstein D, et al. Photorefractive keratectomy to correct myopic or hyperopic astigmatism with a cross-cylinder ablation. J Refract Surg 1999; 15: S183-5.

244. Schallhorn SC, Tanzer DJ, Kaupp SE, et al. Comparison of night driving performance after wavefront-guided and conventional LASIK for moderate myopia. Ophthalmology 2009; 116: 702-9.

245. Mastropasqua L, Toto L, Zuppardi E, et al. Photorefractive keratectomy with aspheric profile of ablation versus conventional photorefractive keratectomy for myopia correction: six-month controlled clinical trial. J Cataract Refract Surg 2006; 32: 109-16.

246. Caster AI, Hoff JL, Ruiz R. Conventional vs wavefront-guided LASIK using the LADARVision4000 excimer laser. J Refract Surg 2005; 21: S786-91.

247. Netto MV, Dupps W Jr, Wilson SE. Wavefront-guided ablation: evidence for efficacy compared to traditional ablation. Am J Ophthalmol 2006; 141: 360-8.

248. Kanjani N, Jacob S, Agarwal A, et al. Wavefront- and topography-guided ablation in myopic eyes using Zyoptix. J Cataract Refract Surg 2004; 30: 398-402.

249. Kim TI, Yang SJ, Tchah H. Bilateral comparison of wavefront-guided versus conventional laser in situ keratomileusis with Bausch and Lomb Zyoptix. J Refract Surg 2004; 20: 432-8.

250. Winkler von Mohrenfels C, Huber A, Gabler B, et al. Wavefront-guided laser epithelial keratomileusis with the wavelight concept system 500. J Refract Surg 2004; 20: S565-9.

251. Nassiri N, Safi S, Aghazade Amiri M, et al. Visual outcome and contrast sensitivity after photorefractive keratectomy in low to moderate myopia: wavefront-optimized versus conventional methods. J Cataract Refract Surg 2011; 37: 1858-64.

252. Mifflin MD, Hatch BB, Sikder S, et al. Custom vs conventional PRK: a prospective, randomized, contralateral eye comparison of postoperative visual function. J Refract Surg 2012; 28: 127-32.

253. Kim A, Chuck RS. Wavefront-guided customized corneal ablation. Curr Opin Ophthalmol 2008; 19: 314-20.

254. Fares U, Suleman H, Al-Aqaba MA, et al. Efficacy, predictability, and safety of wavefront-guided refractive laser treatment: metaanalysis. J Cataract Refract Surg 2011; 37: 1465-75.

255. Schallhorn SC, Farjo AA, Huang D, et al. Wavefront-guided LASIK for the correction of primary myopia and astigmatism a report by the American Academy of Ophthalmology. Ophthalmology 2008; 115: 1249-61.

256. Jankov MR 2nd, Panagopoulou SI, Tsiklis NS, et al. Topography-guided treatment of irregular astigmatism with the wavelight excimer laser. J Refract Surg 2006; 22: 335-44.

257. Weiss HS, Rubinfeld RS, Anderschat JF. Case reports and small case series: LASIK-associated visual field loss in a glaucoma suspect. Arch Ophthalmol 2001; 119: 774-5.

258. McLeod SD, Mather R, Hwang DG, Margolis TP. Uveitis-associated flap edema and lamellar interface fluid collection after LASIK. Am J Ophthalmol 2005; 139: 1137-9.

259. Fraunfelder FW, Rich LF. Laser-assisted in situ keratomileusis complications in diabetes mellitus. Cornea 2002; 21: 246-8.

260. Sharma S, Rekha W, Sharma T, Downey G. Refractive issues in pregnancy. Aust N Z J Obstet Gynaecol 2006; 46: 186-8.

261. Cobo-Soriano R, Beltran J, Baviera J. LASIK outcomes in patients with underlying systemic contraindications: a preliminary study. Ophthalmology 2006; 113: 1124.

262. American Academy of Ophthalmology, American Association of Pediatric Ophthalmology and Strabismus, American Board of Ophthalmology, American Glaucoma Society, American Society of Cataract and Refractive Surgery, American Society of Ophthalmic Plastic and Reconstructive Surgery, American Society of Ophthalmic Registered Nurses, American Uveitis Society, Association of University Professors of Ophthalmology, Ophthalmic Mutual Insurance Company, Outpatient Ophthalmic Surgery Society, and Retina Society. Joint Patient Safety Bulletin. Recommendations of American Academy of Ophthalmology Wrong-Site Task Force. San Francisco, CA: American Refractive Errors & Refractive Surgery PPP: References 78 Academy of Ophthalmology; 2008. Available at: http://one.aao.org/CE/PracticeGuidelines/Patient.aspx. Accessed May 16, 2011.

263. Smith EM Jr, Talamo JH, Assil KK, Petashnick DE. Comparison of astigmatic axis in the seated and supine positions. J Refract

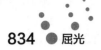

Corneal Surg 1994;10:615-20.

264. Kapadia MS, Meisler DM, Wilson SE. Epithelial removal with the excimer laser (laser-scrape) in photorefractive keratectomy retreatment. Ophthalmology 1999;106:29-34.

265. Johnson DG, Kezirian GM, George SP, et al. Removal of corneal epithelium with phototherapeutic technique during multizone, multipass photorefractive keratectomy. J Refract Surg 1998;14:38-48.

266. Kim WJ, Shah S, Wilson SE. Differences in keratocyte apoptosis following transepithelial and laser-scrape photorefractive keratectomy in rabbits. J Refract Surg 1998;14:526-33.

267. George SP, Johnson DG. Photorefractive keratectomy retreatments: comparison of two methods of excimer laser epithelium removal. Ophthalmology 1999;106:1469-79;discussion 1479-80.

268. Abad JC, An B, Power WJ, et al. A prospective evaluation of alcohol-assisted versus mechanical epithelial removal before photorefractive keratectomy. Ophthalmology 1997;104:1566-74;discussion 1574-5.

269. Abad JC, Talamo JH, Vidaurri-Leal J, et al. Dilute ethanol versus mechanical debridement before photorefractive keratectomy. J Cataract Refract Surg 1996;22:1427-33.

270. Carones F, Vigo L, Scandola E, Vacchini L. Evaluation of the prophylactic use of mitomycin-C to inhibit haze formation after photorefractive keratectomy. J Cataract Refract Surg 2002;28:2088-95.

271. Gambato C, Ghirlando A, Moretto E, et al. Mitomycin C modulation of corneal wound healing after photorefractive keratectomy in highly myopic eyes. Ophthalmology 2005;112:208-18;discussion 219.

272. Hashemi H, Taheri SM, Fotouhi A, Kheiltash A. Evaluation of the prophylactic use of mitomycin-C to inhibit haze formation after photorefractive keratectomy in high myopia: a prospective clinical study. BMC Ophthalmol 2004;4:12.

273. Zhao LQ, Wei RL, Ma XY, Zhu H. Effect of intraoperative mitomycin-C on healthy corneal endothelium after laser-assisted subepithelial keratectomy. J Cataract Refract Surg 2008;34:1715-9.

274. Chen SH, Feng YF, Stojanovic A, Wang QM. Meta-analysis of clinical outcomes comparing surface ablation for correction of myopia with and without 0.02% mitomycin C. J Refract Surg 2011;27:530-41.

275. Kornilovsky IM. Clinical results after subepithelial photorefractive keratectomy (LASEK). J Refract Surg 2001;17:S222-3.

276. Lee HK, Lee KS, Kim JK, et al. Epithelial healing and clinical outcomes in excimer laser photorefractive surgery following three epithelial removal techniques: mechanical, alcohol, and excimer laser. Am J Ophthalmol 2005;139:56-63.

277. Litwak S, Zadok D, Garcia-de Quevedo V, et al. Laser-assisted subepithelial keratectomy versus photorefractive keratectomy for the correction of myopia. A prospective comparative study. J Cataract Refract Surg 2002;28:1330-3.

278. Pirouzian A, Thornton J, Ngo S. One-year outcomes of a bilateral randomized prospective clinical trial comparing laser subepithelial keratomileusis and photorefractive keratectomy. J Refract Surg 2006;22:575-9.

279. Alió JL, Rodriguez AE, Mendez MC, Kanellopoulos J. Histopathology of epi-LASIK in eyes with virgin corneas and eyes with previously altered corneas. J Cataract Refract Surg 2007;33:1871-6.

280. Lin N, Yee SB, Mitra S, et al. Prediction of corneal haze using an ablation depth/corneal thickness ratio after laser epithelial keratomileusis. J Refract Surg 2004;20:797-802.

281. Camellin M. Laser epithelial keratomileusis with mitomycin C: indications and limits. J Refract Surg 2004;20:S693-8.

282. Argento C, Cosentino MJ, Ganly M. Comparison of laser epithelial keratomileusis with and without the use of mitomycin C. J Refract Surg 2006;22:782-6.

283. Lee JB, Seong GJ, Lee JH, et al. Comparison of laser epithelial keratomileusis and photorefractive keratectomy for low to moderate myopia. J Cataract Refract Surg 2001;27:565-70.

284. Claringbold TV. Laser-assisted subepithelial keratectomy for the correction of myopia. J Cataract Refract Surg 2002;28:18-22.

285. Autrata R, Rehurek J. Laser-assisted subepithelial keratectomy and photorefractive keratectomy for the correction of hyperopia. Results of a 2-year follow-up. J Cataract Refract Surg 2003;29:2105-14. Refractive Errors & Refractive Surgery PPP: References 79.

286. Partal AE, Rojas MC, Manche EE. Analysis of the efficacy, predictability, and safety of LASEK for myopia and myopic astigmatism using the Technolas 217 excimer laser. J Cataract Refract Surg 2004;30:2138-44.

287. Nagy ZZ, Palagyi-Deak I, Kelemen E, Kovacs A. Wavefront-guided photorefractive keratectomy for myopia and myopic astigmatism. J Refract Surg 2002;18:S615-9.

288. Durrie DS, Slade SG, Marshall J. Wavefront-guided excimer laser ablation using photorefractive keratectomy and sub-Bowman's keratomileusis: a contralateral eye study. J Refract Surg 2008;24:S77-84.

289. Rajan MS, O'Brart D, Jaycock P, Marshall J. Effects of ablation diameter on long-term refractive stability and corneal transparency after photorefractive keratectomy. Ophthalmology 2006;113:1798-806.

290. O'Connor J, O'Keeffe M, Condon PI. Twelve-year follow-up of photorefractive keratectomy for low to moderate myopia. J Refract Surg 2006;22:871-7.

291. Alió JL, Muftuoglu O, Ortiz D, et al. Ten-year follow-up of photorefractive keratectomy for myopia of less than -6 diopters. Am J Ophthalmol 2008; 145: 29-36.

292. Alió JL, Muftuoglu O, Ortiz D, et al. Ten-year follow-up of photorefractive keratectomy for myopia of more than -6 diopters. Am J Ophthalmol 2008; 145: 37-45.

293. Randleman JB, White AJ Jr, Lynn MJ, et al. Incidence, outcomes, and risk factors for retreatment after wavefront-optimized ablations with PRK and LASIK. J Refract Surg 2009; 25: 273-6.

294. Seiler T, Derse M, Pham T. Repeated excimer laser treatment after photorefractive keratectomy. Arch Ophthalmol 1992; 110: 1230-3.

295. Snibson GR, McCarty CA, Aldred GF, et al. Retreatment after excimer laser photorefractive keratectomy. The Melbourne Excimer Laser Group. Am J Ophthalmol 1996; 121: 250-7.

296. Gartry DS, Larkin DF, Hill AR, et al. Retreatment for significant regression after excimer laser photorefractive keratectomy. A prospective, randomized, masked trial. Ophthalmology 1998; 105: 131-41.

297. Higa H, Couper T, Robinson DI, Taylor HR. Multiple photorefractive keratectomy retreatments for myopia. J Refract Surg 1998; 14: 123-8.

298. Pop M, Aras M. Photorefractive keratectomy retreatments for regression. One-year follow-up. Ophthalmology 1996; 103: 1979-84.

299. Nagy ZZ, Krueger RR, Hamberg-Nystrom H, et al. Photorefractive keratectomy for hyperopia in 800 eyes with the Meditec MEL 60 laser. J Refract Surg 2001; 17: 525-33.

300. Nagy ZZ, Munkacsy G, Popper M. Photorefractive keratectomy using the meditec MEL 70 G-scan laser for hyperopia and hyperopic astigmatism. J Refract Surg 2002; 18: 542-50.

301. Williams DK. One-year results of laser vision correction for low to moderate hyperopia. Ophthalmology 2000; 107: 72-5.

302. Nagy ZZ, Palagyi-Deak I, Kovacs A, et al. First results with wavefront-guided photorefractive keratectomy for hyperopia. J Refract Surg 2002; 18: S620-3.

303. Haw WW, Manche EE. Prospective study of photorefractive keratectomy for hyperopia using an axicon lens and erodible mask. J Refract Surg 2000; 16: 724-30.

304. Spadea L, Sabetti L, D'Alessandri L, Balestrazzi E. Photorefractive keratectomy and LASIK for the correction of hyperopia: 2-year follow-up. J Refract Surg 2006; 22: 131-6.

305. Haw WW, Manche EE. Photorefractive keratectomy for compound myopic astigmatism. Am J Ophthalmol 2000; 130: 12-9.

306. MacRae SM, Peterson JS, Koch DD, et al. Photoastigmatic refractive keratectomy in myopes. Nidek US Investigators Group. J Refract Surg 2000; 16: 122-32.

307. Shen EP, Yang CN, Hu FR. Corneal astigmatic change after photorefractive keratectomy and photoastigmatic refractive keratectomy. J Cataract Refract Surg 2002; 28: 491-8.

308. Tobaigy FM, Ghanem RC, Sayegh RR, et al. A control-matched comparison of laser epithelial keratomileusis and laser in situ keratomileusis for low to moderate myopia. Am J Ophthalmol 2006; 142: 901-8.

309. American Academy of Ophthalmology and American Society of Cataract and Refractive Surgery Joint Position Statement. Ophthalmic Postoperative Care. San Francisco, CA: American Academy of Ophthalmology, 2000. Available at: http://one.aao. org/CE/PracticeGuidelines/ClinicalStatements.aspx. Accessed October 3, 2012. Refractive Errors & Refractive Surgery PPP: References 80.

310. Frucht-Pery J, Landau D, Raiskup F, et al. Early transient visual acuity loss after LASIK due to steroid- induced elevation of intraocular pressure. J Refract Surg 2007; 23: 244-51.

311. Hamilton DR, Manche EE, Rich LF, Maloney RK. Steroid-induced glaucoma after laser in situ keratomileusis associated with interface fluid. Ophthalmology 2002; 109: 659-65.

312. Sher NA, Krueger RR, Teal P, et al. Role of topical corticosteroids and nonsteroidal antiinflammatory drugs in the etiology of stromal infiltrates after excimer photorefractive keratectomy. J Refract Corneal Surg 1994; 10: 587-8.

313. Raviv T, Majmudar PA, Dennis RF, Epstein RJ. Mytomycin-C for post-PRK corneal haze. J Cataract Refract Surg 2000; 26: 1105-6.

314. Vigo L, Scandola E, Carones F. Scraping and mitomycin C to treat haze and regression after photorefractive keratectomy for myopia. J Refract Surg 2003; 19: 449-54.

315. Maguen E, Salz JJ, Nesburn AB, et al. Results of excimer laser photorefractive keratectomy for the correction of myopia. Ophthalmology 1994; 101: 1548-56; discussion 1556-7.

316. Talley AR, Hardten DR, Sher NA, et al. Results one year after using the 193-nm excimer laser for photorefractive keratectomy in mild to moderate myopia. Am J Ophthalmol 1994; 118: 304-11.

317. Seiler T, Holschbach A, Derse M, et al. Complications of myopic photorefractive keratectomy with the excimer laser. Ophthalmology 1994; 101: 153-60.

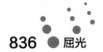

318. McCarty CA, Aldred GF, Taylor HR. Comparison of results of excimer laser correction of all degrees of myopia at 12 months postoperatively. The Melbourne Excimer Laser Group. Am J Ophthalmol 1996;121:372-83.

319. O'Brart DP, Corbett MC, Lohmann CP, et al. The effects of ablation diameter on the outcome of excimer laser photorefractive keratectomy. A prospective, randomized, double-blind study. Arch Ophthalmol 1995;113:438-43.

320. Dutt S, Steinert RF, Raizman MB, Puliafito CA. One-year results of excimer laser photorefractive keratectomy for low to moderate myopia. Arch Ophthalmol 1994;112:1427-36.

321. Gartry DS, Kerr Muir MG, Marshall J. Photorefractive keratectomy with an argon fluoride excimer laser: a clinical study. Refract Corneal Surg 1991;7:420-35.

322. Weinstock SJ. Excimer laser keratectomy: one year results with 100 myopic patients. CLAO J 1993;19:178-81.

323. Piebenga LW, Matta CS, Deitz MR, et al. Excimer photorefractive keratectomy for myopia. Ophthalmology 1993;100:1335-45.

324. Salz JJ, Maguen E, Nesburn AB, et al. A two-year experience with excimer laser photorefractive keratectomy for myopia. Ophthalmology 1993;100:873-82.

325. Seiler T, Wollensak J. Myopic photorefractive keratectomy with the excimer laser. One-year follow-up. Ophthalmology 1991; 98:1156-63.

326. Sher NA, Hardten DR, Fundingsland B, et al. 193-nm excimer photorefractive keratectomy in high myopia. Ophthalmology 1994;101:1575-82.

327. Seiler T, Wollensak J. Results of a prospective evaluation of photorefractive keratectomy at 1 year after surgery. Ger J Ophthalmol 1993;2:135-42.

328. Verdon W, Bullimore M, Maloney RK. Visual performance after photorefractive keratectomy. A prospective study. Arch Ophthalmol 1996;114:1465-72.

329. Lahav K, Levkovitch-Verbin H, Belkin M, et al. Reduced mesopic and photopic foveal contrast sensitivity in glaucoma. Arch Ophthalmol 2011;129:16-22.

330. Richman J, Lorenzana LL, Lankaranian D, et al. Importance of visual acuity and contrast sensitivity in patients with glaucoma. Arch Ophthalmol 2010;128:1576-82.

331. Meyer JC, Stulting RD, Thompson KP, Durrie DS. Late onset of corneal scar after excimer laser photorefractive keratectomy. Am J Ophthalmol 1996;121:529-39.

332. McDonald MB, Frantz JM, Klyce SD, et al. Central photorefractive keratectomy for myopia. The blind eye study. Arch Ophthalmol 1990;108:799-808.

333. Holland SP, Srivannaboon S, Reinstein DZ. Avoiding serious corneal complications of laser assisted in situ keratomileusis and photorefractive keratectomy. Ophthalmology 2000;107:640-52.

334. Campos M, Hertzog L, Garbus JJ, McDonnell PJ. Corneal sensitivity after photorefractive keratectomy. Am J Ophthalmol 1992; 114:51-4. Refractive Errors & Refractive Surgery PPP: References 81.

335. Hovanesian JA, Shah SS, Maloney RK. Symptoms of dry eye and recurrent erosion syndrome after refractive surgery. J Cataract Refract Surg 2001;27:577-84.

336. Vrabec MP, Durrie DS, Chase DS. Recurrence of herpes simplex after excimer laser keratectomy. Am J Ophthalmol 1992;114:96-7.

337. Morales AJ, Zadok D, Mora-Retana R, et al. Intraoperative mitomycin and corneal endothelium after photorefractive keratectomy. Am J Ophthalmol 2006;142:400-4.

338. Loewenstein A, Goldstein M, Lazar M. Retinal pathology occurring after excimer laser surgery or phakic intraocular lens implantation: evaluation of possible relationship. Surv Ophthalmol 2002;47:125-35.

339. Ruiz-Moreno JM, Alio JL. Incidence of retinal disease following refractive surgery in 9,239 eyes. J Refract Surg 2003;19:534-47.

340. Gimbel HV, Van Westenbrugge JA, Johnson WH, et al. Visual, refractive, and patient satisfaction results following bilateral photorefractive keratectomy for myopia. Refract Corneal Surg 1993;9:S5-10.

341. Hamberg-Nystrom H, Tengroth B, Fagerholm P, et al. Patient satisfaction following photorefractive keratectomy for myopia. J Refract Surg 1995;11:S335-6.

342. Kahle G, Seiler T, Wollensak J. Report on psychosocial findings and satisfaction among patients 1 year after excimer laser photorefractive keratectomy. Refract Corneal Surg 1992;8:286-9.

343. Jabbur NS, Sakatani K, O'Brien TP. Survey of complications and recommendations for management in dissatisfied patients seeking a consultation after refractive surgery. J Cataract Refract Surg 2004;30:1867-74.

344. Levinson BA, Rapuano CJ, Cohen EJ, et al. Referrals to the Wills Eye Institute Cornea Service after laser in situ keratomileusis: reasons for patient dissatisfaction. J Cataract Refract Surg 2008;34:32-9.

345. Hays RD, Mangione CM, Ellwein L, et al. Psychometric properties of the National Eye Institute-Refractive Error Quality of Life instrument. Ophthalmology 2003;110:2292-301.

346. Vitale S, Schein OD, Meinert CL, Steinberg EP. The refractive status and vision profile: a questionnaire to measure vision-

related quality of life in persons with refractive error. Ophthalmology 2000;107:1529-39.

347. McLeod SD. Beyond snellen acuity:the assessment of visual function after refractive surgery. Arch Ophthalmol 2001;119: 1371-3.

348. Kermani O,Fabian W,Lubatschowski H. Real-time optical coherence tomography-guided femtosecond laser sub-Bowman keratomileusis on human donor eyes. Am J Ophthalmol 2008;146:42-5.

349. Lubatschowski H,Maatz G,Heisterkamp A,et al. Application of ultrashort laser pulses for intrastromal refractive surgery. Graefes Arch Clin Exp Ophthalmol 2000;238:33-9.

350. Dirani M,Couper T,Yau J,et al. Long-term refractive outcomes and stability after excimer laser surgery for myopia. J Cataract Refract Surg 2010;36:1709-17.

351. Alió JL,Muftuoglu O,Ortiz D,et al. Ten-year follow-up of laser in situ keratomileusis for myopia of up to -10 diopters. Am J Ophthalmol 2008;145:46-54.

352. Jacobs JM,Sanderson MC,Spivack LD,et al. Hyperopic laser in situ keratomileusis to treat overcorrected myopic LASIK. J Cataract Refract Surg 2001;27:389-95.

353. el-Agha MS,Johnston EW,Bowman RW,et al. Excimer laser treatment of spherical hyperopia:PRK or LASIK? Trans Am Ophthalmol Soc 2000;98:59-66;discussion 69.

354. Jaycock PD,O'Brart DP,Rajan MS,Marshall J. 5-year follow-up of LASIK for hyperopia. Ophthalmology 2005;112:191-9.

355. Desai RU,Jain A,Manche EE. Long-term follow-up of hyperopic laser in situ keratomileusis correction using the Star S2 excimer laser. J Cataract Refract Surg 2008;34:232-7.

356. Kezirian GM,Moore CR,Stonecipher KG. Four-year postoperative results of the US ALLEGRETTO WAVE clinical trial for the treatment of hyperopia. J Refract Surg 2008;24:S431-8.

357. Kowal L,Battu R,Kushner B. Refractive surgery and strabismus. Clin Experiment Ophthalmol 2005;33:90-6.

358. MacRae S,Macaluso DC,Rich LF. Sterile interface keratitis associated with micropannus hemorrhage after laser in situ keratomileusis. J Cataract Refract Surg 1999;25:1679-81.

359. Vajpayee RB,Balasubramanya R,Rani A,et al. Visual performance after interface haemorrhage during laser in situ keratomileusis. Br J Ophthalmol 2003;87:717-9. Refractive Errors & Refractive Surgery PPP: References 82

360. Salz JJ,Stevens CA. LASIK correction of spherical hyperopia,hyperopic astigmatism,and mixed astigmatism with the LADARVision excimer laser system. Ophthalmology 2002;109:1647-56; discussion 1657-8.

361. Park CY,Chuck RS. Severe epithelial keratopathy after hyperopic presbyopic photorefractive keratectomy. J Refract Surg 2009; 25:483-4.

362. Geggel HS. Pachymetric ratio no-history method for intraocular lens power adjustment after excimer laser refractive surgery. Ophthalmology 2009;116:1057-66.

363. Güell JL,Muller A. Laser in situ keratomileusis(LASIK)for myopia from -7 to -18 diopters. J Refract Surg 1996;12:222-8.

364. Perez-Santonja JJ,Bellot J,Claramonte P,et al. Laser in situ keratomileusis to correct high myopia. J Cataract Refract Surg 1997;23:372-85.

365. Munoz G,Albarran-Diego C,Sakla HF,et al. Transient light-sensitivity syndrome after laser in situ keratomileusis with the femtosecond laser Incidence and prevention. J Cataract Refract Surg 2006;32:2075-9.

366. Stonecipher KG,Dishler JG,Ignacio TS,Binder PS. Transient light sensitivity after femtosecond laser flap creation:clinical findings and management. J Cataract Refract Surg 2006;32:91-4.

367. Bamba S,Rocha KM,Ramos-Esteban JC,Krueger RR. Incidence of rainbow glare after laser in situ keratomileusis flap creation with a 60 kHz femtosecond laser. J Cataract Refract Surg 2009;35:1082-6.

368. Krueger RR,Thornton IL,Xu M,et al. Rainbow glare as an optical side effect of IntraLASIK. Ophthalmology 2008;115:1187-95.

369. Arevalo JF,Lasave AF,Torres F,Suarez E. Rhegmatogenous retinal detachment after LASIK for myopia of up to -10 diopters: 10 years of follow-up. Graefes Arch Clin Exp Ophthalmol 2012;250:963-70.

370. O'Brart DP,Gartry DS,Lohmann CP,et al. Excimer laser photorefractive keratectomy for myopia: comparison of 4.00- and 5.00-millimeter ablation zones. J Refract Corneal Surg 1994;10:87-94.

371. Wilson SE. Laser in situ keratomileusis-induced(presumed)neurotrophic epitheliopathy. Ophthalmology 2001;108:1082-7.

372. Huang B,Mirza MA,Qazi MA,Pepose JS. The effect of punctal occlusion on wavefront aberrations in dry eye patients after laser in situ keratomileusis. Am J Ophthalmol 2004;137:52-61.

373. Jackson DW,Hamill MB,Koch DD. Laser in situ keratomileusis flap suturing to treat recalcitrant flap striae. J Cataract Refract Surg 2003;29:264-9.

374. Rapuano CJ. Management of epithelial ingrowth after laser in situ keratomileusis on a tertiary care cornea service. Cornea 2010; 29:307-13.

375. Smith RJ,Maloney RK. Diffuse lamellar keratitis. A new syndrome in lamellar refractive surgery. Ophthalmology 1998;105:

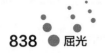

1721-6.

376. Choe CH, Guss C, Musch DC, et al. Incidence of diffuse lamellar keratitis after LASIK with 15KHz, 30KHz, and 60KHz femtosecond laser flap creation. J Cataract Refract Surg 2010;36:1912-8.

377. Johnson JD, Harissi-Dagher M, Pineda R, et al. Diffuse lamellar keratitis:incidence, associations, outcomes, and a new classification system. J Cataract Refract Surg 2001;27:1560-6.

378. Linebarger EJ, Hardten DR, Lindstrom RL. Diffuse lamellar keratitis:diagnosis and management. J Cataract Refract Surg 2000; 26:1072-7.

379. Belin MW, Hannush SB, Yau CW, Schultze RL. Elevated intraocular pressure-induced interlamellar stromal keratitis. Ophthalmology 2002;109:1929-33.

380. Levartovsky S, Rosenwasser G, Goodman D. Bacterial keratitis after laser in situ keratomileusis. Ophthalmology 2001;108:321-5.

381. Rudd JC, Moshirfar M. Methicillin-resistant Staphylococcus aureus keratitis after laser in situ keratomileusis. J Cataract Refract Surg 2001;27:471-3.

382. Chandra NS, Torres MF, Winthrop KL, et al. Cluster of Mycobacterium chelonae keratitis cases following laser in-situ keratomileusis. Am J Ophthalmol 2001;132:819-30.

383. Ford JG, Huang AJ, Pflugfelder SC, et al. Nontuberculous mycobacterial keratitis in south Florida. Ophthalmology 1998;105: 1652-8.

384. Pushker N, Dada T, Sony P, et al. Microbial keratitis after laser in situ keratomileusis. J Refract Surg 2002;18:280-6. Refractive Errors & Refractive Surgery PPP: References 83.

385. Lu CK, Chen KH, Lee SM, et al. Herpes simplex keratitis following excimer laser application. J Refract Surg 2006;22:509-11.

386. Levy J, Lapid-Gortzak R, Klemperer I, Lifshitz T. Herpes simplex virus keratitis after laser in situ keratomileusis. J Refract Surg 2005;21:400-2.

387. Ou RJ, Shaw EL, Glasgow BJ. Keratectasia after laser in situ keratomileusis (LASIK):evaluation of the calculated residual stromal bed thickness. Am J Ophthalmol 2002;134:771-3.

388. Rad AS, Jabbarvand M, Saifi N. Progressive keratectasia after laser in situ keratomileusis. J Refract Surg 2004;20:S718-22.

389. Randleman JB, Russell B, Ward MA, et al. Risk factors and prognosis for corneal ectasia after LASIK. Ophthalmology 2003; 110:267-75.

390. Hafezi F, Kanellopoulos J, Wiltfang R, Seiler T. Corneal collagen crosslinking with riboflavin and ultraviolet A to treat induced keratectasia after laser in situ keratomileusis. J Cataract Refract Surg 2007;33:2035-40.

391. Wollensak G, Spoerl E, Seiler T. Riboflavin/ultraviolet-a-induced collagen crosslinking for the treatment of keratoconus. Am J Ophthalmol 2003;135:620-7.

392. Ward MA. Contact lens management following corneal refractive surgery. Ophthalmol Clin North Am 2003;16:395-403.

393. Choi HJ, Kim MK, Lee JL. Optimization of contact lens fitting in keratectasia patients after laser in situ keratomileusis. J Cataract Refract Surg 2004;30:1057-66.

394. O'Donnell C, Welham L, Doyle S. Contact lens management of keratectasia after laser in situ keratomileusis for myopia. Eye Contact Lens 2004;30:144-6.

395. Stason WB, Razavi M, Jacobs DS, et al. Clinical benefits of the Boston Ocular Surface Prosthesis. Am J Ophthalmol 2010;149: 54-61.

396. Alió J, Salem T, Artola A, Osman A. Intracorneal rings to correct corneal ectasia after laser in situ keratomileusis. J Cataract Refract Surg 2002;28:1568-74.

397. Lovisolo CF, Fleming JF. Intracorneal ring segments for iatrogenic keratectasia after laser in situ keratomileusis or photorefractive keratectomy. J Refract Surg 2002;18:535-41.

398. Pokroy R, Levinger S, Hirsh A. Single Intacs segment for post-laser in situ keratomileusis keratectasia. J Cataract Refract Surg 2004;30:1685-95.

399. Siganos CS, Kymionis GD, Astyrakakis N, Pallikaris IG. Management of corneal ectasia after laser in situ keratomileusis with INTACS. J Refract Surg 2002;18:43-6.

400. Kymionis GD, Tsiklis NS, Pallikaris AI, et al. Long-term follow-up of Intacs for post-LASIK corneal ectasia. Ophthalmology 2006;113:1909-17.

401. Miller AE, McCulley JP, Bowman RW, et al. Patient satisfaction after LASIK for myopia. CLAO J 2001;27:84-8.

402. Brown MC, Schallhorn SC, Hettinger KA, Malady SE. Satisfaction of 13 655 patients with laser vision correction at 1 month after surgery. J Refract Surg 2009;25:S642-6.

403. Chen CY, Keeffe JE, Garoufalis P, et al. Vision-related quality of life comparison for emmetropes, myopes after refractive surgery, and myopes wearing spectacles or contact lenses. J Refract Surg 2007;23:752-9.

404. Solomon KD, Fernandez de Castro LE, Sandoval HP, et al. LASIK world literature review:quality of life and patient satisfaction.

Ophthalmology 2009;116:691-701.

405. El Danasoury MA, El Maghraby A, Klyce SD, Mehrez K. Comparison of photorefractive keratectomy with excimer laser in situ keratomileusis in correcting low myopia (from -2.00 to -5.50 diopters). A randomized study. Ophthalmology 1999;106:411-20; discussion 420-1.

406. Schanzlin DJ, Asbell PA, Burris TE, Durrie DS. The intrastromal corneal ring segments: phase Ⅱ results for the correction of myopia. Ophthalmology 1997;104:1067-78.

407. Chan SM, Khan HN. Reversibility and exchangeability of intrastromal corneal ring segments. J Cataract Refract Surg 2002;28: 676-81.

408. Boxer Wachler BS, Christie JP, Chandra NS, et al. Intacs for keratoconus. Ophthalmology 2003;110:1031-40.

409. Colin J, Cochener B, Savary G, Malet F. Correcting keratoconus with intracorneal rings. J Cataract Refract Surg 2000;26:1117-22. Refractive Errors & Refractive Surgery PPP: References 84.

410. Kymionis GD, Siganos CS, Tsiklis NS, et al. Long-term follow-up of Intacs in keratoconus. Am J Ophthalmol 2007;143:236-44.

411. Ratkay-Traub I, Ferincz IE, Juhasz T, et al. First clinical results with the femtosecond neodynium-glass laser in refractive surgery. J Refract Surg 2003;19:94-103.

412. Schanzlin DJ, Abbott RL, Asbell PA, et al. Two-year outcomes of intrastromal corneal ring segments for the correction of myopia. Ophthalmology 2001;108:1688-94.

413. Naseri A, Forseto AS, France+sconi CM, et al. Comparison of topographic corneal irregularity after LASIK and intrastromal corneal ring segments in the same patients. J Refract Surg 2005;21:722-6.

414. Waring GO 3rd, Lynn MJ, McDonnell PJ. Results of the prospective evaluation of radial keratotomy (PERK) study 10 years after surgery. Arch Ophthalmol 1994;112:1298-308.

415. Salz JJ, Salz JM, Salz M, Jones D. Ten years experience with a conservative approach to radial keratotomy. Refract Corneal Surg 1991;7:12-22.

416. Werblin TP, Stafford GM. The Casebeer system for predictable keratorefractive surgery. One-year evaluation of 205 consecutive eyes. Ophthalmology 1993;100:1095-102.

417. Lans LJ. Experimentelle Untersuchungen uber die Entstehung von Astimatismus durch nicht-perforirende Corneawunden. Albrecht Von Graefes Arch Klin Exp Ophthalmol 1898;45:117.

418. Milne HL. Neutral-pressure technique for conductive keratoplasty (abstract no. 39 647). American Society of Cataract and Refractive Surgery Annual Symposium. Washington DC;2005.

419. Lin DY, Manche EE. Two-year results of conductive keratoplasty for the correction of low to moderate hyperopia. J Cataract Refract Surg 2003;29:2339-50.

420. Budak K, Friedman NJ, Koch DD. Limbal relaxing incisions with cataract surgery. J Cataract Refract Surg 1998;24:503-8.

421. Stulting RD, John ME, Maloney RK, et al. Three-year results of Artisan/Verisyse phakic intraocular lens implantation. Results of the United States Food And Drug Administration clinical trial. Ophthalmology 2008;115:464-72.e1.

422. Franks J, Binder P. Keratotomy procedures for the correction of astigmatism. J Refract Surg 1985;1:11-7.

423. Rowsey J. Review: Current concepts in astigmatism surgery. J Refract Surg 1986;2:85-94.

424. Price FW, Grene RB, Marks RG, Gonzales JS. Astigmatism reduction clinical trial: a multicenter prospective evaluation of the predictability of arcuate keratotomy. Evaluation of surgical nomogram predictability. ARC-T Study Group. Arch Ophthalmol 1995;113:277-82.

425. Bahar I, Kaiserman I, Mashor RS, et al. Femtosecond LASIK combined with astigmatic keratotomy for the correction of refractive errors after penetrating keratoplasty. Ophthalmic Surg Lasers Imaging 2010;41:242-9.

426. Nubile M, Carpineto P, Lanzini M, et al. Femtosecond laser arcuate keratotomy for the correction of high astigmatism after keratoplasty. Ophthalmology 2009;116:1083-92.

427. Agapitos PJ, Lindstrom RL, Williams PA, Sanders DR. Analysis of astigmatic keratotomy. J Cataract Refract Surg 1989;15:13-18.

428. Lindquist TD, Rubenstein JB, Rice SW, et al. Trapezoidal astigmatic keratotomy. Quantification in human cadaver eyes. Arch Ophthalmol 1986;104:1534-9.

429. Deg JK, Binder PS. Wound healing after astigmatic keratotomy in human eyes. Ophthalmology 1987;94:1290-8.

430. Thornton SP. Astigmatic keratotomy: a review of basic concepts with case reports. J Cataract Refract Surg 1990;16:430-5.

431. Friedberg ML, Imperia PS, Elander R, et al. Results of radial and astigmatic keratotomy by beginning refractive surgeons. Ophthalmology 1993;100:746-51.

432. Argento C, Fernandez Mendy J, Cosentino MJ. Laser in situ keratomileusis versus arcuate keratotomy to treat astigmatism. J Cataract Refract Surg 1999;25:374-82.

433. Adrean SD, Cochrane R, Reilly CD, Mannis MJ. Infectious keratitis after astigmatic keratotomy in penetrating keratoplasty: review of three cases. Cornea 2005;24:626-8.

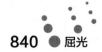
434. Crews KR, Mifflin MD, Olson RJ. Complications of automated lamellar keratectomy. Arch Ophthalmol 1994;112:1514-5.

435. American Academy of Ophthalmology Committee on Ophthalmic Procedure Assessment. Ophthalmic Procedure Assessment. Epikeratoplasty. Ophthalmology 1996;101:983-91. Refractive Errors & Refractive Surgery PPP: References 85

436. Werblin TP, Kaufman HE. Epikeratophakia: the surgical correction of aphakia. Ⅱ. Preliminary results in a non-human primate model. Curr Eye Res 1981;1:131-7.

437. Carney LG, Kelley CG. Visual losses after myopic epikeratoplasty. Arch Ophthalmol 1991;109:499-502.

438. Knowles WF. Effect of intralamellar plastic membranes on corneal physiology. Am J Ophthalmol 1961;51:1146-56.

439. Cataract Management Guideline Panel. Cataract in Adults: Management of Functional Impairment. Clinical Practice Guideline, Number 4. Rockville, MD: USDHHS, AHCPR Publ. No. (PHS)93-0542; 1993.

440. Agency for Healthcare Research and Quality. Evidence Report/Technology Assessment: Number 16. Anesthesia management during cataract surgery. Washington, DC: AHRQ Publication No. 00-E015; 2000. Available at: http://archive.ahrq.gov/clinic/tp/anesttp.htm. Accessed April 21, 2011.

441. Huang D, Schallhorn SC, Sugar A, et al. Phakic intraocular lens implantation for the correction of myopia: a report by the American Academy of Ophthalmology. Ophthalmology 2009;116:2244-58.

442. Colin J, Robinet A, Cochener B. Retinal detachment after clear lens extraction for high myopia: seven-year follow-up. Ophthalmology 1999;106:2281-4; discussion 2285.

443. Packard R. Refractive lens exchange for myopia: a new perspective? Curr Opin Ophthalmol 2005;16:53-6.

444. Chang JS, Meau AY. Visian Collamer phakic intraocular lens in high myopic Asian eyes. J Refract Surg 2007;23:17-25.

445. Ruiz-Moreno JM, Montero JA, de la Vega C, et al. Retinal detachment in myopic eyes after phakic intraocular lens implantation. J Refract Surg 2006;22:247-52.

446. Arne JL. Phakic intraocular lens implantation versus clear lens extraction in highly myopic eyes of 30-to 50-year-old patients. J Cataract Refract Surg 2004;30:2092-6.

447. Fechner PU, van der Heijde GL, Worst JG. The correction of myopia by lens implantation into phakic eyes. Am J Ophthalmol 1989;107:659-63.

448. Landesz M, Worst JG, Siertsema JV, van Rij G. Correction of high myopia with the Worst myopia claw intraocular lens. J Refract Surg 1995;11:16-25.

449. Erturk H, Ozcetin H. Phakic posterior chamber intraocular lenses for the correction of high myopia. J Refract Surg 1995;11:388-91.

450. Sanders DR, Brown DC, Martin RG, et al. Implantable contact lens for moderate to high myopia: phase 1 FDA clinical study with 6 month follow-up. J Cataract Refract Surg 1998;24:607-11.

451. Fechner PU, Singh D, Wulff K. Iris-claw lens in phakic eyes to correct hyperopia: preliminary study. J Cataract Refract Surg 1998;24:48-56.

452. Fink AM, Gore C, Rosen E. Cataract development after implantation of the Staar Collamer posterior chamber phakic lens. J Cataract Refract Surg 1999;25:278-82.

453. Mimouni F, Colin J, Koffi V, Bonnet P. Damage to the corneal endothelium from anterior chamber intraocular lenses in phakic myopic eyes. Refract Corneal Surg 1991;7:277-81.

454. Saragoussi JJ, Othenin-Girard P, Pouliquen YJ. Ocular damage after implantation of oversized minus power anterior chamber intraocular lenses in myopic phakic eyes: case reports. Refract Corneal Surg 1993;9:105-9.

455. Alió JL, Mulet ME. Presbyopia correction with an anterior chamber phakic multifocal intraocular lens. Ophthalmology 2005;112:1368-74.

456. Baikoff G, Matach G, Fontaine A, et al. Correction of presbyopia with refractive multifocal phakic intraocular lenses. J Cataract Refract Surg 2004;30:1454-60.

457. Barsam A, Allan BD. Meta-analysis of randomized controlled trials comparing excimer laser and phakic intraocular lenses for myopia between 6.0 and 20.0 diopters. Cornea 2012;31:454-61.

458. Barsam A, Allan BDS. Excimer laser refractive surgery versus phakic intraocular lenses for the correction of moderate to high myopia. Cochrane Database Syst Rev 2012, Issue 1. Art. No.: CD007679. DOI: 10.1002/14651858.CD007679.pub3. 2010.

459. Tahzib NG, Nuijts RM, Wu WY, Budo CJ. Long-term study of Artisan phakic intraocular lens implantation for the correction of moderate to high myopia: ten-year follow-up results. Ophthalmology 2007;114:1133-42. Refractive Errors & Refractive Surgery PPP: References 86

460. Chandhrasri S, Knorz MC. Comparison of higher order aberrations and contrast sensitivity after LASIK, Verisyse phakic IOL, and Array multifocal IOL. J Refract Surg 2006;22:231-6.

461. Sarver EJ, Sanders DR, Vukich JA. Image quality in myopic eyes corrected with laser in situ keratomileusis and phakic intraocular lens. J Refract Surg 2003;19:397-404.

462. Dick HB, Alio J, Bianchetti M, et al. Toric phakic intraocular lens: European multicenter study. Ophthalmology 2003;110:150-62.

463. Munoz G, Alio JL, Montes-Mico R, et al. Artisan iris-claw phakic intraocular lens followed by laser in situ keratomileusis for high hyperopia. J Cataract Refract Surg 2005;31:308-17.

464. Munoz G, Alio JL, Montes-Mico R, Belda JI. Angle-supported phakic intraocular lenses followed by laser-assisted in situ keratomileusis for the correction of high myopia. Am J Ophthalmol 2003;136:490-9.

465. Menezo JL, Peris-Martinez C, Cisneros-Lanuza AL, Martinez-Costa R. Rate of cataract formation in 343 highly myopic eyes after implantation of three types of phakic intraocular lenses. J Refract Surg 2004;20:317-24.

466. Güell JL, Morral M, Kook D, Kohnen T. Phakic intraocular lenses part 1: historical overview, current models, selection criteria, and surgical techniques. J Cataract Refract Surg 2010;36:1976-93.

467. Kohnen T, Kook D, Morral M, Güell JL. Phakic intraocular lenses: part 2: results and complications. J Cataract Refract Surg 2010;36:2168-94.

468. Lackner B, Pieh S, Schmidinger G, et al. Long-term results of implantation of phakic posterior chamber intraocular lenses. J Cataract Refract Surg 2004;30:2269-76.

469. Sanchez-Galeana CA, Smith RJ, Sanders DR, et al. Lens opacities after posterior chamber phakic intraocular lens implantation. Ophthalmology 2003;110:781-5.

470. Garcia-Feijoo J, Alfaro IJ, Cuina-Sardina R, et al. Ultrasound biomicroscopy examination of posterior chamber phakic intraocular lens position. Ophthalmology 2003;110:163-72.

471. Sanders DR, Vukich JA. Incidence of lens opacities and clinically significant cataracts with the implantable contact lens: comparison of two lens designs. J Refract Surg 2002;18:673-82.

472. Aguilar-Valenzuela L, Lleo-Perez A, Alonso-Munoz L, et al. Intraocular pressure in myopic patients after Worst-Fechner anterior chamber phakic intraocular lens implantation. J Refract Surg 2003;19:131-6.

473. Baikoff G, Bourgeon G, Jodai HJ, et al. Pigment dispersion and Artisan phakic intraocular lenses: crystalline lens rise as a safety criterion. J Cataract Refract Surg 2005;31:674-80.

474. Dejaco-Ruhswurm I, Scholz U, Pieh S, et al. Long-term endothelial changes in phakic eyes with posterior chamber intraocular lenses. J Cataract Refract Surg 2002;28:1589-93.

475. Alió JL, Abdelrahman AM, Javaloy J, et al. Angle-supported anterior chamber phakic intraocular lens explantation causes and outcome. Ophthalmology 2006;113:2213-20.

476. Alió JL, de la Hoz F, Perez-Santonja JJ, et al. Phakic anterior chamber lenses for the correction of myopia: a 7-year cumulative analysis of complications in 263 cases. Ophthalmology 1999;106:458-66.

477. Leccisotti A. Angle-supported phakic intraocular lenses in hyperopia. J Cataract Refract Surg 2005;31:1598-602.

478. Keuch RJ, Bleckmann H. Pupil diameter changes and reaction after posterior chamber phakic intraocular lens implantation. J Cataract Refract Surg 2002;28:2170-2.

479. U.S. Food and Drug Administration. STAAR Surgical Company posterior chamber phakic intraocular lens (PIOL)for myopic correction summary of safety and effectiveness. Available at: www.fda.gov/cdrh/pdf3/p030016b.pdf. Accessed April 21, 2011.

480. U.S. Food and Drug Administration. Ophtec USA, Inc. ultraviolet-absorbing anterior chamber phakic intraocular lens (PIOL) summary of safety and effectiveness. Available at: www.fda.gov/cdrh/PDF3/p030028b.pdf. Accessed April 21, 2011.

481. Lyle WA, Jin GJ. Clear lens extraction for the correction of high refractive error. J Cataract Refract Surg 1994;20:273-6.

482. Ruiz-Mesa R, Carrasco-Sanchez D, Diaz-Alvarez SB, et al. Refractive lens exchange with foldable toric intraocular lens. Am J Ophthalmol 2009;147:990-6,6 e1.

483. Preetha R, Goel P, Patel N, et al. Clear lens extraction with intraocular lens implantation for hyperopia. J Cataract Refract Surg 2003;29:895-9. Refractive Errors & Refractive Surgery PPP: References 87.

484. Siganos DS, Pallikaris IG. Clear lensectomy and intraocular lens implantation for hyperopia from+7 to +14 diopters. J Refract Surg 1998;14:105-13.

485. Dick HB, Gross S, Tehrani M, et al. Refractive lens exchange with an array multifocal intraocular lens. J Refract Surg 2002;18:509-18.

486. Pop M, Payette Y. Refractive lens exchange versus iris-claw Artisan phakic intraocular lens for hyperopia. J Refract Surg 2004;20:20-4.

487. Stahl JE. Conductive keratoplasty for presbyopia: 3-year results. J Refract Surg 2007;23:905-10.

488. Durrie DS. The effect of different monovision contact lens powers on the visual function of emmetropic presbyopic patients (an American Ophthalmological Society thesis). Trans Am Ophthalmol Soc 2006;104:366-401.

489. Wright KW, Guemes A, Kapadia MS, Wilson SE. Binocular function and patient satisfaction after monovision induced by myopic photorefractive keratectomy. J Cataract Refract Surg 1999;25:177-82.

490. Braun EH, Lee J, Steinert RF. Monovision in LASIK. Ophthalmology 2008;115:1196-202.

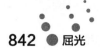

491. Jain S, Ou R, Azar DT. Monovision outcomes in presbyopic individuals after refractive surgery. Ophthalmology 2001;108:1430-3.

492. Garcia-Gonzalez M, Teus MA, Hernandez-Verdejo JL. Visual outcomes of LASIK-induced monovision in myopic patients with presbyopia. Am J Ophthalmol 2010;150:381-6.

493. Uy E, Go R. Pseudoaccommodative cornea treatment using the NIDEK EC-5000 CX Ⅲ excimer laser in myopic and hyperopic presbyopes. J Refract Surg 2009;25:S148-55.

494. El Danasoury AM, Gamaly TO, Hantera M. Multizone LASIK with peripheral near zone for correction of presbyopia in myopic and hyperopic eyes: 1-year results. J Refract Surg 2009;25:296-305.

495. Findl O, Leydolt C. Meta-analysis of accommodating intraocular lenses. J Cataract Refract Surg 2007;33:522-7.

496. Cleary G, Spalton DJ, Gala KB. A randomized intraindividual comparison of the accommodative performance of the bag-in-the-lens intraocular lens in presbyopic eyes. Am J Ophthalmol 2010;150:619-27.

497. McLeod SD. Optical principles, biomechanics, and initial clinical performance of a dual-optic accommodating intraocular lens (an American Ophthalmological Society thesis). Trans Am Ophthalmol Soc 2006;104:437-52.

498. Schachar RA. The correction of presbyopia. Int Ophthalmol Clin 2001;41:53-70.

499. Hamilton DR, Davidorf JM, Maloney RK. Anterior ciliary sclerotomy for treatment of presbyopia: a prospective controlled study. Ophthalmology 2002;109:1970-6; discussion 1976-7.

500. Fukasaku H, Marron JA. Anterior ciliary sclerotomy with silicone expansion plug implantation: effect on presbyopia and intraocular pressure. Int Ophthalmol Clin 2001;41:133-41.

501. Ito M, Asano-Kato N, Fukagawa K, et al. Ocular integrity after anterior ciliary sclerotomy and scleral ablation by the Er: YAG laser. J Refract Surg 2005;21:77-81.

502. Mathews S. Scleral expansion surgery does not restore accommodation in human presbyopia. Ophthalmology 1999;106:873-7.

503. Qazi MA, Pepose JS, Shuster JJ. Implantation of scleral expansion band segments for the treatment of presbyopia. Am J Ophthalmol 2002;134:808-15.

504. Malecaze FJ, Gazagne CS, Tarroux MC, Gorrand JM. Scleral expansion bands for presbyopia. Ophthalmology 2001;108:2165-71.

505. Resnikoff S, Pascolini D, Mariotti SP, Pokharel GP. Global magnitude of visual impairment caused by uncorrected refractive errors in 2004. Bull World Health Organ 2008;86:63-70.

506. Pascolini D, Mariotti SP. Global estimates of visual impairment: 2010. Br J Ophthalmol 2012;96:614-8.

507. Holden BA, Fricke TR, Ho SM, et al. Global vision impairment due to uncorrected presbyopia. Arch Ophthalmol 2008;126:1731-9.

508. Rose K, Harper R, Tromans C, et al. Quality of life in myopia. Br J Ophthalmol 2000;84:1031-4.

509. Cuq C, Lafuma A, Jeanbat V, Berdeaux G. A European survey of patient satisfaction with spectacles after cataract surgery and the associated costs in four European countries (France, Germany, Spain, and Italy). Ophthalmic Epidemiol 2008;15:234-41.

510. Pesudovs K, Garamendi E, Elliott DB. A quality of life comparison of people wearing spectacles or contact lenses or having undergone refractive surgery. J Refract Surg 2006;22:19-27. Refractive Errors & Refractive Surgery PPP: References 88

511. Schein OD, Vitale S, Cassard SD, Steinberg EP. Patient outcomes of refractive surgery. The refractive status and vision profile. J Cataract Refract Surg 2001;27:665-73.

512. Lee J, Park K, Cho W, et al. Assessing the value of laser in situ keratomileusis by patient-reported outcomes using quality of life assessment. J Refract Surg 2005;21:59-71.

513. Awwad ST, Alvarez-Chedzoy N, Bowman RW, et al. Quality of life changes after myopic wavefront-guided laser in situ keratomileusis. Eye Contact Lens 2009;35:128-32.

514. Garamendi E, Pesudovs K, Elliott DB. Changes in quality of life after laser in situ keratomileusis for myopia. J Cataract Refract Surg 2005;31:1537-43.

515. Nichols JJ, Twa MD, Mitchell GL. Sensitivity of the National Eye Institute Refractive Error Quality of Life instrument to refractive surgery outcomes. J Cataract Refract Surg 2005;31:2313-8.

516. McDonnell PJ, Mangione C, Lee P, et al. Responsiveness of the National Eye Institute Refractive Error Quality of Life instrument to surgical correction of refractive error. Ophthalmology 2003;110:2302-9.

517. Pesudovs K, Garamendi E, Elliott DB. The Quality of Life Impact of Refractive Correction (QIRC) Questionnaire: development and validation. Optom Vis Sci 2004;81:769-77.

518. Prevent Blindness America. The economic impact of vision problems: the toll of major adult eye disorders, visual impairment and blindness on the U.S. economy. 2007. Available at: www.preventblindness.net/site/DocServer/Impact_of_Vision_Problems.pdf. Accessed February 3, 2012.

519. Berdeaux G, Alio JL, Martinez JM, et al. Socioeconomic aspects of laser in situ keratomileusis, eyeglasses, and contact lenses in mild to moderate myopia. J Cataract Refract Surg 2002;28:1914-23.

520. Javitt JC, Chiang YP. The socioeconomic aspects of laser refractive surgery. Arch Ophthalmol 1994;112:1526-30.

521. Pineda R, Denevich S, Lee WC, et al. Economic evaluation of toric intraocular lens: a short- and long-term decision analytic model. Arch Ophthalmol 2010;128:834-40.

522. Sperduto RD, Seigel D, Roberts J, Rowland M. Prevalence of myopia in the United States. Arch Ophthalmol 1983;101:405-7.

523. Lee KE, Klein BE, Klein R. Changes in refractive error over a 5-year interval in the Beaver Dam Eye Study. Invest Ophthalmol Vis Sci 1999;40:1645-9.

524. Mutti DO, Zadnik K. Age-related decreases in the prevalence of myopia: longitudinal change or cohort effect? Invest Ophthalmol Vis Sci 2000;41:2103-7.

525. Shufelt C, Fraser-Bell S, Ying-Lai M, et al. Refractive error, ocular biometry, and lens opalescence in an adult population: the Los Angeles Latino Eye Study. Invest Ophthalmol Vis Sci 2005;46:4450-60.

526. Tarczy-Hornoch K, Ying-Lai M, Varma R. Myopic refractive error in adult Latinos: the Los Angeles Latino Eye Study. Invest Ophthalmol Vis Sci 2006;47:1845-52.

527. Wensor M, McCarty CA, Taylor HR. Prevalence and risk factors of myopia in Victoria, Australia. Arch Ophthalmol 1999;117:658-63.

528. Wu SY, Nemesure B, Leske MC. Refractive errors in a black adult population: the Barbados Eye Study. Invest Ophthalmol Vis Sci 1999;40:2179-84.

529. Cheng CY, Hsu WM, Liu JH, et al. Refractive errors in an elderly Chinese population in Taiwan: the Shihpai Eye Study. Invest Ophthalmol Vis Sci 2003;44:4630-8.

530. Saw SM, Gazzard G, Koh D, et al. Prevalence rates of refractive errors in Sumatra, Indonesia. Invest Ophthalmol Vis Sci 2002;43:3174-80.

531. Xu L, Li J, Cui T, et al. Refractive error in urban and rural adult Chinese in Beijing. Ophthalmology 2005;112:1676-83.

532. Liang YB, Wong TY, Sun LP, et al. Refractive errors in a rural Chinese adult population the Handan Eye Study. Ophthalmology 2009;116:2119-27.

533. Li Z, Sun D, Cuj H, et al. Refractive error among the elderly in rural Southern Harbin, China. Ophthalmic Epidemiol 2009;16:388-94.

534. Sawada A, Tomidokoro A, Araie M, et al. Refractive errors in an elderly Japanese population: the Tajimi Study. Ophthalmology 2008;115:363-70.

535. Quek TP, Chua CG, Chong CS, et al. Prevalence of refractive errors in teenage high school students in Singapore. Ophthalmic Physiol Opt 2004;24:47-55.

536. Woo WW, Lim KA, Yang H, et al. Refractive errors in medical students in Singapore. Singapore Med J 2004;45:470-4. Refractive Errors & Refractive Surgery PPP: References 89.

537. Saw SM, Chan YH, Wong WL, et al. Prevalence and risk factors for refractive errors in the Singapore Malay Eye Survey. Ophthalmology 2008;115:1713-9.

538. Nangia V, Jonas JB, Sinha A, et al. Refractive error in central India: the Central India Eye and Medical Study. Ophthalmology 2010;117:693-9.

539. Dandona R, Dandona L, Srinivas M, et al. Population-based assessment of refractive error in India: the Andhra Pradesh Eye Disease Study. Clin Experiment Ophthalmol 2002;30:84-93.

540. Shah SP, Jadoon MZ, Dineen B, et al. Pakistan National Eye Survey Study Group. Refractive errors in the adult Pakistani population: the national blindness and visual impairment survey. Ophthalmic Epidemiol 2008;15:183-90.

541. Dandona R, Dandona L, Srinivas M, et al. Refractive error in children in a rural population in India. Invest Ophthalmol Vis Sci 2002;43:615-22.

542. Goh PP, Abqariyah Y, Pokharel GP, Ellwein LB. Refractive error and visual impairment in school-age children in Gombak District, Malaysia. Ophthalmology 2005;112:678-85.

543. He M, Zeng J, Liu Y, et al. Refractive error and visual impairment in urban children in southern China. Invest Ophthalmol Vis Sci 2004;45:793-9.

544. Murthy GV, Gupta SK, Ellwein LB, et al. Refractive error in children in an urban population in New Delhi. Invest Ophthalmol Vis Sci 2002;43:623-31.

545. Saw SM, Goh PP, Cheng A, et al. Ethnicity-specific prevalences of refractive errors vary in Asian children in neighbouring Malaysia and Singapore. Br J Ophthalmol 2006;90:1230-5.

546. Zhan MZ, Saw SM, Hong RZ, et al. Refractive errors in Singapore and Xiamen, China——a comparative study in school children aged 6 to 7 years. Optom Vis Sci 2000;77:302-8.

547. Matsumura H, Hirai H. Prevalence of myopia and refractive changes in students from 3 to 17 years of age. Surv Ophthalmol 1999;44(Suppl 1):S109-15.

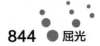

548. Ezelum C,Razavi H,Sivasubramaniam S,et al. Refractive error in Nigerian adults:prevalence,type, and spectacle coverage. Invest Ophthalmol Vis Sci 2011;52:5449-56.

549. Ip JM,Robaei D,Kifley A,et al. Prevalence of hyperopia and associations with eye findings in 6- and 12-year-olds. Ophthalmology 2008;115:678-85.

550. Borchert MS,Varma R,Cotter SA,et al. Risk factors for hyperopia and myopia in preschool children the multi-ethnic pediatric eye disease and Baltimore pediatric eye disease studies. Ophthalmology 2011;118:1966-73.

551. Chang MA,Congdon NG,Bykhovskaya I,et al. The association between myopia and various subtypes of lens opacity:SEE (Salisbury Eye Evaluation)project. Ophthalmology 2005;112:1395-401.

552. Huynh SC,Kifley A,Rose KA,et al. Astigmatism and its components in 6-year-old children. Invest Ophthalmol Vis Sci 2006;47:55-64.

553. Harvey EM,Dobson V,Clifford-Donaldson CE,et al. Prevalence of astigmatism in Native American infants and children. Optom Vis Sci 2010;87:400-5.

554. Lai YH,Hsu HT,Wang HZ,et al. Astigmatism in preschool children in Taiwan. J AAPOS 2010;14:150-4.

555. Ong E,Grice K,Held R,et al. Effects of spectacle intervention on the progression of myopia in children. Optom Vis Sci 1999;76:363-9.

556. Jensen H. Myopia progression in young school children. A prospective study of myopia progression and the effect of a trial with bifocal lenses and beta blocker eye drops. Acta Ophthalmol Suppl 1991:1-79.

557. Fulk GW,Cyert LA. Can bifocals slow myopia progression? J Am Optom Assoc 1996;67:749-54.

558. Fulk GW,Cyert LA,Parker DE. A randomized trial of the effect of single-vision vs. bifocal lenses on myopia progression in children with esophoria. Optom Vis Sci 2000;77:395-401.

559. Gwiazda J,Hyman L,Hussein M,et al. A randomized clinical trial of progressive addition lenses versus single vision lenses on the progression of myopia in children. Invest Ophthalmol Vis Sci 2003;44:1492-500.

560. Edwards MH,Li RW,Lam CS,et al. The Hong Kong progressive lens myopia control study:study design and main findings. Invest Ophthalmol Vis Sci 2002;43:2852-8.

561. Oishi T,Lauber JK. Chicks blinded with formoguanamine do not develop lid suture myopia. Curr Eye Res 1988;7:69-73. Refractive Errors & Refractive Surgery PPP: References 90

562. Tigges M,Iuvone PM,Fernandes A,et al. Effects of muscarinic cholinergic receptor antagonists on postnatal eye growth of rhesus monkeys. Optom Vis Sci 1999;76:397-407.

563. Lind GJ,Chew SJ,Marzani D,Wallman J. Muscarinic acetylcholine receptor antagonists inhibit chick scleral chondrocytes. Invest Ophthalmol Vis Sci 1998;39:2217-31.

564. Yen MY,Liu JH,Kao SC,Shiao CH. Comparison of the effect of atropine and cyclopentolate on myopia. Ann Ophthalmol 1989;21:180-7.

565. Chua WH,Balakrishnan V,Chan YH,et al. Atropine for the treatment of childhood myopia. Ophthalmology 2006;113:2285-91.

566. Chiang MF,Kouzis A,Pointer RW,Repka MX. Treatment of childhood myopia with atropine eyedrops and bifocal spectacles. Binocul Vis Strabismus Q 2001;16:209-15.

567. Syniuta LA,Isenberg SJ. Atropine and bifocals can slow the progression of myopia in children. Binocul Vis Strabismus Q 2001;16:203-8.

568. Kennedy RH,Dyer JA,Kennedy MA,et al. Reducing the progression of myopia with atropine:a long term cohort study of Olmsted County students. Binocul Vis Strabismus Q 2000;15:281-304.

569. Luu CD,Lau AM,Koh AH,Tan D. Multifocal electroretinogram in children on atropine treatment for myopia. Br J Ophthalmol 2005;89:151-3.

570. Schwartz JT. Results of a monozygotic cotwin control study on a treatment for myopia. Prog Clin Biol Res 1981;69 Pt C:249-58.

571. Siatkowski RM,Cotter S,Miller JM,et al. Safety and efficacy of 2% pirenzepine ophthalmic gel in children with myopia:a 1-year, multicenter,double-masked,placebo-controlled parallel study. Arch Ophthalmol 2004;122:1667-74.

572. Tan DT,Lam DS,Chua WH,et al. One-year multicenter,double-masked,placebo-controlled,parallel safety and efficacy study of 2% pirenzepine ophthalmic gel in children with myopia. Ophthalmology 2005;112:84-91.

573. Jensen H. Timolol maleate in the control of myopia. A preliminary report. Acta Ophthalmol Suppl 1988;185:128-9.

574. Horner DG,Soni PS,Salmon TO,Swartz TS. Myopia progression in adolescent wearers of soft contact lenses and spectacles. Optom Vis Sci 1999;76:474-9.

575. Jessen GN. Contact lenses as a therapeutic device. Am J Optom Arch Am Acad Optom 1964;41:429-35.

576. Morrison RJ. The use of contact lenses in adolescent myopic patients. Am J Optom Arch Am Acad Optom 1960;37:165-8.

577. Stone J. Contact lens wear in the young myope. Br J Physiol Opt 1973;28:90-134.

578. Stone J. The possible influence of contact lenses on myopia. Br J Physiol Opt 1976;31:89-114.

579. Grosvenor T,Goss DA. The role of bifocal and contact lenses in myopia control. Acta Ophthalmol Suppl 1988;185:162-6.

580. Grosvenor T,Perrigin J,Perrigin D,Quintero S. Use of silicone-acrylate contact lenses for the control of myopia:results after two years of lens wear. Optom Vis Sci 1989;66:41-7.

581. Perrigin J,Perrigin D,Quintero S,Grosvenor T. Silicone-acrylate contact lenses for myopia control:3-year results. Optom Vis Sci 1990;67:764-9.

582. Andreo LK. Long-term effects of hydrophilic contact lenses on myopia. Ann Ophthalmol 1990;22:224-7,229.

583. Walline JJ,Mutti DO,Jones LA,et al. The contact lens and myopia progression (CLAMP)Study: design and baseline data. Optom Vis Sci 2001;78:223-33.

584. Walline JJ,Jones LA,Mutti DO,Zadnik K. A randomized trial of the effects of rigid contact lenses on myopia progression. Arch Ophthalmol 2004;122:1760-6.

585. American Academy of Ophthalmology. Complementary Therapy Assessment. Visual Training for Refractive Errors. San Francisco,CA:American Academy of Ophthalmology;2004. Available at: http://one.aao.org/CE/PracticeGuidelines/Therapy. aspx. Accessed October 3,2012.

586. Bates WH. The Cure of Imperfect Sight by Treatment Without Glasses. New York:Central Fixation Publishing Co.;1920.

587. Lim KL,Fam HB. NeuroVision treatment for low myopia following LASIK regression. J Refract Surg 2006;22:406-8. Refractive Errors & Refractive Surgery PPP: References 91

588. Barrett BT. A critical evaluation of the evidence supporting the practice of behavioural vision therapy. Ophthalmic Physiol Opt 2009;29:4-25.

589. Rawstron JA,Burley CD,Elder MJ. A systematic review of the applicability and efficacy of eye exercises. J Pediatr Ophthalmol Strabismus 2005;42:82-8.

590. Milder B,Rubin ML. The Fine Art of Prescribing Glasses Without Making a Spectacle of Yourself. 3rd ed. Gainesville:Triad Publishing Company;2004.

591. Kastl PR,ed. Contact Lenses:The CLAO Guide to Basic Science and Clinical Practice,3rd ed. Dubuque,IA:Kendall/Hunt Publishing Company;1995.

592. Carnt NA,Evans VE,Naduvilath TJ,et al. Contact lens-related adverse events and the silicone hydrogel lenses and daily wear care system used. Arch Ophthalmol 2009;127:1616-23.

593. Findl O,Kriechbaum K,Sacu S,et al. Influence of operator experience on the performance of ultrasound biometry compared to optical biometry before cataract surgery. J Cataract Refract Surg 2003;29:1950-5.

594. Shammas HJ. A comparison of immersion and contact techniques for axial length measurement. J Am Intraocul Implant Soc 1984;10:444-7.

595. Schelenz J,Kammann J. Comparison of contact and immersion techniques for axial length measurement and implant power calculation. J Cataract Refract Surg 1989;15:425-8.

596. Eleftheriadis H. IOLMaster biometry:refractive results of 100 consecutive cases. Br J Ophthalmol 2003;87:960-3.

597. Connors R 3rd,Boseman P 3rd,Olson RJ. Accuracy and reproducibility of biometry using partial coherence interferometry. J Cataract Refract Surg 2002;28:235-8.

598. Haigis W,Lege B,Miller N,Schneider B. Comparison of immersion ultrasound biometry and partial coherence interferometry for intraocular lens calculation according to Haigis. Graefes Arch Clin Exp Ophthalmol 2000;238:765-73.

599. Packer M,Fine IH,Hoffman RS,et al. Immersion A-scan compared with partial coherence interferometry:outcomes analysis. J Cataract Refract Surg 2002;28:239-42.

600. Landers J,Goggin M. Comparison of refractive outcomes using immersion ultrasound biometry and IOLMaster biometry. Clin Experiment Ophthalmol 2009;37:566-9.

601. Vogel A,Dick HB,Krummenauer F. Reproducibility of optical biometry using partial coherence interferometry:intraobserver and interobserver reliability. J Cataract Refract Surg 2001;27:1961-8.

602. Lege BA,Haigis W. Laser interference biometry versus ultrasound biometry in certain clinical conditions. Graefes Arch Clin Exp Ophthalmol 2004;242:8-12.

603. Dietlein TS,Roessler G,Luke C,et al. Signal quality of biometry in silicone oil-filled eyes using partial coherence laser interferometry. J Cataract Refract Surg 2005;31:1006-10.

604. Hill W,Li W,Koch DD. IOL power calculation in eyes that have undergone LASIK/PRK/RK. Version 3.9. American Society of Cataract and Refractive Surgery. Available at:http://iol.ascrs.org/. Accessed July 8,2011.

605. Hill W,Angeles R,Otani T. Evaluation of a new IOLMaster algorithm to measure axial length. J Cataract Refract Surg 2008; 34:920-4.

606. Freeman G,Pesudovs K. The impact of cataract severity on measurement acquisition with the IOLMaster. Acta Ophthalmol

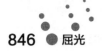
Scand 2005;83:439-42.

607. Tehrani M, Krummenauer F, Blom E, Dick HB. Evaluation of the practicality of optical biometry and applanation ultrasound in 253 eyes. J Cataract Refract Surg 2003;29:741-6.

608. Hoffer KJ. The Hoffer Q formula: a comparison of theoretic and regression formulas. J Cataract Refract Surg 1993;19:700-12. Erratum. J Cataract Refract Surg 1994;20:677.

609. Zuberbuhler B, Morrell AJ. Errata in printed Hoffer Q formula. J Cataract Refract Surg 2007;33:2; author reply 2-3.

610. Hoffer KJ. Clinical results using the Holladay 2 intraocular lens power formula. J Cataract Refract Surg 2000;26:1233-7.

611. Olsen T, Corydon L, Gimbel H. Intraocular lens power calculation with an improved anterior chamber depth prediction algorithm. J Cataract Refract Surg 1995;21:313-9.

612. Hoffmann PC, Hutz WW, Eckhardt HB. Significance of optic formula selection for postoperative refraction after cataract operation [in German]. Klin Monatsbl Augenheilkd 1997;211:168-77. Refractive Errors & Refractive Surgery PPP: References 92

613. Retzlaff JA, Sanders DR, Kraff MC. Development of the SRK/T intraocular lens implant power calculation formula. J Cataract Refract Surg 1990;16:333-40.

614. Haigis W. Intraocular lens calculation in extreme myopia. J Cataract Refract Surg 2009;35:906-11.

615. Findl O, Menapace R, Rainer G, Georgopoulos M. Contact zone of piggyback acrylic intraocular lenses. J Cataract Refract Surg 1999;25:860-2.

616. Werner L, Shugar JK, Apple DJ, et al. Opacification of piggyback IOLs associated with an amorphous material attached to interlenticular surfaces. J Cataract Refract Surg 2000;26:1612-9.

617. Shugar JK, Keeler S. Interpseudophakos intraocular lens surface opacification as a late complication of piggyback acrylic posterior chamber lens implantation. J Cataract Refract Surg 2000;26:448-55.

618. Hill WE, Byrne SF. Complex axial length measurements and unusual IOL power calculations. Focal Points: Clinical Modules for Ophthalmologists. Module 9. San Francisco, CA: American Academy of Ophthalmology; 2004:10-11.

619. Shugar JK, Lewis C, Lee A. Implantation of multiple foldable acrylic posterior chamber lenses in the capsular bag for high hyperopia. J Cataract Refract Surg 1996;22 Suppl 2:1368-72.

620. Gayton JL, Sanders V, Van der Karr M, Raanan MG. Piggybacking intraocular implants to correct pseudophakic refractive error. Ophthalmology 1999;106:56-9.

621. American Academy of Ophthalmology. Code of Ethics; rules of ethics #7 and #8. Available at: www.aao.org/about/ethics/code_ethics.cfm. Accessed May 4, 2011.

622. Lin JC, Rapuano CJ, Laibson PR, et al. Corneal melting associated with use of topical nonsteroidal anti-inflammatory drugs after ocular surgery. Arch Ophthalmol 2000;118:1129-32.

623. Congdon NG, Schein OD, von Kulajta P, et al. Corneal complications associated with topical ophthalmic use of nonsteroidal antiinflammatory drugs. J Cataract Refract Surg 2001;27:622-31.

624. Guidera AC, Luchs JI, Udell IJ. Keratitis, ulceration, and perforation associated with topical nonsteroidal anti-inflammatory drugs. Ophthalmology 2001;108:936-44.

625. Tinley CG, Frost A, Hakin KN, et al. Is visual outcome compromised when next day review is omitted after phacoemulsification surgery? A randomised control trial. Br J Ophthalmol 2003;87:1350-5.

626. Alwitry A, Rotchford A, Gardner I. First day review after uncomplicated phacoemulsification: is it necessary? Eur J Ophthalmol 2006;16:554-9.

627. Saeed A, Guerin M, Khan I, et al. Deferral of first review after uneventful phacoemulsification cataract surgery until 2 weeks: randomized controlled study. J Cataract Refract Surg 2007;33:1591-6.

628. Tan JH, Newman DK, Klunker C, et al. Phacoemulsification cataract surgery: is routine review necessary on the first post-operative day? Eye 2000;14(Pt 1):53-5.

629. Masket S, Tennen DG. Astigmatic stabilization of 3.0mm temporal clear corneal cataract incisions. J Cataract Refract Surg 1996;22:1451-5. Refractive Errors & Refractive Surgery Updated 2013

美国眼科学会

P.O.Box 7424

San Francisco,

California 94120-7424

屈光不正和屈光手术

2013 年

眼科临床指南

Preferred Practice Pattern®

 视觉

眼科临床指南
Preferred Practice Pattern®

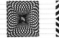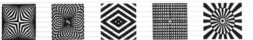

眼科临床指南

Preferred Practice Pattern®

成人眼部综合医学评估

Comprehensive Adults Medical Eye Evaluation

美国眼科学会

中华医学会眼科学分会

2017 年 6 月第三次编译

视觉康复临床指南制订过程和参与者

临床指南专家委员会成员编写了用于综合的成人眼部医学评估的临床指南(PPP)。 PPP 专家委员会成员连续讨论和审阅了本册的几个草稿,集中开会一次,并通过电子邮件进行了其他的审阅,对本册的最终版本达成了共识。

2015 年临床指南专家委员会:

Robert S. Feder, MD, 主席

Timothy W. Olsen, MD

Bruce E. Prum, MD

C. Gail Summers, MD

Randall J. Olson, MD

Ruth D. Williams, MD

David C. Musch, PhD, MPH, 方法学家

然后,综合的成人眼部医学评估 PPP 于 2015 年 7 月送给另外的内部和外部的专家组和个人进行审阅。要求所有返回评论的人员提供与工业界相关关系的公开声明,才能考虑他们的评论(以下以 * 标明)。眼科临床指南专家委员会成员审阅和讨论了这些评论,并确定了对本册指南的修改。

学会审阅者:

理事会委员会和秘书委员会 *

理事会 *

总顾问 *

邀请的审阅者:

美国青光眼学会 *

美国眼科学会

美国白内障和屈光手术医师学会

美国大学眼科教授学会

加拿大眼科学会

青光眼研究基金会

国际屈光手术学会

(美国)国家眼科研究所 *

(美国)国家医学会

国家妇女和家庭伙伴

门诊患者眼科手术学会

Paul J. Bryar, MD

Carol H. Schmidt, MD*

Karla J. Johns, MD

有关财务情况的公开

为了遵从医学专科学会理事会有关与公司相互关系的法规（从网站 www.cmss.org/codeforinteractions.aspx 可查到），列出与工业界的相关关系如下。眼科学会与工业界具有关系，遵守相关法规（从网站 http://one.aao.org/CE/PracticeGuidelines/PPP.aspx 可以查到）。全部（100%）的 2015 年临床指南委员会成员都没有经济关系可以披露。

2015 年眼科临床指南委员会

Robert S. Feder, MD：无经济关系可供公开

David C. Musch, PhD, MPH：无经济关系可供公开

Timothy W. Olsen, MD：无经济关系可供公开

Randall J. Olson, MD：无经济关系可供公开

Bruce E. Prum, MD：无经济关系可供公开

C. Gail Summers, MD：无经济关系可供公开

Ruth D. Williams, MD：无经济关系可供公开

负责医疗质量的秘书

Stephen D. McLeod, MD：无经济关系可供公开

美国眼科学会职员

Laurie Bagley, MLS：无经济关系可供公开

Nicholas P. Emptage, MAE：无经济关系可供公开

Susan Garratt：无经济关系可供公开

Flora C. Lum, MD：无经济关系可供公开

Doris Mizuiri：无经济关系可供公开

2015 年 1 月至 8 月本册的其他审阅者与工业界相关关系的公开声明见网站 www.aao.org/ppp。

目　　录

制订眼科临床指南的目的

作为对学会会员和公众的一种服务,美国眼科学会编制了称为眼科临床指南(PPP)的**临床实践指南,它确定了高质量眼科医疗服务的特征和组成成分**。附录1叙述了这种高质量眼科医疗服务的核心标准。

眼科临床指南是以由学识渊博的卫生专业人员所组成的专家委员会对所能利用的科学资料进行解释为基础的。在一些情况下,例如当有认真实施的临床试验的结果可以利用时,这些资料是特别令人信服的,可以提供明确的指南。而在另一些情况下,专家委员会不得不依赖他们对所能利用的证据进行集体判断和评估。

眼科临床指南为临床医疗服务的实践模式提供了指南,而不是为个别特殊的个人来提供保健服务。一方面它们应当满足大多数患者的需要,但另一方面又不可能满足所有患者的需要。严格地遵照这些PPP将不一定保证在任何情况都能获得成功的结果。不能认为这些指南包括了所有恰当的眼保健方法,或者排除了能够获得最好效果的合理的医疗方法。采用不同的方法来满足不同患者的需要是有必要的。医师应当根据一个特殊患者提供的所有情况来最终判断对其的医疗是否合适。在解决眼科医疗实践中所产生的伦理方面难题时,美国眼科学会愿意向会员提供协助。

眼科临床指南这一指南并不是在各种情况下都必须要遵循的医疗标准。美国眼科学会明确地指出不会承担在应用临床指南中任何建议或其他信息时由于疏忽大意或其他原因所引起的伤害和损伤的责任。

当提到某些药物、器械和其他产品时仅仅是以说明为目的,而并不是有意地为这些产品进行背书。这些资料可能包括了一些没有被认为是共同标准的应用信息,表现为没有包括在美国食品药品监督管理局(FDA)批准的适应证标识之内,或者只是批准为在限制的研究情况下应用的产品。FDA已经指出,确定所希望应用的每种药品或器械的FDA看法,以及遵从适用的法律,并在获得患者的适当的知情同意下应用它们,都是医师的责任。

在医学中,创新对于保证美国公众今后的健康是必要的,眼科学会鼓励开发能够提高眼保健水平的新的诊断和治疗方法。有必要认识到只有最优先考虑患者的需要时,才能获得真正的优良的医疗服务。

所有的PPP每年都由其编写委员会审阅,如果证实有新的进展值得更新时就会提早更新。为了保证眼科临床指南是适时的,每册的有效期是在其"批准"之日起5年内,除非它被修改本所替代。编写眼科临床指南是由学会资助的,而没有商业方面的支持。PPP的作者和审阅者均是志愿者,他们没有因为对本书的贡献而得到任何经济的补偿。

眼科临床指南的成人综合眼部医学评估一册的意向使用者是眼科医师。

分级的方法和要点

眼科临床指南必须与临床密切相关和具有高度特异性,以便向临床医师提供有用的信息。

当有证据支持诊治建议时,应当对所提出的每一项建议给予表明证据重要性的明确等级。为了达到这一目标,采用了苏格兰院际指南网[1](Scottish Intercollegiate Guideline Network,SIGN)及其建议的评定、制订和评估的分级(Grading of Recommendations Assessment,Development and Evaluation,[2] GRADE)组的方法。GRADE是一种系统方法,可以对支持特殊的临床处理问题的证据总体强度进行分级。采用GRADE的机构所括SIGN、世界卫生组织、健康保健研究和政策局(Agency for Healthcare Research and Policy)以及美国医师学院(American College of Physicians)。[3]

◆ 用于形成诊治建议的所有研究都要逐项地将其证据强度进行分级,这一分级列于研究的引文中。

◆ 为了对研究进行逐项分级,采用了一种基于$SIGN_1$的尺度。对研究进行逐项分级的证据的定义和水平如下述：

Ⅰ ++	高质量的随机对照试验的荟萃分析、系统回顾，或偏差危险度很低的随机对照试验
Ⅰ +	实施很好的随机对照试验的荟萃分析、系统回顾，或偏差危险度低的随机对照试验
Ⅰ -	随机对照试验的荟萃分析、系统回顾，或偏差危险度高的随机对照试验
Ⅱ ++	高质量的病例对照或队列研究的系统回顾
	混杂和偏差危险度很低以及因果关系可能性高的高质量病例对照或队列研究
Ⅱ +	混杂或偏差危险度低，以及有中度可能的因果关系的实施很好的病例对照或队列研究
Ⅱ -	混杂或偏差危险度高，以及具有非因果关系的危险度高的病例对照或队列研究
Ⅲ	非分析性研究（如病例报告、系列病例研究）

◆ 诊治的建议是基于证据的主体而形成的。以下是根据 GRADE[2] 来定义证据质量的分级：

高质量	进一步研究不太可能改变估计作用的信赖度
中等质量	进一步研究有可能对我们估计作用的信赖度产生重要的冲击，可能会改变这一估计
低质量	进一步研究很可能对我们估计作用的信赖度产生重要的冲击，有可能改变这一估计
	对作用的任何估计都是很不确定的

◆ 以下是根据 GRADE[2] 来定义的诊治关键建议：

强烈建议	用于期望的干预作用明显地大于不期望作用，或者没有不期望作用时
酌情而用的建议	用于平衡取舍时不太确定，这或者是因为证据的质量低，或者是因为
	证据提示的期望作用和不期望作用很相近

◆ 由 PPP 专家委员会确定的诊治关键发现的重要建议对于视觉和生活质量的结果是特别重要的。
◆ 2015 年 2 月在 PubMed 和 Cochrane Library 进行了文献搜索来更新本册 PPP。完整的文献搜索详细情况在网站 www.aao.org/ppp 可以查到。

推荐的医疗服务要点

对于无症状的患者和没有眼病危险因素的患者，所推荐的进行成人综合眼部医学评估的频率如下：40 岁以下者——每 5~10 年一次；40~54 岁者——每 2~4 年一次；55~64 岁者——每 1~3 年一次；65 岁或以上者——1~2 年一次（MQ,SR）

对于患有糖尿病的患者，推荐的首次成人综合眼部医学评估和随后的检查频率根据糖尿病的类型以及是否是怀孕妇女而有所不同。这些建议如下：①1 型糖尿病：首次检查为发生糖尿病后 5 年，以后每年一次；②2 型糖尿病：首次检查是在诊断为糖尿病的时候，以后每年一次；③1 型或 2 型糖尿病妇女：在怀孕前进行首次检查，然后在怀孕的头三个月的早期。以后推荐的检查间隔时间应当根据首次检查的发现（MQ,SR）。（注：发生孕期糖尿病的妇女在怀孕期间不需要进行眼部检查，她们在怀孕期间不会出现糖尿病视网膜病变发生危 2 险增加的情况）。

对于具有发生青光眼危险因素者，如非洲裔或西班牙裔美国人，推荐进行综合成人眼部医学评估的频率如下：40 岁以下者——每 1~2 年一次；40~54 岁者——每 1~3 年一次；55 岁及以上者——每 1~2 年一次（MQ,SR）。

前言

患者群体

具有未知的眼部情况或危险因素,或者具有以前确定的眼部情况或危险因素,或者具有复发的或有新症状的成年人。

临床目标

- ◆ 发现和诊断眼部异常和疾病
- ◆ 确定眼部疾病的危险因素
- ◆ 根据眼部发现,确定全身疾病的危险因素
- ◆ 确定全身疾病是否有眼部症状或体征
- ◆ 确定屈光状态,以及眼、视觉系统和相关结构的健康状态
- ◆ 与患者讨论检查结果及其意义
- ◆ 开始制订恰当的处理计划,包括决定以后复查的频率,进一步诊断性检查,转诊或所需的治疗

背景

成人综合眼部医学评估是本册 PPP 的重点。患者可以因为不同的理由来寻求这种评估。对于很长时间没有由眼科医师进行过眼部检查的患者,或者正在进行第一次眼部检查的患者,我们建议其进行成人综合眼部医学评估。所推荐的眼部综合检查的时间间隔会根据患者的年龄和危险因素的不同而有所不同。全面的眼科检查可以发现视觉系统和相关结构的常见异常,以及相对少见但却很严重的病情,如眼部肿瘤。这种评估也可以发现多种具有眼部表现的系统性疾病的证据。所有患者,尤其是具有眼病危险因素的患者需要定期复查,以便通过在疾病的早期发现和治疗疾病,更好地预防和减轻视觉丧失。确定患有眼病的患者需要定期进行综合的眼部检查,以便更好地监查和治疗这些情况。采用适当和及时的干预措施,其潜在的致盲性疾病,如青光眼、白内障、年龄相关性黄斑变性(AMD)和糖尿病视网膜病变常常可以有较好的结果。研究已经显示,在社区的老人院[4] 以及城市[5] 和农村[6] 的社区居民中,如果人们能够定期接受眼科的筛查和保健,高达 40% 左右的法定盲可以得到预防或减轻。在一个以人群为基础的研究中,发现 63% 患有眼病的受检者并不知晓自己已经患病。[7]

进行眼部综合医学评估的基本理由

在没有已知的眼部情况或危险因素的成人中定期进行眼部综合医学评估的理由是发现成年人群中发生的眼部疾病、视功能不良和系统性疾病的眼部体征。早期认识、咨询或治疗眼病可以保护视功能,或者在有系统性疾病的情况下,可以防止严重的疾病或过早的死亡。不可逆的视觉丧失与对生活质量和精神健康的不良作用相关联,[8,9] 已经发现自我报告的视觉丧失与忧郁明显相关。[10] 定期进行眼部综合医学评估也可以评估新的症状,监查曾经确定的眼部情况或危险因素的患者。

由于视觉会影响日常的功能,因此眼病对公众健康的影响具有实质性意义。[11~15] 作为治疗眼病的结果所产生的视功能改善是与生活满意度、精神健康、家庭生活和社区活动能力提高相关联的。[16~19] 视觉在活动能力和防止摔倒中起着关键的作用。[20~23] 没有治疗的视功能损伤与认知能力的下降和老年性痴呆(Alzheimer 病)相关联。[24] 在 65 岁及以上的妇女中,视力低下和对比敏感度的下降与高死亡率相联系。[25] 已经发现在患有严重视野缺损的青光眼的驾驶员中发生机动车事故的危险较高。[26] 老年驾驶员

中施行白内障手术降低了随后的交通事故的发生率。[27]视功能损伤、AMD 和白内障与死亡率的增加相关联。[28,29]

眼部疾病

2000 年,在美国大约有 93.7 万名 40 岁及以上的成年人为法定盲人(每只眼的最好矫正视力为 0.1 或以下);另有 240 万人为视力损伤者(较好眼的最好矫正视力小于 0.5)。[30]视觉损伤和法定盲在 80 岁及以上的人群中发生频率最高,一般是与年龄相关联的。[30,31]非洲裔与欧洲裔美国人相比,其视觉损伤和法定盲的发生率不成比例地增高。[5,30,32]西班牙/拉丁裔与欧洲裔和非洲裔美国人相比,低视力(定义为较好眼的视力低于 0.5)的发生率较高。[30,33]

由于缺少早期症状(见表 1),许多患者不知道他们患有威胁视觉的眼病。这些情况包括常见的和经常可以治疗的疾病,如青光眼、糖尿病视网膜病变以及一些类型的黄斑变性。

开角型青光眼

原发性开角型青光眼是一个有意义的公共卫生问题。估计世界上有 4500 万人患有开角型青光眼(OAG)。[34]青光眼(开角型和闭角型两者)是全球第二位的主要致盲原因,大约 840 万人由于青光眼而失明。[34]2004 年,在美国 40 岁及以上的成人中开角型青光眼总患病率估计为 2%。[35]在美国,估计开角型青光眼累及 222 万人,由于人口的老龄化,到 2020 年患病的总数将有可能增加到 330 万人。[36,37]然而,不同族群中青光眼的患病率相差很大。总的来说,非洲裔美国人相对于非西班牙白种人,开角型青光眼的患病率要高 3 倍。[35,38]在非洲裔美国人中它也是致盲的主要原因。[38]而且,相对于非洲裔美国人,非洲裔-加勒比人中开角型青光眼的患病率更高。近来西班牙/拉丁裔人中的证据表明他们的开角型青光眼患病率较高,可与非洲裔美国人的患病率相比较。[39]对于大型的以美国为基础的处理保健计划中的索赔资料进行分析提示,亚裔美国人中开角型青光眼的患病率可与拉丁裔的患病率相比较,高于非西班牙的美国白种人。[40]

原发性前房角关闭

在不同的种族中,前房角关闭的患病率相当不同。报告的最高患病率是在因纽特人、[41~43]中国人[44~48]和其他的亚洲人群中;[49~57]在非洲人和非洲裔人群中,[38,58,59]以及欧洲人和欧洲裔人群[60~66]中,所报告的患病率比较低。在亚洲人群中,大多数青光眼患者为原发性闭角型青光眼。[49,67,68]

糖尿病

在美国,从 1980 年糖尿病患者 550 万人增加到 2012 年的 2130 万人,增加了 4 倍。估计在这些成人中,819 万人并不知道他们患有糖尿病。在成人中,每年新诊断的糖尿病患者约为 170 万人。如果这一趋势继续下去,那么到 2050 年,每三个美国成人中就有一个患有糖尿病。疾病控制和预防中心根据受损的空腹血糖水平估计,在 2012 年 8600 万美国成年人——超过美国人口的三分之一——患有前期糖尿病。[69]已经认识到肥胖是 2 型糖尿病的危险因素,但是这些危险是非均质的,并不是所有肥胖的患者都将会发生糖尿病。[70]

在美国 40 岁或以上的所有成年人中糖尿病视网膜病变的患病率为 3.4%(410 万人);威胁视功能的糖尿病视网膜病变的患病率为 0.7%(89.9 万人)。[71]假定糖尿病的患病率相类似,推测 2020 年时糖尿病视网膜病变患者为 600 万人,威胁视功能的糖尿病视网膜病变患者为 134 万人。虽然已有能够有效地降低糖尿病视网膜病变致盲的治疗方法,[72~79]但是由患者的初级保健医师转诊的糖尿病患者或到眼科就诊的患者人数还是远低于美国糖尿病学会和美国眼科学会预期的数量。[80~84]对所有糖尿病患者进行常规的检查和随诊均强调了推荐控制饮食和服用药物依从性的重要性,能够导致早期发现和治疗糖尿病视网膜病变。已经证明,在糖尿病人群中对于需要的糖尿病患者进行常规的检查,连同适当的局部和全身治疗(包括药物治疗)以及对需要的患者进行激光治疗是具有极高的成本效益的,特别是与那些不采取治

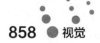

858 ● 视觉

疗导致盲目后所支付的残疾补贴费用相比较时。[85~87] 局部的药物治疗,包括玻璃体内注射,已经越来越多地用来处理这种情况。

表 1 可能为无症状的主要眼病和情况的患病率

疾病或情况	患病率	疾病和发生或进展的危险因素	检查时可能的阳性发现
脉络膜痣	5%~8%,随着年龄增大而增加,在美国白种人中常见。[88](注:基于以黄斑中心凹和视神经为中心的 45 度眼底影像)	美国白种人群,和年龄增加[88]	明确的边缘,常常为扁平或稍微隆起,典型情况下大小稳定。随着时间延长,脉络膜痣可能显示覆盖玻璃膜疣、视网膜色素上皮萎缩、增生或纤维化生
开角型青光眼	≥40 岁的非洲裔美国人:3.4%[35] ≥40 岁的高加索裔美国人:1.7%[35] ≥40 岁的西班牙裔人:2%[79]~4.7%[6]	非洲、西班牙或拉丁裔人、[35,38,39,90] 年龄大、[35,38,61,63,89,90] 以及青光眼家族史[91,92] 眼压升高、[93,94] 薄角膜[93,94]	异常的视盘和神经纤维层缺损、特征性视野缺损、IOP 升高、视力下降(晚期),晶状体囊膜上剥脱物质,色素播散综合征的体征(包括 Krukenberg 纺锤形色素沉着)
原发性闭角型青光眼	0.009%[62]~2.6%[42](在因纽特和亚洲人群中最高) >40 岁的西班牙人:0.1%[39]	远视眼、前房角关闭家族史、年龄大、[46] 女性[95,96] 因纽特人或亚洲人后裔[46,67,97,98]	窄前房角、有瞳孔阻滞的证据
糖尿病视网膜病变	≥40 岁的普通人群:3.4%[71] ≥40 岁的 1 型或 2 型糖尿病患者:28.5%[99]~40.3%[71] ≥40 岁的西班牙裔 1 型或 2 型糖尿病患者:46.9%[100]	糖尿病病程长、[99~101] 高糖化血红蛋白水平、[99,102~109] 高收缩压、[99,110,111] 高血脂水平[112~114]	视网膜微血管瘤、出血、脂质渗出、视网膜内微血管异常、视网膜水肿、视网膜新生血管、视网膜前出血或玻璃体积血
早期 AMD	≥45 岁的美国白人 4.8%[115] ≥45 岁的非洲裔人 2.1%[115] ≥45 岁的西班牙裔人 4.0%[115] ≥40 岁的西班牙裔人 7.5%[116] 40~79 岁亚裔人:6.8%[119]	年龄大、[118~120] 双侧软性玻璃膜疣、大玻璃膜疣、融合的玻璃膜疣、视网膜色素上皮丛生或萎缩、[121~123] 家族史、遗传多态性、吸烟、饮食 / 营养差	视网膜下出血、与低色素和高色素相关的中等大小或大的玻璃膜疣、地图样萎缩,或视网膜色素上皮脱离
晚期 AMD	≥45 岁的美国白人 0.6%[115] ≥45 岁的非洲裔人 0.3%[115] ≥45 岁的西班牙裔人 0.2%[115,116] ≥40 岁的西班牙裔人 0.2%[116] 40~79 岁亚裔人 0.56%[117]	年龄大、[118~120] 家族史、吸烟、双侧软性玻璃膜、大玻璃膜疣、融合的玻璃膜疣、视网膜色素上皮丛生或萎缩、[124,125] 身体指数和遗传因素	玻璃膜疣、相关的视网膜色素上皮改变、地图样萎缩或出血,脂质渗出或视网膜下液

AMD:年龄相关性黄斑变性;IOP:眼压

年龄相关性黄斑变性

年龄相关性黄斑变性是美国白种人中一种严重的不可逆的视功能损伤的主要原因。[128]2004 年在美国,估计有 175 万名 40 岁或以上的人单眼或双眼患有新生血管性 AMD 或地图样萎缩,730 万人具有高危的特征,如大玻璃膜疣(≥125μm)。随着年龄的增加,AMD 的患病率、发病率、进展率以及最相关的特征(例如大玻璃膜疣)的发生情况均明显增加。[119,120,128] 例如,在 60~64 岁的白人妇女中 AMD 的患病率为 0.3%;而在 80 岁及以上的白人妇女中则增加到 16.4%。虽然眼底检查有助于确定发生脉络膜新生血管或晚期 AMD 危险性增加的患者,但是年龄相关性黄斑变性的早期常常是无症状的。[124] 重要的是要确定这些处于高危状态的患者,因为已经表明 AREDS2 的营养补充剂的配方(即维生素 C、维生素 E、锌、铜、叶黄素、玉米黄素) 具有预防的作用。[129] 估计在美国至少有 800 万年龄 55 岁以上者患有单眼或双眼中度 AMD 或单眼晚期 AMD。他们应当被认为处于发生晚期 AMD 的高度危险之中,是应当接受 AREDS2 配方的人群。如果对所有这些处于危险中的患者都能给予补充剂,则会有 30 万以上的人可以延缓疾病的进展及其相关的视功能丧失。[129]

在很多研究中吸烟已被一致地认定为 AMD 进展的危险因素,而且这种危险随着吸烟的包数 - 年数增加而增加。[130-137] 中止吸烟的劝告可能会使患者停止吸烟,减少 AMD 进展的危险。患有新生血管性AMD 的患者报告生活质量产生实质性下降,当视力下降加剧时在日常生活活动中增加了他人帮助的需要。[138] 对 AMD 的早期治疗可能会有更好的预后。[139] 已经表明非西班牙白人患者中在诊断新生血管性AMD2 年内进行抗 VEGF 治疗可以减少法律盲和视觉损伤。[140] 由于早期的症状是很轻微的,所以眼部综合检查可能是患者获得较早期诊断和治疗的最好机会和最有利时机。

白内障

白内障仍然是美国视觉残疾的有意义的原因,在 40 岁以上的成年人中大约 50% 的低视力是由于白内障引起的。[30] 白内障是 40 岁及以上的非洲裔美国人中可治盲的主要原因,是非洲裔、西班牙 / 拉丁裔和欧洲裔人群中低视力的主要原因。[30] 因为吸烟会增加白内障进展的危险,[141,142] 所以向吸烟者告知吸烟对白内障和其他相关的眼部和全身疾病的影响可能会使他们停止吸烟。

其他眼部疾病

其他需要进行眼科检查的高危疾病或情况包括眼部外伤史,或有眼前节异常,如角膜膨隆、角膜营养不良或周边前粘连。增加发生开角型青光眼(如剥脱综合征和色素播散综合征)和闭角型青光眼(窄前房角)危险的情况也应当进行评估。高度近视眼和眼后节异常,如视网膜裂孔和视网膜萎缩(如格子样变性或亚临床无症状的视网膜脱离)增加了发生视网膜脱离的危险。

系统性疾病和情况

在眼科检查期间可能会发现全身感染、新生物、自体免疫、血管性疾病和营养相关的疾病等重要的眼部表现。因此,在进行综合的眼部评估期间可以获得一些导致系统性疾病诊断的发现。

综合检查的下列部分可能会确定一些全身性疾病或其他严重的医疗情况的体征:

◆ 外眼检查:眼眶肿瘤、甲状腺眼病、代谢贮藏病
◆ 瞳孔功能:视神经疾病,如 Horner 综合征(一种可以孤立发生的视神经胶质瘤)
◆ 眼位和眼球的运动:神经性疾病(如重症肌无力、甲状腺眼病、中枢神经系统缺陷或动脉瘤、多发性硬化)
◆ 面对面法粗测视野:视交叉肿瘤
◆ 眼前节:药物或重金属中毒;免疫调节性疾病如风湿性关节炎;感染性疾病;维生素 A 缺乏;代谢性、内分泌性或贮留性疾病
◆ 晶状体:Alport 综合征、Apert 综合征、特应性疾病,青少年性类风湿关节炎、肌强直营养不良、Wilson 病、高胱氨酸尿症、马方综合征、Weill-Marchesani 综合征
◆ 眼后节:系统性高血压,糖尿病,感染性疾病(如获得性免疫缺陷综合征、结核病、梅毒、组织胞浆菌病、弓形虫病),免疫调节性疾病,血管炎,原发性或转移性肿瘤、代谢贮藏病,斑痣性错构瘤病,血液病,脑血管病,颅内压增高,由于羟氯喹、他莫昔芬或酚噻嗪引起的中毒

社会经济学的考虑

在 2006 年,40 岁及以上的美国居民用于主要眼病(年龄相关性黄斑变性、白内障、糖尿病视网膜病变、原发性开角型青光眼、屈光不正)的总社会代价估计为 354 亿美元。包括直接的医疗费用 162 亿美元,其他直接费用 111 亿美元,生产能力的丧失为 80 亿美元。[143] 这些费用不包括治疗相关的合并症,如忧郁或受伤的费用。

在另一项研究中,估计美国居民中 40 岁及以上的盲人和视觉损伤的年医疗费用超过 51 亿美元。[144] 这

一估计包括了盲人和视觉损伤的成人在家中的保健和非正式保健的费用。这一研究也估计盲人和视觉损伤者的质量调整生命年（quality adjusted life years，QALY）总数的丧失为 209 000。以每年丧失 5 万美元来为估价就会在每年视觉损伤和盲人所造成的经济冲击中增加 104 亿美元。

2012 年，在美国 40 岁以下人群中视觉丧失和眼病的价值为 275 亿元（95% 可信限区间为 215 亿 ~ 372 亿元），包括儿童的 59 亿元，18~39 岁成年人的 216 亿元。总的直接费用为 145 亿元，包括 73 亿元用于诊断眼病，49 亿元进行屈光矫正，5 亿元用于未诊断的视觉丧失。间接的费用为 130 亿元，主要是由于生产能力的丧失。另外，累积的视觉丧失社会费用为 215 000 QALYs。[145] 在美国，以贫穷 - 收入率和教育素养来测量的不同的社会经济地位的成年人利用眼保健服务的情况存在着明显的差异。[146]

在澳大利亚，研究者估计在 2004 年视觉疾病造成的经济影响为 98.5 亿澳元（相当于 70.2 亿美元），在各种健康问题所产生的直接卫生保健费用中，视觉问题列为第七位。[147] 在澳大利亚，视觉丧失也是残疾的第七位主要原因，从丧失生命年至残疾的总价值为每年 48 亿澳元（相当于 34.2 亿美元）。

2006 年，在欧洲四国（法国、德国、意大利和英国）中与视觉损伤相关的年非医疗费用估计法国为 107.49 亿欧元（相当于 137.12 亿美元），德国为 92.14 万欧元（相当于 117.54 亿美元），意大利为 120.69 亿欧元（相当于 153.96 亿美元），英国为 151.80 亿欧元（相当于 193.64 亿美元）。[148]

诊治过程

眼科综合医学评估包括采集病史、检查、诊断和开始进行处理。包括在评估的每个部分内的内容是一系列特别有助于屈光不正、眼部疾病和系统疾病的发现、诊断和选择适当治疗的项目。以下所列的项目都是评估和调查的基本项目，但并不意味着排除其他的适当项目。例如，由于病史询问是一个互动的过程，因此患者的反应可以引导临床医师进行其他问题的询问和评估。

病史

一般来说，完整的病史包括以下项目：
◆ 人口学资料（例如姓名、出生时间、性别、种族）
◆ 患者其他有关的健康保健提供者
◆ 主诉和现病史
◆ 目前的视功能状态（包括患者对视功能状态的自我评价、视力的需求、任何近期或目前的眼部症状、眼镜或接触镜佩戴情况）
◆ 眼部症状（例如眼睑肿胀、复视、眼红、畏光）
◆ 眼病史（例如以往的眼病、外伤、手术，包括眼睑美容手术和屈光手术，或其他的治疗和用药）
◆ 全身疾病史：相关的医学情况和以往的手术情况
◆ 用药情况：目前所用的眼科和全身用药，包括营养补充剂和其他 OTC 药物
◆ 对药物的过敏或不良反应
◆ 家族史：相关的家族性眼病（如青光眼、AMD）和全身疾病
◆ 社会史（例如职业、吸烟史、饮酒史、兴奋药物的应用史，在适当的地方还包括家庭和生活的状况）
◆ 直接的系统回顾

眼部检查

眼部综合检查包括眼、视觉系统和它的相关结构的生理功能和解剖状态的评估。通常包括以下部分：
◆ 测量佩戴现有矫正镜下的远视力（记录现有矫正镜的度数），如有可能也测量近视力，测量现有的矫正视力（如有需要时进行屈光矫正后进行）
◆ 面对面法粗测视野

◆ 外眼检查(例如眼睑的位置和特征、睫毛、泪器和泪液功能、眼球位置,以及相关的面部特征)

◆ 瞳孔功能(例如光照后瞳孔的大小和反应、相对性瞳孔传入缺损)

◆ 眼位和眼球运动(如遮盖/不遮盖试验、交替遮盖试验、转动和转向评估)

◆ 裂隙灯活体显微镜检查:睑缘和睫毛、泪膜、结膜、巩膜、角膜、前房,中央和周边前房深度的评估、虹膜、晶状体和前玻璃体

◆ 眼压测量,最好应用接触式的压平方法(典型的是应用 Goldmann 眼压计);在怀疑有眼部感染或角膜外伤时则延迟应用接触式眼压计

◆ 眼底检查:中部和后部玻璃体、视网膜(包括后极部和周边部)、血管和视神

◆ 评估患者精神和身体状态的相关方面

眼前节结构的常规检查涉及在散大瞳孔之前和之后的大体和活体显微镜下评估。对于位于虹膜之后的结构进行的评估最好在散大瞳孔后进行。对周边部视网膜的最适宜的检查是应用间接检眼镜或裂隙灯眼底活体显微镜,并且使用适当的辅助诊断镜。

根据患者的病史和发现,可能表明需要进行另外的试验或评估来进一步了解特殊的结构或功能。这些并不是眼部综合医学临床评估的常规组成部分。特殊的临床评估可能包括以下各项:

◆ 单眼近视力测量

◆ 潜视力测量

◆ 眩光试验

◆ 对比敏感度试验

◆ 色觉试验

◆ 立体视觉和融合功能试验

◆ 调节和集合试验

◆ 中央视野检查(Amsler 方格表)

◆ 在远距离和近距离多个注视场中眼球运动和眼位的扩大的评估

◆ 眼球突出度测量(如应用 Hertel 计)

◆ 泪膜破裂时间

◆ Schirmer 试验和眼表染色

◆ 角膜知觉测量

◆ 前房角镜检查

◆ 鼻泪道泪液外流系统功能评估

◆ 应用巩膜顶压进行扩大的间接眼底镜检查

◆ 应用接触镜进行立体的活体显微镜检查(如 Goldmann 三面镜)

其他的诊断试验可以包括以下各项:

◆ 角膜曲率的测量(例如评估角膜表面的质量和屈光度)

◆ 角膜地形的测量和分析

◆ 角膜厚度测量(角膜厚度测量法、角膜形态测量法)

◆ 角膜内皮细胞分析

◆ 外眼、裂隙灯下或眼底照相

◆ 眼前节或眼后节影像学检查(如光相干断层扫描成像[OCT]、眼前节 OCT、眼部照相、高频超声扫描或共焦显微镜检查)

◆ 应用自动和(或)手动视野计进行视野检查

◆ 活体测量

◆ 视盘和视网膜神经纤维层或黄斑部的立体照相或计算机为基础的成像分析

◆ 眼部超声扫描

◆ 荧光素或吲哚青绿眼底血管造影

◆ 电生理检查

◆ 微生物学检查和细胞学检查

◆ 诊室内诊治试验(In-office point-of-care testing)(如免疫色谱法)

◆ 放射学检查

◆ 系统性疾病的实验室检查

诊断和处理

眼科医师评估和汇总眼部综合检查的结果,并考虑到患者的健康状况和社会情况的各个方面,确定恰当的行动计划(GQ,SR)。根据评估结果,患者可以分为以下三种一般性类别中的一类:没有危险因素的患者、有危险因素的患者和需要干预的情况。

第一类:没有危险因素的患者

当首次综合的眼部评估结果为正常时,或者只有屈光状态异常而需要矫正眼镜时,眼科医师可以与患者一起复习评估的结果,建议在适当的时间间隔后进行再次检查。尽管考虑这类患者只有很低的危险度,但是需要进行定期复查,以便发现一些随着年龄增长而增加的新的、可能无症状的或不能认识到的眼病,如青光眼、糖尿病视网膜病变和 AMD。

对美国国家公费医疗照顾制(Medicare beneficiaries)的全国性有代表性的队列进行 5 年的观察性研究显示,接受更有规律的眼部检查的 65 岁及以上的患者与那些不常进行检查者相比较,其体验到的视力和功能状态的下降程度较小。[149] 在以后每年接受眼部检查的患者增加了继续阅读报纸和维持日常生活活动的可能性,减少了对日常生活活动和使用工具活动出现新的限制的危险。日常生活使用工具的活动是指与独立生活相关的活动,包括准备饮食、处理钱币、去商店购买杂货和个人用品、做轻微和繁重的家务,以及使用电话等。

在文献中没有有力的证据来确定没有眼部症状或体征的 65 岁以下的患者进行定期眼部检查的最适宜的频率。一些证据表明在无症状的患者中有临床意义的眼底异常随着年龄增长而增加,[150] 但是其他的证据提示在无症状的患者中散大瞳孔后眼底检查的诊断价值并不高,特别在较年青的年龄组中。[151] 在首次综合的眼部评估后没有发现症状和其他指征的患者中,推荐采用如表 1 所示定期评估的频率,该表已经考虑了年龄的增加与无症状或未诊断疾病之间的关系。在每次综合眼部医学评估时,眼科医师将再次评估患者,来决定适宜的随诊间隔(GQ,SR)。 没有眼病体征或危险因素的成年人如果以往没有接受过眼部综合医学评估,就应当在 40 岁时接受一次评估(MQ,SR)。[152]

临时性评估,如筛查、屈光检查,或不太全面的评估用于解决患者偶发的轻微问题和主诉,或者为了安慰患者(GQ,SR)。其他的一些情况可能也有进眼部综合医学评估的正当理由。所进行的临时性评估的范围由患者的情况和症状以及眼科医师的医学判断而定。

表 2 没有危险因素的成人进行眼部综合医学评估的时间间隔

年龄(岁)	评估的频率	年龄(岁)	评估的频率
65 或以上 [149]	每隔 1~2 年(II ++,MQ,SR)	40~54	每隔 2~4 年(MQ,SR)
55~64	每隔 1~3 年(MQ,SR)	40 以下	5~10 年(MQ,SR)

由视力检查(屈光检查、眼镜和角膜接触镜的评估)组成的临时眼部评估也可以在间隔期内进行。

第二类:有危险因素的患者

当评估发现患者具有提示潜在的异常情况的体征,或具有发生眼部疾病的危险,但是患者又不需要进行干预时,就考虑这一患者处于增加的危险之中。这些情况可能值得进行密切随诊,来监查患者的眼部健康,采用另外的检查来发现疾病的早期体征。

眼科医师基于每个患者的早期症状和体征、危险因素、眼病的发作和某种疾病的潜在进展率,来确定患者的适宜的随诊间隔时间(GQ,SR)。例如,因为非洲裔的人们是青光眼早期发生和更迅速进展的高危人群,因此需要更频繁的检查。推荐具有这些情况和危险因素的患者按照表 3 所示的时间间隔来进行眼部综合医学评估。

表 3 对于糖尿病患者或有青光眼高危因素的患者进行眼部综合医学评估的频度

情况 / 危险因素		评估的频度 *
糖尿病	推荐的首次评估的时间	推荐的随诊 *
1 型 [153]	发生后 5 年 **	每年
	($II++,MQ,SR$)	($II++,MQ,SR$)
2 型 [154]	诊断时	每年
	($II++,MQ,SR$)	($II++,MQ,SR$)
怀孕前 [155~157]	受孕前和怀孕头 3 个月的早期	见糖尿病视网膜病变 PPP,[74] 推荐的间隔基于首
(1 型和 2 型)	(I,GQ,SR)	次检查时的发现
		(I,GQ,SR)
青光眼的危险因素 [35,39,89,93,94,158]		评估的频度 *
年龄 65 岁或以上		每隔 1~2 年 *(MQ,SR)
年龄 55~64 岁		每隔 1~2 年(MQ,SR)
年龄 40~54 岁		每隔 1~3 年(MQ,SR)
年龄 40 岁以下		每隔 1~2 年(MQ,SR)

* 眼科医师对危险因素的危险程度、异常发现或潜在的视功能的丧失的评估会要求比上表列出的评估频度更加频繁的随诊检查。如果患者具有另外的青光眼危险因素,应当参考原发性开角型青光眼疑似者的 PPP。[159]

** 一些患者在这一期间可能需要屈光处理。

第三类:需要干预的情况

对于具有眼部或屈光异常的患者,眼科医师会开出处方给予眼镜、角膜接触镜或其他光学装置,也会以药物来进行治疗,或安排另外的适宜的评估、试验和随诊,采取非手术或手术治疗,包括有指征时施行激光治疗。

眼科医师应当确信就检查的发现以及患者进一步评估的需要、试验、治疗或随诊与患者进行了交流(GQ,SR)。而且,当有适当时机时,相关的眼科发现应当与患者的初级保健医师或其他的专科医师共享(GQ,SR)。对于有全身情况的患者,当有适当机会时,眼科医师可以劝说患者进行进一步的评估或转诊(GQ,SR)。

视觉康复是为了尽可能多地恢复功能,[160] 有视功能减退的患者可以转至视觉康复和社会服务机构(GQ,SR)。[161] 更多的有关视觉康复,包括提供给患者的资料,可能从 www.aao.org/smart-sight-low-vision 获得。

医疗提供者和场所

在所有的卫生保健提供者中,眼科医师充分地了解眼病的病理和疾病过程,熟悉具有眼部表现的系统性疾病,具有眼病诊断、治疗和做出医疗决定的临床技术和经验。这样就使眼科医师成为施行和监督眼部综合医疗评估的最有资格的专业人士(GQ,SR)。在眼科医师的监督下由经过培训的人员施行一些试验和收集资料是经常遇到的情况,也是恰当的。

附录1 眼保健服务质量的核心标准

> 提供高质量的保健服务,
> 是医师的最高道德责任,
> 也是公众信任医师的基础。
> 美国医学会理事会,1986 年

所提供的高质量眼保健服务的方式和技术应当与患者的最大利益相一致。下述的讨论将说明这种保健服务的核心成分。

眼科医师首先是医师。正因为如此,眼科医师显示出对每个人的同情和关心,并能够应用医学科学和高超的医疗技术来帮助患者减轻焦虑和病痛。眼科医师通过接受培训和继续教育不断地努力发展和维持最可行的技术来满足患者的需要。眼科医师根据患者的需求来评估他们的技术和医学知识,并且依此来做出相应的反应。眼科医师也保证有需求的患者直接获得必要的保健服务,或者将患者转诊到能够提供这种服务的恰当的人和设施那里,他们支持促进健康以及预防疾病和伤残的活动。

眼科医师认识到疾病将患者置于不利的依赖状态。眼科医师尊重他们的患者的尊严和气节,而不会利用患者的弱点。

高质量的眼保健服务具有许多属性,其中最显著的是以下几点:

◆ 高质量保健的本质是患者与医师之间富有意义的伙伴关系。眼科医师应当努力与他们的患者进行有效的交流,仔细地倾听患者的需求和担忧。反过来,眼科医师应当就患者疾病的需求和预后、适当的治疗措施来教育患者。这样可以保证在做出影响患者的处理和护理决定时,患者能够实质性参与(应当与患者特有的体力、智力和情绪状态相适应),使他们在实施他们同意的治疗计划时具有良好的主动性和依从性,从而帮助他们减少担心和忧虑。

◆ 眼科医师在选择和适时地采用恰当的诊断和治疗措施时,以及确定随诊检查的频率时,会根据患者情况的紧急与否和性质,以及患者的独特需要和愿望,来应用他们最好的判断做出决定。

◆ 眼科医师应当只是实施他们已经接受过恰当训练、有经验和有资格实施的操作,或者当有必要时,根据患者问题的紧急程度,以及其他替代的医疗提供者可利用和可及的状况,在其他人员的帮助下实施这些操作。

◆ 应保证患者能够连续地接触到所需要的和恰当的下述的眼保健服务。
  ◆ 眼科医师应当及时、恰当地治疗患者,而且他们本身也具有提供这种服务的能力。
  ◆ 手术的眼科医师应当具有对患者施行恰当的术前和术后处理的适当能力和准备。
  ◆ 当眼科医师不便或无法为他的患者服务时,他应当提供适当的替代的眼保健服务,并且要有适当的机制让患者知晓这种保健和方法,以便患者能够获得而加以利用。
  ◆ 眼科医师可以根据转诊是由于患者的需要,转诊是及时和恰当的措施,以及接受转诊的医师是有资格胜任,并具有可及性和可利用的基础上,将患者转诊给其他的眼科医师。
  ◆ 眼科医师可以就眼部和其他内科或外科的问题寻求适当的咨询和会诊。可以根据他们的技术、能力和可及性来推荐会诊者。他们必须尽可能地获得完整和准确的有关问题的资料,以便提供有效的建议或干预,并能做到恰当的和及时的回应。
  ◆ 眼科医师应当保持完整和准确的医疗记录。
  ◆ 在适当的请求下,眼科医师能够提供自己的完整和准确的患者病历。
  ◆ 眼科医师定期和有效地复习会诊和实验室检查的结果,并且采用适当的行动。
  ◆ 眼科医师和帮助其提供眼保健服务的人员应当具有证明他们身份和职业的证件。

◆ 对于那些治疗无效而又没有进一步治疗方法的患者,眼科医师应当提供适当的专业方面的支持、康复咨询和社会服务机构,当有适当和可及的时机时,应当给予转诊。

◆ 在进行治疗和实施侵入性诊断试验之前,眼科医师通过收集相关的历史资料和施行相关的术前检查,来熟悉患者的情况。另外,他通过准确和诚实地提供有关诊断、治疗方法和替代治疗的性质、目的、危险、益处和成功的可有性,以及不进行治疗的危险和益处的相关信息,也能使患者对治疗的决定充分知情。

◆ 眼科医师应当谨慎地采用新技术(例如药物、装置、手术技术),要考虑到这些新技术与现有的替代治疗相比其价格是否合适,是否有潜在的益处,以及所显示出来的安全性和有效性。

◆ 眼科医师通过对照已确定的标准,来定期地复习和评估他个人的相关行为,以及恰当地改变他的医疗实践和技术,来提高他提供的眼保健的质量。

◆ 眼科医师应当利用恰当的职业渠道,通过与同行交流临床研究和医疗服务中所获得的知识来改进眼保健服务。这些包括向同行警示少见的病例,或未曾预料的并发症,以及与新药、新装置和新技术相关的问题。

◆ 眼科医师以恰当的人员和设备来处理需要立即关注的眼部和全身的可能并发症。

◆ 眼科医师也要提供经济上合理的眼保健服务,而且不与已经接受的质量标准相冲突。

修改:理事会
批准:理事会
1988 年 10 月 12 日

第二次印刷:1991 年 1 月
第三次印刷:2001 年 8 月
第四次印刷:2005 年 7 月

附录 2　本册 PPP 的文献搜集

2015 年 2 月 25 日在 PubMed 资料库中进行了文献搜集;搜集的策略见下述。2015 年 2 月 25 日之后进行了特殊的有限度的更新的搜集。

1. "activities of daily living" [MeSH Terms] AND ("vision disorders" [MeSH Terms] OR "visual acuity" [MeSH Terms] OR "visual fields" [MeSH Terms] OR "visually impaired persons" [MeSH Terms]). Limits: English, Publication Date from 2010/02/25. Retrieved 241 citations.

2. "quality of life" [MeSH Terms] AND ("vision disorders" [MeSH Terms] OR "visual acuity" [MeSH Terms] OR "visual fields" [MeSH Terms] OR "visually impaired persons" [MeSH Terms])Limits:English, Publication Date from 2010/02/25. Retrieved 407 citations.

3. "diagnosis" [MeSH Terms] AND "vision disorders" [MeSH Terms] Limits:Clinical Trial, Practice Guideline, English, Publication Date from 2010/02/25. Retrieved 376 citations.

4. Socioeconomic information:Limits:Adult, English, Human, Publication Date from 2010/02/25. Retrieved 16 unique citations.

相关的学会资料

Basic and Clinical Science Course

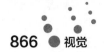

Fundamentals and Principles of Ophthalmology (Section 2, 2015-2016)

Clinical Education - Residents

Practical Ophthalmology: A Manual for Beginning Residents, 7th ed. (2015)

To order any of these materials, please call the Academy's Customer Service number, 866.561.8558 (U.S. only) or 415.561.8540 or visit www.aao.org/store .

参考文献

1. Scottish Intercollegiate Guidelines Network. Annex B: key to evidence statements and grades of recommendations. In: SIGN 50: A Guideline Developer's Handbook. 2008 edition, revised 2011. Edinburgh, Scotland: Scottish Intercollegiate Guidelines Network. Available at: www.sign.ac.uk/guidelines/fulltext/50/index.html. Accessed June 26, 2015.

2. Guyatt GH, Oxman AD, Vist GE, et al. GRADE: an emerging consensus on rating quality of evidence and strength of recommendations. BMJ 2008; 336:924-6.

3. GRADE Working Group. Organizations that have endorsed or that are using GRADE. Available at: www.gradeworkinggroup.org/society/index.htm. Accessed February 20, 2015.

4. Tielsch JM, Javitt JC, Coleman A, et al. The prevalence of blindness and visual impairment among nursing home residents in Baltimore. N Engl J Med 1995; 332:1205-9.

5. Tielsch JM, Sommer A, Witt K, et al. Blindness and visual impairment in an American urban population: the Baltimore Eye Survey. Arch Ophthalmol 1990; 108:286-90.

6. Dana MR, Tielsch JM, Enger C, et al. Visual impairment in a rural Appalachian community. Prevalence and causes. JAMA 1990; 264:2400-5.

7. Varma R, Mohanty SA, Deneen J, et al, Los Angeles Latino Eye Study Group. Burden and predictors of undetected eye disease in Mexican-Americans: the Los Angeles Latino Eye Study. Med Care 2008; 46:497-506.

8. Senra H, Barbosa F, Ferreira P, et al. Psychologic adjustment to irreversible vision loss in adults: a systematic review. Ophthalmology 2015; 122:851-61.

9. Kempen GI, Zijlstra GA. Clinically relevant symptoms of anxiety and depression in low-vision community-living older adults. Am J Geriatr Psychiatry 2014; 22:309-13.

10. Zhang X, Bullard KM, Cotch MF, et al. Association between depression and functional vision loss in persons 20 years of age or older in the United States, NHANES 2005-2008. JAMA Ophthalmol 2013; 131:573-81.

11. Chia EM, Mitchell P, Ojaimi E, et al. Assessment of vision-related quality of life in an older population subsample: the Blue Mountains Eye Study. Ophthalmic Epidemiol 2006; 13:371-7.

12. Jacobs JM, Hammerman-Rozenberg R, Maaravi Y, et al. The impact of visual impairment on health, function and mortality. Aging Clin Exp Res 2005; 17:281-6.

13. Lamoureux EL, Fenwick E, Moore K, et al. Impact of the severity of distance and near-vision impairment on depression and vision-specific quality of life in older people living in residential care. Invest Ophthalmol Vis Sci 2009; 50:4103-9.

14. Patino CM, McKean-Cowdin R, Azen SP, et al. Central and peripheral visual impairment and the risk of falls and falls with injury. Ophthalmology 2010; 117:199-206.

15. McKean-Cowdin R, Varma R, Wu J, et al. Severity of visual field loss and health-related quality of life. Am J Ophthalmol 2007; 143:1013-23.

16. Coleman AL, Yu F, Keeler E, Mangione CM. Treatment of uncorrected refractive error improves vision-specific quality of life. J Am Geriatr Soc 2006; 54:883-90.

17. Datta S, Foss AJ, Grainge MJ, et al. The importance of acuity, stereopsis, and contrast sensitivity for health-related quality of life in elderly women with cataracts. Invest Ophthalmol Vis Sci 2008; 49:1-6.

18. Owsley C, McGwin G Jr, Scilley K, et al. Effect of refractive error correction on health-related quality of life and depression in older nursing home residents. Arch Ophthalmol 2007; 125:1471-7.

19. Owsley C, McGwin G Jr, Scilley K, et al. Impact of cataract surgery on health-related quality of life in nursing home residents. Br J Ophthalmol 2007; 91:1359-63.

20. Ivers RQ, Cumming RG, Mitchell P, Attebo K. Visual impairment and falls in older adults: the Blue Mountains Eye Study. J Am Geriatr Soc 1998; 46:58-64.

21. Lord SR, Dayhew J. Visual risk factors for falls in older people. J Am Geriatr Soc 2001; 49:508-15.

22. Vu HT, Keeffe JE, McCarty CA, Taylor HR. Impact of unilateral and bilateral vision loss on quality of life. Br J Ophthalmol 2005;89:360-3.

23. Coleman AL, Cummings SR, Yu F, et al. Binocular visual-field loss increases the risk of future falls in older white women. J Am Geriatr Soc 2007;55:357-64.

24. Rogers MA, Langa KM. Untreated poor vision:a contributing factor to late-life dementia. Am J Epidemiol 2010;171:728-35.

25. Pedula KL, Coleman AL, Hillier TA, et al. Visual acuity, contrast sensitivity, and mortality in older women:study of osteoporotic fractures. J Am Geriatr Soc 2006;54:1871-7.

26. McGwin G Jr, Huisingh C, Jain SG, et al. Binocular visual field impairment in glaucoma and at-fault motor vehicle collisions. J Glaucoma 2015;24:138-43.

27. Owsley C, McGwin G Jr, Sloane M, et al. Impact of cataract surgery on motor vehicle crash involvement by older adults. JAMA 2002;288:841-9.

28. Cugati S, Cumming RG, Smith W, et al. Visual impairment, age-related macular degeneration, cataract, and long-term mortality: the Blue Mountains Eye Study. Arch Ophthalmol 2007;125:917-24.

29. Knudtson MD, Klein BE, Klein R. Age-related eye disease, visual impairment, and survival:the Beaver Dam Eye Study. Arch Ophthalmol 2006;124:243-9.

30. Congdon N, O'Colmain B, Klaver CC, et al. Causes and prevalence of visual impairment among adults in the United States. Arch Ophthalmol 2004;122:477-85.

31. Klein R, Klein BE. The prevalence of age-related eye diseases and visual impairment in aging:current estimates. Invest Ophthalmol Vis Sci 2013;54:ORSF5-ORSF13.

32. Munoz B, West SK, Rubin GS, et al. Causes of blindness and visual impairment in a population of older Americans:the Salisbury Eye Evaluation Study. Arch Ophthalmol 2000;118:819-25.

33. Varma R, Chung J, Foong AW, et al, Los Angeles Latino Eye Study Group. Four-year incidence and progression of visual impairment in Latinos:the Los Angeles Latino Eye Study. Am J Ophthalmol 2010;149:713-27.

34. Quigley HA, Broman AT. The number of people with glaucoma worldwide in 2010 and 2020. Br J Ophthalmol 2006;90:262-7.

35. Friedman DS, Wolfs RC, O'Colmain BJ, et al. Prevalence of open-angle glaucoma among adults in the United States. Arch Ophthalmol 2004;122:532-8.

36. Klein BE, Klein R. Projected prevalences of age-related eye diseases. Invest Ophthalmol Vis Sci 2013;54:ORSF14-7.

37. Vajaranant TS, Wu S, Torres M, Varma R. The changing face of primary open-angle glaucoma in the United States:demographic and geographic changes from 2011 to 2050. Am J Ophthalmol 2012;154:303-14.

38. Sommer A, Tielsch JM, Katz J, et al. Racial differences in the cause-specific prevalence of blindness in east Baltimore. N Engl J Med 1991;325:1412-7.

39. Varma R, Ying-Lai M, Francis BA, et al, Los Angeles Latino Eye Study Group. Prevalence of open-angle glaucoma and ocular hypertension in Latinos:the Los Angeles Latino Eye Study. Ophthalmology 2004;111:1439-48.

40. Stein JD, Kim DS, Niziol LM, et al. Differences in rates of glaucoma among Asian Americans and other racial groups, and among various Asian ethnic groups. Ophthalmology 2011;118:1031-7.

41. Van Rens GH, Arkell SM, Charlton W, Doesburg W. Primary angle-closure glaucoma among Alaskan Eskimos. Doc Ophthalmol 1988;70:265-76.

42. Arkell SM, Lightman DA, Sommer A, et al. The prevalence of glaucoma among Eskimos of northwest Alaska. Arch Ophthalmol 1987;105:482-5.

43. Bourne RR, Sorensen KE, Klauber A, et al. Glaucoma in East Greenlandic Inuit--a population survey in Ittoqqortoormiit (Scoresbysund). Acta Ophthalmol Scand 2001;79:462-7.

44. Congdon NG, Quigley HA, Hung PT, et al. Screening techniques for angle-closure glaucoma in rural Taiwan. Acta Ophthalmol Scand 1996;74:113-9.

45. He M, Foster PJ, Ge J, et al. Prevalence and clinical characteristics of glaucoma in adult Chinese:a population-based study in Liwan District, Guangzhou. Invest Ophthalmol Vis Sci 2006;47:2782-8.

46. Foster PJ, Baasanhu J, Alsbirk PH, et al. Glaucoma in Mongolia. A population-based survey in Hovsgol province, northern Mongolia. Arch Ophthalmol 1996;114:1235-41.

47. Xu L, Zhang L, Xia CR, et al. The prevalence and its effective factors of primary angle-closure glaucoma in defined populations of rural and urban in Beijing[in Chinese]. Zhonghua Yan Ke Za Zhi 2005;41:8-14.

48. Foster PJ, Oen FT, Machin D, et al. The prevalence of glaucoma in Chinese residents of Singapore:a cross-sectional population survey of the Tanjong Pagar district. Arch Ophthalmol 2000;118:1105-11.

49. Casson RJ, Newland HS, Muecke J, et al. Prevalence of glaucoma in rural Myanmar:the Meiktila Eye Study. Br J Ophthalmol 2007;91:710-4.

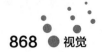

50. Salmon JF,Mermoud A,Ivey A,et al. The prevalence of primary angle closure glaucoma and open angle glaucoma in Mamre, western Cape,South Africa. Arch Ophthalmol 1993;111:1263-9.

51. Dandona L,Dandona R,Mandal P,et al. Angle-closure glaucoma in an urban population in southern India:the Andhra Pradesh Eye Disease Study. Ophthalmology 2000;107:1710-6.

52. Bourne RR,Sukudom P,Foster PJ,et al. Prevalence of glaucoma in Thailand:a population based survey in Rom Klao District, Bangkok. Br J Ophthalmol 2003;87:1069-74.

53. Vijaya L,George R,Arvind H,et al. Prevalence of angle-closure disease in a rural southern Indian population. Arch Ophthalmol 2006;124:403-9.

54. Ramakrishnan R,Nirmalan PK,Krishnadas R,et al. Glaucoma in a rural population of southern India:the Aravind Comprehensive Eye Survey. Ophthalmology 2003;110:1484-90.

55. Rahman MM,Rahman N,Foster PJ,et al. The prevalence of glaucoma in Bangladesh:a population based survey in Dhaka division. Br J Ophthalmol 2004;88:1493-7.

56. Shiose Y,Kitazawa Y,Tsukahara S,et al. Epidemiology of glaucoma in Japan--a nationwide glaucoma survey. Jpn J Ophthalmol 1991;35:133-55.

57. Yamamoto T,Iwase A,Araie M,et al,Tajimi Study Group,Japan Glaucoma Society. The Tajimi Study report 2:prevalence of primary angle closure and secondary glaucoma in a Japanese population. Ophthalmology 2005;112:1661-9.

58. Buhrmann RR,Quigley HA,Barron Y,et al. Prevalence of glaucoma in a rural East African population. Invest Ophthalmol Vis Sci 2000;41:40-8.

59. Rotchford AP,Kirwan JF,Muller MA,et al. Temba glaucoma study:a population-based cross-sectional survey in urban South Africa. Ophthalmology 2003;110:376-82.

60. Bonomi L,Marchini G,Marraffa M,et al. Prevalence of glaucoma and intraocular pressure distribution in a defined population: the Egna-Neumarkt Study. Ophthalmology 1998;105:209-15.

61. Mitchell P,Smith W,Attebo K,Healey PR. Prevalence of open-angle glaucoma in Australia:the Blue Mountains Eye Study. Ophthalmology 1996;103:1661-9.

62. Coffey M,Reidy A,Wormald R,et al. Prevalence of glaucoma in the west of Ireland. Br J Ophthalmol 1993;77:17-21.

63. Wensor MD,McCarty CA,Stanislavsky YL,et al. The prevalence of glaucoma in the Melbourne Visual Impairment Project. Ophthalmology 1998;105:733-9.

64. Klein BE,Klein R,Sponsel WE,et al. Prevalence of glaucoma:the Beaver Dam Eye Study. Ophthalmology 1992;99:1499-504.

65. Dielemans I,Vingerling JR,Wolfs RC,et al. The prevalence of primary open-angle glaucoma in a population-based study in The Netherlands:the Rotterdam Study. Ophthalmology 1994;101:1851-5.

66. Day AC,Baio G,Gazzard G,et al. The prevalence of primary angle closure glaucoma in European derived populations:a systematic review. Br J Ophthalmol 2012;96:1162-7.

67. Congdon N,Wang F,Tielsch JM. Issues in the epidemiology and population-based screening of primary angle-closure glaucoma. Surv Ophthalmol 1992;36:411-23.

68. Foster PJ,Johnson GJ. Glaucoma in China:how big is the problem? Br J Ophthalmol 2001;85:1277-82.

69. Centers for Disease Control and Prevention. Diabetes Report Card 2014. Atlanta,GA:Centers for Disease Control and Prevention, US Dept of Health and Human Services;2015. Available at:www.cdc.gov/diabetes/pdfs/library/diabetesreportcard2014.pdf. Accessed August 27,2015.

70. Neeland IJ,Turer AT,Ayers CR,et al. Dysfunctional adiposity and the risk of prediabetes and type 2 diabetes in obese adults. JAMA 2012;308:1150-9.

71. Kempen JH,O'Colmain BJ,Leske MC,et al. The prevalence of diabetic retinopathy among adults in the United States. Arch Ophthalmol 2004;122:552-63.

72. Diabetic Retinopathy Study Research Group. Indications for photocoagulation treatment of diabetic retinopathy:Diabetic Retinopathy Study report no. 14. Int Ophthalmol Clin 1987;27:239-53.

73. Early Treatment Diabetic Retinopathy Study Research Group. Treatment techniques and clinical guidelines for photocoagulation of diabetic macular edema:Early Treatment Diabetic Retinopathy Study report number 2. Ophthalmology 1987;94:761-74.

74. American Academy of Ophthalmology Retina/Vitreous Panel. Preferred Practice Pattern® Guidelines. Diabetic Retinopathy. San Francisco,CA:American Academy of Ophthalmology;2014. Available at:www.aao.org/ppp.

75. Virgili G,Parravano M,Menchini F,Evans JR. Anti-vascular endothelial growth factor for diabetic macular oedema. Cochrane Database Syst Rev 2014;10:CD007419.

76. Elman MJ,Bressler NM,Qin H,et al,Diabetic Retinopathy Clinical Research Network. Expanded 2-year follow-up of ranibizumab plus prompt or deferred laser or triamcinolone plus prompt laser for diabetic macular edema. Ophthalmology 2011; 118:609-14.

77. Nguyen QD, Shah SM, Khwaja AA, et al, READ-2 Study Group. Two-year outcomes of the ranibizumab for edema of the mAcula in diabetes(READ-2)study. Ophthalmology 2010;117:2146-5

78. Rajendram R, Fraser-Bell S, Kaines A, et al. A 2-year prospective randomized controlled trial of intravitreal bevacizumab or laser therapy(BOLT)in the management of diabetic macular edema:24-month data:report 3. Arch Ophthalmol 2012;130:972-9.

79. Do DV, Nguyen QD, Boyer D, et al, da Vinci Study Group. One-year outcomes of the da Vinci Study of VEGF Trap-Eye in eyes with diabetic macular edema. Ophthalmology 2012;119:1658-65.

80. Schoenfeld ER, Greene JM, Wu SY, Leske MC. Patterns of adherence to diabetes vision care guidelines:baseline findings from the Diabetic Retinopathy Awareness Program. Ophthalmology 2001;108:563-71.

81. Fong DS, Sharza M, Chen W, et al. Vision loss among diabetics in a group model Health Maintenanc Organization(HMO). Am J Ophthalmol 2002;133:236-41.

82. Lee PP, Feldman ZW, Ostermann J, et al. Longitudinal rates of annual eye examinations of persons with diabetes and chronic eye diseases. Ophthalmology 2003;110:1952-9.

83. Sloan FA, Brown DS, Carlisle ES, et al. Monitoring visual status:why patients do or do not comply with practice guidelines. Health Serv Res 2004;39:1429-48.

84. Paz SH, Varma R, Klein R, et al, Los Angeles Latino Eye Study Group. Noncompliance with vision care guidelines in Latinos with type 2 diabetes mellitus:the Los Angeles Latino Eye Study. Ophthalmology 2006;113:1372-7.

85. Javitt JC, Aiello LP, Bassi LJ, et al. Detecting and treating retinopathy in patients with type I diabetes mellitus:savings associated with improved implementation of current guidelines. Ophthalmology 1991;98:1565-73;discussion 74.

86. Javitt JC, Aiello LP. Cost-effectiveness of detecting and treating diabetic retinopathy. Ann Intern Med 1996;124:164-9.

87. Crijns H, Casparie AF, Hendrikse F. Continuous computer simulation analysis of the cost-effectivene of screening and treating diabetic retinopathy. Int J Technol Assess Health Care 1999;15:198-206.

88. Qiu M, Shields CL. Choroidal nevus in the United States adult population:racial disparities and associated factors in the National Health and Nutrition Examination Survey. Ophthalmology 2015;122:2071-83.

89. Quigley HA, West SK, Rodriguez J, et al. The prevalence of glaucoma in a population-based study of Hispanic subjects:Proyecto VER. Arch Ophthalmol 2001;119:1819-26.

90. Leske MC, Connell AM, Schachat AP, Hyman L. The Barbados Eye Study:prevalence of open angle glaucoma. Arch Ophthalmol 1994;112:821-9.

91. Tielsch JM, Katz J, Sommer A, et al. Family history and risk of primary open angle glaucoma. The Baltimore Eye Survey. Arch Ophthalmol 1994;112:69-73.

92. Wolfs RC, Klaver CC, Ramrattan RS, et al. Genetic risk of primary open-angle glaucoma. Population based familial aggregation study. Arch Ophthalmol 1998;116:1640-5.

93. Gordon MO, Beiser JA, Brandt JD, et al. The Ocular Hypertension Treatment Study:baseline factors that predict the onset of primary open-angle glaucoma. Arch Ophthalmol 2002;120:714-20;discussion 829-30.

94. Kass MA, Gordon MO, Gao F, et al. Delaying treatment of ocular hypertension:the ocular hypertension treatment study. Arch Ophthalmol 2010;128:276-87.

95. Seah SK, Foster PJ, Chew PT, et al. Incidence of acute primary angle-closure glaucoma in Singapore An island-wide survey. Arch Ophthalmol 1997;115:1436-40.

96. Wolfs RC, Grobbee DE, Hofman A, de Jong PT. Risk of acute angle-closure glaucoma after diagnost mydriasis in nonselected subjects:the Rotterdam Study. Invest Ophthalmol Vis Sci 1997;38:2683-7.

97. Nguyen N, Mora JS, Gaffney MM, et al. A high prevalence of occludable angles in a Vietnamese population. Ophthalmology 1996;103:1426-31.

98. Lai JS, Liu DT, Tham CC, et al. Epidemiology of acute primary angle-closure glaucoma in the Hong Kong Chinese population: prospective study. Hong Kong Med J 2001;7:118-23.

99. Menke A, Casagrande S, Geiss L, Cowie CC. Prevalence of and trends in diabetes among adults in the United States, 1988-2012. JAMA 2015;314:1021-9.

100. Varma R, Torres M, Pena F, et al, Los Angeles Latino Eye Study Group. Prevalence of diabetic retinopathy in adult Latinos:the Los Angeles Latino Eye Study. Ophthalmology 2004;111:1298-306.

101. West SK, Klein R, Rodriguez J, et al. Diabetes and diabetic retinopathy in a Mexican-American population:Proyecto VER. Diabetes Care 2001;24:1204-9.

102. Klein R, Klein BE, Moss SE, et al. Glycosylated hemoglobin predicts the incidence and progression of diabetic retinopathy. JAMA 1988;260:2864-71.

103. Diabetes Control and Complications Trial Research Group. Progression of retinopathy with intensive versus conventional treatment in the Diabetes Control and Complications Trial. Ophthalmology 1995;102:647-61.

104. Diabetes Control and Complications Trial/Epidemiology of Diabetes Interventions and Complications Research Group. Retinopathy and nephropathy in patients with type 1 diabetes four years after a trial of intensive therapy. N Engl J Med 2000; 342:381-9.

105. Diabetes Control and Complications Trial Research Group. The relationship of glycemic exposure (HbA1c)to the risk of development and progression of retinopathy in the Diabetes Control and Complications Trial. Diabetes 1995;44:968-83.

106. Writing Team for the Diabetes Control and Complications Trial/Epidemiology of Diabetes Interventions and Complications Research Group. Effect of intensive therapy on the microvascular complications of type 1 diabetes mellitus. JAMA 2002;287:2563-9.

107. UK Prospective Diabetes Study (UKPDS)Group. Intensive blood-glucose control with sulphonylureas or insulin compared with conventional treatment and risk of complications in patients with type 2 diabetes (UKPDS 33). Lancet 1998;352:837-53.

108. Kohner EM,Stratton IM,Aldington SJ,et al. Relationship between the severity of retinopathy and progression to photocoagulation in patients with type 2 diabetes mellitus in the UKPDS(UKPDS 52). Diabet Med 2001;18:178-84.

109. Wong TY,Liew G,Tapp RJ,et al. Relation between fasting glucose and retinopathy for diagnosis of diabetes:three population-based cross-sectional studies. Lancet 2008;371:736-43.

110. UK Prospective Diabetes Study Group. Tight blood pressure control and risk of macrovascular and microvascular complications in type 2 diabetes:UKPDS 38. BMJ 1998;317:703-13.

111. Snow V,Weiss KB,Mottur-Pilson C. The evidence base for tight blood pressure control in the management of type 2 diabetes mellitus. Ann Intern Med 2003;138:587-92.

112. van Leiden HA,Dekker JM,Moll AC,et al. Blood pressure,lipids,and obesity are associated with retinopathy:the Hoorn Study. Diabetes Care 2002;25:1320-5.

113. Klein R,Sharrett AR,Klein BE,et al,ARIC Group. The association of atherosclerosis,vascular risk factors,and retinopathy in adults with diabetes:the Atherosclerosis Risk in Communities Study. Ophthalmology 2002;109:1225-34.

114. Lyons TJ,Jenkins AJ,Zheng D,et al. Diabetic retinopathy and serum lipoprotein subclasses in the DCCT/EDIC cohort. Invest Ophthalmol Vis Sci 2004;45:910-8.

115. Klein R,Klein BE,Knudtson MD,et al. Prevalence of age-related macular degeneration in 4 racial/ethnic groups in the Multi-ethnic Study of Atherosclerosis. Ophthalmology 2006;113:373-80.

116. Varma R,Foong AW,Lai MY,et al,Los Angeles Latino Eye Study Group. Four-year incidence and progression of age-related macular degeneration:the Los Angeles Latino Eye Study. Am J Ophthalmol 2010;149:741-51.

117. Kawasaki R,Yasuda M,Song SJ,et al. The prevalence of age-related macular degeneration in Asians:a systematic review and meta-analysis. Ophthalmology 2010;117:921-7.

118. Klein R,Klein BE,Tomany SC,et al. Ten-year incidence and progression of age-related maculopathy:the Beaver Dam Eye Study. Ophthalmology 2002;109:1767-79.

119. Varma R,Fraser-Bell S,Tan S,et al,Los Angeles Latino Eye Study Group. Prevalence of age-related macular degeneration in Latinos:the Los Angeles Latino Eye Study. Ophthalmology 2004;111:1288-97.

120. Munoz B,Klein R,Rodriguez J,et al. Prevalence of age-related macular degeneration in a population-based sample of Hispanic people in Arizona:Proyecto VER. Arch Ophthalmol 2005;123:1575-80.

121. Holz FG,Wolfensberger TJ,Piguet B,et al. Bilateral macular drusen in age-related macular degeneration. Prognosis and risk factors. Ophthalmology 1994;101:1522-8.

122. Bressler NM,Bressler SB,Seddon JM,et al. Drusen characteristics in patients with exudative versus non-exudative age-related macular degeneration. Retina 1988;8:109-14.

123. Wang JJ,Foran S,Smith W,Mitchell P. Risk of age-related macular degeneration in eyes with macular drusen or hyperpigmentation:the Blue Mountains Eye Study cohort. Arch Ophthalmol 2003;121:658-63.

124. Age-Related Eye Disease Study Research Group. A randomized,placebo-controlled,clinical trial of high-dose supplementation with vitamins C and E,beta carotene,and zinc for age-related macular degeneration and vision loss:AREDS report no. 8. Arch Ophthalmol 2001;119:1417-36.

125. Macular Photocoagulation Study Group. Risk factors for choroidal neovascularization in the second eye of patients with juxtafoveal or subfoveal choroidal neovascularization secondary to age-related macular degeneration. Arch Ophthalmol 1997;115:741-7.

126. Klein ML,Francis PJ,Ferris FL Ⅲ,et al. Risk assessment model for development of advanced age-related macular degeneration. Arch Ophthalmol 2011;129:1543-50.

127. Seddon JM,Reynolds R,Yu Y,et al. Risk models for progression to advanced age-related macular degeneration using demographic,environmental,genetic,and ocular factors. Ophthalmology 2011;118:2203-11.

128. Friedman DS,O'Colmain BJ,Munoz B,et al,Eye Diseases Prevalence Research Group. Prevalence of age-related macular

degeneration in the United States. Arch Ophthalmol 2004;122:564-72.

129. Bressler NM,Bressler SB,Congdon NG,et al,Age-Related Eye Disease Study Research Group. Potential public health impact of Age-Related Eye Disease Study results:AREDS report no. 11. Arch Ophthalmol 2003;121:1621-4.

130. Tomany SC,Wang JJ,Van Leeuwen R,et al. Risk factors for incident age-related macular degeneration:pooled findings from 3 continents. Ophthalmology 2004;111:1280-7.

131. Thornton J,Edwards R,Mitchell P,et al. Smoking and age-related macular degeneration:a review of association. Eye 2005;19:935-44.

132. Khan JC,Thurlby DA,Shahid H,et al. Smoking and age related macular degeneration:the number of pack years of cigarette smoking is a major determinant of risk for both geographic atrophy and choroidal neovascularisation. Br J Ophthalmol 2006;90:75-80.

133. Seddon JM,George S,Rosner B. Cigarette smoking,fish consumption,omega-3 fatty acid intake,and associations with age-related macular degeneration:the US Twin Study of Age-Related Macular Degeneration. Arch Ophthalmol 2006;124:995-1001.

134. Fraser-Bell S,Wu J,Klein R,et al. Smoking,alcohol intake,estrogen use,and age-related macular degeneration in Latinos:the Los Angeles Latino Eye Study. Am J Ophthalmol 2006;141:79-87.

135. Tan JS,Mitchell P,Kifley A,et al. Smoking and the long-term incidence of age-related macular degeneration:the Blue Mountains Eye Study. Arch Ophthalmol 2007;125:1089-95.

136. Klein R,Knudtson MD,Cruickshanks KJ,Klein BE. Further observations on the association between smoking and the long-term incidence and progression of age-related macular degeneration:the Beaver Dam Eye Study. Arch Ophthalmol 2008;126:115-21.

137. Clemons TE,Milton RC,Klein R,et al,Age-Related Eye Disease Study Research Group. Risk factors for the incidence of Advanced Age-Related Macular Degeneration in the Age-Related Eye Disease Study (AREDS):AREDS report no. 19. Ophthalmology 2005;112:533-9.

138. Soubrane G,Cruess A,Lotery A,et al. Burden and health care resource utilization in neovascular age-related macular degeneration:findings of a multicountry study. Arch Ophthalmol 2007;125:1249-54.

139. American Academy of Ophthalmology Retina/Vitreous Panel. Preferred Practice Pattern® Guidelines. Age-Related Macular Degeneration. San Francisco,CA:American Academy of Ophthalmology;2015. Available at:www.aao.org/ppp.

140. Bressler NM,Doan QV,Varma R,et al. Estimated cases of legal blindness and visual impairment avoided using ranibizumab for choroidal neovascularization:non-Hispanic white population in the United States with age-related macular degeneration. Arch Ophthalmol 2011;129:709-17.

141. Christen WG,Manson JE,Seddon JM,et al. A prospective study of cigarette smoking and risk of cataract in men. JAMA 1992;268:989-93.

142. Christen WG,Glynn RJ,Ajani UA,et al. Smoking cessation and risk of age-related cataract in men. JAMA 2000;284:713-6.

143. Rein DB,Zhang P,Wirth KE,et al. The economic burden of major adult visual disorders in the United States. Arch Ophthalmol 2006;124:1754-60.

144. Frick KD,Gower EW,Kempen JH,Wolff JL. Economic impact of visual impairment and blindness in the United States. Arch Ophthalmol 2007;125:544-50.

145. Wittenborn JS,Zhang X,Feagan CW,et al. The economic burden of vision loss and eye disorders among the United States population younger than 40 years. Ophthalmology 2013;120:1728-35.

146. Zhang X,Beckles GL,Chou CF,et al. Socioeconomic disparity in use of eye care services among US adults with age-related eye diseases:National Health Interview Survey,2002 and 2008. JAMA Ophthalmol 2013;131:1198-206.

147. Taylor HR,Pezzullo ML,Keeffe JE. The economic impact and cost of visual impairment in Australia. Br J Ophthalmol 2006;90:272-5.

148. Lafuma A,Brezin A,Lopatriello S,et al. Evaluation of non-medical costs associated with visual impairment in four European countries:France,Italy,Germany and the UK. Pharmacoeconomics 2006;24:193-205.

149. Sloan FA,Picone G,Brown DS,Lee PP. Longitudinal analysis of the relationship between regular eye examinations and changes in visual and functional status. J Am Geriatr Soc 2005;53:1867-74.

150. Pollack AL,Brodie SE. Diagnostic yield of the routine dilated fundus examination. Ophthalmology 1998;105:382-6.

151. Batchelder TJ,Fireman B,Friedman GD,et al. The value of routine dilated pupil screening examination. Arch Ophthalmol 1997;115:1179-84.

152. American Academy of Ophthalmology. Get screened at 40:ophthalmologists recommend a check to establish a baseline of eye health. Available at:www.geteyesmart.org/eyesmart/living/screening.cfm. Accessed October 9,2015.

153. Klein R,Klein BE,Moss SE,et al. The Wisconsin epidemiologic study of diabetic retinopathy:II. Prevalence and risk of diabetic retinopathy when age at diagnosis is less than 30 years. Arch Ophthalmol 1984;102:520-6.

154. Klein R, Klein BE, Moss SE, et al. The Wisconsin epidemiologic study of diabetic retinopathy: Ⅲ. Prevalence and risk of diabetic retinopathy when age at diagnosis is 30 or more years. Arch Ophthalmol 1984;102:527-32.

155. Klein BE, Moss SE, Klein R. Effect of pregnancy on progression of diabetic retinopathy. Diabetes Care 1990;13:34-40.

156. Chew EY, Mills JL, Metzger BE, et al. Metabolic control and progression of retinopathy: the Diabetes in Early Pregnancy Study and the National Institute of Child Health and Human Development Diabetes in Early Pregnancy Study. Diabetes Care 1995; 18:631-7.

157. Diabetes Control and Complications Trial Research Group. Effect of pregnancy on microvascular complications in the diabetes control and complications trial. Diabetes Care 2000;23:1084-91.

158. Kass MA, Heuer DK, Higginbotham EJ, et al. The Ocular Hypertension Treatment Study: a randomized trial determines that topical ocular hypotensive medication delays or prevents the onset of primary open-angle glaucoma. Arch Ophthalmol 2002; 120:701-13; discussion 829-30.

159. American Academy of Ophthalmology Glaucoma Panel. Preferred Practice Pattern® Guidelines. Primary Open-Angle Glaucoma Suspect. San Francisco, CA: American Academy of Ophthalmology; 2015. Available at: www.aao.org/ppp.

160. Stelmack JA, Tang XC, Reda DJ, et al, LOVIT Study Group. Outcomes of the Veterans Affairs Low Vision Intervention Trial (LOVIT). Arch Ophthalmol 2008;126:608-17.

161. American Academy of Ophthalmology Vision Rehabilitation Committee. Preferred Practice Pattern ® Guidelines. Vision Rehabilitation for Adults. San Francisco, CA: American Academy of Ophthalmology; 2013. Available at: www.aao.org/ppp.

美国眼科学会

P.O. Box 7424

San Francisco, CA 94120-7424

415.561.8500

成人综合眼部医学评估

2015 年

PREFERRED PRACTICE PATTERN®

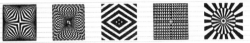

眼科临床指南

Preferred Practice Pattern®

视觉康复

Vision Rehabilitation

美国眼科学会

中华医学会眼科学分会

2017 年 6 月第三次编译

视觉康复临床指南制订过程和参与者

视觉康复临床指南专家委员会成员编写了用于成人的视觉康复的临床指南（PPP）。 PPP 专家委员会成员连续讨论和审阅了本册的几个草稿,集中开会一次,并通过电子邮件进行了其他的审阅,对本册的最终版本达成了共识。

2011-2012 年视觉康复临床指南专家委员会：

Mary Lou Jackson,MD,主席

Donald C.Fletcher,MD

Joseph L.Fontenot,MD

Richard A.Harper,MD

Thomas J. O'Dennell,MD

Douglas J.Rhee,MD

Janet S. Sunness,MD

眼科临床指南委员会成员于 2012 年 3 月的会议期间审阅和讨论了本册 PPP。 本册 PPP 根据他们的讨论和评论进行了编辑。

2012 年眼科临床指南委员会

Christopher J. Rapuano,MD,主席

David F. Chang,MD

Robert S. Feder,MD

Stephen D. McLeod,MD

Timothy W.Olsen,MD

Bruce E. Prum,Jr.,MD

C. Gail Summers,MD *

David C.Musch,PhD,MPH,方法学家

*Dr. Summers 编写了儿童视觉康复部分的第一稿。

然后,成人视觉康复 PPP 于 2012 年 6 月送给另外的内部和外部的专家组和个人进行审阅。要求所有返回评论的人员提供与工业界相关关系的公开声明,才能考虑他们的评论。视觉康复专家委员会成员审阅和讨论了这些评论,并确定了对本册指南的修改。下列机构和个人返回了评论。

学会审阅者：

理事会委员会和秘书委员会

理事会

总顾问

负责教育的临床眼科医师顾问委员会

邀请的审阅者：

美国家庭医师学会

美国儿科学会,眼科组

美国青光眼学会

美国职业治疗协会

美国白内障和屈光手术医师学会

角膜学会

黄斑学会

视网膜学会

John D. Shepherd,MD

有关财务情况的公开

为了遵从医学专科学会理事会有关与公司相互关系的法规（从网站 www.cmss.org/codeforinteractions. aspx 可查到），列出与工业界的相关关系如下。眼科学会与工业界具有关系，遵守相关法规（从网站 http:// one.aao.org/CE/PracticeGuidelines/PPP.aspx 可以查到）。

David F. Chang, MD：Carl Zeiss Meditec- 讲课费

Robert S. Feder, MD：无经济关系可供公开

Donald C.Fletcher, MD：无经济关系可供公开

Joseph L.Fontenot, MD：无经济关系可供公开

Richard A.Harper, MD：无经济关系可供公开

Mary Lou Jackson, MD：无经济关系可供公开

Stephen D. McLeod, MD：无经济关系可供公开

David C. Musch, PhD, MPH：无经济关系可供公开

Thomas J. O'Dennell, MD：无经济关系可供公开

Timothy W. Olsen, MD：无经济关系可供公开

Bruce E. Prum, Jr., MD：无经济关系可供公开

Christopher J. Rapuano, MD：无经济关系可供公开

Douglas J.Rhee, MD：无经济关系可供公开

C. Gail Summers, MD：无经济关系可供公开

Janet S. Sunness, MD：无经济关系可供公开

负责医疗质量的秘书

Anne L. Coleman, MD, PhD：无经济关系可供公开

美国眼科学会职员

Nancy Collins, RN, MPH：无经济关系可供公开

Doris Mizuiri：无经济关系可供公开

Jessica Ravetto：无经济关系可供公开

Flora C. Lum, MD：无经济关系可供公开

Susan Garratt, 医学编辑：无经济关系可供公开

2012 年 1 月至 7 月本册的其他审阅者与工业界相关关系的公开声明见网站 www.aao.org/ppp。

目　录

编写眼科临床指南的目的

作为对其会员和公众的一种服务,美国眼科学会编写了称为《眼科临床指南》(PPP)的系列指南,它确定了**高质量眼科医疗服务的特征和组成成分**。附录 1 叙述了高质量眼保健服务的核心标准。

眼科临床指南是以由学识渊博的卫生专业人员所组成的专家委员会对所能利用的科学资料进行解释为基础的。在一些情况下,例如当有认真实施的临床试验的结果可以利用时,这些资料是特别令人信服的,可以提供明确的指南。而在另一些情况下,专家委员会不得不依赖他们对所能利用的证据进行集体判断和评估。

眼科临床指南是为临床医疗服务模式提供指导,而不是为个别特殊的个人提供医疗服务。一方面它们应当满足大多数患者的需要,但又不可能满足所有患者的需要。严格地遵照这些 PPP 将不一定保证在任何情况下都能获得成功的结果。不能认为这些指南包括了所有恰当的眼科医疗方法,或者排除了能够获得最好效果的合理的医疗方法。采用不同的方法来满足不同患者的需要是有必要的。医师应当根据一个特殊患者提供的所有情况来最终判断对他的医疗是否合适。在解决眼科医疗实践中所产生的伦理方面难题时,美国眼科学会愿意向会员提供协助。

眼科临床指南并不是在各种情况下都必须要遵循的医疗标准。美国眼科学会明确地指出不会承担在应用临床指南中任何建议或其他信息时由于疏忽大意或其他原因所引起的伤害和损伤的责任。

当提到某些药物、器械和其他产品时仅仅是以说明为目的,而并不是有意地为这些产品进行背书。这样的材料中可能包括了一些没有被认为是共同标准的应用信息,这些反映的适应证没有包括在美国食品药品管理局(FDA)批准的标识之内,或者只是批准在限制的研究情况下所应用的产品。FDA 已经宣称,确定医师所希望应用的每种药品或器械的 FDA 的看法,以及在遵从适用的法律,并获得患者的适当的知情同意下应用它们,是医师的责任。

在医学中,创新对于保证美国公众今后的健康是必要的,眼科学会鼓励开发能够提高眼保健水平的新的诊断和治疗方法。有必要认识到只有最优先考虑患者的需要时,才能获得真正的优良的医疗服务。

所有的 PPP 每年都由其编写委员会审阅,如果证实有新的进展值得更新时就会提早更新。为了保证眼科临床指南是适时的,每册的有效期是在其"批准"之日起 5 年内,除非它被修改本所替代。编写眼科临床指南是由学会资助的,而没有商业方面的支持。PPP 的作者和审阅者都是志愿者,没有因为他们对 PPP 的贡献而获得任何经济方法的补偿。PPP 在发表之前由专家和利益攸关方进行外部的审阅,包括消费者的代表。制订 PPP 遵从医学专科学会理事会关于与公司相互关系的法规。学会与工业界的行为关系遵从这一法规(从网站 http://one.aao.org/CE/PracticeGuidelines/PPP.aspx 可查到)。

视觉康复 PPP 的意向使用者为眼科医师。

分级的方法和要点

眼科临床指南必须与临床密切相关和具有高度特异性,以便向临床医师提供有用的信息。

当有证据支持诊治建议时,应当对所提出的每一项建议给予表明证据重要性的明确等级。为了达到这一目标,采用了苏格兰院际指南网[1](Scottish Intercollegiate Guideline Network,SIGN)及其建议的评定、制订和评估的分级(Grading of Recommendations Assessment,Development and Evaluation,[2] GRADE)组的方法。GRADE 是一种系统方法,可以对支持特殊的临床处理问题的证据总体强度进行分级。采用 GRADE 的机构包括 SIGN、世界卫生组织、健康保健研究和政策局(Agency for Healthcare Research and Policy)以及美国医师学院(American College of Physicians)。[3]

◆ 用于形成诊治建议的所有研究都要逐项地将其证据强度进行分级,这一分级列于研究的引文中。

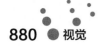

◆ 为了对研究进行逐项分级,采用了一种基于 SIGN1 的尺度。对研究进行逐项分级的证据的定义和水平如下述:

I ++	高质量的随机对照试验的荟萃分析、系统回顾,或偏差危险度很低的随机对照试验
I +	实施很好的随机对照试验的荟萃分析、系统回顾,或偏差危险度低的随机对照试验
I –	随机对照试验的荟萃分析、系统回顾,或偏差危险度高的随机对照试验
II ++	高质量的病例对照或队列研究的系统回顾 混杂和偏差危险度很低以及因果关系可能性高的高质量病例对照或队列研究
II +	混杂或偏差危险度低,以及有中度可能的因果关系的实施很好的病例对照或队列研究
II –	混杂或偏差危险度高,以及具有非因果关系的危险度高的病例对照或队列研究
III	非分析性研究(如病例报告、系列病例研究)

◆ 诊治的建议是基于证据的主体而形成的。以下是根据 GRADE[2] 来定义证据质量的分级:

高质量	进一步研究不太可能改变估计作用的信赖度
中等质量	进一步研究有可能对我们估计作用的信赖度产生重要的冲击,可能会改变这一估计
低质量	进一步研究很可能对我们估计作用的信赖度产生重要的冲击,有可能改变这一估计 对作用的任何估计都是很不确定的

◆ 以下是根据 GRADE[2] 来定义的诊治关键建议:

强烈建议	用于期望的干预作用明显地大于不期望作用,或者没有不期望作用时
酌情而用的建议	用于平衡取舍时不太确定,这或者是因为证据的质量低,或者是因为证据提示的期望作用和不期望作用很相近

◆ 由 PPP 专家委员会确定的诊治关键发现的重要建议对于视觉和生活质量的结果是特别重要的。

◆ 2011 年 2 月在 PubMed 和 Cochrane Library 进行了文献搜索来更新本册 PPP。2012 年 1 月进行了更新。完整的文献搜索详细情况在网站 www.aao.org/ppp 可以找到。

诊疗的关键发现和建议

鼓励所有眼科医师向视觉丧失的患者提供视觉康复的信息和资源。即使早期或中度的视觉丧失也可以引起残疾,它也能引起很大的焦虑,影响视行为。当可以利用的时候,可以考虑转诊去做多学科的视觉康复。已有证据表明视觉康复可以改善视行为,因而可以提高生活质量。(SR, MQ)

智慧视界(SmartSight, www.aao.org/smartsight)向患者提供有关视觉康复的信息,并列出了各康复服务地址的联系网站。在"发现眼科医师"(Find an Eye MD)中列出了提供视觉康复服务的眼科医师(www.aao.org/find_eyemd.cfm)。有必要让患者了解到,即使现有的眼科治疗不能恢复视功能,视觉康复也能够提供许多有用的工具、窍门和资源。

所有眼科医师能够鼓励中心视野缺损的患者,劝导他们在中心视觉丧失时可以有效地利用其周边完整的视网膜。(SR, GQ)

大多数有中心暗点的患者可以应用非黄斑注视(优先视网膜位点, preferred retinal location, PRL);然而为了能够进行阅读,需要应用放大镜。

从事提供视觉康复亚专业的眼科医师应当考虑提供阅读、日常生活活动和患者安全的康复治疗,提供支持使视觉丧失的患者也要参与他们的社区活动以及使他们的心理幸福的干预。视觉康复应当超出推荐和购买器具的范围,来评估和解决视觉丧失对患者生活的多方面的影响。(*SR*,*MQ*)

从事提供视觉康复亚专业的眼科医师在首次询问病史时应当询问有关视幻觉的情况,特别是对于丧失视力的老年患者。(*SR*,*GQ*)
任何程度的视觉损伤患者如果有 Charles Bonnet 综合征(CBS),可能会体验到反复发生的视幻觉,这种综合征引起他们看见实际上并不是真的物体的影像。当出现其他相关的神经症状时应当迅速地转诊,考虑有无其他的诊断。应当对具有 CBS 的患者说明这种情况在高达四分之一的视力、对比敏感度或视野缺损者中会发生。

如果可能的话,提供视觉康复的亚专业眼科医师应当鼓励视觉丧失的患者参加提供解决问题和自我管理技术的集体活动,已经证明这样的支持小组有能力提高患者的生活质量和改善情绪。(*SR*,*GQ*)
(见附录 2 中智慧视界患者手册的同行支持小组的资源)

前言

视觉康复的智慧视界(SMARTSIGHT™)模式

　　患者对于康复的需求会有相当程度的差别。所需要的保健水平和学科决定于问题的复杂性、目标、心理状态以及个人的态度,而不仅仅是视力。眼科学会在它的智慧视界(SmartSight)行动二级水平的视觉康复模式(http://www.aao.org/smartsight)中制订了如何将视觉康复整合到眼保健的连续体中[4](见附录 3:作为眼保健连续体一部分的视觉康复智慧视界)。

　　对所有眼科医师来说,智慧视界模式中最为重要的部分是 1 级水平的内容,它要求所有眼科医师当看到较好眼的视力小于 0.5(20/40)、对比敏感度丧失、暗点或视野缺失的患者时,都能"认识"和做出"反应"。综合的眼科医师应当认识到即使轻微的未矫正的部分视觉丧失也会产生影响,并要做出反应,使患者确信如同在智慧视界患者用的小册子中所叙述的那样,康复能够对他们贡献很多(见附录 2)。智慧视界的小册子提供了保存患者大部分残留视觉的必要窍门,提供了在社区中有关服务的信息。有必要让患者了解到虽然没有进一步眼科治疗可以利用,但是仍然能够做许多事来提高他们的生活质量。

　　智慧视界模式的 2 级水平叙述当有指征和可以利用时,视觉康复亚专业的眼科医师和多学科的团队能够提供的综合视觉康复。综合视觉康复是多学科的服务,包括评估、康复训练、心理支持服务(见视觉康复亚专业的眼科医师的诊治过程部分)。

　　应当强调的是单独的视力水平并不能决定谁将从多学科的诊治中获益。多学科的诊治并不是保留给严重视觉丧失的患者的,它常常对轻度视觉丧失的患者是重要的,确保他们一开始就在正确的路上。这对于面临进行性视觉丧失的人来说,特别就是这样。国家医疗照顾制支付由眼科医师或视光医师所做的低视力评估,职业治疗师所做的康复训练,社会工作者或心理医师所做的个人咨询。患者期望的目标范围、视觉丧失对个人的影响、其他个人资源的可利用性决定了视觉康复的需要。

疾病定义

　　低视力这个词是指不能应用标准的眼镜、内科或手术治疗来矫正的一种视觉损伤状态。低视力可由许多不同的眼部和神经疾患所致。

　　ICD-9 和 ICD-10 CM 依据视力和视野来定义低视力(见附录 4)。除了视力和视野之外,视觉损伤也可以是独立的作用因素。[5,6] 例如,对比敏感度或眩光能够实质性地干扰日常任务的完成。[5,7] 需要强调的是,即使视力水平好于 0.29(20/70),实施视觉相关任务的能力也会受到影响。[5,8] 在许多州,视力为 0.29

(20/70)~0.4(20/50)时要维持非限制驾车执照就会有危险。[9]另外,当合并其他健康问题时,相对轻度的视觉丧失可能也会是更为严重的残疾,例如有听力损伤的患者需要更好的视力才能够唇读。早期的视觉丧失也与焦虑和忧郁相关联,会对生活质量产生明显的影响。

有重度的、极重度的、接近全部或全部视觉丧失的患者被分类为法律盲,在美国它在传统上可以确定是否获得残疾救助,[10]为联邦收入税的目的,他们有资格认定为额外的依赖状态,可以获得另外的福利,但是州与州之间并不相同(见附录2中ICD-9的定义)。最近,社会保障管理局明确了应用自动视野计和测量最低水平视力的视力表两者来确定法律盲。[10]考虑不能够阅读视力表(如ETDRS视力表)上0.2(20/100)一行任何字母的人为法律盲。法律盲这一术语会引起混乱,这是因为法律盲的患者有部分视力,他们并不是完全失明。他们是进行视觉康复的候选人选。在一些州,只有法律盲的人才能利用州康复服务。盲人的康复要应用视觉替代工具,可能包括盲文(Braille)指导或训练应用导盲犬。视觉康复是充分利用残余视力。在本册中,盲这一术语保留用于全部视觉丧失的人。

术语如视功能(visual function)、功能性视觉(functional vision)、功能性视觉丧失(functional vision loss)以及功能性盲(functional blindness)也会引起混乱。在本册中,我们应用术语视功能(visual function)来指视力、对比敏感度和视野。视行为(visual performance)指如何应用视觉,它包括如阅读等一些任务。视觉损伤(visual impairment)是指由于疾病所引起的视功能下降。

患者群体

视觉损伤的成人(对于儿童视觉康复的讨论,见附录5)。

所有眼科医师的临床目标

◆ 确定低视力患者,劝告其进行视觉康复和提供有关资源。

视觉康复亚专业的眼科医师的临床目标

◆ 确定低视力患者,并对其视觉丧失进行量化
◆ 评估视觉丧失对于阅读、日常生活活动、患者安全、尽管有视觉丧失而持续参与活动以及心理幸福所造成的影响
◆ 评估使用残余视觉和视觉代替工具的潜能
◆ 就视觉丧失、康复的可能益处和康复的选择,包括器具,来教育患者
◆ 告知患者康复的过程
◆ 发挥患者最大能力进行阅读、完成日常生活的活动以及安全地参与家庭和社区的活动
◆ 对视觉丧失者进行心理方面的调整
◆ 向患者提供社区和国家的资源和社会支持的信息
◆ 在康复过程和提供教育中与患者的家庭和支持人员接触

背景

流行病学

根据患病率和2010年美国人口调查资料,估计在美国有290万年龄40岁以上的人患有低视力(定义为较好眼的视力小于0.5),[11]130万人的视力为等于或低于0.1。[12]估计从2000年以来,在美国年龄40岁及以上人群中视觉损伤和盲人增加了23%。[9]

视觉损伤不成比例地影响到老年人群。年龄超过80岁的成人中,70%的人有重度视觉损伤(视力小于0.125),虽然他们只代表7.7%的人口。[13]

美国人口中老年人群快速地增长。估计大约 3.5% 超过 65 岁的人是视觉康复的候选人群,预计这一年龄组的人数将由 1994 年的 3320 万增加到 2050 年的 8000 万人。[14]

在美国,低视力的最常见原因是年龄相关性黄斑病变(AMD),约占视觉损伤人群的一半。[13] 现在估计在美国超过 200 万人患有 AMD,[15] 由于人口老龄化,到 2020 年将会增加至 295 万人。尚不清楚 AMD 的新疗法对将来的影响。现在,至少每 10 个超过 80 岁的美国人中就有 1 个是晚期 AMD。[16] 随着渗出性 AMD 治疗的进展,只有极少数患者将成为法律盲,但是大多数患者仍然会有一定程度的视力损伤,这可以通过康复来解决。在美国引起低视力的其他原因包括青光眼、糖尿病视网膜病变和白内障。从 2000 年以来,估计 40 岁及以上人群中患有糖尿病视网膜病变的人数增加 89%,40 岁及以上人群中患有开角型青光眼的人数增加 22%。较少见的眼病,如葡萄膜炎,由于患者发病时年轻以及对视力的影响,可以实质性增加疾病的负担。

获得性脑损伤和神经系统疾病,包括外伤、脑卒中、帕金森病和肿瘤,常与视觉损伤导致的明显功能受限相关联。患有这些疾病的患者往往在视觉康复的转诊过程中被忽视。[17,18] 视觉康复的专科医师对于这组患者能起到重要的支持作用。[19]

尽管一些低视力患者可以不经过正规的视觉康复就能成功地将视觉损伤对他们的影响降至最低,但是大多数人不能够阅读标准印刷字,不能在日常生活的活动中维护他们的安全和独立性,其中一些留在自己家里的人需要家庭成员的广泛的协助,或者当迁移到长期的护理机构后也需要得到广泛的协助。[20,21] 这些限制会导致参与常规活动的减少和生活质量的低下。

并不是所有能够从低视力康复中获益的患者都能够接触到这些康复设施。[22] 利用视觉康复设施的障碍包括对设施缺乏了解,不了解这些设施可以提供什么,也不了解从这些可以利用的设施中获得的益处,缺少交通工具来利用这些服务设施,以及缺少经济来源购买康复器具。[23,24]

治疗的理由

视觉损伤对生活质量具有重大的影响。[25~31] 视觉损伤者发生跌倒的危险增加 2 倍,遭受髋部骨折的危险为 4 倍或以上。[32~34] 控制混杂变量后,视觉损伤者的死亡率增加,[35] 进入护理院要提早 3 年;[36] 他们会更多地使用社区的设施;[21] 社交方面的孤独感增加;[6] 抑郁症的患病率增加 3 倍;[19,37~39] 以及阅读更为困难,这些又会引起获得信息和服用自我管理的药物发生错误的问题。[40~42] 超过 25% 双眼视野缺损相对较轻的患者报告有活动困难。[43] 即使中度视觉丧失也与高达 30% 的忧郁患者相关联。[38]

表 1 报告了五个与视觉康复干预相关的系统回顾。在一个采取干预措施预防较老的成年人跌倒的系统回顾中,Michael 等发现运动或物理疗法、维生素 D 补充剂,以及更改家庭中易发生危险的地方可以减少跌倒的危险。[44] 总的来说,这些回顾指出越来越多的证据支持视觉康复的作用,但是也注意到目前方法学方面很强的研究还是很缺少的。

用于所有眼科医师的诊治过程

鼓励所有眼科医师将视觉康复作为他们诊疗的连续体一部分来向患者推荐,并向视觉丧失的患者提供视觉康复的信息。视觉康复可以提高患者代偿视觉丧失的能力。[49] 康复可使患者更加有效地利用他们的残余视力或应用代偿的策略,从而有利于阅读、完成日常生活的活动、确保安全、支持参与社区活动、增加情绪的安宁幸福。八个美国眼科学会 PPP(综合成人眼部评估、年龄相关性黄斑变性、成人眼白内障、细菌性角膜炎、原发性前房角关闭、原发性开角型青光眼、糖尿病视网膜病变和特发性黄斑裂孔)都包含了在适当时间将患者转诊去做视觉康复的建议。应当鼓励眼科医师向具有任何程度视觉丧失的患者免费提供美国眼科学会编写的患者用的小册子。可在学会的网站上获得(http://www.aao.org/smartsight)学会的视觉康复的智慧视界(SmartSight)行动编印的小册子(也见附录 2),学会也提供了用于患者教育的有关低视力小册子(http://www.aao.org/store)。

表 1 对成人进行视觉康复有效性研究的发现

综述	服务模式	阅读	器具	社会心理幸福	综合功能
Binns 等, 2012[45]	由于不同的结果测量，随诊时间，以及多种的研究人群，因此不能够评价不同服务模式的相对益处	高质量证据表明低视力服务导致阅读能力的提高	高质量证据表明患者高度评价和使用低视力助视器	高质量证据表明有组织的伙伴引导的项目可以减轻忧郁的症状	高质量证据表明低视力服务可以提高功能性能力
Virgili 和 Rubin, 2010[46]	缺少证据来确定定向和行走训练的相对益处				
Jutai, Strong 和 Russell-Minda, 2006[47]	中等程度的高质量证据表明视觉康复专科医师进行家访来演示进行点阅读的光学装置并有益处		中等程度的高质量证据表明光学助视器加上训练是有效的 中等质量的证据表明完成计算机任务的准确性和执行力与视功能的大小和其他图像使用者 - 界面设计有关联 高质量证据表明佩戴三棱镜眼镜对于 AMD 患者来说并不比普通眼镜更有效		
Agency for Healthcare Research and quality, 2004[14]	有组织的同行支持小组可以改善患者的结果 有研究提示可以从综合视觉康复服务中受益	光学装置和低视力助视器可以提高阅读能力			
Teasell 等, 2011[48]	高质量证据表明强化的视觉扫描技术可以改善脑卒中后的视觉忽视，并与功能的改善有关联		高质量的证据表明以三棱镜治疗可以增加同名偏盲患者的视觉感的得分和改善脑卒中后视生活活动的得分 高质量的证据表明右侧半视野眼睛遮盖可以改善左侧视觉忽视，中等质量的证据表明单眼不透明眼的遮盖可产生不一致的结果，矛盾的证据表明双侧半视野眼的遮盖可提高功能性能力		

AMD=年龄相关性黄斑变性

鼓励所有眼科医师向视觉丧失的患者提供视觉康复的信息和资源。视觉康复可以提高患者代偿视觉丧失的能力。即使早期或中度的视觉丧失也可以引起残疾,它也能引起很大的焦虑,影响视行为。当可以利用的时候,可考虑转诊去做多学科的视觉康复。已有证据表明视觉康复可以提高视行为,因而可以提高生活质量。(*SR,MQ*)

转诊的眼科医师的作用是在劝说患者去做视觉康复之前进行评估和开始治疗眼病。许多导致低视力的情况是进行性的。如有指征,转诊的眼科医师也将定期地再次评估患者的情况,来预防进一步的视觉丧失;视觉康复亚专业的眼科医师会将患者转回到转诊的眼科医师那里,如果在康复过程中视功能发生变化,就要进行再次评估。

 所有眼科医师能够鼓励中心视野缺损的患者,劝导他们在中心视觉丧失时可以有效地利用其周边完整的视网膜。(*SR,GQ*)

重要的是所有眼科医师应当知道国家医疗照顾制(Medicare)和公共医疗补助制(Medicaid)服务中心(CMS)可以补偿由具有资格证书的健康保健提供者所提供的康复服务,值得注意的是包括职业疗法。职业治疗师遵守与脑血管意外或矫形手术后所提供的康复服务相同的治疗、文书和补偿的要求。职业疗法干预的一个重要方面是调整服务和环境,以便使具有明显身体、感觉和认知残疾的患者能够继续参与活动。这种治疗超过了训练患者应用器具来完成任务的目标。三分之二低视力的老年人至少有一种其他的慢性疾病,会影响到他完成日常生活活动的能力。[50] 职业治疗师要接受训练,来考虑解决这些合并症。

许多因素影响到康复的成功。寻求治愈疾病和将视力恢复到"原有状况"的患者在这一过程中会察觉到对康复的强烈失望,并对治疗师来说产生一些困难的挑战。文化的因素可能会影响到目标和期望。一些患者可能只有有限的经济资源来获得帮助。虽然康复服务由 CMS 覆盖,但并没有包括器具。许多患者伴有其他的身体损伤,这些会影响到康复过程或增加依赖性。例如,听力和运动受限可能需要特殊的适应才能使患者使用光学器具和一些代偿性策略。忍耐力低和体能有限的患者可能在康复过程中进展更慢。重要的是要认识到虽然这些因素对视觉康复专业人员提出挑战,但是视觉康复的部分内容仍然可以提供给患者。患有痴呆患者的家庭可以使家里变得更加安全一些,他们的保健提供者应当接受训练来适应这些患者的视觉丧失。因此没有理由拒绝视觉损伤的患者参与视觉康复。

用于视觉康复亚专业的眼科医师的诊治过程

智慧视界模式的第 2 级水平将综合的多学科的视觉康复保健过程整合为眼保健连续体的一部分,其要点如下述。这一保健过程包括病史询问、视功能的临床评估、患者实施一些活动如阅读成绩的评估、患者与视觉丧失相关的危险的评估、康复干预的建议以及患者的教育情况。视觉康复必须要个体化,要符合每个患者的特殊的目标、限制和资源(例如年龄、购买器具的经济情况以及保健的提供者),以及尽管有视觉丧失,必须要解决阅读、日常生活活动、安全、家庭和社区参与以及社会心理幸福安宁等问题。

患者治疗结果的判断标准

患者视觉康复的结果判断标准应包括下列几项:

◆ 最大限度地接触印刷物
◆ 提高完成任务的能力和参与日常生活活动
◆ 提高安全性
◆ 尽管视觉丧失,但是能乐观地参与社会活动
◆ 改善心理状态,对视觉丧失有所调整,强化心理支持选择的知晓程度
◆ 整体上能提高生活质量

初始评估

病史

首诊的病史应当包括下列内容,患者可以在评估期间选择一个朋友或家庭成员一起参加,以便证实或补充信息:

- 患者对诊断的了解
- 视觉丧失的时程
- 从视觉丧失开始,患者的生活如何发生改变
- 在目前的视觉状况下,最困扰患者的是什么
- 完成下列近距离和中距离视觉相关的任务时有无困难
    - 应用电话、手机或计算机
    - 阅读邮件、说明书或药物标签
    - 付费和处理金融事务
    - 买东西和数钱
    - 准备饭菜和吃饭
    - 看别人的面孔
- 完成下述的远距离视觉相关任务时有无困难
    - 看社区环境的标记
    - 看电视、电影或剧场表演
    - 驾车或走路时看室内的标记、交通灯或路标
- 现在所使用的放大器具是什么,使用的目的是什么
- 驾车状况和应用交通替代工具
- 在家庭和社区担心安全问题,包括跌倒的病史、担心跌倒、处理药品时发生错误、碰撞物体和发生切割伤
- 眩光
- 视幻觉(Charles Bonnet 综合征,CBS)
- 情绪忧郁,如果恰当的话询问有无自杀的观念
- 担心有依赖性
- 参加有价值和值得高兴的活动
- 生活的场所,有无楼梯
- 视觉丧失对业余爱好、志愿行为或职业活动有无影响
- 社会史
    - 生活情况
    - 家庭责任
    - 家庭或其他支持
    - 就业情况
- 医学和手术史
- 用药情况
- 康复的目标和优先项目
- 与康复相关的损伤(如震颤、听力下降、[51] 认知缺陷以及活动的限制)

 提供视觉康复的亚专业眼科医师在首次询问病史时应当询问有无视幻觉,特别是对视觉丧失的较年老的患者。(*SR*,*GQ*)

评估

转诊的眼科医师在转诊进行低视力评估之前应当进行成人综合眼部评估。[52] 偶尔，与视觉康复相关的眼科检查的内容可以作为视觉康复诊治过程的一个部分。包括在低视力评估中的特殊内容是视功能、评估患者实施需要的视觉任务的能力、评估认知和心理状态、评估患者由于视觉丧失伴发其他疾病所处的危险，以及患者从康复中可能获得的益处。

视功能的评估

复习相关的临床记录、以前的诊断和以前的辅助检查，如视网膜像片或视野在评估视功能时是有用的。单眼和双眼视功能的评估应当是评估的内容。评估的内容包括视力和屈光状况、对比敏感度和视野。

视力和屈光状况

精确地测量视力，即使是较低范围的视力，对于充分地了解眼部功能状况以及推荐助视器具和干预措施是必要的。对于视力低于 0.2(20/100)者，需要应用手持视力表和较近的检查距离，例如应用早期治疗糖尿病视网膜病变研究（ETDRS）视力表在位于 1 m（3.3 英尺）远处检查视力，以及应用 Colenbrander 视力表（Precision Vision，La Salle，IL）或 Berkeley Rudimentary 视力检查（Precision Vision，La Salle，IL）。后者的检查是将视力卡片放于 25cm（10 英寸）处进行。这种检查不再使用"数指"等记数法。远距离的视力测量是视角的测量，因此 0.1(20/200)相当于 1/10M 或 2/20M。当采用公制系统时，重要的是要记住分数的分子（表示检查的距离）必须以米来表达，分母（表示字母的大小）必须以 M 为单位来表达。一个 M 单位对应在 1m 远处 5 分视角的弧长，相当于常用的印刷体字的大小。

对于近视力测量，应当要注明所用的阅读下加、字母大小和阅读距离，这是因为近视力将随着阅读所用的下加镜片的度数不同而有变化。

视力测试期间的临床观察可以获得很多信息。应当注意到头部转动、偏斜的凝视或不断搜索的眼球，以及头部运动，这些可能表明患者视野中有暗点，或是在应用旁中心注视位来观看。当患者变换注视位时，所测量的视力可能会发生变动。当确定很大字母有困难，但能较好地阅读中等大小范围的字母时，可能表明视野中有一个较小的中心岛区，周围围绕一个环形暗点，或者在有广泛的周边视野缩小的患者中有一个小的残余的中心岛区。

检影可以应用综合屈光检查仪（phorometer）或用镜片箱的镜片进行，如有必要应在试镜架上证实所开列的处方。对于视力下降的患者，所用的屈光检查技术可以进行改动，例如可以应用 +1.00D 交叉柱镜，这是因为视力下降降低了患者确定 ±0.25D 等级之间任何差别的能力。一个回顾性研究提示，少部分患者（11%）进行视觉康复时需要新的眼镜。[33] 经常，新眼镜处方最好延迟到完成职业的治疗训练后再开出，此时可以将新眼镜相对于其他器具的可能益处进行再次评估，除非验光的结果与现在所用的眼镜有实质性差别。

对比敏感度

应当进行对比敏感度的测试，这是因为它能提供更好地了解患者功能的机会，有助于计划康复干预措施。[54] 在视力测试中，视标是在白色背景上具有高对比度的黑色字母。唯一待测的变量是可以区分字母的大小。然而，人类视觉系统分辨物体的能力不仅决定于物体的大小，也取决于物体和其背景之间的对比和亮度的差别。在日常的视觉任务中，许多目标并没有高对比度或具有锐利的边缘。识别面孔或白色盘中的浅色食物就需要在低对比度下的敏感度。例如，对比敏感度低下的患者错失台阶和摔倒的危险会增加。[55,56]

对比敏感度的测试包括单个空间频率或一个空间频率范围的测试。Pelli-Robson 对比敏感度测试表（Haag-Streit AG，Switzerland）应用对比度逐渐减小的一种大小的字母来进行测试。能够在 1m 远处看清 ETDRS 视力表上 40M 字母的患者可以在 Pelli-Robson 测试表上进行测试。VISTECH 对比度测试表具有五种空间频率的正弦 - 波浪 / 棒状图形。

对比敏感度严重丧失的患者可能需要给他们提供高亮度的照明和增强对比度的器具，如带有照明的立式放大镜或视频放大器。视频放大器对于一些患者具有特别的优点，因为该设备可以提供反向对比的文本（位于黑色背景上的白色字母）和不同的颜色。

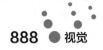

视野

中心视野的测量包括暗点(在应用确定的试验视标进行检查时不能被看到的区域)和注视特征的评估。旁中心注视的位置被称为优先的视网膜位点(preferred retinal locus,PRL)。中心暗点的大小、形状和位置以及相对于暗点的注视位置会对任务的完成、器具的选择以及应用 PRL 的训练产生影响。因此,对暗点和 PRL 的评估对于获得最理想的康复是有益的。

中心视野可以应用自动视野检查来评估,然而黄斑部疾病患者中不稳定或非中心凹注视会限制在视觉康复中应用这些试验。如果应用传统的视野屏来评估中心视野,就很难确定和监查注视行为。应用眼底相关的黄斑部视野计可以在试验期间监测注视,能够准确地绘制出注视和中心暗点的详细情况。这些设备已有市售(OCT SLO[Optos,Dunfermline,Scotland],MAIA,[CenterVue S.p.a.,Padova,Italy],NIDEK MP-1[NIDEK Co.,Ltd.,Gamagori,Japan]。[58,59])。这些装置中每一种可以检查单眼中心视野。虽然不像眼底相关的黄斑部视野计那样敏感,加利福尼亚中心视野试验(Mattingly Low Vision,Inc.,Escondido,CA)应用 8.5 英寸 × 11 英寸(1 英寸 =2.54cm)大小的纸片目标和激光笔投射的刺激点,能够提供有关双眼中心视野的有价值信息。虽然在临床上很难区分小于 5 度的旁中心注视角,但是如果将视标放置于患者和检查者之间时,就可以在试验期间监测患者的注视。当检查距离为 57 厘米时 1 厘米的视标相当于 1 度。Amsler 方格表也能够应用,但是由于知觉的完成问题,只能发现一半的中心暗点。[60]

暗点也可以采用对安装在闪光卡上的单个字母视标进行中心面对面视野检查而确定位置。[61] 观察钟表的表面或人脸上的模糊和清楚的区域也能确定暗点,虽然这种方法可能没有字母闪光卡那样准确。也可以应用 Worth 四点检查法来证实在双眼视的情况下哪一只眼接受来自于中心的刺激。

当预计患者患有影响视野的疾病,如青光眼、其他的视神经疾病、增生性糖尿病视网膜病变或神经系统疾病,如脑血管意外时,检查周边视野也是重要的。

也应当考虑到其他视功能,如眩光、色觉或运动的发现。

患者实施视觉相关任务能力的评估

应当对患者施行下列任务时进行观察:

◆ 阅读连续的印刷体文字

◆ 书写

◆ 阅读标签,包括药物的标签

◆ 使用手机

◆ 使用计算机

◆ 走路

◆ 上下台阶

通过评估患者连续阅读的质量可以获得很多信息。阅读较大号和较小号印刷体文字的速度和阅读时出现的错误能够提供中心和旁中心视野的信息。例如,丢失几字词的最后一个字母可以表明在注视点的右侧有暗点,或者阅读较大印刷体文字时有困难,但阅读中等大小印刷体字母更容易时可以表明存在一个暗点围绕的较小的中心视野。如果患者阅读较大印刷体文字好于较小印刷体文字,应用放大镜有可能恢复其有效的阅读。为了在不感到疲劳的情况下连续阅读想要阅读的印刷体文字,患者通常需要能够阅读比想要阅读文字小 2 或 3 号的印刷体文字。

认知 / 心理状态的评估

在评估患者认知和心理状态时考虑的因素有下列各项:

◆ 情绪、忧郁,以及对视觉丧失的调节(老年忧郁症评估标度,忧郁、焦虑和应激的标度,或其他可以用于筛查的问题)

◆ 认知或记忆缺陷

危险的评估

基于上述信息,医师可以评估各个患者的危险,应当包括下列各项:

◆ 用药错误 [62]

◆ 误认标签／误用产品
◆ 患者错误处理糖尿病的危险
◆ 危及营养
◆ 意外受伤的风险,包括跌倒、切割伤、灼伤、骨折或头部损伤
◆ 金融处理和(或)写作／保持记录的错误
◆ 发生社交孤独、忧郁或经济困难的风险
◆ 驾车安全性问题

从康复中获益可能性的评估

◆ 做事的动力、持久力
◆ 参加康复的障碍 [23,24]
◆ 评估并发病,包括震颤、虚弱、听力缺陷、认知缺陷、运动的问题、慢性疾病、忧郁和焦虑

康复

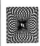 提供视觉康复的亚专业眼科医师应当考虑提供阅读、日常生活活动、患者安全、尽管患者视觉丧失也要支持其参与他们的社区活动的干预,以及社会心理的幸福。视觉康复应当超出推荐和购买器具的范围,来评估和解决视觉丧失对患者生活的多方面的影响。(*SR,MQ*)

阅读康复

阅读问题是患者进行康复的最常见的目标,应当评估和实现这一目标。[63] 正在出现一些有关视功能评估如何针对阅读康复、最理想的器具的选择以及有效地进行培训干预等方面的研究。视力水平对所需要的下加度数提供了一些预测,然而这种估计常常会由于对比敏感度和中心视野的中断水平而有所修改。注视特点和暗点类型影响着阅读。有中央暗点的患者可能从一个替代的、"次好"的非黄斑中心凹视网膜区域的注视而受益。[64] 许多患者能发现 PRL,并自发地应用它。[64] 偶尔,患者会根据他们所施行的任务和照明情况,应用不止一个 PRL。[65] 暗点相对于注视点的位置是重要的。[66,67] 注视点右侧的暗点可以遮蔽一些词句的末端,或者对扫视所要阅读的内容产生影响,而在注视点左侧的暗点更常常妨碍发现印刷物的次行开头。位于 PRL 上方或下方的暗点可以影响到阅读纵行的数目,或浏览整页的课文。

由于脑损伤而引起同名偏盲的患者也常常体验到阅读的困难。[68] 在黄斑中心凹内 1~2 度丧失视力可使患者错过词句的开头(左侧偏盲)或结尾(右侧偏盲),中断阅读扫视的类型。[68] 患者随后会体验到阅读准确性和速度的下降。[69]

已经研究了阅读培训的不同干预,包括训练眼动功能、[70] 解决认知的跨度 [71] 以及训练替代的注视位。[72] 然而,需要更加严格的研究设计来了解什么是最理想的干预。[72] 对于是否应用三棱镜来提高视力是有争论的。[73] 一项设计很好的研究报告三棱镜不能提高视力和改进阅读。[74]

重要的是要让患者知晓有大量用于阅读康复的器具可供选择,这是因为不止一种器具对于不同的阅读任务是恰当的。 如果患者的唯一困难是阅读小号印刷字,这可以发生在视力和对比敏感度损伤很轻,而且没有明显暗点的患者,然后可以给予补充的照明,可能给予一个带有低功率照明的放大镜这样简单的器具,供其在暗光线下进行点阅读,就足以完成这种单项的任务。当患者需要放大和加强对比度两者时,电子放大器具常常可以用于阅读和完成其他的任务。音频和触觉的替代物对于接触课本是很有用的。患者可以应用放大器完成一些阅读的任务,应用音频来完成其他课文的阅读。

应当考虑到下列干预和器具有有效性、生物工艺学和恰当性,要注意到患者对每种干预和器具的反应:

◆ 阅读眼镜
◆ 带有或不带有照明的手持放大镜
◆ 带有或不带有照明的立式放大镜
◆ 视频放大器

◆ 电子书 / 阅读物
◆ 计算机书板
◆ 课文 - 阅读装置、音频书、音频报纸
◆ 大号印刷字
◆ 视近用的望远装置
◆ 照明
◆ 用于几乎没有和完全没有视力者的盲文

临床医师可以引导患者选择光学的和非光学的器具,但是每个患者要做出他个人的选择。

一旦患者能够在临床的环境中应用器具,有必要提供康复来保证患者在所处的环境中有信心和成功地应用这些器具。

当考虑有关进行阅读康复的建议时,临床医师和患者应当讨论以下问题:

◆ 保留视功能,包括视力、对比敏感度和中心视野
◆ 产生旁中心注视
◆ 阅读康复干预提高执行力的潜力
◆ 为什么眼镜不能矫正由于眼病引起的低视力

日常生活活动

患者会依据他们所处的独特的环境而对康复设定不同的目标。

不同的任务可能需要不同的光学和非光学的器具。一般来说,近处的目标可以扩大或放大,以便近距离观看。在远处的目标可以通过移近观察或应用望远镜式器具来观看。可以应用适应性的非光学器具来达成一些目标。

在阅读康复部分已经列出了具有有效性、生物工艺学和恰当性的器具,应当考虑下列清单中的方法以提高患者在日常生活活动中的参与程度。应当注意患者对于每一种器具的反应。

◆ 非光学助视器,如音频器具(如钟表、标签)、大号印刷体的银行支票、大按键的电话机、签名的模板和穿针器
◆ 改变灯光、图形和对比度,以便增加可视性
◆ 触觉的或盲文的标签
◆ 应用放大的计算机调适装置、音频 - 屏幕阅读器和应用光学特征性认知的课文 - 阅读器
◆ 容易接触手机的选择
◆ 完成想要做的日常生活活动的策略和器具,包括个人护理、处理家务、处理金融事务、准备膳食和购物

获得性脑损伤引起的视觉损伤常常混合有运动、语言和认知的缺陷,产生复杂的残疾情况,需要进行多学科的康复,包括职业疗法(有关职业疗法的讨论见附录 6)。脑损伤引起的视觉损伤常影响阅读和运动两者。因为这些技术是许多独立的日常生活活动的主要部分,个人常常体验到在日常生活的许多方面受到明显限制,包括处理药品、准备膳食、处理金融事务、处理家务、工作、驾车和购物。

患者安全

视觉康复的过程中应当解决下列患者安全的问题:

◆ 安全地准备膳食,包括确定食物保存时间、使用刀具时避免切割伤、使用炉子时避免灼伤以及能够点火
◆ 有能力准确地辨认和自我处理药品,包括应用胰岛素、非处方药和处方药
◆ 有能力应用血糖计测量血糖或使用胰岛素装置或泵,以及应用适应性装置监查血压和体重
◆ 有能力拨电话来帮助和完成紧急撤退计划
◆ 跌倒的危险,这可以通过安全地参加体育活动和改造环境(家庭安全)来解决[44,75]

◆ 从定向和运动的专科医师处获得应用白手杖(编译者注:目前视觉残疾者最普遍所使用的导盲工具是白手杖[White Cane],以之去触碰地面或者物体以确认前方是否可以行走以及障碍物的位置,而手杖不可及的地方则一概无从得知)和支撑手杖进行独立行走的指导。在大多数州为视觉损伤者服务的地方都可以获得定向和运动服务以及使用白手杖的指导。导盲犬的培训应当保留给视力很差或完全没有视力的患者,可在一些机构中获得。

视力丧失和参与活动的障碍

许多方面的问题限制了患者全面参与社区活动,如完成个人视觉任务存在着困难,情绪方面的异常,受雇用机会的受限,[76]但是交通是患者所报告的最常见的持续参与的障碍。驾车被看作维持独立性的关键因素。[77,78]驾车需要视觉、认知和运动功能的综合能力。[77]眼科医师可以在正式评估驾驶员的视功能、讨论发现以及对驾驶限制提供劝说、停止驾驶或驾驶的替代,以及根据美国医学会(AMA)的评估和咨询老驾驶员的医师指导中所概述的州的要求来进行报告中发挥作用。[79]对于患者来说,驾驶康复专科医师的进一步评估和培训可能是恰当的。在一些州,培训项目能使表现出技术很好的人继续驾驶,即使他们的视力低于所要求的水平,在一些州,佩戴双光镜驾驶是允许的。退出驾驶可以与忧郁和社会孤独相关联,这两种情况的每一种都需要进行干预。

社会心理幸福和患者教育

具有任何程度视觉丧失的患者都常常体验到担心、挫折和愤怒。即使早期或中度视觉丧失也会引起残疾,也能够引起更大的焦虑。[38]早期将患者转诊给视觉康复医师是很重要的。视觉康复方面的评估应当就患者的问题和关切进行综合的讨论。[80]讨论可能解决以下方面的问题:

◆ 在有意义的活动中保持独立性和承担义务
◆ 家庭内互动影响和关心
◆ 患者的关切(如担心失明)
◆ 有关法律盲的问题
◆ 情绪支持系统
◆ 视幻觉(CBS)
◆ 对他人来说残疾不太明显时所产生的情况

许多社区和机构对由于视觉丧失而产生失望和挫折的人都有支持小组为他们提供帮助。这些小组为患者提供成功康复而成为正面作用的范例,帮助他们认识到他们并不是孤独的。虽然不是都能广泛地应用,但是集体项目、自我管理的项目以及针对解决问题的干预已经显示出对视觉丧失的患者具有正面的益处。[45]应当对报告情绪有严重改变或有自杀想法的患者进行专业的评估。

 如果可能的话,提供视觉康复的亚专业眼科医师应当鼓励视觉丧失的患者参加提供解决问题和自我管理技术的集体活动,这是因为已经证明这样的支持小组有能力提高患者的生活质量和改善情绪。(*SR*,*GQ*)

任何程度的视觉损伤患者都可能体验到反复发生的CBS(视幻觉),在这种情况下他们看见实际上并不是真的物体的影像。[83,84]应当对具有CBS的患者和其家庭/监护者再次保证这种错觉在视力受损的人中是常见的,也要说明高达四分之一的视力、对比敏感度或视野丧失者中会发生 Charles Bonnet 综合征。应当对不属于CBS诊断的非典型特征提出怀疑,这些特征包括尽管已对CBS进行了解释,但是仍然对影像的非真实性质缺少了解;或有其他相关的神经系统的体征和症状。具有这些非典型特征的患者需要进行神经精神病学的评估,以便做出准确诊断。

当患者听到不好的消息时,例如患者不能够继续驾车,或者患者不能够通过配镜或治疗将视力恢复到正常时,视觉康复的临床医师常常可以在与患者进行信息交流中发挥作用。去除坏消息的技术是能够进行训练的,[82]已经列举几种沟通坏消息的技术。[83]以同情心将坏消息转移和进行沟通的兴趣和技术,以

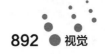

及将希望传递给患者是成功的视觉康复的关键。

其他资源

许多患者将会从转诊或获得有关社区资源的信息中获益,包括对老年人或残疾者的服务,交通的替代工具,报纸或杂志的无线电或电话阅读的服务,电话公司的免费拨电话服务,购物助理,服务于视力损伤者的州机构以及国家提供的服务,包括不能阅读标准印刷物的任何人可以利用国会图书馆语音图书项目。通过退伍军人管理局可以获得为退伍军人提供的综合服务。智慧视界的患者用小册子中列出了国家机构、互联网的资源、自助书籍、大号印刷字材料的资源以及其他的资源(见附录2)。

应当告知内科医师、家庭医师和老年病学医师,视觉丧失是不可逆的以及进行康复的计划。

家庭成员常常对可以避免错误理解视觉丧失性质的教育很感激,此外他们也能在康复过程中起到正面的团队作用。[84]他们可能在如何协助视觉损伤者应用视力引导技术进行行走训练中获益。

有可能视觉康复这一词汇与解决正常视力儿童的阅读困难的词汇发生混淆。在后者中,

视觉疗法(vision therapy)、视觉的训练(visual training)、视觉的疗法(visual therapy)或视觉训练(vision training)都在应用。这些活动与视觉康复中所用的干预是不一样的。美国小儿眼科和斜视学会已有视觉疗法的患者信息(www.aapos.org/terms/conditions/108)。

医疗提供者

在美国,视光师和眼科医师专门提供低视力的评估。他们都能提供国家医疗照顾制支付的职业疗法的预约。转诊要指明损伤的等级,作为第一级编码;引起损伤的疾病作为第二级编码;要说明康复的需求;实施特殊任务存在的问题;治疗活动、技术和器具的建议;评估患者从康复中可能的收益。职业治疗师或其他专业人员采用治疗的活动、改变环境以及代偿的策略,来与适应性和光学的器具结合,使视觉损伤和其他残疾人能够完成家中和社区中的日常生活的活动。[85]其他涉及康复过程的专业人员包括具有执照的低视力治疗师(CLVT)、具有执照的定向和运动专科医师(CMOS)、具有执照的视觉康复治疗师(CVRT)、视觉损伤的教师、社会工作者、心理学家和护士。建议采用多学科团队共同工作的途径来有效地解决由于视力丧失所引起的残疾和心理问题。在康复过程中医师是团队的领导者,患者是积极的参加者。总之,康复团队应当提供持续的训练机会,在适当的时候要提供强化的机会使康复干预和器具的使用获得持续成功,必须要向生活在视觉丧失的明显影响下的患者提供希望。

2012年的《眼科档案杂志》(*Archives of Ophthalmology*)[86]的述评提议眼科医师重新构筑在眼保健中视觉康复的如下作用:"康复是良好的医疗保健的一部分,而不是由于诊治疾病失败后必须要做的事,这一细小的区分将会使世界变得不一样"。眼科医师在保证患者尽管有视力丧失,但在他们的护理下仍能维持生活质量中发挥重要的作用。视觉康复专科医师施行保健的目标是将康复整合到眼保健的连续体中,就好像将脑卒中或矫形康复整合到他们各自领域的保健过程中一样。这样的目标可以通过强化医师-患者的沟通技巧、促进视觉康复服务的转诊过程,以及支持设计得很好的研究来为视觉康复干预建立更为坚实的证据。

附录 1　眼保健服务质量的核心标准

> 提供高质量的保健服务,
> 是医师的最高道德责任,
> 也是公众信任医师的基础。
> 美国医学会理事会,1986 年

所提供的高质量眼保健服务的方式和技术应当与患者的最大利益相一致。下述的讨论将说明这种

保健服务的核心成分。

眼科医师首先是医师。正因为如此,眼科医师显示出对每个人的同情和关心,并能够应用医学科学和高超的医疗技术来帮助患者减轻焦虑和病痛。眼科医师通过接受培训和继续教育不断地努力发展和维持最可行的技术来满足患者的需要。眼科医师根据患者的需求来评估他们的技术和医学知识,并且依此来做出相应的反应。眼科医师也保证有需求的患者直接获得必要的保健服务,或者将患者转诊到能够提供这种服务的恰当的人和设施那里,他们支持促进健康以及预防疾病和伤残的活动。

眼科医师认识到疾病将患者置于不利的依赖状态。眼科医师尊重他们的患者的尊严和气节,而不会利用患者的弱点。

高质量的眼保健服务具有许多属性,其中最显著的是以下几点:

◆ 高质量保健的本质是患者与医师之间富有意义的伙伴关系。眼科医师应当努力与他们的患者进行有效的交流,仔细地倾听患者的需求和担忧。反过来,眼科医师应当就患者疾病的需求和预后、适当的治疗措施来教育患者。这样可以保证在做出影响患者的处理和护理决定时,患者能够实质性参与(应当与患者特有的体力、智力和情绪状态相适应),使他们在实施他们同意的治疗计划时具有良好的主动性和依从性,从而帮助他们减少担心和忧虑。

◆ 眼科医师在选择和适时地采用恰当的诊断和治疗措施时,以及确定随诊检查的频率时,会根据患者情况的紧急与否和性质,以及患者的独特需要和愿望,来应用他们最好的判断做出决定。

◆ 眼科医师应当只是实施他们已经接受过恰当训练、有经验和有资格实施的操作,或者当有必要时,根据患者问题的紧急程度,以及其他替代的医疗提供者可利用和可及的状况,在其他人员的帮助下实施这些操作。

◆ 应保证患者能够连续地接触到所需要的和恰当的下述的眼保健服务。

  ◆ 眼科医师应当及时、恰当地治疗患者,而且他们本身也具有提供这种服务的能力。

  ◆ 手术的眼科医师应当具有对患者施行恰当的术前和术后处理的适当能力和准备。

  ◆ 当眼科医师不便或无法为他的患者服务时,他应当提供适当的替代的眼保健服务,并且要有适当的机制让患者知晓这种保健和方法,以便患者能够获得而加以利用。

  ◆ 眼科医师可以根据转诊是由于患者的需要,转诊是及时和恰当的措施,以及接受转诊的医师是有资格胜任,并具有可及性和可利用的基础上,将患者转诊给其他的眼科医师。

  ◆ 眼科医师可以就眼部和其他内科或外科的问题寻求适当的咨询和会诊。可以根据他们的技术、能力和可及性来推荐会诊者。他们必须尽可能地获得完整和准确的有关问题的资料,以便提供有效的建议或干预,并能做到恰当的和及时的回应。

  ◆ 眼科医师应当保持完整和准确的医疗记录。

  ◆ 在适当的请求下,眼科医师能够提供自己的完整和准确的患者病历。

  ◆ 眼科医师定期和有效地复习会诊和实验室检查的结果,并且采用适当的行动。

  ◆ 眼科医师和帮助其提供眼保健服务的人员应当具有证明他们身份和职业的证件。

  ◆ 对于那些治疗无效而又没有进一步治疗方法的患者,眼科医师应当提供适当的专业方面的支持、康复咨询和社会服务机构,当有适当和可及的时机时,应当给予转诊。

◆ 在进行治疗和实施侵入性诊断试验之前,眼科医师通过收集相关的历史资料和施行相关的术前检查,来熟悉患者的情况。另外,他通过准确和诚实地提供有关诊断、治疗方法和替代治疗的性质、目的、危险、益处和成功的可有性,以及不进行治疗的危险和益处的相关信息,也能使患者对治疗的决定充分知情。

◆ 眼科医师应当谨慎地采用新技术(例如药物、装置、手术技术),要考虑到这些新技术与现有的替代治疗相比其价格是否合适,是否有潜在的益处,以及所显示出来的安全性和有效性。

◆ 眼科医师通过对照已确定的标准,来定期地复习和评估他个人的相关行为,以及恰当地改变他的医疗实践和技术,来提高他提供的眼保健的质量。

◆ 眼科医师应当利用恰当的职业渠道,通过与同行交流临床研究和医疗服务中所获得的知识来改进眼保健服务。这些包括向同行警示少见的病例,或未曾预料的并发症,以及与新药、新装置和新技术相关的问题。

◆ 眼科医师以恰当的人员和设备来处理需要立即关注的眼部和全身的可能并发症。

◆ 眼科医师也要提供经济上合理的眼保健服务,而且不与已经接受的质量标准相冲突。

修改:理事会

批准:理事会

1988 年 10 月 12 日

第二次印刷:1991 年 1 月

第三次印刷:2001 年 8 月

第四次印刷:2005 年 7 月

附录2 视力康复中智慧视界(SMARTSIGHT™) 行动——患者手册

智慧视界(SMARTSIGHT™)——患者手册

美国眼科学会视觉康复行动

在网站 www.visionaware.org 发现你附近的定点服务

点击"发现你附近的服务点"

利用大部分剩余视力

阅读报纸和价格标签、拨电话和处理眩光时是否有困难? 如果有的话,智慧视界(SmartSight)的信息可以就视觉康复的器具、技术和资源提供帮助。丧失视力并不意味着放弃你的活动,但是它意味着应用新方法来进行这些活动。

视觉和视觉丧失的类型

◆ 中心视力是我们用来直接看东西的明细视力。年龄相关性黄斑变性(AMD)影响中心视力。

◆ 周边视力是我们用来看一个东西周边的不太明细的视力。青光眼首先会影响周边视力。脑卒中可以影响一侧的周边视力。

◆ 对比敏感度是指区分相似色调物体的能力,如黑色杯子中的咖啡,或面部的特征。各种眼部的问题都会降低对比敏感度。

视觉丧失的体验

一个人在得知视觉丧失是不可逆时总是会感到震惊。重要的是要正视你所感受到的视觉丧失、愤怒和挫折感,寻求帮助来处理这些感觉,应用视觉康复的策略来积极地避免孤独和忧郁,这些情况可以出现在疲倦或缺乏兴趣的时候。如果发生忧郁,应当进行治疗或咨询来解决它。一个良好的支持小组能够帮助你认识到你对你自己和其他人的价值并不决定于你的视力。你值得进行努力来利用你所保留的大部分视力。

幻影视力:Charles Bonnet 综合征

大约 25% 视力丧失的人能看到他们自己知道并不是真的逼真影像。这称为 Charles Bonnet 综合征。

它不是精神能力的丧失,但正是视力部分丧失的一部分表现。如果还有另外的神经系统的问题,视幻觉可以是由其他原因引起的。

充分利用你保留的视力

下列实用的建议可以帮助许多患者。

应用你的"次好的视网膜区域"

当你的视野中央部分被盲点(暗点)所模糊时,你可以利用较好的周边视力,在这种情况下你可以利用"次好的位点"(偏好的视网膜位点,或称 PRL)。大多数患者会自动地发现这一位点,但是许多人可能需要通过培训来更有效地使用这些位点。

使要看的东西更明亮一些

◆ 改善照明。应用灯光直接照亮你要做的事。携带笔式手电筒。

◆ 减少眩光。在室内,遮盖木头桌子和明亮的台面;佩戴黄色的带有夹子或其他适合的眼镜。在户外,试用深黄色或琥珀色的眼镜和鸭舌帽。

◆ 增加对比度。 应用黑色墨水胶或可感觉的笔,不要用圆珠笔。在你需要标识的地方画上黑线。喝咖啡时要用白色的杯子。

使要看的东西变得大一些

◆ 移近一些。看电视时坐得近一些,做事时靠跟前一些。

◆ 增大。应用大号印刷字体的扑克牌、排五点的牌、纵横字谜,大号印刷字体的支票、电视遥控器、日历、键盘和书本。

◆ 放大。有许多不同度数和类型的放大镜,适用于不同的人和不同的任务。有手持放大镜、立式放大镜、视频放大器,以及在手机上应用照相机和放大的计算机鼠标。

整理编组

设计在特殊的地方放置你的钥匙和钱包以及冰箱里的物品。尽量减少拥挤和混乱。将黑色的衣物与蓝色的衣物分区域放置。

标签

应用高对比的标记物来标记恒温器和钟表的针盘;以标记物或橡皮筋来标记药品。

替代:让耳朵来听!

有许多音频书和杂志可以利用。你可以购买能说话的手表、糖分计和记事器。你可以在计算机监视器上将课文以音频来呈现。

参与

不要孤立自己。保持你的社会团体活动、志愿者的工作或高尔夫游戏。它可能需要照明、大号印刷字的卡片、放大器、乘骑或别人来帮助你,但是可以请求你所需要的帮助。独立地待在家里,避免请求别人帮助是不能够做什么事的。

驾车

要多花费你的一些时间,考虑应用 GPS 或佩戴黄色或琥珀色的太阳镜。要询问你自己:汽车似乎有意外吗? 是否有司机朝着你鸣喇叭? 你有弯曲的挡泥板吗? 如果回答"是",要考虑进行路面驾驶的评估、驾驶康复或下述的交通替代措施。

交通的替代:创造性地解决

雇用一个司机,安排一辆出租车,为开车的朋友购买汽油,应用老年人和公共运输系统。尝试以步行速度行走的三轮自行车或电池作为动力的踏板车。如果你能够的话就采取步行。目前可以通过应用这些替代的交通工具来跟上你的伙伴的步伐。将来会提供更多的解决方法。

视觉康复

低视力评估和康复训练能够帮助你利用你的大部分视力。询问服务机构的服务是否包括下列内容：

◆ 由眼科医师或视光师进行的低视力评估。

◆ 有关助视器具的建议。一些器具在购买前能否租用，或是否可以返回？

◆ 阅读、写字、购物、做饭、照明和控制眩光的康复训练。

◆ 家庭评估、运动训练、有关支持团队的信息。

◆ 服务是否免费，是否由国家医疗照顾制或其他保险公司付账？如果不是，要付多少钱？国家医疗照顾制能支付有执照的健康保健提供者，如职业治疗师的大部分服务费用，但不包括器具。做一个聪明的消费者，要记住摊贩的工作是要将东西卖给你。在你进行消费购物之前咨询你相信的家庭成员或朋友。

对于家庭和朋友的建议

你的视力丧失的至亲需要得到尽可能多的独立做事的机会。认识到视觉丧失的挑战，但是没有必要取代他们的任务。相反，帮助他们来确定他们以最大限度的独立性做事所需要做出的调整。

资　源

音频数字书籍、杂志和教科书：

◆ 公共图书馆

◆ 对盲人和肢体残疾者的国家图书馆服务，网站 http://www.loc.gov/nls

◆ American Printing House for the Blind：1-800-223-1839，http://www.aph.org

◆ Audio Bibles for the blind，http://www.audiobiblesfortheblind.org

◆ Choice Magazines（bimonthly articles，unabridged）：1-888-724-6423.www.choicemagazinelisterning.org

◆ Learning Ally，www.learnignally.org

大号印刷字体的书籍、报纸和支票：

◆ 公共图书馆

◆ 大字印刷字体的支票和注册簿，可从你的银行或支票目录获得

◆ New York Times Large Print Weekly：1-800-NYTIMES（1-800-698-4637），http://homedelivery.nytimes.com

◆ eReaders

大号印刷字的材料 - 纵横字谜、排五点的游戏卡、地址簿、日历：

◆ American Printing House for the Blind：1-800-223-1839，http://www.aph.org

◆ Carroll Store：1-800-852-3131，ext.240，http://carroll.org/the-carroll-store

◆ Independent Living Aids：1-800-537-2118，www.independentliving.com

◆ Learning Sight & Sound（LS & S）：1-800-468-4789，www.lssgroup.com

◆ Lighthouse International：1-800-829-0500，http://shop.lighthouse.org

◆ MaxiAids：1-800-522-6294，www.maxiaids.com

◆ Shoplowvision：1-800-826-4200，www.shoplowvision.som

◆ Perkins Products：www.perkins.org/store/about/perkins-product-brand.html

大号计算机：

◆ Accessibility features built into your computer, www.microsoft.com/enable/products.aspx www.apple.com/accessibilty

◆ Magnification software: Ai Squared, http://www.aisquared.com

视频放大器

◆ List of vendors provided by he American Foundation for the blind, www.afb.org/ProdBrowseCatResults.asa?CatID=53

其他

◆ Accessible cell phones, www.accessiblephones.com
◆ Accessible GPS, http://senderogroup.com

支持、提供信息和进行更新研究的国家机构：

◆ AMD Alliance International: 1-877-263-7171, http://www.amdalliance.org
◆ American Diabetes Association, www.diabetes.org
◆ American Foundation for the Blind: 1-800-AFB-LINE (1-800-232-5463 http://www.afb.org
◆ American Occupational Therapy Association (AOTA), www.aota.org
◆ American Macular Degeneration Foundation, www.macular.org
◆ The Association for Driver Rehabilitation Specialists (ADED): 1-866-672-9466, www.driver-ed.org/i4a/pages/index.cfm?apgeid=1
◆ Association for Macular Diseases, www.macula.org
◆ Centers for Disease Control and Prevention (CDC):
  • Fall prevention brochure www.cdc.gov/HomeandRecreationalSafety/pubs/English/brochure_Eng _des
  • Vision Health Initiative (VHI), www.cdc.gov/visionhealth
◆ Clinical trials, http://clinicaltrials.gov
◆ Foundation Fighting Blindness: 1-800-683-5555, www.blindness.org
◆ Glaucoma Research Foundation: 1-800-826-6693, www.glaucoma.org
◆ Hadley School for the Blind online courses: 1-800-323-4238, www.hadley.edu
◆ Macular Degeneration Partnership: 1-888-430-9898, www.amd.org
◆ MD Support (listing of support groups): 816-761-7080 (toll call), www.amdsupport.org
◆ National Association for Parents of Children with Visual Impairment (NAPV): 1-800-562-7441, www.spedex.com/napvi
◆ National Dissemination Center for Children with Disabilities (NICHCY): 1-800-695-0285, http://nichcy.org
◆ National Eye Institute, www.nei.nih.gov
◆ National Federation of the Blind, www.nfb.org; news by phone: 1-866-504-7300
◆ National Organization for Albinism and Hypopigmentation (NOAH): 1-800-473-2310, www.albinism.org
◆ Prevent Blindness American: 1-800-331-2020, www.preventblindness.org
◆ Vision Aware, www.visionaware.org

自助的书籍：

◆ Mogk, L. and M. Mogk. Macular Degeneration: The Complete Guide to Saving and Maximizing Your Sight. New York: Ballantine Books, 2003

◆ Duffy M. Making Life More Livable : Simple Adaptations for Living at Home After Vision Loss. New York : American Foundation for the Blind, 2002

◆ Roberts, D. The First Year - Age Related Macular Degeneration. New York : Marlowe & Co.2006

符合条件的退伍军人：

与美国退伍军人管理部联系：1-877-222-8387, http://www.va.gov/blindrehab

智慧视界(SmartSight™)是美国眼科学会的一个项目
版权　©2012
阅读大号字的本手册,请访问 SmartSight 网站, www.aao.org/smartsight

附录 3　视觉康复中智慧视界(SMARTSIGHT™)是眼保健连续体的一部分

智慧视界回顾

视觉康复中智慧视界模式为患者提供视觉康复的有用信息,也为眼科医师勾画出提供康复保健的过程。

患者的资料

智慧视界的患者手册是提供眼科医师交付给患者所用的。它提供了利用患者残留的大部分视觉的窍门,提供了患者如何在社区中进行视觉康复选择的信息。

眼科医师的资料

智慧视界也为眼科医师勾画出如何将视觉康复整合到眼保健连续体的模式。

◆ 视觉康复 1 级水平号召所有眼科医师认识到由于以下视觉问题所造成的视觉丧失影响着他们的患者发挥功能的能力:

- 视力低于 0.5 (20/40)
- 视野中出现暗点
- 视野缺失
- 对比敏感度丧失

这一模式的 1 级水平也号召所有的眼科医师通过向患者提供智慧视界患者用小册子的复印件来做出反应,鼓励他们进行阅读和实践。这本小册子直接针对患者在他们的社区中可接受的服务。在美国许多学术型的眼科设有综合的视觉康复服务,患者可以直接转诊到这里。

◆ 这一模式的 2 级水平包括多学科的视觉康复服务,当视觉丧失不仅仅影响到阅读小号印刷字时,寻求这种服务是重要的(在学会的视觉康复 PPP 中概要地叙述了这些内容,见网站 www.aao.org/ppp)。当患者的目标有限时,综合的视觉康复仅仅是有限的临时的临床服务,但它可能是涉及许多专业的更为广泛的干预。仅是视力不能确定服务的需要,而是视觉丧失对患者的影响确定了所需要的干预。早期视觉丧失的患者不但能够通过应用可以利用的策略和器具而受益,而且也能有机会讨论视觉丧失对他们的生活的影响和接受支持他们的患者教育,以及接受训练,允许他们尽管有眼病,仍能继续参与活动。

如有任何有关视觉康复或智慧视界的问题,请与学会网站 smartsight@aao.org 联系。

智慧视界(SmartSight™)是美国眼科学会的一个项目
版权　©2012

附录 4　疾病的国际统计分类和相关的健康问题的编码

	ICD-9 CM	ICD-10 CM 任何首先与下列盲的原因相关的编码
较好眼全部、接近全部和极重度的 视觉损伤	369.00	H54.0 双眼盲 双眼视觉损伤类别 3 级、4 级、5 级
较好眼：全部损伤 　较差眼：全部损伤	369.01	H54.0 双眼盲 双眼视觉损伤类别 3 级、4 级、5 级
较好眼：接近全部损伤 　较差眼：全部损伤	369.03	一眼视觉损伤类别为 3 级、4 级、5 级，另一眼的类别为 1 级或 2 级 H54.10 一眼为盲，另眼为低视力，或不能分类的眼 H54.11 右眼为盲，左眼为低视力 H54.12 左眼为盲，右眼为低视力
较好眼：接近全部损伤 　较差眼：接近全部损伤	369.04	一眼的视觉损伤类别为 3 级、4 级和 5 级，另一些为 1 级或 2 级 H54.10 一眼为盲，另眼为低视力，或不能分类的眼 H54.11 右眼为盲，左眼为低视力 H54.12 左眼为盲，右眼为低视力
较好眼：接近全部损伤 　较差眼：接近全部损伤	369.06	一眼的视觉损伤类别为 3 级、4 级和 5 级，另一些为 1 级或 2 级 H54.10 一眼为盲，另眼为低视力，或不能分类的眼 H54.11 右眼为盲，左眼为低视力 H54.12 左眼为盲，右眼为低视力
较好眼：接近全部损伤 　较差眼：接近全部损伤	369.07	一眼的视觉损伤类别为 3 级、4 级和 5 级，另一些为 1 级或 2 级 H54.10 一眼为盲，另眼为低视力，或不能分类的眼 H54.11 右眼为盲，左眼为低视力 H54.12 左眼为盲，右眼为低视力
较好眼：极重度损伤 　较差眼：极重度损伤	369.08	一眼的视觉损伤类别为 3 级、4 级和 5 级，另一些为 1 级或 2 级 H54.10 一眼为盲，另眼为低视力，或不能分类的眼 H54.11 右眼为盲，左眼为低视力 H54.12 左眼为盲，右眼为低视力
较好眼有重度或中度损伤	369.10	一眼的视觉损伤类别为 3 级、4 级和 5 级，另一些为 1 级或 2 级 H54.10 一眼为盲，另眼为低视力，或不能分类的眼 H54.11 右眼为盲，左眼为低视力 H54.12 左眼为盲，右眼为低视力
较好眼：重度损伤 　较差眼：全部损伤	369.12	一眼的视觉损伤类别为 3 级、4 级和 5 级，另一些为 1 级或 2 级 H54.10 一眼为盲，另眼为低视力，或不能分类的眼 H54.11 右眼为盲，左眼为低视力 H54.12 左眼为盲，右眼为低视力
较好眼：重度损伤 　较差眼：接近全部损伤	369.13	一眼的视觉损伤类别为 3 级、4 级和 5 级，另一些为 1 级或 2 级 H54.10 一眼为盲，另眼为低视力，或不能分类的眼 H54.11 右眼为盲，左眼为低视力 H54.12 左眼为盲，右眼为低视力

续表

	ICD-9 CM	ICD-10 CM 任何首先与下列盲的原因相关的编码
较好眼:重度损伤; 较差眼:极重度损伤	369.14	一眼的视觉损伤类别为 3 级、4 级和 5 级,另一些为 1 级或 2 级 H54.10 一眼为盲,另眼为低视力,或不能分类的眼 H54.11 右眼为盲,左眼为低视力 H54.12 左眼为盲,右眼为低视力
较好眼:中度损伤 较差眼:全部损伤	369.16	一眼的视觉损伤类别为 3 级、4 级和 5 级,另一些为 1 级或 2 级 H54.10 一眼为盲,另眼为低视力,或不能分类的眼 H54.11 右眼为盲,左眼为低视力 H54.12 左眼为盲,右眼为低视力
较好眼:中度损伤 较差眼:接近全部损伤	369.17	一眼的视觉损伤类别为 3 级、4 级和 5 级,另一些为 1 级或 2 级 H54.10 一眼为盲,另眼为低视力,或不能分类的眼 H54.11 右眼为盲,左眼为低视力 H54.12 左眼为盲,右眼为低视力
较好眼:中度损伤 较差眼:极重度损伤	369.18	一眼的视觉损伤类别为 3 级、4 级和 5 级,另一些为 1 级或 2 级 H54.10 一眼为盲,另眼为低视力,或不能分类的眼 H54.11 右眼为盲,左眼为低视力 H54.12 左眼为盲,右眼为低视力
双眼重度或中度伤	369.20	H54.2 双眼为低视力 双眼的损觉损伤的类别为 1 级或 2 级
较好眼:重度损伤 较差眼:重度损伤	369.22	一眼的视觉损伤类别为 3 级、4 级和 5 级,另一些为 1 级或 2 级 H54.10 一眼为盲,另眼为低视力,或不能分类的眼 H54.11 右眼为盲,左眼为低视力 H54.12 左眼为盲,右眼为低视力
较好眼:中度损伤 较差眼:重度损伤	369.24	一眼的视觉损伤类别为 3 级、4 级和 5 级,另一些为 1 级或 2 级 H54.10 一眼为盲,另眼为低视力,或不能分类的眼 H54.11 右眼为盲,左眼为低视力 H54.12 左眼为盲,右眼为低视力
较好眼:中度损伤 较差眼:中度损伤	369.25	H54.2 双眼为低视力 双眼的损觉损伤的类别为 1 级或 2 级
同名双视野缺损(双眼视野右侧或 左侧半侧盲点;偏盲,象限盲,上下 半侧盲)	368.46	同名偏盲 象限盲 H53.461 右眼同名的双侧视野缺损 H53.462 左眼同名的双侧视野缺损 H53.469 不能确定哪一侧的同名双侧视野缺损
不同侧双视野缺损(双眼视野相对 的半边盲点:双鼻侧,双颞侧)	368.47	H53.47 不同侧的双眼视野缺损 不同侧的偏盲
累及中央区域的暗点(注视点的 10 度以内)	368.41	中心暗点 H53.411 累及右眼中心区域的暗点 H53.412 累及左眼中心区域的暗点 H53.413 累及双眼中心区域的暗点 H53.419 累及不确定眼别的中心区域的暗点

	ICD-9 CM	ICD-10 CM 任何首先与下列盲的原因相关的编码
视野普遍性缩小	368.45	H53.481 右眼视野普遍性缩小 H53.482 左眼视野普遍性缩小 H53.483 双眼视野普遍性缩小 H53.489 不确定眼别的视野普遍性缩小

CM= 用于美国的临床修改

下列定义应用于上述的 ICD-9:

◆ 中度视觉损伤:最好矫正视力小于 0.33(20/60)(包括 0.29[20/70])到 0.125(20/160)。

◆ 重度视觉损伤:最好矫正视力小于 0.125(20/160)(包括 0.1[20/200])到 0.05(20/400),或视野直径等于或小于 20 度(应用 Goldmann 视野计,3/100 白色试标,等视线Ⅲ4e 时最大的视野直径或相应大小)。

◆ 极重度视觉损伤:最好矫正视力小于 0.05(20/400)()包括 0.04[20/500])到 0.02(20/1000),或视野直径等于或小于 10 度(Goldmann 视野计,3/100 白色试标,等视力线Ⅲ4e 时最大的野直径或相应大小)。

◆ 接近全部视觉丧失:最好矫正视力等于或小于 0.016(20/1250)。

◆ 全盲:为无光感眼。

注:下表给出了 WHO 防盲研究组建议的视觉损伤严重程度的分类,Geneva,1972 年 11 月 6~10 日

视觉损伤类别	尽可能最好矫正下的视力		视觉损伤类别	尽可能最好矫正下的视力	
	最佳视力小于	最差视力等于或好于		最佳视力小于	最差视力等于或好于
1	6/18 3/10(0.30) 20/70	6/60 1/10(0.10) 20/200	4	1/60(1 米远处 CF) 1/50(0.02) 5/300	光感
2	6/60 1/10(0.10) 20/400	3/60 1/20(0.05) 20/400	5	无光感	
			9	不能确定 / 不能分类	
3	3/60 1/20(0.05) 20/400	1/60(1 米远处 CF) 1/50(0.02) 5/300(20/1200)			

CF= 数指

分类 H54 中低视力一词用于涉及表中类别 1 和 2,盲这一词汇涉及类别 3、4 和 5,不能分类的视觉丧失涉及类别 9。

如果考虑视野范围,即使视力没有损伤,以中心注视点为中心,视野不大于 10 度,但大于 5 度时归于类别 3;以中央注视点为中心,视野不大于 5 度时归于类别 4。

附录 5　儿童的视觉康复

前言

低视力儿童及其家庭的视觉康复是眼科诊治中的一项基本内容。它代表了包括眼科医师、小儿眼科医师、视觉康复临床医师、职业治疗师、定向和运动指导者、教师以及其他为儿童及其家庭工作人员在内的多学科团队的协作努力。幸好只有比成人少得多的儿童患有双眼视觉损伤。儿童发育的需要、他们对于没有支持和鼓励下所得到不良结果易受伤害的特点、他们常常患有并发的残疾,以及这样的儿童在将来可能要度过一生很长时间的情况,有必要强调为他们提供最好的康复,包括尽早地进行干预,以及进行持续不断的工作,来保证他们有一个健康的儿童期,以及在将来成为一个能充分参与社会的青年人。

早期确诊和转诊

儿童视觉损伤的原因包括先天性结构异常,有时还会与其他系统的疾病(如视神经发育不良、累及黄斑部的脉络膜视网膜缺损)、遗传性疾病(如 Leber 先天性黑矇、全色盲 、视锥细胞或视锥细胞 - 视杆细胞营养不良、先天性静止性夜盲、白化病、无虹膜),以及获得性异常(如未控制的青光眼、早产儿视网膜病变的严重残余、眼和(或)脑外伤以及葡萄膜炎)相关联。家长和监护人可能会注意到儿童在房间内确认父母时发生困难,特别是在有很多成人在一起的时候,或者发现他们在视力拥挤的环境下,如在大商场时似乎视功能的下降更为明显。另外,这些儿童可能有畏光,或者在光线下降的不熟悉环境中他们看东西可能更为困难。一些儿童的对比敏感度下降,上下台阶或人行道镶边时有困难,或者他们会被地板上的物件绊倒。视觉发育迟缓的报告也是常见的。严重视觉损伤的儿童(如 Leber 先天性黑矇)的父母会自发地陈述儿童以拇指或手指推他们的眼球,眼科医师认识到这是严重视觉丧失者的指眼体征(oculodigital sign)。一些疾病,如 Stargard 病可能在开始时只有轻微的眼底改变。随着时间的明显延长,这些儿童在做出明确的诊断之前可能需要进行神经系统,甚至精神病学的评估。

眼科诊治

许多视觉损伤的儿童会有眼球震颤。他们可能会用一个代偿性头位来减轻眼球震颤,提高视力。当检查视力时,重要的是不仅评估单眼的视力,而且也要测量双眼视力,这是因为单眼遮盖后能够增加眼球震颤的幅度,进一步降低视力。对于所有儿童,检查视力最好的方法是应用线状排列或拥挤的视标,虽然对于视力损伤儿童来说测试的距离可能需要减少(见儿童眼科检查 PPP[87])。可以应用视力卡的方法来估计视力,并与正常值相比是有帮助的,但是视力卡测试结果可能不能预测应用视标测试的视力。所有儿童都需要将睫状肌麻痹下检影作为综合眼部检查的一部分,这是因为矫正明显的屈光不正可以提高视力,即使在视觉损伤的儿童中也是如此。儿童可能喜欢用一只眼,在这种情况下可能需要弱视治疗,但是如果第二只眼中眼部异常严重地限制视力,严格地遵循弱视治疗可能是一个具有挑战性的任务。

同家长 / 监护人就有关视觉损伤原因进行讨论常常会占用眼科医师大量时间。眼科医师也应当讨论另外的必要的试验(如视神经发育不良时进行垂体的脑部成像检查,对于遗传性疾病应当进行遗传学试验,无虹膜时应当进行肾超声扫描检查)。可以想象到,家长会感到烦乱,常常为他们的孩子丧失视觉而感到悲伤。他们在就诊时可能需要更多的支持。家长常常会询问预后以及缺少有效性证据的一些实用处置。眼科医师可以在这些领域中提供指导。应当使家长确信,当孩子坐在离电视机很近处或拿着要看的目标接近眼睛时,对眼睛并没有什么伤害,因为他们是在应用生来就有的能力来适应在近距离下观看较小的印刷字。

康复

根据当地所能利用的服务,由提供康复的临床医师所做的评估可能与小儿眼科医师或综合眼科医师所做的评估相重叠。应当施行与儿童的年龄和全身状况相适当的当前视功能的准确评估(视力、对比敏感度和视野)。对于学龄期或较大的儿童,这种评估与成人的评估是相似的,可以包括眼底相关的黄斑部视野检查、视野检查以及阅读的评估。无论年龄大小,一旦诊断后就要提供家庭的支持和尽快进行康复,这一点是关键。

学龄前儿童

当一个年幼的儿童诊断为双眼视觉损伤时,应当考虑将其纳入早期干预的项目。这样的项目对于家庭来说是支持性的项目,它能够对儿童提供重要的激励,提供选择有效康复的一些想法。当儿童适合进入小学时,这些项目也有利于制订个体化教育计划(Individualized Educational Plan,IEP)。在幼儿园,老师可以给儿童提供他正在向全班诵读的课文的第二个复制本,这样维持了这一儿童的注意力,又不会干扰其他儿童的视线。可以指导视力非常差或有引起视力进行性丧失的疾病的儿童应用触觉的方法来刺激感官,这是学习盲文的前兆。

学龄期儿童

对于视觉损伤的儿童,教育可以出现特殊的挑战。中度视觉残疾的聪明儿童可能不被认为有特殊需求,可能会从优秀的行列下滑,不能够保证在学校里得到最好的成功。学区内视觉康复临床团队和视觉康复资源的教师或顾问可以合作提供视行为的评估,以及对所应用的器具、训练和调节提出建议。在低年级,虽然儿童将会采用比正常情况下较近的聚焦距离,但是儿童足以观看印刷字的大小。佩戴高度近视屈光矫正镜的儿童喜欢从他们的眼镜顶部或摘下眼镜来阅读小号印刷字。当儿童升到较高年级时,印刷字的大小可能太小而使他们不能容易和有效地阅读,可能需要音频书、大号印刷字、双焦点眼镜、视频放大器或光学放大器。一般地说,数学课本需要增大,因为符号的字体是小号的。

对于视觉损伤的儿童来说学习写字是一个挑战。他们可能发现以黑色签字笔(毡尖笔)来书写要比用铅笔书写容易一些。所用的纸应当有粗的高对比度的线条,用以作为书写的引导。当儿童倚靠在写字桌上进行阅读或书写时,一块带有斜坡的板可以改善姿势。应当鼓励儿童尽早使用计算机键盘,以便更好地选择使用计算机。一些视觉损伤的儿童最好应用可以显示大号印刷字的计算机键盘。对于低视力儿童,教室或家里备有的电子阅读器、书板、笔记本电脑以及视频放大器是重要的工具。严重视觉丧失的儿童要学习盲文,来成为一个有文化的人。新的盲文可以是有效地应用计算机的一部分。

通常,对低视力的儿童要在教室内安排一个最好的座位。如果注意到低视力儿童有明显的头部转动,教师通常应当位于头部转动的对面方向(即儿童有明显的头部向左转动,老师或辅助的专业人员位于儿童的右侧)。有畏光的儿童可能喜欢坐在教室的窗户在其身后的位置。

不同儿童的需求是不同的,建议所制订的 IEP 要有利于与每个儿童视觉需要相适应的教育环境。有关残疾人法令要求学校提供对儿童"最低限制环境"的教育。眼科医师、视觉康复临床医师和家长都需要鼓励儿童参与那些能获得有利于学习的教育适应性、健康的伙伴关系、有机会参与促进儿童社交和增长感情和发育的体育活动。

十多岁的儿童和青年人

可以给较高年级的学生提供充分的技术选择,如手机的使用、计算机的使用、光学特征的识别,以及甚至应用全球定位系统(GPS)的技术。在这些年级中,老师应当保证有标准考试的最好格式的答题页(如大号印刷体、音频或盲文)。当儿童达到驾车年龄时,眼科医师应当解决这些额外的问题,例如患者是否符合州驾车执照的要求,在当地有什么为视觉损伤者驾车评估和训练的资源,完成限制性执照的表格。十多岁的儿童越来越多地为他们自己而进行呼吁鼓动。

一般性建议

对任何年龄的儿童,将他们转诊给对诊断有特异性支持的网络也是有用的。

在一些严重的视觉损伤病例中,儿童最好学习盲文;而在其他一些病例中,可以联合应用印刷物、音频和盲文的学习。对所有喜欢音频书的学生,都应当给予音频格式的教科书加以利用。因为阅读大号印刷字或替代的格式会花较多的时间,建议儿童在一个分开的房间内进行考试,在这里可以给予他们更多的时间,而不被他们的伙伴所注意。对于视觉损伤的儿童来说,在教室里远距离的观看也存在着困难。以视频放大器来观看黑板和老师常常是成功的。SMART 板(SMART Board,SMART technologies,Inc.,Calgary,Canada)可以允许数字输入和投射到白板上,它与一个台式计算机结合,能够被许多视觉损伤的儿童成功地应用。为了提高对比度,有粉笔书写的黑板应当每天擦洗,只有应用深色(黑色和紫色)的饱和的标记笔在白板上书写。可以给孩子提供投射资料的复印件,这样他们更容易跟上老师。在一些病例中,应用单眼望远镜是有用的,特别是它小到足于不引人注意时。虽然儿童对应用放大镜或接受增大的印刷物可能很不情愿,以避免引起伙伴们的注意,但是他们常常接受应用电子媒体,这是因为它们是不太引人注意的。

总结

　　儿童的视觉康复决定于年龄、视觉损伤的性质和程度以及其他并发的残疾。视觉损伤的儿童有其个人的需求,典型的情况下这需要在教室的环境内进行多方面的适应。眼科医师能够提供视觉损伤程度和视力下降原因的书面文书。眼科医师、视觉康复临床医师和视觉老师的共同努力都能够对改变学校环境,有利于学习做出贡献。有计划的随诊可以解决随后的每个发育时期的需要,确保眼镜的矫正是准确的,能提供儿童特异的视觉损伤的原因和处理的新信息,对 IEP 的修改提出建议,允许引入新的技术,鼓励儿童自我鼓励自己,持续地支持家庭。

信息资源

◆ American Foundation for the Blind, 1-800-AFB-LINE (1-800-232-5463, www. Afb.org)

◆ American Printing House for the blind (APH), 1-800-223-1839, www.aph.org

◆ Family Connect (presented by the American Foundation for the Blind and the National Association for Parents of Children with Visual Impairments), www.familyconnet.org/parentsitehome.asp

◆ Learning Ally, www.learingally.org

◆ National Association of Parents of Children with Visual Impairments (NAPVI), 1-800-562-7441, www.spedex.com/napvi

◆ National Dissemination Center for Children with Disabilities (NICHCY), 1-800-695-0285, http://nichcy.org

◆ National Organization for Albinism and Hypopigmentation (NOAH), 1-800-473-2310, www.albinism.org

◆ National Eye Institute, www.nei.nih.gov

 • "See All You Can See," http://isee.nei.nih.gov

 • Eye Health Information, www.nei.nih.gov/health

附录 6　视觉丧失患者的职业疗法

职业疗法的评估

　　康复的过程开始于评估。职业疗法评估的主要目的是制订一个可以使患者获得最理想结果的干预计划。治疗师确定患者当前完成想做的和必要的日常生活活动的能力,以及确定影响患者行为的多种因素,包括物理的、认知的、社会心理的和环境的因素。治疗师应用评估所获得的信息,与患者合作,来制订明确的可实现的目标,制订一个量身定做的以服务对象为中心的干预计划,以便使患者能够全面地参与想要参加的活动。

职业疗法的干预

干预可以整合以下任何一项或所有各项:

◆ 视觉技术的康复训练,包括应用旁中心注视进行阅读和视觉扫视来代偿周边视野的缺损

◆ 提高阅读的准确和流利程度,以及手写的辨认程度

◆ 应用光学器具完成特殊的日常任务

◆ 应用非光学器具完成特殊的日常任务

◆ 改变环境,增强安全性和完成活动的能力,包括照明、对比、组织、标识、眩光控制、结构、去除危险和采取其他安全措施

◆ 改变计算机软件和进行硬件的改造,以便能接触计算机,并能独立地应用

◆ 引导在家中进行安全的功能性活动,以及在社区中参与日常生活活动,如购物或参加社交活动。职业治疗师不能解决穿行街道或户外活动的问题,这需要定向运动专科医师的技术指导

◆ 参与日常生活活动,包括宣传鼓动的活动

◆ 自我处理伴发情况的策略,以便维持健康(如监测糖尿病患者的血糖水平,测量血压和处理用药,参与体育运动)

◆ 评估和改变工作场所

◆ 教育看护者,以便使患者和看护者能在一起工作,获得最大的独立性和参与性

◆ 驾驶员的评估和训练(通常不由国家医疗照顾制支付)或协助转为停止驾驶

◆ 应用社区资源,如有声书、无线电阅读服务以及交通服务

◆ 在与眼科医师/视光师和康复团队咨询后,如有指征可转诊至另外的服务机构。这些机构包括为盲人和视觉损伤者提供服务的州服务机构、退伍军人管理服务机构、定向和运动服务机构、物理治疗、听力康复服务机构、心理或精神病学机构,以及支持小组或老年社团服务机构

对脑损伤引起的视觉损伤者的视觉康复和职业疗法

同名偏盲和视觉忽视是常常发生的与脑卒中和外伤性脑损伤相关的视觉缺陷。这两种情况都能明显地损伤对环境的视搜索和扫视。职业治疗师常常通过视扫视训练(visual scanning training,VST)联合改变环境和任务来解决这种限制。已经显示,视扫视训练具有很强的证据基础来支持它作为对脑损伤的一种康复干预的有效性。[88] 近来,研究者已经在研究应用三棱镜,通过改变偏盲或视忽视患者的空间关系来增加 VST。对于偏盲患者,单眼在眼镜的上方或下方视野佩戴三棱镜,当患者从三棱镜内观看时可将位于偏盲侧的物体转移到中央部。小型的研究以患者的满意度和佩戴三棱镜的意愿作为干预是否有效的主要结果指标,已经完成了干预作用的研究。[89~91] 器具的丢弃是一个关注点。[89] 对于视觉忽视的治疗,患者双眼佩戴三棱镜,将视野转移到 5~20 度之间。以三棱镜每天 2 次的训练持续 2 周,会导致患者在治疗后知晓度和搜索的增加。至今,虽然考虑这一技术是很有希望的,但是有关有效性的研究一般只是应用了小样本的对象,得出了干预参数相互矛盾的结果。[92~94]

致谢:美国职业治疗学会为本附录所提供的资料。

建议的阅读资料

◆ American Academy of Ophthalmology ONE. Web-course:legal blindness,foveal-sparing scotomas,Charles Bonnet Syndrome. http://one.aao.org/CE/EducationalContent/Courses.aspx.

◆ American Academy of Ophthalmology. Clinical Optics. Section 3,Basic and Clinical Science Course. 2012. http://one.aao.org/CE/EducationalProducts/BCSC.aspx.

◆ American Academy of Ophthalmology Vision Rehabilitation Coding Module,Ophthalmic Coding Series. San Francisco:American Academy of Ophthalmology;2007.

◆ American Academy of Ophthalmology Monograph #12,Low Vision Rehabilitation:Caring for the Whole Person. San Francisco:American Academy of Ophthalmology;1999.

◆ American Academy of Ophthalmology Policy Statement:Vision Requirements for Driving. San Francisco:American Academy of Ophthalmology;2006. www.aao.org/about/policy.

◆ Binns AM,Bunce C,Dickinson C,et al. How effective is low vision service provision? A systematic review. Surv Ophthalmol 2012;57:34-65.

◆ Brown GC,Brown MM,Sharma S. Differences between ophthalmologists' and patients' perception of quality of life associated with macular degeneration. Can J Ophthalmol 2000;35:127-33.

◆ Casten R,Rovner B. Depression in age-related macular degeneration. J Vis Impair Blind 2008;102:591-

99.

◆ Congdon N, O'Colmain B, Klaver C, et al. Causes and prevalence of visual impairment among adults in the United States. Arch Ophthalmol 2004;122:477-85.

◆ Crossland MD, Engel SA, Legge GE. The preferred retinal locus in macular disease toward a consensus definition. Retina 2011;31:2109-14.

◆ Dhital A, Pey T, Stanford MR. Visual loss and falls: a review. Eye (Lond)2010;24:1437-46.

◆ Faye EE, Chan-O'Connell L, Fischer M, et al. The Lighthouse Clinician's Guide to Low Vision Practice. New York: Lighthouse International; 2011.

◆ Hassell JB, Lamoureux EL, Keeffe JE. Impact of age related macular degeneration on quality of life. Br J Ophthalmol 2006;90:593-6.

◆ Horowitz A, Reinhardt J, Kennedy G. Major and subthreshold depression among older adults seeking vision rehabilitation services. Am J Geriatr Psychiatry 2005;13:180-7.

◆ Jackson AJ, Wolffsohn JS, Bailey IL. Low Vision Manual. Philadelphia, PA: Elsevier; 2007.

◆ Jackson ML, Bassett K, Nirmalan PV, Sayre EC. Contrast sensitivity and visual hallucinations (Charles Bonnet Syndrome)in patients referred to a low vision rehabilitation clinic. Br J Ophthal 2007;91:296-8.

◆ Langelaan M, de Boer MR, van Nispen RMA, et al. Change in quality of life after rehabilitation: prognostic factors for visually impaired adults. Int J Rehabil Res 2009;32:12-9

◆ Lee AG, Beaver HA, eds. Geriatric Ophthalmology. London and New York, Heidelberg: Springer Dordrecht; 2009.

◆ Markowitz SN, ed. Special Issue on Low Vision Rehabilitation. Can J Ophthalmol 2006;41. www.eyesite.ca/CJO/4103/index_e.php.

◆ Owsley C, McGwin G Jr, Lee PP, et al. Characteristics of low vision rehabilitation services in the United States. Arch Ophthalmol 2009;127:681-9

◆ Smith HJ, Dickinson CM, Cacho I, et al. A randomized controlled trial to determine the effectiveness of prism spectacles for patients with age-related macular degeneration. Arch Ophthalmol 2005;123:1042-50.

◆ Stelmack JA, Tang SC, Reda DF, et al. Outcomes of the Veterans Affairs Low Vision Intervention Trial (LOVIT). Arch Ophthalmol 2008;126:608-17.

◆ Trauzettel-Klosinski S. Rehabilitation for visual disorders. J Neuro-Ophthalmol 2010;30:73-84.

◆ Warren M, Barstow B, eds. Occupational Therapy Interventions for Adults with Low Vision. Bethesda, MD: AOTA; 2011.

学会的相关资料

Basic and Clinical Science Course

Clinical Optics (Section 3, 2012-2013)

Patient Education

Low Vision Brochure (2011)

Low Vision: Waiting Room for the Ophthalmic Practice DVD, Vol.2 (also available in Spanish) (2009)

Eye Smart: What is Low Vision? -free download available at

www.geteyesmart.org/eyesmart/diseases/low-vision.cfm

Smartsight™ Materials for Patients -free download available at www.aao.org/ppp.

Preferred Practice Pattern Guidelines -Free download available at   www.aao.org/ppp

Comprehensive Adult Medical Eye Evaluation (2010)

为订购这些资料,请打电话给学会顾客服务部,电话 866.561.8558(美国境内)或 415.561.8540 或访问网站 http://www.aao.org/store 。

参考文献

1. Scottish Intercollegiate Guidelines Network. Annex B:key to evidence statements and grades of recommendations. In:SIGN 50:A Guideline Developer's Handbook. Available at: www.sign.ac.uk/guidelines/fulltext/50/annexb.html. Accessed October 2,2012.

2. Guyatt GH,Oxman AD,Vist GE,et al. GRADE:an emerging consensus on rating quality of evidence and strength of recommendations. BMJ 2008;336:924-6.

3. GRADE Working Group. Organizations that have endorsed or that are using GRADE. Available at:www.gradeworkinggroup.org/society/index.htm. Accessed February 7,2011.

4. Jackson ML. Vision rehabilitation for Canadians with less than 20/40 acuity:the SmartSight model. Can J Ophthalmol 2006;41: 355-61.

5. West SK,Rubin GS,Broman AT,et al. How does visual impairment affect performance on tasks of everyday life? The SEE Project. Salisbury Eye Evaluation. Arch Ophthalmol 2002;120:774-80.

6. West SK,Munoz B,Rubin GS,et al. Function and visual impairment in a population-based study of older adults. The SEE project. Salisbury Eye Evaluation. Invest Ophthalmol Vis Sci 1997;38:72-82.

7. Bansback N,Czoski-Murray C,Carlton J,et al. Determinants of health related quality of life and health state utility in patients with age related macular degeneration:the association of contrast sensitivity and visual acuity. Qual Life Res 2007;16:533-43.

8. Scilley K,Jackson GR,Cideciyan AV,et al. Early age-related maculopathy and self-reported visual difficulty in daily life. Ophthalmology 2002;109:1235-42.

9. Prevent Blindness America. Vision problems in the U.S.:vision impairment. 2012. Available at:www.visionproblemsus.org/vision-impairment/vision-impairment-definition.html. Accessed August 13,2012.

10. U.S. Social Security Administration. Disability evaluation under Social Security (Blue Book-August 2010). Section 2.00 special senses and speech. Available at:www.ssa.gov/disability/professionals/bluebook/2.00-SpecialSensesandSpeech-Adult.htm. Accessed March 7,2012.

11. Prevent Blindness America. Vision problems in the U.S.:vision Impairment(not including blindness). 2012. Available at:www.visionproblemsus.org/news-resources/fact-sheets/2012-VPUS-Eye-Condition-Factsheets/2012_Vision_Impairment_FS.pdf . Accessed August 13,2012.

12. Prevent Blindness America. Vision problems in the U.S.:blindness. 2012. Available at:www.visionproblemsus.org/news-resources/fact-sheets/2012-VPUS-Eye-Condition-Factsheets/2012_Blindness_FS.pdf. Accessed August 13,2012.

13. Congdon N,O'Colmain B,Klaver CC,et al. Causes and prevalence of visual impairment among adults in the United States. Arch Ophthalmol 2004;122:477-85.

14. Agency for Healthcare Research and Quality. Vision rehabilitation for elderly individuals with low vision or blindness. 2004. Available at:www.cms.hhs.gov/InfoExchange/Downloads/RTCvisionrehab.pdf. Accessed February 7,2011.

15. Prevent Blindness America. Vision problems in the U.S.:age-related macular degeneration. 2012. Available at:www.visionproblemsus.org/news-resources/fact-sheets/2012-VPUS-Eye-Condition-Factsheets/2012_AMD_FS.pdf. Accessed August 13,2012.

16. Friedman DS,O'Colmain BJ,Munoz B,et al. Prevalence of age-related macular degeneration in the United States. Arch Ophthalmol 2004;122:564-72.

17. Wolter M,Preda S. Visual deficits following stroke:maximizing participation in rehabilitation. Top Stroke Rehabil 2006;13:12-21.

18. Biousse V,Skibell BC,Watts RL,et al. Ophthalmologic features of Parkinson's disease. Neurology 2004;62:177-80.

19. Silverstone B,Lang M,Rosenthal BP,Faye EE,eds. The Lighthouse Handbook on Vision Impairment and Vision Rehabilitation. New York:Oxford University Press;2000.

20. Horowitz A. Vision impairment and functional disability among nursing home residents. Gerontologist 1994;34:316-23.

21. Wang JJ,Mitchell P,Smith W,Leeder SR. Factors associated with use of community support services in an older Australian population. Aust N Z J Public Health 1999;23:147-53.

22. Stelmack JA,Rosenbloom AA,Brenneman CS,Stelmack TR. Patients' perceptions of the need for low vision devices. J Vis Impair Blind 2003;97:521-35.

23. Pollard TL,Simpson JA,Lamoureux EL,Keeffe JE. Barriers to accessing low vision services. Ophthalmic Physiol Opt 2003;23: 321-7.[Ⅱ +].

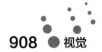
24. Overbury O, Wittich W. Barriers to low vision rehabilitation: the Montreal Barriers Study. Invest Ophthalmol Vis Sci 2011;52: 8933-8. [Ⅱ +].

25. Hassell JB, Lamoureux EL, Keeffe JE. Impact of age related macular degeneration on quality of life. Br J Ophthalmol 2006;90: 593-6.

26. Weih LM, Hassell JB, Keeffe J. Assessment of the impact of vision impairment. Invest Ophthalmol Vis Sci 2002;43:927-35.

27. Lamoureux EL, Hassell JB, Keeffe JE. The determinants of participation in activities of daily living in people with impaired vision. Am J Ophthalmol 2004;137:265-70.

28. Lamoureux EL, Hassell JB, Keeffe JE. The impact of diabetic retinopathy on participation in daily living. Arch Ophthalmol 2004; 122:84-8.

29. Burmedi D, Becker S, Heyl V, et al. Emotional and social consequences of age-related low vision. A narrative review. Visual Impairment Research 2002;4:47-71.

30. Lee PP, Spritzer K, Hays RD. The impact of blurred vision on functioning and well-being. Ophthalmology 1997;104:390-6.

31. Lamoureux EL, Pallant JF, Pesudovs K, et al. The effectiveness of low-vision rehabilitation on participation in daily living and quality of life. Invest Ophthalmol Vis Sci 2007;48:1476-82.

32. Klein BE, Klein R, Lee KE, Cruickshanks KJ. Performance-based and self-assessed measures of visual function as related to history of falls, hip fractures, and measured gait time. The Beaver Dam Eye Study. Ophthalmology 1998;105:160-4.

33. McCarty CA, Fu CL, Taylor HR. Predictors of falls in the Melbourne visual impairment project. Aust N Z J Public Health 2002; 26:116-9.

34. Ivers RQ, Cumming RG, Mitchell P, Attebo K. Visual impairment and falls in older adults: the Blue Mountains Eye Study. J Am Geriatr Soc 1998;46:58-64.

35. Zheng DD, Christ SL, Lam BL, et al. Increased mortality risk among the visually impaired: the roles of mental well-being and preventive care practices. Invest Ophthalmol Vis Sci 2012;53:2685-92.

36. Wang JJ, Mitchell P, Smith W, et al. Incidence of nursing home placement in a defined community. Med J Aust 2001;174:271-5.

37. Rovner BW, Casten RJ. Activity loss and depression in age-related macular degeneration. Am J Geriatr Psychiatry 2002;10:305-10.

38. Rovner BW, Casten RJ, Tasman WS. Effect of depression on vision function in age-related macular degeneration. Arch Ophthalmol 2002;120:1041-4.

39. Mogk LG, Riddering A, Dahl D, et al. Depression and function in adults with visual impairments. In: Stuen C, Arditi A, Horowitz A, et al., eds. Vision Rehabilitation: Assessment, Intervention, and Outcomes. Exton, PA: Swets & Zeitlinger; 2000.

40. Drummond SR, Drummond RS, Dutton GN. Visual acuity and the ability of the visually impaired to read medication instructions. Br J Ophthalmol 2004;88:1541-2.

41. Feinberg JL, Rogers PA, Sokol-McKay D. Age-related eye disease and medication safety. Ann Longterm Care 2009;17:17-22. Available at: www.annalsoflongtermcare.com/content/age-related-eye-disease-and-medication-safety?page=0,0. Accessed March 6, 2012.

42. American Society of Consultant Pharmacists Foundation and American Foundation for the Blind. Guidelines for prescription labeling and consumer medication information for people with vision loss. 2008. Available at: http://ascpfoundation.org/ downloads/Rx-CMI%20Guidelines%20vision%20loss-FINAL2.pdf. Accessed March 6, 2012.

43. Noe G, Ferraro J, Lamoureux E, et al. Associations between glaucomatous visual field loss and participation in activities of daily living. Clin Experiment Ophthalmol 2003;31:482-6.

44. Michael YL, Whitlock EP, Lin JS, et al. Primary care-relevant interventions to prevent falling in older adults: a systematic evidence review for the U.S. Preventive Services Task Force. Ann Intern Med 2010;153:815-25. [Ⅱ +].

45. Binns AM, Bunce C, Dickinson C, et al. How effective is low vision service provision? A systematic review. Surv Ophthalmol 2012;57:34-65. [I+].

46. Virgili G, Rubin G. Orientation and mobility training for adults with low vision. Cochrane Database Syst Rev 2010, Issue 5. Art. No.: CD003925. DOI: 10.1002/14651858.CD003925.pub3.

47. Jutai J, Strong G, Russell-Minda E. Module 4: assistive technologies for low vision and blindness. Vision Rehabilitation Evidence-based Review (VREBR); 2006.

48. Teasell R, Foley N, Salter K, et al. Evidence-based Review of Stroke Rehabilitation. 14th ed. 2011. Available at: www.ebrsr.com/ index_home.html. Accessed February 7, 2011.

49. Stelmack JA, Tang XC, Reda DJ, et al, LOVIT Study Group. Outcomes of the Veterans Affairs Low Vision Intervention Trial (LOVIT). Arch Ophthalmol 2008;126:608-17. [I+].

50. Crews JE, Jones GC, Kim JH. Double jeopardy: the effects of comorbid conditions among older people with vision loss. J Vis Impair Blind 2006;100 (Special Suppl):824-48.

51. Saunders GH, Echt KV. An overview of dual sensory impairment in older adults: perspectives for rehabilitation. Trends Amplif

2007;11:243-58.

52. American Academy of Ophthalmology Preferred Practice Patterns Committee. Preferred Practice Pattern ® Guidelines. Comprehensive Adult Medical Eye Evaluation. San Francisco,CA:American Academy of Ophthalmology;2010. Available at: www.aao.org/ppp.

53. Sunness JS,El Annan J. Improvement of visual acuity by refraction in a low-vision population. Ophthalmology 2010;117:1442-6.

54. Owsley C,Sloane ME. Contrast sensitivity,acuity,and the perception of 'real-world' targets. Br J Ophthalmol 1987;71:791-6. [Ⅱ +].

55. Lord SR. Visual risk factors for falls in older people. Age Ageing 2006;35 Suppl 2:ii42-ii5.

56. de Boer MR,Pluijm SM,Lips P,et al. Different aspects of visual impairment as risk factors for falls and fractures in older men and women. J Bone Miner Res 2004;19:1539-47.

57. Arditi A. Designing for people with partial sight and color deficiencies. Available at:www.lighthouse.org/accessibility/design/accessible-print-design/effective-color-contrast. Accessed August 13,2012.

58. Crossland MD,Jackson ML,Seiple WH. Microperimetry:a review of fundus related perimetry. Optometry Reports 2012;2:11-5. Available at:www.pagepressjournals.org/index.php/opto/article/view/optometry.2012.e2/pdf. Accessed September 26,2012.

59. Markowitz SN,Reyes SV. Microperimetry and clinical practice:an evidence-based review. Can J Ophthalmol. In press.

60. Schuchard RA. Validity and interpretation of Amsler grid reports. Arch Ophthalmol 1993;111:776-80.[Ⅱ +].

61. Mogk LG,Mogk M. In:Macular Degeneration:The Complete Guide to Saving and Maximizing Your Sight. New York:Ballantine Publishing Group;1999:Chapter 10.

62. Latham K,Waller S,Schaitel J. Do best practice guidelines improve the legibility of pharmacy labels for the visually impaired? Ophthalmic Physiol Opt 2011;31:275-82.[Ⅱ +].

63. Owsley C,McGwin G Jr,Lee PP,et al. Characteristics of low-vision rehabilitation services in the United States. Arch Ophthalmol 2009;127:681-9.[Ⅱ +].

64. Crossland MD,Culham LE,Kabanarou SA,Rubin GS. Preferred retinal locus development in patients with macular disease. Ophthalmology 2005;112:1579-85.[Ⅱ −].

65. Fletcher DC,Schuchard RA. Preferred retinal loci relationship to macular scotomas in a low-vision population. Ophthalmology 1997;104:632-8.

66. Watson GR,Schuchard RA,De l'aune WR,Watkins E. Effects of preferred retinal locus placement on text navigation and development of advantageous trained retinal locus. J Rehabil Res Dev 2006;43:761-70.

67. Fletcher DC,Schuchard RA,Watson G. Relative locations of macular scotomas near the PRL:effect on low vision reading. J Rehabil Res Dev 1999;36:356-64.

68. Schuett S. The rehabilitation of hemianopic dyslexia. Nat Rev Neurol 2009;5:427-37.

69. Warren M. Pilot study on activities of daily living limitations in adults with hemianopsia. Am J Occup Ther 2009;63:626-33.

70. Seiple W,Grant P,Szlyk JP. Reading rehabilitation of individuals with AMD:relative effectiveness of training approaches. Invest Ophthalmol Vis Sci 2011;52:2938-44.[I+].

71. Chung ST. Improving reading speed for people with central vision loss through perceptual learning. Invest Ophthalmol Vis Sci 2011;52:1164-70.

72. Pijnacker J,Verstraten P,van Damme W,et al. Rehabilitation of reading in older individuals with macular degeneration:a review of effective training programs. Neuropsychol Dev Cogn B Aging Neuropsychol Cogn 2011;18:708-32.

73. Markowitz SN,Reyes SV,Sheng L. The use of prisms for vision rehabilitation after macular function loss:an evidence-based review. Acta Ophthalmol. In press.[I-].

74. Smith HJ,Dickinson CM,Cacho I,et al. A randomized controlled trial to determine the effectiveness of prism spectacles for patients with age-related macular degeneration. Arch Ophthalmol 2005;123:1042-50.[I++].

75. Lin MR,Wolf SL,Hwang HF,et al. A randomized,controlled trial of fall prevention programs and quality of life in older fallers. J Am Geriatr Soc 2007;55:499-506.[Ⅱ +].

76. Clements B,Douglas G,Pavey S. Which factors affect the chances of paid employment for individuals with visual impairment in Britain? Work 2011;39:21-30.

77. Owsley C,McGwin G Jr. Vision impairment and driving. Surv Ophthalmol 1999;43:535-50.

78. Owsley C,McGwin G Jr. Driving and age-related macular degeneration. J Vis Impair Blind 2008;102:621-35.

79. Carr DB,Schwartzberg JG,Manning L,Sempek J. Physician's Guide to Assessing and Counseling Older Drivers. American Medical Association and the National Highway Traffic Safety Administration. 2nd ed. Washington,DC:NHTSA;2010. Available at:www.ama-assn.org/ama/pub/category/10791.html. Accessed February 7,2011.

80. Fletcher DC,ed. Ophthalmology Monographs 12. Low Vision Rehabilitation:Caring for the Whole Person. San Francisco,CA:American Academy of Ophthalmology;1999.

81. Williams RA, Brody BL, Thomas RG, et al. The psychosocial impact of macular degeneration. Arch Ophthalmol 1998;116:514-20.

82. Liénard A, Merckaert I, Libert Y, et al. Is it possible to improve residents breaking bad news skills? A randomised study assessing the efficacy of a communication skills training program. Br J Cancer 2010;103:171-7.[Ⅱ-].

83. Jackson ML. JVIB Practice Report:communication with patients who have low vision. J Vis Impair Blind 2007;101:489-93.

84. Stuen C. Family Involvement:Maximizing Rehabilitation Outcomes for Older Adults with a Disability. New York:Lighthouse International;1999.

85. Warren M. Low Vision:Occupational Therapy Intervention With the Older Adult. A Self-Paced Clinical Course from AOTA. Bethesda,MD:American Occupational Therapy Association;2000.

86. Morse AR. Talking to patients about vision loss and rehabilitation. Arch Ophthalmol 2012;130:235-7.

87. American Academy of Ophthalmology Pediatric Ophthalmology/Strabismus Panel. Preferred Practice Pattern® Guidelines. Pediatric Eye Evaluations. San Francisco,CA:American Academy of Ophthalmology;2012. Available at:www.aao.org/ppp.

88. Cicerone KD, Langenbahn DM, Braden C, et al. Evidence-based cognitive rehabilitation:updated review of the literature from 2003 through 2008. Arch Phys Med Rehabil 2011;92:519-30.

89. Bowers AR, Keeney K, Peli E. Community-based trial of a peripheral prism visual field expansion device for hemianopia. Arch Ophthalmol 2008;126:657-64.

90. Giorgi RG, Woods RL, Peli E. Clinical and laboratory evaluation of peripheral prism glasses for hemianopia. Optom Vis Sci 2009;86:492-502.

91. O'Neill EC, Connell PP, O'Connor JC, et al. Prism therapy and visual rehabilitation in homonymous visual field loss. Optom Vis Sci 2011;88:263-8.

92. Ladavas E, Bonifazi S, Catena L, Serino A. Neglect rehabilitation by prism adaptation:different procedures have different impacts. Neuropsychologia 2011;49:1136-45.

93. Mancuso M, Pacini M, Gemignani P, et al. Clinical application of prismatic lenses in the rehabilitation of neglect patients:a randomized controlled trial. Eur J Phys Rehabil Med 2012;48:197-208.

94. Mizuno K, Tsuji T, Takebayashi T, et al. Prism adaptation therapy enhances rehabilitation of stroke patients with unilateral spatial neglect:a randomized, controlled trial. Neurorehabil Neural Repair 2011;25:711-20.

美国眼科学会
P.O.Box 7424
San Francisco,
California 94120-7424
415.561.85 00
视觉康复
2013 年更新